重症医学循证实践

第2版

[美] Clifford S. Deutschman

[爱尔兰] Patrick J. Neligan 主编

周飞虎　康红军　主译

山东科学技术出版社

Elsevier (Singapore) Pte Ltd.

3 Killiney Road

#08-01 Winsland House I

Singapore 239519

Tel: (65) 6349-0200

Fax: (65) 6733-1817

Notice

This publication has been carefully reviewed and checked to ensure that the content is as accurate and current as possible at time of publication. We would recommend, however, that the reader verify any procedures, treatments, drug dosages or legal content described in this book. Neither the author, the contributors, the copyright holder nor publisher assume any liability for injury and/or damage to persons or property arising from any error in or omission from this publication.

主 编

Clifford S. Deutschman, MS, MD, FCCM
Vice Chair, Research, Department of Pediatrics
Professor of Pediatrics and Molecular Medicine
Hofstra North Shore-LIJ School of Medicine
New Hyde Park, New York
Investigator, Feinstein Institute for Medical Research
Manhasset, New York

Patrick J. Neligan, MA, MB, FRCAFRCSI
Department of Anaesthesia and Intensive Care
University College Galway
Galway, Ireland

编 者

Gareth L. Ackland, PhD, FRCA, FFICM
William Harvey Research Institute
Queen Mary University of London
London, United Kingdom

Dijillali Annane, MD
General Intensive Care Unit
Raymond Poincaré Hospital (AP-HP)
University of Versailles SQY
Laboratory of Inflammation and Infection U1173 INSERM
Garches, France

Pierre Asfar, MD, PhD
Département de Réanimation Médicale et de Médecine
    Hyperbare
Centre Hospitalier Universitaire Angers
Angers, France

John G. Augoustides, MD, FASE, FAHA
Professor
Anesthesiology and Critical Care
Perelman School of Medicine
University of Pennsylvania
Philadelphia, Pennsylvania

Hollman D. Aya, MD
Clinical and Research Fellow
Intensive Care Department
St. George's University Hospitals NHS Foundation Trust
London, United Kingdom

Lorenzo Ball, MD
IRCCS AOU San Martino-IST
Department of Surgical Sciences and Integrated Diagnostics
University of Genoa
Genoa, Italy

Arna Banerjee, MD
Associate Professor of Anesthesiology, Surgery, and Medical
    Education
Department of Anesthesiology and Critical Care
Vanderbilt University Medical Center
Nashville, Tennessee

John Bates, MD
Anaesthesia and Intensive Care Medicine
University Hospital Galway
Galway, Ireland

S. V. Baudouin, MD, FRCP, FICM
Department of Anaesthesia
Royal Victoria Infirmary
Newcastle upon Tyne, United Kingdom

Michael Bauer, MD
Center for Sepsis Control and Care
Department of Anesthesiology and Critical Care Medicine
Jena University Hospital
Jena, Germany

Jeremy R. Beitler, MD, MPH
Division of Pulmonary and Critical Care Medicine
University of California, San Diego
San Diego, California

Rinaldo Bellomo, MD, FCICM
Australia and New Zealand Intensive Care Research Centre
Department of Epidemiology and Preventive Medicine
Monash University
Melbourne, Australia

François Beloncle, MD
Département de Réanimation Médicale et de Médecine
    Hyperbare
Centre Hospitalier Universitaire Angers
Angers, France

Kimberly S. Bennett, MD, MPH
Associate Professor
Pediatric Critical Care
University of Colorado School of Medicine
Denver, Colorado

Paulomi K. Bhalla, MD
Fellow, Division of Neurocritical Care
Neurology
Hospital of the University of Pennsylvania
Philadelphia, Pennsylvania

Maneesh Bhargava, MD
Assistant Professor of Pulmonary, Allergy, Critical Care, and
    Sleep Medicine
University of Minnesota Medical School
Minneapolis, Minnesota

Alain F. Broccard, MD
St Vincent Seton Specialty Hospital
Indianapolis, Indiana

Josée Bouchard, MD
Division of Nephrology
Department of Medicine
University of Montreal
Montreal, Canada

Naomi E. Cahill, RD, PhD
Department of Public Health Sciences
Queen's University
Kingston, Ontario, Canada

Andrea Carsetti, MD
Anaesthesia and Intensive Care Unit
Department of Biomedical Sciences and Public Health
Università Politecnica delle Marche
Ancona, Italy
Department of Intensive Care Medicine
St George's University Hospitals NHS Foundation Trust
London, United Kingdom

Maurizio Cecconi, MD
Department of Intensive Care
St. George's Hospital
London, United Kingdom

Celina D. Cepeda, MD
Division of Pediatric Nephrology
Pediatric Department
Rady Children's Hospital
Division of Nephrology and Hypertension
Department of Medicine
University of California, San Diego
San Diego, California

Maurizio Cereda, MD
Assistant Professor of Anesthesia and Critical Care
Department of Anesthesia and Critical Care
Perelman School of Medicine at the University of Pennsylvania
Philadelphia, Pennsylvania

John Chandler, MD, BDS, FDSRCS, FCARCSI
Consultant in Anaesthesia and Intensive Care
Cork University Hospital
Cork, Ireland

Randall M. Chesnut, MD, FCCM, FACS
Integra Endowed Professor of Neurotrauma
Department of Neurological Surgery
Department of Orthopaedic Surgery
Adjunct Professor
School of Global Health
Harborview Medical Center
University of Washington
Seattle, Washington

Meredith Collard, MD
Department of Anesthesiology and Critical Care
Perelman School of Medicine
University of Pennsylvania
Philadelphia, Pennsylvania

Maya Contreras, MD, PhD, FCARCSI
Department of Anesthesia
St. Michael's Hospital
Toronto, Ontario, Canada

David J. Cooper, MD, BM, BS
Australian and New Zealand Intensive Care–Research Centre
School of Public Health and Preventive Medicine
Monash University
Alfred Hospital Campus
The Alfred Hospital
Melbourne, Australia

Craig M. Coopersmith, MD
Professor of Surgery
Department of Surgery
Associate Director
Emory Critical Care Center
Vice Chair of Research
Department of Surgery
Director
Surgical/Transplant Intensive Care Unit
Emory University Hospital
Atlanta, Georgia

David Cosgrave, MB, BCh, BAO
Anaesthesia SPR
University Hospital Galway
Galway, Ireland

Cheston B. Cunha, MD
Assistant Professor of Medicine
Division of Infectious Disease
Medical Director, Antimicrobial Stewardship Program
Rhode Island Hospital and the Miriam Hospital
Brown University Alpert School of Medicine
Providence, Rhode Island

Gerard F. Curley, PhD, MB, MSc, FCAI, FJFICM
Departments of Anesthesia and Critical Care
Keenan Research Centre for Biomedical Science of St Michael's Hospital
St. Michael's Hospital
Department of Anesthesia and Interdepartmental Division of Critical Care
University of Toronto
Toronto, Ontario, Canada

Randall J. Curtis, MD
Professor
Division of Pulmonary and Critical Care Medicine
A. Bruce Montgomery–American Lung Association Endowed Chair in Pulmonary and Critical Care Medicine
Section Head
Harborview Medical Center
Director
Cambia Palliative Care Center of Excellence
Harborview Medical Center
Seattle, Washington

Allison Dalton, MD
Assistant Professor of Anesthesia and Critical Care
Department of Anesthesia and Critical Care
University of Chicago
Chicago, Illinois

Kathryn A. Davis, MD, MTR
Medical Director
Epilepsy Monitoring Unit
Assistant Professor of Neurology
Hospital of the University of Pennsylvania
Philadelphia, Pennsylvania

Daniel De Backer, MD, PhD
Department of Intensive Care
Erasme University Hospital
Brussels, Belgium

Clifford S. Deutschman, MS, MD, FCCM
Vice Chair, Research, Department of Pediatrics
Professor of Pediatrics and Molecular Medicine
Hofstra North Shore–LIJ School of Medicine
New Hyde Park, New York
Investigator, Feinstein Institute for Medical Research
Manhasset, New York

Margaret Doherty, BMedSci, MB BCh BAO, FFARCSI, EDIC
Interdepartmental Division of Critical Care Medicine
University Health Network
University of Toronto
Toronto, Ontario, Canada

Tom Doris, MD FRCA
Department of Anaesthesia
Royal Victoria Infirmary
Newcastle upon Tyne, United Kingdom

Todd Dorman, MD, FCCM
Senior Associate Dean for Education Coordination
Associate Dean Continuing Medical Education
Professor and Vice Chair for Critical Care
Department of Anesthesiology and Critical Care Medicine
Joint Appointments in Medicine, Surgery, and the School of
    Nursing
Johns Hopkins University School of Medicine
Baltimore, Maryland

Tomas Drabek, MD, PhD
Associate Professor of Anesthesiology
Scientist
Safar Center for Resuscitation Research
University of Pittsburgh School of Medicine
Pittsburgh, Pennsylvania

Stephen Duff, MB BCh
St. Vincent's University Hospital
Dublin, Ireland

Eimhin Dunne, MRCS, PG Dip (Clin pharm)
Critical Care Clinical Fellow
King's College Hospital
London, United Kingdom

Ali A. El Solh, MD, MPH
Division of Pulmonary, Critical Care, and Sleep Medicine
Department of Medicine and Department of Social and
    Preventive Medicine
State University of New York at Buffalo School of Medicine
    and Biomedical Sciences and School of Public Health and
    Health Professions
VA Western New York Healthcare System
Buffalo, New York

E. Wesley Ely, MD, MPH
Professor of Medicine
Associate Director of Research GRECC
Center for Health Services Research
Department of Allergy, Pulmonary, and Critical Care Medicine
Vanderbilt University Medical Center
Nashville, Tennessee

Andrés Esteban, MD, PhD
Departamento de Cuidados Intensivos
CIBER de Enfermedades Respiratorias
Hospital Universitario de Getafe
Madrid, Spain

Laura Evans, MD
Associate Professor
Department of Medicine
New York University School of Medicine
New York, New York

Niall D. Ferguson, MD, FRCPC, MSc
Interdepartmental Division of Critical Care Medicine
University Health Network
University of Toronto
Toronto, Ontario, Canada

Jonathan Frogel, MD
Assistant Professor
Anesthesiology and Critical Care
Hospital of the University of Pennsylvania
Philadelphia, Pennsylvania

Jakub Furmaga, MD
Assistant Professor of Emergency Medicine
Faculty in Medical Toxicology
University of Texas Southwestern Medical Center
Dallas, Texas

Ognjen Gajic, MD
Professor of Medicine
Pulmonary and Critical Care Medicine
Mayo Clinic
Rochester, Minnesota

Alice Gallo De Moraes, MD
Department of Medicine–Division of Pulmonary and Critical
    Care
Mayo Clinic
Rochester, Minnesota

Erik Garpestad, MD
Associate Chief, Pulmonary, Critical Care, and Sleep Division
Director, Medical ICU
Associate Professor
Tufts University School of Medicine
Boston, Massachusetts

Hayley B. Gershengorn, MD
Departments of Medicine and Neurology
Albert Einstein College of Medicine
Montefiore Medical Center
Bronx, New York

Emily K. Gordon, MD
Assistant Professor
Anesthesiology and Critical Care
Perelman School of Medicine
University of Pennsylvania
Philadelphia, Pennsylvania

W. Robert Grabenkort, PA MMSc, FCCM
Director
Nurse Practitioner/Physician Assistant Residency Program
Emory Critical Care Center
Emory Healthcare
Atlanta, Georgia

Guillem Gruartmoner, MD
Department of Critical Care
Corporació Sanitària Universitària Parc Taulí
Hospital de Sabadell
Universitat Autònoma de Barcelona
Barcelona, Spain
Department of Intensive Care
Erasmus Medical Center
Rotterdam, The Netherlands

Jacob T. Gutsche, MD
Assistant Professor
Cardiothoracic and Vascular Section
Anesthesiology and Critical Care
Perelman School of Medicine
University of Pennsylvania
Philadelphia, Pennsylvania

Scott Halpern, MD, PhD
Associate Professor of Medicine, Epidemiology, and Medical
    Ethics and Health Policy
Director
Fostering Improvement in End-of-Life Decision Science
    Program
Deputy Director
Center for Health Incentives & Behavioral Economics
Department of Medical Ethics and Health Policy
Perelman School of Medicine
University of Pennsylvania
Philadelphia, Pennsylvania

Ivan Hayes, MD
Consultant Intensivist
Cork University Hospital
Cork, Ireland

Nicholas Heming, MD
General Intensive Care Unit
Raymond Poincaré Hospital (AP-HP)
University of Versailles SQY
Garches, France

Daren K. Heyland, MD
Department of Critical Care Medicine
Queen's University
Clinical Evaluation Research Unit
Kingston General Hospital
Kingston, Ontario, Canada

Nicholas S. Hill, MD
Investigator
Pulmonary Hypertension Clinic at Rhode Island Hospital
Providence, Rhode Island
Chief of the Pulmonary, Critical Care, and Sleep Division at
    Tufts-New England Medical Center
Professor of Medicine
Tufts University School of Medicine
Boston, Massachusetts

Eliotte Hirshberg, MD, MS
Critical Care Attending Physician
Intermountain Medical Center
Associate Professor
Internal Medicine
Division of Pulmonary and Critical Care Medicine
Assistant Professor (Adjunct) Pediatrics
Division of Critical Care
University of Utah
Salt Lake City, Utah

R. Duncan Hite, MD
Professor and Chairman
Department of Critical Care Medicine
Respiratory Institute
Cleveland Clinic
Cleveland, Ohio

Steven M. Hollenberg, MD
Professor of Medicine
Cooper Medical School of Rowan University
Director, Coronary Care Unit
Cooper University Hospital
Camden, New Jersey

Richard S. Hotchkiss, MD
Professor of Anesthesiology, Medicine, Surgery, Molecular
    Biology and Pharmacology
Washington University School of Medicine
St. Louis, Missouri

Can Ince, PhD
Department of Intensive Care
Erasmus Medical Center
Rotterdam, The Netherlands

Margaret Isaac, MD
Assistant Professor of Medicine
Attending Physician
General Internal Medicine and Palliative Care
University of Washington/Harborview Medical Center
Seattle, Washington

Shiro Ishihara, MD
Biomarkers and Heart Diseases
UMR-942
Institut National de la Santé et de la Recherche Médicale (INSERM)
Paris, France
Nippon Medical School Musashi-Kosugi Hospitals
Kanagawa, Japan

Theodore J. Iwashyna, MD, PhD
Associate Professor, Department of Internal Medicine
Faculty Associate, Survey Research Center, Institute for Social Research
Research Scientist, Center for Clinical Management Research
Ann Arbor VA Health Services Research and Development
Co-Director, Robert Wood Johnson Foundation Clinical Scholars Program
Ann Arbor, Michigan

Gabriella Jäderling, MD, PhD
Department of Anesthesiology
Surgical Services and Intensive Care
Karolinska University Hospital
Stockholm, Sweden

Marc G. Jeschke, MD, PhD, FACS, FCCM, FRCS(C)
Professor at the University of Toronto
Department of Surgery
Division of Plastic Surgery
Department of Immunology
Director, Ross Tilley Burn Centre
Sunnybrook Health Sciences Centre
Chair in Burn Research
Senior Scientist
Sunnybrook Research Institute
Toronto, Ontario, Canada

Lewis J. Kaplan, MD
Section Chief
Surgical Critical Care
Philadelphia VA Medical Center
Associate Professor of Surgery
Division of Trauma, Surgical Critical Care, and Emergency Surgery
Perelman School of Medicine
University of Pennsylvania
Philadelphia, Pennsylvania

Scott E. Kasner, MD
Professor of Neurology University of Pennsylvania
Director
Comprehensive Stroke Center
University of Pennsylvania Health System
Philadelphia, Pennsylvania

Colm Keane, MD
Department of Anaesthesia and Intensive Care
National University of Ireland
Galway, Ireland

Mark T. Keegan, MB, MRCPI, MSc
Professor
Division of Critical Care
Department of Anesthesiology
Mayo Clinic and Mayo Clinic College of Medicine
Rochester, Minnesota

Leo G. Kevin, MD, FCARCSI
Department of Anaesthesia
University College Hospitals
Galway, Ireland

Fiona Kiernan, MB BCh BAO, B Med Sc, FCAI, MSc
Department of Anesthesia and Intensive Care
RCSI Smurfit
Beaumont Hospital
Dublin, Ireland,

Ruth Kleinpell, PhD, RN, FAAN, FCCM
Director, Center for Clinical Research and Scholarship
Rush University Medical Center
Professor, Rush University College of Nursing
Chicago, Illinois

Kurt Kleinschmidt, MD
Professor of Emergency Medicine
Division Chief and Program Director, Medical Toxicology
University of Texas Southwestern Medical School
Dallas, Texas

Patrick M. Kochanek, MD, FCCM
Professor and Vice Chairman
Department of Critical Care Medicine
Professor of Anesthesiology, Pediatrics and Clinical and
    Translational Science
Director, Safar Center for Resuscitation Research
University of Pittsburgh School of Medicine
Pittsburgh, Pennsylvania

W. Andrew Kofke, MD
Professor
Director of Neuroscience in Anesthesiology and Critical Care
    Program
Co-Director Neurocritical Care
Co-Director Perioperative Medicine and Pain Clinical
    Research Unit
Department of Anesthesiology and Critical Care
Department of Neurosurgery
University of Pennsylvania
Philadelphia, Pennsylvania

Benjamin A. Kohl, MD
Professor of Anesthesiology
Sidney Kimmel Medical College of the Thomas Jefferson
    University
Philadelphia, Pennsylvania

Andreas Kortgen, MD
Center for Sepsis Control and Care
Department of Anesthesiology and Critical Care Medicine
Jena University Hospital
Jena, Germany

John G. Laffey, MD, MA, FCAI
Department of Anesthesia
Critical Illness and Injury Research Centre
Keenan Research Centre for Biomedical Science
St. Michael's Hospital
Departments of Anesthesia, Physiology, and Interdepartmental
    Division of Critical Care Medicine
University of Toronto
Toronto, Ontario, Canada

Francois Lamontagne, MD
Assistant Professor
Department of Medicine
Division of Internal Medicine
Faculty of Medicine and Health Sciences
Université de Sherbrooke
Sherbrooke, Québec, Canada

Meghan Lane–Fall, MD
Assistant Professor of Anesthesiology and Critical Care at the
    Hospital of the University of Pennsylvania
Core Faculty
Center for Healthcare Improvement and Patient Safety
Department of Medicine
Senior Fellow
Leonard Davis Institute of Health Economics
Philadelphia, Pennsylvania

Michael Lanspa, MD, MS
Adjunct Assistant Professor
Department of Pulmonary and Critical Care Medicine
Intermountain Medical Center and University of Utah
Salt Lake City, Utah

David Lappin, MD
Galway University Hospitals
Galway, Ireland

Michael Lava, MD
Fellow in Pulmonary and Critical Care
Emory University School of Medicine
Atlanta, Georgia

Joshua M. Levine, MD
Chief
Division of Neurocritical Care
Department of Neurology
Co-Director
Neurocritical Care Program
Associate Professor
Departments of Neurology, Neurosurgery, and Anesthesiology
    and Critical Care
Hospital of the University of Pennsylvania
Philadelphia, Pennsylvania

Andrew T. Levinson, MD, MPH
Assistant Professor of Medicine
Warren Alpert School of Medicine at Brown University
Providence, Rhode Island

Mitchell M. Levy, MD
Professor of Medicine
Chief, Division of Pulmonary, Critical Care, and Sleep Medicine
Warren Alpert Medical School at Brown University
Director of the Medical Intensive Care Unit
Rhode Island Hospital
Providence, Rhode Island

Richard J. Levy, MD
Vice Chair for Pediatric Laboratory Research
Department of Anesthesiology
Division of Pediatric Anesthesia
Columbia University College of Physicians and Surgeons
Columbia University Medical Center
New York, New York

José Angel Lorente, MD
Departamento de Cuidados Intensivos
CIBER de Enfermedades Respiratorias
Hospital Universitario de Getafe
Universidad Europea de Madrid
Madrid, Spain

John Lyons, MD
Department of Surgery
Emory University
Atlanta, Georgia

Larami MacKenzie, MD
Associate Director
Neurocritical Care
Abington Jefferson Health
Abington, Pennsylvania

Anita K. Malhotra, MD
Assistant Professor of Anesthesiology
Director, Critical Care Anesthesia Fellowship
Penn State Hershey Medical Center
Hershey, Pennsylvania

Joshua A. Marks, MD
Fellow
Division of Traumatology, Surgical Critical Care, and
    Emergency Surgery
Department of Surgery
Perelman School of Medicine at the University of Pennsylvania
Philadelphia, Pennsylvania

Brian Marsh, MD
Anaesthesia and Intensive Care Medicine
Mater Misericordiae University Hospital
Dublin, Ireland

John C. Marshall, MD, FRCSC
Scientist
Keenan Research Center for Biomedical Science of the Li Ka
    Shing Knowledge Institute
St. Michael's Hospital
Professor
Surgery/General Surgery
University of Toronto
Toronto, Ontario, Canada

Greg S. Martin, MD, MSc
Professor and Associate Division Director for Critical Care
Division of Pulmonary, Allergy, and Critical Care
Emory University School of Medicine
Director of Research, Emory Center for Critical Care
Section Chief for Pulmonary, Allergy, and Critical Care
Grady Memorial Hospital
Atlanta, Georgia

Allie M. Massaro, MD
Resident
Department of Neurology
Hospital of the University of Pennsylvania
Philadelphia, Pennsylvania

Claire Masterson, MSc, PhD
Department of Anesthesia
Keenan Research Centre in the Li Ka Shing Knowledge
    Institute
Critical Illness and Injury Research Centre
Keenan Research Centre for Biomedical Science
St. Michael's Hospital
Departments of Anesthesia and Physiology
University of Toronto
Toronto, Ontario, Canada

Virginie Maxime, MD
General Intensive Care Unit
Raymond Poincaré Hospital (AP-HP)
University of Versailles SQY
Laboratory of Cell Death Inflammation and Infection
Garches, France

Danny McAuley, MD, MRCP, DICM
Professor and Consultant in Intensive Care Medicine
Regional Intensive Care Unit
Royal Victoria Hospital
The Wellcome Wolfson Institute for Experimental Medicine
Queen's University Belfast
Belfast, Northern Ireland

Kevin W. McConnell, MD
Department of Surgery and Emory Center for Critical Care
Atlanta, Georgia

Gráinne McDermott, MB BCh, FCARCSI, FJFICM
Consultant in Cardiothoracic Anaesthesia
Harefield Hospital
Middlesex, United Kingdom

Bruce A. McKinley, PhD
Professor of Surgery
Department of Surgery
University of Florida College of Medicine
Gainesville, Florida

Maureen O. Meade, MD
Critical Care Consultant
Hamilton Health Sciences
Professor
Department of Medicine
McMaster University
Hamilton, Ontario, Canada

Alexandre Mebazaa, MD, PhD
Biomarkers and Heart Diseases
UMR-942
Institut National de la Santé et de la Recherche Médicale
    (INSERM)
Department of Anesthesiology and Intensive Care
Lariboisière-Saint-Louis University Hospital
Assistance Publique–Hôpitaux de Paris
Université Paris Diderot
Paris, France

Ravindra L. Mehta, MD
Professor of Clinical Medicine
Associate Chair for Clinical Research
Department of Medicine
Director, UC San Diego CREST and Masters of Advanced
    Studies in Clinical Research Program
University of California San Diego Health System
San Diego, California

Jaume Mesquida, MD
Department of Critical Care
Corporació Sanitària Universitària Parc Taulí
Hospital de Sabadell
Universitat Autònoma de Barcelona
Barcelona, Spain

B. Messer, FRCA, MRCP, DICM
Department of Anaesthesia
Royal Victoria Infirmary
Newcastle upon Tyne, United Kingdom

Imran J. Meurling, MB BCh BAO, MRCPUK
Specialist Registrar in Respiratory Medicine
Galway University Hospital
National University of Ireland
Galway, Ireland

Rohit Mittal, MD
Department of Surgery and Emory Center for Critical Care
Atlanta, Georgia

Xavier Monnet, MD, PhD
Service de reanimation
Paris-Sud University Hospitals
Paris-Sud University
Orsay, France

Alan H. Morris, MD
Professor of Internal Medicine
Adjunct Professor of Biomedical Informatics
University of Utah School of Medicine
Director, Urban Central Region Pulmonary Laboratories
Intermountain Healthcare
Salt Lake City, Utah

Vikramjit Mukherjee, MD
Instructor of Medicine
Assistant Director of Critical Care
NYU Langone Hospital for Joint Diseases
New York, New York

Taka–Aki Nakada, MD, PhD
Chiba University Graduate School of Medicine
Department of Emergency and Critical Care Medicine
Chiba, Japan

Patrick J. Neligan, MA, MB, FRCAFRCSI
Department of Anaesthesia and Intensive Care
University College Galway
Galway, Ireland

Alistair Nichol, PhD, MB
Australian and New Zealand Intensive Care–Research Centre
School of Public Health and Preventive Medicine
Monash University
Alfred Hospital Campus
Melbourne, Australia

Sara Nikravan, MD
Clinical Assistant Professor
Director of Critical Care Ultrasound and Focused Bedside
    Echocardiography
Stanford University Department of Anesthesiology,
    Perioperative, and Pain Medicine
Division of Critical Care Medicine
Stanford, California

Mark E. Nunnally, MD, FCCM
Professor
Department of Anesthesia and Critical Care
The University of Chicago
Chicago, Illinois

Michael O'Connor, MD FCCM
Professor
Section Head of Critical Care Medicine
Department of Anesthesia and Critical Care
The University of Chicago
Chicago, Illinois

Stephen R. Odom, MD
Assistant Professor of Surgery
Beth Israel Deaconess Medical Center
Boston, Massachusetts

Steven M. Opal, MD
Professor of Medicine, Infectious Disease Division
The Alpert Medical School of Brown University
Providence, Rhode Island
Chief, Infectious Disease Division
Memorial Hospital of Rhode Island
Pawtucket, Rhode Island

Anthony O'Regan, MD
Consultant Respiratory Physician
Galway University Hospital
Galway, Ireland

John O'Regan, MD
Nephrology Division
University Hospital Galway
Galway, Ireland

Michelle O'Shaughnessy, MD
Division of Nephrology
Stanford University School of Medicine
Palo Alto, California

Pratik P. Pandharipande, MD, MSCI
Professor of Anesthesiology and Surgery
Division of Anesthesiology Critical Care Medicine
Vanderbilt University Medical Center
Nashville, Tennessee

Prakash A. Patel, MD
Assistant Professor
Anesthesiology and Critical Care
Perelman School of Medicine
University of Pennsylvania
Philadelphia, Pennsylvania

Andrew J. Patterson, MD, PhD
Executive Vice Chair
Larson Professor of Anesthesiology
University of Nebraska Medical Center
Omaha, Nebraska

Paolo Pelosi, MD
IRCCS AOU San Martino-IST
Department of Surgical Sciences and Integrated Diagnostics
University of Genoa
Genoa, Italy

Anders Perner, MD, PhD
Department of Intensive Care
Copenhagen University Hospital–Rigshospitalet
Copenhagen, Denmark

Ville Pettila, MD, PhD
Department of Intensive Care Medicine
Bern University Hospital (Inselspital)
University of Bern
Bern, Switzerland
Division of Intensive Care Medicine
Department of Perioperative, Intensive Care, and Pain Medicine
University of Helsinki and Helsinki University Hospital
Helsinki, Finland

Matthew Piazza, MD
Resident
Department of Neurosurgery
University of Pennsylvania
Philadelphia, Pennsylvania

Michael R. Pinsky, MD, Dr hc
Department of Critical Care Medicine
University of Pittsburgh
Pittsburgh, Pennsylvania

Lauren A. Plante, MD, MPH
Director
Maternal-Fetal Medicine
Professor
Departments of Obstetrics and Gynecology and Anesthesiology
Drexel University College of Medicine
Philadelphia, Pennsylvania

Jean–Charles Preiser, MD, PhD
Professor
Department of Intensive Care
Erasme University Hospital
Universite Libre de Bruxelles
Brussels, Belgium

Peter Radermacher, MD
Institut für Anästhesiologische Pathophysiologie und Verfahrensentwicklung
Universitätsklinikum Ulm
Ulm, Germany

Patrick M. Reilly, MD, FACS
Professor of Surgery
Chief
Division of Trauma, Surgical Critical Care, and Emergency Surgery
Department of Surgery
Perelman School of Medicine at the University of Pennsylvania
Philadelphia, Pennsylvania

Andrew Rhodes, MD
Professor of Intensive Care Medicine
Divisional Chair
Children's, Women's, Diagnostics, Therapies and Critical Care
St. George's University Hospitals NHS Foundation Trust
London, United Kingdom

Zaccaria Ricci, MD
Pediatric Cardiac Intensive Care Unit
Department of Pediatric Cardiac Surgery
Bambino Gesù Children's Hospital, IRCCS
Rome, Italy

Claudio Ronco, MD
Division of Nephrology and Hypertension
Department of Medicine
University of California, San Diego
San Diego, California

James A. Russell, MD, FRCP(C)
Professor of Medicine
Principal Investigator
Centre for Heart Lung Innovation
University of British Columbia
St. Paul's Hospital
Vancouver, British Columbia, Canada

Ho Geol Ryu, MD
Assistant Professor
Department of Anesthesiology and Pain Medicine
Seoul National University
Seoul, South Korea
Master of Public Health
Johns Hopkins Bloomberg School of Public Health
Baltimore, Maryland

Noelle N. Saillant, MD
Fellow
Division of Traumatology, Surgical Critical Care, and Emergency Surgery
University of Pennsylvania School of Medicine
Philadelphia, Pennsylvania

R. Matthew Sailors, BE
Assistant Program Director
Department of Surgery
University of Florida College of Medicine
Gainesville, Florida

Danielle K. Sandsmark, MD, PhD
Assistant Professor of Neurology, Neurosurgery, and Anesthesiology/Critical Care
Division of Neurocritical Care
Hospital of the University of Pennsylvania
Philadelphia, Pennsylvania

Babak Sarani, MD, FACS, FCCM
Associate Professor of Surgery
George Washington University
Washington, District of Columbia

Naoki Sato, MD, PhD
Cardiology and Intensive Care Medicine
Nippon Medical School Musashi-Kosugi Hospital
Kawasaki, Japan

James Schuster, MD
Associate Professor
Chief of Neurosurgery, Penn Presbyterian Medical Center
Director of Neuro-Trauma
Department of Neurosurgery
University of Pennsylvania
Perelman School of Medicine
Philadelphia, Pennsylvania

Mike Scully, MD
Consultant Anaesthetist/Senior Lecturer
Anaesthesia and Critical Care
National University of Ireland
Galway, Ireland

Mara Serbanescu, MD
Emory University School of Medicine
Atlanta, Georgia

Ronaldo Sevilla Berrios, MD
Department of Critical Care and Hospitalist Medicine
UPMC Hamot
Erie, Pennsylvania

Carrie A. Sims, MD, MS, FACS
Associate Professor of Surgery
University of Pennsylvania School of Medicine
Philadelphia, Pennsylvania

Brian P. Smith, MD
Assistant Professor of Surgery
The Hospital of the University of Pennsylvania
Assistant Professor of Surgery
VA Medical Center of Philadelphia
Philadelphia, Pennsylvania

Andrew C. Steel, BSc, MBBS, MRCP, FRCA, FFICM, FRCPC, EDIC
Interdepartmental Division of Critical Care Medicine
Toronto General Hospital
University of Toronto
Toronto, Ontario, Canada

Yuda Sutherasan, MD
IRCCS AOU San Martino–IST
Department of Surgical Sciences and Integrated Diagnostics
University of Genoa
Genoa, Italy
Division of Pulmonary and Critical Care Unit
Department of Medicine
Ramathibodi Hospital
Mahidol University
Bangkok, Thailand

Rob Mac Sweeney, PhD
Regional Intensive Care Unit
Royal Victoria Hospital
Belfast, Northern Ireland

Waka Takahashi, MD, PhD
Chiba University Graduate School of Medicine
Department of Emergency and Critical Care Medicine
Chiba, Japan

Daniel Talmor, MD
Department of Anesthesia, Critical Care, and Pain Medicine
Beth Israel Deaconess Medical Center
Harvard Medical School
Boston, Massachusetts

B. Taylor Thompson, MD
Division of Pulmonary and Critical Care Unit
Department of Medicine
Massachusetts General Hospital
Harvard Medical School
Boston, Massachusetts

Aurelie Thooft, MD
Intensive Care Unit
Erasme Hospital
Brussels, Belgium

Samuel A. Tisherman, MD, FACS, FCCM, FCCP
Professor of Surgery
RA Cowley Shock Trauma Center
University of Maryland
Baltimore, Maryland

Isaiah R. Turnbull, MD, PhD
Assistant Professor of Surgery
Washington University School of Medicine
St. Louis, Missouri

Amit Uppal, MD
Assistant Professor
Division of Pulmonary, Critical Care, and Sleep Medicine
New York University School of Medicine
New York, New York

Emily Vail, MD
Department of Anesthesiology
Columbia University
New York, New York

Carrie Valdez, MD
Chief Resident, General Surgery
Department of Surgery
The George Washington University Hospital
Washington, District of Columbia

Joy Vijayan, MD
Division of Neurology
National University Hospital
Singapore

Gianluca Villa, MD
International Renal Research Institute
San Bortolo Hospital
Vicenza, Italy
Department of Health Science
Section of Anaesthesiology and Intensive Care
University of Florence
Department of Anaesthesia and Intensive Care
Azienda Ospedaliero-Universitaria Careggi
Florence, Italy

Jean–Louis Vincent, MD, PhD
Department of Intensive Care
Erasme University Hospital
Université libre de Bruxelles
Brussels, Belgium

Jason Wagner, MD, MSHP
Division of Pulmonary, Allergy, and Critical Care Medicine
Perelman School of Medicine
University of Pennsylvania
Philadelphia, Pennsylvania

Criona M. Walshe, MD, FCARCSI
Department of Anaesthesia
Beaumont Hospital
Dublin, Ireland

Scott L. Weiss, MD
Assistant Professor of Critical Care and Pediatrics
Department of Anesthesia and Critical Care
The Children's Hospital of Philadelphia
University of Pennsylvania Perelman School of Medicine
Philadelphia, Pennsylvania

Stuart J. Weiss, MD, PhD
Section Chief
Cardiovascular Anesthesia
Department of Anesthesiology and Critical Care
Hospital of the University of Pennsylvania
Philadelphia, Pennsylvania

Hannah Wunsch, MD, MSc
Department of Critical Care Medicine
Sunnybrook Health Sciences Center
Department of Anesthesiology
University of Toronto
Toronto, Ontario, Canada

Debbie H. Yi, MD
Instructor of Emergency Medicine
Fellow in Neurology
University of Pennsylvania
Philadelphia, Pennsylvania

Felix Yu, MD
Division of Pulmonary, Critical Care and Sleep Medicine
Tufts Medical Center
Boston, Massachusetts

Evin Yucel, MD
Cooper Medical School of Rowan University
Camden, New Jersey

Nobuhiro Yuki, MD, PhD
Departments of Medicine and Physiology
Yong Loo Lin School of Medicine
National University of Singapore
Singapore

Fernando Zampieri, MD
Intensive Care Unit
Emergency Medicine Discipline
Hospital das Clínicas
University of São Paulo
São Paulo, Brazil

Ting Zhou, MD
Department of Neurology
Hospital of the University of Pennsylvania
Philadelphia, Pennsylvania

主　译

周飞虎（解放军总医院）　　　　　　　康红军（解放军总医院）

副主译

毛　智（解放军总医院）　　　　　　　彭志勇（武汉大学中南医院）

师东武（山西省人民医院）　　　　　　李新宇（新疆军区总医院）

鲁晓春（解放军总医院）

审　校

周飞虎（解放军总医院）　　　　　　　康红军（解放军总医院）

刘　辉（解放军总医院）　　　　　　　潘　亮（解放军总医院）

赵　妍（解放军总医院）　　　　　　　肖建国（解放军总医院）

王　黎（解放军总医院）　　　　　　　胡　婕（解放军总医院）

胡　新（解放军总医院）　　　　　　　毛　智（解放军总医院）

薛　超（解放军总医院）　　　　　　　刘　超（解放军总医院）

杨萌萌（解放军总医院）　　　　　　　虎　磐（解放军总医院）

译　者（以姓氏笔画为序）

丁晓芳（解放军第 307 医院）　　　　　卫金花（中国医学科学院阜外心血管病医院）

马　宁（山西大医院）　　　　　　　　王　黎（解放军总医院）

王永刚（解放军第 302 医院）　　　　　王宏志（北京大学肿瘤医院）

王贤东（甘肃省人民医院）　　　　　　王佳兴（解放军第 309 医院）

王晓丹（解放军第 309 医院）　　　　　王颖辉（中国中医科学院广安门医院）

毛　智（解放军总医院）　　　　　　　邓　超（中南大学湘雅医学院附属海口医院）

邓　群（解放军总医院第一附属医院）　邓园欣（北京大学肿瘤医院）

帅维正（海军总医院）　　　　　　　　师东武（山西省人民医院）

朱丽丽（山西省人民医院）　　　　　　刘　超（解放军总医院）

刘　辉（解放军总医院）　　　　　　　刘　蕾（中南大学湘雅医学院附属海口医院）

刘于红（海军总医院）　　　　　　　　闫　红（解放军 180 医院）

孙　昀（安徽医科大学第二附属医院）　孙　岩（解放军总医院）

孙明莉（吉林大学第一附属医院）　　　李　克（解放军第 302 医院）

李　艳（解放军第 307 医院）　　　　　李　琦（海军总医院）

李　智（广州军区武汉总医院）　　　　李一鸣（武汉大学中南医院）

李彦波（海军总医院）　　　　　　　　李景辉（中南大学湘雅医学院附属海口医院）

李新宇（新疆军区总医院）　　　　　　李福祥（成都军区总医院）

杨伟民（吉林大学第一附属医院）　　　　杨萌萌（解放军总医院）

肖建国（解放军总医院）　　　　　　　　何　斌（上海交通大学医学院附属新华医院）

余维丽（安徽医科大学第二附属医院）　　张　宇（解放军总医院）

张　玲（解放军总医院）　　　　　　　　张　琛（火箭军总医院）

张长春（解放军第 306 医院）　　　　　张玉想（解放军第 309 医院）

张志成（海军总医院）　　　　　　　　　张海涛（中国医学科学院阜外心血管病医院）

张歆刚（解放军总医院）　　　　　　　　陈　炜（首都医科大学附属北京世纪坛医院）

邵劲松（佛山市第一人民医院）　　　　　武卫东（山西大医院）

虎　磐（解放军总医院）　　　　　　　　易玲娴（解放军第 306 医院）

季海英（上海交通大学医学院附属新华医院）周飞虎（解放军总医院）

周立新（佛山市第一人民医院）　　　　　赵　妍（解放军总医院）

赵贵锋（火箭军总医院）　　　　　　　　胡　婕（解放军总医院）

胡　新（解放军总医院）　　　　　　　　胡兴硕（解放军总医院）

袁清霞（延安大学附属医院）　　　　　　贾晓君（解放军第 306 医院）

夏艳梅（山西大医院）　　　　　　　　　侯永超（山西省人民医院）

徐　成（解放军第 309 医院）　　　　　高　洁（解放军第 306 医院）

郭剑颖（解放军总医院第一附属医院）　　郭雷静（解放军第 307 医院）

唐　晟（解放军总医院）　　　　　　　　唐　章（成都军区总医院）

黄晓波（四川省人民医院）　　　　　　　曹泳文（佛山市第一人民医院）

盛　博（首都医科大学附属北京世纪坛医院）康伟民（火箭军总医院）

康红军（解放军总医院）　　　　　　　　彭志勇（武汉大学中南医院）

韩　阳（山西大医院）　　　　　　　　　惠智艳（延安大学附属医院）

焦　涛（解放军第 306 医院）　　　　　强新华（佛山市第一人民医院）

潘　亮（解放军总医院）　　　　　　　　薛　超（解放军总医院）

薛新颖（首都医科大学附属北京世纪坛医院）

学术秘书

毛　智（解放军总医院）　　　　　　　　虎　磐（解放军总医院）

前　言

我们非常欣喜地迎来了《重症医学循证实践》第 2 版的问世。时光荏苒，距离第 1 版出版竟已有 5 年。完成第 1 版时内心的那份激动和感恩还历历在目，似乎就发生在几个月之前。初版获得了较好的反响，收到了许多宝贵的意见，在此我们感谢许许多多购买并认同此书价值的重症同仁们。为此，我们再接再厉，力求新版本在内容上更加合理。在过去 5 年里，重症医学实践有了极大的改变，支持医疗服务的证据基础也随之更新。由于这些改变（第 2 章），本书目录不可避免地需要进行变动。

一些 5 年前刚出现的基本原则现在已经得到了更多证据的夯实。这让人感到了希望和信念：在改进医疗的道路上，我们从未止步，并将砥砺前行。

- 医学是不断证明和证伪的过程。如何确定重症疾病结局是否改善的方法（第 3 章）可能是有问题的，而判定什么有效什么无效（第 44 章）甚至可能都很困难。

- 坚持应用已被验证的干预方式是能够获益的（第 43 章），但是判断哪些干预方式该被应用（以及应用的时机）可能是更困难的决策（第 10、11、18~22、31、32、34、36、39、46、57、61、67、71、81、82 章）。

- 幸存的重症患者往往不能完全痊愈（第 3 章）。可能会饱受衰弱和功能障碍的折磨，比如：骨骼肌肉和周围神经系统问题、不可逆的呼吸功能障碍、影响日常生活的认知问题和创伤后应激障碍甚至谵妄等精神心理问题。目前已经开始关注和重视幸存者所面临的问题并建立患者支持网络来帮助他们。

- 重症疾病常常在重症监护室（ICU）之外发病，发病的地方也就是治疗应该开始的地方。但是，治疗成功取决于尽可能早期识别和干预，而并不是指望所有的治疗措施都能奏效，不能亡羊后再补牢（第 5 章）。为了获得治疗上的成功，对血管疾病（如卒中、心肌梗死、心搏骤停等）进行有效干预前，需要早期识别患者，并快速转运到重症中心。这里有技术顶级的专家，他们能够提供合适的治疗（第 22 章和第 64 章）。脓毒症和急性呼吸窘迫综合征（ARDS）的新定义含有简单的临床标准可以帮助早期识别高风险患者，提升了识别高风险患者的能力。这使我们有希望在疾病自然病史的早期就进行干预治疗（第 28 章和第 37 章）。通过早期补液和抗感染治疗，一些高风险患者可能就不需要进入 ICU 治疗。

- 一些过去用来识别重症患者的关键标准可能不再适用。例如，目前认为采用炎症因子［例如，体温、心率、呼吸频率、白细胞计数、SIRS（全身炎症反应综合征）标准］识别脓毒症患者特异性很差，很难识别那些存在感染或者其他炎症反应但不是脓毒症抑或进展为脓毒症的风险很低的患者。结果就提出了一个全新的脓毒症定义和脓毒症相关诊断以及更好地识别致死致病高风险感染患者的临床标准（第 37 章）。

- 我们对一些重点疾病（尤其是脓毒症和 ARDS）的病理生理过程有了更深一步的理解。对于脓毒症不再从极度炎症的视角来考虑；目前认为是多方面的综合征，包括过度反应的免疫抑制（第38章），和其他根本不涉及免疫的方面。确实，脓毒症的表现可能是对目前还无法识别的严重代谢功能缺陷的一种适应性反应（第49章）。同样的，关于重症疾病对特定器官系统的影响（第10、13、29、54、55、61、68、70、72和81章）和特定器官系统以哪种方式影响重症疾病的进程（第15、27、50、51和68章）等，我们的理解都有了改变。最后，未发生重症疾病时候的"正常"状态，在发生重症疾病的时候可能就很难称之为"正常"了，反之亦然（第8、19、21、31、40、41和52章）。

- 我们逐渐认识到急性疾病本身以外的宿主和非宿主因素决定了患者是否发展为重症患者（第12、23和78章）。

- 更多的干预不会锦上添花，在某些治疗方面可能会适得其反。尽管补液自始至终都是重症实践的支柱，但是我们现在认识到它也有局限性，如果过量可能会使情况恶化（第20、75、77和81章）。机械通气的过度应用是明确有害的（第9、10章），最好同时避免插管（第7章）。维持血压和其他血流动力学指标的干预并不总是非有不可（第41章），即使符合干预指征，也并不清楚干预的最佳时机（第40章）。

- 并不是所有的监测指标都是必需的，但是似乎我们仍然错误地应用着监测工具（第8、13、14、16、58、59和61章）。

- 总的来说，许多研究的结果是模棱两可的，尤其当研究结果是阴性的时候。存在很多这样的例子，临床试验中干预方式没有显著改变结局，但是在不同的亚群中却得出相反的结果进而两者互相否定。例如，ALVEOLI/EXPRESS和LOVs试验的结果表明，在治疗ARDS方面，高呼气末正压通气（PEEP）与低PEEP相比并没有统计学显著性的获益（第30章）。但是，对于肥胖患者人群，高PEEP可能是必需的（第23章）。同样，FACTT试验表明，开放式液体管理与保守的液体管理相比较，并没有得出优势。一个可能是正确的发现是，当患者存在持续的液体丢失（例如出血、腹水）时，保守的液体管理方法可能不合适。因此，液体管理应当个体化，针对特定人群实施目标导向的干预。

- 让重症患者主动参与到治疗之中，而不是被动接受治疗，这可能是有益的。

最后，对本书的所有作者表示感谢。阅读和编辑各章节犹如享受了一场知识盛宴般的头脑风暴。当完成书稿的时候，我们才猛然意识到，对于危重病的认识我们才走出万里长征的第一步，而身旁则已是重症医学快速发展的洪流。带着这份激励和鼓舞，我们为大家呈现了本书的新版。

Clifford S. Deutschman

Patrick J. Neligan

2015 年 5 月

致我的家人：

Chris 使一切成为可能并值得拥有。

Cate，Nicki 和 Beth 都已经成年，每天都为他们感到自豪，而 Linus 让这一切变得更加妙趣横生。

致宾夕法尼亚大学医院外科重症监护室的前同事们（包括我的合作者）：
感谢你们容忍了 20 年的"对抗式教学"，却没有把它放在心上。

致科恩儿童医学中心和费恩斯坦医学研究所的新同事们：
我们能搞定。

Clifford S. Deutschman, MS, MD

纽约

感谢 Diane, David, Conor 和 Kate 以及我的父母 Maurice 和 Dympna Neligan 一直以来对我的支持和理解。

Patrick J. Neligan, MA, MB, FRCAFRCSI

目　录

第四部分 重症监护

第五部分 非 ARDS 和非感染性呼吸系统疾病

第六部分 急性呼吸窘迫综合征

第七部分 脓毒症

第一部分

重症监护与危重病

1 重症监护与危重病

Patrick J. Neligan, Clifford S. Deutschman

20 世纪 50 年代，为了解决危重患者的两个重要难题，重症监护室（ICU）应运而生。在一些病例中，重症监护室可以为急性呼吸衰竭的患者提供机械通气[1, 2]。此外，重症监护室也可以为那些生理状况可能突然改变的患者提供重症监护，也就是监测患者手术、创伤或者心脑功能状态不稳定而造成的"应激反应"[3, 4]。时至今日，随着技术的革新，我们在这两方面的救治能力有了长足的进步。除了呼吸机之外，在那些危及生命伴随器官功能障碍患者的救治中，肾脏替代治疗、血管活性药物甚至心室辅助装置、体外代谢支持等手段也成了可能。与此同时，我们可以对心、肺、脑、消化道、肾脏这些部位的功能状态进行直接监控。多年来，这两项技术之间的界限逐渐变得模糊。我们对需要生命支持治疗的患者进行监护，对有（脏器衰竭）高风险的患者进行器官支持治疗以防止其恶化。但两者之间还是有区别的。一些患者常常对高风险手术（如心脏、神经系统、血管、移植、消化道手术）创伤、心肌梗死、心律失常、中风和蛛网膜下腔出血导致的内环境稳态严重失衡产生可预见的反应。这些患者或许需要干预来治愈创伤，但是，总的来说，在整个病程的长短、严重程度和并发症是可以预见的情况下，他们需要严密的监护和观察[5, 6]。相反的，存在持续性休克、脓毒血症、直接或进行性器官系统损害的患者需要支持治疗，而监护的情况将判断治疗措施是否有效。简而言之，重症监护室的患者要么存在发展成危重病的风险，要么就是危重病（**图 1-1**）。在绪论里，我们探讨危重病和非危重病之间的差异，并着重强调现代医学所面临的最重要的挑战，也就是找到两者之间的分水岭并预防非危重病向危重病转化。

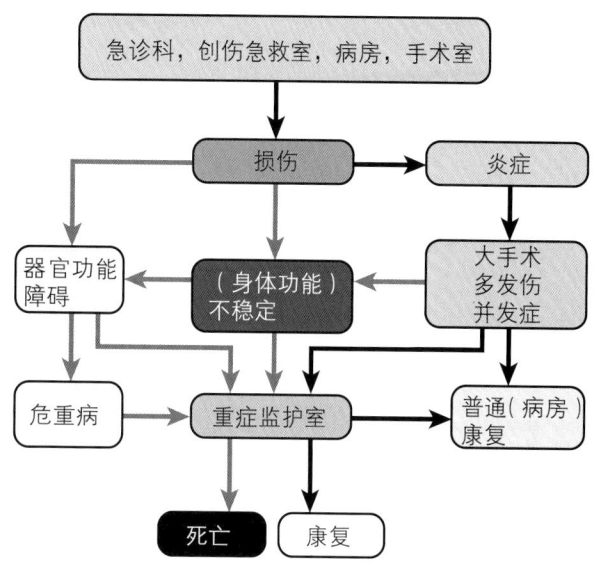

图 1-1 重症监护 – 危重病诊疗流程

围术期或创伤后应激反应

和危重病不同，机体对手术或创伤潜在的应激反应是有明显特征、可以预见的，可能不会出现相应的并发症，也可能会逐渐适应[5, 6]。80多年前 Cuthbertson 首先对应激反应进行了描述[5]。从此，一大批杰出的研究人员和临床医生不断地充实着我们对它的生物学的认知[7-9]。现在我们知道"应激"能激发炎症反应，而炎症反应的目的是为了使细胞、组织、器官系统恢复到一种生理的"稳态"，最终，使广泛的器官功能在某一平均水平上达到动态平衡，器官之间能在这种水平上沟通协作[6]。在绝大多数情况下，这种来势汹汹的炎症反应正是细胞、组织所需要的修复、再生或代偿[6]。这种损伤常由于物理损伤（如创伤），血液供应中断（如中风、心肌梗死）或微生物感染导致的正常新陈代谢紊乱。

危重病

危重病的特征是存在急性的、有潜在生命威胁并需要治疗的器官功能障碍。它常常因为各种引起炎症反应的疾病积累所致。始作俑者可能是"休克"，多数情况是由于循环衰竭或者感染对自身反应的打击，但这也并不是普遍的。共同之处就是在细胞水平对内环境稳态造成严重影响导致正常反应功能的失代偿。然而，这种状态下如何导致器官功能异常的机制不明。

危重病人可能会出现在院前急救、急诊科或者病房中。但这部分患者在所有患者中只能算是冰山一角，绝大部分患者只能说暂时驶离了"健康轨道"，打个比方，那些存在炎症甚至是休克的患者往往最初的治疗措施就能有效。仅仅是少部分人会恶化成危急重症。但是急性危重病通常不会按照预想的应激反应方向发展，让人防不胜防。

得益于早期识别和正确的治疗，很多危重病人能够康复。然而需要强调的是，一部分患者可能进一步恶化，进入多器官功能障碍持续的危重病的状态（详见第37章）。这种状态可能持续数周，因此可以表现得比较稳定，但它也是高度异常的，在大多数器官系统中存在缺陷[10, 11]。再者，许多患者可能恢复。然而，研究证实，这种恢复是不完全的。许多长期进入ICU治疗的患者都有持续的呼吸道、心脏、神经肌肉和认知功能障碍[12-15]。一些患者可能会持续的呼吸机依赖；其他人将存在创伤后应激障碍的变异形式[13]。最近的研究表明，在美国，每年可能有70万ICU幸存者，其中很多人需要持续的支持治疗，但其他很多正面临问题的人则缺乏追踪随访[16]。

炎症与危重病：生物学机制

从根本上说，炎症和危重病都是机体对显著、常常是极端的内环境紊乱的反应。因此，存在这样一种假设的倾向：适用于某个人的治疗对其他人也是有效的。这个假设确实有一些道理。例如，在炎症和危重病中，最初的指令是将基质递送至细胞并从细胞中去除废物这一功能恢复。然而，将炎症与危重病区分开的深刻变化的特征在于一些细胞丧失了使用底物的能力，或产生了不能通过常规途径去除的副产物。考虑到细胞的氧需求。递送（基质）不足可能反映在肺功能的异常，比如气体交换受损或者反映在循环系统中，心血管系统不能将氧本身或含氧的分子或细胞转移到组织使用。细胞通常可以单独通过糖酵解，绕过电子传递链，并产生乳酸和氢离子来满足能量需求。乳酸的回收需要完整的循环来转运到肝脏。通过缓慢生成二氧化碳（CO_2）并呼出体外来纠正酸中毒。因此，临床医生的最初应对措施将是通过增加吸氧浓度来增加摄氧量，用液体来复苏循环以及增加红细胞的载氧能力来增强氧摄入。同样的液体将恢复肝脏血流灌注并让乳酸转化为丙酮酸。通过机械通气改善气体交换将有助于去除二氧化碳（CO_2）。当针对继发于组织损伤的炎症时，该方法可能是有效的，其中氧消耗利用转向支持白细胞——组织修复的主要效应器，但是供应是不足的，因为受损组织基本上是无血管的。这种反应是自限性的，因为毛细血管再生需要大约4天[17]，之后外源性支持便可以去除。然而，更深层次的损伤或者未及时修复的损伤，可能过度限制氧的可利用度或转移其使用。作为脓毒症标志的线粒体的损伤将损害细胞使用氧气的能力，而不管其可利用度[18, 19]。因此，气体交换或心血管功能的恢复本身并不足以恢复体内的稳态。结果，器官功能障碍可能不会通过这些标准措施得到改善或解决——危重病的标志通常无法识别或不被承认。不幸的是，应激反应和危重疾病之间的区别并不总是临床上显而易见的，并且这种难以区分导致诊断和治疗陷入困境，其解决方案目前依旧困难重重。

炎症与危重病：治疗前景

我们在区分应激反应与危重病方面取得了一些经验，但经验的过度应用也会误入歧途。例如，认为对一个群体有效也会对另一方起作用。例子比比皆是。以下是几个最重要的历史和治疗实例的总结：

- 脓毒症的液体复苏：在 2001 年 Rivers 及其同事的一项里程碑式的研究中[20]，研究人员研究了被认为患有脓毒症的疑似感染患者，并使用终点指标比较了液体复苏，如血压（BP）或者其他关注组织氧输送的指标，如静脉血氧饱和度（SvO₂）或中心静脉压（CVP）。这个单中心研究表明使用后一种方法的结局得到显著改善。然而，最近三个应用基本相同流程的多中心研究未能重复最初的这一发现[21-23]。虽然已经提出了许多可能的解释，但必须指出，在"炎症"中，充分的复苏可能反映在监测中，比如 CVP 和 SvO₂。然而，脓毒症在微循环或线粒体中存在病理缺陷，使得氧传输或释放不能单靠液体来纠正[18, 24]。不幸的是，不管是最初 Rivers 的试验还是随后的多中心试验的入选标准并不能真正区分疑似脓毒症感染继发的炎症和血容量不足，这是一种很难被监测到的能反映早期器官功能障碍的危重病状态。适合于一部分人的液体复苏对于其他人可能是无效的，甚至是过度的。

- 急性肺损伤 / 急性呼吸窘迫综合征（ARDS）中的呼吸机管理：由美国研究者和其他人进行的一系列研究已经验证了肺损伤的治疗方法。这些"ARDSnet"研究中最重要的是最初的"ARMA"试验，其证明将潮气量限制为 6 ml/kg 与使用较大（10~12 ml/kg）潮气量相比具有更好的结局[25]。ARDS 的诊断基于以下标准：低氧血症，反映为动脉氧分压（PaO₂）与吸入气体中氧浓度分数（FiO₂）的下降率，胸部 X 线片上存在双侧"斑块"浸润以及无证据表明异常是心源性起源。相反的，几十年来，麻醉医生已经在手术室中使用 10~12 ml/kg 范围的潮气量。即使不是大多数，很多患者术后具有异常的 PaO₂/FiO₂ 比率和异常的胸片。对于接受心脏手术的患者来说尤其显著。虽然，术后大多数患者不需要太多额外的氧供。即使那些术后需要机械通气维持的患者，通常只需要短时间的外源性支持。所有外科手术患者都会存在组织损伤引发的炎症所引起的毛细血管渗漏。这种"应激反应"可导致轻度低氧血症和"湿"肺。相比之下，ARDS 患者存在肺功能不全。术后患者存在炎症；而 ARDS 患者则是危重病。

- 结局的确定：十多年来，脓毒症患者的管理已经成为重症监护实践的重要焦点[26-28]。尝试去巩固在重症监护中有限的阳性的多中心临床试验已经使国际和国家临床实践管理指南应运而生。或许包括"救治脓毒症运动"（SSC）在内的关于脓毒症管理的指南传播最广泛。SSC（www.survivingsepsis.org）有效地提高了对早期脓毒症的认识，也推动了可能改善结果的治疗的实施[29]。重要的是，来自美国和澳大利亚的最近研究表明，脓毒症的死亡率下降到令人惊讶的低水平——在一个多机构的美国卫生系统中低于 10%[30]，在澳大利亚和新西兰 12 年中应用更广泛的情况下低于 20%[31]。然而，来自三个欧洲工业化国家的个人通讯建议尽管使用了 SSC 指南的一些或所有要素，死亡率可高达 50%（个人通讯，Mervyn Singer, MD）。在英国、德国和意大利的执业者表达的观点是，许多诊断为脓毒症并入住美国和澳大利亚的 ICU 的患者在其他国家会被按照功能不全处理。如果这些患者对功能不全的治疗产生反应，他们将不会进入 ICU，并且不会被识别为"脓毒症"。为了进一步探讨更复杂的问题，Gaieski 等[32]在美国一个独立的患者数据库中采用了四种不同的方法来定义"脓毒症"，发现存在 3.5 倍的发病率变异和 2 倍的死亡率变异。显然，在美国和澳大利亚数据库中被诊断为脓毒症的一些患者经历了对感染的炎症反应。再次强调，区分炎症和危重病是至关重要的。

· 强化胰岛素治疗：2001 年，Van den Berghe 及其同事[33]发表了一项临床试验，将患者随机分配到强化胰岛素治疗组（IIT）（血糖水平维持在 4.4~6.1 mmol/L），对照组是"常规治疗"（即当血糖水平高于 10 mmol/L 时治疗）。该研究基于以下认识：高血糖与危重患者的许多不良结局相关，并且在比利时鲁汶的一家大型医院的外科 ICU 28 天的死亡绝对风险显著降低了 3.4%。缺乏改善重症监护结局的干预措施以及胰岛素价格便宜和易于管理的因素使得 IIT 被广泛采用。虽然 Van den Berghe 等[33]明确指出需要仔细监测血糖水平并防止发生低血糖，但这些潜在的并发症却在很大程度上被忽略。"严格控制血糖"甚至被认为是许多 ICU 的一个关键性能指标[34]，并成为第一个 SSC 指南的一个组成部分[26]。然而，研究方法的一些要素表明，IIT 的普及可能是有问题的。与这个争议密切相关的是，超过 60% 的进入该研究的患者最近经历了心脏手术，并且几乎所有人都是在术后或创伤后进行的观察。Van den Berghe 团队的一项随访研究[35]：对同一机构的内科 ICU 中的患者应用相同的治疗方案，但未能证明结局获益。此外，有些有问题的试验因为担心严重的低血糖可能会造成危害而被提前中止[36,37]。最终，2008 年的 NICE SUGAR（使用血糖算法调整的重症监护生存评估中的正常血糖）试验将 Leuven 方案应用于超过 6 000 例患者，并证明如果出现任何状况，严格的血糖控制可能会因为低血糖而恶化重症监护的结局[38,39]。虽然 IIT 间断发布许多课程，但它仍然是一本教科书，证明炎症（例如对手术的反应，特别是涉及心肺分流术时）和危重病的区别，其更可能代表来自 Leuven Medical ICU

和多中心试验的人群。重要的是，在 Leuven Surgical ICU 中未经治疗的患者（存在炎症者）的死亡率为约 8%[34]，而 Leuven Medical ICU 中相同组（危重病者）的死亡率为约 40%[35]，这清楚地表明它们是不同的。

· 心脏监测：普遍认为，血流动力学监测的需求有力地推动了各种血流动力学监测装置的发展。常规的循环监测包括使用心率（HR），平均动脉压（MAP），尿量和 CVP。MAP 是否为最佳指标尚未可知[40,41]。CVP 不能测量容量的反应性[42]，并且高 CVP 已经与不良结局相关联[43]。更重要的是，CVP 变化的意义完全取决于所使用的心血管功能模型。在 Frank-Starling 的心功能曲线公式（其重点在于心室输出的决定因素）中 CVP 的升高作为前负荷的替代指标，结果体现了每搏输出量（SV）的增加[44]。然而，在 Guyton 模型中重点强调心室充盈，CVP 类似的升高将减少流入心室的压力梯度，从而将减少 SV[45]。大于 0.5 ml/（kg·h）的"正常"尿量实际上是每小时"最小"的量，并且这是基于涉及浓缩尿液的最大能力和要清除的"平均"每日氮负荷的理论计算量。有很多原因导致这些数值在不同的患者个体中或在应激状态或危重病的情况下可能不是密切相关的。重要的是，没有研究表明实现这一目标会影响肾损伤的进展。

一种更准确地监测心脏功能的方法是直接测量体积变化对心输出量的影响（或消除 HR 对 SV 的影响）[46]。二十年来，肺动脉导管（PACs）被广泛用于监测围术期和危重病人。由于大量的在 ICU 中进行的 PACs 随机试验未能证明在死亡率方面获益，使得 PACs 使用率下降[47]。然而，本研究是在大约 2000 例接受高风险手术的患者中进行的；总体死亡率低于 8%，可能太低而不能作为一个适当的结局。考虑到患者群体的性质和低死亡率，很可能许多进入该试验的患者并不属于危重病。

附带地，PAC 组中肾功能不全的发生率为

7.4%，而在标准治疗组中为 9.8%，P 值 =0.07，恰好高于显著性阈值。事实上，如果标准治疗组中还有一名患者发生了肾功能不全，或 PAC 组中的患者数量少一个，则 PAC 的使用可能会增加。

总之，重症监护的医生不能混淆炎症和危重病，这一点是至关重要的。除了这里详述的之外，其他类似的例子还有很多。两者都可能需要加强监视和监测，但是否需要干预还需要进一步评估。如果需要干预，其干预的时机或方法可能是不同的，不恰当的治疗会带来高昂的费用及不必要的风险。

作者推荐

- 并不是所有的 ICU 患者都是危重病。在手术或监测后住院的患者可能需要与危重病人不同的管理。
- 来自围术期（包括外科 ICU）文献的研究数据可能不适用于危重疾病。
- 围术期的领域为新的治疗或监测提供了有用的实验室；然而，其特征在于受控制的和有限的应急响应，因此从其中恢复是可预测的。
- 急性危重疾病的特征在于器官功能障碍。
- 持续性危重疾病可能反映了与应激状态或急性危重疾病不同的潜在疾病过程，而针对某一疾病的干预措施可能在其他方面无效或甚至有害。

（虎　磐　刘　超　周飞虎）

参考文献

1. Ibsen B. The anaesthetist's viewpoint on the treatment of respiratory complications in poliomyelitis during the epidemic in Copenhagen, 1952. Proc Royal Soc Med. 1954;47:72–74.
2. Lassen HCA. A preliminary report on the 1952 epidemic of poliomyelitis in Copenhagen with special reference to the treatment of acute respiratory insufficiency. Lancet. 1953;1:37–41.
3. Mosenthal WT. The special care unit. J Maine Med Assoc. 1957;48:396–399.
4. Grenvik A, Pinsky MR. Evolution of the intensive care unit as a clinical center and critical care medicine as a discipline. Crit Care Clin. 2009;25:239–250.
5. Cuthbertson DP. Observations on the disturbance of metabolism produced by injury to the limbs. Q J Med. 1932;1:233–246.
6. Kohl BA, Deutschman CS. The inflammatory response to surgery and trauma. Curr Opin Crit Care. 2006;12:325–332.
7. Moore FD, Olesen KH, MacMurray. The body cell mass and its supporting environment: body composition in health and disease; 1963. Philadelphia.
8. Meguid MM, Brennan MF, Aoki TT, Muller WA, Ball MR, Moore FD. Hormone-substrate interrelationships following trauma. Arch Surg. 1974;109:776–783.
9. McClelland RN, Shires GT, Baxter CR, Coin D, Carrico CJ. Balanced salt solution in the treatment of hemorrhagic shock. JAMA. 1967;199:830–834.
10. Nelson JE, Cox CE, Hope AA, Carson SS. Chronic Critical Illness. Am J Respir Crit Care Med. 2010;182:446–454.
11. Hotchkiss RS, Monneret G, Payen D. Sepsis-induced immunosuppression: from cellular dysfunction to immunotherapy. Nat Rev Immunol. 2013;13:862–874.
12. Herridge MS, Tansey CM, Matté A, et al. Functional disability 5 years after acute respiratory distress syndrome. New Engl J Med. 2011;364:1293–1304.
13. Bienvenu OJ, Colantuoni E, Mendez-Tellez PA, et al. Co-occurrence of and remission from general anxiety, depression, and posttraumatic stress disorder symptoms after acute lung injury: a 2-year longitudinal study. Crit Care Med. 2015;43:842–853.
14. Hermans G, Van Mechelen H, Clerckx B, et al. Acute outcomes and 1-year mortality of intensive care unit-acquired weakness. A cohort study and propensity-matched analysis. Am J Respir Crit Care Med. 2014;190:410–420.
15. Iwashyna TJ, Ely EW, Smith DM, Langa KM. Long term cognitive impairment and functional disability among survivors of severe sepsis. JAMA. 2010;302:1787–1794.
16. Iwashyna TJ, Cooke CR, Wunsch H, Kahn JM. Population burden of long-term survivorship after severe sepsis in older Americans. J Am Geriatr Soc. 2012;60:1070–1077.
17. Knighton DR, Silver IA, Hunt TK. Regulation of wound-healing angiogenesis-effect of oxygen gradients and inspired oxygen concentration. Surgery. 1982;90:262–270.
18. Singer M. The role of mitochondrial dysfunction in sepsis-induced multi-organ failure. Virulence. 2014;5:66–72.
19. Vanhorebeek I, Gunst J, Derde S, et al. Insufficient activation of autophagy allows cellular damage to accumulate in critically ill patients. J Clin Endocrinol Metab. 2011;96:E633–E645.
20. Rivers E, Nguyen B, Havstad S, et al. Early goal-directed therapy in the treatment of severe sepsis and septic shock. N Engl J Med. 2001;345:1368–1377.
21. ProCESS Investigators, Yealy DM, Kellum JA, et al. A randomized trial of protocol-based care for early septic shock. N Engl J Med. 2014;370:1683–1693.
22. ARISE Investigators and ANZICS Clinical Trials Group, Peake SL, Delaney A, et al. Goal-directed therapy for patients with early septic shock. N Engl J Med. 2014;371:1496–1506.
23. Mouncey PR, Osborn TM, Power GS, et al. Trial of early, goal-directed resuscitation for septic shock. N Engl J Med. 2015;372:1301–1311.
24. Edul VS, Enrico C, Laviolle B, Vazquez AR, Ince C, Dubin A. Quantitative assessment of the microcirculation in healthy volunteers and in patients with septic shock. Crit Care Med. 2012;40: 1443–1448.
25. Brower RG, Matthay MA, Morris A, Schoenfeld D, Thompson BT, the Acute Respiratory Distress Syndrome Network. Ventilation with lower tidal volumes as compared with traditional tidal volumes for acute lung injury and the acute respiratory distress syndrome. N Engl J Med. 2000;342:1301–1308.

26. Dellinger RP, Carlet JM, Masur H, et al. Surviving Sepsis Campaign: guidelines for management of severe sepsis and septic shock. Crit Care Med. 2004;32:858–873.

27. Dellinger RP, Levy MM, Carlet JM, et al. Surviving Sepsis Campaign: international guidelines for management of severe sepsis and septic shock: 2008. Crit Care Med. 2008;36:296–327.

28. Dellinger RP, Levy MM, Rhodes A, et al. Surviving Sepsis Campaign: international guidelines for management of severe sepsis and septic shock: 2012. Crit Care Med. 2013;41.

29. Levy M, Dellinger RP, Townsend S, et al. The Surviving Sepsis Campaign: results of an international guideline-based performance improvement program targeting severe sepsis. Intensive Care Med. 2010;36:222–231.

30. Miller 3rd RR, Dong L, Nelson NC, et al. Multicenter implementation of a severe sepsis and septic shock treatment bundle. Am J Respir Crit Care Med. 2013;188:77–82.

31. Kaukonen K, Bailey M, Suzuki S, Pilcher D, Bellomo R. Mortality related to severe sepsis and septic shock among critically ill patients in Australia and New Zealand, 2000-2012. JAMA. 2014;311:1308–1316.

32. Gaieski DF, Edwards JM, Kallan MJ, Carr BG. Benchmarking the incidence and mortality of severe sepsis in the United States. Crit Care Med. 2013;41:1167–1174.

33. Van den Berghe G, Wouters P, Weekers F, et al. Intensive insulin therapy in critically ill patients. N Engl J Med. 2001;345:1359–1367.

34. Angus DC, Abraham E. Intensive insulin therapy in critical illness. Am J Respir Crit Care Med. 2005;172:1358–1359.

35. Van den Berghe G, Wilmer A, Hermans G, et al. Intensive insulin therapy in the medical ICU. N Engl J Med. 2006;354:449–461.

36. Preiser JC, Devos P, Ruiz-Santana S, et al. A prospective randomised multi-centre controlled trial on tight glucose control by intensive insulin therapy in adult intensive care units: the Glucontrol study. Intensive Care Med. 2009;35:1738–1748.

37. Brunkhorst FM, Engel C, Bloos F, et al. Intensive insulin therapy and Pentastarch resuscitation in severe sepsis. N Engl J Med. 2008;358:125–139.

38. NICE-SUGAR Study Investigators, Finfer S, Chittock DR, et al. Intensive versus conventional glucose control in critically ill patients (NICE SUGAR). N Engl J Med. 2009;360:1283–1297.

39. NICE-SUGAR Study Investigators, Finfer S, Liu B, et al. Hypoglycemia and risk of death in critically ill patients. N Engl J Med. 2012;367:1108–1118.

40. Walsh M, Devereaux PJ, Garg AX, et al. Relationship between intraoperative mean arterial pressure and clinical outcomes after noncardiac surgery: toward an empirical definition of hypotension. Anesthesiology. 2013;119:507–515.

41. Asfar P, Meziani F, Hamel JF, et al. High versus low blood-pressure target in patients with septic shock. N Engl J Med. 2014;370:1583–1593.

42. Marik PE, Cavallazzi R. Does the central venous pressure predict fluid responsiveness? An updated meta-analysis and a plea for some common sense. Crit Care Med. 2013;41:1774–1781.

43. Boyd JH, Forbes J, Nakada TA, Walley KR, Russell JA. Fluid resuscitation in septic shock: a positive fluid balance and elevated central venous pressure are associated with increased mortality. Crit Care Med. 2011;39:259–265.

44. Monnet X, Taboul JL. Volume responsiveness. Curr Opin Crit Care. 2007;13:549–553.

45. Guyton AC. Regulation of cardiac output. N Engl J Med. 1967;277:805–812.

46. Pinsky MR. Functional hemodynamic monitoring. Curr Opin Crit Care. 2014;20:288–293.

47. Sandham JD, Hull RD, Brant RF, et al. A randomized, controlled trial of the use of pulmonary-artery catheters in high-risk surgical patients. N Engl J Med. 2003;348:5–14.

2 循证医学时代重症医生获得的重要经验

Andrew T. Levinson, Mitchell M. Levy

诞生二十多年的循证医学，已经促使重症医学发生了巨大变化。在过去的 20 年中，临床实践已经从依赖专家意见转变为对现有文献的严格评价，重新审视所关注的临床问题[1]。系统地论证什么治疗有效、什么无效，同时也重视临床经验和患者需求，这是一个严格论证的过程，极大地改善了危重病患者的治疗。在循证医学时代获得的许多经验、知识在 20 年之前是难以想象、无法得到的。

在本章中，我们讲述了在循证医学时代重症医学获得的五个重要经验。

1. 不能拘泥于单中心的随机临床试验（RCT）。
2. 细节决定成败。
3. 精细的管理至关重要。
4. 过多的干预可能会适得其反。
5. 多学科重症监护室（ICU）是一个团队，不能只靠个人的力量，团队协作才能得到理想的临床结局和高质量的重症监护。

不能拘泥于单中心的随机对照试验

通过严格地评价整个文献关于具体干预措施和临床结局的内容，我们已经认识到许多在重症监护过程中最重要的经验教训。然而，我们已经认识到，在我们立即接受某个随机对照试验（RCT）取得的非常引人注目的结果之前，我们不能操之过急，而是要基于我们的临床实践对所有的采纳文献作出更全面，谨慎和严格的评价。

过去 20 年中，重症医学研究充斥着这种现象：大量单中心 RCT 取得的激动人心的发现，

并不能在大型多中心 RCT 中得到复制。不幸的是，在许多情况下最初的单中心阳性结果已经被早期采用者所接受，只是结果被随后的随访试验所驳倒。危重病强化血糖控制的例子就能说明问题。在一个主要由心脏外科手术患者组成的高血糖管理的单中心研究发现，与较为宽松的目标血糖 8.9~11 mmol/L 相比，使用目标血糖为 4.4~6.1 mmol/L 的胰岛素的强化血糖策略显著降低了死亡率[2]。这项单中心研究的结果被许多重症医学的工作者所接受，并迅速推广到危重病患者的救治中。这种被业界迅速采纳的现象背后的因素是多方面的，包括易于实施和成本低廉。不幸的是，随后在内科患者中进行的类似研究显示，在内科危重病患者中强化胰岛素治疗方案并无明显的益处[3]。最终，最全面的包含内科和手术危重病人的多中心试验发现，随机分组后，强化血糖控制组与目标血糖小于 10 mmol/L 的组相比死亡率显著升高。而这种过高的死亡率可能是由于严重的低血糖[4]。

2001 年，通过一个单中心的随机对照试验的发表，开启了早期目标导向治疗（EGDT）的新时代。EGDT 被广泛采用，随后发表的多个试验和所有的前瞻性队列研究证实了其益处[5]。最近，两个大型 RCT[6,7] 在将方案化复苏与"常规监护"相比较时未能证明存活受益。这些结果至少部分反映了原始 EGDT 试验的效果；积极的早期复苏的广泛采用以及"救治脓毒症运动"指南和软件包的广泛实施[8]。如果继续这样定义常规治疗，则也许不再需要规定具体的复苏方案，因为似乎

标准脓毒症的管理已经发展到与公布的方案相一致了。

在治疗脓毒性休克中使用氢化可的松的证据就是脓毒症治疗的一个例子，起初的有前景的研究很早就被接受[9]，只有后来证据相互矛盾时才会被质疑[10]。我们还在等待皮质醇在脓毒性休克辅助治疗中效用的最终结论。

活化蛋白C反应蛋白是目前我们对于脓毒症的病理生物学认识有多匮乏以及在开发靶向治疗中有多困难的例子。活化蛋白C作为脓毒症患者的辅助疗法最初被认为是非常有希望的[11]，但是随后的随机对照试验未能重复原始的结果[12]。

细节决定成败

循证时代告诉我们，细微的、经常被忽视的或被忽视的日常床旁护理的细节可以在决定我们的患者是否能在ICU存活等方面发挥重要作用。机械通气开始后发生的肺炎［呼吸机相关性肺炎（VAP）］与危重病的高发病率和死亡率相关，并显著增加患者的费用。几个简单的针对性干预措施来解决这个问题后，VAP发生率已经大大降低。简单地保持插管患者的头部抬高至少30°，而不是让其仰卧（二十年前的常规做法），就能使VAP的发生明显减少[13, 14]。此外，通过氯己定口腔处理而获得较好口腔卫生状况进一步降低了机械通气患者VAP的发生率[15~18]。

另一个循证时代简单的小干预，比如早期让我们的危重病患者活动也被发现能显著改善患者的预后。我们以前曾坚信保持危重病患者制动几周对其恢复是必要的。结果是在ICU里需要长时间康复的幸存者ICU获得性肌无力的发生率非常高[19]。更多最近的研究显示，危重病患者尽可能早和尽可能多地进行活动，对其功能状态有显著改善并能明显减少ICU滞留时间（LOS）[20, 21]。

精细化管理

循证时代的另一个重要的经验是通过疗效评估来追踪临床行为。已发表的研究表明，重症监护工作者对遵循现有的循证医学的理念和实际应用的能力之间存在巨大的差距[22]。这种分歧在遵循低潮气量策略的急性呼吸窘迫综合征和其他常见的"最佳ICU实践"已经被体现。这些发现促使制定了核查表和疗效指标，以培养临床医生的责任心，切实提高临床监护治疗。使用核查表的多层次干预措施大大减少了导管相关性血流感染[23]以及外科手术的并发症[24]。

通过表格反馈训练的方式进行模拟外科紧急状态下的救治，能明显改善团队之间的配合[25]。在循证医学时代，连续测量个体疗效，能够向临床医生及其团队提供持续的实时反馈。这种坚持循证指南的方法应用于脓毒症治疗已经使患者预后得到显著改善[26]。

过多的干预可能会适得其反

循证结果提示我们，在对待危重病患者时我们应该减少干预，并不是越多越好。我们已经认识到，每天中断镇静和唤醒机械通气患者，能够减少给药量，同时显著降低ICU LOS[27, 28]。当与日常脱机试验相结合时，ICU患者的每日唤醒显著降低了死亡率[29]。我们还认识到，通过首先在特定组的急性呼吸窘迫患者中使用非侵入性策略来减少机械通气的需要可以改善预后[30]。此外，机械通气患者使用小潮气量已被证实是可以救命的[31]。我们还知道，减少患者的输血量可以显著改善预后[32, 33]。

依靠团队的力量

最后，我们应该强调，是整个医疗团队而不是医生，在ICU负责提供高质量的监护治疗。在一项用于预测ICU LOS的急性生理和慢性健康评估Ⅳ（APACHE Ⅳ）模型的大型观察性队列研究中，研究者发现预测ICU LOS的关键因素是结构性和管理性的。具体APACHE Ⅳ重要的变量包括降低护患比，具体的出院指标和策略的利用。高效的ICU在调整患者时降低LOS，因而其结构和管理因素存在着明显的差异[34, 35]。

此外，使用由呼吸治疗师管理的脱机方案相对于 ICU 临床医生的主观个体化评估机械通气的持续时间有着明显减少[36, 37]。此外，最近研究还表明将实习生安排在重症监护室和医生一起值夜班并没有改变临床结局[38]。最后，一项最近发表的研究发现，当重症监护室的护士发现有违背无菌原则的现象时授权其进行干预是减少导管相关性血流感染的关键一环[23]。种种数据表明不仅仅是重症医生，而是整个重症监护团队，才是高质量临床监护的关键。

关键点

1. 不能拘泥于单中心的随机临床试验（RCT）。
2. 细节决定成败。
3. 精细管理至关重要。
4. 过多的干预可能会适得其反。
5. 重症医生不可孤军奋战。

作者推荐

- 单中心随机对照试验可能具有误导性，应对整体证据进行评估。
- 简单的干预措施，如床头抬高和早期活动，对结局有重大影响。
- 使用核查单和评估来衡量疗效水平可以改善结局。精细管理至关重要。
- 对干预和治疗采取保守的方法似乎能让患者获益："能少做，不多做"。
- 高质量的有组织的多学科重症监护改善了结局：不仅仅是重症医生个人的功劳。

（虎 磐 刘 超 鲁晓春 周飞虎）

参考文献

1. Smith R, and Rennie D. Evidence-based medicine–an oral history. JAMA. 311(4):365-367.
2. van den Berghe G, et al. Intensive insulin therapy in critically ill patients. N Engl J Med. 2001;345(19):1359–1367.
3. Van den Berghe G, et al. Intensive insulin therapy in the medical ICU. N Engl J Med. 2006;354(5):449–461.
4. NICE-SUGAR Study Investigators, et al. Intensive versus conventional glucose control in critically ill patients. N Engl J Med. 2009;360(13):1283–1297.
5. Rivers E, et al. Early goal-directed therapy in the treatment of severe sepsis and septic shock. N Engl J Med. 2001;345(19):1368–1377.
6. Angus DC, et al. Protocol-based care for early septic shock. N Engl J Med. 2014;371(4):386.
7. ARISE Investigators, et al. Goal-directed resuscitation for patients with early septic shock. N Engl J Med. 2014;371(16):1496–1506.
8. Dellinger RP, et al. Surviving Sepsis Campaign: international guidelines for management of severe sepsis and septic shock, 2012. Intensive Care Med. 2013;39(2):165–228.
9. Annane D, et al. Effect of treatment with low doses of hydrocortisone and fludrocortisone on mortality in patients with septic shock. JAMA. 2002;288(7):862–871.
10. Sprung CL, et al. Hydrocortisone therapy for patients with septic shock. N Engl J Med. 2008;358(2):111–124.
11. Bernard GR, et al. Efficacy and safety of recombinant human activated protein C for severe sepsis. N Engl J Med. 2001;344(10): 699–709.
12. Ranieri VM, et al. Drotrecogin alfa (activated) in adults with septic shock. N Engl J Med. 2012;366(22):2055–2064.
13. Torres A, et al. Pulmonary aspiration of gastric contents in patients receiving mechanical ventilation: the effect of body position. Ann Intern Med. 1992;116(7):540–543.
14. Orozco-Levi M, et al. Semirecumbent position protects from pulmonary aspiration but not completely from gastroesophageal reflux in mechanically ventilated patients. Am J Respir Crit Care Med. 1995;152(4 Pt 1):1387–1390.
15. Shi Z, et al. Oral hygiene care for critically ill patients to prevent ventilator-associated pneumonia. Cochrane Database Syst Rev. 2013;8:CD008367.
16. Chan EY, et al. Oral decontamination for prevention of pneumonia in mechanically ventilated adults: systematic review and meta-analysis. BMJ. 2007;334(7599):889.
17. Labeau SO, et al. Prevention of ventilator-associated pneumonia with oral antiseptics: a systematic review and meta-analysis. Lancet Infect Dis. 2011;11(11):845–854.
18. Price R, et al. Selective digestive or oropharyngeal decontamination and topical oropharyngeal chlorhexidine for prevention of death in general intensive care: systematic review and network meta-analysis. BMJ. 2014;348:g2197.
19. Schweickert WD, Kress JP. Implementing early mobilization interventions in mechanically ventilated patients in the ICU. Chest. 2011;140(6):1612–1617.
20. Schweickert WD, et al. Early physical and occupational therapy in mechanically ventilated, critically ill patients: a randomised controlled trial. Lancet. 2009;373(9678):1874–1882.
21. Stiller K. Physiotherapy in intensive care: an updated systematic review. Chest. 2013;144(3):825–847.
22. Brunkhorst FM, et al. Practice and perception–a nationwide survey of therapy habits in sepsis. Crit Care Med. 2008;36(10):2719–2725.
23. Pronovost P, et al. An intervention to decrease catheter-related bloodstream infections in the ICU. N Engl J Med. 2006;355(26):2725–2732.
24. de Vries EN, et al. Effect of a comprehensive surgical safety system on patient outcomes. N Engl J Med. 2010;363(20):1928–1937.
25. Arriaga AF, et al. Simulation-based trial of surgical-crisis checklists. N Engl J Med. 2013;368(3):246–253.

26. Levy MM, et al. The Surviving Sepsis Campaign: results of an international guideline-based performance improvement program targeting severe sepsis. Crit Care Med. 2010;38(2):367–374.

27. Kress JP, et al. Daily interruption of sedative infusions in critically ill patients undergoing mechanical ventilation. N Engl J Med. 2000;342(20):1471–1477.

28. Hughes CG, McGrane S, Pandharipande PP. Sedation in the intensive care setting. Clin Pharmacol. 2012;4:53–63.

29. Girard TD, et al. Efficacy and safety of a paired sedation and ventilator weaning protocol for mechanically ventilated patients in intensive care (Awakening and Breathing Controlled trial): a randomised controlled trial. Lancet. 2008;371(9607):126–134.

30. Brochard L, et al. Noninvasive ventilation for acute exacerbations of chronic obstructive pulmonary disease. N Engl J Med. 1995;333(13):817–822.

31. Futier E, et al. A trial of intraoperative low-tidal-volume ventilation in abdominal surgery. N Engl J Med. 2013;369(5):428–437.

32. Villanueva C, et al. Transfusion strategies for acute upper gastrointestinal bleeding. N Engl J Med. 2013;368(1):11–21.

33. Jairath V, et al. Red cell transfusion for the management of upper gastrointestinal haemorrhage. Cochrane Database Syst Rev. 2010;9:CD006613.

34. Zimmerman JE, et al. Intensive care unit length of stay: Benchmarking based on Acute Physiology and Chronic Health Evaluation (APACHE) IV. Crit Care Med. 2006;34(10):2517–2529.

35. Zimmerman JE, Alzola C, Von Rueden KT. The use of benchmarking to identify top performing critical care units: a preliminary assessment of their policies and practices. J Crit Care. 2003;18(2):76–86.

36. Ely EW, et al. Effect on the duration of mechanical ventilation of identifying patients capable of breathing spontaneously. N Engl J Med. 1996;335(25):1864–1869.

37. Blackwood B, et al. Protocolized versus non-protocolized weaning for reducing the duration of mechanical ventilation in critically ill adult patients. Cochrane Database Syst Rev. 2014;11:CD006904.

38. Kerlin MP, Halpern SD. Nighttime physician staffing in an intensive care unit. N Engl J Med. 2013;369(11):1075.

3 重症监护的结局是否改善

Emily Vail, Hayley B. Gershengorn, Hannah Wunsch

在过去的 50 年中，重症监护医学已经迅速发展成为一个复杂、资源密集的多学科领域。基于最佳的现有证据，患者的监护已经在配备新的监护装置和治疗措施方面得到长足的发展。此外，引入了致力于危重病患者治疗的新团队成员和具体的监护方案也影响了监护。在不断变化的实践中，一个重要的问题是，患者的结局是否真的得到改善？

危重病患者整体预后

死亡率是观察性和干预性研究中最常应用到的评价指标，具体到不同的研究中有不同的形式，可能是重症监护病房（ICU）死亡率、院内死亡率或在固定时间限制内的死亡率（通常在 28~90 天，但有时候会更长[1, 2]）。本章主要关注短期死亡率，这仍然是最常用的疗效衡量指标。

作为结局指标的死亡率具有客观性和容易测量的优点，但它可能并不适合于所有研究，例如在姑息治疗的研究中，死亡率没有改变或升高是

可接受的。如果测量时间过短（未能判定所有相关的死亡）或者过长（引入了其他死亡来源的混杂因素），则重点关注死亡率的报道可能不会准确地体现实施干预措施的效果。此外，死亡率可能不是干预或改进措施的重点。

许多其他终点指标已用于评估危重病患者的结局（**表 3-1**）[3-6]。这些终点指标的数据可能更难获取，但对于医患双方可能具有更重要的意义。这些不同结局指标的优势在于明确的行政、政策和经济影响以及确定这些变量是否与以患者为中心的结局（如在医院的住院时间）重叠的能力。

数据源

各种来源的海量数据可用于重症监护结局的研究，包括管理性数据，前瞻性收集的临床数据和随机试验的对照组。每个数据源都有固有的优势和弱点，可能会对死亡率因时而变的结论产生偏倚。

表 3-1 重症患者常见结局指标的选择

死亡率	护理和资源使用过程	与短期和长期生活质量有关的结局指标
ICU	ICU 住院时间	ICU 住院时间
住院	总住院时间	总住院时间
28 或 30 天	机械通气时间	机械通气时间
60 天或更多	无机械通气时间	无机械通气时间
	医源性并发症	医源性并发症
	出院后的去向	出院后的去向
	长期保健的效用	身体残疾或功能障碍
	住院费用	住院费用
	再次住院	再次住院
		死亡和死亡的质量
		家庭对 ICU 护理的满意度

管理性数据很容易从政府、社会和私人来源获得，但有很大的局限性。数据的质量依赖于临床医生的文献和登记描述。以这种方式获得的数据对于特定诊断可能具有较低的灵敏度，并且可能在不同医生和医院之间存在较大差异[7]。值得关注的是"过度诊断"的可能性，可导致更为昂贵的医疗服务。这种（不合理的）做法可能对更严重的疾病统计产生偏倚[8]。诊断描述标准的改变或者薪酬的激励都有可能干扰诊断描述的正常实施，而疾病真实发生率却被掩盖[9, 10]。最后，"提取"包含体征、症状和诊断术语的某些组合的识别可以用于从管理数据集中识别复杂的临床病症。该过程中使用的算法在敏感性和特异性方面不同[11, 12]，且对测量的发病率和结局有影响[8, 12-15]。如果管理性数据库的数据提取方法已经通过多个临床数据集验证[16]并且保持稳定，则获得的结局资料是最有意义的。

临床观察性数据可用于研究各种风险因素和结果，但数据收集的过程却是昂贵和耗时的。通常，这样的数据反映了单个中心或少数几个中心的经验，并且结果可能难以推广到其他患者或机构。在对照试验中随机接受安慰剂或"常规治疗"的患者中的结果可以外推以描述给定病症的自然病史。在此模式中收集的数据是前瞻性的、临床相关的，并且常常能被验证。然而，因为这些患者必须满足特定的研究纳入标准，所以他们可能与更多的危重病患者在病情严重程度、年龄、并发症[17]和治疗部位有明显的不同。此外，这些研究经常排除预后不良的患者[18]。所有类型的可用数据中一致的结局趋势增加了对所得结论的信心。当不发生这种一致性（即一种数据类型中的趋势是明显的但在另一种数据类型中并不明显）时，必须权衡每个研究的这些关注点以判定其质量。

死亡率的变化趋势

通常使用以下三种方法之一来研究重症监护的结局：以任何原因接受ICU治疗的患者的检查结果，对进入ICU的患者的特定亚组（例如，需要机械通气的脓毒性休克）的有限评估，或者关注可能需要入住ICU的一部分患者的特定危重病（例如严重的脓毒症）。

接受重症监护患者的预后趋势

显示所有ICU患者随时间变化的数据很少。最近针对过去20年结局的研究发现，患者人口统计学和疾病严重程度的变化是一致的。当试图确定结局是否改善时，必须考虑到这些差异。Zimmerman等的一项研究[19]，检验了1988年至2012年间美国接受ICU治疗的482 601例患者院内死亡率的趋势。尽管研究期间疾病严重程度和患者年龄在增加，但研究者发现全因急性死亡率以及ICU滞留时间和住院时间都显著下降。然而，这些观察到的改善部分归功于高效的护理设施应用下的高出院率。过去这种设施的死亡率很高；因此，尽管这些数据清楚表明在这段时间内ICU患者的急性住院死亡率下降，但我们不能断言确定总体短期死亡率是否下降。

同样，在2000年至2012年间澳大利亚和新西兰大型ICU患者数据库的回顾性分析中，Kaukonen及其同事[20]发现原始和调整后的院内死亡率下降，除了严重脓毒症或脓毒性休克的患者（更有可能随着时间的推移能够出院），增加了康复设施的出院率。在英国，Hutchings等[21]的研究表明，2000年到2006年间危重病患者的风险调整后的ICU和住院死亡率较低，尽管疾病的严重程度依旧。这种死亡率的降低特别归功于护理系统的变化，包括该国的ICU床数量增加和其他系统的干预措施，如重症监护网络和快速反应小组。

也许改善危重病患者的短期死亡率作为最吸引人的证据是疾病严重程度评分随时间的"漂移"或"褪色"[22]。其中许多评分[例如简化急性生理评分（SAPS）[23]和急性生理和慢性健康评估（APACHE）[24]]在过去20~30年已经多次重新校正以保持预测的准确性。模型漂移（一般来说）是对死亡率的过度预测，导致对预测死亡率在历史队列之间调整疾病严重程度的准确性方面的过度估计[25]。尽管病例组合的微妙变化可能占这些变化的一部分，这种趋势增加了先前描述的研究中的总体短期死亡率随时间降低的建议强度。

特定危重病的预后趋势

我们已经对许多 ICU 特异性疾病评估了结局的变化。本章重点介绍两种常见诊断：脓毒性休克和急性呼吸窘迫综合征（ARDS）。 Friedman 和 Vincent[26] 在 1998 年发表的系统综述研究了 1958 年至 1997 年发表的 131 篇脓毒性休克死亡率趋势的文章。作者发现总死亡率为 49.7%，死亡率随时间而降低，因感染部位和致病生物体而有所不同；然而，他们指出不同研究之间的疾病定义和疾病严重程度存在显著的异质性。因为美国胸科医师学会和重症医学学会的 1991 年欧洲共识会议对脓毒症、重度脓毒症和脓毒性休克的定义[27] 已被广泛采用，时间相关性结局的比较变得更容易一些，尽管单个研究中的患者群体由于对定义各方面解释的差异，例如"低血压"和"对适当复苏无反应"，因而也存在着异质性[28-30]。对于患者存在脓毒性休克可能是降低死亡率的另一个标志，是因为常规治疗组的死亡率旨在追踪这一人群是否随时间稳步下降。

与脓毒性休克一样，ARDS 死亡率的评估因临床定义随时间的变化而混淆[31, 32]，同样的 ARDS 相关的死亡趋势更不一致。Milberg 等[33] 的一项分析了 ARDS 病因学的研究和 Harview 医学中心 ARDS 登记处的结果，发现尽管疾病严重程度增加，1983 年至 1993 年期间原始和校正的死亡率降低。自该研究发表以来，我们对 ARDS 的病理生理学特征[34] 以及对 ARDS 易感的患者中呼吸机诱导的肺损伤的作用的认识[35] 已经明显提高。由此产生的对 ARDS 的呼吸机管理和辅助干预的影响可能影响结局和结局评估。尽管在治疗的认识和选择方面取得了进展，但是最近在

ARDS 结局中的证据不能一致地证明死亡率有大的改善。

当单独考虑随机对照试验时，ARDS 患者的短期死亡率似乎正在改善。检查入选 ARDS 网络随机对照试验的 2 451 例患者，Erickson 及其同事[36] 发现，尽管疾病严重程度增加，但原始死亡率降低（从 35% 降至 26%）和校正后 60 天死亡率降低；即使在接受高潮气量体积通气（12 ml/kg）的患者中这种趋势也是明显的，这一发现导致作者得出结论，观察到的死亡率的降低是由于参与试验医院的重症监护提供的一般性改善，而不是对 ARDS 的特殊干预。

对 ARDS 死亡率的两次系统评价（包括试验性和观察性证据）却出现了矛盾的结果。一个报道说，在 1994 年（欧洲 - 美国年鉴共识定义[32]）和 2006 年之间死亡率每年下降 1.1%[37]，而另一个报道没有发现在 18 900 名患者中有死亡率的显著变化[18]。此外，2001 年至 2008 年间，对明尼苏达州奥姆斯特德县的 514 名 ARDS 患者的观察性研究同样也没有证实随时间进展的住院死亡率存在显著变化[38]。

ARDS 仍然是一种包括主观评估和多种病因的异质性综合征。这些多样性可能解释了不同研究中冲突的结论。开发电子"嗅探器"——自动处理来自电子医疗记录的实时临床数据来为临床医生预警潜在存在的 ARDS[39] 的程序——可以提供对患者的更一致的识别，从而更准确地评估死亡趋势。

ICU 收治标准变化的趋势

影响一个给定的患者是否收入 ICU 的决定是多因素的[15, 40, 41]。例如，许多严重脓毒症的患者被收入 ICU，但其他许多患有相同诊断的患者则在急诊科[42]、医院病房[3, 15, 43, 44]或留观病区[45]。这些替代治疗点的死亡率可能会很高。

几项大型观察性研究描述了过去 30 年美国严重脓毒症的流行病学特征[3, 42]。医疗保健研究和质量机构的全国住院样本（NIS）数据库的

序列分析[46]，包含了 1993 年至 2010 年的数据，证明了严重脓毒症的确诊发病率和疾病的严重程度有所增加，而住院死亡率则降低[13, 14, 47~50]。这些研究中最大的一项是由 Stevenson 及其同事[13] 参与的，涵盖了 1993 年和 2009 年之间收集的 NIS 数据以及对全世界 36 个多中心随机对照试验的 14 000 多名常规治疗组或安慰剂组患者的荟萃分析。作者观察到了观察性和试验性数据之间效应大小的差异，不管使用的数据或管理编码方法之间的差异，总体死亡率都一致显著降低。同样，在 2003 年至 2012 年间进行的一项研究中，Rhee 等[12] 从一个被抽样进入两个美国医疗中心的超过 100 万患者的队列中获得了临床数据和管理性数据，发现严重脓毒症患者的住院死亡率有所下降。

一项关于 1996 年至 2004 年收入英国、威尔士和北爱尔兰的 240 个 ICU 的 92 000 例严重脓毒症患者的研究发现，脓毒症患者入住 ICU 的比例越来越高。患者的平均年龄随时间增加，但疾病严重程度（如 APACHE Ⅱ 评分所述）或入院时器官功能障碍的程度却没有变化。重要的是，未校正的 ICU 和住院死亡率同样没有变化[45]。2000 年至 2012 年在澳大利亚和新西兰确诊的 100 000 例重症脓毒症的 ICU 患者采集到的数据显示了相似的结论：严重脓毒症的 ICU 收治率增加。然而，这项研究发现与 ICU 的整体死亡率趋势相平行的原始死亡率和校正死亡率降低，而出院率增加。

"威尔罗杰斯现象"——给定条件下的早期诊断导致观察到的发病率增加而死亡率降低[51]，可能导致观察到的严重脓毒症发病率增加[52]。越来越多的临床医生和医院认识到强调严重脓毒症的早期诊断和干预[53] 可以降低观察到的严重脓毒症总体死亡率，因为将一组患有不太严重疾病和较低预期死亡率的患者纳入到事先确诊的、病情严重的患者群组中。适当的风险调节可能有助于尽量弱化这种影响，但这种现象仍然是一个不容忽视的问题。

死亡率有改善吗？

虽然很难严格区分开，但在大多数不同组群（并不是所有）的 ICU 患者中存在的趋势表明 ICU 患者的整体短期死亡率在过去几十年内已经下降。常规重症监护结局中观察到的改善似乎反映了多种相关因素并可能与整体医疗护理的改善呈正相关。例如，在 2000 年至 2010 年美国所有住院患者的院内死亡率下降[54]。

在过去 20 年里，日新月异的科学进步提高了我们对危重病及其并发症的认识和管理。技术和药物开发的进步以及对患者安全和质量改进的重视已经有效地预防并发症并优化了共患疾病的管理。改善对危重病患者的护理可能反映了更好的监测、治疗和全方位护理。然而也应该清楚，改善并不可能存在于危重病患者的方方面面。除此之外重要的是，加强今后对特定疾病统一定义和规范化实践的应用评估来识别危重病人，而不论他们的具体诊断或治疗地点。

作者推荐

与危重病相关的死亡率的准确性受时间相关性和人群相关性的严重影响。为了更好地评估结局并确定可能的改进策略，我们建议如下：

- 认识到诊断标准不是一成不变的，ICU 的收治标准会对结局造成影响。
- 开发危重病患者中常见的临床综合征更为精确的诊断标准，能够让患者间、医院间和地域间的结局进行标准化比较。
- 使用方便的电子医疗记录提取系统，来为特定类型的危重病患者提供统一的、无偏倚的识别。

（虎 磐 刘 超 周飞虎 毛 智）

参考文献

1. Winters BD, et al. Long-term mortality and quality of life in sepsis: a systematic review. Crit Care Med. 2010;38(5):1276–1283.
2. Wunsch H, et al. Association between age and use of intensive care

among surgical medicare beneficiaries. J Crit Care. 2013;28(5): 597–605.

3. Angus DC, et al. Epidemiology of severe sepsis in the United States: analysis of incidence, outcome, and associated costs of care. Crit Care Med. 2001;29(7):1303–1310.

4. Herridge MS, et al. Functional disability 5 years after acute respiratory distress syndrome. N Engl J Med. 2011;364(14):1293–1304.

5. DeCato TW, et al. Hospital variation and temporal trends in palliative and end-of-life care in the ICU. Crit Care Med. 2013;41(6): 1405–1411.

6. Kahn JM, et al. Long-term acute care hospital utilization after critical illness. JAMA. 2010;303(22):2253–2259.

7. Misset B, et al. Reliability of diagnostic coding in intensive care patients. Crit Care. 2008;12(4):R95.

8. Whittaker SA, et al. Severe sepsis cohorts derived from claimsbased strategies appear to be biased toward a more severely ill patient population. Crit Care Med. 2013;41(4):945–953.

9. Helms CM. A pseudo-epidemic of septicemia among medicare patients in Iowa. Am J Public Health. 1987;77(10):1331–1332.

10. Lindenauer PK, et al. Association of diagnostic coding with trends in hospitalizations and mortality of patients with pneumonia, 2003-2009. JAMA. 2012;307(13):1405–1413.

11. Iwashyna TJ, et al. Identifying patients with severe sepsis using administrative claims: patient-level validation of the angus implementation of the international consensus conference definition of severe sepsis. Med Care. 2014;52(6):e39–43.

12. Rhee C, et al. Comparison of trends in sepsis incidence and coding using administrative claims versus objective clinical data. Clin Infect Dis. 2015;60(1):88–95.

13. Stevenson EK, et al. Two decades of mortality trends among patients with severe sepsis: a comparative meta-analysis. Crit Care Med. 2014;42(3):625–631.

14. Gaieski DF, et al. Benchmarking the incidence and mortality of severe sepsis in the United States. Crit Care Med. 2013;41(5): 1167–1174.

15. Sundararajan V, et al. Epidemiology of sepsis in Victoria, Australia. Crit Care Med. 2005;33(1):71–80.

16. Linde-Zwirble WT, Angus DC. Severe sepsis epidemiology: sampling, selection, and society. Crit Care. 2004;8(4):222–226.

17. Van Spall HG, et al. Eligibility criteria of randomized controlled trials published in high-impact general medical journals: a systematic sampling review. JAMA. 2007;297(11):1233–1240.

18. Phua J, et al. Has mortality from acute respiratory distress syndrome decreased over time?: a systematic review. Am J Respir Crit Care Med. 2009;179(3):220–227.

19. Zimmerman JE, Kramer AA, Knaus WA. Changes in hospital mortality for United States intensive care unit admissions from 1988 to 2012. Crit Care. 2013;17(2):R81.

20. Kaukonen KM, et al. Mortality related to severe sepsis and septic shock among critically ill patients in Australia and New Zealand, 2000-2012. JAMA. 2014;311(13):1308–1316.

21. Hutchings A, et al. Evaluation of modernisation of adult critical care services in England: time series and cost effectiveness analysis. BMJ. 2009;339:b4353.

22. Kramer AA. Predictive mortality models are not like fine wine. Crit Care. 2005;9(6):636–637.

23. Le Gall JR, Lemeshow S, Saulnier F. A new Simplified Acute Physiology Score (SAPS II) based on a European/North American multicenter study. JAMA. 1993;270(24):2957–2963.

24. Knaus WA, et al. The APACHE III prognostic system. Risk prediction of hospital mortality for critically ill hospitalized

adults. Chest. 1991;100(6):1619–1636.

25. Wunsch H, Kramer AA, The role and limitation of scoring systems. In: Webb AJ, et al. ed. Oxford Textbook of Critical Care. Oxford University Press.

26. Friedman G, Silva E, Vincent JL. Has the mortality of septic shock changed with time. Crit Care Med. 1998;26(12):2078–2086.

27. Bone RC, Sibbald WJ, Sprung CL. The ACCP-SCCM consensus conference on sepsis and organ failure. Chest. 1992;101(6): 1481–1483.

28. Annane D, et al. Effect of treatment with low doses of hydrocortisone and fludrocortisone on mortality in patients with septic shock. JAMA. 2002;288(7):862–871.

29. Briegel J, et al. Stress doses of hydrocortisone reverse hyperdynamic septic shock: a prospective, randomized, double-blind, single-center study. Crit Care Med. 1999;27(4):723–732.

30. Sprung CL, et al. Hydrocortisone therapy for patients with septic shock. N Engl J Med. 2008;358(2):111–124.

31. Ranieri VM, et al. Acute respiratory distress syndrome: the Berlin definition. JAMA. 2012;307(23):2526–2533.

32. Bernard GR, et al. The American-European Consensus Conference on ARDS. Definitions, mechanisms, relevant outcomes, and clinical trial coordination. Am J Respir Crit Care Med. 1994;149(3 Pt 1): 818–824.

33. Milberg JA, et al. Improved survival of patients with acute respiratory distress syndrome (ARDS): 1983-1993. JAMA. 1995;273(4):306–309.

34. Matthay MA, Zimmerman GA. Acute lung injury and the acute respiratory distress syndrome: four decades of inquiry into pathogenesis and rational management. Am J Respir Cell Mol Biol. 2005;33(4):319–327.

35. Slutsky AS, Ranieri VM. Ventilator-induced lung injury. N Engl J Med. 2013;369(22):2126–2136.

36. Erickson SE, et al. Recent trends in acute lung injury mortality: 1996-2005. Crit Care Med. 2009;37(5):1574–1579.

37. Zambon M, Vincent JL. Mortality rates for patients with acute lung injury/ARDS have decreased over time. Chest. 2008;133(5): 1120–1127.

38. Li G, et al. Eight-year trend of acute respiratory distress syndrome: a population-based study in Olmsted County, Minnesota. Am J Respir Crit Care Med. 2011;183(1):59–66.

39. Herasevich V, et al. Validation of an electronic surveillance system for acute lung injury. Intensive Care Med. 2009;35(6):1018–1023.

40. Levy MM, et al. Outcomes of the Surviving Sepsis Campaign in intensive care units in the USA and Europe: a prospective cohort study. Lancet Infect Dis. 2012;12(12):919–924.

41. Simchen E, et al. Survival of critically ill patients hospitalized in and out of intensive care units under paucity of intensive care unit beds. Crit Care Med. 2004;32(8):1654–1661.

42. Wang HE, et al. National estimates of severe sepsis in United States emergency departments. Crit Care Med. 2007;35(8):1928–1936.

43. Esteban A, et al. Sepsis incidence and outcome: contrasting the intensive care unit with the hospital ward. Crit Care Med. 2007;35(5): 1284–1289.

44. Sands KE, et al. Epidemiology of sepsis syndrome in 8 academic medical centers. JAMA. 1997;278(3):234–240.

45. Harrison DA, Welch CA, Eddleston JM. The epidemiology of severe sepsis in England, Wales and Northern Ireland, 1996 to 2004: secondary analysis of a high quality clinical database, the ICNARC Case Mix Programme Database. Crit Care.

2006;10(2):R42.

46. Healthcare Cost and Utilization Project. Overview of the National (Nationwide) Inpatient Sample (NIS); September 11, 2014. Available from: http://www.hcup-us.ahrq.gov/nisoverview.jsp.

47. Dombrovskiy VY, et al. Rapid increase in hospitalization and mortality rates for severe sepsis in the United States: a trend analysis from 1993 to 2003. Crit Care Med. 2007;35(5):1244–1250.

48. Kumar G, et al. Nationwide trends of severe sepsis in the 21st century (2000-2007). Chest. 2011;140(5):1223–1231.

49. Lagu T, et al. What is the best method for estimating the burden of severe sepsis in the United States? J Crit Care. 2012;27(4):414 e1–9.

50. Gaieski DF, et al. The relationship between hospital volume and mortality in severe sepsis. Am J Respir Crit Care Med. 2014;190(6): 665–674.

51. Feinstein AR, Sosin DM, Wells CK. The Will Rogers phenomenon. Stage migration and new diagnostic techniques as a source of misleading statistics for survival in cancer. N Engl J Med. 1985;312(25):1604–1608.

52. Iwashyna TJ, Angus DC. Declining case fatality rates for severe sepsis: good data bring good news with ambiguous implications. JAMA. 2014;311(13):1295–1297.

53. Dellinger RP, et al. Surviving sepsis campaign: international guidelines for management of severe sepsis and septic shock: 2012. Crit Care Med. 2013;41(2):580–637.

54. Hall MJ, Levant S, DeFrances CJ. Trends in inpatient hospital deaths: National Hospital Discharge Survey, 2000-2010. NCHS Data Brief. 2013;118:1–8. Hyattsville, MD.

4 重症存活患者面临的普遍问题及哪些是由危重疾病直接导致的

Theodore J. Iwashyna

本课题涉及的研究领域发展迅速，也就是说，当一种详细的方法以论文形式发表时就意味着该方法已经过时了。因此，本章节旨在探讨某种可能的方法，来帮助重症存活患者，主要是急性呼吸窘迫综合征（ARDS）和严重脓毒症存活患者如何解决他们将面临的一些共性问题。

重症存活患者的共性问题有哪些?

重症存活患者必须解决诸多问题。实际上，与年龄相匹配的其他患者相比，该类患者具有发生各种并发症的风险。在下一章节中我们将讨论患者存在的基础疾病问题，也是上述需要解决问题的一部分。对于部分危重患者来说，正是由于基础疾病的恶化或复杂化才导致了其危重疾病的进展。然而，不管危重疾病是何时进展的，哪些在重症存活患者中长期存在的共性问题才真正是重症存活患者及其家属和医生需要面对的问题。

部分重症存活患者（以严重脓毒症患者为代表）出现了出院后病死率大幅增加的现象。例如 20 世纪 80 年代，Quartin 等[1] 比较了同时期住院的严重脓毒症患者和非脓毒症患者的病死率。在发病后存活时间超过 180 天的患者中，严重脓毒症患者在随后 6 个月的（即住院后 181 天到 365 天）病死率是对照组患者的 3.4 倍（95% 置信区间：2.3~2.3）。事实上，在发病后存活至少 2 年的患者中，直到第 5 年，上述严重脓毒症患者的病死率仍然是对照组患者的 2.2 倍。Yende 团队[2] 和 Prescott 团队[3] 对严重脓毒症存活者

进行的研究显示其出院后的超额病死率几乎相同。与之相反，Wunsch 团队[4] 选择了在 ICU 中使用和未使用机械通气的病人，并将他们与正常人群和在普通病房接受常规治疗的患者相比，结果显示机械通气患者的超额病死率仍维持在较高水平，且大部分发生在出院后的前 6 个月。

重症监护后综合征（post-intensive care syndrome, PICS）这一定义的创立为归纳总结重症存活患者存在的共性问题提供了一个完整的知识框架[5, 6]。该定义具体描述的内容是由重症和其他医学领域及康复社区内的包括病人、家属、护理、管理和其他人员在内的相关人员共同努力历经多年修订完成的。那么，对于 PICS，关注以下三个领域：生理健康、认知障碍和心理健康最有价值。

当重症疾病发生后人们更多关注该类患者是否出现神经肌肉功能障碍及其持续的时间。从总体来看，持久性的衰弱，具有更长期的影响并可能使患者致残，因此是重症存活者所面临的最主要问题。患者表现为运动功能障碍，临床上称作"ICU 获得性衰弱"，是一种以肌肉病变和多发神经病变为特点的综合征[7]。该综合征的发病机制一直是人们研究的热点，但尚未明确是否由于患者的自身因素（神经或肌肉）影响其预后或治疗效果。目前，物理疗法和职业疗法是帮助患有 ICU 获得性衰弱患者恢复功能的最主要方法[8]。

对于重症存活患者，其他生理问题在临床上同样常见但相关研究较少。如临床发现重症存

活者出现暂时或持续肾衰竭[9]，心血管疾病发病率也明显增高[10]。对于严重 ARDS 的存活患者，即使在肺功能检查显示正常或轻度异常的条件下，患者普遍存在呼吸困难和运动耐量减低的现象[11, 12]。除此之外，还有部分存活者出现声门下狭窄和严重的外貌改变[10]。同样，恶病质、对机体产生有害效应的瀑布反应、尿失禁和视听障碍等在重症存活者中的高发病率也都被相继报道[13]。

对于重症存活患者，不同程度的认知障碍是该类人群表现出的另一种常见问题。其异常程度表现为从某些特定的功能障碍（最常见的为执行功能障碍）到完全的认知功能丧失。尽管人们在对认知功能障碍的严重程度上存在意见分歧，但在认知功能障碍发生率较高这一点上已达成共识[14~19]。严重谵妄的 ICU 患者在后续病程中会有更高的完全丧失认知功能的风险，但认知功能障碍的持续时间从数月到数年不等[20]，因此我们不能将认知功能障碍单纯归因于 ICU 或医院获得性谵妄。

也有证据表明，ICU 存活患者多伴有严重的抑郁、焦虑和创伤后应激障碍（PTSD）。目前判断患者是否存在 PTSD 主要采用焦虑抑郁量表评估其抑郁程度[21~23]。相比之下，Jackson 团队[24]的最新研究显示，焦虑抑郁量表（HADS）并不适用于评价抑郁患者的躯体症状，且 PTSD 相关症状的出现不能归因于患者所患的重症疾病。尽管上述问题仍存在争议，但很明显大多数 ICU 存活患者都存在明显的精神障碍[25, 26]。

总之，重症存活患者面临诸多问题。我们只对其中的部分问题进行了充分的研究，且缺乏有效的治疗手段。而上述问题正是导致较高的医疗资源使用率和再入院率的主要原因[3, 27, 28]。同时，我们也逐渐认识到由于重症存活患者存在诸多不良预后，因此，长期的护理工作为其家属带来了沉重负担[29~37]。

面对危重症持续升高的患病率及日渐沉重的负担，医护人员可能产生空虚或绝望的感觉，这并不难理解。很明显，这些问题需要每一个相关人员的积极参与。无法拯救每一个人并不意味着无法拯救许多人，这一点似乎需要重点强调。新增的危重症监护综合征（PICS）是我们正在处理并终将解决的问题，而不是所有 ICU 患者的必然结局。事实上，正如 Cuthbertson 和他的同事们针对苏格兰脓毒症存活者进行的长期研究指出，"所有的病人均表示，如果 5 年内出现病情危重的情况，他们愿意再次入住 ICU 接受治疗，而且 80% 的患者对他们目前的生活质量（QOL）表示非常满意或比较满意。"[38]

存活患者面临的问题是危重症导致的吗？

在设计长期预后研究时，将基础疾病和完全由危重症导致的疾病作为极端结果，在理论上有时是有用的。但这种二分法造成的一种不良效应就是使人们产生了错误的等级观念—大家会问："哪个更重要？"针对任何特定的患者，分析急性改变和基础疾病对其影响的程度才是更有价值的。

也许关于该问题的最佳研究是在危重症后意识障碍领域。在心血管健康研究中，大批研究者针对 5 888 名美国老年人进行了随访[19]。Shah 等[19]每年对患者进行精神状态评估，结果显示肺炎患者在肺炎症状出现之前便有意识状态恶化的情况，肺炎症状出现之后意识状态恶化更为迅速。但无论患者基本情况如何，肺炎患者的意识状态终将快速恶化为老年痴呆。同时，Iwashyna 等[18]针对重症脓毒症患者和 Ehlenbach 等[39]针对其他重症患者进行的研究也均有类似的发现。

其他研究的结果不太一致。Wunsch 等[25]利用精良的丹麦评价系统进行的研究表明，若患者接受过机械通气治疗，则他们比入院前些年更容易被诊断为抑郁和其他心理疾病。然而，Davydow 等[26]的研究表明，重症脓毒症存活患者在脓毒症发病前后抑郁的发病率没有明显变化。这些研究结果的不一致可能归结为已知的在一般临床工作中发现抑郁的敏感性偏低和危重症发生后对抑郁的关注度提高。Davydow 的研究结果也可解释为对抑郁症状不够敏感；然而，这些还没有明确的结论。

颇具争议的少数研究认为，危重症的后续问题主要是由于其基础疾病所致。使这一认识更具争议的是，美国老年人罹患危重症及相关并发症的风险呈现持续上升趋势。研究表明老年重症脓毒症患者继发尿失禁和损伤性跌倒的风险显著高于同龄正常人群和脓毒症早期患者[13]。然而，当美国老年患者发病率增长曲线（即脓毒症早期的发病率增长趋势）被校正后，脓毒症的显著影响消失了。

总之，危重症患者在其发病之前，各项生理功能就低于正常人群，且呈现快速衰退的趋势。发病之后，其生理功能更加糟糕。然而以上结论并未得到普遍认可；以损伤性跌倒等老年病为例，并未发现在危重症发生之后的病情恶化。对于生活质量下降也可能不是这样，因为人们也许可以适应危重症发生之后新出现的缺陷。

为什么要鉴别危重症患者的基础疾病与并发症？

既然危重症存活者存在诸多共性问题，我们更应该寻求一些改善现状的可行措施。下一章我们将讨论明确的应对策略。而能够被普遍接受的应对策略有以下三种：①入住 ICU 期间的预防；②治疗和补救；③分诊。入住 ICU 期间的预防策略只对危重症患病过程中出现的问题有效。虽然我们可以避免问题变得更糟，但却不能避免已经存在的问题。因此个体化掌握每一个病人的问题是出现在危重症发病之前，还是之后，而不是将所有危重症患者看作一个群体，是至关重要的。

当新的诊断明确后，有必要鉴别并发症中哪些是危重症造成的，哪些是因为包括疾病治疗和患者支持在内的干预措施造成的。比如，ICU 获得性衰弱在 ICU 存活者中很常见，然而很难确定多少是危重症本身造成的，多少是治疗方法，

如长期卧床，应用神经肌肉阻滞药、抗生素及其他药物，应用机械通气致呼吸肌运动减少，缺乏代谢或营养支持造成的。实际上，PICS 是重症监护后综合征的缩写，而不是危重症后综合征的缩写。但医护人员不能因为这个尚未明确的概念错误地认定问题根源。问题是危重症本身造成的，但医护人员却归结干预措施所致，这会导致错误的分诊决定。危重症患者因为这个分诊被挡在了 ICU 门外而避免了 ICU 干预措施造成的问题。然而，这样的分诊也会把接受 ICU 治疗可能的获益排除在外。当然，一定程度上来讲，ICU 治疗的阈值低，包括侵入性监测和长期卧床在内，都有过度干预的倾向，那么这样的分诊也是完全适合的。相反，将并发症误认为是潜在疾病的组成部分可能导致过度治疗；比如，轻度的镇静能够减少危重症患者心理方面的并发症，而不是提供原本希望的预防性麻醉作用。对于这个争论，迫切需要客观的数据来解决，特别要说明的是，数据不应该仅仅是把问题各放一边，还要进行有价值的选择性的比较研究。

既然没有特效的治疗手段，那么可以切实改善危重症存活患者长期预后的方法是什么？

危重症存活患者背负了一系列的沉重负担：他们中的一些人是急性起病，一些是由于诱因导致基础疾病加重所致，还有一些发病原因不明。目前没有特效的方法专门治疗 ICU 患者长期遗留的院外问题。但我们可以在患者还在 ICU 时开始采取一些可行的方法或干预措施。Margie Lachman 研发了一套已被证实具有临床应用价值的方法，包括以下六个步骤[40]：

1. **预防**　患者入住 ICU 后，没有令人满意的改善患者后期生存质量的方法。尽管如此，通过降低 ICU 患者病情的危重程度进而改善其后期生存质量的观点是受到大家高度关注的。所以我常常强调积极的脓毒症感染监测和复苏、低流量吸氧、轻度镇静以及机械通气患者的早期运动。

2. 保护 充分的证据显示，在患者转出 ICU 后，医护工作常常中断[41]。必要的家庭用药指导没有及时开始。旨在短期控制谵妄状态的精神类药物被错误地超限期使用[42, 43]。转入科室的医护人员意识不到患者最新的影像学改变，自然不会采取相应的后续治疗措施[44]。所以采取多种措施来保证医护工作的连续性是一个至关重要的问题。此外，早期的运动、轻度的镇静、详细的病程记录及其他的一些未被证实的治疗方法，均能在早期起到预防患者发生新的生理和心理问题的作用。

3. 治疗 患者在入住 ICU 后，之前未被发现或诊断的一些问题常常会暴露出来。对于某些患者（例如出现酮症酸中毒时才发现患有糖尿病的患者）的治疗，一些已经建立起来的程序，如对患者的教育引导和与主管医护人员的交流沟通，不仅可以纠正急性症状，而且保证了后续的合理治疗。然而，其他的诸如抑郁和心理健康的问题常常容易被忽视。平衡的且能保证 ICU 患者后期生存质量的方法必须兼顾所有新发的包括患者在 ICU 住院期间已被确诊的和逐渐加重的问题的治疗。目前没有已被证实的能够保证 ICU 患者后续治疗效果的办法，但老年患者的过渡护理或许是一种可行的模式。

4. 补救 越来越多的证据表明，运动功能障碍、认知功能障碍和缺乏社会支持是重症患者发生伤残的根源所在。很多医生较为推崇物理疗法，他们主张患者在 ICU 住院期间尽早开始接受持续的物理治疗，包括出院后适时地到门诊去接受后续治疗。然而，适当的物理治疗不仅限于治疗明显的缺陷[45]，还要预防 ICU 患者的功能丧失。此外，Hopkins 等的研究表明，适当的物理治疗还能起到改善患者认知能力和精神状态的作用。此外，患者家属及其他相关人员对 ICU 诊疗过程的积极参与也是至关重要的。Netzer 等[36]提出了"家庭 ICU 综合征"的概念。他们的研究证实，家庭对于 ICU 患者的康复发挥了令人难以置信的作用。如果刚刚从 ICU 转出的病人是极度脆弱的，那么家属发挥的作用将是至关重要的，甚至关系到患者是逐渐康复还是再次加重。

5. 代偿 即使接受了最佳的医疗护理和物理治疗，一些患者在离开 ICU 后还是会出现新的问题。所以人们在努力寻找一种系统的方法来评估他们的需求。综合的老年病学评价模型或许具备更为广阔的应用价值，但是它需要根据 ICU 的特点进行必要的调整[46]。该方法中存在一个规整的调查问卷，用来评估患者一系列的潜在需求。老年病学专家常规使用一类实用的辅助方法，用以评估年老体弱患者是否适合待在家里，该方法对于 ICU 患者的康复评估工作同样具有应用价值。

6. 提高 接下来危重症幸存者康复领域的前沿工作将会探寻一些这样的创新方法，即在患者之间建立一种平等互助的全新模式。该模式使得患者之间成为探寻新的促进康复方法的合作伙伴。这样的合作关系从根本上改善了癌症、中风、阿尔茨海默病及其他致残患者的康复效果。这一强有力的方法对于 ICU 出院患者同样具有较强的实用价值。

结 论

很多危重病患者，但不是全部，预后会存在一系列生理、认知和情感上的挑战。只有极少的经证实有效的方法可以评估患者出现 ICU 后综合征（PICS）的风险。同样地，危重症护理专业人员也需要探寻一些特殊的、有效的治疗方法，用以预防或者改善这些多因素的问题。尽管如此，我们依然有理由相信，在病人管理和康复方面的新兴技术一定会带给我们改善幸存者预后生活质量的希望。

作者推荐

· 绝大部分危重病患者预后会出现一系列的生理、认知和情感上的挑战，这就是所谓的 ICU 后综合征（PICS）。

- 存在这样一个逐渐被人们重视的问题，那就是 ICU 幸存者的预后问题给他们的家属带来了大量的沉重负担，因为家属们需要担负起持续的高水平的非专业护理工作的压力。
- 危重病患者通常在进展到危重症状态之前，他们的生理功能较正常人群水平略差，而且呈现更为迅速的恶化趋势。
- 只有极少的经证实有效的方法可以评估患者出现 PICS 的风险。以下三种策略可用于预防 PICS 的出现：①入住 ICU 前的防治；②治疗和补救措施；③分流伤员转出 ICU。
- 临床医生仍然需要探寻一些特殊的、有效的治疗方法，用以预防或者改善这些多因素的问题。
- 我们依然有理由相信，在病人管理和康复方面的新兴技术一定会带给我们改善幸存者预后生活质量的希望。

（张　宇　杨萌萌　康红军）

参考文献

1. Quartin AA, Schein RMH, Kett DH, Peduzzi PN. Magnitude and duration of the effect of sepsis on survival. JAMA. 1997;277: 1058–1063.
2. Yende S, Linde-Zwirble W, Mayr F, Weissfeld LA, Reis S, Angus DC. Risk of cardiovascular events in survivors of severe sepsis. Am J Respir Crit Care Med. 2014;189:1065–1074.
3. Prescott HC, Langa KM, Liu V, Escobar GJ, Iwashyna TJ. Increased 1-year healthcare use in survivors of severe sepsis. Am J Respir Crit Care Med. 2014;190:62–69.
4. Wunsch H, Guerra C, Barnato AE, Angus DC, Li G, Linde-Zwirble WT. Three-year outcomes for medicare beneficiaries who survive intensive care. JAMA. 2010;303:849–856.
5. Needham DM, Davidson J, Cohen H, et al. Improving long-term outcomes after discharge from intensive care unit: Report from a stakeholders' conference. Crit Care Med. 2012;40:502–509.
6. Elliott D, Davidson JE, Harvey MA, et al. Exploring the scope of post-intensive care syndrome therapy and care: engagement of non-critical care providers and survivors in a second stakeholders meeting. Crit Care Med. 2014;42:2518–2526.
7. Schweickert WD, Hall J. ICU-acquired weakness. Chest. 2007;131:1541–1549.
8. Schweickert WD, Pohlman MC, Pohlman AS, et al. A Randomized Trial of Early Physical and Occupational Therapy in the Management of Critically Ill Patients Undergoing Mechanical Ventilation. Toronto: American Thoracic Society; 2008.
9. Mehta RL, Pascual MT, Soroko S, et al. Program to Improve Care in Acute Renal D. Spectrum of acute renal failure in the intensive care unit: the picard experience. Kidney Int. 2004;66:1613–1621.
10. Griffiths RD, Jones C. Recovery from intensive care. BMJ. 1999;319:427–429.
11. Herridge MS, Cheung AM, Tansey CM, et al. for the Canadian Critical Care Trials Group, One-year outcomes in survivors of the acute respiratory distress syndrome. N Engl J Med. 2003;348: 683–693.
12. Herridge MS, Tansey CM, Matte A, et al. Functional disability 5 years after acute respiratory distress syndrome. N Engl J Med. 2011;364:1293–1304.
13. Iwashyna TJ, Netzer G, Langa KM, Cigolle C. Spurious inferences about long-term outcomes: the case of severe sepsis and geriatric conditions. Am J Respir Crit Care Med. 2012;185:835–841.
14. Woon FL, Dunn C, Hopkins RO. Predicting cognitive sequelae in survivors of critical illness with cognitive screening tests. Am J Respir Crit Care Med. 2012;186:333–340.
15. Hopkins RO, Weaver LK, Pope D, Orme JJF, Bigler ED, Larson-Lohr V. Neuropsychological sequelae and impaired health status in survivors of severe acute respiratory distress syndrome. Am J Respir Crit Care Med. 1999;160:50–56.
16. Hopkins RO, Weaver LK, Collingridge D, Parkinson RB, Chan KJ, Orme JJF. Two-year cognitive, emotional, and quality-of-life outcomes in acute respiratory distress syndrome. Am J Respir Crit Care Med. 2005;171:340–347.
17. Wilcox ME, Brummel NE, Archer K, Ely EW, Jackson JC, Hopkins RO. Cognitive dysfunction in ICU patients: risk factors, predictors, and rehabilitation interventions. Crit Care Med. 2013;41: S81–S98.
18. Iwashyna TJ, Ely EW, Smith DM, Langa KM. Long-term cognitive impairment and functional disability among survivors of severe sepsis. JAMA. 2010;304:1787–1794.
19. Shah F, Pike F, Alvarez K, et al. Bidirectional relationship between cognitive function and pneumonia. Am J Respir Crit Care Med. 2013;188:586–592.
20. Pandharipande PP, Girard TD, Jackson JC, et al. Long-term cognitive impairment after critical illness. N Engl J Med. 2013;369: 1306–1316.
21. Davydow DS, Gifford JM, Desai SV, Bienvenu OJ, Needham DM. Depression in general intensive care unit survivors: a systematic review. Intensive Care Med. 2009;35:796–809.
22. Davydow DS, Gifford JM, Desai SV, Needham DM, Bienvenu OJ. Posttraumatic stress disorder in general intensive care unit survivors: a systematic review. Gen Hosp Psychiatry. 2008;30:421–434.
23. Davydow DS, Desai SV, Needham DM, Bienvenu OJ. Psychiatric morbidity in survivors of the acute respiratory distress syndrome: a systematic review. Psychosomatic Med. 2008;70:512–519.
24. Jackson JC, Pandharipande PP, Girard TD, et al. Bringing to light the risk F, incidence of Neuropsychological dysfunction in ICUssi. Depression, post-traumatic stress disorder, and functional disability in survivors of critical illness in the brain-ICU study: a

longitudinal cohort study. Lancet Respir Med. 2014;2:369–379.

25. Wunsch H, Christiansen CF, Johansen MB, et al. Psychiatric diagnoses and psychoactive medication use among nonsurgical critically ill patients receiving mechanical ventilation. JAMA. 2014;311:1133–1142.

26. Davydow DS, Hough CL, Langa KM, Iwashyna TJ. Symptoms of depression in survivors of severe sepsis: a prospective cohort study of older Americans. Am J Geriatr Psychiatry. 2013;21:887–897.

27. Weycker D, Akhras KS, Edelsberg J, Angus DC, Oster G. Longterm mortality and medical care charges in patients with severe sepsis. Crit Care Med. 2003;31:2316–2323.

28. Coopersmith CM, Wunsch H, Fink MP, et al. A comparison of critical care research funding and the financial burden of critical illness in the United States. Crit Care Med. 2012;40:1072–1079.

29. Cameron JI, Herridge MS, Tansey CM, McAndrews MP, Cheung AM. Well-being in informal caregivers of survivors of acute respiratory distress syndrome. Crit Care Med. 2006;34:81–86.

30. Chelluri L, Im KA, Belle SH, et al. Long-term mortality and quality of life after prolonged mechanical ventilation. Crit Care Med. 2004;32:61–69.

31. Azoulay E, Pochard F, Kentish-Barnes N, et al. Risk of post-traumatic stress symptoms in family members of intensive care unit patients. Am J Respir Crit Care Med. 2005;171:987–994.

32. Davidson JE, Jones C, Bienvenu OJ. Family response to critical illness: postintensive care syndrome-family. Crit Care Med. 2012;40:618–624.

33. Davidson JE, Daly BJ, Agan D, Brady NR, Higgins PA. Facilitated sensemaking: a feasibility study for the provision of a family support program in the intensive care unit. Crit Care Nurs Q. 2010;33:177–189.

34. Verceles AC, Corwin DS, Afshar M, et al. Half of the family members of critically ill patients experience excessive daytime sleepiness. Intensive Care Med. 2014;40:1124–1131.

35. Sullivan DR, Liu X, Corwin DS, et al. Learned helplessness among families and surrogate decision-makers of patients admitted to medical, surgical, and trauma ICUs. Chest. 2012;142:1440–1446.

36. Netzer G, Sullivan DR. Recognizing, naming, and measuring a family intensive care unit syndrome. Ann Am Thorac Soc. 2014;11:435–441.

37. Davydow DS, Hough CL, Langa KM, Iwashyna TJ. Depressive symptoms in spouses of older patients with severe sepsis. Crit Care Med. 2012;40:2335–2341.

38. Cuthbertson BH, Elders A, Hall S, on behalf of the Scottish Critical Care Trials Group and the Scottish Intensive Care Society Audit Group, et al. Mortality and quality of life in the five years after severe sepsis. Crit Care. 2013;17:R70.

39. Ehlenbach WJ, Hough CL, Crane PK, et al. Association between acute care and critical illness hospitalization and cognitive function in older adults. JAMA. 2010;303:763–770.

40. Lachman ME, Agrigoroaei S. Promoting functional health in midlife and old age: long-term protective effects of control beliefs, social support, and physical exercise. Plos One. 2010;5.

41. Bell CM, Brener SS, Gunraj N, et al. Association of ICU or hospital admission with unintentional discontinuation of medications for chronic diseases. JAMA. 2011;306:840–847.

42. Morandi A, Vasilevskis E, Pandharipande PP, et al. Inappropriate medication prescriptions in elderly adults surviving an intensive care unit hospitalization. J Am Geriatr Soc. 2013;61:1128–1134.

43. Morandi A, Vasilevskis EE, Pandharipande PP, et al. Inappropriate medications in elderly ICU survivors: where to intervene? Arch Intern Med. 2011;171:1032–1034.

44. Gandhi TK. Fumbled handoffs: one dropped ball after another. Ann Intern Med. 2005;142:352–358.

45. Hopkins RO, Suchyta MR, Farrer TJ, Needham D. Improving post-intensive care unit neuropsychiatric outcomes: understanding cognitive effects of physical activity. Am J Respir Crit Care Med. 2012;186:1220–1228.

46. Stuck AE, Siu AL, Wieland GD, Adams J, Rubenstein LZ. Comprehensive geriatric assessment: a meta-analysis of controlled trials. Lancet. 1993;342:1032–1036.

5 早期预警评分和快速反应小组是否能够改善预后

Gabriella Jäderling, Rinaldo Bellomo

快速发展的医学知识、外科技术、药物疗法以及介入干预手段使得 50 年前无法做到的一些治疗方案成为可能。因此随之而来的是高龄患者增多、疾病严重程度增加，最终导致了各类疾病流行病学数据的改变[1]。

这些医学和社会学的改变导致了医院治疗条件的相对改变，包括卫生事业预算、可用病床和有经验医护人员数量以及医护人员指定工作时间的相对不足。其根本原因在于危重患者的诊疗需求逐步增加，医护人员工作量随之增加，从而导致现有医护人员数量相对不足，无法满足住院患者的诊疗需求。重症监护病房可收容危重病人的床位数量相对有限，而缺少监护设备和医护人员的普通病房就需要为危重患者提供监护病房一样的诊疗服务。因此，在普通病房的住院患者发生病情恶化时，常常不能被及时发现并接受相应级别的诊疗措施。

世界各地应用不同形式的快速反应系统（RRSs）来应对上述需求。RRS 是一种通过整合不同护理层次和学科专业来改善病人安全的方法。RRS 通过促进非 ICU 病房的监护知识发展，从而使所有病区患者从中受益。RRS 目的是及时发现和纠正生理功能的偏差，以防止进展为不可逆的状况，如心脏骤停或死亡。

虽然直观上很有吸引力，但有人质疑 RRS 缺乏临床证据支持。在这一章中，我们提出采用早期预警评分（EWS）、RRS 以及在这些系统评价中的新证据来识别和处理具有潜在风险的患者。

早期预警系统是否能够起到预警病人风险的作用？

不良反应事件

医院是个危险的地方。在 20 世纪 90 年代初，一些报告强调了发生在医院的意外事件和可避免的严重不良事件[2-4]。这些报告不局限于一个特定的医疗保健系统，而是在世界的不同地区均有发生，形成了一个全球性的问题[5-11]。由医疗管理不善引起的意外伤害或并发症（不是由疾病本身导致的死亡、残疾或住院时间延长）的不良事件比例，占住院收容的 2.9%~16.6%[2, 3, 5, 8-11]。多达 13.6% 的此类死亡事件被报告，而其中的 37%~70% 是可以避免的。发生在医院的心脏骤停是一类后果严重的不良事件。尽管人们致力于改善心脏骤停复苏过程中的复苏程序，但其死亡率在过去的 30 年中仍然保持在 85%~90%[12-16]。这种居高不下的死亡率可解释为，在普通病房住院期间发生的心脏骤停大多为非心源性，而是其他系统失调所致。因此，适当地识别和管理突发疾病将改善患者结局，是合乎逻辑的假设。事实上，回顾性图表综述表明，这种做法很可能使患者完全避免心脏骤停发生。在许多情况下，大多数患者在心脏骤停实际发生几小时之前，如脉搏、血压、呼吸频率和精神状态均有所变化[17]。一些研究已经证实，生命体征缓慢恶化可能早于严重不良事件（如心脏骤停、突发意外入住 ICU、死亡）发生达 48 个小时[18-23]。这些报告意味着，危重疾病的发展并非如此"突然"，而是被"突然意识到"而已[24]。

早期预警评分

经典的生命体征是温度、脉搏、血压和呼吸频率。氧饱和度（通过脉搏血氧仪测得）和意识水平也可能是有用的生命体征[25~27]。因此开发所谓的预警系统（既通过容易测量的紊乱生理指标制作得分/数值系统借以量化评价生理紊乱）是比较有价值的。如**图 5-1**所示为英国早期预警评分（NEWS）。

病人的生命体征评估是住院护理的常规组成部分，然而只有很少异常检测结果被重视并得到特殊处理。在这样的闭环的系统中，确定评估参数并触发响应是十分必要的[28]。触发系统可分为单参数、多参数、聚合加权得分或组合系统[24]。两个最常见的是单一参数和总加权评分系统。

第一个 RRS 是单参数系统[29]。触发器是急剧异常的呼吸速率、血氧饱和度、心率、收缩压、意识状态等，或医护人员对患者生理异常情况做出主观判断认为患者需要急救处理的情况。任何

单一参数偏离预定值都可以启动预警从而提醒团队。稍加修改后的原始 RRS 激活系统仍在澳大利亚、美国和欧洲的部分地区使用。单参数系统的优点是易于实现和使用，并提供二进制响应（呼叫帮助或不）。其触发标准包括急剧异常的呼吸速率、血氧饱和度、心率、血压、意识状态或医护对病人的主观判断。

主观"担心"激活标准是旨在授权工作人员凭借他们对病人病情的主观判断来激活警示。该警示标准不容小视，因为它依赖于医护人员或触发者的临床经验和直觉[30, 31]，事实证明，很多被医务人员发现的轻微症状变化早于客观生理指标的改变。多系统研究显示，在 RRS 激活实例中担心标准激活占据近一半的比例[32~36]。

加权评分系统将各异常生命体征赋予不同分值，我们把各分值之和简称 EWS 或修正 EWS[37]。总分一旦达到阈值，则触发响应。另外，护理人员可根据分值的变化趋势或持续增高来提升护理等级。然而这种方法需要精确计算，耗时较长，应用起来十分复杂[37, 38]。

具有不同触发参数的评分系统（如尿输出）

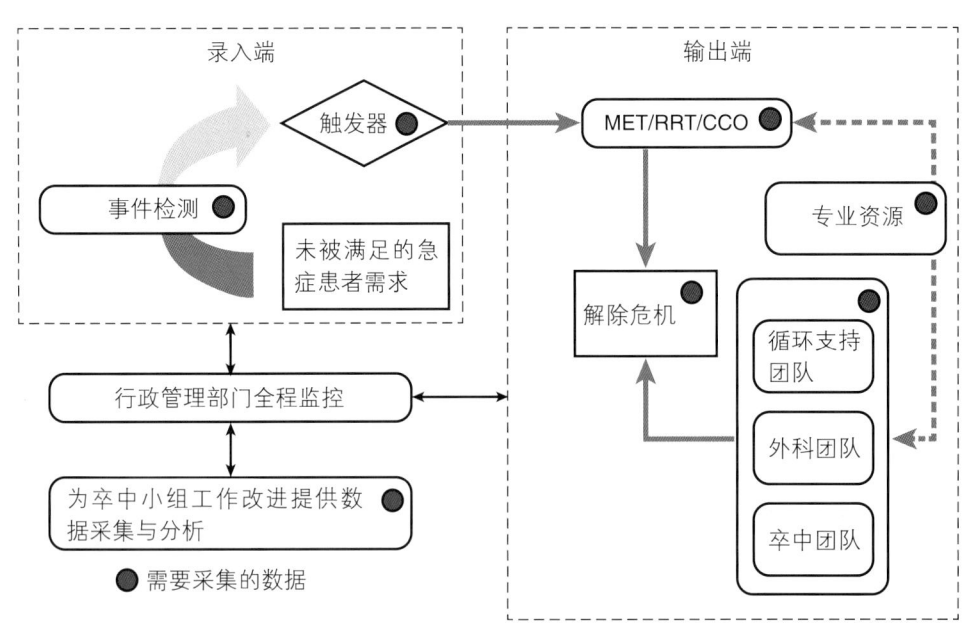

图 5-1 快速反应系统制作
CCO. 特护组织；MET. 应急医疗团队；RRT. 快速反应团队

已有使用。英国皇家医学院最近提出了 NEWS 这个评分系统[39]，该系统通过应用国际通用指标评分以增加其稳定性和准确性。

EWS 已被证明具有预警疾病危急进展的作用。整个医院人群的前瞻性流行病学研究表明，患者异常生命体征与其不良结局密切相关[40-42]。绝大多数的研究都集中于死亡事件，但生命体征紊乱也预示着心脏骤停和需要入住 ICU[43]。然而，分数的准确性依赖于参数的选择。Churpek 在一项比较显示[44]，不同的预警系统曲线下面积范围从 0.63~0.88，对死亡率的预测是最准确的。Alam 等[45]的一项 META 分析结果显示 EWSs 与更好的临床结局相关（改善生存率和减少严重不良事件），尽管荟萃分析因为病人的数量以及用于研究评分标准而缺乏异质性。

没有明确的证据表明哪种形式的警告系统是最好的，甚至是什么频率的监测是理想的[28]。一项调查表明在心脏骤停之前重要生命体征恶化的中位时间是 6.5 小时[46]，有些研究发现时间更长。对于患者的救治效果，早期干预明显好于延迟干预[47-50]。

总的来说，各个系统提供合理的特异性和阴性预测值，但灵敏度和阳性预测值低[51-53]。通过降低阈值来提高灵敏度，但对特异性没有影响，这样会增加工作负担。包括些其他因素，如年龄[54]、并发症或检验结果[55,56]，可能会提高预测值。

尽管很多系统都在应用，但主要都是在细节上不同。事实上这些都基于相同的观念：重要生命体征可以给临床医生对于判断病人病情提供依据或者用于判断疾病发展轨迹。执行任何形式的预警系统都是为了获取这样的一个重要信息：病人需要被查看。重点应放在提高整个医院的监控力度并适时提醒医务人员增加对特定患者的关注程度，这样，就有可能提高病人的安全性。RRS 的最大价值不在于精确的时间节点或分数的形式，而在于为患者是否需要急救处理提供明确而客观的评判工具，以便于鼓励一线医务人员适时施救。

快速反应系统可以改善结果吗？

快速反应系统总纲

快速反应系统的有效性和预测价值往往在其被触发后的反应环境中突出体现。通常这种反应来自 ICU：当患者病情恶化时，特别小组第一时间响应达到患者床旁，围绕着病人的需求施救，不受学科专业、护理单元、地点的局限。

系统在世界各地以不同形式同时投入使用。在匹兹堡，一种形式的 RRS 系统不在"状态 C"下（crisis 危险）激活而是在"状态 A"（arrest 心搏骤停），而在澳大利亚，RRS 被称为"紧急医疗小组（medical emergency team，MET）"。有文献记载的 RRS 首次出现在 1995 年的澳大利亚[29]。该文献描述了团队的作用、触发条件和相应的干预措施。在英国，一个类似的模型被称为"病人风险小组（patient-at-risk team）"[57]。2005 年，关于 METs 的第一届国际会议在匹兹堡举行，会议就机构名称、组织构架和工作规划达成共识并出版刊物[58]。

RRS 系统主要是通过网络检测对有重要临床问题的病人做出反应。该系统包括一个传入支，用于发现问题和触发反应（表 5-1）。团队正在设计不同输出分支，输出分支的设计因当地不同的文化和环境而异。

包括内科医生和护士的团队传统意义上被称为 METs，由护士领导的团队被称为 RRSs。急救护理服务团队则是另外一种形式；他们通常用 ICU 护士作为第一责任人，并负责病人从 ICU 出院后的随访工作。由于所采集数据形式各异且团队人力资源不足，因此尚未开展针对不同模式比较的直接研究。

一个成功的 RRS 系统还需要两个额外的组织成员来维持其良性运转：包括一个行政管理体系和一个质量反馈体系（图 5-1）。我们认为这两部分很重要，因为只有建立一个涵盖医院多层次的组织协作机构，才能达到医疗、护理质量与安全的持续良性发展。

表 5-1　英国国家卫生计划中各医院应用的早期预警评分

生理参数指标	3	2	1	0	1	2	3
呼吸频率	≤ 8		9~11	12~20		21~24	≥ 25
氧饱和度	≤ 91	92~93	94~95	≥ 96			
是否吸氧		是		否			
体温	≤ 35.0		35.1~38.0	38.1~39.0	≥ 39.1		
收缩压	≤ 90	91~100	101~110	111~219			≥ 220
心率	≤ 40		41~50	51~90	91~110	111~130	≥ 131
意识水平				A			V, P, or U

From https://www.rcplondon.ac.uk/.../national-early-warning-score-standardising-assessment-acute-illness-severity-nhs.pdf

A. 警惕；P. 疼痛；U. 无反应；V. 声音

结果评估

在这些复杂的系统中，安全评估和成功监测成为一个挑战，因为干预因素很复杂，关键取决于教育效果和它们所施行的环境。因此，这些评价质变（如病人满意度、教育的影响[59, 60]、临终护理的效果）与传统评估（如心脏骤停的比例、在院死亡率、不可预测的 ICU 住院率）同等重要。

RRSs 已经被患者安全机构广泛采用和认可，但是关于它的价值目前一直存在争议。几项"向后对比"的研究显示，心脏骤停的发生率明显降低，降低幅度在 20%~65%[32, 61~64]。但其他的研究结果尚不能支持上述结论。支持心脏骤停发生率降低的证据比支持整体死亡率降低更高[32, 61, 65~69]（表 5-2）。大多数研究都是基于单中心的研究，但在两个研究中，其中的医院对应用 RRS 和未应用 RRS 做了比较。Bristow 等[66]比较了在一个医院中应用 RRS 和两个医院中仅仅应用传统的心搏骤停救治小组患者结局的差异，发现应用 RRS 的医院其因意外情况入住 ICU 和加强护理病房的比率更低，但心搏骤停的发生率和死亡率却无明显差异。最近，Chen 等[70]比较了一个具有成熟 RRS 的医院和三个没有 RRSs 医院的心搏骤停发生率和死亡率的差异，发现在具有成熟 RRS 的医院其心搏骤停的发生率下降了 50%，总体死亡率下降了 6%。此外，RRS 在医院中的应用与心搏骤停发生率下降 22% 和总体死亡率下降 11% 有关。由于在个体水平上（接受或者没有接受提高有针对性反应的病情恶化的警惕）进行随机化在伦理和实际应用方面还不健全，因此，进行 RRSs 临床试验是存在问题的。然而，目前两篇随机对照试验的文章已经发表。Priestley 等[69]进行了以病区为基础的推广服务随机对照试验，结果发现住院死亡率明显降低。这些研究也表明患者的住院时间也随之延长。最大规模的临床随机化对照试验即 MERIT，纳入了澳大利亚的 23 家医院[71]。虽然这两个试验在表面上看似较基线状态好转，但实际预后却没有得到改善。曾有人指出，这项研究的评价效力不足[72]，以至于这些小组还不能完全被利用[73]，并且在 RRS 和心脏骤停救治小组之间还存在一些问题，因为一些医院既采用了 RRS 的治疗准则又在类似于 RRS 的活动中应用他们的心搏骤停救治小组同时参与患者救治。然而，深入了解 MERIT 试验和它的研究结果发现任何一个团队或方法及时干预都会使心脏骤停的发生率和医院意外死亡人数显著减少[48]。

有很多各种关于意外入住 ICU 预后的研究。MERIT 试验显示无论应用 RRS 还是心搏骤停救治小组患者结局未存在差异。而其他的研究数据其结果并不一致，一些非随机试验结果显示患者心搏骤停发生率和死亡率降低[66, 74, 75]，两个研

表 5-2　调查 RRSs 对患者临床结局影响的研究总结

作者，年龄，国家	研究设计	团队组成和触发系统	研究的结局	结果
Bristow[66]，2000，澳大利亚	同时进行的多中心队列研究	医生为主导，单个评分作参照	心搏骤停发生率，住院死亡率，ICU 意外入住率	对心搏骤停发生率和死亡率无影响；降低 ICU 入住率
Buist[61]，2002，澳大利亚	观察性前后对照研究	医生为主导，单个评分作参照	心搏骤停发生率和住院死亡率	心搏骤停发生率降低 50%，对住院死亡率无影响
Bellomo[32]，2003，澳大利亚	观察性前后对照研究	医生为主导，单个评分作参照	心搏骤停发生率和住院死亡率	心搏骤停发生率降低 65%，住院死亡率降低 26%
Bellomo[68]，2004，澳大利亚	观察性前后对照研究	医生为主导，单个评分作参照	经历大手术术后患者的住院死亡率	住院死亡率降低 36%
Kenward[65]，2004，英国	观察性前后对照研究	未报道，总分加权	心搏骤停发生率和住院死亡率	无效
Priestley[69]，2004，英国	以病房为基础的随机对照研究	护士为主导的扩展服务，总分加权	住院死亡率和住院时长	住院死亡率降低 48%
DeVita[63]，2004，美国	观察性前后对照研究	医生为主导，单个评分作参照	心搏骤停发生率	心搏骤停发生率降低 17%
Hillman[71]，2005，澳大利亚	随机对照试验	医生为主导，单个评分作参照	总的心搏骤停发生率，ICU 意外入住率，意外死亡率	无效，与基线相比，两种方法都减少了心搏骤停发生率和住院死亡率
Jones[64]，2005，澳大利亚	观察性前后对照研究	医生为主导，单个评分作参照	心搏骤停发生率	心搏骤停发生率降低 53%
Jones[89]，2007，澳大利亚	观察性前后对照研究	医生为主导，单个评分作参照	术后病人的长期死亡率	大手术后 1500 天死亡率降低 23%
Dacey[74]，2007，美国	观察性前后对照研究	医生为主导，单个评分作参照	心搏骤停发生率，住院死亡率，ICU 意外入住率和 ICU 住院时长	心搏骤停发生率降低 61%，对住院死亡率无影响，ICU 意外入住率降低 16%
Jolley[90]，2007，美国	观察性前后对照研究	护士为主导，单个评分作参照	心搏骤停发生率，住院死亡率	无效
Offner[91]，2007，美国	观察性前后对照研究	医生为主导，单个评分作参照	心搏骤停发生率	心搏骤停发生率降低 50%
Baxter[92]，2008，加拿大	观察性前后对照研究	医生为主导，单个评分作参照	心搏骤停发生率，ICU 入住率和再入住率，住院死亡率	心搏骤停发生率降低 38%；ICU 入住率和再入住率均降低；对住院死亡率无影响
Chan[67]，2008，美国	观察性前后对照研究	护士为主导，单个评分作参照	心搏骤停发生率，住院死亡率	非 ICU 患者的心搏骤停发生率降低 41%，对住院死亡率无影响
Campello[93]，2009，葡萄牙	观察性前后对照研究	医生为主导，单个评分作参照	心搏骤停发生率，住院死亡率	心搏骤停发生率降低 27%，对住院死亡率无影响
Konrad[62]，2010，瑞典	观察性前后对照研究	医生为主导，单个评分作参照	心搏骤停发生率，住院死亡率	心搏骤停发生率降低 26%，总体住院死亡率降低 10%
Lighthall[94]，2010，美国	观察性前后对照研究	医生为主导，单个评分作参照	心搏骤停发生率，住院死亡率	心搏骤停发生率降低 57%，具有降低住院死亡率的趋势
Santamaria[95]，2010，澳大利亚	观察性前后对照研究	医生为主导，单个评分作参照	心搏骤停发生率，住院死亡率和 ICU 意外入住率	心搏骤停发生率和住院死亡率均明显降低，对 ICU 入住率无明显影响

重症医学循证实践

（续表）

作者，年龄，国家	研究设计	团队组成和触发系统	研究的结局	结果
Laurens[96]，2011，澳大利亚	观察性前后对照研究	医生为主导，单个评分作参照	心搏骤停发生率，住院死亡率和ICU意外入住率	心搏骤停发生率降低45%，住院死亡率降低24%，ICU意外入住率降低21%
Beitler[36]，2011，美国	观察性前后对照研究	医生为主导，单个评分作参照	心搏骤停发生率，住院死亡率	心搏骤停发生率降低51%，住院死亡率降低11%，出ICU后死亡率降低35%
Sarani[97]，2011，美国	观察性前后对照研究/系统回顾	医生为主导，单个评分作参照	心搏骤停发生率，住院死亡率	内科患者心搏骤停发生率降低40%，外科患者心搏骤停发生率降低32%，内科患者住院死亡率降低25%，对外科患者的住院死亡率无影响
Shah[98]，2011，美国	观察性前后对照研究/系统回顾	护士为主导，单个评分作参照	心搏骤停发生率，住院死亡率和ICU意外入住率	无效
Tobin[99]，2012，澳大利亚	用行政数据进行的系统回顾	医生为主导，单个评分作参照	住院死亡率	在进行MET后4年患者校正后的住院死亡率降低10%
Chen[70]，2014，澳大利亚	一家用成熟的RRS的医院和三家不用RRS的医院进行比较	未报道	心搏骤停发生率，住院死亡率	心搏骤停发生率降低50%，住院死亡率降低6%；当应用RRS后，其他医院心搏骤停的发生率降低了22%，死亡率降低了11%

ICU. 重症监护室

究发现没有差别[76, 77]，还有一个研究发现患者心脏骤停发生率和死亡率升高[61]。入住ICU代表着存在的潜在问题将会汇集到一起，因为入住ICU要受到当地政策、床位数和床位使用率以及资源可用性的影响。这些问题都应该在文章中得到体现，因为随着ICU收治标准的降低，患者死亡率或许也会降低，但这或许会导致ICU资源的不合理利用。用估计住ICU时间长短的方法同样很难解释患者的预后，存活患者ICU住院时间可能很长，而因病情危重在入ICU后短时间就死亡的患者，其ICU住院时间可能很短。此外，除了医疗决策，该措施还很可能再次受到当地政策的影响。

两篇高质量的系统综述阐述了RRSs的作用。在2010年，Chen等[78]证实了在18个已发表的研究中，共检测了130万名应用RRSs的入院患者。这些研究中的团队构成，16个研究中有13个是以医生作为主导。该团队的使用率，或者说使用次数在成年人患者的研究中是15.1次（中位数）每1000人（范围，2.5~40.3），在儿童患者的研究中是7.5次（范围2.8~12.8）每1000人。这些研究表明应用RRSs成年人患者心搏骤停的发生率直线下降了33.8%［相对危险度（RR）=0.66，95%置信区间（CI）0.54~0.80］，但住院死亡率没有明显变化（RR=0.79，95% CI 0.84~1.09）。在5个儿童患者的研究中，心搏骤停的发生率呈37.7%（RR=0.62，95% CI 0.46~0.82）的直线下降，住院患者死亡率下降21.4%（RR=0.79，95% CI 0.63~0.98）。该研究得出了RRSs与住院患者心搏骤停死亡率降低有关，但还缺乏RRSs能够改善患者整体住院生存率的证据。

Winters等[79]在2013年撰写了一篇系统综述，其中包括了更多最新的证据，发现另外有26个研究是关于RRSs的有效性（3个研究在儿童患者中进行），另有 17 个研究阐述了 RRSs 的实施方法。RRSs 的实施过程各不相同，其受当地需求和资源的影响。大多数研究将教育培训视为 RRSs 实施中不可分割的一部分，虽然部分人员未接受正规培训。有人认为，使用 RRSs 会产生意想不到的结果，其中有些是有害的。这就包括使用 RRSs 会使病房医务人员复苏技能下降，但这个特殊问题已经在几个定性研究中被驳回了。相反，数据表明护士对 RRSs 的满意度呈普遍增加的趋势，并且因为 RRSs 不仅使护士具有了安全感同时还改善了护理质量和工作环境，因此在部分护士中得到高度赞赏[80-83]。如此，这篇更新的系统综述支持了 Chen 等的结论，但是人们也发现，最近许多支持 RRSs 应用的研究结论可能是对成熟的系统和 RRSs 实施方法改进的一种反映。一项研究也根据随着时间变化可能出现的趋势做出了调整，发现心搏骤停发生率和死亡率的降低未受影响[36]。总之，最终得出的结论是，使用 RRSs 改善患者住院结局的证据强度为中等。

伦理问题

随着时间的推移，RRSs 的使用让人们产生了伦理学方面的担忧。特别的是，部署一个 RRS 通常需要整个团队就提高护理级别问题进行讨论并快速得出结论。虽然这并不是最初的目的，但几项研究都报道了 RRS 团队参与了临终关怀的决策过程[84-88]。国际多中心研究表明，有三分之一的 RRS 呼叫是因为患者在医疗上存在特殊的限制性治疗。而且，RRS 通常在几个小时之后做出回应，有 10% 的患者是由 RRS 直接参与治疗而确定患者"不用复苏"[86]。同时需要指出的是，虽然存在护理上的禁忌，但这并没有妨碍患者对 RRSs 进行呼叫[88]。这些结果表明，病房不仅需要支持高级别护理计划的实施，同时也应该为在治疗上存在特殊禁忌的患者提供舒适和适合的治疗方法。事实上，类似于上述条件患者的预后可能因 RRS 的作用而得到改善（例如接受抗生素治疗或液体复苏治疗）。然而，由于高级

别护理措施（如心肺复苏或有创机械通气）受到限制，而不能使患者的结局得到改善，但也应该得到重视。

因此，RRS 降低心搏骤停发生率的方式可能是因为更早的病情监测并且在病情恶化时给予更早的治疗；如此，RRS 可能真正预防心搏骤停的发生。然而，对患者终末期对其治疗适应证和禁忌证讨论的增加也可能是导致 RRS 价值增加的原因。如此，减少了那些原本需要其他治疗的终末期患者却接受心肺复苏和其他复苏治疗的程度。

接受 RRS 管理的患者数量与实际降低的死亡率不成比例。可能是因为 RRS 不仅仅影响那些进行 RRS 呼叫的患者。高强度的培训作为 RRS 实施的一部分提高了医护人员对危及生命的生命体征的整体知识水平和认识程度。这种改变本身可能会产生辅助性的积极作用，为病房医护人员提供了一个能够正确识别和处理早期病情恶化体征的工具[80]，如此便避免了对 RRS 团队的呼叫。这种很难量化的潜在效果是该系统的重要组成部分，但尽管如此这种潜在效果仍然对应该如何护理重症患者和患者预后产生了重要影响。

作者推荐

- 所有住院病人都应该有独立的监护计划，这可以根据患者在住院期间的临床状况的改变进行修改。
- EWSs 可用来预测重症疾病的进展并且在识别患者疾病的风险程度上也具有较好的作用。然而，目前哪种形式的 EWS 最好还没有明确的证据。
- 成功的 RRS 组成部分包括合适的 RRS 的呼叫标准（传入肢体部分）；由有能力人员组成的反应小组（肢体传出部分）；由行政和提高 RRS 质量人员组成的团队来进行人员培训、数据收集和系统维护。

- RRS 能够降低心搏骤停发生率和医院死亡率
  的证据等级为中等。EWS 和 RRS 促进了以
  患者为中心的安全意识的培养，提高了人们
  对检测重要性和重要生命体征的认识程度。

（张　宇　康红军　李　智）

参考文献

1. Hillman K, Parr M, Flabouris A, et al. Redefining in-hospital resuscitation: the concept of the medical emergency team. Resuscitation. 2001;48(2):105–110.

2. Brennan TA, Leape LL, Laird NM, et al. Incidence of adverse events and negligence in hospitalized patients. Results of the Harvard Medical Practice Study I. N Engl J Med. 1991;324(6):370–376.

3. Leape LL, Brennan TA, Laird N, et al. The nature of adverse events in hospitalized patients. Results of the Harvard Medical Practice Study II. N Engl J Med. 1991;324(6):377–384.

4. Kohn L, Corrigan J, Donaldson M. To Err is Human: Building a Safer Health System. Washington, DC: Institute of Medicine, National Academies Press; 1999.

5. Wilson RM, Runciman WB, Gibberd RW, et al. The quality in Australian health care study. Med J Aust. 1995;163(9):458–471.

6. Thomas EJ, Studdert DM, Burstin HR, et al. Incidence and types of adverse events and negligent care in Utah and Colorado. Med Care. 2000;38(3):261–271.

7. Vincent C, Neale G, Woloshynowych M. Adverse events in British hospitals: preliminary retrospective record review. BMJ. 2001;322(7285):517–519.

8. Davis P, Lay-Yee R, Briant R, et al. Adverse events in New Zealand public hospitals I: occurrence and impact. N Z Med J. 2002;115(1167):U271.

9. Baker GR, Norton PG, Flintoft V, et al. The Canadian Adverse Events Study: the incidence of adverse events among hospital patients in Canada. CMAJ. 2004;170(11):1678–1686.

10. Soop M, Fryksmark U, Koster M, et al. The incidence of adverse events in Swedish hospitals: a retrospective medical record review study. Int J Qual Health Care. 2009;21(4):285–291.

11. Zegers M, de Bruijne MC, Wagner C, et al. Adverse events and potentially preventable deaths in Dutch hospitals: results of a retrospective patient record review study. Qual Saf Health Care. 2009;18(4):297–302.

12. Peatfield RC, Sillett RW, Taylor D, et al. Survival after cardiac arrest in hospital. Lancet. 1977;1(8024):1223–1225.

13. Bedell SE, Delbanco TL, Cook EF, et al. Survival after cardiopulmonary resuscitation in the hospital. N Engl J Med. 1983;309(10):569–576.

14. Schneider 2nd AP, Nelson DJ, Brown DD. In-hospital cardiopulmonary resuscitation: a 30-year review. J Am Board Fam Pract. 1993;6(2):91–101.

15. Peberdy MA, Kaye W, Ornato JP, et al. Cardiopulmonary resuscitation of adults in the hospital: a report of 14720 cardiac arrests from the National Registry of Cardiopulmonary Resuscitation. Resuscitation. 2003;58(3):297–308.

16. Sandroni C, Nolan J, Cavallaro F, et al. In-hospital cardiac arrest: incidence, prognosis and possible measures to improve survival. Intensive Care Med. 2007;33(2):237–245.

17. Schein RM, Hazday N, Pena M, et al. Clinical antecedents to in-hospital cardiopulmonary arrest. Chest. 1990;98(6):1388–1392.

18. Hillman KM, Bristow PJ, Chey T, et al. Antecedents to hospital deaths. Intern Med J. 2001;31(6):343–348.

19. Franklin C, Mathew J. Developing strategies to prevent inhospital cardiac arrest - analyzing responses of physicians and nurses in the hours before the event. Critical Care Medicine. 1994;22(2):244–247.

20. Hillman KM, Bristow PJ, Chey T, et al. Duration of life-threatening antecedents prior to intensive care admission. Intensive Care Med. 2002;28(11):1629–1634.

21. Kause J, Smith G, Prytherch D, et al. A comparison of antecedents to cardiac arrests, deaths and emergency intensive care admissions in Australia and New Zealand, and the United Kingdom–the ACADEMIA study. Resuscitation. 2004;62(3):275–282.

22. Buist M, Bernard S, Nguyen TV, et al. Association between clinically abnormal observations and subsequent in-hospital mortality: a prospective study. Resuscitation. 2004;62(2):137–141.

23. Smith AF, Wood J. Can some in-hospital cardio-respiratory arrests be prevented? A prospective survey. Resuscitation. 1998;37(3):133–137.

24. DeVita M, Hillman K, Bellomo R. Textbook of rapid response systems – concept and implementation. In: Book Textbook of Rapid Response Systems - Concept and Implementation. Springer; 2011. City.

25. Mower WR, Myers G, Nicklin EL, et al. Pulse oximetry as a fifth vital sign in emergency geriatric assessment. Acad Emerg Med. 1998;5(9):858–865.

26. Neff TA. Routine oximetry. A fifth vital sign? Chest. 1988;94(2):227.

27. Flaherty JH, Rudolph J, Shay K, et al. Delirium is a serious and under-recognized problem: why assessment of mental status should be the sixth vital sign. J Am Med Dir Assoc. 2007;8(5):273–275.

28. DeVita MA, Smith GB, Adam SK, et al. "Identifying the hospitalised patient in crisis"–a consensus conference on the afferent limb of rapid response systems. Resuscitation. 2010;81(4):375–382.

29. Lee A, Bishop G, Hillman KM, et al. The Medical Emergency Team. Anaesth Intensive Care. 1995;23(2):183–186.

30. Cioffi J. Recognition of patients who require emergency assistance: a descriptive study. Heart Lung. 2000;29(4):262–268.

31. Cioffi J, Conwayt R, Everist L, et al. 'Patients of concern' to nurses in acute care settings: a descriptive study. Aust Crit Care. 2009;22(4):178–186.

32. Bellomo R, Goldsmith D, Uchino S, et al. A prospective beforeand-after trial of a medical emergency team. Med J Aust. 2003;179(6): 283–287.

33. Santiano N, Young L, Hillman K, et al. Analysis of medical emergency team calls comparing subjective to "objective" call criteria. Resuscitation. 2009;80(1):44–49.

34. Jaderling G, Calzavacca P, Bell M, et al. The deteriorating ward patient: a Swedish-Australian comparison. Intensive Care Med. 2011;37(6):1000–1005.

35. Hodgetts TJ, Kenward G, Vlachonikolis IG, et al. The identification of risk factors for cardiac arrest and formulation of activation criteria to alert a medical emergency team.

Resuscitation. 2002;54(2):125–131.

36. Beitler JR, Link N, Bails DB, et al. Reduction in hospital-wide mortality after implementation of a rapidresponse team: a long-term cohort study. Crit Care. 2011;15(6):R269.

37. Subbe CP, Gao H, Harrison DA. Reproducibility of physiological track-and-trigger warning systems for identifying at-risk patients on the ward. Intensive Care Med. 2007;33(4):619–624.

38. Prytherch DR, Smith GB, Schmidt P, et al. Calculating early warning scores–a classroom comparison of pen and paper and handheld computer methods. Resuscitation. 2006;70(2):173–178.

39. National Early Warning Score (NEWS): standardising the assessment of acute illness severity in the NHS. Report of a working party. In: Book National Early Warning Score (NEWS): Standardising the assessment of acute illness severity in the NHS. Royal College of Physicians; 2012. Report of a working party.

40. Bell MB, Konrad D, Granath F, et al. Prevalence and sensitivity of MET-criteria in a Scandinavian University Hospital. Resuscitation. 2006;70(1):66–73.

41. Fuhrmann L, Lippert A, Perner A, et al. Incidence, staff awareness and mortality of patients at risk on general wards. Resuscitation. 2008;77(3):325–330.

42. Bucknall TK, Jones D, Bellomo R, et al. Responding to medical emergencies: system characteristics under examination (RESCUE). A prospective multi-site point prevalence study. Resuscitation. 2012;84:179–183.

43. Churpek MM, Yuen TC, Edelson DP. Predicting clinical deterioration in the hospital: the impact of outcome selection. Resuscitation. 2013;84(5):564–568.

44. Churpek MM, Yuen TC, Edelson DP. Risk stratification of hospitalized patients on the wards. Chest. 2013;143(6):1758–1765.

45. Alam N, Hobbelink EL, van Tienhoven AJ, et al. The impact of the use of the Early Warning Score (EWS) on patient outcomes: a systematic review. Resuscitation. 2014;85(5):587–594.

46. Buist MD, Jarmolowski E, Burton PR, et al. Recognising clinical instability in hospital patients before cardiac arrest or unplanned admission to intensive care. A pilot study in a tertiary-care hospital. Med J Aust. 1999;171(1):22–25.

47. Kumar A, Roberts D, Wood KE, et al. Duration of hypotension before initiation of effective antimicrobial therapy is the critical determinant of survival in human septic shock. Crit Care Med. 2006;34(6):1589–1596.

48. Chen J, Bellomo R, Flabouris A, et al. The relationship between early emergency team calls and serious adverse events. Crit Care Med. 2009;37(1):148–153.

49. Cardoso LT, Grion CM, Matsuo T, et al. Impact of delayed admission to intensive care units on mortality of critically ill patients: a cohort study. Crit Care. 2011;15(1):R28.

50. Boniatti MM, Azzolini N, Viana MV, et al. Delayed medical emergency team calls and associated outcomes. Crit Care Med. 2014;42(1):26–30.

51. Gao H, McDonnell A, Harrison DA, et al. Systematic review and evaluation of physiological track and trigger warning systems for identifying at-risk patients on the ward. Intensive Care Med. 2007;33(4):667–679.

52. Smith GB, Prytherch DR, Schmidt PL, et al. Review and performance evaluation of aggregate weighted 'track and trigger' systems. Resuscitation. 2008;77(2):170–179.

53. Smith GB, Prytherch DR, Schmidt PE, et al. A review, and performance evaluation, of single-parameter "track and trigger" systems. Resuscitation. 2008;79(1):11–21.

54. Smith GB, Prytherch DR, Schmidt PE, et al. Should age be included as a component of track and trigger systems used to identify sick adult patients? Resuscitation. 2008;78(2):109–115.

55. Prytherch DR, Sirl JS, Schmidt P, et al. The use of routine laboratory data to predict in-hospital death in medical admissions. Resuscitation. 2005;66(2):203–207.

56. Loekito E, Bailey J, Bellomo R, et al. Common laboratory tests predict imminent medical emergency team calls, intensive care unit admission or death in emergency department patients. Emerg Med Australas. 2013;25(2):132–139.

57. Goldhill DR, Worthington L, Mulcahy A, et al. The patient-at-risk team: identifying and managing seriously ill ward patients. Anaesthesia. 1999;54(9):853–860.

58. Devita MA, Bellomo R, Hillman K, et al. Findings of the first consensus conference on medical emergency teams. Crit Care Med. 2006;34(9):2463–2478.

59. Delaney A, Angus DC, Bellomo R, et al. Bench-to-bedside review: the evaluation of complex interventions in critical care. Crit Care. 2008;12(2):210.

60. Hillman K, Chen J, May E. Complex intensive care unit interventions. Crit Care Med. 2009;37(1 Suppl):S102–S106.

61. Buist MD, Moore GE, Bernard SA, et al. Effects of a medical emergency team on reduction of incidence of and mortality from unexpected cardiac arrests in hospital: preliminary study. BMJ. 2002;324(7334):387–390.

62. Konrad D, Jäderling G, Bell M, et al. Reducing in-hospital cardiac arrests and hospital mortality by introducing a medical emergency team. Intensive Care Med. 2010;36(1):100–106.

63. DeVita MA, Braithwaite RS, Mahidhara R, et al. Use of medical emergency team responses to reduce hospital cardiopulmonary arrests. Qual Saf Health Care. 2004;13(4):251–254.

64. Jones D, Bellomo R, Bates S, et al. Long term effect of a medical emergency team on cardiac arrests in a teaching hospital. Crit Care. 2005;9(6):R808–R815.

65. Kenward G, Castle N, Hodgetts T, et al. Evaluation of a medical emergency team one year after implementation. Resuscitation. 2004;61(3):257–263.

66. Bristow PJ, Hillman KM, Chey T, et al. Rates of in-hospital arrests, deaths and intensive care admissions: the effect of a medical emergency team. Med J Aust. 2000;173(5):236–240.

67. Chan PS, Khalid A, Longmore LS, et al. Hospital-wide code rates and mortality before and after implementation of a rapid response team. JAMA. 2008;300(21):2506–2513.

68. Bellomo R, Goldsmith D, Uchino S, et al. Prospective controlled trial of effect of medical emergency team on postoperative morbidity and mortality rates. Crit Care Med. 2004;32(4):916–921.

69. Priestley G, Watson W, Rashidian A, et al. Introducing Critical Care Outreach: a ward-randomised trial of phased introduction in a general hospital. Intensive Care Med. 2004;30(7):1398–1404.

70. Chen J, Ou L, Hillman K, et al. The impact of implementing a rapid response system: a comparison of cardiopulmonary arrests and mortality among four teaching hospitals in Australia. Resuscitation. 2014;85(9):1275–1281.

71. Hillman K, Chen J, Cretikos M, et al. Introduction of the medical emergency team (MET) system: a cluster-randomised controlled trial. Lancet. 2005;365(9477):2091–2097.

72. Chen J, Flabouris A, Bellomo R, et al. Baseline hospital performance and the impact of medical emergency teams: modelling vs. conventional subgroup analysis. Trials. 2009;10:117.

73. Cretikos MA, Chen J, Hillman KM, et al. The effectiveness of implementation of the medical emergency team (MET) system

and factors associated with use during the MERIT study. Crit Care Resusc. 2007;9(2):206–212.

74. Dacey MJ, Mirza ER, Wilcox V, et al. The effect of a rapid response team on major clinical outcome measures in a community hospital. Crit Care Med. 2007;35(9):2076–2082.

75. Ball C, Kirkby M, Williams S. Effect of the critical care outreach team on patient survival to discharge from hospital and readmission to critical care: non-randomised population based study. British Medical Journal. 2003;327(7422):1014–1016A.

76. Leary T, Ridley S. Impact of an outreach team on re-admissions to a critical care unit. Anaesthesia. 2003;58(4):328–332.

77. Garcea G, Thomasset S, McClelland L, et al. Impact of a critical care outreach team on critical care readmissions and mortality. Acta Anaesthesiol Scand. 2004;48(9):1096–1100.

78. Chan PS, Jain R, Nallmothu BK, et al. Rapid response teams: a systematic review and meta-analysis. Arch Intern Med. 2010;170(1): 18–26.

79. Winters BD, Weaver SJ, Pfoh ER, et al. Rapid-response systems as a patient safety strategy: a systematic review. Ann Intern Med. 2013;158(5 Pt 2):417–425.

80. Jones D, Baldwin I, McIntyre T, et al. Nurses' attitudes to a medical emergency team service in a teaching hospital. Qual Saf Health Care. 2006;15(6):427–432.

81. Galhotra S, Scholle CC, Dew MA, et al. Medical emergency teams: a strategy for improving patient care and nursing work environments. J Adv Nurs. 2006;55(2):180–187.

82. Salamonson Y, van Heere B, Everett B, et al. Voices from the floor: Nurses' perceptions of the medical emergency team. Intensive Crit Care Nurs. 2006;22(3):138–143.

83. Shapiro SE, Donaldson NE, Scott MB. Rapid response teams seen through the eyes of the nurse. Am J Nurs. 2010;110(6):28–34. quiz 35–26.

84. Chen J, Flabouris A, Bellomo R, et al. The Medical Emergency Team System and not-for-resuscitation orders: results from the MERIT study. Resuscitation. 2008;79(3):391–397.

85. Jones DA, McIntyre T, Baldwin I, et al. The medical emergency team and end-of-life care: a pilot study. Crit Care Resusc. 2007;9(2):151–156.

86. Jones DA, Bagshaw SM, Barrett J, et al. The role of the medical emergency team in end-of-life care: A multicenter, prospective, observational study. Crit Care Med. 2012;40(1):98–103.

87. Parr MJ, Hadfield JH, Flabouris A, et al. The Medical Emergency Team: 12 month analysis of reasons for activation, immediate outcome and not-for-resuscitation orders. Resuscitation. 2001;50(1):39–44.

88. Jaderling G, Bell M, Martling CR, et al. Limitations of medical treatment among patients attended by the rapid response team. Acta Anaesthesiol Scand. 2013;57(10):1268–1274.

89. Jones D, Egi M, Bellomo R, et al. Effect of the medical emergency team on long-term mortality following major surgery. Crit Care. 2007;11(1):R12.

90. Jolley J, Bendyk H, Holaday B, et al. Rapid response teams: do they make a difference?. Dimens Crit Care Nurs. 2007;26(6): 253–260. quiz 261–252.

91. Offner PJ, Heit J, Roberts R. Implementation of a rapid response team decreases cardiac arrest outside of the intensive care unit. J Trauma. 2007;62(5):1223–1227. discussion 1227–1228.

92. Baxter AD, Cardinal P, Hooper J, et al. Medical emergency teams at The Ottawa Hospital: the first two years. Can J Anaesth. 2008;55(4):223–231.

93. Campello G, Granja C, Carvalho F, et al. Immediate and long-term impact of medical emergency teams on cardiac arrest prevalence and mortality: a plea for periodic basic life-support training programs. Crit Care Med. 2009;37(12):3054–3061.

94. Lighthall GK, Parast LM, Rapoport L, et al. Introduction of a rapid response system at a United States veterans affairs hospital reduced cardiac arrests. Anesth Analg. 2010;111(3):679–686.

95. Santamaria J, Tobin A, Holmes J. Changing cardiac arrest and hospital mortality rates through a medical emergency team takes time and constant review. Crit Care Med. 2010;38(2):445–450.

96. Laurens N, Dwyer T. The impact of medical emergency teams on ICU admission rates, cardiopulmonary arrests and mortality in a regional hospital. Resuscitation. 2011;82(6):707–712.

97. Sarani B, Palilonis E, Sonnad S, et al. Clinical emergencies and outcomes in patients admitted to a surgical versus medical service. Resuscitation. 2011;82(4):415–418.

98. Shah SK, Cardenas Jr VJ, Kuo YF, et al. Rapid response team in an academic institution: does it make a difference? Chest. 2011;139(6):1361–1367.

99. Tobin AE, Santamaria JD. Medical emergency teams are associated with reduced mortality across a major metropolitan health network after two years service: a retrospective study using government administrative data. Crit Care. 2012;16(5):R210.

第 二 部分

基础气道管理

危重患者气管插管的指征

Meredith Collard, Meghan Lane-Fall

气管插管的具体指征是很难定义的，主要是由于临床实践的不断发展和对该课题缺乏大规模的研究。虽然一个经验丰富的临床医生通常能够评估患者是否需要气管插管，但是要定义气管插管的具体指征还是很困难的。此外，近年来由于氧输送系统和无创通气模式的不断进步，也改变了这一决策过程。在这一章中，我们将讲述呼吸衰竭的诊断及是否需要气管插管，同时，还将简要讨论避免气管插管的原因。

我们将气管插管的指征分为两大类：存在生理功能受损需要机械通气的患者（"治疗性气管插管"）和有生命危险的高危患者（"预防性气管插管"）。治疗性气管插管是指当患者由于气体交换障碍而导致生理功能不稳定（例如低氧型呼吸衰竭、高碳酸血症型呼吸衰竭）；预防性气管插管是指呼吸衰竭即将发生（例如意识障碍、气道水肿）。这两类是目前较为公认的做法，但很少或几乎没有数据可以支撑形成具体的指南。缺乏证据支持形成的指南反映在 Marino 的言论里："……气管插管和机械通气的指征只能说说而已"[1]。

和其他有创性操作一样，气管插管应尽可能得到患者或者委托人的知情同意。我们应该参照诊疗规范，确保气管插管和患者的治疗目标一致，并且告知患者及家属预期的机械通气时间。当评估患者可能存在困难气道时，应当参考其之前的气管插管史。

治疗性气管插管

症状和体征

急性低氧型呼吸衰竭是由于肺泡－毛细血管膜受损引起的气体交换不足，导致动脉血氧分压（PaO_2）降低（低氧血症）及组织和细胞氧输送不足（组织细胞缺氧）。氧输送是由动脉血氧含量和心输出量共同决定的。当然，缺氧也可继发于心输出量下降、贫血或氧合血红蛋白结合力异常。在医学文献中，低氧型呼吸衰竭通常被定义为 I 型呼吸衰竭，即有低氧血症而无高碳酸血症。当低氧血症伴有高碳酸血症时，则称为 II 型呼吸衰竭。

急性呼吸衰竭（继发性高碳酸血症和呼吸性酸中毒）是由于远端肺泡通气交换不足所致。轻度呼吸衰竭可单独存在，当病情进展损害更严重时，也可出现低氧血症。因此，呼吸衰竭可由于原发性肺疾病引起，例如慢性阻塞性肺疾病或继发于心脏、神经、代谢或者其他系统疾病。

缺氧和高碳酸血症的症状和体征都是非特异性的，如**表 6-1** 所示。此外，高碳酸血症的症状和体征也取决于患者基础的动脉血二氧化碳分压（$PaCO_2$）及其绝对值和变化速率。与低氧血症不同的是，慢性高碳酸血症患者可能具有很好的耐受性。重要的是，应仔细评估引起慢性 CO_2 潴留病史和动态监测动脉血 pH 变化。因为接近正常 pH 的高碳酸血症也许是一种慢性代偿标志，并不能反映急性疾病状态。急性高碳酸血症的症

表 6-1 低氧血症和高碳酸血症的症状和体征

低氧血症	高碳酸血症
症状	症状
意识模糊	意识模糊
呼吸困难 *	呼吸困难
乏力	乏力
头痛	头痛
烦躁	
体征	体征
躁动	
中心性发绀	辅助呼吸肌参与
昏迷	心血管衰竭
呼吸做功增加	昏迷
昏睡	扑翼样震颤
抽搐	呼吸做功增加
嗜睡	昏睡
呼吸急促 *	抽搐
	浅快呼吸
	嗜睡
	呼吸急促 *

是否存在取决于缺氧的原因

状可能包括呼吸失代偿，预示着患者可能将无法达到维持正常 pH 的分钟通气量。

许多疾病过程可导致 I 型呼吸衰竭（**表 6-2**）或 II 型呼吸衰竭（**表 6-3**）。这些病因可分为肺内源性和肺外源性。虽然它们的临床表现各不相同，但有部分病因可存在重叠。本章为方便起见，将呼吸停止和心搏骤停所致的呼吸衰竭一并归纳到 II 型呼吸衰竭中。

呼吸衰竭的诊断

低氧血症通常定义为 PaO_2 小于 60 mmHg（8 kPa）。诊断低氧血症的金标准是动脉血气检测。虽然脉搏氧饱和度是一种常用的、连续的、更经济的监测方式，也能监测血氧水平的下降，但脉搏氧饱和度监测的是血红蛋白氧饱和度，而不是 PaO_2（即溶解于血液中的氧），亦不能反映氧含量（结合和未结合的氧）。因此，在一些情况下脉搏氧饱和度监测可能并不可靠。患者的

表 6-2 低氧型呼吸衰竭的病因 *

肺内源性疾病
  原发性肺疾病
    肺实变（例如肿瘤）
  病理生理状态
    急性呼吸窘迫综合征（ARDS）
    肺不张
    肺实变（例如出血）
    非心源性肺水肿
    肺炎
    输血相关性急性肺损伤（TRALI）
肺外源性疾病
  心脏疾病
    心源性肺水肿
  血管疾病
    肺栓塞
  中毒
    一氧化碳

这些是 I 型呼吸衰竭的病因（不合并有高碳酸血症的低氧血症）

表 6-3 高碳酸血症的病因

肺内源性疾病
  原发性肺疾病
    哮喘
    慢性阻塞性肺疾病
  病理生理状态
    气道阻塞（功能性或机械性）
    阻塞性睡眠呼吸暂停
肺外源性疾病
  神经系统疾病
    脑干或脊髓卒中
    中枢性睡眠呼吸暂停
    危重病肌病或神经病变
    重症肌无力，吉兰-巴雷综合征
    肥胖低通气综合征
    阿片类药物或镇静药过量
    膈神经功能障碍
  心脏疾病
    心脏停搏
    心源性休克
    心力衰竭
  血管疾病
    肺栓塞
  代谢紊乱
    低镁血症
    低磷血症

PaO_2 可能正常，但可利用的氧含量较低，例如严重贫血、一氧化碳中毒、高铁血红蛋白血症及外周血管收缩。

健康成人呼吸室内空气时，正常的 PaO_2 水平是 80~100 mmHg，当吸入 100% 的氧气时，可以超过 500 mmHg。当 PaO_2 从正常值下降至 60 mmHg 以下时，脉搏氧饱和度值仍可能保持在正常范围。为此，当吸入氧浓度（FiO_2）较高时，应评估肺泡 - 动脉血氧分压差，因为不断增加的肺泡 - 动脉血氧分压差是低氧血症加重的迹象。因此，是否需要气管插管必须考虑到低脉搏氧饱和度伴严重的低氧血症，但正常的脉搏氧饱和度不能排除低氧血症，尤其是吸入高 FiO_2 的患者。

高碳酸血症，通常定义为动脉血气中 $PaCO_2 \geq 45$ mmHg（6 kPa），无创诊断高碳酸血症是有误差的，有时并不可靠。呼气末 CO_2 监测通常应用于手术室，但准确反映 $PaCO_2$ 需要一个密封的气道和恒定的潮气量，漏气、死腔量及低心输出量可能会提供不可靠的数据。脉搏氧饱和度正常不能用来评估通气是否充足，因为在显著通气不足时也可出现正常的脉搏血氧饱和度。

对于低氧血症和高碳酸血症，动态检测 PaO_2 和 $PaCO_2$ 的变化更为重要，因为它可以提供比其绝对值更多的信息。

诊断日益加重的通气功能衰竭通常使用仪器检查和实验室检验。除此之外，应严密观察并反复评估患者呼吸肌疲劳至呼吸衰竭的临床状况也是至关重要的。临床评估结合临床经验是判断患者是否需要早期气管插管最重要的临床工具。急性呼吸衰竭的症状通常包括进行性呼吸困难、呼吸急促、辅助呼吸肌参与、浅快呼吸等。在有条件的情况下，选择计划性气管插管比紧急气管插管更有优势。

急性呼吸衰竭的治疗

所有已经发生或即将发生的呼吸衰竭初始治疗原则是相同的：确保气道畅通、保证足够的通气量和吸入足够的氧浓度。很少有研究表明，危重患者安全的最低限度 PaO_2 值。治疗低氧血症，将 PaO_2 值维持在 50~60 mmHg（6.5~8 kPa）或动脉血氧饱和度维持在 88%~90% 被认为是可接受的最低值。但是，对于休克、急性心肌缺血或脑损伤后的患者，维持较高的动脉血氧含量水平是有益的。除了右向左分流量大于 30% 的低氧血症患者，可通过提高 FiO_2 来改善缺氧症状。

并非所有的呼吸困难患者都需要气管插管和机械通气。低氧血症的初始治疗往往从低流量鼻导管吸氧开始，逐步到 100% 储氧面罩吸氧或高流量氧疗。事实上，有研究显示，高流量氧疗用于轻度至中度呼吸衰竭患者的治疗可避免无创机械通气[2]。如果合理的氧疗仍未能改善患者缺氧症状，则需要考虑无创机械通气支持[3]。如果患者吸入 100% 的 FiO_2 仍不能维持最低血氧饱和度，则需要气管插管和机械通气来改善氧合。在气管插管过程中，应尽可能维持较高的氧分压，在这一过程中，高流量氧疗维持脉搏氧饱和度比储氧面罩更有优势[4]。

尽管行气管插管和机械通气，并逐渐增加呼气末正压，但患者低氧血症仍然持续存在，就应该考虑其他的治疗措施来提高氧分压，如肌肉松弛药的使用、俯卧位通气、吸入一氧化氮、雾化吸入前列环素或体外膜肺氧合。

为了恰当、精准地治疗，发现并处理 I 型或 II 型急性呼吸衰竭的病因其实更为重要，如感染性患者的抗生素治疗或病灶的外科干预，II 型呼吸衰竭也可以通过干预复杂的病因迅速得到治疗。在那些呼吸衰竭不是原发病因的情况下，可能需要通气支持。但是，及时给予明确的病因治疗更能迅速改善呼吸障碍，例如阿片类药物或苯二氮䓬类药物过量导致的急性呼吸衰竭可应用其拮抗药治疗；继发于心源性休克的急性呼吸衰竭，可以应用正性肌力药物和利尿药改善呼吸衰竭症状。

当特异性治疗不适合或增加通气失败时，或者当呼吸衰竭成为首要问题时，治疗的重点是增加分钟通气量。最常见方式是无创正压机械通气或气管插管机械通气。当高碳酸血症伴逐渐加重的低氧血症时，或患者存在循环衰竭或者由于 CO_2 升高所致的意识功能障碍时，就需要药物治疗（如类固醇、支气管扩张药、利尿药、硝酸盐）联合辅助通气，这可以为基础疾病的治疗争取更多的时间。对于慢性阻塞性肺疾病[5, 6]和严重充血性心力衰竭[7, 8]，使用无创机械通气治疗有强烈的证据支持（证据级别都是 A），证据显示无创机械通气治疗能够改善这些患者的发病率和死亡率。

当最适合的治疗和（或）无创机械通气失败，或存在有无创机械通气使用的禁忌证（例如，意识障碍、近期行食管吻合术），则需要气管插管有创机械通气治疗。

预防性气管插管

虽然有些患者目前呼吸衰竭不严重，但能预见呼吸衰竭的发生，这类患者气管插管的适应证（**表 6-4**）。例如，创伤或颌面部、颈部或气道肿胀等有气道梗阻高危因素的患者；误吸的患者为了便于行纤维支气管镜检查和肺泡灌洗，也可能需要预防性气管插管；在代谢性酸中毒的情况下，纠正酸血症的呼吸代偿可导致呼吸做功增加，并发呼吸衰竭，也可能需要气管插管机械通气；还有在某些代谢性疾病，如恶性综合征、感染性休克无法得到快速纠正，可能需要预防性气管插

表 6-4 无呼吸衰竭情况下气管插管的潜在适应证

气道阻塞（已经发生或即将发生）
血管性水肿
异物
出血
代谢性酸中毒
分泌物
创伤
保护性反射缺失（已经发生或即将发生）
昏迷
药物镇静
抽搐
即将发生的呼吸衰竭（Ⅰ型或Ⅱ型）
哮喘发作

管机械通气来改善 pH。

意识障碍患者无法气道保护是另一个需要预防性气管插管的指征。神经系统疾病患者气管插管是很重要的，因为意识障碍需要气道保护而需要预防性气管插管占 ICU 气管插管患者的 20%[9]。创伤和神经系统疾病的文献经常引用格拉斯哥昏迷评分（GCS）≤ 8 分作为气管插管的具体指标值[10]。这类气管插管患者的 GCS 评分标准不是由于呼吸窘迫，关注的是意识障碍进行性加重、肺换气不足和气道保护。来自全国外伤性昏迷数据库的回顾性分析显示，非气管插管的昏迷患者（GCS<8）发生误吸和临床不良预后的风险更大[11]，随后的研究也证实了这一结论[12]。严重颅脑损伤通常引起呼吸中枢驱动降低和通气不足，患者多存在肌张力降低，这可能会增加气道阻塞的风险和廓清能力的丧失[13]。此外，已证实创伤性颅脑损伤和蛛网膜下腔出血的患者发生肺水肿的风险也增加。事实上，多达 30% 的患者可能会进展为严重的急性肺损伤或急性呼吸窘迫综合征[14]。

虽然通常认为意识障碍是气管插管的另一个指征，但是没有明确的对照研究。关于单纯的神经系统疾病是否需要气管插管也有一定争议。Coplin 等[15]研究气管插管的拔管标准，发现无论意识水平或者吞咽、咳嗽反射是否恢复都不能预测成功拔管。在这项研究中，GCS ≤ 8 分的 80% 患者和 GCS ≤ 4 分的 90% 患者都能成功拔管。而在这些患者中，88% 患者没有或者有较弱的吞咽反射，82% 患者没有或者有较弱的咳嗽反射。此外，研究还表明，在创伤性颅脑损伤和蛛网膜下腔出血的患者中发生呼吸机相关性肺损伤的风险也增加，其中许多患者并发呼吸机相关性肺炎，这可能会导致患者住院时间延长和病死率增加[16, 17]。

为便于护理，意识障碍患者通常需要镇静，而镇静导致的呼吸抑制也需要预防性气管插管。例如创伤患者为了便于必要的监测、检查及评估，可能需要深镇静和气管插管。此外，癫痫持续状

态患者可能需要深镇静治疗以及酒精戒断患者接受大剂量苯二氮䓬类药物治疗都可能出现意识障碍而需要预防性气管插管。

颅脑外伤患者由于脑缺血风险增加，不再推荐过度换气而需要预防性气管插管[18~20]。但是，短暂的、目标性的过度换气仍然适用于那些继发脑疝形成或颅内压急剧升高的急性加重期颅脑外伤患者的治疗[20]。

气管插管的并发症有哪些?

气管插管机械通气是有创性操作，气管插管期间通常需要深镇静，有时甚至需要使用肌肉松弛药。危重患者的镇静可能导致病情恶化，包括心脏骤停。对于困难气道患者，气管插管期间可能会发生低氧血症及并发神经、心脏后遗症。气管插管也可能会发生解剖结构的损伤，这些机械的并发症可能需要额外的干预和治疗[21]。

此外，即使早期气管插管能耐受，持续镇静和机械通气也可能会导致 ICU 谵妄的发生。而 ICU 谵妄与患者的短期和长期病死率相关[22]。

结　论

气管插管和机械通气的目的是提供给患者赖以生存的氧气和通气。进行这种侵入性的操作时，需要了解其病理生理变化。虽然有大量的呼吸病理、生理学和机械通气模式的研究，但几乎没有气管插管的具体指征。由于患者病情严重及研究设计困难，强有力的证据和随机对照研究很难在临床上实施。期待将来有更好的可行的临床试验出现，结合临床及气管插管相关经验，做出危重患者气管插管的抉择。

致谢

作者对本章上一版的作者 Jason Brainard 博士及 Clifford Deutschman 博士所做出的贡献表示由衷地感谢!

作者推荐

- 气管插管和机械通气的适应证一般分为低氧型呼吸衰竭，高碳酸血症型呼吸衰竭及需要气道保护的意识障碍患者。
- 气管插管的适应证都是基于目前公认的做法，但很少或几乎没有数据支持这一准则。
- 临床评估结合临床经验，是确定患者是否需要气管插管最重要的临床工具。
- 高碳酸血症型呼吸衰竭必须监测动脉血气中的 PaO_2 和 $PaCO_2$，因为某些患者直到呼吸衰竭发生时，脉搏氧饱和度仍可能接近正常。

（惠智艳　袁清霞）

参考文献

1. Marino P. Principles of mechanical ventilation. In: Marino P, ed. The ICU Book. Philadelphia: Lippincott, Williams & Wilkins; 2007.
2. Parke RL, McGuinness SP, Eccleston ML. A preliminary randomized controlled trial to assess effectiveness of nasal high-flow oxygen in intensive care patients. Respir Care. 2011;56(3):265–270.
3. Thille AW, Contou D, Fragnoli C, Córdoba-Izquierdo A, Boissier F, Brun-Buisson C. Non-invasive ventilation for acute hypoxemic respiratory failure: Intubation rate and risk factors. Crit Care. 2013;17(6).
4. Miguel-Montanes R, Hajage D, Messika J, et al. Use of high-flow nasal cannula oxygen therapy to prevent desaturation during tracheal intubation of intensive care patients with mild-to-moderate hypoxemia. Crit Care Med. 2015;43(3):574–583.
5. Keenan SP, Sinuff T, Cook DJ, Hill NS. Which patients with acute exacerbation of chronic obstructive pulmonary disease benefit from noninvasive positive-pressure ventilation? A systematic review of the literature. Ann Intern Med. 2003;138(11):861–870. +I827.
6. Ram FS, Picot J, Lightowler J, Wedzicha JA. Non-invasive positive pressure ventilation for treatment of respiratory failure due to exacerbations of chronic obstructive pulmonary disease. Cochrane Database Syst Rev. 2004;3:Cd004104.
7. Masip J, Roque M, Sánchez B, Fernández R, Subirana M, Expósito JA. Noninvasive ventilation in acute cardiogenic pulmonary edema: systematic review and meta-analysis. J Am Med Assoc. 2005;294(24):3124–3130.
8. Peter JV, Moran JL, Phillips-Hughes J, Graham P, Bersten AD. Effect of non-invasive positive pressure ventilation (NIPPV) on mortality in patients with acute cardiogenic pulmonary oedema: a meta-analysis. Lancet. 2006;367(9517):1155–1163.
9. Esteban A, Anzueto A, Alía I, et al. How is mechanical ventilation employed in the intensive care unit? An international utilization review. Am J Respir Crit Care Med. 2000;161(5):1450–1458.
10. Marik PE, Varon J, Trask T. Management of head trauma. Chest.

2002;122(2):699–711.

11. Marshall LF, Becker DP, Bowers SA, et al. The National Traumatic Coma Data Bank. Part 1: design, purpose, goals, and results. J Neurosurg. 1983;59(2):276–284.

12. Winchell RJ, Hoyt DB. Endotracheal intubation in the field improves survival in patients with severe head injury. Arch Surg. 1997;132(6):592–597.

13. Johnson VE, Huang JH, Pilcher WH. Special cases: mechanical ventilation of neurosurgical patients. Crit Care Clin. 2007;23(2):275–290.

14. Kahn JM, Caldwell EC, Deem S, Newell DW, Heckbert SR, Rubenfeld GD. Acute lung injury in patients with subarachnoid hemorrhage: incidence, risk factors, and outcome. Crit Care Med. 2006;34(1):196–202.

15. Coplin WM, Pierson DJ, Cooley KD, Newell DW, Rubenfeld GD. Implications of extubation delay in brain-injured patients meeting standard weaning criteria. Am J Respir Crit Care Med. 2000;161(5):1530–1536.

16. Friedman JA, Pichelmann MA, Piepgras DG, et al. Pulmonary complications of aneurysmal subarachnoid hemorrhage. Neurosurg. 2003;52(5):1025–1032.

17. Zygun DA, Zuege DJ, Boiteau PJE, et al. Ventilator-associated pneumonia in severe traumatic brain injury. Neurocrit Care. 2006;5(2):108–114.

18. Stocchetti N, Maas AI, Chieregato A, van der Plas AA. Hyperventilation in head injury: a review. Chest. 2005;127(5):1812–1827.

19. Muizelaar JP, Marmarou A, Ward JD, et al. Adverse effects of prolonged hyperventilation in patients with severe head injury: a randomized clinical trial. J Neurosurg. 1991;75(5):731–739.

20. Bratton S, Chestnut R, Ghajar J, et al. Guidelines for the management of severe traumatic brain injury. XIV. Hyperventilation. J Neurotrauma. 2007;24(suppl 1):S87–S90.

21. Pacheco-Lopez PC, Berkow LC, Hillel AT, Akst LM. Complications of airway management. 52nd Conference on Adult Artificial Airways and Airway Adjuncts. 2014;59(6):1006–1021.

22. Peitz GJ, Balas MC, Olsen KM, Pun BT. Wesley Ely E. Top 10 myths regarding sedation and delirium in the ICU. Crit Care Med. 2013;41(9 suppl. 1):S46–S56.

7 无创机械通气在 ICU 的临床应用

Felix Yu, Erik Garpestad, Nicholas S. Hill

近 15 年来，随着无创机械通气（NIV）使用的增加，它在 ICU（重症监护病房）占据了重要的地位。目前，NIV 成为下列急性呼吸衰竭的首选治疗（**表 7-1**）。大量随机对照研究表明，NIV 与传统的气管插管有创机械通气治疗相比，可以改善这些呼吸衰竭患者的结局，避免了气管插管和降低病死率。此外，还有更多的研究显示：NIV 在其他的呼吸衰竭中正扩展使用。观察术后呼吸衰竭和Ⅰ型呼吸衰竭患者使用 NIV 在 ICU 插管前的预吸氧取得了令人满意的结果。虽然如此，但 NIV 用于其他形式的呼吸衰竭疗效尚不明确，如重症哮喘、肺炎、急性肺损伤（ALI）/ 急性呼吸窘迫综合征（ARDS）及非 - 慢性阻塞性肺疾病（COPD）患者的拔管后序贯治疗。

表 7-1　危重患者 NIV 的适应证

· COPD 急性加重期
· 急性心源性肺水肿
· 免疫功能低下患者
· 促进慢性阻塞性肺疾病患者自主呼吸试验的拔管

COPD. 慢性阻塞性肺疾病；NIV. 无创机械通气

NIV 的适应证

对于进行 NIV 的患者，首先考虑的问题是患者是否需要通气支持。这些患者通常有中度至重度的呼吸窘迫，呼吸做功增加。临床表现为呼吸急促、辅助呼吸肌的使用增加或腹式呼吸。患者行 NIV 之前应行动脉血气分析检查以评估气体交换障碍的严重程度（动脉血 $PaCO_2$），并且为随后的 NIV 1~2 小时治疗后建立一个参考值。那些急危重症患者应当在 ICU 或负压病房给予监护治疗，以确保患者症状改善及对无创面罩的耐受性。研究表明：行 NIV 治疗 1~2 小时后这个时间点的疗效可以高度预测患者随后的治疗效果。如果患者的病情在这个时间点内可以得到缓解，那么 NIV 治疗可能就是有效的；如果患者病情在这个时间点内不能得到缓解，那么 NIV 治疗可能就是无效的。经过 2 小时的 NIV 治疗失败的危险因素见**表 7-2**[1-3]。

表 7-2　NIV 失败的危险因素

· pH <7.25
· 相对风险 > 35
· APACHE Ⅱ 评分 > 29
· 急性肺损伤 / 急性呼吸窘迫综合征
· 肺炎
· 严重低氧血症
· 休克
· 代谢性酸中毒
· 精神状态异常

APACHE. 急性生理和慢性健康评分；NIV. 无创机械通气

NIV 的禁忌证

当确定患者需要通气支持时，应当排除 NIV 可能的禁忌证。NIV 禁用于呼吸心搏骤停的患者，因为没有时间来安装和调整面罩。对于任何需要小剂量血管活性药维持的休克[4]、有急性大面积心肌梗死、恶性心律失常或心肌缺血、有气道阻塞风险的上消化道大出血等患者都应慎用

NIV。对于不配合、烦躁及患有严重幽闭恐惧症的患者也是不能耐受 NIV 的。患者有大量分泌物、吞咽困难、频繁呕吐等有窒息风险的患者也不考虑使用 NIV。近期曾行上消化道手术也是相对禁忌证，虽然在这些患者中也有成功使用 NIV 的报道，但是仍然有腹胀和伤口裂开的风险。尽管 NIV 应用于拔管后声门水肿导致的上呼吸道梗阻患者可能有很好的效果，但对于会厌炎和血管性水肿而导致的上呼吸道梗阻，气管插管仍是最好的治疗选择。因为它可以避免因气道完全梗阻而需要紧急行环甲膜穿刺[5]。意识障碍是一个相对禁忌证，主要原因之一是患者在呕吐的情况下无法及时移开面罩而导致误吸。然而，慢性阻塞性肺疾病急性加重期患者伴高碳酸血症昏迷不是禁忌证，有研究表明这些患者使用 NIV 取得良好的临床结局（**表 7-3**）[6]。

表 7-3 NIV 的相对禁忌证

- 呼吸心搏骤停，休克
- 无法控制的心肌缺血或心律失常
- 不配合或烦躁
- 严重上消化道出血
- 昏迷，非高碳酸血症
- 高误吸风险，呕吐
- 大量分泌物
- 上呼吸道梗阻
- 严重的延髓功能障碍
- 近期食管或上呼吸道手术
- 多器官功能障碍
- 颜面部异常，无法贴合面罩

NIV. 无创机械通气

NIV 在 ICU 的应用

NIV 已经被应用于 ICU 多种类型的呼吸衰竭。但有证据表明：决定是否将 NIV 治疗用于这些类型的呼吸衰竭应该根据患者的诊断及具体情况而定。**表 7-4** 列出了 NIV 治疗最常见的适应证及其相应的证据支持。接下来，我们将从那些最有力的证据开始，详细的讨论各种适应证及其证据。

表 7-4 使用 NIV 的适应证

推荐强度*	NIV 适应证	证据质量†
强	慢性阻塞性肺疾病加重	A
	急性心源性肺水肿	A
	免疫功能低下	A
	促进 COPD 拔管	A
中等	外科手术后呼吸衰竭	B
	Ⅰ型呼吸衰竭插管前的预吸氧	B
	纤维支气管镜检查	B
	在 DNR/DNI 患者的姑息治疗	B
	拔管后呼吸衰竭	B
弱	急性肺损伤/急性呼吸窘迫综合征	C
	神经肌肉性疾病	C
	肺炎	C
	哮喘持续状态	C

* 推荐强度. 强，推荐治疗；中等，强烈考虑在严格筛查的患者中使用 NIV；弱，谨慎地在经过严格筛选的患者中尝次使用 NIV

† 证据质量. A，多项随机对照试验显示 NIV 的益处；B，显示 NIV 有益的单次随机试验或非随机试验；C，应用 NIV 有矛盾的证据或有害证据

COPD. 慢性阻塞性肺疾病；DNI. 拒绝气管插管；DNR. 拒绝复苏；NIV. 无创机械通气

NIV 在 ICU 的首选治疗

慢性阻塞性肺疾病急性加重期（AECOPD）

最近有多项随机对照研究及 Meta 分析表明：与标准的药物治疗相比，给予 AECOPD 患者行 NIV 可以降低患者气管插管率和死亡率[7~13]。因此，应该将 NIV 治疗纳入那些需要通气支持但无禁忌证的 AECOPD 患者的标准治疗中。这些患者所具备的生理基础是通过 NIV 可以减少呼吸做功，增加潮气量，缩小死腔比，降低呼吸频率，改善肺泡通气。在这些患者治疗中，常常可以通过增加呼气末正压（PEEP）抵消 COPD 患者产生的内源性 PEEP 来减少呼吸做功[14]。

急性心源性肺水肿

多项随机研究及 Meta 分析表明：与常规治疗相比，给予心源性肺水肿患者行持续气道正压通气（CPAP）或 NIV 并不能降低这些患者气管

插管率和死亡率[15-25]，但其优点在于可增加这些患者的胸内压，进而增加患者的功能残气量（FRC），使大量肺泡复张，增加患者肺顺应性，改善肺换气功能。此外，胸内压的增加还可以使心脏前、后负荷下降，使大多数心源性肺水肿患者的血流动力学得以改善[26, 27]。与控制性通气相比，在充血性心力衰竭患者中长期应用 CPAP 可以使患者的左心室射血分数增加，减少二尖瓣反流，降低及控制脑钠肽水平[28]。至于单纯 CPAP 与 NIV（PS+PEEP）哪一种方式更应该优先考虑使用，目前尚无定论。早期的研究显示：NIV 治疗可以增加患者心肌梗死的发病率，但近期的研究及 Meta 分析并未得出同样的结论，反而证明这两种 NIV 模式都可以降低患者的气管插管率和死亡率[17, 25]。尽管 CPAP 因其更简易、廉价而被建议作为早期治疗的首选模式，但大多数医学中心在早期治疗阶段仍使用 NIV 模式，因为 NIV 中的双水平模式应用很普遍，且能更快地降低呼吸做功。而对于那些病情不稳定且合并 ST 段抬高性心肌梗死的肺水肿患者或存在心源性休克的患者则建议早期气管插管。

免疫功能低下患者

在血液系统恶性肿瘤、实体器官移植术后、艾滋病或获得性免疫缺陷综合征等因免疫功能不全等疾病而导致的 I 型急性呼吸衰竭患者治疗中，NIV 治疗较单纯氧疗可以降低患者的死亡率[29, 30]，其优势在于可以避免气管插管相关感染性并发症。因为这些免疫功能不全的患者很容易发生气管插管相关性肺炎等感染性并发症[31]，所以我们建议在此类患者病情进展至呼吸衰竭及需要插管的时间窗前就给予早期 NIV 治疗。因为给这些免疫功能不全的患者插管后，虽然其死亡率近年来似乎是下降了[32]，其实死亡率还是很高[31]。在一项关于恶性血液系统肿瘤伴有 ARDS 患者的回顾性观察研究中，患者的死亡率随着时间的推移而下降（患者在第一个 5 年内的死亡率为 89%，而在最后一个 5 年内的死亡率却

仅为 52%）。但是有连续性证据表明：对于那些合并重度 ARDS 患者（$PaO_2/FiO_2 \leqslant 100$）行 NIV 治疗可导致患者的死亡率升高，但对于合并中、重度 ARDS 及曾经有过 NIV 失败的患者，NIV 治疗的失败率更高[32]。

COPD 患者的拔管后序贯应用

有研究表明：给予行自主呼吸试验失败而拔管的 COPD 患者行 NIV 支持，虽然缩短了有创机械通气时间，但却可导致患者死亡率升高，所以对于这类患者还是应该谨慎使用[33, 34]。但无论如何，对于那些循环稳定、可配合治疗、有咳嗽反射、口腔分泌物少、能够接受不超过 15 cm H_2O 压力支持的 COPD 患者还是适合行 NIV 治疗的。此外，对于那些存在困难气道而需要再次行紧急气管插管的患者，我们也可以考虑行 NIV。作者还发现，对于这类患者在拔管早期行 NIV 治疗可避免后期行气管切开术。然而，对于这些困难气道的患者，如果 NIV 治疗失败，而患者必须要再次气管插管，通常就要考虑行气管切开。

NIV 治疗在 ICU 的其他应用

气管插管前的预吸氧

NIV 是 I 型呼吸衰竭等危重患者气管插管前预吸氧的一种有效方法[35]。在一项将 NIV 用于患者气管插管前治疗随机性研究中[35]，患者不仅脉搏氧饱和度得到了明显改善，同时在气管插管过程中的脉搏氧饱和度明显下降的发生率也降低了。众所周知，我们在 ICU 中已经可以很好地应用这项技术，其优势就在于可以通过功能残气量增加使氧储备增加。

NIV 用于纤维支气管镜检查

在纤维支气管镜检查过程中应用 NIV 可以避免气管插管[36, 37]，该技术就是将支气管镜通过一个适配器连接到无创面罩。这项技术尤其适用于那些有侵入性呼吸道感染危险因素的免疫功能低下患者。在一项给予 8 位免疫功能低下并伴

Ⅰ型呼吸衰竭的患者行纤维支气管镜检查的研究中发现：与单纯吸氧相比，NIV 改善了患者的氧合，没有一例需要行气管插管[37]。但由于在这项操作过程中患者存在呼吸道梗阻的风险，所以临床医生还是应该准备可能需要的紧急气管插管设施。对于这些患者，还可以考虑使用另一种就像喉罩通气一样的声门上装置，但使用这种技术需要给予患者深镇静。

NIV 在外科手术后呼吸衰竭患者中的应用

一项关于肺切除术后的呼吸衰竭患者随机性研究显示：与标准治疗相比，NIV 可以降低患者的气管插管率和死亡率[38]。另一项随机性研究发现：预防性给予胸腹主动脉术后患者 12~24 小时 10 cm H_2O 的正压通气治疗较单纯吸氧可以减少患者肺部并发症，缩短住院时间[39]。给予上腹部手术后患者 24 小时的正压通气治疗与单纯吸氧相比，不但可以降低这些患者的气管插管率，减少肺炎等感染性并发症，而且可以缩短 ICU 住院日，且存在着相关性[40]。类似的结果在冠脉搭桥术患者的研究中也有报道[41]。给予外科手术后患者行 CPAP 和 NIV 治疗，其主要优势是避免镇静或镇痛导致的功能残气量下降及咳嗽反射减弱，而这些因素容易导致肺不张、低氧血症、肺炎和呼吸衰竭的发生。

肥胖低通气综合征（OHS）

随着肥胖症的流行，OHS 相关的 Ⅱ 型呼吸衰竭在普通人群中变得越来越多见了。一项关于 NIV 用于肥胖相关性呼吸衰竭患者的单中心前瞻性研究显示：与 COPD 合并急性呼吸衰竭的患者相比，OHS 患者的年龄普遍偏大，其中女性占多数，二者早期动脉血气值是接近的，但 OHS 患者后期 NIV 失败率及住院死亡率都较低，一年存活率更高。作者得出的结论是：在 ICU 使用 NIV 治疗急性 Ⅱ 型呼吸衰竭时，OHS 患者与 COPD 患者都能获得类似的疗效，但 OHS 患者使用 NIV 预后更好[42]。

神经肌肉性疾病

有证据支持，肌肉性疾病、肌肉营养不良，脊髓性肌萎缩，脊柱侧弯和肌萎缩性脊髓侧索硬化症等神经肌肉性疾病的患者可以在家庭中使用 NIV。NIV 可以纠正肺换气不足、稳定上呼吸道和改善阻塞性睡眠呼吸暂停症状[43~46]。这些患者通常都是因为呼吸道感染而住院治疗，积极预防气道分泌物潴留对于预防气道梗阻至关重要。这些患者只适合住在 ICU，因为只有在 ICU 中才可以得到严密监护及频繁的协助咳嗽，他们应该接受持续的 NIV 治疗，并且尽可能在机械辅助呼吸的同时给予必要的人工辅助咳嗽[47]。部分急性进行性的神经肌肉疾病，如重症肌无力和吉兰-巴雷综合征，常常累及"延髓"，影响吞咽和咳嗽功能。尽管有重症肌无力患者的回顾性观察研究表明[48]：早期使用 NIV 可以减少气管插管及长期机械通气，但这些患者往往需要给予预防性气管插管，以避免意外的呼吸骤停。

姑息治疗

NIV 在那些拒绝复苏或拒绝气管插管及临终关怀患者的治疗中也有一定的作用。在一项将 NIV 用于混合型呼吸衰竭、拒绝复苏或拒绝气管插管患者的研究中得出了有利的结论：在诸如 COPD、心源性肺水肿相关性呼吸衰竭患者中，可通过 NIV 获得良好的疗效[49]。NIV 还可缓解呼吸困难、延长数小时的生命，但当患者不能耐受无创面罩或呼吸困难不能得到缓解时，就不应该再继续行 NIV。

NIV 在 ICU 中可能的应用

哮　喘

目前仍缺乏将 NIV 用于重症哮喘的证据。一项以色列急诊科关于急性哮喘的随机性研究表明：与空白对照组相比，NIV 可以更快增加患者 1 秒用力呼气量，降低患者住院率[50]。但是对于无呼吸衰竭的哮喘患者，其动脉血气结果往往是正常的。一项来自加拿大考克的综述认为：NIV 被推荐应用于哮喘治疗，还需要进行大量的研究[51]。但对于那些早期支气管扩张治疗无效及呼吸做功持续增加的哮喘患者，可以谨慎使用 NIV。虽然 NIV 可以与氦氧混合气体持续雾化联合用于治疗哮喘，但仍缺乏联合治疗的证据支持。但是，对于接受 NIV 治疗的急性哮喘患者必须给予严密观察，因为这类患者的病情可能迅速恶化。这些患者如果延迟气管插管将可能发生严重的低氧血症，使肺部过度充气及胸内压增加而进展为循环衰竭。

肺　炎

长期以来，肺炎一直被认为是导致 NIV 失败的一个危险因素[3]。一项评估 NIV 在混合型呼吸衰竭中应用的研究发现：NIV 用于需要气管插管的肺炎患者疗效很差[52]。另一项使用 NIV 治疗 I 型呼吸衰竭的研究发现：作为肺炎中的一个类型，社区获得性肺炎有着很高的失败率（插管率为 50%）[3]。另一项随机研究显示：重度社区获得性肺炎患者可以从 NIV 中获益，但仅限于部分存在 COPD 风险的患者[2]。这些数据都表明，NIV 不应该常规用于重症肺炎患者。

急性肺损伤和急性呼吸窘迫综合征（ALI/ARDS）

和肺炎相似，也没有证据支持在 ALI / ARDS 患者中常规使用 NIV 治疗。Antonelli 等的研究显示[3]：简化的急性生理（SAPS）Ⅱ 评分 >35 分的 ARDS 患者已被认为是导致 NIV 失败的危险因素之一。最近一项用以评估 NIV 治疗 ALI / ARDS 的研究得出了非常高的 NIV 失败率（70%）。导致 NIV 失败的危险因素包括：休克（插管率为 100%）、代谢性酸中毒和严重低氧血症。作者得出的结论是：只要存在导致 NIV 失败的危险因素，就应该谨慎使用 NIV。最近的一项队列研究表明：有一些 ARDS 患者还是可以从 NIV 治疗中受益的。对于入 ICU 未气管插管的 ARDS 患者首选

NIV 治疗，可以避免 54% 的患者在随后的治疗中行气管插管。SAPS Ⅱ 评分高于 34 分且行 NIV 治疗 1 小时后的氧合指数仍低于 175，也可被认为是导致 NIV 失败的危险因素[53]。这项最新的研究表明：部分 ALI/ARDS 患者，特别是那些无休克、无代谢性酸中毒及无严重低氧血症的非危重患者可能会从 NIV 治疗中受益。如果给予患者行 NIV 治疗 1 小时后，其氧合指数仍没有得到改善，那么就必须给予患者严密监护，并且开始行气管插管及机械通气治疗。

间质性肺病

由于间质性肺炎导致急性呼吸衰竭而入住 ICU 的患者，其死亡率很高。但在这些患者中，选择了 NIV 治疗可以降低其气管插管率和改善生存率。一项前瞻性研究显示[54]：APACHE- Ⅱ 评分小于 20 分合并有间质性肺病的患者行间断 NIV 与连续性 NIV 或气管插管机械通气相比，间断 NIV 可以获得更高的存活率。同样地，一项小样本回顾性研究发现[55]，NIV 用于治疗特发性肺纤维化合并急性呼吸衰竭患者的总体预后很差。但是，对于那些存活的患者，NIV 的使用可以缩短 ICU 住院日及改善 90 天存活率。然而有趣的是，在这项研究中脑钠肽水平高于正常值的患者 NIV 治疗失败的风险更高。

拔管后呼吸衰竭

有一个大样本多中心研究，将各种原因导致的拔管后呼吸衰竭使用 NIV 的患者与随机接受 NIV 或标准治疗的患者对比显示：虽然那些拔管后呼吸衰竭接受 NIV 的患者，行再次气管插管的时间推迟了 10 小时，但出乎意料的是，他们 ICU 死亡率反而升高了[56]。这些结果更加凸显了选择患者的重要性，因为 NIV 对于某些原因引起的如肺炎和 ALI/ARDS 几乎是没有效果的。很显然，对确定需要气管插管的患者不要延迟气管插管是非常重要的。某些类型的呼吸衰竭对 NIV 治疗的反应性良好，例如 COPD 或心源性肺水肿

相关的拔管后呼吸衰竭，如果患者没有 NIV 的禁忌证，可以行 NIV 治疗[57]。此外对行 NIV 治疗的患者，1~2 小时严密监测是非常重要的，可以避免延误气管插管[58]。

此外，对于拔管后而为了避免再次气管插管预防性行 NIV 的研究是存在争议的。一些 Meta 分析显示了拔管后立即行 NIV 治疗有潜在的好处[59, 60]。然而，进入该研究的患者都是因为有 COPD 导致的急性呼吸衰竭而进行了气管插管的病史，NIV 治疗的好处是显而易见的（参见前文）。一项随机对照研究显示，对于计划性拔管后早期行 NIV 治疗的患者与标准药物治疗相比，再次气管插管率并无显著差异[61]。然而，一项小样本随机对照研究显示：在由各种原因导致的急性呼吸衰竭的患者拔管后立即行 NIV 治疗可以降低再次气管插管率[62]。很显然，NIV 应用于拔管后呼吸衰竭患者的治疗仍需要进一步的研究。

结 论

随着对某些特定的急性呼吸衰竭的证据逐渐积累，NIV 在 ICU 的地位将变得越来越重要。一些研究支持，对 I 型呼吸衰竭患者插管前预吸氧以及对气管插管存在感染或出血高风险的患者行纤维支气管镜检查，推荐使用 NIV。NIV 或 CPAP 用于术后呼吸衰竭患者已经取得了令人鼓舞的疗效，其应用仍需进一步的临床研究。NIV 用于其他形式的呼吸衰竭，如重症肺炎、哮喘持续状态、ALI/ARDS、拔管后 I 型呼吸衰竭的证据尚不充足。但类似临床表现的患者在密切监测的情况下可以尝试使用 NIV。如果 NIV 失败，需要立即行气管插管。近期的调查显示，在全欧洲乃至美国的 CCU 中，NIV 的使用率也在不断增加[63]。在 ICU 或负压病房中，对 NIV 患者应严密监测，以便观察无创面罩是否松脱及漏气、呼吸频率变化、辅助呼吸肌参与、呼吸机是否同步及氧合变化情况。NIV 治疗 1~2 小时的评估是至关重要的，因为这决定着 NIV 治疗的成功与否以及决定着是否继续行 NIV 治疗或改为气管插管

行有创机械通气治疗。将来的研究应进一步明确 NIV 在 ICU 中的地位及可能扩大的应用范围。

作者推荐

- NIV 已经成为 ICU 通气治疗的重要组成部分。
- 有足够的证据支持 NIV 用于 AECOPD、急性心源性肺水肿、免疫功能力低下等引起的相关急性呼吸衰竭的治疗。
- 对于 OHS、哮喘、肺炎或 ARDS 患者，如果需要使用 NIV，必须要谨慎，且必须给予严密监测。
- 接受 NIV 必须仔细选择患者，以确保患者确实需要进行通气支持且没有禁忌证。
- 如果患者在接受 NIV 治疗的 1~2 小时内病情没有改善，应立即行气管插管改为有创机械通气。

（袁清霞）

参考文献

1. Rana S, Hussam J, Gay P, et al. Failure of non-invasive ventilation in patients with acute lung injury: observational cohort study. Crit Care. 2006;10:R79.
2. Confalonieri M, Potena A, Carbone G, et al. Acute respiratory failure in patients with severe community-acquired pneumonia. Am J Respir Crit Care Med. 1999;160:1585–1591.
3. Antonelli M, Conti G, Moro ML, et al. Predictors of failures of noninvasive positive pressure ventilation in patients with acute hypoxemic respiratory failure: a multi-center study. Intensive Care Med. 2001;27:1718–1728.
4. Gray AJ, Goodacre S, Newby DE, et al. 3CPO Study Investigators. A multicentre randomised controlled trial of the use of continuous positive airway pressure and non-invasive positive pressure ventilation in the early treatment of patients presenting to the emergency department with severe acute cardiogenic pulmonary oedema: the 3CPO trial. Health Technol Assess. 2009;13:1–106.
5. Nava S, Gregoretti C, Fanfulla F, et al. Noninvasive ventilation to prevent respiratory failure after extubation in high-risk patients. Crit Care Med. 2005;33:2465–2470.
6. Gonzalez Diaz G, Carillo A, Perez P, et al. Noninvasive positivepressure ventilation to treat hypercapnic coma secondary to respiratory failure. Chest. 2005;127:952–960.
7. Brochard L, Isabey D, Piquet J, et al. Reversal of acute exacerbations of chronic obstructive lung disease by inspiratory assistance with a face mask. N Engl J Med. 1990;323:1523–1530.
8. Bott J, Carroll MP, Conway JH, et al. Randomised controlled trial of nasal ventilation in acute ventilatory failure due to chronic obstructive airways disease. Lancet. 1993;341:1555–1557.
9. Kramer N, Meyer TJ, Meharg J, et al. Randomized, prospective trial of noninvasive positive pressure ventilation in acute respiratory failure. Am J Respir Crit Care Med. 1995;151:1799–

1806.

10. Plant PK, Owen JL, Elliott MW. Early use of non-invasive ventilation for acute exacerbations of chronic obstructive pulmonary disease on general respiratory wards: a multicentre randomised controlled trial. Lancet. 2000;355:1931–1935.

11. Lightowler J. Noninvasive positive pressure ventilation for the treatment of respiratory failure due to exacerbations of chronic obstructive pulmonary disease (Cochrane Review). BMJ. 2003:185–189.

12. Keenan SP, Sinuff T, Cook DJ, et al. Which patients with acute exacerbation of chronic obstructive pulmonary disease benefit from noninvasive positive pressure ventilation? A systematic review of the literature. Ann Intern Med. 2003;138:861–870.

13. Lindenauer PK, Stefan MS, Shieh MS, et al. Outcomes associated with invasive and noninvasive ventilation among patients hospitalized with exacerbations of chronic obstructive pulmonary disease. JAMA Intern Med. 2014;174(12):1982–1993L.

14. Appendini L, Patessio A, Zanaboni S, et al. Physiologic effects of positive end-expiratory pressure and mask pressure support during exacerbations of chronic obstructive pulmonary disease. Am J Respir Crit Care Med. 1994;149:1069–1076.

15. Bersten AD, Holt AW, Vedig AE, et al. Treatment of severe cardiogenic pulmonary edema with continuous positive airway pressure delivered by face mask. N Engl J Med. 1991;325:1825–1830.

16. Lin M, Yang Y, Chiany H, et al. Reappraisal of continuous positive airway pressure therapy in acute cardiogenic pulmonary edema: short-term results and long-term follow-up. Chest. 1995;107:1379–1386.

17. Nava S, Carbone G, DiBattista N, et al. Noninvasive ventilation in cardiogenic pulmonary edema: a multicenter randomized trial. Am J Respir Crit Care Med. 2003;168:1432–1437.

18. Crane SD, Elliott MW, Gilligan P, et al. Randomised controlled comparison of continuous positive airways pressure, bilevel noninvasive ventilation, and standard treatment in emergency department patients with acute cardiogenic pulmonary oedema. Emerg Med J. 2004;21:155–161.

19. Pang D, Keenan SP, Cook DJ, et al. The effect of positive airway pressure on mortality and the need for intubation in cardiogenic pulmonary edema. Chest. 1998;114:1185–1192.

20. Rasanen J, Heikkila J, Downs J, et al. Continuous positive airway pressure by face mask in acute cardiogenic pulmonary edema. Am J Cardiol. 1985;55:296–300.

21. Lin M, Chiang HT. The efficacy of early continuous positive airway pressure therapy in patients with acute cardiogenic pulmonary edema. J Formos Med Assoc. 1991;90:736–743.

22. Masip J, Roque M, Sanchez B, et al. Noninvasive ventilation in acute cardiogenic pulmonary edema. JAMA. 2005;294: 3124–3130.

23. Ho KM, Wong KA. Comparison of continuous and bi-level positive airway pressure non-invasive ventilation in patients with acute cardiogenic pulmonary oedema: a meta-analysis. Crit Care. 2006;10:R49.

24. Mehta S, Jay GD, Woolard RH, et al. Randomized prospective trial of bilevel versus continuous positive airway pressure in acute pulmonary edema. Crit Care Med. 1997;25:620–628.

25. Winck J, Azevedo L, Costa-Pereira A, et al. Efficacy and safety of non-invasive ventilation in the treatment of acute cardiogenic pulmonary edema: a systematic review and meta-analysis. Crit Care. 2006;10:R69.

26. Naughton M, Rahman M, Hara K, et al. Effect of continuous positive airway pressure on intrathoracic and left ventricular transmural pressures in patients with congestive heart failure. Circulation. 1995;91:1725–1731.

27. Tkacova R, Rankin F, Fitzgerald F, et al. Effects of continuous positive airway pressure on obstructive sleep apnea and left ventricular afterload in patients with heart failure. Circulation. 1998;98:2269–2275.

28. Tkacova R, Liu PP, Naughton MT, et al. Effect of continuous positive airway pressure on mitral regurgitant fraction and atrial natriuretic peptide in patients with heart failure. J Am Coll Cardiol. 1997;30:739–745.

29. Hilbert G, Gruson D, Vargas F, et al. Noninvasive ventilation in immunosuppressed patients with pulmonary infiltrates, and acute respiratory failure. N Engl J Med. 2001;344:481–487.

30. Antonelli M, Conti G, Bufi M, et al. Noninvasive ventilation for treatment of acute respiratory failure in patients undergoing solid organ transplantation: a randomized trial. JAMA. 2000;283:2239–2240.

31. Hauringa AJ, Leyva FJ, Girault SA, et al. Outcome of bone marrow transplantation patients requiring mechanical ventilation. Crit Care Med. 2000;28:1014–1017.

32. Azoulay E, Lemiale V, Mokart D, et al. Acute respiratory distress syndrome in patients with malignancies. Intensive Care Med. 2014;40:1106–1114.

33. Ferrer M, Esquinas A, Arancibia F, et al. Noninvasive ventilation during persistent weaning failure: a randomized controlled trial. Am J Respir Crit Care Med. 2003;168:70–76.

34. Nava S, Ambrosino N, Clini E, et al. Non-invasive mechanical ventilation in the weaning of patients with respiratory failure due to chronic obstructive pulmonary disease: a randomized study. Ann Intern Med. 1998;128:721–728.

35. Baillard C, Fosse JP, Sebbane M, et al. Noninvasive ventilation improves preoxygenation before intubation in hypoxic patients. Am J Respir Crit Care Med. 2006;174:171–177.

36. Antonelli M, Conti G, Rocco M, et al. Noninvasive positivepressure ventilation vs. conventional oxygen supplementation in hypoxemic patients undergoing diagnostic bronchoscopy. Chest. 2002;121:1149–1154.

37. Antonelli M, Conti G, Riccioni L, et al. Noninvasive positive-pressure ventilation via face mask during bronchoscopy with BAL in high-risk hypoxemic patients. Chest. 1996;110:724–728.

38. Auriant I, Jallot A, Herve P, et al. Noninvasive ventilation reduces mortality in acute respiratory failure following lung resection. Am J Respir Crit Care Med. 2001;164:1231–1235.

39. Kindgen-Milles D, Muller E, Buhl R, et al. Nasal continuous positive airway pressure reduces pulmonary morbidity and length of stay following thoracoabdominal aortic surgery. Chest. 2005;128:821–828.

40. Squadrone V, Coha M, Cerutti E, et al. Continuous positive airway pressure for treatment of postoperative hypoxemia. JAMA. 2005;293:589–595.

41. Joris JL, Sottiaux TM, Chiche JD, et al. Effect of bi-level positive airway pressure (BiPAP) nasal ventilation on the postoperative pulmonary restrictive syndrome in obese patients undergoing gastroplasty. Chest. 1997;111:665–670.

42. Carrillo A, Ferrer M, Gonzalez-Diaz G, et al. Noninvasive ventilation in acute hypercapnic respiratory failure caused by obesity hypoventilation syndrome and chronic obstructive pulmonary disease. Am J Respir Crit Care Med. 2012;186:279–1285.

43. Simonds AK, Muntoni F, Heather S, et al. Impact of nasal ventilation on survival in hypercapnic Duchenne muscular dystrophy. Thorax. 1998;53:949–952.

44. Young HK, Lowe A, Fitzgerald DA, et al. Outcome of noninvasive ventilation in children with neuromuscular disease. Neurology. 2007;68:198–201.

45. Bach JR, Salstein K, Sinquee D, et al. Long-term survival in Werdnig-Hoffmann disease. Am J Phys Med Rehabil. 2007;86:339–345.

46. Simonds AK, Elliott MW. Outcome of domiciliary nasal intermittent positive pressure ventilation in restrictive and obstructive disorders. Thorax. 1995;50:604–609.

47. Tzeng AC, Bach JR. Prevention of pulmonary morbidity for patients with neuromuscular disease. Chest. 2000;118:1390–1396.

48. Seneviratne J, Mandrekar J, et al. Noninvasive ventilation in myasthenic crisis. Arch Neurol. 2008;65:54–58.

49. Levy MM, Tanios MA, Nelson D, et al. Outcomes of patients with do-not-intubate orders treated with noninvasive ventilation. Crit Care Med. 2004;32:2002–2007.

50. Soroksky A, Stav D, Shpirer I. A pilot prospective, randomized, placebo-controlled trial of bi-level positive airway pressure in acute asthmatic attack. Chest. 2003;123:1018–1025.

51. Lim 1 WJ, Mohammed Akram R, Carson KV, et al. Non-invasive positive pressure ventilation for treatment of respiratory failure due to severe acute exacerbations of asthma. Cochrane Database Syst Rev. 2012;12:CD004360.

52. Honrubia T, Garcia Lopez F, Franco N, et al. Noninvasive vs. conventional mechanical ventilation for acute respiratory failure. Chest. 2005;128:3916–3924.

53. Antonelli M, Conti G, Esquinas A, et al. A multiple-center survey on the use in clinical practice of noninvasive ventilation as a firstline intervention for acute respiratory distress syndrome. Crit Care Med. 2007;35:18–25.

54. Gungor G, Tatar D, et al. Why do patients with interstitial lung disease fail in the ICU? A 2-center cohort study. Respir Care. 2013;58:525–531.

55. Vianello A, Arcaro G, et al. Noninvasive ventilation in the event of acute respiratory failure in patients with idiopathic pulmonary fibrosis. J Crit Care. 2014;29:562–567.

56. Esteban A, Frutos-Vivar F, Ferguson ND, et al. Noninvasive positive-pressure ventilation for respiratory failure after extubation. N Engl J Med. 2004;350:2452–2460.

57. Burns K, Meade M, et al. Noninvasive ventilation as a weaning strategy for mechanical ventilation in adults with respiratory failure: a cochrane systematic review. CMAJ. 2014;186: E112–E122.

58. Burns K, Adhikari N, et al. Use of noninvasive ventilation to wean critically ill adults off invasive ventilation meta-analysis and systematic review. BMJ. 2009;338:b1574.

59. Krishna B, Sampath S, Moran JL. The role of non-invasive positive pressure ventilation in post-extubation respiratory failure: an evaluation using meta-analytic techniques. Indian J Crit Care Med. 2014;17:253–261.

60. Lin C, Yu H, Fan H, Li Z. The efficacy of noninvasive ventilation in managing postextubation respiratory failure: a meta-analysis. Heart & Lung. 2014;43:99–104.

61. Su C, Chiang L, et al. Preventative use of noninvasive ventilation after extubation: a prospective, multicenter randomized controlled trial. Respir Care. 2012;57:204–210.

62. Ornico S, Lobo S, Sanches H, et al. Noninvasive ventilation immediately after extubation improves weaning outcome after acute respiratory failure: a randomized controlled trial. Crit Care. 2013;17:R39.

63. Demoule A, Girou E, Richard JC, et al. Increased use of noninvasive ventilation in French intensive care units. Intensive Care Med. 2006;32:1747–1755.

在重症监护室如何评估和监测呼吸功能

Yuda Sutherasan, Lorenzo Ball, Paolo Pelosi

近几十年来，我们在机械通气（MV）和呼吸监测方面取得了许多进展，其中一些技术被证实能使死亡率降低[1]。然而，因急性呼吸窘迫综合征和术后肺部并发症所致的死亡依然居高不下。尽管有创机械通气是呼吸衰竭治疗的基石，但机械通气本身能引起 ARDS 和健康肺的肺损伤（机械通气相关肺损伤 VILI）[2, 3]。VILI 的主要机制是高跨肺压导致的气压伤（压力）、肺泡过度膨胀导致的容积伤（张力）、循环开放和通气单位的塌陷导致的肺萎陷以及炎症因子的释放导致的生物性损伤。许多研究着眼于探寻在患者面临 VILI 风险时改善其预后的技术方法，到目前为止，限制性肺扩张被确认为是最有效的策略。

作为预防、早期发现和治疗呼吸衰竭和肺部并发症整个过程的一部分，无论是否与原发性疾病的进展或 MV 潜在的有害影响相关，呼吸监测从多方面得到了长足的发展，目前在现代重症监护实践中处于核心地位。

在这一章节，我们强调在重症监护室（ICU）中呼吸监测的各种方法，特别着重于保护性通气策略的实施以减少 VILI，最终改善预后。

侵入性和非侵入性二氧化碳监测

二氧化碳检测仪是最简单的非侵入性的工具之一，可间接评估动脉血二氧化碳分压（$PaCO_2$），提供肺泡通气、肺灌注、呼吸机脱离或气管导管异位等相关信息。对二氧化碳图进行波形分析，可获取额外的信息，如阻塞性气道疾病的证据。二氧化碳图的典型波形是由三个时相组成。第 I 时相是呼气的早期，代表气流源自由气道和设备形成的死腔，其中的二氧化碳几乎是不存在的。第 II 时相表示肺泡气体从肺泡逐渐排空。第 III 时相代表的是从肺泡气中清除的二氧化碳，即所谓的肺泡平台相。呼气末 CO_2 浓度（P_{ETCO_2}）是在 III 时相的最高点测量（图 8-1）。

床旁即时定性显示的二氧化碳描记图是通过检测第 III 时相的斜率获得，表示通气和灌注的不均衡性/非均质性。在严重哮喘或慢性阻塞性气道疾病的患者中发现自第二阶段到第三阶段呈一个陡峭的斜坡，并与阻塞的严重程度相关[4]。二氧化碳图的不同特点，如图 8-1 所示。

通气死腔的测量

生理死腔（Vd_{phy}）包括气道死腔和肺泡死腔。死腔量（Vd）在二氧化碳容积图中可以通过标绘二氧化碳排除量（Vco_2）与呼出潮气量（V_t）被定量。Vd_{phy}/V_t 比率（生理死腔潮气量比率）可以通过修改后的波尔方程计算 $Vd_{phy}/V_t = (PaCO_2 - P_{ETCO_2})/PaCO_2$，假设 $PaCO_2$ 与肺泡的二氧化碳分压相当（PCO_2）。肺泡死腔是通过生理死腔减去气道死腔计算。道格拉斯袋法是一种比较精确而烦琐的技术，需要采集呼出气体于特殊的气囊内。Sinha 及其同事[5]发现通过二氧化碳容积法测定死腔与用道格拉斯气囊法测量的死腔两者之间显示出良好的一致性。

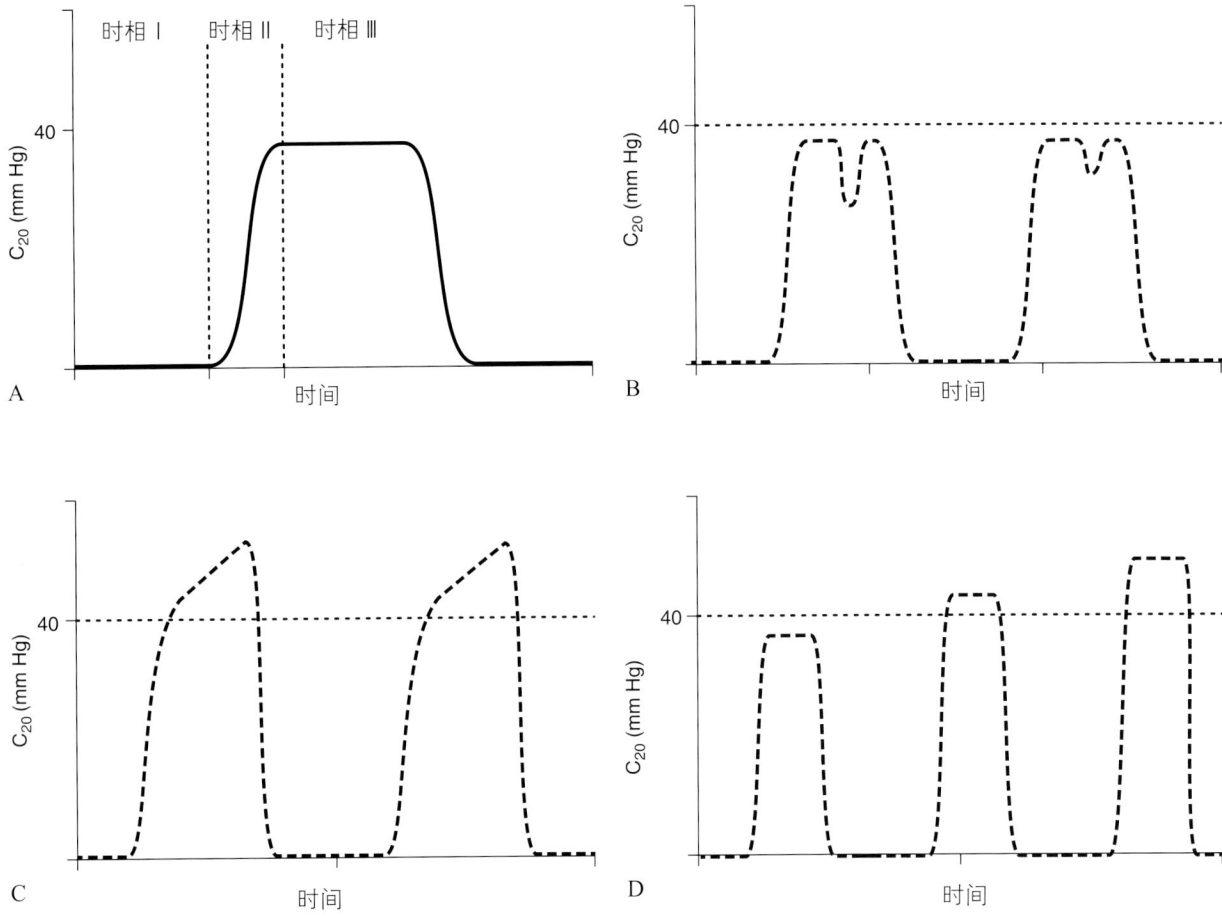

图 8-1　不同特点的二氧化碳描记图

A. 正常二氧化碳描记图；B. 箭毒裂表示无效的神经肌肉阻滞时的吸气努力；C. Ⅱ期的鱼翅样延长和Ⅲ期的陡峭斜率；D. 肺通气不足

死腔测量的临床应用

ARDS 患者因为受损肺泡陷闭而致肺泡死腔增加，肺泡死腔的百分比与 ARDS 的死亡率相关[6]。呼气末正压（PEEP）既可减少又可增加死腔。一方面，PEEP 引导肺泡复张，这可减少死腔。相反，高水平的 PEEP 可导致肺泡过度膨胀，压迫邻近血管和肺组织，从而增加肺泡死腔。Blanch 和他的同事们发现，在那些对 PEEP 有反应表现肺泡复张的呼吸衰竭患者中，$PaCO_2$-P_{ETCO_2} 斜率的下降与 PEEP 的水平相关[7, 8]。该作者的另一项研究，显示 ARDS 的严重程度与来自二氧化碳容积图的参数之间有良好的相关性[9]。

肺动脉血流量的减少会导致肺泡死腔的增加。正常的肺泡死腔分数增加了常规血浆 D- 二聚体监测在排除肺栓塞（PE）时阴性预测值的价值[10]。通过二氧化碳容积图测定肺泡死腔在急诊室显示出良好的诊断准确性，在快速排除 PE 诊断方面是有保证的（十分必要的）[11]。在大面积 PE 的患者中，死腔分数对监测溶栓后的治疗反应是非常有用的[12]。

部分重复呼吸二氧化碳测量技术

应用间接 Fick 原理，心输出量（CO）是 VCO_2（动脉血 CO_2 排出量）和静脉血 CO_2 含量（C_vCO_2）与动脉血 CO_2 含量（C_aCO_2）之间差值的比率（$VCO_2/C_vCO_2-C_aCO_2$）。利用这一原理，对于机械通气患者来说，部分重复呼吸 CO_2 测量技术是一种无创的 CO 监测。VCO_2 来源于吸入和呼出气 CO_2 浓度之间的差异，该指标被用来计算肺血流量[13]。有几项研究发现用 NICO 估算的 CO 与通过热稀释法测量的 CO 有良好的相关性，但他们也发现了重要的局限性，尤其是当病人有肺内分流或当 $PaCO_2$ 低于 30 mmHg 时[14]。

经皮二氧化碳监测

直接测量 $PaCO_2$ 的标准方法是动脉血气分析。然而，持续监测需有侵入性的步骤，涉及几个技术问题。同样，无创检测 P_{ETCO_2} 仅限于机械通气的病人。经皮 CO_2 监测 TC_{CO_2} 是一个市售的可供选择的替代方法，适用于非插管病人。三种不同技术被允许用于 TC_{CO_2} 测量：通过传感器加温的皮肤直接测量弥散的 CO_2，用电化学测量技术检测与皮肤接触的电解质层的 pH，和 CO_2 独有的光谱探测技术，使用原理类似于脉搏血氧测定仪[15]。

TC_{CO_2} 技术已被用于新生儿、睡眠障碍和危重病患者数十年，尽管其准确性有限及存在副作用。几项研究显示，在监测伴有高碳酸血症的呼吸衰竭患者进行无创 MV 时，这项技术是有效的[16, 17]。

气体交换的监测

危重病患者往往由于某些原因引起需氧量增加，如发热、谵妄、寒战、抽搐或全身性炎症反应。

气体交换监测最基本的方法是动脉血气分析，尤其是 Sao_2（动脉氧饱和度）的评估；更完整的信息，可以由采自肺动脉导管的混合静脉血的血气分析提供，即 SvO_2（混合静脉血氧饱和度）。

两者之间的关系可由公式描述：$SvO_2=SaO_2-Vo_2/CO \times 1/Hb$，$Vo_2$ 是耗氧量，CO 是心输出量，Hb 是血红蛋白浓度[18]。

几项调查研究显示在高风险的外科病人和脓毒症休克的患者中，将 SvO_2 高于 70% 作为治疗目标的有效性，显示出令人鼓舞的结果[18-20]，而代价则是为肺动脉导管的留置进行侵入性操作[21]。

中心静脉血的氧饱和度，来自中心静脉导管，被称为 $ScvO_2$（中心静脉氧饱和度），并被认为可替代 SvO_2[22]。在脓毒症患者中由于身体上部和内脏循环对 $ScvO_2$ 的贡献不等，这样的近似值是否可以接受，仍有争议。可连续监测 $ScvO_2$ 或 SvO_2 的设备正变得越来越普及，它们的成本 – 有效性正在调查中。

呼吸力学

呼吸系统顺应性，阻力及静态压力 – 容积曲线分析

气道开放压（P_{AO}）是克服总气道阻力和总呼吸系统弹性回缩力的压力。在机械通气时（MV）测量呼吸系统力学，必须将 P_{AO} 分成两个不同的部分：气道阻力的压力（P_{aw}）和静态或平台压（P_{plat}）。重要的是，要测量这些值，患者需要神经肌肉阻滞（彻底肌松）和容量控制通气。如果设置吸气暂停，当吸气流量恒定时，可测得 P_{aw}，P_{plat} 也是如此。

肺静态顺应性的测量用以评估各种疾病累及肺实质时肺损伤的程度，特别是 ARDS。呼吸系统总顺应性的测定优于肺顺应性的测定。呼吸系统总顺应性的计算方法是：潮气量与平台压减去总 PEEP 差值的比值（潮气量与平台压和总 PEEP 差值的比值）。

呼吸系统顺应性低可能由于高的 P_{plat} 水平所致，与呼气末肺容积（EELV）增加相关，而后者是因内源性 PEEP（PEEPi）导致动态肺过度膨胀的结果。呼气末阻断技术可以用来测量 PEEPi。然而，这种技术的局限性在于，如果发生气管严重狭窄，它会低估了来自于上游段和下游段之间的等压点的实际 PEEPi，在患者没有接受控制通气时，它是不可靠的[23]。

呼吸系统阻力高可能是由于支气管痉挛或气管内导管阻塞。呼吸系统的弹性由肺顺应性和胸壁弹性回缩力之间的复杂关系而定。压力 – 容积（PV）曲线有助于理解呼吸系统力学的改变。绘制 PV 曲线的标准技术是"超大注射器"法。这

包括测量期间以非常低的流速注入小容量气体膨胀胸廓和容积 – 压力（VP）关系的绘制。滞后现象是 PV 曲线（PV 环）的膨胀支和去膨胀支之间的区域。在 ARDS 中由于高的肺泡开放压可观察到更大的面积。在 ARDS，吸气 PV 曲线显示临界肺泡开放压，肺泡闭合压力和肺泡的复张能力。PV 曲线的下拐点（LIP），有时被称为 Pflex，是指肺泡开始显著充盈产生的压力，其测量的确切方法尚未统一。Gattinoni 等[24]提议 Pflex（下拐点）以 PV 曲线在低肺容积（低顺应性）部分和 PV 曲线的陡峭部分画出的外延长线之间的交叉点计算。在 ARDS，机械通气（MV）的策略之一，

包括在 Pflex 以上 2 cm H_2O 设置 PEEP，与具有较高扩张压的方法相比显示较低的死亡率[25]。上拐点（UIP）表明存在肺泡过张。因此，设置的潮气量和 PEEP 时，医生应该尽量避免 UIP 的出现。该技术主要用于研究而非临床实践[26]。

动态压力 – 时间和压力 – 容积曲线

市售的呼吸机能在不妨碍通气的状态下显示动态压力曲线。因此，几个参数可作为肺复张和过度膨胀的指标，尤其是在 ARDS。这些参数来自于气道压力曲线图，如最近推荐的膨胀指数（% E_2）或牵张指数（图 8-2）。

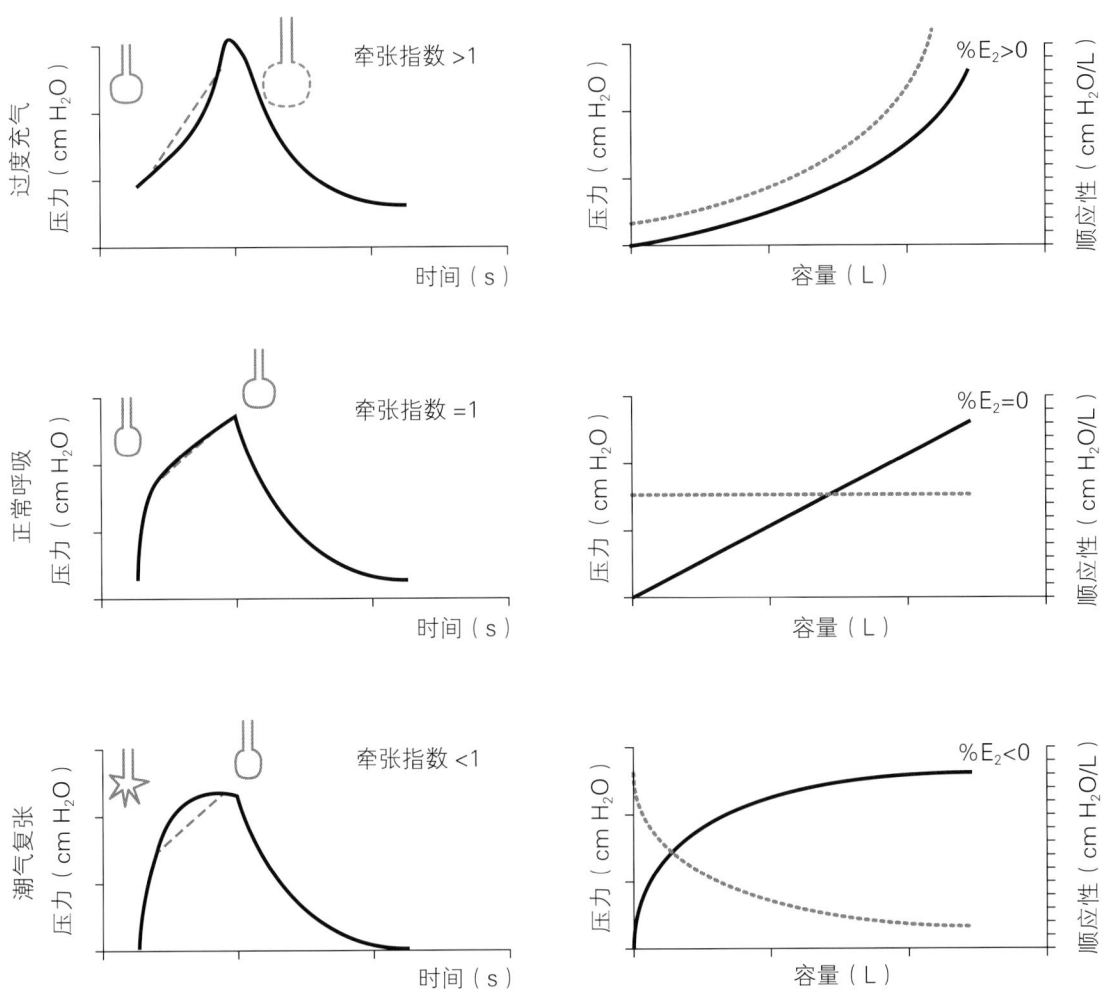

图 8-2　牵张指数（左）和 % E_2（右）（Readapted from Ball L, Sutherasan Y, Pelosi P. Monitoring respiration: What the clinician needs to know. Best Pract Res Clin Anaesthesiol. 2013; 27:209–223 with permission.）

膨胀指数（潮气内的压力 – 容量环）

%E$_2$（膨胀指数）是动态 VP 曲线的最近 20% 的顺应性与总顺应性的比值（C$_{20}$/C），此参数来自气道阻力 P$_{aw}$ 和流量的多元线性回归分析，其中包括 PV 环的非线性部分。%E$_2$ 正值说明潮气过度膨胀，而负值表明潮气复张[27]。在 ARDS，% E$_2$ 高于 30% 表明肺过度充气[28, 29]（图 8-2）。

牵张指数

在容量控制通气时，牵张指数的识别是来自流量恒定期间吸气压力 – 时间曲线的形态[30]，从曲线的中间部分计算。如果呈现向下凹陷，那么牵张指数小于 1，意味着潮气复张。向上呈凸形意味着牵张指数大于 1，意味着发生过度膨胀。呈现一条直线时牵张指数等于 1，表示正常通气 30（图 8-2）。

%E$_2$ 及牵张指数在 ARDS 患者的应用是有争议的。在一项实验性研究中，在对受损的肺进行小潮气量通气时，为提供最低的肺回弹力设置的 PEEP 水平，被牵张指数和 %E$_2$ 错误地认定为过度膨胀[31]。此外，Formenti 和同事[32] 在一个胸腔积液的猪模型上演示了尽管潮气复张时没有过度充气，牵张指数依然升高。

食管压力测量的应用

生理背景

牵张和膨胀指数的计算来自压力曲线，并基于总的呼吸系统的依从性，受肺和胸壁之间相互作用的影响。这种假定的疾病过程主要影响肺部，胸壁是被动的。然而，很多 ARDS 的病因源自肺外疾病（如败血症、胰腺炎），而另一些患者由于腹压增高、肥胖或怀孕，有胸壁顺应性的减低，这导致胸腔压力高于正常水平。用食管气囊导管可间接测量胸腔压力。食管是一个毗邻胸膜腔的被动结构，直立位时在食管下三分之一处的压力与胸腔压力相近。此外，用市售的双球

囊导管，可以同时测量胃压力，其值接近于腹内压（IAP）[33]。在自主呼吸的病人，测试食管球囊是否被放置在正确的位置，可以使用 Baydur 技术和应用呼气末阻断策略。当受试者开始激发时，食管和气道压力的波动和变化率应具有可比性。在被动机械通气的患者中，导管应插入到胃，并通过观察在腹部压迫时球囊压力瞬间增加的测试。然后将导管向近端撤回，直到心脏搏动可以清楚地被观察到。气道阻断后可采用胸外按压。ΔP$_{es}$/ΔP$_{aw}$ 的比值（食管压力 / 气道压比值）范围从 0.8~1.2（10%~20%），被认为是正确留置的标识[33, 34]。

应用和局限性

跨肺压是使肺膨胀的驱动力，是估算的肺泡压与胸内压的差值。在仰卧位时，因为心脏压迫的影响以及 P$_{es}$ 只是中肺区测得的压力，以食道压替代胸内压不那么精确，可能受到 IAP 升高和非对称性肺疾病的不利影响。

然而在具有较高复张可能的 ARDS 实验模型中，我们发现无论是在依赖、非依赖或在中肺区域微创胸腔压力测定与食管压力变异两者之间有良好的相关性[35]。在自主呼吸的患者中，肥胖患者的食管压力往往高于非肥胖患者[36]。

Talmor 和同事[37] 证明了在 ARDS 中使用跨肺压滴定 PEEP 的好处。与传统的 ARDSNet（ARMA 研究组）草案相比，氧合在 72 小时得以改善，死亡率无统计学显著性差异。

根据 Gattinoni 方法，其他的研究人员已经提出了使用跨肺压导向的肺开放方法，用 PEEP 滴定法将回弹衍生的跨肺压 26 cm H$_2$O（厘米水柱）作为目标值。在一个伴有胸壁僵硬的 ARDS 实验犬中，基于肺开放的跨肺压显示增加了肺的复张而无血流动力学紊乱[38]。

在危重症患者中腹腔内高压的发生率高（>30%），与死亡率升高相关[29, 39, 40]。在 IAP 低于 12 mmHg 的 ARDS 患者中，应用呼吸力学的 PEEP 滴定法不受 IAP 的影响[41]。在肺外源

性的 ARDS 患者中，IAP 与胸壁顺应性存在线性关系[42]。

肥胖病人在麻醉后，体重指数的增加与肺容积和顺应性的降低相关[43]。增加 IAP，比如用吹气法，与胸壁顺应性的进一步降低相关[44]。这或许可以解释为什么重度肥胖的机械通气患者更容易发生 ARDS[45]。

在 ARDS 患者，我们建议用 IAP 或跨肺压来调整 PEEP 水平。这些测定在 ARDS 进展出现下列情形时尤为重要①继发于肺外疾病；②高危腹部外科术后腹腔高压的患者；③肥胖的患者。

撤机参数

呼吸功（WOB）是指因呼吸肌收缩而致使肺体积膨胀所做的功，它由总呼吸系统顺应性和气道阻力决定。呼吸功的监测可能有助于困难脱机病人的评估。在辅助/控制通气时，WOB 可由对 P_{es} 的压力时间乘积（PTP）的计算来测量，这可估计呼吸肌所做的努力。PTP 的计算源自辅助呼吸期间的 P_{es} 和在相似的容积与流量设置下被动通气时的胸壁回弹压力之间的差异。然而，P_{es} 可以因检测设备受到呼气肌收缩的影响而改变。为解决这一问题，胃内压应该同时被评估，这便考虑到跨膈压的计算，即 P_{es} 和胃内压之间的差值。

浅快呼吸指数（RSBI）以分钟呼吸频率和潮气量（用升计量）的比值计算。它被广泛用于预测能否成功撤机：如果 RSBI 小于 100，则病人可能撤机。然而，在年龄超过 70 岁的老年患者，临界值应该提高到 130[46]。

Jubran 和同事[47]提出了一个新的参数，"P_{es} 趋势指数"，通过对 P_{es} 进行超时的重复测量来计算。在九分钟自主呼吸试验期间 P_{es} 摆动的趋势，用 ROC 曲线下面积为 0.94 来预测能够成功撤机。在撤机期间 P_{es} 高的摆动导致较高的脱机失败率。与 RSBI 相比这个指数显示出更高的诊断准确性，但它显然更复杂而且是侵入性的。

气道闭合压

气道闭合压（$P_{0.1}$）是在吸气阻断后的 100 毫秒（0.1 秒）内所测得的气道负压。$P_{0.1}$ 用于评估呼吸中枢的驱动力。$P_{0.1}$ 被认为与呼吸功相关，可预测撤机失败，在慢性阻塞性肺疾病患者中，$P_{0.1}$ 低于 6 cm H_2O 可成功撤机[48]。在术后脓毒症患者，压力支持逐渐降低时，$P_{0.1}$ 高于 2.9 cm H_2O 与胸锁乳突肌辅助吸气相关[49]。因此对于优化撤机期间压力支持水平，它可能是一个有用的工具。

最大吸气压力

最大吸气压（P_{Imax}）的测量是一个反映吸气肌功能的测试，尤其是膈肌。P_{Imax} 通过用一个防止病人产生吸气流量的单向阀将气管内导管的近端闭塞 25 秒测得。P_{Imax} 是在吸气末测得，多项研究表明，P_{Imax} 小于 –20~–30 cm H_2O 对预测撤机成功具有较高敏感度，但特异性较低。

$P_{0.1}$ 和 P_{Imax} 的组合，当 $P_{0.1}$ / P_{Imax} 比值小于 0.3 时，已被证明是一个敏感的撤机失败的预测指标[50]。

人机不同步和波形监测

长期 MV 与人机不同步的高发率相关[51]。尽管非同步的自动检测是一个有价值的工具，但已鲜有研究，最常用的检测方法是细心地观察流速和压力时间波形[52]。

无效触发是不同步最常见的原因，通常是因 PEEPi（内源性 PEEP）所致。我们可以通过识别在流速–时间波形呼气相流速的突然正向改变（**图 8-3**）和压力–时间波形的负向偏转（**图 8-3**）发现无效触发。

流速不同步发生在呼吸机提供的流速不足以与患者需求相匹配时。这导致在压力–时间波形呈一凹形曲线。

不同步也发生在吸气末，尤其是当呼吸机吸

气时间未能与神经中枢吸气时间相当时，被称为"终止不同步"。机械通气吸气的延迟终止会导致吸气末压力尖峰和吸气流速的迅速下降。这种不同步可能与无效触发同时存在[53]。

呼气气流受限是由于在临界闭合压小气道的塌陷导致气体滞留或PEEPi。流速-容量环（FV环）分析可用以描述气道阻塞的特征：在FV环的呼气支呈下凹形和PV环的吸气支出现LIP，在此设置适当的PEEP水平，可防止呼气末气道塌陷[23, 54]。相反，在有弥漫性气道狭窄而无外周气道塌陷之处，PEEP可能加重肺过度膨胀（**图8-4**）并增加呼吸功。最后，呼吸机自身可能会刺激膈肌收缩，导致机械通气患者在镇静状态下

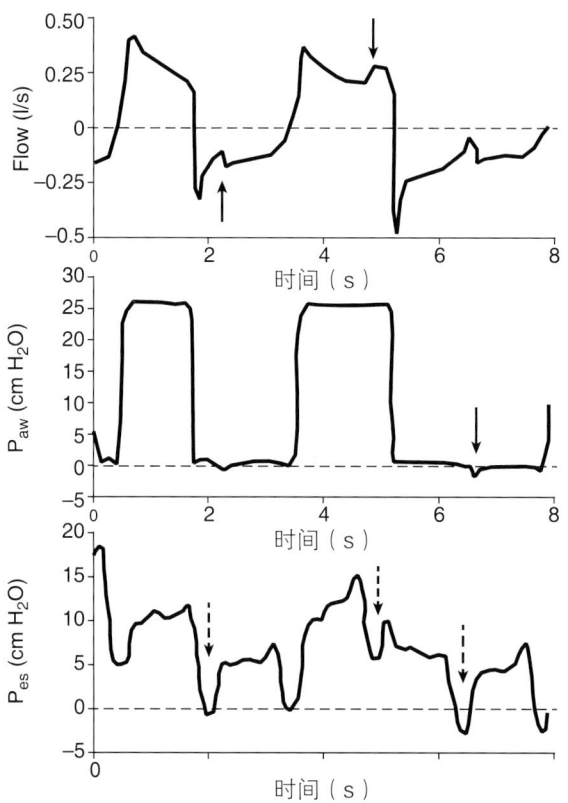

图8-3　无效触发和终止不同步
实线箭头显示在呼气相的正向变化和在压力-时间波形中发现的负偏转（中图）。虚线箭头显示在食管压力-时间波形中的负向偏转，表示未触发的吸气努力（下图）（Readapted from Ball L, Sutherasan Y, Pelosi P. Monitoring respiration: What the clinician needs to know. Best Pract Res Clin Anaesthesiol. 2013; 27:209–223 with permission.）

吸入气体。这个过程很少被意识到，被称为"反向触发"[55]。

肺容积测量 / 功能残气量 /EELV

非机械通气患者，在呼气末存留在肺里的气体容积是功能残气量（FRC），当病人进行加有PEEP的机械通气时，使用术语EELV指代FRC。在滴定PEEP时，EELV增加可能表明肺泡复张或肺泡过度膨胀。有助于指导优化PEEP以避免过度膨胀和肺泡损伤的综合方法，包括潮气顺应性、氧疗和EELV。EELV和肺顺应性的增加意味着肺泡的复张，反之EELV增加伴随肺顺应性降低表明肺泡过度膨胀的存在。Bikker和同事[56]证实，在腹部手术和腹腔脓毒症患者中，当PEEP增加，肺动态顺应性和EELV的变化有很好的相关性。

床旁测量EELV技术的金标准是氦稀释法。一个更简单的方法是改良的氮气洗出/洗入技术，在测定FRC上具有良好的精度，而且与CT扫描所见和氦稀释法有良好的相关性[57, 58]。LUFU系统（Dräger Medical, Lübeck, Germany）通过氧气洗出、多次呼吸氮洗出的变异，用旁流氧气分析仪来估算FRC。这是一个很有前途的自动化技术，已被证明在ARDS时与氦稀释技术相比同样有效[59]。

血管外肺水的测量

血管外肺水（EVLW）是指包含在肺循环外的肺水量。它由肺泡间质渗出液、淋巴液和细胞内的水。通过经肺热稀释法，床旁即可精确地估算出EVLW[62]。特别是引入理想体重时，这一参数在ICU中可能是有用的：它是危重患者预后的独立指标[60]，它可能有助于从非渗出性肺损伤中辨识出ARDS[61]。肺部超声（LUS）已被提议作为估计EVLW的一个手段，即可以通过对超声影像进行观察和评分[63]，也可通过计算机辅助的自动分析进行评估[64]。

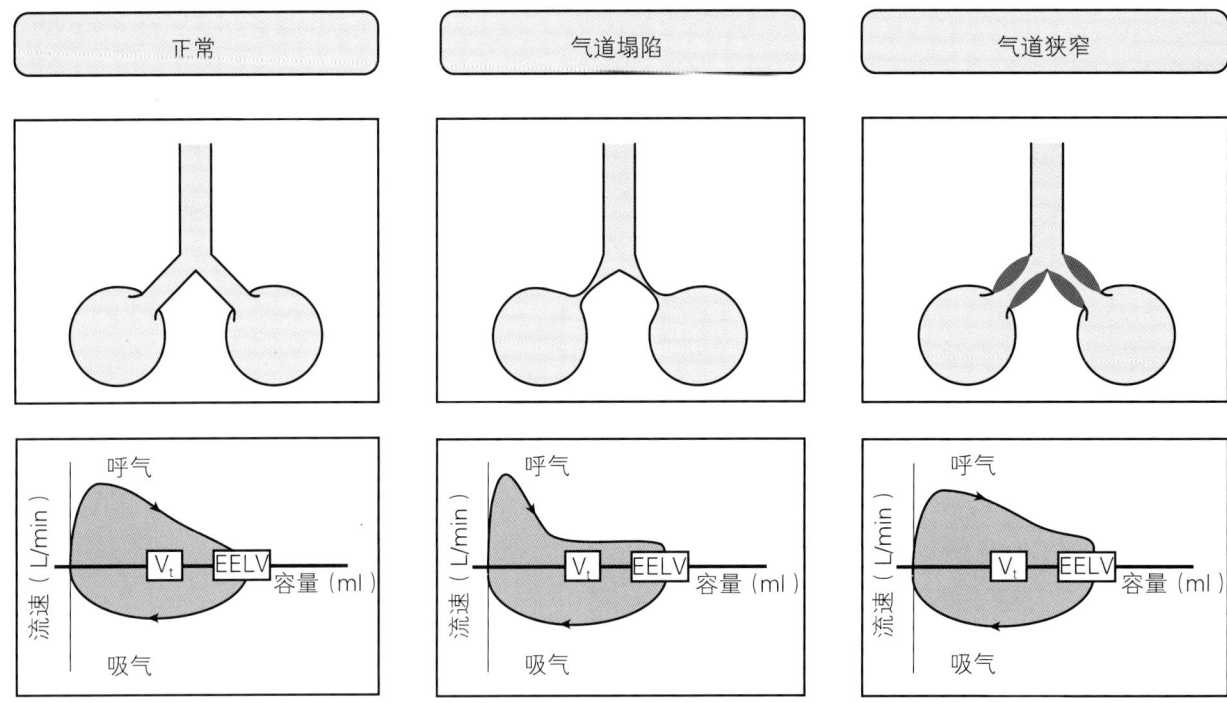

图 8-4 气道塌陷及气道狭窄患者流速 – 容量环特征

EELV. 呼气末肺容积；Vt. 呼出潮气量（Readapted from Ball L, Sutherasan Y, Pelosi P. Monitoring respiration: What the clinician needs to know. Best Pract Res Clin Anaesthesiol. 2013; 27:209–223 with permission.）

影像学

计算机断层扫描

几种成像技术已被推荐作为评估肺通气的工具。定量肺 CT 是目前的金标准[64, 65]，常规 CT 可用以判断肺损伤、通气以及肺复张的程度[66]。这可作为滴定 PEEP 的重要工具[67, 68]。然而，由于转运不稳定的危重病人、辐射暴露以及时间和设备受限的问题，常规 CT 扫描在 ARDS 临床实践中的作用是有限的。

肺部超声

在重症监护领域肺部超声（LUS）被越来越多地用于肺评估。它已被用以评估肺复张能力，尤其是复张引起的容积变化大于 600 ml 时[68, 69]。据报道，它也有助于评估心源性肺水肿对利尿药和正性肌力药物的反应[70]，在透析过程中的变化[71]以及对持续气道正压的反应[72]。肺部超声已显示可以准确地预测自主呼吸试验成功后的困难拔管[73]。

电阻抗断层扫描

电阻抗断层成像（EIT）是一个床边工具，用于评估局部通气和呼吸监测[74]。电阻抗断层扫描（EIT）在临床实践的主要潜在作用是评估肺膨胀以及区分复张和过度膨胀，从而防止 VILI。尽管很高端，但因为费用、技术的局限性[64]以及结果数据的缺失，ETI 尚未被广泛采用。在动物模型中的研究已有报道，找到了连续电阻抗断层扫描指导的 MV 有助于减少 VILI 的组织学证据[75]。

作者推荐

- 呼吸功能的监测对判断个体对不同通气设置的反应和减少 VILI 是必要的。
- 食管压力监测可用于滴定和优化气道压力以确保肺泡复张和安全的吸气末及呼气末肺容积。在因胸壁顺应性异常为呼吸衰竭为主要因素的情形下，尤为适用。

- 人机不同步可以通过简单目测流量和压力 – 时间波形而发现。
- EVLW 的测量可用于确定肺水肿对肺顺应性降低的影响。
- LUS 越来越多地用于气胸、EVLW 的早期检测和肺复张的评估。

（贾晓君）

参考文献

1. Esteban A, Frutos-Vivar F, Muriel A, et al. Evolution of mortality over time in patients receiving mechanical ventilation. Am J Respir Crit Care Med. 2013;188:220–230.

2. Sutherasan Y, Vargas M, Pelosi P. Protective mechanical ventilation in the non-injured lung: review and meta-analysis. Crit Care. 2014;18:211.

3. Sutherasan Y, D'Antini D, Pelosi P. Advances in ventilator-associated lung injury: prevention is the target. Expert Rev Respir Med. 2014;8:233–248.

4. You B, Peslin R, Duvivier C, et al. Expiratory capnography in asthma: evaluation of various shape indices. Eur Respir J. 1994;7:318–323.

5. Sinha P, Soni N. Comparison of volumetric capnography and mixed expired gas methods to calculate physiological dead space in mechanically ventilated ICU patients. Intensive Care Med. 2012;38:1712–1717.

6. Lucangelo U, Bernabe F, Vatua S, et al. Prognostic value of different dead space indices in mechanically ventilated patients with acute lung injury and ARDS. Chest. 2008;133:62–71.

7. Blanch L, Fernandez R, Benito S, et al. Effect of peep on the arterial minus end-tidal carbon dioxide gradient. Chest. 1987;92:451–454.

8. Coffey RL, Albert RK, Robertson HT. Mechanisms of physiological dead space response to peep after acute oleic acid lung injury. J Appl Physiol. 1983;55:1550–1557.

9. Blanch L, Lucangelo U, Lopez-Aguilar J, et al. Volumetric capnography in patients with acute lung injury: effects of positive endexpiratory pressure. Eur Respir J. 1999;13:1048–1054.

10. Kline JA, Israel EG, Michelson EA, et al. Diagnostic accuracy of a bedside d-dimer assay and alveolar dead-space measurement for rapid exclusion of pulmonary embolism: a multicenter study. JAMA. 2001;285:761–768.

11. Verschuren F, Liistro G, Coffeng R, et al. Volumetric capnography as a screening test for pulmonary embolism in the emergency department. Chest. 2004;125:841–850.

12. Verschuren F, Heinonen E, Clause D, et al. Volumetric capnography as a bedside monitoring of thrombolysis in major pulmonary embolism. Intensive Care Med. 2004;30:2129–2132.

13. Lee AJ, Cohn JH, Ranasinghe JS. Cardiac output assessed by invasive and minimally invasive techniques. Anesthesiol Res Pract. 2011;2011:475151.

14. Peyton PJ, Chong SW. Minimally invasive measurement of cardiac output during surgery and critical care: a meta-analysis of accuracy and precision. Anesthesiology. 2010;113:1220–1235.

15. Eberhard P. The design, use, and results of transcutaneous carbon dioxide analysis: current and future directions. Anesth Analg. 2007;105:S48–S52.

16. Lee SK, Kim DH, Choi WA, et al. The significance of transcutaneous continuous overnight CO_2 monitoring in determining initial mechanical ventilator application for patients with neuromuscular disease. Ann Rehabil Med. 2012;36:126–132.

17. Storre JH, Magnet FS, Dreher M, et al. Transcutaneous monitoring as a replacement for arterial PCO_2 monitoring during nocturnal non-invasive ventilation. Respir Med. 2011;105:143–150.

18. Gattinoni L, Brazzi L, Pelosi P, et al. A trial of goal-oriented hemodynamic therapy in critically ill patients. SVO2 collaborative group. N Engl J Med. 1995;333:1025–1032.

19. Pearse R, Dawson D, Fawcett J, et al. Early goal-directed therapy after major surgery reduces complications and duration of hospital stay. A randomised, controlled trial [isrctn38797445]. Crit Care. 2005;9:R687–R693.

20. Pearse R, Dawson D, Fawcett J, et al. Changes in central venous saturation after major surgery, and association with outcome. Crit Care. 2005;9:R694–R699.

21. van Beest P, Wietasch G, Scheeren T, et al. Clinical review: use of venous oxygen saturations as a goal—a yet unfinished puzzle. Crit Care. 2011;15:232.

22. Teixeira C, da Silva NB, Savi A, et al. Central venous saturation is a predictor of reintubation in difficult-to-wean patients. Crit Care Med. 2010;38:491–496.

23. Marini JJ. Dynamic hyperinflation and auto-positive end-expiratory pressure: lessons learned over 30 years. Am J Respir Crit Care Med. 2011;184:756–762.

24. Gattinoni L, Pesenti A, Avalli L, et al. Pressure-volume curve of total respiratory system in acute respiratory failure. Computed tomographic scan study. Am Rev Respir Dis. 1987;136:730–736.

25. Amato MB, Barbas CS, Medeiros DM, et al. Effect of a protectiveventilation strategy on mortality in the acute respiratory distress syndrome. N Engl J Med. 1998;338:347–354.

26. Brochard L, Martin GS, Blanch L, et al. Clinical review: respiratory monitoring in the ICU - a consensus of 16. Crit Care. 2012;16:219.

27. Carvalho AR, Pacheco SA, de Souza Rocha PV, et al. Detection of tidal recruitment/overdistension in lung-healthy mechanically ventilated patients under general anesthesia. Anesth Analg. 2013;116:677–684.

28. Bersten AD. Measurement of overinflation by multiple linear regression analysis in patients with acute lung injury. Eur Respir J. 1998;12:526–532.

29. Ball L, Sutherasan Y, Pelosi P. Monitoring respiration: what the clinician needs to know. Best Pract Res Clin Anaesthesiol. 2013;27:209–223.

30. Grasso S, Terragni P, Mascia L, et al. Airway pressure-time curve profile (stress index) detects tidal recruitment/hyperinflation in experimental acute lung injury. Crit Care Med. 2004;32:1018–1027.

31. Carvalho AR, Spieth PM, Pelosi P, et al. Ability of dynamic airway pressure curve profile and elastance for positive end-expiratory pressure titration. Intensive Care Med. 2008;34:2291–2299.

32. Formenti P, Graf J, Santos A, et al. Non-pulmonary factors

strongly influence the stress index. Intensive Care Med. 2011;37:594–600.

33. Akoumianaki E, Maggiore SM, Valenza F, et al. The application of esophageal pressure measurement in patients with respiratory failure. Am J Respir Crit Care Med. 2014;189:520–531.

34. Cortes GA, Marini JJ. Two steps forward in bedside monitoring of lung mechanics: transpulmonary pressure and lung volume. Crit Care. 2013;17:219.

35. Pelosi P, Goldner M, McKibben A, et al. Recruitment and derecruitment during acute respiratory failure: an experimental study. Am J Respir Crit Care Med. 2001;164:122–130.

36. Owens RL, Campana LM, Hess L, et al. Sitting and supine esophageal pressures in overweight and obese subjects. Obesity (Silver Spring). 2012;20:2354–2360.

37. Talmor D, Sarge T, Malhotra A, et al. Mechanical ventilation guided by esophageal pressure in acute lung injury. N Engl J Med. 2008;359:2095–2104.

38. Staffieri F, Stripoli T, De Monte V, et al. Physiological effects of an open lung ventilatory strategy titrated on elastance-derived endinspiratory transpulmonary pressure: study in a pig model. Crit Care Med. 2012;40:2124–2131.

39. Vidal MG, Ruiz Weisser J, Gonzalez F, et al. Incidence and clinical effects of intra-abdominal hypertension in critically ill patients. Crit Care Med. 2008;36:1823–1831.

40. Malbrain ML, Chiumello D, Pelosi P, et al. Incidence and prognosis of intraabdominal hypertension in a mixed population of critically ill patients: a multiple-center epidemiological study. Crit Care Med. 2005;33:315–322.

41. Krebs J, Pelosi P, Tsagogiorgas C, et al. Effects of positive endexpiratory pressure on respiratory function and hemodynamics in patients with acute respiratory failure with and without intraabdominal hypertension: a pilot study. Crit Care. 2009;13:R160.

42. Gattinoni L, Pelosi P, Suter PM, et al. Acute respiratory distress syndrome caused by pulmonary and extrapulmonary disease. Different syndromes? Am J Respir Crit Care Med. 1998;158:3–11.

43. Pelosi P, Croci M, Ravagnan I, et al. The effects of body mass on lung volumes, respiratory mechanics, and gas exchange during general anesthesia. Anesth Analg. 1998;87:654–660.

44. Pelosi P, Ravagnan I, Giurati G, et al. Positive end-expiratory pressure improves respiratory function in obese but not in normal subjects during anesthesia and paralysis. Anesthesiology. 1999;91:1221–1231.

45. Anzueto A, Frutos-Vivar F, Esteban A, et al. Influence of body mass index on outcome of the mechanically ventilated patients. Thorax. 2011;66:66–73.

46. Krieger BP, Isber J, Breitenbucher A, et al. Serial measurements of the rapid-shallow-breathing index as a predictor of weaning outcome in elderly medical patients. Chest. 1997;112:1029–1034.

47. Jubran A, Grant BJ, Laghi F, et al. Weaning prediction: esophageal pressure monitoring complements readiness testing. Am J Respir Crit Care Med. 2005;171:1252–1259.

48. Sassoon CS, Te TT, Mahutte CK, et al. Airway occlusion pressure. An important indicator for successful weaning in patients with chronic obstructive pulmonary disease. Am Rev Respir Dis. 1987;135:107–113.

49. Perrigault PF, Pouzeratte YH, Jaber S, et al. Changes in occlusion pressure (p0.1) and breathing pattern during pressure support ventilation. Thorax. 1999;54:119–123.

50. Capdevila XJ, Perrigault PF, Perey PJ, et al. Occlusion pressure and its ratio to maximum inspiratory pressure are useful predictors for successful extubation following t-piece weaning trial. Chest. 1995;108:482–489.

51. Thille AW, Rodriguez P, Cabello B, et al. Patient-ventilator asynchrony during assisted mechanical ventilation. Intensive Care Med. 2006;32:1515–1522.

52. Gutierrez G, Ballarino GJ, Turkan H, et al. Automatic detection of patient-ventilator asynchrony by spectral analysis of airway flow. Crit Care. 2011;15:R167.

53. Nilsestuen JO, Hargett KD. Using ventilator graphics to identify patient-ventilator asynchrony. Respir Care. 2005;50:202–234. discussion 232–204.

54. Jain M, Sznajder JI. Peripheral airways injury in acute lung injury/acute respiratory distress syndrome. Curr Opin Crit Care. 2008;14:37–43.

55. Akoumianaki E, Lyazidi A, Rey N, et al. Mechanical ventilationinduced reverse-triggered breaths: a frequently unrecognized form of neuromechanical coupling. Chest. 2013;143:927–938.

56. Bikker IG, van Bommel J, Reis Miranda D, et al. End-expiratory lung volume during mechanical ventilation: a comparison with reference values and the effect of positive end-expiratory pressure in intensive care unit patients with different lung conditions. Crit Care. 2008;12:R145.

57. Olegard C, Sondergaard S, Houltz E, et al. Estimation of functional residual capacity at the bedside using standard monitoring equipment: a modified nitrogen washout/washin technique requiring a small change of the inspired oxygen fraction. Anesth Analg. 2005;101:206–212.

58. Chiumello D, Cressoni M, Chierichetti M, et al. Nitrogen washout/washin, helium dilution and computed tomography in the assessment of end expiratory lung volume. Crit Care. 2008;12:R150.

59. Patroniti N, Saini M, Zanella A, et al. Measurement of end-expiratory lung volume by oxygen washin-washout in controlled and assisted mechanically ventilated patients. Intensive Care Med. 2008;34:2235–2240.

60. Sakka SG, Klein M, Reinhart K, et al. Prognostic value of extravascular lung water in critically ill patients. Chest. 2002;122:2080–2086.

61. Berkowitz DM, Danai PA, Eaton S, et al. Accurate characterization of extravascular lung water in acute respiratory distress syndrome. Crit Care Med. 2008;36:1803–1809.

62. Sakka SG, Ruhl CC, Pfeiffer UJ, et al. Assessment of cardiac preload and extravascular lung water by single transpulmonary thermodilution. Intensive Care Med. 2000;26:180–187.

63. Volpicelli G, Skurzak S, Boero E, et al. Lung ultrasound predicts well extravascular lung water but is of limited usefulness in the prediction of wedge pressure. Anesthesiology. 2014;121:320–327.

64. Corradi F, Ball L, Brusasco C, et al. Assessment of extravascular lung water by quantitative ultrasound and ct in isolated bovine lung. Respir Physiol Neurobiol. 2013;187:244–249.

65. Bellani G, Mauri T, Pesenti A. Imaging in acute lung injury and acute respiratory distress syndrome. Curr Opin Crit Care. 2012;18:29–34.

66. Gattinoni L, Caironi P, Cressoni M, et al. Lung recruitment in patients with the acute respiratory distress syndrome. N Engl J Med. 2006;354:1775–1786.

67. Gattinoni L, Caironi P. Refining ventilatory treatment for acute lung injury and acute respiratory distress syndrome. JAMA. 2008;299:691–693.

68. Luecke T, Corradi F, Pelosi P. Lung imaging for titration of

mechanical ventilation. Currt Opin Anaesthesiol. 2012;25:131–140.

69. Bouhemad B, Brisson H, Le-Guen M, et al. Bedside ultrasound assessment of positive end-expiratory pressure-induced lung recruitment. Am J Respir Crit Care Med. 2011;183:341–347.

70. Via G, Lichtenstein D, Mojoli F, et al. Whole lung lavage: A unique model for ultrasound assessment of lung aeration changes. Intensive Care Med. 2010;36:999–1007.

71. Trezzi M, Torzillo D, Ceriani E, et al. Lung ultrasonography for the assessment of rapid extravascular water variation: Evidence from hemodialysis patients. Intern Emerg Med. 2013;8:409–415.

72. Liteplo AS, Murray AF, Kimberly HH, et al. Real-time resolution of sonographic b-lines in a patient with pulmonary edema on continuous positive airway pressure. Am J Emerg Med. 2010;28(541):e545–548.

73. Soummer A, Perbet S, Brisson H, et al. Ultrasound assessment of lung aeration loss during a successful weaning trial predicts postextubation distress. Crit Care Med. 2012;40:2064–2072.

74. Riera J, Riu PJ, Casan P, et al. Electrical impedance tomography in acute lung injury. Med Intensiva. 2011;35:509–517.

75. Wolf GK, Gomez-Laberge C, Rettig JS, et al. Mechanical ventilation guided by electrical impedance tomography in experimental acute lung injury. Crit Care Med. 2013;41:1296–1304.

9 脱机和撤机的最佳方法

Alistair Nichol, Stephen Duff, Ville Pettila, David J. Cooper

脱机是指由完全的呼吸机控制模式向尽可能小的支持参数的呼吸机自主模式过渡。撤机是指完全停用呼吸机辅助呼吸[1]。本章重点在于脱机准备的临床评估，技术上指导自主呼吸试验，进而为拔除气管插管做准备。另外，我们还将针对脱机困难的病人，回顾性分析不同通气策略，选择最合适的脱机方法。

机械通气的重症护理患者分为易于脱机、难以脱机和呼吸机依赖者[2, 3]。易于脱机的病人指初次尝试即可拔除气管插管，这部分患者占 ICU 病人的比例约为 69%，他们的死亡率也较低，约 5%[4, 5]。剩下的脱机困难患者（需试脱机三次或整个脱机过程至少需要 7 天）或呼吸机依赖（试脱机三次以上或脱机过程大于七天）需要更多有效的干预才能顺利撤机。这些脱机困难及呼吸机依赖的患者相关死亡率较高（25%）[4, 5]。

长时间的机械通气增加了死亡率[6]与花费（在美国，机械通气花费 >2 000 美元 / 天）[7]。据此估计约 6% 的需长期呼吸机辅助呼吸的 ICU 患者中消耗了 37% 的资源[8]，同时他们在开始试脱机后仍将有 40%~50% 的时间依靠呼吸机辅助呼吸[4, 6, 9]。其中的部分原因在于更为危重的患者通常需要长时间的机械通气。尽管过度使用镇静药物、缺乏脱机 – 拔管的方案以及各种各样的人文因素也会导致试脱机耗时过长。总之，机械通气时间应尽量缩短，脱机拔管时间应尽早。

专家[2]一致认为脱机过程应遵循以下 6 个步骤。

1. 对急性呼吸衰竭的治疗。

2. 临床判断是否具备脱机的可能。

3. 准备脱机时的评估。

4. 自主呼吸试验。

5. 拔管。

6. 可能再次插管。

根据急性呼吸衰竭的机制，无论是氧交换异常、通气或是气道疾病（可同时存在多项），大多数危重病人在插管后一段时间需予以充分地呼吸机辅助呼吸。脱机过程应于插管后尽早考虑。脱机需要遵循逻辑和序贯的步骤。如果病情没有足够好转，就要有相应的应急计划。脱机 / 撤机失败包括自主呼吸试验失败、需要再次插管 / 机械通气、拔管 48 小时内死亡[2]。

脱机过程中可能出现的临床问题

由于发病率及死亡率与机械通气时间的延长显著相关，通常 ICU 所有的机械通气的患者应每天至少进行一次评估，以准备脱机。脱机前的评估非常重要，很多试验证实，很多脱机成功的病人需要进行脱机前的评估[10, 11]，结果还显示，意外自行拔管的病人中有接近一半不需要再次气管插管[12, 13]。尽早脱机有益，但应与拔管失败显著相关的发病率与死亡率相权衡。两个大的前瞻性观察研究表明再次插管患者的死亡率要增加 5~10 倍[13, 14]。然而，不清楚的是，这种影响有多少是被人群和疾病严重程度的差异所混淆[14]。

脱机前的评估

临床中对于脱机的评估有两步，基于对①能

否脱机的判断和②是否能完成自主呼吸试验。这两步都需要可靠性和可重复性，镇静策略可充分评估患者的脱机能力并充分进行自主呼吸试验。呼吸机撤离的方案应向本地化发展，并与镇痛方案相协调[15, 16]。与夜间呼吸肌训练相结合的夜间睡眠概念对于脱机困难和脱机进展缓慢的病人而言非常重要。

成功脱机的预判

脱机准备的初步筛选预判由临床检查和一些客观的评估标准（呼吸系统、心血管系统、神经系统）组成，旨在预测脱机成功的可能性[4, 5, 9, 10, 11, 17, 18]（表 9-1）。单独看这些预测，灵敏度和特异度均不高，但结合临床检查，临床医生可识别出明显不适合脱机的患者和强行降低呼吸机支持参数会有害的患者。其他所有患者都应做过自主呼吸试验。这一点非常重要，因为仅满足部分脱机指标的许多患者仍可以成功脱机，而且临床医生经常低估患者脱机的能力。

准备脱机预测的个体局限性

注意这些预测标准的个体局限性很重要，因为这些预测标准多源自回顾性研究，而当用于前瞻性研究中时，很多都提示有高的假阳性率和假阴性率。

分钟通气量 小于 10 L/min 的只与 50% 的阳性预测值和 40% 的阴性预测值有关[19]。最大吸气压力，即呼吸肌力量的测量，最初被推荐为成功脱机很好的预测指标[20]。但这些发现在随后的试验中没有被再次证实。

静态顺应性 （例如，潮气量 / 平台压 - 呼气末正压）具有较低的阳性预测值（60%）和阴性预测值（53%）[19]。

气道闭合压 （$P_{0.1}$）是自主呼吸开始后 0.1 秒时气道的压力，是反映呼吸中枢驱动的指标。迄今为止，该指数的研究结果应用仍有争议[21~23]。

中心静脉血氧饱和度 在初次自主呼吸试验失败的患者中，试验第 30 分钟时中心静脉血氧饱和度下降大于 4.5%，这一指标具有 88% 的敏感性和 95% 的特异性，可作为再次插管的独立预测指标[24]。之前的一项研究表明停用呼吸机的患者中，失败组患者的混合静脉血氧饱和度明显下降，成功组的患者没有发生变化（$P=0.01$）[25]。

表 9-1 脱机前的临床和客观评估

临床评估	解决急性过程的需要
	插管 / 呼吸机
	病人清醒与合作
	胸壁疼痛控制
	适当的咳嗽
	不存在过多的气管支气管分泌物
	不存在
	鼻翼扇动
	胸骨上窝及肋间凹陷
	胸腹矛盾呼吸
客观评估	呼吸系统的稳定性：氧合
	氧饱和度 >90% 吸入氧浓度 ≤ 0.4
	氧分压 ≥ 50~60 mmHg 吸入氧浓度 ≤ 0.5
	肺泡动脉氧分压梯度 <350 mmHg（吸入氧浓度 1.0）
	氧分压 / 吸入氧浓度 ≥ 150
	呼吸系统的稳定性：功能
	呼吸频率 ≤ 35/min
	最大吸气压力 ≤ -20~-25 cm H_2O
	潮气量 >5 ml/kg
	每分通气量 <10 L/min
	无明显的呼吸性酸中毒
	呼吸频率 / 潮气量 <105 次 /（min·L*）
	CROP 指数 >13 ml/（次·min†）
	综合指数 <4/ 分‡
	综合脱机指数 ≥ 25 ml/（cm H_2O 次·min·L§）
	心血管稳定性
	心率 <140 次 /min
	收缩压 >90 且 <160 mmHg
	最小的升压药支持
	神经功能
	包括正常的心理状态的镇静

* 呼吸速率 / 潮气量比值也被称为 RSBI
† CROP 指数，即（肺动态顺应性 × 最大吸气压力 × 动脉氧 / 肺泡分压氧分压）/ 呼吸频率
‡ Jabour 综合指数，即压力时间乘积 × （使二氧化碳分压降至 40 mmHg 的分钟通气 / 自然呼吸过程中的潮量）
§ 综合脱机指数，即静态顺应性 × 动脉氧饱和度 / 呼吸频率 / 自主呼吸时的潮气）

左室射血分数 在一项前瞻性观察性研究当中，有经验的操作者利用经食管超声心动图检查（TTE）发现，左室射血分数（LVEF）减低 [36%（27~55）相比于 51%（43~55），$P=0.04$] 导致的 E 波减速时间缩短和舒张早期二尖瓣血流速度与舒张早期二尖瓣环运动速度的比值（E/E′）增加可预测拔管失败[26]。鉴于 TTE 费用昂贵和有经验的专家有限，在用于常规临床实践之前，应进一步明确 TTE 指导干预措施的有益证据。

BNP与BNP前体水平 无论是在基线水平[27]还是在 SBT 发生相应的变化，都与因心力衰竭所致的拔管失败相关[28-30]。然而，这些结果之间存在显著的异质性，这可能由于研究群体的不同、体液平衡的不一致、不同心血管药物的使用以及潜在的心肾功能不全导致的。

呼吸浅快指数 与其他指标相比，在具有自主呼吸的患者中测量超过 1 分钟的呼吸浅快指数（呼吸频率 / 潮气量，RSBI）预测 SBT 成功中具有高灵敏度（97%）和中等特异度（65%）[19]。呼吸浅快指数值的测量可能受气道压力的影响。在一项前瞻性研究中，与进行 T 管试验 [中位数 71 vs. 90（L·min）][31] 或无呼吸机支持的自主呼吸试验 [中位数 36 vs.71/（L·min）][32] 的患者相比，5 cm H_2O 压力下的 CPAP 模式通气的患者 RSBI 值明显降低。

个体 RSBI 值的变化趋势可能更有助于评估脱机成功的可能性。在成功拔管的患者中，RSBI 值的趋势保持不变或降低，相反，在以下三个前瞻性的观察研究中，拔管失败的病人，RSBI 值是上升的[31, 33-35]。尽管许多临床医生在工作中应用 RSBI，但它的实际效果仍有争议：一个小的随机试验表明该指标的测量并不能降低拔管失败或是气管切开的概率，同时还会延长脱机时间[36]。这个试验样本量小，致使在未测量 RSBI 的样本中存在选择偏差和交叉的可能性大。另一个随机试验的结果表明使用自动导管补偿（ATC）可能会降低（原著为"增大"，译者注）RSBI 的预测值[37]。

总体而言，个别"预测标准"不应被作为预判脱机成功的可靠指标，但结合临床检查时，它们可以帮助临床医生判断哪些患者不适合脱机或进行 SBT 会产生不利影响。

单独的指标不足以预测脱机的结果，将多种指标结合分析，可以提高它们的灵敏度和特异度。然而这些预测指标（表9-1）非常复杂并常用于临床试验，很难在常规临床实践中应用。

肺顺应性、呼吸频率、动脉氧合以及最大吸气压力（CROP）指数 （表9-1）>13 ml（次·分钟）可用于预判脱机成功，阳性预测值 71%，阴性预测值 70%[19]。在一个回顾性研究中，利用 Jabour 压力时间乘积（表9-1）来预判脱机成功，当小于 4 次 / 分钟时，其阳性预测值为 96%，阴性预测值为 95%[38]。

在一项预测脱机成功率的前瞻性研究中，25 ml/（cm H_2O·min·L）或更高的综合脱机指数（IWI）（见表9-1）阳性预测值为 0.99，阴性预测值为 0.86（前瞻性验证组中 $n=216$）[39]。需要更多的研究来寻找能够成功预测脱机并具有足够的敏感性和特异性的简单预测因子。但在没有这种方法的情况下，临床医生应降低日常 SBT 的阈值。

自主呼吸试验

SBT 通常被认为是脱机过程的第一步。有不少方法可以用来进行 SBT。这些方法包括① T 管试验；②压力支持通气（PSV）或 ATC，所有这些方法在使用时可伴或不伴 CPAP。SBT 的失败被定义为在试验期间通过临床评估和客观检测发现呼吸（功能或氧合）、心血管或神经系统表现出不稳定的趋势（表9-2）[2, 10, 11, 19, 40, 41]。SBT 时间过长（>20~30 分钟）对于能否脱机的判断几乎没有帮助[5, 42]。前瞻性研究结果表明第一次 SBT 成功的患者中 60% 能够顺利脱机[5, 10, 11, 17, 37, 43, 44]（表9-3）。有趣的是，迄今为止，试验没有证明这些方法中的任何一种在预测脱机成功的能力方面是优越的（表9-3）。但临床医

表 9-2　判断自主呼吸试验失败的临床和客观评估

临床评估	不安和焦虑
	意识水平降低
	明显地出汗
	发绀
	呼吸肌运动增加
	辅助呼吸肌运动
	面容痛苦
	呼吸困难
客观措施	呼吸系统：氧合
	吸入氧浓度 ≥ 0.5 时，氧分压 ≤ 50~60 mmHg 或血氧饱和度 <90%
	呼吸系统的稳定性：功能
	二氧化碳分压 >50 mmHg 或者二氧化碳分压升高 >8 mmHg
	pH < 7.32 或者 pH 下降幅度 ≥原 pH 0.07 倍
	呼吸频率 / 潮气量 >105 次 / (min·L*)
	呼吸频率 >35 次 /min 或者增加 ≥ 50%
	心血管稳定性
	心率 >140 次 /min（或增加 ≥ 20%）
	收缩压 >180 mmHg（或增加 ≥ 20%）
	收缩压 <90 mmHg
	明显的心律失常
	神经功能
	意识水平降低

* 呼吸速率 / 潮气量比值也被称为呼吸浅快指数（RSBI）

生仍然需要认识到这些方法的优劣。

T 管： 这个既定的方法是在气管插管的末端连接一根可作为储水和湿化新鲜气体的短管。最初的担忧是会增加气流阻力和呼吸做功。然而这些研究并没有考虑到气管炎症和伴随经常拔管的水肿，这导致拔管前后呼吸工作量差别不大[45, 46]。因为其简便实用，被很多临床医生使用，并制定肺的工作负荷以对比拔管前后的变化。

压力支持通气： PSV 越来越多的用于 SBT。尽管有理论上的担忧① PSV 的应用并不能模仿"真正"拔管后呼吸的负荷，同时②也难以预测完全补偿气道阻力所需的 PSV 的压力水平[47]，但这在实践中并不是问题[9, 44, 48]。压力支持通常降低到较低水平（ ≤ 10 cm H₂O），以便大部分的冲击用于对抗气管阻力，同时患者气管插管末端的吸气压力也不会过分升高[9, 43, 44, 48]。相

比于 T 管，这一方法的主要优势在于不需要断开呼吸机，呼吸暂停报警及压力监测系统仍可持续工作。

自动管路补偿： 该模式在现代呼吸机中增加了一种通过自动调节呼吸机补偿气管插管内气流阻力的方法。理论上，由于气管插管的阻力因其长度、直径、内壁附着的分泌物而各不相同，但相关文献报道有限。Haberthur 和他的同事们发现 ATC 与 PSV 及 T 管脱机同样有效[44]。该结果随后在 190 例患者中通过比较 PSV 与 ATC 的较大 RCT 试验中得到证实[37]。Figueroa-Casas 和他的同事们在 SBT 期间通过 ATC 与 CPAP 的对比试验证明，两者在脱机时间、拔管成功率、呼吸机使用时长上无差异[49]。另外一项研究表明，ATC 可能无法充分补偿由气道分泌物导致的压力 – 时间曲线的异常和潮气量的增加[50]。因为低水平的 PSV 可实现相同的目标，并且大多数脱机患者都会单独使用 PSV 或与其他模式联用，因此 ATC 在脱机期间任何潜在的临床获益都是受到质疑的。

持续气道正压通气（CPAP）： CPAP 的支持者认为这种方法增加了功能残气量，保持小气道开放，可能有益于左心功能不全的患者，对人体的不良影响微乎其微[51]。尽管患者可能通过 SBT，但在拔管时仍有心力衰竭的风险，但大多数临床医生还是习惯于在使用前文提到的各种技术手段时使用低水平的 CPAP（<5 cm H₂O）。

自动脱机： 自动脱机系统旨在减少脱机过程中对临床医生投入的需求及改善预后。最常用的研究系统是智能脱机（smartcare）和适应性支持通气（adaptive support ventilation, ASV）[52]。ASV 可以从呼吸机的控制模式到自主模式自动切换，但是智能脱机需要医生输入初始参数。然而，智能脱机能够根据病人的一般情况和或反馈参数来自行降低压力支持（水平）。它可为病人提供实施 SBT 且在认为 SBT 成功时会建议拔管。

一项系统荟萃分析对比了智能脱机与常规护理，发现前者有减少脱机时间、脱机至成功拔管

表 9-3　自主呼吸试验成功和脱机成功

作者	年份	数量	初始自主呼吸试验成功	拔管 48 小时后	方法
实验描述初始 SBT 和拔管成功率					
Brochard	1994	456	347（76%）	330（95%）	T 管
Esteban	1995	546	416（76%）	358（86%）	T 管
Vallverdu	1998	217	148（68%）	125（84%）	T 管
Esteban	1999	526	416（79%）	346（82%）	T 管
实验描述初始 SBT 和拔管成功率的不同技术					
Esteban	1997	484	397（82%）	323（81%）	压力支持通气 /T 管
Subgroup		236	205（86%）	167（81%）	压力支持通气 7 cm H$_2$O
Subgroup		246	192（78%）	156（81%）	T 管
Farias	2001	257	201（78%）	173（86%）	压力支持通气 /T 管
Subgroup		125	99（79%）	79（80%）	压力支持通气 10 cm H$_2$O
Subgroup		132	102（77%）	89（87%）	T 管
Haberthur*	2002	90	78（87%）	62（79%）	自动管路补偿 / 压力支持通气 /T 管
Subgroup		30	29（96%）	25（86%）	自动管路补偿
Subgroup		30	23（77%）	18（78%）	压力支持通气 5 cm H$_2$O
Subgroup		30	24（80%）	19（79%）	T 管
Matić	2004	260	200（77%）	未提供	压力支持通气 /T 管
Subgroup		110	80（73%）	未提供	T 管
Subgroup		150	120（80%）	未提供	压力支持通气
Cohen	2006	99	90（91%）	73（74%）	自动管路补偿 / 持续气道正压通气
Subgroup		51	49（96%）	42（82%）	自动管路补偿
Subgroup		48	41（85%）	31（65%）	持续气道正压通气
Cohen	2009	190	161（85%）	139（86%）	自动管路补偿 / 压力支持通气
Subgroup		87	81（93%）	71（88%）	自动管路补偿
Subgroup		93	80（86%）	68（85%）	压力支持通气
Figueroa-Casas	2010	118	108（92%）	115（97%）	自动管路补偿 / 持续气道正压通气
Subgroup		58	56（97%）	57（99%）	自动管路补偿
Subgroup		60	52（87%）	58（97%）	持续气道正压通气

* 部分病人在最初的自主呼吸试验失败后通过自动管路补偿试验后拔管被随机分入 T 管 /PSV 组；SBT. 自主呼吸试验

的时间和 ICU 住院时长的趋势[53]。然而这项分析存在许多的局限性，其中包含大量无法明确解释的异质性（I^2=68%），且只有 3 个试验纳入了足够的志愿者。首次 SBT 时间、死亡率、不良事件发生率以及再次插管的可能性没有减少。3 组试验使用 SIMV（同步间歇指令通气）这一延长机械通气时间的方案来调控[10,11]。在亚组分析中，使用方案化调控大大缩短脱机时间，相比于临床专家的判断，更建议使用保守的标准。在自动脱机系统常规应用前仍需大规模的临床试验来解决这些局限性。

拔管的指征

拔管是成功撤离呼吸机的最后一步，但需要在拔管之前确认患者气道通畅且能自我保护气道。这一临床评估包括：①测试是否有足够的意识水平；②咳嗽的力度；③分泌物的吸引频次；④气道通畅度。Glasgow 评分大于 8 分或更高的患者拔管成功率显著增高。此外，尽管有几种客观测评咳嗽的强度的方法（白卡试验[55]和呼吸量测定法），大多数临床医生仍依靠主观判断其在拔管前是否有中度到强度的咳嗽力度[54]。较弱的咳嗽，测定峰流速 60 L/ 分钟或更少，是拔管失败的重要的独立危险因素[56-58]。评估分泌物的量和黏稠度也很重要，痰量多的病人拔管成功率下降，痰液黏稠影响痰液的吸引[18, 55]。在烧伤和内科重症监护病房的病人，咳嗽的力度的减弱与痰液的量的增加有协同效应，会降低拔管的可能性[57]。

最常见的气道通畅性试验是气囊漏气试验，但敏感度和特异度不高。抽空气囊后漏气提示气道通畅，然而未出现漏气并不能预测拔管失败[59, 60]。尚不清楚没有漏气是否预示喉部水肿，也不清楚预先给予糖皮质激素是否有效。一个纳入761 名成年人的多中心双盲试验，考虑到拔管后喉部水肿的高风险（通气大于 36 小时），在拔管前 12 小时给予甲强龙，在计划拔管后每 4 小时一次。结果显示糖皮质激素的治疗使再插管率减少 4%，喉部水肿发生率减少 11%[61]。

脱机困难病人的呼吸机管理

脱机困难的病人是指至少有一次 SBT 失败或拔管后 48 小时内再插管。 SBT 失败可能伴随呼吸费力症状[40]，可以解释为增加呼吸肌负担[60]。这一额外的负担并不会持久（低频率），但是这不确定会不会导致短时（高频率）的疲劳[40]。因此无论是 SBT 失败还是试拔管失败，临床医生必须要做以下两点：①找出降低脱机成功的负面因素[2, 63]（**表 9-4**）；②加强呼吸机管理，提供足够的呼吸机支持（减少呼吸肌疲劳），不建议减少支持力度（增加患者自主呼吸性）。这样做可以提高后续脱机的成功性。

临床医生应进行仔细的体格检查，充分回顾检验检查，来寻找任何可能的治疗方案（表 9-4）。在没有任何明显的治疗条件时，病人不应贸然脱机。最常用的呼吸机模式是 ACV、SIMV、

表 9-4　评估降低脱机成功的影响因素

呼吸	增加限制性负荷：支气管痉挛、管路弯曲、管路梗阻
	增加胸壁顺应性负荷：胸腔积液、气胸、腹胀
	增加肺顺应性负荷：感染、水肿、过度通气
心血管	长期存在或继发于负荷增加的心功能不全
神经肌肉	中枢性减弱：代谢性碱中毒、镇痛镇静药
	神经传递：脊髓损伤、吉兰 – 巴雷综合征、重症肌无力、膈神经损伤
	外周神经：严重神经病变和肌病
神经生理学	谵妄
	抑郁
	焦虑
新陈代谢	低磷血症
	低镁血症
	低钾血症
	高血糖
	类固醇的使用
	肥胖
营养学	营养不良
	过度进食
贫血	血红蛋白 70~100 g/L

PSV。

辅助控制机械通气（ACV）：ACV 广泛应用于试脱机失败后呼吸肌的休息。这并不能证明脱机失败后膈肌低频肌肉疲劳[41]。甚至是短时间 ACV 支持可能诱导膈肌功能障碍和损伤[64]。脱机技术包含锻炼呼吸肌以减少其萎缩及功能障碍。

同步间歇机械通气（SIMV）：作为脱机的一种手段，SIMV 可按一定时间间隔逐步下调呼吸机的辅助呼吸频率（每次频率下调1~3次/分），30~60 分钟后评估病人是否适应这种增加自主呼吸负荷的方式（类似呼吸衰竭试验标准; 表9-2）。累积的证据表明 SIMV 不是最佳的脱机模式。

SIMV 有三种不同类型：流量或压力控制模式，流量或压力支持模式和以压力支持为主的自主呼吸模式。SIMV 可能会造成呼吸肌肉疲劳或阻止人机对抗造成的疲劳呼吸肌的恢复[11]，增

加激活 SIMV 活瓣的压力，气流不足[65, 66]或呼吸中枢无法调节不同类型的机械通气模式[62]。

一个 457 名病人的试验显示对比 PSV 模式（9.7±3.7 天），SIMV 脱机会稍稍延长呼吸机使用时间（9.9±8.2 天）[10]。本试验还发现，SIMV 有更高的脱机失败率（SIMV，42%；PSV，23%；T-piece，43%）[10]。Esteban 和他的同事们研究了 546 个病人的不同脱机方法，发现 SIMV 脱机的病人呼吸机使用时间最长，约 5 天，其次是 PSV 脱机（4 天）和 T 管（3 天）[11]。

压力支持通气：压力支持通气可由病人自主调节呼吸的深浅、时长、流速和频率[67]。PSV 也可用于自主呼吸试验（通常 ≤ 10 cm H_2O），作为逐步脱机的手段，在可耐受的情况下，每天 1~2 次，每次下调 2~4 cm H_2O。这一方法可通过几小时到几天的时间降低压力支持的依赖。两个大的临床试验证实，在脱机困难患者中，相比于 SIMV 模式，PSV 更有助于减少机械通气的时间[10, 11]。虽然其中的一个试验表明 PSV 脱机效率比 T 管试验更高，但其他试验表明，T 管试验更具优势[11]。这些矛盾可能是源于不同的试脱机方案，一个小的前瞻性试验建议，在 COPD 的病人中，压力支持的脱机模式优于 T 管脱机[68]。总之，逐步降低支持压力这一具有挑战性的方案，应限于自主脱机失败的患者。

T 管试验：这种方法是应用最早的脱机技术，包括循序渐进地增加患者使用 T 管的时间[10, 11]。通常，很多监护室每天多次反复让病人进行短时间的 T 管试验。试验证明，一天一次 T 管试验即可达到同样的效果[11]。T 管试验需关闭窒息及容量报警。

无创通气：无创通气在临床上应用逐渐广泛，在重症监护病房中对无创呼吸机的熟悉使之更容易在脱机困难的患者中应用。在面对气管插管、镇静治疗等相对复杂的问题面前，无创通气有潜在的优势，同时可减少有创通气时间。脱机过程中无创呼吸机的应用可适用 3 种情况：①预防拔管失败；②拔管后呼吸窘迫的治疗；③未达到拔管标准但可酌情早期拔管的病人。

1. **在选择患者中预防拔管失败（预防治疗）** 预防性无创呼吸机辅助呼吸可能为缺氧、高碳酸血症、肺不张提供保护，降低呼吸功，从而减缓呼吸频率。试验证实在高危患者术后（血管、腹部、胸腹手术），无创呼吸机可以改善氧合，减少感染，降低再插管率，缩短住院时间，降低死亡率[69-71]。

2. **避免拔管后呼吸困难导致再插管的急救措施** 无创呼吸机对 ICU 的病人拔管后出现急性呼吸衰竭是无效的[72]。两个试验的 Meta 分析对比了拔管后出现呼吸衰竭的患者，采用无创呼吸机并不比药物治疗能降低再插管率[（RR=1.03，95% CI 0.84~1.25）和 ICU 死亡率（RR=1.14，95% CI 0.43~3.0）][73]。

3. **允许未满足标准拔管条件的病人早期拔管（简易化治疗）** 应用 NIV 的益处显现在高度选择的患者中有助于尽早去除气管插管同时仍然允许呼吸机支持的渐进式递减。与标准治疗相比（有创机械通气），这一策略包括去除 SBT 失败的患者的气管插管直接使用 NIV（PSV+CPAP）。很明显，这种方法只能在有着良好气道保护能力，咳嗽有力，分泌物较少的患者中获得成功；因为他们可能是神志清醒，警觉的病人，有恢复缓慢的肺损伤，但保持良好的呼吸肌功能。在临床实际中，这些患者常有 COPD。最近的一项 Meta 分析（n=994）提示与间歇正压通气（IPPV）相比，脱机后使用无创正压通气（NPPV）的 COPD 患者死亡率显著下降（RR=0.36，95% CI 0.24~0.56）。然而在混合组群中这种效益变小（RR=0.81，95% CI 0.47~1.40）[74]。无创机械通气在 COPD 患者的应用中，与减少脱机失败、呼吸机相关性肺炎、通气总持续时间、住院时长、ICU 滞留时间有着一定的相关性。

脱机过程中气管切开的作用

置入气管切开套管（包括外科切开和经皮置入）对于难以脱机的病人是一个重要的手段。气管切开术相比于气管插管，对病人的刺激性更小，减少了镇静的需求，且更有可能使患者脱机。气管切开提供了更安全的气道[75]，减少声带损伤，降低呼吸功，利于气道的清理[76, 77]。一个基于 RCTs 的 Meta 分析显示，对比延迟或不行气管切开的病人，尽早行气管切开组有着更低的死亡率和较低的呼吸机相关性肺炎的发生率（OR=0.6）。但对住院时长和长期预后的影响需要进一步研究。

脱机方案的审议

一些研究指出，在脱机的过程中，无论忽视患者取得的进展，或是不必要的拖延，均会增加发病率和死亡率[4, 18, 79]，这样的脱机方案会增加呼吸及相关性肺炎的发病率、自行拔管的概率、气管切开的概率以及治疗成本[4, 9]。一个 Cochrance 的系统评价指出一个标准的脱机策略可减少脱机时间及 ICU 住院时间[80]。但研究间异质性大（I=76%）且证据质量等级低，并且对照组日常护理的质量不清楚。但使用这样的方案是有争议的，有些研究指出临床的判断更有意义的。在意大利的一项多中心研究中，医患比例越高，脱机时间越短，提示医生人力资源的投入对于早期脱机非常重要[81]。

> **作者推荐**
>
> - 降低镇静程度并使用短效、可滴定的镇静药，镇静药的使用对于早期和适当的临床评估至关重要。在接受机械通气的危重病人中，脱机准备和镇静药物输注的评估应尽早并反复进行。
> - 一旦急性损伤得到解决，临床医生可降低标准进行自主呼吸试验。
> - 自主呼吸试验应持续 30 分钟以上，可以使用下面的技术：

> - T 管
> - PSV（≤ 10 cm H_2O）
> - ATC
> - ± CPAP（≤ 5 cm H_2O）
> - 目前的数据支持 PSV 是最简单和最有效的技术。
> - 如果病人 SBT 失败，临床医生应该做到以下几点
>   - 记录所有导致失败的原因
>   - 24 小时内不再重复试验
>   - 给予避免疲劳的呼吸机模式（绝大多数为 PSV）
>   - 必要时气管切开
> - 脱机应在 ICU 进行

（焦　涛　贾晓君）

参考文献

1. Slutsky AS. Mechanical ventilation. American College of Chest Physicians' Consensus Conference. Chest. 1993;104:1833–1859.
2. Boles JM, Bion J, Connors A, et al. Weaning from mechanical ventilation. Eur Respir J. 2007;29:1033–1056.
3. Brochard L. Pressure support is the preferred weaning method. In: As presented at the 5th International Concensus Conference in Intensive Care Medicine: Weaning from Mechanical Ventilation. ; April 28–29, 2005.
4. Ely EW, Baker AM, Dunagan DP, et al. Effect on the duration of mechanical ventilation of identifying patients capable of breathing spontaneously. N Engl J Med. 1996;335:1864–1869.
5. Esteban A, Alia I, Tobin MJ, et al. Effect of spontaneous breathing trial duration on outcome of attempts to discontinue mechanical ventilation. Spanish Lung Failure Collaborative Group. Am J Respir Crit Care Med. 1999;159:512–518.
6. Esteban A, Anzueto A, Frutos F, et al. Characteristics and outcomes in adult patients receiving mechanical ventilation: a 28-day international study. JAMA. 2002;287:345–355.
7. Cooper LM, Linde-Zwirble WT. Medicare intensive care unit use: analysis of incidence, cost, and payment. Crit Care Med. 2004;32:2247–2253.
8. Wagner DP. Economics of prolonged mechanical ventilation. Am Rev Respir Dis. 1989;140:S14–S18.
9. Kollef MH, Shapiro SD, Silver P, et al. A randomized, controlled trial of protocol-directed versus physician-directed weaning from mechanical ventilation. Crit Care Med. 1997;25:567–574.
10. Brochard L, Rauss A, Benito S, et al. Comparison of three methods of gradual withdrawal from ventilatory support during weaning from mechanical ventilation. Am J Respir Crit Care Med. 1994;150:896–903.
11. Esteban A, Frutos F, Tobin MJ, et al. A comparison of four methods of weaning patients from mechanical ventilation. Spanish Lung Failure Collaborative Group. N Engl J Med. 1995;332:345–350.
12. Epstein SK, Nevins ML, Chung J. Effect of unplanned extubation on outcome of mechanical ventilation. Am J Respir Crit Care

Med. 2000;161:1912–1916.

13. Thille AW, Harrois A, Schortgen F, Brun-Buisson C, Brochard L. Outcomes of extubation failure in medical intensive care unit patients. Crit Care Med. 2011;39:2612–2618.

14. Menon N, Joffe AM, Deem S, et al. Occurrence and complications of tracheal reintubation in critically ill adults. Respir Care. 2012;57:1555–1563.

15. Kress JP, Pohlman AS, O'Connor MF, Hall JB. Daily interruption of sedative infusions in critically ill patients undergoing mechanical ventilation. N Engl J Med. 2000;342:1471–1477.

16. Kress JP, Gehlbach B, Lacy M, Pliskin N, Pohlman AS, Hall JB. The long-term psychological effects of daily sedative interruption on critically ill patients. Am J Respir Crit Care Med. 2003;168:1457–1461.

17. Vallverdu I, Calaf N, Subirana M, Net A, Benito S, Mancebo J. Clinical characteristics, respiratory functional parameters, and outcome of a two-hour T-piece trial in patients weaning from mechanical ventilation. Am J Respir Crit Care Med. 1998;158:1855–1862.

18. Coplin WM, Pierson DJ, Cooley KD, Newell DW, Rubenfeld GD. Implications of extubation delay in brain-injured patients meeting standard weaning criteria. Am J Respir Crit Care Med. 2000;161:1530–1536.

19. Yang KL, Tobin MJ. A prospective study of indexes predicting the outcome of trials of weaning from mechanical ventilation. N Engl J Med. 1991;324:1445–1450.

20. Sahn SA, Lakshminarayan S. Bedside criteria for discontinuation of mechanical ventilation. Chest. 1973;63:1002–1005.

21. Herrera M, Blasco J, Venegas J, Barba R, Doblas A, Marquez E. Mouth occlusion pressure (P0.1) in acute respiratory failure. Intensive Care Med. 1985;11:134–139.

22. Capdevila XJ, Perrigault PF, Perey PJ, Roustan JP, d'Athis F. Occlusion pressure and its ratio to maximum inspiratory pressure are useful predictors for successful extubation following T-piece weaning trial. Chest. 1995;108:482–489.

23. Montgomery AB, Holle RH, Neagley SR, Pierson DJ, Schoene RB. Prediction of successful ventilator weaning using airway occlusion pressure and hypercapnic challenge. Chest. 1987;91:496–499.

24. Teixeira C, da Silva NB, Savi A, et al. Central venous saturation is a predictor of reintubation in difficult-to-wean patients. Crit Care Med. 2010;38:491–496.

25. Jubran A, Mathru M, Dries D, Tobin MJ. Continuous recordings of mixed venous oxygen saturation during weaning from mechanical ventilation and the ramifications thereof. Am J Respir Crit Care Med. 2012;158.

26. Caille V, Amiel JB, Charron C, Belliard G, Vieillard-Baron A, Vignon P. Echocardiography: a help in the weaning process. Crit Care. 2010;14:22.

27. Mekontso-Dessap A, De Prost N, Girou E, et al. B-type natriuretic peptide and weaning from mechanical ventilation. Intensive Care Med. 2006;32:1529–1536.

28. Chien J-Y, Lin M-S, Huang Y-CT, Chien Y-F, Yu C-J, Yang P-C. Changes in B-type natriuretic peptide improve weaning outcome predicted by spontaneous breathing trial. Crit Care Med. 2008;36:1421–1426.

29. Grasso S, Leone A, De Michele M, et al. Use of N-terminal probrain natriuretic peptide to detect acute cardiac dysfunction during weaning failure in difficult-to-wean patients with chronic obstructive pulmonary disease. Crit Care Med. 2007;35:96–105. http://dx.doi.org/10.1097/01.CCM.0000250391.89780.64.

30. Zapata L, Vera P, Roglan A, Gich I, Ordonez-Llanos J, Betbesé

AJ. B-type natriuretic peptides for prediction and diagnosis of weaning failure from cardiac origin. Intensive Care Med. 2011;37:477–485.

31. Patel KN, Ganatra KD, Bates JH, Young MP. Variation in the rapid shallow breathing index associated with common measurement techniques and conditions. Respir Care. 2009;54:1462–1466.

32. El-Khatib MF, Jamaleddine GW, Khoury AR, Obeid MY. Effect of continuous positive airway pressure on the rapid shallow breathing index in patients following cardiac surgery. Chest. 2002;121:475–479.

33. Verceles AC, Diaz-Abad M, Geiger-Brown J, Scharf SM. Testing the prognostic value of the rapid shallow breathing index in predicting successful weaning in patients requiring prolonged mechanical ventilation. Heart Lung. 2012;41:546–552.

34. Adams RC, Gunter OL, Wisler JR, et al. Dynamic changes in respiratory frequency/tidal volume may predict failures of ventilatory liberation in patients on prolonged mechanical ventilation and normal preliberation respiratory frequency/tidal volume values. Am Surg. 2012;78:69–73.

35. Segal L, Oei E, Oppenheimer B, et al. Evolution of pattern of breathing during a spontaneous breathing trial predicts successful extubation. Intensive Care Med. 2010;36:487–495.

36. Tanios MA, Nevins ML, Hendra KP, et al. A randomized, controlled trial of the role of weaning predictors in clinical decision making. Crit Care Med. 2006;34:2530–2535.

37. Cohen J, Shapiro M, Grozovski E, Fox B, Lev S, Singer P. Prediction of extubation outcome: a randomized, controlled trial with automatic tube compensation vs. pressure support ventilation. Crit Care. 2009;13:R21.

38. Jabour ER, Rabil DM, Truwit JD, Rochester DF. Evaluation of a new weaning index based on ventilatory endurance and the efficiency of gas exchange. Am Rev Respir Dis. 1991;144:531–537.

39. Nemer SN, Barbas CS, Caldeira JB, et al. A new integrative weaning index of discontinuation from mechanical ventilation. Crit Care. 2009;13:R152.

40. Jubran A, Tobin MJ. Pathophysiologic basis of acute respiratory distress in patients who fail a trial of weaning from mechanical ventilation. Am J Respir Crit Care Med. 1997;155:906–915.

41. Laghi F, Cattapan SE, Jubran A, et al. Is weaning failure caused by low-frequency fatigue of the diaphragm? Am J Respir Crit Care Med. 2003;167:120–127.

42. Perren A, Domenighetti G, Mauri S, Genini F, Vizzardi N. Protocol-directed weaning from mechanical ventilation: clinical outcome in patients randomized for a 30-min or 120-min trial with pressure support ventilation. Intensive Care Med. 2002;28:1058–1063.

43. Farias JA, Retta A, Alia I, et al. A comparison of two methods to perform a breathing trial before extubation in pediatric intensive care patients. Intensive Care Med. 2001;27:1649–1654.

44. Haberthur C, Mols G, Elsasser S, Bingisser R, Stocker R, Guttmann J. Extubation after breathing trials with automatic tube compensation, T-tube, or pressure support ventilation. Acta Anaesthesiol Scand. 2002;46:973–979.

45. Straus C, Louis B, Isabey D, Lemaire F, Harf A, Brochard L. Contribution of the endotracheal tube and the upper airway to breathing workload. Am J Respir Crit Care Med. 1998;157:23–30.

46. Mehta S, Nelson DL, Klinger JR, Buczko GB, Levy MM. Prediction of post extubation work of breathing. Crit Care Med. 2000;28:1341–1346.

47. Nathan SD, Ishaaya AM, Koerner SK, Belman MJ. Prediction

of minimal pressure support during weaning from mechanical ventilation. Chest. 1993;103:1215–1219.

48. Matic I, Majeric-Kogler V. Comparison of pressure support and Ttube weaning from mechanical ventilation: randomized prospective study. Croat Med J. 2004;45:162–166.

49. Figueroa-Casas JB, Montoya R, Arzabala A, Connery SM. Comparison between automatic tube compensation and continuous positive airway pressure during spontaneous breathing trials. Respir Care. 2010;55:549–554.

50. Oto J, Imanaka H, Nakataki E, Ono R, Nishimura M. Potential inadequacy of automatic tube compensation to decrease inspiratory work load after at least 48 hours of endotracheal tube use in the clinical setting. Respir Care. 2012;57:697–703.

51. Hess D. Ventilator modes used in weaning. Chest. 2001;120:474S–476S.

52. Rose L, Cardwell C, Jouvet P, McAuley D, Blackwood B. Automated versus non-automated weaning for reducing the duration of mechanical ventilation for critically ill adults and children. Cochrane Database Syst Rev. 2013;7.

53. Burns KE, Lellouche F, Nisenbaum R, Lessard MR, Friedrich JO. Automated weaning and SBT systems versus non-automated weaning strategies for weaning time in invasively ventilated critically ill adults. Cochrane Database Syst Rev. 2014;9.

54. Namen AM, Ely EW, Tatter SB, et al. Predictors of successful extubation in neurosurgical patients. Am J Respir Crit Care Med. 2001;163:658–664.

55. Khamiees M, Raju P, DeGirolamo A, Amoateng-Adjepong Y, Manthous CA. Predictors of extubation outcome in patients who have successfully completed a spontaneous breathing trial. Chest. 2001;120:1262–1270.

56. Smina M, Salam A, Khamiees M, Gada P, Amoateng-Adjepong Y, Manthous CA. Cough peak flows and extubation outcomes. Chest. 2003;124:262–268.

57. Salam A, Tilluckdharry L, Amoateng-Adjepong Y, Manthous CA. Neurologic status, cough, secretions and extubation outcomes. Intensive Care Med. 2004;30:1334–1339.

58. Smailes ST, McVicar AJ, Martin R. Cough strength, secretions and extubation outcome in burn patients who have passed a spontaneous breathing trial. Burns. 2013;39:236–242.

59. Fisher MM, Raper RF. The 'cuff-leak' test for extubation. Anaesthesia. 1992;47:10–12.

60. Maury E, Guglielminotti J, Alzieu M, Qureshi T, Guidet B, Offenstadt G. How to identify patients with no risk for postextubation stridor? J Crit Care. 2004;19:23–28.

61. Francois B, Bellissant E, Gissot V, et al. 12-h pretreatment with methylprednisolone versus placebo for prevention of postextubation laryngeal oedema: a randomised double-blind trial. Lancet. 2007;369:1083–1089.

62. Imsand C, Feihl F, Perret C, Fitting JW. Regulation of inspiratory neuromuscular output during synchronized intermittent mechanical ventilation. Anesthesiology. 1994;80:13–22.

63. Alia I, Esteban A. Weaning from mechanical ventilation. Crit Care. 2000;4:72–80.

64. Vassilakopoulos T, Petrof BJ. Ventilator-induced diaphragmatic dysfunction. Am J Respir Crit Care Med. 2004;169:336–341.

65. Gherini S, Peters RM, Virgilio RW. Mechanical work on the lungs and work of breathing with positive end-expiratory pressure and continuous positive airway pressure. Chest. 1979;76:251–256.

66. Gibney RT, Wilson RS, Pontoppidan H. Comparison of work of breathing on high gas flow and demand valve continuous positive airway pressure systems. Chest. 1982;82:692–695.

67. MacIntyre NR. Respiratory function during pressure support ventilation. Chest. 1986;89:677–683.

68. Matic I, Danic D, Majeric-Kogler V, Jurjevic M, Mirkovic I, Mrzljak Vucinic N. Chronic obstructive pulmonary disease and weaning of difficult-to-wean patients from mechanical ventilation: randomized prospective study. Croat Med J. 2007;48:51–58.

69. Bohner H, Kindgen-Milles D, Grust A, et al. Prophylactic nasal continuous positive airway pressure after major vascular surgery: results of a prospective randomized trial. Langenbecks Arch Surg. 2002;387:21–26.

70. Squadrone V, Coha M, Cerutti E, et al. Continuous positive airway pressure for treatment of postoperative hypoxemia: a randomized controlled trial. JAMA. 2005;293:589–595.

71. Kindgen-Milles D, Muller E, Buhl R, et al. Nasal-continuous positive airway pressure reduces pulmonary morbidity and length of hospital stay following thoracoabdominal aortic surgery. Chest. 2005;128:821–828.

72. Glossop A, Shepherd N, Bryden D, Mills G. Non-invasive ventilation for weaning, avoiding reintubation after extubation and in the postoperative period: a meta-analysis. Br J Anaesth. 2012;109:305–314.

73. Agarwal R, Aggarwal AN, Gupta D, Jindal SK. Role of noninvasive positive-pressure ventilation in postextubation respiratory failure: a meta-analysis. Respir Care. 2007;52:1472–1479.

74. Burns KE, Meade MO, Premji A, Adhikari NK. Noninvasive positive-pressure ventilation as a weaning strategy for intubated adults with respiratory failure. Cochrane Database Syst Rev. 2013;9.

75. Stauffer JL, Olson DE, Petty TL. Complications and consequences of endotracheal intubation and tracheotomy. A prospective study of 150 critically ill adult patients. Am J Med. 1981;70:65–76.

76. Diehl JL, El Atrous S, Touchard D, Lemaire F, Brochard L. Changes in the work of breathing induced by tracheotomy in ventilatordependent patients. Am J Respir Crit Care Med. 1999;159:383–388.

77. Davis Jr K, Campbell RS, Johannigman JA, Valente JF, Branson RD. Changes in respiratory mechanics after tracheostomy. Arch Surg. 1999;134:59–62.

78. Siempos II, Ntaidou TK, Filippidis FT, Choi AMK. Effect of early versus late or no tracheostomy on mortality of critically ill patients receiving mechanical ventilation: a systematic review and metaanalysis. Lancet Respir Med. June 2014.

79. Ely EW, Baker AM, Evans GW, Haponik EF. The prognostic significance of passing a daily screen of weaning parameters. Intensive Care Med. 1999;25:581–587.

80. Blackwood B, Alderdice F, Burns K, Cardwell C, Lavery G, O'Halloran P. Use of weaning protocols for reducing duration of mechanical ventilation in critically ill adult patients: Cochrane systematic review and meta-analysis. BMJ. 2011;342.

81. Polverino E, Nava S, Ferrer M, et al. Patients' characterization, hospital course and clinical outcomes in five Italian respiratory intensive care units. Intensive Care Med. 2010;36:137–142.

10 机械通气损伤肺组织的机制及预防措施

Joshua A. Marks, Maurizio Cereda

为阐明呼吸机是否会损伤肺组织这一问题，我们必须先理解几个常用术语。呼吸机所致肺损伤（Ventilator-induced lung injury, VILI）系机械通气过程中出现的急性肺损伤，其病理学特征为炎症细胞浸润、透明膜形成、肺泡出血、血管通透性升高、肺水肿、发挥主要作用的肺泡表面活性物质缺失，最终导致肺泡萎陷。急性呼吸窘迫综合征（acute respiratory distress syndrome, ARDS）为进行性低氧血症，需要高浓度氧气吸入以保证动脉中氧化作用顺利进行，胸部影像学显示双侧间质性病变或肺泡浸润。针对此类患者，呼吸机使用方案旨在减少 VILI 发生，改善 ARDS 患者的预后。肺泡过度扩张、肺张力改变及肺不张是 VILI 重要的特征性表现。事实上，VILI 的临床表现与 ARDS 极为相似，这便指出 VILI 临床判断的重要性。肺泡过度扩张提示存在跨肺压升高，即吸气末气道内压与胸腔压之差增大。张力指潮气量与肺总量/肺容量之比，张力与肺泡所受机械压力平行，张力越大，肺泡所受机械压力越大[1]。若此时存在多灶性肺实变或肺不张，平静呼吸时相对多余的气量就会进入张开的肺泡中，由于正常潮气量有选择地进入局部肺组织，结果局部肺泡过度扩张且受极大张力。在概念上，这一过程就类似于向"婴儿肺"输送标准潮气量[2]。

呼吸时，气道与肺单位反复开合，就会产生肺萎陷性不张。若局灶性肺实变导致通气不均匀，扩张和萎陷的肺泡周围就会有更多肺泡受损，从而上述过程放大。在肺充气及不张部位，肺泡所

受的牵拉力及剪切力会更大。节段性肺不张与之的相关性一直遭受怀疑，因为在很多情况下，肺水肿，而非肺萎陷，似乎主导着肺微环境的变化[3]。近期有实验数据表明，在传导性小气道中，气液水平及表面活性物质功能障碍会导致上皮撕裂及细胞损伤[4, 5]。

容积伤，字面上反映的是高压通气，实际上提示通气肺组织高流量，会导致肺泡破裂，气道损伤，甚至气胸、纵隔气肿及皮下气肿。尽管此处用词不大恰当，但容积伤的主要内容还是肺泡过度扩张而非气道高压。有专家建议换用"流量伤"，后者认为流量过大导致肺泡牵拉而非气压过高是损伤的决定性因素。

在肺萎陷、容积伤、流量伤等物理因素作用下，细胞内介质释放，一方面，这些介质直接损伤细胞；另一方面它们会激活上皮细胞、内皮细胞及炎症细胞内的细胞信号通路。在经典的 ARDS 及流量伤患者中，肺泡-毛细血管通透性增高，上述介质及细菌将通过这些部位从肺组织转移至体循环中，进而导致多器官功能衰竭甚至死亡。

呼吸机如何损伤肺组织？

尽管目前已有清晰的理论体系阐释 VILI 的发生机制，但其确切的机制及适当的个体化治疗尚不明确。虽然典型的 VILI 可以看作继发损伤的一种独立形式，但呼吸机损伤或许也是 ARDS 自然发生和进展的重要因素[6]。在呼吸机使用最佳策略这一领域，大量研究致力于明确 ARDS

的治疗方案，但收效甚微；然而，关于损伤的发展过程关注相对少，尤其是 ARDS 并非原发病的患者。

如果给已存在 ARDS 的患者中等潮气量（V_t；即 12 ml/kg），其生存率将下降[7]。由婴儿肺的构造我们可知，吸入的气体会集中在少部分的通气肺实质（即肺容量）中使之过度牵拉[8]，而非功能部位，为减少吸气张力，临床医生根据不同病人的体重规定了 V_t 值，但目前有两个关于婴儿肺模型的理论，两者相互关联，影响临床诊治。

首先，通气肺组织的容量及所受张力不同，反映损伤存在不同严重程度[9]。事实上，对于肺容量小的患者，即使是非常低的潮气量产生的牵张力，其肺组织也难以承受[10]。由于床旁量化过度膨胀程度及张力大小是极其困难的（众所周知，吸入气道压力是不准确的，且安全阈值[12]并不明确），所以很难区别出哪些患者发生 VILI 的风险在增加，并且大幅度降低 V_t 或许可以使之受益。

第二，对于非 ARDS 患者，呼吸机的影响尚不明确。中等潮气量并不损害正常肺组织[13]。当肺容量尚未明显减少时，临床上常用的潮气量不会产生过大压力加重肺损伤。而有观察试验[14]及干预试验[15]（涵盖术中患者）表示，降低潮气量可以改善非 ARDS 患者肺脏的预后[16, 17]。动物研究表明，全身炎症反应，如脓毒症，会使肺组织对机械压力的敏感性提高；即轻度变形就会导致损伤[18]。人体变化是否可以参考该机制尚不可知，而其是否真正解释了对于不存在严重炎症反应的患者低潮气量有益，这一点存在争议。这是由于造成不伴有严重肺损伤的 VILI 的关键机制尚不明确，对使用呼吸机的不同患者均应用低潮气量未必都能达到预期效果。

对使用呼吸机的患者而言，肺不张的作用尚不明了。尽管关于肺不张伤的动物实验证据确切[19-21]，但临床试验显示，对于明确的 ARDS 患者，肺复张及高呼气末正压通气压（positive end expiratory presure, PEEP）只产生边缘效应[22-24]。这一差异或许与实验对象纳入不同有关。事实上，研究表明，与一次性评估低氧血症相比，动态监测肺不张、PEEP，并结合影像学与功能学结果[25, 26]，能更好地预测 ARDS 的预后。ARDS 的一个重要特征系炎症变化不均一地分布于所有肺组织[27]，这一点被 ARDS[28] 公认的定义及大多数研究的纳入标准所忽略[7, 29]。空间变化或许就能解释为什么人体研究结果存在不一致性。尽管某一治疗方法能在一定程度上改善某一部位肺组织，但会随机加重其他部位肺组织病变[30]。

肺不张可能会使非 ARDS 患者产生肺损伤[31]。从 VILI 的公认案例中可知，不张伤发生在受损、塌陷的区域[32, 33]，不过最近有证据表明，如果从高吸气张力的影响中剔除肺不张的影响，那么炎症活化过程将受限[34]。然而，肺不张可能在一定程度上改变机械压力的分布，进而影响炎症的分布。换句话说，肺复张障碍时，通气肺组织之间相互作用，使牵拉力增加，或许会导致其对中等潮气量耐受下降[27, 35, 36]。继而，其周围肺组织及散布有塌陷组织的区域，机械压力将集中放大[37]。最近，有研究表示，CT 所见局部通气不均一性（局部牵拉力增加的可能指标）与 ARDS 预后之间存在一定联系[38]。在一定潮气量下，肺复张可能会减少肺组织所受牵拉力[37, 39, 40]，进而局限损伤扩展。

肺不张可能会导致非 ARDS 患者发生肺损伤。在一项针对重症监护室内使用呼吸机的非 ARDS 患者的对照试验中，显示选用较高或较低 PEEP 可以改善肺脏预后[41]。此外，还有两个试验成功研究了围术期肺保护，治疗组患者选用低潮气量，并采取积极的肺复张措施，而控制组选用较高潮气量及低 PEEP[16, 17]。尽管上述研究旨在探究足够大的 PEEP 联合低潮气量是否可以预防肺不张，但事实上并非 PEEP 本身，而是避免肺不张发生才应该是该试验成功的决定因素。由于该实验设计的问题，想要区分这两种干预措施的各自影响是不可能的。与肺不张会导致健康肺组织产生新损伤这一假设相反，有实验采用术中较高或较低 PEEP 联合同等低潮气量的方法，结果并未显示较高 PEEP 更为有利[42]。

如何将肺损伤最小化？

ARMA 试验明确使用 6 ml/kg 潮气量替代原来的 12 ml/kg，可以提高生存率[7]。从该研究及先前其他作者的研究结果中可知[43]，对于确诊的 ARDS 患者，临床上目前已广泛接受采取低潮气量通气（即低张力通气）。早些时候的研究，由于实验组和对照组之间潮气量差异不足，并未显示预后改善[44, 45]。不过，最近有观察研究证实，潮气量与 ARDS 死亡率之间存在剂量 – 反应联系[46]。同时，该研究也表明在 ICU 患者中，不同潮气量选择的影响会长期存在。

目前临床上将呼吸机参数潮气量设为基于身高的预计体重（PBW）以替代肺容量[7]。V_t 设为 4~6 ml/kg IBM 同时保证了平台压小于 30 cm H_2O 且患者可耐受高 $PaCO_2$（二氧化碳在动脉血氧的分压）。PEEP 值根据 ARDS 协作网络曲线图进行调整以保证目标 PaO_2（动脉血中氧气分压）在 55~80 mmHg 且 SpO_2（血氧饱和仪测得氧饱和度）在 88%~95%。高碳酸血症受 pH 限制，而有效代谢纠正的机制尚不明了[47]。尽管该治疗策略降低了死亡率，但其所代表的"一刀切"模式并不能解释患者的个体化特性，如肺容量，肺不张可复性及胸壁结构。因此，基于体重的 V_t 值会使部分重症患者得到保护，而对其他患者就显得没有必要（例如肥胖伴胸壁顺应性较差的患者）。如何使治疗个体化尚不清楚。床边监测肺容量及肺张力尚处于试验阶段[9]，而经食管滴定测量跨肺压似乎是个很有前景的方法。通过这一方法，临床医生可以矫正胸壁结构对气道压力的影响，进而个体化设置 PEEP 值及 V_t 值从而使在维持肺复张状态下，肺扩张最小化[48]。

对有重大疾病的患者，即使采取最积极的降低潮气量的措施或许也不能充分保护肺组织。体外肺辅助治疗现已在某些特定场合开展[49]，但目前仅有一项随机研究支持其广泛应用，并且设计上存在很大的局限性[50]。此外，评估其风险 /获益仍是一道难题且了解甚少。高频振荡通气是一项极具吸引力的技术，即大幅度降低潮气量并积极肺复张，但目前尚未发现其能改善预后[51]。

基于目前存在的临床证据，尚不推荐通过高 PEEP 实现肺复张的通气管理措施作为标准护理方案[22~24]。不过，有试验显示其对有重大疾病的患者有利[52]。专家意见包括一些学会指南推荐这类人群使用高 PEEP[53]。后续研究应当采用更好的方法将患者分层并检测其有效性。包括食管测压法在内的多种技术及诸如电阻抗断层成像法等床旁影像工具或许能为该治疗措施提供更多支持[48, 54]。由于缺乏这些数据，针对不同患者个体，肺不张的假定益处应与具体的副作用相权衡。同时，还应警惕替代呼吸机模式，其在最大化肺复张程度的同时也会增加平均气道压[55]。为避免结果不理想，实验应当谨慎选择研究患者并检测较高气道压对肺过度扩张、体肺循环[56]及肺泡死腔的影响。肺复张所带来的生物学影响尚不明确，由此带来血流动力学逐渐恶化，这是众多临床医生都不愿看到的。

最近，多个试验表明早期使用肌松药可改善严重 ARDS 的预后[57]。同时有一项研究证实在严重 ARDS 的早期阶段，严格控制吸入气压的同时，肌松药可以更好地避免 VILI。不过，该实验设计并未阐明患者自主吸气的影响。

俯卧位通气也是一项保护肺组织的辅助措施，新近一项研究表明其对严重 ARDS 的预后产生巨大的积极影响[58]。鉴于俯卧位能改善一大部分患者的氧合，关于它的研究已经开展了很多年[59]。患者取俯卧位可以重新打开塌陷的肺背段并改善通气不均，从而使局部吸气压重新排布并相应降低[60]。这一效应有可能缓解 VILI 并解释观察到的诸多结果。与之前结果不明的研究相比，如今有研究选取更重的患者，并采取更长时间的俯卧位[61]。因此，俯卧位可以作为一种限制牵拉的辅助措施，且很有可能替代 PEEP 改善肺复张并最大程度限制局部压力。

大约 67% 的 ARDS 出现在住院后[62]，从而采取预防性干预可能性大。多个临床研究报道了不同原因致使者采取机械通气后 ARDS 的发病率（从 8%~25%）[14, 15]。故而，可以推断通气管理会影响新肺部损伤的产生及原有肺疾病的加重。不过预测哪些患者存在肺损伤、ARDS 及严重疾患的风险仍是一个挑战。已有诸多评分系统用于鉴别患者是否存在风险，但其应用不一致，且尚无法确定其能够反映某种治疗措施与疾病预防之间的联系[63]。

一项荟萃分析显示，对于 ICU 及术中非 ARDS 患者，使用较低或较高的潮气量可以改善预后[64]。据此可以认为，对于存在 ARDS 发生发展风险并需要呼吸机的患者，如脓毒血症、重大创伤及实施高风险手术的患者，选用低潮气量是合理的[65]。不过仍需警惕。多个针对非 ARDS 患者的研究表明控制和治疗潮气量之间存在明显差异时最终结果也会不同[66]。那么减小两者差异是否会产生相似的结果尚不明确，不过许多临床医生都已弃用非 ARDS 患者大潮气量通气（即 >10 ml/kg）。一项涵盖术中通气研究的新近荟萃分析显示，相对于标准通气管理措施，选用较低潮气量会减少 ARDS 的发生，不过是否会影响生存率和 ICU 滞留时间其并未阐明[66]。

使用其他结果如 ARDS 发病率来衡量预防策略的有效性并不能保证能够降低死亡率或长期致残率[67]。高风险患者采用低潮气量通气成功降低 ARDS 所致死亡率未必能同样说明对诸如术中通气等较低风险患者也是有益的。相反地，低效临床试验常忽略低潮气量通气的不良反应，这可能比有利反应影响更多患者[68]。例如，减少非 ARDS 患者潮气量通气会加重肺不张，进而加重肺损伤和低氧血症。尽管最新研究并未报道选用较高潮气量时也应相应加强镇静措施[15]，各个研究中心选取的镇静方案及目标大相径庭。如果将最低剂量镇静联合自主呼吸模式作为常用方案（与之相对的是加强镇静联合控制通气模式），

那么在诸多后遗症共同作用下，减少潮气量在很大程度上会增加患者不适感及呼吸机不同步，并最终需加强镇静药使用。

作者推荐

- 目前关于肺泡力学及 VILI 的了解尚不完全。
- 通过完善现有证据并加深病理生理学研究，ARDS 预后可以得到改善。
- 潮气量设定应根据患者个体力学特征动态变化而非仅依据体重。
- 恰当地选用 PEEP 及潮气量可以减轻吸气对气道过度扩张的影响及通气不均一，从而减少进一步损伤。
- 局部压力分布及气道形变是决定肺组织对呼吸机指标设置及其他治疗措施（如取俯卧位）反应的主要因素。
- 我们对 ARDS 的理解及目前选用的通气方案受肺影像学资料影响极大。
- 后续研究，包括新型影像学工具将继续启发我们并改变临床诊疗工作。

（薛新颖　张歆刚）

参考文献

1. Protti A, Cressoni M, Santini A, Langer T, Mietto C, Febres D, et al. Lung stress and strain during mechanical ventilation: any safe threshold? Am J Respir Crit Care Med. May 15, 2011;183(10): 1354–1362.
2. Gattinoni L, Pesenti A. The concept of "baby lung". Intensive Care Med. 2005;31(6):776–784.
3. Hubmayr RD. Perspective on lung injury and recruitment: a skeptical look at the opening and collapse story. Am J Res Crit Care Med. 2002;165(12):1647–1653.
4. Bilek AM, Dee KC, Gaver 3rd DP. Mechanisms of surface-tensioninduced epithelial cell damage in a model of pulmonary airway reopening. J Appl Physiol. 2003;94(2):770–783. Bethesda, Md.: 1985.
5. Glindmeyer HW, Smith BJ, Gaver 3rd DP. In situ enhancement of pulmonary surfactant function using temporary flow reversal. J Appl Physiol. 2012;112(1):149–158. Bethesda, Md.: 1985.
6. Slutsky AS, Ranieri VM. Ventilator-induced lung injury. N Engl J Med. November 28, 2013;369(22):2126–2136.
7. Ventilation with lower tidal volumes as compared with traditional tidal volumes for acute lung injury and the acute respiratory distress syndrome. The acute respiratory distress syndrome network. N Engl J Med. 2000;342(18):1301–1308.
8. Gattinoni L, Pesenti A, Avalli L, Rossi F, Bombino M.

Pressurevolume curve of total respiratory system in acute respiratory failure. Computed tomographic scan study. Am Rev Res Dis. 1987;136(3):730–736.

9. Mattingley JS, Holets SR, Oeckler RA, Stroetz RW, Buck CF, Hubmayr RD. Sizing the lung of mechanically ventilated patients. Crit Care. 2011;15(1):R60.

10. Terragni PP, Rosboch G, Tealdi A, Corno E, Menaldo E, Davini O, et al. Tidal hyperinflation during low tidal volume ventilation in acute respiratory distress syndrome. Am J Respir Crit Care Med. January 15, 2007;175(2):160–166.

11. Talmor D, Sarge T, O'Donnell CR, Ritz R, Malhotra A, Lisbon A, et al. Esophageal and transpulmonary pressures in acute respiratory failure. Crit Care Med. May 2006;34(5):1389–1394.

12. Hager DN, Krishnan JA, Hayden DL, Brower RG, Network ACT. Tidal volume reduction in patients with acute lung injury when plateau pressures are not high. Am J Res Crit Care Med. 2005;172(10):1241–1245.

13. Wilson MR, Patel BV, Takata M. Ventilation with "clinically relevant" high tidal volumes does not promote stretch-induced injury in the lungs of healthy mice. Crit Care Med. October 2012;40(10):2850–2857.

14. Gajic O, Dara SI, Mendez JL, Adesanya AO, Festic E, Caples SM, et al. Ventilator-associated lung injury in patients without acute lung injury at the onset of mechanical ventilation. Crit Care Med. 2004;32(9):1817–1824.

15. Determann RM, Royakkers A, Wolthuis EK, Vlaar AP, Choi G, Paulus F, et al. Ventilation with lower tidal volumes as compared with conventional tidal volumes for patients without acute lung injury: a preventive randomized controlled trial. Crit Care. 2010;14(1):R1.

16. Futier E, Constantin JM, Paugam-Burtz C, Pascal J, Eurin M, Neuschwander A, et al. A trial of intraoperative low-tidal-volume ventilation in abdominal surgery. N Eng J Med. 2013;369(5): 428–437.

17. Severgnini P, Selmo G, Lanza C, Chiesa A, Frigerio A, Bacuzzi A, et al. Protective mechanical ventilation during general anesthesia for open abdominal surgery improves postoperative pulmonary function. Anesthesiol. June 2013;118(6):1307–1321.

18. Levine GK, Deutschman CS, Helfaer MA, Margulies SS. Sepsisinduced lung injury in rats increases alveolar epithelial vulnerability to stretch. Crit Care Med. 2006;34(6):1746–1751.

19. Tremblay L, Valenza F, Ribeiro SP, Li J, Slutsky AS. Injurious ventilatory strategies increase cytokines and c-fos m-RNA expression in an isolated rat lung model. J Clin Invest. March 1, 1997;99(5): 944–952.

20. Schiller HJ, McCann 2nd UG, Carney DE, Gatto LA, Steinberg JM, Nieman GF. Altered alveolar mechanics in the acutely injured lung. Crit Care Med. May 2001;29(5):1049–1055.

21. Muscedere JG, Mullen JB, Gan K, Slutsky AS. Tidal ventilation at low airway pressures can augment lung injury. Am J Res Crit Care Med. 1994;149(5):1327–1334.

22. Meade MO, Cook DJ, Guyatt GH, Slutsky AS, Arabi YM, Cooper DJ, et al. Ventilation strategy using low tidal volumes, recruitment maneuvers, and high positive end-expiratory pressure for acute lung injury and acute respiratory distress syndrome: a randomized controlled trial. JAMA. 2008;299(6):637–645.

23. Mercat A, Richard JC, Vielle B, Jaber S, Osman D, Diehl JL, et al. Positive end-expiratory pressure setting in adults with acute lung injury and acute respiratory distress syndrome: a randomized controlled trial. JAMA. 2008;299(6):646–655.

24. Brower RG, Lanken PN, MacIntyre N, Matthay MA, Morris A, Ancukiewicz M, et al. Higher versus lower positive end-

expiratory pressures in patients with the acute respiratory distress syndrome. N Engl J Med. July 22, 2004;351(4):327–336.

25. Gattinoni L, Caironi P, Cressoni M, Chiumello D, Ranieri VM, Quintel M, et al. Lung recruitment in patients with the acute respiratory distress syndrome. N Engl J Med. 2006;354(17):1775–1786.

26. Goligher EC, Kavanagh BP, Rubenfeld GD, Adhikari NK, Pinto R, Fan E, et al. Oxygenation response to positive end-expiratory pressure predicts mortality in acute respiratory distress syndrome. A secondary analysis of the LOVS and ExPress trials. Am J Respir Crit Care Med. July 1, 2014;190(1):70–76.

27. Bellani G, Guerra L, Musch G, Zanella A, Patroniti N, Mauri T, et al. Lung regional metabolic activity and gas volume changes induced by tidal ventilation in patients with acute lung injury. Am J Respir Crit Care Med. 2011;183(9):1193–1199.

28. Force ADT, Ranieri VM, Rubenfeld GD, Thompson BT, Ferguson ND, Caldwell E, et al. Acute respiratory distress syndrome: the berlin definition. JAMA. 2012;307(23):2526–2533.

29. Brower RG, Lanken PN, MacIntyre N, Matthay MA, Morris A, Ancukiewicz M, et al. Higher versus lower positive end-expiratory pressures in patients with the acute respiratory distress syndrome. N Engl J Med. 2004;351(4):327–336.

30. Vieira SR, Puybasset L, Richecoeur J, Lu Q, Cluzel P, Gusman PB, et al. A lung computed tomographic assessment of positive endexpiratory pressure-induced lung overdistension. Am J Respir Crit Care Med. November 1998;158(5 Pt 1):1571–1577.

31. Albaiceta GM, Blanch L. Beyond volutrauma in ARDS: the critical role of lung tissue deformation. Crit Care. 2011;15(2):304.

32. Otto CM, Markstaller K, Kajikawa O, Karmrodt J, Syring RS, Pfeiffer B, et al. Spatial and temporal heterogeneity of ventilatorassociated lung injury after surfactant depletion. (1985) J Appl Physiol. May 2008;104(5):1485–1494.

33. de Prost N, Costa EL, Wellman T, Musch G, Tucci MR, Winkler T, et al. Effects of ventilation strategy on distribution of lung inflammatory cell activity. Crit Care. 2013;17(4):R175.

34. Wakabayashi K, Wilson MR, Tatham KC, O'Dea KP, Takata M. Volutrauma, but not atelectrauma, induces systemic cytokine production by lung-marginated monocytes. Crit Care Med. January 2014;42(1):e49–e57.

35. Tsuchida S, Engelberts D, Peltekova V, Hopkins N, Frndova H, Babyn P, et al. Atelectasis causes alveolar injury in nonatelectatic lung regions. Am J Respir Crit Care Med. August 1, 2006;174(3): 279–289.

36. Retamal J, Bergamini B, Carvalho AR, Bozza FA, Borzone G, Borges J, et al. Non-lobar atelectasis generates inflammation and structural alveolar injury in the surrounding healthy tissue during mechanical ventilation. Crit Care. September 9, 2014;18(5):505.

37. Cereda M, Emami K, Xin Y, Kadlecek S, Kuzma NN, Mongkolwisetwara P, et al. Imaging the interaction of atelectasis and overdistension in surfactant-depleted lungs. Crit Care Med. 2013;41(2):527–535.

38. Cressoni M, Cadringher P, Chiurazzi C, Amini M, Gallazzi E, Marino A, et al. Lung inhomogeneity in patients with acute respiratory distress syndrome. Am J Respir Crit Care Med. 2014;189(2): 149–158.

39. Halter JM, Steinberg JM, Gatto LA, DiRocco JD, Pavone LA, Schiller HJ, et al. Effect of positive end-expiratory pressure and tidal volume on lung injury induced by alveolar instability. Crit Care. 2007;11(1):R20.

40. Seah AS, Grant KA, Aliyeva M, Allen GB, Bates JH. Quantifying the roles of tidal volume and PEEP in the pathogenesis of ventilator-induced lung injury. Ann Biomed Eng. May

2011;39(5): 1505–1516.

41. Manzano F, Fernandez-Mondejar E, Colmenero M, Poyatos ME, Rivera R, Machado J, et al. Positive-end expiratory pressure reduces incidence of ventilator-associated pneumonia in nonhypoxemic patients. Crit Care Med. 2008;36(8):2225–2231.

42. PROVE Network Investigators for the Clinical Trial Network of the European Society of Anaesthesiology, Hemmes SN, Gama de Abreu M, Pelosi P, Schultz MJ. High versus low positive end-expiratory pressure during general anaesthesia for open abdominal surgery (PROVHILO trial): a multicentre randomised controlled trial. Lancet. August 9, 2014;384(9942):495–503.

43. Amato MB, Barbas CS, Medeiros DM, Magaldi RB, Schettino GP, Lorenzi-Filho G, et al. Effect of a protective-ventilation strategy on mortality in the acute respiratory distress syndrome. N Eng J Med. 1998;338(6):347–354.

44. Brochard L, Roudot-Thoraval F, Roupie E, Delclaux C, Chastre J, Fernandez-Mondejar E, et al. Tidal volume reduction for prevention of ventilator-induced lung injury in acute respiratory distress syndrome. The multicenter trail group on tidal volume reduction in ARDS. Am J Respir Crit Care Med. 1998;158(6):1831–1838.

45. Stewart TE, Meade MO, Cook DJ, Granton JT, Hodder RV, Lapinsky SE, et al. Evaluation of a ventilation strategy to prevent barotrauma in patients at high risk for acute respiratory distress syndrome. Pressure- and volume-limited ventilation strategy group. N Engl J Med. February 5, 1998;338(6):355–361.

46. Needham DM, Colantuoni E, Mendez-Tellez PA, Dinglas VD, Sevransky JE, Dennison Himmelfarb CR, et al. Lung protective mechanical ventilation and two year survival in patients with acute lung injury: prospective cohort study. BMJ. 2012;344:e2124.

47. Hickling KG, Henderson SJ, Jackson R. Low mortality associated with low volume pressure limited ventilation with permissive hypercapnia in severe adult respiratory distress syndrome. Intensive Care Med. 1990;16(6):372–377.

48. Talmor D, Sarge T, Malhotra A, O'Donnell CR, Ritz R, Lisbon A, et al. Mechanical ventilation guided by esophageal pressure in acute lung injury. N Engl J Med. November 13, 2008;359(20): 2095–2104.

49. Terragni PP, Del Sorbo L, Mascia L, Urbino R, Martin EL, Birocco A, et al. Tidal volume lower than 6 ml/kg enhances lung protection: role of extracorporeal carbon dioxide removal. Anesthesiol. October 2009;111(4):826–835.

50. Peek GJ, Mugford M, Tiruvoipati R, WilsonA, Allen E, Thalanany MM, et al. Efficacy and economic assessment of conventional ventilatory support versus extracorporeal membrane oxygenation for severe adult respiratory failure (CESAR): a multicentre randomised controlled trial. Lancet. October 17, 2009;374(9698): 1351–1363.

51. Ferguson ND, Slutsky AS, Meade MO. High-frequency oscillation for ARDS. N Engl J Med. June 6, 2013;368(23):2233–2234.

52. Briel M, Meade M, Mercat A, Brower RG, Talmor D, Walter SD, et al. Higher vs lower positive end-expiratory pressure in patients with acute lung injury and acute respiratory distress syndrome: systematic review and meta-analysis. JAMA. 2010;303(9):865–873.

53. Dellinger RP, Levy MM, Rhodes A, Annane D, Gerlach H, Opal SM, et al. Surviving sepsis campaign: international guidelines for management of severe sepsis and septic shock: 2012. Crit Care Med. February 2013;41(2):580–637.

54. Wolf GK, Gomez-Laberge C, Rettig JS, Vargas SO, Smallwood CD, Prabhu SP, et al. Mechanical ventilation guided by electrical impedance tomography in experimental acute lung injury. Crit Care Med. May 2013;41(5):1296–1304.

55. Andrews PL, Shiber JR, Jaruga-Killeen E, Roy S, Sadowitz B, O'Toole RV, et al. Early application of airway pressure release ventilation may reduce mortality in high-risk trauma patients: a systematic review of observational trauma ARDS literature. J Trauma Acute Care Surg. October 2013;75(4):635–641.

56. Jardin F, Vieillard-Baron A. Right ventricular function and positive pressure ventilation in clinical practice: from hemodynamic subsets to respirator settings. Intensive Care Med. 2003;29(9): 1426–1434.

57. Papazian L, Forel JM, Gacouin A, Penot-Ragon C, Perrin G, Loundou A, et al. Neuromuscular blockers in early acute respiratory distress syndrome. N Engl J Med. September 16, 2010;363(12): 1107–1116.

58. Guerin C, Reignier J, Richard JC, Beuret P, Gacouin A, Boulain T, et al. Prone positioning in severe acute respiratory distress syndrome. N Eng J Med. 2013;368(23):2159–2168.

59. Bryan AC. Conference on the scientific basis of respiratory therapy. Pulmonary physiotherapy in the pediatric age group. Comments of a devil's advocate. Am Rev Res Dis. 1974;110(6 Pt 2):143–144.

60. Richter T, Bellani G, Scott Harris R, Vidal Melo MF, Winkler T, Venegas JG, et al. Effect of prone position on regional shunt, aeration, and perfusion in experimental acute lung injury. Am J Respir Crit Care Med. August 15, 2005;172(4):480–487.

61. Taccone P, Pesenti A, Latini R, Polli F, Vagginelli F, Mietto C, et al. Prone positioning in patients with moderate and severe acute respiratory distress syndrome: a randomized controlled trial. JAMA. November 11, 2009;302(18):1977–1984.

62. Shari G, Kojicic M, Li G, Cartin-Ceba R, Alvarez CT, Kashyap R, et al. Timing of the onset of acute respiratory distress syndrome: a population-based study. Respir Care. May 2011;56(5):576–582.

63. Gajic O, Dabbagh O, Park PK, Adesanya A, Chang SY, Hou P, et al. Early identification of patients at risk of acute lung injury: evaluation of lung injury prediction score in a multicenter cohort study. Am J Respir Crit Care Med. February 15, 2011;183(4):462–470.

64. Serpa Neto A, Cardoso SO, Manetta JA, Pereira VG, Esposito DC, Pasqualucci Mde O, et al. Association between use of lung-protective ventilation with lower tidal volumes and clinical outcomes among patients without acute respiratory distress syndrome: a meta-analysis. JAMA. October 24, 2012;308(16):1651–1659.

65. Futier E, Marret E, Jaber S. Perioperative positive pressure ventilation: an integrated approach to improve pulmonary care. Anesthesiol. August 2014;121(2):400–408.

66. Sutherasan Y, Vargas M, Pelosi P. Protective mechanical ventilation in the non-injured lung: review and meta-analysis. Crit Care. March 18, 2014;18(2):211.

67. Rubenfeld GD. Who cares about preventing ARDS? Am J Respir Crit Care Med. 2015;191(3):255–260.

68. Goldenberg NM, Steinberg BE, Lee WL, Wijeysundera DN, Kavanagh BP. Lung-protective ventilation in the operating room: time to implement? Anesthesiol. July 2014;121(1):184–188.

11 对于合并 ARDS 成年危重症患者，体外生命支持是否是循证干预措施

Eliotte Hirshberg, Fernando Zampieri, Michael Lanspa, Kimberly S. Bennett, R. Duncan Hite, Alan H. Morris

体外生命支持（extracorporeal life support, ECLS）是针对氧输送不足患者的一项治疗措施。氧输送不足是由于严重肺疾病引起的无效氧合，或由于心脏输出量减少从而引起严重循环衰竭，或两者兼而有之。本文将讨论 ECLS 临床试验设计的局限性、多中心试验制定详尽方案的重要性、急性呼吸窘迫综合征（acute respiratory distress syndrome, ARDS）管理的进展以及 ECLS 经济方面的可行性。本文将简要回顾 ECLS 技术及其发展并详尽介绍最高质量 ECLS 证据。儿童及新生儿 ECLS 的临床证据并不赘述。那么，此处我们提出一个问题："对于合并 ARDS 的成人危重症患者，体外生命支持是否是循证干预措施？"

重症医学临床证据不足的原因

尽管可信证据不足，许多临床医生仍坚信对重症 ARDS 患者 ECLS 是有效的[1]。指导成人 ARDS 采取 ECLS 的最高质量证据来自四个随机对照试验（RCTs；表 11-1）[2~5]。通过纳入大量病例的前瞻性随机对照试验（严重急性呼吸窘迫综合征体外膜式氧合试验），我们可以深入理解相关知识（http://www.clinicaltrials.gov/ct2/show/NCT01470703?term=eolia& rank=1; http://revaweb.org/gb/etudes.php#e2）。然而，目前关于 ECLS 的文献主要是观察性研究、临床经验、临床报告及意见建议。关于 ECLS 的观察性研究及可信度低的试验因为诸多原因很难解释，这一点在过去三十年里从未改变[6]。这些原因将在后

文详述，是目前 ECLS 争议的中心。

众所周知，科学严谨的临床试验是评价临床干预措施有效性的最佳基础[7, 8]。个人临床经历包括观察病例系列及病例报告，提供重要初步信息，引发思考并提出假设，不过经验尚缺乏严谨有力的证据说明某一治疗方法的有效性。不幸的是，严谨地阐释 ECLS 对 ARDS 患者有利的试验并不多见。即使是最可信的证据来源，即临床试验证据也质量颇低[9~12]。

重症医学研究一直存在一个局限，即随机或系统误差。系统误差（偏差）相对更具有挑战性，要在实验设计时谨慎处理。人们一直相信偏差在临床研究中影响甚微[13, 14]，这对于许多重症医学研究而言是错误的[7]。由于混杂因素不均等分布，（组间）偏差常会因此而存在，此外也会由于试验干预不均等分布，尤其是在非盲（即开放式）临床试验中。对于 ECLS 试验，干预组和控制组应用机械通气不同就可以成为一个混杂因素。在研究对象分组后出现的混杂因素称为"共同干预措施"更为贴切，应当把其和分组前就存在的混杂因素加以区分[15~17]。

研究如 ECLS 这类多层面的复杂干预措施时，临床试验特别容易因一些临床措施而变得复杂，这些措施包括输血、机械通气等，在不同实验组无法保持一致。临床试验中的共同干预措施通常既不能控制也不可量化，这一不足便威胁重症医学临床试验的内部真实性。如果一个非盲（开放式）的重症医学临床试验要想达到科学严谨，那

表 11-1 ECLS 用于成人 ARDS 患者的随机对照试验

研究，年份	研究对象数（干预组/对照组）	实验设计	干预组	对照组	生存率
ECMO 用于严重 ARDS, 1979[4, 102]	92（42/48）	前瞻性，非盲随机对照试验	机械通气+部分 VA ECMO	仅机械通气	9.5% ECMO；8.3% control；无统计学差异
PCIRV 和 ECCO₂R 用于 ARDS, 1994[3]	40（21/19）	前瞻性，非盲随机对照试验	LFPPV+ECCO₂R	传统正压通气法	32% ECCO₂R；42% control；无统计学差异
2009 年 CESAR，比较 ECMO 与传统通气方法治疗 ARDS[5]	180	前瞻性多中心转诊至专业中心	机械通气+VA 或 VV ECMO	传统机械通气方法	36% ECMO；50% control
比较 ECCO₂R + 3 ml/kg 潮气量与 6 ml/kg 机械通气在治疗 ARDS[2]	79	前瞻性，非盲随机对照试验	低潮气量（3 ml/kg）通气+ECCO₂R	标准 6 ml/kg 通气	总死亡率16.5%；两组无差异* 主要结果为脱机天数28 天

* 主要重点为脱机时间而非死亡率
*ARDS. 急性呼吸窘迫综合征；CESAR. 用于严重成人呼吸衰竭的传统通气方法或 ECMO；ECCO₂R. 体外 CO₂ 移除术；ECLS. 体外生命支持；ECMO. 体外膜氧合作用；LFPPV. 低频正压通气；PCIRV. 压控反比通气；VA. 动静脉；VV. 静 – 静脉

么定义明确的协议是必要的，要足够详尽，使所有临床决策（包括实验干预及重要共同干预措施）标准化，而所有实验组都要符合该协议[7, 18, 19]。在 ECLS 的临床研究中，ECLS 本身（即实验干预措施）出现组间不一致性，原因是过去该方法普遍不可复制[7]。

实验对象选择的不一致性也是导致临床 ECLS 研究结果不一致的一个原因。随机选择并不能很好地解释研究对象与其所归属的群体之间的差异性。研究所的患者组成了便利样本；甚至多中心研究也可以粗略地看作多个便利样本的集合。获得研究许可的过程也会导致选择偏倚；许多重症患者并不能直言其同意与否。ECLS 涉及的无数技术和人员问题都应考虑在内。因此，特定患者与 ECLS 研究群体之间的关系也各有不同。这一差异导致几乎所有临床研究的普遍性（外部真实性）受到怀疑。结果，临床医生如果想要应用研究结果，那么在使用某项研究干预措施之前，就必须考虑患者是否属于研究所覆盖的群体，且

背景是否与研究背景相同[16, 20]。关于评估外部真实性的指南已有发表[21]。

荟萃分析通过综合考虑多个临床研究结果从而克服其局限性，不过荟萃分析的质量取决于临床研究的质量[19, 22, 23]。此外，为了获得可靠的结果还需几个步骤，全流程准确妥当后只需很少的分析[24]。由于样本量不足，缺乏多重比较及适当调整，许多荟萃分析可能仅仅得出积极结果[24]。科学家们希望描述自然规律的实验结果可以由其他研究者重现出来。要想达到这一目标，就需要研究方法具有可复制性[7, 25-27]。不幸的是，大多数 ECLS 研究的方法细节无法复制。即使应用贝叶斯法（矫正不确定性）也无法克服这些因研究方法不当而带来的局限性。因此，必须谨慎解释荟萃分析的结论。

充分详尽临床试验协议的重要性

充分详尽协议的定义系足够详尽以致始终能应对各种患者类型。充分详尽的协议会带来明确

的指导意见（患者特定或个体化）从不需要临床医生进行判断[28]。虽然充分详尽的电子版协议常包含最多的细节[7, 28-31]，不过纸质版的协议也可以涵盖足够多的细节使之充分详尽[32, 33]。

大多数临床研究协议并未达到充分详尽的标准。甚至系统或学术图表合集大多也缺乏必要的细节并且未对临床决策进行标准化[34-36]。大多数协议会使不同临床医生做出不同的临床决策，因为临床决策者必须先完善协议逻辑性不足带来的缺陷。由于背景、经验、规则选择以及完善缺陷所选用的变量不同，临床医生的判断也不尽相同。这是导致临床工作无缘由差异的主要原因[37-39]。协议和流程图通常被不恰当地称为运算法则[34, 36]。

数学和工程学中的运算法则指的是一个确切的解决方案[40]，而在医学领域其定义更为宽泛（在有限的步骤里解决问题的一系列规定）[41]。"解决问题"是关键概念——目前的技术并未解决该问题。明确充分详尽协议与更为常见的指南和协议之间的差异是极其重要的，因为这将有助于我们设计更为科学严谨的 ECLS 临床试验[7, 18, 42]。充分详尽的协议可以使 ECLS 多中心试验所研究的临床试验方法具有可复制性，从而提高未来 ECLS 实验结果的质量及可重复性。

ARDS 患者生存与管理措施的发展史

一般而言 ARDS 治疗都是一些支持治疗。其中机械通气策略、呼气末正压（positive end-expiratory pressure, PEEP），吸入氧（O$_2$）及呼吸力学发挥主要作用。其他治疗措施尚需评估，如取俯卧位、神经肌肉阻滞药及静脉液体管理[43-47]。ARDS 损伤分散且并不一致，不过早期研究并未广泛接受这一观点。ARDS 患者的胸腔静态顺应性似乎直接与通气肺组织部分成比例，且只有小部分肺组织接受潮气量[48]。基于此，新的治疗方法着眼于降低机械通气的活力，如静脉内氧合、允许性高碳酸血症、压控反比通气、低潮气量机械通气、高频震荡通气及气道压力释放通气等[49-53]。

ARDS 患者生存率存在显著差异。20 世纪 70 年代严重 ARDS 的生存率只有 10%~15%[4, 54, 55]。1988 年以后，ARDS 的生存率升高[46, 47, 56]。据报道，近年来 ARDS 的生存率上升至 60%~80%[57-59]。生存率的持续增长以及机械通气及 ECLS 技术的进展使得历史性比较遭到质疑。ARDS 定义的改变（包括新柏林定义）及试验病例等级标准的改变都使得各研究间的比较困难重重[60, 61]。只有少数研究包括清晰的适用 ECLS 治疗的患者标准。与 20 世纪 70 年代关于 ECMO 试验相似，体外膜氧合（extracorporeal membrane oxygenation, ECMO）使用标准的统一将提高未来 ECLS 试验对象选择的可复制性[4]。

甲型 H1N1 流感的流行与增长的 ARDS 发病率有关，并激发了 ARDS 的新型治疗方法，比如 ECLS。不幸的是，观察研究旨在探究 ECLS 对甲型 H1N1 流感后 ARDS 的作用，存在前述的局限性。就 ECLS 治疗对 H1N1 所诱导呼吸衰竭的影响，已发表的两项全国性 ARDS 报告得出相互矛盾的结论。一项回顾性队列研究匹配了 80 名患有甲型 H1N1 流感相关 ARDS 且就诊于英国四所 ECLS 研究中心之一的患者。研究显示，就诊患者的生存率几乎是未就诊患者的两倍[62]。数据匹配三种不同统计方法的结果保持一致。该设计的主要限制在于未能控制混杂因素，如机械通气策略及 ECMO 患者入选标准。来自 ARDS 协作网甲型 H1N1 流感登记中心且需要机械通气的患者接受了肺保护性机械通气策略（6 ml/kg 预计体重），其中一些接受了 ECLS。结果显示，ARDS 协作网甲型 H1N1 流感登记中心接受 ECLS 的患者，其生存率似乎与符合 ECLS 使用标准但并未使用的患者并没有很大差异[63, 64]。是否符合 ECLS 使用标准取决于机械通气前 7 天内是否出现严重低氧血症。在 600 名患有甲型 H1N1 流感并接受机械通气的成人患者中，31 名接受了 ECLS，569 名未接受。这 569 名患者中的 91 名（16%）被认为符合 ECLS 指征。ECLS 适合组

（66%）及接受 ECLS 组（52%）之间在未调整 60 天生存率方面无显著差异[63]。总之，在英国，对 ARDS 协作网甲型 H1N1 流感登记中心的患者，符合 ECLS 使用标准但接受传统治疗方案的患者与接受 ECLS 支持治疗的患者，其生存率相近，这在过去澳大利亚及新西兰的研究中也有报道[62, 63, 65]。

肺保护通气措施（潮气量设为 6 ml/kg 预计体重）联合适当应用 PEEP 是治疗 ARDS 最可靠的循证方法[32, 62, 63, 65~70]。从理论上说，ECLS 技术可允许肺几乎完全休息。然而，在 ECLS 下完全肺休息是否会提高生存率且机制如何尚不可知[71]。关于 ECMO 期间机械通气的回顾性实验提示 ECMO 治疗前 3 天予较高水平 PEEP 可提高生存率。该研究的作者总结目前仍需进一步研究 ECLS 期间机械通气的恰当应用[72]。此后，有研究将 ECLS 描述为一种"超级保护性"机械通气策略[73]。ECLS 组织病例登记及案例报告提示在临床上可以经常见到在应用 ECLS 支持措施前会有较长机械通气时间（9~14 天），而这也与成人患者生存率下降相关[74~77]。ECLS 支持者称通过减少机械通气应用，早期行 ECLS 可以提高生存率。这些观察研究强调了实施 ECLS 治疗方案时共同干预协议及明确患者入选标准的重要性，而不再依赖临床医生对通气管理或患者选择的判断。

不过，临床医生预测 ARDS 患者个体生存率（相对大群体而言）的准确度往往很低[78]。吸入氧浓度（FiO₂）及 PEEP 决定了动脉血氧分压（PaO₂）/FiO₂ 的大小，而精确设定前者的数值或许可以增加患者选择范围，这是因为 FiO₂ 和 PEEP 似乎可以预测患者预后[79]。事实上，在 20 世纪 70 年代，第一个 ECMO 试验就应用了这一患者选择策略[4]。从历来生存率变化的讨论中我们可以得出一个重要的结论，即使用历史对照研究来评估 ECLS 的有效性是很危险的。这就强调了详尽随机对照临床试验的必要性[32, 33, 45, 56]。

对 ARDS 患者使用 ECLS 的经济可行性

重要的支出收益比问题尚未解决，使得 ECLS 广泛用于呼吸衰竭存在壁垒。尽管 ECLS 系统的价格正在下滑，但训练并维持一个中心的代价是昂贵的，且需要巨大医疗资源。故而，不难理解 ECLS 在全美国的使用情况差异巨大[80]。尽管 CESCR（对成人严重呼吸衰竭患者行传统通气抑或 ECMO）试验者称 ECLS 可以很划算，但对其结果应当更加谨慎解读；该实验设计并不能得出 ECLS 有效的可靠结论[5, 64, 81, 82]。而 ECLS 相关并发症的开销也必须考虑在内。Zangrillo 行荟萃分析着重指出行 ECMO 的患者中有 54% 死于常见并发症，如肾衰竭、肺炎、脓毒症及出血[83]。最近 Park 参考 Maokov 分析链进行了假设试验以模拟出 ECLS 支出收益比，结果显示 ECLS 可以在可接受的花销下施行，不过该分析并未考虑训练及人员花销[84]。保持一个 ECLS 小组随时待命，却不常需要，为此而支出显然并不恰当。

ECLS 的原理和目的

ECLS 通过两种循环通路方案来支持患者的气体交换（氧合及肺泡通气）和维持血流动力学稳定：静脉–静脉（VV）模式或静脉–动脉（VA）模式。采用 VA 通路时，血液通过中心静脉系统从右心房引出，然后从近端的动脉系统流回。VA 模式将心室和肺循环系统之间形成旁路，旷置病人本身的心脏和肺脏，提供气体交换和血流动力学支持。大多数情况下，可以很好地达到部分支持，肺脏中仅存在一些残留的血流。

采用 VV 通路时，血液被引出，随后回到右侧颈内静脉或股静脉。VV 模式源自 Kolobow，Gattinoni 及其同事的成果，他们介绍了通过 VV 通路进行体外 CO_2 清除（ECCO₂R）[68, 85, 86]。更新的通道技术允许更高的血流和最小的再循环，亦能提供充足的氧合的支持。尽管 VV 方式不能直接提供血流动力学支持，但是氧输送改善后可以提高心肌的表现。

目前 ECLS 还包括一些传统技术，即主要以 CO_2 移除为主（$ECCO_2R$）或动脉血氧化（ECMO）。现代 ECLS 设备将两者同时进行，并模糊了二者的界限。技术的发展改善了套管流量及其力学，同时在不伴发心衰情况下，用 VV 模式逐渐替代 VA 模式。纵然 VA 模式可以对呼吸及心脏衰竭患者行支持治疗，但对固有心功能尚足的患者而言，VV 模式更为合适。VV ECMO 的使用正逐渐增加[87]。

ECLS 适用患者标准大相径庭[75, 88~90]。不同标准也决定了 ECLS 技术不同（如 VV 或 VA ECMO 或 $ECCO_2R$）。$ECCO_2R$ 原本主要用于非顽固低氧血症患者[91, 92]。据报道，不同技术所采用的管路方式及泵驱动系统不同，并发症发生率的报道也不尽相同[93]。由于对已发表病案个体采用 VV 或 VA ECLS 技术不同，使得直接比较实验结果变得很复杂。从而在地方机构尝试使用体外支持时，这些案例用以精准向读者及临床医生描述真实效用、风险及副作用的能力将受损。

技术发展和临床经验的拓展已明确 ECLS 可成功予 ARDS 患者支持治疗[54, 94~100]。然而，技术成功并不等同于临床有效。

临床试验证据探究 ECLS 在 ARDS 的应用

由于随机对照临床试验为临床决策提供最有力证据，所以必须指出目前只有 4 项关于 ECLS 在成人呼吸衰竭的随机对照试验发表（**表 11-1**）。ECLS 推崇者往往忽视前两项试验，认为研究者使用的设备复杂，技术陈旧，且缺乏经验，故而得出了否定的实验结果。他们称目前的 ECLS 技术拯救了那些本注定死亡的患者。不过，Roger Bone[6] 告诫不要过早使用 ECLS，并提出在批准广泛应用 ECLS 之前，仍需要有清晰的诊断标准及其预防不良反应的方法[6]。

第一个成人 ECLS 随机对照试验是研究了 ECMO 对 ARDS 作用的随机多中心试验。它选取了 ARDS 患者中病情危重且预后不佳的 90 人，仅有 8 人（即 9%）得以存活[101, 102]，证明

ECMO 与传统治疗在生存率方面无差异[4]。故而在治疗成人 ARDS 时广泛应用 ECMO 的努力付诸东流。

此后，Kolobow，Gattinoni 及其同事引入了"肺休息"的概念。受损肺组织中通气的需求减退，与之对应的是通过螺旋硅胶膜清除 CO_2（$ECCO_2R$）。$ECCO_2R$ 缓解了肺的部分通气压力[68, 85, 86]。他们试图通过降低机械通气强度及减少随之发生的医源性肺损伤从而提高患者的生存率[103, 104]。其低频正压通气体外 CO_2 移除术（LFPPV-$ECCO_2R$）的中间目标是通过使完全消除病变肺组织的通气（呼吸仅每分钟 3~5 次）将其运动降至最低。这一技术已在近期一些研究慢性阻塞性肺疾病患者的小型研究中显出益处[105, 106]。在1974—1977 年的 ECMO 试验中，国立卫生研究院（NIH）对随机患者进行的肺保护治疗并未遵循以上肺休息的原则[94]。所以，予 ARDS 试验对象高吸气末压或高潮气量可引起叠加医源性肺损伤，这从根源上影响了 ECMO 试验的结果[48, 104, 107]。

Gattinoni 等报道称在使用 LFPPV-$ECCO_2R$ 后用 PCIRV 可提高 ARDS 患者的生存率，不过其观察研究系非对照临床试验[19, 55, 107~112]。第二个 ECLS 的对照实验由 Morris 等设计实施，他们观察到对照组与干预组生存率相近，但与 20 世纪 70 年代的研究对象进行历史对照，二者的生存率都提高[3]。出乎意料的是，行持续正压通气的对照组患者生存率为 42%，而行 PCIRV/LFPPV-$ECCO_2R$ 的患者生存率为 33%，二者之间无统计学差异[3]。

一项以 LFPPV-$ECCO_2R$ 为主要干预措施的试验表明这是与 1974—1977 年 ECMO 试验明显不同的一种干预措施（**表 11-1**）。值得注意的是，经 LFPPV-$ECCO_2R$ 支持治疗的 ARDS 患者生存率更高。肺血流情况可能是决定肺组织对损伤反应的重要因素之一[105, 106, 113, 114]。VV LFPPV-$ECCO_2R$ 保留了肺血流，而 1974—1977 年采用的 VA ECMO 技术则大幅减少流向肺保护

的血流。VV LFPPV- ECCO$_2$R 保留肺血流但降低其通气量会导致整体通气 – 血流比（V/Q）降低。1974—1977 年 VA ECMO 技术所营造的自然肺缺血则会产生高整体 V/Q 比[2]。动物观察实验表明高整体 V/Q 比有可能导致 ARDS 患者肺坏死[115, 116]。肺 LFPPV- ECCO$_2$R 与 ECMO 之间的显著差异就在血流量及肺休息两方面，这便导致 LFPPV- ECCO$_2$R^3 与 1974—1977 年 ECMO 临床试验所选患者生存率存在差异[4]。然而，ECCO$_2$R 试验对照组的高生存率提示除了 ECCO$_2$R 和 ECMO 之间的差异还存在其他变量导致生存率差异更明显。

针对 ARDS 患者体外支持最高质量的随机对照试验也只分别纳入 90[4]、40[3] 和 79 名患者[2]。研究对照组与 LFPPV- ECCO$_2$R 治疗组在生存率方面确实存在差异的力度取决于研究对象的数量[16, 117-119]。如果观察到对照组生存率为 42%，LFPPV- ECCO$_2$R 治疗组生存率为 33%，要想使之真实反映两组生存率差异，那么探究这 80% 生存率（强度为 0.8）之间的差异，每组所需研究对象数量大约为 400 名[117]。只有多中心试验会纳入足够患者使研究切实可行。详尽或足够明确的患者选择协议可以在一个多中心试验中让多个临床基地采用作为一个拓展实验室利用可复制的方法共同运作[7]。

目前最大的已完成前瞻性 ECLS 试验是 CESAR，这是一个多中心试验。不过，CESAR 采用的方法似乎缺乏相近的共同干预协议及可复制的需 ECLS 治疗患者的选择标准[128]。其研究的中心在于鉴别存在"潜在可逆呼吸衰竭"的患者[120]。许多随机分入 ECLS 组的患者转入 ECLS 中心后不再接受 ECLS 治疗，而若干 ECLS 组患者需要的是 VA 而非 VV ECMO。不过，试验并未确切说明是如何鉴别出的。CESAR 试验成功的基础在于其实验设计中参考了 ECLS 专家组的意见。研究者敏感地认识到 ECLS 专业训练、暴露及经验的必要性[5, 120, 121]。Peek 等[5, 121] 报道称 ECLS 组患者 6 月无伤残生存率提高。尽

管有人认为有理由从 CESAR 中得出结论：有经验的团队实施 ECLS 不会对 ARDS 患者产生额外伤害，可是我们认为该实验旨在研究其有效性而非效用，并未提供足够关于 ECLS 对 ARDS 患者效用的信息。两治疗组不存在临床基地内分布的患者，所以基地间可能存在机械通气策略的本质差异，如此导致的设计偏移将显著影响研究结果。在 ECLS 转诊中心接受治疗的患者较其他 ICU 或许更有可能接受标准化的肺保护机械通气治疗。而传统通气管理既没有协议化也没有明确定义，且各转诊医院采用的措施也不尽相同。

在 Xtravent 研究中，Bein 及其同事质疑 CO$_2$ 移除联合极低潮气量的 ECLS 是否能增加已确诊 ARDS 患者的脱机时间。这一高质量多中心随机对照试验纳入了 79 名 ARDS 患者选用了高平台压（>25 cm H$_2$O），患者随机分成两组，一组接受 ECCO$_2$R 联合 3 ml/kg 潮气量机械通气，另一组接受传统通气策略，即潮气量设为 6 ml/kg[2]。清晰的纳入排除标准保证了患者的一致性。同样的通气策略［除了潮气量（3 ml 和 6 ml/kg）］使得机械通气策略标准化，这是研究中重要的相同干预措施。尽管该研究有诸多设计优势，调查者实施时间有限且未能获得其预先设计的样本规模。实验总结如下：潮气量设为 3 ml/kg 联合 ECCO$_2$R 的通气策略安全可行，但 28 天内脱机时间无明显降低[2]。

2009 年 H1N1 流感暴发后，若干机构报道了观察数据表示与历史生存数据相比较 ECLS 可提高生存率[65, 122]。大多数文献来自 ECLS 支持的案例和观察研究，很可能存在发表偏移。更近的两项荟萃分析证明了 ECLS 对成人严重呼吸衰竭患者有利[123, 124]。Zampieri 等使用直接质量评分，基于潜在 49 项研究中仅 5 项得到最终分析结果[124]。该分析涵盖包括 CEASAR 随机对照试验在内的 3 项研究（共 353 名患者）、一项回顾性病例分析及一项病例对照分析，但并未涵盖更早的随机对照试验[5, 62, 124, 125]。Munshi 涉及了 10 项研究（有随机对照试验及观察试验）[123]。尽

管存在概念和研究方向的不同，但二者得出相似的结论。更重要的是，二者对统计方式都很敏锐。主要分析中并未发现 ECLS 的益处，而仅仅在亚组或灵敏度分析中可发现之[123, 124]。

我们采用最高质量的可用证据重复了 Zampieri 的荟萃分析，包括了 Zapol、Morris 和 Bein 所做的随机对照试验[2-4]。该分析使用 CESAR 中的数据代表"治疗意向"的分析（所以事实上并非所有患者都接受 ECLS），以 Noah 等的倾向分析数据补充替代治疗（从而保证两组在疾病严重程度上可以配对）[62]。这一工作流程将组间平衡最大化。随机效应模型再次表明，ECLS 对生存率并无益处，比值比为 0.79（图 11-1）。包括最高质量证据（四项随机对照试验及两项病例对照试验）在内，ECLS 对成人严重呼吸衰竭的生存优势尚不可知。

我们还进行了试验序贯分析（TSA）以控制多次测试带来的偏倚并估测了所需样本数量的确切人数。分析还包括相同的诸多研究，并补充低风险偏倚的随机对照试验及高风险偏倚的观察性试验。设置界限以限制全部 1 型错误在 5% 以内，通过 O'Brien-Fleming 函数计算，即强度为 80%，检测使用 ECMO 后死亡率下降 20%，而对照组患者平均死亡率在 50%（以上数据基于所涵盖的之前所有实验数据）。一致性纠正基于差异荟萃分析 $[D^2]$。D^2 分析结果虽数据差异变化而变化，定义为（vR-vF）/vR，其中

vR 为随机效应模型中总的方差，而 vF 指固定效应模式中总的方差。使用软件为 TSA，0.9 beta 版（http://www.ctu.dk/tsa/, Copenhagen Trial Unit, Copenhagen, Denmark）。信息分数太低一直不能评估其有用性；然而，TSA 分析强调了对这一问题并无明确答案（分析动力不足）。鉴于上述预计效果佳（死亡率降低 20%，非常乐观的预测），至少需要 1 680 名患者纳入对照临床试验中以期得出强有力的结论。

本文撰稿期间，EOLIA 试验正在进行，是研究 ECLS 的注册登记试验（http://www.clinicaltrials.gov/ct2/show/NCT01470703?term=eolia&rank=1; http://revaweb.org/gb/etudes.php#e2）。EOLIA 旨在确定早期（即刻）应用 ECLS 联合肺休息对生存率的影响。Genuine 其序贯分析计划（Alain Combes，硕士，学术论文交流 2015），该试验已经将 220 名患者中 172 人进行随机分配以期有 90% 的可能早期终止研究。ECLS 治疗组将与传统 ARDS 管理组相比较，后者包括肺保护通气联合所有可能的抢救措施，包括 ECLS。EOLIA 通过较大样本规模及详尽肺保护机械通气对照组协议对早先的实验设计进行改良。不过，对照组可根据临床判断将 ECLS 作为抢救措施使用（Alain Combes，硕士，学术论文交流 2015），这便使两组之间存在交叉从而带来方法学上的问题，即将降低实验结果的内部准确性。此外依赖临床医生来判断决定是否需要抢

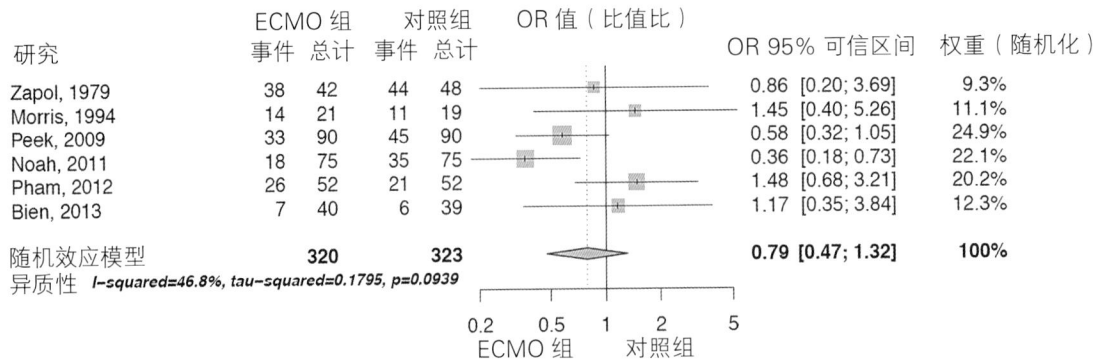

图 11-1　荟萃分析：集合所有关于 ECLS 对严重呼吸衰竭效用的已发表随机对照试验

救措施并不严密。对即将死亡的预测并不完善，据报道，有 16% 的患者被参与 ICU 直接护理的医护人员预测其濒临死亡，但最终存活[126]。不能准确选择需要 ECLS 的患者会产生系统偏倚，从而威胁试验结果的内部准确性。而对一项研究而言，内部准确性重于外部准确性，前者为广泛临床应用提供可靠基础[14, 16, 20]。

目前尚缺乏足够的临床试验证据支持 ECLS 在成人 ARDS 患者的常规使用。EOLIA 试验将进一步帮助我们了解 ECLS 在 ARDS 管理上的可能作用，不过鉴于前述的方法学问题其结果并不确切可信。这是一个严密设计的多中心试验旨在确定预后而非死亡率的重要差异，且具有可行性。在广泛应用 ECLS 于呼吸窘迫受到推荐之前，未来证明 ECLS 效用的试验需要制定详尽的患者选择标准，可能涉及一些前沿 ECLS 生存率的预测评分表，如体外膜氧合作用生存预测（RESP）评分表[127] 或 ECMO 网络评分表[128] 以及标准化共同干预管理协议[128]。

结　论

ECLS 是一项技术上具有挑战性的策略，能够予严重肺衰竭患者支持治疗。在技术娴熟的临床医生手中，ECLS 已成为常规 ARDS 管理的一部分。尽管 ECLS 将有可能继续应用于呼吸衰竭的成人患者，但目前在应接受 ECLS 患者标准上尚能达成一致。除非设计出详尽且可复制的方法指导 ECLS 在临床护理及临床试验中进行，研究者不能复制 ECLS 相关研究。目前尚无足够证据支持 ECLS 可广泛用于患 ARDS 的成人患者。ECLS 在 ARDS 成人患者常规治疗中的作用尚不可知且定义不清。

作者推荐

- 尚无足够证据支持 ECLS 广泛应用于 ARDS 成人患者。
- 目前仍需清晰的标准以鉴别从 ECLS 中获益最多的 ARDS 患者。

- 在比较 ECLS 治疗成人 ARDS 与标准化肺保护通气措施的效用时，要想得到强有力的临床试验结果，需要设计严密的多中心试验，目标纳入人数约 1 700 人。

（胡兴硕　张歆刚）

参考文献

1. Mitchell MD, Mikkelsen ME, Umscheid CA, Lee I, Fuchs BD, Halpern SD. A systematic review to inform institutional decisions about the use of extracorporeal membrane oxygenation during the H1N1 influenza pandemic. Crit Care Med. 2010;38(6): 1398–1404.
2. Bein T, Weber-Carstens S, Goldmann A, et al. Lower tidal volume strategy (approximately 3 ml/kg) combined with extracorporeal CO_2 removal versus 'conventional' protective ventilation (6 ml/kg) in severe ARDS: the prospective randomized Xtraventstudy. Intensive Care Med. 2013;39(5):847–856.
3. Morris A, Wallace C, Menlove R, et al. Randomized clinical trial of pressure-controlled inverse ratio ventilation and extracorporeal CO_2 removal for ARDS. [erratum 1994;149(3, Pt 1):838, Letters to the editor 1995;151(1):255–256, 1995;151(4):1269-1270, and 1997;156(3):1016-1017] Am J Respir Crit Care Med. 1994;149(2): 295–305.
4. Zapol WM, Snider MT, Hill JD, et al. Extracorporeal membrane oxygenation in severe acute respiratory failure. JAMA. 1979;242:2193–2196.
5. Peek GJ, Mugford M, Tiruvoipati R, et al. Efficacy and economic assessment of conventional ventilatory support versus extracorporeal membrane oxygenation for severe adult respiratory failure (CESAR): a multicentre randomised controlled trial. Lancet. 2009;374(9698):1351–1363.
6. Bone R. Extracorporeal membrane oxygenation for acute respiratory failure (Editorial). JAMA. 1986;256(7):910.
7. Morris A. The importance of protocol-directed patient management for research on lung-protective ventilation. In: Dreyfuss D, Saumon G, Hubamyr R, eds. Ventilator-Induced Lung Injury. Lung Biology in Health and Disease. vol. 215. New York: Taylor & Francis Group; 2006:537–610.
8. Schultz S. Homeostasis, humpty dumpty, and integrative biology. News Physiol Sci. 1996;11:238–246.
9. Eddy DM, Billings J. The quality of medical evidence, implications for quality of care. Health Aff (Millwood). 1988;7:19.
10. Herbert RD, Bo K. Analysis of quality of interventions in systematic reviews. BMJ. 2005;331(7515):507–509.
11. Ioannidis JPA. Why most published research findings are false. PLoS Med. 2005;2(8):e124.
12. Morris AH, Ioannidis JPA. Limitations of medical research and evidence at the patient-clinician encounter scale. Chest J. 2013;143(4):1127–1135.
13. Friedman LM, Furberg CD, DeMets DL. Fundamentals of Clinical Trials. 3rd ed. New York: Springer-Verlag; 1998. 361 p. 14. Rothman K, Greenland S. Modern Epidemiology. 2nd ed. Philadelphia, Pennsylvania: Lippincott-Raven; 1998.
15. Cochrane-Collaboration. The Cochrane Reviewer's Handbook Glossary Version 4.1.4. ed: The Cochrane Collaboration; 2001.

16. Hulley S, Cummings S, Warren S, Grady D, Hearst N, Newman T. Designing Clinical Research. 2nd ed. Philadelphia: Lippincott Williams and Wilkins; 2001. 336 p.

17. Sackett D, Haynes R, Guyatt G, Tugwell P. Clinical epidemiology: a basic science for clinical medicine. 2nd ed. Little. Boston: Brown; 1991. 187–248 p.

18. Morris A. Developing and implementing computerized protocols for standardization of clinical decisions. Ann Intern Med. 2000;132:373–383.

19. Morris A, Cook D. Clinical trial issues in mechanical ventilation. In: Marini J, Slutsky A, eds. Physiologic Basis of Ventilatory Suport. Lung Biology in Health and Disease. New York: Marcel Dekker, Inc; 1998:1359–1398.

20. Hébert PC, Cook DJ, Wells G, Marshall J. The design of randomized clinical trials in critically ill patients. Chest. 2002;121(4): 1290–1300.

21. Bornhoft G, Maxion-Bergemann S, Wolf U, et al. Checklist for the qualitative evaluation of clinical studies with particular focus on external validity and model validity. BMC Med Res Methodol. 2006;6:56.

22. Feinstein A, Horwitz R. Clinical Judgment revisited: the distraction of quantitative models. Am J Med. 1997;103:529–535.

23. LeLorier J, Gregoire G, Benhaddad A, Lapierre J, Derderian F. Discrepancies between meta-analyses and subsequent large randomized, controlled trials. [see comments] N Engl J Med. 1997;337(8):536–542.

24. Jackson D, Turner R, Rhodes K, Viechtbauer W. Methods for calculating confidence and credible intervals for the residual between-study variance in random effects meta-regression models. BMC Med Res Methodol. 2014;14:103.

25. Babbie E. Observing Ourselves: Essays in Social Research. Belmont, Cal: Wadsworth Pub. Co; 1986.

26. Campbell D, Stanley J. Experimental and Quasi-Experimental Designs for Research (Reprinted from Handbook of Research on Teaching, 1963). Boston: Houghton Mifflin Co.; 1966. 84 p.

27. Giancoli D. Physics. 3rd ed. Englewood Cliffs, NJ: Prentice Hall; 1995. 3 p.

28. Blagev DP, Hirshberg EL, Sward K, et al. The evolution of eProtocols that enable reproducible clinical research and care methods. J Clin Monit Comput. 2012;26(4):305–317.

29. East T, Heermann L, Bradshaw R, et al. Efficacy of computerized decision support for mechanical ventilation: results of a prospective multi-center randomized trial. Proc AMIA Symp. 1999:251–255.

30. East TD, Böhm SH, Wallace CJ, et al. A successful computerized protocol for clinical management of pressure control inverse ratio ventilation in ARDS patients. Chest. 1992;101(3):697–710.

31. Henderson S, Crapo R, Wallace C, East T, Morris A, Gardner R. Performance of computerized protocols for the management of arterial oxygenation in an intensive care unit. Int J Clin Monit Comput. 1992;8:271–280.

32. The Acute Respiratory Distress Syndrome Network. Ventilation with lower tidal volumes as compared with traditional tidal volumes for Acute Lung Injury and the Acute Respiratory Distress Syndrome. N Engl J Med. 2000;342(18):1301–1308.

33. The Acute Respiratory distress Syndrome Network. Mechanical Ventilation Protocol (Complete). World Wide Web www.ardsnet.org. or NAPS Document No 05542 (Microfiche Publications, 248 Hempstead Turnpike, West Hempstead, New York 11552). 2000.

34. Armstrong R, Bullen C, Cohen S, Singer M, Webb A. Critical Care Algorithms. New York, NY: Oxford University Press; 1991. 100 p.

35. Don H, ed. Decision Making in Critical Care. Philadelphia: BC Decker Inc; 1985.

36. Karlinsky J, Lau J, Goldstein R. Decision Making in Pulmonary Medicine. Philadelphia: BC Decker; 1991.

37. Wennberg JE. Unwarranted variations in healthcare delivery: implications for academic medical centres. BMJ. 2002;325(7370): 961–964.

38. Wennberg JE. Time to tackle unwarranted variations in practice. BMJ. 2011:342.

39. Wennberg JE, Gittelsohn A. Small area variation analysis in health care delivery. Science. 1973;142:1102–1108.

40. von Bertalanffy L. General System Theory. New York: George Braziller; 1968. 295 p.

41. Flexner S. The Random House Dictionary of the English Language. 2nd ed. New York: Random House Inc.; 1987. 193–4 p.

42. Holcomb BW, Wheeler AP, Ely EW. New ways to reduce unnecessary variation and improve outcomes in the intensive care unit. Curr Opin Crit Care. 2001;7(4):304–311.

43. Alhazzani W, Alshahrani M, Jaeschke R, et al. Neuromuscular blocking agents in acute respiratory distress syndrome: a systematic review and meta-analysis of randomized controlled trials. Crit Care. 2013;17(2):R43.

44. Grissom CK, Hirshberg EL, Dickerson JB, et al. Fluid management with a simplified conservative protocol for the acute respiratory distress syndrome. Crit Care Med. 2015;43(2):288–295.

45. Lee JM, Bae W, Lee YJ, Cho YJ. The efficacy and safety of prone positional ventilation in acute respiratory distress syndrome: updated study-level meta-analysis of 11 randomized controlled trials. Crit Care Med. 2014;42(5):1252–1262.

46. The National Heart Lung and Blood Institute Acute Respiratory Distress Syndrome Clinical Trials Network. Comparison of two fluid-management strategies in acute lung injury. N Engl J Med. 2006;354(24):2564–2575.

47. The National Heart Lung and Blood Institute Acute Respiratory Distress Syndrome Clinical Trials Network. Pulmonary-artery versus central venous catheter to guide treatment of acute lung injury. N Engl J Med. 2006;354(21):2213–2224.

48. Gattinoni L, Pesenti A, Avalli L, Rossi F, Bombino M. Pressurevolume curve of total respiratory system in Acute Respiratory Failure. Am Rev Respir Dis. 1987;136:730–736.

49. Darioli R, Perret C. Mechanical controlled hypoventilation in status asthmaticus. Am Rev Respir DIs. 1984;129:385–387.

50. Dreyfuss D, Saumon G, Hubamyr R. In: Lenfant C, ed. Ventilator-Induced Lung Injury. New York: Taylor & Francis Group; 2006.

51. Hickling K. Low volume ventilation with permissive hypercapnia in the Adult Respiratory Distress Syndrome. Clin Intensive Care. 1992;3:67–78.

52. Mortensen J. An intravenacaval blood gas exchange (IVCBGE) device: a preliminary report. Trans Am Soc Artif Organs. 1987;33:570–572.

53. Mortensen J. Intravascular oxygenator: a new alternative method for augmenting blood gas transfer in patients with acute respiratory failure. Artif Organs. 1992;16(1):75–82.

54. Bartlett RH. Extracorporeal Life Support in the Management of Severe Respiratory Failure. Clin Chest Med. 2000;21(3):555–561.

55. Lewandowski K, Slama K, Falke K. Approaches to improved survival in ARDS. In: Vincent J-L, ed. Yearbook of Intensive Care and Emergency Medicine. Berlin: Springer-Verlag; 1992:372–383.

56. Brower RG, Lanken PN, MacIntyre N, et al. Higher versus lower positive end-expiratory pressures in patients with the acute

respiratory distress syndrome. N Engl J Med. 2004;351(4):327–336.

57. Briel M, Meade M, Mercat A, et al. Higher vs lower positive endexpiratory pressure in patients with acute lung injury and acute respiratory distress syndrome: systematic review and meta-analysis. JAMA. 2010;303(9):865–873.

58. Esan A, Hess DR, Raoof S, George L, Sessler CN. Severe hypoxemic respiratory failure: part 1—ventilatory strategies. Chest. 2010;137(5):1203–1216.

59. Raoof S, Goulet K, Esan A, Hess DR, Sessler CN. Severe hypoxemic respiratory failure: Part 2–nonventilatory strategies. Chest. 2010;137(6):1437–1448.

60. The A.R.D.S. definition task force. Acute respiratory distress syndrome: the berlin definition. JAMA. 2012;307(23):2526–2533.

61. Ferguson ND, Fan E, Camporota L, et al. The Berlin definition of ARDS: an expanded rationale, justification, and supplementary material. Intensive Care Med. 2012;38(10):1573–1582.

62. Noah MA, Peek GJ, Finney SJ, et al. Referral to an extracorporeal membrane oxygenation center and mortality among patients with severe 2009 influenza A(H1N1). JAMA. 2011;306(15): 1659–1668.

63. Miller RI, Dean N, Rice T, for the NHLBI ARDS Network, et al. ARDS Network registry 2009 pandemic influenza A(H1N1) infection patients with severe hypoxemia: outcomes in those treated with and without ECMO. Am J Respir Crit Care Med. 2011;183:A1638.

64. Morris AH, Hirshberg E, Miller RR, Statler KD, Hite RD. Counterpoint: efficacy of extracorporeal membrane oxygenation in 2009 influenza A(H1N1). Chest. 2010;138(4):778–781.

65. Davies A, Jones D, Bailey M, et al. Extracorporeal membrane oxygenation for 2009 influenza A(H1N1) Acute Respiratory Distress Syndrome. JAMA. 2009;302(17):1888–1895.

66. Dreyfuss D, Saumon G. Ventilator-induced lung injury: lessons from experimental studies. Am J Respir Crit Care Med. 1998;157(1):294–323.

67. Gajic O, Dara SI, Mendez JL, et al. Ventilator-associated lung injury in patients without acute lung injury at the onset of mechanical ventilation. Crit Care Med. 2004;32(9):1817–1824.

68. Gattinoni L, Kolobow T, Tomlinson T, et al. Low-frequency positive pressure ventilation with extracorporeal carbon dioxide removal (LFPPV -ECCO$_2$R): an experimental study. Anesth Analg. 1978;57:470–477.

69. Gattinoni L, Kolobow T, Tomlinson T, White D, Pierce J. Control of intermittent positive pressure breathing (IPPB) by extracorporeal removal of carbon dioxide. Brit J Anaesth. 1978;50(8):753–758.

70. Plataki M, Hubmayr RD. The physical basis of ventilator-induced lung injury. Expert Rev Respir Med. 2010;4(3):373–385.

71. Bellani G, Guerra L, Musch G, et al. Lung regional metabolic activity and gas volume changes induced by tidal ventilation in patients with acute lung injury. Am J Respir Crit Care Med. 2011;183(9):1193–1199.

72. Schmidt M, Stewart C, Bailey M, et al. Mechanical ventilation management during extracorporeal membrane oxygenation for acute respiratory distress syndrome: a retrospective international multicenter study. Crit Care Med. 2015;43(3):654–664.

73. Terragni P, Ranieri VM, Brazzi L. Novel approaches to minimize ventilator-induced lung injury. Curr Opin Crit Care. 2015;21(1):20–25.

74. Extracorporeal Life Support Organization. The Extracorporeal Life Support Organization. ECLS Registry Report Ann Arbor, MI, USA: 2011.

75. Fuehner T, Kuehn C, Hadem J, et al. Extracorporeal membrane oxygenation in awake patients as bridge to lung transplantation. Am J Respir Crit Care Med. 2012;185(7):763–768.

76. Mehta NM, Turner D, Walsh B, et al. Factors associated with survival in pediatric extracorporeal membrane oxygenation–a single-center experience. J Pediatr Surg. 2010;45(10):1995–2003.

77. Park YH, Hwang S, Park HW, et al. Effect of pulmonary support using extracorporeal membrane oxygenation for adult liver transplant recipients with respiratory failure. Transplant Proc. 2012;44(3):757–761.

78. Donahoe M, Rogers R. An anecdote is an anecdote…but a clinical trial is data. Am J Respir Crit Care Med. 1994;149:293–294.

79. Villar J, Perez-Mendez L, Lopez J, et al. An early PEEP/FiO$_2$ trial identifies different degrees of lung injury in patients with acute respiratory distress syndrome. Am J Respir Crit Care Med. 2007;176(8):795–804.

80. Wallace DJ, Angus DC, Seymour CW, et al. Geographic access to high capability severe acute respiratory failure centers in the United States. PLoS One. 2014;9(4):e94057.

81. Morris AH. Exciting new ECMO technology awaits compelling scientific evidence for widespread use in adults with respiratory failure. Intensive Care Med. 2012;38(2):186–188.

82. Morris AH, Hirshberg E, Miller RR, Statler KD, Hite RD. Rebuttal from Dr Morris et al. Chest. 2010;138(4):783–784.

83. Zangrillo A, Landoni G, Biondi-Zoccai G, et al. A meta-analysis of complications and mortality of extracorporeal membrane oxygenation. Crit Care Resusc. 2013;15(3):172–178.

84. Park M, Mendes PV, Zampieri FG, et al. The economic effect of extracorporeal membrane oxygenation to support adults with severe respiratory failure in Brazil: a hypothetical analysis. Rev Bras Ter Intensiva. 2014;26(3):253–262.

85. Kolobow T, Gattinoni L, Tomlinson T, Pierce J. Control of breathing using an extracorporeal membrane lung. Anesthesiology. 1977;46:138–141.

86. Kolobow T, Gattinoni L, Tomlinson T, Pierce J. An alternative to breathing. J Thorac Cardiovasc Surg. 1978;75(2):261–266.

87. Mendiratta P, Tang X, Collins II RT, Rycus P, Brogan TV, Prodhan P. Extracorporeal membrane oxygenation for respiratory failure in the elderly: a review of the Extracorporeal Life Support Organization registry. ASAIO J. 2014;60(4):385–390.

88. Bonastre J, Suberviola B, Pozo JC, et al. Extracorporeal lung support in patients with severe respiratory failure secondary to the 2010-2011 winter seasonal outbreak of influenza A (H1N1) in Spain. Med Intensiva. 2012;36(3):193–199.

89. Ma D, Kim J, Jung S, Choo S, Chung C, Lee J. Outcomes of venovenous extracorporeal membrane oxygenation support for acute respiratory distress syndrome in adults. Korean J Thorac Cardiovasc Surg. 2012;45(2):91–94.

90. Wong I, Vuylsteke A. Use of extracorporeal life support to support patients with acute respiratory distress syndrome due to H1N1/2009 influenza and other respiratory infections. Perfusion. 2011;26(1):7–20.

91. Terragni P, Maiolo G, Ranieri VM. Role and potentials of lowflow CO(2) removal system in mechanical ventilation. Curr Opin Criti Care. 2012;18(1):93–98.

92. Terragni PP, Del Sorbo L, Mascia L, Urbino R, Martin EL, Birocco A, et al. Tidal volume lower than 6 ml/kg enhances lung protection: role of extracorporeal carbon dioxide removal. Anesthesiology. 2009;111(4):826–835.

93. Brodie D, Bacchetta M. Extracorporeal membrane oxygenation for ARDS in adults. N Engl J Med. 2011;365(20):1905–1914.

94. Anderson HL, Delius R, Sinard J, et al. Early experience with extracorporeal membrane oxygenation in the modern era. Ann

Thorac Surg. 1992;53:553–563.

95. Anderson HI, Steimle C, Shapiro M, et al. Extracorporeal life support (ECLS) for adult cardiorespiratory failure. Surgery. 1993;114(2):161–172. discussion 72–73.

96. Anderson III HL, Snedecor SM, Otsu T, Bartlett RH. Multicenter comparison of conventional venoarterial access versus venovenous double-lumen catheter access in newborn infants undergoing extracorporeal membrane oxygenation. J Pediatr Surg. 1993;28(4):530–535.

97. Bartlett RH, Roloff DW, Custer JR, Younger JG, Hirschl RB. Extracorporeal life support: the University of Michigan experience. JAMA. 2000;283(7):904–908.

98. Bohn D. Pushing the boundaries for the use of ECMO in acute hypoxic respiratory failure. Intensive Care Med. 2005;31(7): 896–897.

99. Custer J, Bartlett R. Recent research in extracorporeal life support for respiratory failure. ASAIO J. 1992;38(4):754–771.

100. Macintosh I, Butt WW, Robertson CF, Best D, Shekerdemian LS. Extending the limits of extracorporeal membrane oxygenation: lung rest for a child with non-specific interstitial pneumonia. Intensive Care Med. 2005;31(7):993–996.

101. Blake L. Goals and progress of the National Heart and Lung Institute collaborative extracorporeal membrane oxygenation study. In: Zapol W, Qvist J, eds. Artificial lungs for acute respiratory failure. New York, NY: Academic Press; 1976:513–524.

102. NHLI. Protocol for Extracorporeal Support for Respiratory Insufficiency Collaborative Program. Bethesda: National Heart and Lung Institute, Division of Lung Diseases; 1974.

103. Gattinoni L, Pesenti A, Rossi G, et al. Treatment of acute respiratory failure with low-frequency positive-pressure ventilation and extracorporeal removal of CO_2. Lancet. 1980;2(8189): 292–294.

104. Pesenti A, Gattinon L, Kolobow T, Damia G. Extracorporeal circulation in adult respiratory failure. Trans Am Soc Artif Intern Organs. 1988;34:43–47.

105. Del Sorbo L, Pisani L, Filippini C, et al. Extracorporeal CO_2 removal in hypercapnic patients at risk of noninvasive ventilation failure: a matched cohort study with historical control. Crit Care Med. 2015;43(1):120–127.

106. Nava S, Ranieri VM. Extracorporeal lung support for COPD reaches a crossroad. The Lancet Respiratory medicine. 2014;2(5): 350–352.

107. Gattinoni L, Pesenti A, Mascheroni D, et al. Low frequency positive pressure ventilation with extracorporeal CO_2 removal in severe acute respiratory failure. JAMA. 1986;256(7):881–886.

108. Brunet F, Mira J, Lanore J, et al., eds. ECCO$_2$R-LFPPV Does Improve Arterial Oxygenation in Patients with ARDS in Whom Mechanical Ventilation (MV) Failed. 2nd European Congress on Extracorporeal Lung Support. Marburg, Germany: Philipps-University; 1992. Department of Anaesthesiology and Intensive Care Therapy.

109. Gattinoni L, Pesenti A, Caspani M, et al. The role of total static lung compliance in the management of severe ARDS unresponsive to conventional treatment. Intensive Care Med. 1984;10: 121–126.

110. Marini JJ, Kelsen SG. Re-targeting ventilatory objectives in adult respiratory distress syndrome (Editorial). Am Rev Respir Dis. 1992;146:2–3.

111. Müller E, Knoch M, Holtermann W, Wagner P, Lennartz H, eds. Extracorporeal Support in Patients with ARDS: The Results and Experiences of the Marburg group. 2nd European Congress on Extracorporeal Lung Support. Marburg, Germany: Philipps-University; 1992. Department of Anaesthesiology and Intensive Care Therapy.

112. Wagner P, Knoch M, Sangmeister C, Muller E, Lennartz H. Extracorporeal gas exchange in adult respiratory distress syndrome: associated morbidity and its surgical treatment. Br J Surg. 1990;77:1395–1398.

113. Edmunds L, Holm J. Effect of inhaled CO_2 on hemorrhagic consolidation due to unilateral pulmonary arterial ligation. J Appl Physiol. 1969;26(6):710–715.

114. Morgan T, Edmunds L. Pulmonary artery occlusion III. Biochemical alterations. J Appl Physiol. 1967;22:1012–1016.

115. Kolobow T, Solca M, Gattinoni L, Pesenti A. Adult respiratory distress syndrome (ARDS): why did ECMO fail? (Editorial). Int J Artif Organs. 1981;4(2):58–59.

116. Kolobow T, Spragg R, Pierce J. Massive pulmonary infarction during total cardiopulmonary bypass in unanesthetised spontaneously breathing lambs. Int J Artif Organs. 1981;4(2):76–81.

117. Cohen J. Statistical Power Analysis for the Behavioral Sciences. 2nd ed. Hillsdale, NJ: Lawrence Erlbaum Associates; 1988.

118. Lachin JM. Introduction to sample size determinations and power analysis for clinical trials. Controlled Clin Trials. 1981;2:93–113.

119. Pocock SJ. Clinical Trials: A Practical Approach. New York, NY: John Wiley & Sons; 1983. 266 p.

120. Peek G, Clemens F, Elbourne D, et al. CESAR: conventional ventilatory support vs extracorporeal membrane oxygenation for severe adult respiratory failure. BMC Health Services Res. 2006;6:163.

121. Peek GJ, Elbourne D, Mugford M, et al. Randomised controlled trial and parallel economic evaluation of conventional ventilatory support versus extracorporeal membrane oxygenation for severe adult respiratory failure (CESAR). Health Tech Assessment. 2010;14(35):1–46.

122. Patroniti N, Zangrillo A, Pappalardo F, et al. The Italian ECMO network experience during the 2009 influenza A(H1N1) pandemic: preparation for severe respiratory emergency outbreaks. Intensive Care Med. 2011;37(9):1447–1457.

123. Munshi L, Telesnicki T, Walkey A, Fan E. Extracorporeal life support for acute respiratory failure. A systematic review and metaanalysis. Ann Am Thorac Soc. 2014;11(5):802–810.

124. Zampieri FG, Mendes PV, Ranzani OT, et al. Extracorporeal membrane oxygenation for severe respiratory failure in adult patients: a systematic review and meta-analysis of current evidence. J Crit Care. 2013;28(6):998–1005.

125. Pham T, Combes A, Roze H, et al. Extracorporeal membrane oxygenation for pandemic influenza A(H1N1)-induced acute respiratory distress syndrome: a cohort study and propensity-matched analysis. Am J Respir Crit Care Med. 2013;187(3): 276–285.

126. Meadow W, Pohlman A, Frain L, et al. Power and limitations of daily prognostications of death in the medical intensive care unit. Crit Care Med. 2011;39(3):474–479.

127. Schmidt M, Bailey M, Sheldrake J, et al. Predicting Survival after Extracorporeal Membrane Oxygenation for Severe Acute Respiratory Failure. The Respiratory Extracorporeal Membrane Oxygenation Survival Prediction (RESP) Score. Am J Respir Crit Care Med. 2014;189(11):1374–1382.

128. Pappalardo F, Pieri M, Greco T, et al. Predicting mortality risk in patients undergoing venovenous ECMO for ARDS due to influenza A (H1N1) pneumonia: the ECMOnet score. Intensive Care Med. 2013;39(2):275–281.

12 ARDS 的易感因素

Ognjen Gajic, Alice Gallo De Moraes, Ronaldo Sevilla Berrios

急性呼吸窘迫综合征（Acute respiratory distress syndrome，ARDS）是危重病或严重创伤的常见并发症，伴有极高的发病率和死亡率。其发病机制包括肺的机械性和炎症反应性损伤，这些损伤引起肺泡 – 毛细血管通透性明显增高，导致富含蛋白的水肿渗液渗出至肺泡[1, 2]。ARDS 亦可发生在不可控的局部或系统性炎症反应的环境下。临床发病机制常常由多因素引起，危险因素和危险既往病史之间出现复杂的相互作用（**图 12–1**）。

易感疾病

脓毒症、肺炎和休克是 ARDS 最常见易感疾病[3, 4]。然而，仅仅只有少部分患者真正发展成 ARDS（**图 12–2**）。其他易感病包括误吸、创伤和大量输血[5, 6]。非典型肺炎包括病毒（流感）和真菌（肺孢子菌、组织胞浆菌属、芽生菌属）感染，虽不常见但却是 ARDS 重要的致病因素，尤其是在免疫功能低下病人中。几类新兴致病菌，

ARDS 的致病因素："多重打击"假说

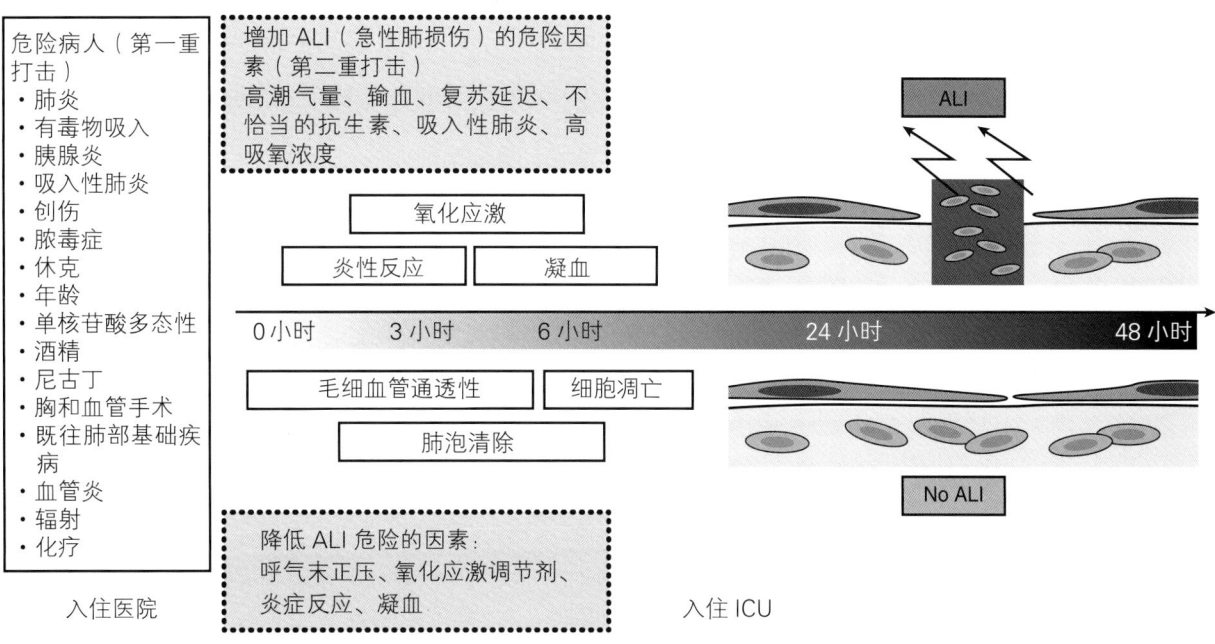

图 12–1　ARDS 起病过程中危险因素和危险既往病史之间相互作用
ALI. 急性肺损伤；ICU. 重症医学科

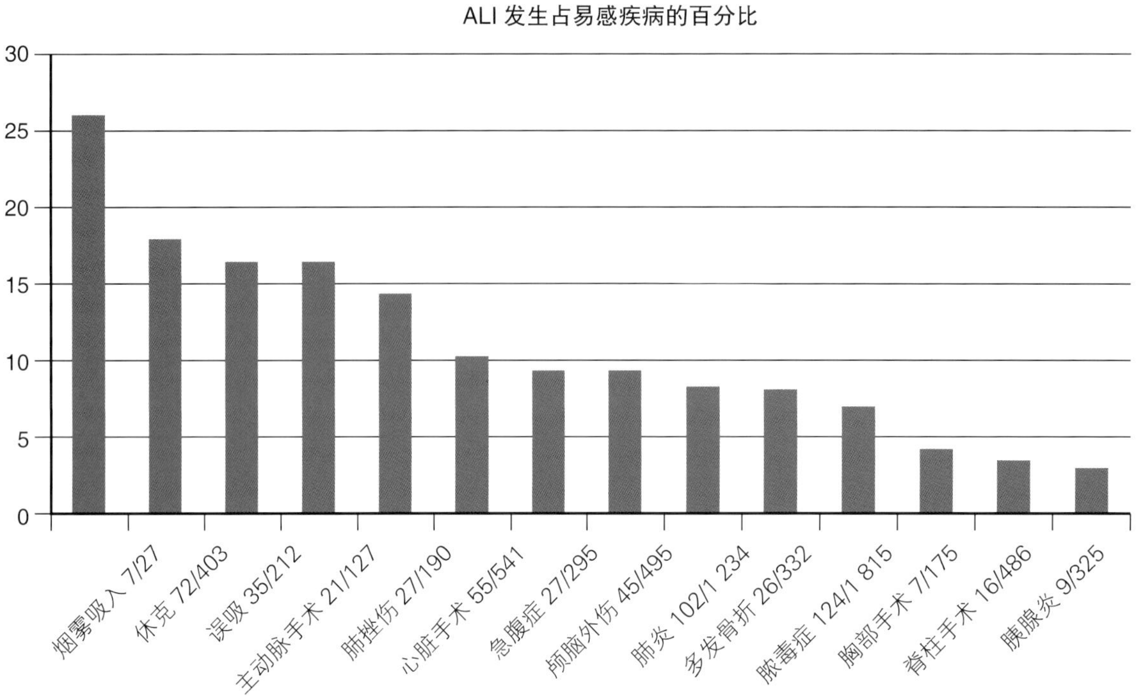

ALI 发生占易感疾病的百分比

图 12-2 急性呼吸窘迫综合征的易感因素

ALI. 急性肺损伤（With permission from Gajic O, Dabbagh O, Park PK, et al. Early identification of patients at risk of acute lung injury: evaluation of lung injury prediction score in a multicenter cohort study. Am J Respir Crit Care Med. 2011;183[4]:462–470.）

如引起 SARS、中东呼吸综合征的冠状病毒、流行性 H1N1 流感病毒, 亦增加 ARDS 发病危险[7]。其他的危险因素包括胃食管反流性疾病、慢性隐匿吸入和药物暴露[3, 8]。

某些宿主的遗传变异与脓毒症和 ARDS 发病相关[9]。这些异常包括表面活性蛋白 B 变异[10]。基因相关因素通常难以重复获得, 而且基因在预测 ARDS 的发病中所起作用目前仍不清楚[10]。

危险既往病史

脓毒症患者中长期酗酒为罹患 ARDS 的高风险人群。慢性酗酒者患 ARDS 是普通患者的 2~3 倍[11, 12]。相关性的确切机制仍不清楚, 可能与肺抗氧化能力降低有关[12]。此外, 急性和慢性酒精依赖导致全身腺苷酸水平增高[13, 14], 通过刺激腺苷酸 1 型受体, 剂量依赖性肺泡液清除减低, 加重肺损伤[15, 16]。最近一项研究显示, 创伤患者 ARDS 危险增加直接与血液酒精成分相关[17]。

吸烟史（包括二手烟）增加创伤病人 ARDS 患病风险[18]。另一项研究发现了在吸烟和潜在 ARDS 发病之间独立的剂量反应关系[19]。

众所周知, 低蛋白血症是急性、慢性疾病或营养不良以及外科手术预后不佳的标记物[20, 21]。同时也是 ARDS 的独立危险因素[22]。在危重疾病状态, 这似乎是独立于潜在疾病和容量状态之外的通过调节降低血浆胶体渗透压导致肺毛细血管通透性增加的因素[23]。

通过对数种 ARDS 动物模型研究发现, 高碳酸血症可以减少呼吸机相关性肺损伤[24, 25]。然而, pH 减低, 特别是代谢性酸中毒却增加 ARDS 发病风险[26, 27]。

肥胖同样是发生 ARDS 的一个独立危险因素[28]。尽管体位因素和肺不张可以部分解释观察到的相关现象[2], 但更多的机制已被提出来。其中包括促炎和抗炎因子的失衡, 导致通过 TNF-α 和 IL-6 通路增加肺炎症反应和损伤[29~32]。

糖尿病似乎是脓毒症休克患者罹患 ARDS 较

低的危险因素[33]。实际上，一项近期的纳入 12 794 例成年患者的 Meta 分析得出结论，糖尿病可避免 ARDS[34]。尽管确切的机制仍悬而未知，一个可能的解释是糖尿病患者肺部炎症反应瀑布效应激活机制受损[35]。

另一个提出的 ARDS 发病机制假说认为，表面活性物质功能缺失或许是 ARDS 发展的重要步骤[36]。自主和机械性的过度通气可导致肺泡表面活性物质功能受损，导致更高的表面张力和肺泡塌陷。这种损伤在仰卧位和镇静时会加重，尤其在肥胖病人上[2]。然而，实验性给予 ARDS 患者表面活性物质并未改善死亡率[37]。

风险预测模型

用于设计和引导 ARDS 预防研究的肺损伤预测量表（LIPS）于 2011 年发布[38]。这个模型包含患者入院未发生 ARDS 时存在的危险因素和危险变量。后来此表被验证[26]和重新修正（**表 12-1**）。一个更为简单的早期急性肺损伤量表模型，通过氧需求、呼吸节律、免疫抑制患者胸片双肺浸润来预测 ARDS 发生[39]。

医院获得性暴露

住院病人经常由于暴露于各种潜在有害因素而增加 ARDS 发生的危险概率。相对于死于其他疾病的患者，死于 ARDS 的患者通常有可预防的较高的潜在不良事件的发生率（医源性不良事件）[40]。高潮气量机械通气[41-43]，吸氧浓度过高[44]，经产妇捐献者的血浆输注[45]等均为导致 ARDS 的医源性风险因素。脓毒症患者中，延迟的液体复苏和抗生素治疗也被认为与 ARDS 的发生密切相关[46]。肺保护性机械通气策略被认为是标准的 ARDS 治疗原则，近期的研究表明这项治疗措施对所有机械通气患者均是安全和有益的[41-43]。

一个大型的病例对照研究发现医源性的危险因素在 ARDS 患者中较对照组明显增多，而这些危险因素大部分都是可预防的[47]。在这个

表 12-1　LIPS 评分表

LIPS	分值	举例
易感疾病		
休克	2	（1）患者有酗酒史，因
误吸	2	肺炎致感染性休
脓毒症	1	克，在急诊室需要
肺炎	1.5	吸入氧浓度 >0.35
高危手术 *		脓毒症 + 休克 + 肺
脊柱外科手术	1	炎 + 酗酒史 + 吸入
急腹症手术	2	氧浓度 >0.35
心脏外科手术	2.5	1+2+1.5+1+2=7.5
主动脉血管手术	3.5	
高危创伤		（2）摩托车车祸导致颅
颅脑损伤	2	脑损伤，肺挫伤，
烟雾吸入	2	休克，吸入氧浓度
溺水	2	>0.35
肺挫伤	1.5	颅脑损伤 + 肺挫伤
多发骨折	1.5	+ 休克 + 吸入氧浓
		度 >0.35
		2+1.5+2+2=7.5
危险既往病史		（3）患者有糖尿病病史，
酗酒	1	因泌尿系感染导致
肥胖（BMI >30）	1	休克
低蛋白血症	1	1+2-1=2
化疗	1	
吸入氧浓度 >0.35	2	
（>4 L/分）		
呼吸急促（呼吸频	1.5	
率 >30/分）		
血氧饱和度 <95%	1	
酸中毒（pH<7.35）	1.5	
糖尿病 †	-1	

BMI. 体重指数
LIPS. 肺损伤预测评分
* 急诊手术增加 1.5 分
† 仅脓毒症

With permission from Gajic O, Dabbagh O, Park PK, et al. Early identification of patients at risk of acute lung injury: evaluation of lung injury prediction score in a multicenter cohort study. Am J Respir Crit Care Med. 2011;183(4):462–470.

研究中，服用阿司匹林显示出保护作用。美国危重病和创伤试验团队最近开展了一项由国家心脏、肺和血液研究协会赞助的临床研究，对比阿司匹林和对照组在 ARDS 高风险患者中的作用（NCT01504867）[48]。

近期发表的研究建议多种潜在的针对ARDS的预防策略。其中包括早期识别"风险"病人，防止医源性损伤的标准化临床措施，早期治疗易感疾病[47, 49]。预防肺损伤量表（CLIP）被用来确保遵守循证医学实践以减少ARDS的发生，目前正被应用于预防ARDS的临床试验中[48]。CLIP项目包括肺保护性机械通气策略，阿司匹林预防方案，早期适量的抗生素治疗，限制性液体和输血治疗策略，每日唤醒和自主呼吸试验促进早期拔管。

明尼苏达奥姆斯特德县进行的一个基于流行病学的队列研究，报道了ARDS的发病率从2001年的82.4/100 000人次降至2008年的38.9/100 000人次[50]。虽然社区获得性ARDS发生率相对稳定及该疾病严重程度、医疗花费、诱发因素增加，但同期ARDS的发病率是降低的。发病率降低归因于上述的预防策略，包括所有机械通气病人均使用肺保护性通气策略，限制性输血，男性献血者为主的血浆，脓毒症治疗的进步和更加谨慎的液体治疗[45, 50, 51]。

此外对包括前文提到的服用阿司匹林在内[48]，评估其他药物治疗预防高风险ARDS患者的临床研究正在进行中。如吸入性β受体激动药[52]，雾化吸入肝素[53]，吸入性糖皮质激素[54]，过氧化物酶体增殖剂受体拮抗药，血管紧张素转化酶抑制药，姜黄素和维生素D[55, 56]。其中，仅有吸入性β受体激动药正式进入二期随机对照研究。362例食管切除患者，术中给予吸入沙美特罗减少了因术后不良事件相关的（以肺炎为主）肺泡炎性反应和损伤相关的数个生物标记物；然而，ARDS的发病率在不同组间无差异[52]。

总之，尽管脓毒症、肺炎、休克常常导致患者出现ARDS，但是许多危险因素是可改变的。正在进行的临床研究评估了数个前景看好的预防措施。与此同时，对于减少这项危重病重要的并发症，注重最佳的治疗措施和避免医源性暴露是简单而有效的策略。

作者推荐

- 脓毒症、肺炎和休克是ARDS的最常见易感疾病。
- 特定的宿主基因变异与脓毒症和ARDS发病相关。
- 酗酒、吸烟与营养不良和肥胖一样致病人易患ARDS。
- LIPS和简化早期急性肺损伤量表预测ARDS是基于临床和调查的标准。
- 医院获得性ARDS可能与多因素混杂有关，最常见的相关因素包括高潮气量机械通气，高吸入氧浓度和血浆输注。
- 制订CLIP是为了确保临床治疗遵守循证医学实践，可能将影响ARDS的发病率。
- 至目前为止，能有效预防ARDS的药物尚未被发现。

（潘 亮）

参考文献

1. Matthay MA, Zemans RL. The acute respiratory distress syndrome: pathogenesis and treatment. Annu Rev Pathol. 2011;6: 147–163.

2. Albert RK. The role of ventilation-induced surfactant dysfunction and atelectasis in causing acute respiratory distress syndrome. Am J Respir Crit Care Med. 2012;185(7):702–708.

3. Bice T, Li G, Malinchoc M, et al. Incidence and risk factors of recurrent acute lung injury. Crit Care Med. 2011;39(5):1069–1073.

4. Wind J, Versteegt J, Twisk J, et al. Epidemiology of acute lung injury and acute respiratory distress syndrome in The Netherlands: a survey. Respir Med. 2007;101(10):2091–2098.

5. Wallis JP. Transfusion-related acute lung injury (TRALI): presentation, epidemiology and treatment. Intensive Care Med. 2007;33 (suppl 1):S12–S16.

6. Khan H, Belsher J, Yilmaz M, et al. Fresh-frozen plasma and platelet transfusions are associated with development of acute lung injury in critically ill medical patients. Chest. 2007;131(5):1308–1314.

7. Kojicic M, Li G, Hanson AC, et al. Risk factors for the development of acute lung injury in patients with infectious pneumonia. Crit Care. 2012;16(2):R46.

8. Dhokarh R, Li G, Schmickl CN, et al. Drug-associated acute lung injury: a population-based cohort study. Chest J. 2012;142(4): 845–850.

9. Marshall RP, Webb S, Hill MR, et al. Genetic polymorphisms associated with susceptibility and outcome in ARDS. Chest. 2002;121(suppl 3):68S–69S.

10. Gong MN, Wei Z, Xu LL, et al. Polymorphism in the surfactant protein-B gene, gender, and the risk of direct pulmonary injury and ARDS. Chest. 2004;125(1):203–211.

11. Moss M, Burnham EL. Chronic alcohol abuse, acute respiratory distress syndrome, and multiple organ dysfunction. Crit Care Med. 2003;31(suppl 4):S207–S212.

12. Moss M, Parsons PE, Steinberg KP, et al. Chronic alcohol abuse is associated with an increased incidence of acute respiratory distress syndrome and severity of multiple organ dysfunction in patients with septic shock. Crit Care Med. 2003;31(3):869–877.

13. Dohrman DP, Diamond I, Gordon AS. The role of the neuromodulator adenosine in alcohol's actions. Alcohol Health Res World. 1997;21(2):136–143.

14. Nagy LE, Diamond I, Collier K, et al. Adenosine is required for ethanol-induced heterologous desensitization. Mol Pharmacol. 1989;36(5):744–748.

15. Dada L, Gonzalez AR, Urich D, et al. Alcohol worsens acute lung injury by inhibiting alveolar sodium transport through the adenosine A1 receptor. PLoS One. 2012;7(1):e30448.

16. Factor P, Mutlu GM, Chen L, et al. Adenosine regulation of alveolar fluid clearance. Proc Natl Acad Sci USA. 2007;104(10):4083–4088.

17. Afshar M, Smith GS, Terrin ML, et al. Blood alcohol content, injury severity, and adult respiratory distress syndrome. J Trauma Acute Care Surg. 2014;76(6):1447–1455.

18. Calfee CS, Matthay MA, Eisner MD, et al. Active and passive cigarette smoking and acute lung injury after severe blunt trauma. Am J Respir Crit Care Med. 2011;183(12):1660–1665.

19. Iribarren C, Jacobs Jr DR, Sidney S, et al. Cigarette smoking, alcohol consumption, and risk of ARDS: a 15-year cohort study in a managed care setting. Chest. 2000;117(1):163–168.

20. Buzby GP, Mullen JL, Matthews DC, et al. Prognostic nutritional index in gastrointestinal surgery. Am J Surg. 1980;139(1):160–167.

21. Dempsey DT, Mullen JL. Prognostic value of nutritional indices. JPEN J Parenter Enteral Nutr. 1987;11(suppl 5):109S–114S.

22. Mangialardi RJ, Martin GS, Bernard GR, et al. Hypoproteinemia predicts acute respiratory distress syndrome development, weight gain, and death in patients with sepsis. Crit Care Med. 2000;28(9):3137–3145.

23. Aman J, van der Heijden M, van Lingen A, et al. Plasma protein levels are markers of pulmonary vascular permeability and degree of lung injury in critically ill patients with or at risk for acute lung injury/acute respiratory distress syndrome. Crit Care Med. 2011;39(1):89–97.

24. Ijland MM, Heunks LM, van der Hoeven JG. Bench-to-bedside review: hypercapnic acidosis in lung injury–from 'permissive' to 'therapeutic'. Crit Care. 2010;14(6):237.

25. Wu SY, Wu CP, Kang BH, et al. Hypercapnic acidosis attenuates reperfusion injury in isolated and perfused rat lungs. Crit Care Med. 2012;40(2):553–559.

26. Gajic O, Dabbagh O, Park PK, et al. Early identification of patients at risk of acute lung injury: evaluation of lung injury prediction score in a multicenter cohort study. Am J Respir Crit Care Med. 2011;183(4):462–470.

27. Gong MN, Thompson BT, Williams P, et al. Clinical predictors of and mortality in acute respiratory distress syndrome: potential role of red cell transfusion. Crit Care Med. 2005;33(6):1191–1198.

28. Karnatovskaia LV, Lee AS, Bender SP, et al. Obstructive sleep apnea, obesity, and the development of acute respiratory distress syndrome. J Clin Sleep Med. 2014;10(6):657–662.

29. Wang C. Obesity, inflammation, and lung injury (OILI): the good. Mediators Inflamm. 2014;2014:978463.

30. Leal Vde O, Mafra D. Adipokines in obesity. Clin Chim Acta. 2013;419:87–94.

31. Mancuso P. Obesity and lung inflammation. J Appl Physiol (1985). 2010;108(3):722–728.

32. Simpson SQ, Casey LC. Role of tumor necrosis factor in sepsis and acute lung injury. Crit Care Clin. 1989;5(1):27–47.

33. Moss M, Guidot DM, Steinberg KP, et al. Diabetic patients have a decreased incidence of acute respiratory distress syndrome. Crit Care Med. 2000;28(7):2187–2192.

34. Gu WJ, Wan YD, Tie HT, et al. Risk of acute lung injury/acute respiratory distress syndrome in critically ill adult patients with pre-existing diabetes: a meta-analysis. PLoS One. 2014;9(2):e90426.

35. Filgueiras Jr LR, Martins JO, Serezani CH, et al. Sepsis-induced acute lung injury (ALI) is milder in diabetic rats and correlates with impaired NFkB activation. PLoS One. 2012;7(9):e44987.

36. Petty TL, Silvers GW, Paul GW, et al. Abnormalities in lung elastic properties and surfactant function in adult respiratory distress syndrome. Chest. 1979;75(5):571–574.

37. Kesecioglu J, Beale R, Stewart TE, et al. Exogenous natural surfactant for treatment of acute lung injury and the acute respiratory distress syndrome. Am J Respir Crit Care Med. 2009;180(10): 989–994.

38. Trillo-Alvarez C, Cartin-Ceba R, Kor DJ, et al. Acute lung injury prediction score: derivation and validation in a population-based sample. Eur Respir J. 2011;37(3):604–609.

39. Levitt JE, Calfee CS, Goldstein BA, et al. Early acute lung injury: criteria for identifying lung injury prior to the need for positive pressure ventilation. Crit Care Med. 2013;41(8):1929–1937.

40. TenHoor T, Mannino DM, Moss M. Risk factors for ARDS in the United States: analysis of the 1993 National Mortality Followback Study. Chest. 2001;119(4):1179–1184.

41. Serpa Neto A, Simonis FD, Barbas CS, et al. Association between tidal volume size, duration of ventilation, and sedation needs in patients without acute respiratory distress syndrome: an individual patient data meta-analysis. Intensive Care Med. 2014;40(7): 950–957.

42. Gajic O, Dara SI, Mendez JL, et al. Ventilator-associated lung injury in patients without acute lung injury at the onset of mechanical ventilation. Crit Care Med. 2004;32(9):1817–1824.

43. Neto AS, Cardoso SO, Manetta JA, et al. Association between use of lung-protective ventilation with lower tidal volumes and clinical outcomes among patients without acute respiratory distress syndrome: a meta-analysis. JAMA. 2012;308(16):1651–1659.

44. Rachmale S, Li G, Wilson G, et al. Practice of excessive FiO$_2$ and effect on pulmonary outcomes in mechanically ventilated patients with acute lung injury. Respir Care. 2012;57(11):1887–1893.

45. Toy P, Gajic O, Bacchetti P, et al. Transfusion-related acute lung injury: incidence and risk factors. Blood. 2012;119(7):1757–1767.

46. Iscimen R, Cartin-Ceba R, Yilmaz M, et al. Risk factors for the development of acute lung injury in patients with septic shock:

an observational cohort study. Crit Care Med. 2008;36(5):1518–1522.

47. Ahmed AH, Litell JM, Malinchoc M, et al. The role of potentially preventable hospital exposures in the development of acute respiratory distress syndrome: a population-based study. Crit Care Med. 2014;42(1):31–39.

48. Kor DJ, Talmor DS, Banner-Goodspeed VM, et al. Lung Injury Prevention with Aspirin (LIPS-A): a protocol for a multicentre randomised clinical trial in medical patients at high risk of acute lung injury. BMJ Open. 2012;2(5).

49. Litell JM, Gong MN, Talmor D, et al. Acute lung injury: prevention may be the best medicine. Respir Care. 2011;56(10):1546–1554.

50. Li G, Malinchoc M, Cartin-Ceba R, et al. Eight-year trend of acute respiratory distress syndrome: a population-based study in Olmsted County, Minnesota. Am J Respir Crit Care Med. 2011;183(1): 59–66.

51. Wiedemann H, Wheeler A, Bernard G, et al. National Heart, Lung, and Blood Institute Acute Respiratory Distress Syndrome (ARDS) Clinical Trials Network: comparison of two fluid-management strategies in acute lung injury. N Eng J Med. 2006;354(24): 2564–2575.

52. Perkins GD, McAuley DF, Thickett DR, et al. The β-Agonist Lung Injury Trial (BALTI) a randomized placebo-controlled clinical trial. Am J Respir Crit Care Med. 2006;173(3):281–287.

53. Dixon B, Schultz MJ, Smith R, et al. Nebulized heparin is associated with fewer days of mechanical ventilation in critically ill patients: a randomized controlled trial. Crit Care. 2010;14(5):R180.

54. Karnatovskaia LV, Lee AS, Gajic O, et al. The influence of prehospital systemic corticosteroid use on development of acute respiratory distress syndrome and hospital outcomes. Crit Care Med. 2013;41(7):1679–1685.

55. Jeng L, Yamshchikov AV, Judd SE, et al. Alterations in vitamin D status and anti-microbial peptide levels in patients in the intensive care unit with sepsis. J Transl Med. 2009;7:28.

56. Festic E, Kor DJ, Gajic O. Prevention of acute respiratory distress syndrome. Curr Opin Crit Care. 2015;21(1):82–90.

第三部分

血流动力学管理

13 侵入性血流动力学监测手段在ICU的作用

Daniel De Backer

危重症患者血流动力学监测的主要指征包括：明确休克类型、指导干预治疗以及呼吸衰竭患者心肺功能的评估。血流动力学监测技术可分为有创性、微创性及无创性三大类。其中有创性血流动力学监测手段主要包括肺漂浮导管及经肺热稀释法；微创性手段包括未被校正的脉搏波分析法及食管超声。而无创性手段主要包括生物电阻抗法、无创脉搏波轮廓法及经胸超声心动图。尽管目前为止尚无足够证据表明这些监测确实可以使患者获益[1]，但其临床应用仍十分广泛。而在过去的20年间，血流动力学监测趋势逐渐由传统的有创性监测手段向无创性监测手段倾斜。

超声心动图可以用微创（食管超声）乃至无创（经胸超声）的手段提供大量血流动力学监测数据[2]。它还被建议应用于疾病早期以明确休克类型[3, 4]。然而，超声心动图的应用也有其局限性，离开检查室后，超声心动图很难提供连续动态的测量数据，也很难对患者接受液体复苏、升压药物及正性肌力药等治疗后的反应进行实时评估。除此之外，检查的准确性受操作者床旁检查技巧的影响很大，因此很难保证24小时都能进行准确的评估[5]。

与无创性监测手段往往仅能测量心排血量及每搏变异率相比，有创性监测手段则可以提供更多的血流动力学数据，例如血管内压力以及心脏容积的相关指标。总而言之，有创性越强的监测手段，提供的监测数据越准确。因此，在选择血流动力学监测手段时，不应以创伤性大小作为唯一标准，要同时兼顾准确性，尤其是当选择创伤性较大，但监测数据较多的方法时，更要充分衡量这些数据是否可能给患者带来收益。综上所述，血流动力学监测手段的选择，应就患者病情做出个体化选择[4]，同时要结合本部门技术水平。

有创还是无创动脉血压监测？

动脉血压作为危重症患者常规监测指标之一，是器官灌注的重要指标，其监测方法可分为有创和无创血压监测两种。对于危重症患者，尤其是休克患者，血压监测的精确性尤为重要，因此无创动脉血压监测往往无法满足临床需求[6]。比如说，当患者的平均动脉压是80 mmHg时，5~10 mmHg的测量误差可能对治疗几乎没有影响，但对一个平均动脉压仅有55 mmHg的患者来说，就会导致治疗策略的重大变化。因此，对于循环衰竭的病人，建议采用有创血压监测[3]。

中心静脉压及中心静脉血氧饱和度

危重症患者，往往需要建立中心静脉通路，尤其是对休克患者，通过中心静脉通路，可以检测中心静脉压（CVP）及中心静脉血氧饱和度，两者均是血流动力学监测的重要指标。

然而，由于CVP的测量受到包括胸腔内压等诸多因素的干扰，其测量值并不能准确反映心功能及容量状态。CVP 异常增高可能提示存在心功能受损（全心或右心）、容量负荷过重或心包填塞。而 CVP 异常减低则提示可能存在容量不足，需要注意这种判断对于单纯的左心功能衰竭患者而言可能是非常危险的。由于 CVP 的测量受胸腔内压的影响很大，因此机械通气患者的 CVP 测量值往往高于实际值（跨壁 CVP），大大限制了 CVP 用于评估前负荷反应性和心功能准确性。尽管如此，CVP 的确可以反映静脉系统的压力，从而推测组织水肿程度。

中心静脉血氧饱和度（$ScvO_2$）可用于评估氧输送水平和心输出量。$ScvO_2$ 异常减低可能提示单位血液内氧耗增加，即患者可能存在心排量降低、贫血、缺氧、躁动中的一种或全部临床状况。

脓毒症休克患者基于上述监测指标的优化的血流动力学方案被证实可改善预后。Rivers 研究是迄今为止关于脓毒症休克的里程碑式的临床研究，结果表明基于 CVP 及 $ScvO_2$ 的早期目标导向性治疗（EGDT）可显著降低患者死亡率[7]。而近期的两项样本量各自达数千人的研究，ProCESS（protocolized care for early septic shock）及 ARISE（australasian resuscitation in sepsis evaluation），则均未证实这种结果[8, 9]。之所以产生两种截然不同的研究结果，可能与以下几个因素有关。首先，Rivers 研究所纳入的患者入组时平均 $ScvO_2$ 为 50%，而之后的两项研究入组时平均 $ScvO_2$ 已达 70%。即后两项研究的入组患者可能已提前接受过适当的液体复苏，从而使患者在入组时相关指标已达标，导致之后的治疗策略并未显现出显著的效果，在统计学上称为领先时间偏倚。

ARISE 研究有 78% 的入选病例 $ScvO_2$ 已达标，通过上述的干预措施，在研究结束时，仅将这一百分比提升至 82%[9]，因此该研究得出以下结论，即以 CVP 及 $ScvO_2$ 为导向的休克复苏是无效的。第二，与 Rivers 研究相比，后两项研究的入选率均较低（分别为每月每研究中心 1 名及 0.5 名患者入选），而 Rivers 研究的入选率则高达每月每中心 8 名，提示后两项研究可能入组了更多病症较轻的患者，统计学上称为选择偏移。而事实上后两项研究的患者死亡率确实比 Rivers 研究要低，也在一定程度上佐证了上述观点。虽然这并不能推翻后两项研究的结论，但足以证实二者的结论是有局限性的。最后，我们还要指出，在 ProCESS 及 ARISE 研究中，对照组的患者实际上是基于 Rivers 研究结果所逐步完善的各项指标进行治疗的[7]，包括足量的液体复苏及早期应用抗菌药物，而这两点恰恰是拯救脓毒症运动指南的精髓[10]。已有研究表明，实施和依从于这些指南与传统的复苏目标相比，更能有效降低脓毒症休克患者死亡率[11]。另有几项研究对比了脓毒症休克患者接受 EGDT 治疗前后的各项指标，表明 EGDT 确实可以改善患者预后。近期的一项 Meta 分析综合了上述几个观察性研究以及一项多中心随机研究[12]的结果，同样表明 EGDT 可以改善患者预后。综上所述，上述研究实际上表明了 EGDT 并不能使所有的脓毒性休克患者获益，但对于那些 $ScvO_2$ 明显异常的危重症患者而言，基于 $ScvO_2$ 的血流动力学优化仍然是合理的。

肺动脉导管

肺动脉导管（PAC）尽管是一项有创性监测手段，但是在提供连续性监测方面有着明显的优势。PAC 主要可以提供以下三大类指标：血管内/心腔内压力、心排量及混合静脉血气分析。

肺动脉压的测量对于右心功能衰竭的患者而言尤为重要，因为右室后负荷的升高，对右心衰竭的诊断和治疗都具有重要意义[13]。除超声检查外，没有任何一项床旁无创性检查可以测量肺动脉压。除了肺动脉压，我们还可以通过 PAC 测得肺动脉嵌顿压或称肺动脉楔压［PAOP 或（PAWP）］，进而评估患者左室功能并指导液体管理。PAOP 还可以用于评估肺静水压的大小，进而推测患者心源性肺水肿的风险。PAC 法对心排量的测定主要依靠间断的人工推注冰盐水或使用半连续测量系统自动测量两种方法。两种方法都需要将几个心搏周期的心排量进行平均，因此快速短暂的心排量波动不能被探测到。除了少数的合并三尖瓣反流或心内分流的患者，热稀释法所测量的心排量数据是相对准确的。尽管当患者心排量异常增高时，半连续法测量的心排量准确性会显著低于经典的热稀释法[14]，但似乎这种差异对患者治疗方案的决策并没有显著影响。

心排量的监测可以帮助我们鉴别休克类型，评估治疗效果[3]。上述的血流动力学指标均可与混合静脉血氧饱和度（SvO_2）相结合，通过比较氧输送与氧消耗，进一步评估心排量。尽管 SvO_2 与 $ScvO_2$ 存在相关性，但二者仍有一定差别。前者反映了来自全身灌注血管床的灌注水平，而后者仅反映上半身灌注血管床的灌注水平。因此，与 $ScvO_2$ 相比，SvO_2 更适合用于评估全身氧代谢水平。

PAC 的应用会对患者预后造成什么影响呢？几项观察性研究的结果显示，与其他临床评估手段相比，PAC 能帮助我们更准确地评估患者目前的血流动力学状态，从而改进治疗策略，改善患者预后[15]。与此同时，另一些随机研究则未能证实 ICU 患者使用 PAC 可改善预后[16~20]。这种矛盾的结论可能与几个因素有关。一个争论是留置 PAC 所导致的机械性损伤并发症过高，乃至足以掩盖其在改善患者预后方面的潜在优势。然而关于这类并发症的发生率，上述几项研究均未显示出统计学差异。几项围术期研究表明采用 PAC 监测优化血流动力学可以减少围术期术并发症[21]和提高生存率[22]，提示 PAC 是安全的。

一个更为可能的解释是，由于危重症患者本身临床状况的复杂性，干扰了实验结果的正确判读[23, 24]而导致了错误的决定。例如这些研究绝大部分并没有使用决策支持策略。有趣的是，加入超声结果并未使得上述情况有所改善[25]，这说明人为的误差可能比设备误差更大[26]。导致上述结果的另一个原因可能与选择偏移有关。在 The Fluids and Catheters Treatment Trial 中，由于最初筛选入选病例时已采用 PAC 监测而未能入选的病例，甚至是入选病例数的两倍以上，导致部分极危重患者流失（这些患者的信息是非常有价值的）[27]。如此高的排除率，极有可能干扰最终的实验结果[28]。除此之外，研究者还剔除了心源性休克的病患，因为实验设计者认为这类患者与入选患者相比，体质较弱，多由于其他原因留置 PAC，且具有更高的死亡率[29]。

受上述阴性实验结果影响以及替代监测方法的蓬勃发展，PAC 的应用率逐年下降[30]，甚至被完全弃用。然而不可否认的是，对于某些特殊的重症患者，PAC 仍然是一种重要的血流动力学监测手段，ICU 的医护人员应当熟知 PAC 穿刺置管、仪器设置以及监测技术。

经肺热稀释及脉搏轮廓分析法

目前最常用于替代 PAC 的监测方法就是将经肺热稀释法与脉搏轮廓分析法（外周动脉置管连续心排量）相结合。这是一种微创的血流动力学监测手段，需要留置动脉及中心静脉导管。其中经肺热稀释法是用于校准脉搏轮廓法所测得的连续心排量。

通过分析动脉血压波形，我们可以估测患者的每搏输出量。经肺热稀释法则用于校准不同患者以及相同患者在不同时间段的动脉顺应性及血管张力[31, 32]。连续心排量测定的准确性与两次校准之间的延迟直接相关。任何血管张力的改变均可能明显影响测量结果的准确性[33]，必须及时重新校准。目前新推出的一些包含自动校准功能的设备，被证实即使在脓毒症休克的患者中[14]，亦可提供可靠的连续心排量数据，但尚不能提供其他的心脏功能及心脏容积指标。

经肺热稀释法的实施需要将一根特殊含热敏电阻的动脉导管留置到股动脉内。设备将使用专用模块进行热稀释曲线的描绘，并通过计算曲线下面积得出心排量。与 PAC 的右心热稀释法相比，经肺热稀释法对于瓣膜反流的患者敏感性较低。

经肺热稀释法的另一个大的优势在于可以通过热稀释曲线特征及温度指示剂的衰减来测量血管外肺水指数（EVLWI）和心腔容积［全心舒张末容积指数（GEDVI）］等。GEDVI 是一个前负荷的指标。对于胸腔内压或腹内压增高或左室顺应性减低的患者而言，容积性指标明显优于压力性指标。EVLWI 反映了肺水肿程度，无论什么原因，都可用于预测不良事件的发生[34]。二者在确定诊断及指导液体管理方面都发挥着重要作用。因此，考虑到容积性指标的优势，经肺热稀释法应该是血流动力学评估不可或缺的一部分（诊断目的和治疗反应的评估）。

心功能指数（CFI）是通过 GEDVI 衍生出来的一个指标，通过心指数除以 GEDVI 来计算。在心源性休克患者，CFI 反映左室射血分数[35, 36]，条件是右心功能是完整的[36]。目前 CFI 认为是替代 PAC 用于评估脓毒症患者心肌抑制重要的指标[35]。

经肺热稀释法的并发症相对少见，主要是同动脉和中心静脉置管相关的并发症（穿刺部位出血及感染）[37]。迄今为止尚无研究对 PAC 及经肺热稀释结合脉搏轮廓分析法（TTPWA）的血管并发症进行直接比较。

通过肺动脉导管或经肺热稀释法优化的血流动力学方案

已有研究结果显示，通过肺动脉导管或经肺热稀释法，可以提高对患者心排量、前负荷反应性以及心功能判断的准确性，从而优化治疗方案，改善患者预后[22, 38-41]。且与 ICU 患者相比，上述监测手段的优势在围术期患者中更为明显。可能与 ICU 患者临床情况较为复杂有关。

围术期应用 PAC 可有效减少围术期并发症[21]，提高生存率[22]。同样，经肺热稀释法也可以达到这种目的，同样可以降低并发症的发生率[38, 42]。

目前为止，尚无明确的证据表明在危重症患者中，经肺热稀释法可改善患者预后。在心跳骤停后继发心源性休克的患者当中，与单纯应用 CVP 和有创动脉压监测相比，应用经肺热稀释法，可以使发病最初 24 小时内液体入量明显增加，降低该类患者并发急性肾损伤的概率[41]。在蛛网膜下腔出血继发的应激性心肌病患者中，CFI 低于每分钟 4.2 可能提示心功能受损，且发病 3 个月时神经系统功能明显较差[39]。与此同时，神经系统功能预后较差的这类患者，EVLWI 也明显升高。一项随机研究显示，对严重蛛网膜下腔出血患者应用经肺热稀释法指导血流动力学策略，可显著改善远期神经系统功能[40]。

PAC 与 TTPWA 相比，前者主要提供压力性指标，而后者的优势在于提供容积性指标，遗憾的是迄今为止，学术界鲜有关于二者临床效果的对比研究。一项小样本量的随机试验表明，在心功能异常患者中，以 PAC 指导的液体复苏组患者的机械通气时间更短；而心功能正常患者中，两种方法并无统计学差异。两类患者中 PAC 组及 TTPWA 组患者的生存率亦无显著差别[43]。

结　论

有创性血流动力学评估目前被广泛应用于危重症患者的救治当中，其中以 PAC 及 TTPWA 两种方法更为普遍。目前为止尚无大样本量的数据表明上述方法确实可使患者受益。因此，对于一些临床情况较简单的患者，基础的血流动力学监测即可满足临床需求，而有创性血流动力学监测手段应主要用于复杂患者的诊治。

作者推荐

- PAC 及经肺热稀释法等有创性血流动力学监测可以提供患者血流动力学方面的重要信息，比如：休克的类型、治疗的反应。
- 大型随机研究没有证实有创性血流动力学监测手段能使危重症患者获益。
- 肺动脉导管的试验没有使用特殊的血流动力学管理方案或没有确保临床医生在使用时受过良好的培训。
- 目前的研究结果表明肺动脉导管是安全的。

• 应用有创性血流动力学监测手段应当选择合适的患者，尤其是在有多种合并症、血流动力学情况较复杂或多器官功能障碍等。

（韩　阳　夏艳梅　武卫东）

参考文献

1. Ospina-Tascon GA, Cordioli RL, Vincent JL. What type of monitoring has been shown to improve outcomes in acutely ill patients? Intensive Care Med. 2008;34:800–820.

2. De Backer D, Cholley BP, Slama M, Vieillard-Baron A, Vignon P. Hemodynamic monitoring using echocardiography in the critically ill. Heidelberg Dordrecht London New York: Springer; 2011. 1-311.

3. Cecconi M, De Backer D, Antonelli M, et al. Consensus on circulatory shock and hemodynamic monitoring. Task force of the European Society of Intensive Care Medicine. Intensive Care Med, 2014;40:1795-1815.

4. Vincent JL, De Backer D. Circulatory shock. N Engl J Med. 2013;369:1726–1734.

5. Expert Round Table on Echocardiography in ICU. International consensus statement on training standards for advanced critical care echocardiography. Intensive Care Med. 2014;40:654–666.

6. Monnet X, Picard F, Lidzborski E, et al. The estimation of cardiac output by the Nexfin device is of poor reliability for tracking the effects of a fluid challenge. Crit Care. 2012;16:R212.

7. Rivers E, Nguyen B, Havstadt S, et al. Early goal-directed therapy in the treatment of severe sepsis and septic shock. N Engl J Med. 2001;345:1368–1377.

8. Yealy DM, Kellum JA, Huang DT, et al. A randomized trial of protocol-based care for early septic shock. N Engl J Med. 2014;370:1683–1693.

9. Peake SL, Delaney A, Bailey M, et al. Goal-directed resuscitation for patients with early septic shock. N Engl J Med. 2014;371: 1496–1506.

10. Dellinger RP, Levy MM, Rhodes A, et al. Surviving Sepsis Campaign: international guidelines for management of severe sepsis and septic shock, 2012. Intensive Care Med. 2013;39:165–228.

11. Levy MM, Rhodes A, Phillips GS, et al. Surviving Sepsis Campaign: association between performance metrics and outcomes in a 7.5-year study. Intensive Care Med. 2014;40:1623–1633.

12. Gu WJ, Wang F, Bakker J, et al. The effect of goal-directed therapy on mortality in patients with sepsis – earlier is better: a meta-analysis of randomized controlled trials. Crit Care. 2014;18:570.

13. Ventetuolo CE, Klinger JR. Management of acute right ventricular failure in the intensive care unit. Ann Am Thorac Soc. 2014;11: 811–822.

14. De Backer D, Marx G, Tan A, et al. Arterial pressure-based cardiac output monitoring: a multicenter validation of the thirdgeneration software in septic patients. Intensive Care Med. 2011;37: 233–240.

15. Mimoz O, Rauss A, Rekik N, et al. Pulmonary artery catheterization in critically ill patients: a prospective analysis of outcome changes associated with catheter-prompted changes in therapy. Crit Care Med. 1994;22:573–579.

16. Wheeler AP, Bernard GR, Thompson BT, et al. Pulmonary-artery versus central venous catheter to guide treatment of acute lung injury. N Engl J Med. 2006;354:2213–2224.

17. Richard C, Warszawski J, Anguel N, et al. Early use of the pulmonary artery catheter and outcomes in patients with shock and acute respiratory distress syndrome: a randomized controlled trial. JAMA. 2003;290:2713–2720.

18. Sandham JD, Hull RD, Brant RF, et al. A randomized, controlled trial of the use of pulmonary-artery catheters in high-risk surgical patients. N Engl J Med. 2003;348:5–14.

19. Binanay C, Califf RM, Hasselblad V, et al. Evaluation study of congestive heart failure and pulmonary artery catheterization effectiveness: the ESCAPE trial. JAMA. 2005;294:1625–1633.

20. Rajaram SS, Desai NK, Kalra A, et al. Pulmonary artery catheters for adult patients in intensive care. Cochrane Database Syst Rev. 2013;2:CD003408.

21. Polonen P, Ruokonen E, Hippelainen M, et al. A prospective, randomized study of goal-oriented hemodynamic therapy in cardiac surgical patients. Anesth Analg. 2000;90:1052–1059.

22. Wilson J, Woods I, Fawcett J, et al. Reducing the risk of major elective surgery: randomised controlled trial of preoperative optimisation of oxygen delivery. BMJ. 1999;318:1099–1103.

23. Gnaegi A, Feihl F, Perret C. Intensive care physicians' insufficient knowledge of right-heart catheterization at the bedside: time to act? Crit Care Med. 1997;25:213–220.

24. Iberti TJ, Fischer EP, Leibowitz AB, et al. A multicenter study of physicians' knowledge of the pulmonary artery catheter. Pulmonary Artery Catheter Study Group. JAMA. 1990;264:2928–2932.

25. Jain M, Canham M, Upadhyay D, et al. Variability in interventions with pulmonary artery catheter data. Intensive Care Med. 2003;29:2059–2062.

26. De Backer D. Hemodynamic assessment: the technique or the physician at fault? Intensive Care Med. 2003;29:1865–1867.

27. Wiedemann HP, Wheeler AP, Bernard GR, et al. Comparison of two fluid-management strategies in acute lung injury. N Engl J Med. 2006;354:2564–2575.

28. De Backer D, Schortgen F. Physicians declining patient enrollment in clinical trials: what are the implications? Intensive Care Med. 2014;40:117–119.

29. Allen LA, Rogers JG, Warnica JW, et al. High mortality without ESCAPE: the registry of heart failure patients receiving pulmonary artery catheters without randomization. J Card Fail. 2008;14: 661–669.

30. Koo KK, Sun JC, Zhou Q, et al. Pulmonary artery catheters: evolving rates and reasons for use. Crit Care Med. 2011;39:1613–1618.

31. van Lieshout JJ, Wesseling KH. Continuous cardiac output by pulse contour analysis? Br J Anaesth. 2001;86:467–469.

32. Michard F. Pulse contour analysis: fairy tale or new reality? Crit

Care Med. 2007;35:1791–1792.

33. Hamzaoui O, Monnet X, Richard C, et al. Effects of changes in vascular tone on the agreement between pulse contour and transpulmonary thermodilution cardiac output measurements within an up to 6-hour calibration-free period. Crit Care Med. 2008;36: 434–440.

34. Jozwiak M, Silva S, Persichini R, et al. Extravascular lung water is an independent prognostic factor in patients with acute respiratory distress syndrome. Crit Care Med. 2013;42:472–480.

35. Ritter S, Rudiger A, Maggiorini M. Transpulmonary thermo-dilution-derived cardiac function index identifies cardiac dysfunction in acute heart failure and septic patients: an observational study. Crit Care. 2009;13:R133.

36. Perny J, Kimmoun A, Perez P, et al. Evaluation of cardiac function index as measured by transpulmonary thermodilution as an indicator of left ventricular ejection fraction in cardiogenic shock. Biomed Res Int. 2014;2014:598029.

37. Belda FJ, Aguilar G, Teboul JL, et al. Complications related to less-invasive haemodynamic monitoring. Br J Anaesth. 2011;106: 482–486.

38. Goepfert MS, Reuter DA, Akyol D, et al. Goal-directed fluid management reduces vasopressor and catecholamine use in cardiac surgery patients. Intensive Care Med. 2007;33:96–103.

39. Mutoh T, Kazumata K, Terasaka S, et al. Impact of transpulmonary thermodilution-based cardiac contractility and extravascular lung water measurements on clinical outcome of patients with Takotsubo cardiomyopathy after subarachnoid hemorrhage: a retrospective observational study. Crit Care. 2014;18:482.

40. Mutoh T, Kazumata K, Terasaka S, et al. Early intensive versus minimally invasive approach to postoperative hemodynamic management after subarachnoid hemorrhage. Stroke. 2014;45:1280–1284.

41. Adler C, Reuter H, Seck C, et al. Fluid therapy and acute kidney injury in cardiogenic shock after cardiac arrest. Resuscitation. 2013;84:194–199.

42. Salzwedel C, Puig J, Carstens A, et al. Perioperative goal-directed hemodynamic therapy based on radial arterial pulse pressure variation and continuous cardiac index trending reduces postoperative complications after major abdominal surgery: a multicenter, prospective, randomized study. Crit Care. 2013;17:R191.

43. Trof RJ, Beishuizen A, Cornet AD, et al. Volume-limited versus pressure-limited hemodynamic management in septic and nonseptic shock. Crit Care Med. 2012;40:1177–1185.

14 心脏超声是否有助于危重症患者管理

Sara Nikravan, Andrew J. Patterson

迅速识别血流动力学不稳定的原因在危重症患者救治过程中是至关重要的。中心静脉压导管、脉搏压变异率的监测装置和经食管超声心动图都是评估重症监护病房（ICU）患者血流动力学状态的常用手段[1, 2]。在过去的 5 年中，床旁经胸心脏超声重点检查（F-TTE）作为另一种可选手段应运而生。F-TTE 主要的优点在于非心脏病专家也可完成[1-3]。本章节旨在于强调它的实用性的支持证据。

历 史

第一次提出非心脏病专家可使用 F-TTE 检查是在 1989 年[4]。所谓的经胸超声重点评估检查（FATE）就是为了能快速回答关于心肺状态[1, 3, 5]的特定临床问题并排除显而易见的疾病。重点查看心室壁厚度、心室腔大小、心室收缩力以及双侧胸膜的情况[4]。最初，强调四个扫描位置；剑突下切面，心尖切面，胸骨旁切面（长轴和短轴），胸膜切面。之后 FATE 检查更新为五个基础切面：包括胸骨旁长轴，胸骨旁短轴（跨过主动脉瓣、二尖瓣、乳头肌水平的左室），心尖四腔，剑突下四腔以及剑突下下腔静脉（IVC）[6]。

当非心脏病专家用 F-TTE 来解答由于非创伤性、潜在的心脏病因导致的有临床症状的低血压这些特定问题时，F-TTE 被证明是可以在 ICU 中应用的[7-8]。与其他有创技术手段相比，F-TTE 对病情评估在速度和诊断准确性两方面均有优势[7, 9-11]。F-TTE 同样也被用于诊断和管理肺栓塞，脓毒性心肌病，心包填塞，心肌梗死，左室（LV）功能障碍，主动脉根部扩张及夹层，右室（RV）功能障碍和扩大，瓣膜病[1]这些疾病[4, 5, 12-15]。

已经出版了 3 个关于非心脏病专家发表应用 F-TTE 的共识声明。包括①美国胸内科医师学会（ACCP）；②美国超声心动图协会（ASE）；③美国急诊医师学院（ACEP）[5, 16]。ASE 和 ACEP 两者都肯定了 F-TTE 的作用，它对于有症状患者来说是一种时效性高的评估手段，主要用来评估总体心功能、相对的房室腔大小、容量状态以及评估心包积液。他们强调虽然其他病理状态（如局部室壁运动异常，主动脉夹层，心脏肿物或血栓，瓣膜病）能被识别出来，但如果有可疑的异常表现，还应该请专业心脏超声及心内科医师会诊[3, 5]。

F-TTE 在心跳呼吸骤停中的应用

F-TTE 在心跳骤停的诊断、治疗和预测中可能有一定价值。例如，Oren-Grinberg 和他的同事[1] 报道了一例在心跳骤停时用手持式心脏超声观察到心室流出道部位存在大块血栓的病例。这个发现帮助临床医师找到血流动力学不稳定的原因，并进行溶栓治疗。临床医师认为 F-TTE 可以有效区分真性的无脉性电活动（PEA）和假性 PEA。除可以协助指导管理之外，真性 PEA 和假性 PEA 的这种差异还有助于对患者预后进行预测，因为假性 PEA 患者比真性 PEA 有更高的生存率[12, 17]。所以，在成人高级生命支持查看脉搏时用 F-TTE 进行复苏检查，可以最小程度的减少胸外按压的中断时间[12]。

F-TTE 在创伤患者和外科 ICU 中的应用

快速容量评估和目标导向复苏在创伤患者初期管理时是基本的要素。BEAT（创伤/危重症床旁心脏超声评估）检查是从 2008 年发展起来的。它被用于创伤治疗中的心功能和前负荷评估[18]。在检查中，IVC 塌陷指数被用来鉴别患者是否对液体复苏有反应。BEAT 尤其对极端容量状态的评估最为有效[2, 19, 20]。

对于创伤患者很难获得足够好的剑突下 IVC 切面，因为有腹部损伤、引流管、导管、和（或）绷带等[2, 18]。对于这类有障碍物的患者，可以通过 F-TTE 从心尖四腔切面进行组织多普勒成像，来作为容量评估的一个替代方法[13]。

已经证实了 F-TTE 可以应用于穿刺伤和钝器伤的患者，它可以通过减少确诊和治疗创伤性心胸伤所需的时间从而改善预后[5, 21, 22]。

F-TTE 在心脏术后患者中的应用

F-TTE 对心脏术后患者没有显示出大的帮助。这些患者经常会存在胸部切口、绷带、胸管等，给检查造成了技术上的困难。例如，Price 和同事们[23]采用前瞻性采集的数据方法分析心脏术后患者通过 F-TTE 诊断心包填塞的情况。他们发现当心包填塞发生在术后 72 小时内，有 60% 的心包积液 F-TTE 无法采集图像。他们注意到术后迅速发生的心包积液量少而且局限，不会导致典型"心包填塞"的心脏超声表现。F-TTE 在诊断迟发的心包填塞（>72 小时）上更有效。

床旁手持心脏超声可以用在心脏术后患者胸腔积液的早期诊断，有利于降低穿刺的花费，也无需再次 X 线暴露[24]。另外，胸腔积液或心包积液一经诊断，超声有助于引导紧急床旁穿刺[5, 25]。

培 训

用于培训非心脏病专家学习 F-TTE 还没有公认的正规课程。大量的研究证实学习曲线是阶梯式的且应将教学和上手操作结合起来，这样非心脏病专家也能变成心脏超声专家[5, 6, 26]。例如，Beraud 和同事们[6]发表了一篇评论，关于斯坦福大学重症医学专科医师们在系统性学习手持超声课程后对超声的精通程度。所有受训者在成为专科医师之前，完成了麻醉科、内科、急诊科或内科和急诊科的实习医生实习期。经过平均 8 小时的教学，15 小时床旁指导，30 次有监考人员在场的考试，斯坦福大学的专科医师能够在 2 分钟内获得足够好的影像，来准确诊断心脏停搏、左室功能障碍、右室扩大和功能障碍、心包积液以及在显示差的胸窗查看正常心脏，而与专家相比，专家获得诊断仅需不到 30 秒。

展 望

目前有大量数据支持 F-TTE 被非心脏专家用于高危的临床科室，包括急诊室和 ICU。然而，迄今为止，没有随机对照研究将 F-TTE 与其他可替代方法进行比较。F-TTE 可能被纳入重症治疗中来，它所补充的信息可以改善预后，就像从前生产出的监护仪一样。在将来，培训标准可能正规化，并由国家机构和部门颁发专业资质认证。另外，医学院可能将超声培训纳入课程。教学、床旁和基于问题的学习的最佳组合取决于受训者的教育水平和使用 F-TTE 的预期目的。

病例情境分析

下面介绍通过 F-TTE 的发现如何指导临床治疗的例子。

病情摘要

一位 68 岁的男性由于输注 3 L 液体并逐渐增加多巴胺剂量还持续存在低血压而收入 ICU。他的妻子讲述了他既往有高血压病用药史和前列腺癌。他在 5 年前做了前列腺切除术。

生命体征：血压 82/38 mmHg，心率 121 次/分，鼻导管吸氧 5 L 时血氧饱和度（SpO_2）95%，体温 38.3℃。

心电图：窦性心动过速，无明显 ST 或 T 波异常。

尿液分析（UA）：2+ 白细胞酯酶，0 个亚硝酸盐，6~10 个白细胞，中等量细菌。

肾功能异常，肌酐高于基线，考虑泌尿系感染和脓毒症休克已给予广谱抗生素治疗。

情节 1

ICU 医生用 F-TTE 在患者一入 ICU 时观察到下述情况（图 14-1）。

情节 2

ICU 医生用 F-TTE 在患者入 ICU 前观察到下述情况（图 14-2）。

情节 3

ICU 医生用 F-TTE 在患者一入 ICU 时观察到下述情况（图 14-3）。

在第一个情节中，可见二尖瓣钙化狭窄。正确的治疗是停用多巴胺，应用去甲肾上腺素维持血压，继续输注液体复苏，等待正式的超声报告明确。

在第二个情节中，可见存在脓毒性心肌病及 LV 和 RV 功能障碍。正确的治疗是改多巴胺为肾上腺素来提高心肌收缩力。

在第三个情节中，可见大量心包积液。进一步评估显示，右心房在舒张期塌陷，心脏超声提示生理性心包填塞。考虑到临床表现和 F-TTE 的发现，临床医生团队将给予静脉输液，停用多巴胺，并行心包引流，超声探头可以用于引导心包穿刺。

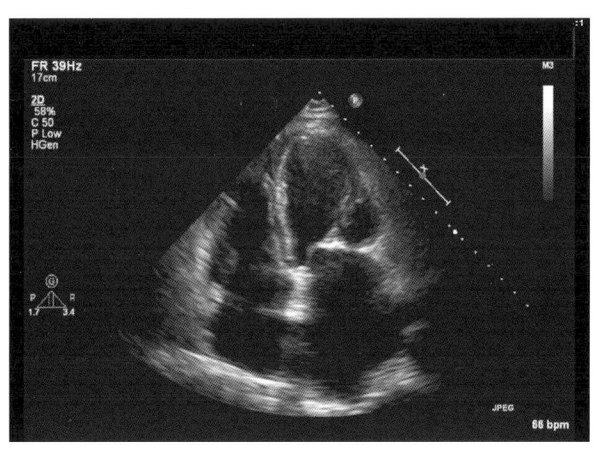

图 14-1　心尖四腔切面

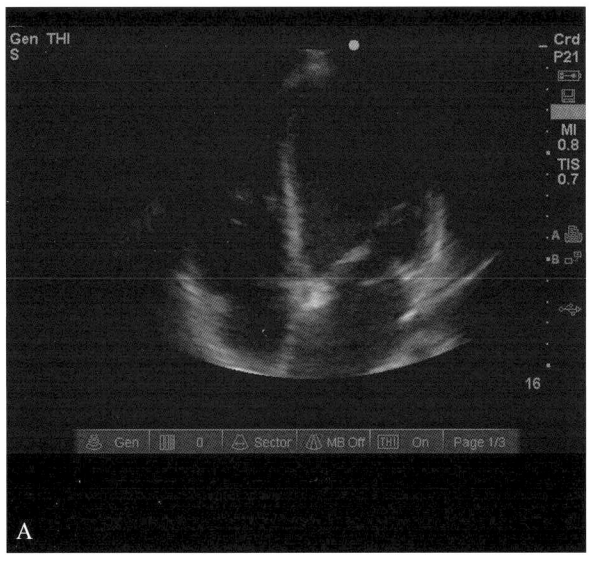
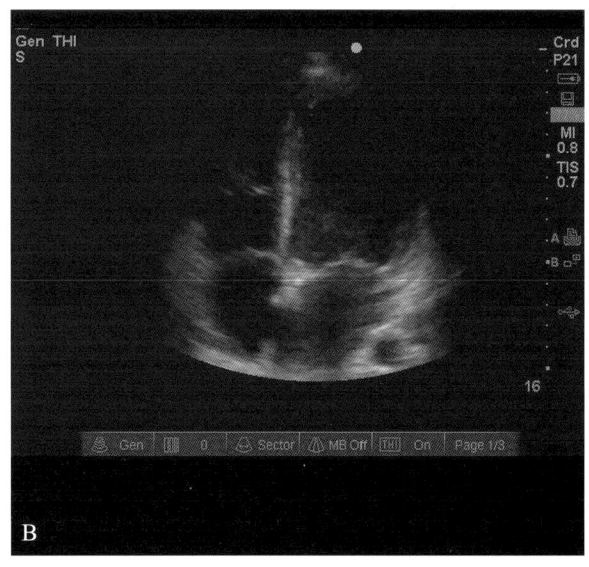

图 14-2　A. 舒张期心尖四腔切面；B. 收缩期心尖四腔切面

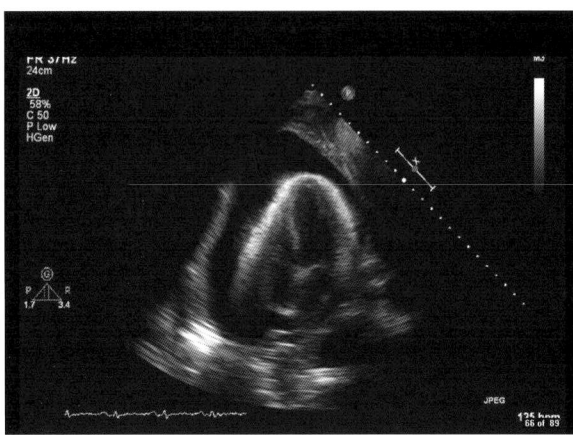

图 14-3　心尖四腔切面

作者推荐

- 在内科和外科 ICU 中 F-TTE 是一种评估低血压原因的有价值手段。
- F-TTE 对于心脏术后患者初期作用较小。
- F-TTE 在心跳骤停患者中鉴别 PEA 和假性 PEA 有一定的应用价值。
- F-TTE 应作为重症专科培训项目结业的一项核心能力。

（马　宁　韩　阳　武卫东）

参考文献

1. Oren-Grinberg A, Gulati G, Fuchs L, Pinto DS. Hand-held echocardiography in the management of cardiac arrest. Anesth Analg. 2012;115(5):1038–1041.

2. Stawicki SP, Braslow BM, Panebianco NL, et al. Intensivist use of hand-carried ultrasonography to measure IVC collapsibility in estimating intravascular volume status: correlations with CVP. J Am Coll Surg. 2009;209(1):55–61.

3. Manasia AR, Nagaraj HM, Kodali RB, et al. Feasibility and potential clinical utility of goal-directed transthoracic echocardiography performed by noncardiologist intensivists using a small hand-carried device (SonoHeart) in critically ill patients. J Cardiothorac Vasc Anesth. 2005;19(2):155–159.

4. Jensen M, Sloth E, Larsen K, Schmidt M. Transthoracic echocardiography for cardiopulmonary monitoring in intensive care. J Anaesthesiol. 2004;21(9):700–707.

5. Labovitz AJ, Noble VE, Bierig M, et al. Focused cardiac ultrasound in the emergent setting: a consensus statement of the American Society of Echocardiography and American College of Emergency Physicians. J Am Soc Echocardiogr Off Publ Am Soc Echocardiogr. 2010;23(12):1225–1230.

6. Beraud A-S, Rizk NW, Pearl RG, Liang DH, Patterson AJ. Focused transthoracic echocardiography during critical care medicine training: curriculum implementation and evaluation of proficiency. Crit Care Med. 2013;41(8):e179–81.

7. Marcelino PA, Marum SM, Fernandes APM, Germano N, Lopes MG. Routine transthoracic echocardiography in a general Intensive Care Unit: an 18 month survey in 704 patients. Eur J Intern Med. 2009;20(3):e37–42.

8. Jones AE, Tayal VS, Sullivan DM, Kline JA. Randomized, controlled trial of immediate versus delayed goal-directed ultrasound to identify the cause of nontraumatic hypotension in emergency department patients. Crit Care Med. 2004;32(8):1703–1708.

9. Willenheimer RB, Israelsson BA, Cline CMJ, Erhardt LR. Simplified Echocardiography in the Diagnosis of Heart Failure. Scand Cardiovasc J. 1, 1997;31(1):9–16.

10. Moore CL, Rose GA, Tayal VS, Sullivan DM, Arrowood JA, Kline JA. Determination of left ventricular function by emergency physician echocardiography of hypotensive patients. Acad Emerg Med Off J Soc Acad Emerg Med. 2002;9(3):186–193.

11. Kimura BJ, Pezeshki B, Frack SA, DeMaria AN. Feasibility of "limited" echo imaging: characterization of incidental findings. J Am Soc Echocardiogr Off Publ Am Soc Echocardiogr. 1998;11(7):746–750.

12. Breitkreutz R, Walcher F, Seeger FH. Focused echocardiographic evaluation in resuscitation management: concept of an advanced life support-conformed algorithm. Crit Care Med. 2007;35(suppl 5): S150–S161.

13. Arbo JE, Maslove DM, Beraud A-S. Bedside assessment of right atrial pressure in critically ill septic patients using tissue Doppler ultrasonography. J Crit Care. 2013;28(6):1112.e1–1112.e5.

14. Mansencal N, Redheuil A, Joseph T, et al. Use of transthoracic echocardiography combined with venous ultrasonography in patients with pulmonary embolism. Int J Cardiol. 2004;96(1):59–63.

15. Mazraeshahi RM, Farmer JC, Porembka DT. A suggested curriculum in echocardiography for critical care physicians. Crit Care Med. 2007;35(suppl 8):S431–S433.

16. Mayo PH, Beaulieu Y, Doelken P, et al. American College of Chest Physicians/La Société de Réanimation de Langue Française statement on competence in critical care ultrasonography. Chest. 2009;135(4):1050–1060.

17. Salen P, Melniker L, Chooljian C, et al. Does the presence or absence of sonographically identified cardiac activity predict resuscitation outcomes of cardiac arrest patients? Am J Emerg Med. 2005;23(4):459–462.

18. Gunst M, Ghaemmaghami V, Sperry J, et al. Accuracy of cardiac function and volume status estimates using the bedside echocardiographic assessment in trauma/critical care. J Trauma. 2008;65(3):509–516.

19. Feissel M, Michard F, Faller J-P, Teboul J-L. The respiratory variation in inferior vena cava diameter as a guide to fluid therapy. Intensive Care Med. 2004;30(9):1834–1837.

20. Bendjelid K, Romand J-A, Walder B, Suter PM, Fournier G. Correlation between measured inferior vena cava diameter and

right atrial pressure depends on the echocardiographic method used in patients who are mechanically ventilated. J Am Soc Echocardiogr Off Publ Am Soc Echocardiogr. 2002;15(9):944–949.

21. Rozycki GS, Feliciano DV, Ochsner MG, et al. The role of ultrasound in patients with possible penetrating cardiac wounds: a prospective multicenter study. J Trauma. 1999;46(4):543–551. discussion 551–2.

22. Rozycki GS, Feliciano DV, Schmidt JA, et al. The role of surgeonperformed ultrasound in patients with possible cardiac wounds. Ann Surg. 1996;223(6):737–746.

23. Price S, Prout J, Jaggar SI, Gibson DG, Pepper JR. "Tamponade" following cardiac surgery: terminology and echocardiography may both mislead. Eur J Cardio-Thorac Surg Off J Eur Assoc Cardio-Thorac Surg. 2004;26(6):1156–1160.

24. Piccoli M, Trambaiolo P, Salustri A, et al. Bedside diagnosis and follow-up of patients with pleural effusion by a hand-carried ultrasound device early after cardiac surgery. Chest. 2005;128(5): 3413–3420.

25. Vayre F, Lardoux H, Pezzano M, Bourdarias JP, Dubourg O. Subxiphoid pericardiocentesis guided by contrast two-dimensional echocardiography in cardiac tamponade: experience of 110 consecutive patients. Eur J Echocardiogr J Work Group Echocardiogr Eur Soc Cardiol. 2000;1(1):66–71.

26. Jones AE, Tayal VS, Kline JA. Focused training of emergency medicine residents in goal-directed echocardiography: a prospective study. Acad Emerg Med Off J Soc Acad Emerg Med. 2003;10(10): 1054–1058.

15 应如何管理重症患者血流动力学紊乱

Allison Dalton, Michael O'Connor

重症患者的评估和管理是重症医师最重要的临床技能之一。重症监护病房（ICU）的患者可因各种原因产生失代偿。因此，这些患者的鉴别诊断相对其他病人更复杂。恰当的管理依赖于失代偿原因的正确识别。休克的分类分为心源性、低血容量性（如出血）、分布性（如脓毒症、肾上腺功能不全、过敏）或梗阻性（如张力性气胸、心包填塞）[1]。

循环评价的最终目的是确定病人是否有足够的末梢器官灌注。临床上，精神状态和尿量作为评估末梢器官灌注最可靠的指标得到了广泛认可，但对于相当一部分危重病人上述指标对末梢器官灌注仍不易做出准确的评估。低灌注的征象可包括心动过速、呼吸急促、低血压和尿量减少。脑病作为脑灌注的一个标志，合并血流动力学不稳定时也预示着高死亡率[2]。

治疗的目标

平均动脉压是血流动力学不稳定的主要指标。平均动脉压（MAP）因为其自调节的作用可在大范围区域内维持末梢脏器灌注[3]。患者有高血压病，自调节曲线右移，表明这些患者需要更高的MAPs来达到足够的末梢脏器灌注[4]。由于MAPs与灌注充分密切相关，故其目标值成为休克早期复苏的指标。最近的文献表明，65 mmHg的MAP对脓毒症休克患者是足够的，且与重症患者的病情好转密切相关[5, 6]。

混合静脉或中心静脉血氧饱和度或氧含量能够可靠地用于推测周围组织摄氧量和耗氧量的平衡。混合静脉血氧饱和度（SvO_2）通过将肺动脉导管置于肺动脉口处测量。对于没有肺动脉通路的病人，中心静脉血氧饱和度（$ScvO_2$）经常被用来作为一种替代指标。$ScvO_2$通常通过中心静脉导管至上腔静脉处测量。多项研究显示了$ScvO_2$与SvO_2之间存在易变性[7-9]。然而，Chawla等[10]发现从右心房的一端测得的$ScvO_2$与SvO_2有良好的相关性，虽然存在$ScvO_2$较SvO_2高5.2%的偏移。造成这种差异的原因在于SvO_2相比$ScvO_2$测量多包含了经过心脏高耗氧的冠状静脉窦的血液汇入。多项研究侧重于在目标导向液体复苏中使用$ScvO_2$以确定容量管理是否足够[11-13]。$ScvO_2$大于70%[14]常见于复苏状态并且可能改善预后。

是低血容量吗？是病人的容量反应性吗？

当低血容量性休克确诊后该状态是容易被治愈的，因此对其识别势在必行。由于只有约50%的休克患者对容量复苏存在反应性，因此判断哪些病人能够在容量复苏中获益尤为重要[15]。血流动力学参数可用于预测液体反应性。没有证据表明一些传统措施，如中心静脉压（CVP）和肺动脉楔压，可以预测容量反应性[15~18]。

收缩压变异度与脉压变异度

动态参数即收缩压变异度（SPV）和脉压变异度（PPV），在容量反应性的推断上优于其他方案[17~20]。这些方法评估由正压机械通气使胸腔内压力周期性增加，从而引起血压的部分变化。在早期机械通气时，胸腔内压力的增高会使每搏输出量及收缩压和脉压升高，继发于短暂的左心室（LV）舒张末容积的增加，后负荷的减少以及右心室（RV）容积的减少[21]。这种收缩压的升高叫作 delta up（dUp）。接着，在一段机械通气过程后，胸腔内的持续压力使 RV 的前负荷降低，并增加跨肺压致使 RV 后负荷增加[17]。RV 的前负荷减少合并后负荷增加使 RV 每搏量减少，导致 LV 的前负荷和每搏量减少[17]。这种收缩压的下降叫作 delta down（dDown）。SPV 定义为一次机械通气中 dUp 与 dDown 的差异[22]。dDown 能够独立预测患者的容量反应性[23, 24]。

SPV 和 PPV 也存在缺陷。患者必须为窦性心律来解释动态数据[25]。尽管 PPV 和左心室每搏量在机械通气的患者中密切相关，但曾经认为 PPV 应用在自主呼吸的患者中并不可靠[26, 27]。近期有文献表明，PPV 和 SPV 也可以预测自主呼吸患者的容量反应性且可能优于所有其他的技术。Hong 等[28]研究了一组经过择期开胸手术非气管插管的成年患者。患者被指示用力深呼吸，随后慢慢被动呼气，作者发现自主呼吸用力吸气时，测得的 PPV 阈值 13.7%，曲线下面积 0.910（95% CI 0.806~0.969，$P<0.000\ 1$），可以预测容量反应性[28]。相比之下，PPV 在潮气呼吸时未能准确预测这些患者的容量反应性。

下腔静脉超声

下腔静脉（IVC）的床旁超声是评估容量反应性的一种方式。床旁超声具有无创性和便利性的优势[29, 30]。在呼吸周期中测量 IVC 直径变化已被证明是一种确定病人是否对液体复苏存在反应性的手段[31, 32]。由于下腔静脉没有代偿性的

血管收缩导致的容量丢失，因此它与血压、脉率和主动脉直径等动脉指标相比能更好地反映患者的容量状态[33]。尽管下腔静脉超声对于机械通气患者要优于自主呼吸的患者，但在这两种情况下，其表现都是足够的（灵敏度 0.81 vs. 0.7 和特异度 0.87 vs. 0.85）[32]。与 PPV/SPV 的文献相似，在不受控制的自主呼吸时可使胸内压变化不一致，导致下腔静脉直径变化不一致。在自主呼吸患者的荟萃分析研究中，Dipti 等[33]发现容量不足的患者呼气时的 IVC 最大直径相对于容量充足的患者显著降低。

被动抬腿试验

被动抬腿试验可预测休克患者的容量反应性。执行这个动作，病人需被放置在仰卧位，双下肢呈 45° 角。被动抬腿试验与肺动脉楔压和舒张末容积的增加有关[34, 35]。Monnet 等[36]的研究显示被动抬腿试验相当于 500 ml 的液体输注。重要的是，被动抬腿试验可以评估心律失常及自主呼吸患者的容量反应性[36]。图 15-1 是评估容量反应性的一种流程。

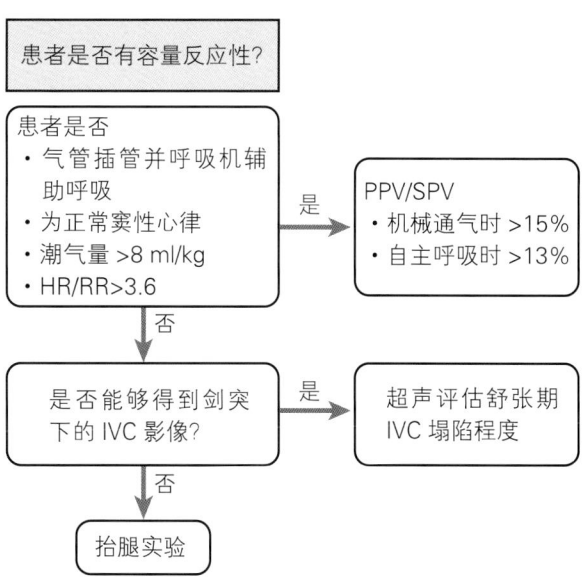

图 15-1　判定休克对容量反应性的流程
HR. 心率；IVC. 下腔静脉；PPV. 脉压变异度；RR. 呼吸频率；SPV. 收缩压变异度

近年来，有一系列的研究指出，可测得低血压患者的体循环平均压，且已经表明，它能够可靠地预测容量反应性。如果这些观察结果可重复，且测量仪器在临床中可以应用，那么体循环平均压的测定可能成为评估容量状态和容量反应性的金标准[37, 38]。

低血容量性休克的治疗

应该用什么液体治疗低血容量性休克并没有达成共识，尽管有越来越多的观点认为低钠晶体优于生理盐水[39-42]。拯救脓毒症指南推荐早期复苏使用晶体，因为它比白蛋白更便宜[43]。最近更多的分析表明，使用白蛋白进行液体复苏在一定程度上可改善脓毒症患者的预后[44]，特别是对于严重的脓毒症患者（Albios 研究，补充材料）[45]。羟乙基淀粉应该避免使用，因为它应用于脓毒性休克患者时可增加肾脏替代治疗的风险和死亡率[46, 47]。尽管很多专家继续推荐 CVP 作为容量复苏的参数，但临床指标（精神状态、尿量）、MAP、乳酸水平和混合 / 中心静脉饱和度可能是更有效的参考指标[15, 43]。

这是脓毒症休克吗?

脓毒症休克由感染 / 炎症引起，并出现血管紧张度下降，导致低血压和血流再分布。拯救脓毒症指南拟定了在最早出现灌注不足征象时进行早期液体复苏的方案[43, 48]。因为乳酸增高是一个独立预测发病率和死亡率的指标[49-51]，专家们同样推荐将标准化的乳酸水平作为组织灌注标准化的指标。Jansen 等[12] 的研究引入了一种管理脓毒症患者乳酸水平标准化的算法。在 Jansen 的研究中，拟定乳酸标准化的治疗组其 ICU 住院时间和 ICU 住院死亡率显著下降[12]。

在诊断脓毒症休克后，需要及时给予适当的抗生素以改善预后。在识别脓毒症或脓毒症休克的第一时间应给予广谱抗生素治疗[43]。脓毒症休克每小时抗生素的延迟给药均可增加患者死亡率[52, 53]。经验性使用抗生素应覆盖革兰阳性菌、革兰阴性菌和厌氧菌，对于某些患者可以覆盖真菌和病毒[52]。对诊断为特殊感染的需对感染源进行控制并在随后给予干预措施。

已充分复苏的脓毒症患者可能需要使用血管活性药物以达到足够的血压维持重要器官灌注。对升压药的目标（如去甲肾上腺素）不仅仅是提高 MAP 至 65 mmHg，也是为了获得可接受的末梢脏器灌注。

去甲肾上腺素和血管加压素可用于维持脓毒症患者的循环[54]。血管加压素和脓毒症休克试验（VASST）显示，在去甲肾上腺素用量小于 15 μg/ 分的亚组中，加用血管加压素可使患者生存率提高[54]。如果容量复苏充分且 MAP 达标，但末梢脏器灌注仍不足，可加用多巴酚丁胺以增加心排量[55]。

这是梗阻性休克吗?

鉴别患者心源性休克还是梗阻性休克需要立即同时或先后进行几项诊断评估。这包括呼吸机流量波形中呼气末正压（PEEP）的检查、胸部 X 线或超声评估是否有张力性气胸的存在及对腹肌紧张或腹部膨隆的患者进行膀胱测压以评估是否存在腹腔间隔室综合征，最后行超声心动图［例如 FOCUS（聚焦心脏超声）或 FATE（聚焦经胸超声评估）］来评估心源性休克和心包填塞。

腹腔间隔室综合征

心源性和梗阻性休克是低血压的重要原因，当患者没有低血容量及脓毒症休克时需要考虑上述因素。梗阻性休克可由心包、胸腔或腹部因素引起。腹内高压可由腹壁顺应性降低、肠道内容物增加、腹腔内容物增加或毛细血管渗漏 / 液体复苏导致。当腹腔间隔压力大于 25 mmHg 时腹内高压进展至腹腔间隔室综合征，此时传递的压力影响心脏、肺、肾功能以及脑脊液压力[56, 57]。重症监护病房的患者有多种危险因素可导致腹内高压进展，包括腹部手术、外伤、烧伤、肠梗阻、急性胰腺炎、腹腔感染、脓肿、腹腔积液（腹水、腹腔积血）、脓毒症、酸中毒和大量液体复苏。机械通气时气道峰压可触发腹腔压力的增高。目前，膀胱压力的评估是诊断腹腔间隔室综合征的金标准[58]。如果怀疑出现腹腔间隔室综合征，世界腹腔间隔室综合征协会建议采用各种药物和外科干预，包括开腹减压[58]。

内源性呼气末正压

除上述因素，梗阻性休克的原因可来自胸腔。内源性呼气末正压的产生是由于呼吸系统在呼气末不能达到功能残气量。内源性呼气末正压可减少回心血量，增加肺气压伤的风险，并增加患者的呼吸做功同时妨碍呼吸机的触发[1]。呼吸周期短、高分钟通气量以及阻塞性肺疾病患者易产生内源性呼气末正压。它可通过呼气末流量的呼吸机波形诊断。内源性呼气末正压的处理包括降低呼吸频率和（或）降低呼吸（I：E）的比例，以获得更多的呼气时间[59]。

张力性气胸

当空气通过单向阀形式进入胸腔导致胸腔内压力增高可形成张力性气胸[1]。随着胸腔内压力增高，纵隔移位，导致呼吸受限，在颈部和膈肌胸廓入口处压迫腔静脉，导致回心血量减少，并直接压迫心脏。对有经验的重症医师来说，相对于气胸诊断的金标准胸部影像学、胸腔超声至少是与之相等甚至是更优越的诊断方法[60]。处理的方法包括放置胸腔引流管接胸腔闭式引流。

心包填塞

心包积液压缩心腔（尤其是右心）可导致心包填塞，引起 LV 前负荷降低及心输出量减少。在某些情况下［例如，患者装有右心室辅助装置（RVAD）］，纵隔积液可压缩胸腔内的大静脉阻碍静脉回流，而并不侵犯心脏泵功能本身。奇脉和电交替伴心动过速及低血压往往是存在填塞的信号。床边超声心动图可以揭示心包积液和右心功能衰竭[61]。在超声或无超声引导下的心包穿刺术是改善血流动力学心包积液的关键处理方法。

这是心源性休克吗?

心排量减少继发于心脏收缩功能减退、舒张僵硬程度增加、后负荷增加、瓣膜异常及异常心率/律，可导致心室收缩功能障碍及心源性休克[1]。急性心肌缺血和梗死是源于左心功能导致心源性休克最常见的原因[62]。心脏收缩功能障碍表现为每搏量和心排量减少进而导致左心室（LV）休克。舒张功能障碍导致舒张末期血液充盈减少，每搏量减少，心排量减少。心排量的下降导致低灌注、低 SvO_2 及 $ScvO_2$。

急性右心室（RV）休克往往是肺血管阻力升高（如肺栓塞）的结果。如今，RV 梗死并不是 RV 衰竭相对常见且重要的病因。右心系统压力（包括 CVP）的增高合并低心排量且超声心动图未发现 LV 休克的证据，有助于明确单独的 RV 休克。其症状类似于心包填塞、缩窄性心包炎。因此，这些情况必须排除[1]。

超声心动图是评价心源性休克因素的金标准。超声心动图曾经局限应用于心脏病病人，但如今，重症医师及其他非心脏专业医师也开始接受急诊超声基础的培训。当完成了短至 10 小时的培训后，重症医师可以完成准确率约 84% 的有限的经胸超声检查[63]。床旁超声评估改变了 37% 患者的处理方法[63]。美国超声心动图学会和美国急救医师学会开发了 FOCUS 经胸超声监测的方法，作为鉴别患者休克的简单流程[64]。FOCUS 包括评估是否存在心包积液，评估全心收缩功能，是否存在心室扩大以及对容量状态的评估[65]。

心源性休克的治疗

必须要鉴别右心还是左心导致的心源性休克，因为治疗策略不同，并且要避免有潜在危险的处理方法，心源性休克的源头必须清楚。处理左心源性休克的患者要着重于优化前负荷（射血分数下降）和后负荷以及通过升压药物（增加舒张压，以增加冠状动脉的灌注）、强心药物和机械支持如主动脉球囊反搏增加收缩力[1]。在排除肺水肿的情况下，左心源性休克的患者应接受温和的液体复苏。

右心系统休克的处理包括使用血管收缩药物维持动脉血压，β1 受体激动药维持心脏收缩力以及选择性扩张肺血管。过度的液体输注可能引起右至左室间隔移位从而进一步影响 RV 功能，限制了 LV 充盈[67]。右心系统容量过负荷可使用利尿药，血管扩张药（如硝酸甘油）或血液滤过处理。肺栓塞的病人通过抗凝治疗、溶栓治疗和（或）手术取栓可从根本上改善右心衰竭[1, 68]。肺血管阻力增高导致的右心休克可采用吸氧促使肺血管舒张，吸入一氧化氮或前列腺素 E1 治疗[1]。**图 15-2** 显示了容量反应性差的低脉压差休克患者的处理流程。

未经治疗的休克与高发病率和死亡率是否有关目前尚未明确[7]。适当的治疗取决于对休克状态的识别以及明确患者休克的类型。如前所述，不同类型的休克具有各自的管理目标。根据病史、查体、实验室检查结果和其他检查手段（脉压变异度，超声，膀胱压力，呼吸机波形）做出诊断和治疗方案。

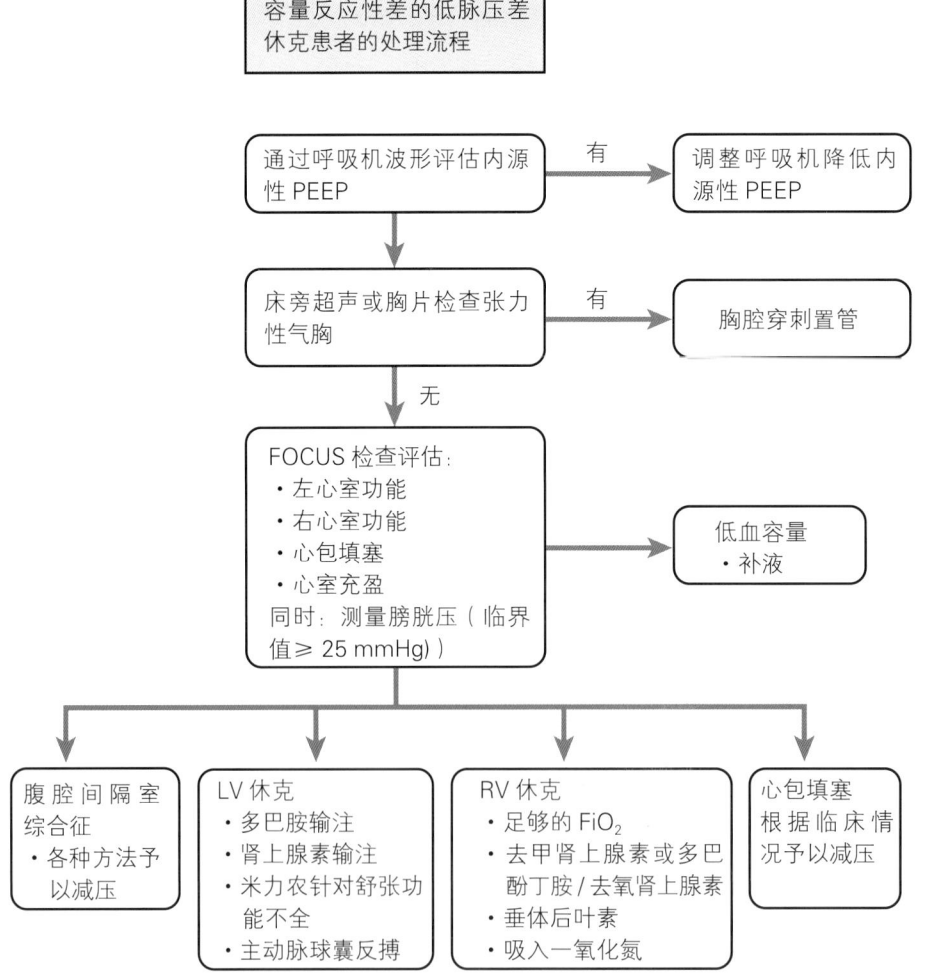

图 15-2　容量反应性差的窄脉压休克患者的处理流程：内源性 PEEP[59]；张力性气胸[60]；FOCUS 检查[64. 65]；腹腔间隔室综合征[58]；心包填塞[61]；左心休克[1] 及右心休克[1, 67, 68]
FiO2. 吸入氧浓度；FOCUS. 目标导向心脏超声；PEEP. 呼气末正压

作者推荐

- 当处理休克病人时，要考虑到以下四个休克的类型：低血容量性、分布性、心源性和梗阻性休克。
- 动态血流动力学参数较静态参数在评估容量状态及液体反应性时更精准。
- 超声心动图是评估血管内容量和液体反应性以及查找心源性和梗阻性休克病因的有效工具。

（徐 成 张玉想）

参考文献

1. Hall J, Schmidt G, Wood L. Principles of Critical Care. New York: McGraw-Hill; 2005. 249–265.
2. Sprung C, Peduzzi P, Shatney C, et al. Impact of encephalopathy on mortality in the sepsis syndrome. Crit Care Med. 1990;18:801–806.
3. Marik P, Varon J, Trask T. Management of head trauma. Chest. 2002;122:699–711.
4. Peterson E, Wang Z, Britz G. Regulation of cerebral blood flow. Int J Vasc Med. 2011:1–8.
5. Asfar P, Meziani F, Hamel J, et al. High versus low blood-pressure target in patients with septic shock. N Eng J Med. 2014;370: 1583–1593.
6. Lehman L, Saeed M, Talmor D, et al. Method of blood pressure measurement in the ICU. Crit Care Med. 2013;41:34–40.
7. Kopterides P, Bonovas S, Mavrou I, et al. Venous oxygen saturation and lactate gradient from superior vena cava to pulmonary artery in patients with septic shock. Shock. 2009;31:561–567.
8. Varpula M, Karlsson S, Ruokonen E, et al. Mixed venous oxygen saturation cannot be estimated by central venous oxygen saturation in septic shock. Intensive Care Med. 2006;32:1336–1343.
9. Sander M, Spies C, Foer A, et al. Agreement of central venous saturation and mixed venous saturation in cardiac surgery patients. Intensive Care Med. 2007; 33: 1719-1725.
10. Chawla L, Zia H, Gutierrez G, et al. Lack of evidence between central and mixed venous oxygen saturation. Chest. 2004;126:1891–1896.
11. Rivers E, Nguyen B, Havstad S, et al. Early goal-directed therapy in the treatment of severe sepsis and septic shock. N Eng J Med. 2001;345:1368–1377.
12. Jansen T, von Bommel J, Schoonderbeek F, et al. Early lactateguided therapy in intensive care unit patients. Am J Crit Care Med. 2010;182:752–761.
13. Yealy D, Kellum J, Huang D, et al. A randomized trial of protocol-based care for early septic shock. N Eng J Med. 2014;370: 1683–1693.
14. Reinhart K, Rudolph T, Bredle D, et al. Comparison of central-venous to mixed-venous oxygen saturation during changes in oxygen supply/demand. Chest. 1989;95:1216–1221.
15. Marik P, Baram M, Vahid B. Does the central venous pressure predict fluid responsiveness? A systematic review of the literature and the tale of seven mares. Chest. 2008;134:172–178.
16. Osman D, Ridel C, Ray P, et al. Cardiac filling pressures are not appropriate to predict hemodynamic response to volume challenge. Crit Care Med. 2007;1:64–68.
17. Michard F, Teboul J. Using heart-lung interactions to assess fluid responsiveness during mechanical ventilation. Crit Care Med. 2000;4:282–289.
18. Marik P, Monnet X, Teboul J. Hemodynamic parameters to guide fluid therapy. Ann Intensive Care. 2011;1:1–9.
19. Preisman S, Kogan S, Berkenstadt H, et al. Predicting fluid responsiveness in patients undergoing cardiac surgery: functional haemodynamic parameters including Respiratory Systolic Variation Test and static preload indicators. Br J Anaesth. 2005;95: 746–755.
20. Huang C, Fu J, Hu H, et al. Prediction of fluid responsiveness in acute respiratory distress syndrome patients ventilated with low tidal volume and high positive end-expiratory pressure. Crit Care Med. 2008;36:2810–2816.
21. Tavanier B, Makhotine O, Lebuffe G, et al. Systolic pressure variation as a guide to fluid therapy in patients with sepsis-induced hypotension. Anesthesiology. 1998;89:1313–1321.
22. Perel A, Pizov R, Gotev S. Systolic blood pressure variation is a sensitive indicator of hypovolemia in ventilated dogs subjected to graded hemorrhage. Anesthesiology. 1987;67:498–502.
23. Coriat P, Vrillon M, Perel A, et al. A comparison of systolicblood pressure variations and echocardiographic estimates of end-diastolic left ventricular size in patients after aortic surgery. Anesth Analg. 1994;78:46–53.
24. Rooke G, Schwid H, Shapita Y. The effect of graded hemorrhage and intravascular volume replacement on systolic pressure variation in humans during mechanical and spontaneous ventilation. Anesth Analg. 1995;80:925–932.
25. Michard F, Teboul J. Predicting Fluid Responsiveness in ICU Patients: A Critical Analysis of the Evidence. Chest. 2002;121: 2000–2008.
26. Mesquida J, Kim H, Pinsky M. Effect of tidal volume, intrathoracic pressure, and cardiac contractility on variations in pulse pressure, stroke volume, and intrathoracic blood volume. Intensive Care Med. 2011;37:1672–1679.
27. Coudray A, Romand J, Treggiari M, et al. Fluid responsiveness in spontaneously breathing patients: A review of indexes used in intensive care. Critical Care Med. 2005;33:2757–2762.
28. Hong D, Lee J, Seo J, et al. Pulse pressure variation to predict fluid responsiveness in spontaneously breathing patients: tidal vs forced inspiratory breathing. Anaesthesia. 2014;69:717–722.
29. Au S, Vieillard-Baron A. Bedside echocardiography in critically ill patients: a true hemodynamic monitoring tool. J Clin Monit Comput. 2012;26:355–360.
30. Royce C, Canty D, Faris J, et al. Core review: physician-performed ultrasound: the time has come for routine use in acute care medicine. Anesth Analg. 2012;115:1007–1028.
31. Muller L, Bobbia X, Toumi M, et al. Respiratory variations of inferior vena cava diameter to predict fluid responsiveness in spontaneously breathing patients with acute circulatory failure: need for a cautious use. Crit Care. 2012;16:188–200.
32. Zhang Z, Xiao X, Ye S, et al. Ultrasonographic measurement of the respiratory variation in the inferior vena cava diameter is predictive of fluid responsiveness in critically ill patients: systemic review and meta-analysis. Ultrasound Med Biol. 2014;40:845–853.
33. Dipti A, Soucy Z, Surana A, et al. Role of inferior vena cava diameter in assessment of volume status: a meta-analysis. Am J Emerg Med. 2012;30:1414–1419.
34. Bendjelid K, Romand J. Fluid responsiveness in mechanically

ventilated patients: a review of indices used in intensive care. Intensive Care Med. 2003;29:352–360.

35. Boulain T, Archard J, Teboul J, et al. Changes in BP induced by passive leg raising predict response to fluid loading in critically ill patients. Chest. 2002;121:1245–1252.

36. Monnet X, Rienzo M, Osman D, et al. Passive leg raising predicts fluid responsiveness in the critically ill. Crit Care Med. 2006;34:1402–1407.

37. Maas J, Geerts B, van den Berg P, et al. Assessment of venous return curve and mean systemic filling pressure in postoperative cardiac surgery patients. Crit Care Med. 2009;37:912–918.

38. Maas J, Pinsky M, Aarts L, et al. Bedside assessment of total systemic vascular compliance, stressed volume, and cardiac function curves in intensive care unit patients. Anesth Analg. 2012;115: 880–887.

39. Kiraly L, Differding J, Enomoto T, et al. Resuscitation with normal saline (NS) vs. lactated ringers (LR) modulates hypercoagulability and leads to increased blood loss in an uncontrolled hemorrhagic shock swine model. J Trauma. 2006;64:901–908.

40. Raghunathan K, Shaw A, Nathanson B, et al. Association between the choice of IV crystalloid and in-hospital mortality among critically ill adults with sepsis. Crit Care Med. 2014;42:1585–1591.

41. Shaw A, Bagshaw S, Goldstein S, et al. Major complications, mortality, and resource utilization after open abdominal surgery. Ann Surg. 2012;255:821–829.

42. Young J, Utter G, Schermer C, et al. Saline versus plasma-lyte A in initial resuscitation of trauma patients: a randomized trial. Ann Surg. 2013;00:1–8.

43. Dellinger R, Levy M, Rhodes A, et al. Surviving Sepsis Campaign: international guidelines for management of severe sepsis and septic shock. Crit Care Med. 2012;2013(41):580–637.

44. Finfer S, McEvoy S, Bellomo R, et al. Impact of albumin compared to saline on organ function and mortality of patients with severe sepsis. Intensive Care Med. 2011;37:86–96.

45. P1 C, Tognoni G, et al. Albumin replacement in patients with severe sepsis or septic shock. N Engl J Med. April 10, 2014;370(15): 1412–1421.

46. Myburgh J, Finfer S, Bellomo R, et al. Hydroxyethyl starch or saline for fluid resuscitation in intensive care. N Eng J Med. 2012;367:1901–1911.

47. Perner A, Haase N, Guttormsen A, et al. Hydroxyethyl starch 130/0.42 versus Ringer's acetate in severe sepsis. N Eng J Med. 2012;367:124–134.

48. Rivers E, Nguyen B, Havstad S, et al. Early goal-directed therapy in the treatment of severe sepsis and septic shock. N Eng J Med. 2001;345:1368–1377.

49. Kompanje E, Jansen T, van der Hoven B, et al. The first demonstration of lactic acid in human blood in shock by Johann Joseph Scherer (1814-1869) in January 1843. Intensive Care Med. 2007;33:1967–1971.

50. Bakker J. Lactate: may I have your votes please? Intensive Care Med. 2001;27:6–11.

51. Mikkelsen M, Miltiades A, Gaieski D, et al. Serum lactate is associated with mortality in severe sepsis independent of organ failure and shock. Critical Care Med. 2009;37:1670–1677.

52. Kumar A, Roberts D, Wood K, et al. Duration of hypotension before initiation of effective antimicrobial therapy is the critical determinant of survival in human septic shock. Critical Care Med. 2006;34:1589–1596.

53. Morrell M, Fraser V, Kollef M. Delaying the empiric treatment of candida bloodstream infection until positive blood culture results are obtained: a potential risk factor for hospital mortality. Antimicrob Agents Chemother. 2005;49:3640–3645.

54. Russell J, Walley K, Singer J, et al. VASST investigators: vasopressin versus norepinephrine infusion in patients with septic shock. N Eng J Med. 2008;358:877–887.

55. Ruokonen E, Parvianen I, Uusaro A. Treatment of impaired perfusion in septic shock. Ann Med. 2002;34:590–597.

56. Schein M, Ivatury R. Intra-abdominal hypertension and the abdominal compartment syndrome. Br J Surg. 1998;85:1027–1028.

57. Malbrain M, De laet I, De Waele J, et al. Abdominal hypertension: definitions, monitoring, interpretation and management. Best Pract Res Clin Anaesthesiol. 2013;27:249–270.

58. Kirkpatrick A, Roberts D, de Waele J, et al. Intra-abdominal hypertension and the abdominal compartment syndrome: updated consensus definitions and clinical practice guidelines from the World Society of the Abdominal Compartment Syndrome. Intensive Care Med. 2013;39:1190–1206.

59. Pepe P, Marini J. Occult positive end-expiratory pressure in mechanically ventilated patients with airflow obstruction: the auto-PEEP effect. Am Rev Respir Dis. 1982;126:166–170.

60. Ashton-Cleary D. Is thoracic ultrasound a viable alternative to conventional imaging in the critical care setting? Br J Anesth. 2013;111:152–160.

61. Beaulieu Y. Bedside echocardiography in the assessment of the critically ill. Crit Care Med. 2007;35:S235–S249.

62. Page D, Caulfield J, Kastor J, et al. Myocardial changes associated with cardiogenic shock. N Eng J Med. 1971;285:133–137.

63. Manasia A, Nagaraj H, Kodali R, et al. Feasibility and potential clinical utility of goal-directed transthoracic echocardiography performed by noncardiologist intensivists using a small handcarried device (SonoHeart) in critically ill patients. J Cardiothorac Vasc Anesth. 2005;19:155–159.

64. Spencer K, Kimura B, Korcarz C, et al. Focused cardiac ultrasound: recommendations from the American Society of Echocardiography. J Am Soc Echocardiogr. 2013;26:567–581.

65. Labovitz A, Noble V, Bierig M, et al. Focused cardiac ultrasound in the emergent setting: a consensus statement of the American Society of Echocardiography and American College of Emergency Physicians. J Am Soc Echocardiogr. 2010;23:1225–1230.

66. Deleted in review.

67. Jacobs A, Leopold J, Bates E, et al. Cardiogenic shock cause by right ventricular infarction: A report from the SHOCK registry. J Am Coll Cardiol. 2003;41:1273–1279.

68. Konstantinides S, Geibel A, Heusel G, et al. Prognosis of Pulmonary Embolism-3 Trial I. Heparin plus alteplase compared with heparin alone in patients with submassive pulmonary embolism. N Eng J Med. 2002;347:1143–1150.

评估循环的最佳选择

Xavier Monnet, Michael R. Pinsky

改善循环存在两个关键性问题。首先要明确构成最佳治疗方案的方法和因素，这一点至关重要，其次要明确复苏目标。下面我们先来明确区分容量反应性和循环衰竭的方法，然后再确定具有可行性的复苏目标。

血流动力学监测——准确评估循环

急性循环衰竭时，补充血容量往往是首选，液体管理有望改善心输出量和氧供。然而，改善仅仅发生在当增加前负荷可以使心输出量增加时（即两个心室对前负荷有依赖性[1]；**图 16-1**），如果没有预测前负荷依赖性的方法，那么补充容量将不会产生预期的增加心输出量的效果[2]。因此，在液体管理之前应测定前负荷依赖性。该方法有助于避免发生液体超负荷，同时也是预测脓毒症休克[3]和急性呼吸窘迫综合（ARDS）[4]死亡率的独立因素。目前已有更多的指标和测试已经被用于评估容量反应性。

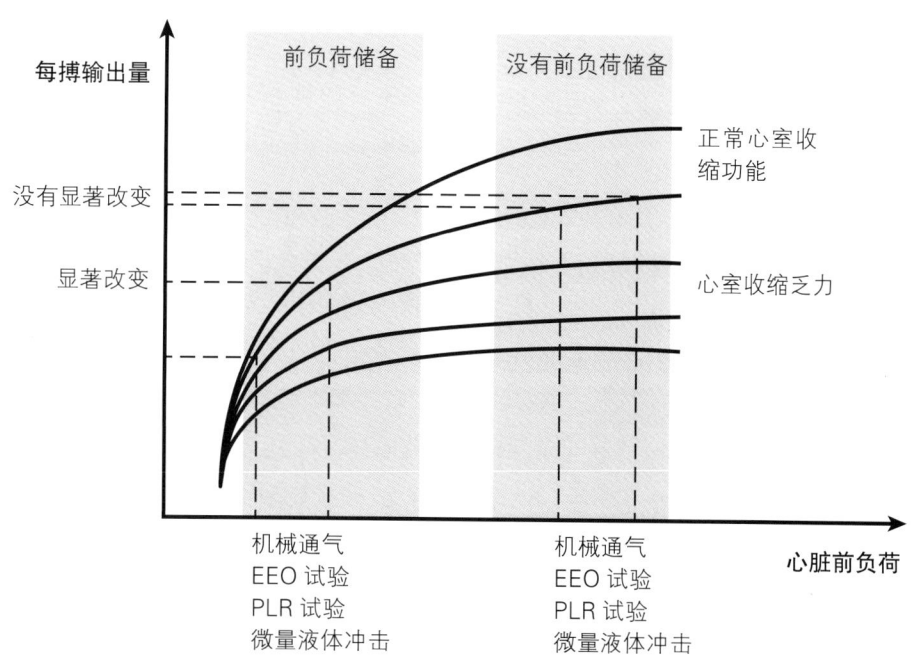

图 16-1 心室功能曲线。这是基于心室收缩力的一系列心室功能曲线。如果心室功能位于心室功能曲线的陡峭部分，那么机械通气、呼气末屏气试验（EEO）、被动抬腿试验（PLR）或微量液体冲击所引起的心脏前负荷改变将导致每搏输出量显著变化。可事实情况并非如此

心脏前负荷静态指标预测容量反应性的能力

心脏前负荷的静态指标，如中心静脉压（CVP），预测容量反应性是不可靠的[5, 6]，这是通过基础生理学可以解释的。心室功能曲线的斜率取决于心脏收缩功能（**图 16-1**）。在一个特定病人的某个特定时刻斜率是未知的，在测定前负荷时任何一个绝对静态的值都相当于曲线上的任意一个点，这个点可以代表前负荷依赖性和前负荷非依赖性。只有极值能够体现容量反应性的存在。此外，任何静态的测量指标都是错误的，例如，测量 CVP 要求对反映右心房压力的传感器进行准确的定位。测量必须在呼气末进行，因为这时胸腔内压力会向右心房传输。同样，在测量和解释肺动脉压时也存在许多错误[7, 8]。

在功能性血流动力学监测的整体概念中动态测量可以预测前负荷容量反应性，弥补静态测量的不足[9]。动态测量包括机械通气对心脏负荷的改变、变换姿势，或者微量液体管理，进而测量心输出量或每搏输出量的变化[10]。

预测容量反应性的动态参数

在液体管理之前可以通过几个试验去检测容量反应性，最恰当的方法常常取决于临床症状和病人反应。如果对评估血流动力学无效，那么这个测试会让应用者避免进行。

机械通气引起每搏输出量的变化

机械通气过程中，吸气时会增加胸腔内的压力，进一步减少静脉回流。此外，右心室后负荷增加会使右室流出减少，进而减少左室前负荷。在常规机械通气时，这些改变发生在呼气相，如果左室是前负荷依赖性，那么在呼气末左室搏出量会瞬间减少。因此，机械通气下每搏量变化引起循环变化表明心室前负荷依赖性[9]。

一些评估每搏量的方法用于量化其呼吸变化带来的影响。包括与每搏量成正相关的体循环动脉压[11]。事实上，研究已经证明，脉压变异度（PPV）是一个有价值的液体反应性指标[12]。

总的来说，脉压变异度（PPV）大于 13% 与液体反应性有显著相关。当然，很多情况下，这不是严格的阈值。距离 13% 越远诊断价值越高。

用于评估每搏量受呼吸变化的影响的其他参数，包括脉搏轮廓分析，超声心动测量的主动脉下的血流，经食管超声测量的主动脉血流，体积描记法测量脉搏血氧饱和度波形的振幅[1]。这些指标，特别是 PPV，都是基于有力证据上的[12]。事实上，几种常用的床旁监护仪是可以测量 PPV 的。

随呼吸变化的每搏量变异度（SVV）作为一个前负荷反应性的指标，在一些情况下是无效的，这并不罕见。首先，在自主呼吸时，SVV 受呼吸节律不规则的影响比与前负荷依赖性更紧密[13, 14]。第二，心律失常直接影响呼吸周期内的 SVV，心律失常造成的该影响远大于心肺相互作用。第三，在 ARDS 时有很大的局限性。在这种情况下，小的潮气量[15]和（或）低的肺顺应性[16]导致降低肺泡压力变化的传递至胸腔内结构，同时减小机械通气引起血管内压力变化的幅度。最终的结果将会是 PPV 的假阴性反应。在开胸手术中，心率与呼吸频率的低比值（事实上，此时对应的呼吸频率 ≥ 40 次/分）和腹高压都会降低 PPV 对液体反应性预测的能力[10]。总的来说，相比于手术室，PPV 的使用限制更容易在 ICU 病房中遇到。

下腔静脉宽度呼吸变异度

机械通气可以改变下腔静脉的直径，尤其在低血容量时。直径发生最明显的地方是下腔静脉（IVC）膈肌入口处和上腔静脉（SVC）塌陷处，可以可靠的预测液体反应性[17, 18]。

这个预测方法最大的缺陷是因存在呼吸费力程度的可变性和缺乏同质性，在自主呼吸运动时预测结果不可靠。当因肺顺应性较差、潮气量较小进行机械通气时，将会减小通气对下腔静脉直径的影响，这个时候测量是无效的。相反，这种预测方法对心律失常的患者是有效的。

IVC 随呼吸的变化可以经胸超声心动图来测量。这种方法可能在治疗的前期阶段很有价值，如动脉置管前。SVC 塌陷只在一个研究中被证实，需要经食管超声心动进一步验证。若病人已行动脉置管，此时使用 PPV 比使用 SVC 塌陷更方便预测容量反应性。

呼气末屏气试验

如前所述，机械通气下周期性的吸气将会降低心脏前负荷。在单纯机械通气的呼气末，如果阻断这一循环减少可使心脏前负荷短暂的增加，如果右心室是前负荷依赖性的，那么呼气末屏气（EEO）试验将会增加右心室输出，如果右心室输出增加到足以流入肺循环，那么就会使左心前负荷增加。一个前负荷依赖的病人进行 EEO 试

验时心输出量会增加（图 16-1）。一些研究表明，在一个 15 秒的 EEO 试验中心输出量增加超过 5%，可靠的预测了容量反应性[16, 19]。

EEO 试验，不仅简单易行，还可以用于心律失常患者，因为它可以在几个心动周期内发挥作用[19]（图 16-2）。EEO 试验可以用于不完全肌肉松弛或深度镇静状态，除非这 15 秒的屏气被呼吸触发打断。随着心输出量的实时监测，如脉搏轮廓分析技术，使得 EEO 试验的使用更加容易。在 EEO 试验时主动脉压力的升高，表明有液体反应性，但是它需要一个大屏幕来显示动脉压曲线[19]。EEO 试验似乎与呼气末正压的大小无关[20]。

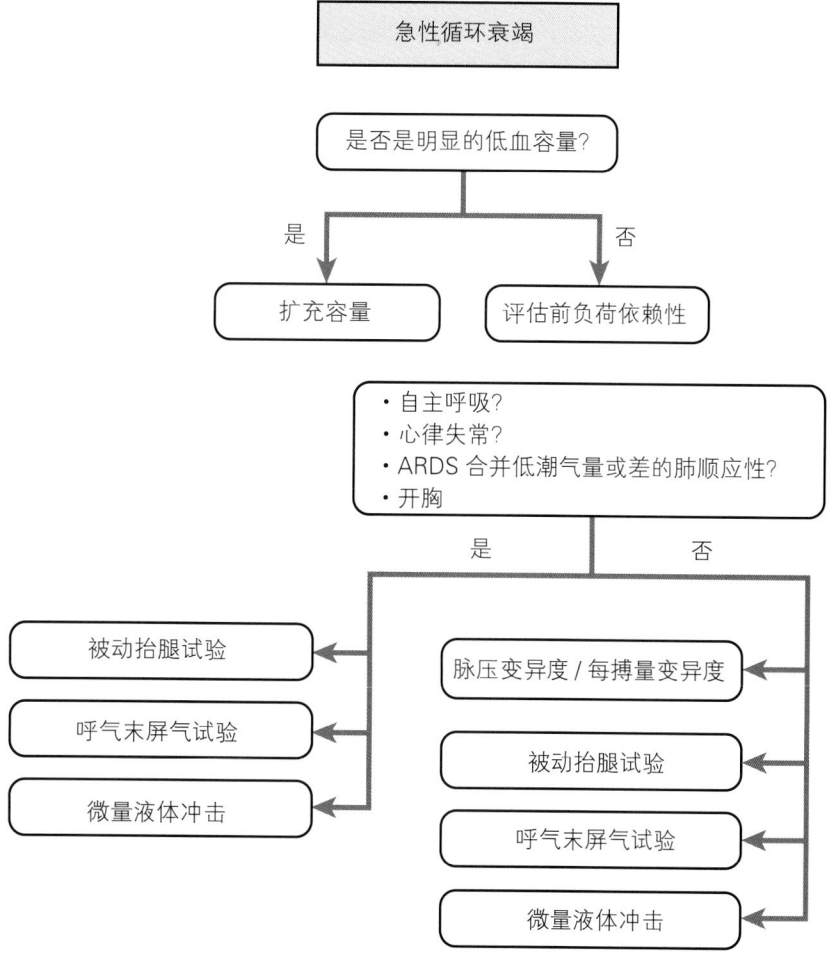

图 16-2　急性呼吸窘迫综合征（ARDS）液体管理决策方法

容量负荷

液体反应性试验最直接的方法是给予小容量的液体，观察其对心输出量的影响，并期望出现类似于大量液体扩容产生的效果（图 16–1）。然而，最经典的容量负荷试验，是需要输入 300~500 ml 的液体，这样大的容积是不能忽视的[21]。在休克的早期阶段，一天进行几次液体冲击试验是必要的，但必然也会导致液体的超负荷。

在一个研究中发现另一种方法称为“迷你（微量）液体负荷试验”，Muller 和他的同事们发现，用超声心动图的反应预测容量反应性，弹丸式给予 100 ml 液体，等同于输入 500 ml 晶体液的反应性[22]。然而，超声心动图是否精确到足以由非专业人员使用，这个还不甚清楚。因此，必须确定准确预测心输出量的方法。

被动抬腿试验

一个半卧位的病人，腿抬高 45° 并降低躯干可以使身体下半部分的血液转移到心腔。被动抬腿试验（PLR）可以增加左右心室前负荷，并且可作为一个短暂的、可逆的液体冲击[23]（图 16–1）。几项研究和后续的荟萃分析表明，PLR 可以使心输出量增加 10%，是一个预测前负荷反应性可靠的试验[12, 24]。

因为 PLR 产生的血流动力学效应可以维持很长一段时间，所以它在心律失常、自主呼吸时仍然有效，不受机械通气的影响。因此，PLR 试验可以用于同时存在潮气量低、肺顺应性差以及呼吸频率快的患者（图 16–2）。

正确使用 PLR 非常重要。这个试验应该从半卧位开始，而不是平仰卧位，因为降低躯干可使静脉血从大的内脏器官向心腔转移，进而增加血流动力学效应[23, 25]。此外，PLR 引起的血流动力学改变不能只简单的观察动脉压，单个观察指标可能存在假阴性[14, 23]。因此，我们需要一种可以直接测量心输出量的技术[26]。此外，PLR 必须实时测量评估心输出量，因为产生的最大效应可能发生在 1 分钟内[14]。在严重的血管扩张和毛细血管渗漏的患者中，PLR 效应会在几分钟后逐步消失。因此，需要重复弹丸式推注冰盐水的肺或经肺热稀释技术是不适用的。更合适的技术包括用食管超声或脉搏轮廓分析技术测量主动脉血流量和心输出量变化、生物电阻抗技术测定心输出量、气道内阻抗心动图、超声心动图测量主动脉瓣处血流速度、胸骨上多普勒监测测量升主动脉血流速[23]。有趣的是，接受完全规律性机械通气的患者，PLR 所引起心输出量的变化，可通过简单、无创的呼吸末二氧化碳的变化来评估[27]，而不需要测量心输出量。

腹腔内高压可降低 PLR 试验的有效性，其原因可能为腹腔内高压会影响下肢血液通过下腔静脉向心室回流[28]。一项研究表明，当腹内压超过 16 mmHg 时 PLR 试验是不可靠的[29]。然而，在这项研究中进行 PLR 试验时并未测量腹内压。因此，PLR 可能存在的局限性仍需进一步证实。

作者推荐

- 在循环性休克的患者中，初始治疗目标应达到平均动脉压最低为 65 mmHg，评估容量状态、血容量和器官灌注。
- 复苏应针对个别病人的反应性来衡量评估器官灌注是否充足（例如：乳酸、动静脉二氧化碳分压差、尿量、皮肤花斑，**表 16–1**）。
- 恰当的液体管理，通过避免低血容量和高血容量来改善患者的预后。
- 评估容量状态和容量反应性。
- 单单一个我们常用来评估前负荷的措施（例如：CVP，全心舒张末期容积）不应该用于指导液体复苏治疗。
- 液体反应性的动态测量（例如：PLR 时脉压变异度、每搏量变异度、心输出量的变化）应该被应用，并且优于静态测量。

表 16-1　组织低灌注的表现

高乳酸血症

代谢性酸中毒

阴离子间隙酸中毒

毛细血管充盈延迟

皮肤花斑

感觉异常

尿量减少

肠梗阻

混合静脉和中心静脉血氧饱和度下降

动静脉血二氧化碳分压差增大

（王晓丹　张玉想）

参考文献

1. Monnet X, Teboul JL. Assessment of volume responsiveness during mechanical ventilation: recent advances. Crit Care. 2013;17:217.

2. Michard F, Teboul JL. Predicting fluid responsiveness in ICU patients: a critical analysis of the evidence. Chest. 2002;121:2000–2008.

3. Vincent JL, Sakr Y, Sprung CL, et al. Sepsis in European intensive care units: results of the SOAP study. Crit Care Med. 2006;34:344–353.

4. Jozwiak M, Silva S, Persichini R, et al. Extravascular lung water is an independent prognostic factor in patients with acute respiratory distress syndrome. Crit Care Med. 2013;41:472–480.

5. Marik PE, Baram M, Vahid B. Does central venous pressure predict fluid responsiveness? A systematic review of the literature and the tale of seven mares. Chest. 2008;134:172–178.

6. Marik PE, Cavallazzi R. Does the central venous pressure predict fluid responsiveness? An updated meta-analysis and a plea for some common sense. Crit Care Med. 2013;41:1774–1781.

7. Pinsky MR. Pulmonary artery occlusion pressure. Intensive Care Med. 2003;29:19–22.

8. Richard C, Monnet X, Teboul JL. Pulmonary artery catheter monitoring in 2011. Curr Opin Crit Care. 2011;17:296–302.

9. Garcia X, Pinsky MR. Clinical applicability of functional hemodynamic monitoring. Ann Intensive Care. 2011;1:35.

10. Marik PE, Monnet X, Teboul JL. Hemodynamic parameters to guide fluid therapy. Ann Intensive Care. 2011;1:1.

11. Michard F, Boussat S, Chemla D, et al. Relation between respiratory changes in arterial pulse pressure and fluid responsiveness in septic patients with acute circulatory failure. Am J Respir Crit Care Med. 2000;162:134–138.

12. Marik PE, Cavallazzi R, Vasu T, et al. Dynamic changes in arterial waveform derived variables and fluid responsiveness in mechanically ventilated patients: a systematic review of the literature. Crit Care Med. 2009;37:2642–2647.

13. Heenen S, De Backer D, Vincent JL. How can the response to volume expansion in patients with spontaneous respiratory movements be predicted? Crit Care. 2006;10:R102.

14. Monnet X, Rienzo M, Osman D, et al. Passive leg raising predicts fluid responsiveness in the critically ill. Crit Care Med. 2006;34:1402–1407.

15. De Backer D, Heenen S, Piagnerelli M, et al. Pulse pressure variations to predict fluid responsiveness: influence of tidal volume. Intensive Care Med. 2005;31:517–523.

16. Monnet X, Bleibtreu A, Ferré A, et al. Passive leg raising and endexpiratory occlusion tests perform better than pulse pressure variation in patients with low respiratory system compliance. Crit Care Med. 2012;40:152–157.

17. Feissel M, Michard F, Faller JP, et al. The respiratory variation in inferior vena cava diameter as a guide to fluid therapy. Intensive Care Med. 2004;30:1834–1837.

18. Vieillard-Baron A, Chergui K, Rabiller A, et al. Superior vena caval collapsibility as a gauge of volume status in ventilated septic patients. Intensive Care Med. 2004;30:1734–1739.

19. Monnet X, Osman D, Ridel C, et al. Predicting volume responsiveness by using the end-expiratory occlusion in mechanically ventilated intensive care unit patients. Crit Care Med. 2009;37:951–956.

20. Silva S, Jozwiak M, Teboul JL, et al. End-expiratory occlusion test predicts preload responsiveness independently of positive endexpiratory pressure during acute respiratory distress syndrome. Crit Care Med. 2013;41:1692–1701.

21. Vincent JL, Weil MH. Fluid challenge revisited. Crit Care Med. 2006;34:1333–1337.

22. Muller L, Toumi M, Bousquet PJ, et al. An increase in aortic blood flow after an infusion of 100 ml colloid over 1 minute can predict fluid responsiveness: the mini-fluid challenge study. Anesthesiol. 2011;115:541–547.

23. Monnet X, Teboul JL. Passive leg raising. Intensive Care Med. 2008;34:659–663.

24. Cavallaro F, Sandroni C, Marano C, et al. Diagnostic accuracy of passive leg raising for prediction of fluid responsiveness in adults: systematic review and meta-analysis of clinical studies. Intensive Care Med. 2010;36:1475–1483.

25. Jabot J, Teboul JL, Richard C, et al. Passive leg raising for predicting fluid responsiveness: importance of the postural change. Intensive Care Med. 2009;35:85–90.

26. De Backer D, Pinsky MR. Can one predict fluid responsiveness in spontaneously breathing patients? Intensive Care Med. 2007;33:1111–1113.

27. Monnet X, Bataille A, Magalhaes E, et al. End-tidal carbon dioxide is better than arterial pressure for predicting volume responsiveness by the passive leg raising test. Intensive Care Med. 2013;39:93–100.

28. Malbrain ML, Reuter DA. Assessing fluid responsiveness with the passive leg raising maneuver in patients with increased intraabdominal pressure: be aware that not all blood returns!. Crit Care Med. 2010;38:1912–1915.

29. Mahjoub Y, Touzeau J, Airapetian N, et al. The passive leg-raising maneuver cannot accurately predict fluid responsiveness in patients with intra-abdominal hypertension. Crit Care Med. 2010;38:1824–1829.

第四部分

重症监护

17 如何优化危重病人的抗生素使用策略

Cheston B. Cunha, Steven M. Opal

ICU 里的脓毒症病人是医院最危重的患者群体之一，优化早期抗生素选择策略对其生存至关重要。对于这部分病人，治疗的关键是要选择一种既能使抗菌效果最大化，又能防止耐药发生的经验性治疗方案[1, 2]。每一类抗生素都可能存在或高或低的潜在耐药风险，其确切机制并不清楚。"低耐药风险"是指抗生素即使在频繁使用或超疗程使用的情况下，也几乎不诱导细菌耐药。在选择抗生素时，不仅要考虑药物的低耐药风险，同时还要考虑药物是否具有良好的药代学（PK）和药效学（PD）特征[3]。简而言之，脓毒症患者应尽早开始抗生素治疗，在药物选择方面，需选择低耐药风险药物的最大安全剂量，目的是最大限度地杀灭病原菌，同时把筛选出的耐药菌株突变的风险降至最低[4-7]。

依据 PK/PD 的抗生素选择策略：减少耐药和优化疗效

药代动力学（PK）用来描述某种药物在体内的转归（即吸收、分布、血药浓度和组织药物浓度，肝脏代谢 / 清除，肾脏清除）。抗生素的 PK 用来描述抗生素对病人及病原微生物的影响。重症感染患者选择抗生素时，既要考虑药物对人体作用的相关参数，也要考虑药物对病原微生物作用的相关参数。抗生素对细菌的抑制 / 杀灭作用依赖于抗生素本身以及致病病原菌，由此可将抗生素分为浓度依赖性抗生素、时间依赖性抗生素和浓度－时间依赖性抗生素三类。浓度依赖性抗生素（如：氟喹诺酮类、氨基糖苷类、甲硝唑

和达托霉素）杀菌作用强弱的参数分别是血药浓度大于最小抑菌浓度（MIC）的幅度以及峰浓度（C_{max}）与 MIC 的比值（C_{max}/MIC）[8, 9]，随着血药浓度高于 MIC 幅度的增加或 C_{max}/MIC 的增大，抗生素的杀菌作用越强。当选用此类抗生素时，为了达到最佳效果必须加大剂量。剂量越大，其杀菌效力越强。当选用的抗生素具有较宽的疗效毒性比时（例如：氨基糖苷类），达到高血药浓度尤为重要，推荐每日给药一次。这种给药方案有两个好处：每日一次高剂量给药，能迅速且短时维持血药峰浓度，从而发挥快速强效的杀菌作用；随着血药浓度下降，组织药物浓度迅速降低，从而防止药物蓄积和降低药物毒副作用[10]。对于氨基糖苷类抗生素来说，每日单次给药方案不仅能优化其杀菌效果，还能使其抗生素后效应（PAE）延长。当血药浓度下降至 MIC 以下时，具有 PAE 特征的抗感染药物仍可较好地延续一段时间（最长 8~12 小时）的抗菌作用。

时间依赖性抗生素包括 β－内酰胺类、碳青霉烯类、大环内酯类以及利奈唑胺。与浓度依赖性抗生素不同的是，在单纯增加时间依赖性抗生素的血药浓度至 4~5 倍 MIC 时，并不能增强其抗菌作用。维持此类药物抗菌活性的关键在于保持其血药浓度尽可能长时间的高于 MIC（T>MIC）[8]。即便如此，尤其对于那些重症感染病人，使用高剂量的时间依赖性抗生素，也不会产生明显的负面效应[9]。评估其他杀菌药物的杀菌效应时可能需要更复杂的药效学参数，通过拟合药时曲线与 MIC 之间的关系来进行评

价，这种关系可通过曲线下面积与MIC的比值（AUC_{0-24}：MIC）来描述[10~12]。

某些抗生素，如多西环素或万古霉素，其杀菌效应不仅依赖于时间，也依赖于浓度，同时还受病原体MIC的影响[13]。就万古霉素而言，当革兰阳性球菌的MIC≤1μg/ml时，其杀菌效应表现为时间依赖性；然而，当革兰阳性球菌的MIC≥1μg/ml时，其杀菌效应表现为浓度依赖性。对于某些病原菌，氨基糖苷类抗生素和喹诺酮类药物也表现出同样的双重杀菌效应（PD参数为C_{max}/MIC及AUC_{0-24}/MIC）[14]（表17-1）。

重症感染病人抗生素选择所应遵循的PK原则要求重点关注每种抗生素在血清和体液中的浓度和分布随时间变化的关系。抗菌药物的总血药浓度受其峰浓度、分布容积（V_d）、血浆半衰期（$T_{1/2}$）、蛋白结合率以及肝肾功能影响。其中，峰浓度、蛋白结合率和分布容积（V_d）会直接影响抗生素在病原感染部位的组织浓度[8, 10~12, 15]（表17-2）。

实际上大部分时间依赖性抗生素是抑菌剂，而浓度依赖性抗生素是杀菌剂。但是，青霉素类、碳青霉烯类、单环-β内酰胺类却属例外，尽管它们是时间依赖性抗生素，但却具有杀菌效应[16]（表17-3和表17-4）。此外，某些抗生素可能因用法不同而兼有抑菌和杀菌效应。

表 17-1　基于 PK/PD 的抗生素剂量优化

抗生素 PK/PD 参数	剂量优化策略
浓度依赖性抗生素（C_{max}：MIC）	
·喹诺酮类	
·氨基糖苷类	
·万古霉素（MIC≥1μg/ml）	
·替加环素	
·多黏菌素	使用最高安全有效剂量
·多西环素	（避免药物毒性）
时间依赖性抗生素（T>MIC）	
·PCN浓度>MIC维持70%给药间隔	
·β-内酰胺类浓度>MIC维持60%给药间隔	
·碳青霉烯类浓度>MIC维持40%给药间隔	
万古霉素（MIC≤1μg/ml）	使用高剂量（增加血药浓度，尽量增加T>MIC时间）
其他抗生素[C_{max}：MIC/T>MIC和（或）AUC_{0-24}/MIC]	
喹诺酮类药物	
>125（有效）	
>250（显效）	使用最高安全有效剂量

摘自：Roberts JA, Pharm B, Lipman J. Pharmacokinetic issues for antibiotics in the critically ill patient. Crit Care Med. 2009;37:840-851; Roberts JA, Lipman J. Optimizing use of beta-lactam antibiotics in the critically ill. Semin Respir Crit Care Med. 2007;28:579-585; Roberts JA, Pharm B, Kruger P, Paterson DL, Lipman J. Antibiotic resistance—What's dosing got to do with it? Crit Care Med. 2008;36:2433-2440.

AUC.（药时）曲线下面积；C_{max}.血药峰浓度；MIC.最小抑菌浓度；T.时间

表 17-2　抗生素：ICU 重症感染病人相关 PK 的特点

抗生素的 PK 参数	脓毒症使毛细血管通透性增加*（血管内液体向血管外移行）	推荐剂量
水溶性抗生素（低水溶性V_d）		
·肾脏清除途径	·↑V_d→↓血药浓度	·↑增加剂量
·高血药浓度		·调整为脂溶性抗生素
·组织渗透能力受限		
脂溶性抗生素（高V_d→脂溶性）		
·肝脏清除途径		·V_d不变→血药浓度或组织浓度稳定
·高组织渗透力		·无需调整剂量
·血药浓度尚可		

*同样适用于机械通气、烧伤、低蛋白血症

ICU.重症监护病房；PK.药效学；V_d.分布容积

选自：Roberts JA, Pharm B, Lipman J. Pharmacokinetic issues for antibiotics in the critically ill patient. Crit Care Med. 2009;37:840-851.

例如，多西环素属于时间依赖性抗生素，通常表现出抑菌效应；但当其血药浓度很高时，则表现出杀菌效应，这种杀菌效应通常是浓度依赖性抗生素的特征[13]。此外，浓度依赖性抗生素往往具有长的 PAE，但有些时间依赖性抗生素也存在 PAE（例如，多西环素）[8, 15]。

表 17-3　易耐药抗生素的选择

易耐药抗生素	每种抗生素的常见耐药菌	可替换的不易耐药抗生素
氨基糖苷类		
庆大霉素 / 妥布霉素	铜绿假单胞菌	阿米卡星
头孢菌素类抗生素		
头孢他啶	铜绿假单胞菌	头孢吡肟
四环素类抗生素		
四环素	肺炎链球菌 金黄色葡萄球菌	多西环素和米诺环素
喹诺酮类		
环丙沙星	肺炎链球菌	左氧氟沙星和莫西沙星
	铜绿假单胞菌	左氧氟沙星
糖肽类		
万古霉素	甲氧西林耐药的金黄色葡萄球菌 甲氧西林敏感的金黄色葡萄球菌	利奈唑胺或达托霉素或米诺环素
碳青霉烯类		
亚胺培南	铜绿假单胞菌	美罗培南或多尼培南
大环内酯类		
阿奇霉素	肺炎链球菌	没有其他大环内酯类选择包括多西环素、左氧氟沙星、莫西沙星
二氢叶酸还原酶抑制药		
复方新诺明	肺炎链球菌	强力霉素

抗生素敏感性和耐药性试验

如果不考虑抗生素耐药性的话，针对抗生素剂量最大化的讨论就不那么完整。耐药微生物在全球范围内日益流行，这已经成为临床医生和 ICU 需要面临的重大问题。尽管如此，在国际范围内仍未就"耐药性"或"敏感性"的定义达成一致[17, 18]。制定抗生素药敏试验敏感性和耐药性分水岭的依据源于使用推荐剂量的抗感染药物治疗血流感染所能达到的血药浓度。而对于非血流来源的病原菌耐药性检测报告则必须谨慎解读。若抗感染药物无法充分渗透到靶组织（如前列腺或中枢神经系统）内，治疗就难以奏效。临床医生必须通过测得的血药浓度推断出感染部位可能的组织药物浓度。否则，即使药敏报告显示病原微生物是敏感的，但抗感染治疗仍会失败[19]。谨记：某些特定的病原微生物，如甲氧西林耐药的金黄色葡萄球菌（MRSA），其体外药敏试验不能预测临床疗效[20]。这是由于病原微生物在患者体内的生存环境与体外培养环境（如培养基）是不完全相同的[21, 22]。此外，局部酸中毒和缺氧也会降低某些抗生素的疗效[23]。

除上述各种令人懊丧的因素，还要考虑病原体的先天体外敏感性与临床有效性之间的差异。比如，磺胺甲噁唑 – 甲氧苄啶（原文是 TMP-SMX，根据国内习惯，译者认为应改为 TMP-SMZ）、多西环素或克林霉素对于 MRSA 的体外药敏结果常显示敏感，但实际临床疗效却可能不尽如人意[20, 21]。治疗 MRSA 感染时为获得更好的抗感染效果，应选择如米诺环素、利奈唑胺、达托霉素或万古霉素等已被证实具有确切临床疗效的抗生素。再比如，体外药敏试验常显示李斯特菌（主要导致中枢神经系统感染）对头孢菌素敏感，但在治疗其导致的脑膜炎时，此类 β – 内酰胺类抗生素是无效的（表 17-5）。

每种抗生素诱导病原体产生耐药性的风险高低不同（表 17-6）。具有高耐药风险的抗生素（如大环内酯类抗生素、磺胺、氨苄西林），可

表 17-4 ICU 常见感染的经验性抗生素治疗

感染类型 / 部位	感染部位的常见致病菌	感染部位的常见非致病菌	经验性治疗首选的不易耐药的抗生素	青霉素过敏
中心静脉导管相关血流感染 *				
	甲氧西林耐药的金黄色葡萄球菌	脆弱拟杆菌	美罗培南加万古霉素（如可能是 MRSA）或利奈唑胺（如果可能是 VRE）	美罗培南加万古霉素（如可能是 MRSA）或利奈唑胺（如果可能是 VRE）
	甲氧西林敏感的金黄色葡萄球菌	非 D 组链球菌		
	凝固酶阴性葡萄球菌			
	革兰阴性杆菌（需氧）			
	万古霉素敏感的肠球菌			
腹腔内感染				
胆囊炎 / 胆管炎	大肠埃希菌	脆弱拟杆菌	左氧氟沙星或莫西沙星	左氧氟沙星或莫西沙星
	肺炎克雷伯菌			
	万古霉素敏感的肠球菌			
腹膜炎 / 结肠穿孔	脆弱拟杆菌	非 D 组链球菌	厄他培南或哌拉西林 / 他唑巴坦或莫西沙星或替加环素	厄他培南或莫西沙星或替加环素
	革兰阴性杆菌（需氧）			
呼吸机相关性肺炎 / 医院获得性肺炎	铜绿假单胞菌	脆弱拟杆菌	美罗培南或多尼培南或左氧氟沙星（750 mg）或头孢吡肟	美罗培南或多尼培南或左氧氟沙星（750 mg）
	革兰阴性杆菌（需氧）	甲氧西林敏感的金黄色葡萄球菌 / 甲氧西林耐药的金黄色葡萄球菌		
		万古霉素敏感的肠球菌 / 万古霉素耐药的肠球菌		
		洋葱伯克霍尔德菌		
		鲍曼不动杆菌		
		嗜麦芽窄食单胞菌		
泌尿系感染导致的脓毒症				
社区获得性	革兰阴性杆菌（需氧）	脆弱拟杆菌	哌拉西林 / 他唑巴坦或美罗培南	美罗培南
	万古霉素敏感的肠球菌	甲氧西林敏感的金黄色葡萄球菌 / 甲氧西林耐药的金黄色葡萄球菌		
院内获得性	铜绿假单胞菌	脆弱拟杆菌	哌拉西林 / 他唑巴坦或美罗培南	美罗培南
	革兰阴性杆菌（需氧）	甲氧西林敏感的金黄色葡萄球菌 / 甲氧西林耐药的金黄色葡萄球菌		
皮肤和软组织感染				
蜂窝织炎	A、B、C、G 组链球菌	甲氧西林敏感的金黄色葡萄球菌 / 甲氧西林耐药的金黄色葡萄球菌	头孢曲松或头孢唑啉	万古霉素或克林霉素
脓肿	甲氧西林敏感的金黄色葡萄球菌 / 甲氧西林耐药的金黄色葡萄球菌	A、B、C、G 组链球菌	头孢洛林或米诺环素或万古霉素或利奈唑胺	万古霉素或利奈唑胺或米诺环素

选自：Cunha BA, ed. Antibiotic Essentials. 12th ed. Sudbury, MA: Jones & Bartlett; 2013: 17–151.

* 尽快拔除 / 替换 CVC

MRSA. 甲氧西林耐药的金黄色葡萄球菌；VRE. 耐万古霉素肠球菌

表 17-5　解读药敏试验数据的难点

1. 分离培养出的优势菌并不一定是致病菌（如：皮肤定植菌，体内 / 体液定植菌）
2. 治疗无菌部位（体内 / 体液）的定植菌，常会错过感染部位的责任致病菌
3. 依据"定植菌"选择抗生素常误导临床治疗
4. 即使根据药敏试验选择了敏感的抗生素，也不能保证临床抗感染治疗就一定有效
5. 药敏报告中的所谓"耐药"菌其实并不是真的耐药，而仅仅表现为不敏感或者是相对耐药，如果加大剂量，该病原菌将会变得"敏感"

药敏试验与临床疗效的关系

1. CLSI 和 EUCAST 尚未就耐药折点解读达成共识（CLSI：美国临床和实验室标准协会；EUCAST：欧洲药敏试验委员会）
2. 体外药敏试验结果并不总能预测临床疗效

例如：

· 药敏报告提示 MRSA 对多西环素和复方新诺明"敏感"，但临床可能无效
· 药敏报告提示 MRSA 对喹诺酮类或头孢菌素类（头孢洛林除外）"敏感"，但临床无效
· 药敏报告提示肺炎克雷伯菌对复方新诺明"敏感"，但临床无效
· 药敏报告提示 A-D 组链球菌对氨基糖苷类抗生素"敏感"，但临床无效
· 药敏报告提示李斯特菌体外药敏试验敏感，但临床无效

3. 体外药敏试验显示耐药的病原菌，在临床使用足剂量 / 高剂量（明显高于 MIC）抗生素的情况下可能会敏感

MIC. 最小抑菌浓度；MRSA. 甲氧西林耐药的金黄色葡萄球菌
选自：Cunha BA, ed. Antibiotic Essentials. 12th ed. Sudbury, MA: Jones & Bartlett; 2013: 2-10.

表 17-6　降低耐药的有效措施

1. 避免覆盖感染部位的定植菌，后者很少引起感染
2. 针对感染部位的常见病原菌选择低耐药风险的抗生素
3. 始终关注所选抗生素的穿透力，以确保其在感染部位达到治疗浓度
4. 前三天给予负荷剂量或高剂量，以清除可能耐药的突变菌株
5. 在充分考虑宿主因素、病原载荷及毒力的前提下，尽量缩短疗程

对降低耐药性无效的措施

6. 如果已经选择了恰当的低耐药风险的抗感染药物，则无需从广谱向窄谱切换
7. 联合用药不能阻止耐药性的发生
8. 抗生素"轮替"不能阻止耐药性的发生
9. 降阶梯治疗可减少不必要的 / 过多的抗生素使用，但就其本身而言不能降低耐药性
10. 严格控制抗生素的使用可降低治疗费用及艰难梭菌感染发生率，但并不能降低耐药性
11. 避免长时间 / 低剂量抗生素治疗

选自：Cunha BA. Antibiotic Resistance: Effective Control Strategies. Lancet 357:1307-1308 and 1101, 2001; Roberts JA, Pharm B, Kruger P, Paterson DL, Lipman J. Antibiotic resistance—What's dosing got to do with it? Crit Care Med. 2008;36:2433-2440.

因频繁或长期使用而导致治疗失败。具有低耐药风险的抗生素（如多西环素、头孢曲松、阿米卡星），其耐药风险很少受到剂量和疗程的影响。在其他因素相同的情况下，细菌耐药更容易发生在通透性差、血药浓度低的感染灶中（如：慢性前列腺炎、脓肿、生物膜相关植入物感染）。在抗生素的组织浓度明显大于病原菌 MIC 的情况下，与抗生素相关的耐药性（如氨基糖苷类）是有可能被克服的。因此，临床上使用最大安全剂量治疗 ICU 重症感染病人总是利大于弊。

不同种类抗生素的特点

β - 内酰胺类

β - 内酰胺类是具有杀菌效应的时间依赖性抗生素，仅在治疗革兰阳性菌感染时表现出短暂的 PAE，对于革兰阴性菌则无 PAE。其最大杀菌效应出现在血药浓度为 5 倍的 MIC 时，更高的血药浓度不会带来额外的益处[24, 25]。因此，治疗的目标应该是尽量增加血药浓度大于 MIC 的时间与用药间隔时间的比值，这一比值在青霉素类抗生素至少应大于 60%，而对于头孢菌素类抗生素这一比值至少应大于 70%。实现这一药效学目标的策略包括：增加给药频率、选择半衰期长的药物或采取持续输注的方法[23, 24, 26~28]。总的来说，重症感染病人使用 β - 内酰胺类抗生素时，应采取加大给药剂量同时增加给药频率的策略。该策略可使抗菌效应最大化且不会导致耐药风险增

加[24, 25]。在头孢菌素中，头孢吡肟具有较好的抗铜绿假单胞菌活性，主要用于铜绿假单胞菌所致全身性感染的治疗以及粒缺发热患者的单药治疗或与氨基糖苷类抗生素（如阿米卡星）组成联合治疗方案。对于产超广谱 β-内酰胺酶病原菌、多重耐药病原菌（MDROs；MICs=4~8 μg/ml）以及铜绿假单胞菌感染，如需选用头孢吡肟则应给予"高剂量"[29~31]。

碳青霉烯类抗生素

由于碳青霉烯类抗生素在结构上类似于 β-内酰胺类，因而它们也是时间依赖性抗生素。其治疗目标是保持血药浓度达到 5 倍的 MIC，同时，此血药浓度的维持时间与用药间隔时间的比值至少应达到 40%。实现这个目标的最佳方案是给予高剂量或选择长效制剂（如厄他培南）[24, 25, 32, 33]。

喹诺酮类药物

如前所述，氟喹诺酮类抗生素属于时间-浓度依赖性抗生素。其临床疗效与 AUC_{0-24}/MIC 直接相关。具体来说，对于革兰阴性菌感染，$AUC_{0-24}/MIC>125$ 是通常需要考虑的有效性预测指标。然而研究表明，当 AUC_{0-24}/MIC 大于 250 时可能会获得更好的疗效，同时也有助于减少耐药[24]。因此，临床给予喹诺酮类抗生素时需要选择最高安全剂量。另外，也可通过使 C_{max}/MIC 最大化优化疗效[34~36]。

万古霉素

万古霉素的药效学（PD）取决于致病葡萄球菌不同的 MIC。当 MIC 大于 1 时，万古霉素的杀菌效应呈浓度依赖性；当 MIC 小于 1 时，其杀菌效应表现为时间依赖性。由于并没有太多证据证实万古霉素的肾脏毒性，因此在使用该药时可考虑给予最高安全剂量以获得最佳疗效。万古霉素剂量不足与耐药性发生有关。因此，应首选初始高剂量给药方案［如 60 mg/kg，静脉注射（IV），

每 24 小时］，然后根据肾脏功能适当调整[23]。

利奈唑胺

利奈唑胺属于时间依赖性抗生素，对金黄色葡萄球菌和肠球菌有抑制细菌活性的作用，但对非 D 组链球菌则表现出杀菌效应。此外，和杀菌药物相比，利奈唑胺同样可以用于急性细菌性心内膜炎的治疗[23]。肝/肾功能障碍时无需调整剂量。

达托霉素

达托霉素属于浓度依赖性抗生素，C_{max}/MIC 和 AUC_{0-24}/MIC 均可用来描述其杀菌药效特征。达托霉素同时具有较长的抗生素后效应。应针对不同感染部位调整达托霉素的给药剂量：皮肤和软组织感染时可低剂量给药，而血流感染时需高剂量给药[23]。葡萄球菌对达托霉素的相对或完全耐药性可能源于万古霉素诱导的细菌细胞壁增厚[9]。当达托霉素用于治疗葡萄球菌感染时，如果患者此前曾暴露于万古霉素则可能出现耐药。而对于已出现的相对耐药，已有文献证实大剂量达托霉素［10~12 mg/kg（静脉注射），每 24 小时］具有良好疗效[37, 38]。由于肺泡表面活性物质中的钙离子可使达托霉素失活，故肺部感染患者应避免使用。

替加环素

替加环素是米诺环素的衍生物，与四环素类药物的结构相似，属于时间依赖性抗生素。对于替加环素治疗失败潜在的风险，一方面与某些病原体（如铜绿假单胞菌）对其先天耐药有关，另一方面与药物剂量不足有关。由于替加环素的分布容积（V_d）（8 L/kg）较大，其初始剂量常不足以达到有效血药浓度。尽管替加环素的最佳给药剂量尚不得而知，但常应给予维持剂量两倍的负荷剂量。而在治疗相对耐药的革兰阴性杆菌感染时，可能需要更高的负荷剂量[39, 40]。由于替加环素的半衰期长达 42 小时，在给予负荷剂量

之后可以每日给药一次[39]以维持其血药浓度。

氨基糖苷类

氨基糖苷类抗生素是浓度依赖性抗生素。此类抗生素中，阿米卡星因其更高的血药浓度/MIC，有最好的抗铜绿假单胞菌活性，可作为重症感染患者的首选。该药既可单独用于革兰阴性菌感染的治疗，也可用于联合用药方案以扩大其抗菌谱（如替加环素＋阿米卡星）或产生协同作用（如左氧氟沙星＋阿米卡星）。每日一次给药方案既可优化阿米卡星的 PK/PD，又可降低发生耳、肾毒性的风险[41~43]。

多黏菌素

多黏菌素主要用于多重耐药（MDRO）的不动杆菌属或对其他抗生素耐药的铜绿假单胞菌引起的严重感染。多黏菌素很少引起获得性耐药，但许多常见的革兰阴性菌（变形杆菌、摩根菌、沙雷菌、洋葱伯克霍尔德菌属）对其天然耐药性。使用多黏菌素的限制因素是其潜在肾毒性。但最近的研究表明，如果剂量合适，多黏菌素的肾毒性比预想的要少[44]。用药时，应先给予负荷剂量，随后给予每 8 小时 1.7 mg/kg（静脉注射）的维持剂量。用药期间需要监测肾功能，因为肾衰竭可使多黏菌素的血浆半衰期从 3.5 小时增至 48~72 小时[45, 46]。多黏菌素是目前唯一对多重耐药不动杆菌属和铜绿假单胞菌具有抗菌活性的抗生素，因此在临床应用时应将其作为最终的补救治疗措施。

结　论

对于 ICU 重症感染病人，制定经验性抗生素选择方案时，必须考虑以下几点：①抗菌谱；②药物能否进入感染灶；③发生耐药的可能性；④依据 PK/PD 优化剂量；⑤根除感染所需要的治疗时间。当存在可能发生相对耐药的情况时（例如耐

青霉素的肺炎链球菌），应使用最高安全剂量。重要的是，治疗目标必须针对致病菌而不是定植菌，针对定植菌的治疗只会增加耐药风险[4]。经验性抗生素治疗仅适用于确实存在感染的病人。对于临床表现类似感染或不明原因发热的病人以及白细胞增多症患者不应给予经验性抗生素治疗（表 17-4）。

总而言之，在对 ICU 重症感染病人进行抗感染治疗时，应当选择低耐药风险的抗生素，同时在避免出现毒性反应的前提下给予最大剂量，争取以最短的疗程治愈感染（表 17-7 和表 17-8）。只有这样，才能使感染患者临床获益最大而副作用最少。

表 17-7　ICU 优化经验性抗生素治疗概要

1. 经验性覆盖感染部位可能的病原菌（肺，而不是呼吸道分泌物阳性培养结果）
2. 避免"覆盖"单纯从非无菌部位培养出的微生物（定植） 　· 气管插管病人的呼吸道分泌物 　· 留置导尿患者的尿液 　· 非无菌部位的伤口分泌物
3. 选择高抗菌活性的抗生素（及低耐药风险）治疗感染部位的常见病原 　· 呼吸机相关性肺炎/医院获得性肺炎：铜绿假单胞菌和需氧革兰阴性杆菌（不是甲氧西林敏感的金黄色葡萄球菌/甲氧西林耐药的金黄色葡萄球菌） 　· 泌尿系感染：需氧革兰阴性杆菌和肠球菌（不是 MSSA/MRSA） 　· 腹内脓毒症：脆弱拟杆菌和需氧革兰阴性杆菌（不是 MSSA/MRSA）
4. 根据感染部位的感染病原优先选择低耐药风险的抗生素，最大程度降低耐药风险
5. 给予足剂量/最高安全剂量使疗效最大化，同时最大程度地降低耐药风险
6. 严格落实感染控制措施预防耐药菌在 ICU 以及医院内传播

ICU. 重症监护病房；MRSA. 耐甲氧西林金黄色葡萄球菌；MSSA. 对甲氧西林敏感金黄色葡萄球菌

表 17-8　不恰当抗生素治疗策略的后果

1. 治疗失败

　后果
- 浪费资源（治疗失败的药物成本）
- 调整治疗方案后带来的再治疗成本（有时更贵／毒副作用）
- 初始治疗失败后再次治疗，所需花费的检验和再次评估成本
- 针对定植菌的跟踪治疗，常意味着感染部位的责任病原菌未得到恰当治疗
- ↑住院时间延长
- 治疗失败带来的纠纷隐患

2. 抗生素耐药性

　诱因
- 未选择低耐药风险的抗生素
- 未能使用足剂量／最高耐受剂量
- 若药物难以进入感染灶，即使血药浓度达标但感染部位的药物浓度低于治疗浓度→治疗失败／耐药
- 在其他因素相同的情况下，低于治疗剂量／低血药浓度可促进耐药发生

　后果
- 多重耐药菌病人的治疗成本增加（病人住院时间延长）
- ICU、医院和社区中多重耐药菌的传播风险增加
- 医院的声誉和形象受损

ICU. 重症监护病房

作者推荐

- 对于 ICU 重症感染病人，进行经验性抗生素选择方案时，必须考虑以下几点：①抗菌谱；②药物能否进入感染灶；③发生耐药的可能性；④依据 PK/PD 优化剂量；⑤根据感染所需要的治疗时间。
- 目标为应使用最高安全剂量，避免药物毒性。
- 治疗目标必须针对责任病原菌而不是定植菌，针对定植菌的治疗只会增加耐药风险。经验性抗生素治疗仅适用于确实存在感染的病人。对于临床表现类似感染或不明原因发热的病人以及白细胞增多症患者不应给予经验型抗生素治疗。
- 应选择恰当的抗生素，争取以最短的疗程治愈感染。

（李新宇）

参考文献

1. Vincent JL, Opal SM, Marshall JC, Tracey KJ. Sepsis definitions: time for change. Lancet. 2013;381:774–775.
2. Dellinger RP, Levy MM, Rodes A, Annane D, Gerlach H, Opal SM, et al. Surviving Sepsis Campaign: international guidelines for management of severe sepsis and septic shock: 2012. CCM Journal. 2013;41:580–637.
3. Hurford A, Morris AM, FIsman DN, Wu J. Linking antimicrobial prescribing to antimicrobial resistance in the ICU: before and after an antimicrobial stewardship program. Epidemics. 2012;4:203–210.
4. Cunha CB, Varughese CA, Mylonakis E. Antimicrobial stewardship programs (ASPs): the devil is in the details. Virulence. 2013;4:147–149.
5. Rimawi RH, Mazer MA, Siraj DS, Gooch M, Cook PP. Impact of regular collaboration between infectious diseases and critical care practitioners on antimicrobial utilization and patient outcome. Crit Care Med. 2013;41:2099–2107.
6. Njoku JA, Hermsen ED. Antimicrobial stewardship in the intensive care unit: a focus of potential pitfalls. J Pharm Pract. 2010;23:50–60.
7. Amer MR, Akhras NS, Mahmood WA, Al-Jazairi AS. Antimicrobial stewardship program implementation in a medical intensive care unit at a tertiary care hospital in Saudi Arabia. Ann Saudi Med. 2013;33:547–554.
8. Roberts JA, Pharm B, Lipman J. Pharmacokinetic issues for antibiotics in the critically ill patient. Crit Care Med. 2009;37:840–851.
9. Cunha BA. Vancomycin revisited: a reappraisal of clinical use. Crit Care Clin. 2008;24:393–420.
10. Drusano GL. Antimicrobial pharmacodynamics: critical interactions of "bug and drug.". Nat Rev Microbiol. 2004;2:289–300.
11. Owens Jr RC, Shorr AF. Rational dosing of antimicrobial agents: pharmacokinetic and pharmacodynamic strategies. Am J Health Syst Pharm. 2009;66:S23–S30.
12. Winterboer TM, Lecci KA, Olsen KM. Continuing education: alternative approaches to optimizing antimicrobial pharmacodynamics in critically ill patients. J Pharm Pract. 2010;23:6–18.
13. Cunha BA, Domenico P, Cunha CB. Pharmacodynamics of doxycycline. Clin Microbiol Infect. 2000;6:270–273.
14. Bailey TC, Little JR, Littenberg B, et al. A meta-analysis of extended-interval dosing versus multiple daily dosing of aminoglycosides. Clin Infect Dis. 1997;24:786–795.
15. Ambrose PG, Owens Jr RC, Quintiliani R, Yeston N, Crowe HM, Cunha BA, Nightingale CH. Antibiotic use in the critical care unit. Crit Care Clin. 1998;14:283–308.
16. Goff DA, Nicolau DP. When pharmacodynamics trump costs: an antimicrobial stewardship program's approach to selecting optimal antimicrobial agents. Clin Ther. 2013;35:766–771.
17. Kahlmeter G. Defining antibiotic resistance-towards international harmonization. Ups J Med Sci. 2014;119:78–86.
18. Turnidge J, Paterson DL. Setting and revising antibacterial susceptibility breakpoints. Clin Microbiol Infect. 2007;20:391–408.
19. Lodise TP, Butterfield J. Use of pharmacodynamic principles to inform β-lactam dosing: "S" does not always mean success. J Hosp Med. 2011;6:S16–S23.
20. Cunha BA. Minocycline versus doxycycline for meticillin-resistant Staphylococcus aureus (MRSA): in vitro susceptibility

versus in vivo effectiveness. Int J Antimicrob Agents. 2010;35:517–518.

21. Domenico P, O'Leary R, Cunha BA. Differential effects of bismuth and salicylate salts on the antibiotic susceptibility of Pseudomonas aeruginosa. Eur J Clin Microbiol Infect Dis. 1992;11:170–175.

22. Cunha BA. Problems arising in antimicrobial therapy due to false susceptibility testing. J Chemother. 1997;1:25–35.

23. Cunha BA, ed. Antibiotic Essentials. 12th ed. Sudbury, Massachusetts: Jones & Bartlett; 2013.

24. Roberts JA, Pharm B, Kruger P, Paterson DL, Lipman J. Antibiotic resistance – What's dosing got to do with it? Crit Care Med. 2008;36:2433–2440.

25. Roberts JA, Lipman J. Optimizing use of beta-lactam antibiotics in the critically ill. Semin Respir Crit Care Med. 2007;28:579–585.

26. McKinnon PS, Paladine JA, Schentag JJ. Evaluation of area under the inhibitory curve (AUIC) and time above the minimum inhibitory concentration (T>MIC) as predictors of outcome for cefepime and ceftazidime in serious bacterial infections. Int J Anti Agents. 2008;31:345–351.

27. Roberts JA, Paratz J, Paratz E, et al. Continuous infusion of betalactam antibiotics in severe infections: a review of its role. Int J Antimicrob Agents. 2007;30:111–118.

28. Roberts JA, Boots R, Rickard CM, et al. Is continuous infusion ceftriaxone better than once-a- day dosing in intensive care? A randomized controlled pilot study. J Antimicrob Chemother. 2006;59:285–291.

29. Altshuler J. Treatment of extended-spectrum beta-lactamase Enterobacteriaceae with cefepime: the dose matters, too. Clin Infect Dis. 2013;57:915–916.

30. Tamma PD, Girdwood SCT, Gopaul R, et al. The use of cefepime for treating AmpC β-lactamase-producing Enterobacteriaceae. Clin Infect Dis. 2013;57:781–788.

31. Yahave D, Paul M, Fraser A, et al. Efficacy and safety of cefepime: a systematic review and meta-analysis. Lancet Infect Dis. 2007;7: 338–348.

32. Ogutlu A, Guclu E, Karabay O, Utku AC, Tuna N, Yahyaoglu M. Effects of Carbapenem consumption on the prevalence of Acinetobacter infection in intensive care unit patients. Ann Clin Microbiol Anti. 2014;13:7.

33. Palmore TN, Henderson DK. Carbapenem-resistant Enterobacteriaceae: a call for cultural change. Ann Int Med. 2014;160:567–570.

34. Noreddin AM, Elkhatib WF. Levofloxacin in the treatment of community-acquired pneumonia. Expert Rev Anti Infect Ther. 2010;8:505–514.

35. Gous A, Lipman J, Scibante J, et al. Fluid shifts have no influence on ciprofloxacin pharmacokinetics in intensive care patients with intra-abdominal sepsis. Int J Antimicrob Agents. 2005;26:50–55.

36. Zelenitsky SA, Ariano RE. Support for higher ciprofloxacin AUC24/MIC targets in treating Enterobacteriaceae bloodstream infection. J Anti Chemo. 2010;65:1725–1732.

37. Cunha BA, Eisenstein LE. Hamid NS Pacemaker-induced Staphylococcus aureus mitral valve acute bacterial endocarditis complicated by persistent bacteremia from a coronary stent: cure with prolonged/high-dose daptomycin without toxicity. Heart Lung. 2006;35:207–211.

38. Cunha BA, Mickail N, Eisenstein LE. Faecalis vancomycin-sensitive enterococcal bacteremia unresponsive to a vancomycin tolerant strain successfully treated with high-dose daptomycin. Heart Lung. 2007;36:456–461.

39. Cunha BA. Once-daily tigecycline therapy of multidrug-resistant and non-multidrug-resistant gram-negative bacteremias. J Chemother. 2007;19:232–233.

40. Cunha BA. Pharmacokinetic considerations regarding tigecycline for multidrug-resistant (MDR) Klebsiella pneumoniae or MDR Acinetobacter baumannii urosepsis. J Clin Microbiol. 2009;47:1613.

41. Layeux B, Taccone FS, Fagnoul D, et al. Amikacin monotherapy for sepsis caused by panresistant Pseudomonas aeruginosa. Antimicrob Agents Chemother. 2010;54:4939–4941.

42. Le J, McKee B, Srisupha-Olarn W, Burgess D. In vitro activity of carbapenems alone and in combination with amikacin against KPC-producing Klebsiella pneumoniae. J Clin Med Res. 2011;3: 106–110.

43. Taccone FS. Optimizing amikacin regimens in septic patients. Int J Antimicrob Agents. 2012;39:264–265.

44. Cheng CY, Sheng WH, Want JT, et al. Safety and efficacy of intravenous colistin (colistin methanesulphonate) for severe multidrug-resistant Gram-negative bacteria infections. Int J Antimicrob Agents. 2010;35:297–300.

45. Couet W, Gregoire N, Marchan S, et al. Colistin pharmacokinetics: the fog is lifting. Clin Microbiol Infect. 2012;18:30–39.

46. Daikos GL, Skiada A, Pavleas J, et al. Serum bactericidal activity of three different dosing regimens of colistin with implications for optimum clinical use. J Chemother. 2010;22:175–178.

18 预防应激性溃疡是否有益

Eimhin Dunne, Ivan Hayes, Brian Marsh

应激性黏膜损伤（stress-related mucosal damage, SRMD）在20世纪70年代被首次描述[1, 2]，被认为是危重疾病的常见并发症。然而，人们已经开始质疑，那些早期对于应激性溃疡的流行病学和病理生理学的描述是否适用于当今的重症患者。早期的内镜研究显示，绝大多数ICU病人存在胃十二指肠病变，其中超过20%的患者合并胃肠道出血需输血治疗[3]。10年来，随着重症医学的发展，临床中显著出血的患者比例已经显著缩小了[4-6]。即便如此，研究证实临床显著出血（clinically significant bleeding, CSB）事件仍可明显增加ICU患者死亡率并至少延长4~5天的住院时间[7]。然而，针对应激性溃疡的预防措施并没有降低患者的死亡率和住院时间[8]。

针对重症患者SRMD的管理策略仍是重症领域一个有争议的话题。医生需要权衡预防性治疗的潜在益处和随之而来的风险以及额外的医疗费用。如果决定给予治疗，那么还需考虑选择什么样的药物以及如何使用的问题。毋庸置疑，某些重症患者是发生SRMD的高危人群，因此针对这一人群的预防性治疗可以使其救治过程更加安全，并获得更好的成本效益比。

定 义

SRMD是一系列与应激相关的上消化道损伤的总称，包括无症状的浅表黏膜及黏膜下损伤、更深层的黏膜下损伤以及深达肌层的溃疡，临床表现为隐性出血、显性出血甚至CSB。

显性出血的临床表现包括：呕血、鼻胃管中可见出血或咖啡色引流液、便血及柏油样便。CSB是一种显性出血，常因血流动力学不稳定（包括低血压、心动过速、体位性低血压）、需要输血甚至手术干预而使病情更加复杂。

病理生理

SRMD的病理生理过程复杂，其确切发病机制仍不清楚。目前认为其发病可能与黏膜保护屏障破坏和胃酸分泌失衡有关。当胃肠道灌注不足时，其黏膜屏障保护功能减弱。此外，危重患者普遍存在的胆盐和尿毒症毒素也是导致黏膜保护功能受损的常见因素[9]。有趣的是，除颅脑损伤和烧伤患者外，胃酸过多并不是发生SRMD的主要原因[10]。

正常生理状态下，人体防止上消化道黏膜被酸性胃内容物所侵蚀有赖于以下机制：一是衬于胃黏膜表面的糖蛋白黏液层构成了阻止氢离子返渗的物理屏障（**图18-1A**）；二是存在于黏液保护层中的碳酸氢盐可以在氢离子到达胃黏膜上皮细胞层之前，对其发挥中和作用；三是良好的组织灌注和充分的氧供，有助于维持胃壁组织内的pH及前列腺素的正常合成，而这对于维持黏液保护屏障的正常功能至关重要。

休克是危重病人常见的合并症，而脓毒性休克又是导致重症患者死亡的最常见因素[11]。全身炎症反应早期，内脏血流减少，导致胃肠道黏膜低灌注。而绝对或相对的血容量不足和低血压又会使上述情况进一步恶化。血容量的减少，血液重新分布以及内脏微血管强烈收缩，共同作用导致低灌注和组织缺氧。组织缺氧又会使氧化磷酸化脱偶联。因此，组织细胞只能通过糖酵解获取能量，其结果必然导致局部组织乳酸堆积和 pH 下降。

低灌注是导致缺血性黏膜损伤的初始因素，氧自由基堆积又可导致组织炎症反应和细胞凋亡，与此同时，前列腺素合成减少导致黏膜保护屏障崩解破坏，使上皮层暴露于盐酸和胃蛋白酶的作用之下，黏膜损伤随之发生（图 18-1B）。

当重症患者处于严重应激状态时，低血容量、交感神经系统激活、全身或局部低灌注、内源性和外源性血管活性物质增多、促炎因子释放和凝血反应激活等病理生理变化同时存在，其结果是胃肠道局部微环境发生变化，进而促使溃疡形成，而胃肠黏膜的保护和修复机制同时也受到损害。

胃酸 pH<4 是应激性溃疡发生的必要条件。禁食或胃排空时间延长导致上消化道胃酸分泌增加，而胃酸强度的增加、胃肠黏膜与胃酸接触时间延长，又可使黏膜被腐蚀或形成溃疡的可能性增大。

流行病学

SRMD 曾被认为是重症患者无法避免的并发症[12, 13]。一项基于早期的 40 例 ICU 患者的内镜研究显示，高达 75% 的患者存在胃十二指肠病变，超过 20%（9/40）的患者出现了严重消化道出血且需要输血治疗[3]。随着重症医学的发展，至 90 年代中期，CSB 的发病率已降至 2%~4%[4-6]。尽管如此，鉴于早期的流行病学研究结果以及 CSB 相关发病率和病死率仍然较高的事实，应激性溃疡的预防性治疗（stress ulcer prophylaxis, SUP）已经被许多专家所接受，同时已纳入 ICU 标准治疗范畴。据报道，如今 90% 的 ICU 患者会接受某种形式的 SUP[15]。因此，难以确定未接受 SUP 的重症患者 SRMD 的真实发病率。

最近一项历时 5 年（2003—2008），涉及 70 余家医院，涵盖超过 35 000 例患者的大规模队列研究显示，胃肠道出血的发病率为 4%[16]。而 2010 年的一项荟萃分析（纳入自 1980 年至 2004 年所完成的 17 项相关研究）显示，ICU 中应激性溃疡患者 CSB 的发病率为 1%[14]。上述研究结果的差异，可能与临床研究终点不同和显性出血及 CSB 纳入标准不一致有关。

CSB 作为 SRMD 的严重临床表现，其发病率呈下降趋势的原因一方面可能与危重病人管理的整体改善有关；另一方面，更与通过早期目标导向治疗（early goal-directed therapy, EGDT）快速恢复血管内容量和器官灌注压、实施保护性肺通气策略缩短机械通气时间、早期肠内营养以及脓毒症治疗指南的落实有关[8, 14, 17]。

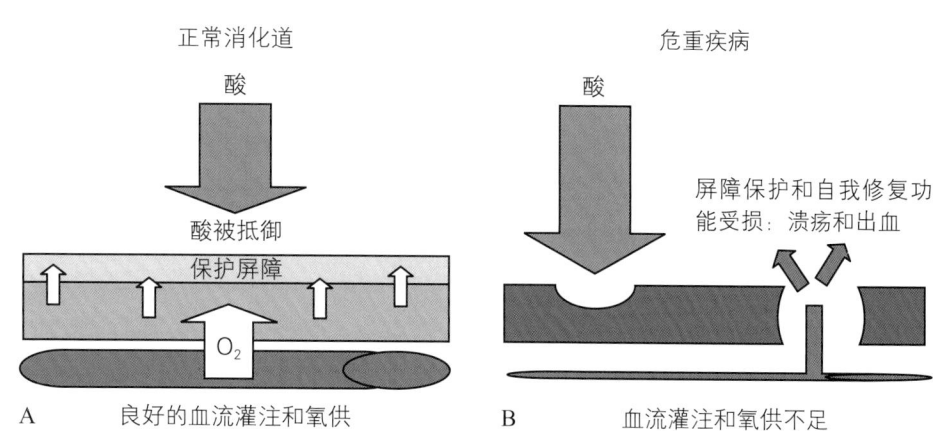

图 18-1　应激性胃溃疡的形成
A. 正常黏膜屏障功能，B. 危重疾病时，正常细胞保护功能消失，低灌注状态的黏膜与胃酸接触

危险因素

不同的重症病人消化道出血的风险也不同。一项由 Cook 等完成的多中心前瞻性队列研究（涉及 2 252 名重症患者）显示[4]：呼吸衰竭（机械通气超过 48 小时；OR=15.6）和凝血功能障碍（血小板计数 <50 000；INR>1.5 或者 APTT> 对照 2 倍；OR=4.3）是 CBS 发生的独立危险因素。

此外，低血压（OR=3.7）、脓毒症（OR=2.0）、肾衰竭（OR=1.6）以及应用糖皮质激素（OR=1.5）有增加患者出血风险的趋势，但无统计学差异[4]。该作者随后的一项研究又对上述研究中的 1 077 例机械通气的重症患者进行了多变量分析[18]，发现肾衰竭（OR=1.16）是 CSB 的独立危险因素，而肠内营养（OR=0.3）和预防性应用雷尼替丁（OR=0.39）可显著降低患者发生上消化道出血的风险。对于创伤患者来说，创伤严重程度（ISS>16）和中枢神经系统损伤（脑和脊髓）可能是预测发生应激性溃疡出血的两个独立因素[19]（表 18-1）。此外，一项由 Maury 等进行的观察性研究表明[20]，发生上消化道出血的重症患者较无出血的重症患者幽门螺旋杆菌感染率高 20%（36% vs. 16%；P=0.04；表 18-1）。

表 18-1　应激性溃疡的危险因素

机械通气 *
凝血障碍 *
急性肾衰竭 †
严重创伤（ISS>16 分）
低血压
脓毒症
休克
器官功能障碍
肝衰竭
心脏骤停
脑或脊髓损伤
烧伤（大于总体表面积的 35%）
大剂量糖皮质激素
器官移植
抗凝
大手术后有或没有鼻饲管
既往病史：胃炎、消化性溃疡、胃肠道出血

* 独立危险因素
† 机械通气患者的独立危险因素

治　疗

SRMD 和应激性溃疡的防治应首先立足于内脏灌注的及时恢复和高危因素的有效控制。现已证实，以液体复苏和儿茶酚胺类药物为主的早期目标导向治疗（EGDT），可降低严重脓毒症和脓毒性休克患者的病死率及多器官功能障碍的发生率[21]。对于已经处于内脏低灌注状态的休克患者来说，充足的液体负荷可能是最重要的早期干预措施。然而，在液体的种类、复苏的终点以及监测手段等方面，仍然存在争议。这些问题将在本书的其他部分进行讨论。

应激性溃疡药物治疗

尽管 SRMD 导致的 CSB 少见，但其相关发病率和病死率仍需关注，故应给予高危病人预防性药物治疗。疗效确切的抗应激性溃疡药可大致分为四类：①抗酸药；②细胞保护药（胃黏膜保护药）；③ H_2 受体拮抗药；④质子泵抑制药（PPIs）（图 18-2）。

抗酸药通过直接中和胃酸，可一过性增加胃内 pH。此类药物通常口服给药，不良反应包括呕吐、便秘、代谢性碱中毒和一定程度的电解质紊乱。由于抗酸药在抑制胃酸方面不如 H_2 受体拮抗药和 PPIs 有效，因此目前不推荐作为预防用药。

硫糖铝是最广泛研究的细胞保护药（胃黏膜保护药）。它是一种氢氧化铝与硫酸化多聚糖形成的复合物，可以黏附于胃黏膜上皮细胞表面，形成具有保护作用的物理凝胶层，从而减少胃黏膜上皮细胞与胃酸的直接接触。硫糖铝可以口服或者通过鼻胃管给药，因其不会明显改变胃内 pH，故有助于减少胃内细菌定植。其他益处包括：①刺激黏液和碳酸氢盐分泌；②刺激表皮生长因子分泌；③改善黏膜血流灌注和增加前列腺素释放。该药的不良反应包括影响肠内营养及一些药物的吸收（喹诺酮、茶碱、苯妥英钠、雷尼替丁、酮康唑、地高辛）[22]。此外，还包括胃石形成、

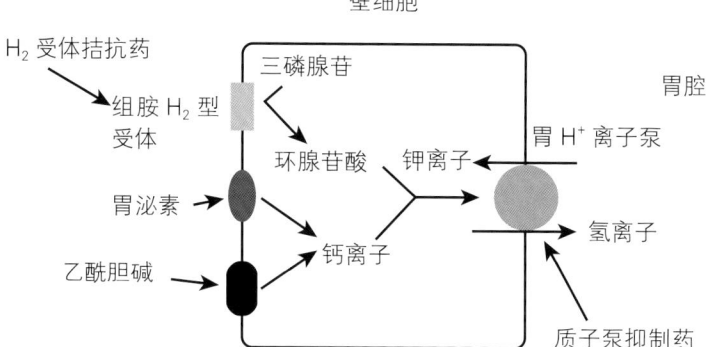

图 18-2 *胃酸的产生和抑酸治疗效果*

鼻胃管堵塞、需要间断禁食和接受肾脏替代治疗患者的血清铝水平增加等不良反应。由于硫糖铝直接作用于胃，故给药部位超过幽门时是无效的。此外，研究表明，硫糖铝的疗效优于安慰剂，但不及 H_2 受体拮抗药[23]。

胃酸分泌是一个主动的耗能过程。H_2 受体拮抗药和 PPIs 可通过抑制这一过程，起到保护胃黏膜，防止低灌注相关应激性溃疡发生的作用。

H_2 受体拮抗药通过可逆的、竞争性结合 H_2 受体，抑制由组胺刺激产生的胃酸并使总胃酸分泌减少。目前可经肠内或肠外途径给药，且需多次给药。有证据表明，持续静脉给药与单次给药相比，前者能更好地控制胃内 pH[24, 25]。此外，在给予 H_2 受体拮抗药后 24 小时内，70% 的患者胃内 pH 可大于 4，但至给药第 3 天，该比例降至 26%[26, 27]。由于 H_2 受体拮抗药可出现快速耐药，因此，此类药物能否长期应用于重症患者已被关注。该药的不良反应包括：中枢神经系统（尤其是对于静脉给药的老年患者）；血液系统疾病（如 H_2 受体拮抗药相关的血小板减少，但很少发生）。此外，西咪替丁和雷尼替丁可通过抑制细胞色素 P-450 酶系，导致某些药物（如华法林和苯妥英钠）清除减少。另有研究表明，与安慰剂相比，H_2 受体拮抗药能够降低 CSB 的风险[23]。

PPIs 是苯并咪唑替代物，它通过抑制壁细胞上的 H^+/K^+ ATP 酶活性，导致组胺和迷走神经介导的胃酸分泌减少，是目前抑制胃酸最有效的药物。PPIs 与质子泵的结合是不可逆的，因此，只有当新的 H^+/K^+ ATP 酶合成后，胃酸分泌功能才会恢复[28]。与 H_2 受体拮抗药相比，该药同样可经肠内或肠外途径给药，且不会产生快速耐药，给药第 3 天可使所有患者胃内 pH 大于 4[26]。但是，PPIs 停药后常出现酸反跳现象。该药的不良反应轻微（食欲减退、头痛等），但也有引起难辨梭菌相关腹泻的报道[29]。PPIs 也通过细胞色素 P-450 酶系代谢，同样存在药物相互作用。奥美拉唑可干扰环孢素、地西泮、苯妥英钠和华法林等药物的代谢，升高其血药浓度；另一方面，又可促进茶碱和几种抗精神病药物代谢，降低其血药浓度[30]。泮托拉唑有两种代谢途径：一是通过细胞色素 P-450 酶系统代谢；另一代谢途径是在肝内与硫酸盐结合形成无活性的代谢产物。因该药具有双通道代谢特点，可减少药物相互作用，故特别适用于联合使用多种药物的重症患者。Alhazzani 等 2013 年的一项荟萃分析表明，与 H_2 受体拮抗药相比，PPIs 的胃酸控制作用更加可靠且持久，因此能更有效地减少 CSB 和显性上消化道出血，但不影响患者的病死率和住院时间[17]。然而，早期一项（2003—2008）纳入 35 000 余名患者的大规模队列研究显示，与 H_2 受体拮抗药相比，使用 PPIs 的患者胃肠道出血风险更高，但该研究并未区分 CSB 和显性出血，其可靠性令人怀疑[16]。因此，最新的脓毒症指南推荐 SUP 时应首选 PPIs 而不是 H_2 受体拮抗药[31]。

消化性溃疡出血的病人需要较高的胃内 pH 来维持血凝块稳定。有两项临床研究结果表明，静脉输注奥美拉唑可使胃内 pH>6 的时间维持数天，而使用 H_2 受体拮抗药的患者，胃内 pH>6 的维持时间很短，其原因可能与后者的快速耐药有关[27, 32]。一项荟萃分析（涉及 11 项研究）比较了 PPIs 和 H_2 受体拮抗药在降低消化道溃疡患者再出血发生率方面的疗效[33]。结果显示：PPIs 能更有效地预防持续出血及再出血，但无论使用哪种药物，对需要手术的患者比例以及病死率均无明显影响[33]。目前 PPIs 是有助于维持血凝块完整性（胃内 pH>6）唯一可靠的药物。然而，对于消化道溃疡出血的患者，最重要的问题是如何选择 PPIs 的合适剂量。研究表明，血小板聚集的最佳 pH 是 7~8，当 pH<5.9 时，血小板无法聚集[34]，因此，对于活动性溃疡出血的患者，控制其出血的先决条件是在大部分时间保持胃内 pH 高于 6。一项仅纳入 10 名患者的交叉试验，研究了奥美拉唑的不同给药方案（① 40 mg 静脉推注；② 80 mg 静脉推注 +8 mg/ 小时持续泵入）对胃内平均 pH 的影响。结果显示，两种给药方案初始 12 小时胃内平均 pH 相同；但是，当以初始 24 小时胃内 pH>6 的时间总长作为衡量疗效的标准时，方案②疗效更佳[35]。而最近一项规模较大的针对溃疡出血的临床研究（>230 例）结果认为，PPIs 持续泵入与每天两次给药相比，其再出血率、手术干预率、输血率以及病死率均无明显差异[36]。

当 CSB 发生时，应首先给予血流动力学评估以及恰当的容量复苏。针对出血的控制，推荐介入、内镜以及外科等多学科早期参与，以使患者获得最佳的治疗。

肠内营养

专家们对重症患者尽早开展肠内营养的重要性早已达成共识，而这可能是近 30 年来 SRMD 相关出血事件发生率减少的原因[8]。尽管许多研究已证实，肠内营养可减少应激性溃疡引起的显性出血[4, 18, 37]；但是，由于这些研究大多完成于 20 多年前，且部分研究数据相互矛盾[38]，因此并不适用于当今。最近一项来自于大规模 Meta 分析的亚组研究表明：H_2 受体拮抗药可能会增加已开展肠内营养患者的肺炎发病率和最终病死率，而胃肠道出血风险并未降低[14]。该作者推荐，对于没有高危因素且无需额外治疗的患者给予肠内营养即可。理由是单纯肠内营养即可提供充足的胃肠道保护。但笔者认为，这一建议仍需大规模前瞻性研究进一步证实。

SUP 是否有害

感染并发症

1. 呼吸机相关性肺炎

欧洲重症感染流行病学研究（EPIC）结果显示[39]，肺炎（46.9%）和下呼吸道感染（17.8%）是导致 ICU 院内获得性感染的最常原因。SUP 是该研究所发现的 7 个 ICU 获得性感染高危因素之一[39]。来源于呼吸道和消化道的定植菌进入下呼吸道，或者误吸污染的分泌物，均可导致呼吸机相关性肺炎（VAP）的发生[40]。于是有人认为，抗酸药、H_2 受体拮抗药或 PPIs 等升高胃内 pH 的药物，可能有利于细菌繁殖，导致气管内细菌定植，同时增加医院获得性肺炎的风险[41, 42]。然而，有关胃内高 pH 状态导致医院获得性肺炎的数据相互冲突且说服力并不是很强。一项纳入 244 名患者的随机对照研究发现，使用硫糖铝治疗的患者，其胃内 pH 处于较低水平，胃内细菌定植较少，同时迟发性院内获得性肺炎的发生率较低[43]。这一结论支持"胃酸在防止院内获得性肺炎的发生中起重要作用"的观点。一项纳入 120 名重症患者的研究发现[42]，通过酸化肠内营养液（pH <3.5）以维持胃内酸度，可减少细菌定植，降低气道分泌物中革兰阴性菌生长水平，但医院获得性肺炎的发生率并未因此而下降。

另一项前瞻性随机对照临床试验给予重症创伤患者不同的 SUP 治疗药物（抗酸药、硫糖铝、持续静脉注射西咪替丁），目的是评价胃内细菌定植在院内肺炎发生中的地位和作用[38]。该研究的结论是：不同治疗组的胃内细菌定植状态几乎相同，胃内 pH 的升高并未增加院内肺炎的发病率。

综上所述，目前尚无清晰证据证实抗酸治疗会增加患者罹患 VAP 的风险。从生物学角度讲，PPIs 可能导致比硫糖铝或 H₂ 受体拮抗药具有更高的 VAP 发生率。其理由是前者会更强、更持久地抑制胃酸分泌，结果导致更严重的细菌定植。此外，一些研究认为 PPIs 可以抑制溶酶体的酸化过程，从而削弱其功能，同时导致细胞免疫和白细胞功能受损[44]。

2. 艰难梭菌感染

迄今为止，已经有一些针对抑酸治疗与艰难梭菌感染之间关联性的研究[44]。上述两者之间之所以存在关联，从病理生理学的角度解释，是由于局部 pH 的改变及其所引发的细菌增殖使胃黏膜的物理屏障功能减弱。最近一项涉及 3 000 余名内科 ICU 患者的回顾性研究显示，使用 PPIs 预防应激性溃疡是导致艰难梭菌相关腹泻的独立高危因素[45]；同时，罹患艰难梭菌相关腹泻患者的病死率明显高于对照组（30.9% vs. 21.9%），其 ICU 住院天数亦明显延长达 8 天[45]。

超疗程使用

最近的一项观察性研究显示，在没有明确用药指征的情况下，仍有三分之一的出院患者继续使用 PPIs[46]。由于目前尚无针对重症患者何时停止 SUP 的明确建议，出现这样的结果也就不足为奇了。

目前仍没有重症患者迟发性 CSB 的相关流行病学数据的公开发表，在对 CSB 进行风险评估时，应重视那些持续存在的危险因素，比如持续机械通气、代谢和凝血功能异常等。由于无特定危险因素的患者 CSB 发生率低，加之预防性治疗可导致成本增加，同时，长期应用 PPIs 与骨质疏松和骨折有明确关系，因此，当使用 PPIs 的高危因素被控制时或当患者病情好转从 ICU 转出时，及时停止预防性治疗应该是合理的[47]。

作者推荐

- 应激性溃疡导致的 CSB 不常发生。
- 当 CSB 发生时可导致医疗成本增加、住院时间延长和病死率增加。
- 早期恢复血管内容量和器官灌注可预防 SRMD 的发生，同时可防止其进展为应激性溃疡。
- 对 ICU 患者来说，应用药物预防应激性溃疡不是必需的，但有高危因素的患者仍推荐使用。
- 一线治疗药物的选择仍存在争议，选择何种药物应参考药物的相互影响、副作用以及当地政策和资源。
- 以增加胃内 pH 为目标的急性期治疗，可能会增加 VAP 和艰难梭菌肠炎的发生，最终导致患者的病死率增加。
- 当导致应激性溃疡的高危因素被控制后，应尽早停止预防性治疗。

（李新宇）

参考文献

1. Skillman JJ, Silen W. Acute gastroduodenal "stress" ulceration: barrier disruption of varied pathogenesis? Gastroenterology. 1970;59:478–482.
2. Lucas CE, Sugawa C, Riddle J, et al. Natural history and surgical dilemma of "stress" gastric bleeding. Arch Surg. 1971;102:266–273.
3. Peura DA, Johnson LF. Cimetidine for prevention and treatment of gastroduodenal mucosal lesions in patients in an ICUs. Ann Intern Med. 1985;103:173–177.
4. Cook DJ, Fuller HD, Guyatt GH, Marshall J, et al. Risk factors for gastrointestinal bleeding in critically ill patients. Canadian Critical Care Trials Group. N Engl J Med. 1994;330:377–381.
5. Cook D, Guyatt G, Marshall J, et al. A comparison of sucralfate and ranitidine for the prevention of upper gastrointestinal bleeding in patients requiring mechanical ventilation: Canadian Critical Care Trials Group. N Engl J Med. 1998;338:791–797.
6. Zandstra DF, Stoutenbeek CP. The virtual absence of stress-ulceration related bleeding in ICU patients receiving prolonged mechanical ventilation without any prophylaxis: a prospective cohort study. Intensive Care Med. 1994;20:335–340.
7. Cook DJ, Griffith LE, Walter SD, et al. Canadian Critical Care Trials Group: the attributable mortality and length of intensive care unit stay of clinically important gastrointestinal bleeding in critically ill patients. Crit Care. 2001;5:368–375.
8. Faisy C, Guerot E, Diehl JL, et al. Clinically significant

gastrointestinal bleeding in critically ill patients with and without stressulcer prophylaxis. Intensive Care Med. 2003;29:1306–1313.

9. Schindlbeck N, Lippert M, Heinrich C, Müller-Lissner S. Intragastric bile acid concentrations in critically ill, artificially ventilated patients. Am J Gastroenterol. 1989;84(6):624–628.

10. Mutlu GM, Mutlu EA, Factor P. GI complications in patients receiving mechanical ventilation. Chest. 2001;119:1222–1241.

11. Angus DC, Linde-Zwirble WT, Lidicker J, et al. Epidemiology of severe sepsis in the United States: analysis of incidence, outcome, and associated costs of care. Crit Care Med. 2001;29:1303–1310.

12. Reilly J, Fennerty MB. Stress ulcer prophylaxis: the prevention of gastrointestinal bleeding and the development of nosocomial infections in critically ill patients. J Pharm Pract. 1998;11:418–432.

13. Eddleson JM, Pearson RC, Holland J, et al. Prospective endoscopic study of stress erosions and ulcers in critically ill adult patients treated with either sucralfate or placebo. Crit Care Med. 1994;22:1949–1954.

14. Marik PE, Vasu T, Hirani A, et al. Stress ulcer prophylaxis in the new millennium: a systematic review and meta-analysis. Crit Care Med. 2010;38:2222–2228.

15. Daley RJ, Rebuck JA, Welage LS, et al. Prevention of stress ulceration: current trends in critical care. Crit Care Med. 2004;32:2008–2013.

16. MacLaren R, Reynolds P, Allen R. Histamine-2-receptor antagonists vs proton pump inhibitors on gastrointestinal tract hemorrhage and infectious complications in the intensive care unit. JAMA Intern Med. 2014;174(4):564–574.

17. Alhazzani W, Alenezi F, Jaeschke R, et al. Proton pump inhibitors versus histamine 2 receptor antagonists for stress ulcer prophylaxis in critically ill patients: a systematic review and meta-analysis. Crit Care Med. 2013;41:693–705.

18. Cook D, Heyland D, Griffith L, et al. Risk factors for clinically important upper gastrointestinal bleeding in patients requiring mechanical ventilation. Crit Care Med. 1999;27:2812–2817.

19. Simons RK, Hoyt DB, Winchel RJ, et al. A risk analysis of stress ulceration after trauma. J Trauma. 1995;39:289–294.

20. Maury E, Tankovic J, Ebel A, Offenstadt G. An observational study of upper gastrointestinal bleeding in intensive care units: Is Helicobacter pylori the culprit. Crit Care Med. 2005;33:1513.

21. Rivers E, Nguyen B, Havstad S, et al. Early goal-directed therapy in the treatment of severe sepsis and septic shock. N Engl J Med. 2001;345:1368–1377.

22. Daley RJ, Rebuck JA, Welage LS, Rogers FB. Prevention of stress ulceration: current trends in critical care. Crit Care Med. 2004;32:2008–2013.

23. Cook DJ, Reeve BK, Guyatt GH, et al. Stress ulcer prophylaxia in critically ill patients. Recolving discordant meta-analyses. JAMA. 1996;275:308–314.

24. Baghaie AA, Mojtahedzadeh M, Levine RL, et al. Comparison of the effect of intermittent administration and continuous infusion of famotidine on gastric pH in critically ill patients: results of a prospective randomized, crossover study. Crit Care Med. 1995;23:687.

25. Ballesteros MA, Hogan DL, Koss MA, Isenberg JI. Bolus or intravenous infusion of ranitidine: effects on gastric pH and acid secretion. Ann Intern Med. 1990;112:334.

26. Netzer P, Gaia C, Sandoz M, et al. Effect of repeated injection and continuous infusion of omeprazole and ranitidine on intragastric pH over 72 hours. Am J Gastroenterol. 1999;94:351–357.

27. Merki HS, Wilder-Smith CH. Do continuous omeprazole and ranitidine retain their effect with prolonged dosing? Gastroenterology. 1994;106:60–64.

28. Pisengna JR. Pharmacology of acid suppression in the hospital setting: focus on proton pump inhibition. Crit Care Med. 2002; 30(suppl).

29. Dial S, Alrassadi K, Manoukian C, et al. Risk of Clostridium difficile diarrhea among hospital inpatients prescribed proton pump inhibitors: cohort and case control studies. CMAJ. 2004;171:33–38.

30. Spirt MJ. Stress related mucosal disease: risk factors and prophylactic therapy. Clin Ther. 2004;26:197–213.

31. Dellinger RP, Levy MM, Rhodes A, et al. Surviving Sepsis Campaign: international guidelines for management of severe sepsis and septic shock: 2012. Crit Care Med. 2013;41:580–637.

32. Labenz J, Peiz U, Leusing C, et al. Efficacy of primed infusions with high dose ranitidine and omeprazole to maintain high intragastric pH in patients with peptic ulcer bleeding: a prospective randomised controlled study. Gut. 1997;40:36–41.

33. Gisbert JP, Gonzalez L, Calvet X, et al. Proton pump inhibitors versus H2-antagonists: a meta-analysis of their efficacy in treating bleeding peptic ulcer. Aliment Pharmacol Ther. 2002;3:645–646.

34. Green FW, Kaplan MM, Curtis LE, et al. Effect of acid and pepsin on blood coagulation and platelet aggregation. Gastroenterology. 1978;74:38–43.

35. Laterre PF, Horsmans Y. Intravenous omeprazole in critically ill patients: a randomized, crossover study comparing 40 with 80 mg plus 8 mg/hour on intragastric pH. Crit Care Med. 2001;29:1931–1935.

36. Andriulli A, Loperfido S, Focareta R, et al. High- versus low-dose proton pump inhibitors after endoscopic hemostasis in patients with peptic ulcer bleeding: a multicentre, randomized study. Am J Gastroenterol. 2008;103(12):3011.

37. Gramlich L, Kichian K, Pinilla J, et al. Does enteral nutrition compared to parenteral nutrition result in better outcomes in critically ill adult patients? A systematic review of the literature. Nutrition. 2004;20:843–848.

38. Simms H, DeMaria E, McDonald L, et al. Role of gastric colonization in the development of pneumonia in critically ill trauma patients: results of a prospective randomized trial. J Trauma. 1991;31:531–536.

39. Vincent JL, Bihari DJ, Suter PM, et al. The prevalence of nosocomial infection in intensive care units in Europe. Results of the European Prevalence of Infection in Intensive care (EPIC) study. EPIC International Advisory Committee. JAMA. 1995;274:639–644.

40. du Moulin GC, Paterson DG, Hedley-White J, Lisbon A. Aspiration of gastric bacteria in antacid treated patients: a frequent cause of postoperative colonization of the airway. Lancet. 1982;1:242–245.

41. Apte NM, Karnad DR, Medhekar TP, et al. Gastric colonization and pneumonia in intubated critically ill patients receiving stress ulcer prophylaxis: a randomized, controlled trial. Crit Care Med.

1992;20:590–593.

42. Heyland DK, Cook DJ, Schoenfeld PS, et al. The effect of acidified enteral feeds on gastric colonization in critically ill patients: results of a multicenter randomized trial. Canadian Critical Care Trials Group. Crit Care Med. 1999;27:2399–2406.

43. Prod'hom G, Leuenberger P, Koerfer J, et al. Nosocomial pneumonia in mechanically ventilated patients receiving antacid, ranitidine, or sucralfate as prophylaxis for stress ulcer: a randomized controlled trial. Ann Intern Med. 1994;120:653–662.

44. Howell MD, Novack V, Grgurich P, et al. Iatrogenic gastric acid suppression and the risk of nosocomial Clostridium difficile infection. Arch Intern Med. 2010;170:784–790.

45. Buendgens L, Bruensing J, Matthes M, et al. Administration of proton pump inhibitors in critically ill medical patients is associated with increased risk of developing Clotridium difficile-associated diarrhea. J Crit Care. 2014;29: 696.e11–e15.

46. Farley KJ, Barned KL, Crozier TM. Inappropriate continuation of stress ulcer prophylaxis beyond the intensive care setting. Crit Care Resusc. 2013;15:147–151.

47. Khalili H, Huang ES, Jacobson BC, Camargo Jr CA, Feskanich D, Chan AT. Use of proton pump inhibitors and risk of hip fractures in relation to dietary and lifestyle factors: a prospective cohort study. BMJ. 2012;344:e372.

发热是否需要治疗

Taka-Aki Nakada, Waka Takahashi, James A. Russell

体温是受到多种病理因素影响的基础生命体征之一。体温异常或者体温变化通常会对诊断有所帮助，而且也是很多治疗策略的组成部分[1]。发热在ICU患者当中尤为常见[2~5]。

然而，体温变化很难说其本身就是病理变化，还是对病理变化的适应性反应。因此，在判断和控制危重患者体温之前，明确发热和控制温度的机制是至关重要的。

比如 G^- 菌诱发的感染会通过产生病原体相关分子模式（PAMPs）对宿主造成多种重要的生理学影响。PAMPs同模式识别受体（PRRs），比如Toll样受体4（TLR-4）结合[6]，这个过程促使宿主的巨噬细胞释放循环物质，比如前列腺素，其作用于下丘脑视交叉前区（POA）的体温调节中枢[7~10]（图19-1）。免疫细胞释放的炎症因子也会诱发前列腺素 E_2（PGE_2）在POA附近内皮细胞的表达，它对下丘脑体温调节中枢的影响更大[11, 12]。PGE_2 通过减少了在POA内的环腺苷酸（cAMP）水平，进而减少了cAMP所引起的发热。因此，体温和发热主要通过 PGE_2 依赖的通路进行控制。然而，细胞因子或肝脏的迷走神经分支对发热也是有贡献的，尽管这种说法目前还存在争议[9, 10, 13]。

有相关数据分析了感染或者非感染性炎症（如术后、胰腺炎、创伤，炎性疾病比如狼疮）和药物反应所引起的发热[2, 14]。感染时，发热可能调整宿主的防御反应[4, 13]，影响CD4 T细胞或者B细胞的天然免疫[15]。发热也会减少炎性因子的释放，比如肿瘤坏死因子-α[15, 16]，

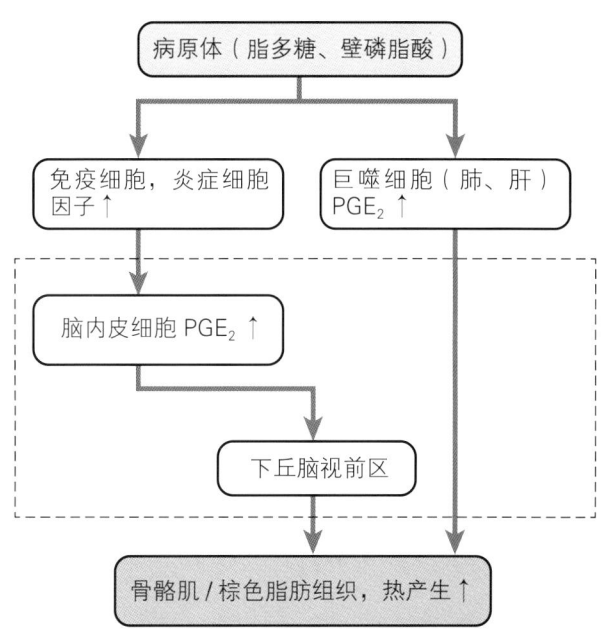

图19-1 脂多糖（LPS）是一种 G^- 菌外膜的主要成分，是一种病原体相关的分子模式，被模式识别受体识别，比如免疫细胞上的样受体4。在肺和肝脏中，前列腺素 E_2（PGE_2）被激活的巨噬细胞合成，释放入循环系统，运输至位于下丘脑视前区（POA）的体温控制中枢。PGE_2 除来源于肺和肝脏外，脑内皮细胞也有表达。来源于免疫的炎症细胞因子减少来源于POA附近脑内皮细胞的 PGE_2 表达。PGE_2 扩散入实质组织并且发出信号控制下丘脑温度中枢。PGE_2 降低环腺苷酸（cAMP）在POA的水平，降低cAMP活性，引起发热。因此体温和发热主要通过依赖 PGE_2 途径

推迟干扰素-γ的表达，增加保护细胞的热休克蛋白水平[4, 13, 17~19]，抑制核因子-κB。以上这些变化可以限制炎症的有害方面，减少脏器受损，提高生存率[18, 20, 21]。发热也可以抑制病原体的生长[22]或者增加抗生素的敏感性[23]。以上这些都说明了发热是一种适应状态。

但是，发热也有不利的方面。发热增加了能量消耗和氧气需求，并且降低了血管紧张度，导致氧的供求失衡。因此，控制发热可以①当氧供受限时减少全身的氧需求[24]；②降低氧气供需不匹配的风险；③降低代谢率，减少分解代谢；④降低感染性脑病的风险，从而减少镇静药和精神类药物的使用。以上这些是控制发热的可能益处[4, 13]。

许多观察性队列研究评估了发热和危重患者临床预后之间的关系[3, 24~32]。一个包含 24 204 例外科 ICU 患者的回顾性观察队列研究证明了体温超过 39.5℃显著增加死亡率[25]。发热对神经疾病患者预后的影响可能更明显[33~35]。一个入组神经 ICU 患者的前瞻性队列研究揭示了体温升高是增加 ICU 住院时间、增加死亡率、降低医疗效率的独立相关因素[36]。众所周知的是心搏停止的患者需要控制体温，避免发热能够显著提高神经系统功能预后，减少病死率[37-40]（表 19-1），但是一项随机对照研究（RCT）显示在严重细菌性脑膜炎患者当中，低体温并不能改善预后，甚至是有害的[41]（表 19-1）。

在没有神经系统功能障碍的 ICU 患者当中积极控制发热的益处是未知的[2, 4, 13, 42-48]。而且，美国重症医学会（ACCM）和美国感染疾病协会（IDSA）制定的指南当中都没有针对成人体温管理方面的建议[1]，因此我们对最近的 RCT 研究所提供的证据进行了以下回顾。

随机对照试验提供的证据

控制体温的方法可能是很重要的。在很多 RCT 研究当中都对控制体温的方法进行了评估，包括体外降温和非甾体抗炎药（NSAIDs），如布洛芬和对乙酰氨基酚（扑热息痛）。

尽管对发热的定义不同，但是核心体温 ≥ 38.3℃ 被大多数文章所接受，ACCM/IDSA 的危重病成人发热指南中使用的也是这种定义方法[1]。指南提出血管内、食管内或者膀胱内温度测定是最精确的，口温或者红外线耳温测定也是精确的，在 ICU 也是可以接受使用的[49]。反之，颞动脉、腋下或者化学点温度是不适合应用的[1]。

表 19-1　神经重症患者发热控制的 RCT 研究

研究，年份	设计	人群	患者数	干预措施	主要结果	主要发现
Bernard, 2002[37]	随机对照试验	院外心搏停止	77	ROSC 后 2 小时内温度降至 33℃并保持 12 小时	神经功能良好的院外生存率	低体温者同正常体温者相比预后较好（49% vs. 26%，P=0.046）
Hypothermia After Cardiac Arrest study group, 2002[38]	随机对照试验	心跳停搏后患者	136	目标体温 32~34℃维持 24 小时	心脏骤停后 6 个月内良好的神经结果	低体温组同正常体温组相比有更好的神经结果（55% vs. 39%，RR=1.40，95% CI 1.08~1.81）
Nielsen, 2013[39]	随机对照试验	院外心搏停止	939	目标温度 33℃或者 36℃	死亡率	180 天内在神经功能或死亡率方面两组间无区别
Mourvillier, 2013[41]	随机对照试验	严重细菌性脑膜炎	130	静注冷水降温至目标温度 32~34℃	3 个月内的格拉斯哥评分	适度低温并没有提高严重细菌性脑膜炎患者的预后 [不利结果，86%（低温）vs. 74%（控制）RR=2.17，95% CI 0.78~6.01，P=0.13]

CI. 可信区间；ROSC. 心肺复苏；RR. 相对风险

体外降温

有 2 个关于非神经重症患者体外降温的 RCT 研究[50, 51]（表 19-2）。第一个（n=38）是对不包含神经因素的外科 ICU 患者进行体外降温的有效性研究，结论是体外降温对住院时间和病死率无影响[50]。这个研究受限于它的样本数和降温效果，样本数过少使得试验结果影响力有限，接受体外降温的患者和对照组相比体温无明显差别使得降温效果不理想。第二个 RCT 试验是关于降温的有效性和安全性研究，入组的是感染性休克的发热患者[51]。该研究纳入了 200 个重症患者，基线特征包括感染、核心体温 ≥ 38.3℃、升压药物使用、呼吸机支持和镇静。干预组（n=101）给予体外降温至正常 48 小时，对照组（n=99）给予非降温的其他治疗。由于两组均无不良事件发生，所以可以证实体外降温是安全的。这个研究通过体外降温，迅速、有效地进行了体温控制。但是，同最初设想不同的是，大约有超过一半的

患者在 48 小时内使用升压药物的剂量明显下降，且两组之间没有差异。体外降温组的患者在 12 小时后所需要的血管活性药物更少，有着更低的 14 天死亡率（19% vs. 34%；P=0.013）。体外降温引起寒战并因此增加镇静药物用量，甚至引起神经肌肉麻痹。尽管镇静药物用量和神经肌肉麻痹在两组之间类似，但是，程序化管理下的神经肌肉阻滞药的镇静效果仍然是不确切的。重要的是，两组之间基线特征有差异；在未给予体外降温组所给予的血管活性药物起始用量要更大。校准分析确认了体外降温的作用。尽管如此，RCT 研究需要事后对于两组间主要结果不同的基线进行矫正（血管活性药物剂量）是一种共识。

体外降温简单、实用，大大减少了退热药的副作用，但仍需要其他的研究去证实，因此需要更多的 RCT 研究。然而，我们建议设计新的研究时应该考虑入组以下患者，比如那些需要大剂量血管活性药物的、需要正性肌力药物的（比如多巴胺）或者有明确的心律失常的感染性休克患者[52]。

表 19-2　非神经重症患者发热控制的 RCT 研究

研究，年份	设计	人群	患者数	干预措施	持续时间	主要发现
Gozzoli, 2001[50]	外科 ICU	术后患者	38 例	体外降温	24 小时	控制发热对 ICU 时间，住院天数和 ICU 死亡率无影响
Schortgen, 2012[51]	感染性休克	术后患者	200 例	体外降温	48 小时	减少 14 天死亡率及血管活性药物使用
Bernard, 1997[53]	外科、创伤和内科中心	严重脓毒症患者	455 例	静脉应用布洛芬	48 小时内间隔 6 小时使用 1 次	没有明显增加 30 天死亡率
Morris, 2010[54]	内科	危重患者	53 例	静脉应用布洛芬	24 小时内每 4 小时使用 1 次	在肾功能损害、出血或者死亡率方面没有明显不同
Schulman, 2005[55]	创伤 ICU	创伤患者	82 例	体温 >38.5℃ 使用肠溶对乙酰氨基酚（扑热息痛）每 6 小时 1 次 >39.5℃ 加用体外降温	发热持续时间	由于干预组死亡率有明显升高的趋势（P=0.06）而提前终止

ICU. 重症监护室；RCT. 随机对照试验

布洛芬

一个美国国家卫生研究院资助的大型 RCT 研究（n=450）对比了布洛芬同安慰剂在严重脓毒症当中的应用[53]。结果是布洛芬可以显著降低核心温度、心室率、氧耗和乳酸水平。药物副作用，包括肾功能损害和胃肠道出血，在两组之间均无差别。两组间的器官衰竭或者 30 天病死率也无明显差别（布洛芬 vs. 安慰剂，37% vs. 40%）。

一个小的 RCT 研究（n=53）验证了在危重且伴有发热的患者中静脉使用布洛芬的安全性和有效性（每 4 小时给予 100 mg，200 mg 或者 400 mg，共使用 6 次）。静脉使用布洛芬可以迅速控制体温且无副作用，但是在布洛芬组和安慰剂组，死亡率并无差别[54]。这是一个规模十分小的 RCT 研究，所以用它评估死亡率还远远不够。总而言之，布洛芬在危重患者控制体温方面效果显著，但是没有证据表明对临床结局有益。

对乙酰氨基酚（扑热息痛）

在我们的认知中，似乎没有关于对乙酰氨基酚（扑热息痛）在脓毒症或感染性休克患者中应用的 RCT 研究。一个小规模的 RCT 研究（表 19-2）纳入了 82 个非颅脑损伤的外伤患者，在体温超过 38.5℃给予肠溶性对乙酰氨基酚（扑热息痛）（发热期间每 6 小时给予 650 mg），体温超过 40℃给予体外降温，使体温维持在一个特定的范围。在两组之间，感染方面无明显差别。然而，严格降温组死亡率有增高的趋势（死亡率：严格降温组 vs. 自由降温组，16% vs. 3%；$P=0.06$），所以该 RCT 研究在中期分析后被迫停止[55]。

大规模观察性研究和正在进行的 RCT 研究

发热伴感染的重症患者和发热不伴感染的重症患者之间，死亡率可能是不同的。2012 年发布了 2 个大规模观察性研究。

其中一个大规模回顾性研究使用了 2 组不同的人群（澳大利亚人和新西兰人，n=269 078；英国人，n=366 973），分别测试入 ICU 的前 24 小时内的温度高峰是否同住院死亡率相关。在感染性危重患者当中，入 ICU 前 24 小时内的温度高峰升高组和正常体温组（36.5~36.9℃）相比减少了住院死亡率，从而形成一种假设，认为在感染患者当中控制体温是有害的。另一方面，在没有感染的患者当中，体温超过 40℃会增加死亡率[26]（表 19-3）。无法评估原因和效果，限制了这个研究的价值。可以简单地说，发热的患者预后差。

表 19-3　危重患者发热的大规模观察性研究

研究，年份	试验设计	人群	患者 n（感染率%）	发热记录时间	主要结果	感染组	非感染组
Young, 2012[26]	回顾性研究	ICU	636 051（20.8%）	入 ICU 前 24 小时	住院死亡率	温度峰值升高同死亡率减少相关	温度峰值 >39℃同死亡率减少相关
Lee, 2012[32]	前瞻性	ICU 时间 >48 小时	1 425（42.5%）	ICU 期间	28 天死亡率	发热同死亡率无关。非甾体抗炎药或对乙酰氨基酚（扑热息痛）的使用会增加死亡率	高热（>39.5%）同死亡率相关。非甾体抗炎药或对乙酰氨基酚（扑热息痛）使用同死亡率相关
Kushimoto, 2013[31]	前瞻性	严重脓毒症	624（100%）	脓毒症开始时	28 天死亡率	低体温（<36.5）同增加死亡率和器官衰竭有关	—

ICU. 重症监护病房

很多发现都提示在非感染患者当中，发热意味着预后差。另外一个入组韩国人和日本人的前瞻性观察队列研究（*n*=1 425）证实，非感染重症患者在住院期间最高体温大于 39.5℃ 者同正常体温者（36.5~37.4℃）[32]（表 19-3）相比，28 天病死率增加。这个研究也证实，接受对乙酰氨基酚（扑热息痛）或者 NSAID 的脓毒症患者同没有接受降温治疗的患者相比，病死率增加。在非感染患者组未发现这个情况。通过体温对患者进行分组，低热组（37.5~38.4℃）同正常体温组（36.5~37.4℃）相比 28 天死亡率更低（16.9% *vs.* 24.5%，OR=0.45，95% CI 0.24~0.85，*P*=0.014）。中热组（38.5~39.4℃）的 28 天病死率是 23.8%，高热组（大于 39.4℃）的 28 天病死率是 30.5%，同正常体温组无显著差别。相反的，一个纳入了 624 例严重脓毒症的前瞻性观察研究（表 19-3）证实，低体温组（≤ 36.5℃）同非低体温组相比，28 天病死率增加（38.1% *vs.* 17.9%，OR=2.78，95% CI 1.56~4.97，*P*<0.001）[31] 这 3 个关于感染性危重患者的完全不一致的试验结果表明，尚需要设计更多的关于控制温度的 RCT 研究。

幸运的是，目前还有几个正在进行中的关于危重患者温度控制的 RCT 研究[56]（表 19-4）。一个 Ⅱb 阶段的 RCT 研究［在确诊感染或疑似感染的 ICU 患者当中通过避免应用对乙酰氨基酚达到允许性高热的研究（HEAT）］正在评估对发热的感染性危重患者静脉应用对乙酰氨基酚（扑热息痛）（在 ICU 中抗生素治疗情况下每 6 小时 1 g）的安全性和有效性。有 22 个澳大利亚和新西兰的 ICU 共同参与了这项研究（样本量=700 例；主要终点 =ICU 支持条件下的 28 天病死率）[57]。

此外，一个 RCT 的第三阶段（降温与幸存的感染性休克研究，NCT01455116）正在评估 560 个严重脓毒症患者中轻度诱导的低体温的有消息和安全性（目标温度定为 32~34℃ 保持 24 小时，继而 36~38℃ 48 小时，然后 36~38℃ 72 小时）[58]，这个研究由 7 个丹麦的 ICU 共同进行。有 280 个患者纳入温和诱导低温组（目标温度定为 32~34℃ 保持 24 小时，继而 36~38℃ 48 小时，然后 36~38℃ 72 小时）应用体内及体外降温方法均可，其余 280 入组体温正常组；主要终点是 30 天病死率的差别。

结　论

需要更多的随机对照试验去证实在严重的脓毒症或感染性休克患者当中控制体温的价值，并且辨识出哪类患者更可能受益。降温是简单、安全和容易实施的。在感染性休克患者，特别是那些需要高剂量血管活性药物或者强心药、有显著心动过速和有进展性的继发性的器官功能衰竭的患者，控制体温的作用都是值得肯定的。然而，这个方法只是代表一种观点，并且也缺乏足够的数据来证实。

表 19-4　正在进行关于危重患者发热的 RCT 研究

试验名称	人群	患者（*n*）	干预措施	对照	主要重点事件	主要发现
HEAT[57]	感染的危重患者	700 例	静脉应用对乙酰氨基酚	安慰剂（5% 葡萄糖）	28 天内无 ICU 支持和生存天数	控制发热对 ICU 时间，住院天数和 ICU 死亡率无影响
CASS[58]	感染性休克	560 例	轻度低温（降温至 32~34℃）	无发热干预措施	30 天病死率	减少 14 天死亡率及血管活性药物使用
FACE Ⅱ	ICU 发热患者（≥ 38.0）	310 例	控制体温 ≤ 38℃（物理降温或药物）	控制体温 ≤ 39.5℃（物理降温或药物）	28 天内无 ICU 支持和生存天数	没有明显增加 30 天死亡率

CASS. 感染性休克患者降温和生存率关系；FACE Ⅱ. 发热和退热药在危重患者的随机对照试验的 Ⅱ 期评价；HEAT. 在 ICU 确诊或疑似感染的患者当中避免应用对乙酰氨基酚的容许性低温研究；ICU. 重症监护病房

- 有足够的证据可以证实在神经重症患者当中进行温度控制是有益的。
- 1 个 RCT 研究显示在感染性休克患者当中使用体外降温是有利的，并且建议考虑给予发热的感染性休克患者降温治疗。
- 大规模试验所得出的，关于在危重的感染患者当中比较死亡率和体温之间关系的结论并不一致。
- 仍有几个关于严重患者温度控制的 RCT 研究正在进行。

（李彦波　刘于红）

参考文献

1. O'Grady NP, Barie PS, Bartlett JG, et al. American College of Critical Care M, Infectious Diseases Society of A. Guidelines for evaluation of new fever in critically ill adult patients: 2008 update from the American college of critical care medicine and the infectious diseases society of America. Crit Care Med. 2008;36:1330–1349.
2. Niven DJ, Leger C, Stelfox HT, Laupland KB. Fever in the critically ill: a review of epidemiology, immunology, and management. J Intensive Care Med. 2012;27:290–297.
3. Circiumaru B, Baldock G, Cohen J. A prospective study of fever in the intensive care unit. Intensive Care Med. 1999;25:668–673.
4. Schortgen F. Fever in sepsis. Minerva Anestesiol. 2012;78:1254–1264.
5. Niven DJ, Stelfox HT, Shahpori R, Laupland KB. Fever in adult ICUs: an interrupted time series analysis. Crit Care Med. 2013;41:1863–1869.
6. Kawai T, Akira S. The role of pattern-recognition receptors in innate immunity: update on toll-like receptors. Nature Immunol. 2010;11:373–384.
7. Ivanov AI, Pero RS, Scheck AC, Romanovsky AA. Prostaglandin e(2)-synthesizing enzymes in fever: differential transcriptional regulation. Am J Physiol Regul Integr Comp Physiol. 2002;283:R1104–R1117.
8. Steiner AA, Ivanov AI, Serrats J, et al. Cellular and molecular bases of the initiation of fever. PLoS Biol. 2006;4:e284.
9. Nakamura K. Central circuitries for body temperature regulation and fever. Am J Physiol Regul Integr Comp Physiol. 2011;301:R1207–R1228.
10. Hasday JD, Thompson C, Singh IS. Fever, immunity, and molecular adaptations. Compr Physiol. 2014;4:109–148.
11. Matsumura K, Cao C, Ozaki M, Morii H, Nakadate K, Watanabe Y. Brain endothelial cells express cyclooxygenase-2 during lipopolysaccharide-induced fever: light and electron microscopic immunocytochemical studies. J Neurosci. 1998;18:6279–6289.
12. Yamagata K, Matsumura K, Inoue W, et al. Coexpression of microsomal-type prostaglandin e synthase with cyclooxygenase-2 in brain endothelial cells of rats during endotoxin-induced fever. J Neurosci. 2001;21:2669–2677.
13. Launey Y, Nesseler N, Malledant Y, Seguin P. Clinical review: fever in septic ICU patients–friend or foe? Crit Care. 2011;15:222.
14. Laupland KB. Fever in the critically ill medical patient. Crit Care Med. 2009;37:S273–S278.
15. Ozveri ES, Bekraki A, Cingi A, et al. The effect of hyperthermic preconditioning on the immune system in rat peritonitis. Intensive Care Med. 1999;25:1155–1159.
16. Jiang Q, Cross AS, Singh IS, Chen TT, Viscardi RM, Hasday JD. Febrile core temperature is essential for optimal host defense in bacterial peritonitis. Infection Immun. 2000;68:1265–1270.
17. Murapa P, Ward MR, Gandhapudi SK, Woodward JG, D'Orazio SE. Heat shock factor 1 protects mice from rapid death during listeria monocytogenes infection by regulating expression of tumor necrosis factor alpha during fever. Infection Immun. 2011;79: 177–184.
18. Hasday JD, Singh IS. Fever and the heat shock response: distinct, partially overlapping processes. Cell Stress Chaperones. 2000;5: 471–480.
19. Sucker C, Zacharowski K, Thielmann M, Hartmann M. Heat shock inhibits lipopolysaccharide-induced tissue factor activity in human whole blood. Thromb J. 2007;5:13.
20. Villar J, Ribeiro SP, Mullen JB, Kuliszewski M, Post M, Slutsky AS. Induction of the heat shock response reduces mortality rate and organ damage in a sepsis-induced acute lung injury model. Crit Care Med. 1994;22:914–921.
21. Sun Z, Andersson R. Nf-kappab activation and inhibition: a review. Shock. 2002;18:99–106.
22. Small PM, Tauber MG, Hackbarth CJ, Sande MA. Influence of body temperature on bacterial growth rates in experimental pneumococcal meningitis in rabbits. Infection Immun. 1986;52:484–487.
23. Mackowiak PA, Marling-Cason M, Cohen RL. Effects of temperature on antimicrobial susceptibility of bacteria. J Infect Dis. 1982;145:550–553.
24. Manthous CA, Hall JB, Olson D, et al. Effect of cooling on oxygen consumption in febrile critically ill patients. Am J Respir Crit Care Med. 1995;151:10–14.
25. Laupland KB, Shahpori R, Kirkpatrick AW, Ross T, Gregson DB, Stelfox HT. Occurrence and outcome of fever in critically ill adults. Crit Care Med. 2008;36:1531–1535.
26. Young PJ, Saxena M, Beasley R, et al. Early peak temperature and mortality in critically ill patients with or without infection. Intensive Care Med. January 31, 2012. [Epub head of print].
27. Barie PS, Hydo LJ, Eachempati SR. Causes and consequences of fever complicating critical surgical illness. Surg Infect. 2004;5:145–159.
28. Pittet D, Thievent B, Wenzel RP, Li N, Auckenthaler R, Suter PM. Bedside prediction of mortality from bacteremic sepsis. A dynamic analysis of ICU patients. Am J Respir Crit Care Med. 1996;153:684–693.
29. Osmon S, Warren D, Seiler SM, Shannon W, Fraser VJ, Kollef MH. The influence of infection on hospital mortality for patients requiring > 48 h of intensive care. Chest. 2003;124:1021–1029.
30. Peres Bota D, Lopes Ferreira F, Melot C, Vincent JL. Body temperature alterations in the critically ill. Intensive Care Med. 2004;30:811–816.
31. Kushimoto S, Gando S, Saitoh D, et al. The impact of body temperature abnormalities on the disease severity and outcome in patients with severe sepsis: an analysis from a multicenter,

prospective survey of severe sepsis. Crit Care. 2013;17:R271.

32. Lee BH, Inui D, Suh GY, et al. Fever, Antipyretic in Critically ill patients Evaluation Study G. Association of body temperature and antipyretic treatments with mortality of critically ill patients with and without sepsis: multi-centered prospective observational study. Crit Care. 2012;16:R33.

33. Polderman KH. Induced hypothermia and fever control for prevention and treatment of neurological injuries. Lancet. 2008;371:1955–1969.

34. Saini M, Saqqur M, Kamruzzaman A, Lees KR, Shuaib A, Investigators V. Effect of hyperthermia on prognosis after acute ischemic stroke. Stroke. 2009;40:3051–3059.

35. Hajat C, Hajat S, Sharma P. Effects of poststroke pyrexia on stroke outcome: a meta-analysis of studies in patients. Stroke. 2000;31:410–414.

36. Diringer MN, Reaven NL, Funk SE, Uman GC. Elevated body temperature independently contributes to increased length of stay in neurologic intensive care unit patients. Crit Care Med. 2004;32:1489–1495.

37. Bernard SA, Gray TW, Buist MD, et al. Treatment of comatose survivors of out-of-hospital cardiac arrest with induced hypothermia. N Eng J Med. 2002;346:557–563.

38. Hypothermia after Cardiac Arrest Study Group. Mild therapeutic hypothermia to improve the neurologic outcome after cardiac arrest. N Eng J Med. 2002;346:549–556.

39. Nielsen N, Wetterslev J, Cronberg T, et al. Targeted temperature management at 33° C versus 36° C after cardiac arrest. N Eng J Med. 2013;369:2197–2206.

40. Rittenberger JC, Callaway CW. Temperature management and modern post-cardiac arrest care. N Eng J Med. 2013;369:2262–2263.

41. Mourvillier B, Tubach F, van de Beek D, et al. Induced hypothermia in severe bacterial meningitis: a randomized clinical trial. JAMA. 2013;310:2174–2183.

42. Shann F. Antipyretics in severe sepsis. Lancet. 1995;345:338.

43. Eyers S, Weatherall M, Shirtcliffe P, Perrin K, Beasley R. The effect on mortality of antipyretics in the treatment of influenza infection: systematic review and meta-analysis. J R Soc Med. 2010;103: 403–411.

44. Haupt MT, Jastremski MS, Clemmer TP, Metz CA, Goris GB. Effect of ibuprofen in patients with severe sepsis: a randomized, double-blind, multicenter study. The ibuprofen study group. Crit Care Med. 1991;19:1339–1347.

45. Geurts M, Macleod MR, Kollmar R, Kremer PH, van der Worp HB. Therapeutic hypothermia and the risk of infection:

a systematic review and meta-analysis. Crit Care Med. 2014;42:231–242.

46. dRehman T. Deboisblanc BP. Persistent fever in the ICU. Chest. 2014;145:158–165.

47. Egi M. Fever and antipyretic therapy in critically ill patients. J Jpn Soc Intensive Care Med. 2011;18.

48. Arons MM, Wheeler AP, Bernard GR, et al. Effects of ibuprofen on the physiology and survival of hypothermic sepsis. Ibuprofen in sepsis study group. Crit Care Med. 1999;27:699–707.

49. Lefrant JY, Muller L, de La Coussaye JE, et al. Temperature measurement in intensive care patients: comparison of urinary bladder, oesophageal, rectal, axillary, and inguinal methods versus pulmonary artery core method. Intensive Care Med. 2003;29: 414–418.

50. Gozzoli V, Schottker P, Suter PM, Ricou B. Is it worth treating fever in intensive care unit patients? Preliminary results from a randomized trial of the effect of external cooling. Arch Intern Med. 2001;161:121–123.

51. Schortgen F, Clabault K, Katsahian S, et al. Fever control using external cooling in septic shock: a randomized controlled trial. Am J Respir Crit Care Med. 2012;185:1088–1095.

52. Russell JA. Control of fever in septic shock: Should we care or intervene? Am J Respir Crit Care Med. 2012;185:1040–1041.

53. Bernard GR, Wheeler AP, Russell JA, et al. The effects of ibuprofen on the physiology and survival of patients with sepsis. The ibuprofen in sepsis study group. N Eng J Med. 1997;336:912–918.

54. Morris PE, Promes JT, Guntupalli KK, Wright PE, Arons MM. A multi-center, randomized, double-blind, parallel, placebo-controlled trial to evaluate the efficacy, safety, and pharmacokinetics of intravenous ibuprofen for the treatment of fever in critically ill and non-critically ill adults. Crit Care. 2010;14:R125.

55. Schulman CI, Namias N, Doherty J, et al. The effect of antipyretic therapy upon outcomes in critically ill patients: a randomized, prospective study. Surg Infect. 2005;6:369–375.

56. Taccone FS, Saxena M, Schortgen F. What's new with fever control in the ICU. Intensive Care Med. 2014;40:1147–1150.

57. Young PJ, Saxena MK, Bellomo R, et al. The heat trial: a protocol for a multicentre randomised placebo-controlled trial of iv paracetamol in ICU patients with fever and infection. Crit Care Resusc. 2012;14:290–296.

58. The Cooling in Septic Shock (CASS) study. Danish Procalcitonin Study Group. NCT01455116.

20 危重患者应分别给予或避免使用何种液体

Anders Perner

许多危重患者都存在血容量不足的情况，这种情况容易导致心输出量不足和器官灌注降低，从而引发恶性后果。因此，液体治疗在危重患者的复苏治疗当中处于核心地位，也是最常使用的干预措施。每天全世界有 1/3 的 ICU 患者需要接受液体复苏治疗[1]。所以，由于选择不同液体复苏所造成的预后差异会影响全球卫生状况，并直接或间接影响医疗成本。

当决定给危重患者液体时，医生往往会在晶体液和胶体液之间进行选择。如果选择晶体液，就会在生理盐水和平衡盐溶液之间进行选择。血液制品在失血性休克的复苏时经常应用，用以纠正血液的携氧能力，改善凝血功能及胶体渗透压。

晶体液

晶体液是静脉应用的盐溶液。目前，市面上的含电解质和缓冲液的溶液都无法同血浆相比；尤其是其中的碳酸氢盐非常少见。

等渗盐水（0.9% 氯化钠）仍然是最常用的，尽管它当中的钠和氯（154 mmol/L）远高于血浆水平。平衡盐溶液包括乳酸林格液（或者哈特曼溶液）和醋酸林格液。平衡盐溶液中的电解质水平与血浆相当，其中包括钠、氯、钾和钙。然而，碳酸氢盐通常并不包括在内，因为包含碳酸氢盐的溶液极难保存，尤其是塑料容器内的保质期较短。取而代之的是用乳酸盐或者醋酸盐、葡萄糖酸盐、苹果酸盐其中两者或三者组合制备的平衡溶液。

胶体液

胶体液含有大分子物质，以便延长液体停留在循环系统中的时间。大分子物质有胶体性质所以可以用来扩容，通常是人血白蛋白、人工葡萄糖或者胶原。最常用的人工胶体液是羟乙基淀粉（HES）、明胶和右旋糖酐。

胶体液曾经广泛用于危重患者的扩容治疗，但是目前的临床指南已经大不相同，主要因为地域不同所选择的胶体液种类也不一样[1]。最近几年很多大规模临床试验就胶体液在危重患者当中应用的有效性和副作用进行了研究[2-4]，这些试验对胶体液的功效提出了质疑，并且证实了胶体液在危重患者当中使用有明确的副作用。

接下来将讨论危重患者应该给予什么液体，避免什么液体。给予的建议均基于最近更新的高质量的回顾分析和随机对照试验。这些试验发现除了提供基于证据的选择意见外，对护理质量的提高、临床预后的改善和医疗成本的降低均有帮助。

针对综合监护室患者，应该应用什么液体，避免应用什么液体？

简单回答就是尽量给予晶体液，避免胶体液（羟乙基淀粉、明胶和右旋糖酐）。来源于 Cochrane 协作网的系统性回顾研究对比了胶体液和晶体液，结论是使用 HES 和晶体液相比，死亡率升高，其他胶体液（白蛋白、明胶和右旋糖酐）和晶体液相比死亡率无区别[5]。应用 HES 增加死亡率的原因可能是 HES 损害肾功能和凝血机制，从而导致肾脏替代治疗增加和出血事件的发生（**表 20-1**）。CRISTAL（colloids versus crystalloids for the resuscitation of the critically Ill，胶体液和晶体液在危重症复苏中的对照试验）是一个最近公开的大规模随机对照试验[6]，Cochrane 分析中并没有包含上述试验。这个试验对比了在 ICU 休克患者当中应用的所有的晶体液和胶体液。结果显示，胶体液（主要是 HES）同晶体液（主要是盐溶液）相比，90 天死亡率有所升高，这是一个次要终点事件。28 天死亡率是该试验观察的主要终点事件，这个结果在各组间并无差异。但是，这个试验在很多地方存在很高的偏差风险[7]。然而，这个实验结果同很多高质量的试验所得出的结论是不同的[2-4]，并且编辑在社论中对结果的不同进行了解释，并强调晶体液还应该作为休克治疗的一线液体选择[8]。

关于晶体液和明胶、右旋糖酐对比的 Cochrane 荟萃分析受低质量的试验数据和少数病人、少数事件的影响比较大，所以置信区间比较宽[5]。由于明胶和右旋糖酐记录有和 HES 一样的副作用，所以人工合成的胶体液应该避免在

危重病人当中使用。提出这个建议基于在所有的高质量的试验中都没有证实接受胶体液治疗可使病人获益，包括使用人血白蛋白（**表 20-1**），尽管后续报道中称人血白蛋白在非创伤性危重患者当中使用是安全的[2]。人血白蛋白作为一种从人体血浆中提取的血液制品，费用昂贵，且是一种有限的资源。因此，在很多的健康护理系统当中，它的价值都是有限的。红细胞、血浆、血小板也一样是价值有限的，它们比白蛋白的潜在危险更大，而且它们在危重患者当中使用的安全性也没有得到大规模试验的确定。重症监护输血需求（transfusion requirement in critical care，TRICC）试验结果证实，随意输注红细胞甚至可能会增加综合 ICU 患者的死亡率[9]。所以，血液制品应该仅仅用于严重贫血或出血的治疗或者凝血功能缺陷患者的预防方面。

总体来讲，欧洲重症协会胶体液研究小组认为在大部分危重患者的应用上，晶体液优于胶体液[10]。

因为没有高质量的试验支持，晶体液之间的选择往往更加困难。盐溶液在有脑水肿风险的患者当中使用更好，因为钠的浓度较高可能会减少脑组织水肿和降低颅内压。相反地，严重的酸中

表 20-1 危重患者使用胶体液和晶体液的低偏倚随机试验的特征及结果

试验	SAFE 试验[2]	6S 试验[3]	CHEST[4]
胶体液	4% 白蛋白	6% 羟乙基淀粉在乳酸林格液	6% 羟乙基淀粉在盐溶液
晶体液对比	生理盐水	乳酸林格液	生理盐水
患者	成人 ICU 患者	严重脓毒血症成人 ICU 患者	成人 ICU 患者
随机化病人数量	7 000	805	7 000
结果	相对风险（95% CI）		
死亡率	0.99（0.91~1.09）	1.17（1.01~1.36）	1.06（0.96~1.18）
肾脏替代治疗	治疗期间两组相似	1.35（1.01~1.80）	1.21（1.00~1.45）
出血	—	1.55（1.16~2.08）	—
输血	更多的红细胞使用在白蛋白组 *vs.* 生理盐水组	1.28（1.12~1.47）	更多的红细胞使用在 HES 组 *vs.* 生理盐水组
不良反应*		1.56（0.97~2.53）	1.86（1.46~2.38）

* 组与组之间对于不良事件的定义是不同的
CHEST. 晶体液与羟乙基淀粉对照试验；ICU. 重症监护单元；SAFE. 生理盐水与白蛋白对比评估；6S. 斯堪的纳维亚严重脓毒症 / 脓毒性休克的淀粉复苏

毒患者使用盐溶液会因为高氯血症而变得更差，这类患者选择平衡晶体液往往更好。一些队列分析显示同使用盐溶液相比，平衡晶体液有助于减少急性肾损伤的发生率甚至降低死亡率[11, 12]。这个结论在应用于临床之前还需要随机试验的验证，因为这些关于危重患者的观察试验有很高的偏差。

针对脓毒血症患者，应该给予什么液体，避免什么液体？

如果简单回答这个问题的话，还是给予晶体液，避免胶体液（HES、明胶和右旋糖酐）。有很多的高质量的数据用以指导临床医生选择脓毒症患者的液体治疗。一个新的系统性回顾研究显示，晶体液比胶体液在降低死亡率、降低副作用方面有优势[13]。除了 HES 以外其他的人工胶体液并没有高质量的试验分析，但是它们同 HES 一样都有副作用记录。因此，它们在脓毒血症患者当中应该避免使用。

关于人血白蛋白，有两个大规模试验对比了它和晶体液在脓毒血症患者当中的应用：SAFE（saline versus albumin fluid evaluation）试验的亚组分析和 ALBIOS（albumin italian outcome sepsis）试验[2, 14]。这两个试验都证实了使用白蛋白和使用晶体液相比，在死亡率、生命支持使用、ICU 或者住院天数方面没有不同。最新的系统性回顾研究提示应用白蛋白并无临床获益，这个回顾性研究包含了各种严重程度的脓毒血症患者[15]。现在正在进行大量的亚组研究和敏感性分析用以挑战以上的结果，但是结论仍然未变。因为白蛋白是一种昂贵且有限的资源，所以有充分的理由避免在脓毒血症患者当中应用，除非我们能够明确得到亚组患者（比如早期休克患者）能够从白蛋白的使用当中获益的证据。

针对创伤患者，应该给予什么液体，避免什么液体？

创伤患者应该使用盐溶液或者等张平衡盐溶液，特别是那些有明显创伤性脑损伤的患者，而避免使用胶体液。后者尤其针对人血白蛋白。所有的平衡晶体液的钠浓度均低于盐溶液，而且乳酸林格液和哈特曼液是低渗的，这会加重脑水肿。

在创伤患者当中液体选择的最佳证据来源于包含 1 186 个创伤患者的 SAFE 试验的亚组分析[2]。在这些患者当中，人血白蛋白会增加 28 天病死率，原因可能是在这些患者当中使用人血白蛋白后会增加颅内压[16, 17]。如果这是由于人血白蛋白通过血脑屏障后引起的副作用，那么人工胶体液均可能引起类似的问题。此外，人工胶体液直接损伤凝血机制，并且在钝性创伤患者当中，HES 同盐溶液相比会增加血液制品的使用[18]。在后续试验当中，没有关于出血的数据，但是观察到一个无意义的结果，即应用 HES 会增加 86% 相关死亡率[19]。另外，在严重脓毒血症和手术患者当中应用 HES 还会增加出血风险[20, 21]。没有足够的高质量数据能够支持在创伤患者当中使用人工胶体液是安全的。因此，所有的人工胶体液（HES、明胶和右旋糖酐）都应该在这些病人当中避免使用。

针对出血性休克患者，应该给予什么液体，避免什么液体？

在危及生命的出血患者处理中，应该给予晶体液和包括红细胞、血浆、血小板在内的血液制品。人工胶体液（HES、明胶和右旋糖酐）应该避免使用，因为它们会损害凝血功能，增加出血风险。人工胶体液诱发凝血障碍，并且在手术患者当中，HES 和明胶同晶体液相比会增加出血事件[21, 22]。此外，HES 也被证实会在严重脓毒血症患者当中增加出血事件[20]。平衡血液成分疗法，如仿制的全血，应该在出血性休克患者当中早期考虑使用[23]，但是这种方法仍然缺乏高质量的数据支持。

针对烧伤患者，应该给予什么液体，避免什么液体？

没有高质量的试验数据可提示我们在烧伤患者当中选择何种液体。由于烧伤部位的液体大量渗出，这类患者需要大量的液体复苏治疗，通常给予乳酸林格液。虽然目前没有新的对比晶体液和胶体液在烧伤患者当中应用的系统评价，但是最少有3个小规模的随机对照试验可供参考。其中2个对比的是乳酸林格液和人血白蛋白[24, 25]，1个对比的是乳酸林格液和HES[26]。综合来讲，试验结果不支持在烧伤患者当中使用胶体液，但是证据等级比较低，因此，不太推荐使用。但是烧伤患者通常需要大量的液体复苏，故这类患者大大增加了低钠血症和酸中毒的风险。因此，应该避免大剂量的盐溶液复苏治疗。

结 论

新的系统评价包含了最近的高质量试验数据，显示晶体液适用于大部分危重患者。危重患者应该禁止给予HES，慎重给予明胶和右旋糖酐，因为对可能出现的副作用缺乏证据，创伤性脑损伤患者不应该给予人血白蛋白。然而，没有高质量的数据显示重要且有限的白蛋白的整体获益。

作者推荐

- 危重患者应该使用晶体液。
- 没有高质量数据显示使用胶体液能够获益。
- HES由于其危及生命的副作用应该避免使用。
- 目前尚未对明胶和右旋糖酐的安全性进行充分评估。
- 白蛋白是一种昂贵且有限的资源，对患者没有明显的益处。

（李彦波 刘于红）

参考文献

1. Finfer S, Liu B, Taylor C, et al. Resuscitation fluid use in critically ill adults: an international cross-sectional study in 391 intensive care units. Crit Care. 2010;14:R185.
2. Finfer S, Bellomo R, Boyce N, French J, Myburgh J, Norton R. A comparison of albumin and saline for fluid resuscitation in the intensive care unit. N Engl J Med. 2004;350:2247–2256.
3. Perner A, Haase N, Guttormsen AB, et al. Hydroxyethyl starch 130/0.42 versus Ringer's acetate in severe sepsis. N Engl J Med. 2012;367:124–134.
4. Myburgh JA, Finfer S, Bellomo R, et al. Hydroxyethyl starch or saline for fluid resuscitation in intensive care. N Engl J Med. 2012;367:1901–1911.
5. Perel P, Roberts I, Ker K. Colloids versus crystalloids for fluid resuscitation in critically ill patients. Cochrane Database Syst Rev. 2013;2:CD000567.
6. Annane D, Siami S, Jaber S, et al. Effects of fluid resuscitation with colloids vs crystalloids on mortality in critically ill patients presenting with hypovolemic shock: the CRISTAL randomized trial. JAMA. 2013;310:1809–1817.
7. Perner A, Haase N, Wetterslev J. Mortality in patients with hypovolemic shock treated with colloids or crystalloids. JAMA. 2014;311:1067.
8. Seymour CW, Angus DC. Making a pragmatic choice for fluid resuscitation in critically ill patients. JAMA. 2013;310:1803–1804.
9. Hebert PC, Wells G, Blajchman MA, et al. A multicenter, randomized, controlled clinical trial of transfusion requirements in critical care. N Engl J Med. 1999;340:409–417.
10. Reinhart K, Perner A, Sprung CL, et al. Consensus statement of the ESICM task force on colloid volume therapy in critically ill patients. Intensive Care Med. 2012;38:368–383.
11. Yunos NM, Bellomo R, Hegarty C, Story D, Ho L, Bailey M. Association between a chloride-liberal vs chloride-restrictive intravenous fluid administration strategy and kidney injury in critically ill adults. JAMA. 2012;308:1566–1572.
12. Raghunathan K, Shaw A, Nathanson B, et al. Association between the choice of IV crystalloid and in-hospital mortality among critically ill adults with sepsis. Crit Care Med. 2014;42:1585–1591.
13. Haase N, Perner A, Hennings LI, et al. Hydroxyethyl starch 130/0.38–0.45 versus crystalloid or albumin in patients with sepsis: systematic review with meta-analysis and trial sequential analysis. BMJ. 2013;346:f839.
14. Caironi P, Tognoni G, Masson S, et al. Albumin replacement in patients with severe sepsis or septic shock. N Engl J Med. 2014;370:1412–1421.
15. Patel A, Laffan MA, Waheed U, Brett SJ. Randomised trials of human albumin for adults with sepsis: systematic review and metaanalysis with trial sequential analysis of all-cause mortality. BMJ. 2014;349:g4561.
16. Myburgh J, Cooper DJ, Finfer S, et al. Saline or albumin for fluid resuscitation in patients with traumatic brain injury. N Engl J Med. 2007;357:874–884.

17. Cooper DJ, Myburgh J, Heritier S, et al. Albumin resuscitation for traumatic brain injury: is intracranial hypertension the cause of increased mortality? J Neurotrauma. 2013;30:512–518.

18. James MF, Michell WL, Joubert IA, Nicol AJ, Navsaria PH, Gillespie RS. Resuscitation with hydroxyethyl starch improves renal function and lactate clearance in penetrating trauma in a randomized controlled study: the FIRST trial (Fluids in Resuscitation of Severe Trauma). Br J Anaesth. 2011;107:693–702.

19. James MFM, Michell WL, Joubert IA, Nicol AJ, Navsaria PH, Gillespie RS. Reply from the authors. Br J Anaesth. 2012;108:160–161.

20. Haase N, Wetterslev J, Winkel P, Perner A. Bleeding and risk of death with hydroxyethyl starch in severe sepsis: post hoc analyses of a randomized clinical trial. Intensive Care Med. 2013;39:2126–2134.

21. Rasmussen KC, Johansson PI, Hojskov M, et al. Hydroxyethyl starch reduces coagulation competence and increases blood loss during major surgery: results from a randomized controlled trial. Ann Surg. 2014;259:249–254.

22. Mittermayr M, Streif W, Haas T, et al. Hemostatic changes after crystalloid or colloid fluid administration during major orthopedic surgery: the role of fibrinogen administration. Anesth Analg. 2007;105:905–917.

23. Johansson PI, Sorensen AM, Larsen CF, et al. Low hemorrhagerelated mortality in trauma patients in a Level I trauma center employing transfusion packages and early thromboelastographydirected hemostatic resuscitation with plasma and platelets. Transfusion. 2013;53:3088–3099.

24. Goodwin CW, Dorethy J, Lam V, Pruitt Jr BA. Randomized trial of efficacy of crystalloid and colloid resuscitation on hemodynamic response and lung water following thermal injury. Ann Surg. 1983;197:520–531.

25. Cooper AB, Cohn SM, Zhang HS, Hanna K, Stewart TE, Slutsky AS. Five percent albumin for adult burn shock resuscitation: lack of effect on daily multiple organ dysfunction score. Transfusion. 2006;46:80–89.

26. Bechir M, Puhan MA, Fasshauer M, Schuepbach RA, Stocker R, Neff TA. Early fluid resuscitation with hydroxyethyl starch 130/0.4 (6%) in severe burn injury: a randomized, controlled, double-blind clinical trial. Crit Care. 2013;17:R299.

21 ICU 中是否需强化血糖控制

Jean-Charles Preiser, Aurelie Thooft

2001 年之前，大部分 ICU 患者血糖升高被单纯认为仅是应激反应的一种表现。然而，2001 年 van den Berghe 发表的一篇前瞻性研究彻底颠覆了 ICU 医生的认识，该研究将患者分为两组，一组将血糖严格控制在 4.4~6.1 mmol/L，另一组则仅在血糖高于 11 mmol/L 时才予以控制，结果显示强化血糖控制组患者病死率较对照组可降低 4%（Leuven 研究）[1]。这一令人兴奋的结果导致后来多个学会均推荐在 ICU 患者中使用强化血糖控制。同时，其他多个研究团队试图重复这一研究并探索强化血糖控制降低病死率的可能机制。然而，强化血糖控制并没有在后续的研究中体现出降低死亡率的优势，却增加了低血糖的风险。这就给 ICU 医生们提出了很严肃的问题：血糖控制的理想目标在多少合适？发生低血糖的高危因素有哪些？哪些病人可能从强化血糖控制中获益？

血糖升高的病理生理机制

在临床实践中，ICU 医生很早就观察到危重患者血糖升高的现象[2]。多年来，这一现象被认为是应激所造成的，是机体抵抗危重疾病的重要组成部分。Leuven 研究认为高血糖并不仅仅是危重病的一个标志，此后的研究更是将高血糖作为危重疾病病理生理过程的一部分。因此，关于血糖和危重疾病关系的研究方兴未艾，即危重患者的血糖水平应控制在多少合适？

"应激性高血糖"的生理机制非常复杂，肝脏在血糖水平调节中发挥了重要作用。糖异生是

创伤、缺血或其他危重疾病能量需求增加的标志。白细胞是机体炎症反应的效应细胞，主要依赖葡萄糖供能。由于损伤组织葡萄糖供给被干扰或彻底中断，糖输送只能依赖细胞内基质。因此，升高血液中葡萄糖浓度可以促进这一输送方式。此时，肝脏细胞在胰高血糖素和去甲肾上腺素的作用下加快糖异生。机体在应激情况下分泌的皮质激素和（或）炎症因子可加速这一进程。此外，这些激素和炎症因子，在某种程度上降低了外周对胰岛素的敏感性。尽管在非脓毒症患者或动物模型中并未发现机体对胰岛素信号通路破坏做出反馈的现象，我们仍然认为发生了胰岛素抵抗。从某种意义上说，上述现象是危重患者对应激适应不良的表现，特别是脓毒症、感染性休克的患者。因此，除了关注危重患者血糖水平的合理调控，还应认识到应激性高血糖处在疾病的哪个阶段及实际的血糖水平到底是多少？

动物实验已经证实，血糖水平高于 16.7 mmol/L 对机体是有害的[3]。此外，细胞水平的研究发现，血糖水平升高与细胞病理性缺氧、活性氧的产生和 NO 物质的产生密切相关[4, 5]。然而，最佳血糖阈值的确定，仍然只能依赖于临床研究。迄今为止，高血糖是危重患者预后不良独立危险因素的证据仍不充分[6]。更为重要的是，胰岛素除了促进机体葡萄糖代谢及利用以外，还包括血管扩张、抗炎及抗凋亡活性，这也是机体在炎症和其他损伤过程中的自我调节作用。上述作用可能解释胰岛素治疗在降血糖之外的效果。

系统评价结果

Leuven 研究认为强化血糖控制可降低 ICU 患者死亡率，然而这一研究结果很难重复[1]，存在诸多问题。首先，何为危重患者正常水平的血糖？[7]。回顾性研究数据及分别于 2001 年和 2006 年发表在新英格兰医学杂志上的 Leuven 研究显示血糖水平高于 10 mmol/L 即需要医疗干预。然而，危重病人的最佳血糖水平仍未可知。有趣的是，其他一些回顾性研究结果显示血糖水平低于 8.3 mmol/L 的危重患者预后更好[9, 10]。

为了验证 Leuven 研究的科学性及明确血糖控制的最佳目标，一项大样本的单中心和一项多中心前瞻性研究分析了胰岛素强化血糖控制的目标范围及其与预后的关系。这些研究的设计类似（表 21-1），大部分利用胰岛素将血糖控制在 4.4~6.1 mmol/L（成人），仅有一项研究将综合儿童 ICU 患者血糖控制在 4~7 mmol/L[11]。而上述研究的对照组的血糖水平各异。NICE-SUGAR 研究（the normoglycemia in intensive care evaluation—survival using glucose algorithm regulation）[12] 和 GluControl 研究[13] 则把血糖控制在 7.8~10 mmol/L。2001 年及 2006 年的 Leuven 研究[1, 8]、VISEP（efficacy of volume substitution and insulin therapy in severe sepsis）研究[14] 及其他两个单中心大样本研究[15, 16] 则把血糖控制在 10~11 mmol/L。CGAO-REA（computerized glucose control in critically Ill patients）研究[17] 将血糖控制在 10 mmol/L 以下，而儿童患者研究则将血糖控制在 10~12 mmol/L。

强化血糖控制组和对照组在主要预后参数上无显著差异，仅有 Leuven I 研究（2001 年）[1] 和 NICE-SUGAR 研究得出了相反的结论。当然，在强化血糖控制组中，发生低血糖事件的风险是对照组的 4~6 倍。此外，由于需要频繁的监测血糖，强化血糖控制会极大地增加 ICU 工作人员的工作负荷[18]。NICE-SUGAR 研究事后分析显示中度低血糖（2.2~3.9 mmol/L）和严重低血糖（<2.2 mmol/L）与死亡率密切相关，且血糖水平越低，死亡率越高[19]。尽管 Macrae 等[11]

表 21-1　胰岛素强化血糖控制的前瞻性、大样本随机对照研究概述

	研究	样本量（干预/未干预）	研究设计	干预组（血糖控制目标）	对照组（血糖控制目标）	主要临床结局
单中心	van der Bergeh 等，（Leuven I），2001	765/783	单盲	4.4~6.1 mmol/L	10~11 mmol/L	ICU 死亡率
多中心	van der Bergeh 等，（Leuven II），2006	595/605	单盲	4.4~6.1 mmol/L	10~11 mmol/L	ICU 死亡率
	Arabi, 2008	266/257	单盲	4.4~6.1 mmol/L	10~11 mmol/L	ICU 死亡率
	De La Rosa	254/250	单盲	4.4~6.1 mmol/L	10~11 mmol/L	28 天死亡率
	Brunkhorst 等，2008（VISEP）	247/289	单盲	4.4~6.1 mmol/L	10~11 mmol/L	28 天死亡率和 SOFA
	Finfer et al 等，（NICE-SUGAR）	3054/3050	单盲	4.4~6.1 mmol/L	7.8~10 mmol/L	90 天死亡率
	Preiser 等，（GluControl）	542/536	单盲	4.4~6.1 mmol/L	7.8~10 mmol/L	ICU 死亡率
	Kaflon 等，2014	1336/1312	单盲	4.4~6.1 mmol/L	<10 mmol/L	90 天死亡率
	Macrae 等，2014	694/675	单盲	4~1.4 mmol/L	10~12 mmol/L	存活及拔除气管插管人数

ICU. 重症监护病房；NICE-SUGAR. Normoglycemia in Intensive Care Evaluation—Survival Using Glucose Algorithm Regulation. 使用血糖评估流程规则者的生存率；SOFA. 序贯器官衰竭评分

研究在主要终点事件（30 天存活及拔除气管插管人数）上并未发现显著性差异，但强化血糖控制可以减少住 ICU 时间及医疗开支。在 VISEP 和 GluControl 研究中，强化血糖控制组发生低血糖的风险较高，发生至少一次低血糖（<2.2 mmol/L）的患者死亡率高于从未发生过低血糖的患者[13, 14]。与此相反的是，在 2001 年及 2006 年的 Leuven 研究[1, 8]中，发生低血糖的患者预后与未发生低血糖的患者预后无显著差别。但上述结果仍无法完全排除持续性低血糖对于完全依赖葡萄糖功能的器官功能的打击甚至造成患者死亡的可能。危重患者发生低血糖的危害究竟如何，还需要进一步研究证实。

近年来也有系统评价和 Meta 分析研究危重患者及其他患者血糖水平的控制对临床结局的影响。7 个 Meta 分析[20-26]的设计及主要临床结局见表 21-2。这些 Meta 分析结果并不一致。Pittas 等[20] 和 Gandhi 等[20]Meta 分析显示强化血糖控制可以降低短期死亡率［95% CI 0.85（0.75~0.97）和 0.69（0.51~0.94）］。而其他 5 个 Meta 分析则得出了截然相反的结论[22-26]，认为强化血糖控制并不降低死亡率，反而增加了低血糖的风险。

数据分析

迄今为止，不同的大样本个体研究结果可概括为：在 ICU 危重患者中，强化血糖控制仅在 2001 年 Leuven 研究[1]中发现可改善患者预后，而此后的其他研究都无法得出相同的结论，其原因可能在于研究对象和治疗策略不同，Leuven 研究中患者血糖水平高于其他研究。另一个合理的解释是血糖控制的质量控制存在差异。不幸的是，迄今危重患者血糖应控制在什么范围仍无定论[27]。值得一提的是，这些个体研究的统计检验能力均较弱。事实上，在这些个体研究中，强化血糖控制组发生低血糖的风险是对照组的 5 倍[22]，而上述研究认为大部分低血糖均未导致严重不良后果。但近来一项回顾性队列研究对上述结论提出了质疑。该研究共纳入 102 个患者，每人至少发生一次严重低血糖（<2.2 mmol/L），对照组为来自另一队列（5 365 名患者）中的 306 名患者[28]。在这一研究中指出，低血糖是死亡的独立危险因素，可能与神经性低血糖有关。

危重患者的 Meta 分析结果显示强化血糖控制并不能改善预后[22]，这与非危重患者的 Meta

表 21-2　胰岛素强化血糖控制的 Meta 分析概述

研究	纳入的研究数量	样本量（干预/未干预）	干预组	对照组	临床结局
Pittas 等，2004	35/941	未区分：合计 8432	胰岛素治疗	不使用胰岛素	短期或在院死亡率
Gandhi 等，2008	34/445	2192/2163	围术期静脉胰岛素	较高的血糖目标	死亡率及 11 个临床结局参数
Wiener 等，2008	29/1358	4127/4188	强化血糖控制	一般治疗	短期死亡率，脓毒血症，新近需要透析，低血糖
Griesdale 等，2009	26/54	未区分：合计 13567	强化胰岛素治疗	条件性血糖控制	死亡风险和低血糖风险
Marik 等，2010	7/59	未区分：合计 11412	强化胰岛素治疗	不太严格的血糖控制	28 天死亡率
Song 等，2014	12/26	2094/2006	强化血糖控制	较高的血糖目标	28 天和 90 天 ICU 及住院死亡率
Srinivasan 等，2014	4/33	未区分：合计 3288	强化胰岛素治疗	条件性血糖控制	30 天死亡率

分析结果[20, 21]截然相反。Pittas 等 Meta 分析认为血糖控制可改善预后，这是因为该研究纳入的患者包括卒中、急性心肌梗死及糖尿病患者[20]。在急性心肌梗死合并糖尿病患者中，极化液（GIK，葡萄糖＋胰岛素＋钾）也被认为是控制血糖的一种干预措施被纳入研究。很偶然的是，大部分大样本研究涉及 GIK 的均在 1990 年之前，且均为急性心肌梗死合并糖尿病的患者。这些研究中体现的主要是胰岛素促进代谢的作用，包括促使心肌将葡萄糖作为能量代谢底物。在心肌细胞中，胰岛素促进葡萄糖分解，增强三磷腺苷（ATP）合成，特别是在缺血心肌。

这些效应与控制血糖水平无关。Gandhi 等[21]Meta 分析亦认为主要研究的是围术期血糖强化血糖控制可改善预后。大部分纳入的研究均为冠状动脉搭桥手术患者或非危重患者。同时在该 Meta 分析中，作者也提到纳入样本量不足，且方法学和报告偏移可能削弱了结论的可靠性[21]。

Wiener 等[22]Meta 分析主要纳入的是 ICU 的患者，主要目的在于评价最佳血糖水平。然而，这个 Meta 分析中纳入的研究样本量大小不一，且血糖控制水平差异较大。在多个大样本独立前瞻性研究中，采用 4.4~6.1 mmol/L 作为血糖控制目标[1, 8, 12, 15, 16]，2001 年 Leuven 研究是个特例（见表 21-1）。将上述前瞻性研究的独立数据集合分析也许是解决血糖控制目标问题的另一蹊径[29]。Griesdale 等[23]Meta 分析主要针对不同类型 ICU 患者是否可因强化血糖控制获益。尽管强化血糖控制对整体患者预后无影响，但亚组分析显示，外科 ICU 患者可获益。上述数据提示强化血糖控制可能因 ICU 类型不同对患者预后影响也不一致。

Marik 等[24]Meta 分析旨在评价强化血糖控制是否可改善 ICU 患者预后，并分析 Leuven 研究及其他研究结果差异的原因。结果发现 Leuven 研究纳入患者大多采用肠外营养可能是这部分患者从强化血糖控制从中获益的主要原因。

Song 等[25]对脓毒症患者数据进行了 Meta 分析。脓毒症患者多发生胰岛素抵抗，且前瞻性研究证实高血糖脓毒症患者预后较差[30]。然而，Meta 分析结果显示强化血糖控制仍未能改善脓毒症患者预后。拯救脓毒症运动（SSC）推荐治疗高血糖，且将血糖水平维持在 10 mmol/L 以下。但 SSC 及其他指南[31~33]均未明确指出控制血糖的最低目标。Srinivasan 等[26]Meta 分析主要分析了强化血糖控制对儿童患者的影响。结果发现强化血糖控制并不能改善预后，且显著增加了低血糖的发生率。

结　论

强化胰岛素治疗使血糖水平维持在 4.4~6.1 mmol/L 可改善患者预后仅在一个以外科 ICU 患者为研究样本的概念验证研究中得以证实[1]。然而，后续研究并未进一步证实上述结论[8, 12~16]。导致结果差异的原因可能是 Leuven 研究主要针对外科 ICU 患者所致。强化血糖控制可能导致的低血糖反而会改变研究结局[34]。严重高血糖被定义为血糖水平 >10 mmol/L。温和的血糖控制似乎可显著降低低血糖发生率。因此，SSC 指南也推荐将血糖水平控制在 10 mmol/L 以下[35]。

作者推荐

- 严重高血糖是有害的
- 强化血糖控制将血糖滴定至 4.4~6.1 mmol/L 仅在一个研究中改善患者预后。
- 强化胰岛素治疗可增加患者低血糖风险。
- 那些胰岛素强化治疗可使患者获益的 ICU，其治疗细节、常规护理及血糖控制水平可能是导致结果差异的主要原因。

（胡　婕）

参考文献

1. Van den Berghe G, Wouters P, Weekers F, et al. Intensive insulin therapy in the critically ill patients. N Engl J Med. 2001;345: 1359–1367.

2. Dungan KM, Braithwaite SS, Preiser JC, et al. Stress hyperglycemia. Lancet. 2009;373:1798–1807.

3. Brownlee M. Biochemistry and molecular cell biology of diabetic complications. Nature. 2001;414:813–820.

4. Szabo C, Biser A, Benko R, et al. Poly(ADP-Ribose) polymerase inhibitors ameliorate nephropathy of type 2 diabetic Leprdb/db mice. Diabetes. 2006;55:3004–3012.

5. Ceriello A. Oxidative stress and diabetes-associated complications. Endocr Pract. 2006;12:60–62.

6. Corstjens AM, van der Horst IC, Zijlstra JG, et al. Hyperglycaemia in critically ill patients: marker or mediator of mortality? Crit Care. 2006;10:216.

7. Preiser JC. Restoring normoglycemia: not so harmless. Crit Care. 2008;12:116.

8. Van den Berghe G, Wilmer A, Hermans G, et al. Intensive insulin therapy in the medical ICU. N Engl J Med. 2006;35:449–461.

9. Krinsley JS. Effect of an intensive glucose management protocol on the mortality of critically ill adult patients. Mayo Clin Proc. 2004;79:992–1000.

10. Finney SJ, Zekveld C, Elia A, Evans TW. Glucose control and mortality in critically ill patients. JAMA. 2003;290:2041–2047.

11. Macrae D, Grieve R, Allen E, et al. A randomized trial of hyperglycemic control in pediatric intensive care. N Engl J Med. 2014;370:107–118.

12. Finfer S, Chittock DR, Su SY, for the NICE-SUGAR Study Investigators, et al. Intensive versus conventional glucose control in critically ill patients. N Engl J Med. 2009;360:1346–1349.

13. Preiser JC, Devos P, Ruiz-Santana S, et al. A prospective randomised multi-centre controlled trial on tight glucose control by intensive insulin therapy in adult intensive care units: the Glu-Control study. Intensive Care Med. 2009;36:2316–2321.

14. Brunkhorst FM, Engel C, Bloos F, et al. Intensive insulin therapy and pentastarch resuscitation in severe sepsis. N Engl J Med. 2008;358:125–139.

15. De La Rosa GD, Donado JH, Restrepo AH, et al. Strict glycaemic control in patients hospitalised in a mixed medical and surgical intensive care unit: a randomised clinical trial. Crit Care. 2008;12:R120.

16. Arabi YM, Dabbagh OC, Tamim HM, et al. Intensive versus conventional insulin therapy: a randomized controlled trial in medical and surgical critically ill patients. Crit Care Med. 2008;36: 3190–3197.

17. Kalfon P, Giraudeau B, Ichai C, et al. Tight computerized versus conventional glucose control in the ICU: a randomized controlled trial. Intensive Care Med. 2014;40:171–181.

18. Aragon D. Evaluation of nursing work effort and perceptions about blood glucose testing in tight glycemic control. Am J Crit Care. 2006;15:370–377.

19. Finfer S, Liu B, Chittock DR, et al. Hypoglycemia and risk of death in critically ill patients. N Engl J Med. 2012;367:1108–1118.

20. Pittas A, Siegel RD, Lau J. Insulin therapy for critically ill hospitalized patients: a meta-analysis of randomized controlled trials. Arch Intern Med. 2004;164:2005–2011.

21. Gandhi GY, Murad MH, Flynn DN, et al. Effect of perioperative insulin infusion on surgical morbidity and mortality: systematic review and meta-analysis of randomized trials. Mayo Clin Proc. 2008;83:418–430.

22. Wiener RS, Wiener DC, Larson RJ. Benefits and risks of tight glucose control in critically ill adults: a meta-analysis. JAMA. 2008;300:933–944.

23. Griesdale DE, de Souza RJ, van Dam RM, et al. Intensive insulin therapy and mortality among critically ill patients: a meta-analysis including NICE-SUGAR study data. CMAJ. 2009;180:821–827.

24. Marik PE, Preiser JC. Toward understanding tight glycemic control in the ICU: a systematic review and meta-analysis. Chest. 2010;137:544–551.

25. Song F, Zhong LJ, Han L, et al. Intensive insulin therapy for septic patients: a meta-analysis of randomized controlled trials. Biomed Res Int. 2014;2014:698265.

26. Srinivasan V, Agus MS, et al. Tight glucose control in critically ill children—a systematic review and meta-analysis. Pediatr Diabetes. 2014;15:75–83.

27. Eslami S, de Keizer NF, Schultz MJ, et al. A systematic review on quality indicators for tight glycaemic control in critically ill patients: need for an unambiguous indicator reference subset. Crit Care. 2008;12:R139.

28. Krinsley JS, Grover A. Severe hypoglycemia in critically ill patients: risk factors and outcomes. Crit Care Med. 2007;35:2262.

29. Stewart LA, Tierney JF. To IPD or not to IPD? Advantages and disadvantages of systematic reviews using individual patient data. Eval Health Prof. 2002;25:76–97.

30. Leonidou L, Michalaki M, Leonardou A, et al. Stress-induced hyperglycemia in patients with severe sepsis: a compromising factor for survival. Am J Med Sci. 2008;336:467–471.

31. Ichai C, Preiser JC. International recommendations for glucose control in adult non diabetic critically ill patients. Crit Care. 2010;14:R166.

32. Qaseem A, Humphrey LL, Chou R, et al. Use of intensive insulin therapy for the management of glycemic control in hospitalized patients: a clinical practice guideline from the American College of Physicians. Ann Intern Med. 2011;154:260–267.

33. Jacobi J, Bricher N, Krinsley J, et al. Guidelines for the use of an insulin infusion for the management of hyperglycemia in critically ill patients. Crit Care Med. 2012;40:3251–3276.

34. Krinsley JS, Preiser JC. Moving beyond tight glucose control to safe effective glucose control. Crit Care. 2008;12:149.

35. Dellinger RP, Levy MM, Rhodes A, et al. Surviving Sepsis Campaign: international guidelines for management of severe sepsis and septic shock: 2012. Crit Care Med. 2012;41:580–637.

22 危重患者是否可从治疗性低温中获益，患者及实施条件如何

Tomas Drabek, Patrick M. Kochanek

21世纪初出现了许多临床研究，显示治疗性低温（TH）可显著改善临床结果。TH因其经济、可重复性及操作简便引起了临床医生的兴趣。一系列动物研究亦证实，TH可改善许多神经系统损伤疾病的临床预后[1]。

TH的治疗机制复杂，目前认为是由多种机制共同作用的结果，且与低温水平及低温维持时间密切相关。因此可将TH分为：深低温（15~22℃）常被用于心脏手术以提高各器官对心脏停搏带来的缺血缺氧损伤的耐受程度；而亚低温（32~34℃）则被用来改善心搏骤停（CA）及其他缺血/再灌注损伤的临床结局。诱导低温方法很简单，可通过体表降温或通过特殊设计的导管或降温毯，因此TH目前在临床使用广泛。

尽管TH由来已久，但其作为临床上广泛应用的治疗手段还是近十余年的事。最有影响力的两个临床研究发表于2002年，结果显示TH可显著改善CAd患者的预后[2, 3]。近来研究显示，既使亚低温（36℃）发挥治疗效果且可避免低体温带来的其他并发症。在本章里，我们将重点讨论亚低温和中度低温用于重症监护病房（ICU）患者的治疗现状。

温度监测

机体的正常体温是（36.8±0.4）℃（口腔），日间波动0.5℃。直肠温度较口腔温度高约0.4℃[4]。食管下段温度可代表核心体温、直肠温度及膀胱温度。经肺动脉漂浮导管监测的温度可代表大脑温度，特别是在快速降温的时候[5]。在临床上，通过耳温计监测的鼓膜温度可代表深部脑组织温度。在降温措施相同的时候，因测量温度部位的不同可对结果产生巨大影响。目前治疗性低温的范围尚无定论。在临床实践中，33~36℃被称为亚低温，而28~32℃被称为中度低温，而低于28℃则被称为深低温[6]。

降温方法

传统降温方法主要采用冰块放置于大血管处或冰水浸湿的冰毯等体外降温的方式用于降低发热患者的体温。热水注入胃、腹腔或肺往往用于溺水低体温患者复温。近来，快速血管内（IV）输注冰水方式降温因其简单、来源广泛且副作用小等优点广泛用于临床，甚至在CA的患者中也可使用。Bernard等对CA患者输注大量（30 ml/kg）冰水（4℃），可在30分钟内将核心体温从35.5降至33.8℃[2]。利用相似的方法，Kim等可每30分钟将体温降低1.5℃。最重要的是，患者的生命体征、电解质、动脉血气或凝血功能并未因此出现严重异常[7]。尽管静脉内输注冰水可快速降温，但这种方法很难维持持续低温[8]。降温毯+输注冰水可快速降温但亦难以维持，于是血管内降温导管就应运而生。表面降温设施及血管

内降温导管均可维持持续低温。Kliegel 等成功的利用静脉输注冰水快速降温，并联合血管内降温导管维持低温[9]。将患者浸入冰水中是目前已知的最快速的降温方式（0.11~0.25℃/分），该方法对于热射病患者有效，但很难应用于 ICU 患者。为了避免全身性低温所带来的副作用，最好的方法是研究选择性脑低温的合理方式。降温头盔在儿童及成年人中均有研究[10-12]。其他旨在快速诱导降温的方式的研究如鼻咽降温[13]、颈部降温[14, 15]和颈动脉内直接血液降温等也有报道。此外，体外循环降温是最有效的，但目前仅限于理论研究。

治疗性低温的并发症

低体温可使循环、呼吸、神经、免疫及凝血系统生理发生改变，此外对代谢影响亦较大，这些改变均与降温幅度密切相关。亚低温常引起窦性心动过缓，当体温降至30℃时，常发生危险的心血管并发症，包括房颤、心动过缓；当体温下降至25℃时，则可能发生致死性室颤（VF）。目前临床常用的亚低温治疗，对血流动力学影响尚能接受，仅降低约25%的心输出量，且全身血管阻力及中心静脉压轻度升高。在健康个体中，亚低温甚至可以改善心肌灌注[16]。体温轻度降低0.7~1.2℃即可增加内源性儿茶酚胺的释放，去甲肾上腺素释放可增加4~7倍[17]。这一肾上腺素能反应可导致血压、血管张力、氧消耗增加，上述变化对于心血管功能处于边缘的患者而言是极其有害的。

低温对凝血功能影响主要在于可导致血小板计数减少、功能障碍及凝血因子减少。温度对凝血功能影响的严重程度很难评价，这是因为检验科室将所有标本的检测数值均校准至37℃，因此无法根据检测结果判断低温对凝血功能的影响[18]。Reed 等将血浆分别降温至35℃、33℃和31℃，结果发现部分凝血酶原时间（PTT）显著延长，原因在于凝血因子Ⅸ活性分别下降至正常值的39%、16%及2.5%。凝血因子的活性在体温低于30℃时严重下降，如体温25℃时，凝血因子活性仅为正常值的0（Ⅷ因子和Ⅸ因子）至5%（Ⅱ因子和Ⅶ因子）[19]。上述研究提示凝血功能障碍的产生是凝血因子活性下降而不是浓度下降的缘故，这是因为在血浆中检测到凝血因子浓度等于或高于正常值。血栓弹力图（TEG）是治疗性低温时评估凝血功能的有效手段[20]，在猪体温32℃时检测 TEG，发现初始凝集时间（R值）显著延长，凝血速度（α角）下降。上述检测数值改变提示凝血酶合成或激活障碍，而不是血凝块强度或纤溶亢进[21]。其他基于 TEG 的研究提示血凝块硬度在体温低于30℃时显著下降[22]。出血时间是血小板功能的一个重要评价指标。在狒狒模型中，低体温（32℃）时出血时间较正常体温（37℃）延长2.5倍[23]。在另一个人类志愿者中，体温22℃时其凝血时间是37℃时的3倍之多[24]。若低体温同时合并酸中毒对凝血功能的影响更为严重[25]。上述情况在创伤伴活动性出血患者的早期复苏时需重点关注。全身及局部的体征正常是凝血功能正常的必要条件。值得一提的是，在严重创伤性颅脑外伤（TBI）患者中，亚低温或中度低温也会增加出血的风险，因此这部分病人治疗性低温的可行性值得商榷[26, 27]。无独有偶，在 CA 的患者中，也观察到治疗性低温的患者出血风险增加［RR=1.30,（95% CI 0.97~1.74）］，但并无统计学差异（P=0.085）[28]。

低体温还可以导致白细胞下降，感染风险增加。许多关于 CA、TBI 或急性卒中的研究显示，治疗性低温患者发生肺炎的风险增加，尤其是在低体温时间较长的患者中（>48~72 小时）[29-31]。而短时间治疗性低温（<24 小时）则未出现上述现象[2,3,27]。近来 Meta 分析也证实了肺炎［RR=1.44（95% CI 1.10~1.90）］和脓毒症［RR=1.80（95% CI 1.04~3.10）］风险增加，但所有感染的患病率并未增加［RR=1.21（95% CI 0.95~1.54）］[32]。显然，为了神经功能更好地恢复，我们值得去冒感染增加的风险。

治疗性低温时，尽管电解质紊乱也很常见，但并不严重，且在 ICU 中很容易纠正。最常见的电解质紊乱是高钠血症、低钾血症、低镁血症、低磷血症及低钙血症[33, 34]。在神经功能及心肌损伤的患者中，尤其需要重视镁的补充[33, 35-37]。

低体温可导致胰岛素活性下降及血糖升高，从而增加感染风险及加重继发性颅脑损伤[38-40]。强化血糖控制十分必要，但 Vespa 等认为利用胰岛素将血糖控制在 8 mmol/L（150 mg/dl）以下即可[41]。

低体温时药物代谢会发生巨大变化，亚低温或中度低温可降低经细胞色素 P450 途径代谢的药物的清除率，体温每降低 1℃，则清除率下降 7%~22%[42]。此外，低体温还可降低部分药物的作用和效果[42]。

低体温影响病理生理过程的机制

体温每降低 1℃，大脑代谢率降低 5%~7%[43]，但这一改变无法解释哪怕微小的体温变化对生理的影响及产生的神经保护效应。动物实验研究发现一系列可能的机制，包括：维持生理性三磷腺苷（ATP）浓度、抑制谷氨酸盐释放、减轻氧化应激、消除炎症反应、预防能量衰竭、减少细胞骨架损伤、增加神经营养因子水平、预防无氧去极化、调控基因表达、减少细胞凋亡或改善血脑屏障损伤和血管性水肿。在 TBI 或缺血性卒中患者，治疗性低温可以降低颅内压（ICP）[44, 45]。然而，直接神经保护作用迄今尚未在实验室以外获得验证。

治疗性低温仅在某些原因所导致的神经系统损伤中发挥作用，可能涉及上述众多机制中的一种或数种。

心搏骤停与治疗性低温

众所周知，在冷水中溺水发生 CA 的患者生存时间要明显长于在室温中 CA 的患者。最早将治疗性低温用于 CA（呼吸衰竭、创伤等）患者

的报道见于 1958 年，目标温度为 30~34℃维持 24~72 小时。1959 年 Benson 等第一次在院内 CA 的患者中研究治疗性低温的治疗效果，结果发现低温组患者神经功能恢复可达 50%，而正常温度者仅为 14%。尽管早期的研究结果令人振奋，但治疗性低温在临床实践中直到 20 世纪 90 年代仍几乎无人问津，这可能是因为深低温（<30℃）或持续低温在动物实验中发现并发症较多的缘故[46, 47]。20 世纪 80 年代的动物实验发现亚低温既达到神经保护的作用，且其副作用较小。Busto 等发现逐步升高局灶性缺血性脑卒中的大鼠体温分别至 33℃、34℃、36℃和 39℃，则大鼠的神经功能缺失逐步严重[48]。Safar 等在心搏骤停的动物模型中亦发现类似现象[49]。上述研究结果说明，即使是亚低温也可显著改善 CA 患者的预后。

诱导低温的时机也很重要，损伤发生后立即开始诱导低温是最有效的，但很难在临床实践中做到。创伤后延迟诱导低温仍然可改善预后，但效果随着时间推移逐步下降[50]。Colbourne 等在沙鼠广泛或局灶性脑缺血性卒中模型中发现，损伤后迅速诱导低温且持续较长时间可最大限度地发挥神经功能保护作用[51~53]。院前即开始启动降温在临床实践中是切实可行的[54~56]，且可做到迅速降温。但上述措施并未使患者获益[57, 58]，这可能是静脉输注冰水所导致的并发症增加的缘故[59]。

一些随机研究评估 CA 后低温治疗的有效性，继 Hachimi-Idrissi 等[60]进行的小样本研究后，2002 年进行的两项研究证实了诱导性低温在 CA 治疗中的价值。Bernard 在澳大利亚研究了 77 例室颤患者，低温组利用冰袋将体温降至 33℃并维持 12 小时，43 例患者中，有 21 例患者（49%）存活且神经功能恢复良好，而在非低温组 34 例患者中，仅有 9 例（26%）恢复（P=0.046）。获得较好预后的 OR 值为 5.25（95% CI 1.47~18.76，P=0.011）[2]。在欧洲进行的多中心 HACA（hypothermia after cardiac arrest）研

究中，纳入样本均为室颤或室速的患者，随机分为低温组（32~34℃，持续24小时，用冷空气降温）或正常体温组。在低体温组患者中，约55%患者（75/136）神经功能恢复良好，而在正常体温组，这一比例仅为39%（54/137）（RR=1.68，95% CI 1.29~2.07，NNT=6）[3]。因此，治疗性低温即使开始延迟也是有效的。上述研究结果催生了三个问题，即①上述研究对照组是否为体温升高而不是正常体温呢？因体温升高在上述疾病中很常见。②是否有必要将患者体温降至34℃以下（即使患者出现寒战或需要深镇静）才能达到治疗效果？③非室颤/室速所致的CA，治疗性低温是否也有效？

治疗性低温广泛用于临床后，一些随访研究也注册开展了。Arrich等分析了来自19个中心、650例患者的数据，这些数据来自欧洲心脏停搏后低体温复苏委员会（European Resuscitation Council Hypothermia After CA Registry）。在所有患者中，约79%（462例）接受了治疗性低温，59%（347例）使用血管内降温设备，19%（114例）采用其他降温方式，如冰袋、冰毯或冷水。并发症的发生率较低（出血，3%；心律失常，6%），降温速度也较现有的文献报道更快[61]。

Lopez-de-Sa等比较体温降至32℃与34℃的效果有无差异，结果发现在可除颤的心律失常患者中，体温越低治疗效果越好，且出现抽搐症状的风险越低（1/18 vs. 11/18；P=0.000 2）[62]。

国际复苏联合委员会（International Liaison Committee on Resuscitation）评价上述研究结果"室颤患者在院外完成心肺复苏后，如自主循环恢复且合并意识障碍应采用低温治疗，将体温降至32~34℃并维持12~24小时。这一方法也适用于其他任何类型心律失常所致的CA的患者[63, 64]。"

Oksanen回顾性分析了2004—2005年因CA复苏成功后收入Finnish ICU的患者资料。几乎所有的ICU均采用低温治疗（19/20），但仅在部分患者中实施（2004年仅4%，2005年仅

28%），6个月生存率为55%[65]。据估计，若全美内科医生在所有具有适应证的患者中实施治疗性低温，心肺复苏患者神经功能恢复良好的患者人数可增加2 298人[66]。

然而，治疗性低温并未能在所有研究中获得满意的预后[67, 68]。Tiainen等进行了一项纳入70名CA患者的队列研究用于评价治疗性低温（33℃，维持24小时）对认知和神经功能的预后影响。随访三个月结果发现低温组（28/36）与正常体温组（22/34）预后并无明显差异（P=0.226）[68]。

尽管全球的ICU医生均认可治疗性低温的治疗效果，但即使是在阳性结果的临床研究，如Bernard和HACA研究中，仍存在选择性偏倚、温度选择和样本大小的问题[69]。Nielsen等进行了一项大样本、多中心、随机研究，旨在分析CA患者体温控制目标（TTM）在33℃或36℃维持24小时，并在72小时逐步将体温升高至37℃对预后的影响[70, 71]。主要观察终点是180天生存率。结果发现，33℃组的患者，72小时的死亡率为50%（235 /473），而36℃组的患者死亡率为48%（225/466）（OR=1.06，95% CI 0.89~1.28，P=0.51）。随访至观察终点，33℃组约54%患者死亡或神经功能恢复不良，这一比例在36℃组则为52%（OR=1.02，95% CI 0.88~1.16，P=0.78）。上述结果提示治疗性低温低于36℃并未增加其改善预后的效果。此外，也没有数据显示早期或晚期心肺复苏、心肺复苏时间或收治住院时间对预后有显著影响。基于上述结果，现行的指南建议TTM控制在32~36℃（亚低温）即可[71a]。

TTM或在低温和中度低温是否在其他疾病中也可发挥作用，是未来研究亟须解决的问题。近来有Meta分析指出，低温治疗可降低不可除颤心律患者的院内死亡率，但该研究质量较低[72]，相关研究[73, 74]并未纳入到该Meta分析中。一项在不可除颤心律儿童患者中进行的低质量研究发现，低温治疗并未降低死亡率，但目前指南仍保留该推荐[75]。一项高质量研究建议严格控制

儿童体温，避免体温升高（>37.5℃）及严重低温（<32℃）[75a]。近来涌现出一批关于治疗性低温在住院 CA 患者中的研究[76, 77]，但初步结果却不尽如人意[78~80]。患者人群的选择尚有争议[81~83]，仍有多个研究在进行中。不管是成人[84, 85]还是儿童[86, 87]心搏骤停患者使用低温治疗的效果均无定论[88]。

缺血性卒中与治疗性低温

在局灶性脑梗死的动物模型中，低温治疗可减少约 90% 的脑组织损伤面积[89, 90]，这些数据极大地引起了临床医生在缺血性卒中患者中采用低温治疗的兴趣。卒中患者的大脑温度较正常人及其他患者升高至少 1℃（1.0~2.1℃）[91, 92]。一项纳入 3 790 名患者的大型队列研究提示避免卒中患者发热可显著改善预后[93]。然而，药物降温效果不佳，利用对乙酰氨基酚（扑热息痛）仅能将体温降低 0.22℃[94]。Schwab 等进行了 2 项非对照实验，纳入样本均为缺血性卒中患者，旨在评价低温治疗（33℃，维持 24~72 小时）的效果。在第一项研究中，25 名缺血性卒中患者发病 14 小时即开始低温治疗（4~24 小时）。目标体温在 3~6 小时即可达到。复温过程约 18 小时（17~ 24 小时）。结果发现，低温治疗时所有患者颅内压下降，但在复温时却显著升高。且40% 的患者发生肺炎[45]。第二项研究发现，50 例患者（纳入标准同上）在低温时颅内压降低约 20 ± 14 至 12 ± 5 mmHg。复温过程缩短至小于 16 小时，结果发现患者死亡率较缓慢复温时显著升高[31]。在该研究中，死亡率为 38%，而其他未实施低温治疗的研究则为 78%~79%[95, 96]（需考虑霍桑效应及选择性偏倚对结果的影响）。

Kammersgaard 等在 17 例清醒卒中患者中采用低温治疗（35.5℃，维持 6~17 小时），并与 Copenhagen registry 的结果进行配对研究。神经损伤采用 Scandinavian Stroke Scale 评估，结果显示发病后 6 个月两组评分无明显差异（42 ± 14 vs.

48 ± 11；P=0.21）[97]。

De Georgia 等将 40 例缺血性卒中患者随机分为血管内降温组（33℃，持续 24 小时）或对照组，1 个月后临床预后及损伤范围大小无明显差异，不良事件发生率也无统计学差异[98]。

大脑半球切除是治疗缺血性卒中创伤最大的方法。Georgiadis 等将 36 名患者随机分为半球切除组和低温组。前者死亡率为 12%，而后者死亡率则高达 47%，且后者并发症较多[99]。Els 等发现低温 + 大脑半球切除术（n=12）及单独行大脑半球切除术（n=13）患者随访 6 个月预后的差别，结果显示前者预后较好（P<0.08）[100]。

因此，目前没有确切证据证实诱导性低温可改善缺血性卒中患者的预后。一项纳入 7 个小规模临床研究的 Meta 分析显示，低温无法改善卒中死亡率或严重程度[101]。然而，也有部分研究发现诱导性低温可降低卒中并发症的发病率及严重程度，并改善预后[102~104]。受到上述研究的启发，目前已有大规模的临床研究在策划[105]或进行中[106]。

脊髓损伤与治疗性低温

低温在创伤性脊髓损伤（SCI）中的经验不多。来自动物实验的研究结果并不一致，但整体看来是有效的[107]。然而，上述模型差异较大。部分研究采用全身低温[108~110]，也有研究采用脊髓局部低温[111]。Kwon 等综述中总结了上述方法在 20 世纪七八十年代确有使用[112]。尽管上述动物实验结果令人振奋，但所有回顾性研究的作者均撰文认为治疗性低温治疗 SCI 研究的局限性（如样本量较小，预后评估方法差异较大，且缺乏对照组），还需大样本对照研究的进一步验证[113,114]。一项大样本多中心前瞻性研究[ARCTIC（acute rapid cooling trial for injuries of the spinal cord）]目前正在进行。

近来，有一些证据提示低温治疗可能在创伤性 SCI 中发挥治疗作用，但仍然缺乏大样本前瞻性随机对照研究的证据[114a]。

创伤性脑损伤与治疗性低温

目前，创伤性脑损伤（TBI）的治疗方法在各个医院间差异较大。治疗的终极目标在于维持脑灌注压、最小颅内压或降低脑代谢。在 TBI 患者中，神经元坏死早期是因为损伤本身，而晚期则是缺血 / 缺氧和炎症损伤的结果[115]。

许多动物实验研究提示治疗性低温在 TBI 中具有治疗作用。多个 RCT 研究也旨在验证治疗性低温在成人和儿童 TBI 患者中的作用。值得注意的是：儿童与成人 TBI 的病理生理机制大相径庭[116]，因此治疗性低温可能对预后产生不同的影响。降温程度及维持时间在各个研究中差异较大，甚至其他治疗措施（如脑脊液引流、高渗治疗和镇静）也不尽相同。因此，往往在拥有专门低温治疗医疗人员的中心研究结果较好。一些已经发表的 Meta 分析发现了不一致的结果（**表 22-1**）：确有部分研究证实低温治疗可以改善神经功能和降低死亡率[117, 118]，但也有一些研究对上述结果提出质疑[119]。在五个以儿童为样本的研究中显示低温治疗可改善预后，而在 14 个以成人为样本的研究中则结果不一，其中 2 个研究结果发现低温治疗有增加死亡率和恶化神经功能的倾向，4 个研究报道低温治疗可降低死亡率，另有 9 个研究认为低温治疗可改善神经功能，其中部分研究的质量较低[120]。有趣的是，低温治疗对亚洲人群的效果似乎优于美国[121]。另外，最近的一个 Meta 分析总结了低温治疗对儿童 TBI 患者的影响，结果发现低温治疗可增加死亡率和心律失常的风险[122]。

低温可以有效地降低颅内压，然而，复温时需非常缓慢，否则颅内压会迅速反弹。若患者在入院时即开始低温治疗，则低温治疗需继续且缓慢复温。然而，颅内压下降并不一定意味着神经功能预后的改善[123]。

一个 Hutchison 等进行的国际多中心研究认为，治疗性低温并没有改善 TBI 患者的神经功能预后，反而增加了死亡率。然而这一研究饱受诟病，因其开始治疗性低温时间较晚，且维持时间相对较短，这可能导致在脑水肿高峰期时开始复温[124]。一项大样本多中心研究则早期即开始治疗性低温，但结果仍不尽如人意[125]。此外，Maekawa 等将维持性治疗性低温（32~34℃）与 TTM（35.5~37℃）作为对比，发现前者并未改善严重 TBI 患者的神经功能预后及降低死亡率[126]。

综上所述，迄今为止仍无确切证据证实治疗性低温可改善 TBI 患者的预后。若使用治疗性低温或 TTM，需早期开始，且维持至少 48 小时，并在密切监测颅内压下缓慢复温。

心肌梗死和治疗性低温

根据治疗性低温对病理生理影响的机制分析，其可能减轻急性心肌梗死（AMI）所带来的心肌损伤。在一项多中心、小样本研究中，Dixon 等随机将 42 名接受经皮冠状动脉介入（PCI）治疗的患者随机分为血管内降温组（33℃，维持 3 小时）与对照组。结果发现两组间中位梗死面积并无显著性差异[127]。在实施 PCI 的清醒患者中使用血管内降温的可行性在另一项非随机试验（LOWTEMP trial）中也得以验证[128]，Wolfrum 等发现，与既往未行低温治疗的患者相比，启动低温治疗并未延迟其他治疗的开始[129]。Hovdenes 等进行了一项非随机研究，报道了 PCI 可在心肌梗死导致 CA 的患者中进行，其中部分患者可能需要主动脉球囊反搏的辅助[130]。低温治疗可改善 CA 造成的心源性休克患者的血流动力学[131]。一项回顾性 Danish 研究纳入了 68 例 CA 的患者，证实在 PCI 患者中进行治疗性低温是安全的[132]。

总之，上述研究数据提示低温治疗在血流动力学不稳定甚至需要血流动力学支持的 CA 患者中的安全性。启动低温治疗并不会影响其他治疗的开展。冠状动脉造影应该尽快进行（2 小时），特别是血流动力学不稳定的患者更是越早越好[133]。然而，治疗性低温对于心肌梗死但未发生心搏骤停的患者可能并无益处。

表 22-1 治疗性低温 Meta 分析总结

研究，年份	研究数量	样本量（干预/未干预）	干预	对照组	临床结局
心搏骤停					
Holzer，2005	3	195/198	低体温	标准治疗	改善生存率及神经系统预后 RR=1.68（1.29~2.07）
Cheung，2006	4	231/203	低体温	标准治疗	降低死亡率 RR=0.75（0.62~0.92），改善不良的神经系统预后 RR=0.72（0.62~0.84）
Nielsen，2011	5	254/224	低体温	标准治疗	死亡率无显著性差异 RR=0.84（0.70~1.01），不良神经系统结局也无差异 RR=0.78（0.64~0.95）
Arrich，2012	5	253/226	低体温	标准治疗	低温治疗改善神经系统结局 RR=1.55（1.22~1.96）和生存率 RR=1.35（1.10~1.65）
成人创伤性颅脑外伤					
Harris，2002	7	254/245	低体温	标准治疗	GOS 评分无显著改善 OR=0.61（0.26~1.46，P=0.3）；可降低颅内压 OR= −2.98（−7.58~1.61；P=0.2）；显著延长 PTT OR=2.22（1.73~2.71，P<0.001）
Henderson，2003	8	总计 748	低体温	正常体温	未显著降低死亡率 OR=0.81（0.59~1.13）；显示出较强的趋势可改善不良神经系统结局 OR 0.75（0.56~1.01，P=0.06）；正常体温组肺炎发生率显著降低 OR=0.42（0.25~0.70，P=0.001）
McIntyre，2003	12	543/526	低体温	正常体温	降低死亡率 RR=0.70（0.56~0.87），改善不良神经系统结局 RR=0.65（0.48~0.89）
Alderson，2004	14	540/523	低体温	开放或正常体温	未显著降低死亡率 OR=0.80（0.61~1.04）；未显著降低死亡率或严重残疾 OR=0.75（0.56~1.00）；增加肺炎风险 OR=1.95（1.18~3.23）
Brain Trauma Foundation，2007	6	354/340	低体温	正常体温	全因死亡率未显著下降 RR=0.76（0.55~1.05，P=0.16）；改善预后 RR=1.46（1.12~1.92）；低温大于 48 小时可降低死亡率 RR=0.51（0.24~0.78）
Peterson，2008	8	407/374	低体温	正常体温	降低死亡率 RR=0.51（0.33~0.79），当低温治疗持续超过 48 小时可改善神经系统预后 RR=1.91（1.28~2.85），但增加肺炎风险 RR=2.37（1.37~4.10）；低温治疗不足 48 小时则不改善预后
Sydenham，2009	23	803/784	低体温	正常体温	未降低死亡率 OR=0.85（0.68~1.06）；低温治疗可能改善预后 OR=0.77（0.62~0.94）
Georgiu，2013	18	917/910	低体温	正常体温	降低死亡率 RR=0.84（0.72~0.98），改善不良神经系统结局 RR=0.81（0.73~0.89）
Li，2014	13	591/561	低体温	正常体温	降低死亡率的趋势 RR=0.86（0.73~1.01，P=0.06）及恶化神经系统结局的趋势 RR=1.21（0.95~1.53，P=0.12）；在亚洲人群中可显著降低死亡率 RR=0.60（0.44~0.83，P=0.002）
Crossley，2014	20	863/976	低体温	正常体温	降低死亡率 RR=1.31（1.13，1.52；P=0.000 4）及改善临床结局 RR=1.49（1.27，1.74，P<0.000 01）
儿童创伤性颅脑外伤					
Ma，2013	6	总计 366	低体温	正常体温	低温治疗增加死亡率 RR=1.73（1.06~2.84）
新生儿缺血缺氧性脑病					
Jacobs，2008	8	255/251	低体温	正常体温	降低死亡率及残障 RR=0.76（0.65~0.89）

（续表）

研究，年份	研究数量	样本量（干预/未干预）	干预	对照组	临床结局
Jacobs，2013	11	688/612	低体温	正常体温	降低死亡率 RR=0.75（0.64~0.88）；降低幸存者神经系统发育障碍 RR=0.77（0.63~0.94）
Pauliah，2013	7	301/266	低体温	标准治疗	数据来自于低收入和中等收入国家。未降低新生儿死亡率 RR=0.74（0.44~1.25）；关于发病率及远期神经系统预后数据不全
颅内动脉瘤					
Milani，2011	4	605/611	低体温	正常体温	预后与并发症均无差异
Li，2012		577/581	低体温	正常体温	RR=0.82（0.62~1.09）死亡率无差异 RR=0.82（0.62~1.09）
Zhao，2012	3	575/584	低体温	正常体温	预后与并发症均无差异
卒中					
Lakhan，2012	7	131/127	低体温	正常体温	死亡率及卒中严重程度无差异

GOS. 预后评分；OR. 比值比；PTT. 部分凝血酶原时间；RR. 相对危险度

缺血缺氧性脑病和治疗性低温

因窒息造成的缺血缺氧性脑病（HIE）病死率高，幸存者可长期存在神经系统功能障碍，特别是在婴儿和儿童中多见。损伤分为两个阶段：一部分损伤来自于急性的、原发病所导致的神经元坏死。另一部分则来自于继发的、延迟的神经元损伤。这一继发损伤的过程可能为治疗提供了一个预防进一步损伤的时间窗。

选择性的头部降温最早在婴儿患者中使用。然而，身体核心体温也必须下降才能使大脑深部结构的温度达到满意水平[134]。

一项来自于 Cochrane 的系统评价纳入了 11 个随机对照研究，共 1 505 个婴儿患者。结果显示治疗性低温可显著降低死亡率，改善临床结局，减少神经系统发育障碍（NNTB=7；95% CI 5~10；8 个研究，1 344 个婴儿）。降温也能显著降低病死率（NNTB=11；95% CI 8~25；11 个研究，1 468 个婴儿），改善幸存者神经系统功能障碍（NNTB=8；95% CI 5~14；8 个研究，917 个婴儿）。低温治疗的副作用包括：窦性心动过缓和严重的血小板减少[135]。治疗性低温可在足月妊娠或晚期早产儿中度 – 重度 HIE 治疗中发挥有效作用，但必须做到生后 6 小时内迅速诊断并采用低温治疗[136]。不幸的是，一项 Meta 分析的结果却否定了上述结论，这一 Meta 分析纳入了 7 个研究，分别来自于低收入和中等收入国家[137]。

治疗性低温的其他临床适应证

治疗性低温是否可用于其他疾病？治疗性低温不能改善昏迷患者的预后，在严重细菌性脑膜炎患者中甚至是有害的[138]。然而，其他小样本研究显示社区获得性细菌性脑膜炎患者在低温治疗中可能获益，可显著降低病死率 [OR = 0.059（0.017~0.211）] 和改善神经系统功能 [OR = 0.209（0.082~0.534）][139]。

一项大样本多中心（IHAST）研究评价动脉瘤性蛛网膜下腔出血患者经历开颅手术术中使用低温治疗对临床结局的影响，答案依然令人失望[140]。上述结果也在后来的一项 Meta 分析中再次得到证实，即术中低温无法降低死亡率 [RR=0.82（0.62，1.09）][141]。

初步试验显示，低温治疗可预防大量颅内出血带周围水肿的进展，降低其并发症的发生，但可导致肺炎的发生增加[142, 143]。大样本多中心研究正在进行[144]。

低级别证据证实低温治疗可控制难治性癫痫持续状态患者的癫痫发作[145]。

结　论

在重症医学领域，治疗性低温方兴未艾。然而，尽管众多动物实验取得了令人振奋的结果，但很难在临床研究中复制，如 TBI、卒中及 MI。原有的在 CA 患者中激进地采用低温治疗的热潮也稍有减退，目前数据显示目标体温维持在 36℃ 且避免体温升高即可。现阶段治疗性低温取得最令人瞩目的治疗效果主要集中在 CA 和新生儿缺血缺氧性脑病。

作者推荐

- 院外心搏骤停幸存者目标体温控制在 32~36℃ 即可发挥神经保护作用，这一目标同样适用于院内心搏骤停的患者（不管心律如何）。儿童患者体温控制必须严格，绝对避免体温升高（>37.5℃）和严重低体温（<32℃）。
- 在某些可能发生神经系统损伤的疾病中（如卒中、脊髓损伤、创伤性颅脑外伤、蛛网膜下腔出血），现有证据并不支持低温治疗，但无疑应该避免体温升高。
- 治疗性低温可用于治疗围生期新生儿缺血缺氧性脑病。
- 优化降温方法、持续时间、降温程度、复温方法及尽量避免副作用可能是扩大低温治疗适应证的重要手段。

（胡　婕）

参考文献

1. Nagel S, Papadakis M, Hoyte L, Buchan AM. Therapeutic hypothermia in experimental models of focal and global cerebral ischemia and intracerebral hemorrhage. Expert Rev Neurother. 2008;8:1255–1268.
2. Bernard SA, Gray TW, Buist MD, et al. Treatment of comatose survivors of out-of-hospital cardiac arrest with induced hypothermia. N Engl J Med. 2002;346:557–563.
3. Mild therapeutic hypothermia to improve the neurologic outcome after cardiac arrest. N Engl J Med. 2002;346:549–556.
4. Fauci AS, Braunwald E, Kasper DL, et al. Alterations in Body Temperature. Harrison's Principles of Internal Medicine. New York: McGraw-Hill; 2008. 117–121.
5. Janata A, Weihs W, Bayegan K, et al. Therapeutic hypothermia with a novel surface cooling device improves neurologic outcome after prolonged cardiac arrest in swine. Crit Care Med. 2008;36:895–902.
6. Safar PJ, Kochanek PM. Therapeutic hypothermia after cardiac arrest. N Engl J Med. 2002;346:612–613.
7. Kim F, Olsufka M, Carlbom D, et al. Pilot study of rapid infusion of 2 L of 4 degrees C normal saline for induction of mild hypothermia in hospitalized, comatose survivors of out-of-hospital cardiac arrest. Circulation. 2005;112:715–719.
8. Kliegel A, Janata A, Wandaller C, et al. Cold infusions alone are effective for induction of therapeutic hypothermia but do not keep patients cool after cardiac arrest. Resuscitation. 2007;73:46–53.
9. Kliegel A, Losert H, Sterz F, et al. Cold simple intravenous infusions preceding special endovascular cooling for faster induction of mild hypothermia after cardiac arrest–a feasibility study. Resuscitation. 2005;64:347–351.
10. Wang H, Olivero W, Lanzino G, et al. Rapid and selective cerebral hypothermia achieved using a cooling helmet. J Neurosurg. 2004;100:272–277.
11. Horn AR, Woods DL, Thompson C, Eis I, Kroon M. Selective cerebral hypothermia for post-hypoxic neuroprotection in neonates using a solid ice cap. S Afr Med J. 2006;96:976–981.
12. Battin MR, Penrice J, Gunn TR, Gunn AJ. Treatment of term infants with head cooling and mild systemic hypothermia (35.0 degrees C and 34.5 degrees C) after perinatal asphyxia. Pediatrics. 2003;111:244–251.
13. Lyon RM, Van Antwerp J, Henderson C, Weaver A, Davies G, Lockey D. Prehospital intranasal evaporative cooling for out-ofhospital cardiac arrest: a pilot, feasibility study. Eur J Emerg Med. 2014;21:368–370.
14. Poli S, Purrucker J, Priglinger M, et al. Induction of cooling with a passive head and neck cooling device: effects on brain temperature after stroke. Stroke. 2013;44:708–713.
15. Covaciu L, Weis J, Bengtsson C, et al. Brain temperature in volunteers subjected to intranasal cooling. Intensive Care Med. 2011;37:1277–1284.
16. Frank SM, Satitpunwaycha P, Bruce SR, Herscovitch P, Goldstein DS. Increased myocardial perfusion and sympathoadrenal activation during mild core hypothermia in awake humans. Clin Sci (Lond). 2003;104:503–508.
17. Frank SM, Higgins MS, Fleisher LA, Sitzmann JV, Raff H, Breslow MJ. Adrenergic, respiratory, and cardiovascular effects of core cooling in humans. Am J Physiol. 1997;272:R557–R562.
18. Brinkman AC, Ten Tusscher BL, de Waard MC, de Man FR, Girbes AR, Beishuizen A. Minimal effects on ex vivo coagulation during mild therapeutic hypothermia in post cardiac arrest patients. Resuscitation. 2014;85:1359–1363.
19. Johnston TD, Chen Y, Reed 2nd RL. Functional equivalence of hypothermia to specific clotting factor deficiencies. J Trauma. 1994;37:413–417.
20. Martini WZ, Cortez DS, Dubick MA, Park MS, Holcomb JB. Thrombelastography is better than pt, aptt, and activated clotting time in detecting clinically relevant clotting abnormalities after hypothermia, hemorrhagic shock and resuscitation in pigs. J Trauma. 2008;65:535–543.
21. Martini WZ. The effects of hypothermia on fibrinogen metabolism and coagulation function in swine. Metabolism. 2007;56:214–221.
22. Rundgren M, Engstrom M. A thromboelastometric evaluation of the effects of hypothermia on the coagulation system. Anesth Analg. 2008;107:1465–1468.

23. Watts DD, Trask A, Soeken K, Perdue P, Dols S, Kaufmann C. Hypothermic coagulopathy in trauma: effect of varying levels of hypothermia on enzyme speed, platelet function, and fibrinolytic activity. J Trauma. 1998;44:846–854.

24. Valeri CR, MacGregor H, Cassidy G, Tinney R, Pompei F. Effects of temperature on bleeding time and clotting time in normal male and female volunteers. Crit Care Med. 1995;23:698–704.

25. Dirkmann D, Hanke AA, Gorlinger K, Peters J. Hypothermia and acidosis synergistically impair coagulation in human whole blood. Anesth Analg. 2008;106:1627–1632.

26. Clifton GL, Miller ER, Choi SC, et al. Lack of effect of induction of hypothermia after acute brain injury. N Engl J Med. 2001;344: 556–563.

27. Marion DW, Penrod LE, Kelsey SF, et al. Treatment of traumatic brain injury with moderate hypothermia. N Engl J Med. 1997;336:540–546.

28. Stockmann H, Krannich A, Schroeder T, Storm C. Therapeutic temperature management after cardiac arrest and the risk of bleeding: systematic review and meta-analysis. Resuscitation. 2014;85:1494–1503.

29. Yanagawa Y, Ishihara S, Norio H, et al. Preliminary clinical outcome study of mild resuscitative hypothermia after out-of-hospital cardiopulmonary arrest. Resuscitation. 1998;39:61–66.

30. Shiozaki T, Hayakata T, Taneda M, et al. A multicenter prospective randomized controlled trial of the efficacy of mild hypothermia for severely head injured patients with low intracranial pressure. Mild hypothermia study group in Japan. J Neurosurg. 2001;94:50–54.

31. Schwab S, Georgiadis D, Berrouschot J, Schellinger PD, Graffagnino C, Mayer SA. Feasibility and safety of moderate hypothermia after massive hemispheric infarction. Stroke. 2001;32:2033–2035.

32. Geurts M, Macleod MR, Kollmar R, Kremer PH, van der Worp HB. Therapeutic hypothermia and the risk of infection: a systematic review and meta-analysis. Crit Care Med. 2014;42:231–242.

33. Polderman KH, Peerdeman SM, Girbes AR. Hypophosphatemia and hypomagnesemia induced by cooling in patients with severe head injury. J Neurosurg. 2001;94:697–705.

34. Aibiki M, Kawaguchi S, Maekawa N. Reversible hypophosphatemia during moderate hypothermia therapy for brain-injured patients. Crit Care Med. 2001;29:1726–1730.

35. Polderman KH, Bloemers FW, Peerdeman SM, Girbes AR. Hypomagnesemia and hypophosphatemia at admission in patients with severe head injury. Crit Care Med. 2000;28:2022–2025.

36. Shechter M, Hod H, Rabinowitz B, Boyko V, Chouraqui P. Longterm outcome of intravenous magnesium therapy in thrombolysis-ineligible acute myocardial infarction patients. Cardiology. 2003;99:205–210.

37. McIntosh TK, Vink R, Yamakami I, Faden AI. Magnesium protects against neurological deficit after brain injury. Brain Res. 1989;482:252–260.

38. Cochran A, Scaife ER, Hansen KW, Downey EC. Hyperglycemia and outcomes from pediatric traumatic brain injury. J Trauma. 2003;55:1035–1038.

39. Rovlias A, Kotsou S. The influence of hyperglycemia on neurological outcome in patients with severe head injury. Neurosurgery. 2000;46:335–342. discussion 342–333.

40. Cherian L, Hannay HJ, Vagner G, Goodman JC, Contant CF, Robertson CS. Hyperglycemia increases neurological damage and behavioral deficits from post-traumatic secondary ischemic insults. J Neurotrauma. 1998;15:307–321.

41. Vespa P, Boonyaputthikul R, McArthur DL, Miller C, Etchepare M, Bergsneider M, et al. Intensive insulin therapy reduces microdialysis glucose values without altering glucose utilization or improving the lactate/pyruvate ratio after traumatic brain injury. Crit Care Med. 2006;34:850–856.

42. Tortorici MA, Kochanek PM, Poloyac SM. Effects of hypothermia on drug disposition, metabolism, and response: A focus of hypothermia-mediated alterations on the cytochrome p450 enzyme system. Crit Care Med. 2007;35:2196–2204.

43. Rosomoff HL, Holaday DA. Cerebral blood flow and cerebral oxygen consumption during hypothermia. Am J Physiol. 1954;179:85–88.

44. Polderman KH. Induced hypothermia and fever control for prevention and treatment of neurological injuries. Lancet. 2008;371:1955–1969.

45. Schwab S, Schwarz S, Spranger M, Keller E, Bertram M, Hacke W. Moderate hypothermia in the treatment of patients with severe middle cerebral artery infarction. Stroke. 1998;29: 2461–2466.

46. Steen PA, Soule EH, Michenfelder JD. Deterimental effect of prolonged hypothermia in cats and monkeys with and without regional cerebral ischemia. Stroke. 1979;10:522–529.

47. Steen PA, Milde JH, Michenfelder JD. The detrimental effects of prolonged hypothermia and rewarming in the dog. Anesthesiology. 1980;52:224–230.

48. Morikawa E, Ginsberg MD, Dietrich WD, et al. The significance of brain temperature in focal cerebral ischemia: Histopathological consequences of middle cerebral artery occlusion in the rat. J Cereb Blood Flow Metab. 1992;12:380–389.

49. Safar P, Tisherman SA, Behringer W, et al. Suspended animation for delayed resuscitation from prolonged cardiac arrest that is unresuscitable by standard cardiopulmonary-cerebral resuscitation. Crit Care Med. 2000;28:N214–N218.

50. Colbourne F, Corbett D. Delayed and prolonged post-ischemic hypothermia is neuroprotective in the gerbil. Brain Res. 1994;654:265–272.

51. Clark DL, Penner M, Orellana-Jordan IM, Colbourne F. Comparison of 12, 24 and 48 h of systemic hypothermia on outcome after permanent focal ischemia in rat. Exp Neurol. 2008;212: 386–392.

52. Corbett D, Nurse S, Colbourne F. Hypothermic neuroprotection. A global ischemia study using 18- to 20-month-old gerbils. Stroke. 1997;28:2238–2242. discussion 2243.

53. Colbourne F, Corbett D. Delayed postischemic hypothermia: A six month survival study using behavioral and histological assessments of neuroprotection. J Neurosci. 1995;15:7250–7260.

54. Kim F, Olsufka M, Longstreth Jr WT, et al. Pilot randomized clinical trial of prehospital induction of mild hypothermia in out-ofhospital cardiac arrest patients with a rapid infusion of 4 degrees C normal saline. Circulation. 2007;115:3064–3070.

55. Bernard SA, Smith K, Cameron P, Rapid infusion of Cold Hartmanns Investigators, et al. Induction of prehospital therapeutic hypothermia after resuscitation from nonventricular fibrillation cardiac arrest. Crit Care Med. 2012;40:747–753.

56. Skulec R, Truhlar A, Seblova J, Dostal P, Cerny V. Pre-hospital cooling of patients following cardiac arrest is effective using even low volumes of cold saline. Crit Care. 2010;14:R231.

57. Hunter BR, O'Donnell DP, Allgood KL, Seupaul RA. No benefit to prehospital initiation of therapeutic hypothermia in out-of-hospital cardiac arrest: a systematic review and meta-analysis. Acad Emerg Med. 2014;21:355–364.

58. Diao M, Huang F, Guan J, et al. Prehospital therapeutic hypothermia after cardiac arrest: a systematic review and

meta-analysis of randomized controlled trials. Resuscitation. 2013;84:1021–1028.

59. Kim F, Nichol G, Maynard C, et al. Effect of prehospital induction of mild hypothermia on survival and neurological status among adults with cardiac arrest: a randomized clinical trial. JAMA. 2014;311:45–52.

60. Hachimi-Idrissi S, Corne L, Ebinger G, Michotte Y, Huyghens L. Mild hypothermia induced by a helmet device: a clinical feasibility study. Resuscitation. 2001;51:275–281.

61. Arrich J. Clinical application of mild therapeutic hypothermia after cardiac arrest. Crit Care Med. 2007;35:1041–1047.

62. Lopez-de-Sa E, Rey JR, Armada E, et al. Hypothermia in comatose survivors from out-of-hospital cardiac arrest: pilot trial comparing 2 levels of target temperature. Circulation. 2012;126:2826–2833.

63. Part 4: Advanced life support. Circulation. 2005;112(III):25–54.

64. Deakin CD, Morrison LJ, Morley PT, Advanced life support chapter Collaborators, et al. Part 8: Advanced life support: 2010 international consensus on cardiopulmonary resuscitation and emergency cardiovascular care science with treatment recommendations. Resuscitation. 2010;81(suppl 1):e93–e174.

65. Oksanen T, Pettila V, Hynynen M, Varpula T. Therapeutic hypothermia after cardiac arrest: implementation and outcome in finnish intensive care units. Acta Anaesthesiol Scand. 2007;51:866–871.

66. Majersik JJ, Silbergleit R, Meurer WJ, Brown DL, Lisabeth LD, Morgenstern LB. Public health impact of full implementation of therapeutic hypothermia after cardiac arrest. Resuscitation. 2008;77:189–194.

67. Pfeifer R, Jung C, Purle S, et al. Survival does not improve when therapeutic hypothermia is added to post-cardiac arrest care. Resuscitation. 2011;82:1168–1173.

68. Tiainen M, Poutiainen E, Kovala T, Takkunen O, Happola O, Roine RO. Cognitive and neurophysiological outcome of cardiac arrest survivors treated with therapeutic hypothermia. Stroke. 2007;38:2303–2308.

69. Nielsen N, Friberg H, Gluud C, Herlitz J, Wetterslev J. Hypothermia after cardiac arrest should be further evaluated– a systematic review of randomised trials with meta-analysis and trial sequential analysis. Int J Cardiol. 2011;151:333–341.

70. Nielsen N, Winkel P, Cronberg T, et al. Detailed statistical analysis plan for the target temperature management after out-of-hospital cardiac arrest trial. Trials. 2013;14:300.

71. Nielsen N, Wetterslev J, Cronberg T, et al. Targeted temperature management at 33 degrees C versus 36 degrees C after cardiac arrest. N Engl J Med. 2013;369:2197–2206.

71a. Nolan JP, Soar J, Cariou A, et al. European resuscitation council and European society of intensive care medicine guidelines for post-resuscitation care 2015: section 5 of the European resuscitation council guidelines for resuscitation 2015. Resuscitation. 2015;95:202–222.

72. Kim YM, Yim HW, Jeong SH, Klem ML, Callaway CW. Does therapeutic hypothermia benefit adult cardiac arrest patients presenting with non-shockable initial rhythms?: a systematic review and meta-analysis of randomized and non-randomized studies. Resuscitation. 2012;83:188–196.

73. Lundbye JB, Rai M, Ramu B, et al. Therapeutic hypothermia is associated with improved neurologic outcome and survival in cardiac arrest survivors of non-shockable rhythms. Resuscitation. 2012;83:202–207.

74. Testori C, Sterz F, Behringer W, et al. Mild therapeutic hypothermia is associated with favourable outcome in patients after cardiac arrest with non-shockable rhythms. Resuscitation. 2011;82:1162–1167.

75. Scholefield B, Duncan H, Davies P, et al. Hypothermia for neuroprotection in children after cardiopulmonary arrest. Cochrane Database Syst Rev. 2013;2:CD009442.

75a. Maconochie IK, de Caen AR, Aickin R, Pediatric basic life support and pediatric advanced life support chapter Collaborators, et al. Part 6: Pediatric basic life support and pediatric advanced life support: 2015 international consensus on cardiopulmonary resuscitation and emergency cardiovascular care science with treatment recommendations. Resuscitation. 2015;95:e147–e168.

76. Dankiewicz J, Schmidbauer S, Nielsen N, et al. Safety, feasibility, and outcomes of induced hypothermia therapy following inhospital cardiac arrest-evaluation of a large prospective registry. Crit Care Med. 2014;42:2537–2545.

77. Mikkelsen ME, Christie JD, Abella BS, American Heart Association's Get With the Guidelines-Resuscitation Investigators, et al. Use of therapeutic hypothermia after in-hospital cardiac arrest. Crit Care Med. 2013;41:1385–1395.

78. Nichol G, Huszti E, Kim F, American Heart Association Get With the Guideline-Resuscitation Investigators, et al. Does induction of hypothermia improve outcomes after in-hospital cardiac arrest? Resuscitation. 2013;84:620–625.

79. Kory P, Fukunaga M, Mathew JP, et al. Outcomes of mild therapeutic hypothermia after in-hospital cardiac arrest. Neurocrit Care. 2012;16:406–412.

80. Sandroni C, Nolan J, Cavallaro F, Antonelli M. In-hospital cardiac arrest: incidence, prognosis and possible measures to improve survival. Intensive Care Med. 2007;33:237–245.

81. Hessel 2nd EA. Therapeutic hypothermia after in-hospital cardiac arrest: a critique. J Cardiothorac Vasc Anesth. 2014;28:789–799.

82. Abella BS. Pro: The case for using therapeutic hypothermia after inhospital cardiac arrest. J Cardiothorac Vasc Anesth. 2011;25:362–364.

83. Do R, Kim F. Con: Therapeutic hypothermia should not be applied to all victims of cardiac arrest. J Cardiothorac Vasc Anesth. 2011;25:365–367.

84. Oddo M, Rossetti AO. Early multimodal outcome prediction after cardiac arrest in patients treated with hypothermia. Crit Care Med. 2014;42:1340–1347.

85. Fugate JE, Wijdicks EF, Mandrekar J, et al. Predictors of neurologic outcome in hypothermia after cardiac arrest. Ann Neurol. 2010;68:907–914.

86. Abend NS, Topjian AA, Kessler SK, et al. Outcome prediction by motor and pupillary responses in children treated with therapeutic hypothermia after cardiac arrest. Pediatr Crit Care Med. 2012;13:32–38.

87. Fink EL, Berger RP, Clark RS, et al. Serum biomarkers of brain injury to classify outcome after pediatric cardiac arrest. Crit Care Med. 2014;42:664–674.

88. Kamps MJ, Horn J, Oddo M, et al. Prognostication of neurologic outcome in cardiac arrest patients after mild therapeutic hypothermia: a meta-analysis of the current literature. Intensive Care Med. 2013;39:1671–1682.

89. Xue D, Huang ZG, Smith KE, Buchan AM. Immediate or delayed mild hypothermia prevents focal cerebral infarction. Brain Res. 1992;587:66–72.

90. Maier CM, Ahern K, Cheng ML, Lee JE, Yenari MA, Steinberg GK. Optimal depth and duration of mild hypothermia in a focal model of transient cerebral ischemia: effects on neurologic outcome, infarct size, apoptosis, and inflammation. Stroke. 1998;29:2171–2180.

91. Schwab S, Schwarz S, Aschoff A, Keller E, Hacke W. Moderate hypothermia and brain temperature in patients with severe middle cerebral artery infarction. Acta Neurochir Suppl. 1998;71:131–134.

92. Schwab S, Spranger M, Aschoff A, Steiner T, Hacke W. Brain temperature monitoring and modulation in patients with severe MCA infarction. Neurology. 1997;48:762–767.

93. Hajat C, Hajat S, Sharma P. Effects of poststroke pyrexia on stroke outcome : a meta-analysis of studies in patients. Stroke. 2000;31:410–414.

94. Kasner SE, Wein T, Piriyawat P, et al. Acetaminophen for altering body temperature in acute stroke: a randomized clinical trial. Stroke. 2002;33:130–134.

95. Hacke W, Schwab S, Horn M, Spranger M, De Georgia M, von Kummer R. 'Malignant' middle cerebral artery territory infarction: clinical course and prognostic signs. Arch Neurol. 1996;53:309–315.

96. Berrouschot J, Sterker M, Bettin S, Koster J, Schneider D. Mortality of space-occupying ('malignant') middle cerebral artery infarction under conservative intensive care. Intensive Care Med. 1998;24:620–623.

97. Kammersgaard LP, Rasmussen BH, Jorgensen HS, Reith J, Weber U, Olsen TS. Feasibility and safety of inducing modest hypothermia in awake patients with acute stroke through surface cooling: A case-control study: the Copenhagen Stroke Study. Stroke. 2000;31:2251–2256.

98. De Georgia MA, Krieger DW, Abou-Chebl A, et al. Cooling for Acute Ischemic Brain Damage (COOL AID): a feasibility trial of endovascular cooling. Neurology. 2004;63:312–317.

99. Georgiadis D, Schwarz S, Aschoff A, Schwab S. Hemicraniectomy and moderate hypothermia in patients with severe ischemic stroke. Stroke. 2002;33:1584–1588.

100. Els T, Oehm E, Voigt S, Klisch J, Hetzel A, Kassubek J. Safety and therapeutical benefit of hemicraniectomy combined with mild hypothermia in comparison with hemicraniectomy alone in patients with malignant ischemic stroke. Cerebrovasc Dis. 2006;21:79–85.

101. Lakhan SE, Pamplona F. Application of mild therapeutic hypothermia on stroke: a systematic review and meta-analysis. Stroke Res Treat. 2012;2012:295906.

102. Hong JM, Lee JS, Song HJ, Jeong HS, Choi HA, Lee K. Therapeutic hypothermia after recanalization in patients with acute ischemic stroke. Stroke. 2014;45:134–140.

103. Piironen K, Tiainen M, Mustanoja S, et al. Mild hypothermia after intravenous thrombolysis in patients with acute stroke: a randomized controlled trial. Stroke. 2014;45:486–491.

104. Horn CM, Sun CH, Nogueira RG, et al. Endovascular reperfusion and cooling in cerebral acute ischemia (ReCCLAIM I). J Neurointerv Surg. 2014;6:91–95.

105. Lyden PD, Hemmen TM, Grotta J, Rapp K, Raman R. Endovascular therapeutic hypothermia for acute ischemic stroke: ICTuS 2/3 protocol. Int J Stroke. 2014;9:117–125.

106. van der Worp HB, Macleod MR, Bath PM, Euro HYP-1 Investigators, et al. Eurohyp-1: European multicenter, randomized, phase III clinical trial of therapeutic hypothermia plus best medical treatment vs. Best medical treatment alone for acute ischemic stroke. Int J Stroke. 2014;9:642–645.

107. Batchelor PE, Skeers P, Antonic A, et al. Systematic review and meta-analysis of therapeutic hypothermia in animal models of spinal cord injury. PLoS One. 2013;8:e71317.

108. Levi AD, Green BA, Wang MY, et al. Clinical application of modest hypothermia after spinal cord injury. J Neurotrauma.

2009;26:407–415.

109. Levi AD, Casella G, Green BA, et al. Clinical outcomes using modest intravascular hypothermia after acute cervical spinal cord injury. Neurosurgery. 2010;66:670–677.

110. Dididze M, Green BA, Dietrich WD, Vanni S, Wang MY, Levi AD. Systemic hypothermia in acute cervical spinal cord injury: a casecontrolled study. Spinal Cord. 2013;51:395–400.

111. Hansebout RR, Hansebout CR. Local cooling for traumatic spinal cord injury: outcomes in 20 patients and review of the literature. J Neurosurg Spine. 2014;20:550–561.

112. Kwon BK, Mann C, Sohn HM, et al. Hypothermia for spinal cord injury. Spine J. 2008;8:859–874.

113. Dietrich WD, Levi AD, Wang M, Green BA. Hypothermic treatment for acute spinal cord injury. Neurotherapeutics. 2011;8: 229–239.

114. Dietrich WD, Cappuccino A, Cappuccino H. Systemic hypothermia for the treatment of acute cervical spinal cord injury in sports. Curr Sports Med Rep. 2011;10:50–54.

114a. Alkabie S, Boileau AJ. The role of therapeutic hypothermia after traumatic spinal cord injury—a systematic review. World Neurosurgery. 2015 Sep 30. pii: S1878–8750(15)01247-4. doi: 10.1016/j. wneu.2015.09.079. [Epub ahead of print]

115. Berger RP, Adelson PD, Richichi R, Kochanek PM. Serum biomarkers after traumatic and hypoxemic brain injuries: Insight into the biochemical response of the pediatric brain to inflicted brain injury. Dev Neurosci. 2006;28:327–335.

116. Adelson PD. Hypothermia following pediatric traumatic brain injury. J Neurotrauma. 2009;26:429–436.

117. Crossley S, Reid J, McLatchie R, et al. A systematic review of therapeutic hypothermia for adult patients following traumatic brain injury. Crit Care. 2014;18:R75.

118. Georgiou AP, Manara AR. Role of therapeutic hypothermia in improving outcome after traumatic brain injury: a systematic review. Br J Anaesth. 2013;110:357–367.

119. Sydenham E, Roberts I, Alderson P. Hypothermia for traumatic head injury. Cochrane Database Syst Rev. 2009:CD001048.

120. Sandestig A, Romner B, Grande PO. Therapeutic hypothermia in children and adults with severe traumatic brain injury. Ther Hypothermia Temp Manag. 2014;4:10–20.

121. Li P, Yang C. Moderate hypothermia treatment in adult patients with severe traumatic brain injury: a meta-analysis. Brain Inj. 2014;28:1036–1041.

122. Ma C, He X, Wang L, et al. Is therapeutic hypothermia beneficial for pediatric patients with traumatic brain injury? A meta-analysis. Child's Nerv Syst. 2013;29:979–984.

123. Adelson PD, Ragheb J, Kanev P, et al. Phase II clinical trial of moderate hypothermia after severe traumatic brain injury in children. Neurosurgery. 2005;56:740–754. discussion 740–754.

124. Hutchison JS, Ward RE, Lacroix J, et al. Hypothermia therapy after traumatic brain injury in children. N Engl J Med. 2008;358: 2447–2456.

125. Clifton GL, Valadka A, Zygun D, et al. Very early hypothermia induction in patients with severe brain injury (the National Acute Brain Injury Study: Hypothermia II): a randomised trial. Lancet Neurol. 2011;10:131–139.

126. Maekawa T, Yamashita S, Nagao S, Hayashi N, Ohashi Y. Prolonged mild therapeutic hypothermia versus fever control with tight hemodynamic monitoring and slow rewarming

in patients with severe traumatic brain injury: a randomized controlled trial. J Neurotrauma. 2014;32:422–429.

127. Dixon SR, Whitbourn RJ, Dae MW, et al. Induction of mild systemic hypothermia with endovascular cooling during primary percutaneous coronary intervention for acute myocardial infarction. J Am Coll Cardiol. 2002;40:1928–1934.

128. Kandzari DE, Chu A, Brodie BR, et al. Feasibility of endovascular cooling as an adjunct to primary percutaneous coronary intervention (results of the LOWTEMP pilot study). Am J Cardiol. 2004;93:636–639.

129. Wolfrum S, Pierau C, Radke PW, Schunkert H, Kurowski V. Mild therapeutic hypothermia in patients after out-of-hospital cardiac arrest due to acute ST-segment elevation myocardial infarction undergoing immediate percutaneous coronary intervention. Crit Care Med. 2008;36:1780–1786.

130. Hovdenes J, Laake JH, Aaberge L, Haugaa H, Bugge JF. Therapeutic hypothermia after out-of-hospital cardiac arrest: experiences with patients treated with percutaneous coronary intervention and cardiogenic shock. Acta Anaesthesiol Scand. 2007;51:137–142.

131. Zobel C, Adler C, Kranz A, Seck C, et al. Mild therapeutic hypothermia in cardiogenic shock syndrome. Crit Care Med. 2012;40:1715–1723.

132. Chisholm GE, Grejs A, Thim T, et al. Safety of therapeutic hypothermia combined with primary percutaneous coronary intervention after out-of-hospital cardiac arrest. Eur Heart J Acute Cardiovasc Care. 2015;4:60–63.

133. Noc M, Fajadet J, Lassen JF, et al. Invasive coronary treatment strategies for out-of-hospital cardiac arrest: A consensus statement from the European association for percutaneous cardiovascular interventions (EAPCI)/stent for life (SFL) groups. EuroIntervention. 2014;10:31–37.

134. Van Leeuwen GM, Hand JW, Lagendijk JJ, Azzopardi DV, Edwards AD. Numerical modeling of temperature distributions within the neonatal head. Pediatr Res. 2000;48:351–356.

135. Jacobs SE, Berg M, Hunt R, Tarnow-Mordi WO, Inder TE, Davis PG. Cooling for newborns with hypoxic ischaemic encephalopathy. Cochrane Database Syst Rev. 2013;1. CD003311.

136. Jacobs S, Hunt R, Tarnow-Mordi W, Inder T, Davis P. Cooling for newborns with hypoxic ischaemic encephalopathy. Cochrane Database Syst Rev. 2007:CD003311.

137. Pauliah SS, Shankaran S, Wade A, Cady EB, Thayyil S. Therapeutic hypothermia for neonatal encephalopathy in low- and middle-income countries: a systematic review and meta-analysis. PLoS One. 2013;8:e58834.

138. Mourvillier B, Tubach F, van de Beek D, et al. Induced hypothermia in severe bacterial meningitis: a randomized clinical trial. JAMA. 2013;310:2174–2183.

139. Kutlesa M, Lepur D, Barsic B. Therapeutic hypothermia for adult community-acquired bacterial meningitis-historical control study. Clin Neurol Neurosurg. 2014;123:181–186.

140. Todd MM, Hindman BJ, Clarke WR, Torner JC, Intraoperative Hypothermia for Aneurysm Surgery Trial Iinvestigators. Mild intraoperative hypothermia during surgery for intracranial aneurysm. N Engl J Med. 2005;352:135–145.

141. Li LR, You C, Chaudhary B. Intraoperative mild hypothermia for postoperative neurological deficits in intracranial aneurysm patients. Cochrane Database Syst Rev. 2012;2:CD008445.

142. Staykov D, Wagner I, Volbers B, Doerfler A, Schwab S, Kollmar R. Mild prolonged hypothermia for large intracerebral hemorrhage. Neurocrit Care. 2013;18:178–183.

143. Kollmar R, Staykov D, Dorfler A, Schellinger PD, Schwab S, Bardutzky J. Hypothermia reduces perihemorrhagic edema after intracerebral hemorrhage. Stroke. 2010;41:1684–1689.

144. Kollmar R, Juettler E, Huttner HB, Investigators CINCH, et al. Cooling in intracerebral hemorrhage (CINCH) trial: Protocol of a randomized German-Austrian clinical trial. Int J Stroke. 2012;7:168–172.

145. Zeiler FA, Zeiler KJ, Teitelbaum J, et al. Therapeutic hypothermia for refractory status epilepticus. Can J Neurol Sci. 2015;42: 221–229.

23 ICU 病态肥胖患者管理的特别关注点

Ali A. El Solh

肥胖是一种对公众健康有重要影响的慢性代谢状态。它与一些急、慢性疾病的高发生率及死亡率息息相关，如：高血压、心血管疾病、血脂异常、糖尿病、关节炎、睡眠呼吸暂停以及某些癌症。

虽然仍不尽如人意，但当前最简单的量化肥胖程度的方法仍是体重指数（BMI），即体重（kg）与身高（m）平方的比值[1]。1998 年，世界卫生组织和美国国立卫生研究院（NIH）提出一个分级概念，这成为了用来比较各地人口肥胖率的全球标准。一致定义"病态肥胖"（MO）也称为临床严重肥胖，即 BMI≥40 kg/m² 或者 BMI>35 kg/m² 且合并严重的并发症[2]。

尽管在过去的十年中，美国与一些欧洲国家相比肥胖率在同等水平，但美国肥胖人群的患病率比法国高出三倍，比英国高出 1.5 倍。根据最新的全国健康和营养调查（NHANES），2010 年美国无性别差异的年龄调整的肥胖患病率为 35.7%。自 1988–1994 年的 NHANES 显示以来极端肥胖者已增长逾一倍，2010 年的三级（严重程度）肥胖者从 2.9% 增长为 6.3%，二级肥胖达到 15.2%[3]。校正年龄的超重和肥胖的患病率总和为 68.8%（BMI≥25 kg/m²），2010 年美国人口的平均体重指数为 28.7 kg/m²[3]。在这样的全球性趋势下，难怪越来越多的重度肥胖患者住进了重症监护室（ICU）。那么，在 ICU 中病态肥胖患者的管理应该特别关注什么呢？

危重肥胖病人对于重症监护医生来说具有特有的挑战性，只有全面了解这类人群特有的病理生理变化，才能预知一些并发症且给予有效的处理。

气道管理

病态肥胖（MO）为困难气管插管的危险因素之一[4]。然而，读者应该明白由 BMI 所定义的病态肥胖并不能准确反映呼吸道周围脂肪堆积的增加程度：部分患者可表现为一种类似女性的肥胖模式。对这两类病态肥胖患者进行上腹部手术时发现，困难插管的发生率分别约为 13% 和 24%[5, 6]。最近，这种风险正面临更大的挑战。对超过 90 000 名接受手术插管的丹麦患者进行研究发现，体重指数超过 35 kg/m² 的病人困难插管率高达 6.4%，明显高于 5.2% 的平均数[7]。澳大利亚此类研究发现，插管困难的肥胖受试者大多出现颈部活动度和张口度受限[8]。还有研究补充列举了一些困难气道的危险因素，包括颏胸距离短、下颌骨退化、大颈围或 Mallampati 评分≥3 分等[9, 10]。虽然这些多变量预测模式还没有在 ICU 应用，无论肥胖还是 BMI 都无法评估气管插管的风险问题[10, 11]。这些研究观察到的差异原因之一，是缺乏困难插管术语的定义共识[12]。然而，大量的上气道软组织堆积的病态肥胖病人，尤其是那些阻塞性睡眠呼吸暂停者，更容易发生局部阻塞。Hiremath 等[13]发现 Cormack 和 Lehane 4 级的喉镜检查视图的 15 人中 8 人符合之前未诊断睡眠呼吸暂停综合征的低通气指数，而没有困难的喉镜检查视图的对照组只有 2 人有类似的分数。在这种背景下，美国麻醉协会建议对于可能存在面罩给氧困难和插管困难的病态肥胖患者可考虑清醒插管[14]。

危重的病态肥胖患者紧急气道管理通常很复杂，因为此类病人生理储备有限。病态肥胖患者更容易发生缺氧，主要因为补呼气量，功能残气量（FRC）和最大通气量均明显减少[15]。尽管在持续给氧状态下动脉血氧饱和度基线水平相同，但与正常人相比，病态肥胖患者在手术插管期间动脉血氧饱和度（由脉搏血氧测量血氧饱和度）会出现显著降低[16]。此外，肥胖患者因腹腔内压力的升高，存在更高的胃内容物误吸的风险[17]。这被认为是成人肥胖患者吸入性肺炎的一个危险因素。有鉴于此，近来有人提倡快速序贯诱导插管（RSI）[18]。然而，除了肥胖病人，对于没有误吸风险的禁食患者使用 RSI 是有争议的。没有胃食管反流症状的肥胖病人，其胃和胃食管连接部之间的压力梯度类似于非肥胖者[19]。此外，RSI 的缺点还在于对这类患者可能有害。首先，尽管环状软骨压迫可能降低发生误吸的风险[20]，但有证据表明它可能降低喉部暴露的质量[21]。其次，环状软骨压迫还会导致气道完全性阻塞，其发生率在 6% 和 11%[22]。

简而言之，用肥胖的程度或颈部状况来判断气管插管的难易程度（预先干预措施）仍然未成定数。操作者的经验和能力可能是病态肥胖患者建立气道最重要的决定因素。

需要行气管切开术的病人，颏下和颈前脂肪组织堆积的病态肥胖患者具有独特的外科手术挑战性。最初的想法是用标准的气管切开管在皮肤至气管距离加大的情况下克服尺寸偏差和曲率不匹配等困难建立一个稳定的气道。标准的气管切开管通常太短且过于弯曲。一项关于 427 名接受外科气管切开术的危重病态肥胖患者的研究报道有 25% 出现了并发症，大多数并发症较轻微[23]，威胁生命的并发症发生率为 10%，多与导管阻塞

及导管置于气管外有关。一些外科医生提倡执行 Bjork 皮瓣手术来防止气管前筋膜导管错位[24]。还有其他人支持颈部脂肪切除联合气管切开术[24]。

尚无研究证明这些干预是有效的。对这类患者使用经皮气管切开术（PDT）仍存在争议。脖子大而粗的肥胖患者在传统上被认为不适合进行 PDT[25]。然而，已经完成 PDT 的此类患者其并发症发生率较低[26]。一项 3 000 多名行 PDT 病人的回顾性研究，其中 16% 的患者 BMI 大于 35 kg/m^2，证实 PDT 是安全的。作者推测，在高危组肥胖病人中使用加长气管切开管可降低并发症发生率[27]。这项研究也可能存在选择偏倚，因为高 BMI 并不一定意味着呼吸道问题，那些条件好的"肥胖"病人有可能被选择了 PDT。在缺乏大型随机试验时，不建议在这类人群中使用 PDT。PDT 的预后在很大程度上取决于操作者的技巧和经验。

尽管有大量研究，但对于需要机械通气（MV）的危重肥胖病人，最佳的气管切开时机仍然存在争议，支持早期切开者列举了所带来的好处，那些反对者则认为缺乏支持性的证据。迄今为止，尚无关于病态肥胖患者实施气管切开术时间的随机试验。一项包含 102 人的回顾性研究发现，早期行气管切开（≤ 9 天）可能会减少 MV 时间、住 ICU 时间以及院内获得性肺炎的发生率[28]，然而其住院死亡率没有区别。由于回顾性研究选择性偏差的可能性，目前认为此类患者何时进行气管切开术仍需进一步的随机临床试验研究。

呼　吸

与肥胖相关最突出的肺功能异常是补呼气量和 FRC 的减少，而肺活量和肺总容量基本无变化[15, 29]。相对于非肥胖受试者，其胸壁压陷及膈肌上抬幅度的增加导致总的呼吸系统顺应性下降。在仰卧位和 Trendelenburg 位时，FRC 可能低于闭合容量，导致小气道塌陷、肺不张、通气血流不匹配和低氧血症[30]。由于肺容积减少和气道阻力增加，基于实际体重的潮气量可能会

导致病人气道压力高、肺泡过度膨胀、气压伤。当前的共识支持最初的潮气量应根据理想体重（IBW）和病人的身高加以计算，然后根据平台压和动脉血气进行调整[31]。

呼气末正压（PEEP）在术后病态肥胖受试者机械通气时呼吸力学和动脉血气中的作用已经被一些研究证实。Pelosi 等[32]对腹部手术后处于麻醉状态的 9 个病态肥胖受试者使用 PEEP（10 cm H_2O），发现呼吸系统的弹性阻力与黏性阻力显著减少，这是由于肺泡复张或已关闭的气道重新开放。作者还发现其作用虽小，但能显著改善动脉氧合，其与肺复张容积数量密切相关。Koutsoukou 及其同事[33]同样发现使用 PEEP（4~16 cm）能让呼吸系统弹性阻力与黏性阻力显著减少。然而，PEEP 对气体交换没有显著影响。两项研究中，使用 PEEP 后患者的氧合改善不明显，考虑可能存在残余肺不张。事实上，肺不张的程度与肺静脉血管床数量密切相关，并不会随着常规潮气量甚至两倍潮气量通气时的肺膨胀而减少[34]。

在急性呼吸窘迫综合征（ARDS）患者中，俯卧位可以改善气体交换和预后（见 32 章）。纵隔结构的重量，特别是心脏，在胸骨支撑下，可减少肺组织的压缩。输送的潮气量和峰值压力被分散到更多的肺泡，减少拉伸和应变力引起的进一步肺泡损伤风险。俯卧位降低了 V̇/Q̇（通气 / 血流）不协调，减少右向左分流，改善氧合[35]。一项病例对照研究，病态肥胖患者（体重指数 ≥ 35 kg/m^2）的 ARDS（PaO_2 动脉氧气分压 /FiO_2 吸入氧浓度之比 ≤ 200 mmHg）病人实施俯卧位通气，可明显改善氧合，降低 90 天病死率，同时减少了 MV 时间和住院时间，降低了医院获得性肺炎的发病率[36]。然而，腹型肥胖病人（腹部矢状直径 ≥ 26 cm）出现肾衰竭和低氧性肝炎的风险增加[37]，推测可能是俯卧位导致腹腔压力增高所致。考虑到病态肥胖患者俯卧位的数据有限，ARDS 患者俯卧位的可行性和效果可能取决于医护人员对俯卧位通气的熟悉程度及能否合理把握适应证。

据报道，MV ≥ 48 小时的病态肥胖病人拔管后再插管率为 8%~14%[38, 39]。早期研究建议，病态肥胖患者在术后第一个 24 小时预防性使用无创通气（NIV），可减少胃成形术后肺功能障碍，加速重建术前的肺功能。Joris 等[40]证明双水平正压通气（12~4 cm H_2O）能显著改善术后第一天的呼气流速峰值、用力肺活量和氧饱和度，这是由于促进肺扩张、防止肺泡萎陷、降低吸气负荷等多因素促成的结果。对内科 ICU 合并急性呼吸衰竭的 50 名病态肥胖患者的平行研究显示，成功使用无创通气的患者有更短的住院时间和更低的死亡率[41]。拔管后及时进行无创通气的病人呼吸衰竭发生率明显减少[42]。高碳酸血症患者的分层分析显示，无创通气组的医院死亡率较对照组减少。相反，无创通气失败的患者和那些要求有创 MV 的患者则存在更长的 ICU 入住时间、住院时间和更高的死亡率（31%）[41]。

预防深静脉血栓

病态肥胖是静脉血栓栓塞性疾病的危险因素（VTE）[43, 44]，因为病态肥胖病人静脉瘀滞，血液流动性减少，呈高凝状态[45]。遗憾的是，有效预防性治疗危重病态肥胖患者的抗凝治疗的研究数据有限。这些患者通常被排除在试验之外，因为用其无法准确证实或排除血栓栓塞疾病。

评估预防肥胖住院患者静脉血栓栓塞的有效性研究在 **表 23-1** 中列出[46-60]。尽管缺乏有关危重病态肥胖患者的设计良好的随机对照试验，但仍推荐使用预防性治疗。药代动力学和流行病学研究表明，肥胖人群血栓预防的标准剂量尚未达到最佳。一项回顾性研究表明，对体重超过 100 kg 或 BMI 大于 40 kg/m^2 的患者，高剂量血栓预防［肝素 7 500 U 每天 3 次，而不是标准剂量 5 000 U 每天 2~3 次，或低分子肝素 40 mg 每天两次（而不是每天 40 mg）］，可以降低一半的静脉血栓栓塞症状，且没有增加出血的风险[49]。虽然这似乎给了我们一个合理的依据，但目前还

表 23-1　住院肥胖病人静脉血栓栓塞预防的有效证据

作者，年份	研究设计	干预	预后
Samama, 1999	随机、对照实验	738 名 40 岁以上的内科住院病人，其中 20% 的肥胖患者。随机给予依诺肝素每天 40 mg 或安慰剂	RR=0.37（97.6% CI 0.22~0.63），依诺肝素每天 40 mg。大出血发生率 1.7%，安慰剂组为 1.1%
Kalfarentzos, 2001	随机、对照实验	接受减肥手术的 60 名患者，随机给予 5 700 或 9 500 U 的那曲肝素	接受那曲肝素两组病人没有发生深静脉血栓。高剂量那曲肝素组发生大出血率为 6.7%
Scholten, 2002	前瞻性非对照研究	481 名接受减肥手术的患者接受预防性给药，30 mg SC 每 12 小时或 40 mg 每 12 小时依诺肝素	静脉血栓栓塞症状的发生率：给予 30 毫克每 12 小时依诺肝素组为 5.4%，40 mg 每 12 小时组为 0.6%。两组大出血发生率分别为 1.0%，0.25%
Gonzalez, 2004	前瞻性非对照研究	接受了减肥手术的 380 名 SCD 的患者	有症状的深静脉血栓的发生率为 0.26%。没有报道 PE
Alikhan, 2003	随机、对照实验	866 名 40 岁以上肥胖住院病人，随机给予依诺肝素每天 40 mg 或安慰剂	0.49（95% CI 0.18~1.36），依诺肝素每天 40 mg
Shepherd, 2003	前瞻性非对照研究	700 名接受减肥手术的患者在围术期给予预防性持续静脉注射 UH	DVT 和症状性 PE 的发生率分别为 0 和 0.4%。术后出血为 2.3%
Miller, 2004	回顾性队列研究	接受减肥手术的 255 名患者，给予 LDUH 5 000 U 或 7 500 U 每 8 小时进行预防治疗	VTE 的整体发生率为 1.2%。潜在出血为 2.4%
Shepherd, 2004	前瞻性非对照研究	19 名接受减肥手术的患者在围术期给予预防性持续静脉注射 UH	未出现症状性 VTE，大出血率为 10.5%
Leizorovicz, 2004	随机、对照实验	3 706 例 40 岁以上的住院病人，包括 30% 的肥胖患者，随机给予达肝素钠每天 5 000 U 或安慰剂	RR=0.55（95% CI 0.38~0.80），达肝素钠每天 5 000 U，大出血率为 0.49%，安慰剂组为 0.16%
Kucher, 2005	随机分层分析、对照实验	1 118 例肥胖病人住院病人 >40 岁，随机给予达肝素钠每天 5 000 U 或安慰剂	达肝素钠组 VTE 发生率为 2.8%，安慰剂组为 4.3%，RR=0.64（95% CI 0.32~1.28），达肝素钠每天 5 000 U
Hamad, 2005	多中心回顾性队列研究	668 例接受减肥手术的患者给予预防性治疗，依诺肝素 30 mg（每日或每 12 小时）或 40 mg（每日或每 12 小时）或没有预防性给药	整体 PE 症状的发生率为 0.9%，DVT 为 0.1%，没有预防性用药的发病率最高。大出血率为 0.9%
Quebbemann, 2005	前瞻性非对照研究	822 例接受减肥手术的患者从术前到出院期间给予预防性连续静脉 UH 400 U/ 小时	明确诊断的症状性 VTE 的发生率为 0.1%。大出血率为 1.3%
Cossu, 2007	回顾性队列研究	151 名患者接受了重度肥胖手术。前 65 例，在诱导麻醉时预防性单次静脉注射达肝素钠（2 500~5 000 U）。其余病例（86 例）根据 PT、TT 和 aPTT 进行调整	第一组发生 2 例 VTE，第二组发生 1 例。大出血发生率在 2.33%
Raftopoulos, 2008	回顾性队列研究	A 组：手术前 1 小时开始注射依诺肝素 30 mg SC 每日 2 次，直到出院。B 组：术前未使用肝素，术后依诺肝素 30 mg SC 每日 2 次，出院后在家使用依诺肝素 40 mg SC，每日 1 次，为期 10 天	VTE 事件发生率 A 组（1.14%），B 组（0）。明显出血发生率 B 组更低（A 组 5.3%，B 组 0.56%，$P=0.02$）

（续表）

Borkgren-Okonek, 2008	前瞻性开放实验	223 例接受 Roux-en-Y 胃空肠吻合术的患者按分配给予依诺肝素 40 mg（BMI<50 kg/m²）或 60 mg（BMI>50kg/m²），住院期间每 12 小时 1 次，出院后每日 1 次，为期 10 天	1 例病人发生非致命的静脉血栓栓塞（0.45%）。4 例病人需要输血（1.79%）
Wang, 2014	回归性队列研究	9 241 例体重 >100 kg 的患者，比较大剂量血栓预防（肝素 7 500U，每日 3 次；或依诺肝素 40 mg，每日 2 次）与标准剂量（5 000 U，每日 2~3 次；或依诺肝素 40 mg，每日 1 次）	标准剂量组 VTE 发生率为 1.48%，大剂量组为 0.77%。大剂量肝素没有增加出血（OR=0.84，95% CI 0.66~1.07，P=0.15）

aPTT. 活化部分凝血活酶时间；BMI. 体重指数；CI. 可信区间；DVT. 深静脉血栓；LDUH. 低剂量普通肝素；OR. 优势比；PE. 肺栓塞；PT. 凝血酶原时间；RR. 相对危险度；SC. 皮下注射；SCD. 充气加压装置；TT. 凝血酶时间；UH. 普通肝素；VTE. 静脉血栓栓塞疾病

没有针对此类患者最佳的 VTE 预防（机械学或药理学）及持续时间方面的共识性意见。

药物治疗

病态肥胖病人药物分布速度和程度由几个因素组成，包括组织灌注程度、药物血浆蛋白结合率和组织细胞膜的通透性。一般来说，肥胖患者的药物分布容积取决于其脂溶性[61]。早期对巴比妥类药物的研究明确验证了药物的脂溶性与其分布之间的紧密关系。然而，亲脂性药物并不总是有更大的分布容积，例如，地高辛虽然有较高的脂质分配系数，但其分布容积在肥胖病人没有显著影响。相反，一些亲脂性药物在脂肪组织中的分布容积可能只是其他组织的一小部分，因为脂肪组织的含水量只是其他组织的 20%~50%[62]。因此，临床上可能需要使用剂量权重校正因子（DWCF）来调整多余体重的药物分布比例。

调整重量（AW）=DWCF（TBW−IBW）＋IBW

最小脂溶性药物（阿曲库铵，H_2 受体阻滞药）和特殊亲脂性药物（甲泼尼龙）的药物分布局限于肌肉群，加载通常基于 IBW。

肥胖对肝脏、肾脏代谢的病理生理和组织学变化的影响尚未完全阐明。以前认为其肝脏氧化代谢与消瘦个体没有差异，但最近的研究发现其细胞色素 P450 酶的活性增加。Kotlyar 和 Carson[63]

提供了强有力的证据表明，肥胖肝脏 CYP2E1 活性明显增加而 CYP3A4 的活性则下降。使用肌酐清除率来评估病态肥胖病人的肾功能可能会出现误差。在一项研究中，12 名男性和 31 名女性，重量超过他们理想体重的 195%，当使用身体总重量（TBW）计算时，其肌酐清除率高估了 51~61 ml/（min·1.73 m²），当使用理想体重计算时，则低估了 36~40 ml/（min·1.73 m²）[64]。Salazar 和 Corcoran[65] 提出基于肥胖受试者肌酐清除率动物模型的替代公式。然而，这些方程式还没有在危重病态肥胖患者中进行验证。最近来源于肾脏疾病饮食修改（MDRD）研究组[66]的公式，即［肾小球滤过率（GFR）= 170 ×（血清肌酐）$^{-0.999}$ ×（年龄）$^{-0.176}$ × 0.762（如果为女性）× 1.18（如果是黑人）×（血尿素氮）$^{-0.17}$ ×（白蛋白）$^{+0.318}$］，其优势在于预测肾小球滤过率（GFR）而不是肌酐清除率。某 ICU 以病态肥胖患者 51 铬 – 标记乙二胺四乙酸清除率作为金标准，其结果与 MDRD 公式一样较为接近实际 GFR[67]。关于此内容的全面综述已发表[62,68]，以下是一些常用药物的详细信息。

镇静药和镇痛药

目前没有相关指南推荐危重病态肥胖患者首选的镇静药物。咪达唑仑、劳拉西泮、异丙酚和右美托咪啶是目前 ICU 最常使用的四种镇静药。异丙酚是一种可快速起效和清除的催眠药，在肥胖病人的分布和清除容积增加，与校正体重（ABW）相关[69]。因为异丙酚是大豆乳化而成的，能产生更多的二氧化碳（CO_2）。

亲脂性的苯二氮䓬类在肥胖病人的分布容积和清除半衰期均增加[70]。咪达唑仑是半衰期最短的苯二氮䓬类药物，但它的镇静效果可能在病态肥胖患者中延长，因为其会在脂肪组织中蓄积。当与异丙酚或芬太尼联合应用时，因为CYP3A4的竞争性抑制，其清除率可能会下降[67]。氟哌啶醇和咪达唑仑合用时，可减少所需的镇静剂量，以减少呼吸抑制的风险。肥胖病人持续输注苯二氮䓬类药物的剂量计算应该遵循IBW，因为其清除率与非肥胖患者没有明显差异。尽管如此，也应提倡每日中止镇静或者目标导向镇静，以减少MV时间和住ICU时间。

合成阿片类药物（瑞芬太尼、芬太尼和阿芬太尼）是快速起效且组胺相关性血管扩张作用最小的亲脂性药物。这些药物在病态肥胖患者的气管插管时心血管反应相似[71]。芬太尼较其他合成阿片类药物价格更加低廉，通常是血流动力学不稳定或吗啡过敏的危重患者首选的镇痛药。肥胖和非肥胖患者具有类似的芬太尼药物动力学，建议在IBW的基础上制定剂量。最近的研究发现TBW与达到和维持所需术后镇痛节点的芬太尼所需剂量之间呈非线性分布关系[72]（**表23-2**）。相比之下，药代动力学数据表明瑞芬太尼的剂量应该基于IBW[73]。至于吗啡剂量，报道其所需剂量存在十倍的变异，无关年龄、性别或人体表面积[74, 75]。

神经肌肉阻滞药

阿曲库铵和维库溴铵的分布容积有限，尽管维库溴铵、罗库溴铵和顺阿曲溴铵的配量是基于IBW，观察肥胖个体发现阿曲库铵为低敏感性，从而需要以TBW为基础来计算配给剂量[62]。没有研究证明间断给药代替连续输液时神经肌肉并发症会减少。根据四个成串刺激试验（TOF）

表 23-2　肥胖病人常用药物的剂量推荐

药物	初始	维持
利多卡因	TBW	IBW
地高辛	IBW	IBW
β 阻滞药	IBW	IBW
氨基糖苷类	AW	AW
万古霉素	AW	AW
阿曲库铵	TBW	TBW
维库溴铵	IBW	IBW
芬太尼	$52/[1+(196.4 \times e^{-0.025TBW}-53.66)/100]$	
苯妥英钠	TBW	IBW
糖皮质激素	IBW	IBW
环孢素	IBW	IBW
氨茶碱	IBW	IBW
肝素 *	ABW	—
依诺肝素 *	TBW	TBW
活化蛋白 C	ABW	ABW

* 治疗静脉血栓栓塞的剂量
男：IBW = 50 kg+2.3 kg/ 英寸（身高超过 5 ft）
女：IBW = 45.5 kg+2.3 kg/ 英寸（身高超过 5 ft）
AW = IBW + 0.4（TBW － IBW）
AW = IBW + 0.4（TBW － IBW）
ABW. 校正体重；AW. 校正重量；IBW. 理想体重；TBW. 总体重

监测，定期调整输液速度。然而，由于肥胖者手腕部增粗，可能需要更高的毫安值才能达到期望的结果。

抗凝血药

使用TBW方案全身抗凝时MO对体重依赖型肝素的剂量几乎没有影响[76]。如前所述的大型研究认为，有关危重病态肥胖患者的静脉血栓栓塞治疗时，基于体重的低分子肝素（LMWHs）给药剂量的安全性和有效性是有限的。药代动力学研究表明，正常肾功能的肥胖患者的体重对低分子肝素的使用似乎没有明显影响[77]。然而，应该考虑监测抗Xa因子活性（anti-Xa）。虽然血液采样的时间与剂量有关且最佳范围尚未明确定义，但给药后4小时的anti-Xa峰值水平被认为是最有参考价值的[78]。每日给药两次时，推荐维持anti-Xa目标水平在0.6~1.0 U/ml。每日一次给药后 4 小时的目标尚不太确定，一般推荐 1.0~2.0 U/ml。

随着一种凝血酶抑制药和两种 Xa 因子抑制药的临床应用，可选择的抗凝治疗方案更多了。遗憾的是，关注肥胖患者抗凝剂量的研究很少。达比加群在美国被批准用于非瓣膜性心房颤动（AF）患者发生中风和系统性栓塞预防性治疗[79]，79 RE-LY（随机评估长期抗凝治疗）试验指出体重超过 100 kg 的患者达比加群的谷浓度下降了 20%，然而，没有进行剂量调整[80]。利伐沙班被批准用于预防非瓣膜性房颤病人的中风和系统性栓塞、深静脉血栓形成（DVT）、肺栓塞（PE）和预防膝关节和髋关节手术后深静脉血栓形成[81~83]，二期研究表明，患者 TBW 超过 120 kg 与利伐沙班的临床药代动力学和药效学参数显著变化并无关系，因此没有进行剂量调整[84]。利伐沙班的研究包括一小部分 BMI ≥ 28 kg/m² 或体重 >100 kg 的患者，分层分析显示剂量调整没有必要[81，85]。

阿哌沙班是最近批准用于预防非瓣膜性房颤患者中风和系统性栓塞的药物[86]。一项研究发现，10 mg 剂量的阿哌沙班在体重超过 120 kg 的患者中峰值浓度下降了 20%。作者认为这些变化并没有临床意义，不需要进行剂量调整[87]。

营养支持

危重症病态肥胖患者的专门饮食策略尚缺乏数据。一般来说，由于净体重的提高，病态肥胖患者的能量消耗也是增加的[88]。营养摄入不足加上基础胰岛素浓度的升高，抑制了身体储藏的脂肪动员，导致蛋白质水解加速，进而导致肌肉快速消耗和早期退化。相反，积极高热卡又会使机体产生过多二氧化碳[89]，会增加呼吸功并且可能延长 MV 时间。认为病态肥胖患者可以忍受长时间的禁食的想法也是错误的，如果可以，那么应该在进入 ICU 后 48 小时内开始肠内营养支持[90]。

最具挑战性的问题是如何评估病态肥胖患者的能量需求。几个计算公式已经被用来估计能量需求，但是否适用于病态肥胖患者仍是个问题。传统上应用 Harris-Benedict 方程估算危重症患者能量消耗，但临床医生和研究人员尚不清楚是否应该使用 IBW 或实际体重[91]。对病态肥胖个体而言，如果吸氧浓度少于 60%，首选用间接测热法来确定能量消耗[90]。由于缺少随机临床试验，这些措施是否能改善预后尚不能确定[92]。

低热卡、高蛋白肠内或肠外营养被认为可促进净蛋白质合成代谢，避免多度喂养导致的并发症，譬如高血糖。该方案包括给予目标热量 60%~70% 的营养需求，大概 11~14 kcal/（kg·d）（实际体重）或 22~25 kcal/（kg·d）（理想体重）以及 2~2.5 g/（kg·d）（理想体重）的蛋白质[93]。几项研究评估了危重症肥胖病人中使用低热量高蛋白营养支持的疗效[94]。总体而言，这些研究显示能维持氮平衡，减少发病率，但属于小样本研究，对死亡率没有益处。低热量高蛋白饮食尚没有在肾脏或肝脏疾病患者中进行评估，因此，在这些情况下应谨慎使用。

影像诊断

影像诊断是诊断学中的核心部分，在现代医学中具有指导意义。然而，研究证明，同样的检查手段在危重病态肥胖患者身上使用，其效果可能会大打折扣。

X 线检查受射线衰减的限制，可导致图像对比度减少、噪声放大和曝光时间的延长及运动伪影。千伏特（峰值）和二次毫安值的提高有助于改善图像质量[95]。可能需要多个磁盒以覆盖整个胸部或腹部。

与其他成像方法相比，超声图像质量更大程度地受脂肪组织影响[95]。超声束在脂肪中以 0.63 dB/cm 速度衰减。使用低频探头（1.5~2.0 MHz）可部分地克服图像衰减程度。进行透视、计算机断层扫描和磁共振成像（MRI）检查时，患者在运出 ICU 之前，影像科应该获得体重、显像模式所需的孔径限制（**表 23-3**）。核磁共振扫描仪具有高信噪比和强梯度（≥ 1.5 T），无法适应 350 磅（159 kg）以上的患者。超过 550 磅（250 kg）的病人则需要垂直场开放的 MRI 系统，可以提供一系列从 40~55 cm 的垂直光阑。

表 23-3　每个显像模式对体重和孔径直径的限制

显像模式	最大光圈直径（cm）	重量限制（lb）
X 透视检查	63	700
垂直场磁共振成像	55	550
圆孔磁共振成像	70	550

MRI. 磁共振成像

静脉通路

病态肥胖对静脉通路构成了特殊的挑战。肥胖患者中心静脉置管时出现并发症的可能原因包括解剖标志的缺失、穿刺深度的增加、需要多次穿刺，操作时间延长以及维持穿刺角度的难度增加等。在这类人群中进行股静脉置管时血液感染风险有所增加[96]。使用二维超声引导颈内静脉穿刺置管，降低导管放置失败的风险，提高了首次穿刺的成功率，相比传统方法有助于更快置管[97]。

危重症肥胖病人的预后

自 2001 年以来，许多报道试图阐明 BMI 和重症监护预后之间的关系。早期研究报道，与非肥胖患者（BMI<30 kg/m²）相比，重症监护病房的病态肥胖患者（BMI>40 kg/m²）住 ICU 的时间及 MV 时间均延长[98~100]。相比非肥胖病人，肥胖患者住院死亡率也更高。

最近，上述对极度肥胖病人预后的判断正不断被一些平行研究所挑战[101~103]。最新的研究表明体重指数和死亡率之间的关系似乎呈 U 型曲线，在所有年龄组，体重不足和严重肥胖患者调整后的死亡率明显增高，适度超重和不严重肥胖患者死亡率相对降低[104]。美国国立卫生研究院 ARDS-Net 研究数据库是一家很好评估不同类型危重病人预后的数据资源。来自三个研究数据的

二次分析显示，BMI 组未校正的预后在任何独立因素（28 天死亡率、成功撤机时间、180 天死亡率或无机械通气时间）均没有显著差异[102]。作者认为研究人群预后的改善是由于护理强度增加及使用标准化脱机程序。与这些结果一致的是，三个系统评价得出结论认为，较正常体重患者，肥胖有类似或较低的死亡风险[105~107]。已经有人提出了假说来解释"肥胖悖论"。值得注意的是，在 ICU 中体重指数小于 40 kg/m² 的患者预后似乎比预期结果更好；因此，超重和肥胖可能代表了更强的生理储备。另外，特殊的激素调节机制在肥胖和死亡率之间的关系中扮演了重要角色。Bornstein 和其同事[108]报道瘦素浓度和脓毒症患者生存之间的关系成正相关，表明瘦素在危重疾病的适应性反应中发挥了作用。

相对内科 ICU 的肥胖患者预后前景的改善，需要外科手术或创伤科干预的病态肥胖患者则存在更多不良事件。病态肥胖是接受外科手术后入住 ICU 超过 4 天的患者死亡的独立危险因素，表明医疗护理过程中减少并发症是改善这个人群预后的关键。死亡率增加的原因主要是器官衰竭、需要更多升压药以及拔管失败[109]。然而，需要心脏搭桥手术的肥胖患者发生这些并发症的概率并没有高于非肥胖病人，只是肥胖和严重肥胖病人胸骨伤口感染的风险大大增加了[110, 111]。

在创伤患者中，肥胖似乎与预后不良密切相关[112~114]。钝挫伤的肥胖病人与普通病人常呈不同类型，其出现胸腹伤频率较高而创伤性脑损伤则较少。此外，肥胖创伤患者住院后血液、尿道或呼吸道的感染风险增加了两倍多[115]，包括脓毒症、呼吸机相关性肺炎、导管相关性菌血症[116]。还需要进一步的研究来阐明在这类人中肥胖是否有害，并评估各种外科干预之间预后的可能性差异。

结　论

对于从事危重症的医务工作者来说，危重病态肥胖患者的治疗仍然是一个艰巨的任务。尽管

全球肥胖人数不断增长，重症监护室病态肥胖患者的管理方法主要还是基于专家的意见。未来还需要更多的随机对照试验以指导临床医生对这类特殊人群的医疗行为。

作者推荐

- BMI 高并不一定导致困难气道或困难插管。Android 样肥胖和大颈围病人可预测其插管困难，提醒临床医生可能需要先进的气道设备。操作结果并非插管失败而是通气失败。
- 病态肥胖患者 FRC 减少，导致气道闭合增加、肺不张、通气血流不匹配——尤其是在仰卧位。
- 肥胖患者气道阻力也会增加。
- 因为胸壁弹性回缩性增加，可能需要更高水平的 PEEP。
- 潮气量的计算应该基于身高而不是体重。
- 拔管后立即进行 NIV 可能会减少呼吸衰竭发生率，降低高碳酸血症患者死亡率。
- 用普通肝素 /LMWH 预防或治疗肥胖患者的 DVT 或 PE 时，必须使用较正常人高的剂量。
- 应早期给予肠内营养，强烈推荐使用低热卡方案：每天摄入热量 11~14 kcal/kg（ABW），蛋白质 2.0~ 2.5 g/kg（IBW）。
- 在进行影像诊断学检查之前，推荐放射科关注病人的体重和身体直径。
- 外周和中心静脉通路建立可能会很困难：推荐使用超声引导。
- 危重症超重及肥胖病人不良预后的风险没有提高。然而，BMI 大于 40 kg/m² 时预后变差，特别是手术和创伤病人。总而言之，病态肥胖对重症监护患者的预后影响仍然是有争议的，报道认为肥胖的创伤患者预后最差。

（刘　蕾　李景辉）

参考文献

1. Kral JG, Heymsfield S. Morbid obesity: definitions, epidemiology, and methodological problems. Gastroenterol Clin North Am. 1987;16(2):197–205.
2. Gastrointestinal surgery for severe obesity: National Institutes of Health Consensus Development Conference Statement. Am J Clin Nutr. 1992;55(suppl 2):615S–619S.
3. Flegal KM, Carroll MD, Kit BK, Ogden CL. Prevalence of obesity and trends in the distribution of body mass index among US adults, 1999–2010. JAMA. 2012;307(5):491–497.
4. el-Ganzouri AR, McCarthy RJ, Tuman KJ, Tanck EN, Ivankovich AD. Preoperative airway assessment: predictive value of a multivariate risk index. Anesth Analg. 1996;82(6):1197–1204.
5. Buckley FP, Robinson NB, Simonowitz DA, Dellinger EP. Anaesthesia in the morbidly obese. A comparison of anaesthetic and analgesic regimens for upper abdominal surgery. Anaesthesia. 1983;38(9):840–851.
6. Dominguez-Cherit G, Gonzalez R, Borunda D, Pedroza J, Gonzalez-Barranco J, Herrera MF. Anesthesia for morbidly obese patients. World J Surg. 1998;22(9):969–973.
7. Lundstrom LH, Moller AM, Rosenstock C, Astrup G, Wetterslev J. High body mass index is a weak predictor for difficult and failed tracheal intubation: a cohort study of 91,332 consecutive patients scheduled for direct laryngoscopy registered in the Danish Anesthesia Database. Anesthesiology. 2009;110(2):266–274.
8. Williamson JA, Webb RK, Van der Walt JH, Runciman WB. The Australian Incident Monitoring Study. Pneumothorax: an analysis of 2000 incident reports. Anaesth Intensive Care. 1993;21(5):642–645.
9. Naguib M, Malabarey T, AlSatli RA, Al Damegh S, Samarkandi AH. Predictive models for difficult laryngoscopy and intubation. A clinical, radiologic and three-dimensional computer imaging study. Can J Anaesth. 1999;46(8):748–759.
10. Brodsky JB, Lemmens HJ, Brock-Utne JG, Vierra M, Saidman LJ. Morbid obesity and tracheal intubation. Anesth Analg. 2002;94(3):732–736. table of contents.
11. Gaszynski T. Standard clinical tests for predicting difficult intubation are not useful among morbidly obese patients. Anesth Analg. 2004;99(3):956.
12. Collins JS, Lemmens HJ, Brodsky JB. Obesity and difficult intubation: where is the evidence? Anesthesiology. 2006;104(3):617, author reply 618–619.
13. Hiremath AS, Hillman DR, James AL, Noffsinger WJ, Platt PR, Singer SL. Relationship between difficult tracheal intubation and obstructive sleep apnoea. Br J Anaesth. 1998;80(5):606–611.
14. Apfelbaum JL, Hagberg CA, Caplan RA, et al. Practice guidelines for management of the difficult airway: an updated report by the American Society of Anesthesiologists Task Force on Management of the Difficult Airway. Anesthesiology. 2013;118(2):251–270.
15. Salome CM, King GG, Berend N. Physiology of obesity and effects on lung function. J Appl Physiol. 2010;108(1):206–211.
16. Juvin P, Lavaut E, Dupont H, et al. Difficult tracheal intubation is more common in obese than in lean patients. Anesth Analg. 2003;97(2):595–600. table of contents.
17. Dority J, Hassan ZU, Chau D. Anesthetic implications of obesity in the surgical patient. Clin Colon Rectal Surg. 2011;24(4):222–228.
18. Freid EB. The rapid sequence induction revisited: obesity and sleep apnea syndrome. Anesthesiol Clin North Am. 2005;23(3):551–564. viii.
19. Zacchi P, Mearin F, Humbert P, Formiguera X, Malagelada JR. Effect of obesity on gastroesophageal resistance to flow in man. Dig Dis Sci. 1991;36(10):1473–1480.
20. Butler J, Sen A. Best evidence topic report. Cricoid pressure in emergency rapid sequence induction. EMJ. 2005;22(11):815–816.
21. Haslam N, Parker L, Duggan JE. Effect of cricoid pressure on the view at laryngoscopy. Anaesthesia. 2005;60(1):41–47.

22. Allman KG. The effect of cricoid pressure application on airway patency. J Clin Anesth. 1995;7(3):197–199.

23. El Solh AA, Jaafar W. A comparative study of the complications of surgical tracheostomy in morbidly obese critically ill patients. Crit Care. 2007;11(1):R3.

24. Gross ND, Cohen JI, Andersen PE, Wax MK. 'Defatting' tracheotomy in morbidly obese patients. Laryngoscope. 2002;112(11):1940–1944.

25. Byhahn C, Lischke V, Meininger D, Halbig S, Westphal K. Perioperative complications during percutaneous tracheostomy in obese patients. Anaesthesia. 2005;60(1):12–15.

26. Mansharamani NG, Koziel H, Garland R, LoCicero III J, Critchlow J, Ernst A. Safety of bedside percutaneous dilatational tracheostomy in obese patients in the ICU. Chest. 2000;117(5):1426–1429.

27. Dennis BM, Eckert MJ, Gunter OL, Morris Jr JA, May AK. Safety of bedside percutaneous tracheostomy in the critically ill: evaluation of more than 3000 procedures. J Am Coll Surg. 2013;216(4):858–865. discussion 865–857.

28. Alhajhusain AA, Ali AW, Najmuddin A, Hussain K, Aqeel M, El Solh A. Timing of tracheotomy in mechanically ventilated critically ill morbidly obese patients. Crit Care Res Pract 2014:840638.

29. Jones RL, Nzekwu MM. The effects of body mass index on lung volumes. Chest. 2006;130(3):827–833.

30. Holley HS, Milic-Emili J, Becklake MR, Bates DV. Regional distribution of pulmonary ventilation and perfusion in obesity. J Clin Invest. 1967;46(4):475–481.

31. El-Solh AA. Clinical approach to the critically ill, morbidly obese patient. Am J Respir Crit Care Med. 2004;169(5):557–561.

32. Pelosi P, Ravagnan I, Giurati G, et al. Positive end-expiratory pressure improves respiratory function in obese but not in normal subjects during anesthesia and paralysis. Anesthesiology. 1999;91(5):1221–1231.

33. Koutsoukou A, Koulouris N, Bekos B, et al. Expiratory flow limitation in morbidly obese postoperative mechanically ventilated patients. Acta Anaesthesiol Scand. 2004;48(9):1080–1088.

34. Rothen HU, Sporre B, Engberg G, Wegenius G, Hedenstierna G. Re-expansion of atelectasis during general anaesthesia: a computed tomography study. Br J Anaesth. 1993;71(6):788–795.

35. Fernandez R, Trenchs X, Klamburg J, et al. Prone positioning in acute respiratory distress syndrome: a multicenter randomized clinical trial. Intensive Care Med. 2008;34(8):1487–1491.

36. De Jong A, Molinari N, Sebbane M, et al. Feasibility and effectiveness of prone position in morbidly obese patients with ARDS: a case-control clinical study. Chest. 2013;143(6):1554–1561.

37. Weig T, Janitza S, Zoller M, et al. Influence of abdominal obesity on multiorgan dysfunction and mortality in acute respiratory distress syndrome patients treated with prone positioning. J Crit Care. 2014;29(4):557–561.

38. Blouw EL, Rudolph AD, Narr BJ, Sarr MG. The frequency of respiratory failure in patients with morbid obesity undergoing gastric bypass. AANA J. 2003;71(1):45–50.

39. Gaszynski TG,W, Strzelczyj J. Critical respiratory events in morbidly obese. Twoj Magazyn Medyczny Chirurgia. 2003;3:55–58.

40. Joris JL, Sottiaux TM, Chiche JD, Desaive CJ, Lamy ML. Effect of bi-level positive airway pressure (BiPAP) nasal ventilation on the postoperative pulmonary restrictive syndrome in obese patients undergoing gastroplasty. Chest. 1997;111(3):665–670.

41. Duarte AG, Justino E, Bigler T, Grady J. Outcomes of morbidly obese patients requiring mechanical ventilation for acute respiratory failure. Crit Care Med. 2007;35(3):732–737.

42. El-Solh AA, Aquilina A, Pineda L, Dhanvantri V, Grant B, Bouquin P. Noninvasive ventilation for prevention of post-extubation respiratory failure in obese patients. Eur Respir J. 2006;28(3):588–595.

43. Rocha AT, de Vasconcellos AG, da Luz Neto ER, Araujo DM, Alves ES, Lopes AA. Risk of venous thromboembolism and efficacy of thromboprophylaxis in hospitalized obese medical patients and in obese patients undergoing bariatric surgery. Obes Surg. 2006;16(12):1645–1655.

44. Eichinger S, Hron G, Bialonczyk C, et al. Overweight, obesity, and the risk of recurrent venous thromboembolism. Arch Intern Med. 2008;168(15):1678–1683.

45. Overby DW, Kohn GP, Cahan MA, et al. Prevalence of thrombophilias in patients presenting for bariatric surgery. Obes Surg. 2009;19(9):1278–1285.

46. Cossu ML, Pilo L, Piseddu G, Tilocca PL, Cossu F, Noya G. Prophylaxis of venous thromboembolism in bariatric surgery. Chir Ital. 2007;59(3):331–335.

47. Borkgren-Okonek MJ, Hart RW, Pantano JE, et al. Enoxaparin thromboprophylaxis in gastric bypass patients: extended duration, dose stratification, and antifactor Xa activity. Surg Obes Relat Dis: Off J Am Soc Bariat Surg. 2008;4(5):625–631.

48. Raftopoulos I, Martindale C, Cronin A, Steinberg J. The effect of extended post-discharge chemical thromboprophylaxis on venous thromboembolism rates after bariatric surgery: a prospective comparison trial. Surg Endoscopy. 2008;22(11):2384–2391.

49. Wang TF, Milligan PE, Wong CA, Deal EN, Thoelke MS, Gage BF. Efficacy and safety of high-dose thromboprophylaxis in morbidly obese inpatients. Thromb Haemost. 2014;111(1):88–93.

50. Samama MM, Cohen AT, Darmon JY, et al. A comparison of enoxaparin with placebo for the prevention of venous thromboembolism in acutely ill medical patients. Prophylaxis in Medical Patients with Enoxaparin Study Group. N Engl J Med. 1999;341(11):793–800.

51. Kalfarentzos F, Stavropoulou F, Yarmenitis S, et al. Prophylaxis of venous thromboembolism using two different doses of lowmolecular-weight heparin (nadroparin) in bariatric surgery: a prospective randomized trial. Obes Surg. 2001;11(6):670–676.

52. Scholten DJ, Hoedema RM, Scholten SE. A comparison of two different prophylactic dose regimens of low molecular weight heparin in bariatric surgery. Obes Surg. 2002;12(1):19–24.

53. Gonzalez QH, Tishler DS, Plata-Munoz JJ, et al. Incidence of clinically evident deep venous thrombosis after laparoscopic Rouxen-Y gastric bypass. Surg Endoscopy. 2004;18(7):1082–1084.

54. Alikhan R, Cohen AT, Combe S, et al. Prevention of venous thromboembolism in medical patients with enoxaparin: a subgroup analysis of the MEDENOX study. Blood Coagulation Fibrinolysis: Int J Haemostasis Thromb. 2003;14(4):341–346.

55. Shepherd MF, Rosborough TK, Schwartz ML. Heparin thromboprophylaxis in gastric bypass surgery. Obes Surg. 2003;13(2): 249–253.

56. Miller MT, Rovito PF. An approach to venous thromboembolism prophylaxis in laparoscopic Roux-en-Y gastric bypass surgery. Obes Surg. 2004;14(6):731–737.

57. FS M, Rosborough TK, Schwartz ML. Unfractionated heparin infusion for thromboprophylaxis in highest risk gastric bypass surgery. Obes Surg. 2004;14(5):601–605.

58. Kucher N, Leizorovicz A, Vaitkus PT, et al. Efficacy and safety of

fixed low-dose dalteparin in preventing venous thromboembolism among obese or elderly hospitalized patients: a subgroup analysis of the PREVENT trial. Arch Intern Med. 2005;165(3):341–345.

59. Hamad GG, Choban PS. Enoxaparin for thromboprophylaxis in morbidly obese patients undergoing bariatric surgery: findings of the prophylaxis against VTE outcomes in bariatric surgery patients receiving enoxaparin (PROBE) study. Obes Surg. 2005;15(10):1368–1374.

60. Quebbemann B, Akhondzadeh M, Dallal R. Continuous intravenous heparin infusion prevents peri-operative thromboembolic events in bariatric surgery patients. Obes Surg. 2005;15(9): 1221–1224.

61. Ritschel WA, Kaul S. Prediction of apparent volume of distribution in obesity. Methods Find Exp Clin Pharmacol. 1986;8(4):239–247.

62. Erstad B. Drug dosing in the critically ill obese patient. In: El Solh AA, ed. Critical Care Management of the Obese Management. 1st ed. West Sussex, UK: Wiley-Blackwell; 2012:197–207.

63. Kotlyar M, Carson SW. Effects of obesity on the cytochrome P450 enzyme system. Int J Clin Pharmacol Ther. 1999;37(1):8–19.

64. Dionne RE, Bauer LA, Gibson GA, Griffen Jr WO, Blouin RA. Estimating creatinine clearance in morbidity obese patients. Am J Hosp Pharm. 1981;38(6):841–844.

65. Salazar DE, Corcoran GB. Predicting creatinine clearance and renal drug clearance in obese patients from estimated fat-free body mass. Am J Med. 1988;84(6):1053–1060.

66. Levey AS, Bosch JP, Lewis JB, Greene T, Rogers N, Roth D. A more accurate method to estimate glomerular filtration rate from serum creatinine: a new prediction equation. Modification of Diet in Renal Disease Study Group Ann Intern Med. 1999;130(6):461–470.

67. Oda Y, Mizutani K, Hase I, Nakamoto T, Hamaoka N, Asada A. Fentanyl inhibits metabolism of midazolam: competitive inhibition of CYP3A4 in vitro. Br J Anaesth. 1999;82(6):900–903.

68. Medico CJ, Walsh P. Pharmacotherapy in the critically ill obese patient. Crit Care Clin. 2010;26(4):679–688.

69. Servin F, Farinotti R, Haberer JP, Desmonts JM. Propofol infusion for maintenance of anesthesia in morbidly obese patients receiving nitrous oxide. A clinical and pharmacokinetic study. Anesthesiology. 1993;78(4):657–665.

70. Greenblatt DJ, Abernethy DR, Locniskar A, Harmatz JS, Limjuco RA, Shader RI. Effect of age, gender, and obesity on midazolam kinetics. Anesthesiology. 1984;61(1):27–35.

71. Salihoglu Z, Demiroluk S, Demirkiran, Kose Y. Comparison of effects of remifentanil, alfentanil and fentanyl on cardiovascular responses to tracheal intubation in morbidly obese patients. Eur J Anaesthesiol. 2002;19(2):125–128.

72. Shibutani K, Inchiosa Jr MA, Sawada K, Bairamian M. Pharmacokinetic mass of fentanyl for postoperative analgesia in lean and obese patients. Br J Anaesth. 2005;95(3):377–383.

73. Egan TD, Huizinga B, Gupta SK, et al. Remifentanil pharmacokinetics in obese versus lean patients. Anesthesiology. 1998;89(3):562–573.

74. Bennett R, Batenhorst R, Graves DA, Foster TS, Griffen WO, Wright BD. Variation in postoperative analgesic requirements in the morbidly obese following gastric bypass surgery. Pharmacotherapy. 1982;2(1):50–53.

75. Rand CS, Kuldau JM, Yost RL. Obesity and post-operative pain. J Psychosom Res. 1985;29(1):43–48.

76. Spruill WJ, Wade WE, Huckaby WG, Leslie RB. Achievement of anticoagulation by using a weight-based heparin dosing protocol for obese and nonobese patients. Am J Health-Syst Pharm. 2001;58(22):2143–2146.

77. Nutescu EA, Spinler SA, Wittkowsky A, Dager WE. Lowmolecular-weight heparins in renal impairment and obesity: available evidence and clinical practice recommendations across medical and surgical settings. Ann Pharmacother. 2009;43(6):1064–1083.

78. Duplaga BA, Rivers CW, Nutescu E. Dosing and monitoring of low-molecular-weight heparins in special populations. Pharmacotherapy. 2001;21(2):218–234.

79. Faria R, Spackman E, Burch J, et al. Dabigatran for the prevention of stroke and systemic embolism in atrial fibrillation: a NICE single technology appraisal. Pharmacoeconomics. 2013;31(7):551–562.

80. Connolly SJ, Ezekowitz MD, Yusuf S, et al. Dabigatran versus warfarin in patients with atrial fibrillation. N Engl J Med. 2009;361(12):1139–1151.

81. Patel MR, Mahaffey KW, Garg J, et al. Rivaroxaban versus warfarin in nonvalvular atrial fibrillation. N Engl J Med. 2011;365(10):883–891.

82. Lassen MR, Ageno W, Borris LC, et al. Rivaroxaban versus enoxaparin for thromboprophylaxis after total knee arthroplasty. N Engl J Med. 2008;358(26):2776–2786.

83. Eriksson BI, Borris LC, Friedman RJ, et al. Rivaroxaban versus enoxaparin for thromboprophylaxis after hip arthroplasty. N Engl J Med. 2008;358(26):2765–2775.

84. Kubitza D, Becka M, Zuehlsdorf M, Mueck W. Body weight has limited influence on the safety, tolerability, pharmacokinetics, or pharmacodynamics of rivaroxaban (BAY 59-7939) in healthy subjects. J Clin Pharmacol. 2007;47(2):218–226.

85. Turpie AG, Lassen MR, Eriksson BI, et al. Rivaroxaban for the prevention of venous thromboembolism after hip or knee arthroplasty. Pooled analysis of four studies. Thromb Haemost. 2011;105(3):444–453.

86. Lopes RD, Alexander JH, Al-Khatib SM, et al. Apixaban for reduction in stroke and other ThromboemboLic events in atrial fibrillation (ARISTOTLE) trial: design and rationale. Am Heart J. 2010;159(3):331–339.

87. Upreti VV, Wang J, Barrett YC, et al. Effect of extremes of body weight on the pharmacokinetics, pharmacodynamics, safety and tolerability of apixaban in healthy subjects. Brit J Clin Pharmacol. 2013;76(6):908–916.

88. Breen HB, Ireton-Jones CS. Predicting energy needs in obese patients. Nutr Clin Pract: Off Publ Am Soc Parenter Enteral Nutr. 2004;19(3):284–289.

89. Dickerson RN. Specialized nutrition support in the hospitalized obese patient. Nutr Clin Pract: Off Publ Am Soc Parenter Enteral Nutr. 2004;19(3):245–254.

90. Choban P, Dickerson R, Malone A, et al. A.S.P.E.N. Clinical guidelines: nutrition support of hospitalized adult patients with obesity. JPEN. 2013;37(6):714–744.

91. Ireton-Jones CS, Turner Jr WW. Actual or ideal body weight: which should be used to predict energy expenditure? J Am Diet Assoc. 1991;91(2):193–195.

92. Frankenfield DC, Coleman A, Alam S, Cooney RN. Analysis of estimation methods for resting metabolic rate in critically ill adults. JPEN. 2009;33(1):27–36.

93. Mesejo A, Vaquerizo Alonso C, Acosta Escribano J, et al. Guidelines for specialized nutritional and metabolic support in the critically-ill patient. Update. Consensus of the Spanish Society of Intensive Care Medicine and Coronary Units-Spanish

Society of Parenteral and Enteral Nutrition (SEMICYUCSENPE): introduction and methodology. Medicina intensiva/Sociedad Espanola de Medicina Intensiva y Unidades Coronarias. 2011;35(suppl 1):1–6.

94. Dickerson RN, Medling TL, Smith AC, et al. Hypocaloric, highprotein nutrition therapy in older vs younger critically ill patients with obesity. JPEN. 2013;37(3):342–351.

95. Uppot RN. Impact of obesity on radiology. Radiol Clin North Am. 2007;45(2):231–246.

96. Parienti JJ, Thirion M, Megarbane B, et al. Femoral vs jugular venous catheterization and risk of nosocomial events in adults requiring acute renal replacement therapy: a randomized controlled trial. JAMA. 2008;299(20):2413–2422.

97. Hind D, Calvert N, McWilliams R, et al. Ultrasonic locating devices for central venous cannulation: meta-analysis. BMJ. 2003;327(7411):361.

98. El-Solh A, Sikka P, Bozkanat E, Jaafar W, Davies J. Morbid obesity in the medical ICU. Chest. 2001;120(6):1989–1997.

99. Bercault N, Boulain T, Kuteifan K, Wolf M, Runge I, Fleury JC. Obesity-related excess mortality rate in an adult intensive care unit: a risk-adjusted matched cohort study. Crit Care Med. 2004;32(4):998–1003.

100. Goulenok C, Monchi M, Chiche JD, Mira JP, Dhainaut JF, Cariou A. Influence of overweight on ICU mortality: a prospective study. Chest. 2004;125(4):1441–1445.

101. Ray DE, Matchett SC, Baker K, Wasser T, Young MJ. The effect of body mass index on patient outcomes in a medical ICU. Chest. 2005;127(6):2125–2131.

102. O'Brien Jr JM, Welsh CH, Fish RH, et al. Excess body weight is not independently associated with outcome in mechanically ventilated patients with acute lung injury. Ann Intern Med. 2004;140(5):338–345.

103. Prescott HC, Chang VW, O'Brien Jr JM, Langa KM, Iwashyna TJ. Obesity and 1-year outcomes in older Americans with severe sepsis. Crit Care Med. 2014;42(8):1766–1774.

104. Tremblay A, Bandi V. Impact of body mass index on outcomes following critical care. Chest. 2003;123(4):1202–1207.

105. Akinnusi ME, Pineda LA, El Solh AA. Effect of obesity on intensive care morbidity and mortality: a meta-analysis. Crit Care Med. 2008;36(1):151–158.

106. Hogue Jr CW, Stearns JD, Colantuoni E, et al. The impact of obesity on outcomes after critical illness: a meta-analysis. Intensive Care Med. 2009;35(7):1152–1170.

107. Oliveros H, Villamor E. Obesity and mortality in critically ill adults: a systematic review and meta-analysis. Obesity. 2008;16(3):515–521.

108. Bornstein SR, Licinio J, Tauchnitz R, et al. Plasma leptin levels are increased in survivors of acute sepsis: associated loss of diurnal rhythm, in cortisol and leptin secretion. J Clin Endocrinol Metab. 1998;83(1):280–283.

109. Nasraway Jr SA, Albert M, Donnelly AM, Ruthazer R, Shikora SA, Saltzman E. Morbid obesity is an independent determinant of death among surgical critically ill patients. Crit Care Med. 2006;34(4):964–970; quiz 971.

110. Birkmeyer NJ, Charlesworth DC, Hernandez F, et al. Obesity and risk of adverse outcomes associated with coronary artery bypass surgery. Northern New England Cardiovascular Disease Study Group Circulation. 1998;97(17):1689–1694.

111. Moulton MJ, Creswell LL, Mackey ME, Cox JL, Rosenbloom M. Obesity is not a risk factor for significant adverse outcomes after cardiac surgery. Circulation. 1996;94(suppl 9):II87–92.

112. Brown CV, Neville AL, Rhee P, Salim A, Velmahos GC, Demetriades D. The impact of obesity on the outcomes of 1153 critically injured blunt trauma patients. J Trauma. 2005;59(5):1048–1051. discussion 1051.

113. Neville AL, Brown CV, Weng J, Demetriades D, Velmahos GC. Obesity is an independent risk factor of mortality in severely injured blunt trauma patients. Arch Surg. 2004;139(9):983–987.

114. Byrnes MC, McDaniel MD, Moore MB, Helmer SD, Smith RS. The effect of obesity on outcomes among injured patients. J Trauma. 2005;58(2):232–237.

115. Bochicchio GV, Joshi M, Bochicchio K, Nehman S, Tracy JK, Scalea TM. Impact of obesity in the critically ill trauma patient: a prospective study. J Am Coll Surg. 2006;203(4):533–538.

116. Yaegashi M, Jean R, Zuriqat M, Noack S, Homel P. Outcome of morbid obesity in the intensive care unit. J Intensive Care Med. 2005;20(3):147–154.

危重病人如何转运

David Cosgrave, John Chandler, John Bates

提供从重症监护室（ICU）转出和转入过程中的监护具有很大挑战性。有证据[1, 2]表明，由于特殊设备的集中管理和 ICU 外的诊断及治疗范围的扩大，重症监护转运正变得越来越普遍。重症监护转运大部分发生在医院内部。观察研究[1, 3, 4]表明重症监护转运是一项高风险但有意义的活动，这种风险可以通过合理的规划、适当的设备人员配置而降到最低。危重病人的院前转运呈现出了更多的问题，因为做出预先的计划是十分困难的。

根据队列研究中获得的危重患者转运数据制定了相关指南，用来对转运人员（医生、护士和医辅人员）、转运方式（空运或陆运）和具体的治疗措施（院前气管插管和高级生命支持）提供指导性意见。

危重患者的院内转运

不良事件

一些观察性研究表明，院内转运过程中，明显的生命体征波动（如心率、血压或氧饱和度的大范围变化）的发生率为 53%~68%[5-7]。Hurst 和同事们[6]研究发现即使在非转运时有 60% 的危重患者会出现生理变化，转运时则升高至 66%。虽然一支训练有素的转运团队能够安全处置大部分突发情况，但严重的不良事件也时有发生。一些前瞻性观察研究发现不良事件发生率为 36%~45.8%[8, 9]。大型多中心队列研究显示，转运时发生不良事件的优势比（OR）为 1.9。这些不良事件包括气胸、呼吸机相关性肺炎和肺不张，

可能会增加住院时间，但对死亡率[10]没有影响。Damm 等[11]对 123 例次院内转运的前瞻性研究发现心脏骤停的发生率为 1.6%。Waydhas 等[12]发现在使用便携式呼吸机转运病人时，83.7% 的病人出现 PaO_2/FiO_2（动脉血氧分压 / 吸入氧浓度）的降低，其中 42.8% 严重下降（>20% 基线水平），而且，多达 20.4% 的患者的氧和指数改变持续超过 24 小时。两大队列研究的 Logistic 回归分析[13, 14]发现，医疗单元外转运是呼吸机相关性肺炎（OR 分别为 3.1[13] 和 3.8[14]）的一个独立危险因素，而院内转运也是非计划性拔除气管插管的相关因素之一[15]。

对比 APACHE（急性生理和慢性健康评估）Ⅱ 和 Ⅲ 相匹配的对照组，需要院内转运的病人有更高的死亡率（28.6% vs. 11.4%）和较长的 ICU 住院时间[16]。不能把过高的死亡率直接归因于转运相关的并发症，作者认为研究结果反映了需要转运的患者病情可能更严重。然而，转运过程中严重不良事件发生率确实高达 5.9%。

预测院内转运的不良事件

能够增加转运期间不良事件风险的因素包括转运前合并继发损害的脑外伤、较高的严重损伤程度评分[17]和治疗干预严重程度评分（TISS），但不包括 APACHE Ⅱ 评分[18]。年龄在 43 岁以上以及 FiO_2 高于 50% 的病人预计在转运过程中会出现呼吸系统恶化[19]。

静脉注射泵和输液的数量以及在 ICU 外停留的时间，已被证明与技术事故发生的数量相关

[20]。澳大利亚ICU事件监测研究[21]发现39%的不良事件与转运设备有关，61%与病人或转运团队管理问题有关。良好的转运设备、熟练的转运流程和丰富的转运经验均可降低转运风险。

从手术室转运到ICU的病人比那些到ICU外进行诊断检查的病人的血流动力学变化更频繁[22]。这可能是与术中麻醉有关。

院内转运的风险受益比

观察性研究表明，院内转运的治疗受益高。Hurst等[6]发现39%的患者通过转运进行诊断检查调整了治疗方案，ICU患者外出进行放射性检查往往是高收益的，例如，观察研究表明，胸部CT检查改变了26%~57%病例的临床治疗过程[23, 24]。

转运的管理

一个队列研究发现相比简易呼吸器，转运呼吸机减少了血气参数的波动[25]。虽然较早的研究认为简易呼吸器和转运呼吸机一样好或者更好[26~28]，但随着时间的推移，转运呼吸机的性能明显改善[29~31]，许多现代转运呼吸机的性能可与ICU的呼吸机相提并论[32]。血气参数的变化已被证明与血流动力学波动相关（心律失常、低血压）[25]。

二氧化碳监测［呼吸末二氧化碳浓度（ETCO$_2$）］减少了成年人的动脉PaCO$_2$的波动[33]。在儿童中[34]，没有ETCO$_2$监测的简易呼吸器导致仅有31%的患者动脉PaCO$_2$能控制在预期范围内。

一个随机对照试验（RCT）发现院内转运会使创伤患者普遍体温过低（返回病房时的平均温度为34.7℃），转运中积极保暖可以避免这种情况的发生[35]。

究竟由谁来负责危重患者的转运呢？与既往研究相比，专业的转运团队可明显降低转运过程中并发症的发生率[36, 37]。有趣的是，对125例患者转运观察性研究中发现，医生的参与并不能明确减少意外事故的发生[18]。转运前例行全面性检查能使严重不良事件的发生率从9.1%降到5.2%[38]。

医院间转运

危重病人的院间转运的数量在增加[1, 2]，原因在于医院数量的减少、专家团队的集中化、急性和择期医疗资源之间的重新配置。约4.5%的重症患者曾经历过院间转运[39]，这些患者的转运能否获益需充分权衡转运过程中不能忽视的风险[3, 19, 40~44]有关院间转运的随机对照试验很少，目前的结论仅是从非随机队列或非对照的研究中得到的。

不良事件

许多已发表的研究表明，院间转运过程中和结束后都可能增加危重病人不良事件的发病率和死亡率[3, 19, 40~43, 45]。即使专业的重症转运团队，转运之前和转运期间的死亡率也是固定的（2.5%），这其中包括极少的不可抗拒因素（0.02%~0.04%）[45]。Singh等[46]报道在加拿大19 228例院间转运的病人途中死亡率为0.1%。其他作者报道的转运死亡率更高，且发现24%~70%的不良事件是可以避免的[40, 43]。

医院间转运中危险事件的发生率为4%~17.1%[2, 44, 46]。成人主要是心血管（如：新出现的低血压、心律失常、高血压）或呼吸系统事件（如：动脉氧饱和度下降、意外拔管、呼吸骤停）[2, 44, 46]。儿童和新生儿转运过程中最常见的并发症是低体温、呼吸系统并发症和静脉通道的脱出[41, 42]。

医院间转运会增加死亡率吗

那些需要医院间转运的危重患者的远期预后比那些不需要转运的病人更差。四个队列研究发现转运后的病人ICU死亡率和ICU住院时间均高于对照组[47~50]，但在校准疾病的严重程度后，其中三个研究的患者死亡率没有显著差异[51]。

一个系统评价发现院间转运对创伤患者的病情及死亡率没有显著联系。

不良事件的预测

APACHE Ⅱ、TISS 和快速急性生理评分系统与成人转运过程中出现的危急事件并无关联[18, 19, 52]，PRISM（儿童死亡率风险）评分被证明在儿童中是同样不可靠的[53]。转运过程中的不良事件的独立预测指标包括女性、高龄、高 FiO_2、多发伤、辅助通气、血流动力学不稳定、转运前固定不牢、固定翼飞机转运和长途转运[19, 46, 54]。心搏骤停患者在医院间转运中再次发生心搏骤停的比率是 6%[55]。

转运计划

院间转运的计划和准备的重要性不言而喻，若计划不周会增加不良事件的发生率和死亡率[54]。在一项对转运至神经外科中心的病人的审核中，发现 43% 的病人伤情评估不准确，24% 曾接受不恰当的复苏，所有死亡患者在转运前缺乏评估和复苏[54]。目前已有相关指南通过不同领域来解决这个问题，但问题仍然存在。Price 等[56]发现国家指南的完善仅仅适度的改善了病人的监护。

人员的选择

除了车辆驾驶者，在运输过程中建议至少两个人看护一个危重病人。根据临床和当地情况，团队领导可以是一位护士或医生，但必须接受过一定的医学转运和高级生命支持培训。接受过专业训练的护士在转运危重症儿童时和医生一样可靠[57, 58]。在转运危重症成人[59]和儿童时，由适当的人员和装备组成的专业救护团队要优于临时组成的团队[60]。在一项观察性研究中，Vos 等[60]发现由专业救护团队承担的小儿院间转运，使危险事件的发生率下降了 80%。

Orr 等的队列研究[61]发现由非专业转运团队转运的儿童死亡率（23% vs. 9%）明显增加，校准疾病的严重程度后这种差异仍然存在。

转运方式

公路、直升机和固定翼飞机这三种转运方式的选择主要考虑三个主要因素：转运距离、病人状态和天气条件。三个观察性研究调查了航空和公路转运对死亡率的影响，其中一项 1 234 例成人转运的回顾性研究显示病人的死亡率或发病率没有任何差异[62]，而其他两项研究发现通过空运转运的病人生存者增加[63, 64]。Brown 等[64]对 74 779 例转运病人进行了 Logistic 回归分析，发现 TISS 评分大于 15 分的空运患者，其生存优势比为 1.09。一项前瞻性队列研究证明了空运快于陆运，转运距离低于 225 km 时，直升机转运快于固定翼飞机[65]。

设备和监测

危重病人转运所需的全部的设备和药物清单超出了本章范围，可查阅相关章节[66]。普遍认为 ICU 中的器官支持和监护应该在运输过程中最大限度地保持使用。一个随机对照试验观察院间转运危重症儿童期间，持续无创性 BP 监测较间断 BP 监测有更少的器官功能障碍和更短的 ICU 住院时间[67]。非对照观察研究表明院间转运期间定时血气分析检测能帮助早期识别和治疗气体交换和代谢指标的变化[68, 69]。接受体外膜肺氧合治疗的患者院间转运被证明是可行的和安全的，并能改善预后[70]。一项回顾性研究发现，对于需低温治疗的婴儿来说，转运时使用专用冷却机比被动冷却能更好地控制温度和更快地达到目标温度[71]。

院前转运

院前转运的大部分研究都集中在创伤患者，因为早期适当干预可能改善预后。

院前急救体系

以下是临床研究中提出的四个影响院前急救的主要因素：

1. 院前转运方式
2. 院前急救人员
3. 院前转运时间
4. 接收单位的医疗水平

转运方式

陆运和直升机运输的比较一直是近年来几个大型队列研究的焦点[72-77]。在五个研究中,有四个研究证明了由直升机运输的严重创伤病人具备生存优势,其死亡优势比为 0.41~0.68[72, 74-77]其原因尚不明确。另一项研究中,尽管直升机组经历了更长的转运时间,但还是展现出了生存优势[74],但直升机组的患者在院前阶段得到了更精心的护理。有人认为被直升机转运的病人更有可能被送到 I 或 II 级创伤中心,这可以部分解释其生存优势[73]。

院前急救人员

一项 RCT[78]和一项非随机对照的系统评价研究医生和护士实施院前急救,RCT 结果发现医生治疗组的死亡率减少了 35%。系统评价中 19 项研究中有 9 项关于创伤患者和有院外心脏骤停病史的病人的 5 项研究中的 4 项研究也证明了医生治疗组可疑减少死亡率[79]。其中,最大的对照研究涉及 14 702 名创伤患者,显示医生治疗组的死亡优势比为 0.7[80]。这表明,医生往往会更积极地治疗病人,且其院前气管插管的失败率[81]低于护士。

院前转运时间

队列研究表明,院前转运时间超过 60 分钟,会增加严重创伤患者的死亡率[82]、住院时间及并发症发生率[83]。对于有能力提供院前积极救治的高水平创伤治疗团队,从受伤到抵达医院的时间可能就不那么重要了[74, 84]。

接收单位的医疗水平

几个大型队列研究发现,直接转运到 I 级创伤中心会降低严重创伤病人的死亡率[85~87]其中最大的队列研究纳入美国 15 个州的 6 000 多名患者。转运至 I 级创伤中心治疗可降低患者的院内死亡率（OR=0.8,95% CI 0.6~0.98）和 1 年死亡率（OR=0.75,95% CI 0.60~0.75）。亚组分析显示,低死亡率的获益者主要是那些更严重的创伤患者[87]。

院前的特殊干预措施

在现场和在转运过程中高级生命支持（ALS）（如:气管插管、静脉穿刺置管、输液和用药）相比基础生命支持（BLS）是否有利于患者尚不清楚[88]。先后有三个研究（安大略省高级生命支持调查）着眼于院前 ALS 对院外心脏骤停[89]、呼吸窘迫[90]、严重创伤[91]病人的影响,结果提示心脏骤停或创伤患者死亡率没有得到改善,而格拉斯哥昏迷评分（GCS）小于 9 分的创伤患者在 ALS 阶段死亡率增加。只有呼吸窘迫的患者死亡率得到了些许改善。

同样,包含 15 个比较创伤患者院前 ALS 和 BLS 观察队列研究的荟萃分析[88]显示进行 ALS 的患者死亡率增加（OR=2.59）。该作者随后开展了观察性研究来比较加拿大不同的院前急救措施。Logistic 回归分析排除干扰因素后,发现现场进行 ALS 的患者死亡率增加了 21%（P=0.01）[92]。

一个 RCT 和一些观察性研究着眼于院前气管插管对预后的影响。这个 RCT 比较了院前由重症护士快速诱导插管（RSI）和院内插管对创伤性脑损伤（GCS<9）的病人（n=312）的影响[93]。作者发现干预组患者 6 个月的神经系统预后得到了改善（RR=1.28）。与之相反,那些观察性研究发现院前气管插管的患者死亡率增加[94-96]。

一项前瞻性研究由一名麻醉医师对 1 320 名刚转运至 I 级创伤中心的创伤患者进行气道干预情况的评估,发现那些院前气管插管的病人中的 31% 符合插管失败的标准,其中 12% 的气管插管误入食管[97]。一项前瞻性观察研究发现院前使用连续 $ETCO_2$ 监测后,未能识别的错误插管率从 9% 降至 0[98]。一项院前气管插管成功率的荟萃分析提示，医生较其他人员有更高的插管成功率（成功率，0.991 *vs.* 0.849），肌肉松弛药可以提高非医生的插管成功率（0.967）[81]。院前气管插管是一个复杂的干预措施，它的价值可能与许多因素有关，包括操作者熟练度、患病人群、药物干预情况以及其他院前创伤情况。

作者推荐

- 危重病人的转运是临床实践非常必要和重要的组成部分，却往往易被忽视。
- 准确的转运前评估、训练有素的转运团队、稳定的转运前病情可以降低转运本身带来的风险。
- 无论在何处尽可能由经验丰富的专业团队来转运危重患者，特别是儿科危重患者的转运。
- 能够改善预后院前干预措施包括：
  - 直升机转运严重创伤患者
  - 有医生参与的院前转运团队
  - 直接转移到 I 级创伤中心
  - 院前气管插管时使用连续 $ETCO_2$ 监测
  - 训练急救人员为 GCS<9 分的创伤性脑损伤病人实施院前快速诱导插管

（刘 蕾 李景辉 邓 超）

参考文献

1. Mackenzie PA, Smith EA, Wallace PG. Transfer of adults between intensive care units in the United Kingdom: postal survey. BMJ. 1997;314:1455–1456.

2. Fried MJ, Bruce J, Colquhoun R, Smith G. Inter-hospital transfers of acutely ill adults in Scotland. Anaesthesia. 2010;65:136–144.

3. Gentleman D, Jennett B. Audit of transfer of unconscious head-injured patients to a neurosurgical unit. Lancet. 1990;335: 330–334.

4. Koppenberg J, Taeger K. Interhospital transport: transport of critically ill patients. Curr Opin Anaesthesiol. 2002;15:211–215.

5. Evans A, Winslow EH. Oxygen saturation and hemodynamic response in critically ill, mechanically ventilated adults during intrahospital transport. Am J Crit Care. 1995;4:106–111.

6. Hurst JM, Davis Jr K, Johnson DJ, Branson RD, Campbell RS, Branson PS. Cost and complications during in-hospital transport of critically ill patients: a prospective cohort study. J Trauma. 1992;33:582–585.

7. Indeck M, Peterson S, Smith J, Brotman S. Risk, cost, and benefit of transporting ICU patients for special studies. J Trauma. 1988;28:1020–1025.

8. Picetti E. Intra-hospital transport of brain-injured patients: a prospective, observational study. Neurocrit Care. 2013;18:298–304.

9. Parmentier-Decrucq. Adverse events during intrahospital transport of critically ill patients: incidence and risk factors. Ann Intensive Care. 2013;3.

10. Schwebel C, Clec'h C, Magne S, et al. Safety of intrahospital transport in ventilated critically ill patients: a multicenter cohort study*. Crit Care Med. 2013;41:1919–1928.

11. Damm C, Vandelet P, Petit J, et al. Complications during the intrahospital transport in critically ill patients. Ann Fr Anesth Reanim. 2005;24:24–30.

12. Waydhas C, Schneck G, Duswald KH. Deterioration of respiratory function after intra-hospital transport of critically ill surgical patients. Intensive Care Med. 1995;21:784–789.

13. Bercault N, Wolf M, Runge I, Fleury JC, Boulain T. Intrahospital transport of critically ill ventilated patients: a risk factor for ventilator-associated pneumonia–a matched cohort study. Crit Care Med. 2005;33:2471–2478.

14. Kollef MH, Von Harz B, Prentice D, et al. Patient transport from intensive care increases the risk of developing ventilator-associated pneumonia. Chest. 1997;112:765–773.

15. Christie JM, Dethlefsen M, Cane RD. Unplanned endotracheal extubation in the intensive care unit. J Clin Anesth. 1996;8: 289–293.

16. Szem JW, Hydo LJ, Fischer E, Kapur S, Klemperer J, Barie PS. High-risk intrahospital transport of critically ill patients: safety and outcome of the necessary "road trip". Crit Care Med. 1995;23:1660–1666.

17. Andrews PJ, Piper IR, Dearden NM, Miller JD. Secondary insults during intrahospital transport of head-injured patients. Lancet. 1990;335:327–330.

18. Smith I, Fleming S, Cernaianu A. Mishaps during transport from the intensive care unit. Crit Care Med. 1990;18:278–281.

19. Marx G, Vangerow B, Hecker H, et al. Predictors of respiratory function deterioration after transfer of critically ill patients Intensive Care Med. 1998;24:1157–1162.

20. Doring BL, Kerr ME, Lovasik DA, Thayer T. Factors that contribute to complications during intrahospital transport of the critically ill. J Neurosci Nurs. 1999;31:80–86.

21. Beckmann U, Gillies DM, Berenholtz SM, Wu AW, Pronovost P. Incidents relating to the intra-hospital transfer of critically ill patients. An analysis of the reports submitted to the Australian Incident Monitoring Study in Intensive Care. Intensive Care Med. 2004;30:1579–1585.

22. Insel J, Weissman C, Kemper M, Askanazi J, Hyman AI. Cardiovascular changes during transport of critically ill and postoperative patients. Crit Care Med. 1986;14:539–542.

23. Roddy LH, Unger KM, Miller WC. Thoracic computed tomography in the critically ill patient. Crit Care Med. 1981;9:515–518.

24. Voggenreiter G, Aufmkolk M, Majetschak M, et al. Efficiency of chest computed tomography in critically ill patients with multiple traumas. Crit Care Med. 2000;28:1033–1039.

25. Braman SS, Dunn SM, Amico CA, Millman RP. Complications of intrahospital transport in critically ill patients. Ann Intern wrMed. 1987;107:469–473.

26. Gervais HW, Eberle B, Konietzke D, Hennes HJ, Dick W.

Comparison of blood gases of ventilated patients during transport. Crit Care Med. 1987;15:761–763.

27. Weg JG, Haas CF. Safe intrahospital transport of critically ill ventilator-dependent patients. Chest. 1989;96:631–635.

28. Dockery WK, Futterman C, Keller SR, Sheridan MJ, Akl BF. A comparison of manual and mechanical ventilation during pediatric transport. Crit Care Med. 1999;27:802–806.

29. Zanetta G, Robert D, Guerin C. Evaluation of ventilators used during transport of ICU patients – a bench study. Intensive Care Med. 2002;28:443–451.

30. Chipman D. Performance comparison of 15 transport ventilators. Respir Care. 2007;52:740–751.

31. Blakeman T. Inter- and intra-hospital transport of the critically ill. Respir Care. 2013;58:1008–1021.

32. Boussen S. Evaluation of ventilators used during transport of critically ill patients: a bench study. Respir Care. 2013;58:1911–1922.

33. Palmon SC, Liu M, Moore LE, Kirsch JR. Capnography facilitates tight control of ventilation during transport. Crit Care Med. 1996;24:608–611.

34. Tobias JD, Lynch A, Garrett J. Alterations of end-tidal carbon dioxide during the intrahospital transport of children. Pediatr Emerg Care. 1996;12:249–251.

35. Scheck T, Kober A, Bertalanffy P, et al. Active warming of critically ill trauma patients during intrahospital transfer: a prospective, randomized trial. Wien Klin Wochenschr. 2004;116:94–97.

36. Stearley HE. Patients' outcomes: intrahospital transportation and monitoring of critically ill patients by a specially trained ICU nursing staff. Am J Crit Care. 1998;7:282–287.

37. Kue R, Brown P. Adverse clinical events during intrahospital transport by a specialized team: a preliminary report. Am J Crit Care. 2011;20:153–162.

38. Choi A. Before- and after-intervention trial for reducing unexpected events during the intrahospital transport of emergency patients. Am J Emerg Med. 2012;30:1433–1440.

39. Iwashyna TJ, Christie JD, Moody J, Kahn JM, Asch DA. The structure of critical care transfer networks. Med Care. 2009;47:787–793.

40. Henning R, McNamara V. Difficulties encountered in transport of the critically ill child. Pediatr Emerg Care. 1991;7:133–137.

41. Kanter RK, Boeing NM, Hannan WP, Kanter DL. Excess morbidity associated with interhospital transport. Pediatrics. 1992;90:893–898.

42. Lang A, Brun H, Kaaresen PI, Klingenberg C. A population based 10-year study of neonatal air transport in North Norway. Acta Paediatr. 2007;96:995–999.

43. Ligtenberg JJ, Arnold LG, Stienstra Y, et al. Quality of interhospital transport of critically ill patients: a prospective audit. Crit Care. 2005;9:R446–R451.

44. Singh JM, Ferguson ND, MacDonald RD, Stewart TE, Schull MJ. Ventilation practices and critical events during transport of ventilated patients outside of hospital: a retrospective cohort study. Prehosp Emerg Care. 2009;13:316–323.

45. Gilligan JE, Griggs WM, Jelly MT, et al. Mobile intensive care services in rural South Australia. Med J Aust. 1999;171:617–620.

46. Singh JM, MacDonald RD, Bronskill SE, Schull MJ. Incidence and predictors of critical events during urgent air-medical transport. CMAJ. 2009;181:579–584.

47. Duke GJ, Green JV. Outcome of critically ill patients undergoing interhospital transfer. Med J Aust. 2001;174:122–125.

48. Durairaj L, Will JG, Torner JC, Doebbeling BN. Prognostic factors for mortality following interhospital transfers to the medical intensive care unit of a tertiary referral center. Crit Care Med. 2003;31:1981–1986.

49. Odetola FO, Clark SJ, Gurney JG, Dechert RE, Shanley TP, Freed GL. Effect of interhospital transfer on resource utilization and outcomes at a tertiary pediatric intensive care unit. J Crit Care. 2009;24:379–386.

50. Golestanian E, Scruggs JE, Gangnon RE, Mak RP, Wood KE. Effect of interhospital transfer on resource utilization and outcomes at a tertiary care referral center. Crit Care Med. 2007;35:1470–1476.

51. Hill AD, Fowler RA, Nathens AB. Impact of interhospital transfer on outcomes for trauma patients: a systematic review. J Trauma. 2011;71:1885–1900. discussion 901.

52. Rhee KJ, Mackenzie JR, Burney RE, et al. Rapid acute physiology scoring in transport systems. Crit Care Med. 1990;18:1119–1123.

53. Orr RA, Venkataraman ST, Cinoman MI, Hogue BL, Singleton CA, McCloskey KA. Pretransport Pediatric Risk of Mortality (PRISM) score underestimates the requirement for intensive care or major interventions during interhospital transport. Crit Care Med. 1994;22:101–107.

54. Lambert SM, Willett K. Transfer of multiply-injured patients for neurosurgical opinion: a study of the adequacy of assessment and resuscitation. Injury. 1993;24:333–336.

55. Hartke A, Mumma BE, Rittenberger JC, Callaway CW, Guyette FX. Incidence of re-arrest and critical events during prolonged transport of post-cardiac arrest patients. Resuscitation. 2010;81:938–942.

56. Price SJ, Suttner N, Aspoas AR. Have ATLS and national transfer guidelines improved the quality of resuscitation and transfer of head-injured patients? A prospective survey from a Regional Neurosurgical Unit. Injury. 2003;34:834–838.

57. Beyer 3rd AJ, Land G, Zaritsky A. Nonphysician transport of intubated pediatric patients: a system evaluation. Crit Care Med. 1992;20:961–966.

58. King BR, King TM, Foster RL, McCans KM. Pediatric and neonatal transport teams with and without a physician: a comparison of outcomes and interventions. Pediatr Emerg Care. 2007;23:77–82.

59. Gebremichael M, Borg U, Habashi NM, et al. Interhospital transport of the extremely ill patient: the mobile intensive care unit. Crit Care Med. 2000;28:79–85.

60. Vos GD, Nissen AC, Nieman FH, et al. Comparison of interhospital pediatric intensive care transport accompanied by a referring specialist or a specialist retrieval team. Intensive Care Med. 2004;30:302–308.

61. Orr RA, Felmet KA, Han Y, et al. Pediatric specialized transport teams are associated with improved outcomes. Pediatrics. 2009;124:40–48.

62. Arfken CL, Shapiro MJ, Bessey PQ, Littenberg B. Effectiveness of helicopter versus ground ambulance services for interfacility transport. J Trauma. 1998;45:785–790.

63. Moylan JA, Fitzpatrick KT, Beyer 3rd AJ, Georgiade GS. Factors improving survival in multisystem trauma patients. Ann Surg. 1988;207:679–685.

64. Brown JB, Stassen NA, Bankey PE, Sangosanya AT, Cheng JD, Gestring ML. Helicopters improve survival in seriously injured patients requiring interfacility transfer for definitive care. J Trauma. 2011;70:310–314.

65. Goldstein L, Doig CJ, Bates S, Rink S, Kortbeek JB. Adopting the pre-hospital index for interfacility helicopter transport: a proposal. Injury. 2003;34:3–11.

66. Barillo DJ, Renz E, Broger K, Moak B, Wright G, Holcomb JB. An emergency medical bag set for long-range aeromedical transportation. Am J Disaster Med. 2008;3:79–86.

67. Stroud MH, Prodhan P, Moss M, Fiser R, Schexnayder S, Anand K. Enhanced monitoring improves pediatric transport outcomes: a randomized controlled trial. Pediatrics. 2011;127:42–48.

68. Kill C, Barwing J, Lennartz H. Blood gas analysis in interhospital transfer–a useful extension of respiratory monitoring? Anasthesiol Intensivmed Notfallmed Schmerzther. 1999;34:10–16.

69. Vos G, Engel M, Ramsay G, van Waardenburg D. Point-of-care blood analyzer during the interhospital transport of critically ill children. Eur J Emerg Med. 2006;13:304–307.

70. Bryner B, Cooley E, Copenhaver W, et al. Two decades' experience with interfacility transport on extracorporeal membrane oxygenation. Ann Thorac Surg. 2014;98:1363–1370.

71. O'Reilly KM, Tooley J, Winterbottom S. Therapeutic hypothermia during neonatal transport. Acta Paediatr. 2011;100:1084–1086. discussion e49.

72. Hannay RS, Wyrzykowski AD, Ball CG, Laupland K, Feliciano DV. Retrospective review of injury severity, interventions and outcomes among helicopter and nonhelicopter transport patients at a Level 1 urban trauma centre. Can J Surg. 2014;57:49–54.

73. Rose MK, Cummings GR, Rodning CB, Brevard SB, Gonzalez RP. Is helicopter evacuation effective in rural trauma transport? Am Surg. 2012;78:794–797.

74. Desmettre T, Yeguiayan JM, Coadou H, et al. Impact of emergency medical helicopter transport directly to a university hospital trauma center on mortality of severe blunt trauma patients until discharge. Crit Care. 2012;16:R170.

75. Galvagno Jr SM, Haut ER, Zafar SN, et al. Association between helicopter vs ground emergency medical services and survival for adults with major trauma. JAMA. 2012;307:1602–1610.

76. Sullivent EE, Faul M, Wald MM. Reduced mortality in injured adults transported by helicopter emergency medical services. Prehosp Emerg Care. 2011;15:295–302.

77. Brown JB, Stassen NA, Bankey PE, Sangosanya AT, Cheng JD, Gestring ML. Helicopters and the civilian trauma system: national utilization patterns demonstrate improved outcomes after traumatic injury. J Trauma. 2010;69:1030–1034. discussion 4–6.

78. Baxt WG, Moody P. The impact of a physician as part of the aeromedical prehospital team in patients with blunt trauma. JAMA. 1987;257:3246–3250.

79. Botker MT, Bakke SA, Christensen EF. A systematic review of controlled studies: do physicians increase survival with prehospital treatment? Scand J Trauma Resus Emerg Med. 2009;17:12.

80. Roudsari BS, Nathens AB, Cameron P, et al. International comparison of prehospital trauma care systems. Injury. 2007;38:993–1000.

81. Lossius HM, Roislien J, Lockey DJ. Patient safety in pre-hospital emergency tracheal intubation: a comprehensive meta-analysis of the intubation success rates of EMS providers. Crit Care. 2012;16:R24.

82. Sampalis JS, Lavoie A, Williams JI, Mulder DS, Kalina M. Impact of on-site care, prehospital time, and level of in-hospital care on survival in severely injured patients. J Trauma. 1993;34:252–261.

83. Baez AA, Lane PL, Sorondo B, Giraldez EM. Predictive effect of out-of-hospital time in outcomes of severely injured young adult and elderly patients. Prehosp Disaster Med. 2006;21:427–430.

84. Ingalls N, Zonies D, Bailey JA, et al. A review of the first 10 years of critical care aeromedical transport during operation Iraqi freedom and operation enduring freedom: the importance of evacuation timing. JAMA Surg. 2014;149:807–813.

85. Hartl R, Gerber LM, Iacono L, Ni Q, Lyons K, Ghajar J. Direct transport within an organized state trauma system reduces mortality in patients with severe traumatic brain injury. J Trauma. 2006;60:1250–1256. discussion 6.

86. Sampalis JS, Denis R, Frechette P, Brown R, Fleiszer D, Mulder D. Direct transport to tertiary trauma centers versus transfer from lower level facilities: impact on mortality and morbidity among patients with major trauma. J Trauma. 1997;43:288–295. discussion 95–6.

87. MacKenzie EJ, Rivara FP, Jurkovich GJ, et al. A national evaluation of the effect of trauma-center care on mortality. N Engl J Med. 2006;354:366–378.

88. Liberman M, Mulder D, Sampalis J. Advanced or basic life support for trauma: meta-analysis and critical review of the literature. J Trauma. 2000;49:584–599.

89. Stiell IG, Wells GA, Field B, et al. Advanced cardiac life support in out-of-hospital cardiac arrest. N Engl J Med. 2004;351:647–656.

90. Stiell IG, Spaite DW, Field B, et al. Advanced life support for out-of-hospital respiratory distress. N Engl J Med. 2007;356:2156–2164.

91. Stiell IG, Nesbitt LP, Pickett W, et al. The OPALS Major Trauma Study: impact of advanced life-support on survival and morbidity. CMAJ. 2008;178:1141–1152.

92. Liberman M, Mulder D, Lavoie A, Denis R, Sampalis JS. Multicenter Canadian study of prehospital trauma care. Ann Surg. 2003;237:153–160.

93. Bernard SA, Nguyen V, Cameron P, et al. Prehospital rapid sequence intubation improves functional outcome for patients with severe traumatic brain injury: a randomized controlled trial. Ann Surg. 2010;252:959–965.

94. Eckstein M, Chan L, Schneir A, Palmer R. Effect of prehospital advanced life support on outcomes of major trauma patients. J Trauma. 2000;48:643–648.

95. Stockinger ZT, McSwain Jr NE. Prehospital endotracheal intubation for trauma does not improve survival over bag-valve-mask ventilation. J Trauma. 2004;56:531–536.

96. Wang HE, Peitzman AB, Cassidy LD, Adelson PD, Yealy DM. Out-of-hospital endotracheal intubation and outcome after traumatic brain injury. Ann Emerg Med. 2004;44:439–450.

97. Cobas MA, De la Pena MA, Manning R, Candiotti K, Varon AJ. Prehospital intubations and mortality: a level 1 trauma center perspective. Anesth Analg. 2009;109:489–493.

98. Silvestri S, Ralls GA, Krauss B, et al. The effectiveness of out-of-hospital use of continuous end-tidal carbon dioxide monitoring on the rate of unrecognized misplaced intubation within a regional emergency medical services system. Ann Emerg Med. 2005;45:497–503.

25 计算机算法在危重患者治疗中是否有用

Bruce A. McKinley, R. Matthew Sailors

在数学和计算机科学中，算法指的是一种按照步骤来处理问题的过程，被用来计算、数据处理和自动推导。算法表现为有限的、明确的指令列表，从初始状态和初始的"输入量"开始，通过执行有限数量的、明确的连续指令，最终产生"输出量"并在结束状态终止。

算法已被用于建立、描述和体现疾病治疗的逻辑过程。自二十世纪九十年代早期，将疾病治疗过程设计成计算机算法就已被用于指导危重患者的救治。为了实现逻辑化，治疗过程需要被描述成一系列检测、观察或决策。为了能够计算机化，治疗过程须简单扼要并综合全面。

算法是规则的逻辑组合，这些规则精确的定义了一系列决策和规定的干预措施，使之能够在临床中得以应用。通常来说，"协议"指的是具体治疗过程，而一个协议可能会纳入多个算法。用计算机算法来指导临床治疗的理念已经形成并且应用于危重患者的救治中。与同期临床水平相应的护理水平的提高关系到计算机化协议能否实施。

计算机技术现在已经是美国医疗保健系统不可或缺的组成部分。电子病历（electronic medical record, EMR）技术是用来记录患者的检查和治疗数据、临床医生的诊断和分析以及临床表现，并将这些数据与公认的收费、诊断和治疗编码相对应。医生现在已被强制要求使用电子病历，政府和商业保险公司要求报销费用时提交电子版记录。计算机化的医疗记录技术能在多大程度上提高医疗效率和传输速度目前还未被充分评估和报道。

除了 EMR 的出现，计算机化的医疗协议技术在过去 25 年中已经有了飞速发展。计算机化协议是指能够提供信息实时指导患者具体治疗的计算机技术。患者治疗的差异化问题源于在复杂的临床情况下医生个性、主观的决策。在对危重患者的治疗中需要制定标准化的决策来降低治疗的差异性，计算机化的协议技术已经成功地为这一复杂的医疗过程实施协议，为制定具有广泛循证医学证据支持的指南提供有力的方法。这项技术也是重症医学学会理想的选择，可以实现和保持重症专业医生在提出和实施最佳治疗方案中发挥重要角色作用。

用计算机技术给医生提供建议：医学信息学与决策支持

50 年前，Ledley 和 Lusted[1-3] 就假设医疗推理的过程可以做成数学模型。1964 年，国立医学图书馆就创立了医学文献分析和检索系统（the medical literature analysis and retrieval system, MEDLARS），1971 年，研发了在线医学文献分析和检索系统（medical literature analysis and retrieval system online, medline）[4]。国立医学图书馆开发的具备检索功能的在线图书馆包括查阅信息和始于 1986 年持续向国内外提供词汇表和分类服务的统一医学语言系统（unified medical language system, UMLS）的研究和发展项目[5]。自二十世纪七十年代，随着政府以及最近商业体制的发展，为医生提供建议信息的计算机技术形成，包括在线检索系统、提供诊断帮助[6~17]和临床数据解读[18~20]的系统以及指导患者具体治疗的专家系统[21, 22]。目前凭借互联网技术，信息检索和查阅系统已经无处不在了。

二十世纪七十年代，电脑、通讯和网络科技的发展及其在医疗行业中的应用带动了作为独立学科的医学信息学发展，医疗信息的获取、存储、检索和使用得到优化。医学信息学集合了计算机科学、临床指南、医学术语和信息通讯系统，总体目标是使患者的治疗更加安全、有效、平等、高效、及时和个体化。医学信息学的实例包括专家系统，如Mycin 和 Internist-Ⅰ，Mycin 是一个通过回答是或否的查询系统来诊断细菌感染和推荐药物治疗的程序[22]，Internist-Ⅰ是一个诊断疾病的分级算法系统[23]；麻省总医院多用途程序设计系统（massachusetts general hospital utility multi programming system, MUMPS）（http://en.ikipedia.org/ wiki/MUMPS），现在也被称为M，是临床应用常用的语言规范和编程语言，是最大的企业级 EMR 退伍军人健康信息系统和技术架构（veterans health information systems and technology architecture, VistA）及其图形使用界面以及计算机化的患者信息记录系统（computerized patient record system, CPRS）的基础，VistA 和 CPRS 使得医务人员在任何退伍军人管理机构（veterans administration, VA）电脑上均可回顾和更新 VA 患者的电子病历（http://en.wikipedia.org/ wiki/VistA）；美国盐湖城 LDS 医院的经逻辑处理的健康评价（health evaluation through logical processing, HELP)系统，是最早的 EMR 系统之一，协助医生制定和执行决策近 40 年。

医生运用决策支持工具已不是新事物。十余年来，医生们在治疗（制定决策）的时候已经在使用口袋书、抗生素使用指南、诊断算法和协议手册。计算机化的决策支持工具，如计算机算法和协议，提供了新的属性，包括床旁的应用、纳入充足的细节使之明确、对有时间标记的患者数据进行可重复的电子化采集和存储使得在算法逻辑的使用过程中能够识别时间的变化、一致性和可重复性。明确的计算机算法或协议由患者的数据驱动，协议的输出结果（指令），能够针对患者即刻提供个体化的治疗和标准化的临床决策。这个非主观的特性受到临床医生的青睐，且可以改善患者预后[24]。

目前，计算机技术在医疗中的核心角色是记录和回顾数据，包括住院患者数据、患者具体的医疗保健付款数据以及非针对具体患者的医药科学和临床经验发布。医学信息学和计算机技术发展的关键是广泛可用的、临床上最新的计算机算法可以直接用来决定即刻的治疗。

计算机算法作为医学推理模型

医学推理模型的概念在 50 年前被提出，过去的 25 年里已经在很多计算机化协议中被成功展示。这些针对具体治疗过程的算法由当地的医生和信息学家组成的团队开发，以确保治疗的安全性和最优化，减少随意性（**图 25-1**）。基于规则的专家系统，包含明确的规则促使决策制定在具有逻辑性、工作流兼容的序列中进行，被广泛应用于模拟复杂的治疗过程。基于规则的专家系统已被长期成功地应用。在患者床旁（治疗和决策时刻），具体的临床上当前的检查用于在指导增量干预的序列中导出临床决策，根据需要获取和保持一个特定的、可以衡量的效果[25]。这种类型的专家系统适合于重症监护的很多方面。计算机化协议由易于获得、可重复的检测驱动的多种算法构成，最初是由 LDS 医院的医生和信息学家开发和完善[26~28]。这项技术已经被采用，能够有效地规范床旁临床决策的制定，为重症监护的某些方面提供及时、个体化的干预措施。

计算机算法和协议：临床经验

第一个指导重症监护复杂治疗过程的计算机算法和协议系统出现于 20 世纪 80 年代。从那时起计算机化协议技术已经用于实施床旁协议来指

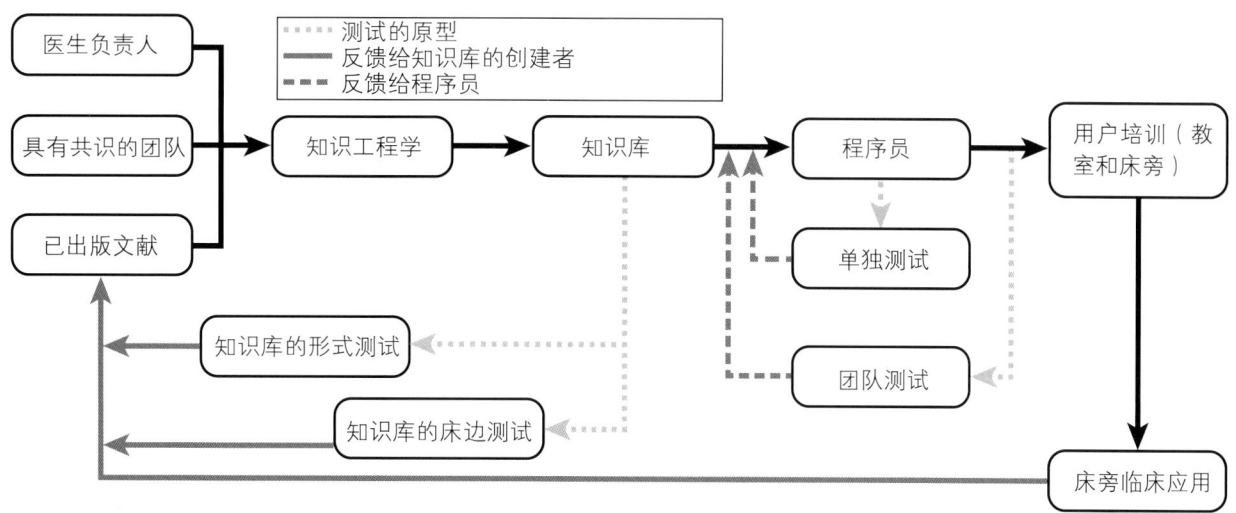

图 25-1　计算机算法和协议系统的开发和应用是一个基于一定共识的工作团队进行反复建立 - 测试 - 完善的过程。对于一个重症监护程序，具有共识的团队包括医生、医疗人员、专业床旁护士和程序员 - 信息学专家。医生负责人明确和指导推进临床治疗过程、取得共识以及促进回顾和更新

导治疗过程，从数小时到数周不等[23-32]。协议是由多学科团队将最佳的证据和临床经验结合开发而成（图 25-1）。

1993 年，计算机化协议被报道成功地用于急性呼吸窘迫综合征（acute respiratory distress syndrome, ARDS）的机械通气治疗[33]。算法的产生需通过当地的专家对规范床旁决策的制定形成共识。算法提供了调整吸入氧浓度、呼气末气道正压、潮气量和呼吸频率的即时指令，以适应直接影响氧合和通气的变量阈值和测量值的改变。该协议由 30 个算法构成，从插管、脱机到拔管全过程指导[33-35]。此外，其他的算法也被开发，使得通过脉搏血氧仪进行无创动脉血氧饱和度检测也能准确评估动脉氧分压的情况[34]。

第一个计算机化协议的应用使得 ARDS 患者的生存率有了显著的提高[25]。临床医生接受了超过 90% 的 ARDS 治疗协议产生的指令[26]。自 20 世纪 90 年代初以来，对其他计算机化协议产生的指令的接受度已经超过 90% 甚至更高，且几乎都在 ICU，意味着对治疗过程的详细理解和治疗模型的全面设计。该系统通过协议的逻辑程序持续工作以及床旁的用户界面专用于患者。需要

根据当时的检查结果确定诊断 ARDS 的明确标准[36]。另一个重要的原则是需要临床医生对于干预治疗的所有计算机化协议指令做出接受或拒绝的判断，即指"开放环"控制。当一个计算机化的协议指导系统被内科或外科 ICU 持续应用，证明它是可行且安全的，可以为 ARDS 患者的机械通气支持治疗提供标准的决策制定和个体化的干预措施[33]。

这个协议系统通过将潮气量变成 6 ml/kg 的算法，在一项传统潮气量与小潮气量机械通气治疗 ARDS 的随机对照研究中使用。这项随机对照研究于 1993-1998 年在 10 个不同的中心进行，使用台式计算机和用户界面启动床旁程序[37]。该协议系统累计使用了 32 055 小时（15 个职工人年，3.7 个患者人年），活跃于 96% 机械通气时间；产生了 38 546 条指令，其中 94% 被采纳。相似的结果在单中心的创伤性 ARDS 患者中亦有记载（休克与创伤 ICU，Henmann 纪念医院，休斯敦，德克萨斯），该系统在 96% 的时间中得到了应用，接受度达到 95%[38]。允许性高碳酸血症联合小潮气量机械通气与传统的大潮气量通气策略相比较的研究证实了计算机算法作为治

疗协议的有效性。重要的是，这项研究证实了该计算机化协议指导的机械通气治疗可以直接转化到其他的临床中心，并显著提高治疗效果。这项基于计算机化协议的前瞻性随机对照研究比ARDS-Net更早的提供了可靠的证据，产生了新的理论[39]。

休斯敦的一个团队开发了一项针对脑损伤后颅内压治疗的计算机化协议。一项队列研究证实，使用6项详细的治疗性算法显著提高了对现有指南的依从性[40]，依靠较少的干预措施即可限制颅内压和脑灌注压不利的波动[30]。使用该算法的原型计算机化协议系统随后被改进并成功地进行了测试[41]。

计算机化协议技术已经被开发用于指导创伤性休克患者在ICU内第一天的液体复苏治疗[30, 38, 42~47]。该程序基于由LDS医院团队制订的治疗原则[24, 31]，使用氧输送（Do₂）作为评估血流动力学状况的量化指标[49~51]。氧输送的目标值为≥600 ml/（O₂·min）。2000—2006年期间，这项"休克复苏协议"用于指导超过400名患者的治疗，通过床旁移动计算机工作站来执行程序。通过共识小组不断的回顾（**图25-1**）和累积的数据分析对协议进行修改[27~29]。这表明计算机算法能够对既往随意性和混乱性的临床治疗产生"过程控制的影响"[30]。该协议的使用明确了实施复苏的液体量与腹腔间隙综合征[53~57]和持续凝血功能障碍[58]的发生及时机之间的关系。

相比较传统的指南应用途径，计算机化协议技术的使用提高了脓毒症治疗指南的应用率[59, 60]。休斯敦团队使用拯救脓毒症运动、其他指南和当地的专家共识构建了一个全面的脓毒症治疗协议系统（**图25-2**）。这个系统将外科重症医生、住院医生和护士的治疗决策制定标准化。协议开始后1小时内使用抗生素并给予适度的静脉输注液体量（24小时2.0±0.2 L方案）。住院死亡率比拯救脓毒症运动指南的报道显著降低（14%

vs. 31%）[59]。计算机化协议产生的指令接受度约为90%。这与拯救脓毒症运动的"集束化治疗方案"36%的依从度产生了鲜明的对比[62]，尽管"集束化治疗方案"当时包含了一些颇受争议的干预措施（后来被去除了）而依从是需要执行完整的"集束化治疗方案"。第二家中心（佛罗里达大学医学院外科ICU，盖恩斯维尔，美国佛罗里达州）设计和实施了相似的系统并得出来非常相似的结果：14%的住院死亡率和91%的计算机化协议产生指令的接受度[60]。在第二家中心，使用计算机辅助的脓毒症监测和诊断系统，感染后可以早期发现脓毒症，为计算机化协议程序提供了初始状态，同时提供与已被用于诊断ARDS或严重躯干创伤导致的休克类似的具体标准。

其他的算法已经被开发并用于优化治疗。严格控制血糖被认为能改善ICU患者的预后，因此利用胰岛素治疗控制血糖就是一个利用多个协议和指南途径的过程[63~65]。该协议指导临床医生监测血糖浓度并给予静脉注射胰岛素以保持血糖浓度在一个特定的目标范围[66~70]。一个拥有专利的计算机算法系统已在2008年投入商用，目前在许多美国医院中得到应用[71]。

1996年，Pestotnik等报道了在一个大型社区医院执行抗生素使用指南的结果[72]。这些当地形成的共识指南被当作住院病人预防性、经验性及治疗性应用抗生素的基于规则的系统。这些指南应用的7年间抗生素使用减少了23%，节省了25%的医疗花费。目前，该系统在超过200家机构使用，并于2003年商业化。

在两所学术医疗中心的内科、外科和综合ICU中运用计算机算法实施输血指南不但提高了生存率而且减少了医疗花费[73]。用计算机算法指导烧伤病人的复苏亦可以减少输液量并提高生存率[74]。以此专利算法为基础，该系统已从2013年起投入商业应用（http://www.arcosmedical.com/）。

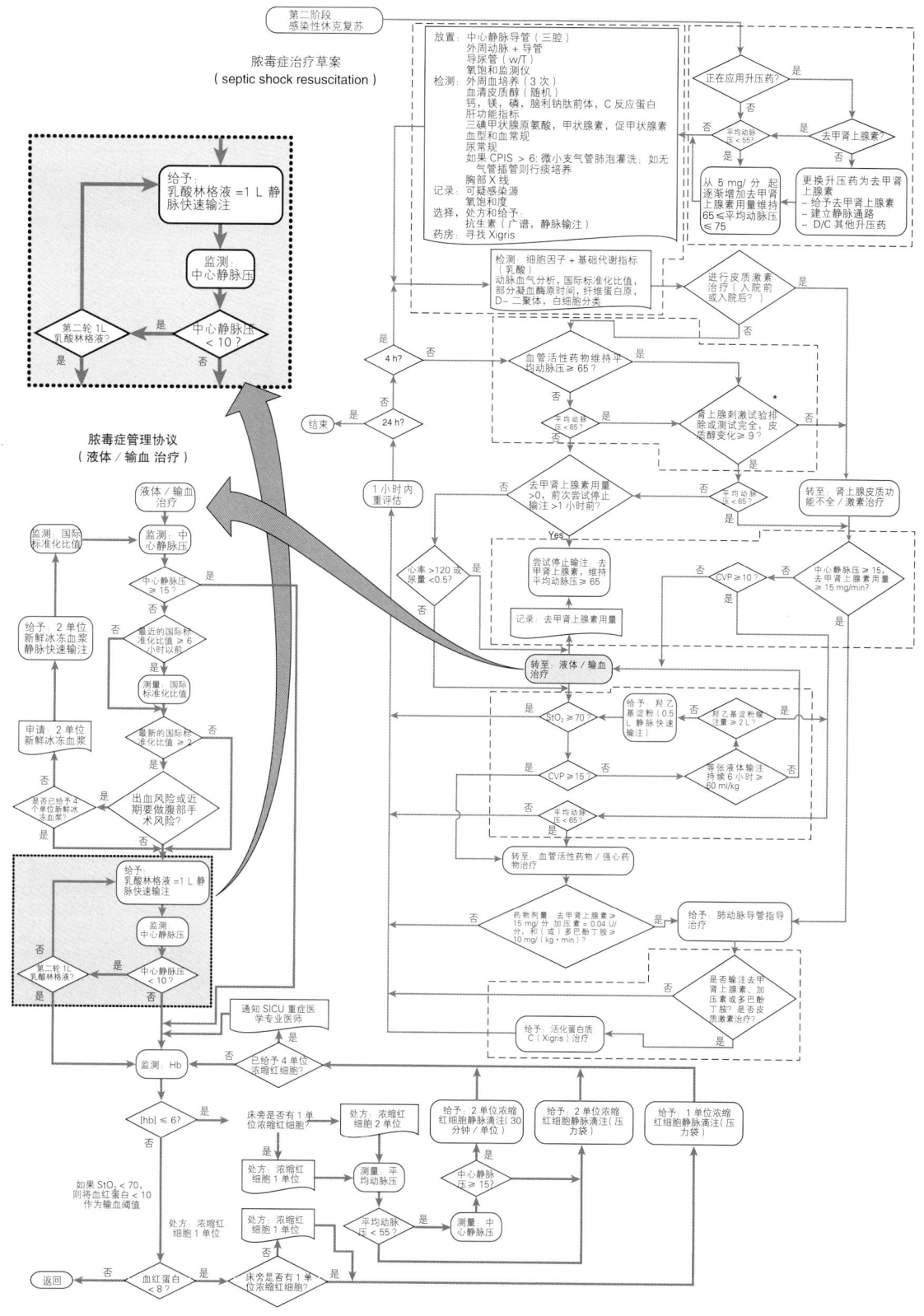

图 25-2 将感染性休克复苏的临床治疗过程描绘成逻辑流程图

该治疗过程由数个算法构成，包括通过静脉输液改变中心静脉压（CVP）的逐渐增量过程。该逻辑流程图设计为一个非技术专家的临床医生能够解释和讨论的格式，对于具体化治疗过程、逻辑上优先选择协议目标以及知识库的编码亦具有价值

CPIS. 肺部感染评分量表；Hb. 血红蛋白；MAP. 平均动脉压；SICU. 外科监护室；StO₂. 组织血氧饱和度

作者推荐

- 计算机算法技术已成功用于复杂的危重病治疗协议的实施。
- 优势包括可在床旁实施且使决策制定标准化。
- 现代系统允许患者治疗的个体化，同时减少随意性。
- 该项技术为许多治疗领域的指南实施提供了强有力的工具。
- 临床医生的领导者们未来将加快这种系统的开发和使用，可能会使患者的预后得到极大改善。

（潘 亮）

参考文献

1. Ledley RS. Digital electronic computers in biomedical science. Science. 1959;130(3384):1225–1234.

2. Ledley RS, Lusted LB. Reasoning foundations of medical diagnosis: symbolic logic, probability, and value theory aid our understanding of how physicians reason. Science. 1959;130(3366):9–21.

3. Ledley RS, Lusted LB. Computers in medical data processing. Oper Res. 1960:299–310.

4. Miles WD. A History of the National Library of Medicine. Bethesda, MD: US Department Of Health & Human Services; 1982.

5. Lindberg DA, Humphreys BL, McCray AT. The unified medical language system. Methods Inf Med. 1993;32(4):281–291.

6. Barnett GO, Cimino JJ, Hupp JA, Hoffer EP. DXplain. An evolving diagnostic decision-support system. JAMA. 1987;258(1):67–74.

7. DXplain on the internet. In: Barnett GO, Famiglietti KT, Kim RJ, Hoffer EP, Feldman MJ, eds. Proc AMIA Symp. ; 1998.

8. Barnett GO, Hoffer EP, Packer MS. DXplain-demonstration and discussion of a diagnostic decision support system. Proc Annu Symp Comput Appl Med Care. 1992:822.

9. de Dombal FT, Leaper DJ, Staniland JR, McCann AP, Horrocks JC. Computer-aided diagnosis of acute abdominal pain. BMJ. 1972;2(5804):9–13.

10. Integrating DXplain into a clinical information system using the World Wide Web. In: Elhanan G, Socratous SA, Cimino JJ, eds. Proc AMIA Annu Fall Symp. 1996.

11. Feldman MJ, Barnett GO. An approach to evaluating the accuracy of DXplain. Comput Methods Programs Biomed. 1991;35(4):261–266.

12. Ramnarayan P, Roberts GC, Coren M. Assessment of the potential impact of a reminder system on the reduction of diagnostic errors: a quasi-experimental study. BMC Med Inform Decis Mak. 2006;6(1):22.

13. Ramnarayan P, Tomlinson A, Kulkarni G, Rao A, Britto J. A novel diagnostic aid (ISABEL): development and preliminary evaluation of clinical performance. Medinfo. 2004:1091–1095.

14. Ramnarayan P, Tomlinson A, Rao A, Coren M, Winrow A, Britto J. ISABEL: a web-based differential diagnostic aid for paediatrics: results from an initial performance evaluation. Arch Dis Child. 2003;88(5):408–413.

15. Warner HR, Bouhaddou O. Innovation review: Iliad–a medical diagnostic support program. Top Health Inf Manage. 1994;14(4):51–58.

16. Warner HR, Haugh PJ, Bouhaddou O, et al. Iliad as an expert consultant to teach differential diagnosis. Symp Comput Appl Med Care. 1988;12:371–376.

17. Warner HR, Toronto AF, Veasey LG. A mathematical approach to medical diagnosis: application to congenital heart disease. JAMA. 1961;177:75–81.

18. Gardner RM, Cannon GH, Morris AH. Computerized blood gas interpretation and reporting system. Respir Care. 1985;30:695–700.

19. Pryor TA. Development of decision support systems. In: Shabot MM, Gardner RM, eds. Decision Support Systems in Critical Care. New York: Springer-Verlag; 1994:61–73.

20. Pryor TA, Lyndsay AE, England W. Computer analysis of serial electrocardiograms. Comput Biomed Res. 1973;6:228–234.

21. Shortliffe EH. Update on ONCOCIN: a chemotherapy advisor for clinical oncology. Med Inform. 1986;11:19–21.

22. Shortliffe EH, Davis R, Axline SG. Computer-based consultations in clinical therapeutics: explanation and rule acquisition capabilities of the MYCIN system. Comput Biomed Res. 1975;8:303–320.

23. Miller RA, Pople HE, Myers JD. Internist-1, an experimental computer-based diagnostic consultant for general internal medicine. N Engl J Med. 1982;307(8):468–476.

24. Morris AH. Decision support and safety of clinical environments. Qual Saf Health Care. 2002;11(1):69–75. Epub 2002/06/25.

25. Morris AH. Protocol management of adult respiratory distress syndrome. New Horiz. 1993;1(4):593–602. Epub 1993/11/01.

26. East TD, Bohm SH, Wallace CJ, et al. A successful computerized protocol for clinical management of pressure control inverse ratio ventilation in ARDS patients. Chest. 1992;101(3):697–710. Epub 1992/03/11.

27. East TD, Morris AH, Wallace CJ, et al. A strategy for development of computerized critical care decision support systems. Int J Clin Monit Comput. 1991;8(4):263–269. Epub 1991/01/11.

28. McKinley BA, Marvin RG, Cocanour CS, Marquez A, Ware DN, Moore FA. Blunt trauma resuscitation: the old can respond. Arch Surg. 2000;135(6):688–693. discussion 94-5. Epub 2000/06/08.

29. McKinley BA, Marvin RG, Cocanour CS, Pousman RM, Ware DN, Moore FA. Nitroprusside in resuscitation of major torso trauma. J Trauma. 2000;49(6):1089–1095.

30. McKinley BA, Parmley CL, Tonnesen AS. Standardized management of intracranial pressure: a preliminary clinical trial. J Trauma. 1999;46(2):271–279.

31. Morris AH. Algorithm based decision making. In: Tobin MJ, ed. Principles and Practice of Intensive Care Monitoring. New York: McGraw-Hill; 1997:1355–1381.

32. Morris AH. Computerized protocols and bedside decision support. Crit Care Clin. 1999;15(3):523–545. vi. Epub 1999/08/12.

33. Thomsen GE, Pope D, East TD, et al. Clinical performance of a rule-based decision support system for mechanical ventilation of ARDS patients. Proc Annu Symp Comput Appl Med Care. 1993: 339–343.

34. Sailors RM, East TD, Wallace CJ, Morris AH. A successful protocol for the use of pulse oximetry to classify arterial oxygenation into four fuzzy categories. Proc Annu Symp Comput Appl Med Care. 1995:248–252. Epub 1995/01/01.

35. Morris AH. Adult respiratory distress syndrome and new modes of mechanical ventilation: reducing the complications of high volume and high pressure. New Horiz. 1994;2(1):19–33.

36. Bernard GR, Artigas A, Brigham KL, et al. The American-European Consensus Conference on ARDS: definitions, mechanisms, relevant outcomes, and clinical trial coordination.

Am J Respir Crit Care Med. 1994;149:818–824.

37. East TD, Heermann LK, Bradshaw RL, et al. Efficacy of computerized decision support for mechanical ventilation: results of a prospective multi-center randomized trial. Proc AMIA Symp. 1999:251–255. Epub 1999/11/24.

38. McKinley BA, Moore FA, Sailors RM, et al. Computerized decision support for mechanical ventilation of trauma induced ARDS: results of a randomized clinical trial. J Trauma. 2001;50(3):415–424.

39. Ventilation with lower tidal volumes as compared with traditional tidal volumes for acute lung injury and the acute respiratory distress syndrome. The Acute Respiratory Distress Syndrome Network. N Engl J Med. 2000;342(18):1301–1308.

40. Guidelines for the management of severe head injury. Brain Trauma Foundation, American Association of Neurological Surgeons, Joint Section on Neurotrauma and Critical Care. J Neurotrauma. 1996;13(11):641–734.

41. Nerlikar A. Automated Protocol for Management of Intracranial Pressure Following Severe Closed Head Injury. Houston: University of Houston; 1996.

42. McKinley BA, Kozar RA, Cocanour CS, et al. Trauma resuscitation: female hearts respond better. Arch Surg. 2002;137(5):578–584.

43. McKinley BA, Kozar RA, Cocanour CS, et al. Normal versus supranormal O$_2$ delivery goals in shock resuscitation: the response is the same. J Trauma. 2002;53(5):825–842.

44. McKinley BA, Marvin RG, Cocanour CS, Ware DN, Moore FA. Blunt trauma resuscitation: the old can respond. Arch Surg. 2000;48(4):637–642.

45. McKinley BA, Sailors RM, Glorsky SL, et al. Computer directed resuscitation of major torso trauma. Shock. 2001;15 (suppl): 46.

46. McKinley BA, Valdivia A, Moore FA. Goal-oriented shock resuscitation for major torso trauma. Curr Opin Crit Care. 2003;9:292–299.

47. McKinley BA, Sucher JF, Todd SR, et al. Central venous pressure versus pulmonary artery catheter-directed shock resuscitation. Shock. 2009;32(5):463–470. Epub 2009/10/16.

48. Moore FA, Moore EE, Sauaia A. Blood transfusion. An independent risk factor for postinjury multiple organ failure. Arch Surg. 1997;132(6):620–624.

49. Sauaia A, Moore FA, Moore EE, Haenel JB, Read RA, Lezotte DC. Early predictors of postinjury multiple organ failure. Arch Surg. 1994;129(1):39–45.

50. Sauaia A, Moore FA, Moore EE, Norris JM, Lezotte DC, Hamman RF. Multiple organ failure can be predicted as early as 12 hours after injury. J Trauma. 1998;45(2):291–301. discussion -3. Epub 1998/08/26.

51. Marr AB, Moore FA, Sailors RM, et al. 'Starling curve' generation during shock resuscitation: can it be done? Shock. 2004;21(4): 300–305.

52. McKinley BA, Kozar RA, Cocanour CS, et al. Normal versus supranormal oxygen delivery goals in shock resuscitation: the response is the same. J Trauma. 2002;53(5):825–832. Epub 2002/11/19.

53. Balogh Z, McKinley BA, Cocanour CS, Kozar RA, Cox CS, Moore FA. Patients with impending abdominal compartment syndrome do not respond to early volume loading. Am J Surg. 2003;186(6):602–608.

54. Balogh Z, McKinley BA, Cocanour CS, et al. Secondary abdominal compartment syndrome is an elusive early complication of traumatic shock resuscitation. Am J Surg. 2002;184(6):538–543.

55. Balogh Z, McKinley BA, Cocanour CS, et al. Supra-normal

trauma resuscitation causes more cases of abdominal compartment syndrome. Arch Surg. 2003;138(6):637–643.

56. Balogh Z, McKinley BA, Cox CS, et al. Abdominal compartment syndrome: the cause or effect multiple organ failure? Shock. 2003;20:483–492.

57. Balogh Z, McKinley BA, Holcomb JB, et al. Both primary and secondary abdominal compartment syndrome can be predicted early and are harbingers of bad outcome. J Trauma. 2003;54: 848–861.

58. Gonzalez EA, Moore FA, Holcomb JB, et al. Fresh frozen plasma should be given earlier to patients requiring massive transfusion. J Trauma. 2007;62(1):112–119.

59. McKinley BA, Moore LJ, Sucher JF, et al. Computer protocol facilitates evidence-based care of sepsis in the surgical intensive care unit. J Trauma. 2011;70(5):1153–1167.

60. Croft CA, Moore FA, Efron PA, et al. Computer versus paper system for recognition and management of sepsis in surgical intensive care. J Trauma Acute Care Surg. 2014;76(2):311–317.

61. Deleted in proofs.

62. Levy MM, Dellinger RP, Townsend SR, et al. The Surviving Sepsis Campaign: results of an international guideline-based performance improvement program targeting severe sepsis. Crit Care Med. 2010;38(2):367–374.

63. van den Berghe G, Wouters P, Weekers F, et al. Intensive insulin therapy in critically ill patients. N Engl J Med. 2001;345(19):1359–1367.

64. Chase JG, Shaw GM, Hann CE, et al. Clinical validation of a model-based glycaemic control design approach and comparison to other clinical protocols. Conf Proc IEEE Eng Med Biol Soc. 2006;1:59–62.

65. Nasraway SA. Hyperglycemia during critical illness. J Parenter Enteral Nutr. 2006;3:254–258.

66. Morris AH, Orme Jr J, Truwit JD, et al. A replicable method for blood glucose control in critically ill patients. Crit Care Med. 2008;36(6):1787–1795. Epub 2008/06/04.

67. Vogelzang M, Zijlstra F, Nijsten MW. Design and implementation of GRIP: a computerized glucose control system at a surgical intensive care unit. BMC Med Inform Decis Mak. 2005;5:38.

68. Hoekstra M, Schoorl MA, van der Horst ICC, et al. Computerassisted glucose regulation during rapid step-wise increases of parenteral nutrition in critically ill patients: a proof of concept study. J Parenter Enteral Nutr. 2010;34:549–553.

69. Morris AH. Multicenter validation of a computer-based clinical decision support tool for glucose control in adult and pediatric intensive care units. J Diabetes Sci Technol. 2008;2(3):357–368.

70. Lanspa MJ, Dickerson J, Morris AH, Orme JF, Holmen J, Hirshberg EL. Coefficient of glucose variation is independently associated with mortality in critically ill patients receiving intravenous insulin. Crit Care. 2014;18:R86.

71. Fogel SL, Baker CC. Effects of computerized decision support systems on blood glucose regulation in critically ill surgical patients. J Am Coll Surg. 2013;216:828–835.

72. Pestotnik SL, Classen DC, Evans RS, Burke JP. Implementing antibiotic practice guidelines through computer-assisted decision support: clinical and financial outcomes. Ann Intern Med. 1996;124(10):884–890.

73. Rana R, Afessa B, Keegan MT, et al. Evidence-based red cell transfusion in the critically ill: quality improvement using computerized physician order entry. Crit Care Med. 2006;34(7):1892–1897.

74. Salinas J, Chung KK, Mann EA, et al. Computerized decision support system improves fluid resuscitation following severe burns: an original study. Crit Care Med. 2011;39(9):2031–2038.

第五部分

非 ARDS 和非感染性呼吸系统疾病

肺栓塞的诊断和治疗

Jacob T. Gutsche, Anita K. Malhotra

肺栓塞（PE）是一种以静脉内血栓沉积和栓塞为特征的常见临床疾病。深静脉血栓形成（DVT）和PE合称为静脉血栓栓塞症（VTE）。PE患者通常会出现通气－血流不匹配和肺动脉高压相关的症状，并可导致低氧血症和右心室劳损/衰竭。由于死亡风险高，需注意PE时心肺功能衰竭的防治。

流行病学和自然史

据不完全统计，在美国每100 000个成人中就有112人发生PE[1]。男性的发病率更为显著，且发病率和死亡率随着年龄的增长而增加[2]。国际肺栓塞协作组统计的数据表明，PE的死亡率仍然很高，血流动力学稳定者死亡率接近15%，血流动力学不稳定患者死亡率高达60%[3]。

通常，PE的栓子源自DVT发生后的3~7天。约70%的PE患者合并下肢DVT[4, 5]。对VTE自然史的初步研究源自骨科手术的术中评估。在此研究中，约30%的患者小腿或近端静脉系统中发现了DVT，其中约三分之一的DVT几天后可自行溶解，约40%也不会进展。但有25%的患者血栓会发展成近端DVT和PE[6]。VTE发病的主要危险因素见**表26-1**，即使临时制动1~2天都会显著增加DVT的风险。

有5%~10%的PE患者可出现休克或低血压。即使没有休克，也往往会有右心室功能不全或劳损。这些征兆提示预后较差。

PE由于缺乏特异性临床表现或完全没有症状，临床上很难诊断。对近端DVT的患者进行肺扫描，发现50%无症状的患者存在PE的证据。

表26-1　VTE的主要危险因素

- 脊髓损伤
- 重大外科手术
- 严重创伤
- 重大骨科手术
- 骨盆、髋部和长骨骨折
- 恶性肿瘤
- 心肌梗死
- 充血性心力衰竭或呼吸衰竭

Modified from Anderson FA Jr., Spencer FA. Risk factors for venous thromboembolism. Circulation. 2003;107(suppl 1):9-16.

病理生理学

急性肺栓塞的初始临床影响主要是血流动力学的改变，尤其当超过30%~50%的肺动脉床被血栓栓塞时，血流动力学改变会很明显[7]。大面积栓塞会急剧增加肺血管阻力，增加右心后负荷。由于右心室（RV）壁较薄，无法迅速调节并克服40 mmHg以上的平均肺动脉压[7]，致使左心室（LV）灌注不足，导致血压下降和冠状动脉血流量减少。同时，RV心肌负荷增加和冠状动脉灌注梯度降低（舒张压下降－心室内压力增高）的共同作用导致RV心肌缺血。继而会引起RV功能不全的恶性循环，最终可能导致无脉电活动和心源性猝死[8]。

有多达三分之一的患者因合并卵圆孔未闭，右向左分流可能导致严重的缺氧，并会增加全身性栓塞的风险。PE患者多数存在通气－血流比例失调，而一些血管活性介质，例如缺血肺组织释放的 5- 羟色胺，会进一步加重通气 – 血流比例失调。

诊　断

诊断过程中，最重要的是基于临床表现评估每一位患者发生 PE 的可能性，以选择适当的诊断策略并评估诊断测试结果。

临床表现

超过 90% 的 PE 患者会出现呼吸困难、胸痛或晕厥等临床症状。发生 PE 的可能性随着危险因素的增加而增加[9, 10]。然而，约有 30% 的 PE 可不伴随任何风险因素。其个体临床症状和体征常没有敏感性和特异性。

其他症状包括咳嗽和血痰，体征包括发热、心动过速、呼吸急促、发绀和粗糙的呼吸音。PE 通常存在低氧血症，但有高达 20% 的 PE 患者动脉血氧分压（PaO_2）和肺泡 – 动脉氧分压差均正常[11]。听诊可闻及第四心音或肺动脉第二音增强。

心电图提示右心室劳损、心动过速或心房颤动。RV 劳损的心电图表现包括 $V_1 \sim V_4$ 导联 T 波倒置，出现经典的 $S_1Q_3T_3$ 类型以及不完全或完全性右束支传导阻滞[12]。心电图改变通常与 PE 的严重程度相关，但是缺乏心电图变化并不能排除 PE。

胸片一般会有异常表现，最常见的发现（板状肺不张，胸腔积液或膈肌抬高）不具有特异性[12]，但可用于排除其他原因引起的呼吸困难和胸痛。

根据临床表现，将 PE 分为三组：血流动力学不稳定组、血流动力学稳定有症状组、偶然发现的临床无症状组。

血流动力学不稳定组

该组包括伴有 RV 功能不全和损伤的休克或严重低血压的患者。由于死亡风险高（短期死亡率 >15%），这些患者需要快速、针对性的诊断和治疗[3, 13]。

如果重症监护室（ICU）患者存在 PE 风险并且血流动力学不稳定，应评估有无右心室衰竭和右心室 / 肺动脉血栓。急性心力衰竭不是 PE 特有的现象，因此必须考虑有无其他原因。主要的治疗目标是快速恢复肺循环的血流。

血流动力学稳定有症状组

该组患者可分为中危和低危组。当患者出现 RV 功能不全或心肌损伤时诊断为中危风险 PE。RV 功能不全的指标包括①右心室压升高和 RV 扩张；②室壁运动功能减退；③超声心动图提示压力超负荷。心肌肌钙蛋白 T 或 I 升高提示心肌损伤。初始治疗目的在于预防进一步的肺血栓栓塞。

偶然发现的临床无症状组

小面积未治疗的 PE 比复发的 PE 即刻死亡率低。由于肺具有内在纤维蛋白溶解活性，小面积 PE 通常自行溶解。对于非大面积 PE，即使通气 – 血流比例不明确，下肢静脉检查结果阴性，心肺储备足够，只要没有绝对抗凝治疗禁忌证，均应该给予预防性抗凝治疗[11]，这是基于多个研究的综合结论。无症状 PE 患者的最佳治疗方案尚无前瞻性研究。

诊　断

目前广泛使用的临床预测评分在没有诊断工具的辅助时缺少必要的敏感性和特异性[14]。以下几种方法可用于确认或排除 PE 的诊断。包括动脉血气分析在内的实验室检查都是非特异性的，一般不可靠[15]。动脉血气多数时提示低氧血症和呼吸性碱中毒，但不是所有 PE 均如此。在一项研究中，PE 患者的平均 PaO_2 为 72 ± 16 mmHg，而无 PE 的患者 PaO_2 为 70 ± 18 mmHg[11]。另外，高达 20% 的 PE 患者 PaO_2 在正常范围内，平均差异仅为 2 mmHg，因此肺泡 – 动脉血氧分压差对诊断 PE 也没有帮助[11]。

虽然血清 D 二聚体阴性可用于排除 PE，但对重症监护患者其效用则有限。在恶性肿瘤住院患者和孕妇中，D 二聚体也特异性降低[16]。一般临床预测低或中等特异性且 D 二聚体阴性的患者无需进一步的测试[17, 18]。但测试结果阳性或临床高风险的患者还需要进一步检查，因为有超过 15% 的高危患者虽然 D 二聚体阴性仍无法排除 PE[17, 18]。此外，对于术后患者，D 二聚体则既不敏感也不特异。

肌钙蛋白和脑利钠肽（BNP）通常在中度或大面积 PE 中升高，可以用来提示预后。在一项研究中，BNP 正常对于血流动力学稳定的患者具有 100% 的阴性预测值[19]。肌钙蛋白升高通常与右心室功能不全和缺血相关，因此也与不良预后相关。

诊断工具

胸部 X 线检查既不敏感也不特异，文献描述诊断 PE 的两种方式为：肺灌注扫描（V/Q 扫描）和计算机断层扫描（CT）肺血管造影。CT 扫描简单易行、快速方便，是疑似 PE 患者最常使用的诊断手段。

V/Q 扫描用于检测患者肺循环中的灌注缺损。其主要优点是利用射线照相对比度进行良好成像，避免造影剂的肾毒性。在 PIOPED（肺栓塞诊断的前瞻性研究）中，755 例疑似 PE 的患者在指向 PE 的症状出现 24 小时内进行了 V/Q 扫描和选择性肺动脉造影[20]，33% 的 PE 患者存在血管造影证据[20]，而几乎所有 PE 患者（98%）均具有异常的 V/Q 扫描结果，因此，V/Q 扫描对急性 PE 具有高度敏感性。然而，在 PE 患者中 88% 的血管造影阳性，但仅有 41% V/Q 扫描提示高度可能，大多数（75%）仅提示中度或低度可能，因此其特异性较低。在有明显肺不张、PE 或合并 PE 的术后患者中，阴性预测值低。V/Q 扫描是妊娠患者的选择性检验工具，可避免不必要的辐射暴露。

高分辨率多排螺旋 CT（MDCT）已取代 V/Q 扫描成为诊断 PE 的选择工具。CT 扫描使用广泛，能够快速提供清楚的生理和病理性肺图像（使得临床医生在血管造影检查阴性时也能够获得诊断）并可以同时评估下肢或骨盆血管中潜在的栓塞来源。4 排螺旋 CT 扫描对亚段 PE 的敏感性增加。在包括大约 100 名患者的两项研究中，报道 4 排螺旋 CT 血管造影检测 PE 的敏感性分别为 96%[21] 和 100%[22]，特异性为 98% 和 89%。动脉期和静脉期 CT 血管造影的结合成像看起来比单独动脉相有更高的敏感性（90%）和特异性（96%）[22]。临床高度怀疑 PE 但 MDCT 扫描阴性的术后患者应进行下肢超声检查。肾功能受损的患者在给予造影剂之前应该进行水化管理，并首选非离子型造影剂。当然，这些患者也可以进行肺扫描、静脉超声或磁共振成像检查。

右心室功能不全，特别是血流动力学不稳定患者，会增加死亡率[23, 24]。因此应进行超声心动图以评估右心室功能。在诊断和治疗阶段，尽管只有 30%~40% 的患者超声心动图有异常[25]，超声心动图仍可以辅助临床决策。右心室衰竭的证据包括：严重室壁运动功能减退、扩张或 McConnell 征（右心室游离壁收缩功能下降），提示医师应即刻进行外科手术或介入导管下取栓。三尖瓣反流增加、右心室扩张和室间隔移位提示容积压力过负荷，经食管超声可以发现栓子多位于主肺动脉内。

治　疗

对于血流动力学和呼吸不稳定的患者应首先稳定病情。某些严重低氧血症和呼吸衰竭的患者可能需要氧疗或机械通气。

如果不治疗，血流动力学不稳定的 PE 患者死亡率接近 30%[26]。积极治疗则能将死亡率降低至 15%[3]。由于术后患者潜在较高的出血风险，治疗性抗凝（TAC）和溶栓治疗变得更加复杂。

对于急性 PE，治疗方法包括 TAC、放置下腔静脉（IVC）滤器以防止来自下肢的血栓、药物溶栓、外科或导管取栓术。血流动力学稳定的 PE 患者应接受静脉注射普通肝素（UFH）或皮下注射低分子肝素（LMWH）的 TAC。TAC 治疗引发的大出血风险小于 3%[27]。Meta 分析显示，按体重调整用药剂量时，LMWH 与 UFH 一样安全、有效[28]。然而，在术后危重患者及留置硬膜外导管的患者，UFH 因其较短的半衰期和可逆性，比 LMWH 有更安全的缓冲。此外，由于经肾脏排泄，应避免在肌酐清除率小于 30 ml/ 分的患者中使用 LMWH。因此，尽管没有随机前瞻性试验，但有临床显著出血风险时，UFH 可能更安全。对于中度临床怀疑 PE 的患者，评估超过 4 小时后应该启动 TAC；如果低度怀疑，应在 24 小时后启动 TAC[27]。如前所述，应用肝素将活化部分凝血活酶时间（aPTT）调整到目标值，并且如果肝素用量较高且 aPPT 仍没有达到治疗需求时，应当检测抗因子 Xa 水平。抗凝治疗持续时间取决于风险因素，通常至少 3 个月。PE 患者具有高复发风险，特别是具有高凝状态如恶性肿瘤或遗传性血栓性疾病（例如蛋白质 C 和 S 缺乏症）的患者。静脉血栓栓塞患者的长期抗凝治疗可使用维生素 K 拮抗药。新型抗凝血药，如直接凝血酶抑制药和因子 Xa 抑制药目前正处于研究阶段。这些药物在术后应用的安全性尚不清楚，其优势是在可靠抗凝的前提下有稳定的给药剂量。

不能进行抗凝治疗的患者（例如有颅内出血的患者）通常尽快放置 IVC 滤器以防止进一步栓塞。然而，尽管该方法是合理的，但放置 IVC 滤器并未显示生存率增加[29]。

自成功运用溶血栓药治疗急性心肌梗死后，溶栓已被提议作为大面积 PE 的治疗手段。常用的溶血栓药包括组织纤溶酶原激活药、链激酶和尿激酶。替代性溶血栓药包括拉诺替普酶、替奈普酶和瑞替普酶。这些试剂都是将纤溶酶原转化为纤溶酶，再分解纤维蛋白并促进血块溶解。最近一篇包含 16 项随机试验共 2 115 名患者的 Meta 分析认为使用溶血栓药治疗后死亡率较低（2.2% vs. 3.9%）[30]。但与 TAC 相比，接受溶栓治疗的患者的主要出血率（9.2% vs. 3.4%）和颅内出血（1.5% vs. 0.2%）显著升高。可惜的

是，这个 Meta 分析汇集了不同溶血栓药和多种给药方案，难以断定哪种药物或剂量的效果。该 Meta 分析中一半的患者来自一项大型多中心试验［PEITHO（肺栓塞溶栓）］，该研究将 RV 功能不全且血压正常的中度风险 PE 患者分为溶血栓药加肝素组与安慰剂加肝素组进行比较。尽管溶血栓药组的 7 天死亡率降低，但 30 天死亡率没有统计学意义[31]。此外，溶血栓药组颅内出血和大出血的发生率也显著升高（11.5% vs. 2.4%）。在进一步证据出现之前，对于将溶血栓药用于不能耐受血栓切除术的血流动力学不稳定的患者持保留意见。此外，溶栓治疗不推荐用于颅内病变、近期大手术或创伤性损伤的患者。相对禁忌证包括最近的大出血、怀孕和控制不佳的高血压。

肺栓子切除术已经运用于大面积肺栓塞经肝素和液体复苏治疗后血流动力学仍不稳定的患者以及溶栓效果不佳的患者。危及生命的肺栓塞患者可以通过体外膜肺稳定生命体征，并到手术室进行开放式取栓。目前尚没有前瞻性临床试验评估手术取栓的预后，所有可用数据均源于病例报告和病例分析。1991 年 Meyer 和同事在巴黎的一个机构进行了最大的肺动脉栓塞系列报道[32]：1968 年至 1988 年的 20 年期间，确诊为肺栓塞的 3 000 名患者中有 96 例（3%）在体外循环下进行肺动脉取栓术，总的住院期间死亡率为 37.5%。最近一项比较手术取栓与溶栓的系列报道，28 例手术患者的早期死亡率为 3.6%，但是在溶栓失败后接受手术取栓的患者的死亡率为 27%。一般来说，取栓术被认为是最后的疗法，并不适用于大多数肺栓塞患者。

目前的几种导管取栓技术包括：利用猪尾或球囊导管的血栓碎解术、使用漂浮导管至肺动脉内溶栓、利用吸出导管进行血栓抽吸术和旋转血栓消融术。还没有将这些技术与外科手术取栓或溶栓进行比较的随机对照试验（RCT）。如果有足够的经验和专业知识，溶栓失败的患者可用导管取栓术替代手术取栓。

急性右心室功能不全的管理

在急性压力和容量过负荷时，右心室收缩功能是由心肌收缩力、后负荷、前负荷、节律、心室收缩的同步性和心室结构相互依赖等共同确定的。右心室的急性扩张使室间隔向左移动，改变左心室的结构和功能，使心输出量下降。

容量负荷应谨慎管理。如果初始液体治疗后血流动力学未明显改善，应考虑到心室间相互作用的生理机制，理论上应停止液体治疗。此时可以进行床旁超声心动图。急性右心室扩张引起的心律失常、房室不同步和高度房室传导阻滞需要积极治疗，以防止进一步恶化。

应尽一切努力避免低血压，因为低血压可能导致右室心内膜缺血和进一步低血压的恶性循环[33]。这可能需要使用多种血管活性药或磷酸二酯酶抑制药。目前没有数据推荐使用某种药物或特定的药物组合。

右心室对于后负荷增加比左心室更敏感。因此肺血管扩张药是有效的并应限制血管收缩药的使用。

吸入性肺血管扩张药、一氧化氮、前列环素、伊洛前列素和米力农可以减少肺血管阻力并改善右室功能。超声心动图有助于诊断和处理急性右心功能不全。在低容量状态的患者，可能会因为超声心动图没有 RV 压力过负荷的表现而错误的排除了肺栓塞。相反，右心室游离壁运动减弱而保留心尖端收缩（McConnell 征），对于肺栓塞具有特异性[34]。右心室扩张伴三尖瓣反流和室间隔移位时表明容量压力超载，应避免容量继续过负荷。

预 防

数据表明，危重患者是发生 DVT 的高危人群[35]，合并脑血管损害的肺栓塞患者预后较差[36]。9 项随机安慰剂对照研究和数个荟萃分析[37-47]表明：预防是非常重要且十分有效的，但具体的预防措施尚不明确。由加拿大重症监护

试验组进行的研究比较 UFH（5 000 U，每天两次）与 LMWH（达肝素，5 000 U 每天一次，第二次给予安慰剂注射以保证平行组等价）[48]，结果显示两组无症状深静脉血栓形成率没有明显统计学差异（风险比，0.92，95% CI 0.68~1.23，P=0.57），但 LMWH 预防肺栓塞更加有效（0.51；95% CI 0.30~0.88，P=0.01）。但是，其他的低分子肝素和普通肝素每日 3 次没有进行评估。同样，对普通内科重症患者的 Meta 分析比较 UFH 每日两次和每日三次的给药方案，表明后一种方案在预防深静脉血栓方面更有效，但每日两次给药能减少出血[49]。因此，由于缺乏比较 LMWH 与每日三次使用 UFH 的数据，LMWH（达肝素）似乎成为预防 VTE 的首选方案。当存在抗凝禁忌时，可以使用机械方法，例如间歇充气加压装置和梯度加压弹力袜[50-52]。Cochrane 图书馆使用 Meta 分析评估 11 项针对非危重病患者的研究，包括 6 项 RCT 试验，结论认为联合使用药物预防和机械预防是最有效的措施[53]。LMWH 优于 UFH[48]，这与美国胸科医师学会的意见一致[54]。最后，加拿大重症监护试验组的一项研究表明，在肾损伤患者中应该使用蓄积量最小的达肝素钠[55]。

作者推荐

- VTE 是 ICU 常见情况，PE 则是该疾病的一种极端结局。
- PE 的症状和体征既无敏感性也无特异性。因此，ICU 患者出现急性肺部或心血管功能障碍时都应考虑 PE。
- 诊断策略和初始管理基于血流动力学不稳定性。血流动力学不稳定患者的主要治疗目标是恢复肺动脉的血流。通过谨慎的容量管理和应用血管活性药物积极治疗低血压。
- 灌注肺扫描和 CT 肺血管造影是诊断 PE 最常用的方法。
- 任何确诊的 PE 或高度临床怀疑的 PE 患者应立即开始抗凝治疗。如果诊断工作延迟，应在患者低度至中度怀疑的早期开始抗凝治疗。

- 对于 ICU 内药物治疗无反应的血流动力学不稳定的患者应进行溶栓治疗。对于有溶栓禁忌的不稳定患者，应考虑进行手术或导管取栓术。
- 体外膜肺应作为严重不稳定患者治疗的桥梁。
- 应对所有无特殊禁忌证的危重患者预防应用LMWH。

（侯永超　师东武）

参考文献

1. Wiener RS, Schwartz LM, Woloshin S. Time trends in pulmonary embolism in the United States: evidence of overdiagnosis. Arch Intern Med. 2011;171:831–837.
2. Horlander KT, Mannino DM, Leeper KV. Pulmonary embolism mortality in the United States, 1979-1998: an analysis using multiple-cause mortality data. Arch Intern Med. 2003;163:1711–1717.
3. Goldhaber SZ, Visani L, De Rosa M. Acute pulmonary embolism: clinical outcomes in the International Cooperative Pulmonary Embolism Registry (ICOPER). Lancet. 1999;353:1386–1389.
4. Dalen JE. Pulmonary embolism: what have we learned since Virchow? Natural history, pathophysiology, and diagnosis. Chest. 2002;122:1440–1456.
5. Kearon C. Natural history of venous thromboembolism. Circulation. 2003;107:I22–I30.
6. Kakkar VV, Howe CT, Flanc C, Clarke MB. Natural history of postoperative deep-vein thrombosis. Lancet. 1969;2:230–232.
7. McIntyre KM, Sasahara AA. The hemodynamic response to pulmonary embolism in patients without prior cardiopulmonary disease. Am J Cardiol. 1971;28:288–294.
8. Wiedemann HP, Matthay RA. Acute right heart failure. Crit Care Clin. 1985;1:631–661.
9. Miniati M, Prediletto R, Formichi B, et al. Accuracy of clinical assessment in the diagnosis of pulmonary embolism. Am J Respir Crit Care Med. 1999;159:864–871.
10. Wells PS, Ginsberg JS, Anderson DR, et al. Use of a clinical model for safe management of patients with suspected pulmonary embolism. Ann Intern Med. 1998;129:997–1005.
11. Stein PD, Terrin ML, Hales CA, et al. Clinical, laboratory, roentgenographic, and electrocardiographic findings in patients with acute pulmonary embolism and no pre-existing cardiac or pulmonary disease. Chest. 1991;100:598–603.
12. Elliott CG, Goldhaber SZ, Visani L, DeRosa M. Chest radiographs in acute pulmonary embolism. Results from the International Cooperative Pulmonary Embolism Registry. Chest. 2000;118:33–38.
13. Kasper W, Konstantinides S, Geibel A, et al. Management strategies and determinants of outcome in acute major pulmonary embolism: results of a multicenter registry. J Am Coll Cardiol. 1997;30:1165–1171.
14. Lucassen W, Geersing GJ, Erkens PM, et al. Clinical decision rules for excluding pulmonary embolism: a meta-analysis. Ann Intern Med. 2011;155:448–460.
15. Rodger MA, Carrier M, Jones GN, et al. Diagnostic value of arterial blood gas measurement in suspected pulmonary embolism. Am J Respir Crit Care Med. 2000;162:2105–2108.
16. Bruinstroop E, van de Ree MA, Huisman MV. The use of D-dimer in specific clinical conditions: a narrative review. Euro J Intern Med. 2009;20:441–446.
17. Stein PD, Fowler SE, Goodman LR, et al. Multidetector computed tomography for acute pulmonary embolism. N Engl J Med. 2006;354:2317–2327.
18. Stein PD, Woodard PK, Weg JG, et al. Diagnostic pathways in acute pulmonary embolism: recommendations of the PIOPED II investigators. Am J Med. 2006;119:1048–1055.
19. Klok FA, Mos IC, Huisman MV. Brain-type natriuretic peptide levels in the prediction of adverse outcome in patients with pulmonary embolism: a systematic review and meta-analysis. Am J Respir Crit Care Med. 2008;178:425–430.
20. PIOPED Investigators. Value of the ventilation/perfusion scan in acute pulmonary embolism. Results of the prospective investigation of pulmonary embolism diagnosis (PIOPED). JAMA. 1990;263:2753–2759.
21. Coche E, Verschuren F, Keyeux A, et al. Diagnosis of acute pulmonary embolism in outpatients: comparison of thin-collimation multi-detector row spiral CT and planar ventilation-perfusion scintigraphy. Radiology. 2003;229:757–765.
22. Winer-Muram HT, Rydberg J, Johnson MS, et al. Suspected acute pulmonary embolism: evaluation with multi-detector row CT versus digital subtraction pulmonary arteriography. Radiology. 2004;233:806–815.
23. Grifoni S, Olivotto I, Cecchini P, et al. Short-term clinical outcome of patients with acute pulmonary embolism, normal blood pressure, and echocardiographic right ventricular dysfunction. Circulation. 2000;101:2817–2822.
24. ten Wolde M, Sohne M, Quak E, Mac Gillavry MR, Buller HR. Prognostic value of echocardiographically assessed right ventricular dysfunction in patients with pulmonary embolism. Arch Intern Med. 2004;164:1685–1689.
25. Kucher N, Rossi E, De Rosa M, Goldhaber SZ. Prognostic role of echocardiography among patients with acute pulmonary embolism and a systolic arterial pressure of 90 mmHg or higher. Arch Intern Med. 2005;165:1777–1781.
26. Hills NH, Pflug JJ, Jeyasingh K, Boardman L, Calnan JS. Prevention of deep vein thrombosis by intermittent pneumatic compression of calf. Brit Med J. 1972;1:131–135.
27. Kearon C, Akl EA, Comerota AJ, American College of Chest P, et al. Antithrombotic therapy for VTE disease: Antithrombotic Therapy and Prevention of Thrombosis, 9th ed: American College of Chest Physicians Evidence-Based Clinical Practice Guidelines. Chest. 2012;141:e419S–e494S.
28. Dolovich LR, Ginsberg JS, Douketis JD, Holbrook AM, Cheah G. A meta-analysis comparing low-molecular-weight heparins with unfractionated heparin in the treatment of venous thromboembolism: examining some unanswered questions regarding location of treatment, product type, and dosing frequency. Arch Intern Med. 2000;160:181–188.
29. Decousus H, Leizorovicz A, Parent F, et al. A clinical trial of vena caval filters in the prevention of pulmonary embolism in patients with proximal deep-vein thrombosis. Prevention du Risque d'Embolie Pulmonaire par Interruption Cave Study Group. N Engl J Med. 1998;338:409–415.
30. Chatterjee S, Chakraborty A, Weinberg I, et al. Thrombolysis for pulmonary embolism and risk of all-cause mortality, major bleeding, and intracranial hemorrhage: a meta-analysis. JAMA.

2014;311:2414–2421.

31. Meyer G, Vicaut E, Danays T, et al. Fibrinolysis for patients with intermediate-risk pulmonary embolism. N Engl J Med. 2014;370:1402–1411.

32. Meyer G, Tamisier D, Sors H, et al. Pulmonary embolectomy: a 20-year experience at one center. Ann Thorac Surg. 1991;51:232–236.

33. Kucher N, Goldhaber SZ. Management of massive pulmonary embolism. Circulation. 2005;112:e28–32.

34. McConnell MV, Solomon SD, Rayan ME, Come PC, Goldhaber SZ, Lee RT. Regional right ventricular dysfunction detected by echocardiography in acute pulmonary embolism. Am J Cardiol. 1996;78:469–473.

35. Cade JF. High risk of the critically ill for venous thromboembolism. Crit Care Med. 1982;10:448–450.

36. Dellinger RP, Levy MM, Rhodes A, et al. Surviving Sepsis Campaign Guidelines Committee including the Pediatric S. Surviving sepsis campaign: international guidelines for management of severe sepsis and septic shock: 2012. Crit Care Med. 2013;41:580–637.

37. Halkin H, Goldberg J, Modan M, et al. Reduction of mortality in general medical in-patients by low-dose heparin prophylaxis. Ann Intern Med. 1982;96:561–565.

38. Pingleton SK, Bone RC, Pingleton WW, et al. Prevention of pulmonary emboli in a respiratory intensive care unit: efficacy of lowdose heparin. Chest. 1981;79:647–650.

39. Belch JJ, Lowe GD, Ward AG, et al. Prevention of deep vein thrombosis in medical patients by low-dose heparin. Scott Med J. 1981;26:115–117.

40. Gärdlund B. Randomised, controlled trial of low-dose heparin for prevention of fatal pulmonary embolism in patients with infectious diseases. The Heparin Prophylaxis Study Group. Lancet. 1996;347:1357–1361.

41. Samama MM, Cohen AT, Darmon JY, et al. A comparison of enoxaparin with placebo for the prevention of venous thromboembolism in acutely ill medical patients. Prophylaxis in Medical Patients with Enoxaparin Study Group. N Engl J Med. 1999;341:793–800.

42. Dahan R, Houlbert D, Caulin C, et al. Prevention of deep vein thrombosis in elderly medical in-patients by a low molecular weight heparin: a randomized double-blind trial. Haemostasis. 1986;16:159–164.

43. Hirsch DR, Ingenito EP, Goldhaber SZ. Prevalence of deep venous thrombosis among patients in medical intensive care. JAMA. 1995;274:335–337.

44. Fraisse F, Holzapfel L, Couland JM, et al. Nadroparin in the prevention of deep vein thrombosis in acute decompensated COPD. The Association of Non-University Affiliated Intensive Care Specialist Physicians of France. Am J Respir Crit Care Med. 2000;161 (4 Pt 1):1109–1114.

45. Kupfer Y, Anwar J, Seneviratne C, et al. Prophylaxis with subcutaneous heparin significantly reduces the incidence of deep venous thrombophlebitis in the critically ill. Abstr. Am J Crit Care Med. 1999;159(suppl):A519.

46. Geerts W, Cook D, Selby R, et al. Venous thromboembolism and its prevention in critical care. J Crit Care. 2002;17:95–104.

47. Attia J, Ray JG, Cook DJ, et al. Deep vein thrombosis and its prevention in critically ill adults. Arch Intern Med. 2001;161:1268–1279.

48. Protect Investigatiors for the Canadian Crtical Care Trials Group and the Australian and New Zealand Intensive Care Society Clinical Trials Group, Cook D, Meade M, Guyatt G, et al. Dalteparin versus unfractionated heparin in critically ill patients. N Engl J Med. 2011;364:1305–1314.

49. King CS, Holley AB, Jackson JL, et al. Twice vs three times daily heparin dosing for thromboembolism prophylaxis in the general medical population: a meta analysis. Chest. 2007;131:507–516.

50. Vanek VW. Meta-analysis of effectiveness of intermittent pneumatic compression devices with a comparison of thigh-high to knee-high sleeves. Am Surg. 1998;64:1050–1058.

51. Turpie AG, Hirsh J, Gent M, et al. Prevention of deep vein thrombosis in potential neurosurgical patients. A randomized trial comparing graduated compression stockings alone or graduated compression stockings plus intermittent pneumatic compression with control. Arch Intern Med. 1989;149:679–681.

52. Agu O, Hamilton G, Baker D. Graduated compression stockings in the prevention of venous thromboembolism. Br J Surg. 1999;86:992–1004.

53. Kakkos SK, Caprini JA, Geroulakos G, et al. Combined intermittent pneumatic leg compression and pharmacological prophylaxis for prevention of venous thromboembolism in high-risk patients. Cochrane Database Syst Rev. 2008;4:CD005258.

54. Guyatt GH, Akl EA, Crowther M, et al. Executive summary: antithrombotic therapy and prevention of thrombosis, 9th ed: American College of Chest Physicians Evidence-Based Clinical Practice Guidelines. Chest. 2012;141(suppl 2):7S–47S.

55. Douketis J, Cook D, Meade M, Canadian Critical Care Trials G, et al. Prophylaxis against deep vein thrombosis in critically ill patients with severe renal insufficiency with the low-molecular-weight heparin dalteparin: an assessment of safety and pharmacodynamics: the DIRECT study. Arch Intern Med. 2008;168:1805–1812.

27 慢性阻塞性肺病急性加重期是否应在 ICU 中治疗

Anthony O'Regan, Imran J. Meurling

慢性阻塞性肺病患病率

据世界卫生组织（WHO[1]）统计，全世界约有 8 000 万，美国有超过 10% 的人口患有慢性阻塞性肺疾病（chronic obstructive pulmonary disease, COPD）。2005 年，COPD 居美国死亡原因和慢性病发生率的第五位，占全世界总死亡率的 5%（WHO）。COPD 的发病率及死亡率不断增加，随着吸烟人口的增多，数字有可能会继续升高。值得注意的是，在导致死亡的原因中，仅有 COPD 的地位不断上升，推测到 2030 年，其将成为导致死亡的第三大原因。

COPD 患者出现急性呼吸衰竭占急诊入院患者的 5%~10%。一线药物治疗失败是转 ICU 的常见原因，占内科 ICU 收容的 2%~3%[2]。在一项 1 016 例因急性加重入院的患者队列研究中，半数患者需要监护治疗，且院内死亡率为 11%[3]。其 6 个月和 1 年的死亡率分别为 33% 和 43%。首次住院治疗存活的患者出院后 6 个月内再住院率可达 50%。

呼吸衰竭

COPD 出现急性呼吸衰竭的病理生理机制并不完全清楚，任何增加呼吸负荷或少见的降低呼吸驱动力的因素均可导致。呼吸衰竭可以表现为低氧血症（Ⅰ型）或高碳酸血症（Ⅱ型）。COPD 出现高碳酸血症的机制并不清楚，但不再通过"红喘型 / 紫肿型"的概念来反映呼吸驱动

力的问题。气体交换异常主要反映由于气流受限导致的通气 - 血流比例失调，进行性呼吸衰竭反映合并了严重的气流受阻、过度通气和呼吸肌疲劳。无论何种原因，高碳酸血症且需要辅助通气的患者，早期死亡率高达 27%，12 个月死亡率高达 50%[4]。

呼吸衰竭的临床诱发因素

有研究表明，病毒和细菌感染占 COPD 急性加重的 50%~70%，据此推断，其在 COPD 合并急性呼吸衰竭的患者中占了极大的比例[5, 6]。许多病毒和细菌与之相关，但最常见的为鼻病毒属、呼吸道合胞病毒、流感嗜血杆菌、卡他莫拉菌和肺炎链球菌[7-9]。铜绿假单胞菌属、肠杆菌属和嗜麦芽窄食单胞菌属也被分离出来，特别是从那些重症 COPD 且需要机械通气的患者体内[10]。因此，对于 COPD 急性加重需要 ICU 治疗的患者，尽管耐药革兰阴性菌少见，临床医生仍应该充分关注。非典型病原菌如支原体和衣原体的流行情况尚不确定。

高达 10% 的 COPD 患者病情加重是由于环境污染和气道刺激，例如吸烟或烟雾。其余病因目前仍不清楚。医学上可以模拟导致 COPD 急性加重的过程，COPD 患者的并发症发生率高，在一定程度上与吸烟相关。此结论得到 TORCH 研究[11]的支持。研究结果显示，肺部原因所致的死亡只占 35%，心血管疾病是导致死亡的另一项主要原因占 27%，癌症位列第三占 21%。

对于呼吸症状加重且肺功能减弱的 COPD 患者，主要的鉴别诊断包括：

· 心血管系统：心肌缺血、心力衰竭、肺栓塞。
· 中枢神经系统抑制：头部外伤或镇静药、阿片类药物、安定药、氧疗的不恰当使用。
· 内分泌或代谢紊乱：黏液性水肿或代谢性碱中毒。
· 胸部异常：胸部创伤、气胸或胸腹部手术后。

肺栓塞可能是引起 COPD 患者出现急性呼吸衰竭的一个隐匿性原因。2006 年一项前瞻性队列研究报道，不明原因的严重的 COPD 急性加重患者中有 22% 合并肺栓塞[12]。随后一项覆盖了急诊所有 COPD 急性加重患者的研究发现，临床不可预料的肺栓塞的总体发病率相对较低，在 1.3% 左右[13]。所以对于简单的病例行全面系统的检查是不必要的，但对于无其他明显诱发因素的患者是有理由高度怀疑的。

COPD 急性加重患者的预后指标

当 COPD 急性加重患者收入 ICU 时，有许多潜在的预后指标应当考虑。DECAF 评分可用来预测死亡率。这个基于 2012 年一项来自于英国的研究提出 5 个强有力的死亡预测因子：呼吸困难、嗜酸性粒细胞、肺实变、酸血症和心房颤动[14]。对于 COPD 和肺炎患者，DECAF 评分作为综合评分是比 CURB-65 评分（新发的意识改变、血尿素氮、呼吸频率、血压、年龄 ≥ 65 岁）更强的死亡预测指标，同时也是一个有用的分诊工具。其他常被文献引用的因子包括：患者年龄、第 1 秒用力呼气末容积（FEV1）、低氧血症或高碳酸血症的程度、出现其他并发症例如心血管疾病或既往有相关病史以及频繁的急性加重。频繁的急性加重会导致肺功能和生活质量的急剧下降，加速疾病进展和死亡[15]。COPD 急性加重的两年死亡率大约为 50%。如果 COPD 急性加重患者在提高机械通气设置的情况下，经超过 3~5 天的恰当治疗仍然失败者（迟发性治疗失败）预后极差。

慢性高碳酸血症型呼吸衰竭患者的高风险性，使得家用无创呼吸机的使用明显增加。Budweiser 等于 2007 年发表的一项研究结果称，碱剩余体现了机体对慢性高碳酸血症的代谢反应（增加碳酸氢钠、降低氯化物），是强有力的预后指标之一[16]。他们同时发现出院后需使用无创呼吸机的 COPD 患者的五年生存率为 26.4%，呼吸衰竭是死亡的主要原因（73.8%）。

COPD 的治疗

COPD 急性加重期需入住 ICU 患者的治疗指导原则与无呼吸衰竭患者基本相似，但需更加关注安全和恰当的气体交换。COPD 治疗的基础是处理由于肺泡充盈过度、肺泡容积减少和通气受损导致的呼吸力减弱问题。胸壁顺应性降低、呼吸肌功能下降、营养不良、肥胖和肌病均会导致慢性呼吸衰竭很快由临床代偿期进入失代偿期。通过无创正压通气降低呼吸功进而改善氧合、缓解呼吸肌疲劳并解决过度充气已经成为 COPD 治疗的关键点。

转入 ICU 的指征包括：急诊治疗无效的呼吸困难，神志改变（例如烦躁、嗜睡、昏迷），持续或加重的低氧血症以及严重或加重的高碳酸血症，酸中毒或血流动力学不稳定中的一项或多项[1]。

糖皮质激素

多项随机对照研究证实，对于 COPD 急性加重需住院治疗的患者，超过 2 周的系统糖皮质激素使用是有效的[17]。在第一个 72 小时内，使用口服或注射用糖皮质激素治疗可以明显改善 COPD 急性加重患者的肺功能及呼吸困难症状[18]。此外，糖皮质激素治疗也可缩短住院时间[19]。但糖皮质激素的最佳剂量、是否需要减量、给药途径以及疗程，目前仍不确定。

对于病情严重恶化的患者，包括需要入住 ICU 或由于内脏血流减少（例如休克、充血性心力衰竭）导致吸收降低的患者，大多数最新指南建议静脉使用糖皮质激素。尽管如此，在能耐受的情况下，口服糖皮质激素与静脉使用效果相当[20]。但疗程超过2周后不仅没有更多的获益，还会带来严重的不良反应，最常见的是高血糖，发生率约为15%[21]。研究表明雾化吸入类固醇激素治疗优于安慰剂，但不如注射给药[22]。

支气管扩张药

吸入短效的β-肾上腺素能受体激动药可以快速、有效地扩张支气管，是COPD急性加重的主要治疗手段。多个随机对照研究均证明其有效性[17]。当不能通过吸入给药时，可选择注射或皮下给药。由于注射给药会导致心肌过强的变力和变时作用，可能引起易感个体出现心律失常和心肌缺血，因此通常不推荐注射给药。药物可以装入喷雾器或带有隔离装置的定量雾化吸入器中使用。尽管没有任何证据表明哪种方式更好，内科医生更倾向于通过喷雾器给药，因为此种方式容易执行。

抗胆碱能支气管扩张药（例如异丙托溴铵）同样有效[23]。研究表明，与吸入β-受体激动药联合治疗比，单一用药具有更好的支气管扩张作用[24]。可供COPD稳定期患者使用的吸入剂范围越来越广，包括新型的长效β-受体激动药和长效抗胆碱能联合吸入剂，例如茚达特罗/格隆溴铵。对于使用单一支气管扩张药效果差的COPD患者，这些合剂可以进一步改善症状及肺功能[25]，但是没有证据表明其在急性发作期有效。

甲基黄嘌呤类生物碱在治疗COPD方面具有悠久的历史，虽然广泛应用于临床，但在急性期的作用仍然存在争议。目前的指南基于四项随机对照试验的Meta分析不推荐急性期应用茶碱类药物，因为没有证据证明其有效性可超过吸入性支气管扩张药及糖皮质激素。除了缺乏有效性，与安慰剂相比，甲基黄嘌呤类生物碱会引起显著的恶心、呕吐，甚至频发的震颤、心悸和心律失常[26]。

抗生素

对于急性加重期需要机械通气的危重患者而言，抗生素治疗是有益的，且可显著降低病死率（4% vs. 22%）、额外使用抗生素的需求、机械通气时间及住院时间[27]。但这并不意味着住院患者确实有细菌病原学的存在，因此临床医生决定是否撤除抗生素。前期的研究鼓励使用炎症指标（例如降钙素原）帮助我们区分是否为细菌感染[8]。

目前指南建议，选用抗生素的抗菌谱覆盖产β-内酰胺酶的菌株。药物选择在某种程度上主要取决于当地的链球菌耐药情况，阿莫西林克拉维酸、二代头孢或大环内酯类都是可选择的。[慢性阻塞性肺疾病全球倡议（GOLD）]推荐抗生素使用疗程为3~7天[27]。广谱抗生素例如氟喹诺酮类或具有抗假单胞菌活性的β-内酰胺类药物应该用于那些具有耐药革兰阴性菌感染（例如假单胞菌）风险的患者（如近期住院、先前定植、曾经恶化或每年急性加重>4次）。

氧　疗

大多数COPD急性加重期患者可以获得足够的氧合。24%~28%的氧疗可以改善通气血流比。吸入氧浓度低于30%可以更好地改善CO_2潴留。这一机制很可能反映了通气血流不匹配和霍尔丹效应，而不是由于缺氧驱动通气。因此，推荐控制性氧疗。在ICU，与普通面罩、鼻导管、储氧面罩或其他性能的吸氧装置相比，高流量面罩或经鼻吸氧装置可以更好地滴定氧疗。

辅助通气

初期治疗失败后，需临床判断患者是否需要辅助通气。当初期治疗后患者pH仍小于7.32时，需考虑无创辅助通气（NIV）。研究显示pH和高碳酸血症的程度比低氧血症能更好地预测是否需要机械通气[28]。以下是无创正压通气（NIPPV）的绝对和相对禁忌证：

·呼吸抑制

·意识障碍

·心血管系统衰竭

·严重低氧血症（急性呼吸窘迫综合征）

·呕吐或由于分泌物过多导致误吸高风险

·不能配合

·极度肥胖

·近期做过面部手术

·烧伤

多个随机对照研究已经证实 NIV 在 COPD 急性高碳酸血症型呼吸衰竭中的作用[29]。且数个研究表明 NIV 甚至优于气管插管机械通气。NIV 可以降低气管插管率高达 42%，且可减少院内并发症及死亡率[30, 31]。一些研究发现，随机分配到 NIV 组的 COPD 患者在 ICU 的停留时间更短。无创通气的应用改善了许多 COPD 患者的护理，且可以为他们提供比先前更好的治疗。

在呼吸监护病房和过渡病房，NIV 是非常有效的，文献报道失败率仅为 5%~20%。但是，当患者需入住 ICU 病房时，可能临床症状更差，NIV 的失败率高达 60%[32, 33]。呼吸衰竭晚期使用 NIV 是否比早期使用 NIV 的患者有更高的死亡率尚不能确定[3]。NIV 治疗失败有很多因素，包括患者的耐受性、潮气量不足、触发灵敏度等问题。

NIV 治疗时需严密监测动脉血气、呼吸频率、血流动力学和呼吸窘迫的程度。如在 1~4 小时有反应提示预后更好[32]。呼吸频率下降通常是 NIV 治疗有效的标志。NIV 治疗失败、存在禁忌证或潜在呼吸心搏骤停风险时，应给予气管内插管和机械通气。必须注意的是，气管插管可能导致循环衰竭，因此必须在 ICU 环境内实施[2]。

气管插管后通过适当浓度的氧疗可以很快纠正低氧血症。此后，应通过呼气相气道压力变化调整适当的呼吸频率和潮气量，缓慢纠正呼吸性酸中毒。这样可减少内源性 PEEP（auto-PEEP）的产生和因此导致的血流动力学波动[34]。

人机对抗会增加气道阻力、降低肺泡通气量，因此在最初 12~24 小时，可能需要肌肉松弛药来减少人机对抗。高气道阻力和过度充气都需要更高的气道压力来达到目标潮气量。高水平的平均气道压可能会导致严重后果，包括循环衰竭、气胸或气压伤。压力控制或压力限制性通气是否比容量控制更安全，目前尚不清楚。因此应努力使 auto-PEEP 最小化，防止肺过度充气。

对于机械通气的 COPD 患者，撤机是一个问题，符合传统拔管标准的患者中有 20%~30% 不能成功撤机[2]。脱机失败将面临延长机械通气时间，增加并发症的风险。一些证据表明，呼气峰流速可以预测拔管结果[35]。Nava 等将 COPD 气管插管 48 小时后未能通过自主呼吸试验的患者随机分为两组：试验组拔管后行无创通气，对照组继续插管通气至可以常规拔管[36]。这个研究证明，拔管后辅助通气患者能更好地改善预后，在辅助通气时间、生存率、ICU 停留时间和呼吸机相关性肺炎发生率等方面均优于对照组。最近，Ornico 等也证实[37]，与持续机械通气氧疗相比，计划拔管之后序贯经鼻无创通气可以显著减少再插管率及院内死亡率。拔管后呼吸衰竭的危险因素包括年龄 >65 岁、心力衰竭所诱发的呼吸窘迫、拔管时 APACHE（急性生理慢性健康评分）≥ 12 分、COPD 急性加重期、慢性呼吸衰竭机械通气时间超过 48 小时、自主呼吸试验期间出现 CO_2 潴留。存在上述情况的患者，如果拔管后出现呼吸窘迫，应当再插管，因为坚持无创辅助通气可能使预后更差[38]。

预后与转归

尽管有一定的治疗生存率，但是否允许 COPD 晚期病例入住 ICU 仍存在争议。假设出院后可以存活，必须考虑到患者的预后、合并症以及预计的生活质量。决定是否机械通气的影响因素包括对于疾病的认知态度、治疗效果的预期、经济状况、ICU 床位以及呼吸机的长时间占用、当地的医疗实践以及患者意愿等。

回顾以往，入住 ICU 的 COPD 患者存活率较低，尤其是那些病情较重或终末期患者。但是，有创机械通气后其短期存活率可以从 63% 上升至 86%，高于计划外入 ICU 患者[33, 39]。另外，在缺乏主要的诱发因素导致急性加重的患者中，机械通气后患者的存活率提高，可能是由于需要的辅助通气时间更短，从而减少了 ICU 的停留时间以及相关并发症[40]。

识别出哪个患者可能从积极的管理中获益很难，且远期生存率依然比较低。据英国的研究报道[40]，1、2、3 年的存活率分别为 52%、42% 和 37%，与其他国家的报道相似。

预后不良的因素包括以下：

· 高龄
· 存在严重的呼吸系统疾病
· 入 ICU 前有长期住院史
· 入院前 24 小时内经历过心肺复苏
· 综合治疗单元第一个 24 小时的插管状态
· 低 pH
· 低氧合
· 高碳酸血症
· 低蛋白血症
· 低体重指数
· 心血管系统、神经系统、肾衰竭

尽管以上这些因素都会增加院内死亡率[4][SUPPORT（一项前瞻性、开放性随机试验）]，目前并没有可靠的或明确的方法去识别院内或 6 个月内死亡高风险的患者。因此，这些参数不应该影响我们决定是否建立、继续或撤离生命支持治疗。

2001 年，一项针对 166 例 COPD 需要机械通气的患者进行的小规模研究发现，无并发症的患者院内死亡率可以减少一半以上（28% vs. 12%）[33]。同时，也注意到，那些机械通气需要超过 72 小时的患者（37% vs. 16%），前期未进行机械通气的患者（33% vs. 11%）以及尝试拔管失败的患者（36% vs. 11%）死亡率较高。进一步大规模的研究将有助于我们做出决策。

尽管前面的内容可以指导我们在治疗上做出

决定，患者的意愿也是我们评估的重要组成部分。英国一项由 92 个 ICU 和 3 个呼吸科加护病房参与的前瞻性队列研究，观察因 II 型呼吸衰竭失代偿期而收入 ICU 的 COPD 患者 180 天存活率及生活质量[41]。与入院前的稳定期相比，73% 的存活者认为他们的生活质量相同或有所改善，96% 的患者会再次选择相同的治疗。

综上所述，目前的治疗指南建议大部分无创通气失败的患者应当接受短期的机械通气。推荐早期进行再评估。患者希望自己能够在做决定时发挥重要作用。基于在病情稳定期对有创通气的风险及并发症进行的讨论确定进一步治疗方向。

严重 COPD 患者的临终决定

在严重的终末期 COPD 患者人群中，关于临终关怀和姑息治疗的决定应当被提及。以下这些情况可能需要做出临终决定[42]：

· 预测 $FEV_1 < 30\%$
· 氧依赖
· 需使用家用无创呼吸机辅助通气
· 在过去的 1 年因 COPD 急性加重入院 1 次或多次
· 体重减轻或恶病质
· 机体功能下降 / 自理能力下降
· 年龄 > 70 岁
· 已接受最大量的药物治疗

梅奥诊所[43]对 591 名因 COPD 急性加重收入 ICU 的患者进行的一项回顾性研究发现，与 1 年内死亡率最相关的因素是年龄与住院时间。在他们下一次入院前，早期进行有关临终关怀和姑息治疗的沟通，患者可以获益。

因为 COPD 是一个慢性进展的疾病，早期尚有机会进行讨论，让他们了解到，严重的终末期 COPD 患者可能需要进一步治疗（例如机械通气），在无法预知的急性发作时可能出现死亡。如果有机会的话，以下三个主要的临终话题应当讨论[44]：

· 患者的疾病进展情况及可能的预后
· 确定治疗的极限目标

·症状的治疗及控制

通过了解自己的疾病进展情况，患者可以参与制定治疗策略，方便在急性加重期可以快速做出决定。病程早期进行讨论，可以提高患者对治疗的依从性，使患者知道疾病的终末期会发生什么，做出明智的临终决定，包括确定治疗的极限目标以及是否选择进 ICU 行机械通气治疗。一项法国研究显示，收入 ICU 的 COPD 患者中，只有 56% 的患者与他们的医生讨论过选择重症监护的可能性[45]。

确定治疗的极限目标需要考虑患者的并发症及预后，同时患者的生活质量、日常生活或活动的能力、关于治疗的期望等也很重要。如果可能，尤其需要明确患者是否愿意在 ICU 行机械通气或试用无创通气。2000 年发表的 SUPPORT 比较了Ⅲ期和Ⅳ期合并重度 COPD 的肺癌患者，发现每组中 60% 的患者希望得到以舒适为主的治疗[46]。

作者推荐

- COPD 患者在内科 ICU 收容患者中占有很大比例，25% 的 COPD 患者在他们疾病的某些阶段需要入住 ICU。其中半数患者生存期不超过 1 年。
- 绝大多数 COPD 患者急性加重是与病毒或细菌感染有关。
- DECAF 评分可用来预测死亡率。
- 氧疗、糖皮质激素、β-肾上腺素能受体激动药和抗胆碱能药物仍然是治疗的基石。甲基黄嘌呤类生物碱可能无效。
- 无创通气在中-重度患者中是经济、有效的，可以降低病死率，减少有创通气及院内并发症的发生率。
- 在重度患者，气管插管是必要的，特别注意的是需要控制人机不同步、内源性 PEEP、吸气末肺牵张。
- 脱机和拔管是困难的。拔管后序贯无创通气可以缩短 ICU 住院时间及总住院时间。
- 尽管没有具体的评分系统，但高龄、低体重、有心血管疾病以及之前频繁入住 ICU 的 COPD 患者均提示预后差。应当考虑进一步的治疗方案以及限制性治疗计划。

（朱丽丽　师东武）

参考文献

1. Gold Report. 2008. Available at: http://www.goldcopd.com.
2. Davidson AC. The pulmonary physician in critical care: the critical care management of acute respiratory failure from COPD. Thorax. 2002;57:1079–1084.
3. Chandra D, Stamm JA, Taylor B, et al. Outcomes of noninvasive ventilation for acute exacerbations of chronic obstructive pulmonary disease in the United States, 1998–2008. Am J Respir Crit Care Med. January 15, 2012;185(2):152–159.
4. Wildman MJ, Harrison DA, Brady AR, Rowan K. Case mix and outcomes for admissions to UK adult, general critical care units with chronic obstructive pulmonary disease: a secondary analysis of the ICNARC Case Mix Programme Database. Crit Care. 2005;9(suppl 3):S38–S48.
5. Sapey E, Stockley RA. COPD exacerbations. 2. Aetiology. Thorax. 2006;61:250–258.
6. Papi A, Bellettato CM, Braccioni F, et al. Infections and airway inflammation in chronic obstructive pulmonary disease severe exacerbations. Am J Respir Crit Care Med. 2006;173:1114–1121.
7. Seemungal T, Harper-Owen R, Bhowmik A, et al. Respiratory viruses, symptoms, and inflammatory markers in acute exacerbations and stable chronic obstructive pulmonary disease. Am J Respir Crit Care Med. 2001;164:1618–1623.
8. Nseir S, Cavestri B, Di Pompeo C, et al. Factors predicting bacterial involvement in severe acute exacerbations of chronic obstructive pulmonary disease. Respiration. 2008;76:253–260.
9. Monso E, Ruiz J, Rosell A, et al. Bacterial infection in chronic obstructive pulmonary disease: a study of stable and exacerbated outpatients using the protected specimen brush. Am J Respir Crit Care Med. 1995;152:1316.
10. Soler N, Torres A, Ewig S, et al. Bronchial microbial patterns in severe exacerbations of chronic obstructive pulmonary disease (COPD) requiring mechanical ventilation. Am J Respir Crit Care Med. 1998;157:1498–1505.
11. Calverley PMA, Anderson JA, Celli B, et al. Salmeterol and fluticasone propionate and survival in chronic obstructive pulmonary disease. N Engl J Med. 2007;356:775–789. for the TORCH Investigators.
12. Tillie-Leblond I, Marquette CH, Perez T, et al. Pulmonary embolism in patients with unexplained exacerbation of chronic obstructive pulmonary disease: prevalence and risk factors. Ann Intern Med. 2006;144:390–393.
13. Rutschmann OT, Cornuz J, Poletti PA, et al. Should pulmonary embolism be suspected in exacerbation of chronic obstructive pulmonary disease? Thorax. 2007;62:103–104.
14. Steer J1, Gibson J, Bourke SC. The DECAF Score: predicting hospital mortality in exacerbations of chronic obstructive pulmonary disease. Thorax. November 2012;67(11):970–976. http://dx.doi. org/10.1136/thoraxjnl-2012-202103.
15. Anzueto A. Impact of exacerbations on COPD. Eur Respir Rev. June 1. 2010;19(116):113–118.
16. Budweiser S, Jörres RA, Riedl T, et al. Predictors of survival in COPD patients with chronic hypercapnic respiratory failure receiving noninvasive home ventilation. Chest. June 2007;131(6):1650–1658.
17. Snow V, Lascher S, Mottur-Pilson C. Evidence base for management of acute exacerbations of chronic obstructive pulmonary disease. Ann Intern Med. 2001;134:595–599.
18. Wood-Baker RR, Gibson PG, Hannay M, et al. Systemic corticosteroids for acute exacerbations of chronic obstructive

28 ARDS 的临床定义

Jeremy R. Beitler, Andrés Esteban, José Angel Lorente, B. Taylor Thompson

急性呼吸窘迫综合征（ARDS）是肺泡上皮细胞和肺血管内皮细胞的急性、弥漫性炎性损伤，导致的非静水压性肺水肿和气体交换功能障碍[1]。在临床上很难定义 ARDS，因为其代表了由众多不同因素触发的一系列个体化、非特异性的肺损伤[2]。然而，有一个重复性好的 ARDS 定义来识别临床表型相似的患者，对于 ARDS 的研究和临床治疗是非常重要的[1]。

在临床试验和其他研究中，具有同质性的群体样本，能够使每个个体病理生理的变异度最小化；这种最小化非常重要，因为不同的亚组会具有不同的预后，并且对治疗的反应也不尽相同。这种同质性也使得不同试验的研究结果和流行病学资料具有可比性。对患者而言，一个标准化的定义使同一研究中每个患者具有可比性，能获得有循证依据的治疗方法和预后。

尽管在 1967 年由 Ashbaugh 等第一次描述了 ARDS[3]，但直到 1994 年才由美欧联合会（AECC）提出 ARDS 的统一定义[4]。2012 年又对其进行了更新，提出了 ARDS 柏林定义[1]。尽管柏林定义在一些方面更完善，但是近期的一些证据表明 ARDS 柏林定义仍过于宽泛，患者在生物学、病理学和临床表现方面仍存在很多异质性。

定义 ARDS 的五十年

ARDS 作为一种临床疾病被认识

五十年前，Ashbaugh 及其同事[3]第一次确认 ARDS 是一种常见的肺损伤，可由多种因素导致，包括多发伤、肺挫伤、胰腺炎、毒物摄入和肺炎，对常规呼吸支持治疗没有反应。他们通过对 12 例患者的研究确立了 ARDS 的显著特征，这些特征成为所有后续定义的基础：突发的低氧血症和胸片上双侧的、不能完全由心衰解释的渗出。所有患者均存在呼吸系统顺应性（C_{RS}）下降。尸检结果显示，病程早期死亡的患者存在肺泡内肺水肿和透明膜形成，在病程后期死亡的患者则表现为弥漫性间质性炎症和纤维化。

在 Ashbaugh 等的开创性论文后，ARDS 作为一个重要的临床疾病得到了广泛的认可。然而，仍缺乏特征性的共识性的定义。1988 年，Murray 及其同事[2]提出了共识性定义出现前获得最广泛认可的 ARDS 诊断标准。他们提出用肺损伤评分（LIS）评估疾病的严重程度，包括四个临床因素：低氧血症［动脉血氧分压（PaO_2）/吸入氧浓度（FiO_2）］、胸片浸润影的范围（象限的数目）、呼气末正压（PEEP）的水平和 C_{RS}；提出定义 ARDS 的分数界值。重要的是，Murray 及其同事还推荐拓宽他们以评分为基础的定义，用来描述 ARDS 病程阶段（急性或慢性阶段）和潜在危险因素（如误吸、脓毒症）。这表明他们意识到了不同阶段和不同病因的 ARDS 在预后和治疗方面有所不同[5]。

ARDS 定义达成共识

1994 年 AECC 定义代表了 ARDS 定义的第一个国际共识[4]。在美国胸科学会和欧洲重症学会的主持下，组成专家组来制定 ARDS 诊断标准，旨在提高研究的协同合作，更有效地推进治疗研究。

专家组把发病时间、氧合、胸片表现和非静水压性肺水肿作为 ARDS 的定义特征[4]。具体地，他们把 ARDS 定义为：急性发生的氧合障碍，$PaO_2/FiO_2 \leqslant 200$ mmHg，正位胸片上的双侧渗出，肺动脉楔压 $\leqslant 18$ mmHg（如果测量了）或没有左房高压的临床证据。AECC 另外定义了急性肺损伤（ALI）为 $PaO_2/FiO_2 \leqslant 300$ mmHg，同时满足 ARDS 的其他标准。就是说，ALI 代表了包含 ARDS 在内的更宽泛的肺损伤范围，而 ARDS 是其中最为严重的。考虑到在更宽泛的诊断标准下，其他能导致气体交换障碍的非 ARDS 的病理过程很可能满足 ARDS 诊断标准，故而要将 ARDS 作为 ALI 的严重形式区分出来。

除了共识本身的益处，AECC 定义具有更多优势，该定义适用于研究、流行病学调查和患者的治疗，并有助于研究间的比较和将研究发现转化到临床实践中去。另外，确定了具体的氧合（PaO_2/FiO_2）和胸片标准，试图解决当时文献中存在的异质性问题。专家组也认识到，肺损伤的发生在氧合和胸片异常方面是一个连续的过程，诊断界值的选择具有主观性。

但是，在 AECC 定义被广泛应用后，其严重的局限性也越来越明显。急性发病的时间范围没有明确定义[6]；氧合标准没有考虑到 PEEP、FiO_2 和其他可能影响到 PaO_2/FiO_2 的呼吸机参数[7~11]；按照 AECC 定义的 ARDS 影像学诊断标准，即使重症医学专家和影像学专家对于影像判断的一致性也很差[12, 13]；最后，没有考虑到个体暴露于肺损伤触发因素的时间和强度的巨大差异，这些差异会导致不同的治疗效果和预后可能由于以上原因，按照 AECC 的 ARDS 定义所做的临床诊断，与病理上弥漫性肺泡损伤相对照，仅具有中度敏感性和特异性[14]。因此需要更新定义，改进上述缺陷，同时能够对 ARDS 的病理生理机制有进一步的认识。

2012 柏林定义

欧洲重症医学会在美国胸科学会和美国重症医学会的支持下，召集了国际专家组，通过纳入 AECC 定义以后的大量的研究证据，来修订之前的 AECC 定义（**表 28-1**）。柏林共识更新了 AECC 定义包含的每一条要素：发病时机、胸片表现、水肿来源和氧合。通过系统评估其他可变因素，试图能够预测 ARDS 患者的临床结局。从 4 个多中心和 3 个单中心的 ARDS 患者资料组里汇集了 4 188 个患者，通过对这些患者资料的荟萃分析，筛选出辅助变量用于更新定义，来增强预测的准确性，并且这些变量不太复杂，具有可行性。

表 28-1 ARDS 的柏林定义[1]

发病时间	已知临床损害后或新发的或恶化的呼吸系统症状 1 周内
胸片表现	双侧浸润影，不能由胸腔积液、肺叶/肺塌陷或结节所完全解释
肺水肿来源	呼吸衰竭无法用心功能不全或液体过负荷完全解释
	如果没有危险因素，需要客观评估（如心脏超声）除外静水压增高性肺水肿
氧合	
轻度	200 mmHg < $PaO_2/FiO_2 \leqslant 300$ mmHg 且 PEEP 或者 CPAP $\geqslant 5$ cm H_2O
中度	100 mmHg < $PaO_2/FiO_2 \leqslant 200$ mmHg 且 PEEP $\geqslant 5$ cm H_2O
重度	$PaO_2/FiO_2 \leqslant 100$ mmHg 且 PEEP $\geqslant 5$ cm H_2O

CPAP. 持续气道正压；FiO_2. 吸入氧浓度；PaO_2. 动脉血氧分压；PEEP. 呼气末气道正压
[1] 经允许引自 ARDS 工作组

发病时间

AECC 定义缺乏描述发病时间的具体标准。一些流行病学研究显示，当诱发因素在入院时已经存在的情况下，大多数 ARDS 病例在住院期间的第一个 72 小时内发病[15~19]。Gajic 等[16]在一个 22 家医院参与、包含 5 584 名入院时存在 ARDS 高危因素的患者的队列研究中发现 ARDS

的平均发病时间在入院后 2 天（四分位差，1~4 天）。其他一些研究显示，入院时存在高危因素的 ARDS 病例，超过半数在入院后 24 小时内发病[17, 18]。在确定的高危因素出现后，无论机制如何，所有病例在 7 天内均发病[15, 16]。根据这些研究发现，柏林定义提出发病时间为已知临床损害或新发的或恶化的呼吸系统症状后 1 周内[1]。

氧　合

为了解决 AECC 定义中 ALI 和 ARDS 的相关混淆，在更新的柏林定义中去除了 ALI 术语[1]。同时根据 ARDS 氧合障碍的严重程度将 ARDS 分成三度：轻度（PaO_2/FiO_2 201~300 mmHg，且 PEEP 或者 CPAP ≥5 cm H_2O）、中度（PaO_2/FiO_2 101~200 mmHg，且 PEEP ≥ 5 cm H_2O）和重度（PaO_2/FiO_2 ≤ 100 mmHg，且 PEEP ≥5 cm H_2O）。纳入重度 ARDS 分类是受近期临床试验的影响，该试验只在较严重 ARDS 亚组检验干预措施[20, 21]。PaO_2/FiO_2 作为轻、中、重度临界值对预后的判断价值，在患者资料的荟萃分析中得到证实：轻度死亡率 27%（95% CI 24%~30%），中度死亡率 32%（95% CI 29%~34%），重度死亡率（95% CI 42%~48%）（$P<0.001$）[1]。

在 ARDS 患者中，经皮血氧饱和度（SpO_2）/FiO_2 与 PaO_2/FiO_2 相关联[22]，在修订的定义中，曾考虑用该指标作为氧合水平的替代指标。鉴于当 SpO_2 为 100% 时会使 ARDS 严重程度分类错误，最终还是从修订定义中去除[23]。

柏林定义中纳入最低 PEEP 水平，是考虑到 PEEP 的高低对 PaO_2/FiO_2 的影响。对于 ARDS 的诊断和严重程度分类至关重要的 PaO_2/FiO_2，会随着 PEEP 和 FiO_2 的滴定而波动[7, 8, 9, 11]，而且对 PEEP 反应性好的患者预后也更好[24]。柏林专家组通过对患者资料的荟萃分析，评估了 10 cm H_2O 或者更高的 PEEP 阈值能否提高对重度 ARDS 的预后判断，结果发现没有差异，因此，最终设定 ARDS 严重程度的 PEEP 阈值 5 cm H_2O

保持不变[1, 23]。然而，在队列研究中 PEEP 滴定并没有标准化，也没有评估对于 PEEP 滴定的氧合反应性去验证柏林定义的 PaO_2/FiO_2 阈值。此两项均有预测价值[24]，这将在本章节后面进行详细讨论。

胸片表现

依照 AECC 定义对于影像学的解读，读片者间的一致性非常差。抽取 21 名专家阅读随机选出的 28 张 X 线胸片，这些 X 线胸片患者的 PaO_2/FiO_2 低于 300 mmHg，对这些 X 线胸片解读为 ARDS 的一致性从 36%~71%[12]。少于一半的 X 线胸片（43%）获得了接近一致的专家解读（21 名专家中 20 名达成一致），有三分之一 X 线胸片存在至少 5 种以上的解读。随后的一项研究评估通过培训是否可以改进阅片者的一致性，结果显示当两个阅片者都接受了培训，影像学诊断的一致性得到了改进（一致性 88%~94%）[13]。但是当其中一位阅片者没有接受培训的时候，阅片者间的一致性还是较差（68%~78%）。为解决这个问题，柏林定义明确要求，胸片的浸润影不能由胸腔积液、肺叶/肺塌陷或结节所完全解释。此外，柏林专家组提供了 12 个样本 X 线胸片供参考，这些 X 线胸片包括阅片者一致肯定诊断 ARDS、不一致肯定诊断 ARDS 和模棱两可的情况[23]。

柏林专家组也考虑通过涉及的象限数来量化胸片浸润影。在一个研究中，器官捐献者的肺脏没有用来移植，Ware 等[25]将切除的肺重量和对应正位 X 线胸片每个象限肺水肿程度的量化评分进行对比，他们发现 X 线胸片的评估和肺重量之间有很好的相关性（$r=0.61$，$P<0.000\ 1$），当 X 线胸片除外肺不张时，该相关性还会提高（$r=0.79$，$P<0.000\ 1$）。同样，肺 CT 的精细评估发现，增加的肺密度和无通气肺组织的百分比可以预测 ARDS 患者死亡率[26]。在柏林专家组做的患者资料的荟萃分析中，增加 X 线胸片中浸润影达三个或更多象限的要求，对重度 ARDS 预后预测性

能并没有提高，因此影像学浸润的象限数目就没有被纳入到最终的定义中。如果阅片者的一致性可以提高，精细的影像解读更好地量化肺水肿的程度，可能会对预后判断提供额外的信息。

肺水肿来源

AECC 定义要求肺动脉楔压为 ≤ 18 mmHg，或者没有左房高压的临床证据。和之前的定义一样，在刚巧同时发生 ARDS 和左房高压的患者中除外了 ARDS 的诊断。在 AECC 定义之后，一个包含 72 名有肺动脉导管的 ARDS 患者的多中心研究中发现，在保留导管期间，每 8 小时测量一次 PAWP，82% 的患者至少有一次 PAWP 值高于 18 mmHg[27]。超过一半的患者至少 30% 的 PAWP 测量值超过 18 mmHg。在国家心肺血液研究所 ARDS 网络液体和导管治疗试验（NHLBI）中[28]，纳入的 513 名植入肺动脉导管的 ARDS 患者中，29% 初始 PAWP 高于 18 mmHg，其中 97% 有正常的或者更高的心指数，因此这些高 PAWP 不能用收缩性心衰解释。

认识到心衰患者也非常容易出现肺损伤并发展成 ARDS，柏林定义明确地允许静水压和非静水压性肺水肿同时存在，只是要求静水压性肺水肿不是呼吸衰竭的主要原因。由于肺动脉导管的应用持续下降[29]，而且确有必要鉴别呼吸衰竭的主要病因，柏林定义的补充资料中提供了典型临床图片作为参考。另外，柏林定义强调，如果没有明确的 ARDS 危险因素，则需要客观的检查来除外高静水压性肺水肿，如心脏超声[1]。

可考虑的辅助变量

柏林专家组认为有足够的数据表明，应当考虑是否应该将静态 C_{RS} 和死腔分数纳入到定义中。从最初 Ashbaugh 等[3] 对 ARDS 的描述开始，降低的 C_{RS} 一直被认为是 ARDS 的关键特征。但是，独立于肺损伤之外的胸壁顺应性会对呼吸系统顺应性有很大且不可预测的影响[30]，这限制了 C_{RS} 对 ARDS 预后的评估作用。在一项荟萃分析中，

柏林专家组发现，将 $C_{RS} \leq 40$ ml/cm H_2O 纳入重度 ARDS 诊断标准并没有提高对预后的判断，因此，在最终的定义中去除了该项[23]。

很多 ARDS 流行病学研究反复确认，肺死腔分数是 ARDS 死亡率的独立预测指标[31~34]。但是，死腔分数会随着机械通气的参数设定而波动[35,36]，类似于 PaO_2/FiO_2 的变化。因为在大多数 ARDS 临床试验或临床实践中，死腔分数并不是常规地测量，柏林专家组考虑用校正的分钟通气量［分钟通气量 × 动脉血二氧化碳分压（$PaCO_2$）/40］作为替代指标[37]，将校正的分钟通气量大于 10 L/ 分作为重度 ARDS 的诊断标准，荟萃分析显示并没有改善对预后的判断[1]，因此该项指标也从最终定义中去除。但是校正的分钟通气量之前从没有被确认作为死腔分数的替代指标。在制定柏林定义过程中没有考虑 C_{RS} 和校正分钟通气量的其他阈值。

柏林定义的实施

2012 柏林定义解决了 AECC 定义里的若干问题：①确定了明确的发病时间；②去除了术语 ALI，有利于 ARDS 严重程度分类，避免混淆；③通过胸片示例，有利于阅片者在胸片阅读中的一致性；④允许静水压性肺水肿和非静水压性肺水肿的共存，并且⑤纳入了 ARDS 的危险因素，提高了可靠性。

Thile 及其同事[38] 发现，柏林定义下 ARDS 的严重程度和尸检发现的弥漫性肺泡损伤的程度呈正相关。在一个包含 356 名临床诊断 ARDS 的患者的尸检研究中，发现 45% 的患者存在弥漫性肺泡损伤。在轻、中、重度 ARDS 患者中，弥漫性肺泡损伤的发现率分别是 12%、40% 和 58%。临床满足重度 ARDS 诊断标准至少 72 小时的患者中，69% 的病例发现弥漫性肺泡损伤。满足 ARDS 诊断标准，组织病理学却没有发现肺泡弥漫性损伤的患者中，最常见的是肺炎（占病例的 49%）。

因此，根据柏林定义并不能确定具有 ARDS

29 伴随急性肺损伤和 ARDS 的病理和病理生理改变

Michael Lava, Greg S. Martin

多种病因均可导致急性呼吸窘迫综合征（ARDS），包括肺炎、脓毒症、胰腺炎和创伤[1, 2, 3]。这些大致分为直接导致肺损伤的病因（如肺炎）或者间接导致肺损伤的病因（如胰腺炎）[1, 4, 5]。尽管损伤的方式各不相同，却存在复杂的和互相关联的一系列生理反应，具有导致该疾病的一个共同通路。炎性介质[5]和肺泡毛细血管单元的直接损伤，导致了血管通透性的增加和富含蛋白性肺水肿，这是 ARDS 的核心发现[1, 3, 6]。

病理生理改变

炎性损伤

在 ARDS 病理过程中，中性粒细胞的作用至关重要。在整个发病机制中，中性粒细胞通过多种途径起到核心作用。肺组织活检和支气管肺泡灌洗液（BAL）研究显示，中性粒细胞的数量在肺组织中显著增加，将标记的中性粒细胞输注到 ARDS 患者体内，会显示出嗜肺性[6, 7]。中性粒细胞在肺内的滞留机制还存在争议。仅少量证据支持相互作用机制的重要性，即认为中性粒细胞和内皮细胞通过其表面的黏附分子相互作用实现中性粒细胞的滞留[8]，另一种理论认为中性粒细胞的可变形性是至关重要的。正常情况下，中性粒细胞必须改变形状才能通过肺毛细血管并离开肺血管系统。ARDS 时局部炎性环境使得中性粒细胞变硬，导致其不能通过血管系统。这种物理结构改变被认为是中性粒细胞滞留的主要原因[8]。

ARDS 时，除了肺部中性粒细胞滞留和炎性介质释放，有证据表明 ARDS 时，中性粒细胞活性也是延长的。正常情况下，中性粒细胞的作用受到了其凋亡机制的限制。然而，在 ARDS 时，通过对 BAL 灌洗液研究，显示中性粒细胞的凋亡降低了[9, 10]。而且，ARDS 患者的 BAL 灌洗液在体外能够抑制中性粒细胞的凋亡。

中性粒细胞同时作用于上皮细胞和内皮细胞，产生了恶性炎性循环。在直接肺损伤或系统性炎性反应发生后，肺毛细血管内的中性粒细胞被激活[11]。然后这些细胞释放蛋白酶、各种细胞因子和活性氧等细胞毒性物质。结果导致内皮细胞损伤、毛细血管壁破坏，使得血小板黏附直接与中性粒细胞产生交互作用[11, 12, 13]，进而加剧细胞因子的释放[14]和更多中性粒细胞的聚集，启动炎性肺损伤[11]。此外，血小板的活化导致了更多的炎性因子的释放和促进纤维蛋白的形成[5]。

然而，需要注意的是，虽然中性粒细胞在 ARDS 中发挥重要作用，但它们并不是唯一参与的炎症细胞[15]。ARDS 的炎性循环是复杂的，存在多重相互作用的信使。ARDS 的特点之一是早期未成熟肺泡巨噬细胞增多，这些细胞的数量与 ARDS 的严重程度相关[16]。应激的成纤维细胞、上皮细胞、内皮细胞和局部炎性细胞释放了一系列的炎性产物[17]。直接和间接肺损伤都会导致单核和巨噬细胞产生肿瘤坏死因子 α（TNF-α）和白细胞介素 -1（IL-1）[6]。这些细胞因子作用于局部并导致 IL-8 的产生。进而导致中性粒细胞的聚集和局部炎性环境的播散[18]。此外，应激的巨噬细胞、内皮细胞和上皮细胞释放活性氧和氮等物质，直接导致肺组织损伤。在这个炎症循环中另一个触发因素是凝血级联反应。在ARDS时，凝血过程被增强，而纤溶过程被下调[19, 20, 21]。结果是血管内血凝块和微血栓形成[6]。凝血酶和纤维蛋白的产生均能独立导致中性粒细胞介导的炎性级联反应的进一步加剧[22]。

肺泡－毛细血管屏障功能障碍

ARDS均存在肺泡上皮和毛细血管内皮损伤[6, 11]。结果是肺泡－毛细血管屏障功能障碍，血管内蛋白渗入肺泡。这种"渗漏"是ARDS的病理生理特征。

肺泡－毛细血管膜在调节蛋白质和液体进出肺泡中具有重要作用，保证气体交换的表面积。单个I型肺泡上皮细胞以紧密连接的方式彼此相连，形成一个阻止蛋白质移动到肺泡的屏障。在这些细胞膜的基底外侧面有特征性的Na+－K+－ATP酶（钠－钾三磷腺苷）转运体，将液体从肺泡中清除[23]。中性粒细胞释放的炎性介质[11]损伤内皮细胞，破坏紧密连接，加速I型、II型肺泡上皮细胞的凋亡[11, 24]。活性氧和弹性蛋白酶表达，导致细胞旁间隙形成，进一步损伤已经脆弱的上皮细胞膜[25]。在实验模型中，细胞旁间隙形成可以发生在损伤后的数分钟到数小时内[6]。这些损伤导致富含蛋白质的液体进入肺泡腔[26]。细胞凋亡和坏死均可造成I型、II型肺泡上皮细胞的破坏[23]。I型肺泡上皮细胞NA、K-ATP酶的丢失和II型肺泡上皮细胞表面活性物质分泌的减少，加速了损伤进展[11]。

实验中，ARDS患者的肺泡灌洗液可以诱导体外培养的上皮细胞凋亡[23]。另外，放射性示踪剂研究显示通过肺泡毛细血管的蛋白数量[6]和肺泡腔内蛋白浓度都有增加[27]。

其他炎性介质也会破坏肺泡－毛细血管膜。活性氧的产生导致内皮和上皮细胞膜上脂肪酸破坏，导致通透性肺水肿增加[7, 28]。

通透性肺水肿

液体进出肺泡的运动主要是由Starling定律决定的。本质上讲，液体通过半透膜的净运动取决于静水压、胶体渗透压（COP）和膜的通透性[29, 30]。

在生理情况下，毛细血管内皮细胞是相对通透的，允许富含蛋白质的液体进入肺间质。然而，间质液的渗透压仅为毛细血管内的三分之二，毛细血管内较高的胶体渗透压促使液体从肺间质进入毛细血管，这是防止肺水肿的一个重要机制。

另一方面，肺泡上皮细胞对大分子是不通透的。I型肺泡上皮细胞占肺泡上皮细胞的90%，利于气体交换并对损伤敏感[6]。细胞间通过紧密连接和互相连接共同维持膜的不通透性[31]。当液体进入肺泡腔，会被肺泡上皮细胞基底外侧的Na+－K+－ATP酶依赖泵清除。渗透压的梯度形成后，水随着进入间质[11]。

在ARDS中，内皮细胞通透性增加，血浆蛋白从毛细血管进入肺间质，血浆COP降低。COP降低会产生巨大影响：COP降低50%会使淋巴液回流增加四倍[32]。另外，对于任何静水压力梯度的改变，类似的COP减少会导致双倍的液体量从毛细血管渗出[29]。虽然内皮细胞通透性增加，COP梯度的降低是触发和维持肺水肿的关键因素[29, 32, 33]。危重症患者中常见的低胶体渗透压会加剧这种状态[29, 33, 34]。实验发现，肺水肿在低蛋白状态进展更快，并且在输入晶体液后尤其显著[32]。正常状态下，肺淋巴管引流肺间质的液体并汇入右侧淋巴管，这种机制防止肺水肿的发展[30]。在ARDS中，淋巴液回流增加十倍，但是仅能清除25%的肺水肿液[29]。

当内皮通透性增加和肺水肿保护性清除机制减弱同时存在时，肺的通透性增加，而肺对液体的清除能力受到损害，肺水肿就会产生。当肺的清除机制严重损伤时，肺水肿临床表现就会加重。

医源性损伤

在 ARDS 治疗中，几乎全部应用正压通气。虽然这种通气是必要的和救命的，但是这种形式的支持治疗会加重已经存在的肺损伤并对健康肺组织造成新的损伤[35]。本质上，这种损伤的机制与其他导致 ARDS 的诱因所触发的炎性级联反应非常相似[36]。ARDS 时，肺的通气是不均一的。一些肺泡是塌陷的，并没有参与气体交换，而其他部分则是显著膨胀的，可容纳比预期更多的气体[35]。这种截然相反的通气状态，会以不同途径造成呼吸机相关性肺损伤的发生。

大潮气量机械通气会导致容积伤，容积伤进一步造成肺水肿和肺泡破裂，而后者又会引起低氧血症[35]。开始认为是压力导致肺损伤，后来一些实验表明，是容量增大导致肺损伤，而不是压力本身导致这些损伤[37]。肺萎陷伤是因为在肺泡萎陷的区域通气或者呼气末压力过低，导致萎陷的肺泡反复开启关闭而造成。这一过程的病理改变是上皮细胞脱落、透明膜形成和肺水肿[35]。萎陷伤导致表面活性物质进一步减少[38, 39]，并产生局部缺氧[35]。局部肺泡萎陷的程度不同会进一步加重萎陷伤[35]。

容积伤和萎陷伤均可致生物学损伤，导致炎性介质的释放。这些炎性介质包括中性粒细胞、IL-6、IL-8 和 TNF[35, 40]。另外，前面提到的机械力会引起上皮细胞损伤，可能导致细菌易位[41]进入毛细血管并进入循环[42]。曾经认为细菌易位是系统性炎症反应和多脏器功能障碍综合征的重要促发因素[40]，但是这种理论仅在当前讨论病理生理学时才会被罕见提及。

病理生理的影响

临床上，ARDS 表现为难治性低氧血症、肺动脉高压导致的通气困难和肺顺应性的显著降低。

通气 - 灌注失调和分流

低氧血症是一系列重要生理紊乱作用的结果：通气 - 灌注（V/Q）比例失调导致分流和肺泡膜的气体弥散功能降低。V/Q 失调是由于肺泡中纤维组织沉积、肺泡渗出（在后面病理部分讨论）、肺水肿和显著的局部肺泡萎陷[43]。萎陷发生的部分原因是由于产生表面活性物质的 II 型肺泡上皮细胞的破坏和萎陷伤[11, 38, 39]。表面活性物质的功能是降低肺泡表面张力，维持肺泡开放。BAL 研究发现，表面活性物质的成分在 ARDS 早期发生改变，导致表面张力增加和肺泡萎陷。证据显示，II 型肺泡上皮细胞破坏导致其余受损的 II 型肺泡上皮细胞合成表面活性物质和表面活性蛋白的能力降低，肺泡中充满富含蛋白的水肿液。肺泡的萎陷导致肺顺应性降低、低氧血症和肺水肿加重，肺水肿又进而损伤 II 型肺泡上皮细胞产生表面活性物质的功能[44]，增加分流分数[45]。

肺泡间隔和肺泡上皮增厚，造成气体弥散距离增加，导致弥散功能降低[43]。

顺应性降低

肺泡毛细血管失控的急性炎性损伤和肺泡腔蛋白水肿液蓄积，导致整个肺组织非常僵硬、顺应性下降。在 ARDS 早期阶段，肺水肿也会造成顺应性降低。然而，随着病程进展，出现肺纤维化，即使在没有肺水肿和活动性炎症的情况下肺顺应性也会降低[43]。此后会对肺纤维化进行更充分地讨论。

死腔 / 肺动脉高压

PH 的发生，在 ARDS 中普遍存在，并通过增加死腔通气和高碳酸血症导致肺功能不全[43]。在实行肺保护性通气策略之前，经胸心脏超声检查提示，61% 的 ARDS 患者存在肺心病的证据[46]，而肺动脉导管测压检查则提示几乎所有患者存在肺动脉压升高[47]。

在 ARDS 早期，PH 的发生主要是由于缺氧性肺血管收缩、VTE 和肺水肿[43, 47]。水肿压迫血管，增加血管阻力，导致 PH[47]。也有证据表明局部有缩血管物质产生，比如内皮素 -1 和血栓素 a2[47, 48]。ARDS 也会导致亚急性的动脉、静脉和淋巴管的重塑，其内膜被胶原和纤维替代。这个过程降低了血管腔的横截面积，导致 PH[47]。随着 ARDS 进展，可以观察到微循环的纤维化和小动脉肌化。结果 PH 进一步恶化，病理改变更加显著。另外，微血栓和大血栓在 ARDS 中普遍存在，尸检报道其检出率分别为 95% 和 86%[43]。并不清楚这些血栓是由于局部凝血异常产生还是栓塞现象。无论成因如何，这些血栓加重了血管重塑和 PH[43, 47]。

PH 导致右心功能障碍，降低心输出量（CO）。肺心病的进展和 CO 的降低导致终末器官低灌注和进一步缺氧[47]。

病理变化

典型的临床 ARDS 病理特征是弥漫性肺泡损伤（DAD）[43, 49]。病理过程分三个阶段：渗出期、增生期和纤维化期[43, 49]。这些阶段几乎是普遍存在的并且与肺损伤的诱发因素无关[43]。虽然是顺序发生的，但是存在明显的不同阶段的重叠[50]。事实上，在同一病理标本中，可以见到多个阶段的病理表现同时存在，尽管这些阶段有各自的特

点，但是各阶段出现的时间和进展是临床无法预测的[51]。因此，虽然这些阶段有助于描述病理改变，但是并不代表临床病程进展。

渗出期的病理改变较为单一[49]。主要发现是内衬于肺泡表面的透明膜，透明膜是由 I 型肺泡上皮细胞破坏产生的细胞碎片[51]、血浆蛋白和表面活性物质组成。

在渗出期中，淋巴细胞、浆细胞和巨噬细胞等炎性细胞蓄积和激活[50]。微血栓首先出现在渗出期，并贯穿于 DAD 的进展过程[49]。肺泡膜由于富含蛋白的水肿液覆盖而增厚，并且纤维细胞 / 成纤维细胞开始形成。早期阶段，很多肺泡基底膜上皮覆盖的显著丢失导致了低氧血症。终末阶段，上皮细胞开始再生，镜下可见细胞增生、异形和有丝分裂，这些改变，在开放活检和 BAL 检查中有可能会被误认为是恶性肿瘤（**图 29-1A**）[52~54]。

在增生期（**图 29-1B**），肉芽组织开始在肺泡腔中形成。在此期间，肺泡内和间质的渗出液开始机化[43]。透明膜开始消失，变成肺泡间隔的一部分[43, 49, 50]。这阶段的特征是肉芽组织的演变增生并试图修复。纤维细胞和成纤维细胞通过肺泡基底膜的断裂迁移进入肺泡，在肺泡腔内

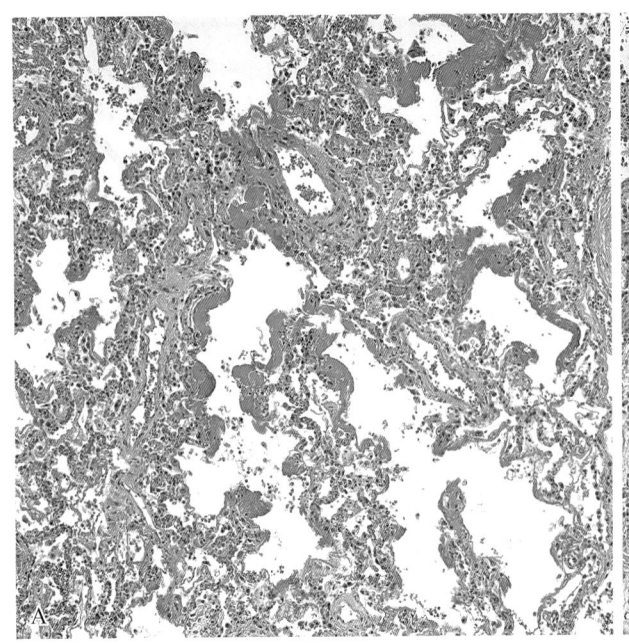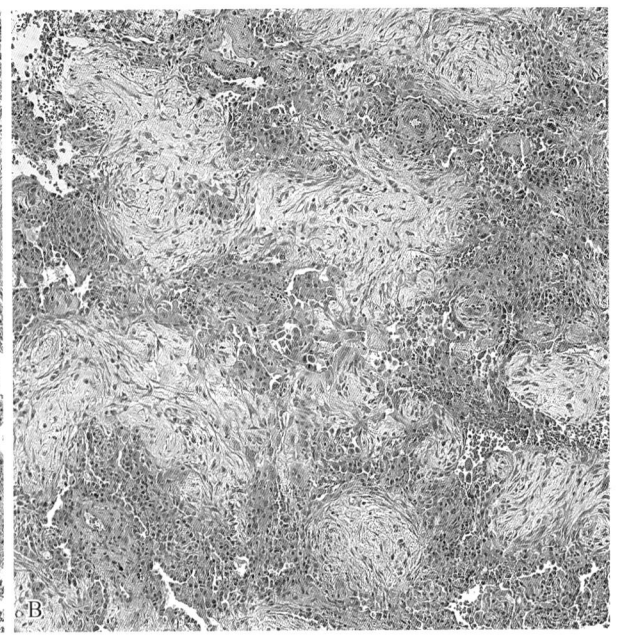

图 29-1　A. 光学显微镜下 ARDS 渗出阶段显示透明膜形成；B. 增生阶段显示肺泡内肉芽组织（Courtesy Anthony Gal，MD 艾莫利医科大学病理科）

形成肉芽组织。Ⅱ型肺泡上皮细胞增殖，随后这种肺泡内的肉芽组织转化为肺泡间隔肉芽组织。这个开始修复的过程称为纤维化增生[43,49]。最终的结果是肉芽组织密集沉积于间隔，导致影像可见的纤维化改变，伴随肺泡和肺泡管扩张。在这期间，存在Ⅱ型肺泡上皮细胞增生和细胞学的改变，这些也容易被误认为恶性肿瘤[43,49,55]。在几乎所有的标本中，肉眼和显微镜检查中都能看到血栓[49]。尽管有些病例的 DAD 在这个阶段已经开始组织学上的恢复，但是很多仍在发生更广泛的损伤[50]。

DAD 的终末阶段是纤维化期。一般仅出现在症状恶化和机械通气若干周后[43]。当在增生阶段见到的密集肉芽组织已经转化成胶原，大量的纤维化就在此时开始了。尽管有不同程度的蜂窝状，纤维化是相对均一的[49]。

虽然大约三分之二的 ARDS 患者在活检中存在 DAD，但是其他形式的病理改变也很常见[56]。这些病理改变包括急性纤维化和（或）增生性肺炎，其肺泡腔充满纤维蛋白而不是典型的透明膜；嗜酸性粒细胞肺炎和弥漫性肺泡出血[50]。

作者推荐

- ARDS 的炎性循环是复杂的，有多重的相互作用的信使包括中性粒细胞、巨噬细胞、纤维细胞、上皮细胞、内皮细胞和局部炎性细胞。
- 它们释放一系列的炎性产物，其中 TNF-α、IL-1 和 IL-8 是最重要的。
- 有凝血的激活，伴随血栓形成，导致进一步炎症反应。
- 肺泡毛细血管损伤，富含蛋白的渗出液进入间质和肺泡腔。淋巴的清除能力降低，导致严重的通透性肺水肿。
- 严重的低氧血症导致肺动脉高压、右心功能不全和心输出量降低。
- 临床 ARDS 的典型病理特征是弥漫性肺泡损伤。
- 三个病理进展阶段：渗出期、增生期和纤维化期。

（高　洁　张长春）

参考文献

1. Ware LB, Matthay MA. The acute respiratory distress syndrome. N Engl J Med. 2000;342(18):1334–1349.
2. Hudson LD, Milberg JA, Anardi D, Maunder RJ. Clinical risks for development of the acute respiratory distress syndrome. Am J Respir Crit Care Med. 1995;151(2):293–301, 1995/02/01.
3. Matthay MA, Ware LB, Zimmerman GA. The acute respiratory distress syndrome. J Clin Invest. August 1, 2012;122(8):2731–2740.
4. Reiss LK, Uhlig U, Uhlig S. Models and mechanisms of acute lung injury caused by direct insults. Eur J Cell Biol. June–July 2012; 91(6-7):590–601.
5. Matthay MA, Zimmerman GA. Acute lung injury and the acute respiratory distress syndrome: four decades of inquiry into pathogenesis and rational management. Am J Respir Cell Mol Biol. October 2005;33(4):319–327.
6. Ware LB. Pathophysiology of acute lung injury and the acute respiratory distress syndrome. Semin Respir Crit Care Med. August 2006;27(4):337–349.
7. Pittet JF, Mackersie RC, Martin TR, Matthay MA. Biological markers of acute lung injury: prognostic and pathogenetic significance. Am J Respir Crit Care Med. 1997;155(4):1187–1205.
8. Doerschuk CM. Mechanisms of leukocyte sequestration in inflamed lungs. Microcirculation. 2001;8(2):71–88.
9. Matute-Bello G, Liles WC, Radella 2nd F, et al. Neutrophil apoptosis in the acute respiratory distress syndrome. Am J Respir Crit Care Med. December 1997;156(6):1969–1977.
10. Lesur O, Kokis A, Hermans C, Fulop T, Bernard A, Lane D. Interleukin-2 involvement in early acute respiratory distress syndrome: relationship with polymorphonuclear neutrophil apoptosis and patient survival. Crit Care Med. December 2000;28(12): 3814–3822.
11. Matthay MA, Zemans RL. The acute respiratory distress syndrome: pathogenesis and treatment. Annu Rev Pathol. 2011;6: 147.
12. Scheiermann C, Kunisaki Y, Jang JE, Frenette PS. Neutrophil microdomains: linking heterocellular interactions with vascular injury. Curr Opin Hematol. January 2010;17(1):25–30.
13. Bozza FA, Shah AM, Weyrich AS, Zimmerman GA. Amicus or adversary: platelets in lung biology, acute injury, and inflammation. Am J Respir Cell Mol Biol. February 2009;40(2):123–134.
14. Zimmerman GA, Albertine KH, Carveth HJ, et al. Endothelial activation in ARDS. Chest. July 1999;116(suppl 1):18s–24s.
15. Laufe MD, Simon RH, Flint A, Keller JB. Adult respiratory distress syndrome in neutropenic patients. Am J Med. June 1986;80(6):1022–1026.
16. Rosseau S, Hammerl P, Maus U, et al. Phenotypic characterization of alveolar monocyte recruitment in acute respiratory distress syndrome. Am J Physiol Lung Cell Mol Physiol. July 2000;279(1): L25–L35.
17. Goodman RB, Pugin J, Lee JS, Matthay MA. Cytokine-mediated inflammation in acute lung injury. Cytokine Growth Factor Rev. December 2003;14(6):523–535.
18. Puneet P, Moochhala S, Bhatia M. Chemokines in acute respiratory distress syndrome. Am J Physiol Lung Cell Mol Physiol. January 2005;288(1):L3–L15.
19. Ware LB, Bastarache JA, Wang L. Coagulation and fibrinolysis in human acute lung injury–new therapeutic targets? Keio J Med. September 2005;54(3):142–149.

20. Idell S. Anticoagulants for acute respiratory distress syndrome: can they work? Am J Respir Crit Care Med. August 15, 2001;164(4): 517–520.

21. Abraham E. Coagulation abnormalities in acute lung injury and sepsis. Am J Respir Cell Mol Biol. April 2000;22(4):401–404.

22. Lo SK, Lai L, Cooper JA, Malik AB. Thrombin-induced generation of neutrophil activating factors in blood. Am J Pathol. January 1988;130(1):22–32.

23. Budinger GR, Sznajder JI. The alveolar-epithelial barrier: a target for potential therapy. Clin Chest Med. December 2006;27(4): 655–669. abstract ix.

24. Albertine KH, Soulier MF, Wang Z, et al. Fas and fas ligand are up-regulated in pulmonary edema fluid and lung tissue of patients with acute lung injury and the acute respiratory distress syndrome. Am J Pathol. November 2002;161(5):1783–1796.

25. Moraes TJ, Zurawska JH, Downey GP. Neutrophil granule contents in the pathogenesis of lung injury. Curr Opin Hematol. January 2006;13(1):21–27.

26. Suzuki T, Moraes TJ, Vachon E, et al. Proteinase-activated receptor-1 mediates elastase-induced apoptosis of human lung epithelial cells. Am J Respir Cell Mol Biol. September 2005;33(3):231–247.

27. Ware LB, Matthay MA. Alveolar fluid clearance is impaired in the majority of patients with acute lung injury and the acute respiratory distress syndrome. Am J Respir Crit Care Med. May 2001;163(6):1376–1383.

28. Lum H, Roebuck KA. Oxidant stress and endothelial cell dysfunction. Am J Physiol Cell Physiol. April 2001;280(4):C719–C741.

29. Cribbs SK, Martin GS. Fluid balance and colloid osmotic pressure in acute respiratory failure: optimizing therapy. Expert Rev Respir Med. December 2009;3(6):651–662.

30. Martin GS, Brigham KL. Fluid flux and clearance in acute lung injury. Compr Physiol. 2012;2:2471–2480.

31. Boitano S, Safdar Z, Welsh DG, Bhattacharya J, Koval M. Cell-cell interactions in regulating lung function. Am J Physiol Lung Cell Mol Physiol. September 2004;287(3):L455–L459.

32. Evidence-based colloid use in the critically ill: American Thoracic Society Consensus Statement. Am J Respir Crit Care Med. December 1, 2004;170(11):1247–1259.

33. Mangialardi RJ, Martin GS, Bernard GR, et al. Hypoproteinemia predicts acute respiratory distress syndrome development, weight gain, and death in patients with sepsis. Ibuprofen in Sepsis Study Group. Crit Care Med. September 2000;28(9):3137–3145.

34. Arif SK, Verheij J, Groeneveld AB, Raijmakers PG. Hypoproteinemia as a marker of acute respiratory distress syndrome in critically ill patients with pulmonary edema. Intensive Care Med. March 2002;28(3):310–317.

35. Slutsky AS, Ranieri VM. Ventilator-induced lung injury. N Engl J Med. November 28, 2013;369(22):2126–2136.

36. Tremblay L, Valenza F, Ribeiro SP, Li J, Slutsky AS. Injurious ventilatory strategies increase cytokines and c-fos m-RNA expression in an isolated rat lung model. J Clin Invest. March 1, 1997;99(5):944–952.

37. Dreyfuss D, Soler P, Basset G, Saumon G. High inflation pressure pulmonary edema. Respective effects of high airway pressure, high tidal volume, and positive end-expiratory pressure. Am Rev Respir Dis. May 1988;137(5):1159–1164.

38. Albert RK. The role of ventilation-induced surfactant dysfunction and atelectasis in causing acute respiratory distress syndrome. Am J Respir Crit Care Med. April 1, 2012;185(7):702–708.

39. Maruscak AA, Vockeroth DW, Girardi B, et al. Alterations to surfactant precede physiological deterioration during high tidal volume ventilation. Am J Physiol Lung Cell Mol Physiol. May 2008;294(5):L974–L983.

40. Slutsky AS, Tremblay LN. Multiple system organ failure. Is mechanical ventilation a contributing factor? Am J Respir Crit Care Med. June 1998;157(6 Pt 1):1721–1725.

41. Nahum A, Hoyt J, Schmitz L, Moody J, Shapiro R, Marini JJ. Effect of mechanical ventilation strategy on dissemination of intratracheally instilled Escherichia coli in dogs. Crit Care Med. October 1997;25(10):1733–1743.

42. Murphy DB, Cregg N, Tremblay L, et al. Adverse ventilatory strategy causes pulmonary-to-systemic translocation of endotoxin. Am J Respir Crit Care Med. July 2000;162(1):27–33.

43. Tomashefski Jr JF. Pulmonary pathology of acute respiratory distress syndrome. Clin Chest Med. September 2000;21(3):435–466.

44. Suratt BT, Parsons PE. Mechanisms of acute lung injury/acute respiratory distress syndrome. Clin Chest Med. December 2006;27(4):579–589. abstract viii.

45. Cressoni M, Caironi P, Polli F, et al. Anatomical and functional intrapulmonary shunt in acute respiratory distress syndrome. Crit Care Med. March 2008;36(3):669–675.

46. Vieillard-Baron A, Schmitt JM, Augarde R, et al. Acute cor pulmonale in acute respiratory distress syndrome submitted to protective ventilation: incidence, clinical implications, and prognosis. Crit Care Med. August 2001;29(8):1551–1555.

47. Moloney ED, Evans TW. Pathophysiology and pharmacological treatment of pulmonary hypertension in acute respiratory distress syndrome. Eur Respir J. April 2003;21(4):720–727.

48. Cornet AD, Hofstra JJ, Swart EL, Girbes AR, Juffermans NP. Sildenafil attenuates pulmonary arterial pressure but does not improve oxygenation during ARDS. Intensive Care Med. May 2010;36(5):758–764.

49. Castro CY. ARDS and diffuse alveolar damage: a pathologist's perspective. Semin Thorac Cardiovasc Surg. Spring 2006;18(1):13–19.

50. Beasley MB. The pathologist's approach to acute lung injury. Arch Pathol Lab Med. 2010;134(5):719–727.

51. Penuelas O, Aramburu JA, Frutos-Vivar F, Esteban A. Pathology of acute lung injury and acute respiratory distress syndrome: a clinical-pathological correlation. Clin Chest Med. December 2006;27(4):571–578. abstract vii-viii.

52. Bromberg Z, Raj N, Goloubinoff P, Deutschman CS, Weiss YG. Enhanced expression of 70-kilodalton heat shock protein limits cell division in a sepsis-induced model of acute respiratory distress syndrome. Crit Care Med. January 2008;36(1):246–255.

53. Beskow CO, Drachenberg CB, Bourquin PM, et al. Diffuse alveolar damage. Morphologic features in bronchoalveolar lavage fluid. Acta Cytol. July–August 2000;44(4):640–646.

54. Ogino S, Franks TJ, Yong M, Koss MN. Extensive squamous metaplasia with cytologic atypia in diffuse alveolar damage mimicking squamous cell carcinoma: a report of 2 cases. Human Pathol. October 2002;33(10):1052–1054.

55. Bromberg Z, Raj N, Goloubinoff P, Deutschman CS, Weiss YG. Enhanced expression of 70-kilodalton heat shock protein limits cell division in a sepsis-induced model of acute respiratory distress syndrome. Crit Care Med. January 2008;36(1):246–255.

56. Esteban A, Fernandez-Segoviano P, Frutos-Vivar F, et al. Comparison of clinical criteria for the acute respiratory distress syndrome with autopsy findings. Ann Intern Med. September 21, 2004;141(6):440–445.

30 ARDS 的最佳通气策略

Margaret Doherty, Andrew C. Steel, Niall D. Ferguson

急性呼吸窘迫综合征（acute respiratory distress syndrome, ARDS）是由各种原因引起的急性炎症性肺损伤，导致严重的低氧性呼吸衰竭。临床认识成人 ARDS 至今已有 50 年[1]，在美国每年有 100 000 以上的成人患病[2]。既往观察性研究报道 ARDS 病死率在 30%~60%，这取决于疾病的严重程度和器官功能的情况。一个主要问题是存活者仍将长期遗留功能障碍[3, 4]。自从 20 世纪 90 年代以来，研究积累的数据证实合理的机械通气策略可以显著改善患者的预后并缩短病程。本章对 ARDS 目前机械通气的策略以及既往已被证实有效的支持干预措施做一个综述。

ARDS 的管理策略

虽然 ARDS 产生于多种不同的损伤因素，有不同的病理生理过程，但是维持患者的生命通常需要使用机械通气。机械通气使用不当可能会导致肺的损伤更加恶化并且增加病死率。在治疗原发病（例如：感染）和提供支持治疗以外，目前对于 ARDS 没有特殊的治疗方法。因此，ARDS 患者进行机械通气呼吸支持的关键就是提供有效的气体交换，同时进一步减少肺损伤。

呼吸机相关性肺损伤

直到 20 世纪 90 年代，机械通气（mechanical ventilation, MV）策略为使用相对较高的潮气量（为了减少肺不张），范围为 10~15 ml/kg 理想体重。根据临床医师的喜好可以选择容量辅助 / 控制通气、同步间歇指令性通气或者压力辅助 / 控制通

气模式进行通气。呼气末正压（PEEP）的使用是变化的，一段时间内高 PEEP 和低 PEEP 都是比较流行的。MV 作为一种治疗手段，其目标是使血气达到正常。在没有气胸或者严重肺气肿的情况下，低于 50 cmH$_2$O 的吸气末气道压力被认为是可以接受的[23]。

在 20 世纪 70 年代，Webb 和 Tierney 发表研究证实高气道峰压可以使大鼠的肺受到损伤，提示存在呼吸机相关性肺损伤（ventilator-induced lung injury, VILI），并且合理使用 PEEP 可以减轻 VILI 的程度[24]。在 20 世纪 80 年代，计算机断层扫描（CT）显示 ARDS 患者肺实变并不均一，这点与平片的表现不同[25]，CT 可以显示多个层面的病理形态（图 30-1）。功能上肺被分为三个区域：基底部不可复张的实变区，中间已经受损但仍可以复张的区域，肺顶部相对正常但

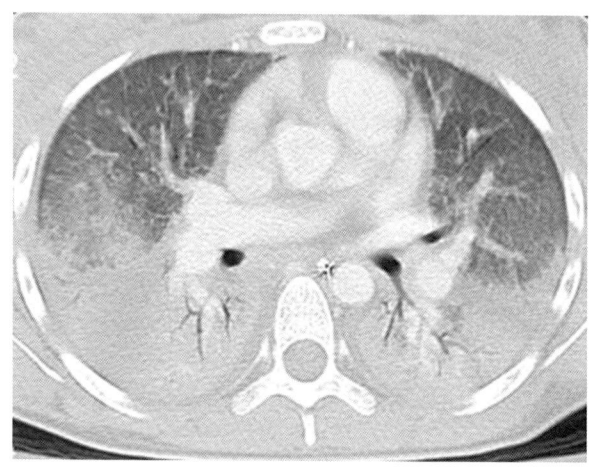

图 30-1 ARDS 患者的 CT 影像显示肺实质受累的区域差异性

表 30-1　ARDS 里程碑式的关键研究

研究	关键进展
Ashbaugh 等（1967）[1]	ARDS "最初的描述"，尽管原始损伤不同，存在一种共同的损伤通路
Webb and Tierney（1974）[6]	一项动物研究揭示了充气压力、PEEP、肺组织以及气体交换之间的关系。证实存在呼吸机相关性肺损伤（VILI）
Gattinoni 等（1987）[7]	在 ARDS 患者应用 CT 扫描显示肺损伤存在异质性
Dreyfuss 等（1988）[40]	阐明机械通气中的通气量可能比气道压力本身引起的损伤更大
Hickling 等（1990）[47]	在 ADRS 管理中提倡采取限制气道压力和允许性高碳酸血症通气策略
Bernard 等（1994）[14]	欧美关于 ARDS 的共识会议。发布了目前 ARDS 和 ALI 的定义
Tremblay 等（1997）[38]	引入生物伤概念：不使用 PEEP 的大潮气量通气将导致肺组织释放致炎细胞因子
Amato 等（1998）[12]	小规模的随机对照试验研究显示小潮气量加 PEEP 通气能降低病死率
NIH/ARDSnet（2000）[13]	大型研究证实小潮气量通气可降低 ARDS 病死率。终结了早期的小型研究引起的争论

ALI. 急性肺损伤；ARDS. 急性呼吸窘迫综合征；CT. 计算机断层扫描；PEEP. 呼气末正压

可能过度通气的区域。在急性肺损伤中，可用于气体交换的肺组织不到 50%。肺的前尖段相对正常，顺应性较好，容易因为过度扩张而受到损伤。这些观察使得人们从功能上将 ARDS 的肺描述为"婴儿肺"[26]。这种概念方便地阐述了正常区域的肺组织比萎陷和实变区域肺组织要承受更大的应力和应变。在机械通气过程中，这种小而脆弱的肺部组织可因反复的过度膨胀导致呼吸机相关性肺损伤（VILI）。ARDS 机械通气领域的关键性的研究进展总结在**表 30-1** 中。

现代机械通气策略在维持血气正常的同时，同样关注 VILI 的预防。包括以下几个方面：

· 肺保护：机械通气采用小潮气量（V_t）以及低气道平台压（P_{plat}，肺泡压替代指标），必要时可以采取"允许性高碳酸血症"。

· 肺复张：使用合适水平的 PEEP 使塌陷的肺泡复张，避免进一步引起肺损伤，包括高肺泡容积振荡（容积伤）以及塌陷肺泡周期性的开放和关闭（萎陷伤）。这种观念被认为是机械通气的"开放肺"策略。建议短时间使用非常高水平的 PEEP 以达到肺的进一步复张［肺复张手法（RMs）］。

"低牵张"通气方法

限定在 6 ml/kg 理想体重的小潮气量机械通气可降低跨肺压，与大潮气量和高气道压力相比可降低病死率。

在 20 世纪 90 年代中期，Brochard 等[9]，Stewart 等[10] 以及 Brower[11] 等关于 VILI 的临床研究是不足的，存在设计上的缺陷，没有证明低牵张通气策略有益。在"肺开放"的研究中，Amato 等[12] 却获得了惊人的有益结果（干预组病死率 30%，常规组病死率 71%，$P<0.001$），尽管对照组病死率比预期的高。2000 年发表在 NIH/ARDSnet 上的 ARMA 试验最终解决了这个问题。实验组患者接受 6 ml/kg 的小潮气量和小于 30 cmH$_2$O 的平台压（P_{plat}），对照组接受 12 ml/kg 的潮气量和小于 50 cmH$_2$O 的平台压[13]，结果解决了以往试验的问题。患者接受容量辅助/控制通气，氧疗以及 PEEP（阶梯式方法调整）。潮气量是根据理想体重（由身高计算）而不是实际的体重设定。

大潮气量组病死率 39.8%，干预组病死率 31%，其绝对风险降低（ARR）8.8%，需处理数（NNT）有 11 例（$P<0.05$）。潮气量在 4~8 ml/kg 之间调整，维持平台压低于 30 cmH$_2$O，尽管我们的目标为 pH>7.30，但会出现高碳酸血症。这项研究中许多问题仍然没有得到解决，尤其是：①各组的分钟通气量相同，干预组患者是否会因为呼吸频率更快而存在更高的内源性

PEEP？②如果 $P_{plat}<30$ cmH₂O，6 ml/kg 和 8 ml/kg 之间有没有区别？

表 30-2 汇总了最初的低牵张研究数据。尽管随后进行了许多研究，ARMA 研究仍然是唯一的一项大范围的多中心随机对照研究，证实了一个特定的机械通气策略可减少 ARDS 患者的病死率[13]。

总之，目前对于大多数 ARDS 患者机械通气标准设置包括潮气量 <6 ml/kg 以及平台压 <30 cm H₂O。

肺开放策略

以下四种机制在受损伤的肺中使用 PEEP 是有益的：①增加呼气末肺容积，改善气体交换；②肺水再分布；③改善通气 / 血流比；④稳定复张的肺。使用 PEEP 可以保护肺泡，防止机械通气时肺泡周期性萎陷，在整个呼吸周期中维持肺泡开放，避免萎陷伤。尽管多数专家一致认为一定水平的 PEEP 是有益的，既往观察性研究也明确支持[14]，但是具体应该用多高水平的 PEEP，数十年来仍然是一个具有争议的问题。

Amato 等[12] 以及 Villar 等[15] 进行的开放肺研究，他们使用容积 – 压力曲线的低位拐点来估计肺的临界开放压力，用这个拐点决定最佳 PEEP 值（表 30-3）。尽管在他们的研究中研究组比对照组使用更高水平的 PEEP（分别为 13.2 vs. 9.3 cmH₂O，14.1 vs. 9.0 cmH₂O），但两者在潮气量上也有明显不同，因此好的结果可能是由于肺泡低牵张而不是更高的 PEEP 水平。三个大型的多中心随机对照试验（RCTs）研究低牵张通气策略中高水平 PEEP 与低水平 PEEP 的对比（表 30-3）[16-18]。在 ALVEOLI 试验（低潮气量和高呼气末容积避免肺损伤评价）[16] 和肺开放通气试验（LOVS）[17] 中，两项研究均根据 PEEP-FiO₂（吸入氧浓度）对照表中的高限和低限值来确定 PEEP 水平，而 ExPress 试验比较了低水平的 PEEP（5~9 cmH₂O）和达到平台压为 28 cm H₂O 的高水平的 PEEP[18]。LOVS 试验也使用了肺复张手法（RMS）。

ALVEOLI 和 ExPress 这两项研究由于认为获得统计学上显著性差异的可能性很小在早期便中止了（认为干预无用）。ALVEOLI 的结果

表 30-2　ARDS/ALI 中小潮气量通气和大潮气量通气的 RCT 研究设计和结果的概况

作者	人数	潮气量（ml/kg PBW）	呼气末正压（cm H₂O）	病死率（%）	P 值
Amato 等（1998）[12]					
传统通气组	24	12	8.7 ± 0.4	72	—
保护通气组	29	<6	16.4 ± 0.4	38	<0.001
Stewart 等（1998）[10]					
传统通气组	60	10.7 ± 1.4	7.2 ± 3.3	47	
保护通气组	60	7.0 ± 0.7	8.6 ± 3.0	50	n.s.
Brochard 等（1998）[9]					
传统通气组	58	10.3 ± 7.7	10.7 ± 2.3	38	—
保护通气组	58	7.1 ± 1.3	10.7 ± 2.9	47	n.s.
Brower 等（1999）[11]					
传统通气组	26	10.2 ± 0.1	—	46	
保护通气组	26	7.3 ± 0.1	—	50	n.s.
ARDS network（2000）[13]					
传统通气组	429	11.8 ± 0.8	8.6 ± 3.6	40	
保护通气组	432	6.2 ± 0.9	9.4 ± 3.6	31	0.007

ALI. 急性肺损伤；ARDS. 急性呼吸窘迫综合征；传统组使用大潮气量机械通气；肺保护组使用小潮气量机械通气；n.s.. 差异无统计学意义；PBW. 理想体重

表 30-3　肺复张策略的随机试验（无其他干预因素）

患者和干预措施总结						
研究	人数	患者	呼气末正压	呼吸机模式	复张策略	平台压
ALVEOLI[16]	549	PaO$_2$/FiO$_2$<300				
开放肺			高水平（PEEP/FiO$_2$ 表）	AC	无	≤ 30 cm H$_2$O
对照			低水平（PEEP/FiO$_2$ 表）	AC	无	≤ 30 cm H$_2$O
LOVS[35]	983	PaO$_2$/FiO$_2$<250				
开放肺			高水平（PEEP/FiO$_2$ 表）	PC	是	≤ 40 cm H$_2$O
对照			低水平（PEEP/FiO$_2$ 表）	AC	无	≤ 30 cm H$_2$O
ExPress[36]	767	PaO$_2$/FiO$_2$<300				
开放肺			保持平台压在 30 cm H$_2$O	AC	无	28~32 cm H$_2$O
对照			5~12 cm H$_2$O	AC	无	≤ 32 cm H$_2$O

方法学特征总结					
	随机	基线	其他相似的情况		
研究	意向化	终止差异	治疗方面	治疗	早期
ALVEOLI	中心的 自动化的	年龄，相差 5.5 岁 对照组更低	潮气量 6 ml/kg 理想体重 撤机	是	是
LOVS	中心的 自动化的	年龄，相差 2 岁 对照组更高	潮气量 6 ml/kg 理想体重 撤机	是	否
ExPress	中心的 自动化的	无差异	潮气量 6 ml/kg 理想体重 撤机	是	是

病死率				
		分组	未校正的相对危险因素	校正后的相对危险因素
研究	时机	百分比	95% CI	95% CI
ALVEOLI				
开放肺	院内	27.5%	1.11	0.91
对照		24.9%	（0.84~1.46）	（0.69~1.20）
LOVS				
开放肺	院内	36.4%	0.90	0，97
对照		40.4%	（0.77~1.05）	（0.84~1.12）
ExPress				
开放肺	28 天	27.8%	0.89	未获得
对照		31.2%	（0.72~111）	

AC. 辅助控制；CI. 心脏指数；FiO$_2$. 吸入氧浓度；PaO$_2$. 动脉氧分压；PC. 压力控制；PEEP. 呼气末正压

明显好于预期，很可能是患者 ARDS 不是很严重，其过度复张可导致研究的失败。在 LOVS 和 ExPress 研究中主要用于难治性低氧血症患者，虽然患者的病死率没有降低，但是在机械通气的天数以及住院时间等次要指标方面，高 PEEP 组更佳。随后，这些数据被 Briel 等[19] 用于系统回顾，他们认为在"中至重度的 ARDS"患者中，高水平的 PEEP 与临床和统计学上病死率显著降低有关（风险比 0.85，95% CI 0.73~0.99，P=0.03）。气胸的发生率和血管活性药物的使用是相似的。尽管患者数量较少，没有统计学意义，但是无 ARDS 的患者（404 例）使用更高的 PEEP 水平可能导致院内病死率更高。

一篇发表在 Cochrane 协作网系统[19a] 评价上的文章对七个比较高水平 PEEP 和低水平 PEEP 的研究进行了评价（共 2 565 例患者）。其中 5 项研究中，大部分的患者（2 417 例）在相同的潮气量下应用高水平和低水平 PEEP。其中只有 3 项被认为适合做 Meta 分析。结果在院内病死率（风险比 RR=0.9，95% CI 0.81~1.01）、气压伤以及使用呼吸机天数方面两组无差异，高 PEEP 水平患者氧合更好。

总之，在 ARDS 的机械通气策略中 PEEP 是一个非常重要的部分。目前没有一个大家公认的方法来确定最佳 PEEP 水平。试验中使用 FiO_2-PEEP 对照表或者大注射器法描绘 P-V 曲线来设置 PEEP。到目前为止，在小潮气量通气比较高低水平 PEEP 研究中，没有一项大型随机对照研究证明高水平 PEEP 可以改善预后。我们推荐在 ARDS 中使用保守的 PEEP 策略（低到中等水平）。

肺复张手法

肺复张手法（RMs）是指通过人为的短暂的增加跨肺压而重新开放塌陷的肺泡的动态过程。可以通过多种方法达到肺复张效果，其中最常用的方法是控制性肺膨胀法，吸气时压力维持在 30~45 cmH_2O 持续 30~40 秒。在镇静和肌松的患者中可以用低水平的控制通气模式逐步增加 PEEP 的方式来进行肺复张。以滴定的方式逐渐降低 PEEP 维持肺的开放，通过肺顺应性和氧合的改变识别肺泡塌陷点。肺复张在大部分患者中至少可以短期内改善氧合，是治疗难治性低氧血症的一个必不可少的策略。然而，RMs 的最佳压力、持续时间和使用的频率仍未确定[20-22]。另外，RMs 会有一些不良反应，如短暂的低血压、气压伤和心律失常，对单侧肺损伤患者更应谨慎[27]。2009 年一项发表在 Cochrane 上的系统回顾研究[26] 显示，关于 RMs 的研究结果，无论是阳性的还是阴性的，均无显著性差异。

没有临床试验证明作为一种独立的机械通气

策略，常规使用 RMs 可以改善患者预后。在某些情况下，例如管路断开、气道堵塞或咳嗽，会引起肺泡塌陷，RMs 可以改善患者的氧合和通气[28-30]。实际上，在中至重度 ARDS 的 Meta 分析中显示常规接受肺复张的患者院内病死率下降 6%[29]。目前，没有证据显示肺复张可以减少机械通气时间、住院时间和气压伤发生率。目前正在进行的一些试验可能解决肺复张问题。PHARLAP（允许性高碳酸血症、肺复张和限制气道压力）试验已经发表首批 20 位患者的队列研究结果[31]。这个研究将肺开放策略与阶梯式复张方法结合起来。在压力控制通气中，PEEP 调整至最大值 40 cmH_2O。在肺复张后，PEEP 从 25 cmH_2O 缓慢下调（每次降低 2.5 cmH_2O）。这种做法是为了确定最佳 PEEP 即防止肺泡复张后再次塌陷的最小 PEEP。下调 PEEP 并观察 SpO_2（脉搏血氧饱和度）变化——SpO_2 可以反映肺泡塌陷程度——当 SpO_2 随着 PEEP 降低而开始下降时，此时的 PEEP 水平即为肺泡复张后最佳 PEEP。然后再次以 40 cm H_2O 重新复张肺，之后将 PEEP 设置在之前所确定的最佳 PEEP 水平。只要 pH 不低于 7.15，由此产生的高碳酸血症是可以允许的。这个队列研究证明，肺复张策略可以降低炎症细胞因子、增加肺的顺应性。目前正在进行更大的 2 期试验（http://clinicaltrials.gov/ct2/show/NCT01667146）。

另一个正在进行的 ART 实验，也是使用阶梯式肺泡复张方法[32]。最大 PEEP 目标值设定为 40 cm H_2O，气道峰压为 60 cm H_2O。通过"滴定式"降低 PEEP 的方法，计数肺的静态顺应性以此确定最佳 PEEP。对照组采用保护性通气和 PEEP 表（来自 ARDSNetwork）[13]。初步研究结果该策略是可行的，两组患者中不良事件的发生情况相似。这些研究结果会影响将来 RMs 应用和 PEEP 的设定方法。

总之，临床证据不支持常规使用肺复张手法。复张策略只应用于难治性低氧血症。

在 ARDS 中压力控制通气与容量控制通气

迄今为止，研究 ARDS 机械通气策略的大部分多中心试验使用的是容量控制（尽管限制压力）通气（VCV）。在随机试验之外，许多中心使用压力控制通气（PCV）或者其他类型，例如双水平 CPAP（持续正压通气）（有或者没有自主呼吸）、反比通气或者压力调节容量控制通气[30, 31]。机械通气模式的选择取决于医生，关于哪种模式更好，文献给我们的指导很少（如果有的话）。众所周知，ARDS 机械通气时较低驱动压（ΔP）预后更好。因此在压力控制模式时，当肺的顺应性改善时，临床医师应尽量降低 ΔP[32]。而在 VCV 时则不需要。2015 年一项发表在 Cochrane 协作网上的系统评价[33]，研究关于 VCV 与 PCV 的对比，只包含三项 RCT 试验，总计 1 089 例患者[33]，包括气压伤和病死率的数据。一项研究观察了 28 天病死率，没有证据表明何种通气模式可以减少 28 天病死率（RR=0.88，95% CI 0.73~1.06，983 例患者，中等质量证据）。关于院内病死率，相比 VCV，PCV 的相对危险系数为 0.83（95% CI 0.67~1.02，无显著性差异）。关于 ICU 中病死率的报道（两项试验，1 062 例患者），与 VCV 相比，PCV 相对危险系数是 0.84（95% CI 0.71~0.99，无显著性差异）。

PCV 和 VCV 通气模式不太可能存在差异。临床医师必须了解的是，低牵张的机械通气策略涉及容量限制和压力限制。容量限制模式可能存在平台压过高的风险；压力限制模式可能存在潮气量过高的风险。严格的细节关注比具体使用的通气模式更为重要。例如，在 ARDSNet 上 ARMA 试验公布十多年后，主要在英国进行的两项试验，两个治疗组基线的潮气量均 >8 ml/kg[34, 36]。即使在最好的学术医疗中心，不遵守潮气量目标似乎很普遍。在 2004 年至 2007 年，巴尔的摩的 4 所大学医疗中心的 12 个 ICU 对 520 例急性低氧性呼吸衰竭的患者进行了一项前瞻性队列研究，在急性期每天 2 次评估机械通气策略，并且随访

2 年[35]。总共 485 例患者完成研究。在这些患者中，311 例（64%）在 2 年内死亡。经过参数调整后分析，呼吸机每项肺保护性通气参数可降低 3% 的 2 年内病死率（风险比，0.97；95% CI 0.95~0.99，P=0.002）。37% 的患者一直没有使用小潮气量通气。与这些未使用肺保护通气的患者相比，使用 50% 肺保护通气参数的患者 2 年内的病死率的绝对风险降低 4.0%（0.8%~7.2%，P=0.012），使用 100% 肺保护通气参数患者降低 7.8%（1.6~14.0%，P=0.011）。

总之，没有证据支持 VCV 比 PCV 具有优势，反之亦然。令人惊讶的是，不遵守潮气量标准的现象十分常见，尤其在 PVC 中更普遍。

高频通气

高频通气被定义为高于正常呼吸频率的机械通气：呼吸频率 100~600 次 / 分。临床上常用两种高频通气呼吸机：高频射流呼吸机和高频振荡呼吸机，前者用于外科气道管理，后者用于 ICU。

在过去 15 年，人们热衷于使用高频振荡通气（HFOV）治疗 ARDS，作为肺开放策略的一部分。HFOV 在机械通气中是独特的，其吸气和呼气都是主动的，振荡隔膜在持续的压力回路中产生一个正弦气流。HFOV 产生的潮气量通常为 1~2 ml/kg，以 3~15 Hz 的频率输送（180~900 次 / 分）[37]。HFOV 在吸气时对肺泡的牵拉增加是最小的，临床医师可以将 HFOV 的平均气道压设置在显著高于常规机械通气的 PEEP 水平，因此理论上 HFOV 是理想的肺保护通气方法。理论上，HFOV 可以使肺泡周期性塌陷最小化（萎陷伤），同时避免吸气压力过高（气压伤）和肺过度膨胀（容积伤）。HFOV 表示机械通气中全肺活量通气都在容积 – 压力曲线中的呼气支上。一旦开始 HFOV，通气 – 灌注不匹配和动静脉分流通常可以得到改善。人们期望这些优势可以使机械通气在肺保护的"安全窗"内很容易实施。

基于一些令人印象深刻的个案报道和在新生儿应用中的有利结果，HFOV 在 21 世纪被广泛

应用，主要用于重症 ARDS 的挽救性治疗。两个小的 RCT 研究证实 HFOV 的安全性，但是不足以检测结果的差异性[25, 38]。

已经发表了两项大的多中心试验，研究 HFOV 在中至重度 ARDS 中的作用。OSCILLATE 研究是一项由加拿大危重症试验小组领导的国际研究[39]，研究 HFOV 在治疗早期中至重度 ARDS（PaO$_2$/FiO$_2$ ≤ 200）的作用，与传统的保护性机械通气对比。患者被随机分到 HFOV 组或者压力控制通气组（潮气量 6 ml/kg，容量控制和压力支持模式都可以使用）。HFOV 组患者实施肺复张，平均气道压维持 30 cmH$_2$O，调整气道压保持 PaO$_2$（动脉血氧分压）在 55~80 mmHg。该研究在中期分析中提前终止。原计划纳入 1 200 例患者，实际纳入 548 例患者。HFOV 组住院病死率 47%，常规通气（CV）组 35%，绝对风险增加 12%（每出现 1 例死亡时需要处理 8 例患者，P=0.005）。28 天病死率 40% 与 29%（HFOV 与 CV）[RR=1.41（1.12~1.79）；P=0.004）]。HFOV 的患者更多接受神经肌肉阻滞药和血管活性药物，与对照组相比需要更高药量的镇静药。值得注意的是，CV 组中 12% 的患者使用过 HFOV 治疗。

同时在英国进行的 OSCAR 研究（798 例）[36] 涉及相似的患者群体。在研究中接受 HFOV 的患者以高于基线 5 cmH$_2$O 的平均气道压开始通气。CV 组患者以目标潮气量 < 6 ml/kg 条件下进行 PCV 通气。30 天的病死率 HFOV 组 41.7%，常规通气组 41.1%（卡方检验 P=0.85）。首次出院时病死率增加到 48.4%（HFOV 组）和 48.4%（CV 组）（无显著性差异）。在血管活性药物的应用和液体管理方面，两组患者无任何差异。尽管从这些数据上看两组是没有差别的，但是不清楚的是，"常规"通气组是否真的实施了肺保护性通气策略（6 ml/kg，P$_{plat}$<30 cmH$_2$O），因为两组的基线潮气量均 >8 ml/kg，通气的第 1~3 天 CV 组的平台压是相同的。随后发表的 PROSEVA 试验[40] 观察了在常规的低牵张通气条件下俯卧位通气的效果。俯卧位通气组 28 天的病死率是 16.0%，常规组 32.8%（P<0.001）。在 OSCAR 试验中，干预组疾病的严重程度和氧合指数与对照组相当，但其具有更好的预后。

目前尚不清楚 HFOV 试验为什么会失败。相对较高的平均气道压力可能导致局部过度通气和 VILI。另外，胸腔内压力增加可导致低血压、右心室功能障碍、容量过负荷、低灌注和多器官功能障碍综合征（MODS）。

目前我们不推荐 ARDS 中早期使用 HFOV。可首先使用其他的策略，如神经肌肉阻滞药[41] 和俯卧位通气[40]。HFOV 可以作为一种挽救性疗法或者作为过渡到体外膜肺（ECMO）治疗的一个桥梁。但是，这只是根据一些传闻（改善氧合），缺乏相关证据。

总之，基于目前证据，HFOV 不应该作为 ARDS 主要的机械通气模式，被证明有效的其他通气策略使用之后，HFOV 可以作为一种挽救性治疗方法。

俯卧位通气

患者体位变化，除了需小心呼吸机意外事件外，会给重症 ARDS 患者带来更好的预后。研究发现，在大多数 ARDS 患者中，俯卧位通气可以短时或持续改善氧合达 20% ~30%。俯卧位通气不需要特殊的设备，只需要一个配合的 ICU 团队，因此这种方法很具有吸引力。初始的多中心试验纳入一千多名 ARDS 患者，验证每天 6~10 或 8~9 小时俯卧位通气持续 10 天将提高存活率的假说。两项试验表明，俯卧位通气显著提高氧分压，但 ICU 第 10 天和第 28 天或 6 个月后的病死率没有差异。2006 年的一个 Meta 分析表明，对于更严重的肺损伤患者，俯卧位通气能改善生存率[42]。这促使 PROSEVA 研究者[40] 在法国进行一项多中心试验，在严重缺氧的患者（P/F 100 ± 30 mmHg）中每天进行 16 小时俯卧位通气。患者接受具有恒定吸气流量的 VCV，潮气量目标为 6 ml/kg 预计体重，PEEP 水平根据 PEEP-FiO$_2$

表选择。如果耐受，干预组的患者每天俯卧位通气 16 小时；平均 4 次。干预组 ICU 住院 28 天病死率有显著降低（16% vs. 33%，ARR，17%；NNT，6，P<0.001）。这是 ARDS 患者 28 天病死率中最低的。俯卧位组的患者接受一氧化氮挽救性治疗的概率更低，需要的氧浓度和 PEEP 更低，并且气道压力更低。俯卧位患者拔管成功率更高，心脏骤停的概率更低。这些优势可能与 VILI 的发生率降低有关。

总之，在重症 ARDS（P/F<150 mmHg）患者中，俯卧位通气应该是"标准治疗"。目前没有证据支持俯卧位通气用于轻度至中度低氧血症患者。

神经肌肉阻滞药

ARDS 急性期早期阶段保留自主呼吸，可以改善氧合水平，但尽管平台压处于一个"安全"水平，仍可导致更大的跨肺压和更高的吸气末容积。在 ARDS 早期，深度镇静和应用神经肌肉阻滞药可以严格控制潮气量和气道压。Papazian 等证明[42]，重症 ARDS（P/F 比值 <150 mmHg）早期、短程使用神经肌肉阻滞药，可以降低 90 天的校正病死率（90 天死亡的危险比为 0.68；CI 为 0.48 至 0.98；P=0.04）和机械通气天数，ICU 获得性衰弱并没有增加[43]。这些在随后的系统评价中得到确认[58]。总之，除了低牵张机械通气策略，早期、短程应用神经肌肉阻滞药可以改善 ARDS 的预后。

ARDS 气道压力释放通气

压力释放通气（APRV）是极端反比通气的一种形式，逆转呼吸周期，基础气道压力（高 CPAP）设定在较高水平：通常 25~40 cmH2O。使用非常短的呼气时间（通常 <0.8 秒）来"释放"压力、潮气量和排出二氧化碳。现代呼吸机上，即使在高肺容积下也应用主动呼气"扑动"阀来促进自主通气。这种模式下，APRV 类似于 CPAP，只不过在更高压力水平上，偶尔（每分钟 6~8 次）释放压力。APRV 广泛用于 ARDS 的挽救性治疗[30,46]，但是缺乏随机对照试验的支持。

机械通气时强制性通气倾向于膨胀肺的前尖段，这可能导致后背段进行性塌陷。APRV 时自主呼吸使得重力依赖区、通常灌注良好的近旁膈肺部区域获得更好通气，改善动脉氧合[47]。Putensen 等[48]研究了 24 名患者，分别随机接受 APRV 和 PSV，两组具有相同的气道压力限制（Paw）（n=12）和分钟通气量（VE）（n=12）。在两组中，APRV 期间的自主呼吸与右室舒张末期容积、每搏输出量、CI、PaO2、氧输送（DO2）及混合静脉血氧张力（PvO2）的增加相关（P<0.05），而与肺血管阻力和氧摄取的减少相关（P<0.05）。随后，Putensen 及其同事[49]对 30 名创伤患者进行研究，将其随机分为进行 APRV 自主通气（n=15）或接受 PCV 通气 72 小时后再脱机接受 APRV（PCV组）（n=15）。用舒芬太尼和咪达唑仑（Ramsay 镇静评分 [RSS] 为 5）和神经肌肉阻滞药诱导的 PCV 组无自主呼吸。开始使用 APRV 与呼吸系统顺应性、动脉氧分压（PaO2）、CI 和 DO2 的增加相关（P<0.05），与右－左分流（QVA / QT）及氧摄取的减少相关（P <0.05）。使用 APRV 还与呼吸机支持时间缩短、镇静药需求减少和 ICU 住院时间减少相关。

APRV 是 ARDS 机械通气的最佳模式吗？需要强调的是 APRV 尚未经过大规模随机对照试验检验。大多数临床和试验数据来自德国的单中心研究小组。APRV 与 HFOV 的原理相似，自从 OSCILLATE（ARDS 早期振荡通气治疗）试验以来，对 APRV 热情显著降低[49]。与 HFOV 类似，APRV 有时可以显著改善氧合，但没有数据证明可降低病死率。患者自主呼吸时，吸气末容积增加，这时吸气末容积不能被测量或估计。释放的容积通常超过 6 ml/kg，如果呼气时间过长，可能导致肺萎陷伤。APRV 自主呼气的许多益处，通过俯卧位通气也可以获得，而且俯卧位通气平均气道压更低，具有更令人信服的证据[40]。此外，基于 ACURASYS 研究的数据，目前不建议在

ARDS 早期治疗中保留自主呼吸[41]。当 APRV 通气患者给予神经肌肉阻滞药时，是否存在真正的益处尚不清楚。自从 20 世纪 90 年代末 / 21 世纪初，当进行这些研究时，镇静方案已经得到显著改进。

总之，我们不建议使用 APRV 作为 ARDS 的主要机械通气策略，除非出现这方面研究的新证据。与 HFOV 一样，APRV 可以作为挽救性治疗（俯卧位通气后），或作为患者进行 ECMO 治疗的桥梁。

总　结

肺损伤最小化的通气策略对于降低 ARDS 的病残率和病死率是必不可少的。强有力的证据表明，ARDS 患者进行机械通气的模式对病死率有很大的影响。限制潮气量和吸气压力，联合使用低中水平的 PEEP，是肺保护的基本原则。高水平的 PEEP 单独使用，或联合肺复张策略，对中至重度 ARDS 治疗是有益的。ARDS 早期使用神经肌肉阻滞药，严重低氧血症患者给予俯卧位通气，这些都可以改善预后。使用 VCV 和 PCV 对患者预后影响可能没有差异，其他诸如 HFOV 和 APRV 的通气模式，仅可以作为挽救性治疗谨慎使用。

作者推荐

- 呼吸机相关性肺损伤是增加 ARDS 患者死亡的重要原因。
- 目前大多数 ARDS 患者机械通气的标准方法是将潮气量设定为 <6 ml/kg 和平台压 <30 cm H_2O。
- PEEP 是 ARDS 患者机械通气策略的重要组成部分。目前尚没有被大家广泛接受的选择最佳 PEEP 的方法。没有确凿的证据表明高 PEEP 比低 PEEP 能改善 ARDS 的预后。
- 临床证据不支持常规使用 RMs。RMs 只应用于严重低氧血症的情况。
- 目前发表的数据不支持 VCV 优于 PCV，或者 PCV 优于 VCV。没有按照标准设定潮气量的做法是非常普遍的。

- HFOV 不应该用作 ARDS 的主要机械通气模式，应该首先使用其他已经证明有效的机械通气策略，HFOV 仅作为挽救性治疗使用。
- 俯卧位通气是重症 ARDS（PF 比 <150 mmHg）的标准治疗。目前不支持俯卧位通气治疗轻至中度低氧血症患者。
- 早期和短疗程使用神经肌肉阻滞药可以改善 ARDS 的预后。
- 目前不支持 APRV 在 ARDS 中常规使用，仅用于挽救性治疗。

（易玲娴　张长春）

参考文献

1. Ashbaugh DG, Bigelow DB, Petty TL, Levine BE. Acute respiratory distress in adults. The Lancet. 1967;2:319–323.
2. Rubenfeld GD, et al. Incidence and outcomes of acute lung injury. N Engl J Med. 2005;353:1685–1693.
3. Herridge MS, et al. One-year outcomes in survivors of the acute respiratory distress syndrome. N Engl J Med. 2003;348:683–693.
4. Cheung AM, et al. Two-year outcomes, health care use, and costs of survivors of acute respiratory distress syndrome. Am J Respir Crit Care Med. 2006;174:538–544.
5. Rouby JJ, et al. Histologic aspects of pulmonary barotrauma in critically ill patients with acute respiratory failure. Intensive Care Med. 1993;19:383–389.
6. Webb HH, Tierney DF. Experimental pulmonary edema due to intermittent positive pressure ventilation with high inflation pressures. Protection by positive end-expiratory pressure. Am Rev Respir Dis. 1974;110:556–565.
7. Gattinoni L, Caironi P, Pelosi P, Goodman LR. What has computed tomography taught us about the acute respiratory distress syndrome? Am J Respir Crit Care Med. 2001;164:1701–1711.
8. Gattinoni L, Pesenti A. The concept of "baby lung. Intensive Care Med. 2005;31:776–784.
9. Brochard L, et al. Tidal volume reduction for prevention of ventilator-induced lung injury in acute respiratory distress syndrome. The Multicenter Trail Group on Tidal Volume reduction in ARDS. Am J Respir Crit Care Med. 1998;158:1831–1838.
10. Stewart TE, et al. Evaluation of a ventilation strategy to prevent barotrauma in patients at high risk for acute respiratory distress syndrome. Pressure- and Volume-Limited Ventilation Strategy Group. N Engl J Med. 1998;338:355–361.
11. Brower RG, et al. Prospective, randomized, controlled clinical trial comparing traditional versus reduced tidal volume ventilation in acute respiratory distress syndrome patients. Crit Care Med. 1999;27:1492–1498.
12. Amato MB, et al. Effect of a protective-ventilation strategy on mortality in the acute respiratory distress syndrome. N Engl J Med. 1998;338:347–354.
13. Ventilation with lower tidal volumes as compared with traditional tidal volumes for acute lung injury and the acute respiratory distress syndrome. The Acute Respiratory Distress Syndrome

Network. N Engl J Med. 2000;342:1301–1308.

14. Ferguson ND, et al. Airway pressures, tidal volumes, and mortality in patients with acute respiratory distress syndrome. Crit Care Med. 2005;33:21–30.

15. Villar J, Kacmarek RM, Pérez-Méndez L, Aguirre-Jaime A. A high positive end-expiratory pressure, low tidal volume ventilatory strategy improves outcome in persistent acute respiratory distress syndrome: a randomized, controlled trial. Crit Care Med. 2006;34:1311–1318.

16. Brower RG, et al. Higher versus lower positive end-expiratory pressures in patients with the acute respiratory distress syndrome. N Engl J Med. 2004;351:327–336.

17. Meade MO, et al. Ventilation strategy using low tidal volumes, recruitment maneuvers, and high positive end-expiratory pressure for acute lung injury and acute respiratory distress syndrome: a randomized controlled trial. JAMA. 2008;299:637–645.

18. Mercat A, et al. Positive end-expiratory pressure setting in adults with acute lung injury and acute respiratory distress syndrome: a randomized controlled trial. JAMA. 2008;299:646–655.

19. Briel M, et al. Higher vs lower positive end-expiratory pressure in patients with acute lung injury and acute respiratory distress syndrome: systematic review and meta-analysis. JAMA. 2010;303:865–873.

19a. Santa Cruz R, et al. High versus low positive end-expiratory pressure (PEEP) levels for mechanically ventilated adult patients with acute lung injury and acute respiratory distress syndrome. Cochrane Database Syst Rev. 2013 Jun 6;6: CD009098.

20. Brower RG, et al. Effects of recruitment maneuvers in patients with acute lung injury and acute respiratory distress syndrome ventilated with high positive end-expiratory pressure. Crit Care Med. 2003;31:2592–2597.

21. Foti G, et al. Effects of periodic lung recruitment maneuvers on gas exchange and respiratory mechanics in mechanically ventilated acute respiratory distress syndrome (ARDS) patients. Intensive Care Med. 2000;26:501–507.

22. Dreyfuss D, Soler P, Basset G, Saumon G. High inflation pressure pulmonary edema. Respective effects of high airway pressure, high tidal volume, and positive end-expiratory pressure. Am Rev Respir Dis. 1988;137:1159–1164.

23. Fan E, et al. Complications from recruitment maneuvers in patients with acute lung injury: secondary analysis from the lung open ventilation study. Respir Care. 2012;57:1842–1849.

24. Fan E, et al. Recruitment maneuvers for acute lung injury: a systematic review. Am J Respir Crit Care Med. 2008;178:1156–1163.

25. Suzumura EA, et al. Effects of alveolar recruitment maneuvers on clinical outcomes in patients with acute respiratory distress syndrome: a systematic review and meta-analysis. Intensive Care Med. 2014;40:1227–1240.

26. Hodgson C, et al. Recruitment maneuvers for adults with acute lung injury receiving mechanical ventilation. Cochrane Database Syst Rev. 2009:CD006667. http://dx.doi.org/10.1002/14651858.CD006667.pub2.

27. Hodgson CL, et al. A randomised controlled trial of an open lung strategy with staircase recruitment, titrated PEEP and targeted low airway pressures in patients with acute respiratory distress syndrome. Crit Care. 2011;15:R133.

28. ART Investigators. Rationale, study design, and analysis plan of the Alveolar Recruitment for ARDS Trial (ART): study protocol for a randomized controlled trial. Trials. 2012;13:153.

29. Claesson J, et al. Acta Anaesthesiol Scand. March 2015;59(3):286–297.

30. Kredel M, et al. Therapy of acute respiratory distress syndrome : Survey of German ARDS centers and scientific evidence. Anaesthesist. April 2015;64(4):277–285.

31. Sharma NS et al. Use of ECMO in the Management of Severe Acute Respiratory Distress Syndrome: A Survey of Academic Medical Centers in the United States. ASAIO J. 2015;61:556–563.

32. Amato MBP, et al. Driving Pressure and Survival in the Acute Respiratory Distress Syndrome. N Engl J Med. 2015;372:747–755.

33. Chacko B, et al. Pressure-controlled versus volume-controlled ventilation for acute respiratory failure due to acute lung injury (ALI) or acute respiratory distress syndrome (ARDS). Cochrane Database Syst Rev. January 14, 2015;1:CD008807. http://dx.doi.org/10.1002/14651858.CD008807.pub2.

34. McAuley DF, et al. Simvastatin in the Acute Respiratory Distress Syndrome. Harp-2. N Engl J Med. 2014;371:1695–1703.

35. Needham DM, et al. Lung protective mechanical ventilation and two year survival in patients with acute lung injury: prospective cohort study. BMJ. 2012;344:e2124.

36. Young D, et al. High-Frequency Oscillation for Acute Respiratory Distress Syndrome. N Engl J Med. 2013;368:806–813.

37. Hickling KG, Henderson SJ, Jackson R. Low mortality associated with low volume pressure limited ventilation with permissive hypercapnia in severe adult respiratory distress syndrome. Intensive Care Med. 1990;16:372–377.

38. Tremblay L, Valenza F, Ribeiro SP, Li J, Slutsky AS. Injurious ventilatory strategies increase cytokines and c-fos m-RNA expression in an isolated rat lung model. J Clin Invest. 1997;99:944–952.

39. Ferguson ND, et al. High-frequency oscillation in early acute respiratory distress syndrome. N Engl J Med. 2013;368:795–805.

40. Guérin C, et al. Prone positioning in severe acute respiratory distress syndrome. N Engl J Med. June 6, 2013;368(23):2159–2168.

41. Sud S, et al. Prone ventilation reduces mortality in patients with acute respiratory failure and severe hypoxemia: systematic review and meta-analysis. Intensive Care Med. 2010;36:585–599.

42. Papazian L, et al. Neuromuscular blockers in early acute respiratory distress syndrome. N Engl J Med. 2010;363:1107–1116.

43. Ware LB, Matthay MA. The acute respiratory distress syndrome. N Engl J Med. 2000;342:1334–1349.

44. Hudson LD, Milberg JA, Anardi D, Maunder RJ. Clinical risks for development of the acute respiratory distress syndrome. Am J Respir Crit Care Med. 1995;151:293–301.

45. Alhazzani W, et al. Neuromuscular blocking agents in acute respiratory distress syndrome: a systematic review and meta-analysis of randomized controlled trials. Crit Care. 2013;17:R43.

46. González M, et al. Airway pressure release ventilation versus assist-control ventilation: a comparative propensity score and international cohort study. Intensive Care Med. May 2010;36(5):817–827.

47. Wrigge H, Zinserling J, Neumann P, et al. Spontaneous breathing improves lung aeration in oleic acid-induced lung injury. Anesthesiology. 2003;99:376–384.

48. Putensen C, Mutz NJ, Putensen-Himmer G, Zinserling J. Spontaneous breathing during ventilatory support improves ventilationperfusion distributions in patients with acute respiratory distress syndrome. Am J Respir Crit Care Med. April 1999;159(4 Pt 1): 1241–1248.

49. Putensen C, Zech S, Wrigge H, et al. Long-term effects of spontaneous breathing during ventilatory support in patients with acute lung injury. Am J Respir Crit Care Med. 2001;164:43–49.

31 允许性高碳酸血症在急性呼吸窘迫综合征中是否有益

Maya Contreras, Claire Masterson, John G. Laffey

成人急性呼吸衰竭患者二氧化碳管理的传统观念认为高碳酸血症具有潜在危害。支持这种观念的主要依据是高碳酸血症与许多疾病的不良预后有关，如心搏骤停、脓毒症、新生儿窒息等。然而，这种观点正受到越来越多的质疑，尤其是在急性重度呼吸衰竭中。试验[1, 2]和临床研究[3-6]累积证据清楚地表明高牵拉机械通气可直接损伤肺即呼吸机相关性肺损伤。而降低机械通气强度的通气策略可以改善预后[3, 4]，但会产生呼吸性酸中毒即允许性高碳酸血症（PHC）。因此，对于实施机械通气的危重症患者，PHC这种理念被逐渐接受。通常认为，保护性通气策略包含PHC，这样做仅仅是为了达到减少肺组织牵张的目的，换句话说，是为了达到降低肺组织牵张这个目标，而被迫"允许"高碳酸血症。但是，二氧化碳是一个潜在的生物基团，具有潜在益处或害处。此外，我们可以通过调节呼吸频率或联合应用体外二氧化碳移除（ECCO$_2$R）技术[7, 8]使降低高碳酸血症成为可能。因此，明确高碳酸血症在危重病中的生物作用十分重要[9]。为了处理这些问题，我们从呼吸性酸中毒（HCA）的临床前模型及临床研究数据中，探究高碳酸血症的生理作用。

高碳酸血症的生理学及分子生物学

呼吸系统

呼吸性酸中毒通过减少通气/血流异质性来改善氧合[10-12]。呼吸性酸中毒通过加强肺泡表面活性物质的分泌与功能[13]，抑制肌动蛋白-肌球蛋白交互作用[14]来增加肺组织的顺应性。尽管呼吸性酸中毒能增加肺血管阻力，加重肺动脉高压，但是最近的试验室数据表明，适当的高碳酸血症能够减弱肺血管结构和功能改变，在临床前期模型中，适当的高碳酸血症还能逆转已损伤的右心室功能[15-19]。在急性呼吸窘迫综合征中，允许性高碳酸血症似乎会增加分流分数，这是因为潮气量的减少及气道关闭引起，而非高碳酸血症本身的原因[20]。高碳酸血症能够直接扩张小气道，但也能刺激迷走神经相关的大气道的收缩，所以总体上对气道阻力有较小有效效应[21, 22]（影响不大）。呼吸性酸中毒对膈肌的影响存在一定争议。一方面，呼吸性酸中毒损害膈肌的收缩力，增加自主呼吸者的膈肌疲劳[23, 24]；另一方面，试验模型显示，当控制分钟通气量时，呼吸性酸中毒可有利于因长期机械通气导致膈肌功能障碍的修复[25]。另外，呼吸性酸中毒可通过延长通气时间来阻止膈肌肌球蛋白的丢失以及炎症的产生[26]。高碳酸血症对膈肌功能的临床影响，特别是脱离机械通气时，目前还没完全阐明。

心血管系统

呼吸性酸中毒对心血管系统直接的抑制效应被它对交感神经系统的刺激效应所抵消。呼吸性酸中毒直接降低心脏[27]及血管平滑肌[21]的收缩性。但是，高碳酸血症介导的交感肾上腺素能效应，包括增加前负荷及心率，增加心肌收缩力，降低后负荷，最终增加心输出量[21、28]。而且，高碳酸血症可增加动脉氧分压，通过增加心输出量从而提高全身氧输送。高碳酸血症和酸中毒可使血红蛋白解离曲线右移，降低血红蛋白与氧的亲和力，可能提高红细胞压积[29]，进一步增加氧组织输送。酸中毒时细胞呼吸及氧消耗降低，进一步改善氧的供需平衡，特别是供氧不足时[30]。

组织氧合

在二氧化碳作用下，动脉氧分压每增加10 mmHg，心脏指数可增加10%~15%[31、32]，因而提高皮下组织氧张力与肌肉组织氧饱和度[31~35]。对比之下，短暂的碱中毒可显著减少心输出量、门脉血流、肠道灌注以及氧输送[32、36]。虽然小样本随机试验（n=30）表明，轻度术中高碳酸血症可改善非选择性[34]、重度肥胖外科手术病人的结肠组织氧合[35]，而近期大样本多中心随机对照试验（n=1 206）显示，这并不能减少接受结肠手术的患者手术部位感染的发生[37]。

中枢神经系统

高碳酸血症是强有力的呼吸兴奋药。呼吸性酸中毒通过升高动脉氧分压、增加脑血流量来提高脑组织氧供[38]。呼吸性酸中毒能扩张脑毛细血管前微动脉，这种效用是由酸中毒引起，而非高二氧化碳本身[39]。利用经颅多普勒超声测量脑血管对二氧化碳的反应性，可作为预测缺血性脑卒中的危险因素[40]。呼吸性酸中毒调节的脑血流量增加是颅内顺应性降低的主要原因之一，因为增加总的脑血流量会极大地提高颅内压。因此，关于外伤性脑损伤，传统的理念建议持续低碳酸血症，以减少脑血容量[41]。然而，考虑到低碳酸血症可导致低灌注压，进而导致脑组织缺血，增加了脑血管痉挛、神经细胞兴奋、抽搐的风险，这种方法正逐渐失宠[42]。

二氧化碳在细胞内的作用机制

高碳酸血症的分子效应越来越多地被了解——既有益，又有害。高碳酸血症能抑制核因子-κB（NF-κB），该因子是一个关键的转录调节蛋白，在肺损伤、炎症反应及修复过程中调节基因转录，高碳酸血症对核因子-κB的抑制是通过减少细胞内抑制药（IκBα）的降解来实现的[43]。这种机制可以保护肺脏免于呼吸机相关性及缺血再灌注导致的损伤[44、45]，但同时它也延迟了肺上皮细胞损伤后的修复[46]。高碳酸血症调节的NF-κB抑制可能有助于免疫抑制效应[47、48]，这是通过减少果蝇中NF-κB依赖的抗菌肽基因表达实现的[49]，并且能降低吞噬细胞的吞噬活性及细胞因子的产生[50]。临床前期模型中发现，这种效应可能减少早期肺[51~53]及全身[54、55]脓毒症的损伤，但是加重了长期未经治疗肺炎的损伤[47、48]。

急性呼吸窘迫综合征的治疗，关键一步就是肺泡内液体的清除[56]。最近的数据表明，二氧化碳可能促进Na^+/K^+-ATP酶泵（钠/钾-三磷腺苷酶，一个负责钠离子和液体流动的关键离子泵）内吞作用，并通过激活蛋白酶C、蛋白酶A及细胞外信号调节激酶（ERK，调节促分裂原活化蛋白激酶通路），延迟液体吸收[57~59]。

机械牵拉能够激活内源性配体（如肿瘤坏死因子）的脱落，通过金属蛋白酶（ADAM-17）[60]上调表皮生长因子通路，驱动炎症反应。呼吸性酸中毒在机械牵张相关性肺损伤中抑制这种脱落，进而减少了表皮生长因子受体[61]及P44/42促分裂原活化蛋白激酶通路的激活[62]（图31-1）。

允许性高碳酸血症与成人危重病

急性呼吸窘迫综合征

肺保护性机械通气是唯一一种被证实能够显著降低急性呼吸窘迫综合征或急性肺损伤患者病死率的治疗手段。Hickling和他的同事[5、6]，最

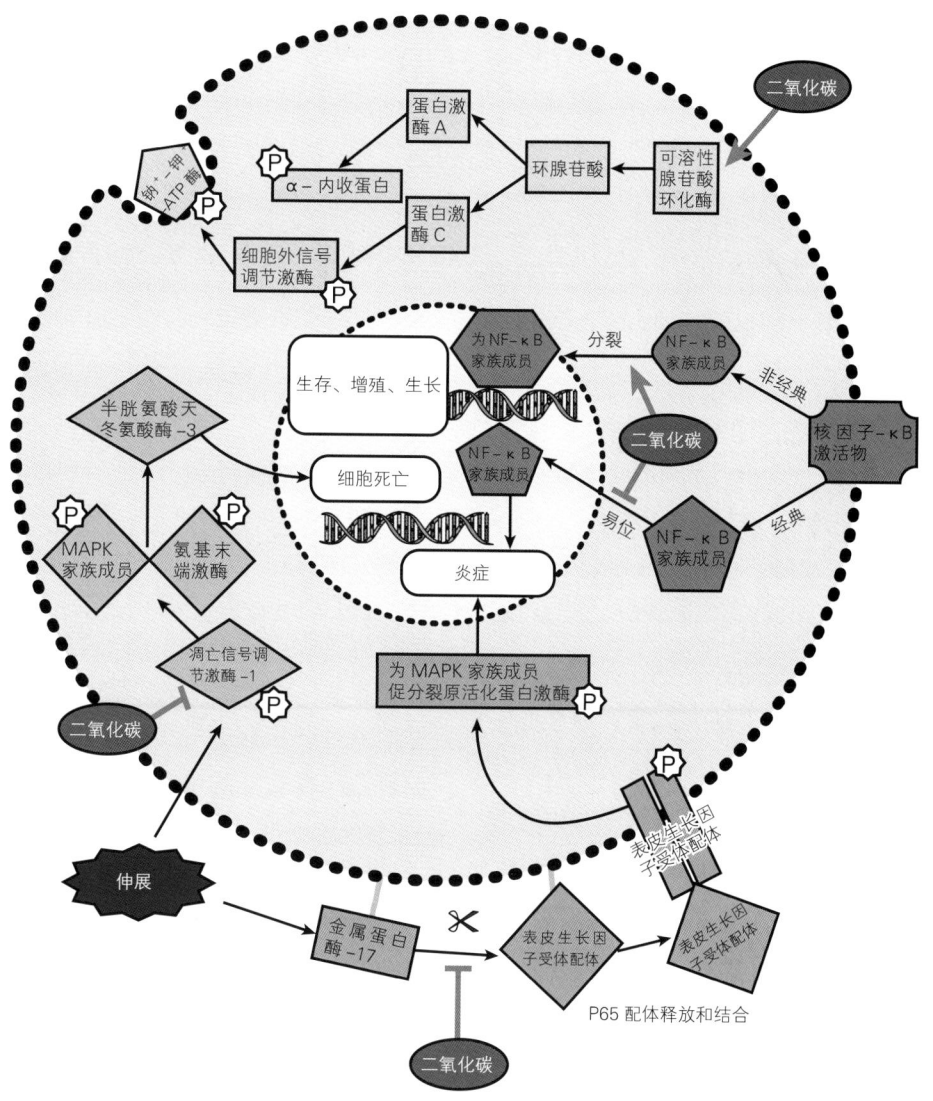

图 31-1　高碳酸血症可能的分子机制。高碳酸血症或酸中毒在多层次上抑制核因子 - κB 的信号转导通路，高碳酸血症阻止 P56 易位到细胞核（经典通路），减少炎性基因表达，而 RelB 激活物的抑制（非经典途径）影响了生存、增殖、生长基因的表达。二氧化碳激活可溶性腺苷酸环化酶，增加细胞内环腺苷酸水平，这依次激活蛋白激酶 A 和蛋白激酶 C，磷酸化的 α - 内蛋白和细胞外信号调节激酶启动钠⁺ - 钾⁺-ATP 酶的内吞作用，减少肺泡液体转运。机械牵张诱导的炎症反应和细胞凋亡也会被高碳酸血症抑制。高碳酸血症通过抑制金属蛋白酶来阻止肿瘤坏死因子受体的脱落，依次减少 P44/42 促分裂原活化蛋白激酶途径的活化，抑制炎症基因表达。高碳酸血症通过抑制凋亡信号调节激酶 -1 和细胞内半胱氨酸天冬氨酸酶 -3 的活性，减少细胞死亡

早提出应有肺保护性通气策略合并允许性高碳酸血症有助于改善 ARDS 患者生存率的潜在可能。随后 5 个关于保护性通气策略的前瞻性随机对照试验中，有 2 个证实对病死率有影响[3, 4]，而另外 3 个无影响[63~65]。虽然在某些程度上，允许性高碳酸血症均应用在所有的试验中（表 31-1），但又各有差异。因此，虽然通气策略在这

些阳性结果试验中被明确证实对病死率有影响，但二氧化碳水平与生存率并没有清晰的关系。

这些试验中最大的一个数据库（ARMA 自回归与滑动平均模型）[3]随后被用来分析，研究除潮气量外，呼吸性酸中毒是否为独立影响因素[66]。该研究利用多因素分析方法，并且控制其他因素和肺损失严重程度，观察入组患者 PHC

表 31-1　临床试验中通气策略及 CO_2 水平

试验	病死率 是否受益	对照动脉二氧化碳分压（毫米汞 柱，平均值 ± 标准差）	"保护性"动脉二氧化碳分压（毫 米汞柱，平均值 ± 标准差）	是否允许 缓冲
ARDSnet Trial[3]	是	35.8 ± 8.0	40.0 ± 10.0	是
Amato 等[4]	是	36.0 ± 1.5	58.0 ± 3.0	否
Stewart 等[65]	否	46.0 ± 10.0	54.5 ± 15.0	否
Brochard 等[63]	否	41.0 ± 7.5	59.5 ± 19.0	否
Brower 等[64]	否	40.1 ± 1.6	50.3 ± 3.5	是

CO_2. 二氧化碳

是否与死亡率有关，结果显示，PHC 降低高 V_t 组 28 天死亡率，对低 V_t 组无显著影响。最近一项包括 20 名急性呼吸窘迫综合征患者的平行研究，应用自回归与滑动平均模型对比了一种新的开放性肺通气策略（该策略包含允许性高碳酸血症、阶梯性肺复张、呼气末正压以及目标性低平台压）与肺保护性通气策略[67]。在 7 天的肺顺应性观测期间，新的开放性肺通气策略有更好的氧分压 / 吸氧浓度比值。重要的是，2 种通气策略结果均产生了相似的动脉血二氧化碳及 pH，说明该试验观测到的阳性结果，很可能是由肺复张产生的，而非高碳酸血症本身。总体来说，虽然这些临床试验表明允许性高碳酸血症可能在急性呼吸窘迫综合征中有益，但还没被证实。需要设计更多的随机临床研究来阐明允许性高碳酸血症在急性肺损伤中的效应。

急性重症哮喘

1984 年[68] Darioli 和 Perret 对重症哮喘患者治疗过程中，最先描述了控制性低通气模式合并允许性高碳酸血症，早于其在急性呼吸窘迫综合征治疗中的提出时间。通过延长呼气时间，降低吸气流速与潮气量[69]等措施，允许性高碳酸血症更有利于接受机械通气的急性重症哮喘患者减少肺组织动态过度充气。允许性高碳酸血症在重症哮喘治疗中的成功应用已经报道很多[70]，欧洲[71]和北美[72]需要辅助通气的急性重症哮喘患者一般应用适当的允许性高碳酸血症（平均最高 62 mmHg）。

慢性阻塞性肺疾病

慢性阻塞性肺疾病急性加重期出现弥漫性气道狭窄，增加了气道阻力和呼吸负荷，造成呼吸肌疲劳及呼吸衰竭。虽然无创通气是通气策略的首选[73]，但极度呼吸机疲劳需选有创通气。慢性阻塞性肺疾病中应用允许性高碳酸血症的基本原理与急性重症哮喘相同（也就是减少动态过度充气）。

允许性高碳酸血症与小儿危重病

新生儿呼吸窘迫综合征

早产儿急性呼吸衰竭最常见于脓毒症和胎粪吸入综合征。允许性高碳酸血症通气策略耐受性好，而且能减少早产儿发生慢性肺疾病的危险[74]。相反，低碳酸血症是新生儿发生慢性肺疾病的强烈预测因素[75]。Mariani 等[76]证实允许性高碳酸血症能减少早产儿机械通气时间、加快脱机速度。一个关于允许性高碳酸血症和地塞米松的多中心析因研究，因地塞米松出乎意料导致的非呼吸相关的副作用而过早停止[77]。这个试验中，允许性高碳酸血症组发生死亡及慢性肺部疾病的可能性有降低趋势。妊娠 36 周出生的患儿，允许性高碳酸血症组需要机械通气的比例只有 1%，远远低于血碳酸正常组的 16%[77]。一项丹麦的研究表明，包含允许性高碳酸血症的通气策略、经鼻持续气道正压通气以及表面活性物质的使用能降低慢性肺疾病的发生率[78]。应注意的是，严重的高碳酸血症有导致早产儿颅内出血的风险。早先关于新生儿允许性高碳酸血症的 Meta 分析显示，允许性高碳酸血症能降低颅内出血的发生率[79]。然而，与正常碳酸者相比，严重的高碳酸血症（55~65 mmHg）可能会恶化神经系统结局，增加神经损伤和死亡的发生率[80]。需要更多的研究来确定血碳酸水平，以利用允许性高碳酸血症对新生儿的有利影响，减少有害影响。

先天性膈疝

先天性膈疝的发生率是 1/3 000~4 000。对于这种疾病，传统的观点认为应积极的过度通气、产生碱化，控制血 pH，这种观点逐渐被弃用，因为这样可能出现继发性气压伤而增加病死率[81]。允许性高碳酸血症（60~80 mmHg）通气策略能减少肺部发育不良的气压伤[82]，而且通过联合延期手术，可以提高生存率，减少对体外膜肺氧合低气压通气治疗的需求[83~87]。所以允许性高碳酸血症仍是新生儿先天性膈疝的标准治疗。

新生儿持续性肺动脉高压

新生儿持续性肺动脉高压是一组以肺血管阻力增高继发缺氧，血液经卵圆孔或动脉导管右向左分流为表现的多病因临床综合征。传统的治疗策略强调的是通过过度通气降低肺动脉压力，因考虑到低碳酸血症可能导致神经系统不良结局，这种观点正逐渐被取代[88~90]。相对小样本临床研究支持这种安全的可形成允许性高碳酸血症的限制性通气策略[81, 91, 92]。一项包含 40 名婴幼儿的研究表明，低通气治疗将最严重持续性肺动脉高压患儿的生存率由 17% 提高到 90%[91]。Marron 等[92] 报道了 34 例严重持续性肺动脉高压及严重呼吸衰竭的婴幼儿，在出生后即给予允许性高碳酸血症治疗，最终有 100% 生存率及较少的慢性肺部疾病发生，这甚至比神经性耳聋患儿的神经系统预后更好。

先天性心脏病

控制动脉二氧化碳分压在复杂先天性心脏缺损的患儿治疗中发挥着积极的作用。这类患儿接

受手术治疗存活后，存在的最主要的结局仍是神经系统发育受损。就这一点而言，允许性高碳酸血症在改善大脑及其他系统器官氧供的潜能逐渐被重视。Licht 等[93] 证实伴有严重先天性心脏病的新生儿吸入二氧化碳能够逆转因低脑血流量导致的脑室周围白质软化。允许性高碳酸血症能够增加左心发育不全综合征[94] 及全腔静脉肺动脉连接术后[95] 患儿的大脑氧合及平均动脉压。上腔静脉肺动脉分流术后，小潮气量通气可改善全身性氧合，是因为高碳酸血症降低脑血管阻力，进而增加大脑、上腔静脉、肺血流量[96]。最后，腔静脉-肺动脉分流术后，吸入二氧化碳能够改善大脑血流量及全身性氧合[97]。总的来说，这些研究增加了吸入二氧化碳未来在这个领域治疗的潜能。

争议和不确定领域

允许性高碳酸血症与颅内压的调节

高碳酸血症能增加脑血流量，有极大地增高颅内压的潜能是关注的重点。颅内压升高是允许性高碳酸血症的相对而不是绝对禁忌证。对于颅脑损伤者应考虑给予置入颅内压监测器或者颈内静脉血氧监测管，以利于允许性高碳酸血症的逐步滴定。

允许性高碳酸血症与肺血管阻力

临床上肺动脉高压是允许性高碳酸血症的相对而不是绝对禁忌证。当考虑存在肺动脉高压时，有效的方法是测量肺动脉压力，以此来确定允许性高碳酸血症的应用程度。在这方面，应使用经胸超声心动图或放置肺动脉导管来监测。

允许性高碳酸血症及缓冲液的作用

虽然有争议，缓冲治疗高碳酸血症引起的酸中毒仍是常见的临床问题。有些证据表明，呼吸性酸中毒在急性呼吸窘迫综合征中的保护作用与酸中毒有关，而不是增高的二氧化碳[98, 99]。缓冲液可能会简单消除酸中毒的保护作用，而且不

能解决最主要的问题。特殊考虑的就是碳酸氢钠，这是临床上最常用的缓冲液。虽然碳酸氢钠的生化作用是增加强离子差异，但净效应是产生的二氧化碳。所以碳酸氢钠不是呼吸性酸中毒合适的治疗。如果需要考虑治疗呼吸性酸中毒，氨基丁三醇或许是更好的选择[100]。

体外二氧化碳移除技术

随着科技的发展，新一代的体外膜肺氧合及选择性体外二氧化碳移除设备越来越广泛地应用于重症呼吸衰竭患者[101]。体外二氧化碳移除技术应用于重症急性呼吸窘迫综合征的原理就是允许更多的保护性通气，也就是常规机械通气提供非常小的潮气量，避免极大程度的呼吸性酸中毒。最近的研究表明至少1/3的急性呼吸窘迫综合征患者实施肺保护性通气时仍会发生严重的过度通气[102]。Terragni等[8]随后在一项小的关于急性呼吸窘迫综合征患者（n=10）的队列研究中表明，应用体外二氧化碳移除技术允许非常小潮气量（3.5~5 ml/kg）可进一步减少肺损伤。最近，Bern等[7]进一步研究显示体外二氧化碳移除技术允许非常小潮气量的通气策略用于明确的急性呼吸窘迫综合征患者是安全的。重要的是，更加缺氧的患者应用体外二氧化碳移除技术允许非常小潮气量后，脱机时间明显延长（40.9天 vs. 28天）。

允许性高碳酸血症的实际应用

高碳酸血症在严重呼吸衰竭等危重病人中的应用需要考虑几个实际问题。第一，重要的证据表明患者一般能耐受的呼吸性酸中毒的pH是7.2，甚至低于该值。Hickling等[6]研究报道的动脉二氧化碳分压和pH（PCO_2 67 mmHg，平均pH 7.2）是合理的初始目标。但是更有用的方法是制定个体化的动脉二氧化碳分压和pH，因为我们要特别小心什么情况下高碳酸血症会产生有害影响，尤其是肺和头部同时损伤时。

第二，迅速诱导急性呼吸窘迫综合征患者发生呼吸性酸中毒可能会对血流动力学产生严重的副作用。所以当允许性高碳酸血症开始实施后，高碳酸血症的程度必须逐步滴定，增加的过程至少持续几个小时，直至达到通气目标，使通气相关性肺损伤最小化。

第三，至于改变通气策略产生允许性高碳酸血症，首要任务就是尽可能减少急性呼吸窘迫综合征患者的潮气量，降低平台压至30 cm H_2O。潮气量应降低至6 ml/kg（理想体重），并且可能需要进一步降低，如果平台压仍持续在不可接受的高水平[3]。我们应知道30%接受急性呼吸窘迫综合征通气策略的患者仍有显著的过度通气，所以这类患者有可能从更小的潮气量中（3 ml/kg，理想体重）获益[102]。为了防止过度的高碳酸血症及酸中毒，或者在需特殊注意情况下的高碳酸血症，选择性体外二氧化碳清除技术是逐渐增多地合适选择[7]。

第四，选择最佳通气策略必须考虑到疾病过程的影响。急性呼吸窘迫综合征的患者与急性支气管哮喘或慢性阻塞性肺疾病的患者所需要设定的呼吸频率是不同的。急性呼吸窘迫综合征的特点是优势肺泡时间常数短，因为气道阻力正常而肺顺应性降低。因此，通气应设立在相对较高的频率，以增加吸气时间维持氧合。相反，哮喘或慢性阻塞性肺疾病患者优势肺泡时间常数长，因为气道阻力增加而肺顺应性正常或升高。所以这类患者肺泡在呼气时需要大量时间排空，减少内源性呼气末正压及过度充气的风险。这需要降低呼吸频率，延长呼气时间，完成肺泡的排空。

作者推荐

· 允许性高碳酸血症是肺保护性通气的常见结果，与改善急性呼吸窘迫综合征患者的预后有关。
· 证据支持允许性高碳酸血症策略在急性重症哮喘、慢性阻塞性肺疾病、小儿重症疾病的应用。
· 高碳酸血症是强有力的生物学因素，大量试验研究证据表明高碳酸血症能降低肺及全身脏器的损伤。然而，近期试验数据表明，高碳酸血症可能延迟创伤修复，抑制细菌感染后机体的固有免疫应答。

- 值得注意的是高碳酸血症有可能产生有害的生理作用，如能增高颅内压或肺动脉高压等。
- 没有临床证据支持应用碳酸氢盐来缓冲呼吸性酸中毒。
- 完全明确高碳酸血症的效用及作用机制，对确定其治疗的安全性及治疗效果很重要。
- 体外二氧化碳移除技术促进甚至极大地降低潮气量及分钟通气量的潜能是明显的，但仍需要进一步明确研究。

（杨伟民　孙明莉）

参考文献

1. Dreyfuss D, Saumon G. Ventilator-induced lung injury: lessons from experimental studies. Am J Respir Crit Care Med. 1998;157(1):294–323.
2. Pinhu L, Whitehead T, Evans T, Griffiths M. Ventilator-associated lung injury. Lancet. 2003;361(9354):332–340.
3. Ventilation with lower tidal volumes as compared with traditional tidal volumes for acute lung injury and the acute respiratory distress syndrome. The Acute Respiratory Distress Syndrome Network. N Engl J Med. 2000;342(18):1301–1308.
4. Amato MBP, Barbas CS, Medeiros DM, et al. Effect of protectiveventilation strategy on mortality in the acute respiratory distress syndrome. N Engl J Med. 1998;338(6):347–354.
5. Hickling KG, Henderson SJ, Jackson R. Low mortality associated with low volume pressure limited ventilation with permissive hypercapnia in severe adult respiratory distress syndrome. Intensive Care Med. 1990;16(6):372–377.
6. Hickling KG, Walsh J, Henderson S, Jackson R. Low mortality rate in adult respiratory distress syndrome using low-volume, pressure-limited ventilation with permissive hypercapnia: a prospective study. Crit Care Med. 1994;22(10):1568–1578.
7. Bein T, Weber-Carstens S, Goldmann A, et al. Lower tidal volume strategy (approximately 3 ml/kg) combined with extracorporeal CO₂ removal versus 'conventional' protective ventilation (6 ml/kg) in severe ARDS: the prospective randomized Xtravent-study. Intensive Care Med. 2013;39(5):847–856. {Helenius, 2009 #1211}.
8. Terragni PP, Del Sorbo L, Mascia L, et al. Tidal volume lower than 6 ml/kg enhances lung protection: role of extracorporeal carbon dioxide removal. Anesthesiology. 2009;111(4):826–835.
9. Ferring M, Vincent JL. Is outcome from ARDS related to the severity of respiratory failure? Eur Respir J. 1997;10(6):1297–1300.
10. Brogan TV, Hedges RG, McKinney S, Robertson HT, Hlastala MP, Swenson ER. Pulmonary NO synthase inhibition and inspired CO₂: effects on V'/Q' and pulmonary blood flow distribution. Eur Respir J. 2000;16(2):288–295.
11. Brogan TV, Robertson HT, Lamm WJ, Souders JE, Swenson ER. Carbon dioxide added late in inspiration reduces ventilationperfusion heterogeneity without causing respiratory acidosis. J Appl Physiol. 2004;96(5):1894–1898.
12. Swenson ER, Robertson HT, Hlastala MP. Effects of inspired carbon dioxide on ventilation-perfusion matching in normoxia, hypoxia, and hyperoxia. Am J Respis Crit Care Med. 1994;149(6): 1563–1569.
13. Wildeboer-Venema F. The influences of temperature and humidity upon the isolated surfactant film of the dog. Respir Physiol. 1980;39(1):63–71.
14. Emery MJ, Eveland RL, Min JH, Hildebrandt J, Swenson ER. CO₂ relaxation of the rat lung parenchymal strip. Respir Physiol Neurobiol. 2013;186(1):33–39.
15. Ketabchi F, Ghofrani HA, Schermuly RT, et al. Effects of hypercapnia and NO synthase inhibition in sustained hypoxic pulmonary vasoconstriction. Respir Res. 2012;13(7).
16. Masood A, Yi M, Lau M, et al. Therapeutic effects of hypercapnia on chronic lung injury and vascular remodeling in neonatal rats. Am J Physiol Lung Cell Mol Physiol. 2009;297(5):L920–L930.
17. Ooi H, Cadogan E, Sweeney M, Howell K, O'Regan RG, McLoughlin P. Chronic hypercapnia inhibits hypoxic pulmonary vascular remodeling. Am J Physiol Heart Circ Physiol. 2000;278(2):H331–H338.
18. Peng G, Ivanovska J, Kantores C, et al. Sustained therapeutic hypercapnia attenuates pulmonary arterial Rho-kinase activity and ameliorates chronic hypoxic pulmonary hypertension in juvenile rats. Am J Physiol Heart Circ Physiol. 2012;302(12):H2599–H2611.
19. Sewing AC, Kantores C, Ivanovska J, et al. Therapeutic hypercapnia prevents bleomycin-induced pulmonary hypertension in neonatal rats by limiting macrophage-derived tumor necrosis factor-alpha. Am J Physiol Lung Cell Mol Physiol. 2012;303(1): L75–L87.
20. Feihl F, Eckert P, Brimiouelle S, et al. Permissive hypercapnia impairs pulmonary gas exchange in the acute respiratory distress syndrome. Am J Respis Crit Care Med. 2000;162:209–215.
21. Kregenow DA, Swenson ER. The lung and carbon dioxide: implications for permissive and therapeutic hypercapnia. Eur Respir J. 2002;20(1):6–11.
22. Lele EE, Hantos Z, Bitay M, et al. Bronchoconstriction during alveolar hypocapnia and systemic hypercapnia in dogs with a cardiopulmonary bypass. Respir Physiol Neurobiol. 2011;175(1):140–145.
23. Jonville S, Delpech N, Denjean A. Contribution of respiratory acidosis to diaphragmatic fatigue at exercise. Eur Respir J. 2002;19(6):1079–1086.
24. Juan G, Calverley P, Talamo C, Schnader J, Roussos C. Effect of carbon dioxide on diaphragmatic function in human beings. N Engl J Med. 1984;310(14):874–879.
25. Jung B, Sebbane M, Goff CL, et al. Moderate and prolonged hypercapnic acidosis may protect against ventilator-induced diaphragmatic dysfunction in healthy piglet: an in vivo study. Crit Care. 2013;17(1):R15.
26. Schellekens WJ, van Hees HW, Kox M, et al. Hypercapnia attenuates ventilator-induced diaphragm atrophy and modulates dysfunction. Crit Care. 2014;18(1):R28.
27. Tang WC, Weil MH, Gazmuri RJ, Bisera J, Rackow EC. Reversible impairment of myocardial contractility due to hypercarbic acidosis in the isolated perfused rat heart. Crit Care Med. 1991;19(2):218–224.
28. Cullen DJ, Eger 2nd EI. Cardiovascular effects of carbon dioxide in man. Anesthesiology. 1974;41(4):345–349.

29. Torbati D, Mangino MJ, Garcia E, Estrada M, Totapally BR, Wolfsdorf J. Acute hypercapnia increases the oxygen-carrying capacity of the blood in ventilated dogs. Crit Care Med. 1998;26(11): 1863–1867.

30. Hood VL, Tannen RL. Protection of acid-base balance by pH regulation of acid production. N Engl J Med. 1998;339(12):819–826.

31. Akca O, Doufas AG, Morioka N, Iscoe S, Fisher J, Sessler DI. Hypercapnia improves tissue oxygenation. Anesthesiology. 2002;97(4):801–806.

32. Mas A, Saura P, Joseph D, et al. Effect of acute moderate changes in $PaCO_2$ on global hemodynamics and gastric perfusion. Crit Care Med. 2000;28(2):360–365.

33. Akca O, Sessler DI, Delong D, Keijner R, Ganzel B, Doufas AG. Tissue oxygenation response to mild hypercapnia during cardiopulmonary bypass with constant pump output. Br J Anaesth. 2006;96(6):708–714.

34. Fleischmann E, Herbst F, Kugener A, et al. Mild hypercapnia increases subcutaneous and colonic oxygen tension in patients given 80% inspired Oxygen during abdominal surgery. Anesthesiology. 2006;104(5):944–949.

35. Hager H, Reddy D, Mandadi G, et al. Hypercapnia improves tissue oxygenation in morbidly obese surgical patients. Anesth Analg. 2006;103(3):677–681.

36. Guzman JA, Kruse JA. Splanchnic hemodynamics and gut mucosal-arterial PCO_2 gradient during systemic hypocapnia. J Appl Physiol (1985). 1999;87(3):1102–1106.

37. Akca O, Kurz A, Fleischmann E, et al. Hypercapnia and surgical site infection: a randomized trial. Br J Anaesth. 2013;111(5): 759–767.

38. Hare GM, Kavanagh BP, Mazer CD, et al. Hypercapnia increases cerebral tissue Oxygen tension in anesthetized rats. Can J Anaesth. 2003;50(10):1061–1068.

39. Nakahata K, Kinoshita H, Hirano Y, Kimoto Y, Iranami H, Hatano Y. Mild hypercapnia induces vasodilation via adenosine triphosphate-sensitive K^+ channels in parenchymal microvessels of the rat cerebral cortex. Anesthesiology. 2003;99(6):1333–1339.

40. Reinhard M, Schwarzer G, Briel M, et al. Cerebrovascular reactivity predicts stroke in high-grade carotid artery disease. Neurology. 2014;83:1424–1431.

41. Raichle ME, Posner JB, Plum F. Cerebral blood flow during and after hyperventilation. Arch Neurol. 1970;23(5):394–403.

42. Curley G, Kavanagh BP, Laffey JG. Hypocapnia and the injured brain: more harm than benefit. Crit Care Med. 2010;38(5): 1348–1359.

43. Takeshita K, Suzuki Y, Nishio K, et al. Hypercapnic Acidosis Attenuates Endotoxin-induced Nuclear Factor-kB Activation. Am J Respir Cell Mol Biol. 2003;29(1):124–132.

44. Contreras M, Ansari B, Curley G, et al. Hypercapnic acidosis attenuates ventilation-induced lung injury by a nuclear factor-kappaB-dependent mechanism. Crit Care Med. 2012;40(9):2622–2630.

45. Wu SY, Li MH, Ko FC, Wu GC, Huang KL, Chu SJ. Protective effect of hypercapnic acidosis in ischemia-reperfusion lung injury is attributable to upregulation of heme oxygenase-1. PLoS One. 2013;8(9):e74742.

46. O'Toole D, Hassett P, Contreras M, et al. Hypercapnic acidosis attenuates pulmonary epithelial wound repair by an NF-kappaB dependent mechanism. Thorax. 2009;64(11):976–982.

47. O'Croinin DF, Nichol AD, Hopkins N, et al. Sustained hypercapnic acidosis during pulmonary infection increases bacterial load and worsens lung injury*. Crit Care Med. 2008;36(7):2128–2135.

48. Cummins EP, Oliver KM, Lenihan CR, et al. NF-kappaB links CO_2 sensing to innate immunity and inflammation in mammalian cells. J Immunol. 2010;185(7):4439–4445.

49. Helenius IT, Krupinski T, Turnbull DW, et al. Elevated CO_2 suppresses specific Drosophila innate immune responses and resistance to bacterial infection. Proc Natl Acad Sci USA. 2009;106(44):18710–18715.

50. Wang N, Gates KL, Trejo H, et al. Elevated CO_2 selectively inhibits interleukin-6 and tumor necrosis factor expression and decreases phagocytosis in the macrophage. FASEB J. 2010;24(7): 2178–2190.

51. Ni Chonghaile M, Higgins BD, Costello J, Laffey JG. Hypercapnic acidosis attenuates severe acute bacterial pneumonia induced lung injury by a neutrophil independent mechanism. Crit Care Med. 2008;36(12):3135–3144.

52. Ni Chonghaile M, Higgins BD, Costello J, Laffey JG. Hypercapnic acidosis attenuates lung injury induced by established bacterial pneumonia. Anesthesiology. 2008;109(5):837–848.

53. O'Croinin DF, Hopkins NO, Moore MM, Boylan JF, McLoughlin P, Laffey JG. Hypercapnic acidosis does not modulate the severity of bacterial pneumonia-induced lung injury. Crit Care Med. 2005;33(11):2606–2612.

54. Costello J, Higgins B, Contreras M, et al. Hypercapnic acidosis attenuates shock and lung injury in early and prolonged systemic sepsis. Crit Care Med. 2009;37(8):2412–2420.

55. Higgins BD, Costello J, Contreras M, Hassett P, OT D, Laffey JG. Differential effects of buffered hypercapnia versus hypercapnic acidosis on shock and lung injury induced by systemic sepsis. Anesthesiology. 2009;111(6):1317–1326.

56. Ware LB, Matthay MA. Alveolar fluid clearance is impaired in the majority of patients with acute lung injury and the acute respiratory distress syndrome. Am J Respir Crit Care Med. 2001;163(6):1376–1383.

57. Lecuona E, Sun H, Chen J, Trejo HE, Baker MA, Sznajder JI. Protein kinase A-Ialpha regulates Na,K-ATPase endocytosis in alveolar epithelial cells exposed to high CO(2) concentrations. Am J Respir Cell Mol Biol. 2013;48(5):626–634.

58. Vadasz I, Dada LA, Briva A, et al. Evolutionary conserved role of c-Jun-N-terminal kinase in CO(2)-induced epithelial dysfunction. PLoS One. 7(10):e46696.

59. Welch LC, Lecuona E, Briva A, Trejo HE, Dada LA, Sznajder JI. Extracellular signal-regulated kinase (ERK) participates in the hypercapnia-induced Na,K-ATPase downregulation. FEBS Lett. 2010;584(18):3985–3989.

60. Shiomi T, Tschumperlin DJ, Park JA, et al. TNF-alpha-converting enzyme/a disintegrin and metalloprotease-17 mediates mechanotransduction in murine tracheal epithelial cells. Am J Respir Cell Mol Biol. 45(2):376–385.

61. Correa-Meyer E, Pesce L, Guerrero C, Sznajder JI. Cyclic stretch activates ERK1/2 via G proteins and EGFR in alveolar epithelial cells. Am J Physiol Lung Cell Mol Physiol. 2002;282(5):L883–L891.

62. Otulakowski G, Engelberts D, Gusarova GA, Bhattacharya J, Post M, Kavanagh BP. Hypercapnia attenuates ventilator-induced lung injury via a disintegrin and metalloprotease-17. J Physiol. 2014;592:4507–4521.

63. Brochard L, Roudot-Thoraval F, Roupie E, et al. Tidal volume reduction for prevention of ventilator-induced lung injury in acute respiratory distress syndrome. Am J Respis Crit Care Med. 1998;158:1831–1838.

64. Brower RG, Shanholtz CB, Fessler HE, et al. Prospective, randomized, controlled clinical trial comparing traditional versus reduced tidal volume ventilation in acute respiratory distress syndrome patients. Crit Care Med. 1999;27(8):1492–1498.

65. Stewart TE, Meade MO, Cook DJ, et al. Evaluation of a ventilation strategy to prevent barotrauma in patients at high risk for acute respiratory distress syndrome. N Engl J Med. 1998;338(6): 355–361.

66. Kregenow DA, Rubenfeld G, Hudson L, Swenson ER. Permissive hypercapnia reduces mortality with 12 ml/kg tidal volumes in acute lung injury. Am J Resp Crit Care Med. 2003;167:A616.

67. Hodgson CL, Tuxen DV, Davies AR, et al. A randomised controlled trial of an open lung strategy with staircase recruitment, titrated PEEP and targeted low airway pressures in patients with acute respiratory distress syndrome. Crit Care. 2011;15(3):R133.

68. Darioli R, Perret C. Mechanical controlled hypoventilation in status asthmaticus. Am Rev Respir Dis. 1984;129(3):385–387.

69. Tuxen DV, Williams TJ, Scheinkestel CD, Czarny D, Bowes G. Use of a measurement of pulmonary hyperinflation to control the level of mechanical ventilation in patients with acute severe asthma. Am Rev Respir Dis. 1992;146(5 Pt 1):1136–1142.

70. Mutlu GM, Factor P, Schwartz DE, Sznajder JI. Severe status asthmaticus: management with permissive hypercapnia and inhalation anesthesia. Crit Care Med. 2002;30(2):477–480.

71. Gupta D, Keogh B, Chung KF, et al. Characteristics and outcome for admissions to adult, general critical care units with acute severe asthma: a secondary analysis of the ICNARC Case Mix Programme Database. Crit Care. 2004;8(2):R112–R121.

72. Peters JI, Stupka JE, Singh H, et al. Status asthmaticus in the medical intensive care unit: a 30-year experience. Respir Med. 2012;106(3):344–348.

73. Lightowler JV, Wedzicha JA, Elliott MW, Ram FS. Non-invasive positive pressure ventilation to treat respiratory failure resulting from exacerbations of chronic obstructive pulmonary disease: cochrane systematic review and meta-analysis. BMJ. 2003;326(7382):185.

74. Avery ME, Tooley WH, Keller JB, et al. Is chronic lung disease in low birth weight infants preventable? A survey of eight centers. Pediatrics. 1987;79(1):26–30.

75. Kraybill EN, Runyan DK, Bose CL, Khan JH. Risk factors for chronic lung disease in infants with birth weights of 751 to 1000 grams. J Pediatr. 1989;115(1):115–120.

76. Mariani G, Cifuentes J, Carlo WA. Randomized trial of permissive hypercapnia in preterm infants. Pediatrics. 1999;104(5 Pt 1):1082–1088.

77. Carlo WA, Stark AR, Wright LL, et al. Minimal ventilation to prevent bronchopulmonary dysplasia in extremely-low-birthweight infants. J Pediatr. 2002;141(3):370–374.

78. Kamper J, Feilberg Jorgensen N, Jonsbo F, Pedersen-Bjergaard L, Pryds O. The Danish national study in infants with extremely low gestational age and birthweight (the ETFOL study): respiratory morbidity and outcome. Acta Paediatr. 2004;93(2):225–232.

79. Woodgate PG, Davies MW. Permissive hypercapnia for the prevention of morbidity and mortality in mechanically ventilated newborn infants. Cochrane Database Syst Rev. 2001;2:CD002061.

80. Thome UH, Carroll W, Wu TJ, et al. Outcome of extremely preterm infants randomized at birth to different PaCO$_2$ targets during the first seven days of life. Biol Neonate. 2006;90(4): 218–225.

81. Wung JT, James LS, Kilchevsky E, James E. Management of infants with severe respiratory failure and persistence of the fetal circulation, without hyperventilation. Pediatrics. 1985;76(4): 488–494.

82. Bohn D. Congenital diaphragmatic hernia. Am J Respir Crit Care Med. 2002;166(7):911–915.

83. Kays DW, Langham Jr MR, Ledbetter DJ, Talbert JL. Detrimental effects of standard medical therapy in congenital diaphragmatic hernia. Ann Surg. 1999;230(3):340–348. discussion 348–351.

84. Wilson JM, Lund DP, Lillehei CW, Vacanti JP. Congenital diaphragmatic hernia–a tale of two cities: the Boston experience. J Pediatr Surg. 1997;32(3):401–405.

85. Bagolan P, Casaccia G, Crescenzi F, Nahom A, Trucchi A, Giorlandino C. Impact of a current treatment protocol on outcome of high-risk congenital diaphragmatic hernia. J Pediatr Surg. 2004;39(3):313–318. discussion 313–318.

86. Boloker J, Bateman DA, Wung JT, Stolar CJ. Congenital diaphragmatic hernia in 120 infants treated consecutively with permissive hypercapnea/spontaneous respiration/elective repair. J Pediatr Surg. 2002;37(3):357–366.

87. Guidry CA, Hranjec T, Rodgers BM, Kane B, McGahren ED. Permissive hypercapnia in the management of congenital diaphragmatic hernia: our institutional experience. J Am Coll Surg, 214(4):640–645, 647.e641; discussion 646–647.

88. Ferrara B, Johnson DE, Chang PN, Thompson TR. Efficacy and neurologic outcome of profound hypocapneic alkalosis for the treatment of persistent pulmonary hypertension in infancy. J Pediatr. 1984;105(3):457–461.

89. Hendricks-Munoz KD, Walton JP. Hearing loss in infants with persistent fetal circulation. Pediatrics. 1988;81(5):650–656.

90. Leavitt AM, Watchko JF, Bennett FC, Folsom RC. Neurodevelopmental outcome following persistent pulmonary hypertension of the neonate. J Perinatol. 1987;7(4):288–291.

91. Dworetz AR, Moya FR, Sabo B, Gladstone I, Gross I. Survival of infants with persistent pulmonary hypertension without extracorporeal membrane oxygenation. Pediatrics. 1989;84(1):1–6.

92. Marron MJ, Crisafi MA, Driscoll Jr JM, et al. Hearing and neurodevelopmental outcome in survivors of persistent pulmonary hypertension of the newborn. Pediatrics. 1992;90(3):392–396.

93. Licht DJ, Wang J, Silvestre DW, et al. Preoperative cerebral blood flow is diminished in neonates with severe congenital heart defects. J Thorac Cardiovasc Surg. 2004;128(6):841–849.

94. Tabbutt S, Ramamoorthy C, Montenegro LM, et al. Impact of inspired gas mixtures on preoperative infants with hypoplastic left heart syndrome during controlled ventilation. Circulation. 2001;104(12 suppl 1):I159–I164.

95. Ramamoorthy C, Tabbutt S, Kurth CD, et al. Effects of inspired hypoxic and hypercapnic gas mixtures on cerebral oxygen saturation in neonates with univentricular heart defects. Anesthesiology. 2002;96(2):283–288.

96. Bradley SM, Simsic JM, Mulvihill DM. Hypoventilation improves oxygenation after bidirectional superior cavopulmonary connection. J Thorac Cardiovasc Surg. 2003;126(4):1033–1039.

97. Hoskote A, Li J, Hickey C, et al. The effects of carbon dioxide on oxygenation and systemic, cerebral, and pulmonary vascular hemodynamics after the bidirectional superior cavopulmonary anastomosis. J Am Coll Cardiol. 2004;44(7):1501–1509.

98. Laffey JG, Engelberts D, Kavanagh BP. Buffering hypercapnic acidosis worsens acute lung injury. Am J Respir Crit Care Med. 2000;161(1):141–146.

99. Nichol AD, O'Cronin DF, Howell K, et al. Infection-induced lung injury is worsened after renal buffering of hypercapnic acidosis. Crit Care Med. 2009;37(11):2953–2961.

100. Weber T, Tschernich H, Sitzwohl C, et al. Tromethamine buffer modifies the depressant effect of permissive hypercapnia on myocardial contractility in patients with acute respiratory distress syndrome. Am J Respir Crit Care Med. 2000;162(4 Pt 1): 1361–1365.

101. MacLaren G, Combes A, Bartlett RH. Contemporary extracorporeal membrane oxygenation for adult respiratory failure: life support in the new era. Intensive Care Med. 38(2):210–220.

102. Terragni PP, Rosboch G, Tealdi A, et al. Tidal hyperinflation during low tidal volume ventilation in acute respiratory distress syndrome. Am J Respir Crit Care Med. 2007;175(2):160–166.

32 急性呼吸窘迫综合征患者采取常规姿势通气与俯卧位通气是否有区别

Alain F. Broccard, Maneesh Bhargava

健康成年人的体位和姿势随活动而改变，这种特点有生理益处。同样，疾病状态下，体位改变对心血管和肺生理也有重要作用，因为重力与胸部力学相互作用会因体位的改变而发生变化。这些变化能改善呼吸衰竭缺氧患者的氧合，并能降低呼吸机相关性肺炎发生的风险。我们回顾了体位改变对呼吸生理的显著作用，并对主动体位改变作为治疗或支持性干预手段的临床证据进行概述。

体位对正常呼吸生理的影响

空间力学

重力与胸廓内结构、跨膈肌压力之间相互作用，调节肺容积、通气分布、通气/灌注匹配[1,2]。跨肺压梯度（肺泡和胸腔压力差）是肺组织顺应性的相关指标，是肺容积的决定性因素。平静状态下，呼气末肺容量称为功能残气量。主动吸气时，跨肺压力梯度决定局部吸气流量分布，吸气流量分布是正压通气中通气/灌注匹配及肺泡张力峰值分布的重要组成部分。相反，如果在呼气末（或者在肺部疾病的呼气相），胸膜或膈肌力学异常，会导致跨肺压力梯度异常，气道塌陷，局部分流增加，氧合下降。胸膜腔负压与体位改变无关，因此，由于腹腔结构和心脏的共同作用，重力依赖区的肺泡组织比非重力依赖区更小。

体位改变影响着局部胸腔压力梯度和局部肺

容量。例如，仰卧位时心脏依靠在肺上，而俯卧位时则在胸骨上[3]。这可以部分解释俯卧位比仰卧位有更小的胸腔压力梯度[4]。另外，膈肌的压力可传递到胸腔，俯卧位可以减少腹部内容物对膈肌的压力。当仰卧位时，背侧肺组织的胸膜腔负压较小（跨肺压力梯度小）。俯卧位时该区域胸膜腔负压增加，同时，腹侧胸腔内压力增加对功能残气量影响并没有显著增加，因为只有很少的肺有可能被心脏压缩。由于背部增加的充气量，而心脏对腹侧肺区的压缩效应较小，其总效应是增加功能残气量。体位对功能残气量的影响是显著的。在健康个体中，坐位转变为水平仰卧位，功能残气量减少大约30%[5]。麻醉或神经肌肉阻滞药会加强这一效应，可能是因为减少了膈肌运动。与水平仰卧位相比，侧卧位和俯卧位的总功能残气量增加大约20%[5,6]。不难理解，腹胀和肥胖进一步减少功能残气量，而俯卧位通气可能会抵消仰卧位对呼吸力学和气体交换的影响[7,8]。

在健康自主呼吸的成年人中，无论站立、仰卧位、俯卧位及侧卧位，通气均优先分布于重力依赖区。这种效应与呼吸肌活动导致胸腔压力周期性波动有部分关系[2]。相反，当某些原因例如麻醉状态下接受机械通气的健康人，或者肺损伤时肺实质变性等[11,12]，消除胸腔内压周期性变化时[9,10]，这种通气重力依赖性分布会显著减少甚至颠倒。在非麻醉辅助通气的患者，通气分布改变较为复杂,它会因辅助通气模式及局部呼吸力学而改变。例如,呼气末正压有助于急性呼吸窘迫综合征患者重力依赖区的肺通气重新分布,前提是这些区域能够再复张,且呼气末正压水平能够维持肺泡开放。膈肌收缩活动能通过改变胸腔压增加跨肺压、保持肺泡开放。

血流分布与通气/灌注比值

直到近期,重力一直被认为是肺血流分布的决定因素。现在已经证实,仰卧位和俯卧位时,血流灌注优先分布于背部。而这种分布不能单纯靠重力解释[13, 14]。血管发育、几何结构的区域性差异[15]以及一氧化氮对血管调节作用[16]决定了肺灌注的区域性分布。

空间事件的调节以及重力对肺血流分布较小的影响使得总体的通气/灌注比值对体位敏感[17]。总体来说,仰卧位没有比站立及俯卧位有更好的通气灌注关系。卧姿对通气灌注的影响是复杂的,依赖于闭合容积、功能残气量、潮气量的相互关系[18]。这些变量在不同个体之间的差异导致了对个体间动脉氧分压有不同影响。

呼吸衰竭等危重病人的体位:一般概况

危重症病人选择正确的体位能够减少肺不张,改善气体交换,减少呼吸机相关性肺炎的风险。侧卧位及俯卧位有改善部分呼吸衰竭病人气体交换的潜能。"抬头位"(患者直立倾斜)能够减轻腹部内容物对膈肌的压缩,这被证实有些益处。我们简要回顾了这些观察试验的机制以及一些结论性研究,这些研究强调:俯卧位是目前已在重症监护病房最好的体位,应尽可能实施。

频繁体位改变对呼吸系统的影响

麻醉状态下的狗,固定体位会导致气体交换的恶化,而每半小时改变体位可避免这种情况[19]。经常变化体位对维持人体正常呼吸功能是同等重要的。频繁改变体位的效应已经被临床持续震荡床验证,并取得满意效果。这种"运动疗法"对

血流动力学影响小,而且能够改善氧合[20]、降低肺不张及肺部感染风险[21, 22],并减少气管插管时间和降低创伤患者医疗资源的消耗[19, 23]。运动疗法也用于治疗明确的肺不张[24],降低内科 ICU 患者肺炎的发病率并改善氧合[25, 26]。有研究认为运动疗法有可能改善最危重患者(急性生理与慢性健康评估评分Ⅱ大于 20 分的亚组,$P=0.056$)的临床结局[27],但这仍有待更多研究证实。因为大多数可获得的研究样本量均相对较少并有局限性,而且结果也不总是一致。例如,胸腰椎损伤的患者应用运动治疗床可能会有更多的感染并发症、呼吸衰竭以及更长的通气支持时间[28]。总结来说,体位改变对于肺脏功能的保护[29]和临床结局的改善作用仍是不确定的。

侧卧位

主动呼吸时,肺部灌注及通气优先分布于肺重力依赖区,因此,对单侧或非对称性肺部疾病的患者采用健侧肺在下的侧卧位(GLD),能显改善低通气/血流比失衡及肺内分流[30-32]。这种治疗方法可能显著改善动脉血氧分压,甚至能够避免气管插管、机械通气[30]。侧卧位还有助于增加动脉及混合静脉血氧含量,且对血流动力学影响小[33]。有时,危重症患者并不能通过GLD 改善,却能从损伤肺在下的体位得到改善;某些情况下,GLD 增加心律失常、低血压的发生;甚至显著降低混合血氧饱和度[34];从而迫使患者迅速恢复到仰卧位。肺不张是由于腹腔内容物产生的异常压力分布导致的或者更确切地说是因为增强的压力传导至胸部。这种情况下,呼气末正压可能是有益的。幸运的是,对单侧肺实变或肺水肿患者而言,侧卧位与仰卧位相比,PEEP并没有加重肺外侧灌注分布。当患者处于仰卧位时,不合适的高水平呼气末正压可能通过提高健侧肺第 1 区条件,进而使血流重新分布于患侧肺[35]。而在单侧肺炎患者中,呼气末正压有助于减少患侧肺对健侧的污染[36],理论上,PEEP与侧卧位联合使用时更有效。

患者健侧肺在下侧体位的实施也有值得注意的例外。儿童、慢性气道阻塞[37] 及麻醉状态下的患者都会呈现非重力依赖区高通气的趋势。在中等量单侧胸腔积液情况下，无论患侧在上或者在下，自主呼吸时的通气 / 血流均能匹配[31]，说明中等量的胸腔积液对气体交换的影响很小。单侧胸腔积液患者局部肺功能的研究证实，虽然有胸腔积液一侧的肺容量减少了，但残气量 / 肺总量及功能残气量 / 肺总量比值在两侧都是十分相近的[38]。这解释了在没有明显深部浸润或者低氧血症的情况下，单侧胸腔积液患者中，姿势、胸腔积液量、气体交换没有太大的关联。继发于一侧主气管堵塞的全部肺萎陷的患者，健侧肺在下侧的体位不能改善氧合，甚至可能恶化病情[39]。一侧大面积肺栓塞需要机械通气的患者，患侧肺在下的体位有更好的气体交换[40]。最后，健侧肺在下侧的体位在咯血及肺脓肿的患者中是禁忌，因为这种体位病变可能溢到未受影响的一侧。

床头抬高

抬高床头能够改善急性呼吸窘迫综合征患者的氧合，可能是因为此法有助于基底段肺组织复张[41]。一项对 16 例 ARDS 患者的研究发现垂直体位（躯干抬高 45°，下肢向下 45°）能够显著的增加氧合，由 94 ± 33 升至 142 ± 49 mmHg，其中 11 例增加 40% 以上。同时半卧位能够减少胃内容物的误吸[42]。相反，气管插管早期（24 小时内），头部抬高低于 30° 的体位是呼吸机相关性肺炎的独立危险因素[43]。在随后的一项随机前瞻性研究表明，半卧位能够显著降低呼吸机相关性肺炎的发生（对仰卧位的优势比是 6.8）[44]。基于这些证据，床头抬高位得到专业协会的支持（如危重病医学等）。然而这种方法并没有被广泛认同，因为总是存在对这种方法是否有效的疑问[45, 46]。并且仍有许多问题有待确定，如每天需床头抬高多少小时、床头抬高最佳角度是多少等。尽管如此，床头抬高仍是经济安全具有潜在益处的合理干预措施，尽管暂时缺乏决定性的数据支持。

俯卧位与急性呼吸窘迫综合征

俯卧位的生理及病理生理

Piehl 和 Brown 等[47] 在 1976 年第一次提出俯卧位通气可以改善急性低氧血症性呼吸衰竭患者的氧合，并被随后的研究证实。总体来说，大于有三分之二的患者可以通过俯卧位改善氧合[48]，其机制在动物模型中被广泛深入的研究。正压通气时，局部通气及灌注调节之间的复杂联系决定着俯卧位对改善气体交换效果。Guerin 和他的同事们回顾了这种机制[49]。

俯卧位对改善氧和的作用主要取决于功能残气量的区域性差别及相对固定的背 – 腹部灌注分布。仰卧位和俯卧位时，肺血流最大的部分是肺背部区域[14]。当动物处于俯卧位时这种背部灌注优势仍被保留下来[50]。在一个不饱和脂肪酸诱导的犬类肺损伤模型中，俯卧位能够通过减少分流从而改善气体交换[51]。肺损伤情况下，发生 ARDS 的动物或人，其重力依赖区的肺通气都明显减小，这是因为重力对水肿肺的影响。长时间的肺单位萎陷或水肿，导致肺内气体重新分布，即优先分布于 "开放" 的非重力依赖区肺单元，也就是，当仰卧位时分布于腹侧区，俯卧位时分布于背侧区。由此可以解释为何肺损伤的动物或人置于俯卧位时功能残气量会增加（因为这部分跨肺压变化更容易 "开放" 此时处于非重力依赖区的背部肺组织，具体原因参见前文）以及通气肺单元灌注的增加以及分流分数的减少。

此外，正压通气能产生西 1 区或 2 区条件，使血流由非重力依赖区重新分布于重力依赖区。俯卧位时气道正压能减少垂直灌注梯度，相反，仰卧位时增加垂直灌注梯度[52]。区域异质性的急性呼吸窘迫综合征的肺正压通气时，在垂直轴上建立相反的通气灌注梯度，使得通气 / 灌注失调及分流的发生。这种正压通气的影响在仰卧位时比俯卧位时更明显。通过单光子断层计算机扫描技术评估局部通气与局部灌注，发现俯卧位提高背部区域通气明显多于腹部区域，而局部灌注基本不变[53]。也就是说,背部肺单元的复张以及保存的背部灌注很大程度解释了为什么俯卧位通气改善实验模型的气体交换以及俯卧位改善通气/血流比值不需要功能残气量总体上的增加(见下文)[54]。

然而,一些其他因素可能也是俯卧位增加气体交换的原因。垂直轴上有更小的胸腔压力梯度[4],并且与仰卧位相比,俯卧位重力依赖区胸腔内负压力更大[55]。这有利于肺复张,而且能够解释为何俯卧位时功能残气量增加[56]。药物麻醉状态时,俯卧位患者胸腹腔顺应性的改变可以进一步调节俯卧位正压通气对气体交换的效果。Pelosi 等[56]发现,仰卧位胸腹顺应性高的患者在俯卧位时氧合明显改善。仰卧位时,潮气量倾向于分布在顺应性较好的前胸壁非重力依赖区,但此区域较差的灌注,导致通气/血流不匹配。俯卧位时,胸廓前壁被"固定"于床面,限制了腹侧胸壁的活动度。这种"固定"可将潮气量分配至灌注更好的背部区域,而使通气/血流更加匹配[57]。这些数据并没有像之前假设的那样,提示减少腹部接触是改善气体交换的前提条件。最后,肺脏病变程度(如急性呼吸窘迫综合征或者肺水肿/纤维化阶段)决定俯卧位通气的疗效[58]。一般认为,俯卧位对急性呼吸窘迫综合征患者早期肺水肿阶段气体交换的改善效果比纤维化阶段更好。

尽管目前仍不清楚,哪种机制在不同个体中,发挥了主要作用以及哪种对改善氧合指数(氧分压/吸氧浓度比值)贡献最大,但俯卧位通气的作用的确很重要。有研究表明,俯卧位通气后动脉血二氧化碳分压的下降可能预示着肺复张以及临床结局的改善[59]。较好的肺复张有利于将潮气量分布到更多的肺泡中,这样可以降低肺泡张力,减少上皮及内皮细胞损伤。Mentzelopoulos 等[60]依据呼气末肺容积测定跨肺潮汐压(可作为肺机械应力的一个指标),发现俯卧位时该值降低。血流更均匀分布同样也很重要[61],因为通气、灌注相互作用在呼吸机相关性肺损伤发病

机制中起重要作用。不论是什么发病机制,俯卧位能减少大型动物呼吸机相关性肺损伤的发生,无论其肺基础如何(正常[62]或已存在肺损伤[63])。总体来说,俯卧位的保护作用得到Gattinoni 等[48]的研究支持,Gattinoni 报道在接受大潮气量(大潮气量是相对肺大小)的亚组病人中病死率降低,是因为应用大的潮气量(最大潮气量亚组)或者因为小的肺脏(重度急性呼吸窘迫综合征亚组)。

俯卧位通气与临床结局

在大多数患者中,俯卧位通气能够改善氧合,能够降低这些中重度急性呼吸窘迫综合征患者的病死率。一些已经发表的多中心随机试验[48,64-70],针对俯卧位通气与临床结局的关系进行研究。这些试验的患者特点以及主要结果总结在**表32-1**中。几项初步研究表明,俯卧位通气在急性呼吸窘迫综合征患者的亚组中没有差异[64-66]或者只有降低病死率的趋势[48,67]。总的来说,数据表明,俯卧位可能能够改善这些患者亚组中重度急性呼吸窘迫综合征的临床结局[48],Mancebo 等[67]进一步对研究数据进行多变量分析,随机取样的仰卧位是病死率的独立危险因素。这种假设被 Guerin 等进行的标志性研究所证实[69]。在这项研究中,经过培训的医务人员,对发病36小时内的重度急性呼吸窘迫综合征患者,每日进行流程化的长时间俯卧位通气、神经肌肉阻滞以及肺保护性通气。结果表明,俯卧位通气能够有效改善 28 天(16% vs. 32.8%,优势比 0.39,可信区间 0.25~0.63)和 90 天(23.6 vs. 41%,优势比 0.44,可信区间 0.29~0.70)的病死率[69]。

除了改善气体交换、降低病死率,俯卧位通气也有改善血流动力学的潜在能力。一项包括 18 个急性呼吸窘迫综合征患者的研究,俯卧位通气有助于降低右心室后负荷及肺血管阻力;有趣的是,只有舒张功能处于代偿期的患者,心脏指数才有所增加。

尽管早期研究报道了高的并发症发生率,现

表 32-1　随机对照试验总结

研究	呼吸衰竭类型	病例数（仰卧位/俯卧位）	研究设计	每日俯卧位持续时间	病死率	结果 仰卧位/俯卧位	VAP（%）	主要呼吸系统并发症（拔管和气管插管堵塞）	压力性溃疡
Gattinoni, 2001	ALI and ARDS	152/152	MRC	7.0 ± 1.8 小时共 10 天	10 天	73/152 (48) vs.77/152 (51)	NA	10 vs. 8	36 vs. 28
Guerin, 2004	急性低氧呼吸衰竭	378/413	MRC	每天 8 小时共 4 天（范围：2~6 天）	28 天	119/378 (32) vs.134/413 (32)	24 vs. 21	16 vs. 20	50 vs. 42
Voggenreiter, 2005	ALI 和 ARDS（创伤）	19/21	SR	11 ± 5 小时	ICU	3/19(16) vs. 1/21(5)	89 vs. 62	5 vs. 5	91 vs. 63
Curley, 2005	ALI（儿童研究）	51/51	SR	18 ± 4 小时	28 天	4/50 (8) vs. 4/51(7.8)	NA	10 vs. 12	16 vs. 20
Mancebo, 2006	ARDS	60/76	MR	每天 17 小时共 10.1 天	ICU	35/60 (58) vs.33/76 (43)	15 vs. 18	2 vs. 8	3 vs. NA
Fernandez, 2008	ARDS	19/21	MRC	每天大于 20 小时	60 天	10/19 (53) vs.8/21 (38)	5 vs. 14	10 vs. 5	非常普遍（俯卧位）
Taccone, 2009	中度和重度	174/168	MR	每天至少 20 小时	28 天	57/74 (32.8) vs.52/168 (31)	NA	61.3 vs. 38.5	NA
Guerin, 2013	Severe ARDS (PF ratio <150)	220/237	MR	每天 16 小时	28 天	75/229 (32.8) vs.38/237 (16)	NA	20.7 vs. 15.3	NA

ALI. 急性肺损伤；ARDS. 急性呼吸窘迫综合征；ICU. 重症监护病房；NA. 不详

在看来，经过培训的医护人员小心实施俯卧位通气并不增加主要并发症的发生[72~75]。许多并发症，如在两项荟萃分析中被认为是最常见并发症的压力性溃疡等[74, 75]，是可预防的。Guerin 等[69]进行的最新的多中心随机试验显示，俯卧位组没有提高并发症的发生率，这表明，过多并发症的发生可能与缺乏技术经验有关。

几项已经发表的荟萃分析[72~76]，其中包括 Guerin 等[69]的后续研究显示俯卧位能明确的改善气体交换[72~76]，降低病死率[72~75]。另外、中、重度低氧血症患者（相对危险度 0.76，可信区间 0.61~0.94）通过延长俯卧位通气时间能改善全因病死率（每天大于 16 小时，相对危险度 0.77，可信区间 0.64~0.92）。

总体来说，最近的随机试验的可比性不强（例如，纳入患者的原因及严重程度不同，或者他们处于急性呼吸窘迫综合征的不同阶段），而且在俯卧位通气持续时间及通气策略缺乏标准化[72]。总的来说，不是所有患者均需要俯卧位，而且其对轻度急性呼吸窘迫综合征患者不一定有益。尽管俯卧位能够显著改善氧分压 / 吸氧浓度比值，降低重度 ARDS 患者的病死率，但气体交换改善并不能作为改善预后的预测指标。这表明俯卧位通气有可能是通过降低呼吸机相关性肺损伤而增加生存率[77]，并且俯卧位的肺脏保护作用可能比获得更好的血气结果更加重要，数十年前允许性高碳酸血症在哮喘持续状态中的应用就是一个很好的例子。

有证据逐渐强烈支持俯卧位通气在重度急性呼吸窘迫综合征中的应用。俯卧位应该作为一项小心的有计划的肺保护性通气策略用于急性呼吸窘迫综合征，这需要经培训的人来实施以达到最佳效果。应该有种草案，为以下特殊情况指明方向，包括实施俯卧位的适应证及禁忌证，持续时间（剂量）以及当不利于气体交换而有发生呼吸机相关性肺损伤风险时停止的依据。进一步关注在开始及贯穿整个俯卧位通气中可预防的并发症是必要的。现在仍不确定俯卧位通气最佳持续时

间，但每天不低于 16 小时似乎是合理的，因为持续时间大于 16 小时能够改善临床结局。其他肺保护性通气方法也应认真考虑。现在仍不清楚俯卧位联合其他形式如直立位是否能产生额外的益处，只是小样本研究得出结论[78]。最后，重度 ARDS 患者应早期考虑俯卧位治疗。尽管俯卧位不一定对轻度 ARDS 患者有益，但我们应研究中度 ARDS 患者中哪类患者（如果有的话）有可能从中受益。

作者推荐

- 总的来说，在最近数十年，我们在关于认识体位对呼吸系统生理功能影响方面上有了明显的进步。正确应用体位可改善机械通气的危重病患者的气体交换。体位能否改善大多数急性呼吸衰竭患者的临床结局仍未被证实，并且这种可能性不大。
- 有限的临床数据表明，半卧位能降低 ICU 病房气管插管、呼吸机辅助通气的患者发生呼吸机相关性肺炎的风险。尽管仍有许多问题并且需要更多证据，这种方法已被广泛接受。但是这需要更多的研究。
- 俯卧位能通过提高动脉氧分压 / 吸氧浓度而显著地提高气体交换。
- 强有力的数据证实，正确应用俯卧位能够降低严重呼吸窘迫综合征患者的病死率，这已经作为包括肺保护性通气策略的多种草案中的一部分。
- 俯卧位治疗应每天持续 16 小时以上。
- 为了确保这种方法的安全性及有效性，应组织医务人员培训，并进一步关注可预防的并发症。

（杨伟民　孙明莉）

参考文献

1. Milic-Emili J, Henderson JA, Dolovich MB, Trop D, Kaneko K. Regional distribution of inspired gas in the lung. J Appl Physiol. 1966;21:749–759.

2. Kaneko K, Milic-Emili J, Dolovich MB, Dawson A, Bates DV. Regional distribution of ventilation and perfusion as a function of body position. J Appl Physiol. 1966;21:767–777.

3. Albert RK, Hubmayr RD. The prone position eliminates compression of the lungs by the heart. Am J Respir Crit Care Med. 2000;161:1660–1665.

4. Mutoh T, Guest RJ, Lamm WJ, Albert RK. Prone position alters

the effect of volume overload on regional pleural pressures and improves hypoxemia in pigs in vivo. Am Rev Respir Dis. 1992;146:300–306.

5. Marini JJ, Tyler ML, Hudson LD, Davis BS, Huseby JS. Influence of head-dependent positions on lung volume and oxygen saturation in chronic air-flow obstruction. Am Rev Respir Dis. 1984;129: 101–105.

6. Lumb AB, Nunn JF. Respiratory function and ribcage contribution to ventilation in body positions commonly used during anesthesia. Anesth Analg. 1991;73:422–426.

7. Mure M, Glenny RW, Domino KB, Hlastala MP. Pulmonary gas exchange improves in the prone position with abdominal distension. Am J Respir Crit Care Med. 1998;157:1785–1790.

8. Pelosi P, Croci M, Calappi E, et al. Prone positioning improves pulmonary function in obese patients during general anesthesia. Anesth Analg. 1996;83:578–583.

9. Bindslev L, Santesson J, Hedenstierna G. Distribution of inspired gas to each lung in anesthetized human subjects. Acta Anaesthesiol Scand. 1981;25:297–302.

10. Rehder K, Knopp TJ, Sessler AD, Didier EP. Ventilation-perfusion relationship in young healthy awake and anesthetized-paralyzed man. J Appl Physiol. 1979;47:745–753.

11. Martynowicz MA, Minor TA, Walters BJ, Hubmayr RD. Regional expansion of oleic acid-injured lungs. Am J Respir Crit Care Med. 1999;160:250–258.

12. Pelosi P, Crotti S, Brazzi L, Gattinoni L. Computed tomography in adult respiratory distress syndrome: what has it taught us? Euro Respir J. 1996;9:1055–1062.

13. Glenny RW. Blood flow distribution in the lung. Chest. 1998;114: 8S–16S.

14. Glenny RW, Lamm WJ, Albert RK, Robertson HT. Gravity is a minor determinant of pulmonary blood flow distribution. J Appl Physiol. 1985;1991(71):620–629.

15. Glenny RW, Bernard SL, Luchtel DL, Neradilek B, Polissar NL. The spatial-temporal redistribution of pulmonary blood flow with postnatal growth. J Appl Physiol. 1985;2007(102):1281–1288.

16. Rimeika D, Nyren S, Wiklund NP. Regulation of regional lung perfusion by nitric oxide. Am J Respir Crit Care Med. 2004;170: 450–455.

17. Amis TC, Jones HA, Hughes JM. Effect of posture on inter-regional distribution of pulmonary perfusion and VA/Q ratios in man. Respir Physiol. 1984;56:169–182.

18. Craig DB, Wahba WM, Don HF, Couture JG, Becklake MR. "Closing volume" and its relationship to gas exchange in seated and supine positions. J Appl Physiol. 1971;31:717–721.

19. Ray 3rd JF, Yost L, Moallem S, et al. Immobility, hypoxemia, and pulmonary arteriovenous shunting. Arch Surg. 1974;109:537–541.

20. Stiletto R, Gotzen L, Goubeaud S. Kinetic therapy for therapy and prevention of post-traumatic lung failure. Results of a prospective study of 111 polytrauma patients. Der Unfallchirurg. 2000;103: 1057–1064.

21. Fink MP, Helsmoortel CM, Stein KL, Lee PC, Cohn SM. The efficacy of an oscillating bed in the prevention of lower respiratory tract infection in critically ill victims of blunt trauma. A prospective study. Chest. 1990;97:132–137.

22. Gentilello L, Thompson DA, Tonnesen AS, et al. Effect of a rotating bed on the incidence of pulmonary complications in critically ill patients. Crit Care Med. 1988;16:783–786.

23. Nelson LD, Choi SC. Kinetic therapy in critically ill trauma patients. Clin Intensive Care. 1992;3:248–252.

24. Raoof S, Chowdhrey N, Raoof S, et al. Effect of combined kinetic

therapy and percussion therapy on the resolution of atelectasis in critically ill patients. Chest. 1999;115:1658–1666.

25. deBoisblanc BP, Castro M, Everret B, Grender J, Walker CD, Summer WR. Effect of air-supported, continuous, postural oscillation on the risk of early ICU pneumonia in nontraumatic critical illness. Chest. 1993;103:1543–1547.

26. Wang JY, Chuang PY, Lin CJ, Yu CJ, Yang PC. Continuous lateral rotational therapy in the medical intensive care unit. J Formos Med Assoc. 2003;102:788–792.

27. Traver GA, Tyler ML, Hudson LD, Sherrill DL, Quan SF. Continuous oscillation: outcome in critically ill patients. J Crit Care. 1995;10:97–103.

28. Chipman JG, Taylor JH, Thorson M, Skarda DE, Beilman GJ. Kinetic therapy beds are associated with more complications in patients with thoracolumbar spinal column injuries. Surgical Infect. 2006;7:513–518.

29. Dolovich M, Rushbrook J, Churchill E, Mazza M, Powles AC. Effect of continuous lateral rotational therapy on lung mucus transport in mechanically ventilated patients. J Crit Care. 1998;13: 119–125.

30. Dhainaut JF, Bons J, Bricard C, Monsallier JF. Improved oxygenation in patients with extensive unilateral pneumonia using the lateral decubitus position. Thorax. 1980;35:792–793.

31. Gillespie DJ, Rehder K. Body position and ventilation-perfusion relationships in unilateral pulmonary disease. Chest. 1987;91: 75–79.

32. Seaton D, Lapp NL, Morgan WK. Effect of body position on gas exchange after thoracotomy. Thorax. 1979;34:518–522.

33. Dreyfuss D, Djedaini K, Lanore JJ, Mier L, Froidevaux R, Coste F. A comparative study of the effects of almitrine bismesylate and lateral position during unilateral bacterial pneumonia with severe hypoxemia. Am Rev Respir Dis. 1992;146:295–299.

34. Winslow EH, Clark AP, White KM, Tyler DO. Effects of a lateral turn on mixed venous oxygen saturation and heart rate in critically ill adults. Heart Lung. 1990;19:557–561.

35. Hasan FM, Weiss WB, Braman SS, Hoppin Jr FG. Influence of lung injury on pulmonary wedge-left atrial pressure correlation during positive end-expiratory pressure ventilation. Am Rev Respir Dis. 1985;131:246–250.

36. Schortgen F, Bouadma L, Joly-Guillou ML, Ricard JD, Dreyfuss D, Saumon G. Infectious and inflammatory dissemination are affected by ventilation strategy in rats with unilateral pneumonia. Intensive Care Med. 2004;30:693–701.

37. Shim C, Chun KJ, Williams Jr MH, Blaufox MD. Positional effects on distribution of ventilation in chronic obstructive pulmonary disease. Ann Intern Med. 1986;105:346–350.

38. Anthonisen NR, Martin RR. Regional lung function in pleural effusion. Am Rev Respir Dis. 1977;116:201–207.

39. Chang SC, Chang HI, Shiao GM, Perng RP. Effect of body position on gas exchange in patients with unilateral central airway lesions. Down with the good lung? Chest. 1993;103:787–791.

40. Badr MS, Grossman JE. Positional changes in gas exchange after unilateral pulmonary embolism. Chest. 1990;98:1514–1516.

41. Richard JC, Maggiore SM, Mancebo J, Lemaire F, Jonson B, Brochard L. Effects of vertical positioning on gas exchange and lung volumes in acute respiratory distress syndrome. Intensive Care Med. 2006;32:1623–1626.

42. Torres A, El-Ebiary M, Soler N, Monton C, Fabregas N, Hernandez C. Stomach as a source of colonization of the respiratory tract during mechanical ventilation: association with ventilator-associated pneumonia. Euro Respir J. 1996;9:1729–

1735.

43. Kollef MH. Ventilator-associated pneumonia. A multivariate analysis. JAMA. 1993;270:1965–1970.

44. Drakulovic MB, Torres A, Bauer TT, Nicolas JM, Nogue S, Ferrer M. Supine body position as a risk factor for nosocomial pneumonia in mechanically ventilated patients: a randomised trial. Lancet. 1999;354:1851–1858.

45. Heyland DK, Cook DJ, Dodek PM. Prevention of ventilator-associated pneumonia: current practice in Canadian intensive care units. J Crit Care. 2002;17:161–167.

46. van Nieuwenhoven CA, Vandenbroucke-Grauls C, van Tiel FH, et al. Feasibility and effects of the semirecumbent position to prevent ventilator-associated pneumonia: a randomized study. Crit Care Med. 2006;34:396–402.

47. Piehl MA, Brown RS. Use of extreme position changes in acute respiratory failure. Crit Care Med. 1976;4:13–14.

48. Gattinoni L, Tognoni G, Pesenti A, et al. Effect of prone positioning on the survival of patients with acute respiratory failure. New Engl J Med. 2001;345:568–573.

49. Guerin C, Baboi L, Richard JC. Mechanisms of the effects of prone positioning in acute respiratory distress syndrome. Intensive Care Med. 2014;40:1634–1642.

50. Wiener CM, Kirk W, Albert RK. Prone position reverses gravitational distribution of perfusion in dog lungs with oleic acid-induced injury. J Appl Physiol. 1985;1990(68):1386–1392.

51. Albert RK, Leasa D, Sanderson M, Robertson HT, Hlastala MP. The prone position improves arterial oxygenation and reduces shunt in oleic-acid-induced acute lung injury. Am Rev Respir Dis. 1987;135:628–633.

52. Nyren S, Mure M, Jacobsson H, Larsson SA, Lindahl SG. Pulmonary perfusion is more uniform in the prone than in the supine position: scintigraphy in healthy humans. J Appl Physiol. (1985) 1999; 86:1135–1141.

53. Lamm WJ, Graham MM, Albert RK. Mechanism by which the prone position improves oxygenation in acute lung injury. Am J Respir Crit Care Med. 1994;150:184–193.

54. Pappert D, Rossaint R, Slama K, Gruning T, Falke KJ. Influence of positioning on ventilation-perfusion relationships in severe adult respiratory distress syndrome. Chest. 1994;106:1511–1516.

55. Mutoh T, Lamm WJ, Embree LJ, Hildebrandt J, Albert RK. Volume infusion produces abdominal distension, lung compression, and chest wall stiffening in pigs. J Appl Physiol. (1985) 1992;72:575–582.

56. Pelosi P, Croci M, Calappi E, et al. The prone positioning during general anesthesia minimally affects respiratory mechanics while improving functional residual capacity and increasing oxygen tension. Anesth Analg. 1995;80:955–960.

57. Pelosi P, Tubiolo D, Mascheroni D, et al. Effects of the prone position on respiratory mechanics and gas exchange during acute lung injury. Am J Respir Crit Care Med. 1998;157:387–393.

58. Nakos G, Tsangaris I, Kostanti E, et al. Effect of the prone position on patients with hydrostatic pulmonary edema compared with patients with acute respiratory distress syndrome and pulmonary fibrosis. Am J Respir Crit Care Med. 2000;161:360–368.

59. Gattinoni L, Vagginelli F, Carlesso E, Prone-Supine Study G, et al. Decrease in $PaCO_2$ with prone position is predictive of improved outcome in acute respiratory distress syndrome. Crit Care Med. 2003;31:2727–2733.

60. Mentzelopoulos SD, Roussos C, Zakynthinos SG. Prone position reduces lung stress and strain in severe acute respiratory distress syndrome. Euro Respir J. 2005;25:534–544.

61. Broccard AF, Vannay C, Feihl F, Schaller MD. Impact of low pulmonary vascular pressure on ventilator-induced lung injury. Crit Care Med. 2002;30:2183–2190.

62. Broccard AF, Shapiro RS, Schmitz LL, Ravenscraft SA, Marini JJ. Influence of prone position on the extent and distribution of lung injury in a high tidal volume oleic acid model of acute respiratory distress syndrome. Crit Care Med. 1997;25:16–27.

63. Broccard A, Shapiro RS, Schmitz LL, Adams AB, Nahum A, Marini JJ. Prone positioning attenuates and redistributes ventilator-induced lung injury in dogs. Crit Care Med. 2000;28:295–303.

64. Curley MA, Hibberd PL, Fineman LD, et al. Effect of prone positioning on clinical outcomes in children with acute lung injury: a randomized controlled trial. JAMA. 2005;294:229–237.

65. Fernandez R, Trenchs X, Klamburg J, et al. Prone positioning in acute respiratory distress syndrome: a multicenter randomized clinical trial. Intensive Care Med. 2008;34:1487–1491.

66. Guerin C, Gaillard S, Lemasson S, et al. Effects of systematic prone positioning in hypoxemic acute respiratory failure: a randomized controlled trial. JAMA. 2004;292:2379–2387.

67. Mancebo J, Fernandez R, Blanch L, et al. A multicenter trial of prolonged prone ventilation in severe acute respiratory distress syndrome. Am J Respir Crit Care Med. 2006;173:1233–1239.

68. Voggenreiter G, Aufmkolk M, Stiletto RJ, et al. Prone positioning improves oxygenation in post-traumatic lung injury–a prospective randomized trial. J Trauma. 2005;59:333–341. discussion 341–333.

69. Guerin C, Reignier J, Richard JC, et al. Prone positioning in severe acute respiratory distress syndrome. N Engl J Med. 2013;368: 2159–2168.

70. Taccone P, Pesenti A, Latini R, et al. Prone positioning in patients with moderate and severe acute respiratory distress syndrome: a randomized controlled trial. JAMA. 2009;302:1977–1984.

71. Jozwiak M, Teboul JL, Anguel N, et al. Beneficial hemodynamic effects of prone positioning in patients with acute respiratory distress syndrome. Am J Respir Crit Care Med. 2013;188:1428–1433.

72. Abroug F, Ouanes-Besbes L, Elatrous S, Brochard L. The effect of prone positioning in acute respiratory distress syndrome or acute lung injury: a meta-analysis. Areas of uncertainty and recommendations for research. Intensive Care Med. 2008;34:1002–1011.

73. Alsaghir AH, Martin CM. Effect of prone positioning in patients with acute respiratory distress syndrome: a meta-analysis. Crital Care Med. 2008;36:603–609.

74. Sud S, Sud M, Friedrich JO, Adhikari NK. Effect of mechanical ventilation in the prone position on clinical outcomes in patients with acute hypoxemic respiratory failure: a systematic review and meta-analysis. CMAJ. 2008;178:1153–1161.

75. Tiruvoipati R, Bangash M, Manktelow B, Peek GJ. Efficacy of prone ventilation in adult patients with acute respiratory failure: a meta-analysis. J Crit Care. 2008;23:101–110.

76. Sud S, Friedrich JO, Adhikari NK, et al. Effect of prone positioning during mechanical ventilation on mortality among patients with acute respiratory distress syndrome: a systematic review and meta-analysis. CMAJ. 2014;186:E381–E390.

77. Albert RK, Keniston A, Baboi L, Ayzac L, Guerin C, Proseva I. Prone position-induced improvement in gas exchange does not predict improved survival in the acute respiratory distress syndrome. Am J Respir Crit Care Med. 2014;189:494–496.

78. Robak O, Schellongowski P, Bojic A, Laczika K, Locker GJ, Staudinger T. Short-term effects of combining upright and prone positions in patients with ARDS: a prospective randomized study. Crit Care. 2011;15:R230.

33 肺动脉高压在急性呼吸窘迫综合征中是否重要，是否需要治疗

Criona M. Walshe, Leo G. Kevin

在这一章中，我们将系统探究急性呼吸窘迫综合征与肺动脉高压的相互关系，肺动脉高压导致右心室衰竭对患者预后的影响以及肺血管舒张治疗对这类病人的疗效。

急性呼吸窘迫综合征中的肺动脉高压

19世纪70年代末期，在ARDS发病过程中，肺动脉高压这种改变被逐渐报道，并很快成为致死的关键病因[1]。当时一项长期观察研究报道，ARDS死亡组患者在疾病早期肺动脉压力持续升高。后期的系统性研究，如欧洲合作的急性呼吸窘迫综合征研究[2]，证实肺动脉压对判断这些患者的预后有重要价值。在这个报道中，一项包括多个血流动力学参数和其他因素的Logistic回归分析，发现第2天肺动脉收缩压（最终存活组24.1 ± 6.7 mmHg对比最终死亡组28.4 ± 8.5 mmHg）是一个预测病死率的独立因素。近期，一项对液体及导管治疗试验[4]结果的二次分析发现[3]，在急性呼吸窘迫综合征早期，肺血管阻力就已升高，且死亡组患者肺血管阻力显著高于非死亡组。在一个多变量预测模型中，肺血管阻力是60天死亡率的独立危险因素。

肺动脉高压在急性呼吸窘迫综合征患者中有多普遍？能准确回答这个问题的数据太少了。Zapol和Snider等[5]发现，他们研究的30名急性呼吸窘迫综合征患者的肺动脉压力均有升高，甚至低氧血症纠正后也是如此。ARDS的

相关临床研究，报道平均肺动脉压基线为29~30 mmHg[6,7]。近期进一步研究表明，若以肺动脉压力25 mmHg作为临界值，92.2%的急性呼吸窘迫综合征患者诊断为肺动脉高压，虽然只有7.4%的患者为重度肺动脉高压（定义为平均肺动脉压力大于45 mmHg）。

急性呼吸窘迫综合征患者肺动脉高压的产生与多种因素共同作用有关。目前已经证实肺水肿与肺动脉压力有关[7]。一项关于猪的研究模型显示，血管内血栓造成微血管闭塞是导致肺血管阻力增加的重要因素[8]，尸检也发现95%的急性呼吸窘迫综合征患者伴有肺栓塞[9]。虽然在急性呼吸窘迫综合征患者中，未通气的肺泡组织，会导致相应区域的肺血管因显著缺氧发生收缩[10]，但这种现象对肺血流动力学的影响仍不确定。例如，Sibbald等[1]报道了ARDS患者肺动脉高压的严重程度与低氧血症的严重程度关系不大。缺氧导致的肺血管收缩可能对肺动脉压的增高影响不大，因为这效应会部分或全部被其他因素所抵销，如局部释放的一氧化氮或前列腺素等。而且，当ARDS患者低氧血症纠正后，肺动脉高压依然存在。一个可能的解释是肺血管平滑肌细胞过度增殖导致管壁顺应性的降低。

脓毒症释放的炎症介质可能增加肺循环的血管张力，而降低体循环血管张力。许多细胞因子如肿瘤坏死因子-α可能参与其中，但是它们的具体作用仍不清楚。内皮素-1是一种强力的肺

血管收缩因子，并且能刺激血管平滑肌增殖。尽管目前仍没有直接证据证实内皮素 -1 与 ARDS 肺动脉高压有关，但 ARDS 患者的内皮素 -1 表达会上调。

肺动脉高压、右心衰竭及死亡

右心室较薄的室壁与肺循环较低的阻力相匹配，因此其对后负荷急剧增加的耐受性较差。很多因素，如液体超负荷、脓毒症诱导的负性肌力、平均气道压升高等，均可导致危重病患者右心室功能损害。右心室衰竭预示着或者说导致了 ARDS 患者高达 30% 的病死率[6, 11]。基于一项超声心动图相关技术的研究，评估了 23 个急性呼吸窘迫综合征患者的右心功能[12]，其中 9 个患者右心室功能正常，另有 9 个患者右心室轻度增大，但收缩功能正常。其余 5 个患者右心室重度增大伴收缩功能不全，并且左心室体积减小。这些发现提示病理状态下心室形态学关系。值得注意的是，经二维超声心动图检查，所有研究患者的左心收缩功能均显示正常。严重右心衰竭与死亡有密切关系。

Vieillard-Baron 等[13]利用超声心动图评估了急性呼吸窘迫综合征患者右心功能。25% 的患者（19/75）第 2 天出现右心室功能不全。其中许多患者也有左心室收缩功能不全的证据。虽然与没有右心室功能不全患者有相同的病死率，但是右心室功能不全患者需要呼吸支持的时间更长。这些研究中比较有意思的是，动脉二氧化碳分压升高可作为急性右心衰竭的独立预测因素。这可能是死腔增加的反映，二氧化碳分压升高还导致 ARDS 患者呼气末正压更高及急性呼吸窘迫综合征更差的临床结局。例如，Poelaert 等[14]发现增加的呼气末正压可诱导右心室流出阻力周期性增加。Jardin 和 Vieillard-Baron 等[15]研究表明更高的平台压导致急性右心衰竭及死亡的显著增加。这些作者最近对急性呼吸窘迫综合征患者提出了机械通气的“右心室保护性方法”[16]。

肺血管扩张药对急性呼吸窘迫综合征的治疗

吸入性一氧化氮

一氧化氮是一种自由基气体，在 1987 年被认定是一种内皮源性舒张因子[17]。一氧化氮由内皮细胞产生，进入局部血管平滑肌细胞，激活可溶性鸟苷酸环化酶。鸟苷酸环化酶进一步激活 5′ - 三磷酸鸟苷转化为环鸟甘酸，导致进一步超极化并减少钙离子进入肌肉细胞，其作用结果就是血管舒张。现在认为肺循环中一氧化氮产生减少[18]及反应性减弱[19]是原发性及继发性肺动脉高压发病机制中的重要因素。

自从一氧化氮被发现不到 1 年，吸入性一氧化氮就被确定为有效的肺血管扩张药，用于治疗原发性肺动脉高压患者[20]。随后不久，一些小样本研究描述了一氧化氮在急性呼吸窘迫综合征和肺动脉高压患者中的应用[21~23]。研究报道称，一氧化氮不仅降低了肺血管阻力和动脉压力，而且能够显著改善氧合。例如，Rossaint 等[23]在 1993 年给予 10 位急性呼吸窘迫综合征患者 18 ppm（体积浓度，百万分之十八）的一氧化氮治疗。肺动脉压力平均降低 6 mmHg，肺血管阻力平均降低 71 dyn · s · cm^{-5}（压力单位，达因 · 秒 · 厘米$^{-5}$），而体循环血压与心输出量没有明显变化。然而当时最让临床医生震惊的是动脉氧分压 / 吸入氧浓度平均增加了 51 mmHg。吸入性一氧化氮被迅速用于治疗重度急性呼吸窘迫综合征。确实如此，在 1998 年，一项针对欧洲 ICU 医生的临床调查显示，有效调查中 98.5% 的人认为急性呼吸窘迫综合征患者应该应用吸入性一氧化氮。并且 71% 的人认为动脉氧分压 / 吸氧浓度是启动治疗的依据[24]。

在这些早期研究中，有三个观察研究随后引起了争议。第一个是对一氧化氮反应性的研究，无论是关于降低肺动脉压力或者是改善氧合，大部分是可预测的并且几乎是普遍存在的。后来证实，ARDS 患者吸入一氧化氮后能够提高 1 项或同时提高 2 项参数者最多占 40%~60%[25]。哪类患者对吸入一氧化氮有反应也很难预测[26]。第二个观察结果是，在吸入性一氧化氮治疗过程中，疗效会持续很长时间。相比之下，后来的数据显示快速抗药反应在 2~3 天就会出现[25]。第三个观察结果是，虽然每日间断吸入性一氧化氮治疗并会增加肺动脉压力[23]，但这不是突出问题。但后来发现肺动脉高压在停药后会出现反弹，虽然这有可能被解决。

早期对吸入性一氧化氮的热情正逐渐减少，因为第 II 期[27, 28]、第 III 期[25, 29]试验显示一氧化氮并不能提高急性呼吸窘迫综合征患者整体的生存率。这一观点得到了一些荟萃分析的支持[30, 31]。此外，一氧化氮可能对肾功能有副作用[31, 32]，在美国，运输系统上高昂的成本进一步加重了人们对一氧化氮临床疗效的担忧。一项加拿大的调查或许能够代表世界范围的应用情况：至 2004 年，小于 40% 的重症监护医生应用一氧化氮来治疗急性呼吸窘迫综合征，并且后来只选择性应用。

前列腺素

前列腺素是一种血管扩张药，通过激活细胞内腺苷酸环化酶，减少细胞内钙离子而发挥效应。现在各种类型的前列腺素及其衍生物均具有改善慢性肺动脉高压患者运动耐力及生活质量的作用[33]，但其对病死率影响并不显著。

在 19 世纪 80 年代末期，几项研究报道了应用静脉注射前列腺素 E_1（PGE_1）治疗急性呼吸窘迫综合征患者。前列腺素 E_1 视乎能够作为一个抗炎药及肺血管扩张药来发挥其效应。2 项随机对照研究发现，在给予标准剂量[34]的前列腺素后，肺动脉压力能够降低大约 15%。第一个研究的样本量较小，仅纳入外科 ARDS 患者，结果显示能够改善预后[35]。而后来大样本量研究，未能证实这一点。甚至，作者报道了低血压的出现以及肺内分流的增加[36]。随着前列腺素研究不断出现，人们试图发现一种吸入性的前列腺素。伊洛前列

素，一种合成的前列腺素衍生物，可作为一种很稳定的喷雾剂用于吸入给药。1993 年，Walmrath 等[37]首次报道将伊洛前列素雾化用于 3 名急性呼吸窘迫综合征患者，结果是肺血管阻力以及肺内分流有效降低，氧合改善 30%~40%。在这些发现 3 年后，被 2 项试验证实，但这 2 项研究仅包含少数病人[38]。一项更近的报道，将 10 mg 伊洛前列素用于 20 名伴有肺动脉高压的急性呼吸窘迫综合征患者，结果动脉氧分压平均提高了 18 mmHg，且没有明显的副作用[39]。

伊洛前列素对 ARDS 合并肺动脉高压的疗效优于吸入性一氧化氮。与一氧化氮数秒钟的半衰期相比，前列腺素及其衍生物具有更长的半衰期（2~3 分钟）。虽然这可能增加体循环血管舒张及低血压的风险，但这并不是一个突出问题[40, 41]。事实上，伊洛前列素应用最大剂量（50 ng/kg/min）对急性肺损伤的儿童并没有造成循环血流动力学影响[40]。前列腺素也是有效的血小板聚集抑制药。在没有出血倾向时，这可能是有益的。

尽管如此，伊洛前列素与一氧化氮，二者的疗效很难比较，因为已发表的数据十分有限。仅有几个小样本的研究。Van Heerden 等[38]的研究显示 50 ng/（kg·min）的伊洛前列素与 10 ppm 的一氧化氮对 5 名低氧血呼吸窘迫综合征患者的疗效是等效的。Zwissler 等[42]比较了伊洛前列素在 1、10、25 ng（kg·min）与一氧化氮在 1、4、8 ppm 时能够产生大致相等的效应。这也为急性呼吸窘迫综合征患者建立了限定的剂量 - 反应曲线。同样，一项对 16 名急性呼吸窘迫综合征患者的研究，Walmrath 等[43]发现伊洛前列素［平均 7.5 ± 2.5 ng（kg·min）］与吸入性一氧化氮（平均 18 ppm）是等效的。最后，关于原发性肺动脉高压相似的对比研究也证实两种药物具有大致相同的临床疗效[44]。

一氧化氮可转化为二氧化氮，这是一种潜在的有害物质。一氧化氮需要昂贵的运输费用及监测系统。而伊洛前列素没有这些问题，它只需经过简单的雾化存储系统就可被运输。然而，与

吸入性一氧化氮一样，有报道称伊洛前列素也会出现停药后的反弹[45]。伊洛前列素在一氧化氮无应答患者中是否有效仍然有待研究，反之亦然。因为伊洛前列素与一氧化氮通过完全不同的机制发挥他们的效应，这种假设很具有吸引力，但哪类病人对哪种反应更好很难去预测。Domenighetti等[46]的数据显示肺源性急性呼吸窘迫综合征比非肺源性的反应性差，但是关于一氧化氮的直接对比尚未建立。Brett等[26]报道尚未发现预测吸入性一氧化氮反应性的指标。最后，与一氧化氮相同，没有数据表明吸入性的前列腺素能改善急性呼吸窘迫综合征患者的预后。

磷酸二酯酶抑制药

依诺西酮、氨力农、米力农等是磷酸二酯酶-3抑制药，这类酶能够促进环磷腺苷在心肌及血管平滑肌的降解。磷酸二酯酶抑制药可增加心肌收缩力、导致广泛血管收缩。尽管口服米力农并不能改善慢性心力衰竭的长期生存率，但目前这类药物仍广泛应用于心脏外科术后急性心力衰竭的患者[47,48]。米力农能够降低后负荷，非常适合右心功能衰竭的治疗。在一项回顾性分析中对比了米力农和多巴酚丁胺在329例急性失代偿期心力衰竭患者中的应用，米力农能显著降低肺血管阻力并极大提高心输出量[49]。同样的，在严重肺动脉高压等待移植的患者中，米力农[50]或依诺西酮[51]能明显的降低肺血管阻力并增加心脏指数。

西地那非是一种口服的，高选择性磷酸二酯酶-5抑制药。这些磷酸二酯酶亚型大量存在于肺血管平滑肌细胞中。磷酸二酯酶-5抑制药能阻止环磷鸟苷的降解，进而增加原发及一氧化氮诱导的血管扩张。

有一些关于西地那非的报道证实，其在治疗急性肺损伤或急性呼吸窘迫综合征导致的新发的、威胁生命的肺动脉高压中的作用。Giacomini等[52]通过肠内给予伐地那非（西地那非衍生物）

治疗一个停用一氧化氮并伴有肺动脉高压的急性呼吸窘迫综合征患者，最终证实是可行的。伐地那非允许吸入性一氧化氮的停用，而且药物本身最终逐渐减少。最近一项开放式研究，评估了单独应用50 mg西地那非治疗10名急性呼吸窘迫综合征肺动脉高压患者的疗效[53]。虽然肺动脉压力显著降低（从25降低至22 mmHg），但体循环动脉血压也会降低，而且分流分数增加。在没有进一步证据的情况下，西地那非仍未被批准用于治疗急性呼吸窘迫综合征肺动脉高压。

左西孟坦

左西孟坦是一种强心扩血管药物，它通过致敏心肌细胞中肌钙蛋白C而发挥正性肌力作用。心肌收缩力增加是单独发生的，并没伴随细胞内钙的增加及能量的消耗。扩血管作用是通过激活血管钾-三磷腺苷通道实现的。实验室[54]及临床研究[55]显示，激活这些通道可能会起到心肌保护作用。尽管机制尚不明确，但其还具备免疫调节作用。

一项关于左西孟坦与多巴酚丁胺的双盲随机对照试验对比了左西孟坦与多巴酚丁胺在心源性休克的作用[56]。左西孟坦不仅更好地实现了预定的血流动力学目标，而且能够显著改善生存率。右心室对后负荷变化极度敏感预示着左西孟坦在治疗右心室衰竭伴肺动脉高压有独特的潜能。

有几项关于左西孟坦在治疗肺动脉高压及右心室衰竭的临床研究。在一项小的安慰剂对比试验中，Ukkonen等[57]报道了严重右心衰竭病人的肺血管阻力明显降低，并且右心室机械效能及心输出量得到改善。Morelli等[58]进行的一项随机安慰剂对照研究，纳入了35个急性呼吸窘迫综合征患者，结果显示左西孟坦能够降低肺动脉压力（从29 ± 3到25 ± 3 mmHg），并能增加右心室射血分数（从$45 \pm 10\%$到$59 \pm 10\%$）。心脏指数及混合静脉血氧饱和度也显著增加。

作者推荐

- 急性呼吸窘迫综合征中肺动脉高压常常未被识别。
- 毫无疑问，肺动脉高压会导致某些患者的不良结局。
- 最佳治疗尚不清楚。大的随机对照试验未能证实肺血管扩张药能改善生存率。但这些试验包含了所有急性呼吸窘迫综合征患者，伴或不伴肺动脉高压，并把氧合指数作为主要目标。
- 虽未被证实，认识并治疗肺动脉高压能够改善某些经选择的急性呼吸窘迫综合征患者的生存率。
- 现代化的方法强调了通气参数对右心室功能影响的重要性。

（杨伟民　孙明莉）

参考文献

1. Sibbald W, Paterson NA, Holliday RL, Anderson RA, Lobb TR, Duff JH. Pulmonary hypertension in sepsis: measurement by the pulmonary arterial diastolic-pulmonary wedge pressure gradient and the influence of passive and active factors. Chest. 1978;73:583–591.
2. Squara P, Dhainaut JF, Artigas A, Carlet J. Hemodynamic profile in severe ARDS: results of the European Collaborative ARDS Study. Intensive Care Med. 1998;24:1018–1028.
3. Bull TM, Clark B, McFann K, Moss M. National Institutes of Health/National Heart, Lung, and Blood Institute ARDS Network: pulmonary vascular dysfunction is associated with poor outcomes in patients with acute lung injury. Am J Respir Crit Care Med. 2010;182:1123–1128.
4. Wiedemann HP, Wheeler AP, Bernard GR, et al. Comparison of two fluid-management strategies in acute lung injury. National Heart, Lung, and Blood Institute Acute Respiratory Distress Syndrome (ARDS) Clinical Trials Network. N Engl J Med. 2006;354:2564–2575.
5. Zapol W, Snider M. Pulmonary hypertension in severe acute respiratory failure. N Engl J Med. 1977;296:476–480.
6. Beiderlinden M, Kuehl H, Boes T, Peters J. Prevalence of pulmonary hypertension associated with severe acute respiratory distress syndrome: predictive value of computed tomography. Intensive Care Med. 2006;32:852–857.
7. Prewitt R, McCarthy J, Wood LD. Treatment of acute low pressure pulmonary edema in dogs: relative effects of hydrostatic and oncotic pressure, nitroprusside, and positive end-expiratory pressure. J Clin Invest. 1981;67:409–418.
8. Hardaway R, Williams CH, Marvasti M, et al. Prevention of adult respiratory distress syndrome with plasminogen activator in pigs. Crit Care Med. 1990;18:1413–1418.
9. Tomashefski JJ, Davies P, Boggis C, Greene R, Zapol WM, Reid LM. The pulmonary vascular lesions of the adult respiratory distress syndrome. Am J Pathol. 1983;112:112–126.
10. Benzing A, Mols G, Brieschal T, Geiger K. Hypoxic pulmonary vasoconstriction in nonventilated lung areas contributes to differences in hemodynamic and gas exchange responses to inhalation of nitric oxide. Anesthesiology. 1997;86:1254–1261.
11. Monchi M, Bellenfant F, Cariou A, et al. Early predictive factors of survival in the acute respiratory distress syndrome. Am J Respir Crit Care Med. 1998;158:1076–1081.
12. Jardin F, Gueret P, Dubourg O, Farcot JC, Margairaz A, Bourdarias JP. Two-dimensional echocardiographic evaluation of right ventricular size and contractility in acute respiratory failure. Crit Care Med. 1985:13.
13. Vieillard-Baron A, Schmitt JM, Augarde R, et al. Acute cor pulmonale in acute respiratory distress syndrome submitted to protective ventilation Incidence, clinical implications, and prognosis. Crit Care Med. 2001;29:1551–1555.
14. Poelaert JV, Everaert JA, DeDeyne CS, Decruyenaere J, Colardyn FA. Doppler evaluation of right ventricular outflow imepedance during positive-pressure ventilation. J Cardiothorac Vasc Anesth. 1994;8:392–397.
15. Jardin F, Vieillard-Baron A. Is there a safe plateau pressure in ARDS? The right heart only knows. Intensive Care Med. 2007;33:444–447.
16. Repessé X, Charron C, Vieillard-Baron A. Right ventricular failure in acute lung injury and acute respiratory distress syndrome. Minerva Anestesiol. 2012;78:941–948.
17. Ignarro L, Buga GM, Wood KS, Byrns RE, Chaudhuri G. Endothelium-derived relaxing factor produced and released from artery and vein is nitric oxide. Proc Natl Acad Sci USA. 1987;84:9265–9269.
18. Kaneko F, Arroliga AC, Dweik RA, et al. Biochemical reaction products of nitric oxide as quantitative markers of primary pulmonary hypertension. Am J Respir Crit Care Med. 1998;158:917–923.
19. Carville C, Raffestin B, Eddahibi S, Blouquit Y, Adnot S. Loss of endothelium-dependent relaxation in proximal pulmonary arteries from rats exposed to chronic hypoxia: effects of in vivo and in vitro supplementation with L-arginine. J Cardiovasc Pharmacol. 1993;22:889–896.
20. Higenbottam T, Pepke-Zaba J, Scott J, Woolman P, Coutts C, Wallwork J. Inhaled endothelial derived-relaxing factor (EDRF) in primary pulmonary hypertension (PPH). Am Rev Respir Dis. (suppl). 1988: A107.
21. Young JD, Brampton WJ, Knighton JD, Finfer SR. Inhaled nitric oxide in acute respiratory failure in adults. Br J Anaesth. 1994;73: 499–502.
22. Gerlach H, Pappert D, Lewandowski K, Rossaint R, Falke KJ. Long-term inhalation with evaluated low doses of nitric oxide for selective improvement of oxygenation in patients with adult respiratory distress syndrome. Intensive Care Med. 1993;19:443–449.
23. Rossaint RFK, Lopez F, Slama K, Pison U, Zapol WM. Inhaled nitric oxide for the adult respiratory distress syndrome. N Engl J Med. 1993;328:399–405.
24. Beloucif S, Payen D. European survey of the use of inhaled nitric oxide in the ICU. Working Group on Inhaled NO in the ICU of the European Society of Intensive Care Medicine. Intensive Care Med. 1998;24:864–877.
25. Taylor R, Zimmerman JL, Dellinger RP, et al. Low-dose inhaled nitric oxide in patients with acute lung injury: a randomized controlled trial. JAMA. 2004;291:1603–1609.
26. Brett S, Hansell DM, Evans TW. Clinical correlates in acute lung injury: response to inhaled nitric oxide. Chest. 1998;114:1397–1404.

27. Payen D, Vallet B, Groupe d'Etude sur le NO inhale au cours de l'ARDS (GENOA). Results of the French prospective multicentric randomized doubleblind placebo-controlled trial on inhaled nitric oxide (NO) in ARDS [abstract 645]. Intensive Care Med. 1999;25:S166.

28. Dellinger R, Zimmerman JL, Taylor RW, et al. Effects of inhaled nitric oxide in patients with acute respiratory distress syndrome: results of a randomized phase II trial. Crit Care Med. 1998;26:15–23.

29. Lundin S, Mang H, Smithies M, Stenqvist O, Frostell C. Inhalation of nitric oxide in acute lung injury: results of a European multicentre study. The European Study Group of Inhaled Nitric Oxide. Intensive Care Med. 1999;25:911–919.

30. Sokol J, Jacobs SE, Bohn D. Inhaled nitric oxide for acute hypoxic respiratory failure in children and adults: a meta-analysis. Anesth Analg. 2003;97:989–998.

31. Adhikari NK, Burns KE, Friedrich JO, Granton JT, Cook DJ, Meade MO. Effect of nitric oxide on oxygenation and mortality in acute lung injury: systematic review and meta-analysis. BMJ. 2007;334:779.

32. Meade M, Jacka MJ, Cook DJ, Dodek P, Griffith L, Guyatt GH. Canadian Critical Care Trials Group: Survey of interventions for the prevention and treatment of acute respiratory distress syndrome. Crit Care Med. 2004;32:946–954.

33. Olschewski H, Simonneau G, Galie N, et al. Aerosolized Iloprost Randomized Study Group: Inhaled iloprost for severe pulmonary hypertension. N Engl J Med. 2002;347:322–329.

34. Mélot C, Lejeune P, Leeman M, Moraine JJ, Naeije R. Prostaglandin E1 in the adult respiratory distress syndrome. Benefit for pulmonary hypertension and cost for pulmonary gas exchange. Am Rev Respir Dis. 1989;139:106–110.

35. Holcroft J, Vassar MJ, Weber CJ. Prostaglandin E1 and survival in patients with the adult respiratory distress syndrome. A prospective trial. Ann Surg. 1986;203:371–378.

36. Bone R, Slotman G, Maunder R, et al. Randomized double-blind, multicenter study of prostaglandin E1 in patients with the adult respiratory distress syndrome. Prostaglandin E1 Study Group. Chest. 1989;96:114–119.

37. Walmrath DST, Pilch J, Grimminger F, Seeger W. Aerosolised prostacyclin in adult respiratory distress syndrome. Lancet. 1993;342:961–962.

38. Van Heerden P, Blythe D, Webb SA. Inhaled aerosolized prostacyclin and nitric oxide as selective pulmonary vasodilators in ARDS–a pilot study. Anaesth Intensive Care. 1996;24:564–568.

39. Sawheny E, Ellis AL, Kinasewitz GT. Iloprost improves gas exchange in patients with pulmonary hypertension and ARDS. Chest. 2013;144:55–62.

40. Dahlem P, van Aalderen WM, de Neef M, Dijkgraaf MG, Bos AP. Randomized controlled trial of aerosolized prostacyclin therapy in children with acute lung injury. Crit Care Med. 2004;32:1055–1060.

41. Pappert DB, Gerlach H, Lewandowski K, Radermacher P, Rossaint R. Aerosolized prostacyclin versus inhaled nitric oxide in children with severe acute respiratory distress syndrome. Anesthesiology. 1995;82:1507–1511.

42. Zwissler B, Kemming G, Habler O, et al. Inhaled prostacyclin (PGI2) versus inhaled nitric oxide in adult respiratory distress syndrome. Am J Respir Crit Care Med. 1996;154:1671–1677.

43. Walmrath D, Schneider T, Schermuly R, Olschewski H, Grimminger F, Seeger W. Direct comparison of inhaled nitric oxide and aerosolized prostacyclin in acute respiratory distress syndrome. Am J Respir Crit Care Med. 1996;153:991–996.

44. Hoeper M, Olschewski H, Ghofrani HA, et al. A comparison of the acute hemodynamic effects of inhaled nitric oxide and aerosolized iloprost in primary pulmonary hypertension. German PPH Study Group. J Am Coll Cardiol. 2000;35:176–182.

45. Augoustides J, Culp K, Smith S. Rebound pulmonary hypertension and cardiogenic shock after withdrawal of inhaled prostacyclin. Anesthesiology. 2004;100:1023–1025.

46. Domenighetti G, Stricker H, Waldispuehl B. Nebulized prostacyclin (PGI2) in acute respiratory distress syndrome: impact of primary (pulmonary injury) and secondary (extrapulmonary injury) disease on gas exchange response. Crit Care Med. 2001;29:57–62.

47. Kastrup M, Markewitz A, Spies C, et al. Current practice of hemodynamic monitoring and vasopressor and inotropic therapy in post-operative cardiac surgery patients in Germany: results from a postal survery. Acta Anaesthesiol Scand. 2007;51:347–358.

48. Kwak Y, Oh YJ, Kim SH, Shin HK, Kim JY, Hong YW. Efficacy of pre-emptive milrinone in off-pump coronary artery bypass surgery: comparison between patients with a low and normal pregraft cardiac index. Eur J Cardiothorac Surg. 2004;26:687–693.

49. Yamani MH, Haji SA, Starling RC, et al. Comparison of dobutamine-based and milrinone-based therapy for advanced decompensated congestive heart failure: Hemodynamic efficacy, clinical outcome, and economic impact. Am Heart J. 2001;142:998–1002.

50. Pamboukian SV, Carere RG, Webb JG, et al. The use of milrinone in pre-transplant assessment of patients with congestive heart failure and pulmonary hypertension. J Heart Lung Transplant. 1999;18:367–371.

51. Schulz O, Mitrovic V, Schonburg M, Thormann J. High-dose enoximone to evaluate reversibility of pulmonary hypertension: is there a diagnostic value of neurohormonal measurements? Am Heart J. 1999;137:887–894.

52. Giacomini M, Borotto E, Bosotti L, et al. Vardenafil and weaning from inhaled nitric oxide: effect on pulmonary hypertension in ARDS. Anaesth Intensive Care. 2007;35:91–93.

53. Cornet AD, Hofstra JJ, Swart EL, Girbes AR, Juffermans NP. Sildenafil attenuates pulmonary arterial pressure but does not improve oxygenation during ARDS. Intensive Care Med. 2010;36:758–764.

54. Yapici D, Altunkan Z, Ozeran M, et al. Effects of levosimendan on myocardial ischaemia-reperfusion injury. Eur J Anaesthesiol. 2008;25:8–14.

55. Tritapepe L, DeSantis V, Vitale D, et al. Levosimendan pre-treatment improves outcomes in patients undergoing coronary surgery. Br J Anaesth. 2009;102:198–204.

56. Follath F, Cleland JGF, Just H, et al. Efficacy and safety of intravenous levosimendan compared with dobutamine in severe lowoutput heart failure (the LIDO study): a randomised double-blind trial. Lancet. 2002;360:196–202.

57. Ukkonen H, Saraste M, Akkila J, et al. Myocardial efficiency during levosimendan infusion in congestive heart failure. Clin Pharmacol Ther. 2000;68:522–531.

58. Morelli A, Teboul JL, Maggiore SM, et al. Effects of levosimendan on right ventricular afterload in patients with acute respiratory distress syndrome: a pilot study. Crit Care Med. 2006;34:2287–2293.

34 吸入血管扩张药治疗ARDS：是否会有不同结果

Francois Lamontagne, Maureen O. Meade

吸入血管扩张药对合并急性呼吸窘迫综合征（ARDS）的危重病人具有显著的生理学作用。在前人研究的基础上，一个历经20年的严格设计的研究帮助阐明这类药物的作用。

生理学基础

由于肺水肿、毛玻璃样改变及小块肺不张等肺间质的不均质改变，ARDS的肺部影像表现为肺泡透光度下降。而某些相对正常、顺应性良好的区域，则承担了不成比例过度通气[1, 2]。在肺重力依赖区域，病变的肺泡越多，该区域的肺通气就越差，由于来自右心血流量并未减少，最终导致通气-血流比显著失衡。

心肺交互作用也参与ARDS病理改变。实验室研究表明，缺氧导致的肺血管收缩会引起肺动脉高压[3, 4]。收缩和舒张因子失衡也参与其中并导致肺血管阻力进一步增加[5]，这些结果均有可能造成严重ARDS者右心功能衰竭，而后者似乎是患者死亡的独立预测指标[6]。

理论上讲，对过度通气的肺组织选择性的行扩张血管以改善灌注有利于肺血流在通气不足肺组织中的重分布，减少分流，纠正肺动脉高压。改善氧合会降低因呼吸和右室衰竭引起的死亡风险。因此，快速处理ARDS可以减少与长期使用机械通气相关的并发症[7]。遗憾的是，这种假设并未在临床随机试验中得到证实。

接下来的讨论主要集中在吸入性一氧化氮（NO）的应用，该方案是目前吸入性血管扩张药治疗ARDS的众多研究中，被最广泛研究的一项。对于雾化吸入前列腺素的研究数据较少，特别是对前列腺素 I_2（PGI_2，前列环素），前列腺素 E_1（PGE_1，前列地尔）和前列腺素 E_2（PGE_2，地诺前列酮）的研究。

一氧化氮（NO）

1993年，Rossaint等[8]进行了一项前瞻、队列研究，结果显示：10位接受吸入性NO治疗的成年ARDS患者与静脉注射前列环素组对比，氧合明显改善。这个研究表明选择性肺血管扩张药可能有潜在益处。其他一些临床前期和临床观察试验也证实吸入NO可改善动脉氧合[9~11]。实验室研究进一步发现NO对改善血小板和白细胞功能亦有益处[12]。这些结果鼓舞了很多随机临床试验的实施。

两个系统性回顾，评价了吸入性NO治疗ARDS的疗效[13, 14]。纳入的随机试验中，入选人群的属性大相径庭，大部分试验入选中至重度成人ARDS患者，但是，小部分则入选了轻度ARDS[18, 19]的儿童[15~17]，或明显可从吸入NO获益的患者[20]。治疗的剂量（1~80 ppm）和疗程（从不到1至28天）也大不相同。其中一个试验是剂量探索研究[20]。最后，研究者为尽力减小不同实验之间的偏倚：10个采用分配隐藏[15, 16, 18~25]，5个对给药者采用盲法[16, 19, 21, 24,

[25]，6个采用交替使用实验用药[18, 19, 21~23, 26]。

尽管这些研究的入选人群、研究方案具有细微差别，但和死亡率相关的结果具有明显的一致性。研究患者、方法和结果的相似性，促使对这些预后结果进行统计学分析。无论有无统计学共性，一项Meta分析结果引人注目（图34-1）。研究发现，吸入性NO虽然可以改善氧合，但不改善预后。事实上，该研究甚至有迹象表明吸入性NO有可能增加死亡率（RR=1.06，95%CI 0.93~1.22）[14]，而且，吸入性NO不能显著改善机械通气时间（平均差1.02天，95%CI

-2.08~4.12）或拔除气管插管时间（平均差-0.57，95%CI -1.82~0.69）[14]。

1项非盲和3项盲法研究[19~21, 24]均证实，吸入性NO显著增加肾衰竭的风险（RR=1.59，95%CI 1.17~2.16）[14]。

这些研究的结果对临床实践非常有益。因为这些研究几乎纳入所有ARDS患者，而临床医师几乎都打算应用吸入性NO对他们治疗（在这些研究结果发表前）。此外，这几项试验治疗结果具有一致性，尽管每项研究存在纳入的研究对象、用药方案和方法学等差异。

比较1死亡率：吸入NO组 *vs.* 对照组；预后1随访生存期（完整病例）：吸入NO组 *vs.* 对照组

回顾：儿童与成人ARDS和急性肺损伤吸入ND治疗

对照：吸入NO组的死亡率 *vs.* 对照组

结局：吸入NO组终末随访死亡率（完整案例分析）*vs.* 对照组

研究或亚组	吸入NO组 n/N	对照组 n/N	风险比 M-H法，固定效应模型，95%CI	权重	风险比 M-H法，固定效应模型，95%CI
Cuthbertson 2000	8/15	7/15		3.0%	1.14 [0.56, 2.35]
Day 1997	1/12	2/12		0.9%	0.50 [0.05, 4.81]
Dellinger 1998	35/120	17/57		9.8%	0.98 [0.60, 1.59]
Dobyns 1999	22/53	24/55		10.1%	0.95 [0.61, 1.47]
Gerbach 2003	3/20	4/20		1.7%	0.75 [0.19, 2.93]
Ibrahim 2007	9/15	8/15		3.4%	1.13 [0.60, 2.11]
Lundin 1999	48/93	38/87		16.8%	1.18 [0.87, 1.61]
Mehta 2001	4/8	3/6		1.5%	1.00 [0.35, 2.88]
Michael 1998	11/20	9/20		3.8%	1.22 [0.65, 2.29]
Park 2003	8/17	2/6		1.3%	1.41 [0.41, 4.87]
Payen 1999	53/98	53/105		21.9%	1.07 [0.82, 1.39]
Schwebel 1997	0/9	0/10			未统计
Taylor 2004	54/165	53/167		22.5%	1.03 [0.75, 1.41]
Troncy 1998	9/15	8/15		3.4%	1.13 [0.60, 2.11]
总计 (95% CI)	660	590		100.0%	1.06 [0.93, 1.22]

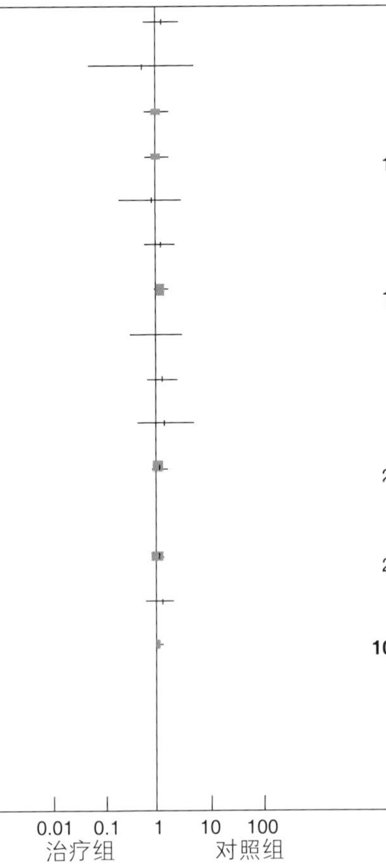

全部病例数：265（吸入NO组），228（对照组）
异质性：$Chi^2=203$，df=12 (P=1.00); $I^3=0.0\%$
全休结果的检验：Z=0.90 (P=0.37)
亚组差异的检验：不适用

0.01 0.1   1   10   100
治疗组   对照组

图34-1 吸入NO治疗ARDS或ALI的儿童和成年患者（综述）

与这些系统回顾研究相似，关于吸入性 NO 患者长期生活质量及其总花费的研究也正在进行[27]。Angus 等[27] 对已发表的关于吸入性 NO 治疗 ARDS 的数据进行研究[19]，分析这些患者的经济 - 效益比，结果发现吸入性 NO 不能改善长期生存质量或出院后的治疗费用。Dellinger 等[28] 报道了一项对 ARDS 存活患者远期肺功能的研究，研究观察吸入性 NO 治疗的 51 例存活者（与 41 例非吸入性 NO 存活者）6 个月后的肺功能变化，结果显示：前者的①平均肺活量［标准差，（SD）］更大：［TLC，5.54（1.42）*vs.* 4.81（1.0），$P=0.026$］；②第 1 秒用力肺呼气量预计值百分比［FEV1，80.2（21.2）*vs.* 69.5（29.0），$P=0.042$］；③用力肺活量预计值百分比［FVC，83.8（19.4）*vs.* 69.8（27.4），$P=0.02$］；④ FEV1/FVC 百分比［96.1（13.8）*vs.* 87.9（19.8），$P=0.03$］；⑤ TLC 预计值百分比［93.3（18.2）*vs.* 76.1（21.8），$P<0.001$］均明显增加。近来，Medjo 等[29] 进行了一项前瞻性研究，给予 16 名 ARDS 患儿吸入性 NO 治疗，并将其与既往条件相同的患者对比，结果显示：虽然前者在最初 4 小时氧合明显改善，但治疗 24 小时后，氧合回落至基线水平，且两组生存率显著差异。

总体看来，现有临床试验并不支持吸入性 NO 可作为 ARDS 和 ALI 的常规治疗手段，实时上，Meta 分析反而提示该方法可能会带来害处[13, 14]。

前列腺素类药物

与吸入 NO 的生理学原理相似，PGI_2、PGE_1 和 PGE_2 这 3 个具有血管扩张作用的前列腺素类药物也是 ARDS 治疗的研究热点之一。PGI_2 可以抑制血小板聚集、中性粒细胞迁移，PGE_2 具有抗炎作用，因此，许多研究者假设雾化吸入前列腺素类药物有可能选择性扩张血管，有助于治疗 ARDS。

有关前列腺素雾化吸入治疗 ARDS 的文献十分有限，Dahlem 等[30] 报道，14 名 ARDS 患儿随机分为前列腺素雾化组和安慰剂组，前列腺素组氧合的确有所改善［氧合指数（P/F）改变中位数为 -2.5，四分位数 -5.8~-0.2］，但死亡率无显著差异。其他非对照试验也得出相同结果。一项剂量探索研究，Van Heerdan 等[31] 给予 9 名 ARDS 成人患者吸入前列腺素，结果显示患者的氧合指数明显增加，但血流动力学参数及血小板功能无显著改善。Sawheny 等[32] 应用 PGI_2 治疗 20 名 ARDS 合并肺动脉高压的患者，结果患者平均 PaO_2/FiO_2 自 177（SD 60）升至 213（SD 67），但动脉二氧化碳分压（$PaCO_2$）、气道峰压和平台压、血压和心率均未见显著改善。Meyer 等[33] 应用吸入性 PGE_2 雾化治疗 15 名 ARDS 成人患者，结果治疗 4 小时后，PaO_2/FiO_2 从 105［标准误（SE）9］，升至 160（SE 17）（$P<0.05$），24 小时后升至 189（SE 25）（$P<0.05$）。

相反，Camamo 等[34] 回顾了以 PGI_2 或 PGE_1 治疗的 27 名原发或继发 ARDS 患者，发现氧合无显著改善。Domeninghetti 等[35] 进行了一项前瞻、非对照试验，给予 15 名有严重低氧血症的 ARDS 患者雾化吸入 PGI_2，结果氧合未见明显改善。

吸入 NO 和前列腺素的比较

通过比较发现，吸入 PGI_2 和 NO 有相似的效果。Walmrath 等给予两种患者个体化滴定式序贯治疗，发现两种药物对于肺动脉压和血流分布的影响非常相似[36, 37]。Torbic 等[38] 纳入 105 名患者，比较吸入性 NO 和 PGI_2 的疗效和费用。结果显示两种患者在 PaO_2/FiO_2、机械通气时间、ICU 停留时间和住院时间等方面，均未有差异，但吸入用 NO 比 PGI_2 费用高出 4.5~17 倍。

对临床研究原理的思考

在危重医学领域，类似的生理指标和死亡率不一致的结果非常常见。比如 ARDS Network 的小潮气量治疗是一个里程碑式的研究，但研究发现，与接受传统大潮气量通气的患者相比，虽然接受小潮气量患者的氧合较低，但生存率却显著提高[39]。吸入性 NO 对生理指标和死亡率的不同作用结果可能与 ARDS 患者本身很少死于呼吸衰竭有关[40]。除了少数存在严重的顽固性低氧血症的患者生理指标的改善与死亡率一致外，在其他 ARDS 患者还是难以解释，因此，吸入 NO 对于 ARDS 的利与弊仅凭现有数据很难阐明。

目前对于吸入 NO 和前列腺素类药物治疗 ARDS 并不获益有些看似合理的解释。例如，生理指标的改善可能被其他脏器功能损害所抵销。与普遍的认识不同的是，近来有些试验提示，吸入 NO 不只作用于肺部的血管系统，NO 进入体内后经过与不同分子反应产生亚硝基硫醇，后者半衰期更长，且具备 NO 相似的属性[41~44]。吸入 NO 似乎与肾衰竭亦相关，这一证据表明，吸入 NO 后的药代动力学可能比最初设想的情况更复杂。吸入前列腺素类药物的数据更少，但可能与吸入性 NO 的原理类似。

结 论

吸入血管扩张药的应用体现了我们现阶段对 ARDS 病理生理学的认识。医务人员希望利用这种治疗限制 V/Q 失衡，改善预后。并假设其对白细胞迁移、血小板黏附和全身炎症反应等具有多种效应，因此吸入血管扩张药疗法被广泛、大量传播。但一个设计严格的随机试验给出了并不理想的结果。至于吸入 NO，目前有更多、更有质量的数据建议不要将其作为 ARDS 的常规治疗[45]。尽管这一疗法对于严重的、危及生命的、顽固性低氧血症的作用并不确定，但任何潜在的获益都应该与其对肺外脏器的副作用（如肾损伤）和高费用反复权衡后决定。由于前列腺素类雾化吸入治疗的数据较少，很难有针对性的评价其疗效。

作者推荐

- 吸入性 NO 具有改善氧合的作用。
- 吸入性 NO 作为常规治疗有可能弊大于利。
- 吸入性 NO 作为抢救治疗的疗效尚不清楚。
- 没有证据表明，前列腺素与吸入性 NO 孰优孰劣。

（郭剑颖）

参考文献

1. Gattinoni L, Pesenti A, Bombino M, et al. Relationships between lung computed tomographic density, gas exchange, and PEEP in acute respiratory failure. Anesthesiology. 1988;69(6):824–832. PubMed PMID: 3057937.

2. Maunder RJ, Shuman WP, McHugh JW, Marglin SI, Butler J. Preservation of normal lung regions in the adult respiratory distress syndrome. Analysis by computed tomography. JAMA. 1986;255(18):2463–2465. PubMed PMID: 3701964.

3. Tomashefski Jr JF, Davies P, Boggis C, Greene R, Zapol WM, Reid LM. The pulmonary vascular lesions of the adult respiratory distress syndrome. Am J Pathol. 1983;112(1):112–126. PubMed PMID: 6859225.

4. Zapol WM, Snider MT. Pulmonary hypertension in severe acute respiratory failure. N Engl J Med. 1977;296(9):476–480. PubMed PMID: 834225.

5. Moloney ED, Evans TW. Pathophysiology and pharmacological treatment of pulmonary hypertension in acute respiratory distress syndrome. Eur Respir J. 2003;21(4):720–727. PubMed PMID: 12762363.

6. Boissier F, Katsahian S, Razazi K, et al. Prevalence and prognosis of cor pulmonale during protective ventilation for acute respiratory distress syndrome. Intensive Care Med. 2013;39(10):1725–1733. http://dx.doi.org/10.1007/s00134-013-2941-9. Epub 2013/05/16. PubMed PMID: 23673401.

7. Siobal MS, Hess DR. Are inhaled vasodilators useful in acute lung injury and acute respiratory distress syndrome? Respir Care. 2010;55(2):144–157. discussion 57-61. Epub 2010/01/29. PubMed PMID: 20105341.

8. Rossaint R, Falke KJ, Lopez F, Slama K, Pison U, Zapol WM. Inhaled nitric oxide for the adult respiratory distress syndrome. N Engl J Med. 1993;328(6):399–405. PubMed PMID: 8357359.

9. Bigatello LM, Hurford WE, Kacmarek RM, Roberts Jr JD, Zapol WM. Prolonged inhalation of low concentrations of nitric oxide in patients with severe adult respiratory distress syndrome. Effects on pulmonary hemodynamics and oxygenation. Anesthesiology. 1994;80(4):761–770. PubMed PMID: 8024129.

10. Rossaint R, Gerlach H, Schmidt-Ruhnke H, et al. Efficacy of inhaled nitric oxide in patients with severe ARDS. Chest. 1995;107(4):1107–1115. PubMed PMID: 7705124.

11. Puybasset L, Stewart T, Rouby JJ, et al. Inhaled nitric oxide reverses the increase in pulmonary vascular resistance induced by permissive hypercapnia in patients with acute respiratory distress syndrome. Anesthesiology. 1994;80(6):1254–1267. PubMed PMID: 8010472.

12. Bigatello LM, Hurford WE, Hess D. Use of inhaled nitric oxide for ARDS. Respir Care Clin North Am. 1997;3(3):437–458. PubMed PMID: 9390919.

13. Adhikari NK, Burns KE, Friedrich JO, Granton JT, Cook DJ, Meade MO. Effect of nitric oxide on oxygenation and mortality in acute lung injury: systematic review and metaanalysis. BMJ. 2007;334(7597):779. http://dx.doi.org/10.1136/bmj.39139.716794.55. Epub 2007/03/27. PubMed PMID: 17383982; PubMed Central PMCID: PMC1852043.

14. Afshari A, Brok J, Moller AM, Wetterslev J. Inhaled nitric oxide

for acute respiratory distress syndrome (ARDS) and acute lung injury in children and adults. Cochrane Database Syst Rev. 2010;7. http://dx.doi.org/10.1002/14651858.CD002787. CD002787. Epub 2010/07/09. pub2. PubMed PMID: 20614430.

15. Day RW, Allen EM, Witte MK. A randomized, controlled study of the 1-hour and 24-hour effects of inhaled nitric oxide therapy in children with acute hypoxemic respiratory failure. Chest. 1997;112(5):1324–1331. PubMed PMID: 9367476.

16. Dobyns EL, Cornfield DN, Anas NG, et al. Multicenter randomized controlled trial of the effects of inhaled nitric oxide therapy on gas exchange in children with acute hypoxemic respiratory failure. J Pediatr. 1999;134(4):406–412. PubMed PMID: 10190913.

17. Ibrahim T, El-Mohamady H. Inhaled nitric oxide and prone position: how far they can improve oxygenation in pediatric patients with acute respiratory distress syndrome? J Med Sci. 2007;7: 390–395.

18. Troncy E, Collet JP, Shapiro S, et al. Inhaled nitric oxide in acute respiratory distress syndrome: a pilot randomized controlled study. Am J Respir Crit Care Med. 1998;157(5 Pt 1):1483–1488. PubMed PMID: 9603127.

19. Taylor RW, Zimmerman JL, Dellinger RP, et al. Low-dose inhaled nitric oxide in patients with acute lung injury: a randomized controlled trial. JAMA. 2004;291(13):1603–1609. http://dx.doi. org/10.1001/jama.291.13.1603. Epub 2004/04/08. PubMed PMID: 15069048.

20. Lundin S, Mang H, Smithies M, Stenqvist O, Frostell C. Inhalation of nitric oxide in acute lung injury: results of a European multicentre study. The European Study Group of Inhaled Nitric Oxide. Intensive Care Med. 1999;25(9):911–919. PubMed PMID: 10501745.

21. Dellinger RP, Zimmerman JL, Taylor RW, et al. Effects of inhaled nitric oxide in patients with acute respiratory distress syndrome: results of a randomized phase II trial. Inhaled Nitric Oxide in ARDS Study Group. Crit Care Med. 1998;26(1):15–23. PubMed PMID: 9428538.

22. Gerlach H, Keh D, Semmerow A, et al. Dose-response characteristics during long-term inhalation of nitric oxide in patients with severe acute respiratory distress syndrome: a prospective, randomized, controlled study. Am J Respir Crit Care Med. 2003;167(7):1008–1015. PubMed PMID: 12663340.

23. Park KJ, Lee YJ, Oh YJ, Lee KS, Sheen SS, Hwang SC. Combined effects of inhaled nitric oxide and a recruitment maneuver in patients with acute respiratory distress syndrome. Yonsei Med J. 2003;44(2):219–226. PubMed PMID: 12728461.

24. Payen D, Vallet B, Groupe d'étude du NO dans l'ARDS. Results of the French prospective multicentric randomized double-blind placebo-controlled trial on inhaled nitric oxide (NO) in ARDS [abstract]. Intensive Care Med. 1999;25(suppl. 1):S166.

25. Schwebel C, Beuret P, Perdrix JP, Jospe R, Duperret S, Fogliani J. Early inhaled nitric oxide inhalation in acute lung injury: results of a double-blind randomized study [abstract]. Intensive Care Med. 1997;23(suppl. 1):S2.

26. Mehta S, Simms HH, Levy MM, Hill NS, Schwartz W, Nelson D. Inhaled nitric oxide improves oxygenation acutely but not chronically in acute respiratory syndromes: a randomized controlled trial. J Appl Res. 2001;1:73–84.

27. Angus DC, Clermont G, Linde-Zwirble WT, et al. Healthcare costs and long-term outcomes after acute respiratory distress syndrome: a phase III trial of inhaled nitric oxide. Crit Care Med. 2006;34(12):2883–2890.

28. Dellinger RP, Trzeciak SW, Criner GJ, et al. Association between inhaled nitric oxide treatment and long-term pulmonary function in survivors of acute respiratory distress syndrome. Crit Care. 2012;16(2):R36. http://dx.doi.org/10.1186/cc11215. Epub 2012/03/06. PubMed PMID: 22386043; PubMed Central PMCID: PMC3681348.

29. Medjo B, Atanaskovic-Markovic M, Nikolic D, Cuturilo G, Djukic S. Inhaled nitric oxide therapy for acute respiratory distress syndrome in children. Indian Pediatr. 2012;49(7):573–576. Epub 2012/08/14. PubMed PMID: 22885439.

30. Dahlem P, van Aalderen WM, de Neef M, Dijkgraaf MG, Bos AP. Randomized controlled trial of aerosolized prostacyclin therapy in children with acute lung injury. Crit Care Med. 2004;32(4): 1055–1060. PubMed PMID: 15071401.

31. van Heerden PV, Barden A, Michalopoulos N, Bulsara MK, Roberts BL. Dose-response to inhaled aerosolized prostacyclin for hypoxemia due to ARDS. Chest. 2000;117(3):819–827. PubMed PMID: 10713012.

32. Sawheny E, Ellis AL, Kinasewitz GT. Iloprost improves gas exchange in patients with pulmonary hypertension and ARDS. Chest. 2013;144(1):55–62. http://dx.doi.org/10.1378/ chest.12-2296. Epub 2013/02/02. PubMed PMID: 23370599.

33. Meyer J, Theilmeier G, Van Aken H, et al. Inhaled prostaglandin E1 for treatment of acute lung injury in severe multiple organ failure. Anesth Analg. 1998;86(4):753–758. PubMed PMID: 9539597.

34. Camamo JM, McCoy RH, Erstad BL. Retrospective evaluation of inhaled prostaglandins in patients with acute respiratory distress syndrome. Pharmacotherapy. 2005;25(2):184–190. PubMed PMID: 15767234.

35. Domenighetti G, Stricker H, Waldispuehl B. Nebulized prostacyclin (PGI_2) in acute respiratory distress syndrome: impact of primary (pulmonary injury) and secondary (extrapulmonary injury) disease on gas exchange response. Crit Care Med. 2001;29(1):57–62. PubMed PMID: 11176161.

36. Eichelbronner O, Reinelt H, Wiedeck H, et al. Aerosolized prostacyclin and inhaled nitric oxide in septic shock–different effects on splanchnic oxygenation?. Intensive Care Med. 1996;22(9):880–887. PubMed PMID: 8905421.

37. Walmrath D, Schneider T, Schermuly R, Olschewski H, Grimminger F, Seeger W. Direct comparison of inhaled nitric oxide and aerosolized prostacyclin in acute respiratory distress syndrome. Am J Respir Crit Care Med. 1996;153(3):991–996. PubMed PMID: 8630585.

38. Torbic H, Szumita PM, Anger KE, Nuccio P, LaGambina S, Weinhouse G. Inhaled epoprostenol vs inhaled nitric oxide for refractory hypoxemia in critically ill patients. J Crit Care. 2013;28(5):844–848. http://dx.doi.org/10.1016/ j.jcrc.2013.03.006. Epub 2013/05/21. PubMed PMID: 23683572.

39. Ventilation with lower tidal volumes as compared with traditional tidal volumes for acute lung injury and the acute respiratory distress syndrome. The Acute Respiratory Distress Syndrome Network. N Engl J Med. 2000;342(18):1301–1308. PubMed

PMID: 10793162.

40. Montgomery AB, Stager MA, Carrico CJ, Hudson LD. Causes of mortality in patients with the adult respiratory distress syndrome. Am Rev Respir Dis. 1985;132(3):485–489. PubMed PMID: 4037521.

41. Fox-Robichaud A, Payne D, Hasan SU, et al. Inhaled NO as a viable antiadhesive therapy for ischemia/reperfusion injury of distal microvascular beds. J Clin Invest. 1998;101(11):2497–2505. PubMed PMID: 9616221.

42. Keaney Jr JF, Simon DI, Stamler JS, et al. NO forms an adduct with serum albumin that has endothelium-derived relaxing factor-like properties. J Clin Invest. 1993;91(4):1582–1589. PubMed PMID: 8473501.

43. Kubes P, Payne D, Grisham MB, Jourd-Heuil D, Fox-Robichaud A. Inhaled NO impacts vascular but not extravascular compartments in postischemic peripheral organs. Am J Physiol. 1999;277(2 Pt 2):H676–H682. PubMed PMID: 10444494.

44. Jia L, Bonaventura C, Bonaventura J, Stamler JS. S-nitrosohaemoglobin: a dynamic activity of blood involved in vascular control. Nature. 1996;380(6571):221–226. PubMed PMID: 8637569.

45. Beloucif S, Payen DA. European survey of the use of inhaled nitric oxide in the ICU. Working Group on Inhaled NO in the ICU of the European Society of Intensive Care Medicine. Intensive Care Med. 1998;24(8):864–877. PubMed PMID: 9757934.

Rob Mac Sweeney, Danny McAuley

35 急性呼吸窘迫综合征是否可以不用机械通气

急性呼吸窘迫综合征（ARDS）时，肺泡上皮–肺泡内皮复杂的炎性损伤为临床提供了多种治疗可能。从基因到炎症反应信号传导，再到白细胞的激活，可以从炎症反应的任何阶段抑制其进展。肺泡损伤影响局部肺泡通气、气体弥散和灌注，导致顺应性下降、通气–血流比例失调和呼吸衰竭。因此，药物干预可以针对肺泡损伤的不同病理生理阶段。本章回顾了过去、现在和今后可能应用的 ARDS 药物治疗方法。这种非机械通气治疗策略被粗分为针对改善 ARDS 的病理生理结果和抗炎反应治疗，但两者之间可能有很大部分是重叠的。

针对 ARDS 病理生理过程的治疗

针对表面活性物质缺乏的治疗

表面活性物质是 2 型肺泡细胞产生的磷脂和蛋白 A–D 的复合物，具有降低肺泡表面张力，避免肺泡塌陷的作用，同时具有抗炎及抗菌特性。新生儿呼吸窘迫综合征即为表面活性物质生成减少，予补充外源性表面活性物质可以成功治疗这种疾病。早期的实验证实，表面活性物质可以改善 ARDS 的生理指标[1~7]，然而之后的 Ⅲ 期实验并未见到死亡率的改善[8~12]。针对表面活性物质治疗 ARDS 的 Meta 分析显示，表面活性物质虽然可以提高 ARDS 的氧合，但对机械通气时间和死亡率无明显改善，而且会带来更多并发症[13]。

对于这样的结果有各种各样的解释。新生儿呼吸窘迫综合征是因为表面活性物质生成减少，成人 ARDS 的情况则更加复杂。表面活性物质的功能受多种因素影响，如清除增加，成分变化，效能下降以及生成减少。而包括表面活性物质人工合成的成分欠佳、治疗的剂量和疗程不定、肺泡结合不足、治疗开始的时机选择等因素又制约了 Ⅲ 期临床实验的进行。综观最新文献，对表面活性物质疗法涉及甚少不再进行推荐。

限制肺泡水肿发生

随着对内皮细胞多糖包被认识的加深，人们对微循环液体流动的认识逐渐被修正。既往认为肺泡液体循环主要依赖三个因素：毛细血管静水压、胶体渗透压和肺泡毛细血管的通透性。肺泡毛细血管通透性在 ARDS 时增高。降低静水压、增加胶体渗透压或两者同时进行可以减轻肺水肿。

降低毛细血管静水压的主要目标在于控制肺动脉楔压（PAOP）[14]和中心静脉压[15]，后两者与 ARDS 的预后相关。肺动脉导管与中心静脉导管对于 ARDS 的液体管理优势相当[16]，液体正平衡[17~20]和血管外肺水（EVLW）[21]增加与预后不良相关。相较而言，以 EVLW 指导 ARDS 的液体治疗优于 PAOP[22]。

通过限制液体入量，以利尿药或肾替代治疗（RRT）增加液体排出，或以血管扩张药减少血管收缩，均可以控制静水压。Ⅲ期FACTT（fluid and catheters treatment trial）研究表明，限制液体治疗策略可以改善机械通气时间、ICU住院时间这些次要预后指标。根据灌注压来调整利尿药应用，从而控制液体平衡[15]，限制液体组7天总的液体平衡为0，传统液体治疗策略组总平衡为+7 000 ml，两组间死亡率无差异，但是限制液体策略并没有增加肾衰竭或脏器低灌注等并发症。

动物模型证实，可以通过RRT降低肺血管压力和渗出。但两个小规模的临床观察性研究得出了矛盾结果。对10名骨髓移植或化疗后合并ARDS的患儿行RRT，存活率为80%，而历史对照的存活率为15%[23]。对37名合并肾衰竭和ARDS/急性肺损伤（ALI）的成人患者行RRT，控制液体为0平衡，在治疗前24小时未见肺部症状改善[24]。RRT作为ARDS的治疗策略尚待商榷。

近期针对危重病人进行的大规模、多中心RCT对ARDS复苏时液体种类的选择有间接表述。传统的基于Starling原理的毛细血管流体力学认识正遭受挑战[25]，主要质疑在胶体液对水肿的作用上。目前可以确定的是羟乙基淀粉有害[26, 27]，明胶的安全性无数据支持[28]，白蛋白不一定真的比晶体液有优势[29, 30]，平衡盐[31]对于非失血性患者仍有争议。

低蛋白血症与肺损伤的进展相关，是体重增加和死亡的标志。两个小规模试验给予低蛋白血症的ALI患者呋塞米和白蛋白，治疗组均表现出白蛋白水平提高，液体负平衡增加，虽然氧合有所提高，但死亡率未见改善[32, 33]。

白蛋白的巯化物具有抗氧化作用。ALI/ARDS死亡患者中巯化物水平较低[34]。对脓毒症[35]和ARDS[36]患者输入白蛋白增加血浆巯化物水平，可以降低氧化损害。近期发表的ALBIOS（albumin italian outcome sepsis）研究[30]，比较了白蛋白和晶体液对脓毒症的作用，结果显示呼吸SOFA评分组间无差异。

从内毒素致脓毒症的动物模型可见，肺损伤早期表现为肺血管阻力增加，肺血管收缩和舒张失衡。血管内给予肾上腺素可以减少EVLW，硝普钠和硝酸甘油在减少肺水肿的同时会增加V/Q失衡。但目前无明确证据支持血管扩张药在治疗ARDS中的作用。

最大可能清除肺泡液体

超过50%的ARDS患者肺泡液清除（AFC）功能是受损的，这会增加死亡率[37]。β受体激动药增加钠离子在肺泡内的交换，从而上调AFC。一项给ARDS患者静脉注射沙丁胺醇的临床试验发现，EVLW减少，存活率呈上升趋势[38]。另一个研究发现，ARDS患者接受的沙丁胺醇越多，预后越好[39]。β_2受体激动药对ARDS另有其他益处，包括增加表面活性物质分泌，降低肺内皮细胞渗出，降低气道阻力，降低气道压。遗憾的是，尽管有一些较低水平的证据，但美国（ALTA, albuterol to treat acute lung injury[40]，予ARDS患者雾化吸入沙丁胺醇）和英国（BALTI-2, beta agonist lung injury trial-241）[41]的两个大规模、多中心研究仍被叫停，原因分别为干预无效和有害。

未来比较有潜力的治疗方向为基因治疗。基因治疗可以通过增加与AFC相关的离子通道和泵的表达，实现治疗目的。动物实验发现，钠-钾三磷腺苷酶（钠-钾ATP酶）泵β-1亚单位过度表达时，可增加AFC数量，改善存活率[42]。如肺泡上皮细胞严重损伤，在功能性上皮层恢复之前也许先需要上皮细胞再生。

上皮和内皮修复

干细胞具有无限的自我更新和分化能力，是一种多能细胞。胚胎干细胞可以分化为体内任何类型的细胞，成人干细胞可以分化为多种类型的细胞，包括其他系统的细胞。

干细胞具有3种治疗可能[43]。第一，通过给予外源性生长因子，刺激内源性干细胞产生。动物模型中，成纤维细胞生长因子（KGF）、肝细胞生长因子和转化生长因子 -a（TGF-a）均表现出降低 ALI 的效应。表皮生长因子、TGF-a 和 KGF 都上调 AFC。KGF 还有其他益处，包括细胞保护作用、促进表面活性物质分泌和抗氧化作用。一项刚刚发表的 II 期随机对照试验（KARE 研究），予 ARDS 患者静脉应用 KGF（帕利夫明）[44]，血管内皮生长因子（VEGF）诱导血管生成，调节血管通透性。在 ARDS 患者中，较低水平的 VEGF 及较高的死亡率均与 VEGF 的基因多态性有关[45]。尽管 VEGF 增加 ARDS 的肺泡通透性[46]，体外实验和动物模型中均可见其对肺泡修复的促进作用。VEGF 在 ARDS 治疗中的作用正在研究中（NCT00319631）。

其次，给予外源性干细胞（无论来自胚胎或成人），可以修复受损的肺泡。相关的动物实验研究前景很好。在一个脂多糖（LPS）诱导的 ARDS 模型中，骨髓祖细胞被置于受损部位后，分化为内皮和上皮细胞。小鼠 ARDS 模型中，内皮祖细胞自体移植后，表现出内皮细胞功能并且能够保持肺泡 - 毛细血管屏障完整，而给予间质干细胞，则有效降低 ARDS 的严重程度[47]。合并肺炎[48]和 ARDS[49]的患者内皮祖细胞水平更高，这有助于改善预后。间质干细胞是细胞再生的主要来源，通过分化并替代受损致死的细胞，但是，它们主要的作用机制是通过分泌生长因子、细胞因子和其他信号传导分子完成炎症反应的调理、细胞死亡、纤维化和组织修复[50]。

干细胞的第三种作用是对受损的肺进行基因治疗。肺动脉高压模型中，内皮祖细胞产生血管扩张基因，表达至肺的血管系统，使肺动脉压下降。小鼠 LPS 模型中，未经转染的间质干细胞降低了 ARDS 的严重程度，但经人血管紧张素 -1 基因转染的间质干细胞治疗仅表现出很小的改善[47]。人类研究有待进行。

血管扩张药

一氧化氮（NO）是内皮细胞产生的内源性血管扩张药。吸入 NO 可以扩张通气肺泡的血管，减少分流，降低肺动脉高压。早期研究提示 NO 改善 ARDS[51~55]的生理学指标，但死亡率无变化。两个 Meta 分析表明其无改善死亡率益处[56,57]，而且可能会因为高铁血红蛋白血症、毒性含氮复合物、肺水肿加重、肺高压反弹和肾衰竭等加重病情。因为 NO 价格昂贵，可能有害，不能改善死亡率，所以不推荐作为常规治疗。尽管近期的一个 Meta 分析未见其对大部分低氧血症患者有益[59]，但对合并严重低氧血症的患者确实有提高氧合的作用[58]，仍可作为这类病人的治疗手段。

前列环素类药物是花生四烯酸的衍生物，具有扩张血管、抑制血小板聚集、减少中性粒细胞黏附、抑制巨噬细胞和中性粒细胞激活等潜在益处。曾有过比较吸入前列腺素 I_2（PGI_2 或前列环素）和 NO 治疗 ARDS 的比较[60~62]，PGI_2 表现出同样的效应并有微小优势，包括全身反应较轻、无血小板失能、易于给药、代谢毒性更小、无需监测等。2013 年发表的一个小规模研究表明，雾化吸入 PGI_2（伊洛前列素）选择性降低肺高压，改善心脏舒张功能，但对 ARDS 的氧合无显著效应[63]。

对 ARDS 患者静脉应用属于前列环素类的前列腺素 E_1（PGE_1）也有研究。尽管它的血管扩张效应会引起低血压、增加肺的分流，但前列环素具有抗炎作用，在氧输送降低时可以增加心输出量和氧输送，改善氧摄入。早期对 ARDS 的研究[64~66]表明 PGE_1 无显著益处，但该研究用药的剂量遭到质疑[67]。PGE_1 的脂质体形式可以增加药物在肺部的浓度，最大程度地减小副作用。同样地，尽管这是有希望的临床前研究[68]，但结果均未有阳性发现[69,70]。

内皮素 -1 是一种有效的血管收缩药，在肺损伤的病理生理过程中发挥作用。截至目前，在动物肺损伤模型的研究中内皮素受体拮抗药替唑生坦发挥着混合性作用。

血管收缩药

都可喜是肺的血管收缩药，可以使缺氧部分肺的血管收缩，减少分流。一个小规模 ARDS 研究提示，都可喜使氧合改善，且仅轻度升高肺动脉压力[71]。在肺损伤的动物实验和小规模临床研究中[72]，联合静脉应用都可喜和吸入 NO，前者减少低氧部分的肺血流，后者增加通气部分的肺血流，联合用药比任一单药治疗能更好地提高动脉血氧分压水平。并且最小程度地增加肺动脉压。但仍需进一步研究验证。

凝　血

ARDS 时纤维蛋白生成和纤维蛋白溶解的失衡使纤维蛋白广泛沉积在肺泡间、间质内和血管内。肺血管内血栓形成和血管收缩引起肺部血管性死腔增加，这是 ARDS 死亡的独立预测因子。许多抗凝药被认为对 ARDS 有潜在治效，相关动物实验显示，组织因子途径抑制物（TFPI）、因子Ⅶ抑制物、肝素、抗凝血酶Ⅲ、活化蛋白C（APC）和血栓调节蛋白都表现出治疗益处[73]。

蛋白 C 水平在 ARDS 患者较正常对照组低，而蛋白 C 水平与临床预后相关[74]。一个小规模随机对照试验对 ARDS 应用 APC，虽然肺血管性死腔减少，但机械通气时间和死亡率均未见下降[75]，另一项对于 APC 治疗炎症反应性或感染性 ARDS 患者的小规模研究也未见获益[76]。由于 PROWESS-SHOCK（prospective recombinant human activated protein C worldwide evaluation in severe sepsis and septic shock）研究得到的结果令人失望[77]，重组 APC（Xigris）退出了市场。一项 TFPI（上一段已给出这个缩写）的 Ⅱ 期临床试验则显示其对肺功能不全评分和存活率均有改善[78]。

血小板同时具有致炎和致血栓形成的作用，基于这一病理生理学作用，抗血小板或许有治疗价值。一个临床前期的人 ARDS 模型（NCT01659307）和一个预防 ARDS 的临床研究（NCT01504867）正在应用阿司匹林。目前对凝血系统的调节治疗未在 ARDS 推荐。

神经肌肉阻滞

机械通气引起的肺损伤是 ARDS 患者的一个显著问题，为了维持足够气体交换而采用一定水平的机械通气，往往导致容积伤、气压伤和生物伤等损伤。抑制骨骼肌活动可以减轻许多病理生理情况，如气道压过高、局部过度通气、顺应性下降、人机不同步等。两个小规模随机对照试验提示神经肌肉阻滞可以改善氧合[79]，减少肺部炎症反应[80]。基于这些结果，一个纳入 340 例严重 ARDS 患者的大规模的多中心 RCT 应用顺阿曲库铵 48 小时进行早期肌松治疗，神经肌肉阻滞组 90 天死亡率明显改善，且 ICU 获得性无力的发生无显著差异[81]。

抗感染治疗

糖皮质激素

激素具有强大的抗炎作用，作用机制从基因组到巨噬细胞无不涉及。19 世纪 80 年代，许多试验，意图证实短时间、大剂量的甲泼尼龙治疗，可以防止高风险的人群进展至 ARDS，但结果均以失败告终[82-85]。虽然一项在 ARDS 早期应用大剂量激素的试验得到了阴性结果[86]，但近期一项 91 名患者入选的研究证实，长程的小剂量甲泼尼龙可以减少炎症反应和脏器功能衰竭，减少机械通气时间和 ICU 停留时间[87]。

过度的肺纤维化是 ARDS 的特征之一，激素的抗纤维化作用也成为研究的方向之一。观察性研究[88-90]得到了有希望的结果，之后的一个小规模随机对照试验也发现其对改善预后益处[91]。但 ARDSnet 晚期激素治疗研究发现，ARDS 激素治疗组 7 天后死亡率增加，尽管全因死亡率无统计学差异[92]。Meta 分析[93]和系统回顾[94]提示，激素对 ARDS 无预防作用，但有治疗作用。需进一步研究来明确这个问题。

抑制致炎因子

类花生酸由花生四烯酸产生，具有致炎作用。它们可以被5-脂氧化酶激活后产生白三烯，也可以被环加氧酶激活产生前列环素类。

酮康唑是唑类抗真菌药，具有抗炎特性，尤其是可以阻断白三烯和血栓素 A_2 的合成，还具有抗巨噬细胞作用，从而减少致炎性细胞因子的生成。小规模研究报告，酮康唑可以预防高危人群 ARDS 的发生[95~97]。ARDSnet 的一个大规模的亚组报告，234 名 ARDS 患者入组，给予酮康唑治疗后，结果未见获益[98]。

布洛芬是非激素类的抑制环加氧酶的抗炎药。一个纳入 448 例脓毒症患者的研究中，布洛芬减少前列环素类产物的产生，有减轻肺功能衰竭和缩短 ARDS 病程的趋势，但无统计学意义[99]。其他抗炎类药物也有研究，但至今无一结果显现出可降低死亡率。

与 ARDS 相关的补体主要是 C3a 和 C5a，后两者使中性粒细胞聚集至肺并激活它们。补体可以通过膜攻击复合物的产物 C5b-9 引起细胞损伤。补体受体 1 是红细胞和白细胞的细胞表面受体，可以抑制经典和补偿补体途径。动物研究为进一步研究提供了基础，一个纳入 24 名 ARDS 患者的 I 期临床研究验证了重组可溶性细胞因子受体 1 的安全性及其抑制补体级联反应的能力[100]。结果有待进一步研究。

干扰素 β-1a 通过产生腺苷降低血管通透性，进而减少肺内皮屏障功能障碍和肺水肿。一项 II 期开放研究以此干预增加了肺 CD73 的表达，进而产生腺苷，降低了 ARDS 的死亡率[101]。对 ARDS 来说，抗炎治疗目前仍无推荐，有待进一步研究。

免疫营养治疗

营养在 ARDS 的管理中有不同作用。高脂、低碳水化合物饮食可以减少二氧化碳（CO_2）的产生，降低通气需求[102]。肠内营养可以促进肠道和肺免疫球蛋白 A 防御的机制[103]。鱼油里发现的 ω-3 多不饱和脂肪酸、二十碳五烯酸、γ-亚麻酸和二十二碳六烯酸可以减少细胞膜磷脂产生花生四烯酸，对炎症反应有潜在益处。基于这些发现，近期开展了许多针对 ARDS 和综合 ICU 患者的研究，内容涵盖不同的营养方案，如能量密度、喂养方式和组成，甚至药物营养。EDEN（early vs. delayed enteral feeding）研究纳入了 1 000 名 ARDS 患者，比较早期滋养性喂养和全肠内营养对预后的影响，结果表明，滋养性喂养可以减少胃肠道不耐受，但对机械通气天数、感染或 60 天死亡率无明显改善[104]。刚刚完成的 CALORIES 实验将 2 388 名危重病人随机分为早期肠内组或肠外营养组，结果显示两组呼吸支持时间无显著差异[105]。三个主要的药物营养研究（针对 ARDS 患者的 OMEGA[106]、REDOX[107]，降低氧化应激死亡和针对非 ARDS 的机械通气人群的 METAPLUS[108]）均报告干预有害。

尽管在生理指标上有不同获益，包括减少肺中性粒细胞浸润、降低微血管通透性和减少肺血管阻力，但与肠内[109]和肠外[110]营养有关的 ω-3 脂肪酸治疗 ARDS 的大量临床研究都未能证实干预有益。

抗黏附分子治疗

中性粒细胞在肺泡聚集的重要步骤是免疫细胞黏附于内皮细胞，从而使细胞渗出。阻断黏附分子是 ARDS 的治疗方向之一。动物实验证实，阻断中性粒细胞黏附分子 CD18 可减缓肺损伤的进展。目前尚无临床研究开展。

抑制效应细胞

己酮可可碱是具有抗炎作用的磷酸二酯酶抑制药，可以抑制中性粒细胞和巨噬细胞。一个小规模的 I 期研究给 6 名 ARDS 患者应用己酮可可碱，结果显示无论在气体交换还是血流动力学改善等方面均未见获益[111]。

利索茶碱是具有轻度抗炎作用的磷酸二酯酶衍生物。它可以抑制中性粒细胞聚集，下调致炎细胞因子，还可以降低氧化的游离脂肪酸水平。应用利索茶碱治疗 ARDS 的动物研究得到很有希望的结果，但 ARDSnet 对 235 名 ARDS 患者的大规模多中心研究却得到了阴性结果[112]。

粒细胞 – 巨噬细胞集落刺激因子（GM-CSF）与肺泡巨噬细胞的发展和稳定有关，也具有防止肺泡上皮细胞凋亡的作用。一项纳入 10 名 ALI 患者的小规模研究证实，5 天疗程的 GM-CSF 可以改善氧合[113]。另一项对 130 名 ARDS 患者进行 GM-CSF 治疗的研究，未得到有利的结果，尽管级别不高[114]。

中性粒细胞激活后释放弹性蛋白酶，后者可增加血管通透性和肺泡渗出，在肺泡损伤中起关键作用。EPI-hNE-4 是中性粒细胞弹性蛋白酶抑制药，在大鼠铜绿假单胞菌诱导的肺炎模型中，可以改善肺顺应性，而且不影响免疫功能。一个相关的 III 期多中心试验已经完成，结果待发表（NCT00455767）。西维来司他是弹性蛋白酶的可逆性、竞争性抑制药，在动物实验看到希望后，一项 III 期临床研究，表现出该药可改善肺功能、减少 ICU 停留时间，降低机械通气时间和死亡率[115]。但一项纳入了 492 名 ALI 患者的全球性 STRIVE（sivelestat trial in ALI patients requiring mechanical ventilation）研究被提前叫停，因为该药增加 180 天全因死亡率，并且对肺部症状及 28 天死亡率无显著改善[116]。

抗氧化治疗

激活的中性粒细胞和巨噬细胞的损伤效应部分与活性氧有关。肺谷胱甘肽是一种抗氧化剂，在 ARDS 时（感觉叫"物种"很奇怪）水平下降。N- 乙酰半胱氨酸和丙环司坦是谷胱甘肽的前体，补充这两种物质可以提高 ARDS 患者肺谷胱甘肽水平。予 ARDS 患者 N- 乙酰半胱氨酸的小规模研究得到混合结果[117-120]，1998 年予 ARDS 患者丙环司坦治疗的研究因为增加死亡率而提前中止（数据未发表）。大鼠的肺损伤模型中，N- 乙酰半胱氨酸可以下调核因子 – κB，进而减少中性粒细胞趋化因子 mRNA 和肺泡炎症。

在一项对外科危重患者的研究中，维生素 C 和维生素 E 可以减少机械通气时间和 ICU 停留时间，但未减少 ARDS 的发生[121]。据更近些的 REDOX 研究报告，予综合 ICU 患者抗氧化剂无治疗作用[107]，同样富含药物营养成分包括抗氧化作用的高蛋白肠内饮食也无治疗作用。

他汀类药物

他汀类降脂药主要是通过抑制 3- 羟 -3- 甲基戊二辅酶 A（HMG CoA）还原酶发挥作用，但其尚具有依赖和不依赖 HMG CoA 还原酶抑制的多效性。他汀类对调节炎症反应、凝血功能、上皮细胞、内皮细胞和免疫细胞功能均有益处[122]。多个前瞻性研究表明，应用他汀类预处理可以改善包括肺炎在内的脓毒症患者的生存率[123~127]。一项对健康志愿者吸入 LPS 诱导肺损伤的研究显示，经他汀类预处理后，肺的炎性标记物水平降低[128]。尽管结果令人鼓舞，但 2014 年的两个大规模、多中心 RCT 显示，他汀类治疗 ARDS 无任何获益。美国的 SAILS（statins for acutely injured lungs from sepsis）研究[129]应用瑞舒伐他汀，结果显示死亡率无改善，且有肾损害的可能。爱尔兰危重病研究组 HARP-2（hydroxymethylglutaryl-CoA reductase inhibition with simvastatin in acute lung injury to reduce pulmonary dysfunction）研究[130]应用辛伐他汀，尽管死亡率可以见到微小差异，但机械通气时间未见显著改善。

血管紧张素转化酶抑制药

严重的急性呼吸综合征流行导致一种新冠状病毒被发现，其受体是血管紧张素转化酶（ACE）的变异体，这提示肾素 – 血管紧张素系统（RAS）在 ARDS 时发挥作用。ACE 通过血管紧张素 -1 受体（AT1R）将血管紧张素 I 转化为血管紧张素 II，介导血管收缩、肺泡渗出和肺损伤。ACE2 下调血管紧张素 II，ACE 过度激活或 ACE2 缺乏将加重肺损伤。

对人类遗传方面的观察性研究发现，RSA 在 ARDS 的发展和预后中均起重要作用。ACE DD 基因型与 ACE 活性和 ARDS 相对较差的预后相关[131~133]。一个前瞻性研究发现，ACE 抑制药预处理可以降低需住院治疗的社区获得性肺炎患者的死亡率[127]。以 ACE 抑制药重组 ACE₂ 和 AT1R 阻断药氯沙坦干预 RAS，可以使啮齿类 LPS 诱导的 ARDS 和机械通气诱导的肺损伤模型的肺部炎症反应加重。人类研究尚待进行。

人工低温

33℃的低温可使代谢降低 25%，降低氧耗和 CO_2 产生及减少通气，同时降低致炎因子的基因转录而具有抗炎效应。动物模型中，诱导低温可降低细胞内黏附分子 -1 的表达、白介素 -1β 水平和肺内中性粒细胞的聚集，从而减少肺损伤。许多研究报道低温疗法（33~34℃）可成功治疗重度 ARDS[134~136]。目前有一个小规模研究，仅纳入 19 名脓毒症相关的严重 ARDS 患者，给予人工低温[137]。平均体温在 33.7℃时，死亡率下降 33%。机体温度下降也会带来肺泡 - 动脉氧梯度下降，心率、心指数下降，氧摄取增加，但氧耗却无变化。但需进一步研究验证。

药物治疗 ALI/ARDS 无效的原因

尽管针对 ARDS 的临床前期、Ⅰ 期、Ⅱ 期试验重复进行，并且看起来颇有希望，但除了早期应用神经肌肉阻滞外，未见任何其他治疗策略被证实可以确切有效地改善死亡率。有许多原因可以解释从实验室到临床的失败转化，比如动物模型本身的局限性、对人类因素认识的不足、研究方法学的缺陷以及在一个很少因顽固性低氧血症死亡的群体中，使用氧合来作为预后指标是否可靠等[138, 139]。机械通气相关的损害会引起氧合下降，应用药物来限制此损害的发生、提高氧合，也许可以改善预后，但这有待检验（表 35-1）。

表 35-1　ALI/ARDS 非机械通气治疗策略的总结

推荐	不推荐作为常规治疗	尚待研究
严格的液体治疗策略	静脉应用血管扩张药	导向性液体治疗策略
利尿药	肺动脉导管导向的治疗策略	肺部超声
零平衡或液体负平衡	—	血管外肺水
严重 ARDS 患者予神经肌肉阻滞	—	肾替代治疗
—	—	白蛋白
—	—	β₂ 受体激动药
—	吸入 NO	吸入前列环素
—	活化蛋白 C	都可喜
—	抗凝血酶Ⅲ	组织因子途径抑制物
—	—	Ⅶ因子抑制物
—	—	肝素
—	—	血栓调节蛋白
—	—	阿司匹林
—	激素（明确诊断为 ARDS 者）	激素（早期 ARDS）
—	酮康唑	补体拮抗药
—	布洛芬	CD-14 抗体
—	N- 乙酰半胱氨酸	CD-18 抗体
—	丙环司坦	己酮可可碱
—	利索茶碱	粒细胞 - 巨噬细胞集落刺激因子

（续表）

推荐	不推荐作为常规治疗	尚待研究
—	西维来司他	地来司他
—	他汀类	维生素 C 和维生素 E
—	ω−3 游离脂肪酸	肾素 – 血管紧张素调节
—	谷氨酰胺	人工低温
—	人工胶体液	
	—	—

在临床研究中得到混合结果的治疗（例如激素）在成为推荐治疗前需进一步研究验证

ALI. 急性肺损伤；APC. C 反应蛋白；ARDS. 急性呼吸窘迫综合征；EVLW. 血管外肺间质水；GM-CSF. 粒细胞 – 巨噬细胞集落刺激因子；NO. 一氧化氮；RRT. 肾脏替代治疗；TFPI. 组织因子通路抑制药

作者推荐

- 尽管科技进步令人鼓舞，但 ARDS 非机械通气的策略仍停滞不前。
- 现有的非机械通气策略只有适当液体限制尽可能减轻肺水肿和早期使用神经肌肉阻滞药最低限度降低呼吸机导致肺损被证实有效。
- 其他疗法可能有时适合严重 ARDS 的抢救，但应了解它们的风险 / 效益比仍不清楚。

（郭剑颖）

参考文献

1. Reines HD, Silverman H, Hurst J, et al. Effects of two concentrations of nebulized surfactant (Exosurf) in sepsis-induced adult respiratory distress syndrome (ARDS). Crit Care Med. 1992;20:S61.
2. Spragg RG, Gilliard N, Richman P, et al. Acute effects of a single dose of porcine surfactant on patients with the adult respiratory distress syndrome. Chest. 1994;105(1):195–202.
3. Weg JG, Balk RA, Tharratt RS, et al. Safety and potential efficacy of an aerosolized surfactant in human sepsis-induced adult respiratory distress syndrome. JAMA. 1994;272(18):1433–1438.
4. Walmrath D, Günther A, Ghofrani HA, et al. Bronchoscopic surfactant administration in patients with severe adult respiratory distress syndrome and sepsis. Am J Respir Crit Care Med. 1996;154(1):57–62.
5. Wiswell TE, Smith RM, Katz LB, et al. Bronchopulmonary segmental lavage with Surfaxin (KL4-surfactant) for acute respiratory distress syndrome. Am J Respir Crit Care Med. 1999;160(4):1188–1195.
6. Gregory TJ, Steinberg KP, Spragg R, et al. Bovine surfactant therapy for patients with acute respiratory distress syndrome. Am J Respir Crit Care Med. 1997;155(4):1309–1315.
7. Walmrath D, Grimminger F, Pappert D, et al. Bronchoscopic administration of bovine natural surfactant in ARDS and septic shock: impact on gas exchange and haemodynamics. Eur Respir J. 2002;19(5):805–810.
8. Anzueto A, Baughman RP, Guntupalli KK, et al. Aerosolized surfactant in adults with sepsis-induced acute respiratory distress syndrome. N Engl J Med. 1996;334(22):1417–1422.
9. Spragg RG, Lewis JF, Wurst W, et al. Treatment of acute respiratory distress syndrome with recombinant surfactant protein C surfactant. Am J Respir Crit Care Med. 2003;167(11): 1562–1566.
10. Willson DF, Thomas NJ, Tamburro R, et al. Pediatric calfactant in acute respiratory distress syndrome trial. Pediatr Crit Care Med. 2013;14(7):657–665.
11. Kesecioglu J, Beale R, Stewart TE, et al. Exogenous natural surfactant for treatment of acute lung injury and the acute respiratory distress syndrome. Am J Respir Crit Care Med. 2009;180(10):989–994.
12. Spragg RG, Taut FJH, Lewis JF, et al. Recombinant surfactant protein C–based surfactant for patients with severe direct lung injury. Am J Respir Crit Care Med. 2011;183(8):1055–1061.
13. Meng H, Sun Y, Lu J, et al. Exogenous surfactant may improve oxygenation but not mortality in adult patients with acute lung injury/acute respiratory distress syndrome: a meta-analysis of 9 clinical trials. J Cardiothorac Vasc Anesth. 2012;26(5):849–856.
14. Humphrey H, Hall J, Sznajder I, Silverstein M, Wood L. Improved survival in ARDS patients associated with a reduction in pulmonary capillary wedge pressure. Chest. 1990;97(5):1176–1180.
15. Wiedemann HP, Wheeler AP, Bernard GR, et al. National Heart, Lung, and Blood Institute Acute Respiratory Distress Syndrome (ARDS) Clinical Trials Network, Comparison of two fluid-management strategies in acute lung injury. N Engl J Med. 2006;354(24):2564–2575.
16. Wheeler AP, Bernard GR, Thompson BT, et al. Pulmonary-artery versus central venous catheter to guide treatment of acute lung injury. N Engl J Med. 2006;354(21):2213–2224.
17. Rosenberg AL, Dechert RE, Park PK, Bartlett RH. Review of a large clinical series: association of cumulative fluid balance on outcome in acute lung injury: a retrospective review of the ARDSnet tidal volume study cohort. J Intensive Care Med. 2009;24(1):35–46.

18. Schuller D, Mitchell JP, Calandrino FS, Schuster DP. Fluid balance during pulmonary edema. Is fluid gain a marker or a cause of poor outcome? Chest. 1991;100(4):1068–1075.

19. Sakr Y, Vincent J-L, Reinhart K, et al. High tidal volume and positive fluid balance are associated with worse outcome in acute lung injury. Chest. 2005;128(5):3098–3108.

20. Simmons RS, Berdine GG, Seidenfeld JJ, et al. Fluid balance and the adult respiratory distress syndrome. Am Rev Respir Dis. 1987;135(4):924–929.

21. Davey-Quinn A, Gedney JA, Whiteley SM, Bellamy MC. Extravascular lung water and acute respiratory distress syndrome–oxygenation and outcome. Anaesth Intensive Care. 1999;27(4):357–362.

22. Mitchell JP, Schuller D, Calandrino FS, Schuster DP. Improved outcome based on fluid management in critically III patients requiring pulmonary artery catheterization. Am Rev Respir Dis. 1992;145(5):990–998.

23. DiCarlo JV, Alexander SR, Agarwal R, Schiffman JD. Continuous veno-venous hemofiltration may improve survival from acute respiratory distress syndrome after bone marrow transplantation or chemotherapy. J Pediatr Hematol Oncol. 2003;25(10):801–805.

24. Hoste EA, Vanholder RC, Lameire NH, et al. No early respiratory benefit with CVVHDF in patients with acute renal failure and acute lung injury. Nephrol Dial Transplant. 2002;17(12):2153–2158.

25. Levick JR, Michel CC. Microvascular fluid exchange and the revised Starling principle. Cardiovasc Res. 2010;87(2):198–210.

26. Myburgh JA, Finfer S, Bellomo R, et al. Hydroxyethyl starch or saline for fluid resuscitation in intensive care. N Engl J Med. 2012;367(20):1901–1911.

27. Perner A, Haase N, Guttormsen AB, et al. Hydroxyethyl starch 130/0.42 versus Ringer's acetate in severe sepsis. N Engl J Med. 2012;367(2):124–134.

28. Thomas-Rueddel DO, Vlasakov V, Reinhart K, et al. Safety of gelatin for volume resuscitation—a systematic review and metaanalysis. Intensive Care Med. 2012;38(7):1134–1142.

29. Finfer S, Bellomo R, Boyce N, et al. A comparison of albumin and saline for fluid resuscitation in the intensive care unit. N Engl J Med. 2004;350(22):2247–2256.

30. Caironi P, Tognoni G, Masson S, et al. Albumin replacement in patients with severe sepsis or septic shock. N Engl J Med. 2014;370(15):1412–1421.

31. Yunos NM, Bellomo R, Hegarty C, et al. Association between a chloride-liberal vs chloride-restrictive intravenous fluid administration strategy and kidney injury in critically ill adults. JAMA. 2012;308(15):1566–1572.

32. Martin GS, Mangialardi RJ, Wheeler AP, Dupont WD, Morris JA, Bernard GR. Albumin and furosemide therapy in hypoproteinemic patients with acute lung injury. Crit Care Med. 2002;30(10):2175–2182.

33. Martin GS, Moss M, Wheeler AP, Mealer M, Morris JA, Bernard GR. A randomized, controlled trial of furosemide with or without albumin in hypoproteinemic patients with acute lung injury. Crit Care Med. 2005;33(8):1681–1687.

34. Quinlan GJ, Evans TW, Gutteridge JM. Oxidative damage to plasma proteins in adult respiratory distress syndrome. Free Radic Res. 1994;20(5):289–298.

35. Quinlan GJ, Mumby S, Martin GS, Bernard GR, Gutteridge JM, Evans TW. Albumin influences total plasma antioxidant capacity favorably in patients with acute lung injury. Crit Care Med. 2004;32(3):755–759.

36. Quinlan GJ, Margarson MP, Mumby S, Evans TW, Gutteridge JM. Administration of albumin to patients with sepsis syndrome: a possible beneficial role in plasma thiol repletion. Clin Sci. 1998;95:459–465.

37. Ware LB, Matthay MA. Alveolar fluid clearance is impaired in the majority of patients with acute lung injury and the acute respiratory distress syndrome. Am J Respir Crit Care Med. 2001;163(6):1376–1383.

38. Perkins GD, McAuley DF, Richter A, Thickett DR, Gao F. Benchto-bedside review: β2-agonists and the acute respiratory distress syndrome. Crit Care. 2003;8(1):25.

39. Manocha S, Gordon AC, Salehifar E, Groshaus H, Walley KR, Russell JA. Inhaled beta-2 agonist salbutamol and acute lung injury: an association with improvement in acute lung injury. Crit Care. 2006;10(1):R12.

40. Matthay MA, Brower RG, Carson S, et al. Randomized, placebocontrolled clinical trial of an aerosolized β-agonist for treatment of acute lung injury. National Heart, Lung, and Blood Institute Acute Respiratory Distress Syndrome (ARDS) Clinical Trials Network. Am J Respir Crit Care Med. 2011;184:561–568.

41. Smith FG, Perkins GD, Gates S, et al. Effect of intravenous β-2 agonist treatment on clinical outcomes in acute respiratory distress syndrome (BALTI-2): a multicentre, randomised controlled trial. Lancet. 2012;379(9812):229–235.

42. Factor P, Dumasius V, Saldias F, Brown LAS, Sznajder JI. Adenovirus-mediated transfer of an Na+/K+-ATPase β1 subunit gene improves alveolar fluid clearance and survival in hyperoxic rats. Hum Gene Ther. 2000;11(16):2231–2242.

43. Yen CC, Yang SH, Lin CY, Chen CM. Stem cells in the lung parenchyma and prospects for lung injury therapy. Eur J Clin Invest. 2006;36(5):310–319.

44. Cross L, O'Kane C, McDowell C, Elborn J, Matthay M, McAuley D. Keratinocyte growth factor in acute lung injury to reduce pulmonary dysfunction – a randomised placebo-controlled trial (KARE): study protocol. Trials. 2013;14(1):51.

45. Zhai R, Gong MN, Zhou W, et al. Genotypes and haplotypes of the VEGF gene are associated with higher mortality and lower VEGF plasma levels in patients with ARDS. Thorax. 2007;62(8):718–722.

46. Thickett DR, Armstrong L, Christie SJ, Millar AB. Vascular endothelial growth factor may contribute to increased vascular permeability in acute respiratory distress syndrome. Am J Respir Crit Care Med. 2001;164(9):1601–1605.

47. Mei SH, McCarter SD, Deng Y, Parker CH, Liles WC, Stewart DJ. Prevention of LPS-induced acute lung injury in mice by mesenchymal stem cells overexpressing angiopoietin 1. PLoS Med. 2007;4(9):e269.

48. Yamada M, Kubo H, Ishizawa K, Kobayashi S, Shinkawa M, Sasaki H. Increased circulating endothelial progenitor cells in patients with bacterial pneumonia: evidence that bone marrow derived cells contribute to lung repair. Thorax. 2005;60(5):410–413.

49. Burnham EL, Taylor WR, Quyyumi AA, Rojas M, Brigham KL, Moss M. Increased circulating endothelial progenitor cells are associated with survival in acute lung injury. Am J Respir Crit Care Med. 2005;172(7):854–860.

50. Van Poll D, Parekkadan B, Rinkes IB, Tilles AW, Yarmush ML. Mesenchymal stem cell therapy for protection and repair of injured vital organs. Cell Mol Bioeng. 2008;1(1):42–50.

51. Dellinger RP, Zimmerman JL, Taylor RW, et al. Effects of inhaled nitric oxide in patients with acute respiratory distress syndrome: results of a randomized phase II trial. Crit Care Med.

1998;26(1):15–23.

52. Michael JR, Barton RG, Saffle JR, et al. Inhaled nitric oxide versus conventional therapy: effect on oxygenation in ARDS. Am J Respir Crit Care Med. 1998;157(5):1372–1380.

53. Troncy E, Collet J-P, Shapiro S, et al. Inhaled nitric oxide in acute respiratory distress syndrome: a pilot randomized controlled study. Am J Respir Crit Care Med. 1998;157(5):1483–1488.

54. Dobyns EL, Cornfield DN, Anas NG, et al. Multicenter randomized controlled trial of the effects of inhaled nitric oxide therapy on gas exchange in children with acute hypoxemic respiratory failure. J Pediatr. 1999;134(4):406–412.

55. Lundin S, Mang H, Smithies M, Stenqvist O, Frostell C. Inhalation of nitric oxide in acute lung injury: results of a European multicentre study. Intensive Care Med. 1999;25(9):911–919.

56. Sokol J, Jacobs SE, Bohn D. Inhaled nitric oxide for acute hypoxic respiratory failure in children and adults: a meta-analysis. Anesth Analg. 2003;97(4):989–998.

57. Adhikari N, Granton JT. Inhaled nitric oxide for acute lung injury: no place for NO? JAMA. 2004;291(13):1629–1631.

58. Ferguson ND. Inhaled nitric oxide for acute respiratory distress syndrome. BMJ. 2007;334(7597):757–758.

59. Adhikari NKJ, Dellinger RP, Lundin S, et al. Inhaled nitric oxide does not reduce mortality in patients with acute respiratory distress syndrome regardless of severity: systematic review and meta-analysis. Crit Care Med. 2014;42(2):404–412.

60. Zwissler B, Kemming G, Habler O, et al. Inhaled prostacyclin (PGI2) versus inhaled nitric oxide in adult respiratory distress syndrome. Am J Respir Crit Care Med. 1996;154(6):1671–1677.

61. Walmrath D, Schneider T, Schermuly R, Olschewski H, Grimminger F, Seeger W. Direct comparison of inhaled nitric oxide and aerosolized prostacyclin in acute respiratory distress syndrome. Am J Respir Crit Care Med. 1996;153(3):991–996.

62. Van Heerden PV, Blythe D, Webb SA. Inhaled aerosolized prostacyclin and nitric oxide as selective pulmonary vasodilators in ARDS—a pilot study. Anaesth Intensive Care. 1996;24(5):564–568.

63. Siddiqui S, Salahuddin N, Zubair S, Yousef M, Azam I, Gilani A. Use of inhaled PGE1 to improve diastolic dysfunction, LVEDP, pulmonary hypertension and hypoxia in ARDS—a randomised clinical trial. Open J Anesthesiol. 2013;3(2):109–115.

64. Holcroft JW, Vassar MJ, Weber CJ. Prostaglandin E1 and survival in patients with the adult respiratory distress syndrome. A prospective trial. Ann Surg. 1986;203(4):371.

65. Bone RC, Slotman G, Maunder R, et al. Randomized doubleblind, multicenter study of prostaglandin E1 in patients with the adult respiratory distress syndrome. Prostaglandin E1 Study Group. Chest. 1989;96(1):114–119.

66. Slotman GJ, Kerstein MD, Bone RC, et al. The effects of prostaglandin E1 on non-pulmonary organ function during clinical acute respiratory failure. J Trauma. 1992;32(4):480–489.

67. Rossignon M-D, Khayat D, Royer C, Rouby J-J, Jacquillat C, Viars P. Functional and metabolic activity of polymorphonuclear leukocytes from patients with adult respiratory distress syndrome: results of a randomized double-blind placebo-controlled study on the activity of prostaglandin E1. Anesthesiology. 1990;72(2):276–281.

68. Leff JA, Baer JW, Kirkman JM, et al. Liposome-entrapped PGE1 posttreatment decreases IL-1 alpha-induced neutrophil accumulation and lung leak in rats. J Appl Physiol. 1994;76(1):151–157.

69. Abraham E, Baughman R, Fletcher E, et al. Liposomal prostaglandin E1 (TLC C-53) in acute respiratory distress syndrome: a controlled, randomized, double-blind, multicenter clinical trial. Crit Care Med. 1999;27(8):1478–1485.

70. Vincent J-L, Brase R, Santman F, et al. A multi-centre, doubleblind, placebo-controlled study of liposomal prostaglandin E1 (TLC C-53) in patients with acute respiratory distress syndrome. Intensive Care Med. 2001;27(10):1578–1583.

71. Reyes A, Roca J, Rodriguez-Roisin R, Torres A, Ussetti P, Wagner PD. Effect of almitrine on ventilation-perfusion distribution in adult respiratory distress syndrome. Am Rev Respir Dis. 1988;137(5):1062–1067.

72. Gallart L, Lu QIN, Puybasset L, Umamaheswara Rao GS, Coriat P, Rouby J-J. Intravenous almitrine combined with inhaled nitric oxide for acute respiratory distress syndrome. Am J Respir Crit Care Med. 1998;158(6):1770–1777.

73. Laterre P-F, Wittebole X, Dhainaut J-F. Anticoagulant therapy in acute lung injury. Crit Care Med. 2003;31(4):S329–S336.

74. Ware LB, Fang X, Matthay MA. Protein C and thrombomodulin in human acute lung injury. Am J Physiol-Lung Cell Mol Physiol. 2003;285(3):L514–L521.

75. Liu KD, Levitt J, Zhuo H, et al. Randomized clinical trial of activated protein C for the treatment of acute lung injury. Am J Respir Crit Care Med. 2008;178(6):618–623.

76. Cornet AD, Groeneveld AJ, Hofstra JJ, et al. Recombinant human activated protein C in the treatment of acute respiratory distress syndrome: a randomized clinical trial. PloS One. 2014;9(3):e90983.

77. Ranieri VM, Thompson BT, Barie PS, et al. Drotrecogin alfa (activated) in adults with septic shock. N Engl J Med. 2012;366(22):2055–2064.

78. Abraham E, Reinhart K, Svoboda P, et al. Assessment of the safety of recombinant tissue factor pathway inhibitor in patients with severe sepsis: a multicenter, randomized, placebo-controlled, single-blind, dose escalation study. Crit Care Med. 2001;29(11):2081–2089.

79. Gainnier M, Roch A, Forel J-M, et al. Effect of neuromuscular blocking agents on gas exchange in patients presenting with acute respiratory distress syndrome. Crit Care Med. 2004;32(1):113–119.

80. Forel J-M, Roch A, Marin V, et al. Neuromuscular blocking agents decrease inflammatory response in patients presenting with acute respiratory distress syndrome. Crit Care Med. 2006;34(11):2749–2757.

81. Papazian L, Forel J-M, Gacouin A, et al. Neuromuscular blockers in early acute respiratory distress syndrome. N Engl J Med. 2010;363(12):1107–1116.

82. Weigelt JA, Norcross JF, Borman KR, Snyder WH. Early steroid therapy for respiratory failure. Arch Surg. 1985;120(5):536–540.

83. Sprung CL, Caralis PV, Marcial EH, et al. The effects of high-dose corticosteroids in patients with septic shock: a prospective, controlled study. N Engl J Med. 1984;311(18):1137–1143.

84. Bone RC, Fisher CJ, Clemmer TP, Slotman GJ, Metz CA. Early methylprednisolone treatment for septic syndrome and the adult respiratory distress syndrome. Chest. 1987;92(6):1032–1036.

85. Luce JM, Montgomery AB, Marks JD, Turner J, Metz CA, Murray JF. Ineffectiveness of high-dose methylprednisolone in preventing parenchymal lung injury and improving mortality in patients with septic shock. Am Rev Respir Dis. 1988;138(1):62–68.

86. Bernard GR, Luce JM, Sprung CL, et al. High-dose corticosteroids in patients with the adult respiratory distress syndrome. N Engl J Med. 1987;317(25):1565–1570.

87. Meduri GU, Golden E, Freire AX, et al. Methylprednisolone infusion in early severe ARDS results of a randomized controlled trial. Chest. 2007;131(4):954–963.

88. Hooper RG, Kearl RA. Established ARDS treated with a sustained course of adrenocortical steroids. Chest. 1990;97(1):138–143.

89. Meduri GU, Belenchia JM, Estes RJ, Wunderink RG, El Torky M, Leeper KV. Fibroproliferative phase of ARDS. Clinical findings and effects of corticosteroids. Chest. 1991;100(4):943–952.

90. Meduri GU, Chinn AJ, Leeper KV, et al. Corticosteroid rescue treatment of progressive fibroproliferation in late ARDS. Patterns of response and predictors of outcome. Chest. 1994;105(5):1516–1527.

91. Meduri GU, Headley AS, Golden E, et al. Effect of prolonged methylprednisolone therapy in unresolving acute respiratory distress syndrome: a randomized controlled trial. JAMA. 1998;280(2):159–165.

92. Steinberg KP, Hudson LD, Goodman R, et al. National Heart, Lung, and Blood Institute Acute Respiratory Distress Syndrome (ARDS) Clinical Trials Network. Efficacy and safety of corticosteroids for persistent acute respiratory distress syndrome. N Engl J Med. 2006;354(16):1671–1684.

93. Peter JV, John P, Graham PL, Moran JL, George IA, Bersten A. Corticosteroids in the prevention and treatment of acute respiratory distress syndrome (ARDS) in adults: meta-analysis. BMJ. 2008;336(7651):1006–1009.

94. Deal EN, Hollands JM, Schramm GE, Micek ST. Role of corticosteroids in the management of acute respiratory distress syndrome. Clin Ther. 2008;30(5):787–799.

95. Slotman GJ, Burchard KW, D'arezzo A, Gann DS. Ketoconazole prevents acute respiratory failure in critically ill surgical patients. J Trauma Acute Care Surg. 1988;28(5):648–654.

96. Yu M, Tomasa G. A double-blind, prospective, randomized trial of ketoconazole, a thromboxane synthetase inhibitor, in the prophylaxis of the adult respiratory distress syndrome. Crit Care Med. 1993;21(11):1635–1641.

97. Sinuff T, Cook DJ, Peterson JC, Fuller HD. Development, implementation, and evaluation of a ketoconazole practice guideline for ARDS prophylaxis. J Crit Care. 1999;14(1):1–6.

98. Network A. Ketoconazole for early treatment of acute lung injury and acute respiratory distress syndrome: a randomized controlled trial. The ARDS Network. JAMA. 2000;283(15): 1995–2002.

99. Bernard GR, Wheeler AP, Russell JA, et al. The effects of ibuprofen on the physiology and survival of patients with sepsis. N Engl J Med. 1997;336(13):912–918.

100. Zimmerman JL, Dellinger RP, Straube RC, Levin JL. Phase I trial of the recombinant soluble complement receptor 1 in acute lung injury and acute respiratory distress syndrome. Crit Care Med. 2000;28(9):3149–3154.

101. Bellingan G, Maksimow M, Howell DC, et al. The effect of intravenous interferon-beta-1a (FP-1201) on lung CD73 expression and on acute respiratory distress syndrome mortality: an openlabel study. Lancet Respir Med. 2014;2(2):98–107.

102. Al-Saady NM, Blackmore CM, Bennett ED. High fat, low carbohydrate, enteral feeding lowers $PaCO_2$ and reduces the period of ventilation in artificially ventilated patients. Intensive Care Med. 1989;15(5):290–295.

103. King BK, Kudsk KA, Li J, Wu Y, Renegar KB. Route and type of nutrition influence mucosal immunity to bacterial pneumonia. Ann Surg. 1999;229(2):272.

104. Heart TN. Initial trophic vs full enteral feeding in patients with acute lung injury: the EDEN randomized trial. JAMA. 2012;307(8):795.

105. Harvey SE, Parrott F, Harrison DA, et al. Trial of the route of early nutritional support in critically ill adults. N Engl J Med. 2014;371(18):1673–1684.

106. Rice TW, Wheeler AP, Thompson BT, et al. Enteral omega-3 fatty acid, γ-linolenic acid, and antioxidant supplementation in acute lung injury. JAMA. 2011;306(14):1574.

107. Heyland D, Muscedere J, Wischmeyer PE, et al. A randomized trial of glutamine and antioxidants in critically ill patients. N Engl J Med. 2013;368(16):1489–1497.

108. Van Zanten AR, Sztark F, Kaisers UX, et al. High-protein enteral nutrition enriched with immune-modulating nutrients vs standard high-protein enteral nutrition and nosocomial infections in the ICU: a randomized clinical trial. JAMA. 2014;312(5): 514–524.

109. Zhu D, Zhang Y, Li S, Gan L, Feng H, Nie W. Enteral omega-3 fatty acid supplementation in adult patients with acute respiratory distress syndrome: a systematic review of randomized controlled trials with meta-analysis and trial sequential analysis. Intensive Care Med. 2014;40(4):504–512.

110. Palmer AJ, Ho CKM, Ajibola O, Avenell A. The role of ω-3 fatty acid supplemented parenteral nutrition in critical illness in adults: a systematic review and meta-analysis. Crit Care Med. 2013;41(1):307–316.

111. Montravers P, Fagon JY, Gilbert C, Blanchet F, Novara A, Chastre J. Pilot study of cardiopulmonary risk from pentoxifylline in adult respiratory distress syndrome. Chest. 1993;103(4):1017–1022.

112. Network ACT. Randomized, placebo-controlled trial of lisofylline for early treatment of acute lung injury and acute respiratory distress syndrome. Crit Care Med. 2002;30(1):1–6.

113. Presneill JJ, Harris T, Stewart AG, Cade JF, Wilson JW. A randomized phase II trial of granulocyte-macrophage colony-stimulating factor therapy in severe sepsis with respiratory dysfunction. Am J Respir Crit Care Med. 2002;166(2):138–143.

114. Paine RI, Standiford TJ, Dechert RE, et al. A randomized trial of recombinant human granulocyte-macrophage colony stimulating factor for patients with acute lung injury. Crit Care Med. 2012;40(1):90–97.

115. Tamakuma S, Shiba T, Hirasawa H, Ogawa M, Nakajima M. A phase III clinical study of neutrophil elastase inhibitor ONO-5046 Na in SIRS patients. J Clin Ther Med Jpn. 1998;14:289–318.

116. Zeiher BG, Artigas A, Vincent J-L, et al. Neutrophil elastase inhibition in acute lung injury: results of the STRIVE study. Crit Care Med. 2004;32(8):1695–1702.

117. Ortolani O, Conti A, De Gaudio AR, Masoni M, Novelli G. Protective effects of N-acetylcysteine and rutin on the lipid peroxidation of the lung epithelium during the adult respiratory distress syndrome. Shock. 2000;13(1):14–18.

118. Jepsen S, Herlevsen P, Knudsen P, Bud MI, Klausen N-O. Antioxidant treatment with N-acetylcysteine during adult respiratory distress syndrome: a prospective, randomized, placebocontrolled study. Crit Care Med. 1992;20(7):918–923.

119. Suter PM, Domenighetti G, Schaller M-D, Ritz R, Perret C. Nacetylcysteine enhances recovery from acute lung injury in man. A randomized, double-blind, placebo-controlled clinical study. Chest. 1994;105(1):190–194.

120. Bernard GR, Wheeler AP, Arons MM, et al. A trial of antioxidants N-acetylcysteine and procysteine in ARDS. Chest. 1997;112(1): 164–172.

121. Nathens AB, Neff MJ, Jurkovich GJ, et al. Randomized,

prospective trial of antioxidant supplementation in critically ill surgical patients. Ann Surg. 2002;236(6):814.

122. Craig T, O'Kane C, McAuley D. Potential mechanisms by which statins modulate the development of acute lung injury. In: Intensive Care Medicine. Springer; 2007:276–288.

123. Almog Y, Shefer A, Novack V, et al. Prior statin therapy is associated with a decreased rate of severe sepsis. Circulation. 2004;110(7):880–885.

124. Liappis AP, Kan VL, Rochester CG, Simon GL. The effect of statins on mortality in patients with bacteremia. Clin Infect Dis. 2001;33(8):1352–1357.

125. Kruger P, Fitzsimmons K, Cook D, Jones M, Nimmo G. Statin therapy is associated with fewer deaths in patients with bacteraemia. Intensive Care Med. 2006;32(1):75–79.

126. Hackam DG, Mamdani M, Li P, Redelmeier DA. Statins and sepsis in patients with cardiovascular disease: a population-based cohort analysis. Lancet. 2006;367(9508):413–418.

127. Mortensen EM, Pugh MJ, Copeland LA, et al. Impact of statins and angiotensin-converting enzyme inhibitors on mortality of subjects hospitalised with pneumonia. Eur Respir J. 2008;31(3):611–617.

128. Shyamsundar M, McKeown STW, O'Kane CM, et al. Simvastatin decreases lipopolysaccharide-induced pulmonary inflammation in healthy volunteers. Am J Respir Crit Care Med. 2009;179(12):1107–1114.

129. Rosuvastatin for sepsis-associated acute respiratory distress syndrome. N Engl J Med. 2014;370(23):2191–2200.

130. McAuley DF, Laffey JG, O'Kane CM, et al. Simvastatin in the acute respiratory distress syndrome. N Engl J Med. 2014. Epub September 30, 2014.

131. Marshall RP, Webb S, Bellingan GJ, et al. Angiotensin converting enzyme insertion/deletion polymorphism is associated with susceptibility and outcome in acute respiratory distress syndrome. Am J Respir Crit Care Med. 2002;166(5):646–650.

132. Jerng J-S, Yu C-J, Wang H-C, Chen K-Y, Cheng S-L, Yang P-C. Polymorphism of the angiotensin-converting enzyme gene affects the outcome of acute respiratory distress syndrome. Crit Care Med. 2006;34(4):1001–1006.

133. Orfanos SE, Armaganidis A, Glynos C, et al. Pulmonary capillary endothelium-bound angiotensin-converting enzyme activity in acute lung injury. Circulation. 2000;102(16):2011–2018.

134. Gilston A. A hypothermic regime for acute respiratory failure. Intensive Care Med. 1983;9(1):37–39.

135. Hurst JM, DeHaven CB, Branson R, Solomkin RJS. Combined use of high-frequency jet ventilation and induced hypothermia in the treatment of refractory respiratory failure. Crit Care Med. 1985;13(9):771–772.

136. Wetterberg T, Steen S. Combined use of hypothermia and buffering in the treatment of critical respiratory failure. Acta Anaesthesiol Scand. 1992;36(5):490–492.

137. Villar J, Slutsky AS. Effects of induced hypothermia in patients with septic adult respiratory distress syndrome. Resuscitation. 1993;26(2):183–192.

138. Montgomery AB, Stager MA, Carrico CJ, Hudson LD. Causes of mortality in patients with the adult respiratory distress syndrome. Am Rev Respir Dis. 1985;132(3):485–489.

139. Stapleton RD, Wang BM, Hudson LD, Rubenfeld GD, Caldwell ES, Steinberg KP. Causes and timing of death in patients with ARDS. Chest J. 2005;128(2):525–532.

36 抗感染治疗在 ARDS 治疗中是否有用

Tom Doris, B. Messer, S.V. Baudouin

急性呼吸窘迫综合征（ARDS）是由于肺实质受到直接或间接损害造成急性肺损伤（ALI）而引起的一系列症状。临床特征是急性起病以低氧血症为表现的呼吸衰竭，并且排除心脏衰竭或液体过负荷等原因。胸片显示双肺渗透性改变并且无法被其他肺部疾病解释。病理上改变包括弥漫性肺泡损伤，中性粒细胞和巨噬细胞浸润和肺泡内可见富含蛋白质液体聚集。这与毛细管损伤和肺泡上皮细胞破坏有关。

ARDS 是炎症反应过程。肺活检显示肺内大量细胞渗出，包括粒细胞和单核细胞。支气管肺泡灌洗（BAL）证实了肺损伤的炎症性质，在灌洗液中存在中性粒细胞、单核细胞，还有一些促炎和抗炎介质。此外，活性氧自由基以及其代谢产物，氧化和抗氧化平衡的变化也被频繁报道。同样。促炎与抗炎平衡的改变也可以在 ARDS 患者体循环发现，并在肺中也有所反应。与这些炎症变化同时发生的是一个潜在的纤维化修复过程，其在肺损伤早期就已开始。最终，ARDS 可能会痊愈或演变成不可逆的肺纤维化。这些影响转归的因素至今还不是十分明确[1]。

因此，ARDS 的基础研究提出抗炎药物应该可以有效预防肺损伤的发生和发展。在这一章，我们回顾现有抗炎治疗对 ARDS 疗效的证据。我们特别关注糖皮质激素治疗 ARDS 的作用，因为这些治疗都已被广泛研究并且引发很多争论。我们仅限于对抗感染治疗的回顾，排除其他药物策略，如抗凝血药对 ARDS 的疗效，抑制其他病理过程的生理拮抗药，如一氧化氮和表面活性剂。但是，应该承认，在许多情况下，这些药物具有协同效力，甚至包括对炎症过程有重大影响的药物。

类固醇

ARDS 早期类固醇的应用

糖皮质激素的抗炎作用使得这些药物成为治疗 ARDS 的潜在药物被广泛研究。最初的研究是应用大剂量治疗早期 ARDS。1987 年，Bernard 和他的同事[2]发表了甲泼尼龙治疗 ARDS 的安慰剂对照试验（**表 36-1**），试验将 99 名 3 天内发病的 ARDS 患者随机分组，一组接受 30 mg/kg 连续 4 个剂量的甲泼尼龙治疗，另一组接受安慰剂治疗。两组在 45 天死亡率的差异，肺顺应性，ARDS 的严重程度（应用动脉血气分析判断）及胸部 X 线改变方面无显著差异。类似的结果也在脓毒性休克合并 ARDS 接受大剂量类固醇通常治疗的患者中被观察到[3]。

随后对糖皮质激素治疗 ARDS 的进一步研究使用了低剂量的糖皮质激素，但即便如此，激素用量仍明显大于机体在应激状态下的生理水平。2006 年，一项回顾性亚组分析显示糖皮质激素在脓毒症合并 ARDS 的患者中，早期 ARDS 死亡率较低的患者，其发病 7 天内接受了更低剂量的糖皮质激素和盐皮质激素治疗[4]。这种结果只在病人 Synacthen（ACTH）试验阴性的患者中被观察到[5]。

2007 年，Meduri 和其团队[6]，重新研究了使用糖皮质激素治疗 ARDS 发病 72 小时内的

表 36-1　激素治疗 ARDS 的主要临床试验总结

试验	设计	入组人数	激素使用时间	治疗持续时间	激素剂量	是否开放标签	结果
Bernard 1987[2]	随即，安慰剂，对照研究	99	早期（3天）	1	120 mg（kg·d）甲泼尼龙	没有	死亡率无差别
Meduri 1991[7]	病例研究	9	中期（大于3天）	多变的，不确定	2~3 mg（kg·d）甲泼尼龙	开放	改善肺功能指数
Meduri 1994[8]	病例研究	25	晚期	直到拔管	2~3 mg（kg·d）甲泼尼龙	开放	改善肺功能指数
Meduri 1998[9]	随即安慰剂对照，交叉研究	24	晚期	14	2~3 mg（kg·d）甲泼尼龙	开放	改善 ICU 和在院死亡率
Annane 2006[5]	事后随机安慰剂对照分析	177	早期	7	200 mg/d 氢化可的松 50 μg/d 氟氢可的松	没有	改善短期对 Synacthen 试验无反应患者的死亡率
ARDSnet 2006[10]	随机安慰剂对照研究	180	晚期	14	2 mg/（kg·d）甲泼尼龙	开放	死亡率无差异
Meduri 2007[6]	随机安慰剂对照研究	91	早期（72 小时内）	14	1 mg/（kg·d）甲泼尼龙	开放	改善 ICU 生存率

ARDS. 急性呼吸窘迫综合征；ICU. 重症监护室

患者。91 名患者被随机按照 2∶1 的分配比例分配到治疗组和安慰剂组。甲强龙的剂量是 1 mg（kg·d）持续 2 周，之后的两周逐步减量。与安慰剂相比激素组无论是 ICU 生存率和还是在院生存率都有显著改善。激素组在治疗七天后其 ICU 停留时间，机械通气天数，PaO_2/FiO_2（动脉血液中氧气分压/吸入氧浓度），肺损伤评分，多器官功能障碍评分与安慰剂组相比均有显著改善。

在长期随访（12 个月），死亡率没有明显差异，但是激素治疗组的生存率有提高的趋势。安慰剂组休克的发生率明显高于基线可能是导致这一趋势原因。激素组的感染性并发症更少，两组机械通气相关肺炎的发病率相当。

ARDS 晚期类固醇的应用

类固醇治疗在预防 ARDS 进展方面缺乏有效性，这促使研究人员将注意力转向其在肺损伤纤维增生阶段的治疗潜力。即便存在一些争议，但类固醇已经确立其在对其他病因造成的肺纤维化

治疗中的作用。Meduri 及其团队[7] 报道了一项研究，该研究对 9 例 ARDS 合并肺纤维化的患者使用 2~3 mg（kg·d）的甲强龙治疗，结果所有病人肺损伤评分，胸部 X 线特征和氧合情况均有效改善。BAL 中性粒细胞水平显著降低。1994 年，该作者再次发表了更大规模的系列研究，纳入了 25 例患者使用类似剂量甲泼尼龙治疗 6 周，随后逐渐减少剂量，结果显示肺功能的大部分指标显著改善[8]。

进一步的随机安慰剂对照试验，纳入了 24 例患者（以 2∶1 随机分配原则分配到甲强龙组），给予低剂量甲强龙至少 7 天时间，结果显示在院死亡率和肺功能指标均有所改善[9]。对照组由于 ARDS 没有改善，有五分之四的患者死于高碳酸血症型呼吸衰竭。然而，两组呼吸机相关性肺炎的发病率无明显差异。

这些小规模研究和系列研究促使更大规模的关于在难治性 ARDS 患者后期应用类固醇疗效研究的开展，该研究由 ARDS 的临床试验网发起并发表于 2006 年[10]。该研究在 25 中心

进行，给予诊断 ARDS 7~28 天后的患者甲强龙治疗。其中 55%ARDS 的患者是由于直接肺损伤造成的。随访截止时间为患者在院死亡，出院或发病后 180 天。试验共筛查 4 123 名患者，只有 180 名患者被随机分配至甲泼尼龙组或安慰剂，前者接受 2 mg（kg·d）的激素治疗。排除的主要原因包括先前接受过类固醇治疗或免疫支持治疗（22%）、慢性肺疾病（15%）和医生排除的（8%）。激素应用 3 周逐渐减量，而对于 21 天仍接受机械通气的患者，继续给予激素 4 天，然后逐渐减量。两组患者 60 天死亡率分别为安慰剂组 28.6%，治疗组 29.2%（无显著差异）。ARDS 超过 13 天的患者，激素治疗组的 60 天死亡率高于安慰剂组。治疗组患者肺泡灌洗液中Ⅲ型胶原蛋白含量更高（一种胶原蛋白合成的生物标记物，与肺纤维化有关），且死亡率更低。

治疗组患者很多二级终点指标明显改善。其中包括前 28 天和 180 天拔管时间。治疗组患者比安慰剂组肺功能恢复更快。与安慰剂组相比，甲泼尼龙组前 28 天 ICU 停留天数更少，氧饱和度和呼吸力学指标改善更明显。然而，治疗组患者再次机械通气和发生休克的概率高于对照组。激素治疗组感染并发症没有显著增加；事实上，其肺炎发病率更少，感染性休克的概率更低。

这个试验是主要结论是甲强龙用于 ARDS 的后期治疗，不能改善生存率，相反，如果激素治疗开始时间晚于发病后 13 天则增加死亡率。但是，应该注意的是研究有较高的病人排除率，因此，这些数据在临床实践中是否具备广泛适用性值得推敲。另外类固醇在拔管后快速减量可能是导致治疗组更高水平再插管率的一个原因。

类固醇试验评价

使用类固醇治疗 ARDS 仍然是有争议的话题，甚至出现两极分化的观点[11, 12]。一个是基于证据学方法，使用系统回顾和荟萃分析的技术得出的强力推荐。已有很多这样的综述发表。其

中一个这样的研究发表于 2013 年 12 月，回顾了五组队列研究和四个随机对照试验（RCTs）[13]。无论是随机对照试验的荟萃分析和队列研究均报道类固醇组的预后有"趋势"改善，但均没有显著差异。没有多余的不良事件被发现。这些综述性研究存在显著异质性。进一步的系统回顾和荟萃分析汇集了 8 个 RCT 研究和 10 个队列研究，其结论与之前类似[14]。同样，ARDS 患者不能从治疗中获益，而对于病毒相关的 ARDS 患者结果可能更糟。

了解这些差异的关键需要对试验设计的几个方面进行检查。研究所呈现的显著异质性包括类固醇给予的时机，给药时间，类固醇的剂量，病人因素和 ARDS 的原因。下面讨论这些内容。

剂量时间

抗炎药物在肺损伤的实验研究强调干预的时机是很重要的。抗炎药通常如果在炎症反应启动之前或期间应用是有效的。如在后期使用，它们通常是无效的。这些研究表明，早期干预更有可能预防 ALI 的进展。证据表明，肺纤维化始于 ALI 的非常早期阶段，这点也支持抗炎药的尽早使用。ARDS 的临床数据也支持这一点。从疾病发病开始，炎症细胞就可以在 ARDS 患者的血浆和 BAL 标本监测到[15]，这些炎症细胞的存在可能先于 ALI 的临床表现。例如，Park 及其同事[16]发现 ARDS 高风险的患者（脓毒症或创伤患者）的 BAL 标本中肿瘤坏死因子 α（TNF-α）和白介素 1β（IL-1）的升高早于肺损伤临床表现的出现。

两项主要研究在类固醇给予的时机上存在显著不同[6, 10]。ARDS 网纳入的患者是发病后至少 7 天的患者，而 Meduri 团队招募患者则是确诊 3 天内的患者。对这些试验的一种解释是如果在肺损伤早期，在炎症过程造成肺泡不可逆性损害发生之前，应用类固醇可能有效。

治疗持续时间

ARDS 的进程中，促炎与抗炎细胞因子在 BAL 标本中的浓度升高持续至少 21 天[16]。如果治疗原则是减少肺部炎症，那么较长的疗程更有可能受益。然而，激素相关的副作用会随治疗时间增加，这将抵销其潜在的益处。

类固醇剂量

很少有人了解类固醇对危重患者的剂量 / 反应关系。对于危重病人，类固醇的代谢和组织分布会发生变化。此外，抗炎药的主要治疗目标仍然是不确定，无论是其对局部（肺）作用，还是全身作用。除此之外，炎症反应是极其复杂和多面的。作用机制相互重叠和烦琐，因此，如果认为用"一劳永逸"抗炎剂量，就能取得治疗成功，这种想法是十分天真的。

生理反应

2002 年，Annane[4] 对脓毒症试验中 ARDS 患者进行了回顾性分析，通过亚组分析显示，皮质醇组对促肾上腺皮质激素试验有反应的患者，其预后与其他患者不同[5]。此外，ARDS 网研究发现不同的预后取决于患者 BAL 标本中Ⅲ型胶原蛋白水平是否大于或小于中位数水平[10]。依据炎症细胞因子水平或其他炎症生物标记物选择患者，可能将来会有助于预测 ARDS 患者对类固醇的反应。

直接和间接肺损伤

ARDS 是一种由多个因素共同作用的综合征，其预后与很多因素有关，包括最早导致肺损伤的性质。直接肺损伤（如肺炎）的患者死亡率可能会大于那些间接肺损伤（如脓毒症）的患者。这表明肺损伤的病理过程涉及不同的炎症反应途径。在某种程度上，试验结果会因纳入病人肺损伤的原因不同而不同。一项类固醇对 ARDS 的研究纳入了略高比例的直接肺损伤病人并且得到一个阳性结果。两种不同的肺损伤可能对类固醇和其他治疗的反应不同。比如，有数据显示，不同肺损伤病人对肺复张策略的反映不同[17]。

其他抗炎药物

他汀类药物

他汀类药物的作用机制是阻碍美蓝基甲基戊乙醇辅酶 A 还原酶这类药物的动物实验已经显示其有助于改善 ARDS 的炎症进程。HARP-2 为多中心 RCT 研究，对比辛伐他汀（80 mg/d）与安慰剂组对发病 48 小时的 ALI 或 ARDS 患者的疗效[18]。试验纳入了 540 名患者，分为辛伐他汀组（259 人）和安慰剂组（281 人），结果显示两组患者的平均拔管时间（辛伐他汀组 12.6 ± 9.9 vs. 安慰剂 11.5 ± 10.4，$P=0.21$），脏器功能恢复天数（辛伐他汀组 19.4 ± 11.1 vs. 安慰剂组 17.8 ± 11.7，$P=0.11$）或是 28 天死亡率（22.0% vs. 26.8%，$P=0.23$）均无显著差异。同样没有差异的是两组药物副作用的发病率。

类似的试验比较了瑞舒伐他汀与安慰剂对脓毒症相关 ARDS 患者在院死亡率和 60 天死亡率的影响[19]。研究纳入了 745 人，患者被随机给予瑞舒伐他汀 20 mg/d（给予 40 mg 负荷量后）或安慰剂。结果显示两组无论在死亡率还是脱机时间方面均无显著差异。但是瑞舒伐他汀组患者的确在肾功能和肝功能恢复天数上有改善趋势。同样的结果在另一项研究中的入组前即接受他汀类药物的患者中也能看到。最后试验结论是没有数据支持他汀类药物对脓毒症相关 ARDS 患者早期和进展期的治疗有效。

前列腺素 E_1

前列腺素 E_1 的实验室研究发现其具有调节中性粒细胞功能的作用[20, 21]。而中性粒细胞参与 ARDS 的病理过程，因此调节中性粒细胞功能是很受瞩目的治疗策略。1989 年，一项多中心研究对比了 PGE_1 与安慰剂治疗创伤性 ARDS 患者的疗效。试验历时 6 个月，其结果是两组在患者生存率方面无显著差异，虽然 PGE_1 组的患者年纪更大，脓毒症发病率更高，患者氧合更差[20]。

1999 年，一项随机双盲试验对比脂质体 PGE₁ 与安慰剂对发病 24 小时内 ARDS 患者的预后，结果两组 28 天死亡率无显著差异[22]。同样呼吸机支持时间和肺部并发症等观察指标也没有差异。但治疗组 PaO₂/FiO₂ 大于 300 的天数早于安慰剂组。研究随机纳入了 350 名患者（对 348 名进行了分析），试验中 24 小时未持续使用呼吸机的比例是 80% 相对于 26%，这个差距具有很强的效力。但对死亡率差异的结果缺乏效力。

酮康唑

酮康唑具有抗炎作用，包括抑制血栓素合成酶、脂肪氧化酶和降低凝血酶原活性[23]。2000 年一项 RCT 研究，ARDSnet 纳入了小潮气量治疗 ALI 试验中[24] 的 234 名 ARDS 患者，利用 2×2 试验设计，对比酮康唑与安慰剂的疗效。研究入选 ALI 早期（36 小时内）患者，随机双盲给予酮康唑 400 mg 口服及安慰剂治疗，治疗持续 21 天或患者不再需要通气为止，结果显示两组在院死亡率、拔管天数和肺损伤等方面指标无显著差异。而对于药物副作用方面研究显示，治疗组方面心血管并发症的发病率较安慰剂组无明显差别。

抗氧化剂

由于氧自由基在 ARDS[25] 病理过程中的促进作用，促进了对 N- 乙酰半胱氨酸（NAC）和丙半胱氨酸治疗 ARDS 的研究兴趣，由于它们增加细胞内谷胱甘肽浓度，降低氧自由基负荷。1992 年一项安慰剂对照 -NAC 试验，招募了 66 名患者，结果没有发现 NAC 组 60 天死亡率的改善[26]。同样，1997 年，一项对比 NAC 与丙半胱氨酸联合安慰剂的试验，结果显示，虽然治疗组器官衰竭趋势更低，脓毒症发生率，机械通气时间和 ICU 停留趋势均显示优势趋势，但两组死亡率方面无显著差异[27]。

利索茶碱

循环游离脂肪酸（FFA）已被证明是导致肺损伤的病因之一并且可能预测 ARDS 的发展[28]。利索茶碱降低 FFA 水平也减少一些炎性细胞因子水平[28]。2002 年由 ARDSnet 发起的一项安慰剂对照试验，纳入了 235 名患者，结果显示在死亡率、器官衰竭、拔管天数或感染等方面，利索茶碱组没有显示任何获益[29]。有趣的是试验没有显示利索茶碱对 FFA 水平有改变，可能与利索茶碱的剂量太低有关。然而，作者指出，大剂量药物可能会引起胃肠道和心血管系统毒性。

大环内酯类抗生素

大环内酯物抗生素被认为是在肺部具有抗炎活性，因为抑制趋化因子产生。ARDSnet 对 LARMA（lisofylline and respiratory management of acute lung injury）试验数据库进行二次分析，观察那些发病 24 小时内入组病人对大环内酯类抗生素的疗效[30]。大环内酯类组经过共同变量调整后，死亡率显著降低。大环内酯类组患者脱机时间也更短。而单独接受氟喹诺酮药物治疗组没有这种差异，表明这些潜在获益，不是单纯大环内酯类抗生素的作用结果。

活化蛋白质 C

活化蛋白质 C（APC）具有的抗凝作用和抗炎特性及其对脓毒症作用已经得到广泛研究[33]。但是，活化蛋白质 C 对 ARDS 的作用并没有专门研究，也没有任何对 ARDS 详细的亚组分析试验结果。在 PROWESS 试验中，APC 治疗的机械通气患者死亡的风险降低率比其他病人更高（总体下降 7.4% *vs.* 6.1%）[31]。然而，随后的 PROWESS—SHOCK[32] 试验表明 APC 的使用没有益处，其产品也由制造商撤回。

中性粒细胞弹性蛋白酶抑制药

中性粒细胞弹性蛋白酶是 ALI 过程中的一个重要媒介。西维来司是小分子量中性粒细胞弹性蛋白酶抑制药。一项 STRIVE 研究[34]，对比西维来司与安慰剂对 ALI 确诊后 48 小时内患者的疗效。研究被提前终止因为治疗组的长期死亡率增加。但两组 28 天前的死亡率没有区别。

β₂ 肾上腺素受体激动药

早期临床研究表明 β₂ 受体激动药可能减少 ALI 肺水肿的程度，可能是因为药物对环磷酸腺苷（AMP）的作用。几项研究旨在显示其是否对 ARDS 预后有影响。一个多中心个随机对照试验比较喷雾沙丁胺醇和盐水用于治疗 ARDS 患者的疗效，结果沙丁胺醇组在院死亡率和呼吸机治疗时间没有任何改善[35]。BALTI 研究（Beta-agonist Lung injury trial）是一个单中心研究比较静脉注射沙丁胺醇与安慰剂对 ARDS 早期的疗效[36]。

结果显示治疗组在第 7 天时肺水明显降低，气道平台压也更低，虽然没有统计学差异，治疗组 Murray 评分有下降趋势，但治疗组室上性心动过速的发生率更高。随着这些令人鼓舞的发现，一项多中心试验 BALTI-2 对比了静脉沙丁胺醇对在早期 ARDS 28 天死亡率的影响[37]。试验在纳入了 326 名患者后被迫终止，因为治疗组在治疗 28 天后，组间分析显示绝对死亡率增加 10.9%。并且沙丁胺醇治疗的副作用显著增加，如心动过速、心律失常和乳酸性酸中毒。

BALTI-Prevention 试验还暗示使用吸入用沙美特罗治疗食管切除术的患者不能降低术后早期 ALI 加重的风险[38]。但治疗组的治疗不良反应率较低，很大程度上是由于术后肺炎的发生率减少。

总之，β₂ 受体激动药并没有被证明有益于治疗或预防 ARDS。表 36-2 总结了非类固醇抗炎药物的主要试验。

表 36-2 非甾体抗炎药治疗 ARDS 的主要临床试验总结

试验	设计	入组人数	治疗方式	ARDS 早期 / 晚期	结果
Bone 1989[39]	随机，安慰剂对照	100	前列腺素 E_1	早期	死亡率无差别
Abraham 1999[22]	随机，安慰剂对照	348	前列腺素 E_1	早期	死亡率无差别
ARDSnet 2000[24]	随机，安慰剂对照	234	酮康唑	早期	死亡率无差别
Jepsen 1992[26]	随机，安慰剂对照	66	N- 乙酰半胱氨酸	早期	死亡率无差别
Bernard 1997[27]	随机，安慰剂对照	46	N- 乙酰半胱氨酸丙半胱氨酸	早期	死亡率无差别
Perkins 2006[36]	随机，安慰剂对照	235	利索茶碱	早期	死亡率无差别
MacAuley 2014[18]	随机，安慰剂对照	540	辛伐他汀	早期	死亡率无差别
Walkley 2012[30]	研究的二次分析	235	大环内酯类药物	早期	改善死亡率（只有当协变量调整后）
Zeiher 2004[34]	随机，安慰剂对照	487	西维来司钠	早期	治疗组死亡率增加
Truwit 2014[19]	随机，安慰剂对照	745	罗素伐他汀	早期	无死亡率获益，有肝肾衰竭趋势
Matthay 2011[35]	随机，安慰剂对照	282	舒喘灵喷雾剂	早期	死亡率无差别
Perkins 2006[360]	随机，安慰剂对照	40	静脉注射沙丁胺醇	早期	降低平台压
Smith 2012[37]	随机，安慰剂对照	326	静脉注射沙丁胺醇	早期	增加治疗组死亡率
Perkins 2014[38]	随机，安慰剂对照	179	吸入沙丁胺醇	早期	死亡率无差别

ARDS. 急性呼吸窘迫综合征

讨　论

尽管主要的实验证据表面抗炎药物对 ALI 是有效的，但是没有临床试验得出明确证据，证明其在人类治疗方面的疗效。以下几种可能有助于解释这些令人失望的结果：

1. 这个假设是错误的即认为炎症反应不是肺损伤的原因，但只是一个"无辜的旁观者"。更极端的观点强调炎症反应在肺修复和再生的作用并认为抗感染治疗对 ALI 可能是有害的。

2. 炎症反应是极其复杂的过程，不可能通道单一药物对其调控。由此可见，没有一个共同终末途径可以作为单一药物的作用靶点。

3. ARDS 是一个综合征而不是疾病。ARDS 的临床定义有助于纳入试验患者，但可能不利于定义一个特殊疾病的实质。相比较，急性心肌梗死的定义则有助于揭示疾病本质。一个单一的病理生理的过程（血栓性动脉闭塞）很容易被一个简单的、可靠的检查诊断（心电图）。

4. 在疾病的不可逆阶段进行干预。炎症发生在疾病早期亚临床症状阶段。即使"早期"ARDS 的试验，治疗的开始时间相对于疾病的进程也是相对较晚的。在这种情况下，需要更好的早期标志物，在 ALI 亚临床阶段指导治疗。

5. 抗感染药的副作用抵销了治疗获益。大多数抗感染药有免疫抑制作用。因此其在减少肺损伤严重程度的任何潜在益处有可能被感染和其他副作用所抵销。尽管大多数研究没有报道治疗组的感染并发症更高。但这并不能完全排除其他未观察到的并发症。

6. 肺损伤的程度并不是 ARDS 预后的主要决定因素。ARDS 患者常合并多器官衰竭，其预后很大程度上决定于其他器官功能。在这种情况下，单纯治疗肺损伤可能对生存只有较小的影响。

对 ALI 治疗方法的研究中，抑制炎症反应似乎是一个有吸引力的治疗靶点。然而，将实验室基础科学发展成为可以改善临床预后的治疗方法，仍然处于难以实现的阶段。抗感染药物治疗

ARDS 的可能性目前仍是无效的，这个结果需要研究机构认真思考。

作者推荐

- ARDS 是一个炎症反应过程，理论上说，调节炎症反应进程可能有助于减轻 ARDS 肺组织的破坏。这是药物治疗发展的一个令人瞩目的方向。目前还没有明确证据显示任何一个抗炎药物在 ARDS 治疗有用。

- 研究机构应该对目前抗感染治疗策略对 ARDS 的阴性结果做更进一步的反思。如果进行更进一步研究，研究者应该只纳入 ARDS 特征性亚组患者，并且有直接生物学证据证明这些患者处于疾病的早期阶段。

- 对 ALI 治疗方法的研究中，抑制炎症反应似乎是一个有吸引力的治疗靶点。然而，将实验室基础科学发展成可以改善临床预后的治疗方法，仍然处于难以实现的阶段。抗炎药物治疗 ARDS 的可能性目前仍是无效的，这个结果需要研究机构认真思考。

（王　黎）

参考文献

1. Ware LB, Matthay MA. The acute respiratory distress syndrome. N Engl J Med. 2000;342:1334–1349.

2. Bernard GR, Luce JM, Sprung CL, et al. High-dose corticosteroids in patients with the adult respiratory distress syndrome. N Engl J Med. 1987;317:1565–1570.

3. Sprung CL, Caralis PV, Marcial EH, et al. The effects of high-dose corticosteroids in patients with septic shock. A prospective, controlled study. N Engl J Med. 1984;311:1137–1143.

4. Annane D, Sebille V, Charpentier C, et al. Effect of treatment with low doses of hydrocortisone and fludrocortisone on mortality in patients with septic shock. JAMA. 2002;288:862–871.

5. Annane D, Sebille V, Bellissant E. Effect of low doses of corticosteroids in septic shock patients with or without early acute respiratory distress syndrome. Crit Care Med. 2006;34:22–30.

6. Meduri GU, Golden E, Freire AX, et al. Methylprednisolone infusion in early severe ARDS: results of a randomized controlled trial. Chest. 2007;131:954–963.

7. Meduri GU, Belenchia JM, Estes RJ, Wunderink RG, el Torky M, Leeper Jr KV. Fibroproliferative phase of ARDS. Clinical findings and effects of corticosteroids. Chest. 1991;100:943–952.

8. Meduri GU, Chinn AJ, Leeper KV, et al. Corticosteroid rescue treatment of progressive fibroproliferation in late ARDS. Patterns of response and predictors of outcome. Chest. 1994;105:1516–1527.

9. Meduri GU, Headley AS, Golden E, et al. Effect of prolonged methylprednisolone therapy in unresolving acute respiratory distress syndrome: a randomized controlled trial. JAMA. 1998;280:159–165.

10. Steinberg KP, Hudson LD, Goodman RB, et al. Efficacy and safety of corticosteroids for persistent acute respiratory distress syndrome. N Engl J Med. 2006;354:1671–1684.

11. Meduri GU, Marik PE, Chrousos GP, et al. Steroid treatment in ARDS: a critical appraisal of the ARDS network trial and the recent literature (Structured abstract). Intensive Care Med. 2008:61–69.

12. Suter PM. Lung Inflammation in ARDS–friend or foe? N Engl J Med. 2006;354:1739–1742.

13. Tang BM, Craig JC, Eslick GD, Seppelt I, McLean AS. Use of corticosteroids in acute lung injury and acute respiratory distress syndrome: a systematic review and meta-analysis (Structured abstract). Crit Care Med. 2009:1594–1603.

14. Ruan SY, Lin HH, Huang CT, Kuo PH, Wu HD, Yu CJ. Exploring the heterogeneity of effects of corticosteroids on acute respiratory distress syndrome: a systematic review and meta-analysis (Provisional abstract). Crit Care. 2014:R63.

15. Headley AS, Tolley E, Meduri GU. Infections and the inflammatory response in acute respiratory distress syndrome. Chest. 1997;111:1306–1321.

16. Park WY, Goodman RB, Steinberg KP, et al. Cytokine balance in the lungs of patients with acute respiratory distress syndrome. Am J Respir Crit Care Med. 2001;164:1896–1903.

17. Gattinoni L, Caironi P, Cressoni M, et al. Lung recruitment in patients with the acute respiratory distress syndrome. N Engl J Med. 2006;354:1775–1786.

18. McAuley DF, Laffey JG, et al. HARP-2 Investigators; Irish Critical Care Trials Group. Simvastatin in the acute respiratory distress syndrome. N Engl J Med. October 30, 2014;371(18):1695–1703.

19. National Heart L, Blood Institute ACTN, Truwit JD, et al. Rosuvastatin for sepsis-associated acute respiratory distress syndrome. N Engl J Med. 2014;370:2191–2200.

20. Eierman DF, Yagami M, Erme SM, et al. Endogenously opsonized particles divert prostanoid action from lethal to protective in models of experimental endotoxemia. Proc Natl Acad Sci USA. 1995;92:2815–2819.

21. Rossetti RG, Brathwaite K, Zurier RB. Suppression of acute inflammation with liposome associated prostaglandin E1. Prostaglandins. 1994;48:187–195.

22. Abraham E, Baughman R, Fletcher E, et al. Liposomal prostaglandin E1 (TLC C-53) in acute respiratory distress syndrome: a controlled, randomized, double-blind, multicenter clinical trial. TLC C-53 ARDS Study Group. Crit Care Med. 1999;27:1478–1485.

23. Williams JG, Maier RV. Ketoconazole inhibits alveolar macrophage production of inflammatory mediators involved in acute lung injury (adult respiratory distress syndrome). Surgery. 1992;112:270–277.

24. Ketoconazole for early treatment of acute lung injury and acute respiratory distress syndrome: a randomized controlled trial. The ARDS Network. JAMA. 2000;283:1995–2002.

25. Brigham KL. Role of free radicals in lung injury. Chest. 1986;89:859–863.

26. Jepsen S, Herlevsen P, Knudsen P, Bud MI, Klausen NO. Antioxidant treatment with N-acetylcysteine during adult respiratory distress syndrome: a prospective, randomized, placebo-controlled study. Crit Care Med. 1992;20:918–923.

27. Bernard GR, Wheeler AP, Arons MM, et al. A trial of antioxidants N-acetylcysteine and procysteine in ARDS. The Antioxidant in ARDS Study Group. Chest. 1997;112:164–172.

28. Bursten SL, Federighi D, Wald J, Meengs B, Spickler W, Nudelman E. Lisofylline causes rapid and prolonged suppression of serum levels of free fatty acids. J Pharmacol Experiment Therapeut. 1998;284:337–345.

29. Randomized, placebo-controlled trial of lisofylline for early treatment of acute lung injury and acute respiratory distress syndrome. Crit Care Med. 2002;30:1–6.

30. Walkey AJ, Wiener RS. Macrolide antibiotics and survival in patients with acute lung injury. Chest. 2012;141:1153–1159.

31. Bernard GR, Vincent JL, Laterre PF, et al. Efficacy and safety of recombinant human activated protein C for severe sepsis. N Engl J Med. 2001;344:699–709.

32. Ranieri VM, Thompson BT, Barie PS, et al. Drotrecogin alfa (activated) in adults with septic shock. N Engl J Med. 2012;366:2055–2064.

33. Bernard GR, Margolis BD, Shanies HM, et al. Extended evaluation of recombinant human activated protein C United States Trial (ENHANCE US): a single-arm, phase 3B, multicenter study of drotrecogin alfa (activated) in severe sepsis. Chest. 2004;125:2206–2216.

34. Zeiher BG, Artigas A, Vincent JL, et al. Neutrophil elastase inhibition in acute lung injury: results of the STRIVE study. Crit Care Med. 2004;32:1695–1702.

35. National Heart L, Blood Institute Acute Respiratory Distress Syndrome Clinical Trials N, Matthay MA, et al. Randomized, placebo-controlled clinical trial of an aerosolized beta(2)-agonist for treatment of acute lung injury. Am J Respir Crit Care Med. 2011;184:561–568.

36. Perkins GD, McAuley DF, Thickett DR, Gao F. The beta-agonist lung injury trial (BALTI): a randomized placebo-controlled clinical trial. Am J Respir Crit Care Med. 2006;173:281–287.

37. Gao Smith F, Perkins GD, Gates S, et al. Effect of intravenous beta-2 agonist treatment on clinical outcomes in acute respiratory distress syndrome (BALTI-2): a multicentre, randomised controlled trial. Lancet. 2012;379:229–235.

38. Perkins GD, Gates S, Park D, et al. The beta agonist lung injury trial prevention. A randomized controlled trial. Am J Respir Crit Care Med. 2014;189:674–683.

39. Bone RC, Slotman G, Maunder R, et al. Randomized double-blind, multicenter study of prostaglandin E1 in patients with the adult respiratory distress syndrome. Prostaglandin E1 Study Group. Chest. 1989;96:114–119.

第七部分

脓毒症

脓毒症、脓毒症休克、多脏器功能不全及持续性危重症的定义

Clifford S. Deutschman

"我不能定义色情文学，但当我看到它时我认识它。"
—— Jacobellis vs. Ohio, 1964

脓毒症是所有危重疾病的一部分。对脓毒症病人的密切监测需要引起所有医务人员的关注，包括内科医师、麻醉科医师、外科医师、儿科医师、神经科医师、急诊科医师、护士、呼吸治疗师及药剂科医师。脓毒症会发生在所有年龄段的患者——新生儿、儿童、青少年、青年、壮年及老年人。脓毒症会存在于所有性质的重症监护室（ICU）——内科ICU（MICU），外科ICU（SICU），儿科ICU（PICU），创伤ICU，冠心病及心外科ICU，综合ICU（内科/外科）及神经ICU（NICU）。脓毒症患者的监护费用非常昂贵。2011年，美国住院患者中脓毒症患者的管理费用超过200亿美元，占医院总费用的5.2%[1]。脓毒症非常常见，却很难被清楚定义。美国四个大型人口研究报道称，在2004年至2009年间，脓毒症的发病率以每年13%的速度递增[2]。Iwashyna等发现，1996年以后的12年间，脓毒症的发病率升高了3倍；截止到2008年，美国每年新增大约100万脓毒症患者[2]，而在全球，每年增加的脓毒症患者数量却不得而知[3]。然而，Gaieski等报道，根据目前获得的数据进行分析，脓毒症的发病率增加了3.5倍，从3‰增加到10.31‰，脓毒症患者的住院死亡率增加了大约2倍，从14.7%增加到29.9%[4]。即便是保守估计也均显示出：在世界范围内，脓毒症已成为人类发病率和病死率的主要原因之一[5,6]。在美国，每年死于脓毒症的患者数量与冠心病的死亡数相当（375 000）[7]，并且已超过号称人类四大杀手之一——癌症的死亡人数[8]。此外，脓毒症幸存者往往长期伴有器官功能障碍以及认知和情感的功能损害[9~11]，这些疾病造成了卫生健康系统的额外负担[12]。简言之，"脓毒症"已被定义为一种综合征，它已经越来越引起公共健康的关注。

但是，如果被问起脓毒症的具体定义，大部分ICU的医师都会感到很纠结。他们可能会列举出一些与感染和炎症有关的指标——体温、心率、呼吸频率及白细胞计数——这些我们称之为全身炎症反应综合征（SIRS）。大部分ICU医师也知道：脓毒症的定义在1992年被首次提出[13]，但该定义确实也包括了一些事实上不是脓毒症的患者。所以有关脓毒症的一些细节需要被清晰的讨论。

"脓毒症"这个词通常被用来描述一种临床、病理及生化方面的改变，这种改变可能会伴随着感染。脓毒症的词根源于古希腊语，意思为"衰退"或"腐败"。这些年，脓毒症一直被用来描述一系列宽泛的、令人困惑的医学状况。在1991年[13]和2001年[14]举行的共识会议中，清晰的提出了能广泛被接受的脓毒症定义即感染引起的宿主全身性炎症反应。首次脓毒症共识会议旨在强调一种有助于临床的脓毒症定义，SIRS概念便由此产生。脓毒症被定义为"感染导致的全身

系统性反应"，也就是，那些可疑、疑诊或确诊感染患者的全身炎症反应综合征（SIRS）。脓毒症进展可以导致器官功能障碍，甚至器官功能衰竭。当存在器官功能障碍时，就定义为严重脓毒症。严重脓毒症可以继续进展为脓毒症休克，其定义是"即使进行了充分的液体复苏，但仍然持续存在脓毒症介导的低血压"。脓毒症患者最终会进展为多脏器功能障碍（MODS）。上述这些定义，特别是 SIRS 的非特异性，引起了很多质疑。自 1991 年首版脓毒症定义公布之后不久，Roger Bone 便提出了"代偿性抗炎反应综合征"（CARS）的存在[15]。与此同时，其他学者发现：器官功能的变化与患者生存有关，这项发现与器官衰竭并不一致。对脓毒症的持续关注最终促成在 2001 年召开了脓毒症的新共识会议。与会者注意到 SIRS 在绝大多数危重患者中都的确存在，SIRS 作为判断危重疾病的指标之一，93% 的危重患者满足此标准[16]。在 SIRS 标准的使用过程中，其定义的局限性也凸显出来。严重脓毒症的定义被毫无改变的保留下来，而脓毒症休克定义中有关急性循环衰竭状态的标准在很大程度上被扩大了。尽管大量研究进展提示脓毒症的标准需要被重新讨论和评估，但这方面的工作一直未得到开展。因此，脓毒症、脓毒症休克和器官功能障碍，这三个定义在近 20 年内没有发生任何改变。

由于这些遗留问题，在 2014 年 1 月，一项名为"任务动力"的工作把内科医师、感染科医师和呼吸科医师聚集起来。这个工作组得到了急危重症协会（SCCM）和欧洲危重症医学协会（ESICM）的无条件支持。他们的工作是重新审视当前有关脓毒症、严重脓毒症、脓毒症休克及脏器功能障碍的定义是否合适。推荐修改部分必须是在大范围的电子健康记录、临床数据及注册病人的调查基础上得出，必须能反映出对脓毒症的病理生理过程更深层次的理解。国际危重症协会及相关协会已经达成共识，该共识已于 2016 年正式发表[17]。

为何重新评估脓毒症定义及脓毒症相关症状的定义如此重要，同时又如此困难呢？

术语的多样性

脓毒症：如果一名患者存在感染，同时又符合二项或二项以上的 SIRS 标准，则这名患者就被定义为脓毒症。但这种诊断方法是有问题的。SIRS 反映了炎症反应，即机体对危害的一种正常反应，它既不是一种病理过程，同样也不是感染过程所必须。进一步说，对 SIRS 的依赖已经导致当今医院有关脓毒症报道的不一致性和流行病学数据之间的不一致性。据报道，Giaeiski 等研究发现，不同的观察方法应用于同一群患者，得出的脓毒症发病率相差 3.5 倍，住院死亡率相差两倍[4]。此外，最近一项研究显示：ICU 中相当一部分存在感染和器官功能障碍的患者并不满足 SIRS 的诊断标准[18]。因此，当前脓毒症的定义阻碍了脓毒症的诊断、预后评估和流行病学数据的采集。

器官功能障碍：尽管目前普遍将脓毒症导致的特异性器官功能异常称之为"衰竭"，但何为器官功能障碍，目前仍存在不同观点。造成这种现象出现的最主要原因或许是缺乏一个能定义"功能障碍"的可靠标准。当一位医生在审视选定的临床现象、实验室数据及当前使用的治疗方案时，这种情况更加明显。许多器官异常是非特异的，对其严重性的评估往往受到关注者自身的制约，尤其是当治疗方案一直在改变，但这些方案却没有一个统一的标准指导。因此将器官功能异常整合至评分系统中就显得尤为实用。目前最常用的评分系统是序贯器官衰竭估计评分（SOFA），它最开始被称为脓毒症相关的序贯衰竭评分[19]。然而，SOFA 评分展示给我们的是使用许多当前常用的方法来评估器官功能。比如，在 SOFA 评分中，胆红素的升高用来代表肝功能障碍，但在发生溶血时，胆红素也同样会升高。同样，血小板计数减少用来表示凝血功能异常，尤其是与贫血或中性粒细胞减少结合在一起，就最有可能反映骨髓系统的功能障碍。心血管系统功能障碍的评估是基于血管活性药物使用剂量的增加。由于在不同地区，血管活性药物的使用习惯不同，因此心血管功能障碍的评估方法也就不同。情况也确实如此，SOFA 评分系统中有关心血管系统的评分是基于多巴胺的剂量，但这种药物目前已不被临床常规使用。最后，大部分评分指标，特别是 SOFA，并非源于试验数据，而更多是一些共识的反映，特别是在参数的选择及临界值选定等方面。这也就是说，SOFA 评分越高，脓毒症的死亡率也可能越高[20]。

　　感染性休克：在临床应用中，感染性休克定义中的一些缺陷也是显而易见的。这也是此次任务组努力解决的问题之一。Shankar-Hari 等[21]对以往相关文献进行了详细的回顾分析。分析结果显示：感染性休克当前定义是感染（疑似或者确诊）伴随以下临床参数特征：

· 低血压［给予充分的液体复苏后，SBP（收缩压）< 90 mmHg 或者 MAP（平均动脉压）< 60 mmHg 或 < 70 mmHg 或者 SAP 较基础值下降 > 40 mmHg 或下降大于同年龄组人群正常血压的 2 个标准差］。
· 生化指标异常（如乳酸）2 mmol/L 或 4 mmol/L 或碱缺失 5 mmol/L。
· 强心药或者血管升压药的使用（与药物初始剂量的使用无关）。
· 新出现的脏器功能障碍［可以使用多种多样的评分系统比如 APACHE Ⅱ（急慢性病理状态评分），APACHE Ⅲ 或者 SOFA 评分中有关心血管系统的评分］

　　其他合并参数有以下几种：
· 充分液体复苏的终点（很少有定义和报道）。
· 低血压的持续时间或者升压药的使用时间。
· 对患者血压或者其他疾病的评估失败。
· 未能正确考虑到具有低血压影响的治疗措施，比如，使用血管扩张药或者使用具有心脏抑制作用的镇静药物。

　　综上所述，目前对感染性休克定义的争论较脓毒症更加广泛和激烈。

脓毒症病理生理的新进展

　　目前对脓毒症的定义存在很多争论。首先，脓毒症这个词描述了一个复杂的、很难被理解的疾病过程。目前并没有简单、清晰的标准来判断哪些患者是脓毒症，哪些患者不是。也就是说，脓毒症临床特点及其动物模型并不能很好的定义出脓毒症这一复杂、多变的病理生理过程[22]。

　　脓毒症最原始定义是感染伴随 SIRS，其着眼点仅仅放在过度免疫方面。近来的研究进展已经告诉我们：脓毒症不仅涉及早期的促炎反应和抗炎反应的激活，而且还涉及许多非免疫途径的活化，比如，心血管、神经元、自主神经、激素、生物能、代谢及凝血功能[22~25]，它们在脓毒症的诊断中都起着重要作用。因此，脓毒症的调控不仅涉及免疫系统，也涉及内分泌和中枢神经系统[26~27]。器官功能障碍，即使很严重，与细胞损伤的严重性也没有必然联系[28]，而一个类脓毒症样的生物反应也可能由非感染性的宿主因素所触发（损伤相关的多种分子结构）[29]。简言之，现阶段的脓毒症诊断标准与我们当今认识到的脓毒症病理生理过程已不再相符。

公共卫生保健人员对脓毒症新定义的需要

　　尽管脓毒症存在高患病率，会产生高额的医疗成本，已引起全球的高度重视[5,6]以及带来的具有高影响力的案例[30]，但是大众对脓毒症的认识[31]和对脓毒症相关的科研资源的投入都是非常欠缺的[32]。进一步说，受过专业医学培训的医务人员都很难认识脓毒症，更何况是一般的民众。对这些人来说，认识脓毒症简直是一个无法逾越的障碍。因此，如何让非医学人员认识脓毒症就变得非常迫切。此外，当一名非常有经验的临床医师在诊断脓毒症时，也存在很多问题。

最近一个有关一名 12 岁脓毒症男孩（Rory Staunton）死亡的病例产生了非常大的影响。该案例在一定程度上反映了脓毒症的诊断困难——脓毒症是一种疾病状态，它会使最有经验的临床医师感到困惑，尤其是在与脓毒症有相似症状疾病的高发季节里（比如流感季节）。一个简短、准确的脓毒症临床诊断标准可以使公共卫生人员受益，它可以帮助鉴别感染患者是否为脓毒症。

患者数据的多样性

目前虽然已经有大量关于脓毒症治疗的临床研究，但脓毒症定义的数据基础只是来自于少量的研究或者只是一些专家观点。这些研究特点决定了要验证它们是非常困难的。但是，目前已经存在大量有关民众的电子健康记录（EHR）和患者注册信息，这些记录和信息或者直接与脓毒症本身有关〔比如，拯救脓毒症联盟（SSC）的数据[33]〕或可以作为脓毒症的研究平台。这些大数据能够对脓毒症的患病率、严重性及发生发展过程做出更好的推测和验证。

问题的本质：何为"定义"

韦氏词典中，有关定义的概念是"对某物独有特征的描述"。事实上，定义就是一个"金标准"，利用这个标准可以与其他事物的特征和标志区分开来。但目前却没有一个能识别脓毒症的这样一个标准。与癌症不同，脓毒症不存在器官组织特异性，因此无法利用显微镜或者其他检测手段，通过检测某个特定组织来准确无误的定义脓毒症。脓毒症也不同于囊性纤维化疾病，它没有特定的基因异常。脓毒症甚至不同于感染，感染可以通过微生物培养以明确致病菌。基于脓毒症的特性，目前没有任何一个定义可以反映它的真实临床特点。因此，最理想的脓毒症定义能勾画出一些特征或者标准，通过这些特征或标准能识别出脓毒症患者，或者高度疑似脓毒症患者。

脓毒症、脓毒症休克、器官功能障碍的最新定义：SCCM/ESICM 脓毒症定义任务小组的成果

脓毒症：宿主对感染的失控反应，所导致的危及生命的器官功能障碍。

基于对脓毒症病理生理过程的深刻理解，任务组把重点从感染和炎症转移到异常和失控的宿主反应。过去我们一直认为，SIRS 标准所定义的炎症是宿主对感染或者其他未知损伤的适应性反应。但与之相反，脓毒症反映的是更复杂、更危险的状态；事实上，脓毒症是一种"过度炎症反应"。这两种不同炎症反应的生物学基础目前仍不清楚，它将是以后研究的热点。脓毒症反应不仅与宿主既往的急慢性疾病有关，而且与病原菌特性及宿主的年龄和基因型有关。一些干预措施，诸如药物或者治疗流程，都会改变脓毒症的临床表现。最后，脓毒症反应遵循一个时间过程，该过程的某个阶段是可以被预测和干预的。脓毒症的临床过程也反映了脓毒症的发生发展轨迹。

更为重要的是，在新定义中，"严重脓毒症"被"脓毒症"所替代。严重脓毒症这个词语将不再被使用。

脓毒症是感染患者死亡的主要原因，如果脓毒症没有被识别和及早干预，脓毒症的死亡率非常高。来自 SSC 的数据告诉我们，脓毒症患者抗生素的使用每延迟 30 分钟，其死亡率将明显增加[34]。最近 3 项有关脓毒症休克患者治疗的研究表明，早期液体复苏治疗（EGDT）并没有表现出应有的价值[35-37]。但这种结果的前提是，脓毒症的其他治疗手段都已经被很好地使用。并且这些研究中的对照组都进行了液体复苏治疗。因此，早期液体复苏与抗生素的及时使用同等重要。

患者一旦被诊断为脓毒症，其必须接受高水平的监护和治疗，包括转至重症监护科或者接受重症监护医师的治疗意见。更重要的是，感染患者早期的功能障碍可能是非常隐蔽的。所以，疑似感染患者必须要进行器官功能的评估，因为器

官功能障碍是脓毒症的诊断标准之一。反言之，潜在的感染同样会引起新发的器官功能障碍，所以，当出现无法解释的器官功能障碍时，我们要去积极地寻找感染源。

qSOFA：评判可疑脓毒症患者的临床标准

脓毒症的新定义确实囊括了"脓毒症"的特性，但它在临床中的应用却受到限制。因为"失控的宿主反应"在临床中无法检测，所以该定义无法应用在临床工作中。然而，临床医生尽可能快的确诊脓毒症患者在临床工作中是非常必要的[34]。为了解决这个问题，任务组最初确定了21个与脓毒症相关的参数。他们进一步研究发现，依靠一些负性结果就可以区分脓毒症患者和普通感染患者，这些负性结果包括：住院死亡率，整体死亡率，住ICU时间≥3天及出院患者有关脓毒症的编码[38]。它们可以精准的识别严重脓毒症。Seymour等在大规模电子注册人群（EHR）中筛选出疑似感染患者（这些患者在住院期间接受了病原学培养，同时给予广谱抗生素治疗），并且使用上述负性结果确诊出哪些是脓毒症患者。他们随后利用ORC曲线分析了这21个参数间相互组合，并确定出哪些参数组合能够最佳预测脓毒症患者的死亡率及住ICU时间≥3天。这些组合分别与背景风险、年龄、性别、疾病及其他组成，比如SIRS和SOFA评分，做了比较。高性能的参数组合随后被应用在多个患者信息数据库进行测试，其中包括德国的一个数据库。其中一个组合由三个简单的临床数值组成—收缩压（SBP）低于100 mmHg，呼吸频率大于22次/分，Glasgow评分（GCS）小于13分。这个组合可以有力的鉴别出哪些感染患者存在高死亡率，其住ICU时间≥3天。此外，多重敏感性分析显示GCS评分小于15分——反应意识状态的一种评分——同样具有上述鉴别功能。

该组合——其他状况无法解释的意识改变，SBP≤100 mmHg，呼吸频率>22次/分——被定义为qSOFA（即快速SOFA）。qSOFA的作用等同SOFA评分。SOFA评分还需要其他的测量值和实验室数据，SOFA评分要优于SIRS标准。针对急诊和普通病房患者，qSOFA是相当迅捷的。但对于ICU患者，qSOFA就不如SOFA显得那么给力，因为一些干预措施诸如血管升压药、镇静药和机械通气等都会影响SBP、GCS和呼吸频率。此外，令人有趣的现象是，加入乳酸浓度（或其他替代参数）并不能增加qSOFA的优越性。

综上可见，三个极易获得的临床参数构成了qSOFA，它可以用来判断哪些感染患者是脓毒症高危患者。和SOFA相比，qSOFA具有一定的优越性：它由更少的参数组成，不需要实验室结果。但qSOFA并不是脓毒症和器官功能障碍的标准定义。它最佳的用途是提示临床医师，患者可能存在潜在器官功能障碍或者感染源；提醒他们给予患者更合适的治疗，并给予更高级别的监护。

目前SOFA评分与器官功能障碍最一致

与以往脓毒症定义相比，脓毒症新定义的最重要改变点是：着重强调了器官功能障碍。这种改变反映了任务组的观点：潜在的细胞损伤是机体病理过程和其分子生物异常的根源，这些异常最终发展成特异性器官功能障碍。目前并没有单个器官功能障碍的定义，判断器官功能障碍的临床标准也过于陈旧，且存在着各种各样的问题。与脓毒症不同，一部分器官功能障碍是显而易见的。比如，肺功能受损可以以急性呼吸窘迫综合征（ARDS）的形成出现，它具有独特的病理过程：中性粒细胞渗出，巨噬细胞激活，Ⅰ型肺上皮细胞的凋亡和坏死伴基底膜的片状剥脱，Ⅱ型肺上皮细胞的过度增殖来修复损伤，细胞碎片聚集形成"透明膜"。然而，除脓毒症外，ARDS在其他情况下也能发生，并且脓毒症引起的器官障碍没有特异性。的确，脓毒症患者的恢复通常也涉及一个病理及病理生理过程。无论从哪方面看，这个过程最终都将恢复正常。

我们一直致力于使用诊断脓毒症的临床标准来评估各个器官功能。由于假设的"生物标志物"

具有不确定性及缺乏强有力的论证数据，这种方法一直未能被使用。简单地说，目前没有可行的替代物来反映器官功能障碍（心、肝、肾及肠道）。目前使用的生物标志物都是SOFA评分系统中的重要组成部分，但它们缺乏特异性（比如，血小板计数反映凝血功能异常）和敏感性。这些生物标志物的使用依赖于以下几方面：使用者的支持度，它随使用者的不同而不同［PaO$_2$/FiO$_2$（动脉氧分压/吸入氧浓度）的比值反映肺损伤］；治疗干预措施，其很少被使用［多巴酚丁胺使用量<5 μg（kg·min）反映心血管功能障碍］；生化数值的异常，只有器官功能发生严重损伤时，它们才发生改变（肌酐升高反映肾功能障碍）。以往一些具有潜在功能的指标变化，比如，中性粒细胞明胶酶蛋白，也未在日常临床工作中使用。最后，即便是最大规模的HER和临床注册信息数据库都缺乏有力的证据来确定器官功能障碍的定义。

所以，任务组推荐，SOFA评分≥2分被作为高度怀疑存在致死性器官功能障碍的临床标准[19, 20]。这个推荐在业界同样存在争论。但许多任务组成员，包括我，都认为，SOFA评分≤2分可以用来评判单器官功能不全，而SOFA评分≥2分却不一定能反映多器官功能不全。对SOFA的重视同样和先前观点不符，即恰当的参数选择、临界值的选定及分值间加权都未得到有力的论证。

综上所述，多个脏器功能不全构成了MODS。这个词语在1991举行的脓毒症共识大会上首次被提出。它代替了以往其他的一些称谓：继发性器官衰竭，多器官衰竭，多系统器官衰竭等[13]。"衰竭"的含义太过宽泛，它仅仅代表了两个点，即存在衰竭或不存在衰竭。这与器官功能异常发生的动态过程是不相符的。读者们可能更倾向于能列举出一些特性，通过这些特性就能确定器官功能不全。在2001年的共识大会上，与会者提出了一系列反映"器官功能不全的参数"，这些参数通常被用于评估各个脏器功能

（比如，低氧血症、少尿、高胆红素血症）。事实上，这些参数均来自SOFA14或多脏器功能不全评分（一种不同SOFA但同样用于评估MODS的评分系统）[39]。自从那时起，SOFA评分成为评估器官功能不全的常用手段，SOFA中的数值异常不仅能识别单个器官功能障碍，也能识别多器官功能障碍。但SOFA也存在一些缺陷和不足，虽然它是目前评估单器官和多器官功能的最好方法，但它仍然需要更新和完善。基于上述观点，在未来，需要提出一种新的脏器功能评估方法，并且该方法能得到了有力的数据论证。

感染性休克的定义

感染性休克是脓毒症的亚型。在该阶段，机体的循环功能及细胞功能已发生严重异常。脓毒症休克的死亡率极高。

在2001年的共识大会上，感染性休克被描述为"急性循环衰竭"[14]。然而，随着对脓毒症病理生理过程的深入了解，该"休克"定义的局限性也凸显出来。它仅强调循环异常，这便存在很多问题。本次任务组对感染性休克也进行了深入讨论。大多数任务组成员，包括我，都赞同这样一种观点：感染性休克要强调细胞功能障碍。理由是心血管功能障碍也是由组成循环系统的细胞发生功能障碍所引起。低血压不是心血管系统功能障碍所特有，但它反映了全身性的细胞功能不全如何影响血管平滑肌、内皮细胞及心肌细胞。感染性休克的新定义反映了细胞生物水平的进展趋势（比如热休克）；该定义告诉我们，在某些情况下，休克不只是简单的涉及循环功能（比如胰岛素休克），脓毒症引起的血乳酸水平升高同样反映了多种细胞功能障碍：肺内皮细胞摄氧受限，红细胞受损的携氧能力，细胞有氧呼吸功能障碍及无氧糖酵解增强，肝脏乳酸转化能力下降，肾脏清除功能降低等[40]。这告诉我们，乳酸水平升高是病情危重的标志，它与死亡率呈正相关[41]。

确诊感染性休克的临床标准

同脓毒症一样，修正后的感染性休克定义在实际应用过程中也存在着局限性。因为感染性休克涉及的功能异常在临床中无法测定，尤其是细胞功能异常。所以，同之前提到的事情一样，Shankar–Hari 等提出了一些有用的临床标准来确定哪些患者最有可能发生感染性休克[21]。有关"感染性休克"这一词语的使用情况在前面章节已做了系统回顾，它告诉我们，感染性休克定义迫切需要重新修正。以往研究结果表明，不同的研究结果对感染性休克的定义有不同的表述。例如，2012 年来自澳大利亚 ICU 和新西兰 ICU（171 个 ICU，$n=6\ 757$）的数据显示，感染性休克患者的死亡率为 22%[18]；而来自意大利 ICU（190 个 ICU，$n=3\ 569$）和德国 ICU 的数据分别是 57.4% 和 60.5%[42]。

任务组使用修正后的德尔菲法对感染性休克的定义进行了重新修改。大家一致认为，正如新感染性休克定义反映的那样，感染性休克的死亡率应当比脓毒症更高，那些用来判断具有高死亡风险脓毒症患者的临床现象，比如低血压、血管升压药物的使用、乳酸水平升高和充分的液体复苏，在感染性休克的诊断中也同样需要。此外，任务组一致同意，平均动脉压（MAP）≤ 65 mmHg 应为感染性休克的诊断标准之一，无关乎液体复苏量及血管升压药的剂量。感染性休克的诊断高度依赖于诊断者，不同的参数监测，血流动力学目标的不一致及其他支持方法应用的非统一性都会影响对感染性休克的诊断［比如，镇静标准的评估，PEEP（呼吸末正压）水平］。任务组也认为：基于数据研究，确定出乳酸升高阈值对感染性休克的诊断同样重要。

来自 SSC 的国际多中心数据显示，28 150 名感染患者，他们满足 2 个以上 SIRS 标准，且至少存在一个脏器功能不全。其中 19 000 名患者还存在以下并发症：低血压（MAP <65 mmHg），持续使用升压药，容量复苏后仍存在高乳酸血症（>2 mmol/L）。上述数据分析结果告诉我们，同时存在液体复苏效果不佳的低血压（需要升压药物维持 MAP >65 mmHg）和高乳酸血症患者的死亡率为 42.3%，显著高于只具有高乳酸血症患者或者只需要血管升压药患者的死亡率。当我们对 HER 数据中那些被诊断为脓毒症的患者进行分析，我们得到了与上述一致的结论（匹兹堡大学医学中心，54% vs. 20%；北加利福尼亚凯萨医疗机构，34% vs. 8%）。

任务组中的一些成员主张，低血压或者高乳酸血症应当被用来诊断感染性休克（单纯高乳酸血症以往也被称为"隐匿"性休克）。然而在新定义中被提到的乳酸虽然容易被测定，但它在使用方面却得不到支持。任务组认识到，血乳酸浓度虽然普通，但却不是随时随地都能测定。无论如何，限制乳酸作为感染性休克的临床标准仅仅被任务组中一小部分成员支持，这种观点将来需要被进一步讨论。

持续性危重病

最后要谈到的这个综合征是最近被提出的，也是最难被描述的。我们一直认为，脓毒症是感染疾病死亡的最常见原因。但是，危重患者死亡最常见的原因并不是脓毒症、脓毒症休克、呼吸衰竭或者其他特殊疾病。ARDS、感染或脓毒症可能会与患者的死亡相伴随，但它们似乎并不是患者死亡的原因。最常见的情形是，当一个患者存在脓毒症或者其他情况时（比如，多发伤、呼吸衰竭、消化道出血），他需要被送至 ICU，随后各种支持措施开始启动。这名患者会被给予气管插管、机械通气，也可能被应用血管升压药和持续静脉液体输注。镇静药物的剂量也会不断地改变（当以往共识会议编译这些定义时，镇静药的剂量很少被涉及）。许多种感染被怀疑，努力寻找和明确感染源的工作一直在进行。与此同时，不同种类的抗生素被使用或者停止。肾脏功能出现下降，通过透析纠正酸中毒、减轻液体过负荷和维持电解质平衡，患者最终进展为"尿毒症"。

与原发病有关的并发症也会随之出现，相应的处理也需进行。最终，整个事件就会变成这样：患者处于一种非正常状态，即患者没有变得更坏，但也没有变得更好。这种状况可能会持续数周，乃至数月。最终，患者在明显恢复后，被转送至特护病房或者慢性呼吸疾病单元。患者仍需要呼吸机维持生命，最终由患者家属来决定何时停用呼吸机及其他生命支持措施，包括机械通气和透析。因此，ICU患者死亡的最常见原因是外源性生命支持措施的终止。上述这种折磨患者的综合征被称为持续性危重病。

持续性危重病很难被定义。有关其发病率、预后及转归的数据也正在被收集。随着医疗技术的进步，过去导致患者死亡的情况，在如今能够使患者继续活着；但这也产生了一些新的紊乱〔比如，液体复苏、急性肾衰竭、机械通气、ARDS、心肺复苏（CPR）、心脏骤停和急性脑损伤、过度复苏及凝血障碍〕。我们处理脓毒症、感染性休克及其他疾病的手段造就了持续性危重病的发生。目前持续性危重病的病理和病理生理机制仍不清楚，有效的治疗手段相当缺乏，这将是ICU未来新的挑战。

作者推荐

- 由于缺乏"金标准"，脓毒症、感染性休克和器官功能障碍的现有定义存在争议，缺乏精确及可靠的模型支持，并且受限于数据采集手段及可靠地数据验证。
- **脓毒症被定义为：宿主对感染的失控反应导致出现了危及生命的器官功能障碍。**
- "脓毒症"替代了以往的"严重脓毒症""严重脓毒症"名称以后不再使用。
- 住ICU时间延长及ICU死亡率可作为感染患者（包括疑似、临床诊断及确诊）发生脓毒症的指征。
- 在急诊科及普通病房，有些疑似感染患者极有可能转入ICU或者死亡。利用qSOFA评分，这些患者可以临床诊断为脓毒症。qSOFA有三个参数组成：低血压、呼吸频率增快及意识障碍改变，它们在临床中可以测定。而对于ICU患者，SOFA评分在诊断脓毒症患者中更值得信赖。
- **感染性休克是脓毒症的一种亚型，在此情况下，严重的循环及细胞功能异常可以显著增加患者的死亡率。**
- 脓毒症患者如若出现低血压或需要血管升压药维持MAP >65 mmHg及血乳酸水平升高，则被定义脓毒症休克。
- 虽然缺乏有力的证据，但SOFA评分仍然是定义器官功能障碍的临床标准。无论如何，将来对器官功能障碍进行强有力的数据论证将势在必行。
- 脓毒症患者可能会进展成需要长期监护的疾病状态。这种状态最新被称为持续性危重病。

（王佳兴　张玉想）

参考文献

1. Torio CM, Andrews RM. Healthcare Cost and Utilization Project (HCUP) Statistical Briefs. National Inpatient Hospital Costs: The Most Expensive Conditions by Payer, 2011. Statistical Brief #160. http://www.ncbi.nlm.nih.gov/books/NBK169005/; August 2013 (last accessed 31.03.15).
2. Iwashyna TJ, Cooke CR, Wunsch H, Kahn JM. Population burden of long-term survivorship after severe sepsis in older Americans. J Am Geriatr Soc. 2012;60:1070–1077.
3. Fleischmann C, Scherag A, Adhikari NK, et al. International Forum of Acute Care Trialists: Assessment of Global Incidence and Mortality of Hospital-treated Sepsis—Current Estimates and Limitations. Am J Respir Crit Care Med. 2015 Sep 28. [Epub ahead of print].
4. Gaieski DF, Edwards JM, Kallan MJ, Carr BG. Benchmarking the incidence and mortality of severe sepsis in the United States. Crit Care Med. 2013;41:1167–1174.
5. Adhikari NKJ, Fowler RA, Bhagwanjee S, Rubenfeld GD. Critical care and the global burden of critical illness in adults Lancet. 2010;376:1339–1346.
6. Vincent J-L, Marshall JC, Namendys-Silva SA, et al. Assessment of the worldwide burden of critical illness: the intensive care over nations (ICON) audit. Lancet Respir Med. 2014;2:380–386.
7. Mozaffarien D, Benjamin EJ, Go AS, et al. Heart disease and stroke statistics–2015 update. A report from the American Heart Association. Circulation. 2015;131:e29–e322.
8. American Cancer Society. Cancer Facts & Figures 2015. Atlanta: American Cancer Society; 2015.
9. Odden AJ, Rohde JM, Bonham C, et al. Functional outcomes of general medical patients with severe sepsis. BMC Infect Dis. December 12, 2013;13:588.
10. Iwashyna TJ, Ely EW, Smith DM, Langa KM. Long-term cognitive impairment and functional disability among survivors of severe sepsis. JAMA. 2010;304:1787–1794.

11. Rosendahl J, Brunkhorst FM, Jaenichen D, Strauss B. Physical and mental health in patients and spouses after intensive care of severe sepsis: a dyadic perspective on long-term sequelae testing the Actor-Partner Interdependence Model. Crit Care Med. 2013;41:69–75.

12. Prescott HC, Langa KM, Liu V, Escobar GJ, Iwashyna TJ. Increased 1-year healthcare use in survivors of severe sepsis. Am J Respir Crit Care Med. July 1, 2014;190(1):62–69.

13. Bone RC, Balk RA, Cerra FB, et al. American College of Chest Physicians/Society of Critical Care Medicine Consensus Conference: definitions for sepsis and organ failure and guidelines for the use of innovative therapies in sepsis. Crit Care Med. 1992;20:864–874.

14. Levy MM, Fink MP, Marshall JC, et al. SCCM/ESICM/ACCP/ATS/SIS International Sepsis Definitions Conference. Intensive Care Med. 2003;29(4):530–538. and Crit Care Med. 2003;31:1250–1256.

15. Bone RC. Immunologic dissonance: a continuing evolution in our understanding of the systemic inflammatory response syndrome (SIRS) and the multiple organ dysfunction syndrome (MODS). Ann Intern Med. 1996;125:680–687.

16. Sprung CL, Sakr Y, Vincent JL, et al. An evaluation of systemic inflammatory response syndrome signs in the Sepsis Occurrence In Acutely Ill Patients (SOAP) study. Intensive Care Med. 2006;32:421–427.

17. Singer M, Deutschman CS, et al. Sepsis 3.0–New International Definitions of Sepsis and Septic Shock; 2015. to be submitted.

18. Kaukonen K-M, Bailey M, Pilcher D, Cooper DJ, Bellomo R. Systemic inflammatory response syndrome criteria in defining severe sepsis. N Engl J Med. 2015;372(17):1629–1638.

19. Vincent JL, Moreno R, Takala J, et al. The SOFA (Sepsis-related Organ Failure Assessment) score to describe organ dysfunction/failure. On behalf of the Working Group on Sepsis-Related Problems of the European Society of Intensive Care Medicine. Intensive Care Med. 1996;22:707–710.

20. Vincent JL, de Mendonça A, Cantraine F, Moreno R, Takala J, Suter PM. Use of the SOFA score to assess the incidence of organ dysfunction/failure in intensive care units: results of a multicenter, prospective study. Working group on "sepsis-related problems" of the European Society of Intensive Care Medicine. Crit Care Med. 1998;26:1793–1800.

21. Shankar-Hari M, Deutschman CS, Singer M. Do we need a new definition of sepsis? Intensive Care Med. 2015;41:909–911.

22. Angus DC, Van der Poll T. Severe sepsis and septic shock. N Engl J Med. 2013;369:840–851.

23. Hotchkiss RS, Monneret G, Payen D. Sepsis-induced immunosuppression: from cellular dysfunctions to immunotherapy. Nat Rev Immunol. 2013;13:862–874.

24. Deutschman CS, Tracey KJ. Sepsis: current dogma and new perspectives. Immunity. 2014;40:463–475.

25. Singer M, De Santis V, Vitale D, Jeffcoate W. Multi-organ failure is an adaptive, endocrine-mediated, metabolic response to overwhelming systemic inflammation. Lancet. 2004;364:545–548.

26. Pavlov VA, Tracey KJ. The vagus nerve and the inflammatory reflex–linking immunity and metabolism. Nat Rev Endocrinol. 2012;8:743–754.

27. Deutschman CS, Raj NR, McGuire EO, Kelz MB. Orexinergic activity modulates altered vital signs and pituitary hormone secretion in experimental sepsis. Crit Care Med. 2013;41:e368–e375.

28. Hotchkiss RS, Swanson PE, Freeman BD, Tinsley KW, Cobb JP, Matuschak GM. Apoptotic cell death in patients with sepsis, shock, and multiple organ dysfunction. Crit Care Med. 1999;27:1230–1251.

29. Wiersinga WJ, Leopold SJ, Cranendonk DR, van der Poll T. Host innate immune responses to sepsis. Virulence. 2014;5:36–44.

30. Staunton R, Dwyer J. An infection, unnoticed, turns unstoppable. New York Times. July 11, 2012.

31. Rubulotta FM, Ramsey G, Parker MM, et al. An international survey: public awareness and perception of sepsis. Crit Care Med. 2009;37:167–170.

32. Coopersmith CM, Wunsch H, Fink MP, et al. A comparison of critical care research funding and the financial burden of critical illness in the United States. Crit Care Med. 2012;40(4):1072–1079.

33. Levy MM, Rhodes A, Phillips GS, et al. Surviving Sepsis Campaign: association between performance metrics and outcomes in a 7.5-year study. Crit Care Med. 2015;43:3–12.

34. Ferrer R, Martin-Loeches I, Phillips G, et al. Empiric antibiotic treatment reduces mortality in severe sepsis and septic shock from the first hour: results from a guideline-based performance improvement program. Crit Care Med. 2014;42:1749–1755.

35. ProCESS Investigators, Yealy DM, Kellum JA, Huang DT, et al. A randomized trial of protocol-based care for early septic shock. N Engl J Med. 2014;370:1683–1693.

36. Mouncey PR, Osborn TM, Power GS, et al. ProMISe Trial Investigators. Trial of early, goal-directed resuscitation for septic shock. N Engl J Med. 2015;372:1301–1311.

37. ARISE Investigators; ANZICS Clinical Trials Group, Peake SL, Delaney A, Bailey M, et al. Goal-directed resuscitation for patients with early septic shock. N Engl J Med. 2014;371:1496–1506.

38. Seymour CW, Rosengart MR. Septic Shock: Advances in Diagnosis and Treatment. JAMA. 2015;314:708–717.

39. Marshall JC, Cook DJ, Christou NV, et al. Multiple organ dysfunction score: a reliable descriptor of a complex clinical outcome. Crit Care Med. 1995;23:1638–1652.

40. Kraut JA, Midias NE. Lactic acidosis. N Engl J Med. 2014;371:2309–2319.

41. Casserly B, Phillips GS, Schorr C, et al. Lactate measurement in sepsis-induced tissue hypoperfusion: results from the Surviving Sepsis Campaign database. Crit Care Med. 2015;43:567–573.

42. Shankar-Hari M, Deutschman CS, Singer M. Do we need a new definition of sepsis? Intensive Care Med. 2015;41:909–911.

38 重症患者是否存在免疫抑制

Isaiah R. Turnbull, Richard S. Hotchkiss

Robert Koch 医生在 1876 年基于他的研究成果提出了感染性微生物是导致感染性休克发生的原因[1]。但是这一理论直到 1957 年细菌内毒素的发现以及在脓毒症休克的病理生理过程得到证实才被接受[2]。30 年后 Cerai 和他的团队发现巨噬细胞在内毒素的激活下可以释放出炎症细胞因子肿瘤坏死因子 α（TNF-α），而 TNF-α 随后被证实是体内介导内毒素性休克的主要介质，这一发现说明脓毒症休克与免疫系统之间存在着千丝万缕的联系[3]。后来的多项研究也提示脓毒症患者血液当中炎症细胞因子水平升高。目前主流观点认为细菌感染后可诱导机体产生炎症细胞因子风暴，进而引起脓毒症休克[4]。研究者们试图寻找减轻炎症反应的办法来治疗脓毒症。不幸的是，多项临床研究证实这些方法无法改善患者的生存率，甚至在部分研究结果中见到患者死亡率升高[5~10]。

由于抗炎策略在改善脓毒症患者生存率方面的失败，使得免疫系统在脓毒症发病当中的作用被重新评价[11]。越来越多的证据显示脓毒症患者免疫功能紊乱主要表现为抑制作用，而这种免疫功能的低下在脓毒症的病理生理过程中起到了与全身炎症反应相似甚至更加重要的作用[12, 13]。

大量证据显示脓毒症状态下的免疫系统存在功能紊乱，这种紊乱可能提高或抑制免疫系统的反应。但是二者地位究竟如何目前仍然不完全清楚。在这一章节当中我们回顾了目前可得到的基础及临床证据，证实了免疫抑制是脓毒症患者最主要的免疫功能紊乱。我们提出了一些可能的方法来监测重症患者的免疫功能状态。我们也寻找了一些有潜力的通过刺激免疫系统来治疗脓毒症患者的方法。

脓毒症状态下的免疫系统：全身炎症反应综合征与代偿性抗炎反应综合征

机体对感染的反应是复杂而多变的，这取决于感染类型、细菌负荷以及遗传因素[11]。固有免疫系统当中的细胞包括粒细胞，巨噬细胞、树突状细胞及固有淋巴细胞，其中表达生殖系编码受体的自然杀伤细胞能够识别病原相关分子模式及与组织损伤相关的宿主衍生分子（损伤相关分子模式）[14]。这些固有免疫细胞的任务是早期识别微生物感染以及由感染或损害导致的组织损伤[14]。固有免疫系统的激活需要机体释放多种炎症介质，其中就包括明确与脓毒症相关的 TNF-α 和白细胞介素 6（IL-6）[15]。固有免疫系统的信号传导机制是通过一个正反馈循环来放大机体对较小的损伤与感染的反应，以此促进早期清除病原体及受损组织。固有免疫系统的反应激活了适应性免疫系统，一方面诱导抗原特异性的 T 细胞与 B 细胞的增殖来清除感染，另一方面产生了长期记忆细胞来增强远期免疫功能[15]。正常生理状态下，连续的免疫反应会激活负反馈通路来抑制炎症反应。固有免疫细胞能够从分泌炎症细胞因子转而分泌抗炎细胞因子，比如 IL-10 和转化生长因子 β（TGF-β）[16]。固有免疫细胞比如抗原呈提细胞可通过启动程序性细胞凋亡来消除对适应性免疫系统的激活[17]。在非激活状态下，T 细胞和 B 细胞的反应性会变得十分低下。小部分这些细胞会转化为记忆细胞，其余的则启动细胞凋亡。

随着 TNF-α 被发现可以诱导产生一种与内毒素性休克相似的综合征，脓毒症的过度炎症反应理论得到发展[4]。理论假设在机体受到严重感染或组织损伤时，固有免疫系统通过正反馈机制在局部激活炎症反应。这种改变导致机体病理性的过度激活适应性免疫系统，这被称为系统性炎症反应综合征（SIRS）[18]。炎症细胞因子在局部的正常作用扩散至全身，造成了发热、白细胞升高及心动过速，进一步导致毛细血管渗漏、血管源性休克以及远隔器官损伤[4]。为了解释 SIRS 持续存在于脓毒症过程当中，Bone 提出一个假设，在正常条件下免疫功能的下调会引起炎症，但反过来又限制了炎症反应。这就像 SIRS 放大了正常的促炎通路，但同时存在一种新的综合征，代偿性抗炎反应综合征（CARS），抑制了这种病理性的免疫功能下调[19]。

随着 SIRS-CARS 模型的发展，不断有研究阐明严重感染与脓毒症之间的关系，免疫系统的状态以及脓毒症患者的临床过程。在临床上，存在明确证据证实脓毒症患者存在免疫功能紊乱。这些证据包括迟发型过敏反应的缺失，机体丧失清除病原微生物的能力以及容易发生二次感染的倾向[20-22]。尸检研究显示因脓毒症而死亡的患者当中，80% 都存在一个持续感染病灶[23]。随着脓毒症的不断进展，感染也在逐渐加重，表现为血培养阳性率的提高以及机会性微生物感染的增加[24]。脓毒症患者也可以出现病毒血症，这些来源于潜伏性的疱疹家族病毒的 DNA（可能是在脓毒症诱导的免疫抑制当中被重新激活）在脓毒症患者血液当中被发现的比例是 42%，而在非脓毒症的其他重症患者血液当中的比例仅仅为 5%[25]。脓毒症患者免疫状态的特点包括中性粒细胞的功能损害，淋巴细胞数量的增加，树突状细胞的凋亡，T_H1 细胞因子谱向 T_H2 细胞因子谱的转化，调节性 T 细胞比例的增加，抗炎介质的释放，淋巴细胞的失能以及单核细胞的钝化（**表 38-1**）[12, 13]。脓毒症导致的死亡大部分发生在症状高峰期过后，远远滞后于复苏的时间。而在那些存活的患者当中能够见到免疫功能的恢复[20]。

表 38-1　脓毒症免疫抑制机制

淋巴细胞（CD4 T 细胞、B 细胞）和树突状细胞凋亡
向 T_H2 细胞的转化，或者是免疫抑制，细胞因子谱和抗炎介质的释放
淋巴细胞失能增加了调节性 T 细胞的比例
由于 mHLA-DR 的表达下降导致单核细胞失活
中性粒细胞功能的损害
未成熟的骨髓抑制细胞族群的扩张

mHLA-DR. 单核细胞人类白细胞抗原 DR 型

免疫功能紊乱的机制

脓毒症可以诱导淋巴细胞以及胃肠道黏膜上皮细胞的凋亡，这在动物和人体试验中都能够见到（**图 38-1**）[26-28]。检查因脓毒症而死亡患者的脾脏，我们发现无论是来自固有免疫或适应性免疫系统的 B 细胞，CD4 T 细胞以及滤泡树突状细胞的数量均有显著的下降，这一现象在因创伤而死亡患者的脾脏中是不存在的[28]。脓毒症患者还存在绝对淋巴细胞计数的显著降低，而淋巴细胞减少的程度与预后和疾病的严重程度相关[29]。上述细胞数量的下降影响了抗体的生成，巨噬细胞的活化以及抗原的呈递。细胞凋亡还扰乱了固有免疫和适应性免疫系统之间的交互作用，减弱了固有性免疫。故脓毒症的产生与 T 细胞的失能存在相关性[30]。巨噬细胞及树突状细胞在清除体内凋亡细胞时一方面会释放诸如 IL-10 和 TGF-β 等抗炎细胞因子，另一方面会抑制促炎细胞因子的产生[31]。而 T 细胞一旦与这些巨噬细胞或树突状细胞接触，就会丧失活性或启动凋亡。腹膜炎患者的 T 细胞甚至在没有 T_H2 细胞因子的情况下也能够抑制 T_H1 细胞的功能。这些 T 细胞丧失了增殖的能力且与患者死亡

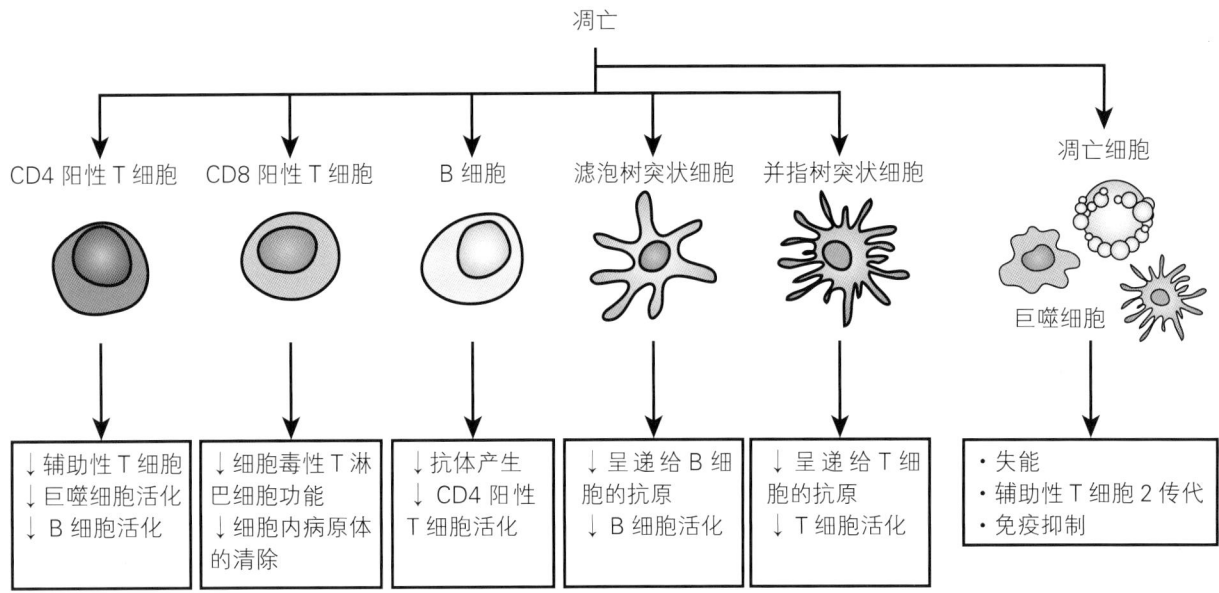

图38-1 免疫效应细胞的凋亡导致对感染的免疫缺陷

（引自 Hotchkiss RS, Nicholson DW. Apoptosis and caspases regulate death and inflammation in sepsis. Nat Rev Immunol.2006; 6:813-822.）

率存在明确的相关性[32]。淋巴细胞凋亡在脓毒症的病理生理过程中的重要性已经在脓毒症小鼠模型当中得到证实[33]。实验小鼠被分为两组，分别给予注射凋亡和坏死细胞，接受注射后所有小鼠被诱导脓毒症并记录存活情况。结果显示注射凋亡细胞小鼠的死亡率明显高于注射坏死细胞小鼠。值得注意的是，与注射坏死细胞小鼠相比，注射凋亡细胞小鼠表现为 T_H2 细胞因子谱，且脾脏细胞分泌的干扰素 γ（IFN-γ）也较少。但在某些动物研究中，我们看到了相反的结果[34-36]。在这些研究当中，我们发现小鼠淋巴细胞过度表达 B 细胞淋巴瘤-2 蛋白（BCL-2），这是一种抗凋亡蛋白，过度表达后能够降低小鼠在肺炎和盲肠结扎穿孔诱导的脓毒症模型当中的死亡率[36, 37]。在消化道上皮细胞中过度表达 BCL-2 的小鼠研究中也有相似的报道[28, 35]。目前脓毒症凋亡的细胞机制尚不完全清楚，但有证据显示外在死亡受体及内在线粒体途径是被激活的[38]。TNF 及 CD95 能够激活死亡受体，进一步激活半胱天冬酶-8，从而引起凋亡的级联反应[30]。线粒体途径能够被多种不同的方式激活，包括氧自

由基、射线、化疗药物、细胞色素 C 以及细胞因子的撤除。这两条途径之间存在着重要的交互作用，这也导致脓毒症可以通过多种机制来诱导细胞凋亡。

一些研究报道调节性 T 细胞（CD4 阳性和 CD25 阳性）在脓毒症的免疫抑制当中起到重要的作用，但仍存在一定的争议。调节性 T 细胞可以通过影响其他的 T 细胞以及抗原呈递细胞来调节机体对病原体的免疫反应[39]。调节性 T 细胞通过释放诸如 IL-10、TGF-β 及 IL-4 等细胞因子从而调整 CD4 和 CD8 阳性 T 细胞的反应性。一项研究显示调节性 T 细胞的比例在刚诊断脓毒症患者的血液中就可以出现升高，且这种升高状态只在死亡患者中持续存在[40]。调节性 T 细胞的增加也在临床相关的脓毒症动物模型中得到验证[41-44]。调节性 T 细胞可能在脓毒症过度炎症反应状态向免疫功能紊乱的转变过程中起到重要作用。一项研究显示给予脓毒症小鼠糖皮质激素诱导的 TNF 受体抗体能够提高生存率，且存在调节性 T 细胞的高表达[44]。这种抗体改善了 CD4 阳性 T 细胞的增殖能力，促进 T_H1 和 T_H2 细胞因

子的分泌，改变了脓毒症适应性免疫系统的功能紊乱。调节性 T 细胞可能在严重脓毒症免疫功能紊乱的发展及治疗选择上起到至关重要的作用。我们的团队对刚刚死亡的重症患者立即进行了尸检，分离出白细胞并进行了相关的功能性研究[45]。与非重症患者相比，重症患者的脾细胞活性明显降低。当对离体细胞进行体外刺激，那些分离自脓毒症患者的细胞分泌的细胞因子数量比分离自非重症患者的细胞少约 10%。二者所分泌的促炎或是抗炎细胞因子均存在不同，这说明那些分离自脓毒症患者的淋巴细胞处于完全的抑制状态，不是简单表现为促炎或抗炎的表型。这种表型的变化被假设是由于 T 细胞的耗竭或是细胞功能的全面抑制导致的，术语称之为冬眠。对脓毒症患者细胞表型的分析发现其过度表达程序性细胞死亡蛋白 -1（PD-1），这是一种抑制性受体，通过它来抑制细胞的活性。我们设计了一种抗体来阻断 PD-1 的活性，发现适应性免疫功能得到恢复，进一步说明了 PD-1 可以抑制淋巴细胞的活性。这些实验数据与 T 细胞耗竭理论是相符的，并且提出通过使用 PD-1 的抗体来恢复患者 T 细胞的功能方法可能是可行的。

除了说明脓毒症对脾细胞的影响以外，近期的研究还发现在脓毒症持续较长时间的患者的脾脏、淋巴结以及骨髓组织中存在未成熟骨髓抑制细胞（Gr-1[+]，CD11b[+]）数量的增加。对脓毒症患者的肺组织进行研究，发现与正常对照组比较，脓毒症患者的肺组织存在骨髓诱导的抑制细胞（MDSCs）数量的增加。来自于经过 T 细胞依赖抗原处理的脓毒症小鼠的骨髓诱导的抑制细胞数量的减少阻断了 T_H2 细胞的反应性。这些证据说明未成熟的骨髓抑制细胞在脓毒症诱导的免疫抑制中起到了一定的作用[46]。

脓毒症患者体内的单核细胞也受到了明显的影响。对于术后发生脓毒症的患者，机体受到脂多糖的刺激后会立即抑制促炎和抗炎细胞因子的分泌[47]。在存活的患者体内可以见到促炎细胞因子的恢复，但抗炎细胞因子则仍处于抑制状态。

脓毒症患者的单核细胞会减少细胞表面的标记物数量，尤其是单核细胞人类白细胞抗原 DR 型（mHLA-DR）[48]。这些单核细胞面对细菌的入侵只能分泌少量的 TNF-α 和 IL-1[49]。脓毒症患者的 T 细胞也会减少人类白细胞抗原 DR 型（HLA-DR）的表达，体外实验中发现这些 T 细胞存在缺陷，无法进行抗原呈递[49]。脓毒症免疫抑制的许多特点已经得到证实，但是研究者们还是没有发现一种检测手段来评价脓毒症患者的免疫功能状态。免疫功能紊乱没有明确的临床表现及症状，目前也还没有金标准来确定患者的免疫抑制究竟处于何种阶段[12]。

脓毒症患者免疫功能紊乱的识别

机体的免疫系统对脓毒症的反应是十分复杂的，需要很多的中间介质和细胞的参与。许多细胞因子及其与患者死亡率的相关性已经得到了验证。其中 IL-6 以及可溶性 TNF 受体显示出与疾病严重程度及 28 天全因死亡率存在相关[50]，同时有助于判断何时开始抗感染治疗是最有效的。而抗炎细胞因子如 IL-10 的水平有助于判断患者是否存在着免疫功能抑制（表 38-2）。IL-10[51, 52]、水平的持续升高以及 IL-10 与 TNF-α 比值的上升均提示不良预后[53]。IL-10 影响患者预后可能与其减少 mHLA-DR（另一种脓毒症诱导免疫抑制的标记物，会在之后的段落中详细讨论）的表达有关[54]。综上对于免疫功能紊乱，IL-10 可能是一个有用的分子标记物，但还需要大量的临床试验来进行验证。对于促炎以及抗炎细胞因子，循环当中的介质水平的变化可能不会引起其生物活性的改变。脓毒症同时影响了细胞因子受体水平[45]和细胞内信号传导通路[55]，导致了循环中细胞因子的生物学效应难以阐明。

表 38-2　脓毒症诱导的免疫抑制可能的诊断标记物

起始及持续升高的 IL-10 水平
高的 IL-10 与 TNF-α 比值
mHLA-DR 表达的下降

IL-10. 白细胞介素 10；mHLA-DR. 单核细胞人类白细胞抗原 DR 型；TNF-α. 肿瘤坏死因子 α

另一种可能用来评价脓毒症患者免疫系统反应性的是细胞表面 mHLA-DR 的表达水平。在创伤、手术以及胰腺炎后发生医院获得性感染的患者，能够见到 mHLA-DR 表达水平的下降，与此同时，随着这些患者病情的改善，mHLA-DR 的表达水平也会恢复[56]。这一现象仅仅在脓毒症发生后的 48 小时以内可以见到[57]。因此，在重症患者当中连续监测 mHLA-DR 表达可能有助于早期脓毒症的发现。但是目前还没有一种可靠、标准化的手段来进行 mHLA-DR 的检测。

降钙素原作为一种区分 SIRS 和脓毒症的血清标记物，目前在临床上被广泛使用。几个小的临床试验提出降钙素原可以预测重症患者的死亡率[58-60]。但最近的一项荟萃分析综合目前的临床数据，认为降钙素原不能够用来区分脓毒症及 SIRS，还需要更多的临床研究来进行验证[58]。

还有一些研究者提议使用基因学的方法进行免疫功能的监测。包括一些小的队列研究在内的初步研究结果显示拥有相似临床结果的患者，95% 拥有近似的 mRNA 表达，而这些 mRNA 来源于 10 个特定的基因[61]。基因芯片分析允许成千上万的基因进行比对，从而可能找到与免疫功能紊乱相关的脓毒症特异的基因表达。这项技术可能受限于基因的变异性及异质性，目前仍处于发展阶段，相信在不久的将来能够发挥作用。

脓毒症诱导免疫抑制有潜力的治疗方法

目前的抗感染治疗，包括 TNF-α 拮抗药、IL-1 受体拮抗药、抗内毒素抗体及糖皮质激素，都无法降低脓毒症患者的总体死亡率。一项新的基于干预免疫反应抑制以此来刺激免疫系统的治疗方法已经失败。脓毒症患者的免疫功能不全是由于 HLA-DR 表达的减少所导致的，基于这一理论使用粒细胞 - 巨噬细胞集落刺激因子（GM-CSF）的治疗方法能够降低患者 ICU 住院时间及 APACHEII 评分[62]。为了进一步验证这一结果，2015 年开展一项关于 GM-CSF 的多中心临床试验，旨在评估脓毒症患者使用 GM-CSF 能否恢复免疫功能及改善临床预后。在另一个关于脓毒症的小样本研究中，使用 IFN-γ 能够增加 mHLA-DR 的表达，改善患者死亡率，但结果没有经过大样本临床实验的证实[63]。还有一项个案报道也提出 IFN-γ 在葡萄球菌导致的脓毒症中有一定的效果[64]。目前关于 IFN-γ 改善脓毒症患者预后还需要大的随机对照研究来进行验证[65]。

阻断抑制性受体 PD-1 及其同源配体 PD-1L 的交互作用也被认为是治疗脓毒症的可能途径[13]。PD-1 是一种由 T 细胞表达的抑制性共刺激分子。在 T 细胞受到持续性抗原刺激后，就会表达 PD-1，通过与其同源性配体的结合，导致 T 细胞失去增殖及分泌细胞因子的能力[13]。脓毒症患者脾脏细胞 PD-1 的表达出现升高，与此同时从脓毒症患者体内分离出的抗原呈递细胞和巨噬细胞也会增加 PD-1L 的数量[45]。在脓毒症动物模型的部分组别中发现阻断 PD-1 与 PD-1L 的交互作用后见到生存率的提升[66-68]。在癌症患者当中采用抗体阻断 PD-1 与 PD-1L 的交互作用已经作为一种免疫增强疗法被成功使用[69]。但是评估 PD-1 在脓毒症当中的效果目前还处于临床实验阶段。

研究者们近期还开展了将 IL-7 作为免疫调节药用于脓毒症的临床研究。IL-7 广泛存在于适应性免疫系统的各种细胞当中，起到了调节 T 细胞、B 细胞和固有淋巴细胞包括自然杀伤细胞的增殖及生存的作用。IL-7 已经被证实可以增加癌症及 CD4 阳性 T 细胞数量低下的艾滋病患者的淋巴细胞计数。使用外源性 IL-7 治疗后可以显著增加 CD4 阳性和 CD8 阳性 T 细胞数量，同时不伴有明显的 B 细胞增加[70]。体外实验发现 IL-7 能够改善脓毒症诱导的淋巴细胞的低反应性。在体外将患者的淋巴细胞分离后接受 IL-7 治疗，与健康对照组相比，来自脓毒症患者的淋巴细胞可以见到抗凋亡分子 BCL-2 的水平增加[71]。另外体外 IL-7 的治疗还能够增加淋巴细胞 IFN-γ 的生成[71]。目前在临床相关的脓毒症动物模型研究中，已经证实使用 IL-7 可以提高生存率及改善淋巴细胞功能[72]。

针对慢性病毒感染，IL-7 治疗被证实是有效的，这些感染包括肝炎、艾滋病以及由 JC 病毒诱导的进行性多灶性白质脑病[73]。目前有研究评估 IL-7 用于治疗化疗后淋巴细胞减少和年龄相关的免疫衰退的效果。初步的研究结果证实 IL-7 能够安全有效的改善由不同原因导致的免疫功能抑制。综合目前研究数据，IL-7 可能成为一种治疗脓毒症免疫抑制的新方法。

结　论

早期关于脓毒症病理生理特点的理论不能很好地概括脓毒症相关的免疫功能紊乱的特点。大部分脓毒症患者的死亡发生在早期过度炎症反应阶段，但难以分辨此时患者仍是原发性感染或是已经出现继发性院内感染。这一阶段的免疫功能抑制是导致死亡的一项主要原因，如果此时患者的免疫功能得到恢复，往往预示着感染的控制以及患者最终的存活。淋巴细胞的凋亡、T 细胞的失能、调节性 T 细胞比例的增加、单核细胞的失活、HLA-DR 表达的下降，T_H2 细胞因子谱的转化以及中性粒细胞的损伤，这些都是脓毒症免疫功能抑制的表现。目前需要提出一种新的诊疗模式，即内科医生追踪患者的免疫功能状态并相应的调整治疗方案。这么做的目的在于更好的使用免疫增强疗法来治疗免疫抑制，与此同时，一些新的有潜力的治疗方案正不断得到发展。

作者推荐

- 脓毒症患者免疫抑制的特点是延迟型过敏反应的丧失，机体无力清除原发感染，且容易发生继发性感染。
- 脓毒症导致的死亡大部分发生在症状高峰期过后，而在幸存者中可以见到免疫功能的恢复。
- 脓毒症免疫抑制的机制包括淋巴细胞、树突状细胞和消化道细胞的凋亡；T_H1 细胞因子谱向 T_H2 的转化；抗炎介质的释放；淋巴细胞失能；单核细胞的失活。
- 监测免疫反应有助于将来发现特异性治疗方法来调节免疫系统的功能。

（李　琦　张志成）

参考文献

1. Koch R, Cheyne WW. Investigations into the Etiology of Traumatic Infective Diseases. London: The New Sydenham Society Publications; 1880. Print.
2. Schweinburg FB, Fine J. Evidence for a lethal endotoxemia as the fundamental feature of irreversibility in three types of traumatic shock. J Exp Med. 1960;112:793–800. Print.
3. Cerami A, et al. Weight loss associated with an endotoxin-induced mediator from peritoneal macrophages: the role of cachectin (tumor necrosis factor). Immunol Lett. 1985;11(3–4):173–177. Print.
4. Baue AE. The horror autotoxicus and multiple-organ failure. Arch Surg. 1992;127(12):1451–1462. Print.
5. Zeni F, Freeman B, Natanson C. Anti-inflammatory therapies to treat sepsis and septic shock: a reassessment. Crit Care Med. 1997;25(7):1095–1100. Print.
6. Fisher Jr CJ, et al. Initial evaluation of human recombinant interleukin-1 receptor antagonist in the treatment of sepsis syndrome: a randomized, open-label, placebo-controlled multicenter trial. Crit Care Med. 1994;22(1):12–21. Print.
7. Abraham E, et al. Efficacy and safety of monoclonal antibody to human tumor necrosis factor alpha in patients with sepsis syndrome. A randomized, controlled, double-blind, multicenter clinical trial. TNF-alpha MAB Sepsis Study Group. JAMA. 1995;273(12): 934–941. Print.
8. Ziegler EJ, et al. Treatment of gram-negative bacteremia and septic shock with HA-1A human monoclonal antibody against endotoxin. A randomized, double-blind, placebo-controlled trial. The HA-1A Sepsis Study Group. N Engl J Med. 1991;324(7): 429–436. Print.
9. Bone RC, et al. A controlled clinical trial of high-dose methylprednisolone in the treatment of severe sepsis and septic shock. N Engl J Med. 1987;317(11):653–658. Print.
10. Fisher Jr CJ, et al. Treatment of septic shock with the tumor necrosis factor receptor:Fc fusion protein. The Soluble TNF Receptor Sepsis Study Group. N Engl J Med. 1996;334(26):1697–1702. Print.
11. Hotchkiss RS, Karl IE. The pathophysiology and treatment of sepsis. N Engl J Med. 2003;348(2):138–150. Print.
12. Hotchkiss RS, Karl IE. Sepsis-induced immu-nosuppression: from cellular dysfunctions to immunotherapy. Nat Rev Immunol. 2013;13(12):862–874. Print.
13. Hotchkiss RS, Monneret G, Payen D. Immunosuppression in sepsis: a novel understanding of the disorder and a new therapeutic approach. Lancet Infect Dis. 2013;13(3):260–268. Print.
14. Matzinger P. The danger model: a renewed sense of self. Science. 2002;296(5566):301–305. Print.
15. Oberholzer A, Oberholzer C, Moldawer LL. Sepsis syndromes:

understanding the role of innate and acquired immunity. Shock. 2001;16(2):83–96. Print.

16. Opal SM, DePalo VA. Anti-inflammatory cytokines. Chest. 2000;117(4):1162–1172. Print.

17. Serhan CN, Savill J. Resolution of inflammation: the beginning programs the end. Nat Immunol. 2005;6(12):1191–1197. Print.

18. Bone RC, et al. Definitions for sepsis and organ failure and guidelines for the use of innovative therapies in sepsis. The ACCP/SCCM Consensus Conference Committee. American College of Chest Physicians/Society of Critical Care Medicine. Chest. 1992;101(6):1644–1655. Print.

19. Bone RC. Sir Isaac Newton, sepsis, SIRS, and CARS. Crit Care Med. 1996;24(7):1125–1128. Print.

20. Frazier WJ, Hall MW. Immunoparalysis and adverse outcomes from critical illness. Pediatr Clin North Am. 2008;55(3):647–668, xi. Print.

21. Lederer JA, Rodrick ML, Mannick JA. The effects of injury on the adaptive immune response. Shock. 1999;11(3):153–159. Print.

22. Meakins JL, et al. Delayed hypersensitivity: indicator of acquired failure of host defenses in sepsis and trauma. Ann Surg. 1977;186(3):241–250. Print.

23. Torgersen C, et al. Macroscopic postmortem findings in 235 surgical intensive care patients with sepsis. Anesth Analg. 2009;108(6): 1841–1847. Print.

24. Otto GP, et al. The late phase of sepsis is characterized by an increased microbiological burden and death rate. Crit Care. 2011;15(4):R183. Print.

25. Walton AH, et al. Reactivation of multiple viruses in patients with sepsis. PLoS One. 2014;9(2):e98819. Print.

26. Hotchkiss RS, et al. Role of apoptosis in Pseudomonas aeruginosa pneumonia. Science. 2001;294(5548):1783. Print.

27. Hotchkiss RS, et al. Depletion of dendritic cells, but not macrophages, in patients with sepsis. J Immunol. 2002;168(5):2493–2500. Print.

28. Hotchkiss RS, et al. Apoptotic cell death in patients with sepsis, shock, and multiple organ dysfunction. Crit Care Med. 1999;27(7):1230–1251. Print.

29. Le Tulzo Y, et al. Early circulating lymphocyte apoptosis in human septic shock is associated with poor outcome. Shock. 2002;18(6):487–494. Print.

30. Hotchkiss RS, Nicholson DW. Apoptosis and caspases regulate death and inflammation in sepsis. Nat Rev Immunol. 2006;6(11): 813–822. Print.

31. Albert ML. Death-defying immunity: do apoptotic cells influence antigen processing and presentation? Nat Rev Immunol. 2004;4(3):223–231. Print.

32. Heidecke CD, et al. Selective defects of T lymphocyte function in patients with lethal intraabdominal infection. Am J Surg. 1999;178(4):288–292. Print.

33. Hotchkiss RS, et al. Adoptive transfer of apoptotic splenocytes worsens survival, whereas adoptive transfer of necrotic splenocytes improves survival in sepsis. Proc Natl Acad Sci USA. 2003;100(11):6724–6729. Print.

34. Hotchkiss RS, et al. Caspase inhibitors improve survival in sepsis: a critical role of the lymphocyte. Nat Immunol. 2000;1(6):496–501. Print.

35. Coopersmith CM, et al. Inhibition of intestinal epithelial apoptosis and survival in a murine model of pneumonia-induced sepsis. JAMA. 2002;287(13):1716–1721. Print.

36. Hotchkiss RS, et al. Overexpression of Bcl-2 in transgenic mice decreases apoptosis and improves survival in sepsis. J Immunol. 1999;162(7):4148–4156. Print.

37. Hotchkiss RS, et al. Sepsis-induced apoptosis causes progressive profound depletion of B and Cd4+ T lymphocytes in humans. J Immunol. 2001;166(11):6952–6963. Print.

38. Chang KC, et al. Multiple triggers of cell death in sepsis: death receptor and mitochondrial-mediated apoptosis. FASEB J. 2007;21(3):708–719. Print.

39. Venet F, et al. Regulatory T cell populations in sepsis and trauma. J Leukoc Biol. 2008;83(3):523–535. Print.

40. Venet F, et al. Increased percentage of Cd4+Cd25+ regulatory T cells during septic shock is due to the decrease of Cd4+Cd25- lymphocytes. Crit Care Med. 2004;32(11):2329–2331. Print.

41. MacConmara MP, et al. Increased Cd4+ Cd25+ T regulatory cell activity in trauma patients depresses protective Th1 immunity. Ann Surg. 2006;244(4):514–523. Print.

42. Wisnoski N, et al. The contribution of Cd4+ Cd25+ T-regulatorycells to immune suppression in sepsis. Shock. 2007;27(3):251–257. Print.

43. Scumpia PO, et al. Increased natural Cd4+Cd25+ regulatory T cells and their suppressor activity do not contribute to mortality in murine polymicrobial sepsis. J Immunol. 2006;177(11):7943–7949. Print.

44. Scumpia PO, et al. Treatment with GITR agonistic antibody corrects adaptive immune dysfunction in sepsis. Blood. 2007;110(10): 3673–3681. Print.

45. Boomer JS, et al. Immunosuppression in patients who die of sepsis and multiple organ failure. JAMA. 2011;306(23):2594–2605. Print.

46. Delano MJ, et al. Myd88-dependent expansion of an immature Gr-1(+)Cd11b(+) population induces T cell suppression and Th2 polarization in sepsis. J Exp Med. 2007;204(6):1463–1474. Print.

47. Weighardt H, et al. Sepsis after major visceral surgery is associated with sustained and interferon-gamma-resistant defects of monocyte cytokine production. Surgery. 2000;127(3):309–315. Print.

48. Astiz M, et al. Monocyte response to bacterial toxins, expression of cell surface receptors, and release of anti-inflammatory cytokines during sepsis. J Lab Clin Med. 1996;128(6):594–600. Print.

49. Manjuck J, et al. Decreased response to recall antigens is associated with depressed costimulatory receptor expression in septic critically ill patients. J Lab Clin Med. 2000;135(2):153–160. Print.

50. Oberholzer A, et al. Plasma cytokine measurements augment prognostic scores as indicators of outcome in patients with severe sepsis. Shock. 2005;23(6):488–493. Print.

51. Monneret G, et al. The anti-inflammatory response dominates after septic shock: association of low monocyte HLA-DR expression and high interleukin-10 concentration. Immunol Lett. 2004;95(2):193–198. Print.

52. Gogos CA, et al. Pro- versus anti-inflammatory cytokine profile in patients with severe sepsis: a marker for prognosis and future therapeutic options. J Infect Dis. 2000;181(1):176–180. Print.

53. van Dissel JT, et al. Anti-inflammatory cytokine profile and mortality in febrile patients. Lancet. 1998;351(9107):950–953. Print.

54. Lekkou A, et al. Cytokine production and monocyte HLA-DR expression as predictors of outcome for patients with community-acquired severe infections. Clin Diagn Lab Immunol. 2004;11(1): 161–167. Print.

55. Abcejo AS, et al. Failed interleukin-6 signal transduction in murine sepsis: attenuation of hepatic glycoprotein 130

phosphorylation. Crit Care Med. 2009;37(5):1729–1734. Print.

56. Muehlstedt SG, Lyte M, Rodriguez JL. Increased IL-10 production and HLA-DR suppression in the lungs of injured patients precede the development of nosocomial pneumonia. Shock. 2002;17(6): 443–450. Print.

57. Monneret G, et al. Analytical requirements for measuring monocytic human lymphocyte antigen DR by flow cytometry: application to the monitoring of patients with septic shock. Clin Chem. 2002;48(9):1589–1592. Print.

58. Tang BM, et al. Accuracy of procalcitonin for sepsis diagnosis in critically ill patients: systematic review and meta-analysis. Lancet Infect Dis. 2007;7(3):210–217. Print.

59. Novotny A, et al. Use of procalcitonin for early prediction of lethal outcome of postoperative sepsis. Am J Surg. 2007;194(1):35–39. Print.

60. Jensen JU, et al. Procalcitonin increase in early identification of critically ill patients at high risk of mortality. Crit Care Med. 2006;34(10):2596–2602. Print.

61. Pachot A, et al. Longitudinal study of cytokine and immune transcription factor mRNA expression in septic shock. Clin Immunol. 2005;114(1):61–69. Print.

62. Meisel C, et al. Granulocyte-macrophage colony-stimulating factor to reverse sepsis-associated immunosuppression: a double-blind, randomized, placebo-controlled multicenter trial. Am J Respir Crit Care Med. 2009;180(7):640–648. Print.

63. Docke WD, et al. Monocyte deactivation in septic patients: restoration by IFN-gamma treatment. Nat Med. 1997;3(6):678–681. Print.

64. Nalos M, et al. Immune effects of interferon gamma in persistent staphylococcal sepsis. Am J Respir Crit Care Med. 2012;185(1): 110–112. Print.

65. Radboud, University. The Effects of Interferon-Gamma on Sepsis-Induced Immunoparalysis; 2016. Print.

66. Huang X, et al. PD-1 expression by macrophages plays a pathologic role in altering microbial clearance and the innate inflammatory response to sepsis. Proc Natl Acad Sci USA. 2009;106(15):6303–6308. Print.

67. Brahmamdam P, et al. Delayed administration of anti-PD-1 antibody reverses immune dysfunction and improves survival during sepsis. J Leukoc Biol. 2010;88(2):233–240. Print.

68. Zhang Y, et al. PD-L1 blockade improves survival in experimental sepsis by inhibiting lymphocyte apoptosis and reversing monocyte dysfunction. Crit Care. 2010;14(6):R220. Print.

69. Topalian SL, et al. Safety, activity, and immune correlates of anti-PD-1 antibody in cancer. N Engl J Med. 2012;366(26):2443–2454. Print.

70. Lundstrom W, Fewkes NM, Mackall CL. IL-7 in human health and disease. Semin Immunol. 2012;24(3):218–224. Print.

71. Venet F, et al. IL-7 restores lymphocyte functions in septic patients. J Immunol. 2012;189(10):5073–5081. Print.

72. Unsinger J, et al. IL-7 promotes T cell viability, trafficking, and functionality and improves survival in sepsis. J Immunol. 2010;184(7):3768–3779. Print.

73. Mackall CL, Fry TJ, Gress RE. Harnessing the biology of IL-7 for therapeutic application. Nat Rev Immunol. 2011;11(5):330–342. Print.

74. Hoyert DL, Xu JQ. Deaths: Preliminary Data for 2011. National Vital Statistics Reports vol. 61.6 (2012). Print.

75. Martin GS. Sepsis, severe sepsis and septic shock: changes in incidence, pathogens and outcomes. Expert Rev Anti Infect Ther. 2012;10(6):701–706. Print.

76. Martin GS, et al. The epidemiology of sepsis in the United States from 1979 through 2000. N Engl J Med. 2003;348(16):1546–1554. Print.

39 脓毒症中的经验性抗感染治疗

Fiona Kiernan, Gerard F. Curley

在全球范围内,每年因感染所致的全身炎症反应和脓毒症发病数近 1 900 万例。由于医疗培训、诊断水平、监护手段、初始治疗以及器官功能支持治疗等全方面地进步,近 30 年来,严重脓毒血症(定义为脓毒血症合并器官功能不全)的病死率由高于 80% 降至 20%~30%[1]。

及时正确的诊断并给予合理的抗感染治疗是危重病人和创伤患者救治的关键。成功的抗感染治疗的基础是针对可能的病原体选择正确的抗生素。抗感染药物使用的目标是既要在感染部位达到足够的药物浓度以充分杀菌,又要避免微生物耐药的出现[2]。因此在经验性使用抗生素时应从是否有医院获得性感染、患者病史、微生物学证据和本地微生物流行病学资料等多方面进行考虑,并在此基础上做出合理的选择。

在最近拯救脓毒症运动组织制定的关于严重脓毒症和感染性休克治疗指南中,推荐在诊断和获取培养后及时开始静脉使用广谱抗生素(在诊断为脓毒症或感染性休克后 1 小时内给予抗生素被作为 1B/1C 级的推荐)[3]。

但是在危重患者中,基于全身炎症反应综合征(systemic inflammatory response syndrome SIRS)而做出感染的诊断其实是很困难的。危重患者无论是否存在感染都常常伴有发热、白细胞增高、心动过速和呼吸急促等表现,因此重症医师难以使用相同的 SIRS 标准去进行感染病人的鉴别。由于严重感染漏诊的结果是灾难性的,所以当患者病情危重并且难以鉴别 SIRS 状态是否由感染引起时,医生常常会经验性使用抗生素,

而其可能的后果则是发生抗生素的滥用[4, 5]。

广谱抗生素使用不当可能引起一系列严重的后果,包括难辨梭菌感染[6]、药物肾毒性[7, 8]、微生物多重耐药等[9],进而导致 ICU 停留时间延长、医疗费用增长和病死率增加[10, 11]。目前尚无 ICU 患者接受不当广谱抗生素治疗后影响的详细报道,但是其不良效果必然是难以避免的。同样,有关 ICU 中过度经验性使用抗生素的情况,目前也没有可靠和一致性的数据。

关于诊断

临床表现

感染的确定性诊断对于正确使用抗感染药物至关重要。在 ICU 中,一旦患者疑诊感染,就应当实施一系列评估措施以明确感染的部位。确定感染源对于正确推断其致病微生物的种类以及接下来选择合适抗感染药物也十分重要。但不幸的是,感染部位常常难以明确,有研究表明脓毒症患者中有 30%~40% 的病例都无法找到感染的来源[12, 13]。而脓毒症的临床特征可由于感染部位、致病微生物、器官功能、基础健康状况和起始治疗时机的不同而变化不一。由于感染和器官功能不全的表现常常混杂难辨,以至于新近发布的国际指南中针对感染的早期征象制定了长长的清单[14]。而实际上需要注意的是,许多伴有发热的危重病人其实并没有感染。在 ICU 中新出现发热的患者在开始接受抗感染治疗之前应该首先鉴别是否出现感染。有的病人接受抗感染治疗后,虽然病情好转但仍持续发热,这时还应强调针对

非感染所致发热的排查。

呼吸系统和心血管系统是脓毒症病程中最容易受损的两个系统。急性呼吸窘迫综合征的常见病因就是脓毒症[15]。循环功能不全则以低血压和乳酸血症为主要表现。低血压状态常常不能为单独容量复苏所纠正，而且还有可能伴发心肌抑制[16]。其他器官受损也很常见，如意识模糊、谵妄和昏迷就是中枢神经功能不全的征象。影像学和脑电图检查常常难以发现局部病灶[17]。危重病性多发性神经病及危重病性肌病也很常见，特别是长期滞留 ICU 中的患者易发[18]。急性肾损伤表现为尿量减少和血肌酐水平上升并可能需要进行肾脏替代治疗[19]。除此以外，麻痹性肠梗阻、胆红素 / 转氨酶水平上升、血糖异常、血小板减少、血管内弥漫性凝血、肾上腺功能不全和非甲状腺疾病综合征也是严重脓毒症患者常见并发症[20]。

革兰染色和培养

目前已有很多可用于微生物检测的技术，应在合适的时机应用于感染源的诊断。抗感染治疗应及早启动而不该因为等待完善全面检查而推迟。取自潜在感染部位的标本，其革兰染色结果有助于经验性抗感染治疗的决策。虽然革兰染色并不能提供太多有用的信息，但对危重患者而言，该项检查仍具有重要的价值[21~23]。危重病人，尤其是那些长期住院的患者的呼吸系统或伤口部位容易出现非致病微生物定植，因此在对那些标本的染色结果进行解读时应该更加小心。现有研究已经证实，ICU 患者体内极易并且短期内就可出现微生物定植[24~26]。有报道提示，在入住 ICU 5 天之内的患者中咽部和支气管革兰阴性菌的定植就可分别达到 45% 和 65%，而当 ICU 停留超过 10 天，这两部位的定植发生率可以超过 90%[27]。同样，ICU 病人革兰阳性球菌的定植也非常频繁和快速。

当原本无菌部位接受了异物置入后（例如尿管和气管插管），从这些部位所得到的涂片和培养结果同样应该鉴别致病菌还是定植病原体。如果涂片提示细菌呈多形态或临床上并没有感染征象，尽管有时细菌培养得到阳性结果，也会被认为是定植菌。但在危重患者身上，定植与感染的鉴别常常极度困难，而抗感染治疗多基于推测性的诊断。

血培养

在脓毒症抗感染治疗中血培养起着关键作用[3]。血培养可以鉴别血液中的微生物，因此作为"金标准"应用于血流感染的诊断。现阶段，血培养在评估抗生素药物敏感性方面具有其他检测方法无可比拟的优势。这一特点在危重病人治疗过程中尤为重要，在近期将要发表的一项研究中揭示，抗生素用量不足是罹患危及生命感染患者抗感染治疗失败和病死的独立危险因素。

但是血培养的敏感性还受到一些不利因素的影响。由于血培养特点所限，其对于巴尔通体、土拉弗朗西斯菌、支原体、某些特殊真菌和诺卡菌属等缓慢生长或需要复杂培养的病原体检测敏感性很低[28]。而其他常规培养条件中不能生长的病原体，如立克次体、贝氏克柯斯体、嗜肺衣原体、惠普尔吸收障碍菌等则更适用于免疫和分子诊断技术[28]。当存在干扰条件时（如预先使用过抗生素、标本采集不标准、标本留存不当）即使针对易培养的病原体如葡萄球菌或链球菌进行检测时也有可能出现假阴性的结果[29]。

血培养的另一个重要影响因素就是采集血量[30, 31]。众多成人[32, 33]和儿童[34, 35]相关研究证实，血培养采集血量与培养结果阳性率相关。另一影响因素是从抽血到上机检测的时间间隔[36]。理想状态下，采血后应当立即送入可持续监控的培养仪中以缩短检测时间和减少假阴性率。有研究发现血培养瓶放入自动培养仪前在室温或 37℃ 条件下放置超过 12 小时就会出现培养阳性率的降低[36]。

病原学快速诊断技术

在脓毒症早期诊疗中，临床微生物实验室的作用常常被忽视，因为常规检验方法需要至少24~72小时才能证实存在感染，鉴定病原体并得到抗感染药物敏感试验结果。但是随着快速检验技术的进步，从发现感染到得到药敏结果的时间越来越短，留给医生决策的时间更加充裕[37,38]。最有前景的检验项目是包括基质辅助飞行质谱法在内的蛋白组学检验技术[39]。通过蛋白组学质谱分析，可以鉴定细菌和真菌类的致病微生物[40]。这种方法同样也被用于细菌毒力鉴定[41]和耐药情况分析[42]。其可以帮助医生在几分钟内就做出感染的确定性诊断，并对微生物进行分型，此外，多重PCR也可用于单一或者多种微生物的鉴别，以帮助确定血培养阳性结果和脓毒症的诊断[43]。其他还在应用的分子学检测方法还有荧光原位杂交，针对细菌或真菌基因进行标记（如核糖体RNA基因）[44]。

由于快速病原体检测技术的进展，使得抗感染治疗中有效覆盖致病微生物同时又避免抗生素滥用成为可能。针对性使用抗生素在临床实践中的应用也越来越广泛。得到快速检测报告后，当提示培养是污染结果（如棒状杆菌）时医师就可以立即中止抗感染治疗，而如果鉴定的致病微生物是非耐药菌（如单核细胞增多性李斯特菌）时则可以快速降阶梯治疗。在某些临床情况下，降阶梯治疗可在菌种鉴定后就实施（如肠球菌或假单胞菌属），而不用等到药物敏感性试验报告后再调整抗生素，这也被称作病原体指导性降阶梯治疗[37]。

尽管基于核酸检测的诊断技术进步巨大，但是由于其自身的一些缺陷，尚无法广泛应用于脓毒症的病原学鉴定。例如，某种病原体血液中DNA检测阳性并不一定说明出现了相关的感染。在脓毒症中，该检测方法的高敏感性很可能导致诊断假阳性的风险增高，因为难以排除血液中原有感染病原体尚未完全清除或在检测过程中出现外源性污染等情况的可能。此外有研究证实，无感染存在时一过性的细菌血症就会导致血液中DNA检测阳性[45,46]，而即使成功的抗感染治疗结束数天以后仍可持续检测到血中存在病原体DNA[47]。分子诊断的另一个明显不足是即使检测到致病微生物，却不能提供有关抗生素敏感性的信息。

病原体快速检测技术应用于经验性抗感染治疗中或许可以在卫生经济学层面获益。但在多重耐药菌泛滥的局面下，不能提供足够药敏信息的缺点影响了其在临床实践中的应用。耐药表型与单基因相关时（如对苯唑西林耐药的mecA基因和对万古霉素耐药的van基因），针对相关基因设计分子检测方法是可行的。但是如果存在不同基因在表达层面共同影响耐药机制的情况时，分子诊断的应用就变得十分困难了。

其他指导经验性抗感染治疗的方法

真菌感染一直都是ICU患者和恶性血液系统肿瘤病人主要的感染相关性死因之一。但是由于临床表现不典型以及真菌培养敏感性较低的原因，其早期诊断仍然十分困难。针对曲霉菌细胞壁成分–半乳甘露聚糖的酶联免疫吸附检测方法的建立大大提高了侵袭性曲霉病的诊断水平[48,49]。在欧洲癌症治疗研究组织(EORTC)对侵袭性曲霉菌的诊断标准中，连续两次GM检测结果阳性是重要的指标之一[50]。虽然血清GM检测很容易实施，但是该血清学诊断的一个重大缺点却是容易出现假阳性结果。

β葡聚糖（BG）是另一种广泛存在于真菌（包括念珠菌在内）细胞壁的成分[51]。在侵袭性真菌感染确诊的病例中，在临床诊断确定的几天前，体内BG水平就开始上升[52]。

由于血培养存在耗时长、敏感性低的局限，学者们寄希望于可以灵敏快速测定脓毒症生物标记物的实验技术的发展。C反应蛋白、降钙素原（PCT）、白介素6和白介素8均进行了对脓毒症诊断效能的研究。PCT是降钙素的前肽，其在多种原因导致的宿主炎症反应中广泛表达[53]。越来越多的证据表明，PCT 是严重细菌感染的标志物之一[54]，可用于从 SIRS 表现的人群中鉴别出真正的脓毒症患者[55]。除此之外，有报道提示，血清 PCT 的水平与感染所致器官衰竭评分相关，可用于病情严重度的评估[56]。还有研究发现血清 PCT 浓度持续处于高水平与脓毒症患者预后不良相关[57]。虽然已有多项研究认为 PCT 是诊断脓毒症最可靠的生物学标记物之一，但其在临床实际应用中的效果仍有明显的争议。最近一项荟萃分析指出在伴有 SIRS 的成年危重患者中，PCT 并不能有效将脓毒症病人与非感染病因患者区分开来[58]。

早期目标性治疗：循证

在 Rivers 等的著名研究中（单中心、前瞻性、随机对照研究）接受早期目标性治疗（EGDT）的感染性休克或严重脓毒症患者住院病死率可以降低 16%[59]。这项研究结果令人印象深刻，同时也指出了严重感染患者最初的 4~6 小时是治疗的黄金期。

但是在接下来的两项针对脓毒症进行集束化复苏治疗的多中心随机对照临床试验中（澳大利亚脓毒症复苏治疗研究 ARISE 和早期脓毒症休克标准治疗研究 ProCESS），却没有得出与 Rivers 一致的结果[60, 61]。这些研究未能证明与对照组相比脓毒症患者可以从 EGDT 治疗中获益。对于 EGDT 的批评之一就是集束化治疗中某些措施对脓毒症患者的存活率并无有益效果[62]。比如有人认为其中的部分治疗措施不仅没有确实的效果（如中心静脉血氧饱和度监测）甚至有可能有害（如放宽输血适应证）[62]。而在集束治疗的多元分析中，唯一始终被认为是重要有效的治疗措施就是早期使用抗生素[62]。在 ARISE 和 ProCESS 研究中，大多数感染性休克患者在早期即被诊断，ProCESS 研究中 66% 的患者在接受分组时就已接受了抗感染治疗[61]，其时间间隔平均在患者抵达急诊室后第 3 小时。在接受分组后

的 6 小时内抗生素给药的比例达到了 97%，这对该研究中脓毒症患者生存率的提高具有无可置疑的贡献。

在一项以社区获得性肺炎患者为对象的研究中，第一次对延迟抗感染治疗所致的不良影响进行了探讨。在这项有 297 家急诊中心参加的研究中，Kahn 等发现，在入院 4 小时内接受抗感染和适当氧疗的患者其 30 天死亡率降低 4%[63]。早在 20 世纪 90 年代 McGarvey 和 Harper 就证实，在社区医院中推行包括 4 小时内开始抗生素治疗在内的一系列治疗措施与肺炎病死率降低相关[64]。Meehan 及其同事发起了一项包括 3 555 家急救中心的 14 069 名 CAP 患者的多中心回顾性研究，发现入院 8 小时内接受抗感染治疗和 24 小时内采集血培养与患者 30 天存活率的提高相关[65]。近来 Houck 等进行了涵盖 13 771 名患者的研究，其中入院 4 小时内接受抗生素组与入院 4 小时以上才接受抗生素组相比，前者住院病死率较低（6.8% : 7.4%，AOR=0.85，95% CI 0.74~0.98），而 30 天住院病死率结果相似（11.6% : 12.7%，AOR=0.85，95% CI 0.76~0.95）[66]。

Gaieski 等在一项关于 261 例入住急诊科的严重脓毒血症或感染性休克患者的临床研究中，证实了抗感染治疗时机与病死率存在相关性[67]。

此外，Kumar 及其同事对 2 154 例接受经验性抗感染治疗的患者进行回顾性队列研究，观察到在出现低血压后 1 小时内就给予抗生素的患者组中生存率可达 80%[68]。

但是在接下来的 6 小时内，每延迟给药 1 小时其生存率就下降 7.6%。经过多元分析，患者预后最强的预计因素就是抗生素足量给药的时间点。仅有半数患者在低血压出现的 6 小时内接受了足量的抗感染治疗，而有 30% 的患者延迟时间超过 12 小时。但是需要指出的一点是，该回顾性研究历时 15 年，虽然有 10 家医院的 14 家 ICU 参与，但是病人入组率相对较低。此外，该研究中仅有 12% 的患者在第 1 小时使用了抗生素，同时研究对象仅限于接受了适当抗感染治

的感染性休克患者，使得其研究结果的代表性受到影响[68]。

在一项涉及 77 家 ICU 的 2 796 例严重脓毒症 / 感染性休克患者的前瞻性观察研究中[62]，Ferrer 等报道 1 小时内接受经验性抗感染治疗组与 6 小时内无抗感染治疗组相比，前者患者病死率明显降低（OR=0.67；95% CI 0.50~0.90；P=0.008）。

在由 Ferrer 及其同事进行的一项回顾性研究中，他们利用拯救脓毒症运动研究收集的大数据库进行数据挖掘，从欧洲、美国和南美洲各国资料中收集了 28 150 例严重脓毒血症和感染性休克患者数据，结果显示抗生素首剂给药延迟与住院病死率的增加相关，并观察到给药每延迟 1 小时与死亡风险增加呈线性相关，1 小时内给药和 6 小时外给药相比死亡率下降 9.5%（24.6% vs. 33.1%）。不仅在感染性休克患者中在严重脓毒症患者中也能看到相似关系。但应该注意到，本研究中计算给药时间的起点是脓毒症确诊而非低血压状态的出现[69]。

基于这项研究的结果，在拯救脓毒症运动指南中将诊断严重脓毒血症或感染性休克后尽早静脉使用广谱抗生素作为推荐，其中普通病房患者应在 1 小时内而急诊室患者应在 3 小时内给药[3]。

从更广泛的意义来说，合理使用抗生素与预后的相关性成为评价治疗质量的指标。有效的容量复苏[59]和感染灶控制[70]等其他重要治疗措施也存在时间依赖性。Barochia 等[71]进行的系统回顾和荟萃分析结果也提示，包括尽早使用抗生素在内的集束化治疗可以降低脓毒症患者的病死率。

合理选择抗生素

合理应用抗生素对于接受抗感染治疗的危重病人临床结局十分重要。但对于是否起始治疗就使用广谱抗生素目前尚有争议。经验性起始抗感染治疗首先应该使用可覆盖可能病原体（细菌或真菌）的一种或几种抗感染药物，其次这些抗感染药物应该在可疑感染灶中可以达到有效浓度。抗感染药物的选择还应以本地社区或医疗机构流行病学资料作为依据。

多个研究都证明抗感染治疗不恰当与患者病死率增加相关[4, 12, 21, 72-78]，其还可导致某些病原体耐药的发生[4, 12, 73, 76, 77]。恰当治疗不仅仅是"敏感"或"耐药"这么简单，还应该考虑到选择的抗感染药物作用方式，当针对某一病菌时，浓度依赖性抗生素的血药浓度需要达到较高水平以足以杀死绝大多数病原体，而时间依赖性抗生素的血药浓度需超过最小抑菌浓度（MIC）一定时间才能达到最好的治疗效果[79]。

在 20 世纪 60 年代和 70 年代就有相关研究发现，接受恰当的抗感染治疗（定义为选择了致病菌体外药敏试验中敏感的药物）的患者相较于接受不恰当抗感染治疗的患者病死率更低[80-83]。在一项里程碑式的研究中，McCabe 等将罹患革兰阴性细菌菌血症患者以病情严重程度分类（如快速死亡组、最终死亡组、存活组），并且观察到恰当的抗感染治疗可以将病死率从 48% 降至 22%[83]。囊括了更多病例的后续研究同样得到了相似的结果[80-82, 84]。在新的一项前瞻性研究中，共入组了 2 124 例革兰阴性菌菌血症患者，其中 670 例接受不恰当抗感染治疗患者病死率为 34%，而 1 454 例接受了恰当抗感染治疗的患者病死率仅为 18%[85]。在一些特定的革兰阴性菌感染中恰当应用抗生素同样也可改善患者结局，其中阴沟肠杆菌[86]、铜绿假单胞菌[87]、头孢他啶耐药的肺炎克雷伯菌和大肠埃希菌[88]均已得到证实。

已有公开数据表明，恰当抗感染治疗对革兰阳性菌脓毒症患者疾病预后也可能产生影响[89]。已有多项研究探讨了恰当抗感染治疗在救治革兰阴性杆菌和革兰阳性菌所致的严重感染患者中所起的作用[4, 12, 77, 85, 90-97]。但仅有一项研究结果提示合理使用抗生素与患者预后改善相关[97]。由于某些研究涉及的病原体其毒力本身就较弱，因此在病程进展中这些病原体的致病作用难以评估。例如，凝固酶阴性的葡萄球菌和肠球菌无论是在诊断标准还是对病死率的影响方面都存在争议，因为其致病力明显低于革兰阴性杆菌和金黄色葡萄球菌。在 Ibrahim 等的研究中，ICU 中接受不恰当抗感染治疗的菌血症患者其预后明显差于接受合理治疗的患者（病死率 61.9% *vs.* 28.4%，*P*<0.001），而该研究中近 1/3 的患者未能受到恰当的抗感染治疗[77]。其中未能有效覆盖的病原体有 8% 以上的白色假丝酵母菌、耐万古霉素的肠球菌、凝固酶阴性葡萄球菌和铜绿假单胞菌。真菌感染、前期曾使用抗生素和留置中心静脉导管都是导致抗感染治疗不足的独立危险因素[77]。

经验性抗感染治疗的选择

总体策略

由于初始抗感染治疗中选择恰当的抗生素对于危重病人的预后至关重要，因此在开始经验性抗感染治疗之前应当首先考虑几个重要问题。这些问题包括可能的感染部位，患者的免疫状态如何，感染的来源是医疗机构还是社区，病原体的耐药情况如何，患者是否存在可能增加病菌耐药概率的抗生素暴露史以及前期进行的病原学检查信息。而在具体选择抗生素时，同样应该首先了解该药物的药理学特点、药代动力学、药效学、潜在不良反应、可能的药物相互作用和正确的给药方式。通常来说，危重病人的经验性抗感染治疗一开始应该比较积极。具体策略有，初始治疗应该使用足量、广谱的抗感染药物覆盖最可能的某些病原体（但不是所有病原体）；在疾病早期就应用抗生素；当出现肝肾功能不全时选择可接受的较高剂量。

脓毒症的感染源与微生物学

在近期一篇荟萃分析中，Bochud 课题组对严重感染和感染性休克患者最常见的感染源进行了分析，以发生频率排序依次为肺部、血流、腹腔、泌尿系和软组织[98]。在 Sands 课题组的前瞻性多中心队列研究中也证实了这一结论，该研究入组 866 例脓毒症病例，其中呼吸系统感染在42.4%，排名第一，而其次就是 12.0% 的血流感染[99]。同样，在另一项法国的多中心前瞻性研究中也得到相似的结果。所有严重脓毒血症病例中，肺部感染占 41%，腹腔感染占 32% 次之，而原发性的血源性感染仅有 4%[100]。Kumar 课题组进行的有 5 715 例感染性休克病例的多中心队列研究中肺部感染、腹腔感染和泌尿系感染分别是病因的前三位[68, 101]。

数据显示，近几十年来脓毒症的微生物病原学特点发生了重要的变化。目前最大的一项脓毒症流行病学调查研究以全美国急诊病例为代表性样本，包括了超过 1 千万例病例，时间跨度 22年（1979-2000）[102]。在 1987 年以前，脓毒症的主要致病菌是革兰阴性菌，但自那以后革兰阳性菌就成为了主要的致病菌。在 2000 年，报道的所有致病微生物中革兰阳性菌占 52.1%，革兰阴性菌占 37.6%，混合细菌感染占 4.7%，厌氧菌为 1.0% 而真菌占 4.6%。而致病微生物的菌种水平没有发生明显变化。一项西班牙的纵向研究也有相似发现[103]。该研究对一家马德里综合性医院 1985 年至 2006 年中 22 626 名患者发生的27 419 例血流感染进行了分析。结果发现其血流感染的发病率从 1985 年的每十万人 130.3 例次增加至 2006 年的每十万人 269.3 例次。致病菌中 55% 是革兰阳性菌而 44% 是革兰阴性菌。该研究中 1985 年到 1987 年的细菌学分布模式与美国研究相似，但此后革兰阳性菌占据了明显的优势。当进入 2004 年至 2006 年时间段，二者数据比例又再次接近。在由革兰阳性菌所导致的血流感染中，虽然凝固酶阴性葡萄球菌和肺炎链球菌感染发病率增加最为明显，但是可以发现所有革兰阳性菌均呈上升趋势。在整个研究时间轴中金黄色葡萄球菌感染的发病率由每十万人 24.3 例次稳步提高到 30.8 例次。大肠埃希菌作为最常见的革兰阴性致病菌其发病率也从 1985 年的每十万人 23.5 例次上升至 2006 年的每十万人 79.1 例次。

Bochud 课题组的研究显示，脓毒症致病的革兰阳性菌中主要以金黄色葡萄球菌、凝固酶阴性葡萄球菌、肠球菌和链球菌为主，而革兰阴性菌中主要以肠杆菌科细菌为主，尤以大肠埃希菌、肺炎克雷伯菌和铜绿假单胞菌多见[98]。

从上述研究中可以看到，真菌感染致病的发生例数从 1979 年的 5 231 例上升到了 2000 年的 16 042 例，增长率达到了 207%[103]。真菌脓毒症中最多见的是假丝酵母菌，其目前是血流感染中第四大致病菌并且与高死亡率相关[104]。马德里研究中显示真菌所致血流感染发病率逐年升高，尤以非白色假丝酵母菌属增长最快[103]。在 1985 年真菌血流感染发生率仅为每十万人 1.7 例次，而到了 2006 年已增至每十万人 12.5 例次。

厌氧菌血症在脓毒症中相对少见，美国研究中总体发病率为 1.0%，而马德里研究中为 4.1%[102, 103]。

抗生素联合用药和单药治疗

针对危及生命的严重感染联合使用抗生素有可能获益，其主要机制可能为[105]：①在初始治疗时联用抗感染药物可以扩大抗菌谱，从而增加覆盖目的病原体的可能；②疗程中可以避免耐药的出现；③联用抗生素可以产生协同效果。但是联用抗感染药物也有可能导致一些不良后果，如增加副作用发生的概率，医疗费用上升，药物之间可能相互拮抗，增加病原体耐药风险[106]。

已有多项研究关注联合用药与单药抗感染治疗对脓毒症患者预后的影响，但是尚无一致结果[107, 108]。其中可能存在一些原因，例如很多相关研究都是观察性实验，选择偏倚和混杂因素难以避免，特别是当使用临床反应此类相对主观的标准时更容易出现[105]。另一个问题是多数随机研究都是进行非劣效分析[109]，因此其在设计时就存在结构偏倚，使得容易出现一种较新较强药物与两种较弱药物联用药效相当的结果。此外，随机对照研究（RCTs）常常样本量有限，不足以对特定的微生物或患者人群进行亚组分析，同样，

药物间协同效应和耐药风险也难以严格评价。荟萃分析可通过对文献批判性的评价，分析各个研究中的差异和局限，从而将单一研究的结果合并，并为进一步研究提供新的设想。但是单一研究本身所具有的缺陷以及各研究间的异质性也会影响荟萃分析的效果[108]。有关联合用药与单药治疗之间的比较将在后续部分讨论。

社区获得性肺炎

目前肺炎链球菌仍是社区获得性肺炎（CAP）最常见和致命的病原菌[110]。但在收入 ICU 的 CAP 患者中，军团菌、革兰阴性杆菌、金黄色葡萄球菌和流感病毒均是重要的致病微生物。革兰阴性杆菌 CAP 的危险因素包括前期抗生素使用史，住院史，免疫抑制，基础肺病（如肺囊性纤维化、支气管扩张、经常需要使用激素和抗生素的急性阻塞性肺疾病急性加重），误吸和慢性基础病（如糖尿病、酒精成瘾）[111, 112]。耐甲氧西林金黄色葡萄球菌（MRSA）所致社区获得性肺炎尚不常见，但其却是一种高死亡率的坏死性肺炎[113]。

对需入院治疗的 CAP 患者，通常推荐三种抗生素方案作为初始抗感染治疗推荐：①广谱 β 内酰胺类药物（阿莫西林加克拉维酸）联用大环内酯类药物；②广谱 β- 内酰胺类药物联用喹诺酮类药物；③单用氟喹诺酮药物。在严重 CAP 中首选联合用药，次选单药。不同医学学会都发布过 CAP 治疗指南[111]。2007 年美国感染性疾病学协会（IDSA）和美国胸科医师协会（ATS）共同发布了有关 CAP 的抗生素治疗推荐[111]，英国胸科医师协会 2009 年也发布了相关指南[114]。对于需要入住 ICU 的严重 CAP 患者，IDSA/ATS 发表的指南推荐使用 β- 内酰胺类抗生素（头孢曲松钠、氨噻肟头孢菌素、氨苄西林 - 舒巴坦）加阿奇霉素或抗肺炎链球菌氟喹诺酮，除非存在铜绿假单胞菌或 MRSA 感染。当存在铜绿假单胞菌感染时，应该使用抗假单胞菌药物（如哌拉西林 - 他唑巴坦、亚胺培南、美罗培南或头孢吡肟）

加抗假单胞菌氟喹诺酮（环内沙星或高剂量左氧氟沙星）。而当 MRSA 感染时应该加用万古霉素或利奈唑胺。

目前对于联合应用抗生素治疗主要的争议在于缺乏有力的证据来证明其利弊所在。近期一项荟萃分析对有关多个 CAP 抗感染治疗的随机临床研究进行了分析，结果未能发现联合治疗有助于降低病死率[115]。其次，联合用药增加了抗菌谱覆盖的同时也增加了病原体对抗生素产生耐药性的风险。例如，在对侵袭性肺炎链球菌感染患者使用大环内酯类抗生素治疗后，耐大环内酯类和耐青霉素类肺炎链球菌出现的风险就明显增加[116]。再次，过多的抗生素应用还会增加药物的不良反应。例如，早前研究已经发现使用大环内酯类抗生素与心血管疾病发病独立相关[117]。

但是如相关指南所指出那样，尽管抗菌谱可能相近，许多回顾性研究提示两种抗生素联用效果优于单药治疗，尤其是对于那些严重 CAP 或者合并菌血症的肺炎链球菌肺炎患者[118~124]。

Rodriguez 课题组对一项 CAP 并发休克患者的前瞻性观察性队列研究进行了二次分析[122]。在入组的 529 例患者中有 51%（270 例）为休克状态患者（定义为需要血管活性药维持血压）。在这些患者中，联合用药组其校正 ICU 28 天生存率均较高（HR=1.69；95% CI 1.09~2.6）。此外，即使单药在体外培养证明敏感，但是其校正 ICU28 天生存率仍低于联合用药组（HR=1.64，95% CI 1.01~2.64）。值得注意的是，该研究还对联合用药中不同抗生素组合是否影响患者存活率进行了探讨，发现相较于单药治疗，β - 内酰胺类加大环内酯类药物（HR=1.73，95% CI 1.08~2.76）和 β - 内酰胺类加氟喹诺酮类（HR=1.77，95% CI 1.01~3.15）的组合较优。

近期 Rodrigo 课题组使用 BTS 的统计数据，回顾分析了单用 β - 内酰胺抗生素和联用 β - 内酰胺类加大环内酯类抗生素的 3 239 例 CAP 患者的预后[123]。结果发现，在对 CURB65 评分、年龄、性别、合并症、抗生素静脉使用史、养老院居住史、

ICU 入住情况等影响因素进行校正分析后，双药治疗组患者病死率低于单药治疗组（OR=0.72，95% CI 0.60~0.85）。通过根据 CURB65 评分进行亚组分析，中等严重程度 CAP 患者（CURB652）获益最明显，其联用组病死率显著低于单用 β - 内酰胺药物组（OR=0.54，95% CI 0.41~0.72）。严重 CAP 患者群次之（CURB65 3+；OR=0.76，95% CI 0.60~0.96），但对轻症 CAP 患者联合用药 未 见 优 势（CURB65 0-1，OR=0.80；95% CI 0.56~1.16）。

一项纳入 16 项 42 000 例患者的荟萃分析发现，接受 β - 内酰胺类和大环内酯类抗生素联用治疗的肺炎患者病死率低于接受 β - 内酰胺类药物单药治疗的肺炎患者（OR=0.67；95% CI 0.61~0.73）[125]。

一项非盲、多中心、非劣效性、随机对照试验提供了更确定的证据，瑞士 6 家医院的 580 例轻度到中度 CAP 患者（肺炎严重度指数 PSI，Ⅰ到Ⅳ级）入组研究[109]。病人随机分为 β - 内酰胺类和大环内酯类抗生素联合用药组和 β - 内酰胺类药物单药治疗组，如果单药组患者军团菌尿液抗原检测阳性则加用大环内酯类抗生素。主要观察结局是入院 7 天后患者病情缓解稳定的达标率。在这个主要的结局中 8% 作为预先设定的非劣效边界，其单侧可信区间为 90%。30 天和 90 天的次要结局指标包括病死率、再住院率、肺炎复发和抗生素不良反应。在入院第 7 天单药组患者未达标率高于联合用药组（41.3% vs. 33.4%；P=0.07）。单 侧 CI 的 上 限 是 13.3%，超出了预设非劣效边界。亚组分析发现单药组中，非典型病原体感染患者（HR=0.33；95% CI 0.13~0.85）达到病情稳定的时间需要更长，而 PSI 分级为Ⅳ级的患者也有这个趋势（HR=0.81；95% CI 0.59~1.10）。次要目标中两组间只有 30 天再住院率有差异（联用组较低 3.1% vs. 7.9%；P=0.01），其他指标均无差别。由此作者做出了联合用药优于单药治疗的结论。

由于证据来源存在偏倚，很可能上述非劣效研究所得到的联合用药有益的结果不仅适用于严

重 CAP、肺炎链球菌菌血症和感染性休克患者人群，还可推广至所有 CAP 住院患者。联合使用抗生素的优势还包括：覆盖非典型病原体、混合感染、耐药微生物，产生协同作用，大环内酯类抗炎性免疫调节等作用[126]。大环内酯类抗生素不仅具有抑制肺炎链球菌溶血素和其他毒力因子的作用，还具有中性粒细胞导向的抗炎特性，这也可能是其联用时可以获益的原因。

呼吸机相关性肺炎

呼吸机相关性肺炎（VAP）是最常见的卫生保健相关性肺炎，也是 ICU 最常见的医院获得性感染。VAP 在接受机械通气治疗超过 24 小时的病人中发生率为 10%~20%[127, 128]，并且与 ICU 停留时间延长、医疗费用增加和死亡率上升有关[129, 130]。

VAP 的致病菌种类常常与机械通气时长相关。总的来说，早发 VAP 的致病微生物多对抗感染药物敏感，而晚发 VAP 的致病菌则多为多重耐药菌。例如早发 VAP 的致病细菌主要是肺炎链球菌（包括其他链球菌属）、流感嗜血杆菌、甲氧西林敏感的金黄色葡萄球菌、抗生素敏感的革兰染色阴性杆菌、大肠埃希菌、肺炎克雷伯菌以及产超广谱 β - 内酰胺酶细菌[131, 132]。口咽部常见的细菌在下呼吸道也可大量繁殖而致病，如草绿色链球菌、棒状杆菌、凝固酶阴性葡萄球菌以及奈瑟菌属。VAP 常见混合感染，但致病微生物较少为真菌和病毒，特别是在免疫功能正常的人群中发生率更低[132]。

根据 ATS 和 IDSA 对卫生保健相关肺炎的诊疗指南，早发 VAP 的经验性抗感染推荐为头孢曲松、氨苄西林/舒巴坦或氟喹诺酮的单药治疗[132]。相反，晚发 VAP 致病菌多为多重耐药菌如铜绿假单胞菌、不动杆菌或 MRSA，因此常用抗感染药物为碳青霉烯类、万古霉素、抗假单胞菌青霉素、β - 内酰胺类/β - 内酰胺酶抑制药、头孢拉定、头孢吡肟，还可联用氨基糖苷类或喹诺酮类药物[132]。英国胸科医师协会的指南中对于之前未

接受过抗生素而且不存在其他多重耐药菌危险因素的早发 VAP 患者，推荐使用阿莫西林 - 克拉维酸钾或头孢呋辛[133]。而如果存在多重耐药菌的风险，则可选择三代头孢菌素（氨噻肟头孢菌素或头孢曲松）、氟喹诺酮或哌拉西林他唑巴坦。可用于治疗晚发 VAP 的药物还有头孢他啶、环丙沙星、美罗培南等[133]。如果有可能是 MRSA 感染，万古霉素和利奈唑胺应该被包括在抗生素处方中。虽然理论上利奈唑胺对肺组织渗透性高于万古霉素，但近期发表的一项荟萃分析结果未发现利奈唑胺疗效优于万古霉素[134]。

Aarts 课题组对 11 项比较单药与多药联用抗感染疗效的研究进行分析，其中入组 1 805 例 VAP 患者[135]。11 项研究中的 8 项，包括 1 459 例患者，报告了病死率。经过汇总分析，单药组与多药组相比未见病死率差异（RR=0.94，95% CI 0.76~1.16）。同样，治疗失败率(RR=0.92，0.72~1.17）和机械通气患者预后（RR=0.95，0.68~1.32）也无统计学差异。由此可以得出结论，在 VAP 治疗中联合应用抗生素效果并不优于单药治疗。

目前研究证据仅支持在初始抗感染阶段为增加覆盖致病病原体的概率而联合应用抗生素。一旦病原体鉴定确定，就应根据药敏使用单药进行降阶梯治疗。

脓毒症

脓毒症的抗感染药物选择主要取决于几个方面，如感染灶的部位，宿主免疫状态，社区还是医院获得性感染以及本地致病微生物的流行病学特点。初始的经验性抗感染治疗应该使用可能覆盖病原体并在感染灶有足够药物浓度的抗生素。但是在严重脓毒症或感染性休克的初始抗感染治疗中，是使用两种以上抗生素还是选择一种抗超广谱 β 内酰胺酶抗生素来覆盖所有病原体目前尚有争议。

在 SSC 制定的严重脓毒症治疗指南中，推荐在初始治疗时联合应用抗生素[3]，而且在临

床实践中也是这样的策略。在抗感染治疗 3~5 天
以后就应该根据病原学结果转为针对性的窄谱治
疗，除非存在铜绿假单胞菌感染或粒细胞缺乏的
情况[3]。

　　数项研究对严重感染时联合用药与单药治
疗进行了比较，其中病种包括了感染性心内膜
炎、革兰染色阴性菌菌血症、粒细胞缺乏脓毒症
和一系列动物实验，结果提示合理的联合抗感染
治疗可以产生协同作用[136~140]。在近期由 Diaz-
Martin 课题组在西班牙实施的一项大型观察队列
研究中对严重脓毒症和感染性休克患者经验性联
合使用抗生素的效果进行探讨[141]。接受抗生素
联合治疗的患者病死率降低约 15% 而从统计学分
析死亡概率降低约 30%[141]。

　　但是有两项荟萃分析对伴或不伴有革兰阴性
菌菌血症的免疫抑制脓毒症患者进行了研究，结
果未发现联合使用 β- 内酰胺类和氨基糖苷类抗
生素治疗具有明确的益处[108, 142]。

　　Paul 课题组对在免疫抑制脓毒症患者中联合
使用 β- 内酰胺类和氨基糖苷类抗生素与单用
β- 内酰胺类抗生素的效果进行了荟萃分析，纳
入了 69 项随机或拟随机试验，7 863 例患者中有
大约 1 000 例为肺炎病例。结果发现两组间全因
死亡率无差异（RR=0.97，95% CI 0.73~1.30），
在临床条件下也未发现联合使用 β- 内酰胺类和
氨基糖苷类抗生素具有协同作用。此外，结果提
示单药治疗组药物肾毒性的发生率明显低于联合
使用抗生素组（RR=0.30，95% CI 0.23~0.39）。

　　2004 年 Safdar 课题组为研究联合使用抗生素
是否可以降低革兰阴性菌感染患者的病死率进行
了一项涵盖 17 项研究的荟萃分析，其中有 5 项
前瞻性队列研究，2 项 RCT 研究，其余为回顾性
研究。大部分研究中都是使用 β 内酰胺类抗生
素和氨基糖苷类抗生素的单药或联合治疗策略。
最终未能观察到联用抗生素策略在降低病死率方
面的效果（OR=0.96，0.7~1.32）[142]。而根据研
究发表年代或研究类型进行的亚组分析同样未能
得到联合用药更有益的结论。但是在对 5 项有关

铜绿假单胞菌菌血症的研究进行分析后发现联合
应用抗生素可以明显降低病死率（OR=0.5，95%
CI 0.32~0.79，P<0.007）。研究者在文中指出，
该研究纳入的研究人群差异较大并且有很多病人
存在免疫抑制状态，这些不足也使得该研究结论
不能完全适用于所有的人群。

　　而 Kumar 进行的 Meta 回归研究却发现在感染
性休克危重患者中联合使用抗生素是有益的[143]。
Kumar 提出假设，认为在危及生命的严重感染状
态下联合用药才有可能显现有益效果。其从 62
个单药治疗死亡率不同的数据库中提取了 50 项
研究进行 Meta 回归分析。结果发现，在全体人
群中联合抗感染治疗确实未能显现出优势，但在
死亡率或治疗失败率超过 25% 的高危人群中联
合用药可以明显降低病死率（OR=0.54；95% CI
0.45~0.66；P<0.000 1）。

　　由 Kumar 进行的另一个纳入 4 662 例细菌
培养阳性的感染性休克患者的回顾性、倾向性匹
配、多中心队列研究中，联合使用抗生素可以
降低 28 天病死率（36.3% vs. 29.0%，HR=0.77，
95% CI 0.67~0.88），P<0.001）和住院病死率
（47.8% vs. 37.4%，OR=0.69，95% CI 0.59~0.81，
P<0.001）[144]。研究中将联合用药定义为在低
血压发生后使用两种不同作用机制的抗生素至少
24 小时，如患者在第一个 24 小时就死亡则要一
直使用到临终前，而第二剂抗生素应在低血压出
现或第一剂使用后 24 小时内给药。研究中作者
使用了一种复杂的倾向性匹配方法，共有 1 223
对患者匹配。结果联合用药与无机械通气时间、
无血管活性药物时间增加相关，与 ICU 停留时间
减少相关。在革兰阳性菌或革兰阴性菌感染中均
可观察到类似结果，但仅限于 β- 内酰胺酶抑制
药与氨基糖苷类、氟喹诺酮类、大环内酯类或林
可霉素类药物联用，而那些理论上具有更好药代
动力学指标的碳青霉烯类、超广谱 β- 内酰胺类
/β- 内酰胺酶抑制药、抗假单胞菌头孢类却并未
在联合治疗中显示出明显优势。应该注意的是，
包括碳青霉烯类在内的强效 β 内酰胺类抗生素

联合应用后未能体现优势。在这种情况下，加用第二种药物可能也不能发挥重要作用。此外研究还发现，在两组患者中初始抗感染治疗越迅速死亡率就越低，而且在短时间内就接受初始治疗患者中两组间的病死率差异也最小。

由于脓毒症的主要致病菌为革兰阴性菌，因此广谱覆盖的 β－内酰胺类/β－内酰胺酶抑制药（BL/BLIs）与碳青霉烯类抗生素常常作为治疗的首选。Shiber 课题组实施了一项涵盖 RCT 研究的系统综述和 Meta 分析，对上述两类药物应用于脓毒症治疗的效果进行了评价[145]。结果发现两种药物分别治疗后患者全因死亡率（RR=0.98，95% CI 0.79~1.20）和治疗失败率（RR=0.99，95% CI 0.89~1.11）没有差异。在亚组分析中，针对产 ESBL 细菌感染的患者，使用碳青霉烯类药物也未能体现优势。使用 BL/BLIs 后患者更常出现导致治疗中断的不良反应（RR=1.36，95% CI 1.03~1.79），其中以腹泻最多见（RR=1.46，95% CI 1.25~1.70）。而癫痫发作、呕吐和艰难梭菌相关性腹泻（CDAD）更常见于碳青霉烯类使用之后。BL/BLIs 与碳青霉烯药物相比 CDAD 发生率低 71%（RR=0.29，95% CI 0.10~0.87）。

该领域进行的第一次随机试验入组了德国 44 家 ICU 的 600 名严重脓毒症或感染性休克患者，病例被随机分为两组，一组为单用美罗培南，1 g，静脉滴注，每天 1 次，另一组为美罗培南联用莫西沙星（每天 400 mg）[146]。抗生素使用疗程推荐为 7~14 天。主要结局指标是序贯器官衰竭评分（SOFA），次要结局指标为 28 天和 90 天死亡率，结果两组间结局指标未见差异。联合使用抗生素组中细菌耐药概率较小，但仅在小范围被证实，其中美罗培南单药组中有 8 例美罗培南耐药阳性，而在联合用药组仅有 1 例阳性。

总之，高质量的观察性研究数据提示，在高危病死率的细菌性感染性休克患者中联合应用抗生素较单药治疗可取得更好的临床结局[143, 144]。但是这些联合用药的有益效果仅见于非最强效抗生素中，如广谱青霉素（氨苄西林、替卡西林、哌拉西林）、半合成青霉素（氯唑西林、苯唑西林）和第 3 代以内头孢菌素（无抗假单胞菌活性）。在脓毒症休克中，使用强效时间依赖性抗生素（如碳青霉烯类、替卡西林钠克拉维酸、哌拉西林他唑巴坦、头孢拉定）与其他药物的联合并不能提高药效[108, 144, 146]。联合用药相对于单药细菌更优的关键可能在于清除能力更强[107]。如果是这样的话，就有可能只有联合用药方案中包括了上述非强效 β 内酰胺类抗生素的情况下才能增强细菌清除能力。如果脓毒症患者处于非危重状态，死亡风险也不高的时候，单药治疗同样是推荐的[108]。毫无疑问，需要进一步研究以明确脓毒症和感染性休克患者在哪种情况下接受联合抗生素治疗可以获益。

腹腔感染

大多数的腹腔感染（IAIs）是包含肠道革兰阴性杆菌的混合感染。与社区获得性腹腔感染相比，卫生保健相关性 IAIs 中耐药病原体更多见[147]。SMART（study for monitoring antimicrobial resistance trends）研究是一项微生物耐药情况调查，其中也取得了腹腔感染致病微生物的体外药敏数据。IAIs 最常见的 5 种革兰阴性菌为大肠埃希菌、肺炎克雷伯菌、铜绿假单胞菌、阴沟肠杆菌和奇异变形杆菌[148]。大肠埃希菌和肺炎克雷伯菌中产 β 内酰胺酶的比例分别为 8.8% 和 8.9%。虽然产 β 内酰胺酶使得几乎所有抗感染药物药效下降，但抗生素中敏感率最高的仍然是阿米卡星、哌拉西林他唑巴坦、亚胺培南和厄他培南[149]。在产 ESBL 的细菌中，碳青霉烯类抗生素的药效活性仍然优于其他抗生素[150]。

与其他严重感染相似，一旦感染灶被有效控制，初始抗感染治疗可明显影响腹腔感染患者的预后[151]。外科感染学会、IDSA、美国微生物学会和感染性疾病药师协会都针对腹腔感染制定了基于循证医学的抗生素治疗指南[152~154]。在这些指南中，单药和联合用药均是推荐的。虽然在指南中指出，卫生保健获得性腹腔感染推荐使用多种抗感染药物联合治疗，但对于具体如何处方联合用药却没有推荐。另一指南提出，应重视新型抗菌药的应用和耐药革兰阴性菌和阳性菌的治疗[155]。

社区获得性腹腔感染的经验性抗感染治疗通常包括酰胺基青霉素 /β-内酰胺酶抑制药、厄他培南或其他种类的碳青霉烯类抗生素（亚胺培南/西司他丁、美罗培南、多尼培南）。除此之外，甲硝唑与头孢菌素、环丙沙星、左氧氟沙星的联合使用或莫西沙星单药治疗都是可以选择的方案。在社区获得性腹腔感染中抗感染方案并不要求常规覆盖肠球菌，但在术后腹腔感染或危重患者中则应该对其进行覆盖[156, 157]。术后发生腹膜炎的致病菌常常具有多重耐药机制，如肠球菌（万古霉素耐药肠球菌）、耐药革兰阴性菌（产ESBL、AmpC、碳青霉烯酶）、MRSA 和假丝酵母菌[155]。推荐可根据病原学资料选择碳青霉烯类、替加环素、哌拉西林、他唑巴坦或莫西沙星等抗生素。抗真菌治疗应在获得确定的真菌感染证据后实施（具体见下文）。

学者对腹腔感染抗感染治疗中的一些药物联用方案进行了研究，其中包括以氨基糖苷类[153, 158, 159]、头孢菌素类[160]或喹诺酮类抗菌药[161]为基础的联用方案。其中一些研究入组患者为严重脓毒血症和感染性休克病人。Bochud 课题组系统评价了 5 项经验性抗感染治疗腹腔感染脓毒症的研究，对联合用药与单药治疗效果进行了分析[98]。在所有研究中都没有发现两组间存在病死率的差异。随后又有两项 RCT 研究对腹腔感染时联合使用抗生素进行了评价[162, 163]。Yellin 课题组发现使用厄他培南单药和联用头孢曲松加甲硝唑的治疗成功率相似分别为 83%（22/29）和 77%（24/31）[162]。Solomkin 课题组比较了莫西沙星单药与头孢曲松加甲硝唑联药在社区获得性腹腔感染患者中使用效果[163]。结果提示在符合方案的人群中，莫西沙星的治疗反应并不低于联合用药组（临床治愈率莫西沙星为 90.2%，而联合用药组为 96.5%，95% CI -11.7~-1.7）。

但是该研究没有危重患者入组。在 Yellin 的研究中 94% 的每组患者急性生理与慢性健康评分（APACHE）低于 14 分，而在 Solomkin 研究中所有病人均为非危重状态的社区获得性腹腔感染患者[163]。在一项有关继发性腹膜炎抗生素治疗的 Cochrane 回顾中，结果显示氨基糖苷类加抗厌氧菌方案与其他抗生素相比全因死亡率没有差别（OR=2.03；95% CI 0.88~4.71），组间也未能发现不良反应发生率有差异（OR=1.76；95% CI 0.87~3.53）。但是也有研究发现使用其他种类抗生素患者病愈较快，住院时间更短[164]。基于目前有限的数据，腹腔感染时只要初始抗感染治疗恰当，联合使用抗生素治疗并不优于单药治疗。

经验性抗真菌治疗

目前假丝酵母菌感染尚未被充分认识，真菌培养鉴定也缺乏敏感性。因此有学者认为，免疫功能抑制或在近期接受过广谱抗生素暴露的感染患者可能需要进行经验性抗真菌治疗。但是在 SSC 指南中并不推荐常规进行抗真菌治疗，因为其认为虽然近年来真菌感染发病率正在上升，但脓毒症患者中仅有大约 5% 的病例是由于真菌所致[13]。在 EPIC（extended prevalence of infection in intensive care）Ⅱ期研究中调查了 75 个国家的 7 087 例感染患者，其中念珠菌在培养阳性的微生物中排名第三，大约占分离菌中的 19%，虽然其是否是脓毒症的致病病原体尚不明确[165]。

在一项大样本回顾性研究中发现，假丝酵母菌培养阳性的患者延迟接受抗真菌治疗是其住院病死的预测指标[72]。有研究提示应用抗真菌治疗并发症发生相对较多，这也似乎说明不推荐使用抗真菌药物是合理的。但是也有一种可能，就是在严重感染患者中抗生素使用的时机非常重要，而抗真菌药或许也一样。在高危患者中，应该提高对真菌感染的警惕，而抗真菌药物的使用可以相对积极一些。

在因胃肠道穿孔而致继发腹膜炎患者中假丝酵母菌培养阳性率可达 20%[166]。腹腔内假丝酵母菌感染的危险因素有粪便污染、胃肠道穿孔、免疫抑制治疗后、炎症性疾病和器官移植后状态等。这些病人病死率较高[167]，有的个案报道提示经验性使用抗假丝酵母菌治疗是有益的[167, 168]。

IDSA 指南推荐在假丝酵母菌腹膜炎中，在外科引流的基础上可以使用两性霉素 B 或氟康唑抗真菌治疗，疗程为 2~3 周[169]。对具有真菌感染高危因素的腹腔感染患者，这些指南中并未就预防性使用抗真菌药物做出指导。而就原有假丝酵母菌定植条件下是否及早开始抗真菌治疗目前存在明显争议。由于近来光滑假丝酵母菌致病率增加，使得有的单位在高危患者中更愿意使用棘白菌素类而非三唑类抗真菌药[170, 171]。有研究认为，在疑诊假丝酵母菌所致感染性休克患者中初始抗真菌治疗使用棘白菌素类，当获得菌株鉴定和药敏结果后迅速降阶梯的治疗策略是合理的[172]。

抗生素耐药

脓毒症中多重耐药菌发生率越来越高，这也使得合理选择抗生素变得更加困难。多重耐药菌的出现不仅影响脓毒症的治疗还改变了病原体耐药的整个流行病学趋势。

革兰阳性菌耐药的主要代表就是 MRSA 的出现，由于各国 MRSA 的流行趋势不一，因此血源性 MRSA 感染的发病情况也就反映了局部地区 MRSA 的流行状况[173]。在马德里研究中，1985 年 MRSA 导致的血流感染接近于零，而到了 2006 年，金黄色葡萄球菌所致血流感染中 MRSA 就占了近 1/3，这一趋势也是欧洲和北美地区的典型模式[103]。在过去的十年，MRSA 和凝固酶阴性葡萄球菌的发生率稳步上升并已成为中心静脉导管相关血流感染和伤口感染的主要致病菌[174]。在 VAP、皮肤软组织感染和其他感染中 MRSA 也是明显增加[174]。由于 MRSA 是产 PV 杀白细胞素菌株，因此社区获得性 MRSA 感染日益受到关注。

其他令人担忧的情况还有耐万古霉素的革兰阳性菌，氨苄西林和氨基糖苷类耐药的肠球菌以

及青霉素耐药的肺炎链球菌等耐药菌株的出现[173]。

在有的地区，产 ESBL 的肠杆菌科细菌以及多耐药的铜绿假单胞菌等革兰阴性菌的出现造成明显的抗感染治疗困难[173]。在涉及 1997 年到 2002 年的抗生素监测项目 SENTRY 调查中发现，在拉丁美洲，导致血流感染的肺炎克雷伯菌有 43% 具有 ESBL 表型，在欧洲为 22%，在北美为 6%[173]。在北美，多重耐药的铜绿假单胞菌目前发生率尚低（1.6%~3.0%），而在欧洲（5.1%~11.5%）和拉丁美洲（12.0%~18.7%）则正在逐渐增加。

在美国，白色假丝酵母菌已成为危重病人中第四大医院获得性感染致病病原体。虽然白色假丝酵母菌仅占医院获得性感染的 7%，但其却是第二大医院获得性泌尿系感染致病菌（15%），第三大导管相关性血流感染致病菌（6%）和第四大医源性血流感染致病菌[174]。在很多医院中，假丝酵母菌属耐药也已成为重要的问题，有报道称血流感染中的白色假丝酵母菌最多可有 10% 对氟康唑耐药[175]。业已证明，在危重病人或恶性血液病患者等特殊人群中，光滑假丝酵母菌、克柔假丝酵母菌或其他菌属对三唑类抗真菌药敏感性下降的情况逐渐上升。这就使得需要在高危假丝酵母菌感染患者中使用棘白菌素类等非唑类药物进行经验性抗真菌治疗[175]。

已经证明，耐药菌所致感染与病死率增高、ICU 停留和住院时间延长以及医疗费用增加相关[176, 177]。而耐药菌感染相关的病死率上升也可能是由于在初始阶段患者未能接受到合理的经验性抗感染治疗。此外，在医院获得性感染患者中，即使根据病原学检查结果针对性调整了抗感染方案，与未能合理用药患者相比，其治疗病死率也没有显著降低[21]。因此，抗生素耐药对抗感染治疗和患者预后产生的不利影响是确实存在的。

在经验性抗感染治疗中患者所具危险因素和局部流行病学特征也很重要。前期抗生素使用史已被证明为抗生素耐药的危险因素[174, 178]。

在 ICU 中更危重的病人多与其他耐药危险因素相关，如侵入性装置置入（气管插管、血管导管置入、尿管放置），住院时间延长，免疫抑制和营养不良。其次，医院内耐药菌定植也是 ICU 细菌耐药的主要原因[174, 179]。此外，医务人员感控防护不足、设备污染和过度拥挤也会导致 ICU 患者之间耐药菌的交叉传播。

降阶梯治疗策略

普遍认为，初始经验性广谱抗感染后序贯降阶梯治疗具有降低病原体耐药、减少药物毒性和费用的优点，并且观察性研究也未发现不良作用[180]。大部分观察性研究认为降阶梯治疗对患者治疗结局不存在不利影响，甚至有的研究提示患者可从中获益[181]。但是由 Leone 进行的一项有关严重脓毒症的 RCT 研究结果引起了对常规降阶梯治疗是否安全的关注[182]。在他们的非盲非劣效随机试验中，降阶梯治疗（被定义为使用窄谱抗生素）与继续初始抗感染治疗方案相比，主要结局指标即患者住院时间延长。此外，可能由于降阶梯治疗组双重感染发生率较高，其抗生素的用量反而更高。

该研究结果与近期发表的两项观察性研究结果并不一致。在一项发热的粒缺患者的调查中，ICU 出科后的随访时间达到了 1 年（这是目前随访期限最长的研究）[183]。该研究并没与发现降阶梯治疗产生不良影响。而另一研究显示降阶梯治疗在患者病死率方面具有保护性作用（OR=0.54，95% CI 0.33~0.89）[181]。

Leone 的研究对降阶梯治疗在临床预后和抗生素用量方面安全性提出了挑战[182]。虽然该研究还有不是双盲实验等不足之处，但医务人员在面对严重脓毒症患者时应谨慎采取降阶梯治疗策略，此外还应该考虑其他减少抗感染药物使用的策略[184]。

作者推荐

- 应该在诊断脓毒症后尽快开始经验性抗感染治疗。观察性研究中发现避免首剂抗生素给药时间的延迟可以降低患者病死率。不仅感染性休克患者，严重脓毒症患者中也存在抗感染药物给药时机与病死率的相关性。
- 多项临床研究已经证明，起始治疗抗感染药物选择不恰当与患者病死率升高相关。
- 在开始初始经验性抗感染治疗之前应当首先考虑几个重要问题。这些问题包括可能的感染部位和相关致病菌种类，患者的免疫状态如何，感染的来源是医疗机构还是社区，病原体的耐药情况如何，患者是否存在可能增加病菌耐药概率的抗生素暴露史以及前期进行的病原学检查信息。
- 在伴随肺炎链球菌血症和感染性休克的严重 CAP（PSI 分级 Ⅳ / Ⅴ）患者中联合使用抗生素治疗可以降低病死率，而这一结论可以推广至所用 CAP 住院患者。
- VAP 的治疗中联合使用抗感染药物方案并不优于单药治疗方案。
- 研究数据显示在高危病死率的细菌性感染性休克患者中联合应用两种不同机制的抗生素相较于单药治疗可取得更好的临床结局。但是这些联合用药的有益效果仅见于非最强效抗生素中，而强力抗生素（如碳青霉烯类、替卡西林钠克拉维酸、哌拉西林他唑巴坦、头孢拉定）联用其他抗生素后并不能得到更多的益处。
- 在疑诊假丝酵母菌所致感染性休克患者中初始治疗使用棘白菌素类抗真菌药，而当获得菌株鉴定和药敏结果后迅速降阶梯的治疗策略是合理的。
- 在面对严重脓毒症时应谨慎采取降阶梯治疗策略，此外还应该考虑其他减少抗感染药物使用的方法。

（帅维正　张志成）

参考文献

1. Angus DC, van der Poll T. Severe sepsis and septic shock. N Engl J Med. 2013;369(9):840–851.

2. Pinder M, Bellomo R, Lipman J. Pharmacological principles of antibiotic prescription in the critically ill. Anaesth Intensive Care. 2002;30(2):134–144.

3. Dellinger RP, Levy MM, Rhodes A, et al. Surviving sepsis campaign: international guidelines for management of severe sepsis and septic shock: 2012. Crit Care Med. 2013;41(2):580–637.

4. Kollef MH, Sherman G, Ward S, Fraser VJ. Inadequate antimicrobial treatment of infections: a risk factor for hospital mortality among critically ill patients. Chest. 1999;115(2):462–474.

5. Iregui M, Ward S, Sherman G, Fraser VJ, Kollef MH. Clinical importance of delays in the initiation of appropriate antibiotic treatment for ventilator-associated pneumonia. Chest. 2002;122(1):262–268.

6. Barbut F, Petit JC. Epidemiology of Clostridium difficile-associated infections. Clin Microbiol Infect. 2001;7(8):405–410.

7. Harbarth S, Pestotnik SL, Lloyd JF, Burke JP, Samore MH. The epidemiology of nephrotoxicity associated with conventional amphotericin B therapy. Am J Med. 2001;111(7):528–534.

8. Lodise TP, Lomaestro B, Graves J, Drusano GL. Larger vancomycin doses (at least four grams per day) are associated with an increased incidence of nephrotoxicity. Antimicrob Agents Chemother. 2008;52(4):1330–1336.

9. Peralta G, Sanchez MB, Garrido JC, et al. Impact of antibiotic resistance and of adequate empirical antibiotic treatment in the prognosis of patients with Escherichia coli bacteraemia. J Antimicrob Chemother. 2007;60(4):855–863.

10. Singh N, Rogers P, Atwood CW, Wagener MM, Yu VL. Shortcourse empiric antibiotic therapy for patients with pulmonary infiltrates in the intensive care unit. A proposed solution for indiscriminate antibiotic prescription. Am J Resp Crit Care Med. 2000;162(2 Pt 1):505–511.

11. Yu VL, Singh N. Excessive antimicrobial usage causes measurable harm to patients with suspected ventilator-associated pneumonia. Intensive Care Med. 2004;30(5):735–738.

12. Garnacho-Montero J, Garcia-Garmendia JL, Barrero-Almodovar A, Jimenez-Jimenez FJ, Perez-Paredes C, Ortiz-Leyba C. Impact of adequate empirical antibiotic therapy on the outcome of patients admitted to the intensive care unit with sepsis. Crit Care Med. 2003;31(12):2742–2751.

13. Bochud PY, Glauser MP, Calandra T, International Sepsis Forum. Antibiotics in sepsis. Intensive Care Med. 2001;27(suppl 1):S33–S48.

14. Levy MM, Fink MP, Marshall JC, et al. 2001 SCCM/ESICM/ACCP/ATS/SIS International sepsis definitions conference. Crit Care Med. 2003;31(4):1250–1256.

15. Matthay MA, Ware LB, Zimmerman GA. The acute respiratory distress syndrome. J Clin Invest. 2012;122(8):2731–2740.

16. Orde SR, Pulido JN, Masaki M, et al. Outcome prediction in sepsis: speckle tracking echocardiography based assessment of myocardial function. Crit Care. 2014;18(4):R149.

17. Papadopoulos MC, Davies DC, Moss RF, Tighe D, Bennett ED. Pathophysiology of septic encephalopathy: a review. Crit Care Med. 2000;28(8):3019–3024.

18. Iwashyna TJ, Ely EW, Smith DM, Langa KM. Long-term cognitive impairment and functional disability among survivors of severe sepsis. JAMA. 2010;304(16):1787–1794.

19. Zarbock A, Gomez H, Kellum JA. Sepsis-induced acute kidney injury revisited: pathophysiology, prevention and future therapies. Curr Opin Crit Care. 2014;20(6):588–595.

20. Cerra FB. The systemic septic response: multiple systems organ failure. Crit Care Clin. 1985;1(3):591–607.

21. Luna CM, Vujacich P, Niederman MS, et al. Impact of BAL data on the therapy and outcome of ventilator-associated pneumonia. Chest. 1997;111(3):676–685.

22. Bloos F, Hinder F, Becker K, et al. A multicenter trial to compare blood culture with polymerase chain reaction in severe human sepsis. Intensive Care Med. 2010;36(2):241–247.

23. Lehmann LE, Hunfeld KP, Steinbrucker M, et al. Improved detection of blood stream pathogens by real-time PCR in severe sepsis. Intensive Care Med. 2010;36(1):49–56.

24. Durairaj L, Mohamad Z, Launspach JL, et al. Patterns and density of early tracheal colonization in intensive care unit patients. J Critical Care. 2009;24(1):114–121.

25. Nijssen S, Fluit A, van de Vijver D, Top J, Willems R, Bonten MJ. Effects of reducing beta-lactam antibiotic pressure on intestinal colonization of antibiotic-resistant gram-negative bacteria. Intensive Care Med. 2010;36(3):512–519.

26. Oostdijk EA, de Smet AM, Blok HE, et al. Ecological effects of selective decontamination on resistant gram-negative bacterial colonization. Am J Resp Crit Care Med. 2010;181(5):452–457.

27. Kerver AJ, Rommes JH, Mevissen-Verhage EA, et al. Colonization and infection in surgical intensive care patients–a prospective study. Intensive Care Med. 1987;13(5):347–351.

28. Fenollar F, Raoult D. Molecular diagnosis of bloodstream infections caused by non-cultivable bacteria. Int J Antimicrob Agents. 2007;30(suppl 1):S7–S15.

29. Breitkopf C, Hammel D, Scheld HH, Peters G, Becker K. Impact of a molecular approach to improve the microbiological diagnosis of infective heart valve endocarditis. Circ. 2005;111(11):1415–1421.

30. Hall MM, Ilstrup DM, Washington 2nd JA. Effect of volume of blood cultured on detection of bacteremia. J Clin Microbiol. 1976;3(6):643–645.

31. Tenney JH, Reller LB, Mirrett S, Wang WL, Weinstein MP. Controlled evaluation of the volume of blood cultured in detection of bacteremia and fungemia. J Clin Microbiol. 1982;15(4):558–561.

32. Arpi M, Bentzon MW, Jensen J, Frederiksen W. Importance of blood volume cultured in the detection of bacteremia. Eur J Clin Microbiol & Infect Dis. 1989;8(9):838–842.

33. Bouza E, Sousa D, Rodriguez-Creixems M, Lechuz JG, Munoz P. Is the volume of blood cultured still a significant factor in the diagnosis of bloodstream infections? J Clin Microbiol. 2007;45(9):2765–2769.

34. Isaacman DJ, Karasic RB, Reynolds EA, Kost SI. Effect of number of blood cultures and volume of blood on detection of bacteremia in children. J Pediatr. 1996;128(2):190–195.

35. Kaditis AG, O'Marcaigh AS, Rhodes KH, Weaver AL, Henry NK. Yield of positive blood cultures in pediatric oncology patients by a new method of blood culture collection. Pediatr Infect Dis J. 1996;15(7):615–620.

36. Sautter RL, Bills AR, Lang DL, Ruschell G, Heiter BJ, Bourbeau PP. Effects of delayed-entry conditions on the recovery and detection of microorganisms from BacT/ALERT and BACTEC blood culture bottles. J Clin Microbiol. 2006;44(4):1245–1249.

37. Huang AM, Newton D, Kunapuli A, et al. Impact of rapid organism identification via matrix-assisted laser desorption/ionization time-of-flight combined with antimicrobial

stewardship team intervention in adult patients with bacteremia and candidemia. Clin Infect Dis. 2013;57(9):1237–1245.

38. Nagel JL, Huang AM, Kunapuli A, et al. Impact of antimicrobial stewardship intervention on coagulase-negative Staphylococcus blood cultures in conjunction with rapid diagnostic testing. J Clin Microbiol. 2014;52(8):2849–2854.

39. Marvin LF, Roberts MA, Fay LB. Matrix-assisted laser desorption/ionization time-of-flight mass spectrometry in clinical chemistry. Clin Chim Acta. 2003;337(1–2):11–21.

40. van Baar BL. Characterisation of bacteria by matrix-assisted laser desorption/ionisation and electrospray mass spectrometry. FEMS Microbiol Rev. 2000;24(2):193–219.

41. Bernardo K, Fleer S, Pakulat N, Krut O, Hunger F, Kronke M. Identification of Staphylococcus aureus exotoxins by combined sodium dodecyl sulfate gel electrophoresis and matrix-assisted laser desorption/ionization-time of flight mass spectrometry. Proteomics. 2002;2(6):740–746.

42. Edwards-Jones V, Claydon MA, Evason DJ, Walker J, Fox AJ, Gordon DB. Rapid discrimination between methicillin-sensitive and methicillin-resistant Staphyl-ococcus aureus by intact cell mass spectrometry. J Med Microbiol. 2000;49(3):295–300.

43. Afshari A, Schrenzel J, Ieven M, Harbarth S. Bench-to-bedside review: rapid molecular diagnostics for bloodstream infection–a new frontier? Crit Care. 2012;16(3):222.

44. Kempf VA, Trebesius K, Autenrieth IB. Fluorescent In situ hybridization allows rapid identification of microorganisms in blood cultures. J Clin Microbiol. 2000;38(2):830–838.

45. Rodero L, Cuenca-Estrella M, Cordoba S, et al. Transient fungemia caused by an amphotericin B-resistant isolate of Candida haemulonii. J Clin Microbiol. 2002;40(6):2266–2269.

46. Tomas I, Alvarez M, Limeres J, Potel C, Medina J, Diz P. Prevalence, duration and aetiology of bacteraemia following dental extractions. Oral Dis. 2007;13(1):56–62.

47. Mancini N, Clerici D, Diotti R, et al. Molecular diagnosis of sepsis in neutropenic patients with haematological malignancies. J Med Microbiol. 2008;57(Pt 5):601–604.

48. Pfeiffer CD, Fine JP, Safdar N. Diagnosis of invasive aspergillosis using a galactomannan assay: a meta-analysis. Clin Infect Dis. 2006;42(10):1417–1427.

49. Stynen D, Goris A, Sarfati J, Latge JP. A new sensitive sandwich enzyme-linked immunosorbent assay to detect galactofuran in patients with invasive aspergillosis. J Clin Microbiol. 1995;33(2):497–500.

50. Ascioglu S, Rex JH, de Pauw B, et al. Defining opportunistic invasive fungal infections in immuno-compromised patients with cancer and hematopoietic stem cell transplants: an international consensus. Clin Infect Dis. 2002;34(1):7–14.

51. Odabasi Z, Mattiuzzi G, Estey E, et al. Beta-D-glucan as a diagnostic adjunct for invasive fungal infections: validation, cutoff development, and performance in patients with acute myelogenous leukemia and myelodysplastic syndrome. Clin Infect Dis. 2004;39(2):199–205.

52. Almyroudis NG, Segal BH. Prevention and treatment of invasive fungal diseases in neutropenic patients. Curr Opin Infect Dis. 2009;22(4):385–393.

53. Becker KL, Nylen ES, White JC, Muller B, Snider Jr RH. Clinical review 167: procalcitonin and the calcitonin gene family of peptides in inflammation, infection, and sepsis: a journey from calcitonin back to its precursors. J Clin Endocrinol Metab. 2004;89(4):1512–1525.

54. Jensen JU, Heslet L, Jensen TH, Espersen K, Steffensen P, Tvede M. Procalcitonin increase in early identification of critically ill patients at high risk of mortality. Crit Care Med. 2006;34(10): 2596–2602.

55. Muller B, Becker KL, Schachinger H, et al. Calcitonin precursors are reliable markers of sepsis in a medical intensive care unit. Crit Care Med. 2000;28(4):977–983.

56. Meisner M, Tschaikowsky K, Palmaers T, Schmidt J. Comparison of procalcitonin (PCT) and C-reactive protein (CRP) plasma concentrations at different SOFA scores during the course of sepsis and MODS. Crit Care. 1999;3(1):45–50.

57. Wunder C, Eichelbronner O, Roewer N. Are IL-6, IL-10 and PCT plasma concentrations reliable for outcome prediction in severe sepsis? A comparison with APACHE III and SAPS II. Inflamm Res. 2004;53(4):158–163.

58. Tang BM, Eslick GD, Craig JC, McLean AS. Accuracy of procalcitonin for sepsis diagnosis in critically ill patients: systematic review and meta-analysis. Lancet Infect Dis. 2007;7(3):210–217.

59. Rivers E, Nguyen B, Havstad S, et al. Early goal-directed therapy in the treatment of severe sepsis and septic shock. N Engl J Med. 2001;345(19):1368–1377.

60. Peake SL, Delaney A, Bailey M, et al. Goal-directed resuscitation for patients with early septic shock. N Engl J Med. 2014;371(16):1496–1506.

61. Yealy DM, Kellum JA, Huang DT, et al. A randomized trial of protocol-based care for early septic shock. N Engl J Med. 2014;370(18):1683–1693.

62. Ferrer R, Artigas A, Suarez D, et al. Effectiveness of treatments for severe sepsis: a prospective, multicenter, observational study. Am J Resp Crit Care Med. 2009;180(9):861–866.

63. Kahn KL, Rogers WH, Rubenstein LV, et al. Measuring quality of care with explicit process criteria before and after implementation of the DRG-based prospective payment system. JAMA. 1990;264(15):1969–1973.

64. McGarvey RN, Harper JJ. Pneumonia mortality reduction and quality improvement in a community hospital. QRB Qual Rev Bull. 1993;19(4):124–130.

65. Meehan TP, Fine MJ, Krumholz HM, et al. Quality of care, process, and outcomes in elderly patients with pneumonia. JAMA. 1997;278(23):2080–2084.

66. Houck PM, Bratzler DW, Nsa W, Ma A, Bartlett JG. Timing of antibiotic administration and outcomes for Medicare patients hospitalized with community-acquired pneumonia. Arch Intern Med. 2004;164(6):637–644.

67. Gaieski DF, Mikkelsen ME, Band RA, et al. Impact of time to antibiotics on survival in patients with severe sepsis or septic shock in whom early goal-directed therapy was initiated in the emergency department. Crit Care Med. 2010;38(4):1045–1053.

68. Kumar A, Roberts D, Wood KE, et al. Duration of hypotension before initiation of effective antimicrobial therapy is the critical determinant of survival in human septic shock. Crit Care Med. 2006;34(6):1589–1596.

69. Ferrer R, Martin-Loeches I, Phillips G, et al. Empiric antibiotic treatment reduces mortality in severe sepsis and septic shock from the first hour: results from a guideline-based performance improvement program. Crit Care Med. 2014;42(8):1749–1755.

70. Wong CH, Chang HC, Pasupathy S, Khin LW, Tan JL, Low CO. Necrotizing fasciitis: clinical presentation, microbiology, and determinants of mortality. J Bone Jt Surg Am Vol. 2003;85-A(8): 1454–1460.

71. Barochia AV, Cui X, Vitberg D, et al. Bundled care for septic shock: an analysis of clinical trials. Crit Care Med. 2010;38(2): 668–678.

72. Morrell M, Fraser VJ, Kollef MH. Delaying the empiric treatment of candida bloodstream infection until positive blood culture results are obtained: a potential risk factor for hospital mortality. Antimicrob Agents Chemother. 2005;49(9):3640–3645.

73. Shorr AF, Micek ST, Kollef MH. Inappropriate therapy for methicillin-resistant Staphylococcus aureus: resource utilization and cost implications. Crit Care Med. 2008;36(8):2335–2340.

74. Ortega M, Marco F, Soriano A, et al. Candida spp. bloodstream infection: influence of antifungal treatment on outcome. J Antimicrob Chemother. 2010;65(3):562–568.

75. Arnold HM, Micek ST, Shorr AF, et al. Hospital resource utilization and costs of inappropriate treatment of candidemia. Pharmacother. 2010;30(4):361–368.

76. Alvarez-Lerma F. Modification of empiric antibiotic treatment in patients with pneumonia acquired in the intensive care unit. ICU-Acquired Pneumonia Study Group. Intensive Care Med. 1996;22(5):387–394.

77. Ibrahim EH, Ward S, Sherman G, Kollef MH. A comparative analysis of patients with early-onset vs late-onset nosocomial pneumonia in the ICU setting. Chest. 2000;117(5):1434–1442.

78. MacArthur RD, Miller M, Albertson T, et al. Adequacy of early empiric antibiotic treatment and survival in severe sepsis: experience from the MONARCS trial. Clin Infect Dis. 2004;38(2):284–288.

79. Andes D, Craig WA. Animal model pharmacokinetics and pharmacodynamics: a critical review. Int J Antimicrob Agents. 2002;19(4):261–268.

80. Freid MA, Vosti KL. The importance of underlying disease in patients with gram-negative bacteremia. Arch Intern Med. 1968;121(5):418–423.

81. Bryant RE, Hood AF, Hood CE, Koenig MG. Factors affecting mortality of gram-negative rod bacteremia. Arch Intern Med. 1971;127(1):120–128.

82. Young LS, Martin WJ, Meyer RD, Weinstein RJ, Anderson ET. Gram-negative rod bacteremia: microbiologic, immunologic, and therapeutic considerations. Ann Intern Med. 1977;86(4):456–471.

83. Mc CW, Jackson G. Gram-negative bacteremia: I. Etiology and ecology. Arch Intern Med. 1962;110(6):847–855.

84. Kreger BE, Craven DE, McCabe WR. Gram-negative bacteremia. IV. Re-evaluation of clinical features and treatment in 612 patients. Am J Med. 1980;68(3):344–355.

85. Leibovici L, Paul M, Poznanski O, et al. Monotherapy versus beta-lactam-aminoglycoside combination treatment for gramnegative bacteremia: a prospective, observational study. Antimicrob Agents Chemother. 1997;41(5):1127–1133.

86. Chow JW, Fine MJ, Shlaes DM, et al. Enterobacter bacteremia: clinical features and emergence of antibiotic resistance during therapy. Ann Intern Med. 1991;115(8):585–590.

87. Vidal F, Mensa J, Almela M, et al. Epidemiology and outcome of Pseudomonas aeruginosa bacteremia, with special emphasis on the influence of antibiotic treatment. Analysis of 189 episodes. Arch Intern Med. 1996;156(18):2121–2126.

88. Schiappa DA, Hayden MK, Matushek MG, et al. Ceftazidimeresistant Klebsiella pneumoniae and Escherichia coli bloodstream infection: a case-control and molecular epidemiologic investigation. J Infect Dis. 1996;174(3):529–536.

89. Caballero-Granado FJ, Cisneros JM, Luque R, et al. Comparative study of bacteremias caused by Enterococcus spp. with and without high-level resistance to gentamicin. The Grupo Andaluz para el estudio de las Enfermedades Infecciosas. J Clin Microbiol. 1998;36(2):520–525.

90. Hanon FX, Monnet DL, Sorensen TL, Molbak K, Pedersen G, Schonheyder H. Survival of patients with bacteraemia in relation to initial empirical antimicrobial treatment. Scand J Infect Dis. 2002;34(7):520–528.

91. Harbarth S, Ferriere K, Hugonnet S, Ricou B, Suter P, Pittet D. Epidemiology and prognostic determinants of bloodstream infections in surgical intensive care. Arch Surg. 2002;137(12):1353–1359; discussion 9.

92. Harbarth S, Garbino J, Pugin J, Romand JA, Lew D, Pittet D. Inappropriate initial antimicrobial therapy and its effect on survival in a clinical trial of immunomodulating therapy for severe sepsis. Am J Med. 2003;115(7):529–535.

93. Ispahani P, Pearson NJ, Greenwood D. An analysis of community and hospital-acquired bacteraemia in a large teaching hospital in the United Kingdom. Q J Med. 1987;63(241):427–440.

94. Leibovici L, Shraga I, Drucker M, Konigsberger H, Samra Z, Pitlik SD. The benefit of appropriate empirical antibiotic treatment in patients with bloodstream infection. J Intern Med. 1998;244(5):379–386.

95. Leone M, Bourgoin A, Cambon S, Dubuc M, Albanese J, Martin C. Empirical antimicrobial therapy of septic shock patients: adequacy and impact on the outcome. Crit Care Med. 2003;31(2):462–467.

96. Weinstein MP, Towns ML, Quartey SM, et al. The clinical significance of positive blood cultures in the 1990s: a prospective comprehensive evaluation of the microbiology, epidemiology, and outcome of bacteremia and fungemia in adults. Clin Infect Dis. 1997;24(4):584–602.

97. Zaragoza R, Artero A, Camarena JJ, Sancho S, Gonzalez R, Nogueira JM. The influence of inadequate empirical antimicrobial treatment on patients with bloodstream infections in an intensive care unit. Clin Microbiol Infect. 2003;9(5):412–418.

98. Bochud PY, Bonten M, Marchetti O, Calandra T. Antimicrobial therapy for patients with severe sepsis and septic shock: an evidence-based review. Crit Care Med. 2004;32(suppl 11):S495–S512.

99. Sands KE, Bates DW, Lanken PN, et al. Epidemiology of sepsis syndrome in 8 academic medical centers. JAMA. 1997;278(3):234–240.

100. Brun-Buisson C, Doyon F, Carlet J, et al. Incidence, risk factors, and outcome of severe sepsis and septic shock in adults. A multicenter prospective study in intensive care units. French ICU Group for Severe Sepsis. JAMA. 1995;274(12):968–974.

101. Kumar A, Ellis P, Arabi Y, et al. Initiation of inappropriate antimicrobial therapy results in a fivefold reduction of survival in human septic shock. Chest. 2009;136(5):1237–1248.

102. Martin GS, Mannino DM, Eaton S, Moss M. The epidemiology of sepsis in the United States from 1979 through 2000. N Engl J Med. 2003;348(16):1546–1554.

103. Rodriguez-Creixems M, Alcala L, Munoz P, Cercenado E, Vicente T, Bouza E. Bloodstream infections: evolution and trends in the microbiology workload, incidence, and etiology, 1985-2006. Med. 2008;87(4):234–249.

104. Pfaller MA, Jones RN, Messer SA, Edmond MB, Wenzel RP. National surveillance of nosocomial blood stream infection due to Candida albicans: frequency of occurrence and antifungal susceptibility in the SCOPE Program. Diagn Microbiol Infect Dis. 1998;31(1):327–332.

105. Chow JW, Yu VL. Combination antibiotic therapy versus monotherapy for gram-negative bacteraemia: a commentary. Int J Antimicrob Agents. 1999;11(1):7–12.

106. Manian FA, Meyer L, Jenne J, Owen A, Taff T. Loss of antimicrobial susceptibility in aerobic gram-negative bacilli

repeatedly isolated from patients in intensive-care units. Infection Control Hosp Epidemiol. 1996;17(4):222–226.

107. Kumar A, Kethireddy S. Emerging concepts in optimizing antimicrobial therapy of septic shock: speed is life but a hammer helps too. Crit Care. 2013;17(1):104.

108. Paul M, Lador A, Grozinsky-Glasberg S, Leibovici L. Beta lactam antibiotic monotherapy versus beta lactam-aminoglycoside antibiotic combination therapy for sepsis. Cochrane Database Syst Rev. 2014;1:CD003344.

109. Garin N, Genne D, Carballo S, et al. β-Lactam monotherapy vs β-lactam-macrolide combination treatment in moderately severe community-acquired pneumonia: a randomized noninferiority trial. JAMA Intern Med. 2014;174:1894–1901.

110. Blot S, Depuydt P. Antibiotic therapy for community-acquired pneumonia with septic shock: follow the guidelines. Crit Care Med. 2007;35(6):1617–1618.

111. Mandell LA, Wunderink RG, Anzueto A, et al. Infectious Diseases Society of America/American Thoracic Society consensus guidelines on the management of community-acquired pneumonia in adults. Clin Infect Dis. 2007;44(suppl 2):S27–S72.

112. Arancibia F, Bauer TT, Ewig S, et al. Community-acquired pneumonia due to gram-negative bacteria and pseudomonas aeruginosa: incidence, risk, and prognosis. Arch Intern Med. 2002;162(16):1849–1858.

113. Moran GJ, Krishnadasan A, Gorwitz RJ, et al. Prevalence of methicillin-resistant staphylococcus aureus as an etiology of community-acquired pneumonia. Clin Infect Dis. 2012;54(8):1126–1133.

114. Lim WS, Baudouin SV, George RC, et al. BTS guidelines for the management of community acquired pneumonia in adults: update 2009. Thorax. 2009;64(suppl 3). iii1-55.

115. Eliakim-Raz N, Robenshtok E, Shefet D, et al. Empiric antibiotic coverage of atypical pathogens for community-acquired pneumonia in hospitalized adults. Cochrane Database Syst Rev. 2012;9:CD004418.

116. Vanderkooi OG, Low DE, Green K, Powis JE, McGeer A, Toronto Invasive Bacterial Disease Network. Predicting antimicrobial resistance in invasive pneumococcal infections. Clini Infect Dis. 2005;40(9):1288–1297.

117. Ray WA, Murray KT, Hall K, Arbogast PG, Stein CM. Azithromycin and the risk of cardiovascular death. N Engl J Med. 2012;366(20):1881–1890.

118. Baddour LM, Yu VL, Klugman KP, et al. Combination antibiotic therapy lowers mortality among severely ill patients with pneumococcal bacteremia. Am J Res Crit Care Med. 2004;170(4):440–444.

119. Mufson MA, Stanek RJ. Bacteremic pneumococcal pneumonia in one American City: a 20-year longitudinal study, 1978-1997. Am J Med. 1999;107(1A):34S–43S.

120. Waterer GW, Somes GW, Wunderink RG. Monotherapy may be suboptimal for severe bacteremic pneumococcal pneumonia. Arch Int Med. 2001;161(15):1837–1842.

121. Weiss K, Low DE, Cortes L, et al. Clinical characteristics at initial presentation and impact of dual therapy on the outcome of bacteremic Streptococcus pneumoniae pneumonia in adults. Can Res J. 2004;11(8):589–593.

122. Rodriguez A, Mendia A, Sirvent JM, et al. Combination antibiotic therapy improves survival in patients with community-acquired pneumonia and shock. Crit Care Med. 2007;35(6):1493–1498.

123. Rodrigo C, McKeever TM, Woodhead M, Lim WS, British Thoracic S. Single versus combination antibiotic therapy in adults hospitalised with community acquired pneumonia. Thorax. 2013;68(5):493–495.

124. Lodise TP, Kwa A, Cosler L, Gupta R, Smith RP. Comparison of beta-lactam and macrolide combination therapy versus fluoroquinolone monotherapy in hospitalized Veterans Affairs patients with community-acquired pneumonia. Antimicrob Agents Chemother. 2007;51(11):3977–3982.

125. Nie W, Li B, Xiu Q. Beta-lactam/macrolide dual therapy versus beta-lactam monotherapy for the treatment of community-acquired pneumonia in adults: a systematic review and meta-analysis. J Antimicrob Chemother. 2014;69(6):1441–1446.

126. Martinez FJ, Curtis JL, Albert R. Role of macrolide therapy in chronic obstructive pulmonary disease. Int J Chronic obstruct Pulm Dis. 2008;3(3):331–350.

127. Cook DJ, Kollef MH. Risk factors for ICU-acquired pneumonia. JAMA. 1998;279(20):1605–1606.

128. Vincent JL, Bihari DJ, Suter PM, et al. The prevalence of nosocomial infection in intensive care units in Europe. Results of the European Prevalence of Infection in Intensive Care (EPIC) Study. EPIC International Advisory Committee. JAMA. 1995;274(8): 639–644.

129. Warren DK, Shukla SJ, Olsen MA, et al. Outcome and attributable cost of ventilator-associated pneumonia among intensive care unit patients in a suburban medical center. Crit Care Med. 2003;31(5):1312–1317.

130. Heyland DK, Cook DJ, Griffith L, Keenan SP, Brun-Buisson C. The attributable morbidity and mortality of ventilator-associated pneumonia in the critically ill patient. The Canadian Critical Trials Group. Am J Resp Crit Care Med. 1999;159(4 Pt 1):1249–1256.

131. Hunter JD. Ventilator associated pneumonia. BMJ. 2012;344:e3325.

132. American Thoracic Society. Infectious Diseases Society of A. Guidelines for the management of adults with hospital-acquired, ventilator-associated, and healthcare-associated pneumonia. Am J Resp Crit Care Med. 2005;171(4):388–416.

133. Masterton RG, Galloway A, French G, et al. Guidelines for the management of hospital-acquired pneumonia in the UK: report of the working party on hospital-acquired pneumonia of the British Society for Antimicrobial Chemotherapy. J Antimicrob Chemother. 2008;62(1):5–34.

134. Walkey AJ, O'Donnell MR, Wiener RS. Linezolid vs glycopeptide antibiotics for the treatment of suspected methicillin-resistant Staphylococcus aureus nosocomial pneumonia: a meta-analysis of randomized controlled trials. Chest. 2011;139(5):1148–1155.

135. Aarts MA, Hancock JN, Heyland D, McLeod RS, Marshall JC. Empiric antibiotic therapy for suspected ventilator-associated pneumonia: a systematic review and meta-analysis of randomized trials. Crit Care Med. 2008;36(1):108–117.

136. Group EIATC. Ceftazidime combined with a short or long course of amikacin for empirical therapy of gram-negative bacteremia in cancer patients with granulocytopenia. The EORTC International Antimicrobial Therapy Cooperative Group. N Engl J Med. 1987;317(27):1692–1698.

137. Anderson ET, Young LS, Hewitt WL. Antimicrobial synergism in the therapy of gram-negative rod bacteremia. Chemother. 1978;24(1):45–54.

138. Bouza E, Munoz P. Monotherapy versus combination therapy for bacterial infections. Med Clin North Am. 2000;84(6):1357–1389; v.

139. Darras-Joly C, Bedos JP, Sauve C, et al. Synergy between amoxicillin and gentamicin in combination against a highly penicillin-resistant and -tolerant strain of Streptococcus pneumoniae in a mouse pneumonia model. Antimicrob Agents Chemother. 1996;40(9):2147–2151.

140. Calandra T, Glauser MP. Immunocompromised animal models for the study of antibiotic combinations. Am J Med. 1986;80(5C):45–52.

141. Diaz-Martin A, Martinez-Gonzalez ML, Ferrer R, et al. Antibiotic prescription patterns in the empiric therapy of severe sepsis: combination of antimicrobials with different mechanisms of action reduces mortality. Crit Care. 2012;16(6):R223.

142. Safdar N, Handelsman J, Maki DG. Does combination antimicrobial therapy reduce mortality in Gram-negative bacteraemia? A meta-analysis. Lancet Infect Dis. 2004;4(8):519–527.

143. Kumar A, Safdar N, Kethireddy S, Chateau D. A survival benefit of combination antibiotic therapy for serious infections associated with sepsis and septic shock is contingent only on the risk of death: a meta-analytic/meta-regression study. Crit Care Med. 2010;38(8):1651–1664.

144. Kumar A, Zarychanski R, Light B, et al. Early combination antibiotic therapy yields improved survival compared with monotherapy in septic shock: a propensity-matched analysis. Crit Care Med. 2010;38(9):1773–1785.

145. Shiber S, Yahav D, Avni T, Leibovici L, Paul M. β-Lactam/β-lactamase inhibitors versus carbapenems for the treatment of sepsis: systematic review and meta-analysis of randomized controlled trials. J Antimicrob Chemother. 2015;70:41–47.

146. Brunkhorst FM, Oppert M, Marx G, et al. Effect of empirical treatment with moxifloxacin and meropenem vs meropenem on sepsis-related organ dysfunction in patients with severe sepsis: a randomized trial. JAMA. 2012;307(22):2390–2399.

147. Nathens AB, Rotstein OD, Marshall JC. Tertiary peritonitis: clinical features of a complex nosocomial infection. World J Surg. 1998;22(2):158–163.

148. Morrissey I, Hackel M, Badal R, Bouchillon S, Hawser S, Biedenbach D. A review of ten years of the study for monitoring antimicrobial resistance trends (SMART) from 2002 to 2011. Pharm. 2013;6(11):1335–1346.

149. Hoban DJ, Badal R, Bouchillon S, et al. In vitro susceptibility and distribution of beta-lactamases in Enterobacteriaceae causing intra-abdominal infections in North America 2010-2011. Diagn Microbiol Infect Dis. 2014;79(3):367–372.

150. Hoban DJ, Bouchillon SK, Hawser SP, Badal RE, Labombardi VJ, DiPersio J. Susceptibility of gram-negative pathogens isolated from patients with complicated intra-abdominal infections in the United States, 2007-2008: results of the Study for Monitoring Antimicrobial Resistance Trends (SMART). Antimicrob Agents Chemother. 2010;54(7):3031–3034.

151. Montravers P, Gauzit R, Muller C, Marmuse JP, Fichelle A, Desmonts JM. Emergence of antibiotic-resistant bacteria in cases of peritonitis after intraabdominal surgery affects the efficacy of empirical antimicrobial therapy. Clin Infect Dis. 1996;23(3):486–494.

152. Solomkin JS, Mazuski JE, Baron EJ, et al. Guidelines for the selection of anti-infective agents for complicated intra-abdominal infections. Clin Infect Dis. 2003;37(8):997–1005.

153. Mazuski JE, Sawyer RG, Nathens AB, et al. The Surgical Infection Society guidelines on antimicrobial therapy for intra-abdominal infections: evidence for the recommendations. Surg Infect. 2002;3(3):175–233.

154. Solomkin JS, Mazuski JE, Bradley JS, et al. Diagnosis and management of complicated intra-abdominal infection in adults and children: guidelines by the Surgical Infection Society and the Infectious Diseases Society of America. Clin Infect Dis. 2010;50(2):133–164.

155. Eckmann C, Dryden M, Montravers P, Kozlov R, Sganga G. Antimicrobial treatment of "complicated" intra-abdominal infections and the new IDSA guidelines? a commentary and an alternative European approach according to clinical definitions. Eur J Med Res. 2011;16(3):115–126.

156. Dupont H. The empiric treatment of nosocomial intra-abdominal infections. Int J Infect Dis. 2007;11(suppl 1):S1–S6.

157. Harbarth S, Uckay I. Are there patients with peritonitis who require empiric therapy for Enterococcus? Eur J Clin Microbiol Infect Dis. 2004;23(2):73–77.

158. Condon RE, Walker AP, Sirinek KR, et al. Meropenem versus tobramycin plus clindamycin for treatment of intraabdominal infections: results of a prospective, randomized, double-blind clinical trial. Clin Infect Dis. 1995;21(3):544–550.

159. Dougherty SH, Sirinek KR, Schauer PR, et al. Ticarcillin/clavulanate compared with clindamycin/gentamicin (with or without ampicillin) for the treatment of intra-abdominal infections in pediatric and adult patients. Am Surg. 1995;61(4):297–303.

160. Luke M, Iversen J, Sondergaard J, et al. Ceftriaxone/metronidazole is more effective than ampicillin/netilmicin/metronidazole in the treatment of bacterial peritonitis. Eur J Surg. 1991;157(6–7): 397–401.

161. Cohn SM, Lipsett PA, Buchman TG, et al. Comparison of intravenous/oral ciprofloxacin plus metronidazole versus piperacillin/tazobactam in the treatment of complicated intraabdominal infections. Ann Surg. 2000;232(2):254–262.

162. Yellin AE, Hassett JM, Fernandez A, et al. Ertapenem monotherapy versus combination therapy with ceftriaxone plus metronidazole for treatment of complicated intra-abdominal infections in adults. Int J Antimicrob Agents. 2002;20(3):165–173.

163. Solomkin J, Zhao YP, Ma EL, Chen MJ, Hampel B, Team DS. Moxifloxacin is non-inferior to combination therapy with ceftriaxone plus metronidazole in patients with community-origin complicated intra-abdominal infections. Int J Antimicrob Agents. 2009;34(5):439–445.

164. Wong PF, Gilliam AD, Kumar S, Shenfine J, O'Dair GN, Leaper DJ. Antibiotic regimens for secondary peritonitis of gastrointestinal origin in adults. Cochrane Database Syst Rev. 2005; (2): CD004539.

165. Vincent JL, Rello J, Marshall J, et al. International study of the prevalence and outcomes of infection in intensive care units. JAMA. 2009;302(21):2323–2329.

166. Solomkin JS, Mazuski J. Intra-abdominal sepsis: newer interventional and antimicrobial therapies. Infect Dis Clin North Am. 2009;23(3):593–608.

167. Montravers P, Dupont H, Gauzit R, et al. Candida as a risk factor for mortality in peritonitis. Crit Care Med. 2006;34(3): 646–652.

168. Eggimann P, Francioli P, Bille J, et al. Fluconazole prophylaxis prevents intra-abdominal candidiasis in high-risk surgical patients. Crit Care Med. 1999;27(6):1066–1072.

169. Pappas PG, Rex JH, Sobel JD, et al. Guidelines for treatment of candidiasis. Clin Infect Dis. 2004;38(2):161–189.

170. Hof H. Developments in the epidemiolgy of invasive fungal

infections-implications for the empiric and targeted antifungal therapy. Mycoses. 2008;51(suppl 1):1–6.

171. Pfaller MA, Boyken L, Hollis RJ, et al. In vitro susceptibility of invasive isolates of Candida spp. to anidulafungin, caspofungin, and micafungin: six years of global surveillance. J Clin Microbiol. 2008;46(1):150–156.

172. Allou N, Allyn J, Montravers P. When and how to cover for fungal infections in patients with severe sepsis and septic shock. Curr Infect Dis Rep. 2011;13(5):426–432.

173. Biedenbach DJ, Moet GJ, Jones RN. Occurrence and antimicrobial resistance pattern comparisons among bloodstream infection isolates from the SENTRY Antimicrobial Surveillance Program (1997-2002). Diagn Microbiol Infect Dis. 2004;50(1): 59–69.

174. Hidron AI, Edwards JR, Patel J, et al. NHSN annual update: antimicrobial-resistant pathogens associated with healthcareassociated infections: annual summary of data reported to the National Healthcare Safety Network at the Centers for Disease Control and Prevention, 2006-2007. Infect Control Hosp Epidemiol. 2008;29(11):996–1011.

175. Bassetti M, Righi E, Costa A, et al. Epidemiological trends in nosocomial candidemia in intensive care. BMC Infect Dis. 2006;6(21).

176. Roberts RR, Hota B, Ahmad I, et al. Hospital and societal costs of antimicrobial-resistant infections in a Chicago teaching hospital: implications for antibiotic stewardship. Clin Infect Dis. 2009;49(8):1175–1184.

177. Engemann JJ, Carmeli Y, Cosgrove SE, et al. Adverse clinical and economic outcomes attributable to methicillin resistance among patients with Staphylococcus aureus surgical site infection. Clin Infect Dis. 2003;36(5):592–598.

178. Kallen AJ, Hidron AI, Patel J, Srinivasan A. Multidrug resistance among gram-negative pathogens that caused healthcareassociated infections reported to the National Healthcare Safety Network, 2006-2008. Infect Control Hosp Epidemiol. 2010;31(5): 528–531.

179. Kollef MH, Fraser VJ. Antibiotic resistance in the intensive care unit. Ann Intern Med. 2001;134(4):298–314.

180. Heenen S, Jacobs F, Vincent JL. Antibiotic strategies in severe nosocomial sepsis: why do we not de-escalate more often? Crit Care Med. 2012;40(5):1404–1409.

181. Garnacho-Montero J, Gutierrez-Pizarraya A, Escoresca-Ortega A, et al. De-escalation of empirical therapy is associated with lower mortality in patients with severe sepsis and septic shock. Intensive Care Med. 2014;40(1):32–40.

182. Leone M, Bechis C, Baumstarck K, et al. De-escalation versus continuation of empirical antimicrobial treatment in severe sepsis: a multicenter non-blinded randomized noninferiority trial. Intensive Care Med. 2014;40(10):1399–1408.

183. Mokart D, Slehofer G, Lambert J, et al. De-escalation of antimicrobial treatment in neutropenic patients with severe sepsis: results from an observational study. Intensive Care Med. 2014;40(1):41–49.

184. De Waele JJ, Bassetti M, Martin-Loeches I. Impact of de-escalation on ICU patients' prognosis. Intensive Care Med. 2014;40(10): 1583–1585.

40 脓毒性休克时 MAP 的目标值

François Beloncle, Peter Radermacher, Pierre Asfar

脓毒性休克存在一系列复杂相关的心血管功能障碍，如全身血流阻力下降、低血容量、微循环障碍、心肌功能抑制等[1]，这些变化导致氧输送和氧需求之间出现不平衡。因此，脓毒性休克初始治疗的目标是使这种不匹配达到重新平衡。平均动脉压（mean arterial pressure, MAP）是确保器官充分灌注的血流动力学指标之一[2]。拯救脓毒症运动（surviving sepsis campaign, SSC）指南建议，初始复苏期间应维持 MAP>65 mmHg（等级 1C：基于低水平证据的高等级推荐）[3]。虽然这个目标在广泛意义上可以被接受，但是 65 mmHg 的目标 MAP 可能对许多危重病人不太适合。然而，实现更高的 MAP 水平可能会带来一定的风险。脓毒性休克时，我们必须避免三种风险——灌注不足、组织水肿和血管过度收缩（易导致组织灌注不足）。最佳的 MAP 水平（或最佳的血管升压药物剂量）才能实现这些风险之间的最佳平衡。SSC 指南建议最佳 MAP 应该个体化，因为有些患者（如有动脉硬化或有高血压病史）MAP 可能会比较高。

该综述通过讨论脓毒症的生理原因和不同的临床研究，解决脓毒症患者最佳 MAP 的相关问题。

生理原因

脓毒性休克复苏的最终目标是使氧气（O_2）输送满足每个器官的 O_2 需求。通常认为 MAP 可以代表总灌注压力，那么，升高脓毒性休克患者的 MAP 水平就应该会增加 O_2 向组织的输送。

然而，要解决这一问题需要更好地理解脓毒症时机体的自动调节机制和微循环调节。此外，增加 MAP 水平意味着将增加血管升压药使用负荷，随之而来的是这些药物副作用的问题。

自动调节

自动调节是指在一定的灌注压力范围内，不论灌注压如何变化，器官均能够维持恒定的血流，这一灌注压范围被称作"自动调节区"[4]。低于此自动调节的阈值，血流量则直接取决于灌注压力。自动调节在脑[5]、心脏[6]、肾脏[7]中极其重要。值得注意的是，不同的器官自动调节的阈值是不同的[8]。肾脏的自动调阈值最高，因此可以作为首要的复苏目标。在肾脏自动调节范围内维持一定的 MAP 使得器官在压力的情况下得到灌注。自动调节阈值与患者的年龄和相关合并症（例如慢性高血压）有关。脓毒症患者的血管反应性损伤是否与自动调节范围的变化有关还不清楚。Prowle 等利用相位对比电影磁共振成像技术发现，尽管 MAP 控制在 70~100 mmHg，脓毒症患者的肾脏血流量仍低于对照组健康的患者，提示肾脏的自动调节在脓毒症期间受到了干扰[9]。然而，在脓毒症大鼠模型试验中，在很大的 MAP 变化范围内，肾脏的血流仍然在随之改变，这一发现提示脓毒症时自动调节可能被封闭了[10]。因此，脓毒症时是否仍维持自动调节以及自动调节阈值是否不变还不清楚。

需要注意的是灌注压和 MAP 是不同的，器官灌注压等于进入器官的动脉压力（通常接近

MAP）减去器官静脉压。有文献报道静脉压具有重要作用，尤其是在肾脏中[11]。

微循环

　　脓毒症的微循环改变表现为血管内皮通透性增加、白细胞黏附和可导致组织缺氧的血流异质性[12, 13]。微循环血流量可能很大程度上不依赖于全身血流动力学[14]。因此，当全身血流动力学的目标（特别是 MAP 目标）实现时，微循环异常可能仍持续存在[13]。也就是说，即使 MAP>65 mmHg 也可能不会改善微血管灌注。然而，脓毒症早期微循环改变表现为低灌注压（即在休克开始时无法实现大循环的参数目标），因此，虽然在脓毒症休克的第二阶段患者"血流动力学稳定"时调节血流动力学目标可能不会改善微循环障碍，但是早期干预使 MAP 达到较高水平仍可防止微循环障碍。

血管升压药物高负荷的特殊影响

　　提高 MAP 的目标水平可能需要高剂量的血管升压药物或正性肌力药物。去甲肾上腺素是脓毒症患者最常用的药物，它能够激活 α 和 β 肾上腺素能受体。虽然去甲肾上腺素主要血流动力学作用是增加全身的血管阻力（由此可以增加左心室后负荷），但由于其 β-肾上腺素能激活作用和其对静脉回流的影响，通常也会轻微增加心输出量[15]。去甲肾上腺素的静脉作用也可能影响灌注压力[11]。在探寻血管升压药物最佳剂量问题时，除了血管过度收缩的后果，也应该考虑其他作用。交感神经的过度刺激（或肾上腺素应激）可能会造成以下不良反应，如舒张功能障碍、快速型心律失常、骨骼肌损伤（细胞凋亡）、凝血功能改变或内分泌、免疫和代谢紊乱[16]。

观察性研究

　　一些观察性临床试验对脓毒症患者的最佳 MAP 目标进行了研究。两个回顾性研究通过对患者 MAP 的记录数据进行分析，观察脓毒症早期低于不同的 MAP 阈值所维持的时间与患者生存率和器官功能障碍的相关性。Varpula 等[17]发现，在 111 例脓毒性休克患者中，最初 6 小时和 48 小时的平均 MAP 水平能够预测 30 天的预后，通过 ROC 曲线可以发现，最佳的可预测 30 天死亡率的 MAP 阈值水平是 65 mmHg。此外，低于该阈值的维持时间长短也与死亡率呈正相关。然而，由于 MAP 的水平与疾病的严重程度高度相关，这些结果可能只反映了休克的严重程度。Dünser 等[18]对 274 例脓毒症或脓毒性休克患者进行了相似的分析，不同的是他们对疾病严重程度进行了调整[使用简化急性生理评分（simplified acute physiology score, SAPS）II 而不是收缩压进行评估]。作者评估了收入 ICU 后最初 24 小时期间的不同动脉血压水平与 28 天死亡率或器官功能的相关性。28 天死亡率与 MAP 下降到 60 mmHg、65 mmHg、70 mmHg 和 75 mmHg 以下均无相关性。然而，当 MAP 下降到 55 mmHg 以下时，逐时时间（按小时统计得到）MAP 积分与 28 天死亡率 ROC 曲线下面积显著相关。这表明，在脓毒症的最初 24 小时 MAP 达到 60 mmHg 已经足够了。但是，当 MAP 下降到 75 mmHg 以下时，逐时时间 MAP 积分反映的 ROC 曲线预测需要肾脏替代治疗。因此，为了防止急性肾损伤（acute kidney injury, AKI）可能需要比较高的 MAP 水平。

　　对一项关于 L-单甲基精氨酸（一氧化氮抑制药）影响死亡率的调查研究进行析因分析发现，包含 290 例脓毒性休克患者的对照组中，MAP（或 MAP 四分位数）与死亡率或疾病相关事件发生率没有相关性[19]。该研究使用 logistic 回归模型，调节变量为年龄、存在慢性动脉高压、入院时疾病严重程度（SAPS II）以及血管升压药物用量情况[20]。值得注意的是，在这项研究中年龄和慢性动脉高压不能影响 MAP 与 28 天死亡率或 AKI 发生率之间的相关性。此外，平均的血管升压药物用量与死亡率和疾病相关事件的数量相关。作者认为，MAP 达到 70 mmHg 或更高似乎与脓毒性休克的生存率提高无相关性，而且通过增加血管升压药物剂量使得 MAP>70 mmHg 可能增加死亡率。

Badin 等[21] 对 217 例休克患者进行前瞻性观察，其中 127 例（59%）为脓毒性休克，结果显示，低平均 MAP 水平超过 6 小时或 24 小时内超过 12 小时的患者，其 72 小时 AKI 发生率仅与 6 小时合并 AKI 的脓毒性休克相关。这些患者中，预测 72 小时 AKI 发生的最佳 MAP 阈值范围为 72~82 mmHg。在其他患者中未发现 MAP 和 72 小时 AKI 的发生存在关联。因此作者认为，脓毒性休克和伴有早期肾脏功能损害的患者 MAP 需要达到 72~82 mmHg 才可能避免 AKI 的发生，该结论与 Dünser 等的结果相符。

Poukkanen 等利用 FINNAKI 的大型前瞻性观察性研究数据[22]，对其中 423 例严重脓毒症患者的研究结果显示，收入 ICU 最初 5 天 AKI 进展的患者（36.2%），其时间校正的 MAP 水平低于那些 AKI 没有进展的患者[23]。预测 AKI 进展的最佳时间校正 MAP 值是 73 mmHg。然而，与 Badin 等[21] 的研究相似，所得的结果未按疾病严重程度进行调整。

上述结果均受观察性研究固有的局限性影响，但从收入 ICU 开始（比干预性研究更接近于疾病进程的开始阶段）的 MAP 水平比较值得分析。尽管结果并不完全一致，且疾病严重程度与 MAP 的关系很难解释，但是这些研究表明，一些脓毒症患者 MAP 目标值超过 65mmHg 可能阻止 AKI 的发生。

干预性研究

一些前瞻性干预研究试图通过短时间内调整 MAP 水平寻找脓毒症患者的最佳 MAP 目标值。Bourgoin 等[24] 的一项包含 28 例脓毒性休克患者的小型随机对照试验结果显示，应用去甲肾上腺素使 MAP 从 65 mmHg 增加至 85 mmHg 并维持 4 小时可以增加实验组的心脏指数。然而，动脉乳酸水平、耗氧量以及肾功能指标（尿量、血清肌酐和肌酐清除率）在任意一组中均未有改变。

LeDoux 等[25] 在 10 例脓毒性休克患者中发现，加大血管升压药物剂量使 MAP 从 65 mmHg 增加至 75 mmHg 和 85 mmHg，并维持在 2 小时内，并没有显著改变全身氧的代谢、皮肤微循环血流量（通过皮肤毛细血管血流量和红细胞流速评估）、尿量和脾灌注［通过胃黏膜二氧化碳分压（PCO_2）评估］。值得注意的是，很多患者接受多巴胺治疗而不是去甲肾上腺素。此外，在 20 例脓毒性休克患者中，虽然去甲肾上腺素的应用剂量增加与心脏指数的增加相关，但当 MAP 分别达到 65 mmHg、75 mmHg 和 85 mmHg 并没有改变 O_2 输送量、消耗量和血清乳酸水平[26]，而且也没有观察到舌下毛细血管的微血管流量指数或毛细血管灌注的百分比变化。

相反，Thooft 等[27] 的一项包括 13 例脓毒性休克患者的研究结果显示，与 65 mmHg 的 MAP 相比，通过增加去甲肾上腺素用量使得 MAP 目标值达到 85 mmHg 并维持 30 分钟可以增加心输出量、改善微循环功能（对 6 名患者上臂进行连续血管闭塞试验并使用近红外光谱测得大鱼际肌氧饱和度以及应用旁流暗场成像技术检测舌下微循环）和减少动脉血乳酸。有趣的是，每个患者微血管对 MAP 变化的反应差异较大，提示最佳的 MAP 可能需要个体化。

另一项相似的研究观察了 16 例脓毒性休克的患者，将 MAP 从 60 mmHg 提高到 70、80 和 90 mmHg，持续 45 分钟，均可增加氧气输送量、皮肤微血管流量和组织氧合［使用 Clark 电极测定皮肤组织氧分压（Pto_2），使用激光多普勒流量计评估皮肤红细胞通量和应用旁流暗场成像技术检测舌下微循环］[28]。然而，与 Dubin 等[26] 的研究相似，当 MAP 从 60 mmHg 增加至 90 mmHg 时，并未发现舌下微血管流量异常、乳酸水平和尿量有变化。

一项短期随机研究在 20 例患者中比较了多巴胺和去甲肾上腺素的疗效，对患者基线水平（去甲肾上腺素和多巴胺组 MAP 分别为 65 mmHg 和 63 mmHg）和将 MAP 升高超过 75 mmHg 3 小时后的情况进行评估[29]。两组氧气输送量和消耗量（由间接测热法）均有增加。然而，去甲肾上腺素组胃黏膜 pH（由胃张力计测量）增加，而多巴胺组却降低。

Derrudre 等[30] 对 11 例脓毒症患者的研究结果显示，将 MAP 从 65 mmHg 提高至 75 mmHg，并维持 2 小时，患者尿量增加，超声测量的肾阻力指数降低。然而，当 MAP 从 75 mmHg 提高至 85 mmHg 时，没有发现上述指标有变化。重要的是，由于决定肾阻力指数的因素较多，因此对于它发生改变的原因解释起来也很复杂[31]。然而，该研究表明，对于一些患者去甲肾上腺素要在发挥有效作用（即增加灌注压力）和发生不良反应（即血管过度收缩）之间达到最佳平衡时的

MAP 目标值约 75 mmHg。一项对 12 例非脓毒症、心脏外科术后出现血管扩张性休克和 AKI 患者的研究数据支持上述观点[32]。在这些患者中，将 MAP 从 60 mmHg 提高至 75 mmHg，能够改善肾脏供氧量、肾氧供和消耗之间的平衡和肾小球滤过率。但 MAP 从 75 mmHg 提高至 90 mmHg 时，上述参数并没有改变。

因此，关于 MAP 超过 65 mmHg 对器官功能和微循环影响的结果是有分歧的。除患者数量少和观察期短外，这些差异可能与心脏前负荷的差异和数据采集的时间点相关。非常值得注意的是，所有上述研究纳入时间范围非常广泛，大多数登记的患者血流动力学已经得到控制。这些干预研究的总结见表 40-1。

表 40-1　比较不同 MAP 目标值的临床干预研究

参考文献	患者例数（n）	试验设计	目标 MAP（维持时间）	MAP 增加的主要结果
Bourgoin 等[24]	2×14	开放标签的随机对照研究	65 vs. 85 mmHg（4 小时）	CI ↑心脏指数增高 动脉乳酸、耗氧量和肾功能：不显著
LeDoux 等[25]	10	交叉研究	65，75，85 mmHg（105 分钟）	CI ↑心脏指数增高 动脉乳酸、胃黏膜内动脉 PCO_2 差异、皮肤微循环血流量（皮肤毛细血管血流量和红细胞速度）、尿量：不显著
Dubin 等[26]	20	交叉研究	65，75，85 mmHg（30 分钟）	心脏指数、全身血管阻力、左右心室每搏做功指数增加↑ 动脉乳酸、氧输送、耗氧量、胃黏膜内动脉 PCO_2 差异，舌下毛细血管微血管流量指数和毛细血管灌注百分比（旁流暗场成像）：不显著
Thoof 等[27]	13	交叉研究	65，75，85 mmHg（30 分钟）	心脏指数、混合的静脉氧饱和度、使用近红外光谱测得大鱼际肌氧饱和度、舌下灌注血管密度和微血管流量指数（旁流暗场成像）增加 耗氧量不显著 ↓动脉乳酸降低
Jhanji 等[28]	16	交叉研究	60，70，80，90 mmHg（45 分钟）	氧输送、皮肤组织 Pto_2 分压，皮肤微血管红细胞通量（激光多普勒流量计）增加↑ 舌下毛细血管微血管流量指数（旁流暗场）：不显著
Deruddre 等[30]	11	交叉研究	65，75，85 mmHg（120 分钟）	65~75 mmHg：尿量增加↑，RRI 间期降低↓ 75~85 mmHg：尿量、RRI 间期不显著 肌酐清除率：不显著

CI. 心脏指数；MAP. 平均动脉压；PCO_2. 分压；Pto_2. 组织氧分压；RRI. R-R 间期；SvO_2. 耗氧量；VO_2. 耗氧量；↑. 增加；↓. 降低

大型随机对照研究

在临床实践中，安全限制决定实际MAP可能需要高于原来规定的目标。这种差异也在大型、前瞻性、随机对照研究中被发现。Rivers等[33]在严重脓毒症或脓毒性休克患者中比较了标准治疗与早期目标导向治疗（early goal-directed therapy，EGDT）两种复苏策略，EGDT组中达到的平均MAP为95 mmHg。在Annane等[34]比较肾上腺素与去甲肾上腺素加多巴酚丁胺的CATS试验，De Backer等[35]比较休克患者中多巴胺与去甲肾上腺素的大型试验以及近期比较EGDT与常规治疗的早期脓毒性休克流程化治疗（protocolized care for early septicShock，ProCESS）多中心研究中[36]，MAP均超过了推荐的目标。这些研究报告了可以提示血管过度收缩的任何副作用（例如手指或内脏缺血）[33~36]。在血管加压素和脓毒性休克试验（vasopressin and septic shock trial，VASST），比较低剂量血管加压素和去甲肾上腺素联合传统的儿茶酚胺[37]，3天两组平均MAP水平约为80 mmHg。虽然缺血性损伤的危险因素是排除标准，但仍有相对较高的指端缺血率（血管加压素组2%，去甲肾上腺素组0.5%）。

在Lopez等的研究中[19]，当一氧化氮合酶抑制药LNMA被加入到常规血管升压药物中时，能够快速增加MAP（25%的患者能够大于90 mmHg）。由于LNMA组的死亡率增加，且主要死于心血管方面的问题，该试验被过早停止。本研究无法分析MAP水平和死亡率之间的相关性，因为LNMA除了影响MAP水平，很可能对死亡率有直接影响。

有关脓毒症患者的大型临床试验表明，MAP通常可达到约80 mmHg，且没有明显的副作用发生。

SEPSISPAM研究

为避免在上述研究中出现的局限性，有学者设计了脓毒症和平均动脉压试验（sepsis and mean arterial pressure trial，SEPSISPAM）研究。这是一项纳入800名患者的随机、开放标签的试验，所有患者新入ICU最初6小时内均给予血管活性药物，并被随机分到两个MAP策略组（65~70 mmHg组与80~85 mmHg组），时间从第1天至第5天（或直到患者不再需要血管升压药物支持）[38]。患者同时根据慢性高血压水平分层。高MAP目标组与低MAP目标组相比，接受儿茶酚胺的剂量较高、时间较长。两组在28天死亡率、器官功能障碍的发生率以及90天死亡率方面均无明显差异。然而，既往有高血压的患者（超过40%的研究患者）中，低MAP目标组患者AKI的发生率（定义为血清肌酐水平加倍）和肾脏替代治疗率较高，严重不良事件的发生率在两组间没有差异，但在高MAP目标组心房颤动的发生率（已知与中风的发生风险增加有独立相关性）较高。SEPSISPAM证实有高血压病史的患者MAP需要大于65 mmHg以预防AKI的发生。此外，这项研究提出了另一个问题：如何使用液体和血管升压药物来实现目标MAP？在SEPSISPAM中，依据法国重症监护医学学会的推荐，在充分的液体复苏（给予30 ml生理盐水/千克体重、胶体或由临床医师评估确定方法）后加入血管升压药物（去甲肾上腺素，只有一个中心使用肾上腺素）来进行血流动力学管理[39]。与其他大型临床随机研究相比，为了获得相同的MAP水平，SEPSISPAM研究策略导致液体和血管升压药物用量之间出现不同比例[40]。例如，与De Backer等的大型随机对照试验相比，SEPSISPAM研究中的患者接受了较少的甲肾上腺素和更多的液体[35]，但与其他试验相比，SEPSISPAM研究中的患者接受了较少的液体和更多的去甲肾上腺素[33，37]。

结 论

最近的研究，特别是SEPSISPAM研究表明，脓毒性休克患者MAP目标值为65 mmHg通常足矣。然而，较高的MAP水平（75~85 mmHg）可以预防慢性高血压患者AKI的发生。由于AKI

的发病率高，并且 ICU 中脓毒性休克患者 AKI
的发生率也高，所以这一点在临床上非常重要。
此外，实现目标 MAP 的维持方法可能与目标本
身一样重要。最后，实现 MAP 目标的方式（液
体量以及血管升压药物的联合）需要进一步研究，
特别是对于可能会受益于高 MAP 水平的慢性高
血压患者。

作者推荐

- 提高休克患者的 MAP 可改善自动调节器官的灌注和微循环血流量，但是意味着需要较高的血管升压药物用量。
- 最近的研究表明，65 mmHg 的 MAP 目标值对于脓毒性休克患者通常足够。
- 较高的 MAP 水平（75~85 mmHg）可以防止慢性高血压患者 AKI 的发生。
- 微血管对 MAP 变化的反应存在个体差异，表明最佳 MAP 需要个性化。
- 实现目标 MAP 的维持可能和目标本身同样重要。
- 实现 MAP 目标的方式（液体量以及血管升压药物的联合）需要进一步研究，特别是对于可能会受益于高 MAP 水平的慢性高血压患者。
- 高于所需的 MAP 目标具有有益或有害的影响目前仍不清楚。

（肖建国）

参考文献

1. Angus DC, van der Poll T. Severe sepsis and septic shock. N Engl J Med. 2013;369:2063.
2. Augusto J-F, Teboul J-L, Radermacher P, Asfar P. Interpretation of blood pressure signal: physiological bases, clinical relevance, and objectives during shock states. Intensive Care Med. 2011;37:411–419.
3. Dellinger RP, Levy MM, Rhodes A, et al. Surviving Sepsis Campaign Guidelines Committee including The Pediatric Subgroup: Surviving Sepsis Campaign: international guidelines for management of severe sepsis and septic shock. Intensive Care Med. 2012;2013(39):165–228.
4. Johnson PC. Autoregulation of blood flow. Circ Res. 1986;59:483–495.
5. Strandgaard S, Olesen J, Skinhoj E, Lassen NA. Autoregulation of brain circulation in severe arterial hypertension. Br Med J.

1973;1:507–510.
6. Berne RM. Regulation of coronary blood flow. Physiol Rev. 1964;44:1–29.
7. Cupples WA, Braam B. Assessment of renal autoregulation. Am J Physiol Renal Physiol. 2007;292:F1105–F1123.
8. Bellomo R, Wan L, May C. Vasoactive drugs and acute kidney injury. Crit Care Med. 2008;36(suppl 4):S179–S186.
9. Prowle JR, Molan MP, Hornsey E, Bellomo R. Measurement of renal blood flow by phase-contrast magnetic resonance imaging during septic acute kidney injury: a pilot investigation. Crit Care Med. 2012;40:1768–1776.
10. Burban M, Hamel JF, Tabka M, et al. Renal macro- and microcirculation autoregulatory capacity during early sepsis and norepinephrine infusion in rats. Crit Care Lond Engl. 2013;17:R139.
11. Legrand M, Dupuis C, Simon C, et al. Association between systemic hemodynamics and septic acute kidney injury in critically ill patients: a retrospective observational study. Crit Care Lond Engl. 2013;17:R278.
12. De Backer D, Donadello K, Taccone FS, Ospina-Tascon G, Salgado D, Vincent J-L. Microcirculatory alterations: potential mechanisms and implications for therapy. Ann Intensive Care. 2011;1:27.
13. De Backer D, Creteur J, Preiser J-C, Dubois M-J, Vincent J-L. Microvascular blood flow is altered in patients with sepsis. Am J Respir Crit Care Med. 2002;166:98–104.
14. De Backer D, Ortiz JA, Salgado D. Coupling microcirculation to systemic hemodynamics. Curr Opin Crit Care. 2010;16:250–254.
15. Hamzaoui O, Georger J-F, Monnet X, et al. Early administration of norepinephrine increases cardiac preload and cardiac output in septic patients with life-threatening hypotension. Crit Care Lond Engl. 2010;14:R142.
16. Dünser MW, Hasibeder WR. Sympathetic overstimulation during critical illness: adverse effects of adrenergic stress. J Intensive Care Med. 2009;24:293–316.
17. Varpula M, Tallgren M, Saukkonen K, Voipio-Pulkki L-M, Pettilä V. Hemodynamic variables related to outcome in septic shock. Intensive Care Med. 2005;31:1066–1071.
18. Dünser MW, Takala J, Ulmer H, et al. Arterial blood pressure during early sepsis and outcome. Intensive Care Med. 2009;35:1225–1233.
19. López A, Lorente JA, Steingrub J, et al. Multiple-center, randomized, placebo-controlled, double-blind study of the nitric oxide synthase inhibitor 546C88: effect on survival in patients with septic shock. Crit Care Med. 2004;32:21–30.
20. Dünser MW, Ruokonen E, Pettilä V, et al. Association of arterial blood pressure and vasopressor load with septic shock mortality: a post hoc analysis of a multicenter trial. Crit Care Lond Engl. 2009;13:R181.
21. Badin J, Boulain T, Ehrmann S, et al. Relation between mean arterial pressure and renal function in the early phase of shock: a prospective, explorative cohort study. Crit Care Lond Engl. 2011;15:R135.
22. Nisula S, Kaukonen K-M, Vaara ST, et al. Incidence, risk factors and 90-day mortality of patients with acute kidney injury in Finnish intensive care units: the FINNAKI study. Intensive Care Med. 2013;39:420–428.
23. Poukkanen M, Wilkman E, Vaara ST, et al. Hemodynamic variables and progression of acute kidney injury in critically ill patients with severe sepsis: data from the prospective observational FINNAKI study. Crit Care Lond Engl. 2013;17:R295.

24. Bourgoin A, Leone M, Delmas A, Garnier F, Albanèse J, Martin C. Increasing mean arterial pressure in patients with septic shock: effects on oxygen variables and renal function. Crit Care Med. 2005;33:780–786.

25. LeDoux D, Astiz ME, Carpati CM, Rackow EC. Effects of perfusion pressure on tissue perfusion in septic shock. Crit Care Med. 2000;28:2729–2732.

26. Dubin A, Pozo MO, Casabella CA, et al. Increasing arterial blood pressure with norepinephrine does not improve microcirculatory blood flow: a prospective study. Crit Care Lond Engl. 2009;13:R92.

27. Thooft A, Favory R, Salgado DR, et al. Effects of changes in arterial pressure on organ perfusion during septic shock. Crit Care Lond Engl. 2011;15:R222.

28. Jhanji S, Stirling S, Patel N, Hinds CJ, Pearse RM. The effect of increasing doses of norepinephrine on tissue oxygenation and microvascular flow in patients with septic shock. Crit Care Med. 2009;37:1961–1966.

29. Marik PE, Mohedin M. The contrasting effects of dopamine and norepinephrine on systemic and splanchnic oxygen utilization in hyperdynamic sepsis. JAMA. 1994;272:1354–1357.

30. Deruddre S, Cheisson G, Mazoit J-X, Vicaut E, Benhamou D, Duranteau J. Renal arterial resistance in septic shock: effects of increasing mean arterial pressure with norepinephrine on the renal resistive index assessed with Doppler ultrasonography. Intensive Care Med. 2007;33:1557–1562.

31. Lerolle N. Please don't call me RI anymore; I may not be the one you think I am!. Crit Care Lond Engl. 2012;16:174.

32. Redfors B, Bragadottir G, Sellgren J, Swärd K, Ricksten S-E. Effects of norepinephrine on renal perfusion, filtration and oxygenation in vasodilatory shock and acute kidney injury. Intensive Care Med. 2011;37:60–67.

33. Rivers E, Nguyen B, Havstad S, et al. Early goal-directed therapy in the treatment of severe sepsis and septic shock. N Engl J Med. 2001;345:1368–1377.

34. Annane D, Vignon P, Renault A, et al. CATS Study Group: Norepinephrine plus dobutamine versus epinephrine alone for management of septic shock: a randomised trial. Lancet. 2007;370:676–684.

35. De Backer D, Biston P, Devriendt J, et al. SOAP II Investigators: Comparison of dopamine and norepinephrine in the treatment of shock. N Engl J Med. 2010;362:779–789.

36. ProCESS Investigators, Yealy DM, Kellum JA, Huang DT, et al. A randomized trial of protocol-based care for early septic shock. N Engl J Med. 2014;370:1683–1693.

37. Russell JA, Walley KR, Singer J, et al. Vasopressin versus norepinephrine infusion in patients with septic shock. N Engl J Med. 2008;358:877–887.

38. Asfar P, Meziani F, Hamel J-F, et al. High versus low bloodpressure target in patients with septic shock. N Engl J Med. 2014;370:1583–1593.

39. Pottecher T, Calvat S, Dupont H, Durand-Gasselin J, Gerbeaux P, SFAR/SRLF Workgroup. Haemodynamic management of severe sepsis: recommendations of the French Intensive Care Societies (SFAR/SRLF) Consensus Conference, 13 October 2005, Paris, France. Crit Care Lond Engl. 2006;10:311.

40. Russell JA. Is there a good MAP for septic shock? N Engl J Med. 2014;370:1649–1651.

41 脓毒症患者该如何选择升压药物

Colm Keane, Gráinne McDermott, Patrick J. Neligan

本章主要总结与脓毒症相关的血流动力学紊乱，然后依次评估经过研究并且目前正用于治疗脓毒性休克的各种血管升压药物。

脓毒症中的血流动力学紊乱

早期脓毒症的特征为低灌注，表现为肢冷、少尿、意识模糊、乳酸性酸中毒以及耗氧量增加（混合静脉血氧饱和度 SvO_2 降低）。目前，常规治疗包括早期（最佳预测）应用抗生素和按 30 ml/kg 进行经验性液体复苏[1]。液体治疗的目标是重建全身循环血流并使得平均动脉压（MAP）大于 65 mmHg。对液体治疗无反应是应用血管升压药物的指征。大多数患者对抗生素和液体治疗有反应，血管升压药物治疗时间通常相对较短[2, 3]。少数患者发生脓毒性休克，且由于治疗不及时、病因治疗失败或遗传因素而发展为急性危重症需要重症监护及多器官支持治疗[4]。

（晚期）脓毒性休克被公认为是一种以各种心血管和神经激素异常为特征的复杂疾病。虽然血流动力学结果很容易描述，但发生机制仍然不完全清楚。公认的脓毒性休克的主要特点如下：

1. 血管舒张是由于缺少正常的交感神经紧张，与局部血管扩张药代谢物有关，其可引起 ATP 敏感性钾通道的激活，导致平滑肌细胞膜的超极化。可诱导的一氧化氮合成酶/一氧化氮合酶-2 产生增加，导致一氧化氮生成过量，最终使血管加压素急剧消耗。此外，血管舒张也与相对血容量不足相关。血管张力可特征性的抵抗儿茶酚胺的治疗，但对血管加压素则非常敏感。

2. 每搏输出量降低通常认为是由于循环中存在心肌抑制因子，但也可由线粒体功能障碍引起。同时也可引起可逆的全心衰竭、射血分数减少、心肌水肿和缺血。此时心输出量可通过心率的显著增加来维持。

3. 微循环衰竭表现为血流调节异常和分布不均、动静脉分流、氧利用缺陷和广泛的毛细血管渗漏，可导致富含蛋白质的液体在血管外空间内过量积聚，这些异常还不能够完全被解释。此外，凝血系统的初始活化和血管内凝血的沉积可引起缺血。

4. 线粒体功能障碍时摄取氧的能力受损，导致尽管有足够的氧输送到组织，SvO_2 和血清乳酸水平却仍升高。

脓毒性休克应该被看作是急危重症疾病多器官功能障碍的复杂表现的一部分。这些表现包括肾损伤、肝功能障碍、谵妄、凝血障碍和急性缺氧性呼吸衰竭。拯救脓毒症运动（surviving sepsis campaign, SSC）[1] 的目标是治疗早期脓毒性休克以及预防多器官衰竭和慢性重症疾病（chronic critical illness, CCI）。尽管有关的一些细节仍然存在争议，但已经取得了显著的效果[2, 3]。CCI 的表现是无法撤除机械通气、kwashiorkor 样营养不良、广泛水肿、神经肌肉无力、长期依赖血管升压药物/强心药以及神经内分泌耗竭。目前对于 CCI 尚没有可行的干预措施。

血管升压药物治疗

脓毒症患者存在低血压、组织灌注不足以及

对静脉液体输注无反应是血管升压药物治疗的指征[4, 5]。尽管液体量和液体类型仍有争议[6]，一般认为液体复苏应在血管升压药物使用之前进行。脓毒症患者选择何种血管升压药物长期以来一直存在争论，血管升压药物用于达到目标MAP值，强心药用于增加心输出量、每搏输出量和SvO_2。脓毒性休克患者的MAP目标值是不确定的，因为每个患者应在个体化范围内自行调节。低于特定MAP值，诸多血管床的自动调节可能丧失，导致灌注对压力呈线性依赖。通常患者特异性自动调节范围是未知的，有研究表明，滴定去甲肾上腺素使MAP达到65 mmHg可以维持组织灌注[6]。然而，既往有高血压的患者可能需要较高的MAP以维持灌注。理想的加压药物应该既能恢复血压，同时保证心输出量并优先灌注身体的中心结构（脑、心脏、内脏器官和肾脏）。目前，去甲肾上腺素被认为是经过液体复苏患者的首选药物。

去甲肾上腺素

去甲肾上腺素对 α_1 和 β_1 肾上腺素能受体都有药理作用。在低剂量范围内，β 肾上腺素能效应显著，并且轻度增加心输出量。在高剂量范围内，血管收缩和增加MAP作用明显，且不增加心率，其主要优点是通过增加血管紧张度来增加器官灌注。去甲肾上腺素与多巴胺的对比研究结果显示，就氧输送、器官灌注和氧消耗方面的总体改善而言，前者优于后者[7]。

Marik 和 Mohedin[8] 将 20 例血管舒张性脓毒性休克的患者随机分入多巴胺或去甲肾上腺素组，经过滴注使 MAP 大于 75 mmHg，并测量在基线和实现目标 MAP 3 小时后的氧输送、氧消耗和胃黏膜 pH（pHi，通过胃张力测定法测定）。多巴胺主要通过提高心率，增加心输出量来提高MAP，而去甲肾上腺素通过增加外周血管阻力来提高MAP，同时能够维持心输出量。虽然两组患者的氧输送和氧消耗均增加，但是在用去甲肾上腺素治疗的患者中 pHi 显著增加，而在接受多巴胺的患者中 pHi 显著降低（P<0.001，3 小时校正值）。Ruokenen 等也报道了相似的结果[9]。

DeBacker 等[7] 将 1 679 名患者随机分组，接受多巴胺［最大值 20 μg/（kg·min）］或去甲肾上腺素［最大值 0.19 μg/（kg·min）］作为一线血管升压药物治疗，用来恢复并维持血压，使得 MAP 大于 65 mmHg。主要研究终点为 28 天死亡率，次要结局包括无器官支持天数和不良事件发生情况。尽管 28 天死亡率在两组之间无显著差异（52.5% vs. 48.5%，P=0.10），但多巴胺组发生心律失常（主要是心房颤动）的发生率明显增高（24.1% vs. 12.4% P<0.001）。值得注意的是，心源性休克患者的亚组分析显示，多巴胺与去甲肾上腺素组相比死亡率显著升高（心源性休克 P=0.03，脓毒性休克 P=0.19，低血容量性休克 P=0.84）。

去甲肾上腺素的代谢活性低于肾上腺素，并能降低血清乳酸水平[7]。去甲肾上腺素能够显著改善脓毒症患者的肾脏灌注和内脏血流量[10, 11]，特别是与多巴酚丁胺联合使用时[10]。

Martin 等[12] 对 97 名脓毒症患者进行了前瞻性、队列观察研究，使用 stepwise logistic 回归方法来分析观察结果，发现用去甲肾上腺素治疗的 57 例患者的住院死亡率显著低于 40 例使用其他血管升压药物治疗（高剂量多巴胺、肾上腺素或二者联用）的患者（62% vs. 82%，P<0.001，RR=0.68；95% CI 0.54~0.87）。这项研究结果被以下几个因素弱化，包括观察性非盲状态、可能的选择偏倚和较弱的研究终点（住院死亡率）。然而，在当时该研究仍起了非常重要的作用，因为许多从业者认为去甲肾上腺素能导致危重病患者的器官灌注不足。这些数据也证实了 Goncalves 与其团队的工作结果[13]。

去甲肾上腺素的应用时间是否有所不同？Bai 等对两个 ICU 的 213 例脓毒性休克患者应用去甲肾上腺素的初始时间进行回顾性分析[14]。患者分为两组：如果去甲肾上腺素在脓毒性休克发生后 2 小时内开始应用被认为是早期（早期

NE），在 2 小时后开始应用被认为是晚期（晚期 NE），两组初始抗生素治疗的时间没有差异。晚期 NE 组 28 天的死亡率比早期 NE 组显著增高（对于晚期 NE 组死亡率 OR=1.86，95% CI 1.04~3.34；P=0.035）。在脓毒性休克发生后的前 6 小时期间，去甲肾上腺素每延迟 1 小时应用，可能增加 5.3% 的死亡率。与晚期 NE 组相比，早期 NE 组低血压和去甲肾上腺素给药的持续时间显著缩短，并且 24 小时内去甲肾上腺素的应用量显著减少。

如何解释这种结果差异？早期给予去甲肾上腺素可能反映了丰富的临床经验，患者可能更早达到复苏目标，需要更少的液体（在前 24 小时减少约 500 ml）。在 Rivers 的研究中[5]，在前 72 小时内晚期复苏组比干预组需要更多的液体，这可能是对照组结果差的原因之一。

总之，去甲肾上腺素能够迅速达到血流动力学目标，特别是在脓毒性休克早期，它是首选药物。

多巴胺

尽管存在很多变异性，多巴胺在低至中等剂量范围［达到 10 µg/（kg·min）］时主要具有 β 肾上腺素能效应，可能是由于其在心肌中转化为去甲肾上腺素以及肾上腺素能受体的激活；更高的剂量范围时，能增加 α 肾上腺素能受体激活并引起血管收缩，因此多巴胺是混合的强心药和血管收缩药。在任何剂量范围内，多巴胺都是有效的增强剂。对于收缩功能受损的患者，多巴胺可能是有用的药物，但与去甲肾上腺素相比可导致更多的心动过速和心律失常[7, 15]。这种药物的其他代谢作用一直有很多争议。多巴胺是一种有效的利尿药（既不保护也不损害肾脏）[16]，且具有复杂的神经内分泌效应，它可能干扰甲状腺和垂体功能[17]，并可能具有免疫抑制作用[18]。这些是否影响发病率或死亡率仍然未知。

一项高质量前瞻性试验[16]和一项荟萃分析显示的大量证据表明，不鼓励使用"肾剂量"多巴胺，因为它不会改变死亡率、发生肾衰竭的风险以及肾脏替代治疗的概率[19]。

急症脓毒症患者研究（sepsis occurrence in acutely Ill patients, SOAP）是一项多中心、前瞻性、观察性研究，由欧洲重症医学学会的一个工作组发起，旨在评估欧洲国家脓毒症的流行病学情况。SOAP 是大量数据资料提取分析的一部分，其中一项包括多巴胺及其预后[20]。该研究纳入的 3 147 例患者中，1 058 例（33.6%）在一些时间段内发生休克，包括 462 例（14.7%）脓毒性休克。去甲肾上腺素是最常用的血管升压药物（80.2%），在 31.8% 的休克患者中作为单一使用药物。多巴胺用于 35.4% 的休克患者，8.8% 的患者中作为单一药物，最常联用的药物是去甲肾上腺素（11.6%）。肾上腺素较少使用（23.3%），且很少单独使用（4.5%）。在 33.9% 的患者中多巴酚丁胺与其他儿茶酚胺联用，主要是去甲肾上腺素（15.4%）。在 2.6% 的患者中四种儿茶酚胺同时使用。作者将患者分为单独或联合应用多巴胺组和从未应用过多巴胺组。多巴胺组具有较高的 ICU 死亡率（42.9% vs. 35.7%，P=0.02）和住院死亡率（49.9% vs. 41.7%，P=0.01）。Kaplan-Meier 生存曲线显示多巴胺组中 30 天生存率下降（log rank 4.6，P=0.032）。肾上腺素治疗的患者预后更差，但这可能是更严重的休克患者预后更差的证据。这项研究是观察性和非随机的，由于大量的混杂因素，原始数据库的设计并不是为了证明一项干预措施比另一项有更好的结果。

最后，为什么使用多巴胺？多巴胺是去甲肾上腺素的天然前体，通过 β 羟基化转化。当应用多巴胺时，血清去甲肾上腺素水平增加。因为多巴胺是神经递质并且在许多器官系统中具有代谢活性，所以与使用去甲肾上腺素相比，多巴胺看起来并没有什么益处。此外，曾有关于抗多巴胺的脓毒性休克综合征（syndrome of dopamine-resistant septic shock, DRSS）的描述，定义为尽管给予 20 µg/（kg·min）多巴胺，MAP 仍小于 70 mmHg[21]。Levy 等[22]在一组 110 名脓毒性休克患者中研究发现 DRSS 的发生率为 60%，这些患者死亡率为

78%，而多巴胺敏感组死亡率为 16%。因此，在最高风险组的患者中，使用多巴胺可能与血流动力学目标实现延迟相关。

总之，多巴胺是一种有效的强心药和血管升压药物，但其与很多并发症相关，不应该用作脓毒性休克的一线治疗。

多巴酚丁胺

多巴酚丁胺是一种有效的 β_1 肾上腺素能受体激动药，主要作用于心脏，可增加心肌收缩力，从而增加每搏输出量和心输出量。多巴酚丁胺的心脏变时性比多巴胺小。在脓毒症中，多巴酚丁胺虽然是血管扩张药，但可以增加氧的输送和消耗。多巴酚丁胺在内脏复苏、增加 pHi 和改善黏膜灌注等方面的表现优于多巴胺[23]。将紧密医疗和护理关注与积极的液体及血液管理相结合，作为早期目标导向复苏方案的一部分，多巴酚丁胺被认为可以显著降低死亡风险[5]。然而，目前还不清楚这种益处是否来自多巴酚丁胺，后续研究未能证明与常规治疗相比该方案具有有利的结局[6]。

Levy 等[24]比较了在脓毒性休克患者中联用去甲肾上腺素和多巴酚丁胺与单用肾上腺素的差别。6 小时后，肾上腺素的使用与乳酸水平的增加相关（$3.1 \pm 1.5 \sim 5.9 \pm 1.0$ mmol/L，$P<0.01$），而去甲肾上腺素—多巴酚丁胺组的乳酸水平降低（$3.1 \pm 1.5 \sim 2.7 + 1.0$ mmol/L）。肾上腺素组乳酸与丙酮酸的比率增加（$15.5 \pm 5.4 \sim 21 \pm 5.8$，$P<0.01$），但在去甲肾上腺素—多巴酚丁胺组中没有变化（$13.8 \pm 5 \sim 14 \pm 5.0$）。肾上腺素组 pHi 降低（$7.29 \pm 0.11 \sim 7.16 \pm 0.07$，$P<0.01$）、二氧化碳分压（$PCO_2$）间隙（标准 PCO_2－动脉 PCO_2）增加（$10 \pm 2.7 \sim 14 \pm 2.7$ mmHg；$P<0.01$）。在去甲肾上腺素—多巴酚丁胺组中，6 小时内 pHi（$7.30 \pm 0.11 \sim 7.35 \pm 0.07$）和 PCO_2 间隙（$10 \pm 3 \sim 4 \pm 2$ mmHg）正常化（$P<0.01$）。因此，与肾上腺素相比多巴酚丁胺和去甲肾上腺素可能与较好的内脏血流量和儿茶酚胺驱动的乳酸产生减少有

关，这是否具有临床意义尚不清楚。此外，肾上腺素组中 pHi 的降低和乳酸与丙酮酸的比率增加在 24 小时内可恢复正常，7 小时后血清乳酸水平正常化。

Annane 等[25]进行了一项多中心、随机、双盲试验，包括 330 名脓毒性休克患者。参与者被分配到肾上腺素组（$n=161$）或去甲肾上腺素加多巴酚丁胺组（$n=169$），滴注药物以保持平均血压 ≥ 70 mmHg。两组间 28 天死亡率没有差异（$P=0.31$，RR$=0.86$，95% CI $0.65 \sim 1.14$），严重不良反应、血管升压药物撤除时间以及达到血流动力学目标的时间也没有差异。

肾上腺素

肾上腺素具有有效的 β_1、β_2 和 α_1 肾上腺素能活性，但其对脓毒症时 MAP 的升高主要来自心输出量（每搏输出量）的增加。使用该药具有以下三个主要缺点：①增加心肌需氧量；②肾上腺素增加血清葡萄糖和乳酸水平[26]，这很大程度上是一种产热效应（增加葡萄糖释放并减少厌氧破坏）；③肾上腺素似乎对内脏血流有不利影响[24, 27~29]，因为其将外周血作为"战或逃"反应的一部分。正如我们所知，②和③的意义还不确定，并且很短暂。脓毒症患者增加心脏耗氧量是一件好事还是坏事仍是未知数。

许多数据支持肾上腺素可以降低内脏血流量的假设，至少最初是这样的。Seguin 等通过激光多普勒血流对一组 ICU 患者进行前瞻性研究，确定不同血管升压药物对胃黏膜血流量（gastric mucosal blood flow，GMBF）的影响[30]。研究表明，多培沙明—去甲肾上腺素联用比单用肾上腺素更能增强 GMBF[30]。相反，同一团队以前的研究曾显示肾上腺素组比多培沙明—去甲肾上腺素联用组 GMBF 增加的更多[31]。这两项研究只对 GMBF 进行了 6 小时研究，无法证明肝血流或氧化应激方面的差异。

Myburgh 等[32]对 280 例 ICU 患者进行了一项前瞻性、多中心、双盲、随机对照试验，对比

肾上腺素与去甲肾上腺素。他们发现，在达到 MAP 目标值的时间方面二者没有差别，无血管升压药物应用的天数也没有差别。然而，有几例接受肾上腺素治疗的患者因为发生了严重但短暂的心动过速、胰岛素需求增加和乳酸酸中毒而被迫退出研究。

Obi 等[33] 对强心药和血管升压药物在脓毒性休克患者中的应用进行了荟萃分析，纳入 14 项研究，包括 2 811 例患者。与多巴胺相比，去甲肾上腺素或去甲肾上腺素联合小剂量血管加压素（除外肾上腺素）可明显降低患者死亡率［OR 和 95% CI 分别为 0.80（0.65~0.99），0.69（0.48~0.98），0.56（0.26~1.18）］。

总之，虽然肾上腺素目前不是国际组织[4] 所推荐的脓毒症一线血管升压药物，但却是一种可行的替代选择。很少有数据能够区分肾上腺素和去甲肾上腺素在实现血流动力学目标的差别，肾上腺素是一种较强的强心药，关注肾上腺素对内脏灌注的效果可能被误导。曾经假设低内脏灌注可能会降低 pHi 以及增加 PCO_2 间隙，然而，恰恰相反，肾上腺素可通过产热效应增加内脏氧消耗和二氧化碳（CO_2）的产生，特别是在胃部血流没有同等程度的增加时，易引起内脏氧输送和氧消耗的不匹配[34]。这一观点得到 Duranteau 团队数据的支持[35]。对血清乳酸水平升高和高血糖的关注限制了肾上腺素的使用。然而，脓毒症患者体内乳酸是否有害还不清楚[34]，对于高血糖的关注度似乎也正在减退[36]。

去氧肾上腺素

去氧肾上腺素是一种具有中等效力的几乎纯 α_1 肾上腺素能激动药，因此是比去甲肾上腺素和肾上腺素作用弱的血管收缩药[37, 38]，也是最不可能导致心动过速的肾上腺素。虽然去氧肾上腺素广泛用于麻醉时纠正医源性低血压，但在脓毒症中作用较弱。以前对于其降低肝脏血流的关注[37] 似乎已经消除[38]。Morelli 等[38] 进行了一项前瞻性、随机对照研究，32 例脓毒性休克患

者使用去氧肾上腺素或去甲肾上腺素作为初始血管升压药物，前 12 小时持续监测，维持 MAP 在 65~75 mmHg，心输出量、胃张力测定、酸碱平衡、肌酐清除率和肌钙蛋白"泄漏"都是主要研究终点。结果显示去氧肾上腺素与去甲肾上腺素相比并没有减少肝脏灌注，其在对心肺功能的影响和全身氧运输方面与去甲肾上腺素具有相似的作用，但在对抗脓毒症相关的低动脉压方面不如去甲肾上腺素，需要较高的药量才能达到相同的 MAP 目标值。

总之，去氧肾上腺素对脓毒性休克无害，但它不如去甲肾上腺素有效。虽然作者没有提及，但相比一线药物，在脓毒症休克早期尤其是主要干预手段准备或已经实施时，其作为辅助用药可能会增加作用效果。

血管加压素

精氨酸血管加压素是一种内源性激素，在血容量下降和血浆渗透压增加时释放。血管加压素通过 V1 受体直接收缩血管平滑肌，同时增加血管对儿茶酚胺的反应性[39, 40]。

血管加压素是脓毒症患者出现儿茶酚胺抵抗时作为一种补充的血管收缩药物出现的[41]。脓毒症时这种激素的量减少[42~44]，在去甲肾上腺素基础上应用血管加压素可增加内脏血流量和尿量[45]。由于血管加压素不会显著增加心肌对氧的需求并且其受体相对不受酸中毒的影响，因此在理论上来说比肾上腺素具有优势[46]。

早期研究表明，最有效的剂量为 0.04 U/min[47]，并且不需进行滴定。这种相对低的剂量对正常血压的患者影响很少或几乎没有影响。虽然支持数据较少，但仍有几个小型的早期研究表明血管加压素（或其类似物）在脓毒症中的潜在作用[45, 48~50]。

Russell 等[51] 对已经接受了去甲肾上腺素（5 μg/min）的脓毒性休克患者进行了一项多中心、随机双盲试验［加压素和脓毒性休克试验（vasopressin and septic shock trial, VASST）］。

396 例患者被随机分配到血管加压素组（0.01~0.03 U/min），382 例患者被随机分配到去甲肾上腺素（5~15 μg/min）和开放标签的血管升压药物组。血管加压素组和去甲肾上腺素组 28 天死亡率（35.4 % vs. 39.3 %，P=0.26）、90 天死亡率（43.9% vs. 49.6%，P=0.11）及器官性功能障碍方面均没有显著差异。在重症监护早期，血管加压素组心率、去甲肾上腺素总用量均较低。亚组分析显示，血管加压素对于不太严重的脓毒症在 28 天［35.7% vs. 26.5%，需要治疗例数（number needed to treat，NNT）11］和 90 天（46.1% vs. 35.8%，NNT 10）均得到生存获益（例如那些患者要达到 MAP 目标值需要较低的去甲肾上腺素用量），但不适用于比较严重的脓毒症。在血管加压素水平被测定的患者中，血管加压素组的基线水平非常低（中位数 3.2 pmol/L；四分位数范围 1.7~4.9）且治疗后有升高，但在去甲肾上腺素组中则不升高。

这项研究的几个显著的局限性值得注意。该研究考察了去甲肾上腺素与去甲肾上腺素联合补充的血管加压素的剂量范围，目的是确定血管加压素的儿茶酚胺保留作用能够改善预后。这不是一个血管加压素与去甲肾上腺素头对头的研究，也不是血管加压素在早期脓毒性休克中的研究。在患者被随机化之前，在招募时存在显著的时间延迟（12 小时）。VASST 研究财力不足，以 60% 的预期死亡率用作样本量估计，而对照组的实际死亡率为 39%。最后，在比较严重的脓毒性休克患者中，血管加压素的剂量（最高 0.03U/min）可能不足。

VASST 研究的后续回顾性分析数据表明，在脓毒性休克且接受皮质类固醇治疗的患者中，血管加压素和皮质类固醇具有有益的协同作用[52]。如果患者同时接受皮质类固醇治疗，血管加压素与去甲肾上腺素相比能够显著降低死亡率（35.9% vs. 44.7%，P=0.03）。在接受血管加压素治疗的患者中，应用皮质类固醇比不应用皮质类固醇可明显增加血浆血管加压素水平，6 小时增加 33%（P= 0.006），24 小时增加 67%（P=0.025）。

总之，脓毒性休克患者血管加压素已经耗尽。精氨酸血管加压素替代治疗可能是儿茶酚胺的保留作用，特别是在中等疾病患者中。

其他血管升压药物

虽然本章着重介绍重症监护病房中经常使用和研究的血管活性药物，还有一些其他药物是可用并且已经在使用的，包括磷酸二酯酶抑制药（如米力农和依诺昔酮）以及钙增敏药（如左西孟旦）[6, 53]。对于有心肌病的重症病人，磷酸二酯酶抑制药是多巴酚丁胺的有效替代品[54]，而且确实能够有效恢复内脏血流量。然而，磷酸二酯酶抑制药是肺和全身的血管扩张药，可能加重脓毒性休克的低血压和急性呼吸窘迫综合征的静脉血掺杂。在改善舌下血流方面，标准剂量的左西孟旦比多巴酚丁胺更有效[55]，将来可能在内脏复苏策略中发挥一部分作用。目前尚没有足够的数据支持推荐它们在脓毒性休克中使用。

儿茶酚胺过载

一些研究者建议儿茶酚胺过量给药可能会对脓毒性休克预后不利。例如，Dünser 等[56]发现通过增加儿茶酚胺剂量使 MAP 高于 70 mmHg 似乎会加重病情，而一项脓毒症高、低不同目标血压的多中心试验并没有证实这一点[57]。然而，持续性心动过速已被发现是脓毒症预后的不利预测因子，这可能与过量的 β 肾上腺素受体激活有关。肾上腺素过量激活可导致心肌缺血、快速性心律失常、心肌病、免疫抑制、细菌过度生长、血栓形成和高血糖[58, 59]。VASST 中，在不太严重的休克组接受血管加压素治疗的患者心率显著降低，并且这些患者总体死亡率降低[51]。Morelli 等将 77 名持续压力依赖性脓毒性休克患者随机分到 β 受体阻滞药艾司洛尔或继续治疗组，在 ICU 住院期间滴定艾司洛尔以保持心率在 80~94 次/分。这是确定心率控制是否可行的二期研究，所有其他数据为次要终点。β 受体阻滞

药组 28 天死亡率有很大幅度的降低，从 80.5%
降至 49.4%［绝对风险降低（ARR）31%，NNT
3，P<0.001］，患者需要较少的液体且具有较好
的心血管参数。该组死亡率显著下降，考虑可能
与对照组中死亡率过高有关，然而，必须注意的
是这些数字反映的是接受液体复苏、升压药物和
抗生素超过 24 小时，仍然依赖去甲肾上腺素维
持 MAP 为 65 mmHg 的患者情况。对于这类持续
压力依赖的患者人群，我们没有其他脓毒症试验
的数据可参考对照，期待有进一步的多中心研究。

- 去氧肾上腺素在脓毒性休克中可用作与液体复苏一
  起的初始治疗，但它不如去甲肾上腺素有效。
- 在脓毒性休克中存在血管加压素的绝对缺乏，特别
  是在早期和不太严重的脓毒症患者中可以考虑血管
  加压素和儿茶酚胺联用。没有数据支持血管加压素
  作为一线治疗药物。
- 没有足够的数据推荐在脓毒性休克中使用钙增敏药
  或磷酸二酯酶抑制药。
- 有新的数据显示在压力依赖性脓毒性休克患者中应
  用 β 受体阻滞药来控制 β 肾上腺素能应激反应可
  以改善预后。

（肖建国）

作者推荐

- 目前脓毒性休克的标准治疗包括：经验性抗生素应
  用、静脉液体输注，如果对上述治疗无反应时加用
  血管升压药物。
- 血管升压药物治疗的目标是使 MAP 恢复到患者的自
  动调节范围，恢复重要器官和四肢的血流量。
- 关于血管升压药物的选择以及监测治疗反应的方法
  仍然存在争议，直到有足够有力度的多中心前瞻性
  试验完成。
- 患者在开始血管升压药物治疗前应进行液体复苏。
- 去甲肾上腺素似乎是脓毒性休克可选择的血管升压
  药物，它是一种有效的血管收缩药，可以维持心输
  出并恢复中心器官血流量，且不具有代谢活性。
- 多巴胺虽不可靠，但却是一种有效的强心药、增强
  药和血管升压药物。然而，在脓毒性休克中它没有
  去甲肾上腺素具有优势，并可能不利于低血容量和
  心源性休克的预后，而且它具有多种非血流动力学
  效应，可能影响神经激素与免疫功能。
- 肾上腺素是一种有效的血管收缩药和强心药。开始
  应用时，可导致继发于有氧糖酵解的早期乳酸性酸
  中毒，可能减少内脏血流量。其临床意义尚不清楚，
  这两种效应似乎有时间限制。肾上腺素应作为脓毒
  性休克的二线治疗。
- 多巴酚丁胺是一种有效的强心药，但没有明确的数
  据支持多巴酚丁胺可以在任何情况下改善感染性休
  克的预后。多巴酚丁胺是一种较强的内脏血管扩张
  药，但该药在内脏低灌注情况下的临床效果未得到
  证实。

参考文献

1. Dellinger RP, Levy MM, Rhodes A, et al. Surviving Sepsis Campaign: international guidelines for management of severe sepsis and septic shock, 2012. Intensive Care Med. February 2013;39(2):165–228.
2. Levy MM, et al. The Surviving Sepsis Campaign: results of an international guideline-based performance improvement program targeting severe sepsis. Crit Care Med. February 2010;38(2): 367–374.
3. Kaukonen KM, Bailey M, Suzuki S, Pilcher D, Bellomo R. Mortality related to severe sepsis and septic shock among critically ill patients in Australia and New Zealand, 2000-2012. JAMA. April 2, 2014;311(13):1308–1316.
4. Angus DG, Van der Poll T. Severe sepsis and septic shock. N Engl J Med. 2013;369:840–885.
5. Rivers E, Nguyen B, Havstad S, et al. Early goal-directed therapy in the treatment of severe sepsis and septic shock. N Engl J Med. 2001;345:1368–1377.
6. Trials of Early Goal Directed Resuscitation. 2014-2015.
   a. The ARISE Investigators and the ANZICS Clinical Trials Group. Goal-directed resuscitation for patients with early septic shock. N Engl J Med. 2014;371:1496–1506.
   b. The ProCESS Investigators. A randomized trial of protocolbased care for early septic shock. N Engl J Med. 2014;370:1683–1693.
   c. Mouncey PR, et al. Trial of early, goal-directed resuscitation for septic shock (ProMISe Trial). N Engl J Med. 2015;372:1301–1311.
7. De Backer D, et al. Comparison of dopamine and norepinephrine in the treatment of shock. N Engl J Med. 2010;362:779–789.
8. Marik PE, Mohedin M. The contrasting effects of dopamine and norepinephrine on systemic and splanchnic oxygen utilization in hyperdynamic sepsis. JAMA. 1994;272:1354–1357.
9. Ruokonen E, Takala J, Kari A, et al. Regional blood flow and oxygen transport in septic shock. Crit Care Med. 1993;21:1296–

1303.

10. Hannemann L, Reinhart K, Grenzer O, et al. Comparison of dopamine to dobutamine and norepinephrine for oxygen delivery and uptake in septic shock. Crit Care Med. 1995;23:1962–1970.

11. Martin C, Saux P, Eon B, et al. Septic shock: a goal-directed therapy using volume loading, dobutamine and/or norepinephrine. Acta Anaesthesiol Scand. 1990;34:413–417.

12. Martin C, Viviand X, Leone M, Thirion X. Effect of norepinephrine on the outcome of septic shock. Crit Care Med. 2000;28:2758–2765.

13. Goncalves Jr JA, Hydo LJ, Barie PS. Factors influencing outcome of prolonged norepinephrine therapy for shock in critical surgical illness. Shock. 1998;10:231–236.

14. Bai X, Yu W, Ji W, et al. Early versus delayed administration of norepinephrine in patients with septic shock. Crit Care. 2014;18:532.

15. Regnier B, Rapin M, Gory G, et al. Haemodynamic effects of dopamine in septic shock. Intensive Care Med. 1977;3:47–53.

16. Bellomo R, Chapman M, Finfer S, et al. Low-dose dopamine in patients with early renal dysfunction: a placebo-controlled randomised trial. Australian and New Zealand Intensive Care Society (ANZICS) Clinical Trials Group. Lancet. 2000;356:2139–2143.

17. Van den Berghe G, de Zegher F, Lauwers P. Dopamine suppresses pituitary function in infants and children. Crit Care Med. 1994;22:1747–1753.

18. Denton R, Slater R. Just how benign is renal dopamine? Eur J Anaesthesiol. 1997;14:347–349.

19. Kellum JA. Use of dopamine in acute renal failure: a meta-analysis. Crit Care Med. 2001;29:1526–1531.

20. Sakr Y, Reinhart K, Vincent JL, et al. Does dopamine administration in shock influence outcome? Results of the Sepsis Occurrence in Acutely Ill Patients (SOAP) Study. Crit Care Med. 2006;34:589–597.

21. Bollaert PE, Bauer P, Audibert G, et al. Effects of epinephrine on hemodynamics and oxygen metabolism in dopamine-resistant septic shock. Chest. 1990;98:949–953.

22. Levy B, Dusang B, Annane D, et al. Cardiovascular response to dopamine and early prediction of outcome in septic shock: a prospective multiple-center study. Crit Care Med. 2005;33:2172–2177.

23. Neviere R, Mathieu D, Chagnon JL, et al. The contrasting effects of dobutamine and dopamine on gastric mucosal perfusion in septic patients. Am J Respir Crit Care Med. 1996;154:1684–1688.

24. Levy B, Bollaert PE, Charpentier C, et al. Comparison of norepinephrine and dobutamine to epinephrine for hemodynamics, lactate metabolism, and gastric tonometric variables in septic shock: a prospective, randomized study. Intensive Care Med. 1997;23:282–287.

25. Annane D, et al. Norepinephrine plus dobutamine versus epinephrine alone for management of septic shock: a randomised trial. Lancet. 370(9588):676–684.

26. Day NP, Phu NH, Mai NT, et al. Effects of dopamine and epinephrine infusions on renal hemodynamics in severe malaria and severe sepsis. Crit Care Med. 2000;28:1353–1362.

27. Zhou SX, Qiu HB, Huang YZ, et al. Effects of norepinephrine, epinephrine, and norepinephrine-dobutamine on systemic and gastric mucosal oxygenation in septic shock. Acta Pharmacol Sin. 2002;23:654–658.

28. Meier-Hellmann A, Reinhart K, Bredle DL, et al. Epinephrine impairs splanchnic perfusion in septic shock. Crit Care Med. 1997;25:399–404.

29. Martikainen TJ, Tenhunen JJ, Giovannini I, et al. Epinephrine induces tissue perfusion deficit in porcine endotoxin shock: evaluation by regional CO(2) content gradients and lactate-to-pyruvate ratios. Am J Physiol Gastrointest Liver Physiol. 2005;288:G586–G592.

30. Seguin P, Laviolle B, Guinet P, et al. Dopexamine and norepinephrine versus epinephrine on gastric perfusion in patients with septic shock: a randomized study [NCT00134212]. Crit Care. 2006;10:R32.

31. Seguin P, Bellissant E, Le TY, et al. Effects of epinephrine compared with the combination of dobutamine and norepinephrine on gastric perfusion in septic shock. Clin Pharmacol Ther. 2002;71:381–388.

32. Myburgh JA, Higgins A, Jovanovska A, et al. A comparison of epinephrine and norepinephrine in critically ill patients. Intensive Care Med. 2008;34:2226–2234.

33. Oba Y, Lone NA. Mortality benefit of vasopressor and inotropic agents in septic shock: a Bayesian network meta-analysis of randomized controlled trials. J Crit Care. October 2014;29(5):706–710.

34. Levy B. Bench-to-bedside review: Is there a place for epinephrine in septic shock. Crit Care. 2005;9:561–565.

35. Duranteau J, Sitbon P, Teboul JL, et al. Effects of epinephrine, norepinephrine, or the combination of norepinephrine and dobutamine on gastric mucosa in septic shock. Crit Care Med. 1999;27: 893–900.

36. The NICE-SUGAR Study Investigators. Intensive versus conventional glucose control in critically ill patients. N Engl J Med. 2009;360:1283–1297.

37. Reinelt H, Radermacher P, Kiefer P, et al. Impact of exogenous beta-adrenergic receptor stimulation on hepatosplanchnic oxygen kinetics and metabolic activity in septic shock. Crit Care Med. 1999;27:325–331.

38. Morelli A, Ertmer C, Rehberg S, et al. Phenylephrine versus norepinephrine for initial hemodynamic support of patients with septic shock: a randomized, controlled trial. Crit Care. 2008;12:R143.

39. Holmes CL, Patel BM, Russell JA, Walley KR. Physiology of vasopressin relevant to management of septic shock. Chest. 2001;120:989–1002.

40. Barrett BJ, Parfrey PS. Clinical practice: preventing nephropathy induced by contrast medium. N Engl J Med. 2006;354:379–386.

41. Malay MB, Ashton Jr RC, Landry DW, Townsend RN. Low-dose vasopressin in the treatment of vasodilatory septic shock. J Trauma. 1999;47:699–703. discussion 705.

42. Buijk SE, Bruining HA. Vasopressin deficiency contributes to the vasodilation of septic shock. Circulation. 1998;98:187.

43. Goldsmith SR. Vasopressin deficiency and vasodilation of septic shock. Circulation. 1998;97:292–293.

44. Reid IA. Role of vasopressin deficiency in the vasodilation of septic shock. Circulation. 1997;95:1108–1110.

45. Patel BM, Chittock DR, Russell JA, Walley KR. Beneficial effects of short-term vasopressin infusion during severe septic shock. Anesthesiol. 2002;96:576–582.

46. Ornato JP. Optimal vasopressor drug therapy during resuscitation. Crit Care. 2008;12:123.

47. Tsuneyoshi I, Yamada H, Kakihana Y, et al. Hemodynamic and metabolic effects of low-dose vasopressin infusions in vasodilatory septic shock. Crit Care Med. 2001;29:487–493.

48. Albanese J, Leone M, Delmas A, Martin C. Terlipressin or norepinephrine in hyperdynamic septic shock: a prospective, randomized study. Crit Care Med. 2005;33:1897–1902.

49. Dunser MW, Mayr AJ, Ulmer H, et al. Arginine vasopressin in advanced vasodilatory shock: a prospective, randomized, controlled study. Circulation. 2003;107:2313–2319.

50. Lauzier F, Levy B, Lamarre P, Lesur O. Vasopressin or norepinephrine in early hyperdynamic septic shock: a randomized clinical trial. Intensive Care Med. 2006;32:1782–1789.

51. Russell JA, Walley KR, Singer J, et al. Vasopressin versus norepinephrine infusion in patients with septic shock. N Engl J Med. 2008;358:877–887.

52. Russell JA, Walley KR, Gordon AC, et al. Interaction of vasopressin infusion, corticosteroid treatment, and mortality of septic shock. Crit Care Med. 2009;37:811–818.

53. Ming MJ, Hu D, Chen HS, et al. Effect of MCI-154, a calcium sensitizer, on calcium sensitivity of myocardial fibers in endotoxic shock rats. Shock. 2000;14:652–656.

54. Liet JM, Jacqueline C, Orsonneau JL, et al. The effects of milrinone on hemodynamics in an experimental septic shock model. Pediatr Crit Care Med. 2005;6:195–199.

55. Morelli A, Donati A, Ertmer C, et al. Levosimendan for resuscitating the microcirculation in patients with septic shock: a randomized controlled study. Critical Care. 2010;14:R232.

56. Dunser MW, Takala J, et al. Association of arterial blood pressure and vasopressor load with septic shock mortality: a post hoc analysis of a multicenter trial. Crit Care. 2009;13:R181.

57. Asfar P, et al. High versus Low Blood-Pressure Target in Patients with Septic Shock. N Engl J Med. 2014;370:1583–1593.

58. Singer M. Catecholamine treatment for shock - equally good or bad? The Lancet. 1925;370:636–637.

59. Morelli A, Ertmer C, Westphal M. Effect of heart rate control with esmolol on hemodynamic and clinical outcomes in patients with septic shock: a randomized clinical trial. JAMA. 2013;310:1683–1691.

42 我们怎样才能监控脓毒症时的微循环，是否能改善预后

Guillem Gruartmoner, Jaume Mesquida, Can Ince

我们如何能够监控脓毒症时的微循环？

脓毒症时改变了的微循环

脓毒症是世界范围内与高发病率、高死亡率相关联的一组临床症状，它的管理对重症监护室（ICU）医生代表着一种挑战。感染性休克通常出现严重的血流动力学改变。从体循环血流动力学的角度来看，它被定义为血管紧张度减低伴不同程度的低血容量，伴或不伴心肌抑制。需要注意的是，即使这些全身性的血流动力学指标看似正常，组织低灌注的现象仍然可能存在。有证据表明微循环功能障碍是脓毒症基本的病理学特征[1]。尽管至今为止，微循环检查仍然受到技术局限性的制约，微循环评估技术的发展为直接研究这一现象提供了可能。微循环改变可能导致细胞水平的氧气供求失衡，从而使组织缺氧，这种情况维持一段时间将导致细胞和器官功能障碍，甚至最终的死亡[2]。

微循环结构和机制的最终目的是负责将氧气运送至组织细胞，所以对维持器官正常功能至关重要。微循环由复杂的小血管（直径 <100 μm）网络组成，包括小动脉、毛细血管和小静脉，小动脉的主要功能是维持血管紧张度，其内壁覆以平滑肌细胞，它们对内外刺激产生反应，以匹配氧输送与局部代谢的需求，毛细血管是氧气和代谢废物进行交换的主要场所，氧气沿浓度梯度被动扩散到呼吸的组织细胞，同时，废物集中被小

静脉接纳。微循环远不仅仅是血管网络，它是一个包含不同细胞类型间相互作用和其亚细胞结构，以实现各种生理功能的复杂系统，这些功能不仅包括氧气运输，还包括凝血、激素运输和宿主免疫，所有这些要素相互作用，并通过不同的复杂机制控制微循环灌注来调节[1]。

最近大量的试验和临床研究报道了严重脓毒症及感染性休克的微循环改变，这些研究发现毛细血管密度下降可能反映了在微循环自我调节上的变化。在氧气到组织的弥散距离上，网状效应是增加的[3]。此外，研究揭示了微循环灌注异质性上的改变，因此，灌注良好的毛细血管邻近的未灌注毛细血管数量是增加的，这种改变导致微循环单位的功能易受影响。传统的全身血流动力学变量和氧气派生变量无法检测到这种微循环功能障碍[4]，因此脓毒症时主要血流动力学功能障碍可能是微循环分流，这会导致氧摄取不足，这种改变也许就是复苏的潜在目标[4]。从这种观点来看，微循环分流在脓毒症和多器官衰竭的病理生理过程中起到主要作用[1, 3, 4]。

根据上述及现有的证据，床旁评估微循环或许对严重脓毒症和感染性休克患者的诊疗大有裨益[5]。

前监测脓毒症患者微循环的方法

对危重症患者的微循环评估在方法和技术上存在一定困难，从而导致其床旁应用的迟滞。当

然，任何评估微循环的技术也仅能监测其应用部位的组织床，因此，选择监测部位尤为重要，其必须要便于操作并且可以代表全身其他部位，被选作观察微循环变化的组织部位如果没有局部干扰因素，会是一个能反映其他部位微循环状况的窗口，理解这一点至关重要[3]。

目前用于监测微循环的技术主要分为两类：
1. 通过评估区域组织氧合度以监测功能的间接方法。
2. 通过直接可视微血管网和微循环血流监测灌注的直接方法。

评估微循环的间接方法：评估组织氧合度

间接方法是以测量组织氧合度为基础，借以替代微循环灌注，包括胃张力测定法，舌下血气监测，组织氧电极和近红外光谱技术（NIRS）。在这些技术中，因为NIRS的无创伤性和简单适用性，越来越广泛地用于评估区域循环。

近红外光谱技术

近红外光谱技术通过测量近红外（700~1 000 nm）光的衰减来测量存在于样品组织中的显色组织（主要是血红蛋白），选择特有的扫描波长可最大程度减少其他显色组织对近红外光谱信号的影响，因此最终的信号主要源于样本组织微血管树（血管直径小于$100\,\mu m$）中的氧合血红蛋白和脱氧血红蛋白，通过测量氧合血红蛋白和脱氧血红蛋白能估算全身组织血红蛋白饱和度或组织氧饱和度（StO_2）。NIRS系统包括光源、用于发出和接受光的光学包（optodes）、处理器及显示系统[6]。

尽管在许多器官已经监测StO_2，但末梢、非关键部位骨骼肌StO_2测定可能是发现隐匿性灌注不足最佳的早期检测方法，因为StO_2测定可能受水肿、脂肪厚度等局部因素影响而改变，建议选择手掌鱼际区作为可靠的监测部位，因为骨骼肌中约75%的血液为静脉血，所以在健康病人的基础条件下，NIRS信号主要反映静脉氧合度，因此，StO_2近似于混合静脉血氧饱和度，反映了局部氧

气供应与消耗间的平衡，StO_2可因局部微循环血流和局部耗氧量的双重改变而改变[7]。

StO_2除监测手掌鱼际的绝对值外，它对短暂缺血性风险的反应能够提供组织情况的动力学信息。所谓的血管闭塞测试（VOT），是通过阻塞StO_2探头近端动脉，达到局部缺血阈值后解除阻塞，这个测试生成一些动力学参数：紧随缺血的初始脱氧血红蛋白斜率（DeO_2），被推荐作为局部氧气摄取的指标，当DeO_2通过修正用于评估血红蛋白含量，其结果可以作为一个局部耗氧量参数（$nirVo_2$）；伴随血管阻塞释放后的复氧血红蛋白斜率（ReO_2）可作为反映内皮功能的推荐指标，因为其依靠缺氧刺激后的血流流入和毛细血管恢复[8]。然而，几项研究表明ReO_2与灌注压相关，因此，ReO_2的结果可能源于灌注压与内皮细胞完整性的相互作用[9]。

尽管脓毒症患者StO_2值常常比健康受试者低，但这两组人群间具有巨大的重叠[10]，这些观察结果可以用脓毒症时微循环变化的异质性解释（缺血和高含氧区共存），以为感应区总体氧含量"正常"，此方法的低敏感性限制了绝对StO_2在脓毒症中的使用。然而，VOT派生出的变量似乎更有发展前景。几项研究报道脓毒症时StO_2对VOT的反应变化，且这些改变的量级与预后因素、甚至是死亡率直接相关[9~11]。

评价微循环的直接方法：评估微循环灌注

临床检查

末梢循环能在早期反映可能导致休克的循环障碍，基于这一理念，一些经典的临床发现被用于床旁作为受损循环存在的替代。无创伤的评估外周灌注包括许多简易的床旁方法，例如毛细血管再充盈时间、花斑计分和中心到脚趾体温梯度[12, 13]，这些可能用于反映从外周组织低灌注到器官功能障碍和结局的严重程度，独立于全身血流动力学[13]。然而，这些方法具有重要的局限性：它们很难量化，并且它们所提供的信息是关于外周（尤其是皮肤，一个有着独立调节机制

的器官），而不是中心微循环的[14]。因此，这些临床方法，尽管对于筛选危险患者有用，但在日常临床工作中，应用很受限。

电视显微镜检查

三十多年前开发的落射光方法就被引入用于在体内观察微循环而不需要透照法，这个方法被淘汰的主要技术问题之一是临床作用有限，这些方法后来被融入掌上显微镜，最后由 Slaaf 及其同事发明了正交极化光谱成像（OPS）[15] 和由 Sherman 及其同事发明了事件暗视野（IDF）照明[16]。OPS[17] 和稍后的测流暗视野（SDF，一种 IDF 显像的应用[18]）都是基于相似普通原理的电视显微镜成像技术，即滤过表面反射的入射照明光，以检测到深层的微循环结构。在光源投射到表面之后，光被深层组织反射，透照表面组织层，因此，这项技术只能被用于覆盖薄层上皮的器官或组织表层，因为绿光的穿透深度只有 0.5 mm。选择的照射光波长（530 nm）被红细胞中的血红蛋白所吸收，不论它的氧气含量如何，可以看见显示为黑 – 灰色（被吸收的光）的红细胞在一片白色背景上（被反射的光）的毛细血管内流动。因此，只有有功能的毛细血管（有红细胞流动）才能被观察到，与之相对生理性无功能的毛细血管（没有红细胞流动）无法被检测到[19]。虽然这项技术的主要关注点是评估红细胞流动和微血管网络，其他微循环要素，例如白细胞，也可以被识别。

与动物研究或手术患者中运用电视显微镜检查探索许多内在器官形成对照的是，在重症患者中，这项技术更多应用于可触及的表面，尤其是舌下黏膜。舌下腺区域是被研究得最多的区域。在这个部位，不同尺寸的小静脉（25~50 μm）和毛细血管（<25 μm）都能被检查到，而小动脉（50~100 μm）通常不能被识别，因为它们的部位更深，早期的 OPS 和 SDF 设备的光学限制了可视化程度。

在舌下电视显微镜检查的研究中发现，在严重脓毒症和感染性休克早期，血管密度和灌注毛细血管的百分比显著降低为特征[20, 21]，此外，这些研究发现在共存区域之间血管密度和血流速度的异质性也有所增加，这些变化在死亡者中更严重，在介入治疗后，微循环改变的快速解决和结局的改善相关，包括死亡率[20, 22, 23]。相反，在首个 24 小时后微循环改变的持续同继发于循环衰竭的早期死亡率和晚期发展为多器官功能障碍有着密切的、独立的联系[24]。

微循环改变的量化是个挑战，因为这些技术受到硬件条件的限制，还因为开发出了不同的积分系统。在专家共识会议得出的结论[25]，理想的微循环分析报告应该评估微血管血流、血管密度和灌注异质性。评估微循环灌注通过微血管血流指数（MFI）和灌注血管的百分比（PPVs）来评价；评估血管密度通过总的血管密度和灌注血管密度（PVD）来评价。重要的是，组织灌注依赖于有功能的毛细血管密度（由 PVD 反映）和血流速度（由 MFI 反映），因为细胞可以调节氧摄取率，在确保组织氧合上，血管密度被认为比血流速度更重要，因此，即使当总的血流量很低时，均匀的低流量比不均匀的流量更能耐受[26]。另一方面，非常高的血流量理论上可能会降低血红蛋白释放氧气到细胞所需的时间，同时也可能通过剪切应力导致毛细血管内皮损伤[25]。最后，灌注的不均匀性在研究区域由 PPV 反映，在研究器官由异质性指数（het index）反映。评价灌注的异质性对于评估感染性休克时的分流分数是一个必要的因素[27]。这些变量的大多数是定量的，流量相关性参数是半定量的，但是对于评估微循环情况足够敏感。

掌上显微镜的日常临床应用很少，因为第一代（OPS）和第二代（SDF）设备在技术上受限制，还因为自动床旁图像分析存在问题，因此，这些方法首先被用于研究目的[28]。最近，具有事件暗视野成像的第三代掌上显微镜（Cytocam–IDF 成像[29]）已经问世，一个由电脑控制的高分辨率、高像素数码相机可以对图像进行即时分析和量化，有了这一先进的技术，生理上相关、有功能的微循环参数可以被测量，并且直接同临床设置相关联。这一进展直接实现了在床旁量化的微循环成像监测，因此，打开了它用于制定临床决策的道路，例如滴定液体复苏，以达到微循环终点[30]。

总的来说，电视显微镜检查被认为是床旁评估微循环的金标准，在不久的将来，这项技术也许能在日常临床应用中，监测最前沿的组织灌注。

如何监测微循环才能改善结局？

微循环变化同脓毒症结局相关

在过去的 30 年中，有许多研究表明微循环改变同脓毒症的结局密切相关，并且可以预测脓毒症的结局。从最初临床研究用的胃张力测定法到如今通过体内电视显微镜直接微血管显像，局部氧化、局部 CO_2 产生的变化程度或者毛细血管灌注特点都同脓毒症患者的临床变化轨迹可靠相连[9~11, 22~24, 31, 32]。重要的是，微循环异常同结局和器官功能障碍有关联，即便最新实施的体循环复苏国际指南也认可[33~36]。这些观察结果强烈建议，必须将微循环终点融入脓毒症患者复苏的过程中。另外，微循环监测也许能提供关于对治疗反应重要的机制信息[37~42]。

如何复苏微循环

现在对于脓毒症的治疗措施包括液体、血管加压素、强心药、血制品，都是针对机体血流动力学参数，希望通过增加总的氧气输送能改善微循环灌注和氧合，然而，这些方法并不包括对微循环的监控。鉴于脓毒症时微循环变化性质各有不同，增加总的器官血流并不足以复苏微循环，确实，许多研究都证实液体和（或）血管活性药物的微循环效应都相对独立于它们的全身效应[38, 42~46]。Ospina 等[45]和 Pranskunas 等[38]应用电视显微镜检查证实补液治疗的微循环效用独立于其诱导的体循环改变，如增加心输出量，有趣的是，微循环灌注指数的改善同心输出量的增加并无关系。Pranskuna 等发现只有当进行能导致微循环血流增加、导致低血容量的临床参数降低的液体治疗时，临床参数预示着低血容量的改善，

反之，不影响微循环血流的补液，对校正低血容量的临床参数无效。这些观察结果同现在的以体循环为基础的补液方法（frank-starling）相矛盾[47]。现有的数据支持以扩散和对流等微循环变量为目标，此外还支持增加总的氧输送，这些可以通过直接监测微循环和运用观察结果滴定液体复苏实现。应用微循环监控、微循环指导的液体管理策略已经被推荐，据此，微循环对流和扩散被最大化[30]，还设想有关于血管活性药物（例如输注多巴酚丁胺）的类似策略[42, 48]。全球范围内，评估对微循环复苏干预措施效应的临床研究更多地支持这个概念，即从基线微循环情况看微循环反应是从根本上最好的预测，好过任何宏观血流动力学变量[38, 44]。因此，在实施任何以改善微循环灌注为目的的措施之前，评估微循环状况应该是强制性的。此外，看似没有改变整体循环的干预措施可能对微循环有着明显的影响，这包括输注氢化可的松、活性蛋白 C、红细胞和血管舒张药，例如硝酸甘油[40, 49~53]。上述的每一种方法都经历过大规模临床研究，要么没能证实疗效，要么产生了争论，然后，所有的这些研究都没有评估微循环情况。输注活性蛋白 C 后的微循环效应似乎与体循环效应是独立的[51~53]，这个结果可能与针对微循环不同，需要特别选择有微循环变化的患者进行随机研究。

脓毒症复苏时以微循环为目标的影响

尽管现在我们致力于增加对如何评估和管理微循环的了解，然而这些努力对微循环的影响仍不明确。迄今为止，几乎没有在复苏过程中，以微循环终点为目标的前瞻性研究。1992 年，Gutiérrez 等[31]报道了以压力测定胃黏膜 pH 为目标时的生存获益，只有胃 pH 正常的患者从干预措施中获益。这些结果似乎证实了许多大规模前瞻性研究的结局，一旦存在组织或器官损伤，体循环终点的干预措施疗效就非常受限[54, 55]。2007 年，Yu 和他的同事进行了一项前瞻性干预性研究，将总的复苏终点和经皮测定氧张力

（PtO₂）进行对比，一共入组了 70 名患者，PtO₂目标组的死亡率明显降低[56]，遗憾的是，这些研究的结果日后都未被重复。大多数最新的技术，例如电视显微镜检查或 NIRS，没有应用到关于感染性休克患者以复苏为目标工具的前瞻性研究中。

尽管它的重要性显而易见，然而在感染性休克时将微循环变量纳入复苏过程中，似乎很复杂。有的作者提议，一旦达到总的终点，可以将微循环终点添加到体循环复苏过程的最后。相反，有的人提议将现有的体循环目标丢弃，仅仅将微循环复苏终点作为目标[57]。迄今为止，这两种方法都缺乏支持的客观资料，争论仍然只是推测，哪种策略的结果更好，有待于未来的临床研究。

最后，监测微循环的工具将会同过去监测血流动力学设备一样受到同样的关注：没有监测设备本身可以改善结局，除非联合有效的治疗。微循环监测的优势在于了解它基本的生理学机制，危重症医学的治疗通常是指有反应和没反应。监测微循环也许能提供额外的深度。最终，监测微循环要真正发挥作用将必须融入常规的血流动力学监测中。

作者推荐

- 微循环是心血管系统将氧气运送至组织细胞，以完成它们维持器官功能的使命的最终目的地。这就是为什么监测它的功能行为对危重患者的血流动力学支持是至关重要的。现在这些以掌上显微镜为基础的技术确定了将氧气运送至组织（对流和扩散）的微循环决定因素。
- 微循环变化具有预后意义，尽管评估它的技术同总的复苏终点无关。
- 全身血流动力学和微循环灌注的联系相对松散，现在复苏过程中对体循环的评估方法也许并不能代表平行的微循环情况。
- 微循环终点和以复苏为目标的这些技术有利于改善患者的结局。

（邓园欣　王宏志）

参考文献

1. Ince C. The microcirculation is the motor of sepsis. Crit Care. 2005;9(suppl 4):S13–S19.
2. De Backer D, Orbegozo D, Donadello K, et al. Pathophysiology of microcirculatory dysfunction and the pathogenesis of septic shock. Virulence. 2014;5(1):73–79.
3. De Backer D, Ospina-Tascon G, Salgado D, et al. Monitoring the microcirculation in the critically ill patient: current methods and future approaches. Intensive Care Med. 2010;36:1813–1825.
4. Ince C, Sinaasappel M. Microcirculatory oxygenation and shunting in sepsis and shock. Crit Care Med. 1999;27:1369–1377.
5. Weil MH, Tang W. Welcoming a new era of hemodynamic monitoring: expanding from the macro to the microcirculation. Crit Care Med. 2007;35(4):1204–1205.
6. Boushel R, Piantadosi CA. Near-infrared spectroscopy for monitoring muscle oxygenation. Acta Physiol Scand. 2000;168(4):1019–1029.
7. Mesquida J, Espinal C, Gruartmoner G. Skeletal muscle oxygen saturation (StO2) measured by near-infrared spectroscopy in the critically ill patients. Biomed Res Int. 2013;2013:502194.
8. Skarda DE, Mulier KE, Myers DE, et al. Dynamic near-infrared spectroscopy measurements in patients with severe sepsis. Shock. 2007;27:348–353.
9. Mesquida J, Espinal C, Gruartmoner G, et al. Prognostic implications of tissue oxygen saturation in human septic shock. Intensive Care Med. 2012;38:592–597.
10. Creteur J, Carollo T, Soldati G, et al. The prognostic value of muscle StO2 in septic patients. Intensive Care Med. 2007;33:1549–1556.
11. Shapiro N, Arnold R, Sherwin R, et al. The association of nearinfrared spectroscopy-derived tissue oxygenation measurements with sepsis syndromes, organ dysfunction and mortality in emergency department patients with sepsis. Crit Care. 2011;35:456–459.
12. Joly HR, Weil MH. Temperature of the great toe as an indication of the severity of shock. Circulation. 1969;39:131–138.
13. Lima A, Jansen TC, van Bommel J, et al. The prognostic value of the subjective assessement of peripheral perfusion in critically ill patients. Crit Care Med. 2009;37:934–938.
14. Boerma EC, Kuiper MA, Kingma WP, et al. Disparity between skin perfusion and sublingual microcirculatory alterations in severe sepsis and septic shock: a prospective observational study. Intensive Care Med. 2008;34:1294–1298.
15. Slaaf DW, Tangelder GJ, Reneman RS, et al. A versatile incident illuminator for intravital microscopy. Int J Microcirc Clin Exp. 1987;6(4):391–397.
16. Sherman H, Klausner S, Cook WA. Incident dark-field illumination: a new method for microcirculatory study. Angiology. 1971;22:295–303.
17. Groner W, Winkelman JW, Harris AG, et al. Orthogonal polarization spectral imaging: a new method for study of the microcirculation. Nat Med. 1999;5(10):1209–1212.
18. Goedhart PT, Khalilzada M, et al. Sidestream Dark Field (SDF) imaging: a novel stroboscopic LED ring-based imaging modality for clinical assessment of the microcirculation. Opt Express. 2007;15(23):15101–15114.
19. Medina ER, Milstein DMJ, Ince C. Monitoring the microcirculation in critically ill patients. In: Ehrenfeld JM, Cannesson M, eds. Monitoring Technologies in Acute Care Environments: A Comprehensive Guide to Patient Monitoring Technologies. Springer; 2013. ISBN: 978-1-4614-8557-5:127–137.

20. De Backer D, Creteur J, Preiser JC, et al. Microvascular blood flow is altered in patients with sepsis. Am J Respir Crit Care Med. 2002;166:98–104.

21. Edul V, Enrico C, Lavioolle B, et al. Quantitative assessment of the microcirculation in healthy volunteers and in patients with septic shock. Crit Care Med. 2012;40:1443–1448.

22. Trzeciak S, Dellinger RP, Parrillo JE, et al. Early microcirculatory perfusion derangements in patients with severe sepsis and septic shock: relationship to hemodynamics, oxygen transport, and survival. Ann Emerg Med. 2007;49:88–98.

23. De Backer, Donadello A, Sakr Y, et al. Microcirculatory alterations in patients with severe sepsis: impact of time of assessment and relationship to outcome. Crit Care Med. 2013;41. 0–0.

24. Sakr Y, Dubois MJ, De Backer D, et al. Persistant microvasculatory alterations are associated with organ failure and death in patients with septic shock. Crit Care Med. 2004;32:1825–1831.

25. De Backer D, Hollenberg S, Boerma EC, et al. How to evaluate the microcirculation: report of a round table conference. Crit Care. 2007;11:R101.

26. Walley KR. Heterogeneity of oxygen delivery impairs oxygen extraction by peripheral tissues: theory. J Appl Physiol. 1996;81:885–894.

27. Ellis CG, Bateman RM, Sharpe MD, et al. Effect of a maldistribution of microvascular blood flow on capillary O_2 extraction in sepsis. Am J Physiol. 2002;282:H156–H164.

28. Bezemer R, Bartels SA, Bakker J, Ince C. Microcirculation-targeted therapy–almost there. Crit Care. 2012;16(3):224–228.5, 19.

29. Aykut G, Ince Y, Ince C. A new generation computer-controlled imaging sensor-based hand-held microscope for quantifying bedside microcirculatory alterations. In: Vincent JL, ed. Annual Update in Intensive Care and Emergency Medicine 2014. Heidelberg: Springer; 2014. ISBN: 978-3-319-03745-5:367–381.

30. Ince C. The rationale for microcirculatory-guided fluid therapy. Curr Opinion in Crit Care. 2014;20(3):301–308.

31. Gutiérrez G, Palizas F, Doglio G, et al. Gastric intramucosal pH as a therapeutic index of tissue oxygenation in critically ill patients. Lancet. 1992;339:195–199.

32. Yu M, Morita SY, Daniel SR, et al. Transcutaneous pressure of oxygen: a noninvasive and early detector of peripheral shock and outcome. Shock. 2006;26:450–456.

33. Poeze M, Solberg B, Greve JW, et al. Monitoring global volumerelated hemodynamic or regional variables after initial resuscitation: what is a better predictor of outcome in critically ill septic patients? Crit Care Med. 2005;33:2494–2500.

34. Lima A, van Bommel J, Jansen TC, et al. Low tissue oxygen saturation at the end of early goal-directed therapy is associated with worse outcome in critically ill patients. Crit Care. 2009;13(5):S13.

35. Donati A, Tibboel D, Ince C. Towards integrative physiological monitoring of the critically ill: from cardiovascular to microcirculatory and cellular function monitoring at the bedside. Crit Care. 2013;17(suppl 1):S5.

36. Vellinga NA, Boerma EC, Koopmans M, for the microSOAP Study Group, et al. International study on microcirculatory shock occurrence in acutely ill patients. Crit Care Med. 2015;43:48–56. PMID: 25126880.

37. Pottecher J, Deruddre S, Teboul JL, et al. Both passive leg raising and intravascular volume expansion improve sublingual microcirculatory perfusion in severe sepsis and septic shock patients. Intensive Care Med. 2010;36(11):1867–1874.

38. Pranskunas A, Koopmans M, Koetsier PM, et al. Microcirculatory blood flow as a tool to select ICU patients eligible for fluid therapy. Intensive Care Med. 2013;39:612–619.

39. Dubin A, Pozo O, Casabell C, et al. Increasing arterial blood pressure with norepinephrine does not improve microcirculatory blood flow: a prospective study. Crit Care. 2009;13:R92.

40. Yuruk K, Goedhart P, Ince C. Blood transfusions recruit the microcirculation during cardiac surgery. Transfusion. 2010;51(5):961–967.

41. Sakr Y, Chierego M, Piagnerelli M, et al. Microvascular response to red blood cell transfusion in patients with severe sepsis. Crit Care Med. July 2007;35(7):1639–1644.

42. De Backer D, Creteur J, Dubois MJ, et al. The effects of dobutamine on microcirculatory alterations in patients with septic shock are independent of its systemic effects. Crit Care Med. 2006;34:403–408.

43. Mesquida J, Borrat X, Lorente JA, Masip J, Baigorri F. Objectives of hemodynamic resuscitation. Med Intensiva. 2011;35(8):499–508.

44. Silva E, De Backer D, Creteur J, Vincent JL. Effects of fluid challenge on gastric mucosal pCO_2 in septic patients. Intensive Care Med. 2004;30:423–429.

45. Ospina-Tascon G, Neves AP, Occhipinti G, et al. Effects of fluids on microvascular perfusion in patients with severe sepsis. Intensive Care Med. 2010;36:949–955.

46. Hernandez G, Bruhn A, Luengo C, et al. Effects of dobutamine on systemic, regional and microcirculatory perfusion parameters in septic shock: a randomized, placebo-controlled, double-blind, crossover study. Intensive Care Med. 2013;39:1435–1443.

47. Vincent JL, Weil MH. Fluid challenge revisited. Crit Care Med. May 2006;34:1333–1337.

48. Enrico C, Kanoore Edul VS, Vazquez AR, et al. Systemic and microcirculatory effects of dobutamine in patients with septic shock. J Crit Care. 2012;27(6):630–638.

49. De Backer D, Ortiz JA, Salgado D. Coupling microcirculation to systemic hemodynamics. Curr Opin Crit Care. 2010;16:250–254.

50. Spronk PE, Ince C, Gardien MJ, et al. Nitroglycerin in septic shock after intravascular volume resuscitation. Lancet. 2002;360:1395–1396.

51. Masip J, Mesquida J, Luengo C, et al. Near-infrared spectroscopy StO2 monitoring to assess the therapeutic effect of drotrecogin alfa (activated) on microcirculation in patients with severe sepsis or septic shock. Ann Intensive Care. September 4, 2013;3(1):30.

52. De Backer D, Verdant C, Chierego M, et al. Effects of drotrecogin alfa activated on microcirculatory alterations in patients with severe sepsis. Crit Care Med. 2006;34:1918–1924.

53. Donati A, Romanelli M, Botticelli L, et al. Recombinant activated protein C treatment improves tissue perfusion and oxygenation in septic patients measured by near-infrared spectroscopy. Crit Care. 2009;13(suppl 5):S12.

54. Gattinoni L, razzi L, Pelosi P, et al. A trial of goal-oriented hemodynamic therapy in critically ill patients. SvO2 Collaborative Group. N Engl J Med. 1995;333:1025–1032.

55. Kern JW, Shoemaker WC. Meta-analysis of hemodynamic optimization in high-risk patients. Crit Care Med. 2002;30:1686–1692.

56. Yu M, Chapital A, Ho HC, et al. A prospective randomized trial comparing oxygen delivery versus transcutaneous pressure of oxygen values as resuscitative goals. Shock. 2007;27:615–622.

57. Dünser MW, Takala J, Brunauer A, et al. Re-thinking resuscitation: leaving blood pressure cosmetics behind and moving forward to permissive hypotension and a tissue perfusion-based approach. Crit Care. 2013;17(5):326.

43 拯救脓毒症运动指南是否有成效

Laura Evans, Amit Uppal, Vikramjit Mukherjee

什么是集束化干预?

指南的制定和发布很少使临床行为发生改变, 也很少能够及时融入床旁实践。集束化干预是一组循证干预措施, 当这些干预组合在一起时, 能够发挥比任何一项干预更大的作用[1]。理想上来讲, 集束化干预为进行最佳实践提供了一种简便而统一的方式。

重症脓毒症和感染性休克对集束化干预的需求

在非心脏重症监护病房 (ICUs) 的所有患者中, 脓毒症占 20%, 是 ICU 患者的首要死亡原因[2]。美国每年的新发脓毒症病例约为 750 000 人, 总死亡率接近 30%[3]。它是美国治疗费用最高的疾病, 每年超过 200 亿美元[4]。整合并及时应用一组循证干预措施可降低脓毒症相关的死亡率和医疗费用[5~7]。因此, 脓毒症是特别需要集束化干预的一种综合征。

能够改善结局的干预措施有了越来越多的证据, 意识到这一点以及脓毒症的全球影响之后, 拯救脓毒症运动 (SSC) 于 2004 年发布指南, 该指南整合了当时的最佳证据。除指南以外, SSC 还发起国际合作倡议, 目的是在全球范围内提高脓毒症的意识, 在现有证据的基础上通过集束化干预改善患者结局。

在过去的 10 年中, SSC 实现了多个阶段的进展, 其目标是树立意识, 对医疗专业人员进行教育以及改善脓毒症的治疗。因此, SSC 将自身构建为一项国际实践改善项目, 深度收集工作数据, 目标是在 5 年内将脓毒症死亡率降低 25% (2004-2009)[8]。在此期间, 集束化干预根据证据的进展和 SSC 收集到的数据进行了调整 (表 43-1)。

是否有证据表明应用 SSC 集束化干预可改善结局?

尽管集束化干预的组成部分自制定以来产生了许多争议, 但是毫无疑问 SSC 集束化干预是有效的。Ferrer 等[6] 发表了西班牙的全国性 SSC 教育工作。以 SSC 指南为基础的工作使重症脓毒症或感染性休克的住院死亡率和 28 天死亡率分别降低了 11% 和 14% (图 43-1)。初期情况最差的医院, 患者结局的改善最大。但是, 改善结局的关键似乎在于持续的渗透性教育。干预后人群的依从率仍仅为 10% 到 15%, 而长期随访中复苏集束化干预的依从性又回到基线水平。

山间医疗重症医学临床项目对集束化干预依从性增加能够改善结局的假设进行了检验。这一大型多中心研究纳入了 11 家医院和 18 个 ICUs 的近 4 500 例患者, 通过质量改进研究评估脓毒症集束化干预的效果 (图 43-2)[9]。截止到研究结束时, 集束化干预的依从性约为 75%, 住院死亡率降至 10% 以下。

SSC 在 165 个参与合作计划的医院收集了 15 000 多例患者的数据, 并对集束化干预的依从率及其与住院死亡率之间的关系进行了检验。两年期间, 集束化干预两个阶段的依从率均有所改

表 43-1　拯救脓毒症运动集束化干预

原版集束化干预（2005）	最新集束化干预（2012）
复苏集束化干预（前 6 小时内完成）	3 小时内完成
·测定血清乳酸	·测定血清乳酸
·给予抗生素之前进行血培养	·给予抗生素之前进行血培养
·ED 患者 3 小时内，非 ED 患者 1 小时内给予广谱抗生素	·给予广谱抗生素
·如果出现低血压或乳酸 ≥ 4 mmol/L，先给予 20 ml/kg 晶体液（或胶体液）；如果 MAP 仍 <65 mmHg，给予血管加压药	·出现低血压或乳酸 ≥ 4 mmol/L 时给予 30 ml/kg 晶体液
·乳酸血症持续存在，需达到 CVP >8 mmHg 和 $ScvO_2$ >65%（或 MVo_2 >65%）	
治疗集束化干预（前 24 小时内完成）	6 小时内完成
·感染性休克给予低剂量类固醇	·顽固性低血压给予血管加压药，维持 MAP ≥ 65 mmHg
·给予活化的重组人类蛋白 C	·如果初始乳酸 >4 mmol/L 或容量复苏后低血压持续存在，测定 CVP 和 $ScvO_2$
·血糖控制维持在正常值下限和 <8.3 mmol/L 之间	·如果初始乳酸升高，重复测定乳酸
·机械通气的患者吸气平台压维持在 <30 cm H_2O	

Adapted from Dellinger RP, Levy MM, Rhodes A, et al. Surviving sepsis campaign: International guidelines for management of severe sepsis and septic shock: 2012. Crit Care Med. 2013;41:580–637; and from Levy MM, Dellinger RP, Townsend SR, et al. The Surviving Sepsis Campaign: results of an international guideline-based performance improvement program targeting severe sepsis. Crit Care Med. 2010;38(2):368. [16]
CVP. 中心静脉压；ED. 急诊科；MAP. 平均动脉压；MVo_2. 心肌耗氧量；$ScvO_2$. 中心静脉氧饱和度

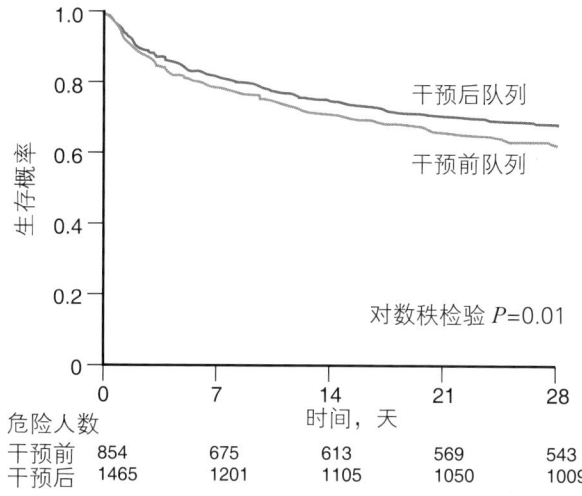

图 43-1　实施拯救脓毒症运动指南降低重症脓毒症和感染性休克患者死亡率的情况

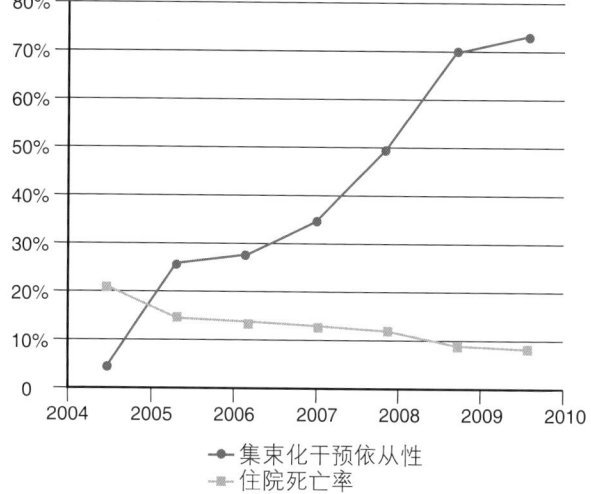

图 43-2　提高集束化干预的依从性可改善死亡率

善。同时，这段时间内未调整的住院死亡率在绝对危险度上下降了 7%。作者注意到，SSC 以循证指南为基础制定实践改进计划，成功增加了脓毒症集束化干预的依从性，并且这一改变与更好的患者结局具有相关性。

2014 年，SSC 发表了 7.5 年时间内应用集束化干预的效果[10, 11]。研究分析了来自三个不同大陆 200 多家医院近 30 000 例患者长达 4 年的数据，结果显示，增加集束化干预的依从性可持续改善结局。单独参与 SSC 使死亡率总体下降。无论复苏或治疗集束化干预的依从性增加均使死亡率得到改善。连续参与 SSC 使死亡率每季度下降 7%。此外，集束化干预每增加 10%，医院和 ICU 住院时长便显著减少。

尽管集束化干预的依从性和死亡率存在地区差异，但是遵从 SSC 集束化干预时，结局的改善并不局限于资源密集的地区。Raymond 和他的同事发现，印度集束化干预的依从性使死亡率由35% 降至 21%[1]，并且 ICU 住院时长和无需机械通气天数也减少。中国和巴西也观察到类似结果[12, 13]。在 2014 年，40 多项研究表明，集束化干预依从性的增加可改善死亡率。按照推论，不依从这些集束化干预可增加住院死亡率。事实上，英国的一项研究发现，不依从 6 小时脓毒症集束化干预使住院死亡率增加了两倍以上[14]。

是否有证据表明 SSC 集束化干预具有成本效益

重症脓毒症和感染性休克的治疗需要大量资源，仅美国的年成本就超过 200 亿美元[3]。几项研究从医疗的角度对 SSC 集束化干预要素依从性的成本效益进行了分析。实施过程中，每例患者的总平均成本可能增加，但这是因为生存率的改善使住院时长增加。增量成本效益比值是医疗干预决策的一项常用指标，它在西班牙的一项研究中低至 4 435 欧元每个获得的生命年（LYG）[7]。这一比值显著低于西班牙用于计量某一干预的成本效益时常常采用的限值，即 30 000 欧元每LYG。美国的数据显示，实施 SSC 集束化干预后，患者的成本下降了 5 000 美元 / 例[15]。成本下降了近 35%，同时住院时长减少了约 5 天。亚组分析显示，每例存活患者的节约成本为 8 000 美元，尽管住院时长有所增加（**图 43-3**）。

在医疗费用需要仔细审查的时期，这样节约成本的措施有重要的经济意义。将之前描述的数据外推至所有的重症脓毒症和感染性休克患者，坚持遵从 SSC 集束化干预要素有望使美国每年节约 40 亿美元。

总　结

有明确的证据表明，实施 SSC 集束化干预可挽救生命，并降低医疗费用。通过集束化干预，SSC 成功地为重症脓毒症和感染性休克的治疗创

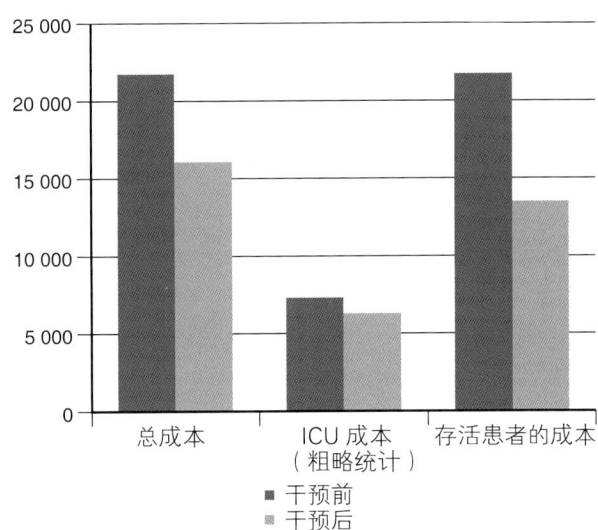

图 43-3　实施拯救脓毒症运动集束化干预所节约的成本 ICU. 重症监护病房（引自 Shorr AF, Micek ST, Jackson WL Jr, Kollef MH. Economic implications of an evidence-based sepsis protocol: can we improve outcomes and lower costs? Crit Care Med. 2007;35(5):1257–1262.）

造了范式转移。集束化干预的优势是原本需要几年时间才能改变临床行为的指南目前提炼为更容易在床旁实施的要点。随着新证据的出现，需要对集束化干预的要素进行调整，从而更快地将新证据应用于患者医疗的改善。

作者推荐

- 拯救脓毒症指南包含一系列集束化干预措施，旨在通过规范医疗改善患者结局。
- 集束化循证干预措施对结局的影响大于各部分的总和。
- 到目前为止，多篇文献表明患者结局的改善与 SSC 集束化干预的依从性之间具有相关性。这还可以降低医疗费用。
- 在世界范围内，SSC 可降低脓毒症患者的死亡率。但是这种普遍效益来源于集束化干预的实施还是脓毒症意识的提高或者两者都有，目前尚不明确。
- 与指南相比，集束化干预的优势是简便性和可塑性。集束化干预可迅速开展，并且容易实施。其依从性相对容易审查。新证据出现时，可迅速对集束化干预进行修改。

（赵　妍）

参考文献

1. Khan P, Divatia JV. Severe sepsis bundles. Indian J Crit Care Med. January 2010;14(1):8–13. http://dx.doi.org/10.4103/0972-5229.63028. PubMed PMID: 20606903; PubMed Central PMCID: PMC2888324.

2. Brun-Buisson C, Doyon F, Carlet J, et al. Incidence, risk factors, and outcome of severe sepsis and septic shock in adults. A multicenter prospective study in intensive care units. French ICU Group for Severe Sepsis. JAMA. September 27, 1995;274(12): 968–974. PubMed PMID: 7674528.

3. http://www.ihi.org/topics/Sepsis/Pages/default.aspx.

4. Torio CM, Andrews RM. National Inpatient Hospital Costs: The Most Expensive Conditions by Payer, 2011: Statistical Brief #160; August 2013. Healthcare Cost and Utilization Project (HCUP) Statistical Briefs [Internet]. Rockville (MD): Agency for Health Care Policy and Research (US); February 2006.

5. Levy MM, Dellinger RP, Townsend SR, et al. The Surviving Sepsis Campaign: results of an international guideline-based performance improvement program targeting severe sepsis. Intensive Care Med. February 2010;36(2):222–231. http://dx.doi.org/10.1007/s00134-009-1738-3. Epub 2010 Jan 13. Review. PubMed PMID: 20069275.

6. Ferrer R, Artigas A, Levy MM, Blanco J, Edusepsis Study Group, et al. Improvement in process of care and outcome after a multicenter severe sepsis educational program in Spain. JAMA. May 21, 2008;299(19):2294–2303. http://dx.doi.org/10.1001s/jama.299.19.2294. PubMed PMID: 18492971.

7. Suarez D, Ferrer R, Artigas A, Edusepsis Study Group, et al. Costeffectiveness of the Surviving Sepsis Campaign protocol for severe sepsis: a prospective nation-wide study in Spain. Intensive Care Med. March 2011;37(3):444–452. http://dx.doi.org/10.1007/s00134-010-2102-3. Epub 2010 Dec 9. PubMed PMID: 21152895.

8. http://www.survivingsepsis.org/Bundles/Pages/default.aspx.

9. Miller 3rd RR, Dong L, Nelson NC, Intermountain Healthcare Intensive Medicine Clinical Program, et al. Multicenter implementation of a severe sepsis and septic shock treatment bundle. Am J Respir Crit Care Med. July 1, 2013;188(1):77–82.

10. Levy MM, Rhodes A, Phillips GS, Townsend SR, et al. Surviving Sepsis Campaign:Association Between Performance Metrics and Outcomes in a 7.5-Year Study. Crit Care Med. 2015;43:3–12.

11. Levy MM, Rhodes A, Phillips GS, Townsend SR, et al. Surviving Sepsis Campaign: association between performance metrics and outcomes in a 7.5-year study. Intensive Care Med. 2014;40:1623–1633.

12. Li ZQ, Xi XM, Luo X, et al. Implementing surviving sepsis campaign bundles in China: a prospective cohort study. Chin Med J (Engl). 2013;126(10):1819–1825. PubMed PMID: 23673093.

13. Shiramizo SC, Marra AR, Durão MS, et al. Decreasing mortality in severe sepsis and septic shock patients by implementing a sepsis bundle in a hospital setting. PLoS One. 2011;6(11):e26790. http://dx.doi.org/10.1371/journal.pone.0026790. Epub 2011 Nov 3. PubMed PMID: 22073193.

14. Gao F, Melody T, Daniels DF, et al. The impact of compliance with 6-hour and 24-hour sepsis bundles on hospital mortality in patients with severe sepsis: a prospective observational study. Crit Care. 2005;9(6):R764–R770. Epub 2005 Nov 11. PubMed PMID: 16356225; PubMed Central PMCID: PMC1414020.

15. Shorr AF, Micek ST, Jackson Jr WL, et al. Economic implications of an evidence-based sepsis protocol: can we improve outcomes and lower costs?. Crit Care Med. May 2007;35(5):1257–1262. PubMed PMID: 17414080.

16. Dellinger RP, Levy MM, Rhodes A, Surviving Sepsis Campaign Guidelines Committee including The Pediatric Subgroup, et al. Surviving Sepsis Campaign: international guidelines for management of severe sepsis and septic shock, 2012. Intensive Care Med. February 2013;39(2):165–228. http://dx.doi.org/10.1007/s00134-012-2769-8. Epub 2013 Jan 30. PubMed PMID: 23361625.

脓毒症结局是否得到改善，哪些有成效，哪些未见成效

Jean-Louis Vincent

脓毒症的定义是严重感染相关的宿主反应紊乱导致相关器官功能障碍[1]，它是一种常见状况，在住院患者中占 1%~11%[2-4]，在重症监护病房（ICU）的患者中占 30%[5, 6]。

脓毒症结局是否得到改善

近期研究显示，脓毒症患者的结局多年来有所改善[7]。早在 1998 年，Friedman 等针对 1958 到 1997 年间感染性休克相关研究所作的综述显示，住院死亡率由 65% 左右下降至 42% 左右[8]。Martin 等[9] 的另外一项早期研究显示，在参与研究的美国医院中，脓毒症患者的住院死亡率由 1979 到 1984 年间的 28% 下降至 1995 到 2000 年间的 18%。近几年，Stevenson 等[10] 对 1991 到 2009 年间脓毒症患者随机临床试验的对照组数据进行了研究，发现 28 天死亡率每年下降 3%（P=0.009）。他们以及其他作者还对美国[10-13]和其他国家[14, 15]的官方住院资料进行了分析，发现住院死亡率也有类似趋势。Kaukonen 等[16]对澳大利亚和新西兰重症监护学会成人 ICU 患者数据库的数据进行了分析，发现脓毒症住院死亡率由 2000 年的 35% 明显下降至 2012 年的 18.4%；logistic 回归分析显示，以 2000 年为参照，2012 年死亡率的比值比（OR）为 0.49（95% CI 0.46~0.52）

总而言之，确实有一些证据表明脓毒症结局在过去几十年中得到改善（表 44-1）。但是，

对死亡率的明显下降进行阐释时应该谨慎。对脓毒症关注的提高，疾病分类编码定义的改变以及报销策略的改变均可能导致脓毒症研究纳入了更多病情较轻且内在死亡风险较低的患者；这一影响能够部分解释脓毒症患者暂时性增加的原因，即包括了轻症患者，因此死亡率随之下降[17-19]。

哪些未见成效？

多年以来，我们对脓毒症病理生理机制的认识不断提高，因此感染的许多复杂反应以及他们如何相互作用来引起脓毒症目前已非常明确[20]。多种通路和分子可作为潜在的治疗靶点，但是，尽管脓毒症治疗方面已经进行了 100 多项随机对照临床试验，目前仍未发现哪种干预是有效的[21]。那么显然这种方法对于改善生存率并无成效。对于这些"失败"的试验有许多假定的解释，包括临床前模型和实验数据应用于临床时所产生的差异、干预的体内疗效问题、干预剂量和疗程的考虑以及临床试验的设计问题，包括结局指标的选择[21]。尽管如此，关键问题可能还是在于这些研究对患者的选择。缺乏对脓毒症明确而具体的定义或标志物使这些研究所纳入的患者具有非常高的异质性。病情严重程度不同、脓毒症来源和病原体不同、遗传背景不同、合并症和年龄也不同的患者均接受了同样的干预。许多研究还纳入了多中心，因此医疗标准、资源可用性以及医务人员的培训均存在差异[21]。此外，患者存在不

表 44-1　一些报道脓毒症死亡率趋势已发表的研究

第一作者（参考文献）	患者	数据类型	年份跨度	死亡率的改变
Friedman[8]	感染性休克	系统综述	1958—1997	住院死亡率由 65% 下降至 42%
Martin[9]	脓毒症	出院记录，ICD 编码	1979/1984—1995/2000	住院死亡率由 28% 下降至 18%
van Ruler[56]	重症脓毒症	脓毒症治疗随机试验的对照组	1990—2000	住院死亡率由 44% 下降至 35%
Dombrovskiy[57]	重症脓毒症	国家住院患者数据库，ICD 编码	1995—2002	住院死亡率由 51% 下降至 45%
Dombrovskiy[58]	脓毒症	ICD 编码	1993—2003	住院死亡率由 46% 下降至 38%
Harrison[14]	重症脓毒症	国家 ICU 数据库	1996—2004	住院死亡率由 48% 下降至 45%
Kumar[11]	重症脓毒症	国家住院患者数据库，ICD 编码	2000—2007	住院死亡率由 39% 下降至 27%
Lagu[12]	重症脓毒症	国家住院患者数据库，ICD 编码	2003—2007	住院死亡率由 37% 下降至 29%
Anil[3]	重症脓毒症	行政数据库，ICD 编码	1999—2008	住院死亡率由 40% 下降至 28%
Dreiher[59]	脓毒症	回顾性多中心队列	2002—2008	住院死亡率未改变（53% vs. 55%）
Stevenson[10]	脓毒症	脓毒症治疗随机试验的对照组	1991/1995—2006/2009	住院死亡率由 47% 下降至 29%
Ayala-Ramírez[15]	脓毒症	行政数据库，ICD 编码	2003—2011	男性重症脓毒症患者的住院死亡率由 40% 下降至 32%，女性重症脓毒症患者的住院死亡率由 42% 下降至 35%
Kaukonen[16]	脓毒症	回顾性多中心观察研究	2000—2012	住院死亡率由 35% 下降至 18%

ICD，国际疾病分类；ICU，重症监护病房

同类型的免疫反应，即同时存在促炎性反应和抗炎性反应，而两者之间的平衡可能会决定患者对治疗的反应性[22]。但是，临床试验在设计时很少考虑到这一问题。如果一项试验纳入了这样的异质性患者群体，那么某种干预可能对一些患者有益，而对另外一些患者有害，因此研究的总体结局可能无法像对特定人群进行的研究一样反映治疗药物的真实疗效。例如，对于以促炎性反应为主的患者，给予促炎性药物则不会产生疗效，因此，对所有感染性休克患者均给予粒细胞集落刺激因子（G-CSF）并不会改善结局[23]。类似地，对已经发生免疫抑制的患者给予抗炎性药物可能并无益处。事实上，在许多未发现总体结局改善的免疫调节研究中，某些亚组的确产生了有益效果[24~30]。

关于患者治疗的其他方面是否有效的报道也不一致。一种早期的目标导向治疗方案在一项单中心研究中降低了特定患者的死亡率[31]，但是在另外两项大型多中心研究中对患者结局并无有益影响[32, 33]。类似地，严格控制血糖在一项危重症手术患者的单中心研究中使患者结局得到改善[34]，但是在更为广泛的 ICU 患者中对结局并无改善[35]。糖皮质激素治疗在一项感染性休克的研究中降低了患者的死亡风险[36]，但是这些作用在后期研究中并未得到证实[37]。

由此可见，对异质性"脓毒症"患者群体采取单一干预并无成效。将来的脓毒症治疗临床试验应该改善对患者的描述，确定最有可能从所研究的干预中获益的患者群体，然后对这些患者进行研究[38]。

哪些有成效?

尽管脓毒症缺乏特异性治疗,并且数据方面存在一些问题,但是脓毒症患者的结局多年来确实有所改善。因此,如果单一的特异性干预无效,那么成效来自哪里呢? 根据逻辑,从这些改善的结局中可以推出两项主要因素:①脓毒症的诊断意识提高,早发现和早治疗的重要性得到认识[39];②一般医疗流程不断改善,危重症患者同样如此[40, 41]。关于前者,早期给予有效的抗生素治疗,去除感染源,足量补液,给予血管加压药以及器官支持治疗均可改善结局[39]。专家团队撰写了包含最佳医疗建议的指南[39],强调迅速进行上述操作的必要,并制定了集束化干预项目(包括测定血乳酸水平,早期给予广谱抗生素,出现低血压时进行补液,如果初步液体复苏效果不佳则给予血管加压药)[42]。这些集束化干预的依从性与不同 ICU 背景下结局的改善具有相关性[43~46],但是危重症医师不应受规定时间的限制,集束化干预的所有方面均应尽快实施。多学科脓毒症应急反应小组的设立可以改善脓毒症患者的初步稳定状况,确保治疗的各个方面能够迅速进行[47]。类似地,专门配备相应设备和人员的治疗室或"休克实验室"能够改善这些患者的早期治疗[48]。

就医疗流程而言,在随时间不断改变且使包括脓毒症患者在内的所有危重症患者结局得到改善的诸多方面中,有四个方面值得进一步讨论。由经过培训且熟悉危重症复杂性的危重症医师负责重症监护极大地促进了医疗流程的改善。第一,危重症医师在患者治疗的某些方面更加注重减少创伤,并且积极性相对低一些。他们理解脓毒症有许多表面上的病理生理影响实际上是有益的,不一定需要进行"治疗"或使之"恢复正常",从而逐渐减少甚至废除对结局不利的某些干预。因此,患者的输液量减少,喂养量减少,潮气量减少,镇静也降至最低。第二,危重症医师会根据每例患者的特殊情况采取个体化治疗,而不是

用相同的方式对待所有 ICU 患者。相反,危重症医师通过指南和方案对医疗的重要方面进行标准化,从而避免遗忘关键要素或处理不当。这种二分法在某些情况下是有问题的。当质量未达到最佳,尤其是缺乏经过培训的医务人员时,方案能够改善医疗,但是对于质量已经达到最佳的许多机构来说,这些方案可能太过死板,限制危重症医师解释患者个体因素重要性的能力,因此,清单可能是一种更好的方法[49]。第三,危重症医师已经认识到多学科团队合作在 ICU 中的重要性,患者的治疗和决策由家长式医师主导模式转为更具包容性的模式,ICU 团队的所有成员均需参与其中,包括护士、理疗师、营养师和药剂师。良好的团队合作有助于减少医疗差错,提高工作满意度,并改善患者结局[50, 51]。良好的团队合作所依赖的一个关键点是良好的沟通,患者及其家属也是如此。只要在可能的情况下,医师目前会更为开放地向患者及其家属告知患者进展、治疗方案以及可能的预后。关于终止生命的决策目前会更坦率、更清晰地与家属进行讨论,患者也越来越多地参与决策过程[52, 53]。第四,认识到危重症早发现和早治疗的重要性之后,许多医院通过建立医疗应急小组或 ICU 外展小组打破了 ICU 的墙围,使其得到延伸。小组由经过训练的危重症医师、护理人员或二者组成,他们能够在普通病房的患者恶化到需要入住 ICU 之前对其进行评估并开始治疗[54]。危重症一般在患者入住 ICU 之前便已开始,因此疾病的严重程度有望通过早期干预得到控制,从而改善患者结局[55]。类似地,早期患者动员也使恢复期得到大大改善。

结 论

脓毒症是危重症患者的常见状况。这些患者医疗流程的改善以及脓毒症患者的早发现和早治疗已经使患者的生存率有所提高,但是仍需取得进一步进展。改善诊断方法能够使患者更快地接受治疗,而更好地对患者进行评估则有助于选择同质性更高的患者群体进行新型特异性脓毒症治

疗的临床试验。早期给予合适抗生素，必要的早期控制感染源，迅速进行复苏以及稳定血流动力学必须是患者治疗的关键，专门的脓毒症治疗团队能够帮助实现这些目标。

作者推荐

- 脓毒症的死亡率近几年有所下降，但是下降程度可能小于报道所述。
- 脓毒症无特异性治疗，其治疗依赖于早期诊断和迅速抗感染以及早期充分复苏。
- 所有危重症患者医疗流程的改善是脓毒症患者死亡率改善的主要原因。

（赵　妍）

参考文献

1. Vincent JL, Opal S, Marshall JC, et al. Sepsis definitions: time for change. Lancet. 2013;381:774–775.

2. Sundararajan V, Macisaac CM, Presneill JJ, et al. Epidemiology of sepsis in Victoria, Australia. Crit Care Med. 2005;33:71–80.

3. Liu V, Escobar GJ, Greene JD, et al. Hospital deaths in patients with sepsis from 2 independent cohorts. JAMA. 2014;312:90–92.

4. Martin GS. Sepsis, severe sepsis and septic shock: changes in incidence, pathogens and outcomes. Expert Rev Anti Infect Ther. 2012;10:701–706.

5. Vincent JL, Rello J, Marshall J, et al. International study of the prevalence and outcomes of infection in intensive care units. JAMA. 2009;302:2323–2329.

6. Vincent JL, Marshall JC, Namendys-Silva SA, et al. Assessment of the worldwide burden of critical illness: the intensive care over nations (ICON) audit. Lancet Respir Med. 2014;2:380–386.

7. Chen YC, Chang SC, Pu C, et al. The impact of nationwide education program on clinical practice in sepsis care and mortality of severe sepsis: a population-based study in Taiwan. PLoS One. 2013;8:e77414.

8. Friedman G, Silva E, Vincent JL. Has the mortality of septic shock changed with time? Crit Care Med. 1998;26:2078–2086.

9. Martin GS, Mannino DM, Eaton S, et al. The epidemiology of sepsis in the United States from 1979 through 2000. N Engl J Med. 2003;348:1546–1554.

10. Stevenson EK, Rubenstein AR, Radin GT, et al. Two decades of mortality trends among patients with severe sepsis: a comparative meta-analysis. Crit Care Med. 2014;42:625–631.

11. Kumar G, Kumar N, Taneja A, et al. Nationwide trends of severe sepsis in the 21st century (2000-2007). Chest. 2011;140:1223–1231.

12. Lagu T, Rothberg MB, Shieh MS, et al. Hospitalizations, costs, and outcomes of severe sepsis in the United States 2003 to 2007.

Crit Care Med. 2012;40:754–761.

13. Ani C, Farshidpanah S, Bellinghausen SA, et al. Variations in organism-specific severe sepsis mortality in the United States. Crit Care Med. 2015;43:65–77.

14. Harrison DA, Welch CA, Eddleston JM. The epidemiology of severe sepsis in England, Wales and Northern Ireland, 1996 to 2004: secondary analysis of a high quality clinical database, the ICNARC Case Mix Programme Database. Crit Care. 2006;10:R42.

15. Ayala-Ramirez OH, Dominguez-Berjon MF, Esteban-Vasallo MD. Trends in hospitalizations of patients with sepsis and factors associated with inpatient mortality in the Region of Madrid, 2003-2011. Eur J Clin Microbiol Infect Dis. 2013;33:411–421.

16. Kaukonen KM, Bailey M, Suzuki S, et al. Mortality related to severe sepsis and septic shock among critically ill patients in Australia and New Zealand, 2000-2012. JAMA. 2014;311:1308–1316.

17. Lindenauer PK, Lagu T, Shieh MS, et al. Association of diagnostic coding with trends in hospitalizations and mortality of patients with pneumonia, 2003-2009. JAMA. 2012;307:1405–1413.

18. Iwashyna TJ, Angus DC. Declining case fatality rates for severe sepsis: good data bring good news with ambiguous implications. JAMA. 2014;311:1295–1297.

19. Rhee C, Gohil S, Klompas M. Regulatory mandates for sepsis care–reasons for caution. N Engl J Med. 2014;370:1673–1676.

20. Angus DC, van der Poll T. Severe sepsis and septic shock. N Engl J Med. 2013;369:840–851.

21. Marshall JC. Why have clinical trials in sepsis failed? Trends Mol Med. 2014;20:195–203.

22. Vincent JL. Assessing cellular responses in sepsis. EBioMedicine. 2014;1:10–11.

23. Stephens DP, Thomas JH, Higgins A, et al. Randomized, doubleblind, placebo-controlled trial of granulocyte colony-stimulating factor in patients with septic shock. Crit Care Med. 2008;36:448–454.

24. Greenman RL, Schein RM, Martin MA, et al. A controlled clinical trial of E5 murine monoclonal IgM antibody to endotoxin in the treatment of gram-negative sepsis. The XOMA Sepsis Study Group. JAMA. 1991;266:1097–1102.

25. Dhainaut JF, Tenaillon A, Le TY, et al. Platelet-activating factor receptor antagonist BN 52021 in the treatment of severe sepsis: a randomized, double-blind, placebo-controlled, multicenter clinical trial. BN 52021 Sepsis Study Group. Crit Care Med. 1994;22:1720–1728.

26. Baudo F, Caimi TM, de Cataldo F, et al. Antithrombin III (ATIII) replacement therapy in patients with sepsis and/or postsurgical complications: a controlled double-blind, randomized, multicenter study. Intensive Care Med. 1998;24:336–342.

27. Ziegler EJ, Fisher Jr CJ, Sprung CL, et al. Treatment of gram-negative bacteremia and septic shock with HA-1A human monoclonal antibody against endotoxin. A randomized, double-blind, placebo-controlled trial. The HA-1A Sepsis Study Group. N Engl J Med. 1991;324:429–436.

28. Fisher CJ, Dhainaut JF, Opal SM, et al. Recombinant human interleukin 1 receptor antagonist in the treatment of patients with sepsis syndrome. JAMA. 1994;271:1836–1843.

29. Kienast J, Juers M, Wiedermann CJ, et al. Treatment effects of highdose antithrombin without concomitant heparin in patients with severe sepsis with or without disseminated intravascular coagulation. J Thromb Haemost. 2006;4:90–97.

30. Laterre PF, Opal SM, Abraham E, et al. A clinical evaluation committee assessment of recombinant human tissue factor

pathway inhibitor (tifacogin) in patients with severe community-acquired pneumonia. Crit Care. 2009;13:R36.

31. Rivers E, Nguyen B, Havstad S, et al. Early goal-directed therapy in the treatment of severe sepsis and septic shock. N Engl J Med. 2001;345:1368–1377.

32. Yealy DM, Kellum JA, Huang DT, et al. A randomized trial of protocol-based care for early septic shock. N Engl J Med. 2014;370:1683–1693.

33. Peake SL, Delaney A, Bailey M, et al. Goal-directed resuscitation for patients with early septic shock. N Engl J Med. 2014;371:1496–1506.

34. Van den Berghe G, Wouters P, Weekers F, et al. Intensive insulin therapy in critically ill patients. N Engl J Med. 2001;345:1359–1367.

35. Finfer S, Chittock DR, Su SY, et al. Intensive versus conventional glucose control in critically ill patients. N Engl J Med. 2009;360:1283–1297.

36. Annane D, Sebille V, Charpentier C, et al. Effect of treatment with low doses of hydrocortisone and fludrocortisone on mortality in patients with septic shock. JAMA. 2002;288:862–871.

37. Sprung CL, Annane D, Keh D, et al. Hydrocortisone therapy for patients with septic shock. N Engl J Med. 2008;358:111–124.

38. Vincent JL, Van Nuffelen M. Septic shock: new pharmacotherapy options or better trial design? Expert Opin Pharmacother. 2013;14:561–570.

39. Dellinger RP, Levy MM, Rhodes A, et al. Surviving Sepsis Campaign: international guidelines for management of severe sepsis and septic shock, 2012. Intensive Care Med. 2013;39:165–228.

40. Vincent JL, Singer M, Marini JJ, et al. Thirty years of critical care medicine. Crit Care. 2010;14:311.

41. Vincent JL. Critical care–where have we been and where are we going? Crit Care. 2013;17(suppl 1):S2.

42. Surviving Sepsis Campaign. Bundles. Available at: http://www.survivingsepsis. org/Bundles/Pages/default.aspx

43. Miller III RR, Dong L, Nelson NC, et al. Multicenter implementation of a severe sepsis and septic shock treatment bundle. Am J Respir Crit Care Med. 2013;188:77–82.

44. Castellanos-Ortega A, Suberviola B, Garcia-Astudillo LA, et al. Impact of the Surviving Sepsis Campaign protocols on hospital length of stay and mortality in septic shock patients: results of a three-year follow-up quasi-experimental study. Crit Care Med. 2010;38:1036–1043.

45. van Zanten AR, Brinkman S, Arbous MS, et al. Guideline bundles adherence and mortality in severe sepsis and septic shock. Crit Care Med. 2014;42:1890–1898.

46. Levy MM, Rhodes A, Phillips GS, et al. Surviving Sepsis Campaign: association between performance metrics and outcomes in a 7.5-year study. Intensive Care Med. 2014;40:1623–1633.

47. Vincent JL, Pereira AJ, Gleeson J, et al. Early management of sepsis. Clin Exp Emerg Med. 2014;1:3–7.

48. Piagnerelli M, Van Nuffelen M, Maetens Y, et al. A 'shock room' for early management of the acutely ill. Anaesth Intensive Care. 2009;37:426–431.

49. Vincent JL, Carraso Serrano E, Dimoula A. Current management of sepsis in critically ill adult patients. Expert Rev Anti Infect Ther. 2011;9:847–856.

50. Sexton JB, Berenholtz SM, Goeschel CA, et al. Assessing and improving safety climate in a large cohort of intensive care units. Crit Care Med. 2011;39:934–939.

51. Dietz AS, Pronovost PJ, Mendez-Tellez PA, et al. A systematic review of teamwork in the intensive care unit: what do we know about teamwork, team tasks, and improvement strategies? J Crit Care. 2014;29:908–914.

52. Truog RD, Campbell ML, Curtis JR, et al. Recommendations for end-of-life care in the intensive care unit: a consensus statement by the American College [corrected] of Critical Care Medicine. Crit Care Med. 2008;36:953–963.

53. Curtis JR, Vincent JL. Ethics and end-of-life care for adults in the intensive care unit. Lancet. 2010;376:1347–1353.

54. Hillman K. Critical care without walls. Curr Opin Crit Care. 2002;8:594–599.

55. Beitler JR, Link N, Bails DB, et al. Reduction in hospital-wide mortality after implementation of a rapid response team: a long-term cohort study. Crit Care. 2011;15:R269.

56. van Ruler O, Schultz MJ, Reitsma JB, et al. Has mortality from sepsis improved and what to expect from new treatment modalities: review of current insights. Surg Infect (Larchmt). 2009;10:339–348.

57. Dombrovskiy VY, Martin AA, Sunderram J, et al. Facing the challenge: decreasing case fatality rates in severe sepsis despite increasing hospitalizations. Crit Care Med. 2005;33:2555–2562.

58. Dombrovskiy VY, Martin AA, Sunderram J, et al. Rapid increase in hospitalization and mortality rates for severe sepsis in the United States: a trend analysis from 1993 to 2003. Crit Care Med. 2007;35:1244–1250.

59. Dreiher J, Almog Y, Sprung CL, et al. Temporal trends in patient characteristics and survival of intensive care admissions with sepsis: a multicenter analysis. Crit Care Med. 2012;40:855–860.

第八部分

感　染

如何诊断及处理导管相关血流感染

Mike Scully

发病率

全美数据显示，每年住院患者置入中心静脉导管超过 500 万，重症监护病房（ICU）的患者中，每年累及超过 1 500 万个导管日[1]。[1]住院患者中约 25 万例发生了血流感染[2]，其中 8 万例来自重症监护病房[1]。Maki 研究发现，导管相关血流感染发生率差异很大，为 0.1~2.7 例/1 000 导管日[2]。尽管有学者对导管相关性血流感染（catheter-related bloodstream infections，CRBSIs）与病死率的相关性提出质疑[3]，但仍有研究认为，25% 住院患者死亡可归因于导管相关性血流感染[4]。CRBSIs 可显著增加患者住院时间及住院费用[5-7]。据 Shah 等分析，每发生一次 CRBSIs，患者住院时间平均延长 10~20 天，费用增加达 4 000~56 000 美元[8]。总之，在美国 CRBSIs 占院内获得性感染（HAIs）的 11%[3, 5, 9, 10]，给患者预后带来了显著影响。因此，降低 CRBSIs 发生率成为医疗从业者优先考虑的问题。然而，只有医疗机构开展导管相关性血流感染的教育以及制定减少 CRBSIs 发生的措施，CRBSIs 发生率才有可能下降。

诊　断

CRBSIs 的诊断标准因是否留置导管而不同。在临床实践中，如果患者有脓毒症征象，且留置中心静脉导管，又没有其他部位感染证据，导管作为感染源的可能性就增加了。留置导管时，CRBSIs 诊断标准是：经中心静脉导管抽血定量培养细菌数 >100 CFU/ml，推荐中心和外周一起留取血液标本；导管相关感染的确切证据是中心及外周静脉血培养为同一致病菌，且中心静脉培养阳性结果至少比外周早 2 小时，致病菌计数比外周高 5 倍。导管拔除时诊断标准是导管顶端培养阳性，半定量菌落数 >15CFU，或定量培养 >1 000 CFU[1, 3]。

发病机制

导管相关性感染的发生机制较复杂。置管时间少于 10 天时，定植于患者皮肤的病原菌沿置管部位和导管通路迁移至导管顶端发生感染[11, 12]的可能性最大[11]。而长期置管时，由于医护人员操作导致导管接头部位感染[13, 14]则可能是导管感染的主要原因[1]。远隔部位感染导致的脓毒症例如肺炎，通过血行播散发生导管相关性血流感染较少见[15]；最后，由于输液污染引起 CRBSIs 较罕见[16]。

病原体

美国疾病预防控制中心（CDC）的国家医疗安全网（NHSN）公布了导管相关性血流感染病原体流行病学数据。最常见的病原体仍然为凝固酶阴性葡萄球菌（31%），金黄色葡萄球菌（20%）及肠球菌（9%）检出率也较高[17, 18]。真菌也很常见，特别是念珠菌属逐渐增加（目前 9%）[17]。革兰阴性杆菌大约占所有病例的 20%，大肠埃希菌和克雷伯菌属亚种分别占 6% 和 5%[19]。对抗生素的耐药性也在逐渐增加；革兰阴性杆菌对第三代头孢菌素及碳青霉烯类抗生素耐药越来越普遍[19]。同样的念珠菌属对氟康唑产生耐药也是如此[3]。然而，耐甲氧西林金黄色葡萄球菌（MRSA)感染率呈现下降趋势[18]。但是，葡萄球菌感染的心内膜炎病例应该行全面的评估，包括心脏超声的检查[20]。

危险因素

明确的危险因素包括：

1. 医生操作不熟练[2, 3]。

2. 未能遵循最大程度的消毒隔离措施；这需要置管区域的彻底消毒，操作人员及助手都穿防护服，病人全身用无菌单覆盖。

3. 病人皮肤表面的致病菌的密度[3]。

4. 导管置入时间；置管时间超过 7 天时，感染风险可升高 4 倍，超过 15 天时可升高 5 倍[11]。

5. ICU 较高的护士 / 患者比[21]。

6. 患者因素，包括免疫状态、营养状态、类固醇激素治疗和合并脓毒血症。

其他需要考虑的危险因素包括使用的消毒制剂、导管的材料以及感染的病原体致病性。氯己定已成为标准的消毒药（乙醇浓度至少 0.5%，理想浓度为 2%），可使 CRBSIs 降低 1.6%，病死率降低 0.23%，同时相关费用也会降低[22, 23]。然而，由于反复使用，某些病人会致敏，偶见严重过敏反应。在这种情况下，可选择聚维酮碘和 70% 的乙醇作为消毒药。关于导管材料方面，聚氯乙烯或聚乙烯导管与聚四氟乙烯或聚氨酯为材料的导管相比，可能由于更容易形成生物膜[24, 25]，似乎有更高的定植率和 CRBSIs 发生率[24, 25]。

预 防

预防医院感染已成为医护人员优先考虑的问题。Pronovost 在一项包括 103 个 ICU（>375 000 CVC 日）的大型研究中，采取了一项维持 18 个月的特殊措施后，导管相关性血流感染发生率平均从 7.7 降至 1.4/1 000 导管日[4]。干预措施主要是以下五项：严谨的手卫生，严格的无菌操作，

应用氯己定消毒药，不选择股静脉置管，及时拔除不必要的导管（表 45-1）。循证医学为基础的综合性指南已经发布，以协助管理部门制定方案，并减少 CRBSI 发生率[4]。

表 45-1 减少 CRBSI 集束化措施[4]

1. 手卫生
2. 严格无菌操作（中心静脉置管时）
3. 2% 氯己定清洁皮肤（干燥后再穿刺置管）
4. 尽可能避免股静脉置管
5. 及时拔除不必要的导管

CRBSI. 导管相关性血流感染

具有严谨的卫生意识是一项最基本的目标，必须要落实。加强 CVC 操作的教育和培训是必要的，也包括存在导管相关性感染流行的非 ICU 环境。置管后的导管管理需要严格的落实手卫生执行情况，正确的输液、管路及敷料管理。二维超声（2-D）的应用并不能最终降低 CRBSI 的发生率；然而，在置管时能够减少技术性并发症（如误穿颈动脉）和减少置管时间，且在颈内静脉置管时可能减少定植的发生[26]。因此，当置管困难时，推荐超声引导下行中心静脉置管。如果可能的话，使用非缝合的导管固定装置[3, 27]。即使基础感染率很低的情况下，除了使用氯己定为基础的消毒药外，在置管部位应用氯己定浸透过的海绵装置也能降低 CRBSI 的发生率[28]。同样的，在导管置管部位应用 2% 氯己定进行日常清洁也是有益的。

在全肠外营养（TPN）时，锁骨下静脉作为常规推荐的留置路径[3]仍然存在争议。研究表明，与锁骨下静脉相比，颈内静脉和股静脉置管有更高的定植率（尤其是肥胖患者）[29-32]。但令人惊讶的是，感染率并未相应的升高[33]。锁骨下静脉穿刺有更高的并发症，如误穿动脉或气胸，置管时超声难以引导。因此，虽然锁骨下静脉置管是首选，但临床医生必须综合考虑后再决定置管位置，比如发生气胸时呼吸储备或是否有凝血功能障碍。很显然，试图以降低皮肤的细菌定植负荷而预防性应用抗生素，不会降低 CRBSIs 的

发生率，因此，不推荐以此为目的应用抗生素。同样的，尽管穿刺置管时间与 CRBSIs 的发生率呈线性关系，而计划性拔除导管再次置管并再次面临穿刺风险对降低 CRBSIs 的发生率也没有益处[3]。相反，应用透明敷料可以进行置管部位的日常检查，因此，当怀疑有脓毒症发生或进展时，又没有别的部位的感染解释时，再及时拔除静脉导管。

细心的输液管理是关键。未输注血液制品及脂肪类制剂且输注无中断时，输液器及接头装置推荐更换时间为 4~7 天。输注脂类液体时更换频率显著增加，平均 24 小时更换一次。输注丙泊酚时应每 6~12 小时更换一次[3]。

综上所述，导管的材料会影响 CRBSIs 的发生。随着技术的进步，涂有防腐剂（氯己定 / 磺胺嘧啶银）或抗生素（米诺环素 / 利福平）的导管已经开发出来[34, 35]。目前带有防腐涂层的第二代导管不同于第一代，而是相比上一代使用了三倍量的防腐剂。第二代导管在管腔内部和外部均涂有防腐剂或抗生素，而第一代仅涂在外腔[36]。覆盖抗生素的第二代导管与第一代导管相比，在减少 CRBSIs 发生方面确有优势[36]。Cochrane 协作组 Meta 分析显示，应用抗感染导管与不用抗生素覆盖的导管相比，在重症监护病房是获益的［相对危险度（RR）0.68，95% 可信区间（CI）0.59~0.78］，但未包括血液科或肿瘤科患者，也不包括长期肠外营养的患者[37]。预计留置导管超过 5 天，或即使进行了综合的培训、教育计划，采取了最佳实践措施，医疗机构的 CRBSI 发生率仍高于可接受的范围时，也推荐应用涂有抗生素的导管[3, 8]。

作者推荐

- CRBSIs 常见，增加了医疗费用，严重影响患者的预后。
- 通过教育和培训，实施简单易行的干预措施（表 45-1），发生低水平的 CRBSI 是可能的。

- 锁骨下静脉穿刺置管 CRBSIs 的发生率最低，但在操作技术上有较高并发症发生。
- 超声引导下置管不能降低 CRBSIs 发生率，但在置管时可以减少技术上的并发症。
- 覆盖抗生素的导管可以降低 ICU 的 CRBSIs 发生率，推荐用于预期置管超过 5 天的患者。

（郭雷静　李　艳）

参考文献

1. Mermel LA. Prevention of intravascular catheter-related infections. Ann Intern Med. 2000;132:391–402.
2. Maki DG, Kluger DM, Crnich CJ. The risk of bloodstream infection in adults with different intravascular devices: a systematic review of 200 published prospective studies. Mayo Clin Proc. 2006;81(9):1159–1171.
3. O'Grady NP, Alexander M, Burns LA, Healthcare Infection Control Practices Advisory Committee, et al. Guidelines for the prevention of intravascular catheter-related infections. Am J Infect Control. May 2011;39(4 suppl 1):S1–S34.
4. Pronovost P, Needham D, Berenholtz S, et al. An intervention to decrease catheter-related bloodstream infections in the ICU. N Engl J Med. 2006;355(26):2725–2732.
5. Dimick JB, Pelz RK, Consunji R, et al. Increased resource use associated with catheter-related bloodstream infection in the surgical intensive care unit. Arch Surg. 2001;136:229–234.
6. Warren DK, Quadir WW, Hollenbeak CS, et al. Attributable cost of catheter-associated bloodstream infections among intensive care patients in a nonteaching hospital. Crit Care Med. 2006;34:2084–2089.
7. Blot SI, Depuydt P, Annemans L, et al. Clinical and economic outcomes in critically ill patients with nosocomial catheter-related bloodstream infections. Clin Infect Dis. 2005;41:1591–1598.
8. Shah H, Bosch W, Thompson KM, Hellinger WC. Intravascular Catheter-Related Bloodstream Infection. Neurohospitalist. 2013;3(3):144–151.
9. Warren DK, Quadir WW, Hollenbeak CS, Elward AM, Cox MJ, Fraser VJ. Attributable cost of catheter-associated bloodstream infections among intensive care patients in a nonteaching hospital. Crit Care Med. 2006;34:2084–2089.
10. Blot SI, Depuydt P, Annemans L, et al. Clinical and economic outcomes in critically ill patients with nosocomial catheter-related bloodstream infections. Clin Infect Dis. 2005;41:1591–1598.
11. Safdar N, Maki DG. The pathogenesis of catheter-related bloodstream infection with noncuffed short-term central venous catheters. Intensive Care Med. 2004;30:62–67.
12. Maki DG, Weise CE, Sarafin HW. A semiquantitative culture method for identifying intravenous-catheter-related infection. N Engl J Med. 1977;296:1305–1309.
13. Raad I, Costerton W, Sabharwal U, Sacilowski M, Anaissie E, Bodey GP. Ultrastructural analysis of indwelling vascular catheters: a quantitative relationship between luminal colonization and duration of placement. J Infect Dis. 1993;168:400–407.

14. Dobbins BM, Kite P, Kindon A, McMahon MJ, Wilcox MH. DNA fingerprinting analysis of coagulase negative staphylococci implicated in catheter related bloodstream infections. J Clin Pathol. 2002;55:824–828.

15. Anaissie E, Samonis G, Kontoyiannis D, et al. Role of catheter colonization and infrequent hematogenous seeding in catheter-related infections. Eur J Clin Microbiol Infect Dis. 1995;14:134–137.

16. Raad I, Hanna HA, Awad A, et al. Optimal frequency of changing intravenous administration sets: is it safe to prolong use beyond 72 hours? Infect Control Hosp Epidemiol. 2001;22:136–139.

17. Wisplinghoff H, Bischoff T, Tallent SM, Seifert H, Wenzel RP, Edmond MB. Nosocomial bloodstream infections in US hospitals: analysis of 24,179 cases from a prospective nationwide surveillance study. Clin Infect Dis. 2004;39:309–317.

18. Burton DC, Edwards JR, Horan TC, Jernigan JA, Fridkin SK. Methicillin-resistant Staphylococcus aureus central line-associated bloodstream infections in US intensive care units, 1997–2007. JAMA. 2009;301:727–736.

19. Gaynes R, Edwards JR. Overview of nosocomial infections caused by gram-negative bacilli. Clin Infect Dis. 2005;41:848–854.

20. Holland TL, Arnold C. Fowler VG Clinical Management of Staphylococcus aureus bacteremia; a review. JAMA. 2014;312(13):1330–1341.

21. Fridkin SK, Pear SM, Williamson TH, Galgiani JN, Jarvis WR. The role of understaffing in central venous catheter-associated bloodstream infections. Infect Control Hosp Epidemiol. 1996;17:150–158.

22. Maki D, Ringer D, Alvardo CJ. Prospective randomised trial of povidone-iodone, alcohol and chlorhexidine for prevention of infection associated with central venous and arterial catheters. Lancet. 1991;338(8763):339–343.

23. Chaiyakunapruk N, Veenstra DL, Lipsky BA, Sullivan SD, Saint S. Vascular catheter site care; the clinical and economic benefits of chlorhexidine-gluconate compared with povidone-iodine. Clin Infec Dis. 2003;37(6):764–771.

24. Sheth NK, Franson TR, Rose HD, Buckmire FL, Cooper JA, Sohnle PG. Colonization of bacteria on polyvinyl chloride and Teflon intravascular catheters in hospitalized patients. J Clin Microbiol. 1983;18:1061–1063.

25. Maki DG, Ringer M. Evaluation of dressing regimens for prevention of infection with peripheral intravenous catheters. Gauze, a transparent polyurethane dressing, and an iodophor-transparent dressing. JAMA. 1987;258:2396–2403.

26 Karakitsos D, Labropoulos N, De Groot E. Ultrasound-guided catheterization of the internal jugular vein; a prospective comparison with the landmark technique in critically ill patients. Crit Care. 2006;10(6):R162.

27. Yamamoto AJ, Solomon JA, Soulen MC, et al. Sutureless securement device reduces complications of peripherally inserted central venous catheters. J Vasc Interv Radiol. 2002;13:77–81.

28. Timsit JF, Schwebel C, Bouadma L, et al. Chlorhexidine-impregnated sponges and less frequent dressing changes for prevention of catheter-related infections in critically ill adults: a randomized controlled trial. JAMA. 2009;301:1231–1241.

29. Goetz AM, Wagener MM, Miller J, Muder RR. Risk of infection due to central venous catheters: effect of site of placement and catheter type. Infect Control Hosp Epidemiol. 1998;19(11):842–845.

30. Mermel LA, McCormick RD, Spring SR, Maki DG. The pathogenesis and epidemiology of catheter-related infection with pulmonary artery Swan-Ganz catheters: a prospective study utilizing molecular subtyping. Am J Med. 1991;91(3B):197S–205S.

31. Richet H, Hubert B, Nitenberg G. Prospective multi-center study of vascular catheter related complications and risk-factors for positive central culture catheters in intensive care unit patients. J Clin Microbiol. 1990;28(11):2520–2525.

32. Gowardmen JR, Robertson IK, Parkes S, Rickard CM. Influence of insertion site on central venous catheter colonization and blood stream infection rates. Intensive care Med. 2008;34(6):1038–1045.

33. Parienti JJ, du Cheyron D, Timsit JF, et al. Meta-analysis of subclavian insertion and nontunneled central venous catheter-associated infection risk reduction in critically ill adults. Crit Care Med. 2012;40(5):1627–1634.

34. Darouiche RO, Raad II, Heard SO, et al. A comparison of two antimicrobial-impregnated central venous catheters. Catheter Study Group. N Engl J Med. 1999;340:1–8.

35. Veenstra DL, Saint S, Sullivan SD. Cost-effectiveness of antiseptic-impregnated central venous catheters for the prevention of catheter-related bloodstream infection. JAMA. 1999;282: 554–560.

36. Rupp ME, Lisco SJ, Lipsett PA, et al. Effect of a second-generation venous catheter impregnated with chlorhexidine and silver sulfadiazine on central catheter-related infections: a randomized, controlled trial. Ann Intern Med. 2005;143:570–580.

37. Lai NM, Chaiyakunapruk N, Lai NA, O'Riordan E, Pau WSC, Saint S. Catheter impregnation, coating or bonding for reducing central venous catheter-related infections in adults. Cochrane Database Syst Rev. 2013;6:CD007878. http://dx.doi.org/10.1002/14651858. CD007878.pub2.

46

选择性消化道去污是否有用

John Lyons, Craig M. Coopersmith

选择性消化道去污（SDD）是在危重病人中预防性使用抗生素以期能够预防或治疗呼吸道及消化道的潜在致病菌的定植。此治疗的原理是认为在危重症病人中，选择性清除口咽部及上消化道的微生物能预防呼吸道及血流感染。

是否常规使用 SDD 治疗是一个很难决策的问题。通过大量的随机试验及多个荟萃分析，对 SDD 进行了广泛的研究，大量的数据支持 SDD 的使用是有益的。尽管大量的文献支持 SDD 的应用，但在全球急救重症从业者中，SDD 仍未达成统一共识，事实上，没有大规模采用 SDD 治疗是因为担心 SDD 诱导抗生素耐药。

选择性肠道去污的具体内容

SDD 的目标是预防呼吸及消化道致病菌的定植。理论上，选择性的减少危重症病人上消化道及呼吸道的菌群可以减少发生呼吸机相关肺炎的风险[1, 2]。就这点而言，SDD 旨在选择性的抑制潜在致病菌的生长，而不影响病人及 ICU 的所有微生物菌群。因此，SDD 治疗中选择的抗生素

应针对两种不同的微生物菌群：存在于病人体内有可能成为致病菌的内源性细菌（例如金黄色葡萄球菌或肺炎链球菌）以及病人患重症期间获得性定植的革兰阴性菌。所以，通常 SDD 的治疗应包括：①短程静脉应用广谱头孢菌素类抗菌药物治疗业已存在的或潜在的致病菌；②持续肠道内给予非吸收的药物针对革兰阴性菌。

SDD 应该与只用于口腔的选择性口腔消毒（SOD）相区别。广义上，SOD 经常被认为 SDD 治疗计划的一部分，不同的作者，有人认为 SDD 和 SOD 完全相同，也有作者则认为不同，所以二者容易混淆。为了概念清晰，本章尽可能将两者分开。

关于 SDD 及 SOD 具有代表性的实例治疗列于**表 46-1**[3, 4]。SDD 包含三部分内容：ⓐ入住 ICU 4~5 天静脉应用第三代头孢菌素；ⓑ 经鼻胃管注入不被肠道吸收的抗生素溶液；ⓒ 口咽部则涂以糊剂或凝胶类制剂。尽管另外的其他制剂也有研究，但最常用的口腔及肠道抗生素还是两性霉素、多黏菌素及妥布霉素[5~11]。虽然 SDD 应

表 46-1 SDD 和 SOD 治疗实例

	口服	肠内	肠外
选择性消化道去污	在 ICU 住院期间，每 6 小时用均为 2% 的两性霉素、多黏菌素和妥布霉素糊剂进行口咽部的消毒	在 ICU 住院期间，将两性霉素（500 mg）、多黏菌素（100 mg）和妥布霉素（80 mg）制成 10 ml 液体溶液，每 6 小时鼻胃管注入一次	在 ICU 住院期间，静脉滴注头孢噻肟 1 g，每 6 小时 1 次，或头孢曲松钠 2 g，每 24 小时 1 次，疗程 4 天
选择性口腔消毒	在 ICU 住院期间，每 6 小时用均为 2% 的两性霉素、多黏菌素和妥布霉素糊剂进行口咽部的消毒	—	—

ICU. 重症监护病房；SDD. 选择性消化道去污；SOD. 选择性口腔消毒

用较普遍，事实上，SDD 的作用可能并不是真的那么有效，因为很多因素混杂于那些治疗成功的案例中，其中包括没有直接作用于胃肠道系统本身。

与 SDD 相比，SOD 省去了肠外和肠内的治疗，而仅仅使用口腔糊剂[3, 12, 13]。

选择性肠道去污的有益证据

关于 SDD 已经进行了大量的研究。这些研究包括随机试验及 Meta 分析，结果表明对 ICU 患者通常是有益的。最早来自于 80 年代初荷兰的一项研究表明，SDD 可以显著降低严重创伤患者的革兰阴性致病菌的获得性定植以及相关感染的发生[14]。一系列的实验数据显示在 SDD 治疗组中，呼吸道及胃肠道的致病菌定植显著减少，感染发生率也明显下降（16% vs. 81%）。

这些最初的研究结果引发了大量的后续评估。事实上，SDD 独特之处在于有大量的关于危重病人的实验数据支持。迄今为止，至少 50 个随机对照试验在不断地重复研究 SDD 或 SOD（表 46-2）[3~13, 15~57]。总体来说，在接受 SDD 或 SOD 治疗的患者中，尽管死亡率在各研究之间大相径庭，但所有的数据均提示感染并发症的发生率明显下降。例如，来自荷兰的近 1 000 名 ICU 患者参与的随机对照实验发现，经典的 SDD 治疗方案显著降低了耐药菌的定植率（16% vs. 26%）和 ICU 病死率（15% vs. 23%）[8]。随后来自荷兰类似的更大规模的试验（近 6 000 名患者）结果显示，在 SDD 和 SOD 治疗组中感染并发症降低，与对照组相比，尽管粗死亡率没有变化，但经校正试验组病人的特征后，死亡率有轻度的下降[4]。

最近荷兰学者进行了更多试验来验证之前得出的结论。2011 年一项包含了 5 000 多名患者的随机对照试验也表明，SDD 治疗组可以降低细菌定植及感染风险，尤其是高度耐药菌[56]。这些数据进一步亚组分析提示，给予 SDD 或者仅予 SOD 治疗可以降低内科 ICU 病人 28 天死亡率[57]。

然而，也有一些小样本的研究表明死亡率没有变化[12, 13, 15, 24, 16, 58]。尽管 SDD 的主要观察结果是感染和死亡率，但研究表明接受胃肠手术的病人在术前行 SDD 可以减少吻合口瘘的发生率[41]。

多个综述和 Meta 分析已综合了大量关于 SDD 的多篇文献（表 46-3）。和原始文献类似，尽管关于 SDD 降低死亡率的数据还有些争议，但这些研究均提示 SDD 可以降低感染率。来自 90 年代初期的 Meta 分析表明，SDD 可以降低肺炎发生风险，但住院死亡率无变化[59~61]。随后十年的综述发现，SDD 仅能降低重症外科手术病人死亡率[62]。此外，2001 的一项综述显示，随着 SDD 研究方法学质量的提高，关于降低肺炎的相对危险度已下降，提示或许早先研究病人的获益被夸大了，这可能是设计或分析的不充分所造成[63]。

最近，2007 年发表的一篇包含 51 个试验、超过 8 000 名患者的 Meta 分析表明，SDD 可以降低病死率[64]，2009 年 Cochrane 的一篇综述[65]和 2014 年的包含了 29 个试验的荟萃分析[66]也得出了同样的结论。事实上，在最近的荟萃分析中，极少的研究反映出对原始数据的质量存在异议，而这些数据在评估 SDD 疗效时可能存在潜在的混杂因素。需要注意的是，最近的综述研究显示对于重症儿童患者及胃肠道手术的成人患者，使用 SDD 可以降低感染并发症的发生率，尽管这类患者死亡率没有变化[67, 68]。

比较选择性消化道去污和选择性口腔消毒

SDD 是肠外、胃肠道及口咽部的综合治疗。如果 SDD 策略对病人有益，有必要了解 SDD 中哪种方法最直接起作用和是否单用这种方法就能够取得等同的效果。更进一步关注点是全身和胃肠道应用抗生素的耐药率（后文赘述）高于仅预防性口咽部用药。因此多项研究评估了仅仅使用口咽部抗生素糊剂的 SOD 的价值。

总之，已发表的文献结果表明在降低感染率及死亡率方面，SDD 比 SOD 更有效，尽管这一

表 46-2 SDD 的随机对照试验研究

年份	作者	数量（治疗组/对照组）	患者组成	治疗组	对照组	结果
1984	Stoutenbeek	181（122/59）	创伤	两性霉素 B，多黏菌素 E，妥布霉素	对照组是回顾性；非随机试验	感染率 ·6% vs. 81%
1987	Unertl	39（19/20）	综合的	两性霉素 B，多黏菌素 E，庆大霉素	标准治疗	呼吸道感染 ·1 vs. 14（$P<0.001$） 死亡率无变化
1988	Kerver	96（49/47）	综合的	两性霉素 B，多黏菌素 E，妥布霉素，静脉给药，头孢噻肟	安慰剂	感染 ·39% vs. 81%（$P<0.001$） 死亡率 ·28.5% vs. 32%（$P<0.05$）
1989	Ulrich	100（48/52）	综合的	两性霉素 B，多黏菌素 E，诺氟沙星，静脉内应用甲氧苄啶	标准治疗	呼吸道感染 ·6% vs. 44% 泌尿道感染率 ·4% vs. 27% 导管感染率 ·0 vs. 15% 死亡率 ·31% vs. 54%
1990	Flaherty	107（51/56）	心脏手术	多黏菌素 E，庆大霉素，制霉菌素，硫糖铝	硫糖铝	感染 ·12% vs. 27%（$P=0.04$） 死亡率无变化
1990	Rodriguez-Roldan	28（15/13）	综合的	两性霉素 B，多黏菌素 E，妥布霉素	安慰剂	气管支气管炎 ·3 vs. 3（$P<0.001$） 肺炎 ·0 vs. 11（$P<0.001$） 死亡率无变化
1990	Tetteroo	114（56/58）	食管手术	两性霉素 B，多黏菌素 E，妥布霉素，静脉注射头孢噻肟	标准治疗	感染总数 ·18 vs. 58（$P<0.001$）
1991	Aerdts	56（17/18 + 21）	综合的	两性霉素 B，多黏菌素 E，诺氟沙星，静脉注射头孢噻肟	标准治疗	下呼吸道感染 ·对照组 1：78% ·对照组 2：62% ·SDD：6%（$P=0.0001$）
1991	Blair	256（126/130）	综合的	两性霉素 B，多黏菌素 E，妥布霉素，静脉注射头孢噻肟	安慰剂	感染 ·16.7% vs. 30.8%（$P=0.008$） 急性生理和慢性健康评估 II 评分 10~19 分患者的死亡率 ·SDD 组（8/76）vs. 对照组（15/70）（$P=0.03$）
1991	Pugin	79（38/41）	创伤	仅进行选择性口腔消毒，新霉素，万古霉素	安慰剂	肺炎 ·16% vs. 78%（$P<0.0001$） 死亡率无变化

（续表）

年份	作者	数量（治疗组/对照组）	患者组成	治疗组	对照组	结果
1991	Zobel	50（25/25）	儿科	两性霉素B，多黏菌素E，庆大霉素，静脉注射头孢噻肟	标准治疗	感染 ·8% *vs.* 36%（*P*<0.025） 死亡率无变化
1992	Cerra	46（23/23）	外科	诺氟沙星，制霉菌素	安慰剂	感染总数 ·22 *vs.* 44（*P*=0.002） 死亡率无变化
1992	Cockerill	150（75/75）	综合的	多黏菌素E，庆大霉素，制霉菌素	安慰剂	感染总数 ·36 *vs.* 12（*P*=0.04） 死亡率无变化
1992	Gastinne	445（220/225）	综合的	两性霉素B，多黏菌素E，妥布霉素	安慰剂	肺炎或死亡率无变化
1992	Hammond	239（114/125）	综合的	两性霉素B，多黏菌素E，妥布霉素，静脉注射头孢噻肟	安慰剂	感染率及死亡率无变化
1992	Rocha	101（47/54）	综合的	两性霉素B，多黏菌素E，妥布霉素，静脉注射头孢噻肟	安慰剂	整体感染 ·26% *vs.* 63%（*P*<0.001） 肺炎 ·15% *vs.* 46%（*P*<0.001） 死亡率 ·21% *vs.* 44%（*P*<0.01）
1992	Winter	183（91/92） 84例历史对照	内科	两性霉素B，多黏菌素E，妥布霉素，静脉注射头孢噻肟	标准治疗	感染总数 ·32对照组 *vs.* 27回顾性 ·3治疗组（*P*<0.01） 死亡率无变化
1993	Korinek	123（63/60）	神经外科	两性霉素B，多黏菌素E，妥布霉素，万古霉素口服液，	安慰剂	肺炎 ·15 *vs.* 25（*P*<0.01） 死亡率 ·3 *vs.* 7（*P*<0.01）
1993	Rolando	1组：21 2组：21 3组：28 4组：31	肝衰竭	1：静脉注射头孢呋辛 2：两性霉素B，多黏菌素E，妥布霉素，静脉注射头孢噻肟 3：两性霉素B，多黏菌素E，妥布霉素，静脉注射头孢噻肟	4：标准治疗	感染总数（3组 *vs.* 4组） ·9 *vs.* 18（*P*<0.05） 任何组死亡率无变化
1994	Bion	59（27/32）	肝移植	两性霉素B，多黏菌素E，妥布霉素，静脉注射头孢噻肟，静脉注射氨苄西林	制霉菌素，静脉注射头孢噻肟，静脉注射氨苄西林	感染 ·3 *vs.* 12（*P*<0.49） 内毒素血症无变化 多脏器功能不全无变化
1994	Ferrer	80（39/41）	综合的	两性霉素B，多黏菌素E，妥布霉素，静脉注射头孢噻肟	安慰剂，静脉注射头孢噻肟	感染率、肺炎或死亡率无变化
1994	Laggner	67（33/34）	综合的	仅口服庆大霉素	安慰剂	肺炎或死亡率无变化
1995	Luiten	102（50/52）	胰腺炎	两性霉素B，多黏菌素E，口服诺氟沙星	标准治疗	无变化 ·22% *vs.* 35%（*P*=0.048）

（续表）

年份	作者	数量（治疗组/对照组）	患者组成	治疗组	对照组	结果
1995	Wiener	61（30/31）	综合的	两性霉素 B，多黏菌素 E，庆大霉素	安慰剂	感染率、肺炎或死亡率无变化
1996	Arnow	69（34/35）	肝移植	两性霉素 B，多黏菌素 E，妥布霉素，静脉注射氨苄西林	静脉注射头孢噻肟，静脉注射氨苄西林	需氧革兰阴性杆菌感染 · 0 vs. 7%（P<0.05）
1996	Quinio	148（76/72）	创伤	两性霉素 B，多黏菌素 E，庆大霉素	安慰剂	感染总数 · 19 vs. 37（P<0.01） 住院时间及死亡率无变化
1996	Rolando	108（47/61）	肝衰竭	两性霉素 B，多黏菌素 E，妥布霉素，静脉注射氨苄西林，氟氯西林	两性霉素 B，静脉注射头孢噻肟，氟氯西林	感染率及死亡率无变化
1997	Abele-Horn	88（58/30）	外科	仅进行选择性口腔消毒，两性霉素 B，多黏菌素 E，妥布霉素	安慰剂	原发性肺炎 · 0 vs. 33%（P<0.05） 死亡率没有变化
1997	Lingnau	313 1组：83 2组：82 3组：148	创伤	1：两性霉素 B，多黏菌素 E，妥布霉素，静脉注射环丙沙星 2：两性霉素 B，多黏菌素 E，静脉注射环丙沙星	安慰剂，静脉注射环丙沙星	肺炎、脓毒血症、脏器功能不全或死亡率无变化
1997	Schardey	205（102/103）	外科	两性霉素 B，多黏菌素 B，口服万古霉素，静脉注射头孢噻肟	安慰剂	吻合口瘘 · 2.9% vs. 10.6% （P=0.049 2） 肺部感染 · 8.8% vs. 22.3%（P=0.02） 死亡率无变化
1997	Verwaest	615 1组：195 2组：200 3组：220	综合的	1组：两性霉素 B，静脉注射环丙沙星 2组：两性霉素 B，多黏菌素 E，妥布霉素，静脉注射头孢噻肟	标准治疗	1组 vs. 2组： 感染 · OR=0.27 （95% CI 0.27~0.64） 呼吸道感染 · OR=0.47 （95% CI 0.26~0.82） 1组 vs. 2组： 耐药菌 · 83% vs. 55%（P<0.05） 革兰阳性菌菌血症 · OR=1.22 （95% CI 0.72~2.08） 所有比较死亡率没有变化
1998	Ruza	226（116/110）	儿科	多黏菌素 E，妥布霉素，制霉菌素	标准治疗	感染率及死亡率无变化

（续表）

年份	作者	数量（治疗组/对照组）	患者组成	治疗组	对照组	结果
1998	Sanchez Garcia	271（131/140）	综合的	两性霉素 B，多黏菌素 E，妥布霉素，口服和肠内应用庆大霉素，静脉注射头孢噻肟	安慰剂	呼吸机相关性肺炎 · 11% *vs.* 29.3% （*P*<0.001） 其他感染率 · 19.1% *vs.* 30% （*P*<0.04） 费用 · $11 926 *vs.* $16 296 死亡率无变化
2001	Barret	23（11/12）	小儿烧伤	两性霉素 B，多黏菌素 E，妥布霉素	安慰剂	肺炎或脓毒血症无差异
2001	Begmans	226 87 同一 ICU 对照组：78 （A 组） 不同病房的对照组：61 （B 组）	综合的	仅进行选择性口腔消毒，多黏菌素 E，庆大霉素，万古霉素	安慰剂	呼吸机相关性肺炎 · SDD：10%， A 组 31%，B 组 23% （*P*=0.001，*P*=0.04） 住院时间及死亡率无变化
2002	Bouter	51（24/27）	心脏搭桥	多黏菌素 E，新霉素	安慰剂	需氧革兰阴性菌的携带率 · 27% *vs.* 93%（*P*<0.001） 围术期内毒素血症无变化
2002	Hellinger	80（37/43）	肝移植	多黏菌素 E，制霉菌素，庆大霉素	制霉菌素	感染率及死亡率无变化
2002	Krueger	527（265/262）	外科	多黏菌素 E，庆大霉素，静脉注射环丙沙星	安慰剂	感染总数 · OR=0.477 （95% CI 0.367~0.620） 肺炎 · 6 *vs.* 29（*P*=0.007） BSI · 14 *vs.* 36（*P*=0.007） 脏器功能不全 · 63 *vs.* 96（*P*=0.0051） 死亡率无变化
2002	Pneumatikos	61（30/31）	创伤	两性霉素 B，多黏菌素 E，妥布霉素（仅声门下去污）	安慰剂	肺炎 · 16.6% *vs.* 51.6% （*P*<0.05） 死亡率无变化
2002	Rayes	95 1 组：32 2 组：31 3 组：32	肝移植	1 组：两性霉素 B，多黏菌素 E，妥布霉素 2 组：口服纤维素，胚芽乳杆菌 299	安慰剂	1 组 *vs.* 2 组： 感染 · 48% *vs.* 13%（*P*=0.017） 1 组 *vs.* 对照组 1： 感染率无变化 所有组住院时间无变化

（续表）

年份	作者	数量（治疗组/对照组）	患者组成	治疗组	对照组	结果
2002	Zwaveling	55（26/29）	肝移植	两性霉素 B，多黏菌素 E，妥布霉素	安慰剂	感染率无变化
2003	de Jonge	934（466/468）	外科	两性霉素 B，多黏菌素 E，妥布霉素，静脉注射头孢噻肟	标准治疗	ICU 死亡率 ·15% *vs.* 23%（*P*=0.002） 住院死亡率 ·24% *vs.* 31%（*P*=0.02） 耐药革兰阴性菌定植 ·16% *vs.* 26%（*P*=0.001）
2005	Camus	515 1 组：130 2 组：130 3 组：129 4 组：126	综合的	1 组：多黏菌素 E，妥布霉素 2 组：鼻腔用莫匹罗星，氧己定洗手 3 组：两种治疗	安慰剂	3 组 *vs.* 对照组： 感染 ·OR=0.44 （95% CI 0.26~0.75） 两治疗组无差异
2005	de la Cal	107（53/54）	烧伤	两性霉素 B，多黏菌素 E，妥布霉素	安慰剂	死亡率 ·9.4% *vs.* 27.8%，RR=0.25 （95% CI 0.08~0.76） 住院死亡率 ·RR=0.28 （95% CI 0.10~0.8） 肺炎 ·17/1000 呼吸机天数 *vs.* 30.8/1000 呼吸机天数 （*P*=0.03）
2006	Gosney	203（103/100）	卒中	仅进行选择性口腔消毒，两性霉素 B，多黏菌素 E	安慰剂	肺炎 ·1 *vs.* 7（*P*=0.029） 死亡率无变化
2006	Koeman	385 1 组：127 2 组：128 4 组：130	综合的	仅进行选择性口腔消毒 1 组：氯己定 2 组：氯己定，多黏菌素 E	安慰剂	肺炎 1 组： ·OR=0.352 （95% CI 0.160~0.791） 2 组： ·OR=0.454 （95% CI 0.224~0.925） 死亡率无变化
2007	Stoutenbeek	401（200/201）	创伤	两性霉素 B，多黏菌素 E，妥布霉素，静脉注射头孢噻肟	标准治疗	呼吸道感染 ·30.9% *vs.* 50% （*P*<0.01） 肺炎 ·9.5% *vs.* 23%（*P*<0.01） BSI，AGNB ·2.5% *vs.* 7.5%（*P*=0.02） 器官功能不全或死亡率无变化

（续表）

年份	作者	数量（治疗组/对照组）	患者组成	治疗组	对照组	结果
2008	Farran	91（40/51）	外科	红霉素，庆大霉素，制霉菌素	安慰剂	吻合口瘘率、肺炎或死亡率无变化
2009	de Smet	6299 1组：1904 2组：2405 3组：1990	综合的	1组：仅进行选择性口腔消毒，两性霉素B，多黏菌素E，庆大霉素 2组：选择性消化道去污，两性霉素B，多黏菌素E，妥布霉素，静脉注射头孢噻肟	标准治疗	革兰阴性菌感染： ·OR=0.49 （95% CI 0.27~0.87） SDD： ·OR=0.43 （95% CI 0.24~0.77） 死亡率 SOD： ·OR=0.86 （95% CI 0.74~0.99） SDD： ·OR=0.83（0.72~0.97）
2011	Roos	289（143/146）	外科	两性霉素B，妥布霉素，多黏菌素B	安慰剂	感染并发症 ·19.6% vs. 30.8% （P=0.028） 吻合口瘘 ·6.3% vs. 15.1% （P=0.016） 住院时间及死亡率无变化
2011	de Smet（Post hoc analysis from de Smet, 2009）	5927 1组：1904 2组：2034 3组：1989	综合的	1组：仅进行选择性口腔消毒，两性霉素B，多黏菌素E，妥布霉素 2组：仅进行选择性口腔消毒，两性霉素B，多黏菌素E，妥布霉素，静脉注射头孢噻肟	标准治疗	菌血症 SOD： ·OR=0.66 （95% CI 0.53~0.82） SDD： ·OR=0.48 （95% CI 0.38~0.60） 高度耐药菌菌血症 SOD： ·OR=0.37 （95% CI 0.16~0.85） SDD： ·OR=0.41 （95% CI 0.18~0.94） 高度耐药定植菌 SOD： ·OR=0.65 （95% CI 0.49~0.87） SDD： ·OR=0.58 （95% CI 0.43~0.78）

（续表）

年份	作者	数量（治疗组/对照组）	患者组成	治疗组	对照组	结果
2012	Melsen（Post hoc analysis from de Smet, 2009）	5927 手术组：1组：866 2组：923 对照组：973 药物治疗组：1组：1038 2组：1111 对照组：1016	综合的	1组：仅进行选择性口腔消毒，两性霉素B，多黏菌素E，妥布霉素 2组：仅进行选择性口腔消毒，两性霉素B，多黏菌素E，妥布霉素，静脉注射头孢噻肟	标准治疗	非手术患者死亡率 SOD：·OR=0.77（95% CI 0.63~0.94）SDD：死亡率无变化 手术患者死亡率 SOD：死亡率无变化 SDD：死亡率无变化

AGNB. 需氧革兰阴性杆菌；BSI. 血流感染；CI. 可信区间；ICU. 重症监护病房；OR. 相对危险度，比值比；RR. 相对危险度；SDD. 选择性消化道去污；SOD. 选择性口腔消毒

表 46-3　SDD 的综述和 Meta 分析

作者，年份	试验数量	受试者数量（干预/未干预）	治疗组	结果
SDD Trialists' Group，1993	22	4142（2047/2095）	两性霉素B，多黏菌素E，妥布霉素，静脉注射头孢噻肟，一部分接受喹诺酮和庆大霉素治疗	呼吸道感染 ·OR=0.37（95% CI 0.31~0.43）无变化 ·OR=0.9（95% CI 0.79~1.04）接受肠外和肠内治疗试验的死亡率 ·OR=0.8（95% CI 0.67~0.97）
Kollef，1994	16	2270（1105/1165）	绝大多数研究：两性霉素B，多黏菌素E，妥布霉素，静脉注射头孢噻肟	肺炎 ·7.4% vs. 21.9%（P<0.000 1）气管支气管炎 ·6.5% vs. 11.7%（P=0.004）革兰阳性菌肺炎或死亡率无变化
Heyland，1994	25	未给予	绝大多数研究：两性霉素B，多黏菌素E，妥布霉素，头孢噻肟	肺炎 ·RR=0.46（95% CI 0.39~0.56；P=0.01）死亡率无变化
D'Amico，1998	16	3361	绝大多数研究：两性霉素B，多黏菌素E，妥布霉素，头孢噻肟	肺炎 ·OR=0.29（95% CI 0.29~0.41）死亡率 ·OR=0.80（95% CI 0.69~0.93）
	17	2366	绝大多数研究：两性霉素B，多黏菌素E，妥布霉素	肺炎 ·OR=0.56（95% CI 0.46~0.68）死亡率无变化
Nathens，1999	11（外科患者随机对照试验研究）	未给予	绝大多数研究：两性霉素B，多黏菌素E，妥布霉素，静脉注射头孢噻肟	肺炎 ·OR=0.19（95% CI 0.15~0.26）死亡率 ·OR=0.70（95% CI 0.52~0.93）

（续表）

作者，年份	试验数量	受试者数量（干预/未干预）	治疗组	结果
	10（外科患者随机对照试验研究）	未给予	绝大多数研究：两性霉素B，多黏菌素E，妥布霉素，静脉注射头孢噻肟	肺炎 ·OR=0.45（95% CI 0.33~0.62） 死亡率无变化
Van Nieuwenhoven, 2001	32	4804 （2400/2404）	多种	肺炎相对风险降低 ·OR=0.57（95% CI 0.49~0.65） 死亡率相对风险降低 ·OR=0.12（95% CI 0.04~0.32）
Safdar, 2004	14 （肝移植）	201（治疗组 vs. 对照组）未给予	多种	整体感染 ·RR=0.88（95% CI 0.07~1.1） 革兰阴性菌感染 ·OR=0.16（95% CI 0.07~0.37） 死亡率无变化
Liberati, 2004	17	4295	多种，局部，全身用抗生素	呼吸道感染 ·OR=0.35（95% CI 0.29~0.41 死亡率 ·OR=0.78（95% CI 0.68~0.89）
	17	2664	仅局部用抗生素	呼吸道感染 ·OR=0.52（95% CI 0.43~0.63） 死亡率 ·OR=0.97（95% CI 0.81~1.16）
Silvestri, 2005	42	6075	肠内用抗真菌药	携带真菌 ·OR=0.32（95% CI 0.12~0.53） 携带真菌
Silvestri, 2007	51	8065 （4079/3986）	两性霉素B，多黏菌素E，妥布霉素，静脉注射头孢噻肟	BSI ·OR=0.73（95% CI 0.59~0.90） 革兰阴性菌血流感染 ·OR=0.39（95% CI 0.24~0.63） 死亡率 ·OR=0.80（95% CI 0.69~0.94）
	31 （血流感染的亚组分析）	4753 （2453/2300）		BSI ·OR=0.73（95% CI 0.59~0.90）
	30 （死亡率的亚组分析）	4527 （2337/2190）		死亡率 ·OR 0.80（95% CI 0.69~0.94）
	16 （肠外与肠内的亚组分析）	3331 （1645/1686）		死亡率（肠外 vs. 肠内） ·OR=0.74（95% CI 0.61~0.91） BSI（肠外 vs. 肠内） ·OR=0.63（95% CI 0.46~0.87）
Silvestri, 2008	54	9473 （4672/4801）	多种	总革兰阴性菌感染 ·OR=0.17（95% CI 0.10~0.28） 革兰阴性菌血流感染 ·OR=0.35（95% CI 0.21~0.67） 革兰阴性菌呼吸道感染 ·OR=0.11（95% CI 0.06~0.20） 革兰阳性菌呼吸道感染 ·OR=0.52（95% CI 0.34~0.78） 革兰阳性菌血流感染 ·OR=1.03（95% CI 0.75~1.41）

（续表）

作者，年份	试验数量	受试者数量（干预/未干预）	治疗组	结果
Silvestri，2009	21	4902	绝大多数研究：两性霉素 B，多黏菌素 E，妥布霉素，静脉注射头孢噻肟	死亡率 ·OR=0.71（95% CI 0.61~0.82）
Silvestri，2010	7	1270（637/633）	多种	MODS ·OR=0.50（95% CI 0.34~0.74） 多器官功能障碍综合征相关的死亡率或总死亡率无变化
Petros，2013	4（儿科）	335	多种	肺炎 ·OR=0.31（95% CI 0.11~0.87） 死亡率无变化
Roos，2013	8（围术期 SDD）	1668（828/840）	多种	感染 ·OR=0.58（95% CI 0.42~0.82） 吻合口瘘 ·OR=0.42（95% CI 0.24~0.73）
Price，2014	29	未提供	SOD *vs.* SDD *vs.* 氯己定	死亡率 ·SOD OR=0.85（95% CI 0.74~0.97） ·SDD OR=0.73（95% CI 0.64~0.84） ·氯己定 OR=1.25（95% CI 1.05~1.50）

BSI. 血流感染；CI. 可信区间；MODS. 多器官功能障碍综合征；OR. 相对风险比，比值比；RR. 相对危险度；SDD. 选择性消化道去污；SOD. 选择性口腔消毒

点并不明确。一项在荷兰包含 13 个 ICU 的大规模、随机、交叉试验中，对 SDD、SOD 组与标准治疗组之间以及两者之间做比较。校正后的死亡率数据表明 SDD 及 SOD 都能提高患者生存率，SDD 死亡率[4] 比 SOD 低 0.6%。后续的研究得出了类似的结论，发现 SOD 在预防高度耐药菌菌血症的发生中作用有限[69]。对来自荷兰的数据进一步分析发现，SOD 除了能够降低定植和菌血症外，还能够降低死亡率，但仅仅在非手术病人中[57]。此外，一项 2014 年的荟萃分析的结论是 SDD 和 SOD 均优于单纯的口腔护理，但没有说明 SDD 和 SOD 有何不同，并呼吁需要更深入的研究[66]。总的来说，数据似乎支持 SDD 和 SOD 都可以预防感染，而 SDD 可能在更大的患者群中更有效。

反对选择性消化道去污的证据

SDD 不能被广泛采用也很容易理解。理论上，SDD 抗生素的使用可能会导致耐药菌的增加，在现代医疗机构，尤其在 ICU 中抗生素耐药已相当普遍。尽管采用 SDD 会使病人本身受益，但是未来病人就可能成为泛耐药细菌感染的患者，最终因难治性感染导致患者死亡。这种担忧是可以理解的，抗生素使用的增加造成压力性选择产生耐药菌。然而，也有资料显示，SDD 或 SOD 对抗生素耐药性可能并未产生影响。2014 年发表的一项研究包括三十多家荷兰 ICU 历时 4 年时间，该研究发现 SDD 组与对照组（标准抗生素治疗）的抗生素耐药水平没有差异，但 SDD 组耐药菌感染的发生率却显著降低[70]。另外一项历时 5 年的研究显示，随着时间的推移，SDD 可以降低

耐药菌的比例[71]。值得一提的是，荷兰一些单独的 SDD 和 SOD 试验中，低水平的抗生素耐药再次被关注。作者发现尽管 SDD 可以降低总的细菌耐药率，但是 SDD 与氨基糖苷类高耐药的相关性高于 SOD[3]。

虽然一些数据表明 SDD 不会增加抗生素耐药率，但反对者仍然担心它的远期副作用，而且确实有一些支持上述担忧的证据。分子生物学分析显示使用 SDD 治疗的病人可以导致肠道菌群耐药基因的明显上调[72]。重要的是，这些基因可以在不同种属之间转移，并且 SDD 导致的这种改变会在停用抗生素后长期存在，肠道菌群的构成也会在 SDD 治疗后发生明显变化[55]。更令人担心的是，与 SDD 治疗有关的多黏菌素耐药菌的病例现在已有报道[73, 74]。此外，关于 SDD 益处的大规模试验主要在荷兰，少部分在其他欧洲国家。地理分布不同导致应用 SDD 差异很大，包括美国在内的高耐药微生物的众多国家都不愿意采用 SDD。

总之，尽管关于 SDD 的研究数据样本量在重症医学领域所有热点问题中居首，但关于 SDD 治疗的全球性共识仍未达成。调查数据表明，很多临床工作者担心抗生素耐药性，这种担心已经导致除荷兰以外的其他国家 ICU 拒绝使用 SDD[75]。尽管许多研究数据证实 SDD 在预防肺炎方面的疗效，但仍有学者对证据的可靠性持怀疑态度[76, 77]。在耐药率高发地区，SDD 被普遍采用之前，有必要首先分析 SDD 相关抗生素使用对细菌生态学的影响[69, 78]。

目前，在重症医学领域 SDD 的应用仍然存在诸多争议。支持者认为 SDD 可极大地降低患者肺炎的发生率，降低患者死亡率[3, 79]。反对者则认为 SDD 可造成抗生素耐药，引起难以治疗的泛耐药菌感染，反而增加患者死亡率。这种矛盾体现在 2013 年拯救脓毒症运动指南中。指南将 SDD 作为 2B 级证据陈述："我们建议在减少呼吸机相关性肺炎的发病率方面采用 SOD 和 SDD；且建议这种感染控制措施在卫生保健机构和发现这种方法是有效的地区实施"[80]。

作者推荐

- 选择性消化道去污（SDD）是指对 ICU 患者预防性使用抗菌药物，以预防来自内源的或获得性的病原体感染。通常包括住院期间给予的口服和肠道非吸收的妥布霉素、两性霉素和多黏菌素或混合制剂以及短程静脉应用头孢菌素。
- 选择性口腔消毒（SOD）与 SDD 相类似，但仅包括口腔的处理，不包括静脉或肠道内应用抗菌药物。
- 大量的文献数据表明，SDD 和 SOD 能够预防感染和降低死亡率。尽管还不是特别明确，但是可能 SDD 比 SOD 更有效。
- 令人关注的是在本来耐药水平就已很高的 ICU 再诱导抗菌药物耐药，这种担忧限制了 SDD 和 SOD 在全球的广泛采用。

（丁晓芳　郭雷静　李　艳）

参考文献

1. Garrouste-Orgeas M, et al. Oropharyngeal or gastric colonization and nosocomial pneumonia in adult intensive care unit patients. A prospective study based on genomic DNA analysis. Am J Respir Crit Care Med. 1997;156(5):1647–1655.
2. Johanson Jr WG, et al. Nosocomial respiratory infections with gram-negative bacilli. The significance of colonization of the respiratory tract. Ann Intern Med. 1972;77(5):701–706.
3. Oostdijk EA, et al. Effects of decontamination of the oropharynx and intestinal tract on antibiotic resistance in ICUs: a randomized clinical trial. JAMA. 2014;312(14):1429–1437.
4. de Smet AM, et al. Decontamination of the digestive tract and oropharynx in ICU patients. N Engl J Med. 2009;360(1):20–31.
5. Cerra FB, et al. Selective gut decontamination reduces nosocomial infections and length of stay but not mortality or organ failure in surgical intensive care unit patients. Arch Surg. 1992;127(2):163–167. discussion 167-9.
6. Blair P, et al. Selective decontamination of the digestive tract: a stratified, randomized, prospective study in a mixed intensive care unit. Surgery. 1991;110(2):303–309. discussion 309-10.
7. Cockerill 3rd FR, et al. Prevention of infection in critically ill patients by selective decontamination of the digestive tract. Ann Intern Med. 1992;117(7):545–553.
8. de Jonge E, et al. Effects of selective decontamination of digestive tract on mortality and acquisition of resistant bacteria in intensive care: a randomised controlled trial. Lancet. 2003;362(9389):1011–1016.
9. de La Cal MA, et al. Survival benefit in critically ill burned patients receiving selective decontamination of the digestive tract: a randomized, placebo-controlled, double-blind trial. Ann Surg.

2005;241(3):424–430.

10. Hellinger WC, et al. A randomized, prospective, double-blinded evaluation of selective bowel decontamination in liver transplantation. Transplantation. 2002;73(12):1904–1909.

11. Aerdts SJ, et al. Antibiotic prophylaxis of respiratory tract infection in mechanically ventilated patients. A prospective, blinded, randomized trial of the effect of a novel regimen. Chest. 1991;100(3):783–791.

12. Bergmans DC, et al. Prevention of ventilator-associated pneumonia by oral decontamination: a prospective, randomized, double-blind, placebo-controlled study. Am J Respir Crit Care Med. 2001;164(3):382–388.

13. Camus C, et al. Prevention of acquired infections in intubated patients with the combination of two decontamination regimens. Crit Care Med. 2005;33(2):307–314.

14. Stoutenbeek CP, et al. The effect of selective decontamination of the digestive tract on colonisation and infection rate in multiple trauma patients. Intensive Care Med. 1984;10(4):185–192.

15. Abele-Horn M, et al. Decrease in nosocomial pneumonia in ventilated patients by selective oropharyngeal decontamination (SOD). Intensive Care Med. 1997;23(2):187–195.

16. Arnow PM, et al. Randomized controlled trial of selective bowel decontamination for prevention of infections following liver transplantation. Clin Infect Dis. 1996;22(6):997–1003.

17. Barret JP, Jeschke MG, Herndon DN. Selective decontamination of the digestive tract in severely burned pediatric patients. Burns. 2001;27(5):439–445.

18. Bion JF, et al. Selective decontamination of the digestive tract reduces gram-negative pulmonary colonization but not systemic endotoxemia in patients undergoing elective liver transplantation. Crit Care Med. 1994;22(1):40–49.

19. Bouter H, et al. No effect of preoperative selective gut decontamination on endotoxemia and cytokine activation during cardiopulmonary bypass: a randomized, placebo-controlled study. Crit Care Med. 2002;30(1):38–43.

20. Diepenhorst GM, et al. Influence of prophylactic probiotics and selective decontamination on bacterial translocation in patients undergoing pancreatic surgery: a randomized controlled trial. Shock. 2011;35(1):9–16.

21. Farran L, et al. Efficacy of enteral decontamination in the prevention of anastomotic dehiscence and pulmonary infection in esophagogastric surgery. Dis Esophagus. 2008;21(2):159–164.

22. Ferrer M, et al. Utility of selective digestive decontamination in mechanically ventilated patients. Ann Intern Med. 1994;120(5):389–395.

23. Flaherty J, et al. Pilot trial of selective decontamination for prevention of bacterial infection in an intensive care unit. J Infect Dis. 1990;162(6):1393–1397.

24. Gastinne H, et al. A controlled trial in intensive care units of selective decontamination of the digestive tract with nonabsorbable antibiotics. The French Study Group on Selective Decontamination of the Digestive Tract. N Engl J Med. 1992;326(9):594–599.

25. Gosney M, Martin MV, Wright AE. The role of selective decontamination of the digestive tract in acute stroke. Age Ageing. 2006;35(1):42–47.

26. Hammond JM, et al. Double-blind study of selective decontamination of the digestive tract in intensive care. Lancet. 1992;340(8810):5–9.

27. Kerver AJ, et al. Prevention of colonization and infection in critically ill patients: a prospective randomized study. Crit Care Med. 1988;16(11):1087–1093.

28. Korinek AM, et al. Selective decontamination of the digestive tract in neurosurgical intensive care unit patients: a doubleblind, randomized, placebo-controlled study. Crit Care Med. 1993;21(10):1466–1473.

29. Krueger WA, Unertl KE. Selective decontamination of the digestive tract. Curr Opin Crit Care. 2002;8(2):139–144.

30. Laggner AN, et al. Oropharyngeal decontamination with gentamicin for long-term ventilated patients on stress ulcer prophylaxis with sucralfate? Wien Klin Wochenschr. 1994;106(1):15–19.

31. Lingnau W, et al. Selective intestinal decontamination in multiple trauma patients: prospective, controlled trial. J Trauma. 1997;42(4):687–694.

32. Luiten EJ, et al. Controlled clinical trial of selective decontamination for the treatment of severe acute pancreatitis. Ann Surg. 1995;222(1):57–65.

33. Oudhuis GJ, et al. Probiotics versus antibiotic decontamination of the digestive tract: infection and mortality. Intensive Care Med. 2011;37(1):110–117.

34. Pneumatikos I, et al. Selective decontamination of subglottic area in mechanically ventilated patients with multiple trauma. Intensive Care Med. 2002;28(4):432–437.

35. Pugin J, et al. Oropharyngeal decontamination decreases incidence of ventilator-associated pneumonia. A randomized, placebo-controlled, double-blind clinical trial. JAMA. 1991;265(20):2704–2710.

36. Quinio B, et al. Selective decontamination of the digestive tract in multiple trauma patients. A prospective double-blind, randomized, placebo-controlled study. Chest. 1996;109(3):765–772.

37. Rayes N, et al. Early enteral supply of lactobacillus and fiber versus selective bowel decontamination: a controlled trial in liver transplant recipients. Transplantation. 2002;74(1):123–127.

38. Rocha LA, et al. Prevention of nosocomial infection in critically ill patients by selective decontamination of the digestive tract. A randomized, double blind, placebo-controlled study. Intensive Care Med. 1992;18(7):398–404.

39. Rodriguez-Roldan JM, et al. Prevention of nosocomial lung infection in ventilated patients: use of an antimicrobial pharyngeal nonabsorbable paste. Crit Care Med. 1990;18(11):1239–1242.

40. Rolando N, et al. Prospective study comparing the efficacy of prophylactic parenteral antimicrobials, with or without enteral decontamination, in patients with acute liver failure. Liver Transpl Surg. 1996;2(1):8–13.

41. Roos D, et al. Randomized clinical trial of perioperative selective decontamination of the digestive tract versus placebo in elective gastrointestinal surgery. Br J Surg. 2011;98(10):1365–1372.

42. Ruza F, et al. Prevention of nosocomial infection in a pediatric intensive care unit (PICU) through the use of selective digestive decontamination. Eur J Epidemiol. 1998;14(7):719–727.

43. Sanchez Garcia M, et al. Effectiveness and cost of selective decontamination of the digestive tract in critically ill intubated patients. A randomized, double-blind, placebo-controlled, multicenter trial. Am J Respir Crit Care Med. 1998;158(3):908–916.

44. Schardey HM, et al. The prevention of anastomotic leakage after total gastrectomy with local decontamination. A prospective, randomized, double-blind, placebo-controlled multicenter trial. Ann Surg. 1997;225(2):172–180.

45. Smith SD, et al. Selective decontamination in pediatric liver transplants. A randomized prospective study. Transplantation. 1993;55(6):1306–1309.

46. Stoutenbeek CP, et al. The effect of selective decontamination of the digestive tract on mortality in multiple trauma patients: a multicenter randomized controlled trial. Intensive Care Med. 2007;33(2):261–270.

47. Tetteroo GW, et al. Selective decontamination to reduce gramnegative colonisation and infections after oesophageal resection. Lancet. 1990;335(8691):704–707.

48. Ulrich C, et al. Selective decontamination of the digestive tract with norfloxacin in the prevention of ICU-acquired infections: a prospective randomized study. Intensive Care Med. 1989;15(7):424–431.

49. Unertl K, et al. Prevention of colonization and respiratory infections in long-term ventilated patients by local antimicrobial prophylaxis. Intensive Care Med. 1987;13(2):106–113.

50. Verwaest C, et al. Randomized, controlled trial of selective digestive decontamination in 600 mechanically ventilated patients in a multidisciplinary intensive care unit. Crit Care Med. 1997;25(1):63–71.

51. Wiener J, et al. A randomized, double-blind, placebo-controlled trial of selective digestive decontamination in a medical-surgical intensive care unit. Clin Infect Dis. 1995;20(4):861–867.

52. Winter R, et al. A controlled trial of selective decontamination of the digestive tract in intensive care and its effect on nosocomial infection. J Antimicrob Chemother. 1992;30(1):73–87.

53. Zobel G, et al. Reduction of colonization and infection rate during pediatric intensive care by selective decontamination of the digestive tract. Crit Care Med. 1991;19(10):1242–1246.

54. Zwaveling JH, et al. Selective decontamination of the digestive tract to prevent postoperative infection: a randomized placebo-controlled trial in liver transplant patients. Crit Care Med. 2002;30(6):1204–1209.

55. Benus RF, et al. Impact of digestive and oropharyngeal decontamination on the intestinal microbiota in ICU patients. Intensive Care Med. 2010;36(8):1394–1402.

56. de Smet AM, et al. Selective digestive tract decontamination and selective oropharyngeal decontamination and antibiotic resistance in patients in intensive-care units: an open-label, clustered grouprandomised, crossover study. Lancet Infect Dis. 2011;11(5):372–380.

57. Melsen WG, et al. Selective decontamination of the oral and digestive tract in surgical versus non-surgical patients in intensive care in a cluster-randomized trial. Br J Surg. 2012;99(2):232–237.

58. Koeman M, et al. Oral decontamination with chlorhexidine reduces the incidence of ventilator-associated pneumonia. Am J Respir Crit Care Med. 2006;173(12):1348–1355.

59. Heyland DK, et al. Selective decontamination of the digestive tract. An overview. Chest. 1994;105(4):1221–1229.

60. Kollef MH. The role of selective digestive tract decontamination on mortality and respiratory tract infections. A meta-analysis. Chest. 1994;105(4):1101–1108.

61. Meta-analysis of randomised controlled trials of selective decontamination of the digestive tract. Selective Decontamination of the Digestive Tract Trialists' Collaborative Group. BMJ. 1993;307(6903):525–532.

62. Nathens AB, Marshall JC. Selective decontamination of the digestive tract in surgical patients: a systematic review of the evidence. Arch Surg. 1999;134(2):170–176.

63. van Nieuwenhoven CA, et al. Relationship between methodological trial quality and the effects of selective digestive decontamination on pneumonia and mortality in critically ill patients. JAMA. 2001;286(3):335–340.

64. Silvestri L, et al. Selective decontamination of the digestive tract reduces bacterial bloodstream infection and mortality in critically ill patients. Systematic review of randomized, controlled trials. J Hosp Infect. 2007;65(3):187–203.

65. Liberati A, et al. Antibiotic prophylaxis to reduce respiratory tract infections and mortality in adults receiving intensive care. Cochrane Database Syst Rev. 2009;4:CD000022.

66. Price R, et al. Selective digestive or oropharyngeal decontamination and topical oropharyngeal chlorhexidine for prevention of death in general intensive care: systematic review and network meta-analysis. BMJ. 2014;348:g2197.

67. Petros A, et al. Selective decontamination of the digestive tract in critically ill children: systematic review and meta-analysis. Pediatr Crit Care Med. 2013;14(1):89–97.

68. Roos D, et al. Systematic review of perioperative selective decontamination of the digestive tract in elective gastrointestinal surgery. Br J Surg. 2013;100(12):1579–1588.

69. de Smet AM, Bonten MJ, Kluytmans JA. For whom should we use selective decontamination of the digestive tract? Curr Opin Infect Dis. 2012;25(2):211–217.

70. Houben AJ, et al. Selective decontamination of the oropharynx and the digestive tract, and antimicrobial resistance: a 4 year ecological study in 38 intensive care units in the Netherlands. J Antimicrob Chemother. 2014;69(3):797–804.

71. Ochoa-Ardila ME, et al. Long-term use of selective decontamination of the digestive tract does not increase antibiotic resistance: a 5-year prospective cohort study. Intensive Care Med. 2011;37(9):1458–1465.

72. Buelow E, et al. Effects of selective digestive decontamination (SDD) on the gut resistome. J Antimicrob Chemother. 2014;69(8):2215–2223.

73. Brink AJ, et al. Emergence of OXA-48 and OXA-181 carbapenemases among Enterobacteriaceae in South Africa and evidence of in vivo selection of colistin resistance as a consequence of selective decontamination of the gastrointestinal tract. J Clin Microbiol. 2013;51(1):369–372.

74. Halaby T, et al. Emergence of colistin resistance in Enterobacteriaceae after the introduction of selective digestive tract decontamination in an intensive care unit. Antimicrob Agents Chemother. 2013;57(7):3224–3229.

75. Canter RR, et al. Observational study of current use of selective decontamination of the digestive tract in UK critical care units. Br J Anaesth. 2014;113:610–617.

76. Duncan EM, et al. The views of health care professionals about selective decontamination of the digestive tract: an international, theoretically informed interview study. J Crit Care. 2014;29(4):634–640.

77. Cuthbertson BH, et al. Clinical stakeholders' opinions on the use of selective decontamination of the digestive tract in critically ill patients in intensive care units: an international Delphi study. Crit Care. 2013;17(6):R266.

78. Kollef MH, Micek ST. Rational use of antibiotics in the ICU: balancing stewardship and clinical outcomes. JAMA. 2014;312(14):1403–1404.

79. Zandstra DF, et al. Withholding selective decontamination of the digestive tract from critically ill patients must now surely be ethically questionable given the vast evidence base. Crit Care. 2010;14(5):443.

80. Dellinger RP, et al. Surviving sepsis campaign: international guidelines for management of severe sepsis and septic shock: 2012. Crit Care Med. 2013;41(2):580–637.

第**九**部分

持续危重状态

47 持续危重状态是否是医源性疾病

John C. Marshall

医学是一个古老的学科，但能够避免临死患者的死亡却是最近的事。1832 年在伦敦霍乱疫情期间，静脉输液治疗被首次应用；此后，人们发现增加血管内容量对休克治疗的作用，由此人类在多发伤和难治性感染等危重疾病面前再不束手无策。20 世纪 40 年代，透析技术的发展，让肾衰竭从迅速致命疾病转变为慢性疾病[1]。同样，在 20 世纪 50 年代，北欧脊髓灰质炎流行期间，由于机械通气技术的发展，使重症监护病房（ICU）成为具备提供生命支持和治疗能力的场所[2]，ICU 治疗的目标不是具体原因的疾病，而是由疾病导致的危及生命的病理生理学结果。

通过 ICU 的干预，能够避免或至少延缓死亡，这已经从根本上改变了急性疾病的预后。由于有了 ICU 使得一些原本早期死亡的危重患者或严重创伤的患者得以存活，但是它也创造了一系列全新的疾病，即一些处于疾病终末期的患者因多种生命支持设备而免于死亡，但仍长期处于危重疾病状态。这种类型的危重疾病状态是一个典型的医源性疾病：这些疾病患者，一旦撤除生命支持装置就会死亡，然而，即使生命支持技术持续实施，也会给上述患者带来难以避免的医源性损伤，最终仍难逃死亡的命运[3]。理解和减少生命支持治疗的有害影响至关重要，因为其后果是严重而持久的。

试想一下，以下令人不安，但十分熟悉的场景：

72 岁男性，既往体健，因为憩室炎穿孔，接受哈特曼 Hartman 手术，术后转入 ICU。患者保留气管插管，麻醉状态，计划夜间机械通气治疗。患者出现心动过速；考虑容量不足，给予其 2 L 的生理盐水补液，同时增加镇痛药物剂量。第二天清晨，医生认为他病情缓解，准备拔除气管插管，为了让患者感觉更舒适，进一步给予其镇静治疗和负荷量的镇痛药，但患者出现血压下降。给予其去甲肾上腺素维持平均动脉压（MAP）在 65 mmHg 并且动态调整。第二天患者仍然接受血管活性药物治疗，血压维持在 78 mmHg，但是，因为使用血管活性药物治疗，持续给予患者镇静和机械通气可能是合理的。又因为患者接受升压药和气管插管状态，给予其广谱抗生素覆盖，计算机断层扫描（CT）了解腹腔内积液情况。扫描的结果是阴性的，患者返回接呼吸机，控制模式。胃残留量高，也许是因为肠梗阻继发于疾病本身或者因为镇痛药物的影响；胆汁也可经口咽部吸出。第四天，脓性分泌物从患者肺部吸出并且患者出现低温度；痰培养提示假单胞菌。回顾患者病情，目前液体正平衡 9 L，仍然呼吸机依赖，肌酐水平高于正常值两倍。临床医生认为患者康复将会是缓慢过程，并且安排行气管切开术。32 天后，反复经历了呼吸机相关肺炎和间断时间的透析后，患者最终从 ICU 转出。但他极度虚弱，骶尾部压疮。两周后他从医院出院，进入慢性病康复单元，在那里度过了 2 个月。

患者的大部分病情变化是由于医源性因素造成的——"心怀好意的"临床决策，不必要的延长他的 ICU 停留时间——并且将患者置于新 ICU 的并发症中。如果患者一开始就在手术室拔除气管插管呢？尽管患者后续的治疗决策没有绝对的错误，但不可否认医生增加了该患者对生命支持技术的依赖，而这些技术既能带来益处，也能带来害处；更重要的是，这些技术往往使临床医生相信它们是必要的。在ICU，医生治疗危重患者，但医生们同样让他们看起来很危重，甚至让他们变得更加危重，因为忽视了他们接受支持治疗的后果。

器官功能障碍作为一个医源性疾病

自从二十世纪五六十年代第一个ICU建立以来，与之伴行的是新的临床综合征的出现，这些综合征发展完全是由于一些生命支持技术的应用，使得那些本应死亡的患者，生命得以延续。最初被描述的一些综合征仅反应单个器官功能紊乱［如急性呼吸窘迫综合征（ARDS），感染性休克，急性肾衰竭，弥散性血管内凝血］，后来这些综合征被概念化为一个多个系统共同紊乱的临床表现，最早称之为多个系统器官衰竭（MSOF）[4]，近些年改为多器官功能障碍综合征（MODS）[5]。直到最近几年，临床医生才开始意识到MODS作为一个急性紊乱描述性术语，不仅是需要ICU脏器支持的理由，而且也常常是ICU脏器支持的结果[6]。

肺：从急性呼吸窘迫综合征到呼吸机相关性肺损伤

Moon在1948年最早描述肺功能障碍是继发于远位脏器损伤的结果，他发现很多休克死亡的患者同时存在肺淤血和肺不张[7]。Burke和他的同事，描述了一种症状，他们称为"高呼出呼吸衰竭（high out put respiratory failure）"，它常在一些应用正压通气的腹膜炎患者中出现[8]。Ashbaugh等在他们经典的报道中，把这种现象称为成人（现在改为急性）呼吸窘迫综合征（ARDS）[9]，突出了其主要特点：严重的动脉低氧血症和胸片上双肺散在磨玻璃样浸润影且左房压力正常，病理检查可见透明膜。治疗ARDS

的基石是应用机械通气（尽管Ashbaugh等研究的12名患者中有5人没有接受机械通气治疗）；因为这个治疗方法扩展和发展，机械通气不仅成为治疗，而且也越来越多的成为造成这种临床症状的原因。

ARDS的早期病理改变包括：肺毛细血管通透性增加，大量机体免疫细胞——主要是中性粒细胞——渗入肺组织。渗出的炎症细胞损伤肺实质，导致局部毛细血管微血栓形成，大量肺泡 I 型上皮细胞坏死，与此同时刺激局部组织修复，其结果是透明膜形成。尽管外源性致伤因素如肺炎、肺挫伤或内源性致伤因素如全身炎症反应综合征（SIRS）导致中性粒细胞在肺内大量积聚，虽然其在ARDS的发展中扮演重要因素，但是不恰当的医源性因素也是重要因素之一。

计算机断层扫描（CT）显示ARDS患者胸片上表现的弥漫性的磨玻璃样渗出实际上是更复杂的损失，包括重力依赖区的肺不张和非依赖区的肺囊性变性（**图 47-1**）。前者的变化反映的是持续一段时间仰卧位通气后的患者，肺部重力依赖区肺不张，而后者反映的是由于大潮气量通气，肺部过度膨胀。20世纪90年代，呼吸机相关性肺损伤的概念被首次提出[10]，并且将

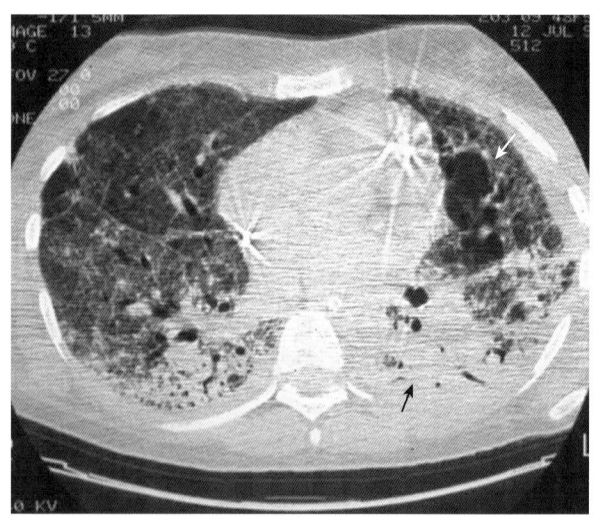

图 47-1 ARDS患者肺部CT影像显示医源性因素在肺损伤中的重要作用。特别是重力依赖区的肺不张和非塌陷（黑色箭头所示），以及非重力依赖区的肺充气过度和肺囊性变（白色箭头所示）

ARDS 的研究重点，从揭示肺损伤的生化机制转到如何减少医源性因素进一步加剧初期损伤[11]。事实上，无论应用俯卧位通气策略限制重力依赖区肺不张，还是应用小潮气量通气减少肺过度膨胀[12]，都能显著降低 ARDS 的死亡率。此外，需要强调的是，所有对 ARDS 患者的临床干预试验，只有那些试图减少医源性伤害的，而不是那些试图调节有害的病理过程的措施才能显著影响临床重要预后（表 47-1）。

表 47-1　ARDS 有效的干预结果是那些针对机械通气损伤结果的措施，而不是针对改变肺损伤病理生理的措施

改善预后	无效结果
降低潮气量	抗氧化剂
俯卧位通气	Beta-2 受体阻滞药
高频震荡通气	粒细胞集落刺激因子
肺腹胀通气	一氧化氮
神经肌肉阻滞药	酮康唑
液体限制	滋养性喂养

此外，从现有临床研究结果显示小潮气量有助于减轻全身炎症反应[13]，而动物实验表明，有害的机械通气策略能够诱导远隔脏器损伤，如肾损伤[14]。

ARDS 被定义是一种急性发病过程，但其长期影响却是深远的。在一项对 ARDS 治疗具有里程碑意义的研究中，Herridge 和他的同事报道，在 ARDS 幸存者中会出现生理活动能力降低和肺功能轻度紊乱等症状，这些症状甚至能从急性期持续存在达 5 年之久[15]。

液体和血流动力学支持

通过补液纠正容量缺失和通过测量血管内充盈程度和心肌功能变化等参数实现滴定式液体复苏的能力是急危重症救治的主要进步[16]。而有创呼吸支持，高级血流动力学支持与监护是 ICU 的主要收容指征。但这种支持也增加无意中导致的医源性疾病的发生。

液体复苏一般用于病情不稳定的危重病人，

贯穿于初始阶段甚至持续到整个 ICU 治疗过程[17~19]。液体累积正平衡增加 ICU 患者死亡率和并发症风险如腹腔筋膜室综合征等[20]。相反，有证据表明，更为保守的液体管理策略可以降低器官功能障碍发生，改善预后[18, 21]。医源性水肿加重器官功能障碍包括大脑、心脏、肺、肾和胃肠道；医源性水肿同样加速压疮进展[22]。很多因素可以导致间质性水肿，其危害包括增加氧气弥散到细胞的距离，组织顺应性降低等。

血管活性药物通过增加外周血管阻力升高血压，因此有可能减少组织血液流动。例如，应用血管加压素是胃肠道术后吻合口漏的独立危险因素[23]。同样，正性肌力药可以增加心输出量，但大剂量应用时可能会增加死亡率[24]。

输血同样是一把双刃剑：大量出血时，输血可以挽救生命，但同样有潜在危险。TRICC 试验显示，血红蛋白大于 100 g/L 输血增加器官功能障碍风险，肺和心血管系统是首先受累器官[25]。

镇静、镇痛

减轻 ICU 重病患者的疼痛和焦虑是临床和人道主义的首要任务，但是这样做可能会导致进一步的伤害。在一项具有里程碑意义的试验中，Kress 及其团队证实每天唤醒有助于提高危重患者生存率[26]。其他研究证实延长早期镇静与增加 ICU 死亡率风险有关[27~29]，一项随机临床试验显示，少量镇静有助于缩短机械通气时间和 ICU 停留时间[30]。另一方面，谵妄控制不当也是 ICU 不良预后的一个危险因素[31, 32]。减轻焦虑与过度镇静之间的最佳平衡尚未定义；然而，新的证据表面，与静息状态相比，更多的活动是成功预后的关键[33]。

抗感染治疗策略

胃肠道定植微生物菌群在正常发育和免疫平衡中扮演着重要角色[34]。相反，微生物菌落紊乱在危重患者中较常见[35~37]，且与不良预后有关。健康人体内定植着超过 1 000 种的微生物菌群，

并且保持着非常稳定的数量。肠道微生物多样性的丧失是危重患者的特征，尤其是近端肠道的定植菌与 ICU 获得性感染的主要致病菌有着类似的特征[35]。

肠道定植菌与宿主之间的平衡机制是极为复杂的。因此，动物模型的研究表明，通过给予全身抗生素破坏正常的肠道菌群足以引起微生物从肠道异位到区域肠系膜淋巴结[38]，同样改变肠道菌群组成可以诱导全身免疫反应变化[39]。抗生素导致的肠道菌群失调对增加 ICU 获得性感染的程度，或由于肠道菌群失调对危重患者造成其他危害的程度仍是未知数。

预防应激性溃疡

据报道，由于胃黏膜病变引起的急性胃肠道出血是威胁生命的并发症之一，需要 ICU[40]监护，同样，消化道出血持续存在是患者死亡的危险因素之一。应激相关性出血的发病率已经较早先报道的降低不少[41]，可能由于更好的复苏，实施早期肠内营养，对感染诊断和治疗的改善等原因。但是一个相应的问题是 ICU 预防应激性胃肠道出血是否能产生临床效益，还是将患者置于更大危害，引起医院性 ICU 获得性肺炎或梭状芽胞杆菌结肠炎。

卧床休息

长时间卧床休息不仅非生理，而且也是许多并发症的危险因素，如肺不张、肺炎、深静脉血栓形成和肺栓塞。俯卧位可以部分纠正一些长期卧床休息的不利影响，提高 ARDS 生存率[11]。与此同时，程序化的物理治疗和运动已经被证明可以减少瞻望和机械通气持续时间，有助于改善出院后器官功能[33]。

持久危重状态是一个医源性疾病吗？

尽管救治急性致命疾病是重症医学研究和教育的主要目标，但有越来越多的人意识到早期救治成功的后果与 ICU 停留时间是否延长[42]及

ICU 转出后远期生活质量是否受损[43]密切相关。在关注急性病的复苏和早期稳定后，医生往往低估从复苏和存活到康复和独立生活的复杂性。

慢性危重症的定义是需要 ICU 支持超过 3 周[44]或急性呼吸衰竭需机械通气、气管切开、脓毒症、严重创伤、脑卒中、创伤性脑损伤[45]等患者需要在 ICU 停留超过 8 天以上。约 10% 的 ICU 病人满足这个慢性危重症标准；他们的监护费用高达每年 260 亿美元[45]。然而，他们的 ICU 出院后死亡率仍维持较高水平。

慢性危重症的出现是医疗、文化和宗教因素等共同作用的复杂代表。无法治愈的急性病如急性卒中或脑损伤等都是重要危险因素，同样，既往基础疾病如慢性肺部疾病和慢性肾衰竭也是因素之一。慢性病更容易受到社会因素的影响，诸如无法得知患者是否愿意接受生命支持治疗、家人与患者意愿存在分歧或宗教信仰限制等，在上述情况下尽管知道持续生命支持无法改善预后，但仍被逼进行[46]。然而，如前面所述的那样，医源性因素仍然发挥着实质性作用。

慢性危重症的理论基础是薄弱的，因为临床研究的重点一直在急性治疗而不是减缓这些治疗副作用，且观察远期器官功能障碍发病率的标准并不健全，相关报道也不一致。然而，三个核心原则有望成为避免 ICU 医源性疾病发生的方法。

首先，每一项干预都有其风险，在开始任何治疗决定前有充分考虑其获益和不利结果，这点非常重要。血管加压素可以提高平均动脉压到任意一个水平，但它是否对病人的尿量或对声音的反应有帮助？这是器官灌注是否充分的重要证据。是否理论上改善冠状动脉和脑灌注但明确降低内脏及肢体灌注就能使患者获益？一个病人可能表情痛苦，但这短暂的不适是增加镇痛或镇静药物剂量的证据吗？血红蛋白水平可能偏低，但输血就一定能获益吗？这些问题的答案往往是未知的，但是当你做决定时，必须将现有知识与临床判断和常识相结合。

其次，重症医生最重要的是最终帮助病人离

开 ICU。使危重病人病情稳定是早期治疗的首要目标，这个目标一旦完成，接下来的首要任务是想办法降低 ICU 的支持力度。患者绝对静止状态对病情没有好处，只有伤害，然而这往往在疾病后期才被认识到，且迄今为止仍未得到重症医生的认识，这也增加不良预后风险。

最后，尽管 ICU 给予合理的基础疾病治疗和全力支持，仍有许多患者死亡。在危重患者救治的过程中，有一个时期转瞬即逝，这个时期是区分 ICU 治疗是否必要的重要阶段，究竟 ICU 治疗可以成为拯救生命的英雄，还是延长寿命的姑息手段？ICU 从业人员要认识到，尽管很难接受，但慢性危重症可能是疾病的临终阶段，此时需要及时撤除积极的生命支持手段。在这一过程中，病人被暴露有害的支持治疗中，没有任何好处，家属带有幻想的选择并不能改变患者预后。

作者推荐

- 在 ICU 医生治疗危重患者，但是由于治疗上疏漏，医师也让他们看起来更危重，甚至使他们更加危重。
- 呼吸机相关肺损伤是最广泛认可的 ICU 医源性损伤。
- 过度静脉液体治疗，高剂量正性肌力药物，盲目输血导致患者不良预后。
- 尽管镇静和镇痛可以减轻病人痛苦，但长时间镇静增加患者死亡率和并发症发病率。长期卧床，同样，延长 ICU 停留时间。
- 盲目使用抗生素增加梭状芽胞杆菌耐药菌株的扩散和结肠炎。
- 慢性危重症设计多重因素包括医疗、文化和宗教等。医源性损伤对此过程贡献程度仍不确定。
- 慢性危重症有时可以反映 ICU 小组从积极支持治疗过渡到接受患者生命终结的失败。

（王　黎）

参考文献

1. Bywaters EG, Joekes AM. The artificial kidney; its clinical application in the treatment of traumatic anuria. Proc R Soc Med. 1948;41(7):420–426.
2. Safar P, DeKornfeld T, Pearson J, et al. Intensive care unit. Anesthesia. 1961;16:275.
3. Marshall JC. Critical illness is an iatrogenic disorder. Crit Care Med. 2010;38(suppl 10):S582–S589.
4. Baue AE. Multiple, progressive, or sequential systems failure. A syndrome of the 1970s. Arch Surg. 1975;110:779–781.
5. Bone RC, Balk RA, Cerra FB, et al. ACCP/SCCM CONSENSUS CONFERENCE. Definitions for sepsis and organ failure and guidelines for the use of innovative therapies in sepsis. Chest. 1992;101:1644–1655.
6. Slutsky AS, Tremblay LN. Multiple system organ failure. Is mechanical ventilation a contributing factor? Am J Resp Crit Care Med. 1998;157(6 Pt 1):1721–1725.
7. MOON VH. The pathology of secondary shock. Am J Pathol. 1948;24(2):235–273.
8. Burke JF, Pontoppidan H, Welch CE. High output respiratory failure: an important cause of death ascribed to peritonitis or ileus. Ann Surg. 1963;158:581–595.
9. Ashbaugh DG, Bigelow DB, Petty TL, Levine BE. Acute respiratory distress in adults. Lancet. 1967;2:319–323.
10. Hickling KG, Henderson SJ, Jackson R. Low mortality associated with low volume pressure limited ventilation with permissive hypercapnia in severe adult respiratory distress syndrome. Intensive Care Med. 1990;16:372–377.
11. Guerin C, Reignier J, Richard JC, et al. Prone positioning in severe acute respiratory distress syndrome. N Engl J Med. 2013;368(23):2159–2168.
12. Brower RG, Matthay MA, Morris A, et al. Ventilation with lower tidal volumes as compared with traditional tidal volumes for acute lung injury and the acute respiratory distress syndrome. N Engl J Med. 2000;342(18):1301–1308.
13. Ranieri VM, Suter PM, Tortorella C, et al. Effect of mechanical ventilation on inflammatory mediators in patients with acute respiratory distress syndrome. A randomized controlled trial. JAMA. 1999;282(1):54–61.
14. Imai Y, Parodo J, Kajikawa O, et al. Injurious mechanical ventilation and end-organ epithelial cell apoptosis and organ dysfunction in an experimental model of acute respiratory distress syndrome. JAMA. 2003;289(16):2104–2112.
15. Herridge MS, Tansey CM, Matte A, et al. Functional disability 5 years after acute respiratory distress syndrome. N Engl J Med. 2011;364(14):1293–1304.
16. Myburgh JA, Mythen MG. Resuscitation fluids. N Engl J Med. 2013;369(13):1243–1251.
17. Boyd JH, Forbes J, Nakada TA, Walley KR, Russell JA. Fluid resuscitation in septic shock: a positive fluid balance and elevated central venous pressure are associated with increased mortality. Crit Care Med. 2011;39(2):259–265.
18. Murphy CV, Schramm GE, Doherty JA, et al. The importance of fluid management in acute lung injury secondary to septic shock. Chest. 2009;136(1):102–109.
19. Payen D, de Pont AC, Sakr Y, Spies C, Reinhart K, Vincent JL. A positive fluid balance is associated with a worse outcome in patients with acute renal failure. Crit Care. 2008;12(3):R74.

20. Malbrain ML, Marik PE, Witters I, et al. Fluid overload, deresuscitation, and outcomes in critically ill or injured patients: a systematic review with suggestions for clinical practice. Anaesthesiol Intensive Ther. 2014;46(5):361–380.

21. National Heart Lung, and Blood Institute Acute Respiratory Distress Syndrome (ARDS) Clinical Trials Network, Wiedemann HP, Wheeler AP, et al. Comparison of two fluid-management strategies in acute lung injury. N Engl J Med. 2006;354(24):2564–2575.

22. Prowle JR, Echeverri JE, Ligabo EV, Ronco C, Bellomo R. Fluid balance and acute kidney injury. Nat Rev Nephrol. 2010;6(2):107–115.

23. Zakrison T, Nascimento Jr BA, Tremblay LN, Kiss A, Rizoli SB. Perioperative vasopressors are associated with an increased risk of gastrointestinal anastomotic leakage. World J Surg. 2007;31(8): 1627–1634.

24. Hayes MA, Timmins AC, Yau EHS, Palazzo M, Hinds CJ, Watson D. Elevation of systemic oxygen delivery in the treatment of critically ill patients. N Engl J Med. 1994;330:1717–1722.

25. Hebert PC, Wells G, Blajchman MA, et al. A multicentre randomized controlled clinical trial of transfusion requirements in critical care. N Engl J Med. 1999;340:409–417.

26. Kress JP, Pohlman AS, O'Connor MF, Hall JB. Daily interruption of sedative infusions in critically ill patients undergoing mechanical ventilation. N Engl J Med. 2000;342:1471–1477.

27. Shehabi Y, Chan L, Kadiman S, et al. Sedation depth and longterm mortality in mechanically ventilated critically ill adults: a prospective longitudinal multicentre cohort study. Intensive Care Med. 2013;39(5):910–918.

28. Lonardo NW, Mone MC, Nirula R, et al. Propofol is associated with favorable outcomes compared with benzodiazepines in ventilated intensive care unit patients. Am J Respir Crit Care Med. 2014;189(11):1383–1394.

29. Shehabi Y, Bellomo R, Reade MC, et al. Early intensive care sedation predicts long-term mortality in ventilated critically ill patients. Am J Respir Crit Care Med. 2012;186(8):724–731.

30. Strom T, Martinussen T, Toft P. A protocol of no sedation for critically ill patients receiving mechanical ventilation: a randomised trial. Lancet. 2010;375(9713):475–480.

31. Salluh JI, Soares M, Teles JM, et al. Delirium epidemiology in critical care (DECCA): an international study. Crit Care. 2010;14(6):R210.

32. Mehta S, Cook D, Devlin JW, et al. Prevalence, risk factors, and outcomes of delirium in mechanically ventilated adults. Crit Care Med. 2015;43(3):557–566.

33. Schweickert WD, Pohlman MC, Pohlman AS, et al. Early physical and occupational therapy in mechanically ventilated, critically ill patients: a randomised controlled trial. Lancet. 2009;373(9678):1874–1882.

34. Marshall JC, Nathens AB. The gut in critical illness: Evidence from human studies. Shock. 1996;6:S10–S16.

35. Marshall JC, Christou NV, Meakins JL. The gastrointestinal tract. The "undrained abscess" of multiple organ failure. Ann Surg. 1993;218:111–119.

36. Zaborin A, Smith D, Garfield K, et al. Membership and behavior of ultra-low-diversity pathogen communities present in the gut of humans during prolonged critical illness. MBio. 2014;5(5):e01361–14.

37. Iapichino G, Callegari ML, Marzorati S, et al. Impact of antibiotics on the gut microbiota of critically ill patients. J Med Microbiol. 2008;57(Pt 8):1007–1014.

38. Berg RD. Promotion of the translocation of enteric bacteria from the gastrointestinal tracts of mice by oral treatment with penicillin, clindamycin, or metronidazole. Infect Immun. 1981;33:854–861.

39. Marshall JC, Christou NV, Meakins JL. Immunomodulation by altered gastrointestinal tract flora. The effects of orally administered, killed Staphylococcus epidermidis, Candida, and Pseudomonas on systemic immune responses. Arch Surg. 1988;123:1465–1469.

40. Skillman JJ, Bushnell LS, Goldman H, Silen W. Respiratory failure, hypotension, sepsis, and jaundice. A clinical syndrome associated with lethal hemorrhage and acute stress ulceration in the stomach. Am J Surg. 1969;117:523–530.

41. Cook DJ, Fuller H, Guyatt GH, et al. Risk factors for gastrointestinal bleeding in critically ill patients. N Engl J Med. 1994;330: 377–381.

42. Martin CM, Hil AD, Burns K, Chen LM. Characteristics and outcomes for critically ill patients with prolonged intensive care unit stays. Crit Care Med. 2005;33(9):1922–1927.

43. Needham DM, Davidson J, Cohen H, et al. Improving long-term outcomes after discharge from intensive care unit: report from a stakeholders' conference. Crit Care Med. 2012;40(2):502–509.

44. Nelson JE, Cox CE, Hope AA, Carson SS. Chronic critical illness. Am J Respir Crit Care Med. 2010;182(4):446–454.

45. Kahn JM, Le T, Angus DC, et al. The epidemiology of chronic critical illness in the United States. Crit Care Med. 2015;43(2):282–287.

46. Downar J, You JJ, Bagshaw SM, et al. Nonbeneficial treatment Canada: definitions, causes, and potential solutions from the perspective of healthcare practitioners. Crit Care Med. 2015;43(2):270–281.

48 自主神经功能障碍在危重疾病中起什么作用

Gareth L. Ackland

自主神经功能障碍常被认为是危重疾病综合征的组成部分。许多研究报道自主神经活动抑制（通常以心率变异率降低为表现）与疾病严重程度和预后有密切相关[1,2]。对自主神经系统进一步研究显示化学反射[3]或压力反射[4]的消失与危重患者高死亡率相关。然而，现有的临床研究无法证实生物标记物或神经递质在其中的作用孰轻孰重。此外，大部分的文献认为危重疾病的进展与自主神经功能障碍有关，但这些研究往往方法学不一致，样本量小，变量分析方法不一致，缺乏合适的对照组和随访[5]，因此数据的科学性值得商榷。然而，新的试验数据表明，自主神经功能障碍可能是临床上容易被忽略的致病因素。具体地说，危重症的发生是自主神经功能失调的直接结果，也是作为后续多器官衰竭/功能障碍主要病理生理反应的生物学先兆。另有假说提出危重疾病患者发生获得性自主功能障碍可能预示着更糟糕的预后。

什么是自主神经功能障碍？

从基本的生物学角度来看，自主功能障碍应该被认为是细胞层面和整体生理调控的解偶联[6]。换句话说，自主功能障碍可以定义为神经传入部分，整合部分[中枢神经系统（CNS）]，或交感神经和副交感神经传出控制部分的改变，这种变化与病理状态相关。了解上述概念可进一步加深对病理生理机制与危重疾病之间关系的理解。协调和自限的交感活动，再加上副交感神经张力

的维持，表现出对组织损伤和脓毒症良好的生理反应。自主神经调控机制的丧失，可破坏神经介导的器官功能反馈，是多器官功能障碍综合征（MODS）发展的一个特征。在已知的危重疾病中，自主神经功能障碍与免疫，代谢紊乱具有时间相关性，并且和预后相关的生物能量机制存在相关性。从神经病理学角度来看，脓毒症病人死后的脑组织样本显示在自主神经区域有神经元死亡的证据[7]。在分子水平上，正常的G-蛋白偶联受体（GPCR）循环破坏[8]是病变区域神经内分泌失调的一个特征。在许多方面，已认知的危重疾病，分析其核心特征时往往忽略了其可能仅仅是自主神经功能障碍的结果（表48-1）。

在什么情况下，自主功能障碍影响危重疾病的发展？

许多最终需要重症监护的患者在疾病早期甚至更早已经表现出自主功能障碍的特征，这些特征可早于危重疾病的临床表现，是各种慢性疾病形成的结果。一些慢性疾病，如心脏和肾衰竭增加脓毒症风险，该发现提示一个潜在的共同机制作用于多器官功能障碍[9]。亚临床自主神经功能的变化先于糖尿病和高血压的发病[10]。具有临床症状或隐匿的心衰患者是危重病如获得性感染、心脏或非心脏手术后高死亡率的极高危人群。许多没有临床症状的患者，其心力衰竭的病理生理特征表现为供氧能力较差和无氧阈值降低，但这些人没有正式的诊断为心力衰竭[11]。心脏衰

表 48-1　自主功能控制异常相似与危重患者常见症状/体征的对比

重症患者症状	传统解释	"自主神经功能"障碍假说
心动过速	焦虑[55]/发热[56]	降低心率的压力反射丧失，细胞因子刺激外周化学感受器
心肌缺血	经历或获得性冠状动脉缺血[57]/血液高凝状态[58]	迷走神经心脏保护性支配功能丧失
变力性功能丧失	心肌缺血性损伤	β-肾上腺素能受体的神经激素调节降低，伴或不伴其他心肌受体的改变
脱机失败	心功能衰竭	上述全部解释
不明原因的发热	感染源未知	源于免疫细胞神经激素活化的高细胞因子血症
炎症指标持续升高	感染源未知	源于免疫细胞神经激素活化的高细胞因子血症
细菌定植	免疫抑制	促进微生物生长的肾上腺素能燃料

竭的特点是交感张力增加，血液中儿茶酚胺、皮质醇水平升高和副交感神经活动减弱[12]。血浆中促炎细胞因子升高和免疫功能缺陷也是慢性心脏衰竭的共同特征[13]。利用传统或实验性疗法恢复自主神经功能稳定可以改善心脏功能，降低神经激素水平和炎症反应活性[13]。越来越多的证据显示慢性心功能衰竭[14]和危重病人的交感神经张力降低可显著改善左心室功能[15]，减少左心室重构和降低血浆炎性细胞因子的水平[16]。迷走神经活动在慢性心力衰竭是高死亡率的预测因子[17]。除了明显的心血管疾病，非心脏病患者同样具有明确自主功能障碍的特征。例如，终末期肾病[18]和阻塞性黄疸[19]都具有压力反射敏感性降低和血浆心房利钠肽水平增加的特点。

自主神经功能障碍存在于危重症早期

危重症爆发的标志是心动过速并常伴有呼吸急促[20, 21]。脓毒症、缺氧和酸中毒都是主要的刺激因素，通过外围化学驱动受体激动自主神经反射系统，导致呼吸急促、心动过速[22]。同样，无菌炎症或损伤相关分子模式（DAMP）——尽管对其认识并不充分——也可能是一个重要的作用途径[22]。因此，自主神经系统传入感受器可感知氧合、二氧化碳、酸中毒、葡萄糖、电解质、神经激素和炎症介质的病理改变（图 48-1）。注入内毒素的实验模型说明神经传入纤维炎性改变的速度，与此前在健康人群中观察到的病理生

理变化特征一致[23, 24]。除了呼吸急促，典型呼吸功能病理生理学的改变包括气道阻力和气道内分泌物增加。外周化学反射的散在激活触发皮质醇和抗利尿激素的释放及典型危重病神经激素的释放。这些反应可能形成对于危重疾病触发的保护性自主反应的一部分，因为内毒素实验证明急性颈动脉窦去神经支配增加死亡率[25]。颈动脉窦和主动脉压力感受器去神经化导致压力控制功能丧失，从而降低了机体的代偿能力，如急性败血症引起的低血压，较低的平均动脉压、心输出量、总外周阻力和中心静脉压[26]。

自主神经功能失调是否源自现代危重症急救策略？

大多数人认为，用于危重病人的许多疗法深刻改变了自主神经、压力反射和化学受体的调控。镇静抑制副交感神经活动从而降低交感兴奋性[27]。神经肌肉阻滞药如维库阻断烟碱受体抑制外周化学感受器敏感性[28]，但却不可避免的导致免疫抑制[29]。正性肌力药物显著减弱压力反射，抑制副交感神经活性（如心率变异性的改变）[30, 31]。此外，儿茶酚胺类激素促进转铁蛋白形成，当感染发生时，转铁蛋白释放游离铁，后者与细菌结合抑制感染[32]。

或许最引人注目的试验是健康志愿者卧床休息模型，其结果显示自主功能障碍出现远早于其他功能失常。通常情况下，这些变化包括交感神

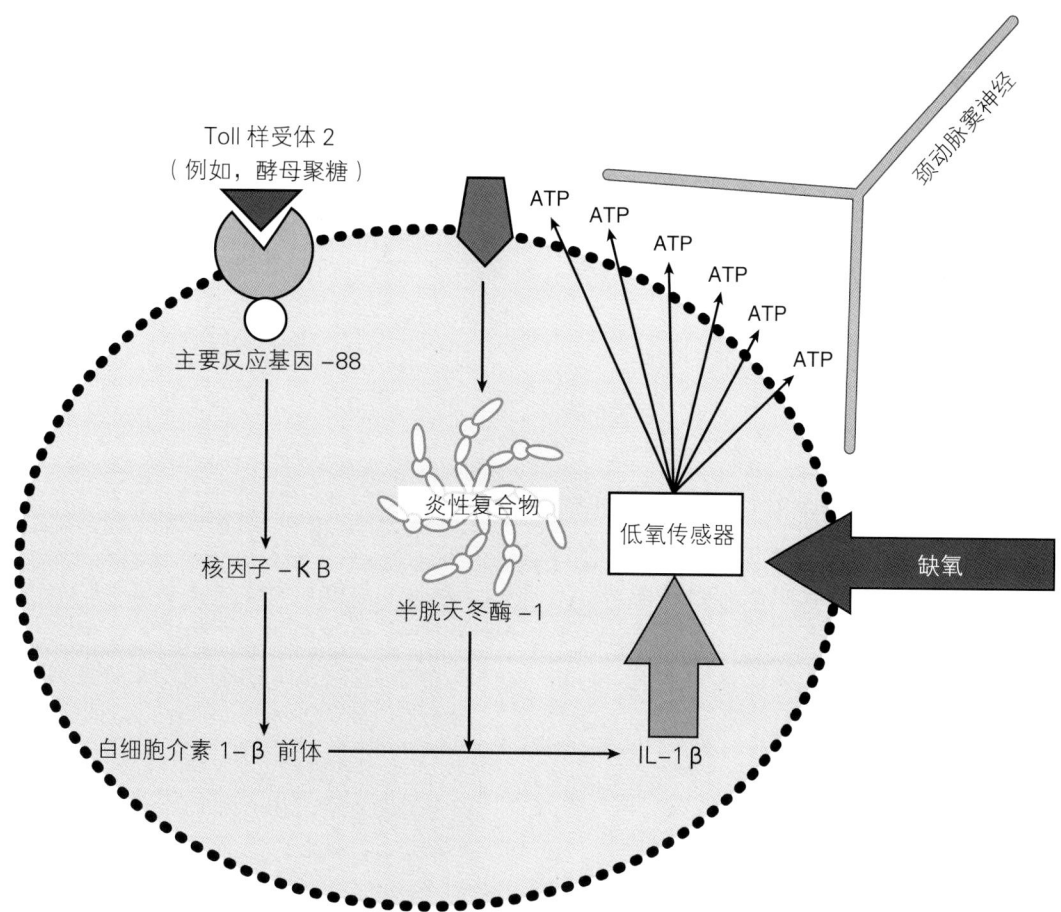

图 48-1　外围颈动脉体化学感受器，自主感知炎症。对低氧感知表现为三磷腺苷（ATP）的释放（一种颈动脉窦部的神经递质）；同时，炎症反应激活也需要 ATP 参与［NLRP3 炎症单体的激活，需要 Toll 样受体 2（TLR-2）受体激动药酵母聚糖的参与］。TLR-2 激动药通过增加骨髓分化主要反应基因 -88（Myd-88），核因子 -κB（NF-κB）依赖途径，增加白细胞介素 -1β 前体（pro-IL-1β）的生产。反过来，随着细胞外 ATP 浓度增高，NLRP3 激活，引起半胱天冬酶 -1 上调和 pro-IL-1β 裂解，这过程类似缺氧诱导的低氧诱导因子 1-α（HIF-1α）。IL-1β，白介素 -1β

经激活和副交感减弱[33]。重症监护室环境引起的心理压力能敏感性促进心动过速发生[34]。强制卧床休息的实验模型证明神经异常和快感缺乏（丧失体验快乐的能力）之间的作用机制[35]，这可能导致抑郁症作为危重症不良预后的指标[36]。鉴于目前流行的治疗策略，如早期物理治疗，职业治疗或行为治疗[37]，恢复自主神经控制功能可能是上述治疗策略成功的重要因素，而这一因素目前被严重低估。

自主神经功能障碍直接导致重症患者心血管功能障碍

心血管功能障碍是危重症的标志之一，是脱机失败的一个重要因素[38]。患者病危期间，其心脏损伤的病因尚不清楚，仅仅是由于冠状动脉疾病的原因，无法解释大范围患者血浆肌钙蛋白水平异常升高。单纯交感神经活动过度就会导致细胞内钙聚集，引发心肌坏死[39]。急性应激，无论是心理还是源于血流动力学异常，都会通过交感神经活动的持续增强触发凝血和内皮细胞功能障碍[40]。持续心动过速，内皮功能障碍和交感神经介导的高凝血状态等共同因素可以解释肌钙蛋白升高，这在危重症患者中十分常见。儿茶酚胺相关的代谢失调，如典型的应激性高血糖，可能会进一步加重心肌损伤[41]。在这种背景下，针对性使用 α_2 受体激动药[42]和 β 受体阻滞药[43]具有治疗作用。

在没有心肌损伤的情况下，长时间交感兴奋会导致 β 受体下调和脱敏。循环中炎症介质直接破坏肾上腺素能受体和其下游信号激酶的有效偶联[44]。其结果是，GPCRs 循环衰竭，心肌细胞对外源性 β 受体激动药刺激的代谢反应损伤。几个临床研究一再表明，心肌细胞对外源性 β 受体激动药反应性缺损与危重患者死亡率增加相关[45]。

自主神经系统的副交感分支，通过不同的机制，起到心血管保护作用。除了公认的血流动力学影响如增加舒张末充盈时间，最近的实验发现了直接与危重症形成相关的新机制。大量传入信号（包括末梢器官疼痛和短暂缺血）可激活远端预适应。心血管缺血预适应依赖于完整的支配心肌迷走神经的传出神经[46]。这些心血管保护效应可能会被副交感神经介导的抗炎机制进一步加强，至少在炎性心肌病诱发心肌功能障碍患者中发生[47]。

自主功能障碍导致危重症患者免疫功能紊乱

实验数据表明，多个自主神经功能障碍机制参与免疫麻痹和免疫抑制，这些是危重症发病的关键特征。单核细胞失活与感染风险增加，更高的死亡率相关，同样与 β 受体敏感性降低相关[48]。脓毒症期间，儿茶酚胺类激素加重肝功能损伤[49]，并可通过高选择性 β 受体阻滞药逆转[50]。副交感神经系统，通过迷走神经系统，可以感知外周的炎症反应，并将其传递给大脑，引起机体发热和激活下丘脑－垂体－肾上腺轴和兴奋交感神经[51]。增强迷走神经传出分支兴奋性，至少在动物模型中如此，通过烟碱 a-7 激动药减少巨噬

细胞释放炎性细胞因子[52]，其他副交感神经传导[53]和途径[54]也可能有助于神经免疫调节。

结 论

对交感刺激的异常心肌代谢反应和副交感神经兴奋性损失是慢性危重症特征之一。新兴临床数据为这些重要的实验概念提供了某些支持。关于心脏衰竭临床文献表明，自主调节为预防／逆转危重疾病提供了一个合理的目标。

作者推荐

- 持续心动过速不应该"想当然地"认为是传统的交感神经活动过度，如血容量减少或疼痛。
- 早期努力减少长时间制动可以有效预防自主神经功能失调。
- 使用 α_2 肾上腺素能受体激动药如右美托咪啶或可乐定或滴定 β 受体阻滞药如艾司洛尔，对改善心动过速进行目标导向性治疗也可能是有益的。

（王 黎）

参考文献

1. Hoyer D, Friedrich H, Zwiener U, et al. Prognostic impact of autonomic information flow in multiple organ dysfunction syndrome patients. Int J Cardiol. 2006;108:359–369.
2. Schmidt H, Muller-Werdan U, Hoffmann T, et al. Attenuated autonomic function in multiple organ dysfunction syndrome across three age groups. Biomed Tech (Berl). 2006;51:264–267.
3. Schmidt H, Muller-Werdan U, Nuding S, et al. Impaired chemoreflex sensitivity in adult patients with multiple organ dysfunction syndrome–the potential role of disease severity. Intensive Care Med. 2004;30:665–672.
4. Schmidt H, Muller-Werdan U, Hoffmann T, et al. Autonomic dysfunction predicts mortality in patients with multiple organ dysfunction syndrome of different age groups. Crit Care Med. 2005;33:1994–2002.
5. Stein PK. Challenges of heart rate variability research in the ICU. Crit Care Med. 2013;41:666–667.
6. Godin PJ, Buchman TG. Uncoupling of biological oscillators: a complementary hypothesis concerning the pathogenesis of multiple organ dysfunction syndrome. Crit Care Med. 1996;24:1107–1116.
7. Sharshar T, Gray F, Lorin de la Grandmaison G, et al. Apoptosis of neurons in cardiovascular autonomic centres triggered by inducible nitric oxide synthase after death from septic shock. Lancet.

2003;362:1799–1805.

8. Hupfeld CJ, Olefsky JM. Regulation of receptor tyrosine kinase signaling by GRKs and beta-arrestins. Annu Rev Physiol. 2007; 69:561–577.

9. Phillips JK. Autonomic dysfunction in heart failure and renal disease. Front Physiol. 2012;3:219.

10. Davis JT, Rao F, Naqshbandi D, et al. Autonomic and hemodynamic origins of pre-hypertension: central role of heredity. J Am Coll Cardiol. 2012;59:2206–2216.

11. Sultan P, Edwards MR, Gutierrez del Arroyo A, et al. Cardiopulmonary exercise capacity and preoperative markers of inflammation. Mediators Inflamm. 2014;2014:727451.

12. Schwartz PJ, De Ferrari GM. Sympathetic-parasympathetic interaction in health and disease: abnormalities and relevance in heart failure. Heart Fail Rev. 2011;16:101–107.

13. Maisel AS. Beneficial effects of metoprolol treatment in congestive heart failure. Reversal of sympathetic-induced alterations of immunologic function. Circulation. 1994;90:1774–1780.

14. McAlister FA, Wiebe N, Ezekowitz JA, Leung AA, Armstrong PW. Meta-analysis: beta-blocker dose, heart rate reduction, and death in patients with heart failure. Ann Intern Med. 2009;150:784–794.

15. Gore DC, Wolfe RR. Hemodynamic and metabolic effects of selective beta1 adrenergic blockade during sepsis. Surgery. 2006;139:686–694.

16. Felder RB, Yu Y, Zhang ZH, Wei SG. Pharmacological treatment for heart failure: a view from the brain. Clin Pharmacol Ther. 2009;86:216–220.

17. Van Wagoner DR. Chronic vagal nerve stimulation for the treatment of human heart failure: progress in translating a vision into reality. Eur Heart J. 2011;32:788–790.

18. Chesterton LJ, McIntyre CW. The assessment of baroreflex sensitivity in patients with chronic kidney disease: implications for vasomotor instability. Curr Opin Nephrol Hypertens. 2005;14:586–591.

19. Song JG, Cao YF, Sun YM, et al. Baroreflex sensitivity is impaired in patients with obstructive jaundice. Anesthesiology. 2009;111:561–565.

20. Rangel-Frausto MS, Pittet D, Costigan M, Hwang T, Davis CS, Wenzel RP. The natural history of the systemic inflammatory response syndrome (SIRS). A prospective study. JAMA. 1995;273: 117–123.

21. Annane D, Trabold F, Sharshar T, et al. Inappropriate sympathetic activation at onset of septic shock: a spectral analysis approach. Am J Respir Crit Care Med. 1999;160:458–465.

22. Ackland GL, Kazymov V, Marina N, Singer M, Gourine AV. Peripheral neural detection of danger-associated and pathogenassociated molecular patterns. Crit Care Med. 2013;41:e85–92.

23. Godin PJ, Fleisher LA, Eidsath A, et al. Experimental human endotoxemia increases cardiac regularity: results from a prospective, randomized, crossover trial. Crit Care Med. 1996;24:1117–1124.

24. Taylor EW, Jordan D, Coote JH. Central control of the cardiovascular and respiratory systems and their interactions in vertebrates. Physiol Rev. 1999;79:855–916.

25. Tang GJ, Kou YR, Lin YS. Peripheral neural modulation of endotoxin-induced hyperventilation. Crit Care Med. 1998;26:1558–1563.

26. Koyama S, Terada N, Shiojima Y, Takeuchi T. Baroreflex participation of cardiovascular response to E. coli endotoxin. Jpn J Physiol. 1986;36:267–275.

27. Bradley BD, Green G, Ramsay T, Seely AJ. Impact of sedation and organ failure on continuous heart and respiratory rate variability monitoring in critically ill patients: a pilot study. Crit Care Med. 2013;41:433–444.

28. Eriksson LI, Sato M, Severinghaus JW. Effect of a vecuroniuminduced partial neuromuscular block on hypoxic ventilatory response. Anesthesiology. 1993;78:693–699.

29. Wang H, Yu M, Ochani M, et al. Nicotinic acetylcholine receptor alpha7 subunit is an essential regulator of inflammation. Nature. 2003;421:384–388.

30. Hogue Jr CW, Davila-Roman VG, Stein PK, Feinberg M, Lappas DG, Perez JE. Alterations in heart rate variability in patients undergoing dobutamine stress echocardiography, including patients with neurocardiogenic hypotension. Am Heart J. 1995;130:1203–1209.

31. van de Borne P, Heron S, Nguyen H, et al. Arterial baroreflex control of the sinus node during dobutamine exercise stress testing. Hypertension. 1999;33:987–991.

32. Lyte M, Freestone PP, Neal CP, et al. Stimulation of Staphylococcus epidermidis growth and biofilm formation by catecholamine inotropes. Lancet. 2003;361:130–135.

33. Hughson RL, Yamamoto Y, Maillet A, et al. Altered autonomic regulation of cardiac function during head-up tilt after 28-day head-down bed-rest with counter-measures. Clin Physiol. 1994;14: 291–304.

34. Truijen J, Davis SC, Stok WJ, et al. Baroreflex sensitivity is higher during acute psychological stress in healthy subjects under betaadrenergic blockade. Clin Sci. 2011;120:161–167.

35. Moffitt JA, Grippo AJ, Beltz TG, Johnson AK. Hindlimb unloading elicits anhedonia and sympathovagal imbalance. J Appl Physiol. 1985;2008(105):1049–1059.

36. Desai SV, Law TJ, Needham DM. Long-term complications of critical care. Crit Care Med. 2011;39:371–379.

37. Schweickert WD, Pohlman MC, Pohlman AS, et al. Early physical and occupational therapy in mechanically ventilated, critically ill patients: a randomised controlled trial. Lancet. 2009;373:1874–1882.

38. Lara TM, Hajjar LA, de Almeida JP, et al. High levels of B-type natriuretic peptide predict weaning failure from mechanical ventilation in adult patients after cardiac surgery. Clinics (Sao Paulo). 2013;68:33–38.

39. Ellison GM, Torella D, Karakikes I, et al. Acute beta-adrenergic overload produces myocyte damage through calcium leakage from the ryanodine receptor 2 but spares cardiac stem cells. J Biol Chem. 2007;282:11397–11409.

40. Bruno RM, Ghiadoni L, Seravalle G, Dell'oro R, Taddei S, Grassi G. Sympathetic regulation of vascular function in health and disease. Front Physiol. 2012;3:284.

41. Weekers F, Giulietti AP, Michalaki M, et al. Metabolic, endocrine, and immune effects of stress hyperglycemia in a rabbit model of prolonged critical illness. Endocrinology. 2003;144:5329–5338.

42. MacLaren R. Immunosedation: a consideration for sepsis. Crit Care. 2009;13:191.

43. Morelli A, Ertmer C, Westphal M, et al. Effect of heart rate control with esmolol on hemodynamic and clinical outcomes in patients with septic shock: a randomized clinical trial. JAMA. 2013;310:1683–1691.

44. Coggins M, Rosenzweig A. The fire within: cardiac inflammatory signaling in health and disease. Circ Res. 2012;110:116–125.

45. Collin S, Sennoun N, Levy B. Cardiovascular and metabolic responses to catecholamine and sepsis prognosis: a ubiquitous

phenomenon? Crit Care. 2008;12:118.

46. Mastitskaya S, Marina N, Gourine A, et al. Cardioprotection evoked by remote ischaemic preconditioning is critically dependent on the activity of vagal pre-ganglionic neurones. Cardiovasc Res. 2012;95:487–494.

47. Leib C, Goser S, Luthje D, et al. Role of the cholinergic antiinflammatory pathway in murine autoimmune myocarditis. Circ Res. 2011;109:130–140.

48. Link A, Selejan S, Maack C, Lenz M, Bohm M. Phosphodiesterase 4 inhibition but not beta-adrenergic stimulation suppresses tumor necrosis factor-alpha release in peripheral blood mononuclear cells in septic shock. Crit Care. 2008;12:R159.

49. Aninat C, Seguin P, Descheemaeker PN, Morel F, Malledant Y, Guillouzo A. Catecholamines induce an inflammatory response in human hepatocytes. Crit Care Med. 2008;36:848–854.

50. Ackland GL, Yao ST, Rudiger A, et al. Cardioprotection, attenuated systemic inflammation, and survival benefit of beta1-adrenoceptor blockade in severe sepsis in rats. Crit Care Med. 2010;38: 388–394.

51. Goehler LE, Gaykema RP, Hansen MK, Anderson K, Maier SF, Watkins LR. Vagal immune-to-brain communication: a visceral chemosensory pathway. Auton Neurosci. 2000;85:49–59.

52. Tracey KJ. Understanding immunity requires more than immunology. Nat Immunol. 2010;11:561–564.

53. Smalley SG, Barrow PA, Foster N. Immunomodulation of innate immune responses by vasoactive intestinal peptide (VIP): its therapeutic potential in inflammatory disease. Clin Exp Immunol. 2009;157:225–234.

54. Cailotto C, Gomez-Pinilla PJ, Costes LM, et al. Neuro-anatomical evidence indicating indirect modulation of macrophages by vagal efferents in the intestine but not in the spleen. PLoS One. 2014;9:e87785.

55. Chevrolet JC, Jolliet P. Clinical review: agitation and delirium in the critically ill–significance and management. Crit Care. 2007;11:214.

56. Launey Y, Nesseler N, Malledant Y, Seguin P. Clinical review: fever in septic ICU patients–friend or foe? Crit Care. 2011;15:222.

57. Lim W, Qushmaq I, Devereaux PJ, et al. Elevated cardiac troponin measurements in critically ill patients. Arch Intern Med. 2006;166:2446–2454.

58. Alhazzani W, Lim W, Jaeschke RZ, Murad MH, Cade J, Cook DJ. Heparin thromboprophylaxis in medical-surgical critically ill patients: a systematic review and meta-analysis of randomized trials. Crit Care Med. 2013;41:2088–2098.

49 脓毒症诱导的器官功能障碍是否是一种适应性反应

Scott L. Weiss, Richard J. Levy, Clifford S. Deutschman

器官功能障碍是脓毒症发生的重要特征[1]。科学研究已经将侧重点放在该综合征的潜在原因以及治疗靶点的确定方面。尽管脓毒症和炎症反应改变了多个通路和细胞的功能，但迄今为止，发病机制仍众说纷纭，没有定论。在历史上，临床医生和研究者已经将脓毒症诱导的器官功能障碍视作不利于宿主生存的病理过程[2]。事实上，多器官功能障碍综合征是脓毒症致死的主要原因[3, 4]。近期，相关学者提出了一种有趣的替代性假说：脓毒症期间发生的器官功能障碍是否是一种适应性的促生存反应[5~7]？该概念基于以下观察，即尽管脓毒症患者可出现一系列生理和生化功能障碍，少量证据表明受累器官系统中存在细胞死亡或凋亡，但生存者可以快速恢复器官功能，脓毒症期间的代谢下调类似于冬眠或假死状态[1, 8]。

在自然界，冬眠是一种对恶劣环境条件的保护性适应，是一种很大程度上受线粒体呼吸变化协调的可调节季节反应[9]。该反应允许冬眠哺乳动物在食物减少，摄入不足的情况下降低代谢以提高生存机会[9]。尽管代谢率下降严重或时间过长可导致死亡，但该生理反应在多个模型和物种中保留，提示脓毒症早期能量代谢下降可能是适应性反应[10]。在本章中，我们综述①脓毒症中下调代谢的机制，强调线粒体的作用；②支持脓毒症期间冬眠样状态发生的证据；③线粒体生物合成在恢复器官功能和提高生存中的作用。

线粒体是脓毒症代谢下调的介质

研究已提出氧化磷酸化的获得性缺失阻止细胞使用三磷腺苷（ATP）产生所需的氧分子，从而引起脓毒症诱导的器官功能障碍[11~12]。脊椎动物细胞中大部分能量生成发生在线粒体内，通过有氧呼吸产生[13]。该过程被称为"氧化磷酸化"，偶联 NADH（烟酰胺腺嘌呤二核苷酸）和黄素腺嘌呤二核苷酸的氧化与腺苷二磷酸（ADP）的磷酸化形成 ATP[12, 13]。氧化磷酸化通过称为电子转运系统（ETS）的一系列酶复合物来完成[13]。这些酶位于线粒体内膜上，使用复合物间电子转移释放的能量将质子从线粒体基质主动泵至膜间隙[12, 13]。然后所产生的质子动力势为 ATP 合酶（复合物V）所用，从 ADP 合成 ATP[13]。

每个线粒体内含有 2~10 个称为线粒体 DNA（mtDNA）的环状双链 DNA 拷贝。mtDNA 编码 ETS 酶复合物的关键亚单位，而结构亚单位和线粒体转录机制主要来源于核基因[14]。因此，编码 ETS 蛋白复合物的基因的表达处于双重控制之下。基因表达、蛋白转录或任何 ETS 酶功能活性的获得性缺失能破坏氧化磷酸化过程，导致脓毒症诱导的器官功能障碍[11, 12]。

30 多年以来，研究者已经在脓毒症的体内及体外模型中认识到多个器官系统存在线粒体超微结构异常[8]。例如，Crouser 等的研究显示在猫模型中行盲肠结扎穿孔术（CLP）后 24 小时肝脏的线粒体结构明显肿胀及破坏[15]。在脓毒症的动物模型的心脏、内皮细胞、肠上皮细胞、肾和骨骼肌的线粒体中可见相似的形态异常[16]。在人脓毒症中，在成人死者死后立即进行心脏和肝脏活检，显示水肿线粒体大量聚集[17]。

关于短期脓毒症模型中线粒体呼吸功能改变存在多种观点，如增加、减少或不变，尽管远期模型更一致地显示线粒体功能受到抑制。尽管大部分而不是所有研究显示免疫和非免疫细胞中线粒体氧消耗减少[8, 18, 19]，但人体脓毒症线粒体功能障碍相关数据依然相对缺乏。在考虑脓毒症能量代谢受损时，研究者大部分侧重于NADH：泛醌氧化还原酶类（复合物Ⅰ）和细胞色素氧化酶（复合物Ⅳ）。作为最大的ETS复合物（包括45个蛋白），复合物Ⅰ易于因各种蛋白亚单位变化而受损。多项研究显示脓毒症模型和脓毒症患者的ETS复合物Ⅰ活性降低[20, 21]。复合物Ⅳ仅由13个亚单位构成，多个亚单位在脓毒症相关研究中已经被研究过。亚单位1、2和3构成催化中心，由mtDNA编码[13]。另外10个亚单位来自于核DNA[13]。亚单位1和活化部位作为血红素AA3双核中心[13]。多项研究显示脓毒症及相关的模型中细胞色素氧化酶的功能和表达异常[22-26]。例如，在CLP术后的鼠心脏以及内毒素刺激的巨噬细胞中细胞色素氧化酶亚单位Ⅰ信使RNA（mRNA）和蛋白的稳定状态被降低[22, 23]。在健康人体志愿者中注射LPS，也可以导致基因调节性线粒体能量产生及蛋白合成的广泛抑制[27]。ETS复合物mRNA表达和蛋白翻译减少导致酶浓度降低，可能影响细胞的能量代谢。

关键酶复合物亚单位在mRNA和蛋白水平的变化仅在导致或促进酶功能障碍的情况下在功能方面才有意义。在这点上，给狒狒注射大肠埃希菌后，心肌细胞色素氧化酶活性较基线降低51%[28]。在鼠脓毒症模型中，CLP后存在心肌细胞色素氧化酶抑制[22]。该抑制最初为竞争性抑制，但后来变成为非竞争性抑制。该变化发生在心脏功能明显受损以及死亡率较高时[22]。细胞色素

氧化酶功能障碍也可见于脓毒症肝脏以及内毒素血症鼠的骨髓中[29, 30]。此外，线粒体态3呼吸降低可见于内毒素血症的新生鼠心脏、猫肝脏和鼠膈肌中[24, 31, 32]。

复合物Ⅳ含有2个血色素亚群（细胞色素a和a3），作用是辅助转移电子以及将氧还原为水。在组织不缺氧的情况下细胞色素aa3氧化还原状态降低，提示线粒体氧消耗缺陷，氧化磷酸化受损。在不同内毒素血症以及革兰阴性菌血症的动物模型心脏、脑、骨骼肌和肠道中氧化还原状态明显降低[33-37]。此外，在实验性脓毒症模型中也可见心脏和骨骼肌中血色素aa3浓度降低[22, 38]。

能量代谢障碍是脓毒症诱导的器官功能障碍的潜在原因，并非新概念。在关于脓毒症相关心肌抑制方面，早期研究广泛地评估了氧运输、全心肌灌注和高能量磷酸盐水平[39-45]。这些研究清楚显示了冠脉血流和全心脏灌注在脓毒症期间不仅没有明显减少，反而常常呈现为增加[39-41, 46]。此外，有证据提示功能障碍的脓毒症心脏中组织氧张力不变[43]。这些结果强烈提示脓毒症心肌抑制的原因并不是可利用氧降低，而是氧利用缺陷。随着脓毒症严重程度增加，全身氧消耗和静息代谢率呈现为渐进性下降，进一步支持了器官特异性氧利用受损[47]。尽管其他研究报告脓毒症的氧消耗不变或增加，可能原因因为线粒体呼吸的解偶联导致无效的电子流动和产热[8]。

但是，文献在ATP可利用性方面结论尚不明确。在很多研究中显示功能障碍的脓毒症心肌的ATP水平不变。也有研究认为实验性脓毒症和内毒素血症中高能磷酸盐水平降低[26, 42-45, 48]。在一项对28例严重脓毒症患者的研究中，12例（43%）患者死于脓毒症相关的多器官功能障碍综合征，死亡者与脓毒症幸存者和非脓毒症对照的差别在于骨骼肌中ATP水平较低[20]。但是，在脓毒症中，ATP水平不变并不意味着不存在线粒体功能障碍[44, 49]。在氧运输减少和细胞缺氧的情况下，细胞通过下调氧消耗、能量需求和

ATP 需求来维持活力[50, 51]。因此，尽管 ATP 水平保持不变，但 ATP 使用可能显著降低。在心脏中，该反应称为心肌冬眠，一般在心肌缺血时发生[50]。该适应性促生存反应使得心肌细胞收缩性降低并保留细胞内 ATP[50]。如果在线粒体功能障碍的情况下，细胞代谢活性持续不变，ATP 水平不可避免地减少，细胞死亡通路可能将被激活。因为细胞死亡并不是脓毒症诱导的器官功能障碍的主要特征，因而断定细胞会主动适应而非对抗能量供应下降[8]。因此，脓毒症期间 ATP 水平不变的发现提示了氧化磷酸化的完整性，可能支持相似的促生存反应的概念。

脓毒症中冬眠样状态的发生发展

代谢下调是恶劣环境下耐受能量底物缺乏以及真实冬眠期间提高生存的一种重要反应[10]。冬眠状态可以通过降低底物和（或）氧供应较低情况下的 ATP 需求来阻止细胞能量代谢危机，并降低线粒体氧化应激[10]。该反应的核心是降低氧消耗以及细胞色素氧化酶活性。冬眠的青蛙在含氧量正常的 3℃水中，全身氧消耗减少 50%[52]。在将冬眠青蛙置入含氧量低的冷水中的情况下，全身氧消耗和分离的骨骼肌线粒体的呼吸作用进一步降低[52]。此外，青蛙骨骼肌中的细胞色素氧化酶活性在冬眠的不同阶段渐进行降低[52]。在地下冬眠的松鼠中，肝线粒体态 3 呼吸作用降低约 70%[53]。在未能冬眠的松鼠中，也没发现与冬眠的松鼠中可见的肾细胞色素氧化酶类似的改变[10]。因此，代谢下调是不同物种冬眠现象启动和维持的关键，代谢下调的部分原因是可逆性细胞色素氧化酶抑制和活性降低。不仅如此，冬眠状态下细胞色素氧化酶活性与线粒体呼吸特征的降低与脓毒症早期可见的变化相似。

据报道，药物抑制细胞色素氧化酶可以诱导冬眠样或生活暂停状态[54, 55]。使用一氧化碳可逆性抑制细胞色素氧化酶，可以停止秀丽隐杆线虫胚胎的发育，也可以在乏氧环境下保存其活力[54]。此外，使用吸入性氢化硫（H_2S）非竞

争性抑制线粒体氧化酶，可以诱导非冬眠鼠进入生活暂停状态[55]。在暴露于 H_2S 的情况下，鼠的核心体温和代谢率以浓度依赖的可逆方式急剧下降[55]。在细胞水平，用叠氮化钠非竞争性抑制细胞色素氧化酶，可以引起心肌细胞收缩性和代谢需求快速可逆下降，类似于心肌冬眠[50]。

与冬眠和暴露于特定复合物类似，在脓毒症期间也可见细胞色素氧化酶抑制[22]。例如，在心脏，脓毒症早期细胞色素氧化酶被竞争性抑制，在后期动力不足期逐渐变为非竞争性抑制[22]。该特定形式的酶抑制已知可以诱导代谢下调及绝对静息状态。此外，这些生化变化与人体的心肌抑制时间过程以及进展一致，早期的心肌收缩性抑制可以通过心室扩张以及每搏输出量增加来代偿，随着时间进展，随后发生舒张功能障碍以及心输出量减少[56~59]。脓毒症早期可见的心脏收缩性降低与冬眠灰熊和土拨鼠的心肌收缩功能降低相似[60, 61]，可反映脓毒症及冬眠状态下产生 ATP 的全身需氧量降低。但是，脓毒症后期舒张性松弛降低的间断性发生在冬眠动物中并不可见，可能在临界点之下，相比自然冬眠，在脓毒症下代谢下调可能变得不适应及病理状态。在脓毒症诱导的线粒体和细胞缺陷变得不可逆的情况下，如同细胞色素氧化酶抑制随着时间进展，器官功能障碍将会变得不可逆，并导致死亡。如果这种现象真实存在，临床医生面临的挑战将会是鉴别可逆性适应性器官"冬眠"和病理性器官"衰竭"，以识别该转变何时发生，进而进行干预以阻止改变。

多个不同因素参与脓毒症中的代谢下调和线粒体功能障碍。最可能的因素包括一氧化氮（NO）、CO、H_2S、过氧亚硝酸盐和活性氧成分。在脓毒症期间各种组织中必然会内源性产生这些物质，主要原因在于脓毒症时肿瘤坏死因子-α（TNF-α）、白细胞介素-1β（IL-1β）、高迁移率族蛋白-1 及其他促炎细胞因子的上调[62~66]。在脓毒症中可见的高浓度 NO 可能辅助抗微生物防御，但 NO 与宿主细胞某些位点结合可能对氧

化磷酸化也具有抑制作用[9]。值得注意的是，脓毒症中细胞色素氧化酶活性受损类似于真实冬眠，提示至少在脓毒症早期，此类损伤可能是对炎症刺激的适应性应答。如下文所讨论，急性炎症反应后难以恢复线粒体功能和器官功能将脓毒症诱导的器官功能障碍与真实冬眠区分开来。

线粒体生物合成以恢复器官功能和提高生存

从进化角度看，在氧和可利用底物较低的情况下，降低代谢需求以保护细胞避免出现生物合成危及并限制氧化应激暴露是一种适应性反应。此类抑制在临床上是器官功能障碍的征象。随着从冬眠中恢复，一旦感染/炎症反应减轻，需要功能性线粒体恢复细胞能量供应。所有进行氧化磷酸化的细胞具有强力的质量控制机制以确保健康线粒体的充分补充。细胞通过生物合成、分裂、核聚变和线粒体自噬相关过程的网络来优化整体的线粒体数量、分布以及功能[9]。

线粒体生物合成是一个合成新功能性线粒体的过程，可以通过锻炼、禁食、低温暴露、氧化应激和炎症诱导[9]。在上述激活因素诱导下，线粒体过多个信号通路募集一系列共激活剂和转录因子来执行生物合成。核编码因子包括过氧化物酶体增生物激活受体γ-1共激活因子-α（PGC-1α）、核呼吸因子（NRF-1和NRF-2）、转录因子NF-E2相关因子2（Nrf2）和线粒体转录因子A（TFAM）[9]。这些蛋白既可以增加核编码线粒体蛋白，也被引入线粒体直接上调mtDNA的表达以促进ETS复合物的合成。

天然免疫反应常见的炎症因子包括TNF-α、IL-6和干扰素-γ（IFN-γ），可以激活一个或数个已知的腺体生物合成通路。这些细胞因子/炎症趋化因子在应答微生物抗原（病原相关分子样式）的情况下产生，微生物抗原可以被细胞内识别受体所识别，如Toll样受体家族（TLR）。随后核因子-κB（NF-κB）、促分裂原激活蛋白激酶和蛋白激酶B（Akt）通路的激活导致调节线粒体生物合成的因子表达增加[9]。

NO上调通过增加PGC-1α活性也可以刺激线粒体生物合成[67]。最终，缺氧和炎症对脓毒症中血红素代谢的刺激导致血红素氧合酶-1（HO-1）介导的CO产生，增加Nrf2激活，进而进一步增加线粒体生物合成[68]。值得注意的是，尽管血细胞因子水平升高，在严重脓毒症中细胞内信号可能受损，可能是导致死亡患者线粒体功能恢复不足的一个机制[69]。

脓毒症中氧化磷酸化的抑制和线粒体的损坏也对线粒体质量控制机制提供了有力刺激。例如，腺苷单磷酸/ATP或氧化NAD（NAD+）/NADH比例增加通过多个通路诱导PGC-1α[9]。氧化应激所致线粒体损伤可以导致mtDNA迁移至细胞质，通过TLR-9信号上调NF-κB，并作为危险相关分子病原进一步诱导炎性介质合成，从而影响线粒体的生物合成[70]。在这方面，移除功能障碍的线粒体—也称为线粒体自噬—对于脓毒症具有保护作用[71, 72]。例如，在重症高血糖鼠的肝和肾中，提示线粒体自噬不足的生化标志物在死亡动物中更明显[72]。有趣的是，在发病后3天和7天，使用胰岛素治疗以维持正常血糖的动物线粒体自噬保留更佳，与线粒体功能改善及器官损伤降低相关。此外，在本研究中，使用西罗莫司对肾中线粒体自噬的刺激与肾功能的保护有关[72]。

动物研究及脓毒症患者的数据为线粒体恢复时器官功能恢复和生存的预测或相关因素提供了关键证据。Haden等显示在啮齿类动物模型中葡萄球菌非致死性暴露后1~3天线粒体生物合成明显，随后恢复氧化磷酸化[73]。相同研究组进一步显示在啮齿类动物中每日暴露于低浓度CO可以改善脓毒症生存，显示与HO-1、Nrf2和Akt信号诱导的机制性关联[68]。在人体研究中，Carre显示线粒体生物合成因子PGC-1α和NRF-1的上调与脓毒症生存明显相关[74]。

线粒体恢复和生物合成的证据也可见于冬眠动物中。地下处于麻木状态的松鼠的Ⅰ型肌纤维开始出现缓慢肌肉收缩，伴随PGC-1α的激活以及线粒体数量增多以及代谢增强[75]。对于初始"冬眠样"期过后难以恢复的脓毒症诱导的器官功能障碍，诱导线粒体生物合成的药物可能是新治疗策略的希望，如吡格列酮[76]，白藜芦醇[77]，和重组人 TFAM[78]。

近期证据明确提示炎症的缓解是一个由一组专门介质驱动的主动过程[79]。这些复合物衍生自多不饱和脂肪酸，包括脂氧素类、E 和 D 系列消退素、保护素和 Maresins。这些脂类，单独或联合抑制活化的白细胞以及巨噬细胞活性，抑制促炎细胞因子产生，减轻过激的炎症反应，增强细菌清除，并提高生存[79, 80]。这些脂类介质在线粒体中的生物合成通路在组织损伤后被激活[81]。尽管这些抗炎介质在脓毒症中的作用尚未知，但线粒体内反应性通路的存在提示其潜在的重要性，并发现了将来研究的一片领域。

结　论

脓毒症和冬眠存在相似性，提示脓毒症诱导的器官功能障碍可能代表适应性反应。线粒体功能障碍和细胞色素氧化酶抑制可能是该过程的核心。如同在冬眠中，可能是可逆的细胞色素氧化酶抑制启动了脓毒症代谢下调，导致临床器官功能障碍。尽管脓毒症期间代谢降低最初可能为适应性反应，但明确的是，随着代谢需求增加，在难以恢复线粒体氧化磷酸化的情况下，可以进展为不适应性和病理性反应。在调节脓毒症代谢改变的信号转导通路的常规理解上已经取得了实质性进展，包括线粒体生物合成和线粒体自噬。进一步研究需要将侧重点放在这些过程的动态性质上，尝试确定可逆性线粒体抑制向不可逆抑制转变的关键机制，不可逆线粒体抑制可以导致进展性器官功能障碍和死亡。在进一步理解的情况下，临床医生能够确定在疾病病程中的关键时间点何时采取何种介入方法恢复细胞的代谢能力。

作者推荐

- 脓毒症和冬眠具有相似的生化和生理特征，提示脓毒症诱导的器官功能障碍可能代表适应性反应，至少在病程早期。线粒体功能障碍和细胞色素氧化酶抑制可能是该过程的核心。
- 尽管脓毒症期间代谢降低最初为适应性反应，随着代谢需求增加，同时难以恢复线粒体氧化磷酸化的情况下，细胞生物合成不足的状态可以进展为不适应性和病理性反应。
- 在动物模型和人体研究中，线粒体质量控制机制，尤其是线粒体生物合成和线粒体自噬，在脓毒症后期被激活以恢复细胞内 ATP，并去除幸存者体内的功能障碍的线粒体。诱导线粒体生物合成与线粒体自噬的药物可能会成为初始"冬眠样"期过后难以恢复的脓毒症诱导的器官功能障碍的新治疗策略的希望。
- 进一步研究需要将侧重点放在细胞代谢的短暂性变化上，尝试确定可逆性线粒体抑制和器官功能障碍向不可逆抑制转变的关键机制。

（薛　超）

参考文献

1. Hotchkiss RS, Karl IE. The pathophysiology and treatment of sepsis. N Engl J Med. 2003;348:138–150.
2. Marshall JC. Inflammation, coagulopathy, and the pathogenesis of the multiple organ dysfunction syndrome. Crit Care Med. 2001;29:S99–S106.
3. Proulx F, Joyal JS, Mariscalco MM, et al. The pediatric multiple organ dysfunction syndrome. Pediatr Crit Care Med. 2009;10:12–22.
4. Vincent JL, Sakr Y, Sprung CL, et al. Sepsis in European intensive care units: results of the SOAP study. Crit Care Med. 2006;34:344–353.
5. Protti A, Singer M. Bench-to-bedside review: potential strategies to protect or reverse mitochondrial dysfunction in sepsis-induced organ failure. Crit Care. 2006;10:228.
6. Levy RJ. Mitochondrial dysfunction, bioenergetic impairment, and metabolic down-regulation in sepsis. Shock. 2007;28:24–28.
7. Singer M. Mitochondrial function in sepsis: acute phase versus multiple organ failure. Crit Care Med. 2007;35:S441–S448.
8. Singer M. The role of mitochondrial dysfunction in sepsis-induced multi-organ failure. Virulence. 2014;5:66–72.

9. Cherry AD, Piantadosi CA. Regulation of mitochondrial biogenesis and its intersection with inflammatory responses. Antiox Redox Signal. 2015;22:965–976.

10. Hittel DS, Storey KB. Differential expression of mitochondriaencoded genes in a hibernating mammal. J Exp Biol. 2002;205:1625–1631.

11. Fink MP. Bench-to-bedside review: cytopathic hypoxia. Crit Care. 2001;6:491–499.

12. Fink MP. Cytopathic hypoxia: is oxygen use impaired in sepsis as a result of an acquired intrinsic derangement in cellular respiration. Crit Care Clin. 2002;18:165–175.

13. Saraste M. Oxidative phosphorylation at the fin de siecle. Science. 1999;283:1488–1493.

14. Wallace DC. Mitochondrial diseases in man and mouse. Science. 1999;283:1482–1488.

15. Crouser ED. Mitochondrial dysfunction in septic shock and multiple organ dysfunction syndrome. Mitochondrion. 2004;4:729–741.

16. Singer M, Brealey D. Mitochondrial dysfunction in sepsis. Biochem Soc Symp. 66:149-166.

17. Takasu O, Gault JP, Watanabe E, et al. Mechanisms of cardiac and renal dysfunction in patients dying of sepsis. Am J Respir Crit Care Med. 2013;187:509–517.

18. Weiss SL, Selak MA, Tuluc F, et al. Mitochondrial dysfunction in peripheral blood mononuclear cells in pediatric septic shock. Pediatr Crit Care Med. 2015;16:e4–e12.

19. Sjovall F, Morota S, Persson J, et al. Patients with sepsis exhibit increased mitochondrial respiratory capacity in peripheral blood immune cells. Crit Care. 2013;17:R152.

20. Brealey D, Brand M, Hargreaves I, et al. Association between mitochondrial dysfunction and severity and outcome of septic shock. Lancet. 2002;20:219–223.

21. Brealey D, Karyampudi S, Jacqeues TS, et al. Mitochondrial dysfunction in a long-term rodent model of sepsis and organ failure. Am J Physiol Regul Integr Comp Physiol. 2004;286:R491–R497.

22. Levy RJ, Vijayasarathy C, Raj NR, et al. Competitive and noncompetitive inhibition of myocardial cytochrome c oxidase in sepsis. Shock. 2004;21:110–114.

23. Wei J, Guo H, Kuo PC. Endotoxin-stimulated nitric oxide production inhibits expression of cytochrome C oxidase in ANA-1 murine macrophages. J Immunol. 2002;168:4721–4727.

24. Callahan LA, Supinski GS. Sepsis induces diaphragm electron transport chain dysfunction and protein depletion. Am J Respir Crit Care Med. 2005;172:861–868.

25. Callahan LA, Supinski GS. Downregulation of diaphragm electron transport chain and glycolytic enzyme gene expression in sepsis. J Appl Physiol. 2005;99:1120–1126.

26. Chen HW, Hsu C, Lu TS, et al. Heat shock pretreatment prevents cardiac mitochondrial dysfunction during sepsis. Shock. 2003;20:274–279.

27. Calvano SE, Xiao W, Richards DR, et al. A network-based analysis of systemic inflammation in humans. Nature. 2005;13:1032–1037.

28. Gellerich FN, Trumbeckaite S, Hertel K, et al. Impaired energy metabolism in hearts of septic baboons: diminished activities of complex I and complex II of the mitochondrial respiratory chain. Shock. 1999;11:336–341.

29. Chuang YC, Tsai JL, Chang AY, et al. Dysfunction of the mitochondrial respiratory chain in the rostral ventrolateral medulla during experimental endotoxemia in the rat. J Biomed Sci. 2002;9:542–548.

30. Chen HW, Kuo HT, Lu TS, et al. Cytochrome C oxidase as the

31. Crouser ED, Julian MW, Blaho DV, Pfeiffer DR. Endotoxininduced mitochondrial damage correlates with impaired respiratory activity. Crit Care Med. 2002;30:276–284.

32. Fukumoto K, Pierro A, Spitz L, Eaton S. Neonatal endotoxemia affects heart but not kidney bioenergetics. J Pediatr Surg. 2003;38:690–693.

33. Snow TR, Dickey DT, Tapp T, et al. Early myocardial dysfunction induced with endotoxin in rhesus monkeys. Can J Cardiol. 1990;6:130–136.

34. Schaefer CF, Biber B, Lerner MR, et al. Rapid reduction of intestinal cytochrome a,a3 during lethal endotoxemia. J Surg Res. 1991;51:382–391.

35. Simonson SG, Welty-Wolf K, Huang YT, et al. Altered mitochondrial redox responses in gram negative septic shock in primates. Circ Shock. 1994;43:34–43.

36. Forget AP, Mangalaboyi J, Mordon S, et al. Escherichia coli endotoxin reduces cytochrome aa3 redox status in pig skeletal muscle. Crit Care Med. 2000;28:3491–3497.

37. Schaefer CF, Biber B. Effects of endotoxemia on the redox level of brain cytochrome a,a3 in rats. Circ Shock. 1993;40:1–8.

38. Tavakoli H, Mela L. Alterations of mitochondrial metabolism and protein concentrations in subacute septicemia. Infect Immun. 1982;38:536–541.

39. Cunnion RE, Schaer GL, Parker MM, et al. The coronary circulation in human septic shock. Circulation. 1986;73:637–644.

40. Dhainaut JF, Huyghebaert MF, Monsallier JF, et al. Coronary hemodynamics and myocardial metabolism of lactate, free fatty acids, glucose, and ketones in patients with septic shock. Circulation. 1987;75:533–541.

41. Lang CH, Bagby GJ, Ferguson JL, Spitzer JJ. Cardiac output and redistribution of organ blood flow in hypermetabolic sepsis. Am J Physiol. 1984;246:R331–R337.

42. Hotchkiss RS, Karl IE. Reevaluation of the role of cellular hypoxia and bioenergetic failure in sepsis. JAMA. 1992;267:1503–1510.

43. Hotchkiss RS, Rust RS, Dence CS, et al. Evaluation of the role of cellular hypoxia in sepsis by the hypoxic marker [18F] fluoromisonidazole. Am J Physiol. 1991;261:R965–R972.

44. Solomon MA, Correa R, Alexander HR, et al. Myocardial energy metabolism and morphology in a canine model of sepsis. Am J Physiol. 1994;266:H757–H768.

45. Levy B, Mansart A, Bollaert PE, et al. Effects of epinephrine and norepinephrine on hemodynamics, oxidative metabolism, and organ energetics in endotoxemic rats. Intensive Care Med. 2003;29:292–300.

46. Levy RJ, Piel DA, Acton PD, et al. Evidence of myocardial hibernation in the septic heart. Crit Care Med. 2005;33:2752–2756.

47. Kreyman G, Grosser S, Buggisch P, et al. Oxygen consumption and reseting metabolic rate in sepsis, sepsis syndrome, and septic shock. Crit Care Med. 1993;21:1012–1019.

48. Mutschler DK, Eriksson MB, Wikstrom BG, et al. Microdialysisevaluated myocardial cyclooxygenase-mediated inflammation and early circulatory depression in porcine endotoxemia. Crit Care Med. 2003;31:1780–1785.

49. Hotchkiss RS, Song SK, Neil JJ, et al. Sepsis does not impair tricarboxylic acid cycle in the heart. Am J Physiol. 1991;260:C50–C57.

50. Budinger GR, Duranteau J, Chandel NS, Schumacker PT. Hibernation during hypoxia in cardiomyocytes: role of mitochondria as the O2 sensor. J Biol Chem. 1998;273:3320–3326.

51. Schumacker PT, Chandel N, Agusti AG. Oxygen conformance

target of the heat shock protective effect in septic liver. Int J Exp Pathol. 2004;85:249–256.

of cellular respiration in hepatocytes. Am J Physiol. 1993;265: L395–L402.

52. St-Pierre J, Boutilier RG. Aerobic capacity of frog skeletal muscle during hibernation. Physiol Biochem Zool. 2001;74:390–397.

53. Lerner E, Shug AL, Elson C, Shrago E. Reversible inhibition of adenosine nucleotide translocation by long chain fatty acyl coenzyme A esters in liver mitochondria of diabetic and hibernating animals. J Biol Chem. 1972;247:1513–1519.

54. Nystul TG, Roth MB. Carbon monoxide-induced suspended animation protects against hypoxic damage in Caenorhabditis elegans. Proc Natl Acad Sci USA. 2004;101:9133–9136.

55. Blackstone E, Morrison M, Roth MB. H2S induces a suspended animation-like state in mice. Science. 2005;308:518.

56. Kumar A, Haery C, Parrillo JE. Myocardial dysfunction in septic shock. Crit Care Clin. 2000;16:251–287.

57. Parrillo JE, Parker MM, Natanson C, et al. Septic shock in humans: advances in the understanding of pathogenesis, cardiovascular dysfunction, and therapy. Ann Intern Med. 1990;113:227–242.

58. Parker MM, Shelhamer JH, Natanson C, et al. Serial cardiovascular variables in survivors and nonsurvivors of human septic shock: heart rate as an early predictor of prognosis. Crit Care Med. 1987;15:923–929.

59. Natanson C. Studies using a canine model to investigate the cardiovascular abnormality of and potential therapies for septic shock. Clin Res. 1990;38:206–214.

60. Zatzman ML, Thornhill GV. Seasonal variation of cardiovascular function in the marmot, Marmota flaviventris. Cryobiology. 1987;24:376–385.

61. Nelson OL, McEwen MM, Robbins CT, et al. Evaluation of cardiac function in active and hibernating grizzly bears. J Am Vet Med Assoc. 2003;223:1170–1175.

62. Barth E, Radermacher P, Thiemermann C, et al. Role of inducible nitric oxide synthase in the reduced responsiveness of the myocardium to catecholamines in a hyperdynamic, murine model of septic shock. Crit Care Med. 2006;34:307–313.

63. Yuan S, Huaqiang L, Jie P, et al. Role of endogenous carbon monoxide in endotoxin shock. Chin Med Sci J. 2000;15:98–102.

64. Lancel S, Tissier S, Mordon S, et al. Peroxynitrite decomposition catalysts prevent myocardial dysfunction and inflammation in endotoxemic rats. J Am Coll Cardiol. 2004;43:2348–2358.

65. Victor VM, Rocha M, Esplugues JV, De la Fuente M. Role of free radicals in sepsis: antioxidant therapy. Curr Pharm Des. 2005;11:3141–3158.

66. Schumacker P, Gillespie MN, Nakahira K, et al. Mitochondria in lung biology and pathology: more than just a powerhouse. Am J Physiol Lung Gell Mold Physiol. 2014;306:L962–L974.

67. Nisoli E, Clementi E, Paolucci C, et al. Mitochondrial biogenesis in mammals: the role of endogenous nitric oxide. Science. 2003;299:896–899.

68. MacGarvey NC, Suliman HB, Bartz RR, et al. Activation of mitochondrial biogenesis by heme oxygenzse-1-mediated NF-E2-related factor-2 induction rescues mice form lethal Staphylococus aureus sepsis. Am J Respir Crit Care Med. 2012;185:851–861.

69. Abcejo AS, Andrejko KM, Raj NR, Deutschman CS. Failed interleukin-6 signal transduction in murine sepsis: attenuation of hepatic glycoprotein 130 phosphorylation. Crit Care Med. 2009;37:1729–1734.

70. Zhang JZ, Liu Z, Liu J, Ren JX, Sun TS. Mitochondrial DNA induces inflammation and increases TLR9/NF-kappaB expression in lung tissue. Int J Mol Med. 2014;33:817–824.

71. Hsiao HW, Tsai KL, Wang LF, et al. The decline of autophagy contributes to proximal tubular dysfunction during sepsis. Shock. 2012;37:289–296.

72. Gunst J, Deresel A, Aertgeerts A, et al. Insufficient autophagy contributes to mitochondrial dysfunction, organ failure, and adverse outcome in an animal model of critical illness. Crit Care Med. 2013;41:182–194.

73. Haden DW, Sulliman HB, Carraway MS, et al. Mitochondrial biogenesis restores oxidative metabolism during Staphylococcus aureus sepsis. Am J Respir Crit Care Med. 2007;15:768–777.

74. Carre JE, Orban JC, Re L, et al. Survival in critical illness is associated with early activation of mitochondrial biogenesis. Am J Respir Crit Care Med. 182:745-751.

75. Xu R, Andres-Mateos E, Mejias R, et al. Hibernating squirrel muscle activates the endurance exercise pathway despite prolonged immobilization. Exp Neurol. 2013;247:392–401.

76. Bogacka I, Xie H, Bray GA, Smith SR. Pioglitazone induces mitochondrial biogenesis in human subcutaneous adipose tissue in vivo. Diabetes. 2005;54:1392–1399.

77. Baur J, Pearson KJ, Price NL, et al. Resveratrol improves health and survival of mice on a high-calorie diet. Nature. 2006;16:337–342.

78. Thomas RR, Khan SM, Portell FR, Smigrodzki RM, Bennett JP. Recombinant human mitochondrial transcription factor A sitmulates mitochondrial biogenesis and ATP synthesis, improves motor function after MPTP, reduces oxidative stress and increases survival after endotoxin. Mitochondrion. 2011;11:108–118.

79. Serhan CN, Petasis NA. Resolvins and protectins in inflammationresolution. Chem Rev. 2011;111:5922–5943.

80. Das U. HLA-DR expression, cytokines and bioreactive lipids in sepsis. Arch Med Sci. 2014;10:325–335.

81. Tyurina YY, Poloyac SM, Tyurin VA, et al. A mitochondrial pathway for biosynthesis of lipid mediators. Nat Chem. 2014;6:542–552.

第十部分

心血管重症

如何治疗急性心力衰竭

Shiro Ishihara, Naoki Sato, Alexandre Mebazaa

绝大多数急性心力衰竭（AHF）患者住院时出现容量过负荷的体征和症状[1, 2]。因此最重要的治疗策略是缓解器官充血，包括肺充血，肾脏充血和肝脏充血。

左心房充盈压升高可导致肺充血，右心房盈压升高则导致肝和肾充血，因此减轻器官充血需要降低心脏充盈压力。在减少充盈压的药物中，血管扩张药作用最强，而且起效最快速。

如何应用血管扩张药降低心脏负荷

血管扩张药可降低肺毛细血管楔形压力和全身血管阻力（SVR），从而降低心脏前负荷和后负荷，增加心输出量（CO）。这些疗效在应用药物后快速出现。欧洲心脏病学会指南[3]和实践建议[4]如患者血压正常或存在高血压（BP），治疗 AHF 应使用血管扩张药。**表 50-1** 详细描述

了目前推荐药物剂量和副作用，**表 50-2** 显示了每种药物的作用机制和血流动力学效应。尽管血管扩张药具有疗效，但是在入院低血压患者中应避免使用，因为其可导致早期收缩压急剧下降。血管扩张药所诱发的低血压与患者预后不良密切相关[5]。

表 50-1　血管扩张药的推荐剂量和副作用

药物	剂量	副作用
硝酸甘油	以 10~20 µg/min 开始，200 µg/min	低血压，头痛，耐药反应
钠硝普钠	以 0.3 µg/min 开始从最小量开始增加至 5 µg/（kg·min）	低血压，药物毒性，冠脉窃血，反弹性血管收缩
脑利钠肽	2 µg/kg 负荷量，0.01 µg/（kg·min）泵入 *	低血压

* 脑利钠肽可不给予负荷量

表 50-2　心衰患者的血流动力学变化和影响机制

药物	机制	血流动力学						
		CI/CO	PCWP	MAP	HR	SVR	PVR	CBF
硝酸甘油	NO 介导的血管舒张（静脉 > 动脉）	↑	↓	↓	→	↓	↓	↑
硝普钠	NO 介导的血管舒张（静脉 = 动脉）	↑	↓	↓	→	↓	↓	↓
脑利钠肽	cGMP 介导的作用于内皮和血管平滑肌细胞的血管舒张	↑	↓	↓	→	↓	↓	↑

CBF. 脑灌注；CI. 心脏指数；cGMP. 环磷酸鸟苷；CO. 心输出量；HR. 心率；MAP. 平均动脉压；NO. 一氧化氮；PCWP. 肺毛细血管楔入压；PVR. 外周血管阻力；SVR. 静脉系统阻力

重要的是，尽管血管扩张药治疗已被广泛用于治疗心力衰竭，但其价值从未在前瞻性临床试验中得到证实。目前已进行的研究结果显示血管扩张药对于降低死亡率或再入院率没有显著改善。

硝酸甘油

硝酸甘油是一种强效静脉扩张药和中等效力动脉扩张药。其早期疗效主要表现为扩张静脉血管，进而降低前负荷，并且在较小程度上降低后负荷并增加 CO。由于其对 AHF 患者血流动力学特征的显著改善，硝基甘油广泛用于全球急诊单元中。当 BP 正常时，硝酸甘油可在准备静脉治疗时舌下给药。静脉内硝酸甘油剂量通常以 5~10 μg/ min 开始，并滴定直到症状改善（即观察到血流动力学改善）或直到患者出现副作用或达到最大剂量（200 μg/ min）为止。硝酸甘油快速耐受可在 24 小时内发生，这导致剂量增加以实现期望的效果。

硝普钠

近年来硝普钠使用已逐渐减少。这种药物可通过扩张静脉血管和扩张动脉血管以减少心脏负荷，降低左右心脏充盈压力（前负荷和后负荷）和增加 CO。硝普钠在急诊单元应用特别有效，包括高血压危象和急性瓣膜反流。建议采用有创血流动力学监测以避免低血压。硝普钠在活动性缺血患者中应避免使用，因为其会使非缺血性心肌血管扩张，从而导致冠状动脉窃血现象[6]。一般来说，硝普钠以 0.3 μg/（kg·min）开始输注，逐渐滴定直到症状改善。长期使用高剂量或肾功能障碍与异氰酸酯毒性的风险有关。为避免血管收缩反复，硝普钠应逐渐滴注。

奈西立肽

奈西立肽是人重组 B 型钠尿肽，具有多种疗效。其主要活性可使血管舒张，奈西立肽可减少 SVR，增加 CO，并增加钠尿排泄。然而心力衰竭肾脏优化策略评价试验（ROSE）发现奈西立肽对于改善尿量的作用并未优于安慰剂（参见后面关于多巴胺的部分）。奈西利肽可以 0.01 μg/（kg·min）速度输注，无需推注[7]。如果输注期间出现低血压，应减少或停止给药，在 BP 恢复后，以低于 30% 剂量重新开始。奈西立肽不引起快速耐受[8]。

如何减少细胞外容量

袢利尿药

袢利尿药是世界上使用最广泛的药物，常用于治疗心力衰竭（表 50-3）。袢利尿药抑制输尿管膜上的钠钾氯化物共转运体，应该通过有机酸转运蛋白分泌到管状腔中（OAT）[9]。静脉内给予袢利尿药引起轻度静脉扩张，同时在利尿反应之前减少心脏前负荷，从而有助于快速改善症状[10]。袢利尿药可诱导形成含 0.45% 氯化钠的尿液（钠尿症）。袢利尿药疗效显著，并且尿液基本上来自血管内容量，这表明尿量过多和大量尿液丢失可导致血流动力学变化从而影响肾素 - 血管紧张素 - 醛固酮系统[11]。多数患者可表现出利尿药抵抗。这种现象的病因是复杂多因素的，但肾功能不全是最重要的原因。肾功能不全患者分泌到管腔的药物剂量减少，从而需要滴定剂量。此外，袢利尿药与其他有机酸竞争 OAT 受体。肾损伤中的这些有机酸的积累可导致利尿药抵抗。

血管加压素拮抗药

血管加压素拮抗药可促进水的排泄（表 50-3）[12]。与袢利尿药相反，血管加压素拮抗药所导致的水排泄来自细胞外（1/3）和细胞内（2/3）容量，较袢利尿药相比，对神经激素激活、血流动力学变化及肾功能均影响较小[13]。血管加压素拮抗药作用于整个集合管阻断 2 型加压素受体。有趣的是，血管加压素拮抗药作用于基底外侧膜。因此，与袢利尿药相反，它们不需要分泌到管状腔中，这点对于肾功能不全患者优于袢利尿药。当使用加压素拮抗药时，袢利尿药可协同作用可增加尿量排出。此外，加压素拮抗药也

表 50-3　减轻充血药物特性

形式	尿钠排出形式	RAA激活	IV容量	eGFR	CO	PCWP	RAP	PAP	SVR	PVR	尿量总计	生物利用度
利尿药	比血管渗透压降低	↑↑↑	↓	→,↓	↓	↓	↓	↓	↑	↑	不可预知	10~100（%）
托伐普坦	无*	→,↑	?	→	→	↓	↓	↓	→	→,↓	不可预知	42~80（%）
血滤	与血浆渗透压相用	↓	→	→,↓↑	→	↓	↓	→	→,↓	→,↓	可控 可控	（－）

*与祥利尿药结合后钠排出将会增加

CO. 心输出量；eGFR. 肾小球滤过率估计值；IV. 静脉注射；PAP. 肺动脉压；PCWP. 肺毛细血管楔入压；PVR. 肺血管阻力；RAA. 肾素 - 血管紧张素 - 醛固酮；RAP. 右房压；SVR. 系统血管阻力

是血管扩张药。

盐皮质激素受体拮抗药

尽管纽约心脏协会推荐心功能 II ～ IV 级患者及左心室收缩期功能障碍患者中使用盐皮质激素受体拮抗药（MRA），但支持盐皮质激素受体拮抗药可用于 AHF 患者的证据仍较少。因为绝大多数患者 AHF 住院时存在水过量的症状和体征，利尿药的使用是恰当的（例如，每天 50~100 mg 呋塞米）[14]。一旦使用 MRA，需注意患者肾功能不全和血钾以避免高钾血症相关的心律失常。

血液滤过

血液滤过（HF）是清除 AHF 患者中过量液体的一种有效方法（表 50-3）。一些小规模研究表明这种方法优于利尿药。由 HF 清除的液体是等渗的，与利尿药相比，HF 可清除更多液体。此外，HF 可避免低钾血症[15]。重要的是，HF 可控制液体被清除的速率，这样组织间隙的液体可回流至血管内，从而避免血管内有效循环血量迅速下降造成低血压。然而，尽管有如上优点，仍未有明确证据表明 HF 优于常规利尿药。

如何直接和间接改善心脏功能

正性肌力药物

对于心脏收缩功能严重障碍继发低灌注相关的器官功能障碍症状和体征的患者，正性肌力药物可改善此类患者的早期预后。对于心源性休克患者，各类正性肌力药物的使用，如多巴酚丁胺[16~18]、多巴胺、米力农、左西孟旦和去甲肾上腺素可显著改善血流动力学。血流动力学不稳定患者强烈建议使用正性肌力药物。同样地，在条件允许情况下，应第一时间停止使用正性肌力药物以避免其副作用。

多巴胺

尽管低剂量多巴胺可明确舒张肾血管从而增加肾脏血流，临床仍不推荐使用"肾剂量"多巴胺。ROSE 试验[7]纳入 AHF 和肾功能不全［由肾疾病饮食法来评估的肾小球滤过率 15~60 ml/（min·1.73 m²）］的住院患者，评估低剂量多巴胺疗效［2 μg/（kg·min）72 小时］和低剂量奈西立肽疗效［0.005 μg/（kg·min）72 小时］。从基线水平到用药 72 小时后，对于总尿量，半胱氨酸蛋白酶抑制药 C，血浆肌酐水平，NT-proBNP（N- 末端前脑利尿钠肽）水平的变化，两种药物无显著差异。因此，在心功能改善方面，多巴胺较其他副作用较少的血管扩张药，并无明显优势。因此，低剂量多巴胺已不常规使用。

多巴酚丁胺

目前没有明确证据表明对于 AHF 患者治疗，多巴酚丁胺优于其他药物。然而多巴酚丁胺可显著增加 CO，且不会明显地增加心率。大多数患者药物反应剂量为 $2\sim20\,\mu g/(kg\cdot min)$ [3]，其剂量超过 $15\,\mu g/(kg\cdot min)$ 时，可引起心动过速，心肌缺血及心律失常。虽然在用药 72 小时后可观察到多巴酚丁胺的耐用性 [19]，但其血浆半衰期仅 2.4 ± 0.7 分 [20]，这意味着几乎所有多巴酚丁胺可以在 15 分钟内消除。

去甲肾上腺素

去甲肾上腺素是有效的血管收缩药。它可作用于三种肾上腺素能受体，但其对 α-1 和 β-1 受体结合力更强，beta-2 受体结合力较弱。因此，去甲肾上腺素引起外周血管阻力增加主要因为较其他药物而言，其引起血管舒张（β-2 活性）的作用较弱，如肾上腺素。高剂量去甲肾上腺素可导致肢体缺血。治疗心源性休克患者时，去甲肾上腺素多作为一种与强心药的桥接治疗。初始剂量通常为 $0.1\sim0.15\,\mu g/(kg\cdot min)$，并根据血流动力学反应滴定至最佳剂量 [3]。

非肾上腺素能正性肌力药物

米力农

米力农是在美国、欧洲和日本上市使用的一种磷酸二酯酶抑制药。其主要通过抑制环腺苷酸（cAMP）在心肌细胞中的分解来增强 CO。血管肌肉细胞中，cAMP 可增强钙清除。同时米力农可减少肺血管阻力（PVR）。由于其变力和血管舒张作用，它通常被称为"稀释剂"。没有明确证据表明米力农优于其他正性肌力药物，如多巴酚丁胺。如联合使用 β 受体阻滞药，其作用机制可明显优于其他 β-肾上腺素能正性肌力药物。冠状动脉疾病患者应用米力农时需谨慎，因为报道称其可增加此类患者的死亡率 [21]。低剂量米力农与低剂量多巴酚丁胺可联合应用，因为两者不同的作用位点可产生协同效应。米力农（肾脏清除）肾功能不全患者需慎用。

左西孟旦

左西孟旦可增强心肌肌钙蛋白 C（TnC）对细胞内钙的敏感性，从而增加 CO [22]。左心室舒张期时，左西孟旦与 TnC 分离，因此其主要作用于收缩期，对舒张期无影响。左西孟旦在血管平滑肌中可激活钾通道，从而降低 SVR 和 PVR [23]。尽管其对血流动力学有显著疗效，一项大型随机双盲多中心试验［需静脉正性肌力药物支持的急性心衰患者生存率研究（SURVIVE）］表明在 AHF 患者中，左西孟旦应用对 180 天死亡率与多巴酚丁胺相当；然而对于同时使用 β 受体阻断药患者，左西孟旦可提高 30 天生存率 [24]。

主动脉球囊反搏

主动脉球囊反搏（IABP）在急诊科应用已有 50 年历史，但最新临床研究表明 IABP 对患者死亡率无明显改善 [25]。IABP 仍是心脏衰竭患者的有利支持手段，可增加冠脉血流，增加 CO，降低心肌耗氧量。AHF 患者中应用 IABP 无明确证据支持，因此在 AHF 患者中不作为常规推荐。

作者推荐

综上所述，早期 AHF 如血压正常或稍高时可推荐使用血管舒张药。利尿药及血管收缩药仅应用明显存在淤血的患者。

如缺乏器官功能障碍的表现，强心药在心源性休克患者中不推荐使用。

（张海涛　卫金花）

参考文献

1. Adams Jr KF, Fonarow GC, Emerman CL, et al. Characteristics and outcomes of patients hospitalized for heart failure in the United States: rationale, design, and preliminary observations from the first 100,000 cases in the Acute Decompensated Heart Failure National Registry (ADHERE). Am Heart J. 2005;149(2):209–216.
2. Harjola VP, Follath F, Nieminen MS, et al. Characteristics, outcomes, and predictors of mortality at 3 months and 1 year in patients hospitalized for acute heart failure. Eur J Heart Fail. 2010; 12(3):239–248.
3. McMurray JJ, Adamopoulos S, Anker SD, et al. ESC Guidelines for the diagnosis and treatment of acute and chronic heart failure 2012: The Task Force for the Diagnosis and Treatment of Acute

and Chronic Heart Failure 2012 of the European Society of Cardiology. Developed in collaboration with the Heart Failure Association (HFA) of the ESC. Eur Heart J. 2012;33(14):1787–1847.

4. Mebazaa A, Gheorghiade M, Pina IL, et al. Practical recommendations for prehospital and early in-hospital management of patients presenting with acute heart failure syndromes. Crit Care Med. 2008;36(suppl 1):S129–S139.

5. Voors AA, Davison BA, Felker GM, et al. Early drop in systolic blood pressure and worsening renal function in acute heart failure: renal results of Pre-RELAX-AHF. Eur J Heart Fail. 2011;13(9): 961–967.

6. Flaherty JT. Role of nitroglycerin in acute myocardial infarction. Cardiology. 1989;76(2):122–131.

7. Chen HH, Anstrom KJ, Givertz MM, et al. Low-dose dopamine or low-dose nesiritide in acute heart failure with renal dysfunction: the ROSE acute heart failure randomized trial. JAMA. 2013;310(23):2533–2543.

8. Publication Committee for the VI. Intravenous nesiritide vs nitroglycerin for treatment of decompensated congestive heart failure: a randomized controlled trial. JAMA. 2002;287(12):1531–1540.

9. Wilcox CS. New insights into diuretic use in patients with chronic renal disease. J Am Soc Nephrol. 2002;13(3):798–805.

10. Dormans TP, Pickkers P, Russel FG, Smits P. Vascular effects of loop diuretics. Cardiovasc Res. 1996;32(6):988–997.

11. Metra M, Cotter G, Gheorghiade M, Dei Cas L, Voors AA. The role of the kidney in heart failure. Eur Heart J. 2012;33(17):2135–2142.

12. Costello-Boerrigter LC, Smith WB, Boerrigter G, et al. Vasopressin-2-receptor antagonism augments water excretion without changes in renal hemodynamics or sodium and potassium excretion in human heart failure. Am J Physiol Renal Physiol. 2006;290(2): F273–F278.

13. Ambrosy A, Goldsmith SR, Gheorghiade M. Tolvaptan for the treatment of heart failure: a review of the literature. Expert Opin Pharmacother. 2011;12(6):961–976.

14. Schrier RW, Gheorghiade M. Challenge of rehospitalizations for heart failure: potential of natriuretic doses of mineralocorticoid receptor antagonists. Am Heart J. 2011;161(2):221–223.

15. Costanzo MR, Guglin ME, Saltzberg MT, et al. Ultrafiltration versus intravenous diuretics for patients hospitalized for acute decompensated heart failure. J Am Coll Cardiol. 2007;49(6):675–683.

16. De Backer D, Biston P, Devriendt J, et al. Comparison of dopamine and norepinephrine in the treatment of shock. N Engl J Med. 2010;362(9):779–789.

17. O'Connor CM, Gattis WA, Uretsky BF, et al. Continuous intravenous dobutamine is associated with an increased risk of death in patients with advanced heart failure: insights from the Flolan International Randomized Survival Trial (FIRST). Am Heart J. 1999;138(1 Pt 1):78–86.

18. Abraham WT, Adams KF, Fonarow GC, et al. In-hospital mortality in patients with acute decompensated heart failure requiring intravenous vasoactive medications: an analysis from the Acute Decompensated Heart Failure National Registry (ADHERE). J Am Coll Cardiol. 2005;46(1):57–64.

19. Akhtar N, Mikulic E, Cohn JN, Chaudhry MH. Hemodynamic effect of dobutamine in patients with severe heart failure. Am J Cardiol. 1975;36(2):202–205.

20. Leier CV, Unverferth DV. Drugs five years later: Dobutamine. Ann Intern Med. 1983;99(4):490–496.

21. Felker GM, Benza RL, Chandler AB, et al. Heart failure etiology and response to milrinone in decompensated heart failure: results from the OPTIME-CHF study. J Am Coll Cardiol. 2003;41(6): 997–1003.

22. Givertz MM, Andreou C, Conrad CH, Colucci WS. Direct myocardial effects of levosimendan in humans with left ventricular dysfunction: alteration of force-frequency and relaxation-frequency relationships. Circulation. 2007;115(10):1218–1224.

23. Slawsky MT, Colucci WS, Gottlieb SS, et al. Acute hemodynamic and clinical effects of levosimendan in patients with severe heart failure. Study Investigators. Circulation. 2000;102(18): 2222–2227.

24. Mebazaa A, Nieminen MS, Packer M, et al. Levosimendan vs dobutamine for patients with acute decompensated heart failure: the SURVIVE Randomized Trial. JAMA. 2007;297(17):1883–1891.

25. Thiele H, Zeymer U, Neumann FJ, et al. Intraaortic balloon support for myocardial infarction with cardiogenic shock. N Engl J Med. 2012;367(14):1287–1296.

51 如何在重症监护病房诊断和治疗心源性休克

Benjamin A. Kohl

心源性休克（CS）被定义为在血管内容量充足情况下心脏不能提供足够血流以维持外周组织代谢需要。尽管内在含义已发生变化，这个定义和类似定义在教科书中已使用几十年。从实际考虑，大多数人同意当患者出现持续低血压同时存在心脏功能受损证据时即存在 CS。少数情况下，CS 是一种紧急情况，需要及时诊断和适当治疗。本章就如何在重症监护病房（ICU）中诊断和治疗 CS 作一综述。

流行病学和生物学

尽管 ICU 中 CS 病因很多（**表 51–1**），最常见病因是急性冠状动脉综合征（ACS）所导致的急性左心室功能障碍[1, 2]。尸检研究表明 CS 时左心室心肌坏死面积均超过 40%[3, 4]。其他常见原因多是急性心肌梗死（AMI）的多种并发症，包括急性二尖瓣反流，心脏压塞（室壁瘤破裂）和室间隔破裂[5]。ICU 中尤其是手术后患者，罕见但日益认识到 CS 原因是应激诱导心肌病（Takotsubo 心肌病）[6]。CS 在持续 ST 段抬高心肌梗死（STEMI）患者中发病率为 8.6%，在持续非 ST 段抬高心肌梗死（NSTEMI）患者中发生率为 2.5%[7, 8]。更罕见药物亦可诱发 CS。在氯吡格雷和美托洛尔心肌梗死试验（COMMIT）中，接受早期美托洛尔患者 CS 发生率为 5%（比未接受美托洛尔患者大约高 30%）[9]。所有 CS 均可诱发急性炎症反应，造成进一步损伤，导致

恶性循环，如果不合理治疗，最终可导致死亡（**图 51–1**）[10]。合并 CS 的持续 STEMI 患者 30 天内死亡率约为 68%，而不合并 CS 的持续 STEMI 患者 30 天内死亡率约为 10%[11-14]。美国一项死亡率趋势研究发现，治疗方案改变已显著降

表 51–1 心源性休克的常见病因

急性心肌梗死
- 泵功能障碍
- 大面积梗死
- 小面积梗死与既存的左心室功能障碍
- 梗死扩展
- 严重复发性缺血
- 机械并发症
- 急性二尖瓣反流引起的乳头状肌破裂
- 室间隔缺损
- 游离壁破裂
- 心包填塞
- 右心室梗死

其他条件
- 终末期心肌病
- 心肌炎
- 心肌挫伤（心脏钝挫伤）
- 体外循环时间过长
- 脓毒性休克与心肌受损
- 主动脉瓣狭窄
- 左心室流出道梗阻
- 左心室充盈受阻（如二尖瓣狭窄）
- 急性主动脉瓣关闭不全
- 肺栓塞
- 嗜铬细胞瘤

引自 Topalian S, Ginsberg F, Parrillo JE. Cardiogenic shock. Crit Care Med. 2008; 36:S66–S74.

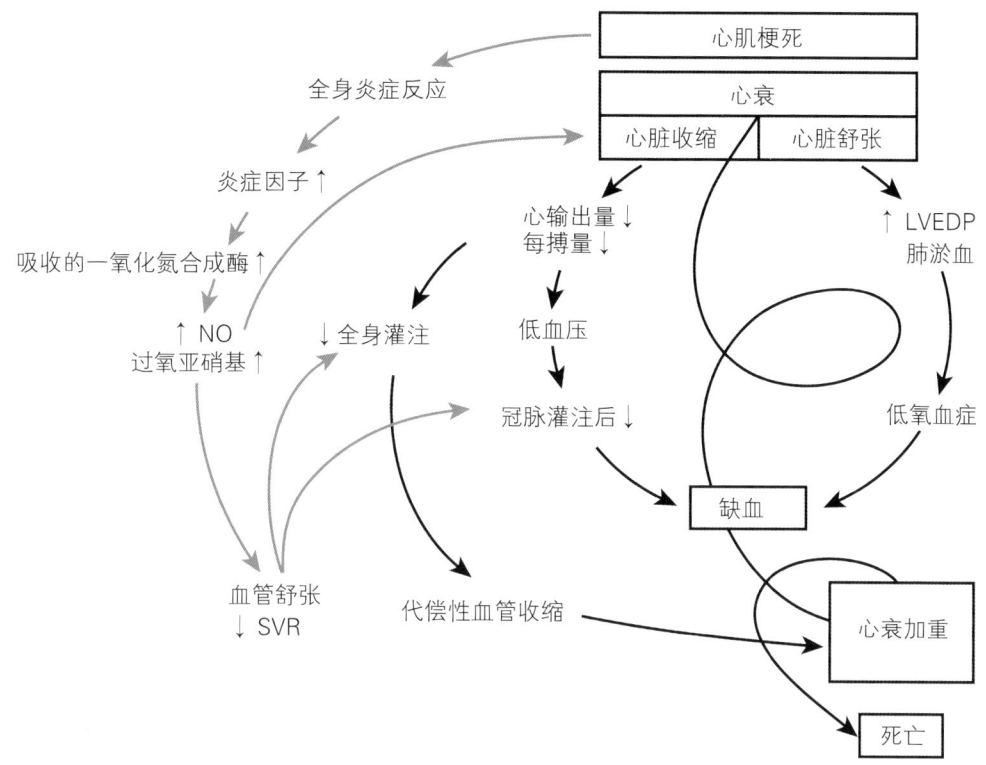

图 51-1　心衰的恶性循环
LVEDP. 左室舒张末压力；NO. 一氧化氮；SVR. 系统血管阻力
（引自 Antman EM, Braunwald E. Acute myocardial infarction. In: Braunwald ED, Fauci E, Kasper D, eds. Harrison's Principles of Internal Medicine, 15th ed. New York: McGraw-Hill; 2001:1395. ）

低了该疾病的死亡率（1995 年 60.3%，2004 年 47.9%）。死亡率降低的原因无疑是多因素的，但大多一致认为跟心导管使用率增加（1995 年 51.5%，2004 年 74.4%）[7] 及经皮介入治疗（1995 年 27.4%，2004 年 54.4%）密切相关。值得注意的是，研究注册登记期间（包括超过 750 家美国医院超过 250 000 名患者），主动脉球囊反搏（IABP）（39%）和接受急诊冠状动脉旁路移植（CABG）手术（3%）的患者死亡率无明显差异。尽管此类患者预后极差，最近证据表明，早期 24 小时血流动力学改善可能有益[15]。

诊　断

所有研究均显示 CS 快速诊断是必须的。与 CS 诊断一致的血流动力学标准包括持续（≥ 30 分钟）低血压，收缩压低于 90 mmHg，心脏指数（CI）［<2.2 L/（min·m²）］和肺动脉压升高（PAOP）（>15 mmHg）[16]。从上述指数看，

一旦 CI 已知，应快速诊断 CS。多数 CS 患者存在分布性休克，可降低全身血管阻力（SVR）从而使 CI 正常[17]。因此，临床医生必须具有诊断 CS 的系统方法。

缺乏客观数据情况下，休克危重病人通常存在血容量不足，脓毒症，肺栓塞或心肌缺血。与大多数疾病一样，诊断从全身体格检查开始。可简单通过触诊患者四肢进行诊断。通常 CS 患者表现为四肢皮肤湿冷，因为机体通过外周血管收缩以维持对重要器官的充分灌注。心肌收缩功能受损，肺部听诊通常可发现肺间质渗出增多而引起的细啰音，这主要由于左心室舒张末期压力（LVEDP）升高所致。然而，所有体格检查结果均是非特异性的，通常需要额外信息补充。所有出现休克症状患者均应接受胸部 X 线检查。间质性水肿征象（查体未发现）。

通常提示 CS。存在心肌缺血患者应接受心电图检查。疑似 CS 患者应接受心肌酶检查。

超声心动图是确诊 CS 的检查方法，应尽早实施。其敏感性接近 100%，特异性大约 95%[18, 19]。如经食管显像存在禁忌，则应接受经胸超声心动图检查。检查内容应包括左心室或右心室功能，新发瓣膜反流，心包积液和室间隔破裂。超声心动图检查的快速使得有创检查的必要性降低，因为肺动脉收缩压和 PAOP 可以通过多普勒超声心动图来评估[20]。精确的病理生理参数对于诊断和治疗 CS 患者至关重要。如充足血容量情况下仍存在持续灌注不足征象应接受有创监测。根据美国学院心脏病学和美国心脏协会（ACC/AHA）指南推荐，CS 患者应放置肺动脉导管（Ⅱa 类推荐）[21]。尽管数据显示死亡率未见明显差异[22~24]，但 PAC 可协助诊断及治疗。心肌收缩力和休克指数是短期预后的指标[25]。PAC 数据的解读需详细的病理生理知识。仅靠快速浏览这些数据很难协助诊断。多数心源性休克的病因可导致中心静脉及肺动脉压升高（右心室缺血例外）。为明确鉴别诊断，深入理解 PAC 各种波形是必要的。

中心静脉压（CVP）是最常用的诊断指标，通过合理分析可获得大量有用的信息。对各种波的解释，必须设定标尺以便可看到波的所有部分（通常 20~30 mmHg 最大值的标尺是最佳的）。CVP 各组成部分的波形见图 51-2。通过将 CVP 波形分解，理解为心脏在舒张期和收缩期的不同活动，可发现不同节段波形升高意义不尽相同。心脏压塞将导致单相 CVP 波，出现小 x 下降波，同时 y 下降波完全消失。右心室缺血合并三尖瓣反流时会产生大融合 c-v 波。c-v 波是三尖瓣反流时融合 c 波和 v 波所产生。因为反向血流，很难鉴别三尖瓣关闭所引起的心房压轻度增加或者心房充盈期间心房舒张。本书在此不详述 CVP 波形的完整分析，读者可参考文献[26, 27]。

左侧心脏与 CVP 等效的是 PAOP。类似地，通过波形的正确识别和波形与心脏周期的不同时相转换可诊断出许多疾病[28~30]。急性二尖瓣反流通过伴随大 v 波。急性心肌缺血通常首先表现

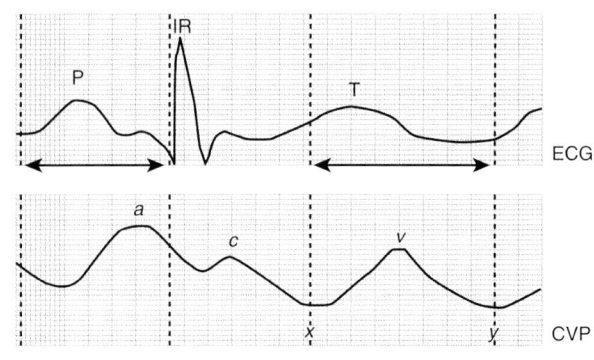

波段	心脏事件
a	心室充盈（动脉收缩）
c	三尖瓣（等容收缩）
v	动脉充盈（心室收缩）
x	动脉舒张（开始动脉充盈）
y	三尖瓣开放（心室快速充盈）

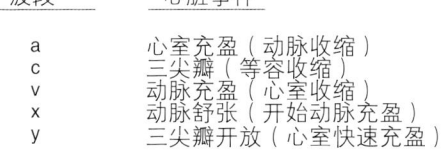

图 51-2　CVP 与 ECG 波形构成分析

为左室舒张功能障碍。相应导致到左心室舒张末期容积（LVEDV）升高，从而使得 LVEDP 升高。尽管这与 PAOP 升高同步，通过波形的评估，心室舒张功能障碍与 α 波相关。

治疗：基于循证医学证据

CS 治疗应侧重于增加氧输送和维持血压以重建微循环功能和最大化组织灌注。延迟诊断或治疗将对死亡率产生直接影响。CS 治疗包括药物治疗，机械辅助治疗或血供重建[31]。

药物治疗

首先需要指出的是，目前少数大型临床对照试验来评估不同血管收缩药或强心药治疗在 CS 治疗中的有效性，结果显示结局终点未见明显差异。

CS 患者初始治疗应关注正常血流动力学的恢复，氧合和避免心律失常。在无显著性肺水肿的患者中，可在使用血管活性药物之前尝试补液试验。如合并肺水肿或没有液体反应性，则应开始药物治疗。药物治疗一线用药包括同时存在正性肌力作用和血管活性的药物[32, 33]。一线用药包括去甲肾上腺素，多巴胺，多巴酚丁胺和肾上腺素。原先证据表明 CS 患者应用多巴胺可增加死亡率[34]；

但目前随机对照研究结果尚未证实。另外，2002年荟萃分析显示心力衰竭患者应用肾上腺素能收缩药和死亡率增加相关，但无统计学意义[35]。这些结果可能的解释是血流动力学的改善同时增加心肌氧消耗。近来血管加压素显示出了与去甲肾上腺素类似的血流动力学效应。尽管磷酸二酯酶抑制药（米力农）也可在 CS 患者，尤其是合并右心室功能障碍患者中应用，但血流动力学不稳定患者通常无法耐受 SVR 的减少[36]。最后，左西孟旦，一种钙离子增敏药可同时使冠状动脉舒张，从而在 CS 治疗中显示出巨大的潜力[37~39]。然而，仍需大型的随机对照实验来验证上述药物孰优孰劣。一般来说，维持血流动力学稳定（例如平均动脉压，CI）是首要目标。尽管研究表明大剂量血管活性药物与预后不良相关，但这个现象可能是血流动力学极其不稳定的副作用，而不是药物本身的作用[40]。

机械辅助治疗

对常规药物治疗无反应患者，机械辅助可能有益[41]。最近 ACCF / AHA 指南将 CS 患者应用 IABP 建议由 Ⅰ 类（"推荐"）降级到类 Ⅱ a（"可能有用"）[42]。唯一一项随机试验评价 IABP 治疗 CS 患者的疗效（合并或不合并溶栓），结果显示接受 IABP 治疗的严重休克患者 6 个月死亡率急剧下降（39% vs. 80%；P<0.05）[43]。非随机试验同样显示 IABP 可降低死亡率。然而最新的观察性研究结论正好相反。IABP 的使用通常与更激进的治疗如再血管化有关。IABP 的优点是可在床边完成置入以增加舒张压力和减少左心室后负荷[44]（不增加心肌氧需求）。IABP 主要并发症发病率为 2.5%~3.0%（例如，动脉损伤和穿孔，肢体缺血，内脏缺血）[45, 46]。如 IABP 禁忌证存在（如重度主动脉瓣不全，严重外周血管疾病，主动脉动脉瘤和夹层）或 IABP 疗效有限时，可考虑放置心室辅助装置（VAD）[47, 48]。其他装置亦可尝试使用，包括体外膜肺循环和 CardioWest 人工心脏[49~51]。新型经皮

VAD 简化了操作难度，使这一装置在规模较小的心脏中心也可广泛应用[52]。2005 年一项随机观察性研究比较 CS 患者应用 IABP 及 TandemHeart 经皮 VAD（LVAD）的疗效[53]。结果显示尽管两组间死亡率没有显著差异，但 LVAD 组患者较 IABP 组相比血流动力学更加稳定，肾脏功能和清除乳酸能力明显提高。最近一项多中心随机试验比较 TandemHeart 与 IABP 在 42 例 CS 患者中的使用，结果显示 LVAD 组患者血流动力学更加平稳，但 30 天死亡率无统计学差异[54]。尽管这些新型设备看起来很有前途，但可应用这些技术的临床中心数量有限。设备安装经验与血流动力学的管理是最重要的。国家心肌梗死登记注册数据显示 IABP 使用和这些中心的生存率密切相关[55]。最后，许多设备都被用作是心脏移植的桥接治疗，必须提供临床资源以应对长期的治疗策略。

血供重建治疗

AMI 治疗超出了这个范围章节，这里仅提供了简要的概要。因为 AMI 是 CS 的始动因素，受影响心肌区域的重建血流极其重要[56]。证据显示快速的血供重建可减少死亡率。冠状动脉血流重建的方法之一是给予血栓药。一项随机试验纳入 40 000 多例 AMI 患者 GUSTO-I（global utilization of tissue plasminogen activator and streptokinase for occluded coronary arteries），结果显示组织纤溶酶原激活剂（tPA）与尿激酶相比可延长生存期[57]。上述结果一经公布，催生了其他血栓药的研发；然而随机试验结果显示 tPA 与这些新型药物相比在控制 CS 进展方面没有差异[58]。而且，一旦已存在 CS，溶栓治疗未能提高死亡率。更优化的血供重建包括经皮冠状动脉介入治疗（PCI）或冠状动脉搭桥手术（CABG）[14, 32, 59~62]。虽然优化的 PCI 策略（即使用纤维蛋白溶解剂后立即 PCI）尚未显示有效[63, 64]，在下列情况下仍可考虑纤维蛋白溶解剂：超过 90 分钟不能 PCI，梗死 3 小时内及无显著禁忌证[65]。Shock 研究着重强调这方面，结果显示早期血供

重建使合并 CS 患者死亡率降低 22% 和入院后出现 CS 的患者死亡率降低 16%。研究同时分析了开通血管的方式和合适时间。SHOCK 试验共纳入 302 例因 AMI 合并 CS 患者，通过前瞻随机化方式将其分为紧急血供重建组（CABG 或 PCI）或药物治疗组[59]。尽管两组 30 天死亡率相似，但早期血供重建组 6 个月，1 年和 6 年生存期显著延长。该试验并未证明何种再血管化方式更有益。基于以上研究结果，对于年龄小于 75 岁合并 ACS 的 CS 患者，ACC/AHA 将早期血供重建（PCI 或 CABG 手术）作为 I 类推荐[7]。尽管对于非 ST 段抬高性 CS 患者血供重建数据较少，SHOCK 研究同样发现早期血供重建可降低其死亡率，尽管结果并无统计学差异。

作者推荐

心源性休克需要快速诊断和适当治疗以显著影响死亡率。ICU 患者常常有多个器官衰竭，CS 与其他休克的鉴别诊断往往很困难。对于疑似诊断 CS 患者，我建议如下：

- 最大化氧输送，立即心电图检查，开始有创监测（至少有创动脉和中央静脉压监控），并立即实验室检查（包括心脏酶）。
- 快速超声心动图不仅可帮助诊断，且对治疗有益。
- 如果不能急诊超声心动图，且没有肺水肿征象，推荐给初始 500 ml 晶体液复苏。如血压或右心房压力未见提高，可再次重复液体复苏治疗。
- 如果患者血容量充足，建议多巴酚丁胺或肾上腺素作为一线治疗以维持平均动脉压高于 60 mmHg。如平均动脉压未明显上升，可考虑加用血管加压素或去甲肾上腺素。
- 如果 1 小时内血流动力学没有改善，应该考虑置入 IABP。
- 如心电图提示心肌缺血，立即寻找致病血管，并考虑早期血供重建。
- 必须认识到，CS 治疗需多学科合作。ICU 医生、心脏介入医生和心脏外科医生需有效沟通，以确保最佳治疗时机。随着床边超声心动图在 ICU 变得越来越普遍，重症医生可更加频繁和更及时诊断 CS。

（张海涛　卫金花）

参考文献

1. Jacobs AK, French JK, Col J, et al. Cardiogenic shock with non-ST-segment elevation myocardial infarction: a report from the SHOCK Trial Registry. SHould we emergently revascularize Occluded coronaries for Cardiogenic shocK? J Am Coll Cardiol. 2000;36:1091–1096.
2. Topalian S, Ginsberg F, Parrillo JE. Cardiogenic shock. Crit Care Med. 2008;36:S66S74.
3. Alonso DR, Scheidt S, Post M, Killip T. Pathophysiology of cardiogenic shock: quantification of myocardial necrosis, clinical, pathologic and electrocardiographic correlations. Circulation. 1973;48:588–596.
4. Harnarayan C, Bennett MA, Pentecost BL, Brewer DB. Quantitative study of infarcted myocardium in cardiogenic shock. Br Heart J. 1970;32:728–732.
5. Hochman JS, Buller CE, Sleeper LA, et al. Cardiogenic shock complicating acute myocardial infarction—etiologies, management and outcome: A report from the SHOCK Trial Registry. SHould we emergently revascularize Occluded coronaries for Cardiogenic shocK? J Am Coll Cardiol. 2000;36:1063–1070.
6. Chockalingam A, Mehra A, Dorairajan S, Dellsperger KC. Acute left ventricular dysfunction in the critically ill. Chest. 2010;138(1):198–207.
7. Babaev A, Frederick PD, Pasta DJ, et al. Trends in management and outcomes of patients with acute myocardial infarction complicated by cardiogenic shock. JAMA. 2005;294:448–454.
8. Holmes Jr DR, Berger PB, Hochman JS, et al. Cardiogenic shock in patients with acute ischemic syndromes with and without STsegment elevation. Circulation. 1999;100:2067–2073.
9. Chen ZM, Pan HC, Chen YP, et al. Early intravenous then oral metoprolol in 45,852 patients with acute myocardial infarction: randomised placebo-controlled trial. Lancet. 2005;366: 1622–1632.
10. Antman EM, Braunwald E. Acute myocardial infarction. In: Braunwald ED, Fauci E, Kasper D, eds. Harrison's Principles of Internal Medicine. 15th ed. New York: McGraw-Hill; 2001:1395.
11. Mehta SR, Yusuf S, Diaz R, et al. Effect of glucose-insulin-potassium infusion on mortality in patients with acute ST-segment elevation myocardial infarction: the CREATE-ECLA randomized controlled trial. JAMA. 2005;293:437–446.
12. Goldberg RJ, Gore JM, Alpert JS, et al. Cardiogenic shock after acute myocardial infarction. Incidence and mortality from a community-wide perspective, 1975 to 1988. N Engl J Med. 1991;325:1117–1122.
13. Singh M, White J, Hasdai D, et al. Long-term outcome and its predictors among patients with ST-segment elevation myocardial infarction complicated by shock: insights from the GUSTO-I trial. J Am Coll Cardiol. 2007;50:1752–1758.
14. Hochman JS, Sleeper LA, Webb JG, et al. Early revascularization and long-term survival in cardiogenic shock complicating acute myocardial infarction. JAMA. 2006;295:2511–2515.
15. Rigamonti F, Graf G, Merlani P, Bendjelid K. The short-term prognosis of cardiogenic shock can be determined using hemodynamic variables: a retrospective cohort study. Crit Care Med. 2014;41(11):2484–2491.
16. Hollenberg SM, Kavinsky CJ, Parrillo JE. Cardiogenic shock. Ann Intern Med. 1999;131:47–59.
17. Lim N, Dubois MJ, De Backer D, Vincent JL. Do all nonsurvivors of cardiogenic shock die with a low cardiac index? Chest. 2003;124:1885–1891.
18. Berkowitz MJ, Picard MH, Harkness S, et al. Echocardiographic

and angiographic correlations in patients with cardiogenic shock secondary to acute myocardial infarction. Am J Cardiol. 2006;98:1004–1008.

19. Joseph MX, Disney PJ, Da Costa R, Hutchison SJ. Transthoracic echocardiography to identify or exclude cardiac cause of shock. Chest. 2004;126:1592–1597.

20. Reynolds HR, Anand SK, Fox JM, et al. Restrictive physiology in cardiogenic shock: observations from echocardiography. Am Heart J. 2006;151:890e9–15.

21. Richard C, Warszawski J, Anguel N, et al. Early use of the pulmonary artery catheter and outcomes in patients with shock and acute respiratory distress syndrome: a randomized controlled trial. JAMA. 2003;290:2713–2720.

22. Mimoz O, Rauss A, Rekik N, et al. Pulmonary artery catheterization in critically ill patients: a prospective analysis of outcome changes associated with catheter-prompted changes in therapy. Crit Care Med. 1994;22:573–579.

23. Porter A, Iakobishvili Z, Haim M, et al. Balloon-floating right heart catheter monitoring for acute coronary syndromes complicated by heart failure: discordance between guidelines and reality. Cardiology. 2005;104:186–190.

24. Fincke R, Hochman JS, Lowe AM, et al. Cardiac power is the strongest hemodynamic correlate of mortality in cardiogenic shock: a report from the SHOCK trial registry. J Am Coll Cardiol. 2004;44:340–348.

25. Magder S. Central venous pressure: a useful but not so simple measurement. Crit Care Med. 2006;34:2224–2227.

26. Magder S. Central venous pressure monitoring. Curr Opin Crit Care. 2006;12:219–227.

27. Pinsky MR. Clinical significance of pulmonary artery occlusion pressure. Intensive Care Med. 2003;29:175–178.

28. Pinsky MR. Pulmonary artery occlusion pressure. Intensive Care Med. 2003;29:19–22.

29. O'Quin R, Marini JJ. Pulmonary artery occlusion pressure: clinical physiology, measurement, and interpretation. Am Rev Respir Dis. 1983;128:319–326.

30. Antman EM, Anbe DT, Armstrong PW, et al. ACC/AHA guidelines for the management of patients with ST-elevation myocardial infarction. A report of the American College of Cardiology/American Heart Association Task Force on Practice Guidelines (Committee to Revise the 1999 Guidelines for the Management of Patients with Acute Myocardial Infarction). Circulation. 2004;10:e82–1292.

31. De Backer D, Biston P, Devriendt J, et al. Comparison of dopamine and norepinephrine in the treatment of shock. N Engl J Med. 2010;362:779–789.

32. Reynolds HR, Hochman JS. Cardiogenic shock: Current concepts and improving outcomes. Circulation. 2008;117:686–697.

33. Sakr Y, Reinhart K, Vincent JL, et al. Does dopamine administration in shock influence outcome? Results of the Sepsis Occurrence in Acutely Ill Patients (SOAP) Study. Crit Care Med. 2006;34: 589–597.

34. Thackray S, Easthaugh J, Freemantle N, Cleland JG. The effectiveness and relative effectiveness of intravenous inotropic drugs acting through the adrenergic pathway in patients with heart failure: a meta-regression analysis. Eur J Heart Fail. 2002;4:515–529.

35. Jolly S, Newton G, Horlick E, et al. Effect of vasopressin on hemodynamics in patients with refractory cardiogenic shock complicating acute myocardial infarction. Am J Cardiol. 2005;96:1617–1620.

36. Garcia-Gonzalez MJ, Dominguez-Rodriguez A, Ferrer-Hita JJ.

Utility of levosimendan, a new calcium sensitizing agent, in the treatment of cardiogenic shock due to myocardial stunning in patients with ST-elevation myocardial infarction: a series of cases. J Clin Pharmacol. 2005;45:704–708.

37. Rokyta Jr R, Pechman V. The effects of levosimendan on global haemodynamics in patients with cardiogenic shock. Neuro Endocrinol Lett. 2006;27:121–127.

38. Follath F, Cleland JG, Just H, et al. Efficacy and safety of intravenous levosimendan compared with dobutamine in severe lowoutput heart failure (the LIDO study): a randomised double-blind trial. Lancet. 2002;360:196–202.

39. Valente S, Lazzeri C, Vecchio S, et al. Predictors of in-hospital mortality after percutaneous coronary intervention for cardiogenic shock. Int J Cardiol. 2007;114:176–182.

40. Ohman EM, Nanas J, Stomel RJ, et al. Thrombolysis and counterpulsation to improve survival in myocardial infarction complicated by hypotension and suspected cardiogenic shock or heart failure: results of the TACTICS trial. J Thromb Thrombolysis. 2005;19:33–39.

41. Pitsis AA, Visouli AN. Mechanical assistance of the circulation during cardiogenic shock. Curr Opin Crit Care. 2011;17(5):425–438.

42. O'Gara PT, Kushner FG, Ascheim DD, et al. ACCF/AHA guideline for the management of ST-elevation myocardial infarction: a report of the American College of Cardiology Foundation/American Heart Association Task Force on Practice Guidelines. J Am Coll Cardiol. 2013;61:e78–e140.

43. Trost JC, Hillis LD. Intra-aortic balloon counterpulsation. Am J Cardiol. 2006;97:1391–1398.

44. Taylor J. ESC guidelines on acute myocardial infarction (STEMI). Eur Heart J. 2012;33:2501–2502.

45. Stone GW, Ohman EM, Miller MF, et al. Contemporary utilization and outcomes of intra-aortic balloon counterpulsation in acute myocardial infarction: the benchmark registry. J Am Coll Cardiol. 2003;41:1940–1945.

46. Leshnower BG, Gleason TG, O'Hara ML, et al. Safety and efficacy of left ventricular assist device support in postmyocardial infarction cardiogenic shock. Ann Thorac Surg. 2006;81:1365–1370. discussion 70–71.

47. Tayara W, Starling RC, Yamani MH, et al. Improved survival after acute myocardial infarction complicated by cardiogenic shock with circulatory support and transplantation: comparing aggressive intervention with conservative treatment. J Heart Lung Transplant. 2006;25:504–509.

48. Chen YS, Yu HY, Huang SC, et al. Experience and result of extracorporeal membrane oxygenation in treating fulminant myocarditis with shock: what mechanical support should be considered first? J Heart Lung Transplant. 2005;24:81–87.

49. Dang NC, Topkara VK, Leacche M, et al. Left ventricular assist device implantation after acute anterior wall myocardial infarction and cardiogenic shock: a two-center study. J Thorac Cardiovasc Surg. 2005;130:693–698.

50. El-Banayosy A, Arusoglu L, Morshuis M, et al. CardioWest total artificial heart: Bad Oeynhausen experience. Ann Thorac Surg. 2005;80:548–552.

51. White HD, Assmann SF, Sanborn TA, et al. Comparison of percutaneous coronary intervention and coronary artery bypass grafting after acute myocardial infarction complicated by cardiogenic shock. Results from the Should We Emergently Revascularize Occluded Coronaries for Cardiogenic Shock

(SHOCK) trial. Circulation. 2005;112:1992–2001.

52. Thiele H, Sick P, Boudriot E, et al. Randomized comparison of intra-aortic balloon support with a percutaneous left ventricular assist device in patients with revascularized acute myocardial infarction complicated by cardiogenic shock. Eur Heart J. 2005;26:1276–1283.

53. Burkhoff D, Cohen H, Brunckhorst C, O'Neill WW. A randomized multicenter clinical study to evaluate the safety and efficacy of the TandemHeart percutaneous ventricular assist device versus conventional therapy with intraaortic balloon pumping for treatment of cardiogenic shock. Am Heart J. 2006;152:469e1–469e8.

54. Chen EW, Canto JG, Parsons LS, et al. Relation between hospital intra-aortic balloon counterpulsation volume and mortality in acute myocardial infarction complicated by cardiogenic shock. Circulation. 2003;108:951–957.

55. Bengtson JR, Kaplan AJ, Pieper KS, et al. Prognosis in cardiogenic shock after acute myocardial infarction in the interventional era. J Am Coll Cardiol. 1992;20:1482–1489.

56. The GUSTO Investigators. An international randomized trial comparing four thrombolytic strategies for acute myocardial infarction. N Engl J Med. 1993;329:673–682.

57. Hasdai D, Holmes Jr DR, Topol EJ, et al. Frequency and clinical outcome of cardiogenic shock during acute myocardial infarction among patients receiving reteplase or alteplase. Results from GUSTO-III. Global Use of Strategies to Open Occluded Coronary Arteries. Eur Heart J. 1999;20:128–135.

58. Hochman JS, Sleeper LA, Webb JG, et al. Early revascularization in acute myocardial infarction complicated by cardiogenic shock. SHOCK Investigators: Should We Emergently Revascularize Occluded Coronaries for Cardiogenic Shock. N Engl J Med. 1999;341:625–634.

59. Keeley EC, Boura JA, Grines CL. Primary angioplasty versus intravenous thrombolytic therapy for acute myocardial infarction: a quantitative review of 23 randomised trials. Lancet. 2003;361:13–20.

60. Hochman JS, Sleeper LA, White HD, et al. One-year survival following early revascularization for cardiogenic shock. JAMA. 2001;285:190–192.

61. Antman EM, Hand M, Armstrong PW, et al. 2007 Focused update of the ACC/AHA 2004 guidelines for the management of patients with ST-elevation myocardial infarction. A report of the American College of Cardiology/American Heart Association Task Force on Practice Guidelines. Developed in collaboration with the Canadian Cardiovascular Society endorsed by the American Academy of Family Physicians: 2007 Writing Group to Review New Evidence and Update the ACC/AHA 2004 Guidelines for the Management of Patients with ST-Elevation Myocardial Infarction, Writing on Behalf of the 2004 Writing Committee. Circulation. 2008;117:296–329.

62. Primary versus tenecteplase-facilitated percutaneous coronary intervention in patients with ST-segment elevation acute myocardial infarction (ASSENT-4 PCI): randomised trial. Lancet. 2006;367: 569–578.

63. Cantor WJ, Brunet F, Ziegler CP, et al. Immediate angioplasty after thrombolysis: a systematic review. CMAJ. 2005;173:1473–1481.

64. Hochman JS. Cardiogenic shock complicating acute myocardial infarction: expanding the paradigm. Circulation. 2003;107: 2998–3002.

65. Jeger RV, Harkness SM, Ramanathan K, et al. Emergency revascularization in patients with cardiogenic shock on admission: a report from the SHOCK trial and registry. Eur Heart J. 2006;27:664–670.

高血压何时会成为真正的危象 ICU 高血压危象如何处理

Emily K. Gordon, Jacob T. Gutsche, John G. Augoustides, Clifford S. Deutschman

系统性高血压因其普遍性和严重性，一直是全球的重点问题[1, 2]。全世界约有 10 亿高血压患者，每年因高血压导致死亡的患者超过 900 万[1~3]。据估计，系统性高血压患者中，因心血管疾病和卒中而死亡的患者约占 50%[1~3]。高血压危象常常定义为急性严重的高血压，其典型的特征为舒张压可达到 110 mmHg 或更高，或者收缩压可达到 180 mmHg 或更高[4, 5]。约 59% 的高血压危象患者会出现新的或持续恶化的终末器官功能障碍，这些病人往往需要住院治疗，并且 90 天相关死亡率可达 11%[6]。

自从开展有效的降压治疗后，高血压危象的患病率已经显著降低[4, 5, 7, 8]虽然 ICU 高血压危象的发病率尚无精确统计，但是它在内科和围术期患者中仍然较为常见[9, 10]。因此，高血压危象是一种常见的 ICU 并发症。本章概述了 ICU 中这种血流动力学急症（高血压危象）的诊断及处理。

急性高血压危象的临床分型：急症与亚急症

高血压危象可分为高血压急症及高血压亚急症。高血压的亚急症无明显的、危及生命的终末器官损害。尽管如此，治疗仍很必要。关于高血压亚急症的处理方案详见**表 52-1**[14]。相反，高血压急症，即本章的重点，是严重高血压伴有明确的、危及生命的急性终末器官功能损害（**表 52-2**），而且从定义来看，高血压急症是危及生命需立即在 ICU 接受静脉注射短效血管扩张药强化治疗的急症（**表 52-3**）。

各种高血压急症的临床特征

神经性高血压急症

神经性高血压急症可能有重叠特征（**表 52-4**）。高血压脑病通常很难诊断[15, 16]。高血压脑病常伴有血 – 脑屏障的明显破坏和脑自动调节功能的缺失，可导致弥漫性脑水肿和神经功能障碍。高血压脑病的诊断需要通过神经影像学检查以除外卒中、颅内出血、癫痫发作和弥漫性损伤[3~5, 15, 16]。尚无大型的临床试验推荐高血压脑病的最佳治疗。专家建议在重症监护室缓慢输注血管扩张药物治疗高血压脑病[14~16]。神经性高血压急症一线推荐血管扩张药物和血压目标值详见**表 52-5**[15, 16]。药物有效性与神经系统症状的改善密切相关[15, 16]。患者常需要密切临床观察，因为神经系统查体的变化可能预示二次疾病进程，即一次新发卒中或降压过度，此时需立即采取干预措施[15, 16]。

急性缺血性或出血性卒中的高血压患者，高血压可以被看作是为了提高脑灌注压、维持受累区域血液灌流的自身适应性或补偿性反应。然而，目前的指南建议此类患者降压的过程应该缓慢、渐进式的进行[15, 16]。最近一项随机临床试验，共纳入 2 839 名急性脑出血患者，结果表明，在一小时内将收缩压降至 140 mmHg，可显著改善

表 52-1 高血压亚急症的临床治疗策略建议 *

第一步：明确血压升高的严重性

第二步：确认无危及生命的或实际的终末器官损害临床指征

第三步：寻找及控制相关诱发因素，如：

疼痛 - 镇痛管理

· 焦虑和压力 - 考虑抗焦虑药

· 谵妄 - 考虑抗精神病药物

· 停药 - 继续治疗

· 颅内高血压

· 尿潴留 - 导尿

· 缺氧 / 高碳酸血症 - 治疗病因，输氧，通气支持

· 低血糖 - 处理病因，血糖管理

第四步：如果上述措施实施后仍有高血压，需考虑采取渐进的降压治疗策略使血压降至理想范围

Adapted from: Salgado DR, Silva E, Vincent JL. Control of hypertension in the critically ill: a pathophysiologic approach. Ann Intensive Care. 2013;3:17.

* 定义为严重高血压无肾或其他致命的终末器官损伤

表 52-2 高血压急症的临床表现

神经性的

高血压脑病

颅内出血

蛛网膜下腔出血

血栓性卒中伴严重高血压

心血管

左心衰竭

不稳定型心绞痛

心肌梗死

主动脉夹层

心脏或血管外科手术术后期（缝合线的风险）

肾脏

肉眼血尿

急性肾损伤或肾衰竭

严重的儿茶酚胺过量

嗜铬细胞瘤

消遣性药物暴露

停药（如 β 受体阻滞药、可乐定）与单胺氧化酶抑制药的相互作用

表 52-3 高血压危象的药物静脉管理

药物	剂量	起效时间	持续时间	不良反应	评价
硝酸甘油	25~200 μg/min	2~5 分钟	5~10 分钟	头痛、呕吐、耐药性、高铁血红蛋白血症	可用于心肌缺血和可卡因中毒
硝普钠	1~10 μg/(kg·min)	立即	1~2 分钟	呕吐，氰化物中毒	警惕增高的颅脑压力，脊髓缺血和氮质血症
尼卡地平（钙通道阻滞药）	5~15 mg/h	5~10 分钟	15~30 分钟，也可能至 4 小时	头痛、呕吐、心动过速	急性心衰时要慎用
氯维地平（钙通道阻滞药）	2~16 mg/h	1~2 分钟	5~10 分钟	心动过速	每日限制脂肪乳摄入
地尔硫䓬（钙通道阻滞药）	5~15 mg/h	5~10 分钟	2~4 小时，也可能超过 6 小时	低血压，心衰，心动过缓，心脏传导阻滞	慎用心动过缓、心脏传导阻滞和心衰
艾司洛尔（β 受体阻滞药）	50~100 μg/(kg·min)	1~2 分钟	10~30 分钟	支气管痉挛，心脏传导阻滞，心衰	可用于主动脉夹层，避免用于可卡因中毒
拉贝洛尔（β 受体阻滞药）	1~5 mg/min	5~10 分钟	3~6 小时	支气管痉挛，心脏传导阻滞，心衰	急性心力衰竭慎用，避免应用于可卡因中毒
依那普利（血管紧张素转化酶抑制药）	1.25~5 mg 每 6~8 小时	15~30 分钟	6~12 小时	高肾素性低血压	急性心室衰竭；在氮质血症和肾动脉狭窄时慎用
非诺多泮（多巴胺 -1 受体激动药）	0.1~0.3 μg/(kg·min)	2~5 分钟	30 分钟	头痛、呕吐和心动过速	青光眼慎用
肼屈嗪	10~20 mg	10~20 分钟	1~4 小时	头痛、呕吐和心动过速	可用于子痫
酚妥拉明	5~15 mg 弹丸注射	1~2 分钟	10~30 分钟	头痛、呕吐和心动过速	可用于儿茶酚胺过剩状态

引自：Marik PE, Rivera R. Hypertensive emergencies: an update. Curr Opin Crit Care. 2011;17:569–580.

表 52-4　病因明确的神经性高血压急症的临床特征

临床特征	高血压脑病	蛛网膜下腔出血	脑实质内出血	急性脑梗死
高血压病史	普遍	常见	常见	常见
症状持续时间	通常为亚急性	急性	急性	急性
头痛	严重	严重	多变性	多变性
局灶性神经功能缺损	不常见	多变性	取决于出血的位置	取决于出血的位置
视网膜病变	普遍	多变	多变性	多变性
脑部影像	通常正常	可能会显示出血	通常显示出血的位置和程度	常常显示梗死的位置和程度
腰椎穿刺（如果执行）	通常正常 – 可能有高压力	早期是症状明显的血性脑脊液，随后是黄色的脑脊液	早期是症状明显的血性脑脊液，随后是黄色的脑脊液	通常正常 – 可能有高压力
急诊处理	ICU- 血管扩张药治疗	ICU- 血管扩张药治疗可能需要神经外科干预	ICU- 血管扩张药治疗	ICU- 慎用血管扩张药

改编引自：Manning L, Robinson TG, Anderson CS. Control of blood pressure in hypertensive neurological emergencies. Curr Hypertens Rep. 2014;16:436.
ICU. 重症监护病房

表 52-5　神经高血压急症时血管扩张药的使用建议

高血压急症	适合的血管扩张药	血压目标	评价
高血压脑病	拉贝洛尔，氯维地平，尼卡地平，硝普钠	4~8 小时内平均动脉压下降 25%	考虑应用抗惊厥药物以控制癫痫发作，增加控制血压的效果。慎重使用硝普钠，因为它可能增加颅内压
急性脑梗死伴血压升高 220/120 mmHg	拉贝洛尔，氯维地平，尼卡地平，硝普钠	1~2 小时内平均动脉压下降 15%	严密监测神经功能的恶化
具有溶栓指征和血压大于 185/110 mmHg 的急性脑梗死	拉贝洛尔，氯维地平，尼卡地平，硝普钠	1~2 小时内平均动脉压下降 15%	严密监测神经功能的恶化
颅内压正常的脑出血，收缩压 >180 mmHg 或平均动脉压 >130 mmHg	拉贝洛尔，氯维地平，尼卡地平，硝普钠	平均动脉压在一至两小时内缓慢下降，如果临床允许，血压目标为 160/90 mmHg	严密监测神经功能的恶化
颅内压增高的脑出血，收缩压 >180 mmHg，平均动脉压 >130 mmHg	拉贝洛尔，氯维地平，尼卡地平，硝普钠	平均动脉压在一至两小时内缓慢下降，如果临床允许，血压目标值为 160/90 mmHg	严密监测神经功能的恶化，考虑监测颅内压力和维持脑灌注压 >60 mmHg，慎用硝普钠，因为其可能增加颅内压
蛛网膜下腔出血	拉贝洛尔，氯维地平，尼卡地平	平均动脉压在一至两小时内缓慢下降，如果临床允许，血压目标值 140~160/90 mmHg	慎重应用硝普钠，因为它可能增加颅内压，维持平均动脉压 >90 mmHg
开颅术后高血压	拉贝洛尔，氯维地平，尼卡地平，硝普钠	平均动脉压在一至两小时内缓慢下降，如果临床允许，血压目标值 160/90 mmHg	严密监测神经功能的恶化

改编引自：Manning L, Robinson TG, Anderson CS. Control of blood pressure in hypertensive neurological emergencies. Curr Hypertens Rep. 2014;16:436.

功能结局，却不减少死亡或严重致残风险[17]。事后分析指出，平稳和持续控制急性颅内出血患者过高高血压，可增加血管扩张药治疗带来的获益[18]。

开颅手术后高血压，由于存在灾难性颅内出血的风险，同样被列为高血压急症[19, 20]。在一项单中心回顾性病例对照研究中，纳入1972年至1992年间共11 214例接受开颅手术的成人患者，颅内出血多发生于收缩压大于159 mmHg或舒张压超过89 mmHg的高血压患者[19]。颅内出血患者的死亡率增加11.4倍（18.2% vs. 1.6%，P<0.05），平均住院时间增加2.2倍（24.5天 vs. 11.0天，P<0.05）[19]。多项研究支持这个结论[20, 21]。因此，将目标血压规定为低于160/90 mmHg似乎是合理的[20, 21]一个小型随机试验（N=52）证实，静脉输注尼卡地平治疗颅内出血后高血压患者比艾司洛尔更有效[22]。

心血管疾病相关高血压急症（表52-6）

高血压病伴有急性冠脉综合征

高血压伴有急性冠脉综合征患者的治疗目标是减少因左心室壁压力增加而导致的缺血风险[23, 24]。轻度高血压或无高血压病史患者，血管扩张药治疗可以滴定至症状缓解。没有数据能确定"最佳"血压值。因此治疗方案取决于患者的临床特征，所以临床上不需要将血压降至正常。对高血压长期未治疗的患者降压过快可能导致器官缺血加重[14]。对于并存冠状动脉硬化性心脏病和高血压的患者，专家建议当血压大于140/90 mmHg时，可使用血管扩张药治疗[24]。

高血压治疗可能需要一种以上药物。目前指南建议硝酸甘油和β受体阻滞药可用于急性冠脉综合征患者合并高血压的快速处理[14, 15]。

重度高血压可能严重影响急性冠脉综合征的临床决策。专家意见为，当ST段抬高型心肌梗死出现血压升高时，且应用血管扩张药药物控制欠佳或血压超过185/110 mmHg时，溶栓治疗仍然是禁忌的[25]。此外，建议当患者出现重度高

表52-6　高血压急症心血管疾病建议

急性冠脉综合征
血压目标值 <140/90 mmHg
一线用药：美托洛尔和硝酸甘油
严重高血压时应谨慎溶栓

急性左心衰竭
血压目标值 <140 mmHg
一线用药：硝酸甘油和血管紧张素受体阻滞药
当高血压有所控制可减少药物剂量

急性主动脉夹层
血压目标值 收缩压 <120 mmHg
充分的镇痛十分重要
一线用药包括：β受体阻滞药和尼卡地平
主动脉瓣反流时，慎用β受体阻滞药

围术期高血压
血压的目标值通常是基线的20%以内
高危情况下要求目标血压为收缩压 <140 mmHg（例如：开颅术后，新鲜的缝合血管）
关注β受体阻滞药的最新指南

颈动脉血供重建术后高血压
血压目标值通常是收缩压 <140 mmHg
神经功能缺损需要一系列的神经系统体格检查和影像学检查
脑灌注压可能需要收缩压 < 120 mmHg

血压和精神状态的改变时，在完成神经功能评价之前，溶栓治疗都应慎重。因为溶栓可能增加患者脑出血的风险[25]。

高血压病伴左心衰竭

急性心衰患者合并高血压较为常见[26]。此类患者的收缩压是预测死亡风险的独立危险因素。此外，高质量研究数据很少，大多数建议为专家意见。急性心衰、肺水肿和收缩压超过140 mmHg的患者应接受血管扩张药治疗[27]。硝酸甘油为首选血管扩张药，可以舌下含服或静脉注射。然而，支持硝酸甘油优于其他血管舒张药的研究数据并不存在。二线血管舒张药包括静脉注射硝普钠和血管紧张素转化酶抑制药。重要的是，尚无随机对照试验比较这些药物。血压控制应关注症状缓解和降压等临床效果。此时高血压可迅速缓解，所以可在24小时后减少血管扩张药物[27]。

一些临床试验正在研究新型血管扩张药治疗急性心衰的效果。RELAXAHF（松弛素治疗急性左心衰）研究是寻找重组人松弛素 -2（serelaxin）通过血管平滑肌增加一氧化氮生成的作用机制。虽然重组人松弛素 -2 改善了患者的呼吸困难，但它对于心血管死亡和再住院终点事件没有作用。除了这些随机试验，疗效比较试验也是必不可少的。

主动脉夹层伴有高血压

急性主动脉夹层既是高血压急症，也是外科急症，需要围术期干预[4, 5, 7, 8, 28]。指南基于专家意见，建议早期镇痛治疗缓解主动脉疼痛，然后输注血管扩张药使收缩压降至 120 mmHg，但是这些血压目标并无研究证据[29, 30]。当主动脉瓣无反流、依赖相对的心动过速以维持最佳心输出量时，仍推荐使用 β 受体阻滞药[29, 30]。

颈动脉血管重建术后高血压

颈动脉内膜切除术（CEA）或支架置入术可能与手术后高血压有关，且临床预后不佳[33, 34]。一项纳入 291 例患者的回顾性研究表明，颈动脉内膜切除术后的严重术后高血压（收缩压 >220 mmHg）与死亡和卒中相关[34]。Tan 等回顾性分析了 7767 例接受颈动脉内膜切除术患者的数据，发现需要静脉输注血管活性药物降低术后血压的患者，其围术期死亡率（0.7% vs. 0.1%，P<0.001）、卒中风险（1.9 % vs. 1%，P=0.018）和心脏并发症的发生率（1.9% vs. 0.5%，P<0.001）均增加[35]。这项数据的不足之处是，应用了较大的数据库，而没有具体定义血压接受干预的标准或治疗围术期高血压患者所应用的静脉药物。高血压病很少影响颈动脉血管内支架[33, 36, 37]。

颈动脉术后严重的血管并发症包括脑过度灌注综合征(同侧头痛有或无恶心、呕吐、癫痫发作、局灶性神经功能缺损或 CT 证据证实颈动脉内膜切除术后一侧组织水肿)和颅内出血。最近三个大型研究（累积人数 >5000），报告脑过度灌注发生率为 1.05%，无论是颈动脉内膜切除术还是

颈内动脉支架术，颈动脉血供重建术后脑出血发生率为 0.6%[38-40]。虽然这些并发症是罕见的，但是它们与重大的围术期死亡率和发病率相关。Ogasawara 等证明颈动脉内膜切除术后的血压控制不佳与术后脑过度灌注综合征导致脑出血相关[40]。

颈动脉介入术后的积极血压管理（一般收缩压 <140 mmHg，脑过度灌注或脑出血 <120 mmHg）看起来是合乎逻辑的，也是被推荐的。然而，数据显示血压控制能减少神经系统并发症的发生率依据尚不足。一项纳入 836 名（术前 266 名和术后 570 名）接受颈动脉支架置入术患者的研究表明，严格控制血压水平能显著降低脑出血（17.6%~0，P=0.006）和脑过度灌注（29.4%~4.2%，P=0.006）[41]。

围术期高血压

围术期高血压若不控制则可危及生命[28]。潜在的不良事件包括失血性休克、颈动脉内膜切除术[42]或颈部术后气道受损和严重的脑出血[33]。相反，流向关键器官的血流量减少与术后脏器功能障碍的发病机制有着明确的相关性。因此，在围术期高血压的内科处理时必须平衡外科手术出血的风险和终末器官低灌注的风险[3-5]。

几个近期的研究证实"钉突样改变"脉压和围术期不良结局相关，包括冠状动脉缺血事件、脑卒中和其他脑部事件、充血性心衰、肾衰竭和死亡[43~45]。然而，没有数据表明，干预控制血压可改善结局。

肾性高血压急症

真正的高血压急症患者可能出现急性肾损伤（AKI）。相反地，急性肾损伤的患者也可能有急性重度高血压[14, 15]。药物治疗伴有急性肾损伤的高血压危象常使用静脉血管扩张药，如：拉贝洛尔，尼卡地平，氯维地平或硝普钠。目标是在数小时内平均动脉压降低 25%[15]。数据仍显示疗效甚微。

严重儿茶酚胺过量导致的高血压急症

由于儿茶酚胺过量导致的真正高血压急症是罕见的。实际原因列于**表 52-2**。儿茶酚胺过量导致高血压急症的当前治疗建议列于**表 52-7**。

表 52-7 儿茶酚胺过量引发的高血压急症建议性指导

嗜铬细胞瘤

可应用酚妥拉明，硝普钠和尼卡地平以控制高血压危象

外科手术术前准备可应用 α 受体阻滞药静脉输注以达到效果

仅在使用足够大剂量 α 受体阻滞药前提下，可应用 β 受体阻滞药

可应用甲基络氨酸治疗抑制肿瘤内儿茶酚胺的形成

可应用去甲肾上腺素在肿瘤切除术后期

药物中毒（如可卡因）

控制高血压危象，可应用非诺多泮，硝普钠和尼卡地平

避免使用 β 受体阻滞药

支持疗法包括静脉输注苯二氮䓬类药物以镇静

单胺氧化酶抑制药

控制高血压危象可应用酚妥拉明，硝普钠和尼卡地平

避免诱发因素

可应用血清素受体阻滞药赛庚啶治疗 5- 羟色胺综合征（引起的高血压危象）

停药

可应用酚妥拉明，硝普钠和尼卡地平控制高血压危象

输注替代疗法以达到效果（如 β 受体阻滞药、可乐定）

嗜铬细胞瘤

虽然不常见，近 7% 未确诊为嗜铬细胞瘤的患者表现为高血压危象或于卒中之后发现，这些患者需要在 ICU 维持血流动力学稳定[53-55]。在血流动力学稳定后，可行择期手术切除[56]。

消遣性药物使用

明确的消遣性药物如可卡因、安非他明或苯环利定有拟交感神经效应，使用者可能出现高血压危象或心肌缺血。主要原因是去甲肾上腺素超负荷，通常继发于再摄取功能削弱。应避免使用 β 肾上腺素受体拮抗药，因为未选择的 α 肾上腺素活力实际上会加重冠状动脉血管收缩，增加心率和血压，甚至可增加死亡风险[57, 58]。虽然拉贝洛尔作为可选择性药物，其包含 α 和 β 肾

上腺素受体阻滞药，但实验研究结果并未支持其作用[59, 60]。尽管尚无研究数据支持，美国心脏协会仍推荐抗焦虑和苯二氮䓬类药物可能有助于降低可卡因使用后继发的交感神经刺激。Bauman 等和 Honderick 等发现，使用的苯二氮䓬类和硝酸甘油混合剂治疗可卡因中毒可改善胸痛，但不影响其预后。两个研究表明，使用钙离子拮抗药治疗可卡因相关胸痛可改善血流动力学，并无任何不良结局。虽然仍没有与预后的相关数据支持，目前的建议是尼卡地平、非诺多泮或维拉帕米加苯二氮䓬类药物可作为最佳的血压控制药物[58, 61]。

单胺氧化酶抑制药

自 20 世纪 50 年代起，单胺氧化酶抑制药（MAOIs），如苯乙肼、强内心百乐明、异卡波肼和司来吉兰被用于治疗抑郁症[62]。由于含酪胺的食物如奶酪、香蕉、酱油调味品和红酒进入体内，容易导致急性高血压危象，这些药物已不那么流行。[62] 单胺氧化酶灭活神经递质，例如多巴胺、肾上腺素、去甲肾上腺素、血清素和酪胺（多巴胺前体）。这些酶目前在中枢神经系统、肝脏、胃肠道和线粒体内。此外，单胺氧化酶抑制药与有间接拟交感神经活性药物有交互作用，这些药物如：麻黄碱、伪麻黄碱和麻黄碱的成分。这些药物通常是用于缓解鼻充血的非处方药物[63]。严重的高血压需在 ICU 静脉应用血管扩张药如硝普钠或尼卡地平治疗。

单胺氧化酶抑制药与哌替啶合用也有不良反应[64, 65]。这些药物组合可能是导致五羟色胺综合征，潜在的致命并发症包括心理状态变化、自主神经的高反应性和神经肌肉的异常。血清素综合征的治疗包括避免药物诱因，支持治疗和应用五羟色胺受体阻滞药如赛庚啶。五羟色胺综合征合并高血压可使用短效的静脉制剂，如硝普钠和艾司洛尔。在严重的情况下，过度肌肉活动导致的高热可能需要镇静、神经肌肉阻滞药——阿曲库铵及机械通气[64, 65]。

停　药

围术期停用 β 受体阻滞药可以导致心动过速、高血压；严重病例会出现心律失常和心肌缺血，增加死亡率和并发症[66~69]。最近一项由 Wallace 等进行的研究（N=38 779）显示，外科术后 β 受体阻滞药停药，增加了 30 天（优势比，3.93，95% CI 2.57~6.01，P<0.000 1）和一年的死亡率（优势比，1.96，95% CI 1.49~2.58，P<0.000 1）[70]。治疗包括重新使用 β 受体阻滞药和必要时 ICU 治疗。

可乐定是一种经口腔透皮贴剂和注射用制剂等途径应用的中枢作用 α 受体激动药。当可乐定撤药时，可出现谵妄、头痛、高血压，并可能引发的心肌缺血并入住 ICU[48, 71, 72]。

作者推荐

我们的建议基于当前多学科指南，包括那些来自美国心脏协会，美国心脏病学会和欧洲心脏病学会。然而，大多数都不是基于临床证据；相反，他们反映了专家意见，也包括我们自己的建议。

- ICU 内高血压迅速有效的干预取决于鉴别高血压急症和高血压亚急症。
- 由于缺乏真正的研究证据，高血压急症的治疗应该基于当前指南的知识应用。
- 严重高血压急症的临床干预应该选择推荐的静脉血管扩张药，在治疗剂量条件下达到推荐的治疗目标。
- 临床急症并发高血压急症的处理，应该与其相关疾病状态的干预同时进行。

（盛　博　陈　炜）

参考文献

1. James PA, Oparil S, Carter BL, et al. Evidence-based guideline for the management of high blood pressure in adults. JAMA. 2014;311:507–520.
2. Go AS, Bauman MA, Coleman King SM, et al. An effective approach to high blood pressure control: a science advisory from the American Heart Association, the American College of Cardiology, and the Centers for Disease Control and Prevention. Hypertension. 2014;63:878–885.
3. Kielsen S, Feldman RD, Lisheng L, et al. Updated national and international hypertension guidelines: a review of current recommendations. Drugs. 2014;74:2033–2051.
4. Fontes M, Varon J. Perioperative hypertensive crisis: newer concepts. Int Anesthesiol Clin. 2012;50:40–58.
5. Marik PE, Rivera R. Hypertensive emergencies: an update. Curr Opin Crit Care. 2011;17:569–580.
6. Katz JN, Gore JM, Amin A, Anderson FA, et al. Practice patterns, outcomes, and end-organ dysfunction for patients with acute severe hypertension: the Studying the Treatment of Acute hyper-Tension (STAT) registry. Am Heart J. 2009;158:599–606.
7. Pappadopoulos DP, Mourouzis I, Thomopoulos C, et al. Hypertension crisis. Blood Press. 2010;19:328–336.
8. Rodrigues MA, Kumar SK, De Care M. Hypertensive crisis. Cardiol Rev. 2010;18:102–107.
9. Axon RN, Cousineau I, Egan RM. Prevalence and management of hypertension in the inpatient setting: a systematic review. J Hosp Med. 2011;6:417–422.
10. Tulman DB, Stawicki SP, Papadimos TJ, et al. Advances in management of acute hypertension: a concise review. Discov Med. 2012;13:375–383.
11. Deleted in review.
12. Deleted in review.
13. Deleted in review.
14. Salgado DR, Silva E, Vincent JL. Control of hypertension in the critically ill: a pathophysiologic approach. Ann Intensive Care. 2013;3:17.
15. van den Born BJ, Beutler JJ, Gaillard CA, et al. Dutch guidelines for the management of hypertensive crisis. Neth J Med. 2011;69:248–255.
16. Manning L, Robinson TG, Anderson CS. Control of blood pressure in hypertensive neurological emergencies. Curr Hypertens Rep. 2014;16:436.
17. Anderson CS, Heeley E, Huang Y, et al. Rapid blood-pressure lowering in patients with acute intracerebral hemorrhage. N Engl J Med. 2013;368:2355–2365.
18. Manning L, Hirakawa Y, Arima H, et al. Blood pressure variability and outcome after acute intracerebralhaemorrhage: a post-hoc analysis of INTERACT2, a randomized controlled trial. Lancet Neurol. 2014;13:364–373.
19. Basall A, Mascha EJ, Kalfas I, et al. Relation between perioperative hypertension and intracranial hemorrhage after craniotomy. Anesthesiology. 2000;93:48–54.
20. Seifman MA, Lewis PM, Rosenfeld JV, et al. Postoperative intracranial hemorrhage: a review. Neurosurg Rev. 2011;34:393–407.
21. Jian M, Li X, Wang A, et al. Flurbiprofen and hypertension but not hydroxyehtylstarch are associated with post-craniotomy intracranial haematoma requiring surgery. Br J Anaesth. 2014;113:832–839.
22. Bebawy JF, Houston CC, Kosky JL, et al. Nicardipine is superior to esmolol for the management of postcraniotomy emergence hypertension: a randomized open-label study. Anesth Analg. 2015;120:186–192.
23. Nadir SK, Tayebee MH, Messendi F, et al. Target organ damage in hypertension: pathophysiology and implications for drug therapy. Curr Pharm Des. 2006;12:1581–1592.
24. Fihn SD, Gardin JM, Abrams J, et al. 2012 ACCF/AHA/ACP/AATS/PCNA/SCA/STS guideline for the management of patients with stable ischemic heart disease: a report of the American

College of Cardiology Foundation/American heart Association Task Force on Practice Guidelines, and the American College of Physicians, American Association for Thoracic Surgery, preventive cardiovascular Nurses Association, Society for Cardiovascular Angiography and Interventions, and Society of Thoracic Surgeons. J Am Coll Cardiol. 2012;60:e44–e164.

25. O'Gara PT, Kushner FG, Ascheim DD, et al. 2013 ACCF/AHA guideline for the management of ST-elevation myocardial infarction: a report of the American College of Cardiology Foundation/American Heart Association Task Force on Practice Guidelines. J Am CollCardiol. 2013;61:e78–e140.

26. Gheorghiade M, Abraham WT, Albert NM, et al. Systolic blood pressure at admission; clinical characteristics; and outcomes in patients hospitalized for acute heart failure. JAMA. 2006;296: 2217–2226.

27. Fermann GJ, Collins SP. Initial management of patients with acute heart failure. Heart Fail Clin. 2013;9:291–301.

28. Aronson S. Perioperative hypertensive emergencies. Curr Hypertens Rep. 2014;16:448.

29. Erbel R, Aboyans V, Boileau C, et al. 2014 ESC guidelines on the diagnosis and treatment of aortic diseases. Eur Heart J. 2014;35: 2873–2926.

30. Hiratzka LF, Bakris GL, Beckman JA, et al. 2010 ACCF/AHA/AATS/ACR/ASA/SCA/SCAI/SIR/STS/SVM guidelines for the diagnosis and management of patients with thoracic aortic disease: a report of the American College of Cardiology Foundation/American Heart Association Task Force on Practice Guidelines/American Association for Thoracic Surgery/American College of Radiology/American Stroke Association/Society of Cardiovascular Anesthesiologists/Society for Cardiovascular Angiography and Interventions/Society for Interventional Radiology/Society of Thoracic Surgeons, and Society for Vascular Medicine. J Am Coll Cardiol. 2010;55:e27–e129.

31. Deleted in review.

32. Deleted in review.

33. Augoustides J, Gutsche JT. Anesthesia for carotid endarterectomy and carotid stenting. UpToDate Topic 90608 Available at: www. uptodate.com [last updated October 21st 2014].

34. Wong JH, Findlay JM, Suarez-Almazor ME. Hemodynamic instability after carotid endarterectomy: risk factors and associations with operative complications. Neurosurgery. 1997;41:35–41.

35. Tan TW, Eslami MH, Kalish JA, et al. The need for treatment of hemodynamic instability following carotid endarterectomy is associated with increased perioperative and 1-year morbidity and mortality. J Vasc Surg. 2014;59:16–24.

36. Taha MM, Toma N, Sakaida H, et al. Periprocedural hemodynamic instability with carotid angioplasty and stenting. Surg Neurol. 2008;70:279–285.

37. Gupta R, Abou-Chebl A, Bajzer CT, et al. Rate, predictors and consequences of hemodynamic depression after carotid artery stenting. J Am Coll Cardiol. 2006;47:1538–1543.

38. Brantley HP, Kiessling JL, Milteer Jr HB, et al. Hyperperfusion syndrome following carotid artery stenting: the largest singleoperator series to date. J Invasive Cardiol. 2009;21:27–30.

39. Abou-Chebl A, Yadav JS, Reginelli JP, et al. Intracranial hemorrhage and hyperperfusion syndrome following carotid artery stenting: risk factors, prevention and treatment. J Am Coll Cardiol. 2004;43:1596–1601.

40. Ogasawara K, Sakai N, Kuroiwa T, et al. Intracranial hemorrhage associated with cerebral hyperperfusion syndrome following carotid endarterectomy and carotid artery stenting: retrospective

review of 4494 patients. J Neurosurg. 2007;107:1130–1136.

41. Abou-Chebl A, Reginelli J, Bajzer CT, et al. Intensive treatment of hypertension decreases the risk of hyperperfusion and intracerebral hemorrhage following carotid artery stenting. Catheter Cardiovasc Interv. 2007;69:690–696.

42. Augoustides JG, Groff BE, Mann DG, et al. Difficult airway management after carotid endarterectomy: utility and limitations of the laryngeal mask airway. J Clin Anesth. 2007;19:218–221.

43. Fontes ML, Aronson S, Mathew JP, et al. for the Multicenter Study of Perioperative Ischemia (McSPI) Research Group and the Ischemia Research and Education Foundation (IREF) investigators. Risk of adverse outcomes in coronary bypass surgery. Anesth Analg. 2008;107:1123–1130.

44. Franklin SS, Khan SA, Wong ND, et al. Is pulse pressure useful in predicting risk for coronary heart disease? The Framingham Heart Study. Circulation. 1999;100:353–360.

45. Aronson S, Fontes ML, Miao Y, et al. Risk index for perioperative renal dysfunction/failure: critical dependence on pulse pressure hypertension. Circulation. 2007;115:733–742.

46. Deleted in review.

47. Deleted in review.

48. Fleisher LA, Fleischmann KE, Auerbach AD, et al. 2014 ACC/AHA guideline on perioperative cardiovascular evaluation and management of patients undergoing noncardiac surgery: executive summary: a report of the American College of Cardiology/American Heart Association Task Force on Practice Guidelines. Circulation. 2014;130:2215–2245.

49. Deleted in review.

50. Deleted in review.

51. Deleted in review.

52. Deleted in review.

53. Lenders JWM, Eisenhofer G, Mannelli M, et al. Phaeochromocytoma. Lancet. 2005;366:665–675.

54. Kinney MA, Narr BJ, Warner MA. Perioperative management of pheochromocytoma. J Cardiothorac Vasc Anesth. 2002;10:359–369.

55. Augoustides JG, Abrams M, Berkowitz D, et al. Vasopressin for hemodynamic rescue in catecholamine-resistant vasoplegic shock after resection of massive pheochromocytoma. Anesthesiology. 2004;10:1022–1024.

56. Lord MS, Augoustides JG. Perioperative management of pheochromocytoma: focus on magnesium, clevidipine, and vasopressin. J Cardiothorac Vasc Anesth. 2012;26:526–531.

57. Lange RA, Cigarroa RG, Flores ED, et al. Potentiation of cocaineinduced coronary vasoconstriction by beta-adrenergic blockade. Ann Intern Med. 1990;112:897–903.

58. Hollander JE. The management of cocaine-associated myocardial ischemia. N Engl J Med. 1995;333:1267–1272.

59. Dusenberry SJ, Hicks MJ, Mariani PJ. Labetalol treatment of cocaine toxicity. Ann Emerg Med. February 1987;16(2):235.

60. Boehrer JD, Moliterno DJ, Willard JE, et al. Influence of labetalol on cocaine-induced coronary vasoconstriction in humans. Am J Med. 1993;94:608–610.

61. Negus BH, Willard JE, Hillis LD, et al. Alleviation off cocaineinduced coronary vasoconstriction with intravenous verapamil. Am J Cardiol. 1994;73:510–513.

62. Rapaport MH. Dietary restrictions and drug interactions with monoamine oxidase inhibitors: the state of the art. J Clin Psych. 2007;68:42–46.

63. Aggarwal M, Kahn IA. Hypertensive crisis: hypertensive emergencies and urgencies. Cardiol Clin. 2006;24:135–146.

64. Boyer EW, Shannon M. The serotonin syndrome. N Engl J Med.

2005;352:1112–1120.

65. Rastogi R, Swarm RA, Patel TA. Case scenario: opioid association with serotonin syndrome: implications to the practitioners. Anesthesiology. 2011;115:1291–1298.

66. Hoeks SE, Scholte Op Reimer WJM, van Urk H, et al. Increase of 1-year mortality after perioperative beta-blocker withdrawal in endovascular and vascular surgery patients. Eur J Vasc Endovasc Surg. 2007;33:13–19.

67. Shammash JB, Trost JC, Gold JM, et al. Perioperative beta-blocker withdrawal and mortality in vascular surgical patients. Am Heart J. 2001;141:148–153.

68. Goldman L. Noncardiac surgery in patients receiving propranolol: case reports and recommended approach. Arch Intern Med.

1981;141:193–196.

69. Teichert M, Smet PA, Hofman A, et al. Discontinuation of betablockers and the risk of myocardial infarction in the elderly. Drug Saf. 2007;30:541–549.

70. Wallace AW, Au S, Cason BA. Association of the pattern of use of perioperative beta-blockade and postoperative mortality. Anesthesiology. 2010;112:794–805.

71. Brenner WI, Lieberman AN. Acute clonidine withdrawal syndrome following open heart operation. Ann Thorac Surg. 1977;24:80–82.

72. Simic J, Kishineff S, Goldberg R, et al. Acute myocardial infarction as a complication of clonidine withdrawal. J Emerg Med. 2003;25:399–402.

53 如何防治危重患者术后心房颤动

Jonathan K. Frogel, Stuart J. Weiss

室上性心律失常是术后患者最常见的心律异常[1]。心脏手术后心房颤动（简称房颤）发生率可高达 50%[2]，全肺切除术后房颤发生率为 40%[3]，肺切除术后房颤发生率为 20%[4]。此外，其他术后患者新发室上性心律失常的概率接近 10%[5]。

重大非心脏手术后发生室上性心律失常的患者，其脑卒中风险增加，早期和晚期死亡率显著上升[5]。心脏手术后房颤可能预示重症监护病房（ICU）治疗延长[2]、脑卒中风险增加、早期和晚期死亡风险增加等[6]。术后房颤患者的医疗费用将平均增加 10 000 美元[7]。

导致房颤风险增加的患者因素及围术期危险因素有哪些?

现已知多个可诱发房颤的危险因素（表 53-1）[8~10]。30 岁之后每增加 10 岁，则心脏手术后房颤风险增加 75%[8]。因此 80-90 岁的老人发生术后房颤的风险可能超过 50%[9]。心脏病史（包括房颤、高血压、心瓣膜病、心肌病）和慢性肺部疾病史是导致一切术后心律失常的重要因素。此外，肥胖和体重指数升高也被证明是术后房颤的预测因素[10]。术前充分考虑上述因素有助于临床医生调整围术期的药物治疗和手术治疗方案，以尽量控制房颤风险。

术后房颤的发病机制是什么?

术后房颤的发病机制复杂，因素很多。某些疾病进程和状态造成了心房扩大及纤维化，这是

表 53-1 永久性房颤与术后房颤的风险因素对比

风险因素	永久性	心脏手术	非心脏手术
流行病学			
高龄	X	X	X
男性	X	X	X
身高	X		
健康状况			
CAD	X		
HTN	X	X	
LAE/LVH	X		
CHF	X	X	X
心肌病	X		
瓣膜病	X	X	X
房颤史	不适用	X	X
心肌炎	X		
CHD	X		
OLD	X	X	X
OSA	X		
PVD	X	X	X
肥胖	X	X	
DM	X		
甲亢	X		
饮酒	X		

引自 Mayson SE, Greenspon AJ, Adams S et al. The changing face of postoperative atrial fibrillation prevention: A review of current medical therapy. Cardiol Rev. 2007;15:232.

饮酒.大量饮酒；CAD.冠状动脉粥样硬化性心脏病；心脏手术.心脏手术后房颤（POAF）；CHF.充血性心力衰竭；DM.糖尿病；身高.高个子；HTN.高血压；LAE/LVH.左心房扩大/左心室肥大；非心脏手术.非心脏手术后房颤（POAF）；OLD.阻塞性肺疾病；OSA.阻塞性睡眠呼吸暂停；永久性.永久性房颤；房颤史.心房颤动既往史；PVD.外周血管疾病；X.目前的风险因素

疾病的基础[11]。手术引起的炎性反应使得内源性儿茶酚胺的释放量增多。在给予外源性正性肌

力药和升压药的情况下，内源性儿茶酚胺的释放量可能进一步增多。上述因素以及其他因素（**表53-2**）通过改变心房的不应期和传导能力引发室上性心律失常，从而导致心房自律性增强和折返性心律失常[12]。

表 53-2　围术期和重症监护期引起应激反应的因素

全身麻醉的诱导和苏醒
血流动力学改变
手术创伤
心脏及肺静脉手术操作
疼痛
电解质异常（低血钾、低血镁）
高血容量（心房扩张）
预防性剂量抗心律失常药物（即 β 受体阻滞药）
给予儿茶酚胺类正性肌力药物
肺功能不全（呼吸困难、撤离呼吸机）

手术类型对围术期房颤的发生率有重要的影响。对于实施胸内手术的患者，直接的外科操作或心房压迫和（或）肺静脉压迫都有可能成为发病原因[13]。心脏手术实施期间，患者心肌缺血和心室功能障碍可能导致心房扩大及心房压力升高，进一步加重心房应激状态[13]。尽管一般手术患者在这方面的数据表现并没有心脏手术患者那么明显，但与实施开放性手术相比，微创腹腔镜手术可能有助于降低术后房颤的发生风险[13,14]。此项表明减轻术后炎性反应和应激反应可能有助于降低术后室上性心律失常的风险，但这一假设目前尚无数据支撑。

预防术后房颤的有效手段有哪些？

虽然临床上很早就认识到术后患者发生房颤的问题，但直到最近才开始重视预防，以避免新发或复发心律失常。随着对致病因素和病理生理学的不断认识，可能有效的干预手段逐渐增多。理论上，房颤的预防策略可分为五类：抗心律失常药物，电解质的补充或维持，心房起搏，调节患者对手术的炎性反应和改变手术方法。总体来讲，预防策略已经在心脏手术后患者方面得到了严格透彻的有效性评估。因此，在将相关数据推及到一般手术患者中去之前，必须首先考虑到这类患者的特殊风险和病理生理学特征。

抗心律失常药物

β 受体阻滞药

由于交感神经兴奋可以触发易感病人发生房颤，因此不难理解已经存在大量关于使用 β 受体阻滞药预防术后房颤方面的研究。许多研究已经证实，预防性使用 β 受体阻滞药有助于减少术后房颤的发生概率。在一项 2002 年发表的针对 27 个随机试验的荟萃（Meta）分析中，Crystal 等发现 β 受体阻滞药的应用使心脏手术后房颤的发生风险降低了 60% 以上［相对危险度 RR=0.39，95% CI 0.28~0.52］[15]。同一作者在另一项 2004 年的针对 58 个随机试验的荟萃分析中再次证实了上述研究结论[16]。分析发现术前或术后立即使用 β 受体阻滞药有利于对抗心律失常，且不受 β 受体阻滞药的类型或剂量的影响。最近，一项纳入 33 个研究和 4698 名受试者的荟萃分析表明，心脏手术后患者通过使用 β 受体阻滞药极大地降低了房颤风险[17]。基于这项研究证据，美国心脏病学会基金会（ACCF）与美国心脏协会（AHA）在最新发布的冠状动脉旁路移植术（CABG）患者管理指南中，建议所有相关患者从术前 24 小时起应用围术期 β 受体阻滞药[18]。

关于胸外科（非心脏）一般手术后患者一项纳入两个研究和总共 129 名受试者的荟萃分析表明，围术期应用 β 受体阻滞药能显著降低术后房性快速心律失常的发生率（相对危险度 RR=0.40，95% CI 0.17~0.95），但同时也会增加低血压和肺水肿的风险[19]。在上述某些试验中（乃至在荟萃分析中）计算得出的数据也许过高估计了 β 受体阻滞药的预防效果，原因是对 β 受体阻滞药停药给对照组人员带来的影响考虑不足。更加令人担忧的是，近期一项数据报道了围

术期应用 β 受体阻滞药的潜在不良后果。围术期缺血评估（POISE）试验是一项针对非心脏手术人群的大型随机对照试验（纳入 8351 名患者）。POISE 研究发现，围术期使用 β 受体阻滞药有效地减少了心脏骤停（分别为 3.6% 和 5.1%）和心肌梗死（分别为 4.2% 和 5.7%）的发生率，但同时也增加了围术期低血压、心动过缓、卒中（分别为 1.0% 和 0.5%）的风险，并增加全因死亡率[20]。一项事后分析表明，临床意义上的低血压、心动过缓、卒中的发生率上升可能是导致治疗组患者死亡风险增加的原因。一项纳入 33 个随机对照试验及 12 306 名患者的荟萃分析证实了上述结论，尤其是进一步证明了实验组心动过缓、低血压和非致命性卒中的风险增加[21]。

美国胸外科协会在其最新发布的非心脏胸外科手术后患者房颤的预防指南中，建议已经使用过 β 受体阻滞药的患者继续使用该药物。而对于未接受过 β 受体阻滞药的初治患者，指南并不建议他们开始使用该药物[22]。对于非心脏、非胸外科手术患者，初次使用 β 受体阻滞药所带来的副作用风险很可能大于任何理论上可以降低术后房颤发生率的效果。不过，对于长期接受 β 受体阻滞药治疗的心脏手术、胸外科手术和一般手术患者，建议在围术期继续使用 β 受体阻滞药。初次使用 β 受体阻滞药预防房颤只应当适用于冠状动脉血供重建术的患者。

胺碘酮

胺碘酮是重症监护病房最常用的抗心律失常药物之一，也常常是阻塞性肺疾病或心肌病患者的抗心律失常药物之选。在使用胺碘酮预防术后房颤方面有大量研究。近期有一项纳入 33 个研究和 5402 名受试者的荟萃分析表明，接受胺碘酮治疗的心脏手术患者的术后房颤风险明显降低[17]。然而，胺碘酮并不是完全安全的，长期使用胺碘酮可导致肝脏毒性、肺毒性、内分泌毒性。此外，胺碘酮治疗可导致明显的心动过缓、心脏传导阻滞、低血压。一项纳入 18 个研究（3408 名患者）的荟萃分析评估了使用胺碘酮预防心脏手术后房颤的安全性，发现接受胺碘酮治疗的患者发生心动过缓和低血压的风险更高，但在其他指标（心脏传导阻滞、心肌梗死、卒中、死亡）方面的数据差异并没有统计学意义[23]。这些发现在大剂量静脉使用胺碘酮（大于 1 g 每天）的患者和术后首次使用胺碘酮的患者身上表现得最为明显。

美国心脏病学会（ACC）与美国心脏协会（AHA）在最新发布的指南中，将使用胺碘酮预防心脏手术后房颤列为ⅡA级建议。而美国胸科医师学会（ACCP）发布的指南只是建议 β 受体阻滞药禁忌的患者考虑使用胺碘酮作为预防药物[24]。目前并没有足够的数据支持非心脏手术患者使用胺碘酮作为预防药物。

索他洛尔

索他洛尔是一种Ⅲ类抗心律失常药物，既有 β 受体阻滞作用，又有钾通道阻滞作用。一项纳入 11 个研究、1609 名受试者的考克兰（Cochrane）系统评价发现，围术期接受了索他洛尔治疗的心脏手术患者发生术后房颤的概率明显降低[17]。尽管这些发现令人欣喜，但索他洛尔有潜在危险的副作用（Q-T 间期延长、尖端扭转型室性心动过速、低血压、心动过缓）限制了这一药物在心脏手术后患者中的应用。出于同样的考虑，目前几乎不会使用索他洛尔作为非心脏手术患者的预防用药。

钙通道阻滞药和地高辛

很少有数据能够支持使用其他抗心律失常药物预防房颤。早期数据讨论了二氢吡啶类钙拮抗药在预防术后房颤方面的应用，但并没有得出结论。另一项早期的荟萃分析也不能证明这类药的效果[25]。然而，近期有一项荟萃分析显示这类药也许可以起一些作用。一份对 4 项普通胸外科手术患者的研究回顾发现，使用钙通道阻滞药能有效预防术后房颤[19]，但最近的一项随机对照试验没能证明它的药效[26]。目前，美国胸科医师学会和美国心脏病学会 / 美国心脏协会都没有在指南中建议使用钙通道阻滞药预防心脏手术后房颤。

曾经有文献推荐使用地高辛，认为地高辛可以有效预防术后房颤。但这些文献并不能为荟萃分析里详述的药物功能提供支持，无法证明地高辛能显著改变心脏手术后患者房颤的发生率[25]。事实上，有一项研究注意到接受了地高辛治疗的胸外科手术患者术后房颤风险反而增加了[19]。虽然地高辛能有效控制房颤的心室率，但并没有一份共识指南建议使用地高辛预防术后房颤。

电解质的补充和维持

镁

电解质紊乱和膜的不稳定性被认为是房颤发病机制的重要因素，对于术后患者来说尤其如此。镁缺乏通常出现在心肺分流术过程中和利尿药使用后，其对于心脏手术后患者的重要意义已得到研究。一项纳入 16 个研究共 2 029 名患者的荟萃分析评估了预防性使用镁的效果。接受镁治疗的患者发生室上性心律失常的概率明显低于对照组患者（分别为 23% 和 31%）[27]。后来的一项纳入 19 个研究和 2 988 名受试者的考克兰系统评价表明，在心脏手术中或术后接受补镁治疗的患者发生室上性心律失常的概率明显下降，与前述荟萃分析结果相类似[17]。尚不清楚的是，室上性心律失常的发生率下降究竟是因为避免了低镁血症，还是因为维持了镁的绝对正常水平。但即便如此，美国胸科医师学会目前发布的指南依然建议将心脏手术后患者的血清镁浓度维持在正常范围内，并且建议医生根据经验对这类高风险患者群体给予适量的镁补充[28]。

心房起搏

心房起搏作为一种降低术后房颤发生率的策略一直受到推崇。理论上，在术后不久及时针对室上性心律失常采用超速抑制法可能会延缓房颤

的发展。相关文献研究了起搏对房颤预防的作用，但这些文献异质性较大，导致数据解读困难。即便如此，依然有几项荟萃分析已经发表。一项系统评价纳入 13 个前瞻性随机对照试验，试验涉及右心房起搏治疗、左心房起搏治疗或双房起搏治疗。在这项研究中，Archbold 和 Schilling 发现接受双房起搏治疗的患者术后房颤发生率的降低最为明显（相对危险度 RR=0.46，95% CI 0.30~0.71）[29]。各项起搏方案可能不同，但通常都设在比患者固有心率快 10~20 次，治疗期为 1~5 天。心房起搏对于心脏手术后患者维持窦性心律似乎是有效的，但由于缺乏大型的、严格的对照研究，最佳的起搏位置和起搏算法还有待于证明。

尽管心房起搏可能是一种效果不错的治疗方法，但目前并没有在非心脏手术患者中进行研究。起搏法也只适用于安装了心脏起搏器的患者以及心脏手术后安装了经静脉或心外膜临时起搏电极的患者。

外科手术的炎症反应调节

考虑到炎症反应似乎在术后心房颤动的发病机制中起到一些作用。各种针对炎症反应的干预措施已经被用来降低房颤风险。

糖皮质激素

一个纳入 50 项随机对照试验的荟萃分析显示，给予心脏外科手术患者预防性类固醇治疗，可明显减少术后心房颤动的发生（25.1% vs. 35.1% 发生率）[30]。另外一项大规模、多中心、随机对照试验比较地塞米松与安慰剂对心脏外科手术患者的作用。相反的是，该研究未能证明患者接受 1 mg/kg 地塞米松有类似的作用[31]。一项目前在 18 个国家 82 个中心进行的类固醇治疗心脏外科手术患者的研究可能有助于阐述心脏手术患者接受甲泼尼龙的风险和受益[32]。鉴于常规使用皮质类固醇的潜在风险（高血糖、增加感染的风险），目前不推荐用于预防术后房颤。

他汀类药物

除了其对血脂的调节外，已知他汀类药物的抗炎作用有助于减少新发的心房颤动。纳入3项随机对照试验和16项观察性研究的荟萃分析发现，31 725名心脏外科手术患者通过他汀类药物明显减少术后心房颤动的发生（优势比OR=0.67，95% CI 0.51 降低到0.88）[33]。有趣的是，一项荟萃分析显示患者接受冠状动脉旁路移植术或主动脉瓣置换术，使用他汀类药物，冠状动脉旁路移植术患者房颤发生率较后者有下降[34]。当前 ACCF/AHA 建议无论血脂基线多少，所有冠状动脉旁路移植术的围术期患者都需接受他汀类药物治疗。目前建议非冠状动脉旁路移植术患者应接受他汀类药物预防房颤仍缺少证据。

硬膜外麻醉

硬膜外麻醉调节交感神经系统和外科手术的炎症反应。一些证据显示非心脏手术使用硬膜外麻醉，可减少术后房颤发生风险。比如：一个纳入9项研究的荟萃分析表明，非心脏手术患者接受硬膜外麻醉的房颤发生率较对照组明显减少。（20.1% *vs.* 25.4%）[35]。虽然这些数据是有限的，但仍受到关注，但更有力的证据需要在一般或胸部手术前的围术期，常规应用镇痛来预防房颤。

秋水仙碱

秋水仙碱是一种强有力的抗炎药物，能抑制中性粒细胞活性。COPPS-1（秋水仙碱对心脏术后综合征的预防）试验证明，心脏术后患者接受该药物治疗三天，能显著减少术后心房颤动的发生[36]。因为研究设计，药物预防早发性（术后1~2天）心房颤动未被证实。最近出版的 COPPS-2 试验未能显示出患者接受秋水仙碱能减少早期术后心房颤动的发生，但是增加了药物的胃肠道并发症风险[37]。虽然目前 AHA/HRS 指南将心脏外科手术患者接受秋水仙碱预防心房颤动归纳为 ⅡB 类推荐意见[24]，但 COPPS-2 试验建议秋水仙碱不应成为治疗的适应证。

一名术后发生房颤，血流动力学稳定的患者，适当的治疗是什么，控制心率还是心律?

术后发生房颤且血流动力学稳定的患者主要是控制心室率。当心室率控制后，可尝试电复律或药物复律。早日恢复窦性心律，能避免抗凝治疗，可提高生活质量，降低血栓栓塞事件的发生，改善血流动力学以及降低未来心房颤动的发生率。然而，无论这个概念如何吸引我们关注，在门诊患者的慢性节律控制超过心率的控制的研究数据提示，节律控制并没有显示出优越性。门诊患者以死亡率作为主要预后指标，没有研究明确表明，节律控制优于心率控制，反之亦然。这些结论基于几个大型的随机对照试验。

节律治疗心房颤动的随访研究（AFFIRM）试验，纳入了4060名患者。平均随访时间为3.5年，研究发现在心率控制和节律控制两组患者死亡率无明显差异[40]。然而，在节律控制组患者，其非心血管事件死亡、卒中（7.3% 比 5.7%）和住院率（80% 比 73%）略有升高。其他小规模研究得出类似的结果。节律控制的策略并没有降低总死亡率，可能导致非心脏死亡发生率的增加。

重新评估控制心率对比心律试验的数据，维持窦性心律可能有几个优点，这些包括改善血流动力学，降低血栓栓塞事件，减少死亡率，提高生活质量以及增加运动耐量[41, 42]。Van Gelder 和 Hemels 提出的理论支持早日恢复和维持窦性心律[43]。一项研究对 AFFIRM 试验、充血性心力衰竭生存率的抗心律失常治疗（CHF-STA）试验和丹麦研究者对于多非利特药物心律失常和死亡率的（DIAMOND）的事后分析得出结论：恢复窦性心律是提高患者存活率的标志[40, 44, 45]。最大的多中心随机研究纳入了4060名患者，发现窦性心律可预测存活率，降低47%的死亡风险。

维持窦性心律改善预后的假设仍存在争议和需要进一步证实。此外，多种模式应用血管紧张素受体阻滞药（ARBs）、血管紧张素转化酶

（ACE）和他汀药物对于恢复和维持窦性心律可能有益处。

术后心房颤动是有别于慢性房颤的。超过 90% 的接受冠状动脉旁路移植术的房颤患者，在 6~8 周转复为窦性心律[46]。虽然没有显示，在非心脏手术的患者中，术后转复为窦性心律是一种似乎合理的策略，但尚未得到证实。

心率控制

β 受体阻滞药能够调节术后患者过高肾上腺素状态。ACC/AHA 指南推荐 β 受体阻滞药为术后房颤心率控制的一线用药[24]，ACCP 也将列入对于心脏外科术后房颤管理的指南（表 53-3）[28]。非二氢吡啶类钙离子阻滞药被推荐为二线用药。

节律控制

尽管大多数术后房颤患者有自限性，目前 ACC/AHA 指南仍将药物或电转复纳入 Ⅱa 类证据。ACCP 指南建议应用胺碘酮，尤其是伴有左室功能低下的患者。对于术后并发房颤的患者抗心律失常治疗应在术后持续 4~6 周[47]。

恢复窦性心律前的抗凝策略：房颤少于 48 小时

对于新发房颤患者持续时间少于 48 小时的患者，通常进行复律而无经食管超声心动图检查或抗凝治疗。文献中证据显示：新发房颤（持续时间 <48 小时）可能引发左心房血栓形成的发生率为 4%[48]，一项转复后 3143 名患者前瞻性数据发现 30 天随访的血栓并发症发生率为 0.7%，但患者发生卒中的风险明显增加[50]。自 2010 年以来，欧洲心脏病协会（ESC）已建议考虑针对所有新发房颤患者接受复律时进行肝素或低分子肝素抗凝[51]。此外，ESC 建议评估存在以下卒中风险的高危患者需接受终身抗凝［充血性心力衰竭，高血压，年龄 ≥ 75 岁，糖尿病，卒中先兆或短暂性脑缺血发作或血栓栓塞（双倍）和充

表 53-3　房颤心室率控制的普通药物剂量

	静脉管理	常用的口服维持剂量
β 受体阻滞药		
酒石酸美托洛尔	2.5~5.0 mg 静脉弹丸推注超过 2 分钟，至 3 倍剂量	25~100 mg，每天 2 次
琥珀酸美托洛尔	不适合	50~400 mg，每天 1 次
阿替洛尔	不适合	25~100 mg，每天 1 次
艾司洛尔	500 μg/kg 弹丸推注超过 1 分钟，然后 50~300 μg/（kg·min）静推	不适合
普萘洛尔	1 mg 静推超过 1 分钟，间隔 2 分钟可达 3 倍剂量	10~40 mg，每天 3 次或 4 次
纳多洛尔	不适合	10~240 mg，每天 1 次
卡维地洛	不适合	3.125~25 mg，每天 2 次
比索洛尔	不适合	2.5~10 mg，每天 1 次
		2.5~10 mg，每天 1 次
非二氢吡啶类钙通道拮抗药		
维拉帕米	0.075~0.15 mg/kg 弹丸推注超过 2 分钟，如果没有反应，可以在 30 分钟后额外追加 10 mg，接着以 0.005 mg/（kg·min）静脉输注	180~480 mg，每天 1 次（缓慢释放）
地尔硫䓬	弹丸推注 0.25 mg/kg 超过 2 分钟，接着以 5~15 mg/小时输注	120~360 mg，每天 1 次（缓慢释放）
洋地黄类药物		
地高辛	0.25 mg 静推，重复推注至 24 小时最大剂量 1.5 mg	0.125~0.25 mg，每天
其他		
胺碘酮*	300 mg 静推超过 1 小时，接着以 10~50 mg/小时输注超过 24 小时	100~200 mg，每天 1 次

引自 2014 AHA/ACC/HRS Guideline for Management of Patients with Atrial Fibrillation. J Am Coll Cardiol. 2014;64(21):e1–e76.
* 胺碘酮有多个使用方案

血性心力衰竭，高血压，年龄 ≥ 75 岁，糖尿病，卒中先兆或短暂性脑缺血发作或血栓栓塞（双倍），血管疾病，年龄 65-74 岁］。血栓栓塞性风险分层评分系统（表 53-4）[51]。

虽然这些建议基于非外科手术患者的研究，但指南仍指出术后患者对于外科手术的炎症反应会增加早期血栓栓塞事件的风险。因此，对于房颤发作时间少于 48 小时的高危患者，在进行心脏复律之前，需谨慎有选择地抗凝。然而，很清楚的是，在术后阶段，缺乏抗凝治疗导致的血栓性事件的发生风险，必须与抗凝治疗后新鲜外科手术部位的出血风险相权衡。

恢复窦性心律前的抗凝策略：房颤大于 48 小时

有时，患者因房颤大于 48 小时进入 ICU。这些人中，在复律之前进行抗凝治疗是公认的标准。ACC/AHA 和 ACCP 指南均推荐慢性房颤患者在转复前应接受三周的抗凝。然而，对于血流动力学不稳定的患者，心脏复律不能因为初始抗凝而延误。抗凝治疗的起始时间（肝素可作为口服药物前的过渡）必须考虑潜在出血的并发症。

抗血栓治疗方案的选择必须平衡危害的风险和避免缺血性脑卒中或其他栓塞并发症的益处。单独或联合（阿司匹林和氯吡格雷）的血小板抑制药都较华法林预防卒中的效果欠佳[12]。直接凝血酶抑制药（达比加群）或 Xa 抑制药（利伐沙班、阿哌沙班）正在住院和门诊患者中广泛应用。虽然这些药物比较方便，但也很昂贵，并在出血或者需要实施急诊介入治疗时难以控制。来自欧洲观察研究的数据发现较好的国际标准化比值（INR）带来较好的预后。当 INR 在 2.0~2.4 时，血栓事件的发生率为 0.8%（560 名患者中有 4 名患者），当 INR 在 2.5 或更高时[52]，没有血栓事件发生。此外，逆转华法林抗凝，可通过维生素 K 或新鲜冰冻血浆完成。一些学者的观点是在预防卒中上，这些新药并不优于华法林，术后患者的危险性显著增高。

电转复为窦性心律后是应该停止还是应继续抗凝

在转复为窦性心律后阶段，血栓形成和随后

表 53-4 非瓣膜性心房颤动患者 CHADS₂ 和 CHA₂DS₂ VASc 风险分层分数的比较

CHADS₂ 和 CHA₂DS₂-VASc 的定义，分数		CHADS₂ 和 CHA₂DS₂-VASc 分数与卒中风险分层	
	分数		调整后卒中发生率（%年）
CHADS₂		CHADS₂*	
充血性心力衰竭	1	0	1.9
高血压	1	1	2.8
年龄 >75 岁	1	2	4.0
糖尿病	1	3	5.9
卒中/短暂性脑缺血发作/血栓栓塞	2	4	8.5
最大分数	6	5	12.5
		6	18.2
CHA₂DS₂-VASc		CHA₂DS₂-VASc†	
充血性心力衰竭	1	0	0
高血压	1	1	1.3
年龄 >75 岁	2	2	2.2
糖尿病	1	3	3.2
卒中/短暂性脑血管发作/血栓栓塞	2	4	4.0
血管疾病（心肌梗死，外周动脉疾病，主动脉斑块）	1	5	6.7
年龄 65-74 岁	1	6	9.8
性别（如女性）	1	7	9.6
最大分数	9	8	6.7
		9	15.20

引自 2014 AHA/ACC/HRS Guideline for management of patients with atrial fibrillation. J Am Coll Cardiol. 2014; 64(21):e1–e76.24.

* 这些校正卒中率是基于 2001 年 Shepard 及其同事发表的房颤住院患者数据。因为卒中发生率正在减少，同时期的实际卒中发生率及非住院队列的卒中发生率可能与这些估计值有所差异

† 校正卒中发生率评分是基于 Lip 及其同事的数据。同时期队列的实际卒中发生率可能与这些估计值有所差异

CHADS₂. 充血性心力衰竭；高血压. 年龄 ≥ 75 岁；糖尿病. 卒中或 TIA 或血栓病史（双倍）；CHA₂DS₂-VASc. 充血性心力衰竭；血管疾病

栓塞发生的风险增加。无症状的复发性房颤发病率为 40%~60%[41, 55]，其他易感因素如动脉粥样硬化和较差的心室功能仍可能增加血栓栓塞的风险[56]。也许最重要的因素是当转复为窦性心

律后心房力学性能瞬间降低[57]。房颤持续少于两周，心脏复律后力学功能障碍发生于 24 小时以内；房颤持续时间为 2~6 周，功能障碍发生在一周左右，1 个月可能延长左心耳房颤的发生[57]。到目前为止，没有药物干预能加速恢复心房的力学活性。

　　支持持续抗凝源于 AFFIRM 和 RACE（心率控制和电复律）试验[43, 58]。这些研究中，患者在恢复为窦性心律后，抗凝治疗就停止了。在控制心率和控制节律的试验中，缺血事件的发生率在干预组和对照组是相当的。回顾数据显示这些并发症常常出现在抗凝治疗终止之后（节律控制组）。虽然这些研究中的患者均为慢性房颤（非术后房颤），患者恢复为窦性心律没有抗凝治疗，容易导致血栓事件的发生率增加。此外，文献为这些建议提供基础：一般情况下不需要区分需要电转复的患者和自动或药物转复为窦性心律的患者。它看起来较为谨慎：指南对于电转复和药物转复需要遵循一种类似的方式。

　　当前的 ACCP 指南推荐患者发生房颤持续时间若大于 48 小时，进行转复后需接受 4 周的抗凝治疗。若发作时间少于 48 小时，ACCP 指南没有推荐转复后抗凝[59]。ESC 和 ACC/AHA 指南添加了患者出现持续时间少于 48 小时的房颤，需要依据患者发生血栓栓塞风险来决定是否接受初始抗凝[51]。虽然 ACCP 或 ACC/AHA 指南都没有专门指出术后房颤，转复后接受抗凝，这些做法都是谨慎的遵循这些建议，并指出出血风险没有超过血栓栓塞事件风险。

作者推荐

- 术后房颤的发病机制是复杂和多因素的。手术导致的炎症反应和循环儿茶酚胺增高通过改变心房的不应期和传导能力引发室上性心律失常，从而导致心房自律性增强和折返性心律失常。
- 外科手术的类型对围术期房颤有显著影响。直接的外科操作或心房压迫和（或）肺静脉压迫与术后房颤相关。

- 房颤的预防策略包括维持电解质平衡（镁）、心房起搏、抗心律失常药物（β 受体阻滞药）。其他策略包括抗炎药物等都在积极探索中。
- ACC/AHA 指南推荐采用 β 肾上腺素能受体激动药及替代药物（如胺碘酮）预防房颤。门诊长期服用 β 受体阻滞药的患者应在围术期继续使用 β 受体阻滞药。但是，对低心脏风险的患者应用这类药物进行预防是有争议的。
- 血流动力学不稳的术后房颤应采用 200 J 的双向电复律。
- 术后房颤常是具有很高复转到窦性心律的急性事件。维持窦性心律改善预后的假设仍存在争议。心率控制和节律控制都是慢性房颤的治疗选择。
- 心发房颤持续超过 48 小时的患者血栓事件风险增加，应该进行抗凝治疗。抗凝治疗需持续到恢复窦性心律，因为心房力学活性的瞬间降低会增加血栓时间的风险。抗凝需与术后出血风险进行权衡利弊。
- 电复转窦性心律后，对于卒中高风险患者应考虑抗凝。此时，决策是否启动抗凝时，应权衡血栓事件风险和术后出血并发症的风险。

（盛　博　陈　炜）

参考文献

1. Seguin P, Signouret T, Laviolle B, Branger B, Malledant Y. Incidence and risk factors of atrial fibrillation in a surgical intensive care unit. Crit Care Med. 2004;32(3):722–726.
2. Creswell LL, Schuessler RB, Rosenbloom M, Cox JL. Hazards of postoperative atrial arrhythmias. Ann Thorac Surg. 1993;56(3):539–549.
3. Harpole DH, Liptay MJ, DeCamp Jr MM, Mentzer SJ, Swanson SJ, Sugarbaker DJ. Prospective analysis of pneumonectomy: risk factors for major morbidity and cardiac dysrhythmias. Ann Thorac Surg. 1996;61(3):977–982.
4. Roselli EE, Murthy SC, Rice TW, et al. Atrial fibrillation complicating lung cancer resection. J Thorac Cardiovasc Surg. 2005;130(2):438–444.
5. Brathwaite D, Weissman C. The new onset of atrial arrhythmias following major noncardiothoracic surgery is associated with increased mortality. Chest. 1998;114(2):462–468.
6. Mariscalco G, Klersy C, Zanobini M, et al. Atrial fibrillation after isolated coronary surgery affects late survival. Circulation. 2008;118(16):1612–1618.
7. Villareal RP, Hariharan R, Liu BC, et al. Postoperative atrial fibrillation and mortality after coronary artery bypass surgery. J Am Coll Cardiol. 2004;43(5):742–748.
8. Mathew JP, Fontes ML, Tudor IC, et al. A multicenter risk index for

atrial fibrillation after cardiac surgery. JAMA. 2004;291(14):1720–1729.

9. Aranki SF, Shaw DP, Adams DH, et al. Predictors of atrial fibrillation after coronary artery surgery. Current trends and impact on hospital resources. Circulation. 1996;94(3):390–397.

10. Zacharias A, Schwann TA, Riordan CJ, Durham SJ, Shah AS, Habib RH. Obesity and risk of new-onset atrial fibrillation after cardiac surgery. Circulation. 2005;112(21):3247–3255.

11. Fuster V, Ryden LE, Cannom DS, Heart Rhythm Association and the Heart Rhythm Society, et al. ACC/AHA/ESC 2006 guidelines for the management of patients with atrial fibrillation: a report of the American College of Cardiology/American Heart Association Task Force on Practice Guidelines and the European Society of Cardiology Committee for Practice Guidelines (Writing Committee to Revise the 2001 Guidelines for the Management of Patients With Atrial Fibrillation). Circulation. 2006;114(7):e257–354.

12. Hogue Jr CW, Creswell LL, Gutterman DD, Fleisher LA, American College of Chest Physicians. Epidemiology, mechanisms, and risks: American College of Chest Physicians guidelines for the prevention and management of postoperative atrial fibrillation after cardiac surgery. Chest. 2005;128(suppl 2):9S–16S.

13. Siu CW, Tung HM, Chu KW, Jim MH, Lau CP, Tse HF. Prevalence and predictors of new-onset atrial fibrillation after elective surgery for colorectal cancer. Pacing Clin Electrophysiol. 2005;28(suppl 1):S120–S123.

14. Friscia ME, Zhu J, Kolff JW, et al. Cytokine response is lower after lung volume reduction through bilateral thoracoscopy versus sternotomy. Ann Thorac Surg. 2007;83(1):252–256.

15. Crystal E, Connolly SJ, Sleik K, Ginger TJ, Yusuf S. Interventions on prevention of postoperative atrial fibrillation in patients undergoing heart surgery: a meta-analysis. Circulation. 2002;106(1): 75–80.

16. Crystal E, Garfinkle MS, Connolly SS, Ginger TT, Sleik K, Yusuf SS. Interventions for preventing post-operative atrial fibrillation in patients undergoing heart surgery. Cochrane Database Syst Rev. 2004;(4):CD003611.

17. Arsenault KA, Yusuf AM, Crystal E, et al. Interventions for preventing post-operative atrial fibrillation in patients undergoing heart surgery. Cochrane Database Syst Rev. 2013;1:CD003611.

18. Hillis LD, Smith PK, Anderson JL, et al. 2011 ACCF/AHA Guideline for Coronary Artery Bypass Graft Surgery: executive summary: a report of the American College of Cardiology Foundation/American Heart Association Task Force on Practice Guidelines. Circulation. 2011;124(23):2610–2642.

19. Sedrakyan A, Treasure T, Browne J, Krumholz H, Sharpin C, van der Meulen J. Pharmacologic prophylaxis for postoperative atrial tachyarrhythmia in general thoracic surgery: evidence from randomized clinical trials. J Thorac Cardiovasc Surg. 2005;129(5):997–1005.

20. Group PS, Devereaux PJ, Yang H, et al. Effects of extended-release metoprolol succinate in patients undergoing non-cardiac surgery (POISE trial): a randomised controlled trial. Lancet. 2008;371(9627):1839–1847.

21. Bangalore S, Wetterslev J, Pranesh S, Sawhney S, Gluud C, Messerli FH. Perioperative beta blockers in patients having non-cardiac surgery: a meta-analysis. Lancet. 2008;372(9654):1962–1976.

22. Frendl G, Sodickson AC, Chung MK, et al. 2014 AATS guidelines for the prevention and management of perioperative atrial fibrillation and flutter for thoracic surgical procedures. Executive summary. J Thorac Cardiovasc Surg. 2014;148(3):772–791.

23. Patel AA, White CM, Gillespie EL, Kluger J, Coleman CI. Safety of amiodarone in the prevention of postoperative atrial fibrillation: a meta-analysis. Am J Health Syst Pharm. 2006;63(9):829–837.

24. January CT, Wann LS, Alpert JS, et al. 2014 AHA/ACC/HRS guideline for the management of patients with atrial fibrillation: a report of the American College of Cardiology/American Heart Association Task Force on practice guidelines and the Heart Rhythm Society. J Am Coll Cardiol. 2014;64(21):e1–e76.

25. Andrews TC, Reimold SC, Berlin JA, Antman EM. Prevention of supraventricular arrhythmias after coronary artery bypass surgery. A meta-analysis of randomized control trials. Circulation. 1991;84(suppl 5):III236–244.

26. Ciszewski P, Tyczka J, Nadolski J, Roszak M, Dyszkiewicz W. Comparative efficacy and usefulness of acebutolol and diltiazem for the prevention of atrial fibrillation during perioperative time in patients undergoing pulmonary resection. Thorac Cardiovasc Surg. 2013;61(4):365–372.

27. Shiga T, Wajima Z, Inoue T, Ogawa R. Magnesium prophylaxis for arrhythmias after cardiac surgery: a meta-analysis of randomized controlled trials. Am J Med. 2004;117(5):325–333.

28. Martinez EA, Epstein AE, Bass EB, American College of Chest Physicians. Pharmacologic control of ventricular rate: American College of Chest Physicians guidelines for the prevention and management of postoperative atrial fibrillation after cardiac surgery. Chest. 2005;128(suppl 2):56S–60S.

29. Archbold RA, Schilling RJ. Atrial pacing for the prevention of atrial fibrillation after coronary artery bypass graft surgery: a review of the literature. Heart. 2004;90(2):129–133.

30. Ho KM, Tan JA. Benefits and risks of corticosteroid prophylaxis in adult cardiac surgery: a dose-response meta-analysis. Circulation. 2009;119(14):1853–1866.

31. Dieleman JM, Nierich AP, Rosseel PM, et al. Intraoperative highdose dexamethasone for cardiac surgery: a randomized controlled trial. JAMA. 2012;308(17):1761–1767.

32. Whitlock R, Teoh K, Vincent J, et al. Rationale and design of the steroids in cardiac surgery trial. Am Heart J. 2014;167(5):660–665.

33. Liakopoulos OJ, Choi YH, Haldenwang PL, et al. Impact of preoperative statin therapy on adverse postoperative outcomes in patients undergoing cardiac surgery: a meta-analysis of over 30,000 patients. Eur Heart J. 2008;29(12):1548–1559.

34. Kuhn EW, Liakopoulos OJ, Stange S, et al. Meta-analysis of patients taking statins before revascularization and aortic valve surgery. Ann Thorac Surg. 2013;96(4):1508–1516.

35. Popping DM, Elia N, Van Aken HK, et al. Impact of epidural analgesia on mortality and morbidity after surgery: systematic review and meta-analysis of randomized controlled trials. Ann Surg. 2014;259(6):1056–1067.

36. Imazio M, Brucato A, Ferrazzi P, et al. Colchicine reduces postoperative atrial fibrillation: results of the Colchicine for the Prevention of the Postpericardiotomy Syndrome (COPPS) atrial fibrillation substudy. Circulation. 2011;124(21):2290–2295.

37. Imazio M, Brucato A, Ferrazzi P, et al. Colchicine for prevention of postpericardiotomy syndrome and postoperative atrial fibrillation: the COPPS-2 randomized clinical trial. JAMA. 2014;312(10):1016–1023.

38. Deleted in review.

39. Deleted in review.

40. Corley SD, Epstein AE, DiMarco JP, et al. Relationships between sinus rhythm, treatment, and survival in the Atrial Fibrillation

Follow-Up Investigation of Rhythm Management (AFFIRM) Study. Circulation. 2004;109(12):1509–1513.

41. Singh SN, Tang XC, Singh BN, et al. Quality of life and exercise performance in patients in sinus rhythm versus persistent atrial fibrillation: a Veterans Affairs Cooperative Studies Program Substudy. J Am Coll Cardiol. 2006;48(4):721–730.

42. Chung MK, Shemanski L, Sherman DG, et al. Functional status in rate- versus rhythm-control strategies for atrial fibrillation: results of the Atrial Fibrillation Follow-Up Investigation of Rhythm Management (AFFIRM) Functional Status Substudy. J Am Coll Cardiol. 2005;46(10):1891–1899.

43. Van Gelder IC, Hemels ME. The progressive nature of atrial fibrillation: a rationale for early restoration and maintenance of sinus rhythm. Europace. 2006;8(11):943–949.

44. Deedwania PC, Singh BN, Ellenbogen K, Fisher S, Fletcher R, Singh SN. Spontaneous conversion and maintenance of sinus rhythm by amiodarone in patients with heart failure and atrial fibrillation: observations from the veterans affairs congestive heart failure survival trial of antiarrhythmic therapy (CHF-STAT). The Department of Veterans Affairs CHF-STAT Investigators. Circulation. 1998;98(23):2574–2579.

45. Pedersen OD, Bagger H, Keller N, Marchant B, Kober L, Torp-Pedersen C. Efficacy of dofetilide in the treatment of atrial fibrillation-flutter in patients with reduced left ventricular function: a Danish investigations of arrhythmia and mortality on dofetilide (diamond) substudy. Circulation. 2001;104(3):292–296.

46. Kowey PR, Stebbins D, Igidbashian L, et al. Clinical outcome of patients who develop PAF after CABG surgery. Pacing Clin Electrophysiol. 2001;24(2):191–193.

47. Martinez EA, Bass EB, Zimetbaum P, American College of Chest Physicians. Pharmacologic control of rhythm: American College of Chest Physicians guidelines for the prevention and management of postoperative atrial fibrillation after cardiac surgery. Chest. 2005;128(suppl 2):48S–55S.

48. Kleemann T, Becker T, Strauss M, Schneider S, Seidl K. Prevalence of left atrial thrombus and dense spontaneous echo contrast in patients with short-term atrial fibrillation <48 hours undergoing cardioversion: value of transesophageal echocardiography to guide cardioversion. J Am Soc Echocardiogr. 2009;22(12):1403–1408.

49. Deleted in review.

50. Airaksinen KE, Gronberg T, Nuotio I, et al. Thromboembolic complications after cardioversion of acute atrial fibrillation: the FinCV (Finnish CardioVersion) study. J Am Coll Cardiol. 2013;62(13):1187–1192.

51. European Heart Rhythm Association, European Association for Cardio-Thoracic Surgery, Camm AJ, et al. Guidelines for the management of atrial fibrillation: the Task Force for the Management of Atrial Fibrillation of the European Society of Cardiology (ESC). Eur Heart J. 2010;31(19):2369–2429.

52. Gallagher MM, Hennessy BJ, Edvardsson N, et al. Embolic complications of direct current cardioversion of atrial arrhythmias: association with low intensity of anticoagulation at the time of cardioversion. J Am Coll Cardiol. 2002;40(5):926–933.

53. Deleted in review.

54. Deleted in review.

55. Antonielli E, Pizzuti A, Palinkas A, et al. Clinical value of left atrial appendage flow for prediction of long-term sinus rhythm maintenance in patients with nonvalvular atrial fibrillation. J Am Coll Cardiol. 2002;39(9):1443–1449.

56. Echocardiographic predictors of stroke in patients with atrial fibrillation: a prospective study of 1066 patients from 3 clinical trials. Arch Intern Med. 1998;158(12):1316–1320.

57. Manning WJ, Silverman DI, Katz SE, et al. Impaired left atrial mechanical function after cardioversion: relation to the duration of atrial fibrillation. J Am Coll Cardiol. 1994;23(7):1535–1540.

58. Wyse DG, Waldo AL, DiMarco JP, et al. A comparison of rate control and rhythm control in patients with atrial fibrillation. N Engl J Med. 2002;347(23):1825–1833.

59. Singer DE, Albers GW, Dalen JE, et al. Antithrombotic therapy in atrial fibrillation: American College of Chest Physicians Evidence-Based Clinical Practice Guidelines (8th edition). Chest. 2008;133(suppl 6):546S–592S.

54 右心衰竭在 ICU 是否常见，该怎么治疗

Evin Yucel, Steven M. Hollenberg

1616 年，William Harvey 描述了右心室和肺循环的关系[1]。此后多年，右心室的作用都没有得到进一步正确的认识。实际上在 1943 年，Starr 研究发现剥离了狗的右心室游离壁，对其中心静脉压的影响很小，这才得出结论，右心室实际上只是一个血流的通道而已[2]。

直到 1974 年 Cohn 和他的同事们[3]发现右心室心肌梗死较为常见，而且处理的难度很大，这个时候，右心室的重要性才重新得到大家的关注。现在已经公认，下壁心肌梗死如果合并右心室心肌梗死，死亡率将增加 8 倍[4]，急性肺栓塞患者出现右心室功能不全可以作为死亡的预测指标[5]。

右心功能衰竭是指右心室不能向肺循环提供足够的血流，以维持正常的中心静脉压。我们经常可以见到右心功能衰竭和很多其他重症疾病共同存在，包括呼吸功能衰竭、败血症、肺栓塞和右心室梗死等。但是与对左心室的研究相比，对右心室的研究简直捉襟见肘。心脏病学家关注的是左心室，肺脏病学家关注的是肺动脉高压的病因和治疗，他们都忽略了右心室。实际上，只有美国心脏病学院和美国心脏联盟的临床实践指南中才提到了右心室，而且，没有一个指南提到关于右心功能不全的处理[6]。

疾病的异质性和疾病严重程度的不同，使针对伴右心室功能不全的重症患者的随机对照研究变得困难。大部分 ICU 重症疾病的治疗都是根据单个疾病的临床试验结果外推至重症患者身上，同时结合重症患者的病理生理特点得出的。正是由于以上的困难，这篇综述首先从正常和异常的右心室功能说起。

生理学

右心室的生理学特点明显不同于左心室。右心室不仅仅是一个功能弱的左心室，左心室的厚度是右心室的 3~4 倍。右心室的收缩是从心尖部开始，沿着流出道方向进行的周期性的收缩运动。尽管左心室和右心室的泵血量接近，但右心室的工作量仅相当于左心室的 1/6。右心室良好的舒张能力使其能将血流泵入低压的肺循环，以维持静脉回心血量和心脏射血量的平衡。总体上，右心室功能是由室间隔和右心室游离壁的功能共同决定的[7]。

病理生理学

根据 Frank-Starling 定律，当心脏后负荷增加时，右心室首先出现收缩力增强，继之舒张功能增强。Guyton[8]认为，肺动脉的持续收缩使右心室压力增加，直至超过右心室的代偿能力，此时，右心室压力和心输出量下降（**图 54-1**）。右心室压力增加容易诱发缺血。

当发生右心衰时，对右心室收缩能力的需求增加，或右心室舒张能力的受损，均可以导致中心静脉压的增加，最终导致右心室扩张。最后，右心室室壁压力的增加，导致心肌收缩能力下降，通过室间隔的传导，导致左心室压力增加，心脏各个心腔的运动不同步，不协调（**图 54-2**）。

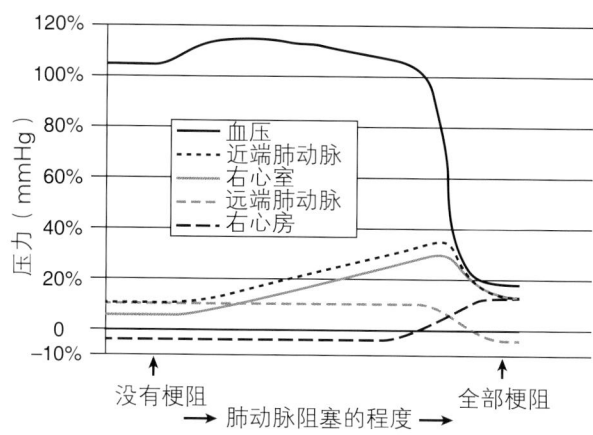

图 54-1　此图显示随着肺动脉流出道梗阻程度加重，限制了右心室的收缩功能，一旦超过右心室的代偿能力，全身血流动力学就会发生严重紊乱。代偿机制耗竭（修改自 Guyton8）

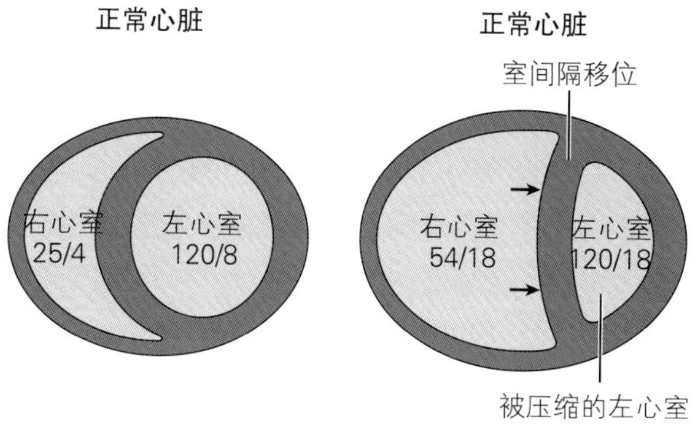

图 54-2　心室间相互作用。右心室功能衰竭引起右心室扩张，侵占了室间隔靠近左心室的部分，导致左心室舒张末压（LVEDP）升高[75]

诊　断

　　右心衰缺乏特异的临床症状、体征和实验室检查结果。但如果颈静脉压力正常，就不会出现右心衰。胸骨旁隆起，右侧第三心音，肺动脉第二心音减低，三尖瓣反流杂音，肝大，腹水和外周水肿可能会出现在右心衰患者中。心电图表现不特异，但电轴右偏、V_1 导联 R/S 大于 1 或肺型 P 波都可能出现。中心静脉压升高，但没有肺淤血，这对于右心衰的诊断是最特异的。然而，严重的右心衰能引起室间隔矛盾运动，左心室舒张末压增高，导致肺淤血（**图 54-2**）。甚至在没有左心室功能不全的情况下，血清 BNP 水平会升高，伴随右心室容量和压力的超负荷。当然，此时右心室的低压会低于左心衰时的右心室低压[9]。对于肺动脉高压所致的右心衰，BNP 是预测其生存率的最好指标[10]。一项针对慢性血栓栓塞引起肺动脉高压患者的研究结果显示，BNP 水平大于 168 ng/ml 诊断右心室功能不全的敏感性为88%，特异性为 86%[11]。

　　房室结构的复杂性使得对右心室功能的评估变得富有挑战性。心脏 MRI 三维重建能显示房室结构，该检查正在被广泛接受。但对于 ICU 的重症患者，MRI 检查的可行性较差，而且不能动态监测右心室功能。放射性同位素扫描由于必需

对本底进行修正，三维重建的效果不理想，而且检查设备不可移动，限制了它的应用。心室对比成像是一种侵入性检查，而且并不能比心脏超声检查提供更多的信息[12]。

　　心脏超声检查具有无创、便携的优点，可用于测量右心室的大小，评估右心室的功能。经胸心脏超声检查（TTE）能够通过四个心腔的截面，测量舒张末期右心室的内径，进而计算右心室收缩末期和舒张末期的容积，但前提是假设右心室是圆柱形的，这也是这种检查方法的局限性。这种检查要求该重症患者没有心律失常，而且必须获得高质量的影像[13]。公认的正常标准是右心室的大小应小于左心室的 2/3，超过这个范围，就可以认为右心室扩大了。

　　多普勒技术可用于评估心脏的血流动力学，其主要指标包括 TAPSE、FAC（面积变化分数）、纵向应变。通过 TAPSE 测量右心室游离壁和室间隔的收缩，可以评估右心室功能[14]。TAPSE异常对肺动脉高压的诊断有一定价值[15, 16]。尽管有人认为 TAPSE 是诊断肺动脉高压的最精确指标[17, 18]，但是当心脏移位（比如严重的心包积液）时，TAPSE 可能会过高估计右心室的功能，相反心脏外科手术后心包炎的患者，TAPSE 可能会低估右心室的功能。

FAC 可以评估右心室的整体功能。当 FAC 小于 35% 时，说明右心室功能不全[13]。右心室的长径对心衰、急性心梗和肺动脉高压有一定预测价值。尽管以上指标在临床实践中的可行性和可重复性都不错，但目前需要建立它们的正常值范围。3D 超声还能提供右心室的射血分数参数，后者应大于 45%。心脏慢性损害导致的右心室壁增厚可以通过 M 超和 2D 超声测出[13, 19]。

不同病因引起的右心衰在心脏超声检查中表现出不同的特征。McConnell 征最早是在大块和亚大块肺梗死患者中被发现，具有一定的特异性。主要特点是右心室游离壁尖端运动正常或运动过度，但是右心室游离壁其他部位的运动低下[19]。但回顾性研究表明，McConnell 征诊断肺梗死的敏感性可以达到 70%，特异性却仅有 33%，67% 的右心室梗死患者也会出现 McConnell 征[20]。在右心室容量负荷过大时，舒张期可以看到 AD 形状的扁平间隔，相反，压力负荷过大会导致右心室肥厚，整个心动周期室间隔变平[21]。

对于呼吸机辅助呼吸的患者来说，TTE 的主要缺点是图像质量不太理想，此时可应用经食管的心脏超声检查。

右心室功能不全的病因

右心衰的主要病因分为右心室压力负荷过大、右心室容量负荷过大、右心室收缩能力下降或以上因素兼而有之（图 54-3）。败血症患者因心肌功能抑制和肺血管阻力（PVR）增加可出现右心室功能不全[22]。

右心衰的处理

急性失代偿性右心衰的治疗，除了血流动力学支持外，首要的是治疗病因。右心室是有弹性回缩力的，如果病因找到并被治疗，右心室的基本功能有望恢复[23]。治疗方法包括 PCI、治疗右心室心梗、溶栓治疗、大块肺梗死的开放手术取栓。

右心室心肌梗死

右室心梗是一种特殊的疾病，这种疾病的处理有循证医学证据支持。三分之一的下壁心梗伴有右室心梗，典型病例多由于靠近右心室边缘的右冠状动脉（RCA）分支发生急性血栓栓塞所致[24]。急性右心室损伤时，心室腔扩大，心肌收缩力下降，心室排空能力受损，导致右心容积和压力升高。同时右心室顺应性降低，使心室压力进一步升高。这导致右心室重构，并通过左右心室的互相作用影响到左心室。

右心室心肌梗死的典型临床特征是低血压，全身静脉充血，肺部啰音。下壁心肌损伤时，如果心电图上出现 V4R 导联 ST 段抬高大于 1 毫米，可以作为右心室梗死的可靠预测指标（敏感性 88%，特异性 78%）[4]。其他的心电图特征包括房室结传导阻滞和右束支传导阻滞。血流动力学特征包括左心室充盈压升高引起的右心房（RA）压力升高。同时，可以看到右心房、右心室和肺毛细血管楔压（PCW）的舒张充盈压保持一致。右心房压力监测呈 y 型急剧下降，而右心室压力降至平台期，这种右心室心肌梗死的血流动力学特征性改变和缩窄性心包炎相似，而不同于心包压塞。二维超声检查是鉴别右心室扩大和右心室游离壁运动异常的有效方法。右心室压力 / 容积负荷过大时可以观察到室间隔的矛盾运动。

右心室心肌梗死可能并发心源性休克和高度房室传导阻滞，这两者均会影响死亡率[25, 26]。右心房扩张可能导致房颤，进一步对血流动力学造成影响。

右心室心肌梗死的处理包括在心脏监护病房的密切监测。不像左心室心肌梗死，右心室心肌梗死最初的治疗是扩容。在一般情况下，硝酸盐、吗啡、利尿药和其他血管扩张药应避免使用。虽然右心衰竭的患者往往需要增加其前负荷，但是容积负荷增加也可能使心室过度扩张，心室壁张力增加，心室收缩力降低，心室的相互依存性增加，左心室充盈受损，全身心输出量减少[23]。扩

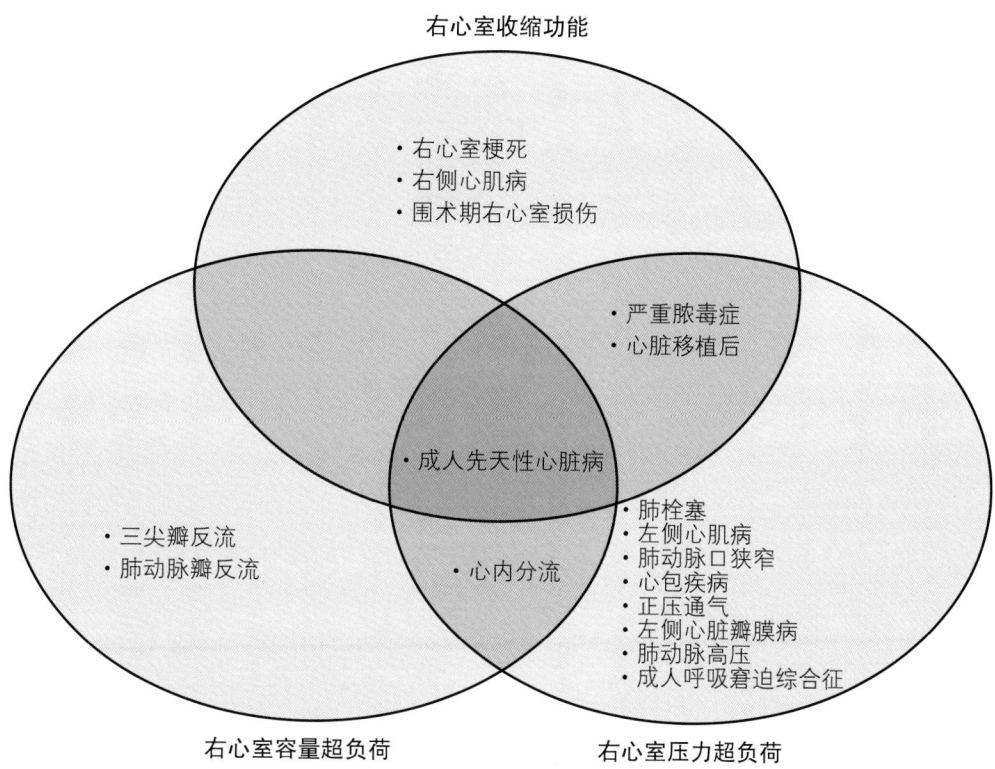

右心室收缩功能

- 右心室梗死
- 右侧心肌病
- 围术期右心室损伤

- 严重脓毒症
- 心脏移植后

- 成人先天性心脏病

- 三尖瓣反流
- 肺动脉瓣反流

- 心内分流

- 肺栓塞
- 左侧心肌病
- 肺动脉口狭窄
- 心包疾病
- 正压通气
- 左侧心脏瓣膜病
- 肺动脉高压
- 成人呼吸窘迫综合征

右心室容量超负荷　　　　　右心室压力超负荷

图 54-3　右心室功能衰竭的原因

容治疗的效果取决于多种因素，包括病人的心血管功能，右心室后负荷的程度和血容量[27]。对右心室心肌梗死患者液体复苏的临床研究[28]表明，当右心房压力从 0 增加至 14 mmHg 时，右心室的做功是最大的；最佳的肺动脉楔压（PCW）是 17 mmHg。临床试验表明，对于右心室功能衰竭患者而言，早期扩容治疗是合适的，而且没有出现肺水肿和右心前负荷增加[23]。如果出现右心室容量负荷过重的迹象，包括中心静脉压大于 15 mmHg，或心脏超声检查显示室间隔移位，此时，在不继续扩容的基础上进行正性肌力支持是明智的。肺动脉插管可能有助于指导我们进行适当的扩容治疗[23]。

右心衰竭失代偿期患者的血流动力学支持可能需要联合应用扩血管药物和正性肌力药物。血压正常的患者，如果心输出量减少，应该应用正性肌力药物治疗，如果血压下降了，就应该应用升压药物治疗了。对于血压下降合并与心输出量减少的患者，需要联合应用升压药物和正性肌力

药物。多巴酚丁胺已被证明对改善肺动脉高压患者的右心室收缩功能有效，并且不影响 PVR。米力农是一种选择性的磷酸二酯酶（PDE）- 3 抑制药，该药具有血管活性作用，能够降低 PVR 和增加急性和慢性肺动脉高压患者的右心室射血分数[29]，但对于合并低血压的患者，其疗效降低。去甲肾上腺素通过其 β_1 受体激动机制发挥正性肌力作用，但同时通过其 α_1 受体激动机制，也会引起血管收缩和右心室后负荷增加。左西孟旦是钙增敏药，能够增强心肌收缩力，在动物的血管平滑肌中，还可以通过激活三磷腺苷（ATP）敏感性钾通道发挥扩血管作用[30]。由于左西孟旦还能舒张肺血管，所以在右心室衰竭动物模型中，左西孟旦降低右心室后负荷和增加右心室收缩力的作用优于多巴酚丁胺[31]。左西孟旦目前在美国还未获批准应用，但已经在欧洲得到应用。

一项研究观察了吸入一氧化氮（NO）对 13 例右心室梗死和心源性休克患者的影响[32]，发现血流动力学很快得到改善，而且心输出量增加

24%，右心室压下降 12%，肺动脉压下降 13%，PVR 下降 36%，但血压和肺动脉楔压没有变化[32]。推测其可能的机制是选择性扩张肺血管。

维持窦性心律和房室同步性对于增加右心室前负荷，改善右心室功能也很关键。当出现持续缺血或难治性血流动力学不稳定时，可考虑主动脉内球囊反搏。

对于各种原因引起的波及右心室的急性下壁心肌梗死，溶栓治疗效果有限。首先，右冠状动脉栓塞引起的急性下壁心肌梗死，更容易出现再栓塞。其次，急性下壁心肌梗死的死亡率远低于前壁心肌梗死的死亡率。最后，研究表明，即使在再灌注的情况下，右心室功能也可以随着时间的推移而自发改善[33]。

一项对 1 110 例 Ⅱ 期心肌梗死溶栓治疗患者的回顾性分析表明，溶栓治疗能降低经放射性核素心室显像诊断的下壁心肌梗死患者右心室功能不全的发生率。一项前瞻性临床试验对 90 例伴或不伴右心室受累的下壁心肌梗死患者，在症状出现 4 小时内应用组织型纤溶酶原激活药（t-PA）联合抗凝和抗血小板治疗[34]。住院期间的冠脉造影发现，没有右心室心肌梗死的患者更容易检测到正常的冠脉血流量。这些患者中，右心室心肌梗死的并发症发生率更高，而且 t-PA 应用 12 天后的晚期血管通畅率只有 29%[34]。

溶栓治疗后经皮腔内冠状动脉造影（PTCA）检查的优点包括：相关血管的通畅率更高，颅内出血发病率更低，复发性缺血更少。一项研究对 53 例下壁和右心室心肌梗死患者采取紧急 PTCA，结果 77% 的患者右心室大的冠状动脉分支血流恢复，那些成功再灌注的患者，甚至在 1 小时内右心室功能就早期得到恢复[35]。那些没有实现成功再灌注的患者，血流动力学恢复延迟了，并需要应用正性肌力药物，死亡率达到 58%，而已恢复再灌注的患者，死亡率仅 2%。ACC/AHA 急性心肌梗死诊疗指南中，对右心室心肌梗死患者进行急诊血供重建，是作为 Ⅰ 类推荐的[36]。

对急性右心衰患者进行机械通气支持的目的是改善氧合和通气，而不增加右心室的阻力，静脉回流或舒张功能。低氧血症和酸中毒应得到纠正，因为它们可以使 PVR 增加[37, 38]。低呼吸频率和低潮气量有利于限制空气潴留，后者可能会使 PVR 增加。较低的呼气末正压通气设置也可以通过 PVR 而对机械通气的效果造成影响[29, 39]。

血管扩张药治疗

右心室功能衰竭使用血管扩张药的目的是通过减少后负荷而提高右心输出量。有大量关于血管扩张药治疗肺动脉高压的临床数据，但治疗继发性肺动脉高压的数据较少（表 54-1）。现有的血管扩张药治疗包括一氧化氮、前列环素、PDE 抑制药和内皮素（ET）拮抗药。

一氧化氮

对于急性右心衰病例的血管扩张药治疗，大部分临床报道是关于吸入一氧化氮（iNO）的[40]。iNO 很快就灭活了，因此对血压的影响最小。其影响仅限于肺通气的区域，从理论上讲会改善通气/血流比值。应注意的是，左心室功能不全的患者吸入 iNO 可诱发急性肺水肿。其他风险包括血小板功能障碍和有毒化合物如 peroxynitrites 的形成等[40]。iNO 通常具有很好的耐受性。iNO 的高成本和停药后容易反弹的特点限制了它在临床上的使用。

一些随机对照临床试验观察了 iNO 对急性呼吸窘迫综合征（ARDS）的作用[41~43]。结果（表 54-2）均表明应用 1~80 ppm 的 iNO 后，ARDS 患者的低氧血症和 PVR 明显改善，但是死亡率没有明显下降。还有一些研究表明，iNO 作为一种支持治疗方法，可以使伴有右心室功能不全的 ARDS 患者受益。一项非随机对照研究[44]评估了 iNO 在合并急性右心衰（心脏超声诊断的）肺动脉高压重症患者中的应用价值。其中，急性右心衰的病因包括 ARDS、肺动脉高压、慢性阻塞性肺疾病、肺栓塞和睡眠呼吸暂停综合征。结果

表 54-1　血管扩张药治疗慢性肺动脉高压的前瞻性研究

作者 药物	描述	患者数 NYHA 心功能分级 病原学	结果
Barst 等[51] 依前列醇 静脉注射 （1996 年）	多中心开放比较 传统疗法与 传统疗法联合静脉输 注依前列醇比较	81 例 心功能Ⅲ～Ⅳ级 原发性肺动脉高压	在 12 周： ·6 分钟步行试验和血流动力学改善 ·研究期间 8 例常规疗法组患者死亡，而 　依前列醇组没有死亡患者（P=0.003）
badesch 等[50] 依前列醇 静脉注射 （2000 年）	多中心开放比较 传统疗法与传统疗法 联合静脉输注依前列 醇比较	111 例 心功能Ⅱ～Ⅳ级 硬皮病和中度肺动脉高压	在 12 周： ·6 分钟步行试验和血流动力学改善 ·没有死亡率获益
Simonneau 等[56] 曲前列环素 SQ 皮下注射（2000 年）	双盲 安慰剂和曲前列环素	470 例 心功能Ⅱ～Ⅳ级 原发性肺动脉高压,结缔组织病, 先天性左向右分流	在 12 周： ·6 分钟步行试验的步行距离平均增加 　16 米，有显著意义 ·Treprostinil 的应用明显改善呼吸困难、 　肺动脉高压的症状和体征和血流动力学 　指标
Galie 等[76] 贝前列素 口服（2002 年）	双盲 安慰剂对照	130 例 心功能Ⅱ～Ⅲ级 全部为肺小动脉高压	在 12 周： ·轻度改善 6 分钟步行试验 ·没有血流动力学的变化 ·频繁的副作用
barst 等[77] 贝前列素 口服（2003 年）	双盲 安慰剂对照	116 例 心功能Ⅱ～Ⅲ级 原发性肺动脉高压，胶原血管性 疾病或先天性体肺分流性疾病相 关的肺小动脉高压	·在第 3 个月和第 6 个月 6 分钟步行试验 　改善 ·效果不能持续至第 9 个月和第 12 个月
Olschewski 等[78] 伊洛前列素 吸入（2002 年）	多中心安慰剂对照 采用联合的研究终点： 6 分钟步行试验评分增 加 10% 和 NYHA 心功 能分级改善	207 例 心功能Ⅲ～Ⅳ级 原发性肺动脉高压,结缔组织病, 慢性血栓栓塞性疾病	在 12 周： ·17% 的治疗组患者达到治疗终点，而安 　慰剂组仅有 4%（P=0.007） ·伊洛前列素吸入组血流动力学改善更好 ·半衰期短，作用时间短，需多次给药 　（6~12 次）
Channick 等[63] 波生坦 口服（2001 年）	双盲 安慰剂	33 例 心功能Ⅲ级 原发性肺动脉高压或与之相关的 硬皮病	·口服波生坦的患者在 6 分钟步行试验中 　平均增加 76 米（P=0.02） ·显著改善肺动脉压、心输出量和肺血管 　阻力
Rubin 等[62] 波生坦 口服（2002 年）	双盲 安慰剂	213 例 心功能Ⅲ～Ⅳ级 原发性肺动脉高压或与之相关的 结缔组织病	·总体研究人群中，6 分钟步行试验增加 　44 米（P<0.001） ·患者接受波生坦还能改善临床恶化时间 ·血清转氨酶升高的发生率增加
Galie 等[79] 安倍生坦 口服（2005）	双盲 安慰剂	64 例 心功能Ⅱ～Ⅲ级 原发性肺动脉高压或与之相关的 胶原血管疾病、厌食或艾滋病	在 12 周： ·安贝生坦增加 6 分钟步行试验的耐力 ·改善 Borg 呼吸困难指数，WHO 功能分 　级，主观整体评价和平均肺动脉压

（续表）

作者 药物	描述	患者数 NYHA 心功能分级 病原学	结果
Pulido 等[64] 马西替坦 （2013 年）	多中心 双盲，安慰剂对照 马西替坦（3 和 10 mg） 主要终点：发生复合终点的时间，如死亡，房间隔造口术，肺移植，开始前列腺素治疗，肺动脉高压病情恶化	742 心功能 Ⅱ~Ⅳ级 原发性肺动脉高压或与之相关的结缔组织病，修复的先天性体肺分流，HIV 感染，或药物滥用 / 毒素暴露	· 平均随访时间 85~104 周 · 10 mg 组 31.4% 发生主要终点；3 mg 组 38% 发生主要终点；安慰剂组 46.4% 发生主要终点 · 10 mg 组的心率与安慰剂组相比为 0.55
Galie 等[57] 西地那非 （2005 年）	双盲，安慰剂对照 西地那非（20，40，80 mg）	278 心功能 Ⅱ~Ⅳ级 原发性肺动脉高压，结缔组织病，修复性先天性疾病	在 12 周： · 6 分钟步行试验提高 45~60 米 · 改善血流动力学 · 无剂量 – 效应关系
Galie 等[59] taladafil （2009 年）	双盲，安慰剂对照 taladafil（2.5，10，20，40mg）	405 心功能 Ⅱ~Ⅳ级 特发性或遗传性或与之相关的厌食，结缔组织病，艾滋病病毒感染或先天性体肺分流	在 16 周： · 剂量效应：只有 40 mg 组有显著意义 · 波生坦 naive 组 6 分钟步行试验提高 44 米，波生坦治疗组提高 23 米 · 改进临床恶化时间，临床恶化的发生率和与健康相关的生活品质 · WHO 功能分级没有变化 · 52 周的随访研究显示出持续效应[60]

HIV. 人类免疫缺陷病毒；NYHA. 纽约心脏协会；WHO. 世界卫生组织

发现 iNO 能明显降低肺动脉压和 PVR，进而增加心输出量、每搏输出量和静脉血氧饱和度。但是没有观察到死亡率的降低。另有研究表明 iNO 能改善心外科手术后[45,46]和急性大块肺梗死后[47,48]的右心室功能不全患者以及置入左心室辅助装置（LVAD）后的右心衰患者[49]的血流动力学。

前列环素

前列环素具有扩张血管和抗血小板作用[50-53]。依前列醇静脉注射由于致低血压的副作用，导致其应用受限。而且由于该药半衰期很短，需要中心静脉持续给药才能发挥作用。吸入用依前列醇和 NO 一样，能改善 ARDS 患者的血流动力学和氧合，但没有出现全身的副作用[40]。依前列醇的半衰期较 NO 长（3~6 分钟），导致药物再循环，进而引起更多肺脏和全身的降压效应，但该药对氧合作用的改善有限[40]。iNO 和可雾化吸入的前列环素对于像肺移植和心脏外科手术后的患者可能会起到意料之外的效果。另一种前列环素 – 曲前列环素，半衰期接近 4 小时，能够通过静脉注射或皮下注射给药。曲前列环素已经被批准吸入给药了[54-56]。还有一种前列环素 – 伊洛前列素，半衰期 20~30 分钟，能静脉注射或吸入给药。尽管伊洛前列素和吸入用曲前列环素的全身副作用很少，依前列醇的短半衰期和选择性扩血管作用的特点使其成为重症监护室最喜欢用的前列环素。

表 54-2　iNO 治疗急性呼吸窘迫综合征的随机对照试验

作者 药物	描述	患者数 NYHA 心功能分级 病原学	结果
Dellinger[38] （1997 年）*	前瞻性，多中心，随机，双盲，安慰剂对照研究 安慰剂（氮气）或 iNO 在浓度为 1.25, 5, 20, 40 或 80 ppm	177 例 疾病随机发生在 72 小时内	·对处理气体的一种急性反应，定义为动脉血氧分压增加 >20%。该反应出现在 60% 的 iNO 患者中，不同剂量间没有显著差异。安慰剂组 24% 出现该反应 ·通过测量氧合指数，发现初始氧合改善后第 1 天，吸入氧浓度降低，前 4 天，机械通气的强度增加 ·死亡率、存活天数、脱机天数和拔管并达到氧合标准后的存活天数无显著差异
Lundin 等[39] （1999 年）	前瞻性，开放性，随机，多中心，Ⅲ期试验 无应答：96 小时的研究期内接受 0, 2, 10 和 40 ppm 的 iNO 处理 10 分钟，患者的动脉氧分压增加超过 20% 无应答的患者随机分为常规治疗或常规治疗联合 iNO（1~40 ppm）处理	268 例患者中有 180 例无应答	·成人呼吸窘迫综合征的逆转率没有差别（iNO 组 61%，对照组 54%；P>0.2） ·iNO 组患者严重呼吸衰竭发生率（2.2%）比对照组（10.3%）低（P<0.05） ·死亡率无显著性差异
Taylor 和 Dellinger 等[50]（2004 年）	多中心，随机，安慰剂对照的三盲研究 安慰剂（氮气）或 iNO 5 ppm 持续 28 天，停止辅助呼吸，或死亡	385 例急性肺损伤	·5 ppm 的 iNO 没有增加患者存活天数或脱机天数 ·尽管处理 48 小时后动脉氧分压显著增加，但没有产生临床疗效 ·各组间死亡率相似

* 患者接受 5 ppm 的 iNO 后 28 天，存活患者百分比和脱机患者百分比存在差别
iNO. 吸入用一氧化氮

磷酸二酯酶抑制药

NO 通过增加血管平滑肌细胞中环磷酸鸟苷［cyclic guanosine monophosphate（cyclic GMP）］来发挥作用。在肺动脉高压患者中，磷酸二酯酶活性被抑制后，环磷酸鸟苷的活性降低，内源性 NO 和外源吸入的 iNO 扩张肺血管的作用增强了。西地那非是磷酸二酯酶 -5 抑制药，而磷酸二酯酶 -5 主要分布在肺。开放和交叉试验已经表明西地那非能延长 iNO 的起效时间，改善血流动力学[57, 58]。西地那非能对伊洛前列素起协同作用，但又没有明显的血流动力学副作用[57]。他达那非作为另一种磷酸二酯酶抑制药，也有应用前景，但目前还未在重症患者中应用[59, 60]。

内皮素受体拮抗药

肺动脉高压患者的肺部可以检测到高浓度的 ET-1，后者具有血管收缩作用[61]。ET 有两种受体：ETA，主要分布于平滑肌细胞，能调节血管的收缩和平滑肌细胞的增生。ETB，主要分布于内皮细胞，能够调节 NO 和前列环素的释放。波生坦是 ET-1 在受体水平的竞争性拮抗药，随机对照试验表明该药能改善肺动脉高压患者的血流动力学，减轻其临床症状，提高其功能分级[62, 63]。马西替坦是另一种口服的 ET 受体拮抗药，并已经在原发性肺动脉高压患者身上进行了研究[64]。但无论是波生坦还是马西替坦，都没有在重症患者中进行研究。

考虑到 ETA 和 ETB 受体的反作用，选择性 ETA 受体拮抗药的出现被赋予了更多的期待。安倍生坦是一种选择性 ETA 受体拮抗药，已经应用于门诊患者，但还没有应用于 ICU[65, 66]。

机械支持，房间隔造口术和移植

主动脉球囊反搏用于右心衰患者，能增加右冠状动脉的灌注，降低缺血的发生概率，减少血管扩张药的应用，后者会对 PVR 产生副作用。由于心室本身病变引起的右心衰患者中，右心室辅助装置（RVADs）能够改善血流动力学，在心脏移植手术中可以起到桥接作用。RVAD 置入的时机选择是很重要的。当心脏后负荷增加时，单纯的 RVAD 并不够，对于可逆的右心衰患者而言，应该考虑体外膜肺治疗。如果导致右心衰的病因是左心衰，可以应用左心室辅助装置（LVADs）降低肺动脉压，但在部分病例，这样做反而会加重右心衰。

合并右心衰严重的肺动脉高压患者，内科治疗失败后可以进行房间隔造口术（AS）。为了减轻右心压力、降低右心室舒张末期压力、降低室壁张力和改善心肌收缩力，在心房水平创建一个分流。虽然右到左分流会导致血氧饱和度下降，但是左心充盈增加能使心输出量增加，进而增加血氧的输送[67]。经过反复的操作，随着时间的推移，缺氧的状态能逐渐改善。手术死亡率比较高（~15%）[68]。禁忌证包括需要心肺支持的严重右心室功能衰竭者，右心房平均压力（MRAP）大于 20 mmHg 和肺血管阻力指数（PVRI）大于 55 U/m²[67]。如果没有发生明显的器官功能不全，可以应用 RVADs[69, 70]。

心脏和心肺移植可能是右心衰患者的最后一个治疗方法了，尽管这些患者往往不能成为合适的受体。严重的右心衰本身就是能顺利过渡至器官移植的一个危险因素[23]。右心衰可继发于反复发作的肺栓塞引起的慢性血栓栓塞性肺动脉高压，这种右心衰可以采用肺动脉血栓内膜剥脱术治疗。

其他各种疗法

在适当的时候使用利尿药，能减少扩张的右心室的容量负荷。静脉超滤已用于对利尿药耐药的难治性失代偿性左心衰患者，但其效用还没有正式研究结论。地高辛在右心室功能不全患者中的应用是有争议的。一项研究报道[71]在 17 例重度原发性肺动脉高压患者中短期应用地高辛，结果心指数轻度改善，儿茶酚胺水平降低，但 PVR 没有改变，平均肺动脉压（PAP）反而增加。一项回顾性研究显示地高辛的应用没有任何生存获益[72]。因为有更有效的药物治疗右心室功能不全和室上性心律失常，所以并不推荐在 ICU 用地高辛治疗右心室功能不全。没有钙通道阻滞药治疗 PAH 重症患者的研究报道，这些药物的负性肌力作用可能使右心衰病情恶化[70]。除了前面介绍的急性和慢性血栓栓塞性疾病的治疗，一些临床研究表明，抗凝药物能够提高肺动脉高压患者的生存率[72~74]。

预 后

出现右心衰往往是病情加重和预后不良的标志。就像左心衰引起的心源性休克一样，右心衰导致的心源性休克死亡率也很高。合并右心室心肌梗死能影响下壁心肌梗死的预后。潜在的障碍及其可逆性的程度也影响右心衰患者的预后。

结 论

总之，ICU 中右心衰治疗的循证医学证据相对较少。很少有随机对照临床试验关注右心衰的治疗。尽管如此，在 ICU 遇到的许多疾病的过程中都并发了右心衰。而且，治疗重症右心室功能不全的许多常用方法，比如液体复苏、机械通气，反而会加重病情。关于 ICU 中的右心衰的研究较少，可以归因于几个因素，包括①病因的异质性；②疾病严重程度不一；③缺乏一种方便实施的，可作为金标准的影像学检查方法；④右心室的重要性被低估。目前大部分 ICU 患者的治疗是基于疾病的病理生理因素和其他临床试验研究成果的外推得到的。

作者推荐

- 右心功能衰竭是指右心室不能向肺循环提供足够的血流，以维持正常的中心静脉压。
- 右心室衰竭可分为右心室压力超负荷，右心室容量超负荷，右心室心肌收缩力降低或以上的组合。
- 心脏超声检查是评价右心室功能的最好方法：先采用经胸心脏超声检查，如果图像看不清楚，可进行经食管心脏超声检查。
- 急性失代偿性右心衰的治疗，除了血流动力学支持，还需要具备进行以下治疗的基本条件（例如，经皮冠状动脉介入治疗，溶栓治疗）。
- 对失代偿性右心衰患者的血流动力学支持需要联合升压药（去甲肾上腺素）和正性肌力药物（多巴酚丁胺或米力农）。
- 其他可以使用的治疗药物包括吸入性一氧化氮、前列环素和利尿药。
- 右心室是非常有弹性的。如果各种病理生理状况成功得到纠正，右心室功能是能够恢复的。

（刘　辉）

参考文献

1. Harvey W. On the Motion of the Heart and Blood in Animals. Reprinted. Buffalo, NY: Prometheus Books; 1993.

2. Starr IJW, Meade RH. The absence of conspicuous increments of venous pressure after severe damage to the right ventricle of the dog, with a discussion of the relation between clinical congestive failure and heart disease. Am Heart J. 1943;26:291–301.

3. Cohn JN, Guiha NH, Broder MI, Limas CJ. Right ventricular infarction. Clinical and hemodynamic features. Am J Cardiol. 1974;33:209–214.

4. Zehender M, Kasper W, Kauder E, et al. Right ventricular infarction as an independent predictor of prognosis after acute inferior myocardial infarction. N Engl J Med. 1993;328:981–988.

5. Goldhaber SZ, Visani L, De Rosa M. Acute pulmonary embolism: clinical outcomes in the International Cooperative Pulmonary Embolism Registry (ICOPER). Lancet. 1999;353:1386–1389.

6. Writing Committee M, Yancy CW, Jessup M, et al. American College of Cardiology Foundation/American Heart Association Task Force on Practice G. 2013 ACCF/AHA guideline for the management of heart failure: A report of the American College of Cardiology Foundation/American Heart Association Task Force on practice guidelines. Circulation. 2013;128:e240–e327.

7. Greyson CR. Pathophysiology of right ventricular failure. Crit Care Med. 2008;36:S57–S65.

8. Guyton AC, Lindsey AW, Gilluly JJ. The limits of right ventricular compensation following acute increase in pulmonary circulatory resistance. Circ Res. 1954;2:326–332.

9. Nagaya N, Nishikimi T, Okano Y, et al. Plasma brain natriuretic peptide levels increase in proportion to the extent of right ventricular dysfunction in pulmonary hypertension. J Am Coll Cardiol. 1998;31:202–208.

10. Sztrymf B, Souza R, Bertoletti L, et al. Prognostic factors of acute heart failure in patients with pulmonary arterial hypertension. Eur Respir J. 2010;35:1286–1293.

11. Reesink HJ, Tulevski II, Marcus JT, et al. Brain natriuretic peptide as noninvasive marker of the severity of right ventricular dysfunction in chronic thromboembolic pulmonary hypertension. Ann Thorac Surg. 2007;84:537–543.

12. Woods J, Monteiro P, Rhodes A. Right ventricular dysfunction. Curr Opin Crit Care. 2007;13:532–540.

13. Lang RM, Badano LP, Mor-Avi V, et al. Recommendations for cardiac chamber quantification by echocardiography in adults: An update from the American Society of Echocardiography and the European Association of Cardiovascular Imaging. Eur Heart J Cardiovasc Imaging. 2015;16:233–270.

14. Lopez-Candales A, Rajagopalan N, Saxena N, Gulyasy B, Edelman K, Bazaz R. Right ventricular systolic function is not the sole determinant of tricuspid annular motion. Am J Cardiol. 2006;98:973–977.

15. Forfia PR, Fisher MR, Mathai SC, et al. Tricuspid annular displacement predicts survival in pulmonary hypertension. Am J Respir Crit Care Med. 2006;174:1034–1041.

16. Mathai SC, Sibley CT, Forfia PR, et al. Tricuspid annular plane systolic excursion is a robust outcome measure in systemic sclerosis-associated pulmonary arterial hypertension. J Rheumatol. 2011;38:2410–2418.

17. Sato T, Tsujino I, Ohira H, et al. Validation study on the accuracy of echocardiographic measurements of right ventricular systolic function in pulmonary hypertension. J Am Soc Echocardiogr. 2012;25:280–286.

18. Sato T, Tsujino I, Oyama-Manabe N, et al. Simple prediction of right ventricular ejection fraction using tricuspid annular plane systolic excursion in pulmonary hypertension. Int J Cardiovasc Imaging. 2013;29:1799–1805.

19. McConnell MV, Solomon SD, Rayan ME, Come PC, Goldhaber SZ, Lee RT. Regional right ventricular dysfunction detected by echocardiography in acute pulmonary embolism. Am J Cardiol. 1996;78:469–473.

20. Casazza F, Bongarzoni A, Capozi A, Agostoni O. Regional right ventricular dysfunction in acute pulmonary embolism and right ventricular infarction. Eur J Echocardiogr. 2005;6:11–14.

21. Feigenbaum HA, Armstrong WF, Ryan T. Feigenbaum's Echocardiography. Lippincott Williams & Wilkins; 2004.

22. Dhainaut JF, Lanore JJ, de Gournay JM, et al. Right ventricular dysfunction in patients with septic shock. Intensive Care Med. 1988;14(suppl 2):488–491.

23. Piazza G, Goldhaber SZ. The acutely decompensated right ventricle: pathways for diagnosis and management. Chest. 2005;128:1836–1852.

24. Bowers TR, O'Neill WW, Pica M, Goldstein JA. Patterns of coronary compromise resulting in acute right ventricular ischemic dysfunction. Circulation. 2002;106:1104–1109.

25. Jacobs AK, Leopold JA, Bates E, et al. Cardiogenic shock caused by right ventricular infarction: a report from the shock registry. J Am Coll Cardiol. 2003;41:1273–1279.

26. Nedeljkovic SZ, Ryan TJ. Right ventricular infarction. In: Hollenberg SM, ed. Cardiogenic Shock. Armonk, NY: Futura Publishing; 2002:161–186.

27. Dell'Italia LJ, Starling MR, Blumhardt R, Lasher JC, O'Rourke RA. Comparative effects of volume loading, dobutamine, and nitroprusside in patients with predominant right ventricular infarction. Circulation. 1985;72:1327–1335.

28. Berisha S, Kastrati A, Goda A, Popa Y. Optimal value of filling pressure in the right side of the heart in acute right ventricular infarction. Br Heart J. 1990;63:98–102.

29. Mekontso Dessap A, Charron C, Devaquet J, et al. Impact of acute hypercapnia and augmented positive end-expiratory pressure on right ventricle function in severe acute respiratory distress syndrome. Intensive Care Med. 2009;35:1850–1858.

30. Pathak A, Lebrin M, Vaccaro A, Senard JM, Despas F. Pharmacology of levosimendan: inotropic, vasodilatory and cardioprotective effects. J Clin Pharm Ther. 2013;38:341–349.

31. Kerbaul F, Rondelet B, Demester JP, et al. Effects of levosimendan versus dobutamine on pressure load-induced right ventricular failure. Crit Care Med. 2006;34:2814–2819.

32. Inglessis I, Shin JT, Lepore JJ, et al. Hemodynamic effects of inhaled nitric oxide in right ventricular myocardial infarction and cardiogenic shock. J Am Coll Cardiol. 2004;44:793–798.

33. Nedeljkovic ZS, Ryan TJ, Hollenberg SM, Bates ER, eds. Right Ventricular Infarction in Cardiogenic Shock. Armonk, NY: Futura Publishing; 2002.

34. Giannitsis E, Potratz J, Wiegand U, Stierle U, Djonlagic H, Sheikhzadeh A. Impact of early accelerated dose tissue plasminogen activator on in-hospital patency of the infarcted vessel in patients with acute right ventricular infarction. Heart. 1997;77: 512–516.

35. Bowers TR, O'Neill WW, Grines C, Pica MC, Safian RD, Goldstein JA. Effect of reperfusion on biventricular function and survival after right ventricular infarction. N Engl J Med. 1998;338:933–940.

36. Kushner FG, Hand M, Smith Jr SC, et al. 2009 focused updates: ACC/AHA guidelines for the management of patients with stelevation myocardial infarction (updating the 2004 guideline and 2007 focused update) and ACC/AHA/SCAI guidelines on percutaneous coronary intervention (updating the 2005 guideline and 2007 focused update) a report of the American College of Cardiology Foundation/American Heart Association Task Force on practice guidelines. J Am Coll Cardiol. 2009;54:2205–2241.

37. Moudgil R, Michelakis ED, Archer SL. Hypoxic pulmonary vasoconstriction. J Appl Physiol (1985). 2005;98:390–403.

38. Fischer LG, Van Aken H, Burkle H. Management of pulmonary hypertension: Physiological and pharmacological considerations for anesthesiologists. Anesth Analg. 2003;96:1603–1616.

39. Bouferrache K, Vieillard-Baron A. Acute respiratory distress syndrome, mechanical ventilation, and right ventricular function. Curr Opin Crit Care. 2011;17:30–35.

40. Griffiths MJ, Evans TW. Inhaled nitric oxide therapy in adults. N Engl J Med. 2005;353:2683–2695.

41. Dellinger RP, Zimmerman JL, Taylor RW, et al. Effects of inhaled nitric oxide in patients with acute respiratory distress syndrome: results of a randomized phase II trial. Inhaled nitric oxide in ARDS study group. Crit Care Med. 1998;26:15–23.

42. Lundin S, Mang H, Smithies M, Stenqvist O, Frostell C. Inhalation of nitric oxide in acute lung injury: results of a European multicentre study. The European Study Group of Inhaled Nitric Oxide. Intensive Care Med. 1999;25:911–919.

43. Taylor RW, Zimmerman JL, Dellinger RP, et al. Inhaled Nitric Oxide in ASG. low-dose inhaled nitric oxide in patients with acute lung injury: a randomized controlled trial. JAMA. 2004;291: 1603–1609.

44. Bhorade S, Christenson J, O'Connor M, Lavoie A, Pohlman A, Hall JB. Response to inhaled nitric oxide in patients with acute right heart syndrome. Am J Respir Crit Care Med. 1999;159:571–579.

45. De Wet CJ, Affleck DG, Jacobsohn E, et al. Inhaled prostacyclin is safe, effective, and affordable in patients with pulmonary hypertension, right heart dysfunction, and refractory hypoxemia after cardiothoracic surgery. J Thorac Cardiovasc Surg. 2004;127: 1058–1067.

46. Fattouch K, Sbraga F, Bianco G, et al. Inhaled prostacyclin, nitric oxide, and nitroprusside in pulmonary hypertension after mitral valve replacement. J Card Surg. 2005;20:171–176.

47. Capellier G, Jacques T, Balvay P, Blasco G, Belle E, Barale F. Inhaled nitric oxide in patients with pulmonary embolism. Intensive Care Med. 1997;23:1089–1092.

48. Szold O, Khoury W, Biderman P, Klausner JM, Halpern P, Weinbroum AA. Inhaled nitric oxide improves pulmonary functions following massive pulmonary embolism: a report of four patients and review of the literature. Lung. 2006;184:1–5.

49. Wagner F, Dandel M, Gunther G, et al. Nitric oxide inhalation in the treatment of right ventricular dysfunction following left ventricular assist device implantation. Circulation. 1997;96:II-291–296.

50. Badesch DB, Tapson VF, McGoon MD, et al. Continuous intravenous epoprostenol for pulmonary hypertension due to the scleroderma spectrum of disease. A randomized, controlled trial. Ann Intern Med. 2000;132:425–434.

51. Barst RJ, Rubin LJ, Long WA, Primary Pulmonary Hypertension Study Group, et al. A comparison of continuous intravenous epoprostenol (prostacyclin) with conventional therapy for primary pulmonary hypertension. N Engl J Med. 1996;334:296–301.

52. Barst RJ, Rubin LJ, McGoon MD, Caldwell EJ, Long WA, Levy PS. Survival in primary pulmonary hypertension with long-term continuous intravenous prostacyclin. Ann Intern Med. 1994;121:409–415.

53. McLaughlin VV, Shillington A, Rich S. Survival in primary pulmonary hypertension: the impact of epoprostenol therapy. Circulation. 2002;106:1477–1482.

54. Voswinckel R, Ghofrani HA, Grimminger F, Seeger W,

Olschewski H. Inhaled treprostinil [corrected] for treatment of chronic pulmonary arterial hypertension. Ann Intern Med. 2006;144:149–150.

55. Tapson VF, Gomberg-Maitland M, McLaughlin VV, et al. Safety and efficacy of IV treprostinil for pulmonary arterial hypertension: a prospective, multicenter, open-label, 12-week trial. Chest. 2006;129:683–688.

56. Simonneau G, Barst RJ, Galie N, Treprostinil Study Group, et al. Continuous subcutaneous infusion of treprostinil, a prostacyclin analogue, in patients with pulmonary arterial hypertension: A double-blind, randomized, placebo-controlled trial. Am J Respir Crit Care Med. 2002;165:800–804.

57. Galie N, Ghofrani HA, Torbicki A, Sildenafil Use in Pulmonary Arterial Hypertension Study Group, et al. Sildenafil citrate therapy for pulmonary arterial hypertension. N Engl J Med. 2005;353: 2148–2157.

58. Pepke-Zaba J, Gilbert C, Collings L, Brown MC. Sildenafil improves health-related quality of life in patients with pulmonary arterial hypertension. Chest. 2008;133:183–189.

59. Galie N, Brundage BH, Ghofrani HA, et al. Tadalafil therapy for pulmonary arterial hypertension. Circulation. 2009;119:2894–2903.

60. Oudiz RJ, Brundage BH, Galie N, et al. Tadalafil for the treatment of pulmonary arterial hypertension: a double-blind 52-week uncontrolled extension study. J Am Coll Cardiol. 2012;60:768–774.

61. Channick RN, Sitbon O, Barst RJ, Manes A, Rubin LJ. Endothelin receptor antagonists in pulmonary arterial hypertension. J Am Coll Cardiol. 2004;43:62S–67S.

62. Rubin LJ, Badesch DB, Barst RJ, et al. Bosentan therapy for pulmonary arterial hypertension. N Engl J Med. 2002;346:896–903.

63. Channick RN, Simonneau G, Sitbon O, et al. Effects of the dual endothelin-receptor antagonist bosentan in patients with pulmonary hypertension: a randomised placebo-controlled study. Lancet. 2001;358:1119–1123.

64. Pulido T, Adzerikho I, Channick RN, et al. Macitentan and morbidity and mortality in pulmonary arterial hypertension. N Engl J Med. 2013;369:809–818.

65. Galie N, Olschewski H, Oudiz RJ, et al. Ambrisentan in Pulmonary Arterial Hypertension RD-BP-CMESG. Ambrisentan for the treatment of pulmonary arterial hypertension: results of the ambrisentan in pulmonary arterial hypertension, randomized, double-blind, placebo-controlled, multicenter, efficacy (ARIES) study 1 and 2. Circulation. 2008;117:3010–3019.

66. Oudiz RJ, Galie N, Olschewski H, et al. Long-term ambrisentan therapy for the treatment of pulmonary arterial hypertension. J Am Coll Cardiol. 2009;54:1971–1981.

67. Keogh AM, Mayer E, Benza RL, et al. Interventional and surgical modalities of treatment in pulmonary hypertension. J Am Coll Cardiol. 2009;54:S67–S77.

68. McLaughlin VV, Archer SL, Badesch DB, et al. ACCF/AHA 2009 expert consensus document on pulmonary hypertension a report of the American College of Cardiology Foundation Task Force on Expert Consensus Documents and the American Heart Association developed in collaboration with the American College of Chest Physicians; American Thoracic Society, Inc.; and the Pulmonary Hypertension Association. J Am Coll Cardiol. 2009;53:1573–1619.

69. McNeil K, Dunning J, Morrell NW. The pulmonary physician in critical care. 13: The pulmonary circulation and right ventricular failure in the ITU. Thorax. 2003;58:157–162.

70. Zamanian RT, Haddad F, Doyle RL, Weinacker AB. Management strategies for patients with pulmonary hypertension in the intensive care unit. Crit Care Med. 2007;35:2037–2050.

71. Rich S, Seidlitz M, Dodin E, et al. The short-term effects of digoxin in patients with right ventricular dysfunction from pulmonary hypertension. Chest. 1998;114:787–792.

72. Kawut SM, Horn EM, Berekashvili KK, et al. New predictors of outcome in idiopathic pulmonary arterial hypertension. Am J Cardiol. 2005;95:199–203.

73. Fuster V, Steele PM, Edwards WD, Gersh BJ, McGoon MD, Frye RL. Primary pulmonary hypertension: natural history and the importance of thrombosis. Circulation. 1984;70:580–587.

74. Frank H, Mlczoch J, Huber K, Schuster E, Gurtner HP, Kneussl M. The effect of anticoagulant therapy in primary and anorectic druginduced pulmonary hypertension. Chest. 1997;112:714–721.

75. Marino P. ICU Book. Lippincott Williams & Wilkins; 2006.

76. Galie N, Humbert M, Vachiery JL, Arterial Pulmonary Hypertension, Beraprost European Study Group, et al. Effects of beraprost sodium, an oral prostacyclin analogue, in patients with pulmonary arterial hypertension: a randomized, double-blind, placebocontrolled trial. J Am Coll Cardiol. 2002;39:1496–1502.

77. Barst RJ, McGoon M, McLaughlin V, Beraprost Study Group, et al. Beraprost therapy for pulmonary arterial hypertension. J Am Coll Cardiol. 2003;41:2119–2125.

78. Olschewski H, Simonneau G, Galie N, Aerosolized Iloprost Randomized Study Group, et al. Inhaled iloprost for severe pulmonary hypertension. N Engl J Med. 2002;347:322–329.

79. Galie N, Badesch D, Oudiz R, et al. Ambrisentan therapy for pulmonary arterial hypertension. J Am Coll Cardiol. 2005;46:529–535.

第十一部分

肾损伤与危重病

55 如何迅速正确地识别急性肾损伤

Gianluca Villa, Zaccaria Ricci, Claudio Ronco

住院病人特别是重症病人经常发生急性肾损伤（acute kidney injury, AKI）。基于 AKI 的诊断标准，AKI 发病率为 4%~20%[1]，ICU 病人AKI 的发病率高达 60%[2]。AKI 病人通常需要进入 ICU 治疗，ICU 内的住院时间和总体住院时间均延长，并且短期和长期预后都较差。虽然AKI 病理机制和肾脏替代治疗进展研究越来越深入，但是据报道其发病率和死亡率仍然较高（达80%）[3]。

AKI 的病因、发病、严重程度、合并症的异质性导致其诊断变得困难[1]。此外，AKI 定义缺乏共识进一步使 AKI 的诊断和分级变得错综复杂[2]。

预防 AKI 发生可能是改善危重患者肾功能损伤预后的最佳途径[4]。然而，如果 AKI 已经发生，提高肾功能支持（药物和非药物），进一步避免肾损伤（例如，避免使用肾毒性药物），或许可减慢 AKI 的进展和减少并发症发生，改善预后。早期识别 AKI 对于预后判断和指导临床决策有重要意义。

临床急性肾损伤

目前 AKI 的定义、诊断、分期基于估算的肾小球滤过率（glomerular filtration rate, GFR）。GFR 是广泛公认为的健康和疾病人群中评估肾功能最全面的指标。然而，真正的肾小球滤过率难以测量，因此，肾小球滤过率通常是通过估算血清中肌酐等内源性过滤标志物含量所得[5]。

危险、损伤、衰竭、肾功能丧失和终末阶段肾脏疾病分级

2004 年提出了第一个广泛接受的 AKI 定义，在世界各地超过一百万的患者中验证了这个定义[6]。急性透析质量倡议（the acute dialysis quality initiative, ADQI）首次建议将血清肌酐（SCr）和尿量（UOP）用于定义 AKI、确定AKI 严重程度及 RIFLE 分级的结局（表 55-1）[7]。RIFLE 分级不容置疑的优势是提供了统一而又被广泛接受的 AKI 定义。RIFLE 的首字母描述了AKI 逐渐加重的情况（危险、损伤、衰竭）和结果［损失和终末期肾脏疾病（ESRD）］。三种严重程度定义是基于 SCr 或 UOP 变化，即最差的检测结果。两种结果标准（肾功能丧失和终末期肾病）由肾功能丧失的时间定义（表 55-1）[5]。

这种分类系统主要基于肾功能监测指标相对于基线值的变化。若患者没有已知慢性肾脏疾病，则其 SCr 基线值是未知的，肾脏疾病饮食修正公式提供了估计的基线值的计算方法，即每 1.73 m²/（75 ml·min）的肌酐清除率[2]。通常 ICU 以外的科室尿量（UOP）不可靠，几个研究中都已舍弃研究尿量。然而，比较是否包含 UOP 的RIFLE 分级的结局，结果表明剔除尿量延迟诊断或完全漏诊 AKI，并且与较高的 AKI 死亡率相关[6]。

急性肾损伤网络分类（AKIN）

2007 年急性肾损伤网络组（Acute Kidney Injury Network, AKIN）对 RIFLE 分级进行了小而重要的修改，提示 SCr 微小的变化会使 RIFLE 标准更加敏感和可信[7]（表 55-1）。越来越多的证据表明在不同情况下，即使 SCr 变化很小也与死亡率增加有关。特别是在几个不同的研究中肌酐增加 26.4 μmol/L（0.3 mg/dl）构成了死亡的独立危险因素[9, 10]。此外，AKIN 分类引进了以时间为维度的 AKI 定义。因此，SCr 渐进和较小的变化不能定义 AKI，但是 48 小时内 SCr 急剧升高可以定义 AKI。

和 RIFLE 分级相比，AKIN 没有估计单个个体的 SCr。事实上，AKIN 分类需要检测两次 SCr：一个初始值（对应于 RIFLE 基线）和第二次在 48 小时检测 SCr[11]。最终，接受 RRT 治疗的患者无论启动 RRT 治疗时患者的 SCr 或尿量是多少，都属于分级系统中的最高级。

肾脏疾病：改善全球结果分类

最近，肾脏疾病：改善全球结果（Kidney Disease: Improving Global Outcomes Classifiation, KDIGO）AKIN 小组[5] 提出另一个 AKI 分级标准（表 55-1）。这种分级涵盖了 AKIN 和 RIFLE 标准，包括 48 小时内 SCr 变化或肾小球滤过率（glomerular filtration rate, GFR）下降超过 7 天。此外，为了简化患者达到第三阶段的 AKI 的 SCr 标准［SCr>354 μmol/L（>4.0 mg/dl）］，KDIGO 要求病人首先在 48 小时的时间窗内达到 AKI 定义中要求的 SCr 变化［> 26.5 μmol/L（>0.3 mg/dl）或增加 >1.5 倍基础值］。评估肌酐清除率变化的标准（eCrCl）基于 Schwartz 公式，儿科患者，包括婴儿和肌肉量很少的儿童 SCr 可能不会达到 354 μmol/L（4.0 mg/dl）。如果患者每 1.73 m² 体表面积 eCrCl<35 ml/min，则达到第三级[5]。

表 55-1　比较 RIFLE、AKIN 和 KDIGO 分类

血清肌酐标准			UOP 标准
RIFLE	AKIN	KDIGO	
风险 SCr 从基线水平增加 1.5 倍或 GFR 下降 >25%	1 级 增加≥ 26.5 μmol/L（≥0.3 mg/dl）或者从基线水平增加 ≥150%~200%（1.5~2 倍）	1 级 血清肌酐从基线水平增加 1.5~1.9 倍，或者 ≥ 26.5 μmol/L（≥0.3 mg/dl）	尿量小于 0.5 ml/（kg·h）达到 6 小时以上
损伤 SCr 从基线水平增加 2 倍或者 GFP 降低大于 50%	2 级 从基线水平增加 > 200 %~300 %（>2 倍）	2 级 SCr 从基线水平增加 2~2.9 倍	尿量小于 0.5 ml/（kg·h）达到 12 小时以上
障碍 SCr 从基线水平增加 3 倍，或者 SCr>354 μmol/L（>4 mg/dl）并且急剧增加 >44 μmol/L（>0.5 mg/dl），或者 GFR 降低 >75%	3 级 从基线开始增加 > 300%（大于 3 倍），或≥ 354 μmol/L（≥ 4 mg/dl）并急剧增加至少 44 μmol/L（0.5 mg/dl），或者需要 RRT 治疗	3 级 SCr 从基线增加 3 倍或 SCR 增加 ≥ 353.6 μmol/L（≥ 4 mg/dl）或开始 RRT 患者小于 18 岁，估计肾小球滤过率降低<35 ml/（min·1.73 m²）	尿量小于 0.3 ml/（kg·h）达到 24 小时或无尿 12 小时
肾功能丧失 肾功能完全丧失 >4 周			
终末期肾病 肾功能完全丧失 >3 个月			

AKIN. 急性肾损伤网络；GFR. 肾小球滤过率；KDIGO. 肾脏疾病：改善全球结果；RIFLE. 风险，损伤，衰竭，终末期肾脏疾病；RRT. 肾脏替代治疗；Scr. 血清肌酐

临床分级的不足

如前所述，虽然 AKI 的定义、诊断、分级已非常详尽了，但是一些混杂因素可能会影响这些检查结果的可靠性。特别是利尿药等药物和伴随的肾小管损伤可减少 UOP 的敏感性和特异性。水化状态可能会影响危重患者 UOP 和 SCr。事实上，液体过负荷可能稀释 SCr，延误诊断[1]或产生"非典型的 AKI"[5]。此外，SCr 主要取决于非肾脏因素诸如年龄、性别和肌肉量。AKI 患者肌酐代谢变动很大，几种药物（如西咪替丁）会改变肌酐清除率[12]。肌酐可以自由通过肾小球，部分由近端小管分泌（尿排泄量的 10%~20%）。因此利用肌酐清除率评估肾功能会高估 GFR。当肾小球滤过率降低时，清除的肌酐中由肾小管分泌肌酐占 50%，而这一过程在个体之间差异很大。相反，在某些情况下肾小管重吸收肌酐增加，如失代偿性心力衰竭和糖尿病等[1]。

此外，肾功能储备使 SCr 保持正常范围，直到至少 50% 的肾单位已经丧失，主要是通过未受损的肾单位的募集和超滤。肾功能储备主要通过未损伤的肾单位滤过，直到至少 50% 的肾单位丧失前都能保持 SCr 在正常范围内。最后，在 RIFLE、AKIN 和 KDIGO 分类中，SCr 和 UOP

标准要求在特定时间段内有一定变化。大的临床事件可能引起偏差，影响了这些具体的特征，可以通过临床分类回顾性分析进行 AKI 的诊断和分期[12]（**图 55-1**）。

亚临床急性肾损伤

最近发现了无肾小球功能降低的肾损伤，这种损伤与更严重的肾损伤程度和更差的总体结果相关，这种情况被称为亚临床 AKI。亚临床 AKI 挑战了传统观点，传统观点认为只有肾小球滤过率降低称为临床肾损伤（即肾功能障碍）[13]，此时才能使用 RIFLE、AKIN 和 KDIGO 分级。相反，如果有代谢应激因素（例如碘造影剂、肾毒性药物、脓毒症引起全身炎症等），可能会发生 SCr 或 UOP 无异常的肾损害，特别是在早期肾损伤阶段。SCr 或 UOP 没有改变的肾损伤定义为"亚临床 AKI"。长期损伤因素刺激会引起损伤肾脏，直至 GFR 降低，从而成为临床上表现为肾功能障碍[14]。

亚临床急性肾损伤可出现并发症和预后较差的情况。如果无法预防亚临床急性肾损伤，则应尽早识别和进行治疗，早期识别和治疗需要肾损伤的特异性生物标志物[15]。生物标志物能够充分

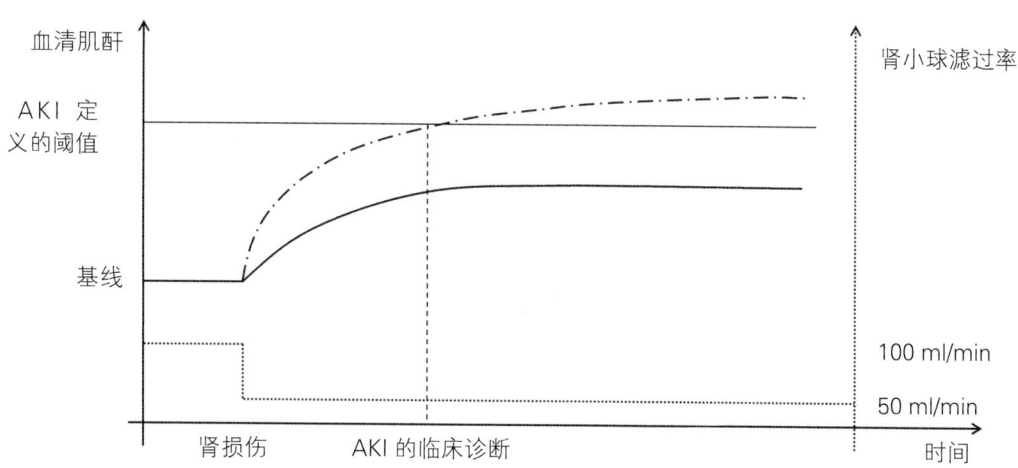

图 55-1　由于肾损伤肾小球滤过率（GFR）急剧降低减少（虚线）从 100 ml/min 减少到 50 ml/min，诊断为临床和亚临床急性肾损伤（AKI）。血清肌酐（Scr）（点划线）浓度随后增加特定的时间内达到 AKI 诊断阈值，实际上延迟本病临床诊断。此外，如果患者进行液体复苏（连续线），SCr 的稀释可能进一步延迟 AKI 临床诊断或不能达到诊断 AKI 的阈值（"非典型性 AKI"）

阐释急性肾损伤综合征，包括了亚临床肾损害和临床肾功能障碍的生物标志物[16]。最近提出了更通用的术语——肾病发作（kidney attack），突出了 AKI 的临床和亚临床表现的重要性，包括肾功能丧失、肾功能储备和病人最终结局的关系[17]。

肾损伤的生物标志物

转录物组学和蛋白质组学技术发现了数个潜在的 AKI 生物标志物。包括但不限于如下：NGAL 蛋白（NGAL）、胱抑素 C（Cys-C）、肾损伤分子 -1（KIM-1）、白细胞介素 -18（IL-18）、肝型脂肪酸结合蛋白或 N- 乙酰 - β - D- 氨基葡萄糖苷酶（NAG）。这些分子或蛋白主要在肾外产生，并肾实质损伤时释放到体循环[18]。这些生物标志物的生物作用可能是酶促性，炎症性或结构性的。生物标志物可能是低分子物质、能透过肾小球生理屏障，并在健康肾小管上皮细胞分解代谢（如 Cys-C）[12]。

特异性的生物标志物

NGAL 是来自人类嗜中性粒细胞的蛋白质，存在形式包括分子量为 25 kDa 的单体、分子量为 45 kDa 的同型二聚体、与明胶结合形成分子量 135 kDa 的异质二聚体[19]。单体和异二聚体形式主要是由肾小管上皮细胞产生，而同型二聚体形式由活化中性粒细胞产生[20]。循环中的 NGAL 主要是通过肾小球滤过和通过巨蛋白易化的细胞内吞作用进行重吸收。尿白蛋白可能是竞争性抑制药，减少其重吸收效率和增加尿中标志物的浓度[21]。其他生物标志物也出现类似的效应，即通过巨蛋白受体被吸收（例如，Cys-C 或 KIM-1）。

胱抑素 C（Cys-C）是一种由所有有核细胞产生的分子量为 13 kDa 的蛋白。它不和血浆蛋白结合，能完全被肾小球滤过，并在近端小管重吸收。和肌酐相反，Cys-C 不通过肾小管分泌到尿液[21]。因此，AKI 时尿液 Cys-C 含量增加主要反映肾小球滤过 Cys-C 降低和近曲小管受损时

重吸收降低[22]。与血清 Cys-C 相比，尿胱抑素 C 似乎是更早、更敏感的 AKI 标志物，然而，血中 Cys-C 浓度和 GFR 在 SCr 不够敏感的范围（60~90 ml/min）内是相关的[23]。

KIM-1 是可溶性胞外区（~90 kDa）的 I 型细胞膜糖蛋白，通过金属蛋白酶依赖的过程脱落；因此，能在 AKI 患者尿液中检测到 KIM-1[21]。肾损伤过程中，KIM-1 可能通过增加吞噬凋亡细胞促进受损的上皮细胞重塑[21]。

IL-18 是一种单核细胞、巨噬细胞和非免疫细胞包括近端小管细胞在内产生的一种 18kDa 分子，这些被认为是 AKI 急性肾缺血时 IL-18 的来源[21]。在梗阻性 AKI 模型中，IL-18 激活上皮 FasL，增加 caspase-3 和 caspase-8 表达[24]。

NAG 是来源于近端小管细胞溶酶体一个分子量比较大的蛋白（~140 kDa）。其分子量较大不能通过肾小球滤过，因此尿液中高浓度的 NAG 不太可能是非肾脏来源。NAG 与肾近端小管损伤和恢复治疗期间的组织学相关。ICU 治疗期间病人的尿 NAG 含量与危重病人结局相关[21]。

临床应用

数个研究已经验证了生物标志物在 AKI 的监测、鉴别诊断、分级和随访中的作用。大多数研究对象是接受心脏手术的患者，肾脏受损的时间点是明确的。在以生物标志物为研究终点的转化研究（TRIBE）中，对接近 1200 例择期冠状动脉血供重建术进行研究，作者发现 ICU 病人 6 小时内发生临床 AKI 的患者尿 IL-18、尿和血浆 NGAL 浓度较高，这些生物标志物比临床诊断 AKI 至少提前 24 小时［尿 IL-18、尿和血浆 NGAL 的 ROC 曲线下面积（ROC-AUC）分别是 0.74，0.67 和 0.7］[25, 26]。危重病人也得到类似的结果。生物标志物也能预测 ICU 和急诊室病人是否需要 RRT。在这样的背景下，第十次急性透析质量倡议共识会议（ADQI）建议高危患者进入 ICU 和其后的治疗中应该检测生物标志物[12]。数个研究表明，肾损伤的生物标志物提供的信息

不仅仅是简单预测 AKI。事实上，生物标志物提供了关于 AKI 严重程度、持续时间、预后、是否需要 RRT、肾功能延迟恢复或无恢复和死亡率等其他预测信息[26]。

综合应用 AKI 的临床分类和生物标志物能够对引起 AKI 的病因学和机制进行更准确和有用的鉴别诊断[14]。例如，肾功能降低而没有肾损伤的证据（生物标志物阴性）可以用来改善目前临床分类中定义的"氮质血症"（例如，容量反应和可逆的肾功能改变）[27]。孤立的肾功能障碍而无肾损伤证据被认为是早期的肾后性梗阻性疾病。使用生物标志物能够在肾损伤之前尽早的识别可逆性肾脏变化[14]。的确，肾脏生物标志物可帮助有效地识别潜在的病理生理学机制和 AKI 中的事件发生顺序，这不仅仅局限于肾前性、肾性和肾后性的鉴别诊断[14]。然而，需要十分注意的是，这些生物标志物缺乏阈值，需要进一步测试和验证[14]。的确，最近制定的共识会议（ADQI）以及 KDIGO 建议，明确肯定 SCr 和 UOP 是肾损伤的最好标志物。

生物标志物可用于决定是否启动肾支持治疗[28]。然而，这个进程仍然很有挑战[29]，因为不存在共识的标准，多数研究有方法学问题。发生 AKI 后由于不同的生物标志物可能有不同的动力学，肾损伤标本采集时间可能显著影响其预测价值。此外，一些研究没有报道在生物标记增后到启动 RRT 之间的天数，这些研究所报告的数据存在广泛的差异。最后，在不同的临床环境中，单个生物标志物并没有一个截断值可以用来明确推荐进行 RRT。因此，到目前为止，没有提出任何意见或建议使用生物标志物用于早期和适时启动 RRT[29]。

为了避免对结果的误解，也为了改善 AKI 患者的治疗，在临床实践中需要考虑那些可能影响生物标志物灵敏度和特异度的变量（如慢性肾病[30]、蛋白尿[31]以及并存的全身疾病[32]）。

细胞周期阻滞的生物标志物

尿胰岛素样生长因子结合蛋白 -7（IGFBP-7）和尿金属蛋白酶组织抑制因子 -2（TIMP-2）是最近发现 AKI 的分子标志物[33]。这两个分子是细胞损伤早期 G_1 期细胞周期阻滞相关的生物标志物。与其他类型细胞相似，当脓毒症实验模型[34]或缺血导致肾损伤时，肾小管细胞进入短暂的细胞周期阻滞[35]。这个过程中 DNA 损伤，细胞分裂停止。现有的生物标志物包括 TIMP-2 和 IGFBP-7 识别肾细胞损伤。此时，如果去除应激因素，细胞可能能够恢复功能而无永久性损伤[33]。

Kashani 等开展了一项前瞻队列研究（Sapphir 研究），共纳入 728 个危重病人，该研究验证组合生物标志物并和其他生物标志物比较其预测价值。他们发现将 TIMP-2 和 IGFBP-7 组合预测 AKI 的 ROC 曲线下面积 0.80，ROC 曲线下面积值明显优于任何先前研究的生物标志物（$P<0.002$）。此外，细胞周期阻滞生物标志物的作用与伴随的严重系统性疾病如败血症或合并症如慢性肾脏疾病无关。而且，Meersch 等研究接受心脏手术的患者的观察性研究中发现细胞周期生物标志物与肾脏恢复相关（ROC-AUC= 0.79）[36]。

结　论

· AKI 常与危重病患者预后不良相关。AKI 的早期诊断和适当的治疗可改善预后。

· 当前 AKI 的诊断是基于 GFR 降低，往往表现为 SCr 增加和（或）UOP 减少。然而，也有很大的局限性，这些参数可能会影响 AKI 的诊断。

· 肾功能障碍可能只涉及功能的改变也可能与肾的解剖改变有关（即肾损伤）。然而，即使是临床上检测不到（亚临床）的 AKI 也可能与预后不良有关，临床上应考虑到此情况。

· 肾损伤生物标志物是目前唯一能够识别亚临床急性肾损伤的指标。

· 文献证据表明，AKI 生物标志物可能比临床诊断急性肾损伤早 24~48 小时。因此，我们建议，生物标志物用于 AKI 的早期诊断。然而，虽然一些研究表明这些生物标志物与肾性和非肾性疾病不良预后相关，但是现有的局限性阻碍了临床决策中常规使用这些生物标志物。

作者推荐

· 要清楚知道有些因素可以降低 SCr 和 UOP 检测 AKI 灵敏度与特异度。因此要谨慎地假设一个危重病人已发生 AKI 和进行治疗，而不是等待病人出现明显的临床表现。

· 应在所有高危患者中，使用肾损伤生物标志物识别亚临床 AKI。

· 在临床 AKI 中，有必要检测特异性的生物标志物以确定是否肾功能不全合并肾脏损害。

（李一鸣　彭志勇）

参考文献

1. Endre ZH, Pickering JW, Walker RJ. Clearance and beyond: the complementary roles of GFR measurement and injury biomarkers in acute kidney injury (AKI). Am J Physiol Renal Physiol. 2011;301:F697–F707.

2. Valette X, du Cheyron D. A critical appraisal of the accuracy of the RIFLE and AKIN classifications in defining "acute kidney insufficiency" in critically ill patients. J Crit Care. 2013;28:116–125.

3. Thadhani R, Pascual M, Bonventre J. Acute renal failure. N Engl J Med. 1996;334:1448–1460.

4. Ricci Z, Ronco C. New insights in acute kidney failure in the critically ill. Swiss Med Wkly. 2012;142.

5. Kidney Disease: Improving Global Outcomes (KDIGO). Acute Kidney Injury Work Group: KDIGO clinical practice guideline for acute kidney injury. Kidney Int Suppl. 2012;2:1–138.

6. Wlodzimirow K, Abu-Hanna A, Slabbekoorn M, et al. A comparison of RIFLE with and without urine output criteria for acute kidney injury in critically ills. Crit Care. 2012;16:R200.

7. Bellomo R, Ronco C, Kellum J, et al. Acute renal failure - definition, outcome measures, animal models, fluid therapy and information technology needs: the Second International Consensus Conference of the Acute Dialysis Quality Initiative (ADQI) Group. Crit Care. 2004;8:R204–R212.

8. Mehta RL, Kellum J, Shah SV, et al. Acute Kidney Injury Network: report of an initiative to improve outcomes in acute kidney injury. Crit Care. 2007;11:R31.

9. Lassnigg A, Schmidlin D, Mouhieddine M, et al. Minimal changes of serum creatinine predict prognosis in patients after cardiothoracic surgery: a prospective cohort study. J Am Soc Nephrol. 2004;15:1597–1605.

10. Chertow GM, Burdick E, Honour M, et al. Acute kidney injury, mortality, length of stay, and costs in hospitalized patients. J Am Soc Nephrol. 2005;16:3365–3370.

11. Levi TM, de Souza SP, de Magalhães JG, et al. Comparison of the RIFLE, AKIN and KDIGO criteria to predict mortality in critically ill patients. Rev Bras Ter intensiva. 2013;25:290–296.

12. McCullough P, Shaw A, Haase M, et al. Diagnosis of acute kidney injury using functional and injury biomarkers: workgroup statements from the tenth Acute Dialysis Quality Initiative Consensus Conference. Contrib Nephrol. 2013;182:13–29.

13. Ronco C, Kellum J, Haase M. Subclinical AKI is still AKI. Crit Care. 2012;16:313.

14. Murray P, Mehta R, Shaw A, et al. Potential use of biomarkers in acute kidney injury: report and summary of recommendations from the 10th Acute Dialysis Quality Initiative consensus conference. Kidney Int. 2014;85:513–521.

15. Ronco C. Kidney attack: overdiagnosis of acute kidney injury or comprehensive definition of acute kidney syndromes. Blood Purif. 2013;36:65–68.

16. Ronco C, McCullough P, Chawla L. Kidney attack versus heart attack: evolution of classification and diagnostic criteria. Lancet. 2013;382:939–940.

17. Kellum JA, Bellomo R, Ronco C. Kidney Attack. JAMA. 2012;307:2265–2266.

18. McIlroy D, Wagener G, Lee H. Biomarkers of acute kidney injury: an evolving domain. Anesthesiology. 2010;112:998–1004.

19. Kjeldsen L, Johnsen A, Sengeløv H, et al. Isolation and primary structure of NGAL, a novel protein associated with human neutrophil gelatinase. J Biol Chem. 1993;268:10425–10432.

20. Mårtensson J, Bellomo R. The rise and fall of NGAL in acute kidney injury. Blood Purif. 2014;37:304–310.

21. Charlton JR, Portilla D, Okusa MD. A basic science view of acute kidney injury biomarkers. Nephrol Dial Transplant. 2014;29:1301–1311.

22. Vanmassenhove J, Vanholder R, Nagler E, et al. Urinary and serum biomarkers for the diagnosis of acute kidney injury: an in-depth review of the literature. Nephrol Dial Transplant. 2013;28:254–273.

23. Herget-rosenthal S, Bökenkamp A, Hofmann W. How to estimate GFR-serum creatinine, serum cystatin C or equations? Clin Biochem. 2007;40:153–161.

24. Zhang H, Hile KL, Asanuma H, et al. IL-18 mediates proapoptotic signaling in renal tubular cells through a Fas ligand-dependent mechanism. Am J Physiol Ren Physiol. 2011;310:F171–F178.

25. Parikh CR, Coca SG, Thiessen-philbrook H, et al. Postoperative biomarkers predict acute kidney injury and poor outcomes after adult cardiac surgery. J Am Soc Nephrol. 2011;22:1748–1757.

26. Parikh CR, Devarajan P, Zappitelli M, et al. Postoperative biomarkers predict acute kidney injury and poor outcomes after pediatric cardiac surgery. J Am Soc Nephrol. 2011;22:1737–

1747.

27. Himmelfarb J, Ikizler T. Acute kidney injury: changing lexicography, definitions, and epidemiology. Kidney Int. 2007;71:971–976.

28. Cruz D, Bagshaw S, Maisel A, et al. Use of biomarkers to assess prognosis and guide management of patients with acute kidney injury. Contrib Nephrol. 2013;182:45–64.

29. Cruz DN, Geus De HR, Bagshaw SM. Biomarker strategies to predict need for renal replacement therapy in acute kidney injury. Semin Dial. 2011;24:124–131.

30. Mcilroy DR, Wagener G, Lee HT. Neutrophil gelatinase-associated lipocalin and acute kidney injury after cardiac surgery: the effect of baseline renal function on diagnostic performance. Clin J Am Soc Nephrol. 2010;5:211–219.

31. Nejat M, Hill JV, Pickering JW, et al. Albuminuria increases cystatin C excretion: implications for urinary biomarkers.

Nephrol Dial Transplant. 2012;27:96–103.

32. Doi K, Negishi K, Ishizu T, et al. Evaluation of new acute kidney injury biomarkers in a mixed intensive care unit. Crit Care Med. November 2011;39:2464–2469.

33. Kashani K, Al-khafaji A, Ardiles T, et al. Discovery and validation of cell cycle arrest biomarkers in human acute kidney injury. Crit Care. 2013;17:R25.

34. Yang Q, Liu D, Long Y, et al. Acute renal failure during sepsis: potential role of cell cycle regulation. J Infect. 2009;58:459–464.

35. Witzgall R, Brown D, Schwarz C, et al. Localization of proliferating cell nuclear antigen, vimentin, c-Fos, and clusterin in the postischemic kidney. J Clin Invest. 1994;93:2175–2188.

36. Meersch M, Schmidt C, Van Aken H, et al. Urinary TIMP-2 and IGFBP7 as early biomarkers of acute kidney injury and renal recovery following cardiac surgery. PLoS One. 2014;9. http://dx.doi. org/10.1371/journal.pone.0093460.

如何为急性肾损伤高危人群及患者提供最佳治疗

Celina D. Cepeda, Josée Bouchard, Ravindra L. Mehta

急性肾损伤（AKI）是 ICU 常见疾病，常预后不良。有研究证据表明，即使血肌酐在短期内变化很小（即 26 μmol/L 或 ≥ 0.3 mg/dl ）患病率和死亡率也会升高，而早期的治疗则会使预后有所改善[1, 2]。对 AKI 及时的诊断、评估和治疗，对于 ICU 医师来说十分重要，只有做到以上几点，才能够避免进一步的肾损伤，帮助肾功能恢复。本章对现有的及最新的 AKI 患者优化治疗策略进行综述，以期达到改善此类患者治疗结局的最终目的。

评 估

病史及体格检查

详细询问病史和体格检查是评估疑似 AKI 患者的关键所在。慢性肾衰竭、心功能衰竭、肝硬化、呼吸系统疾病、糖尿病等，都是 AKI 的高危因素，均应详细记录[3]。进入 ICU 治疗、多器官功能衰竭、肾损伤药物、缺氧、血小板减少以及神经功能障碍，都是儿科 AKI 的高危因素[3]。近期的研究结果表明，肾绞痛指数（renal angina index，RAI）的评估也有助于识别 AKI 高危患者（**表 56-1**）。RAI 结合急性事件可以很好地预测 AKI 的发展和严重程度。Basu 等确认了 RAI 的有效性，而且最近将 RAI 与 NGAL 等 AKI 生物标志物相结合，提高了 AKI 严重程度的判断准确度[4-6]。AKI 的高危因素可见**表 56-2**。显影剂成像、手术、外伤、近期患病情况以及主诉都须专门记录。

表 56-1　肾绞痛指数

风险		损伤		
风险	等级	↓ eCCl	% FO	等级
轻度（进入儿科重症监护室）	1	无变化	<5%	1
高度（实质器官或骨髓移植）	2	↓ 0~25%	≥ 5%	2
通气和收缩力（插管 + 至少使用血管加压药或者强心药的一种）	3	↓ 25%~50%	≥ 10%	4
		↓ ≥ 50%	≥ 15%	8

肾绞痛是 AKI 的高危险因素乘以肾损伤表现。损伤评分是基于 eCCl% 降低 和 FO

评分由 1 到 40，评分的得分大于 8 时，AKI 患病记录增高 eCCl. 肌酐清除率估计值；FO. 液体过剩；

表 56-2　AKI 的诱发因素

患者因素 / 暴露	操作
容量损失	心肺转流术
败血症	涉及主动脉夹的手术
肾毒性物质 / 造影剂	腹内压升高
高血压	有动脉栓塞风险的大动脉置管
低血压	肝移植
多器官衰竭	肾移植
有创性机械通气	干细胞移植
神经功能紊乱	

AKI. 急性肾损伤

随着电子病历的普及，利用电子报告的方式监测并确诊 AKI 高危患者和 AKI 患者变得可行。Selby 等的研究表明，全院电子报告系统有助于 AKI 的早期诊断，这一工作以 AKI 网络标准（AKIN）（**表 56-3**）为基础。随着医生对于肌酐升高、AKI 的分级和临床指南认识的提高，AKIN 诊断标准应运而生。作者相信，应用此警报系统将会有助于提高 AKI 的诊疗水平[7]。Colpaert 等根据 RIFLE 标准（风险、损伤、衰竭、肾衰竭、终末期肾衰竭）在一个 ICU 中心试用了电子警报系统，ICU 的医师可通过这个电子警报系统了解肾功能的恶化情况（**表 56-3**）[9]。意大利的一项多中心研究，通过对 ICU 内 AKI 患者的流行病学分析，并基于 RIFLE 标准，设计出一个可应用于数据收集工具。作者相信，这项研究成果的应用将会有助于医生搜集 AKI 患者的相关数据，并且对于肾脏替代治疗（RRT）开始的时机具有指导意义[10]。

实验室研究

实验室研究对于 AKI 的识别及确诊、肾功能及肾损伤情况的评估、AKI 的鉴别诊断都十分有用。少尿是已通过验证的 AKI 诊断标准之一，少尿的程度以及持续时间也同样用于 AKI 的分级以及严重程度的判断[11, 12]。Mandelbaum 等在连续观察了 ICU 患者 1~7 天的尿量后发现，当患者的尿量（UO）减少到少于 0.5 ml/（kg·h）时，患者的死亡率迅速增加，当少尿时间延长时，死亡率将会更高[13, 14]。目前，尿流电子检测感应器逐渐发展，临床医生可以将 UO 作为提高 AKI 诊疗水平的利器。需要提醒的是，少尿也许并不是肾损伤导致，而是肾前性状态的反映[14]。无尿的发生相对较晚，并且只有在肾小球滤过功能丧失或者完全性尿路梗阻时才会发生。

尿液分析（UA）和尿镜检有助于确定 AKI 的病因（**表 56-4**）。当出现可逆性肾功能改变时，通常可发现尿浓缩，并伴有尿比重增加和酸性尿，而细胞成分以及管型尿通常少见。异常的 UA 合并有蛋白尿、血尿和（或）管型尿时，则意味着 AKI 存在肾自身性病因[3]。

如果 UA 发现尿蛋白，则必须进行尿蛋白/尿肌酐比值或者 24 小时尿蛋白检查。尿蛋白/尿肌酐比值可用于检测出有临床意义的蛋白尿，因为它不受患者尿量和状态的影响，并且与 24 小

表 56-3　AKI 分级标准

等级		RIFLE	AKIN	KDIGO
1（RIFLE 的风险）	SCr	↑ ×1.5 or GFR >25%	↑ ×1.5~2 或↑ ≥ 0.3 mg/dl	1.5~1.9× 基线或↑ ≥ 0.3 mg/dl
	UO	<0.5 ml/（kg·h）× 6~12 小时		
2（RIFLE 的损伤）	SCr	↑ × 2 or GFR >50%	↑ SCr × > 2~3	2~2.9 基线
	UO	<0.5 ml/（kg·h）× ≥ 12 小时		
3（RIFLE 的衰竭）	SCr	↑ × 3 or GFR >75% 或基线 SCr ≥ 4 mg/dl ↑ >0.5 mg/dl	↑ SCr ×>3 或基线 SCr ≥ 4 mg/dl ↑ ≥ 0.5 mg/dl	3× 基线或↑ ≥ 4 mg/dl 或在患者 <18 岁↓估计的 GFR to <35 ml/（min·1.73 m²）
			无论在开始 RRT 时处于哪一期，只要患者接受 RRT 治疗	
	UO	<0.3 ml/（kg·h）× ≥ 24 小时或无尿 ×12 小时		
4（RIFLE 的功能丧失）		肾功能完全丧失 >4 周		
5（RIFLE 中的终末期）		肾功能完全丧失 >3 个月		

AKI. 急性肾损伤；AKIN. 急性肾损伤网络；KDIGO. 全球肾病发展结局；RIFLE. 肾损伤风险、肾功能损伤、肾衰竭、肾功能丧失、终末期肾病；RRT. 肾脏替代治疗；SCr. 血肌酐；UO. 尿量

表 56-4　泌尿系统改变

UA	组成	灵敏度 / 特异度	评价
血尿	正常形态红细胞		下尿路来源、恶性
血尿	异形红细胞症或红细胞管型		肾小管来源的出血
血尿	无红细胞，浑浊棕色颗粒管型		色素肾病 ATN 血管炎
白细胞脂酶	白细胞		肾盂肾炎
白细胞脂酶	白细胞或者白细胞管型（嗜酸性粒细胞）	鉴别 ATN 与 AIN[18] ·30.8%/71% 鉴别药物导致的 AIN 与 ATN[18] ·35.6%/71%	传统上嗜酸性粒细胞 >1% 提示 AIN
	$FeNa, \% $ $\dfrac{尿钠浓度 \times 血肌酐}{血钠浓度 \times 血肌酐浓度} \times 100$	预测 ICU 内的暂时性 AKI FeNa <1%[22]： ·未使用利尿药 39%/71% ·使用利尿药 27%/69% 预测 ICU 内的持续性 AKI FeNa >1%[24]： ·未使用利尿药 48%/70% ·使用利尿药 75%/56%	常用界值：<1% 为肾前性 >2% ATN 为：假性抬高， CKD 假性降低：充血性心力衰竭、肝衰竭、严重烧伤、脓毒症、横纹肌溶解、造影剂肾病
	$FeUN, \%$ $\dfrac{尿尿素氮浓度 \times 血肌酐}{血尿素氮浓度 \times 尿肌酐浓度} \times 100$	使用 S/S 预测 ICU 内的暂时性 AKI FeUN <40%[22]： ·未使用利尿药 83%/75% ·使用利尿药 80%/85% 使用 S/S 预测 ICU 内的持续性 AKI FeUN <35%[24]： ·未使用利尿药 63%/54% ·使用利尿药 61%/56% 使用 S/S 预测 ICU 内的持续性 AKI FeUN <40%[23]： ·24%/56%	一般界值：<35% 肾前性 未使用利尿药
尿蛋白	尿蛋白 / 肌酐比值	反常的尿蛋白分泌 成人[15]： ·69%~96%/41%~97% 儿童[16]： ·96.6%/96.3%	>0.21 异常
尿蛋白	24 小时尿蛋白		成人 2 g/d，4 mg/（m²·h）提示肾小球疾病

AIN. 急性或过敏性间质性肾炎；AKI. 急性肾损伤；ATN. 急性肾小管坏死；CKD. 慢性肾病；FeNA. 钠分泌分数；FeUN. 尿素分泌分数；ICU. 重症监护中心

时尿蛋白检查有很好的相关性。一般来说，界值大于 0.2 将会意味着需要进行 24 小时尿液尿蛋白定量[15, 16]。成年人尿蛋白定量大于每天 2 g，儿童大于 4 mg/（m²·h）则提示肾小球性 AKI[3, 17]。除了蛋白尿之外，通过检测尿肌酐和尿素氮后计算可得到清除率。

尿镜检有助于发现尿液中的细胞、管型和（或）晶体。UA 中发现有血而未见红细胞（RBCs）则提示色素肾病。浑浊的棕色颗粒管型与急性肾小管坏死有关（acute tubular necrosis, ATN），也有可能是 AKI 之外的原因导致，比如血管炎。肾盂肾炎通常伴随着大量的白细胞（WBCs）。急性或过敏性间质性肾炎（AIN）也可导致尿液中出现白细胞和白细胞管型[3]。通常尿液中嗜酸性粒细胞大于 1% 就可以诊断为 ATN，但 Muriithi 等的最新研究发现，尿液中的嗜酸性粒细胞几乎可以出现在所有的原因导致的 AKI 之中。以 1% 作为临界值时敏感度和似然比很差，甚至以 5% 作为临界值的情况下也不足以将 AIN 与 ATN 或其他肾病鉴别开来[18]。2008 年，Chawla 等根据每低倍镜下可见的颗粒管型和上皮细胞管型数量及百分比，设计了一个 AKI 计算分数指标（cast scoring index, CSI 管型评分指数）。随后他们发现，那些肾功能没有恢复病人的 CSI 评分更高，这说明 CSI 有助于判断肾损伤的预后[19]。Perazella 等的研究中，设计了一项尿沉渣评分体系，该体系是根据肾小管上皮细胞以及颗粒管型数量而设计。得分与 AKI 的 AKIN 分级呈相关性，通过该评分也可以预测出 AIN 导致的 AKI 发生和住院治疗期间出现肾前性 AKI 恶化的可能性[20]。使用这样的评分系统也有一定的局限性，例如标准化的方法和病人的重复性不同。

尿钠浓度、钠分次排泄量（FeNa）、尿素分次排泄量（FeUN）是区分肾前性疾病和 ATN 的常用工具（**表 56-1**）。FeNa 有助于区分肾前性肾损伤以及肾小管坏死性引起的肾损伤（相对于肾前性的疾病来说，肾小管坏死性引起的肾损伤属于肾脏本身的问题）。FeNa 低于 1% 提示肾前性 AKI，而 FeNa 高于 2% 时提示典型 ATN。FeNa 显著降低的 ATN 病人则提示合并有肾前性疾病。然而，利尿药和已有的 CKD 都可能会导致 FeNa 的假性升高，充血性心力衰竭、肝衰竭、严重烧伤、脓毒症、横纹肌溶解、造影剂肾病等则可能会导致假性降低。FeUN 不受是否在检查前使用过利尿药的影响，≤ 35% 通常提示为肾前性 AKI。Dewitte 等发现，FeUN 是一个能够区分暂时性和永久性 AKI 的敏感性和特异性指标，但其他研究并没有证实这一点，也没发现 FeNa 有相似的作用[22-24]。

血肌酐常与血尿素氮（BUN）联用，血肌

酐是检测 AKI 的标准生物标志物。肌酐 / 尿素氮比率 >20/1 通常提示肾前性 AKI，也意味着患者预后较好。然而，Rachoin 等发现肌酐 / 尿素氮 >20/1 与死亡率增加存在正相关性；他们推测，在老年女性患者的研究中，BUN 升高可能是因为蛋白质的新陈代谢加快，而血清肌酐下降是由于肌肉含量的下降[25]。BUN 受营养状态（蛋白质摄入量和分解代谢）的影响，在出血和类固醇治疗时 BUN 会增高，而晚期肝病会导致 BUN 的降低。肌酐也受肌肉含量、年龄、种族和性别的影响。有时儿童、老人和残疾人的 BUN 检测值可能在实验室检查的正常范围内，但与基线值比较仍然是"非正常"的[26]。此外，分布容积也会影响肌酐的测得值。Macedo 等评估了液体量累积对血清肌酐的影响，随后用其估测了 ICU 内 AKI 患者的严重程度，发现液体量积累引起的血液稀释会低估 AKI 的严重性。为了更准确地判断 ICU 内 AKI 患者的严重程度，血清肌酐值可以通过简单公式计算累积体液量的方法校正[27]。最近，Pickering 等结合肌酐和容量动力学，计算了 ICU 患者肾小球滤过率（GFR）的变化。输液速率、晶体或胶体液的选择、相对于输液时间的血清肌酐采样时间以及过量液体的尿排泄率，均会导致血清肌酐的检测值低于实际值。所以，他们建议将抽血时间推迟至大量输液后一个小时，如果血肌酐在临床治疗 4 小时后并未减少，则可检测肾损伤生物标志物[28]。

胱抑素 C 是一种由有核细胞所产生的半胱氨酸蛋白酶抑制药。与血清肌酐不同，它不受影响肌肉质量、年龄、种族和性别的影响，此外，胱抑素 C 的尿排泄量标志着与 ATN 严重程度相关的肾脏功能障碍。研究表明，胱抑素 C 在肌酐水平升高的 2 天前升高。所以，胱抑素 C 在反映肾小球滤过率（GFR）的细微变化方面要优于肌酐。但是，它受甲状腺功能障碍、肥胖、炎症和类固醇药物的影响[26, 29]。

因为肌酐属于肾脏功能障碍的晚期标志物，所以专家们一直在寻找其他肾损伤早期的标志物[26, 29, 30]。一项纳入了 19 项研究的荟萃分析，包括了不同医疗机构的成人和儿童，结果表明 NGAL 是 AKI 的早期标志物，可有效的预测是否需要透析和死亡率。然而，其局限性是，无 AKI 时，也同样可在其他系统疾病的影响下高表达，合并有 CKD、恶性肿瘤和全身细菌感染患者的 NGAL 值会更高。当多因素导致 AKI 时，NGAL 更是缺乏敏感性和特异性[26, 29, 30]。

另一个受关注的生物标志物是人类肾损伤分子 -1。正常的肾脏不存在这种跨膜蛋白，但缺血性或毒性损害时，近端肾小管上皮细胞会快速并高度的表达和分泌；直到患者完全康复，它才会从细胞中消失[26]。研究也发现，肾损伤分子 -1 的表达与透析和死亡相关。

白介素 -18（IL-18）是一种促炎性细胞因子，它在健康肾脏的远端小管和集合管细胞中持续表达。现已证明 IL-18 是一个 AKI 的标志物，它还能够预测机械通气情况下的死亡率。然而因为 IL-18 是一种促炎性细胞因子，所以它会受到内毒素血症、炎性疾病和自身免疫疾病的影响[26, 29, 30]。

2014 年 9 月，美国食品和药物管理局（FDA）批准了一项新检查，这个测试是 NephroCheck，该检查可用于评估 ICU 患者发生中到重度 AKI 的风险。尿液中胰岛素样生长因子结合蛋白 -7 和金属蛋白酶组织抑制物 -2 的水平，能够预测出 12 小时后的 AKI 的发生风险。这两个标志物都是在细胞损伤的早期参与细胞周期的停滞，此为 AKI 的重要机制。Kashani 等研究了超过 1000 名 ICU 患者，发现在预测 AKI 方面，这两个生物标记物比之前已知的生物标志物更好，同时也完善了 9 个变量临床模型的风险分层[31]。

影像学研究

根据美国大学放射学的适宜性标准，肾脏多普勒超声是最适合诊断 AKI 患者的影像学检查[32]。超声可以辨别出肾实质疾病，此时超声会显示回声增加（96% 的特异性）[33]。然而，

这一单独发现并不能区分 AKI 和 CKD，但如果同时发现肾脏缩小则与 CKD 相关性较好[34]。ICU 内 1%~3%AKI 患者是由于梗阻引起的，而超声正是判断梗阻情况的最佳影像学检查。大多数有梗阻的患者都会发生肾盂积水；超声的诊断中到重度的肾盂积水灵敏度可接近 100%[33]。

多普勒超声成像通过阻力指数（RI）评估血流速度；RI 越大，心脏舒张期的血流阻力就越大[33]。梗阻、脓毒症、肝肾综合征等原因导致的肾损伤可导致 RI 升高，这通常都提示着预后不良。肾前性氮质血症和肾小球疾病并不影响 RI[33]。血管壁的弹性、全身血管阻力和心率都可能是影响 RI 的因素[33]。

增强超声成像使用微泡造影剂来观察血管结构和毛细血管水平的血流[37, 38]。增强的超声成像检测缺血性肾移植后的肾梗阻和肾皮质坏死有很高的敏感性和特异性，但这种技术运用于 AKI 早期诊断还有待进一步证实[37, 39]。

AKI 的预防

一般措施

预防措施的主要目标是纠正所有可导致 AKI 的可逆性危险因素。危险因素包括：液体丢失、低血压、心脏输出降低和肾灌注不足、脓毒症、梗阻、腹压升高以及肾毒性药物等（表 56-5）。最常见的肾毒性药物为：显影剂、非甾体抗炎药（NSAID）和抗生素（氨基糖苷类、两性霉素、万古霉素）。对于有 AKI 风险的患者，应尽可能的避免使用这些药物。肾前性肾损伤的病人则应尽量避免使用利尿药、血管紧张素受体阻滞药和血管紧张素转化酶抑制药。

针对性治疗措施（表 56-6）

体液平衡和低血压治疗

评估容量状态的临床参数并不可靠，所以补液对血流动力学和肾功能的影响往往是通过尝试和纠正错误来评估的。对于肾前性病变，良好的

表 56-5　常见肾毒性药物

·造影剂	·化疗药物
·非甾体抗炎药	·顺铂
·抗生素	·甲氨蝶呤
·阿昔洛韦	·利尿药
·氨基糖苷类	·循环利尿药
·两性霉素	·噻嗪类
·β-内酰胺类抗生素（青	·质子泵抑制药
霉素、头孢）	·兰索拉唑
·万古霉素	·奥美拉唑
·血管紧张素抑制药	·泮托拉唑
·血管紧张素受体抑制药	·其他
	·别嘌呤醇
	·苯妥英
	·雷尼替丁

液体管理可以改善器官灌注和肾功能。实验数据表明，发生缺血性 ATN 时，肾脏的自动调节功能丧失，肾血流量与血压呈线性相关，所以容量减少会导致肾脏的低灌注或血管舒张，从而引发新的肾脏损伤[43]。在严重的充血性心力衰竭或心脏舒张功能障碍时，尽管容量状态表现为正常或过高，但仍然存在着肾灌注不足。在这些患者中，扩容补液会导致心脏功能恶化和肺水肿。

遗憾的是，并没有绝对正确的指南来指导如何根据血流动力学和液体状态来改善肾功能。拯救脓毒症运动提出了很有帮助的建议[44]。最近，开展了一项脓毒性休克早期时根据指南来进行治疗的随机试验（ProCESS），该试验的目的在于研究早期使用静脉输液、升压药、正性肌力药、输血治疗对 60 天住院死亡率的影响。研究发现，标准治疗组的肾衰竭（需加用 RRT）发病率高，但治疗的持续时间没有明显不同。总之，发病率或死亡率并没有明显的改善，中心血流动力学监测也没有改善[45]。

扩　容

近几年，几项研究对比了不同种类扩容液体对预后的影响。肾脏疾病：改善总体预后（KDIGO）AKI 指南建议，对未出现出血性休克而有细胞肿胀的 AKI 患者，应该用等张晶体液代替合成［羟乙基淀粉（HES）]和非合成的胶体液（白蛋白）[3]。羟乙基淀粉的相关推荐基于两项关于严重脓毒症和危重患者的大样本随机对照试验（RCTs），即羟乙基淀粉会损害肾脏的功能、增加 RRT 的需求并且降低存活率[46, 47]。

针对白蛋白、生理盐水和白蛋白溶液的评估（SAFE）随机对照试验，共纳入 6997 名危重症患者。结果显示，使用 4%（胶体渗透压）白蛋白和使用生理盐水的死亡率和肾脏替代治疗的持续时间没有差别[48]。然而，肾功能未独立分析，而且仅仅收集了严重的 AKI 病例[49]。最近发表的 ALBIOS（白蛋白对意大利脓毒症患者影响）随机对照试验中，对患有严重脓毒症以及脓毒性休克和低蛋白血症患者使用高白蛋白（20%）和晶体液，结果表明其死亡率与重度 AKI 患者相比，没有表现出任何差异[50]。重要的是，ALBIOS 研究与其他研究不同，因为是否给予白蛋白治疗不是根据临床情况而定，而是根据每天的基础水平，即白蛋白水平是否小于 30 g/L。白蛋白组累计容量平衡也较低。肝硬化患者组是唯一一个白蛋白似乎有益的分组[51]。

随机对照试验已证明，输注晶体和生理盐水可以防止显影剂、顺铂和两性霉素产生的肾毒性[52~54]。只有低等级的证据支持横纹肌溶解时应当积极的使用盐水[55, 56]。然而，一项 ICU 患者的回顾研究表明，氯限制性液体（乳酸溶解于浓度为 98 mmol/L 的氯化物平衡缓冲液或浓度为 19 mmol/L 的低氯平衡缓冲液）与高氯的静脉输液（0.9% 生理盐水、明胶或 4% 白蛋白）相比，氯限制性液体会明显降低 AKI 的发病率和 RRT 的需求[56]。这些结果仍然需要更多的研究来证实。

循环利尿药，利钠排泄药，血管活性药物

一些小样本单中心的研究结果表明利尿药对 AKI 并没有预防作用[3]。在一个小样本的随机对照试验中，对高危心脏手术患者预防性地使用奈西立肽（一种 B 型钠尿肽），虽然使用奈西立

表 56-6　预防 AKI 的策略

策略	效果	说明
晶体液	扩容	推荐；无失血性休克[3]
生理盐水	预防放射性对比剂、铂类和两性霉素等肾毒性[52-54]	随机对照试验
乳酸林格液	AKI 发生率和 RRT 需求减少	ICU 患者的回顾性研究；低氯液体与高氯液体对比[56]
羟乙基淀粉	损害肾功能增加 RRT 需求	在 ICU 中严重脓毒症患者中，比较林格乳酸盐[46, 47]
白蛋白	死亡率和 RRT 时间无差异；死亡率和 AKI 严重程度无差异	SAFE 随机对照试验比较 4% 白蛋白和生理盐水[48] ALBIOS 随机对照试验比较严重脓毒症或脓毒症休克的低蛋白血症患者采用 20% 白蛋白和晶体液[50]
祥利尿药	对肾功能无效	小样本单中心试验[3]
奈西立肽	更低的 AKI 发生率；对 RRT 需求和住院时长无效	纳入高风险心脏外科病人的小样本 RCT[57]
多巴胺	增加尿量；不预防 AKI	采用肾脏剂量[0.5~3 μg/(kg·min)]的 Meta 分析[58-60]
非诺多泮	减少 AKI 风险	纳入重症患者的 meta 分析但是研究存在局限性[61]
他汀类	预防 CK-AKI 没有减少大手术后 AKI	纳入患者 GFR 高于或低于 60 ml/min 的 Meta 分析，但是研究存在局限性[64] 基于随机对照试验的 Meta 分析[65]
胰岛素	AKI 发生率降低	内科和外科 ICU66 KDIGO 推荐目标血糖值为 6.1~8.3 mmol/L（110~149 mg/dl）
N- 乙酰半胱氨酸	不预防 AKI	有 AIN 风险或者早起 AIN 的患者[67~72] 用来预防放射性对比剂 AKI
碳酸氢钠	不能预防心脏术后围术期 AKI	Meta 分析[73]
钙通道阻滞药	对肾清除有益处	小样本 RCT 证据[75]
多能间充质干细胞	术后维持稳定的肾功能	体外循环心脏外科一期临床试验[76]
RIPC	对 AKI 发生频次无效 或许能预防 AKI	慢性肾病患者心脏外科手术的随机对照试验[77] 纳入心血管外科手术或经皮冠状动脉介入治疗患者的 Meta 分析[78]

AKI. 急性肾损伤；ALBIOS. 蛋白意大利结局脓毒症研究；AIN. 急性肾小管坏死；CK-AKI. 对比剂急性肾损伤；ICU. 重症监护病房；KDIGO. 肾脏疾病：改善全面结局；RCT. 随机对照试验；RIPC. 远处缺血预处理；RRT. 肾脏替代治疗；SAFE. 生理盐水对比白蛋白液体评价

肽组的 AKI 发病率较低，但结果表明奈西立肽对于 RRT 的需求和住院治疗时间的影响没有统计学意义[57]。此观点仍需更多的研究验证。随机对照试验的荟萃分析表明，所谓 "肾脏剂量" 的多巴胺[0.5~3 μg/(kg·min)]虽然增加了尿量，但并未对 AKI 起到预防作用[58-60]。非诺多泮是一种特异性的多巴胺 I 型受体激动药，荟萃分析表明，非诺多泮可以降低危重病患者发生 AKI 的风险[61]。然而，目前对这项研究的一些不足之处限制了结果的可靠程度[61]。此药物仍需通过大样本的随机对照试验的验证，才能被 AKI 指南推荐。

他汀类药物

最新的一些随机对照试验发现，他汀类药物对显影剂引起的 AKI（CI-AKI）有预防作用[62, 63]。最新近荟萃分析证实，他汀类药物在避免肾小球滤过率小于或大于 60 ml/min 的患者发生 CI-AKI 都有一定的作用（RR=0.54，95% CI 0.38~0.78）[64]。然而，其技术问题引起了广泛的关注。因此，目前还不清楚，在缺乏其他适应证的情况下，是否应该推荐使用他汀类药物来预防造影剂引起的 AKI。在最近的一篇荟萃分析中，仅分析随机对照试验的数据时，他汀类药物并没有减少术后的急性肾损伤[65]。未来需要大规模随机对照试验评估他汀类药物对术后 AKI 的预防作用。

其他药物

2007 年，研究胰岛素对 AKI 的预防作用的荟萃分析表明，胰岛素可以减少内外科 ICU 的 AKI 发生率[66]。KDIGO 指南建议，胰岛素治疗的目标血糖应为 6.1~8.3 mmol/L（110~149 mg/dl）[3]。纳入有急性肾小管坏死风险或早期急性肾小管坏死病人的多中心随机对照试验表明，半胱氨酸对 AKI 并无防治作用[61~72]。在系统评价和荟萃分析中，Tie 等发现碳酸氢钠并没有预防心脏术后 AKI 发生的作用，并且增加了需要机械通气的时间、ICU 住院时间以及碱血症的风险[73]。一项预防血管造影导致的严重不良反应（PRESERVE）的大样本多中心随机对照试验正在进行中。该试验比较了注射氯化钠等张溶液和碳酸氢钠等张溶液对于血管造影后严重不良反应高风险患者的有效性以及口服半胱氨酸氯和安慰剂的有效性[74]。关于钙离子通道阻滞药的小样本随机对照试验中表明，尽管没有有力数据能够证实使用钙离子通道阻滞药之后 AKI 发病率有无差异，但是，钙离子通道阻滞药对于肾清除率的改善是有益的。在一期临床试验中，多能间充质干细胞对体外循环心脏手术后的患者似乎是一个有前景的治疗项目，因为试验组的术后肾脏功能保持稳定而 20% 的对照组则发生了 AKI[76]。

远处缺血预处理

远处缺血预处理（RIPC），为了保护其他器官或组织不受后续的致命性缺血再灌注损伤，一些器官或组织会承受轻度以及不致命的缺血再灌注。最新随机对照试验纳入 86 名接受了心脏手术的 CKD 患者，而 RIPC 并没有减少 AKI 的发生率[77]。最近的一项荟萃分析表明，RIPC 可能有利于防止心血管或经皮冠状动脉介入手术后患者发生急性肾衰竭；然而，在做出 RIPC 确实有利于预防 AKI 的建议前，仍需大规模随机对照试验证实[78]。

AKI 的管理

AKI 的预防措施也同样用于已有的 AKI。此外，感染性休克血管加压素冲击试验（VASST）比较了血管加压素和去甲肾上腺素，虽然事后分析表明血管加压素可以降低 AKI 1 期患者的肾损伤程度，但并没有发现死亡率或器官功能障碍有显著差异[79, 80]。

大样本观察研究表明，较晚开始的长期积极液体复苏与 AKI 危重患者的肾脏预后变差和死亡率增加相关，但此结论缺乏随机对照试验支持[81, 82]。故当病人没有容量反应时，也许应该停止扩容。

袢利尿药

一项荟萃分析的结果表明使用袢利尿药不能降低死亡率或促进肾功能恢复，但该分析结果证实，袢利尿药可缩短 AKI 患者进行肾脏替代治疗的时间[83]。两项荟萃分析证实，袢利尿药并不能减少住院死亡率、肾脏替代治疗以及透析的次数，尽管一项研究中有这种趋势[84, 85]。一项纳入 552 名患者的队列研究表明，使用利尿药与死亡率增加有关，但是另一项 1743 名患者的多中心前瞻性流行病学研究未能证实这一发现，尽管其风险比（hazard ratios, HR）大于 1[86, 87]。使用大剂量的利尿药可能会增加耳毒性的风险[84]。尽管数据结论不一致，一项关于利尿药在 AKI 患者临床运用的跨国调查表明，利尿药经常在 AKI 时使用（67.1%），而且最常用的方式为静脉推注[88]。还有两个随机对照试验正在进行中，但是样本量可能太小，不能提供一个明确的结论。

排钠利尿药

四个随机对照试验研究了心房钠尿肽（ANP）为治疗 AKI 的作用[89~92]。最大的研究表明，ANP 并没有改善无和少尿症状、未透析患者的整体生存率[90]。随后，纳入 222 名少尿患者的序贯试验却未能证实早期的发现。这两个试验都是 24 小时大剂量使用心房钠尿肽，这可能影响了研究结果。最近的研究中，对 61 例心脏手术后的患者延长了治疗期（5.3±0.8 天）后发现，该做法可减少透析的需要并且改善未透析患者的生存率[91]。需要更多的研究来确定 AKI 患者使用心房钠尿肽治疗的价值。因为到目前为止，还没有证据可以证明使用奈西立肽可以减少肾脏替代治疗的需求率和死亡率，因此 KDIGO AKI 指南不支持使用奈西立肽治疗 AKI[3]。

血管活性药物

目前的研究证据不支持使用多巴胺治疗 AKI。在 2005 年发表的一个荟萃分析中表明，低剂量多巴胺可以增加尿量，但对肾脏功能障碍或死亡率没有任何改善[58]。之前的两项荟萃分析也证实了这些发现[59,60]。

血管升压药物往往被认为是不利于器官灌注的。一个纳入 14 名脓毒症患者的小样本前瞻性研究表明，将平均动脉压提高至 70 mmHg 时，去甲肾上腺素能够增加肌酐清除率[93]。然而，另一项纳入 28 名患者的小样本随机对照试验表明，将平均动脉压从 65 mmHg 提升至 85 mmHg 时，并未发现肌酐酐或肌酐清除率有所增加[94]。

一项荟萃分析发现，多巴胺受体–1 受体激动药非诺多泮，可以增加肾脏皮质和外髓质的血流量，如前所述，非诺多泮可以降低 AKI 的风险和肾脏替代治疗（6.5% vs. 10.4%，95% CI 0.34~0.84）以及在术后或 ICU 患者的住院死亡率（15.1% vs. 18.9%，95% CI 0.45~0.91）[61]。目前并没有前瞻性研究表明，非诺多泮可以减少肾脏替代治疗的次数。在允许非诺多泮使用于 AKI 患者之前，这些结果需要充分有力的试验结果来

确认该药物确实有此作用。在一个随机对照试验中，使用非诺多泮不能减少显影剂导致的肾损伤的发生率[96]。与静脉注射非诺多泮的患者相比，靶向肾脏的非诺多泮可能会改善接受过显影剂检查的患者的肾功能[97]。我们需要随机对照试验来支持这些初步结果。

其他药物

2001 年的一个常被引用的二次研究结果表明，强化胰岛素治疗可以使肾脏替代治疗的需要率降低 41%。然而，最近的荟萃分析表明，严格的血糖控制并没有改善死亡率和新的透析需要率[98]。没有令人信服的数据证明钙通道阻滞药可以减少肾脏替代治疗的次数[75]。随机对照试验结果表明，甲状腺激素和胰岛素样生长因子–1 对 AKI 患者并无益处[99,100]。

纠正电解质和酸碱状态

急性肾损伤影响了肾脏维持电解质平衡和酸碱平衡的能力。少尿时平衡更难实现，需要对患者进行频繁的电解质监测，避免严重甚至致命的高血钾。Cochrane 系统评价推荐沙丁胺醇与静脉注射胰岛素和葡萄糖单独或联合使用[101]。尽管并没有随机对照试验支持使用离子交换树脂和氯化钙，对于没有胃肠道疾病的患者还是推荐使用离子交换树脂和氯化钙，心电图变化或心律失常时则可静脉注射钙剂[101]。

低钙血症和高磷血症在 AKI 中很常见。然而，并没有随机对照试验评估纠正低钙血症和高磷血症后的益处。口服含磷药物导致的高磷血症和肿瘤溶解综合征已经被提议作为 AKI 的病因因素[102,103]。因此，应预防严重高磷血症（>6 mg/dl），以免进一步损害的发生。钙基磷酸盐结合剂以及其他的磷酸盐粘结剂可用于低磷饮食的患者。

对于患有急性肾衰竭的重症患者来说代谢性酸中毒是最常见的酸性失衡状态[104]。关于 AKI 导致的代谢性酸中毒的治疗没有相关的随机试验，急性肾衰竭导致代谢性酸中毒的后果还尚不明确。因此，碳酸氢盐水平的目标值是未知的。

大多数酸碱平衡方面的权威建议将 pH 低于 7.1 作为应用碳酸氢盐的界值[105, 106]。然而，Kraut 和 Kurtz 的一项在线调查发现，40% 的重症医师只有在 pH 小于 7 的时候才会做出处理，而只有 6% 肾病科医师这样做。此外，超过 80% 的肾病学家认为，二氧化碳分压的高低决定了何时应用碳酸氢盐，而只有 59% 的重症医师这样做[107]。有人建议应用碳酸氢盐将动脉血 pH 维持到 7.2 的水平，但治疗方案应该个性化，并且警惕潜在的并发症（如心脏功能障碍、低钙血症、血钠过多、容量过剩）[105, 106]。对于慢性肾衰竭患者，由于酸中毒对蛋白质代谢的不良影响，建议血清碳酸氢盐维持在 22 mEq/L 以上[108]。

药物剂量的调整

当患者患有 AKI 时，那些由肾脏代谢和排泄的药物使用剂量可能需要进行调整，防止药物累积和毒性[109]。有一个关键概念常常被误解，即不恰当的对 AKI 患者用 CockcroftGault（CG）公式估计肾小球滤过率（GFR）[110]。例如，完全性肾衰竭时，肌酐水平将会每天上升 1~1.5 mg/dl。因此正常的肌酐可能从 1mg/dl 增加到 2.5 mg/dl[111]。用 CG 公式计算得到的肾小球滤过率是 30 ml/min。然而，该条件下"真实"的肾小球滤过率是 0 ml/min。因此，为进行性 AKI 患者调整药物时，公式计算得到的肾小球滤过率并不能反映真实的肾小球滤过率。

其他药代动力学参数在肾衰竭时都会发生改变，例如药物吸收、容量分布、蛋白质结合和肝脏的生物转化作用[110]。因此，除了肾小球滤过率之外，药物的剂量也可能需要根据其他因素而改变，药物的调整必须反映这一点。

含钆造影剂

含钆造影剂常使用于磁共振成像。这些药物与肾脏的系统性纤维化有关[112]。此外，钆的螯合物可能导致假性低钙血症，损害肾脏，尤其是 CKD[113]。现在，我们并不知道钆的肾毒性是与钆相关还是钆的螯合物相关。2007 年 5 月，美国食品和药物管理局发出警告，在非诊断必需须情况下，急性或慢性肾功能不全［肾小球滤过率 < 30 ml/（min·1.73 m²）］患者应避免使用含钆药物。此外，FDA 建议，肝肾综合征导致的 AKI 患者或肝移植围术期患者，无论肾小球滤过率水平如何都应避免使用钆药物。这些更新信息可以在美国食品药品监督管理局网站 www.fda.gov 上查到。

预　后

越来越多的学者对 AKI 发展为终末期肾病（ESRD）的影响感兴趣。美国肾脏数据系统显示，从 1999 年到 2003 年，ATN 导致的终末期肾损伤占 1.7%[119, 120]。众所周知，需要肾脏替代治疗的成人和儿童 AKI 患者的院内死亡率分别是大于 50% 和大于 48%，但长期效果并未报道[120, 121]。有关成人 AKI 的综述中，Goldberg 和 Dennen 在 1~10 年的随访研究表明，12.5% AKI 患者依赖于透析，其中大约有 25% 发展为 CKD；近 40% 的需要 RRT 的 AKI 患者发展为 CKD 或 ESRD[120]。有关 AKI 儿童患者的研究也指出，病情最后将发展为透析依赖或 CKD[121]。因此，改善 AKI 患者的预后也许能够减少 CKD 和 ESRD 的发病率。尽管有三组试验表明，与间歇血液透析相比，连续肾脏替代治疗（CRRT）能够降低透析依赖性，但是没有研究评估药物能否减少 AKI 发展为 CKD 的可能性[122~124]。然而，四个随机对照研究和最近的荟萃分析都表明，CRRT 的使用并没有减少出院后透析依赖性的发生率[125~129]。因此，AKI 患者需要去肾病科随访复诊，这一点十分重要，因为在住院治疗结束后 2 年内仍然有 40% 的死亡风险[130]。目前只有大约 8% 的患者会在出院后第一年内去肾病科复诊[131]。KDIGO 指南建议，AKI 患者应在出院后 90 天内复诊[3]。Harel 等证实，在这个时间段内复诊可以使两年内死亡风险降低 24%[132]。

结 论

　　由于患者和基础情况的差异以及部分试验缺乏明确的终点，导致 AKI 的循证治疗受到影响。然而，鉴于短期内血清肌酐的微小变化与发病率和死亡率上升相关，所以，任何造成 AKI 可逆性的不良因素都应及时纠正。多种药物试图预防或治疗 AKI，结果不一。AKI 患者的管理方案也应纳入急性肾功能障碍对其他器官造成的影响，药物代谢和 CKD 等。

作者推荐

- 短期内血清肌酐的微小变化与发病率和死亡率增加相关。因此，在肌酐有显著增加的迹象时，就应当尽快采取预防和治疗措施。
- 临床指征能够识别出高危患者，同时，监视程序可以监测患者的电子医疗记录，从而能够提示医生患者的血肌酐和尿量的变化。
- 血肌酐水平根据液体量进行校正，而尿量应该作为 AKI 的早期监测指标。
- 治疗的首要目标是纠正所有导致 AKI 的可逆性损害因素。包括液体丢失、低血压、心输出量减少、梗阻、腹内高压及肾毒性药物等。
- 袢利尿药和多巴胺都不能用于 AKI 的预防、减少死亡率以及改善 AKI 患者的肾功能恢复。
- 肾替代治疗的时机应当根据临床情况、实验室检查结果的趋势进行选择，肾脏替代治疗有助于改善这些不良状态。
- 高度怀疑感染、调整药物剂量，避免使用含钆药物，是严重 AKI 治疗的一部分，可以避免并发症的发生。
- 幸存的 AKI 患者应该在 2 周内复查肾功能，并 90 天内进行肾病随访，该措施可以改善 AKI 患者的远期结局。

（李一鸣　彭志勇）

参考文献

1. Chertow GM, Burdick E, Honour M, Bonventre JV, Bates DW. Acute kidney injury, mortality, length of stay, and costs in hospitalized patients. J Am Soc Nephrol. November 2005;16(11): 3365–3370.
2. Hoste EA, Clermont G, Kersten A, et al. RIFLE criteria for acute kidney injury are associated with hospital mortality in critically ill patients: a cohort analysis. Crit Care. 2006;10(3):R73.
3. Khwaja A. KDIGO clinical practice guidelines for acute kidney injury. Nephron Clin Pract. 2012;120(4):c1279–c184.
4. Basu RK, Wang Y, Wong HR, Chawla LS, Wheeler DS, Goldstein SL. Incorporation of biomarkers with the renal angina index for prediction of severe AKI in critically ill children. Clin J Am Soc Nephrol. April 2014;9(4):654–662.
5. Basu RK, Zappitelli M, Brunner L, et al. Derivation and validation of the renal angina index to improve the prediction of acute kidney injury in critically ill children. Kidney Int. March 2014;85(3):659–667.
6. Goldstein SL, Chawla LS. Renal angina. Clin J Am Soc Nephrol. May 2010;5(5):943–949.
7. Selby NM, Crowley L, Fluck RJ, et al. Use of electronic results reporting to diagnose and monitor AKI in hospitalized patients. Clin J Am Soc Nephrol. April 2012;7(4):533–540.
8. Deleted in review.
9. Colpaert K, Hoste E, Van Hoecke S, et al. Implementation of a real-time electronic alert based on the RIFLE criteria for acute kidney injury in ICU patients. Acta Clin Belg Suppl. 2007;(2):322–325.
10. Garzotto F, Piccinni P, Cruz D, et al. RIFLE-based data collection/ management system applied to a prospective cohort multicenter Italian study on the epidemiology of acute kidney injury in the intensive care unit. Blood Purif. 2011;31(1–3):159–171.
11. Prowle JR, Liu YL, Licari E, et al. Oliguria as predictive biomarker of acute kidney injury in critically ill patients. Crit Care. 2011;15(4):R172.
12. Macedo E, Malhotra R, Bouchard J, Wynn SK, Mehta RL. Oliguria is an early predictor of higher mortality in critically ill patients. Kidney Int. 2011;80(7):760–767.
13. Mandelbaum T, Lee J, Scott DJ, et al. Empirical relationships among oliguria, creatinine, mortality, and renal replacement therapy in the critically ill. Intensive Care Med. March 2013; 39(3):414–419.
14. Cruz DN, Mehta RL. Acute kidney injury in 2013: breaking barriers for biomarkers in AKI–progress at last. Nat Rev Nephrol. February 2014;10(2):74–76.
15. Price CP, Newall RG, Boyd JC. Use of protein:creatinine ratio measurements on random urine samples for prediction of significant proteinuria: a systematic review. Clin Chem. September 2005;51(9):1577–1586.
16. Morgenstern BZ, Butani L, Wollan P, Wilson DM, Larson TS. Validity of protein-osmolality versus protein-creatinine ratios in the estimation of quantitative proteinuria from random samples of urine in children. Am J Kidney Dis. April 2003;41(4):760–766.
17. Edelmann CM, Meadow SR. Pediatric Kidney Disease. 2nd ed. Boston: Little, Brown; 1992.
18. Muriithi AK, Nasr SH, Leung N. Utility of urine eosinophils in the diagnosis of acute interstitial nephritis. Clin J Am Soc Nephrol. November 2013;8(11):1857–1862.
19. Chawla LS, Dommu A, Berger A, Shih S, Patel SS. Urinary sediment cast scoring index for acute kidney injury: a pilot study. Nephron Clin Pract. 2008;110(3):c145–150.
20. Perazzella MA, Coca SG, Hall IE, Iyanam U, Koraishy M, Parikh CR. Urine microscopy is associated with severity and worsening of acute kidney injury in hospitalized patients. Clin J Am Soc Nephrol. March 2010;5(3):402–408.
21. Deleted in review.

22. Dewitte A, Biais M, Petit L, et al. Fractional excretion of urea as a diagnostic index in acute kidney injury in intensive care patients. J Crit Care. October 2012;27(5):505–510.

23. Wlodzimirow KA, Abu-Hanna A, Royakkers AA, et al. Transient versus persistent acute kidney injury and the diagnostic performance of fractional excretion of urea in critically ill patients. Nephron Clin Pract. 2014;126(1):8–13.

24. Darmon M, Vincent F, Dellamonica J, et al. Diagnostic performance of fractional excretion of urea in the evaluation of critically ill patients with acute kidney injury: a multicenter cohort study. Crit Care. 2011;15(4):R178.

25. Rachoin JS, Daher R, Moussallem C, et al. The fallacy of the BUN:creatinine ratio in critically ill patients. Nephrol Dial Transplant. June 2012;27(6):2248–2254.

26. Peres LA, Cunha Junior AD, Schafer AJ, et al. Biomarkers of acute kidney injury. Jornal Bras Nefrol. July–September 2013;35(3): 229–236.

27. Macedo E, Bouchard J, Soroko SH, et al. Fluid accumulation, recognition and staging of acute kidney injury in critically-ill patients. Crit Care. May 6, 2010;14(3):R82.

28. Pickering JW, Ralib AM, Endre ZH. Combining creatinine and volume kinetics identifies missed cases of acute kidney injury following cardiac arrest. Crit Care. January 17, 2013; 17(1):R7.

29. Soni SS, Ronco C, Katz N, Cruz DN. Early diagnosis of acute kidney injury: the promise of novel biomarkers. Blood Purif. 2009;28(3):165–174.

30. Obermuller N, Geiger H, Weipert C, Urbschat A. Current developments in early diagnosis of acute kidney injury. Int Urol Nephrol. January 2014;46(1):1–7.

31. Kashani K, Al-Khafaji A, Ardiles T, et al. Discovery and validation of cell cycle arrest biomarkers in human acute kidney injury. Crit Care. 2013;17(1):R25.

32. Remer EM, Papanicolaou N, Casalino DD, et al. ACR Appropriateness Criteria on renal failure. Am J Med. 2014;127:1041–1048.

33. Faubel S, Patel NU, Lockhart ME, Cadnapaphornchai MA. Renal relevant radiology: use of ultrasonography in patients with AKI. Clin J Am Soc Nephrol. February 2014;9(2):382–394.

34. Chen JJ, Pugach J, Patel M, Luisiri A, Steinhardt GF. The renal length nomogram: multivariable approach. J Urol. November 2002;168(5):2149–2152.

35. Deleted in review.

36. Deleted in review.

37. Schneider A, Johnson L, Goodwin M, Schelleman A, Bellomo R. Bench-to-bedside review: contrast enhanced ultrasonography–a promising technique to assess renal perfusion in the ICU. Crit Care. 2011;15(3):157.

38. Cokkinos DD, Antypa EG, Skilakaki M, Kriketou D, Tavernaraki E, Piperopoulos PN. Contrast enhanced ultrasound of the kidneys: what is it capable of? BioMed Res Int. 2013;2013:595873.

39. Sharfuddin A. Renal relevant radiology: imaging in kidney transplantation. Clin J Am Soc Nephrol. February 2014;9(2):416–429.

40. Deleted in review.

41. Deleted in review.

42. Deleted in review.

43. Devarajan P. Update on mechanisms of ischemic acute kidney injury. J Am Soc Nephrol. June 2006;17(6):1503–1520.

44. Dellinger RP, Levy MM, Carlet JM, et al. Surviving Sepsis Campaign: international guidelines for management of severe sepsis and septic shock: 2008. Crit Care Med. January 2008; 36(1):296–327.

45. Yealy DM, Kellum JA, Huang DT, et al. A Randomized Trial of Protocol-Based Care for Early Septic Shock. N Engl J Med. May 1, 2014;370(18):1683–1693.

46. Perner A, Haase N, Guttormsen AB, et al. Hydroxyethyl starch 130/0.42 versus Ringer's acetate in severe sepsis. N Engl J Med. July 12, 2012;367(2):124–134.

47. Myburgh JA, Finfer S, Bellomo R, et al. Hydroxyethyl starch or saline for fluid resuscitation in intensive care. N Engl J Med. November 15, 2012;367(20):1901–1911.

48. Finfer S, Bellomo R, Boyce N, French J, Myburgh J, Norton R. A comparison of albumin and saline for fluid resuscitation in the intensive care unit. N Engl J Med. May 27, 2004;350(22):2247–2256.

49. Finfer S, Bellomo R, McEvoy S, et al. Effect of baseline serum albumin concentration on outcome of resuscitation with albumin or saline in patients in intensive care units: analysis of data from the saline versus albumin fluid evaluation (SAFE) study. BMJ. November 18, 2006;333(7577):1044.

50. Caironi P, Tognoni G, Gattinoni L. Albumin replacement in severe sepsis or septic shock. N Engl J Med. July 3, 2014;371(1):84.

51. Wiedermann CJ, Dunzendorfer S, Gaioni LU, Zaraca F, Joannidis M. Hyperoncotic colloids and acute kidney injury: a meta-analysis of randomized trials. Crit Care. 2010;14(5):R191.

52. Mueller C, Buerkle G, Buettner HJ, et al. Prevention of contrast media-associated nephropathy: randomized comparison of 2 hydration regimens in 1620 patients undergoing coronary angioplasty. Arch Intern Med. February 11, 2002;162(3):329–336.

53. Santoso JT, Lucci 3rd JA, Coleman RL, Schafer I, Hannigan EV. Saline, mannitol, and furosemide hydration in acute cisplatin nephrotoxicity: a randomized trial. Cancer Chemother Pharmacol. July 2003;52(1):13–18.

54. Llanos A, Cieza J, Bernardo J, et al. Effect of salt supplementation on amphotericin B nephrotoxicity. Kidney Int. August 1991;40(2):302–308.

55. Gunal AI, Celiker H, Dogukan A, et al. Early and vigorous fluid resuscitation prevents acute renal failure in the crush victims of catastrophic earthquakes. J Am Soc Nephrol. July 2004;15(7):1862–1867.

56. Yunos NM, Bellomo R, Hegarty C, Story D, Ho L, Bailey M. Association between a chloride-liberal vs chloride-restrictive intravenous fluid administration strategy and kidney injury in critically ill adults. JAMA. October 17, 2012;308(15):1566–1572.

57. Ejaz AA, Martin TD, Johnson RJ, et al. Prophylactic nesiritide does not prevent dialysis or all-cause mortality in patients undergoing high-risk cardiac surgery. J Thorac Cardiovasc Surg. October 2009;138(4):959–964.

58. Friedrich JO, Adhikari N, Herridge MS, Beyene J. Meta-analysis: low-dose dopamine increases urine output but does not prevent renal dysfunction or death. Ann Intern Med. April 5, 2005;142(7):510–524.

59. Kellum JA, Decker J M. Use of dopamine in acute renal failure: a meta-analysis. Crit Care Med. August 2001;29(8):1526–1531.

60. Marik PE. Low-dose dopamine: a systematic review. Intensive Care Med. July 2002;28(7):877–883.

61. Landoni G, Biondi-Zoccai GG, Tumlin JA, et al. Beneficial impact of fenoldopam in critically ill patients with or at risk for acute renal failure: a meta-analysis of randomized clinical trials. Am J Kidney Dis. January 2007;49(1):56–68.

62. Leoncini M, Toso A, Maioli M, Tropeano F, Villani S, Bellandi F. Early high-dose rosuvastatin for contrast-induced nephropathy

prevention in acute coronary syndrome: Results from the PRATO-ACS Study (Protective Effect of Rosuvastatin and Antiplatelet Therapy On contrast-induced acute kidney injury and myocardial damage in patients with Acute Coronary Syndrome). J Am Coll Cardiol. January 7–14, 2014;63(1):71–79.

63. Han Y. Reply: Intravenous hydration (with or without rosuvastatin) should remain the cornerstone of the prevention of contrast-induced acute kidney injury in patients with diabetes and chronic kidney disease. J Am Coll Cardiol. July 22, 2014;64(3): 332–333.

64. Giacoppo D, Capodanno D, Capranzano P, Aruta P, Tamburino C. Meta-analysis of randomized controlled trials of preprocedural statin administration for reducing contrast-induced acute kidney injury in patients undergoing coronary catheterization. Am J Cardiol. August 15, 2014;114(4):541–548.

65. Pan SY, Wu VC, Huang TM, et al. effect of preoperative statin therapy on postoperative acute kidney injury in patients undergoing major surgery: systemic review and meta-analysis. Nephrology (Carlton). 2014;19:750–763.

66. Thomas G, Rojas MC, Epstein SK, Balk EM, Liangos O, Jaber BL. Insulin therapy and acute kidney injury in critically ill patients a systematic review. Nephrol Dial Transplant. October 2007;22(10):2849–2855.

67. Haase M, Haase-Fielitz A, Bagshaw SM, et al. Phase II, randomized, controlled trial of high-dose N-acetylcysteine in highrisk cardiac surgery patients. Crit Care Med. May 2007;35(5): 1324–1331.

68. Komisarof JA, Gilkey GM, Peters DM, Koudelka CW, Meyer MM, Smith SM. N-acetylcysteine for patients with prolonged hypotension as prophylaxis for acute renal failure (NEPHRON). Crit Care Med. February 2007;35(2):435–441.

69. Burns KE, Chu MW, Novick RJ, et al. Perioperative N-acetylcysteine to prevent renal dysfunction in high-risk patients undergoing cabg surgery: a randomized controlled trial. JAMA. July 20, 2005;294(3):342–350.

70. Ristikankare A, Kuitunen T, Kuitunen A, et al. Lack of renoprotective effect of i.v. N-acetylcysteine in patients with chronic renal failure undergoing cardiac surgery. Br J Anaesth. November 2006;97(5):611–616.

71. Hynninen MS, Niemi TT, Poyhia R, et al. N-acetylcysteine for the prevention of kidney injury in abdominal aortic surgery: a randomized, double-blind, placebo-controlled trial. Anesth Analg. June 2006;102(6):1638–1645.

72. Macedo E, Abdulkader R, Castro I, Sobrinho AC, Yu L, Vieira Jr JM. Lack of protection of N-acetylcysteine (NAC) in acute renal failure related to elective aortic aneurysm repair-a randomized controlled trial. Nephrol Dial Transplant. July 2006;21(7): 1863–1869.

73. Tie HT, Luo MZ, Luo MJ, Zhang M, Wu QC, Wan JY. Sodium bicarbonate in the prevention of cardiac surgery-associated acute kidney injury: a systematic review and meta-analysis. Crit Care. September 12, 2014;18(5):517.

74. Clinical Trials gov. Prevention of Serious Adverse Events Following Angiography (PRESERVE); 2014. http://clinicaltrials.gov/show/NCT01467466. Accessed 14.10.14.

75. Amar D, Fleisher M. Diltiazem treatment does not alter renal function after thoracic surgery. Chest. May 2001;119(5):1476–1479.

76. Togel FE, Westenfelder C. Mesenchymal stem cells: a new therapeutic tool for AKI. Nat Rev Nephrol. March 2010;6(3):179–183.

77. Gallagher SM, Jones DA, Kapur A, et al. Remote ischemic preconditioning has a neutral effect on the incidence of kidney injury after coronary artery bypass graft surgery. Kidney Int. 2015;87: 473–481.

78. Yang Y, Lang XB, Zhang P, Lv R, Wang YF, Chen JH. Remote ischemic preconditioning for prevention of acute kidney injury: a meta-analysis of randomized controlled trials. Am J Kidney Dis. October 2014;64(4):574–583.

79. Russell JA, Walley KR, Singer J, et al. Vasopressin versus norepinephrine infusion in patients with septic shock. N Engl J Med. February 28, 2008;358(9):877–887.

80. Gordon AC, Russell JA, Walley KR, et al. The effects of vasopressin on acute kidney injury in septic shock. Intensive Care Med. January 2010;36(1):83–91.

81. Bouchard J, Soroko SB, Chertow GM, et al. Fluid accumulation, survival and recovery of kidney function in critically ill patients with acute kidney injury. Kidney Int. May 13, 2009;76(4):422–427.

82. Heung M, Wolfgram DF, Kommareddi M, Hu Y, Song PX, Ojo AO. Fluid overload at initiation of renal replacement therapy is associated with lack of renal recovery in patients with acute kidney injury. Nephrol Dial Transplant. March 2012;27(3):956–961.

83. Bagshaw SM, Delaney A, Haase M, Ghali WA, Bellomo R. Loop diuretics in the management of acute renal failure: a systematic review and meta-analysis. Crit Care Resusc. March 2007;9(1): 60–68.

84. Ho KM, Sheridan DJ. Meta-analysis of frusemide to prevent or treat acute renal failure. BMJ. August 26, 2006;333(7565):420.

85. Sampath S, Moran JL, Graham PL, Rockliff S, Bersten AD, Abrams KR. The efficacy of loop diuretics in acute renal failure: Assessment using Bayesian evidence synthesis techniques. Crit Care Med. August 14, 2007;35(11):2516–2524.

86. Mehta RL, Pascual MT, Soroko S, Chertow GM. Diuretics, mortality, and nonrecovery of renal function in acute renal failure. JAMA. November 27, 2002;288(20):2547–2553.

87. Uchino S, Doig GS, Bellomo R, et al. Diuretics and mortality in acute renal failure. Crit Care Med. August 2004;32(8):1669–1677.

88. Bagshaw SM, Delaney A, Jones D, Ronco C, Bellomo R. Diuretics in the management of acute kidney injury: a multinational survey. Contrib Nephrol. 2007;156:236–249.

89. Rahman SN, Kim GE, Mathew AS, et al. Effects of atrial natriuretic peptide in clinical acute renal failure. Kidney Int. June 1994;45(6):1731–1738.

90. Allgren RL, Marbury TC, Rahman SN, et al. Anaritide in acute tubular necrosis. Auriculin Anaritide Acute Renal Failure Study Group. N Engl J Med. March 20, 1997;336(12):828–834.

91. Sward K, Valsson F, Odencrants P, Samuelsson O, Ricksten SE. Recombinant human atrial natriuretic peptide in ischemic acute renal failure: a randomized placebo-controlled trial. Crit Care Med. June 2004;32(6):1310–1315.

92. Lewis J, Salem MM, Chertow GM, et al. Atrial natriuretic factor in oliguric acute renal failure. Anaritide Acute Renal Failure Study Group. Am J Kidney Dis. October 2000;36(4):767–774.

93. Albanese J, Leone M, Garnier F, Bourgoin A, Antonini F, Martin C. Renal effects of norepinephrine in septic and nonseptic patients. Chest. August 2004;126(2):534–539.

94. Bourgoin A, Leone M, Delmas A, Garnier F, Albanese J, Martin C. Increasing mean arterial pressure in patients with septic shock: effects on oxygen variables and renal function. Crit Care Med. April 2005;33(4):780–786.

95. Deleted in review.

96. Stone GW, McCullough PA, Tumlin JA, et al. Fenoldopam mesylate for the prevention of contrast-induced nephropathy: a randomized controlled trial. JAMA. November 5, 2003;290(17): 2284–2291.

97. Teirstein PS, Price MJ, Mathur VS, Madyoon H, Sawhney N, Baim DS. Differential effects between intravenous and targeted renal delivery of fenoldopam on renal function and blood pressure in patients undergoing cardiac catheterization. Am J Cardiol. April 1, 2006;97(7):1076–1081.

98. Wiener RS, Wiener DC, Larson RJ. Benefits and risks of tight glucose control in critically ill adults: a meta-analysis. JAMA. August 27, 2008;300(8):933–944.

99. Acker CG, Singh AR, Flick RP, Bernardini J, Greenberg A, Johnson JP. A trial of thyroxine in acute renal failure. Kidney Int. January 2000;57(1):293–298.

100. Hirschberg R, Kopple J, Lipsett P, et al. Multicenter clinical trial of recombinant human insulin-like growth factor I in patients with acute renal failure. Kidney Int. June 1999;55(6):2423–2432.

101. Mahoney BA, Smith WA, Lo DS, Tsoi K, Tonelli M, Clase CM. Emergency interventions for hyperkalaemia. Cochrane Database Syst Rev. 2005;18(2):CD003235.

102. Desmeules S, Bergeron MJ, Isenring P. Acute phosphate nephropathy and renal failure. N Engl J Med. September 4, 2003;349(10):1006–1007.

103. Wilson FP, Berns JS. Onco-nephrology: tumor lysis syndrome. Clin J Am Soc Nephrol. October 2012;7(10):1730–1739.

104. Rocktaeschel J, Morimatsu H, Uchino S, et al. Acid-base status of critically ill patients with acute renal failure: analysis based on Stewart-Figge methodology. Crit Care. August 2003;7(4):R60.

105. Sabatini S, Kurtzman NA. Bicarbonate therapy in severe metabolic acidosis. J Am Soc Nephrol. April 2009;20(4):692–695.

106. Kraut JA, Madias NE. Treatment of acute metabolic acidosis: a pathophysiologic approach. Nat Rev Nephrol. October 2012;8(10):589–601.

107. Kraut JA, Kurtz I. Use of base in the treatment of acute severe organic acidosis by nephrologists and critical care physicians: results of an online survey. Clin Exp Nephrol. June 2006;10(2): 111–117.

108. Kopple JD, Kalantar-Zadeh K, Mehrotra R. Risks of chronic metabolic acidosis in patients with chronic kidney disease. Kidney Int Suppl. June 2005;(95):S21–S27.

109. Swan SK, Bennett WM. Drug dosing guidelines in patients with renal failure. West J Med. June 1992;156(6):633–638.

110. Cockcroft DW, Gault MH. Prediction of creatinine clearance from serum creatinine. Nephron. 1976;16(1):31–41.

111. Lameire N, Van Biesen W, Vanholder R. Epidemiology, clinical evaluation, and prevention of acute renal failure. In: Feehally J, Floege J, Johnson RJ, eds. Comprehensive Clinical Nephrology. Philadelphia: Mosby Elsevier; 2007:771–785.

112. Othersen JB, Maize JC, Woolson RF, Budisavljevic MN. Nephrogenic systemic fibrosis after exposure to gadolinium in patients with renal failure. Nephrol Dial Transplant. November 2007;22(11):3179–3185.

113. Penfield JG, Reilly Jr RF. What nephrologists need to know about gadolinium. Nat Clin Pract Nephrol. December 2007;3(12): 654–668.

114. Deleted in review.

115. Deleted in review.

116. Deleted in review.

117. Deleted in review.

118. Deleted in review.

119. Block CA, Schoolwerth AC. The epidemiology and outcome of acute renal failure and the impact on chronic kidney disease. Semin Dial. November–December 2006;19(6):450–454.

120. Goldberg R, Dennen P. Long-term outcomes of acute kidney injury. Adv Chronic Kidney Dis. July 2008;15(3):297–307.

121. Goldstein SL, Devarajan P. Progression from acute kidney injury to chronic kidney disease: a pediatric perspective. Adv Chronic Kidney Dis. July 2008;15(3):278–283.

122. Bell M, Granath F, Schon S, Ekbom A, Martling CR. Continuous renal replacement therapy is associated with less chronic renal failure than intermittent haemodialysis after acute renal failure. Intensive Care Med. May 2007;33(5):773–780.

123. Uchino S, Bellomo R, Kellum JA, et al. Patient and kidney survival by dialysis modality in critically ill patients with acute kidney injury. Int J Artif Organs. April 2007;30(4):281–292.

124. Jacka MJ, Ivancinova X, Gibney RT. Continuous renal replacement therapy improves renal recovery from acute renal failure. Can J Anaesth. March 2005;52(3):327–332.

125. Mehta RL, McDonald B, Gabbai FB, et al. A randomized clinical trial of continuous versus intermittent dialysis for acute renal failure. Kidney Int. September 2001;60(3):1154–1163.

126. Uehlinger DE, Jakob SM, Ferrari P, et al. Comparison of continuous and intermittent renal replacement therapy for acute renal failure. Nephrol Dial Transplant. August 2005;20(8):1630–1637.

127. Augustine JJ, Sandy D, Seifert TH, Paganini EP. A randomized controlled trial comparing intermittent with continuous dialysis in patients with ARF. Am J Kidney Dis. December 2004;44(6): 1000–1007.

128. Vinsonneau C, Camus C, Combes A, et al. Continuous venovenous haemodiafiltration versus intermittent haemodialysis for acute renal failure in patients with multiple-organ dysfunction syndrome: a multicentre randomised trial. Lancet. July 29, 2006;368(9533):379–385.

129. Rabindranath K, Adams J, Macleod AM, Muirhead N. Intermittent versus continuous renal replacement therapy for acute renal failure in adults. Cochrane Database Syst Rev. 2007;(3):CD003773.

130. Lafrance JP, Miller DR. Acute kidney injury associates with increased long-term mortality. J Am Soc Nephrol. February 2010;21(2):345–352.

131. Siew ED, Peterson JF, Eden SK, et al. Outpatient nephrology referral rates after acute kidney injury. J Am Soc Nephrol. February 2012;23(2):305–312.

132. Harel Z, Wald R, Bargman JM, et al. Nephrologist follow-up improves all-cause mortality of severe acute kidney injury survivors. Kidney Int. May 2013;83(5):901–908.

Michelle O'Shaughnessy, John O'Regan, David Lappin

57 ICU 中肾脏替代治疗的作用

本章节的目的是回顾重症监护室（ICU）中肾脏替代治疗（RRT）的证据。这些证据包括：紧急 RRT 的常规指征，评估早期启动 RRT 的新证据以及新增的 RRT 在脓毒症和多器官功能衰竭（MOF）中的应用。

在急性肾受伤时，启动肾脏替代治疗的常规适应证是什么？

关于 RRT 在 ICU 的应用只有很少的国际指南，这导致了连续透析的治疗方案不同。然而，一般认为一些病理生理的状态是 RRT 的绝对适应证（表 57-1）。

表 57-1　肾脏替代治疗的常规指征

· 利尿药治疗无反映的血管内容量过负荷
· 难治性代谢性酸中毒（pH<7.1）
· 难治性高血钾（K>6.5 mgEq/ L）
· 尿毒症状态（脑病、心包炎、出血）
· 可透析清除的药物或毒素中毒
· 常规降温治疗无效的高热
· AKI 情况下出现严重电解质紊乱
· 对液体治疗无反映的进展性氮血症或少尿

血管内容量超负荷和利尿药难治性肺水肿

液体负平衡或平衡对急性肾损伤（AKI）伴随肺水肿而没有肺损伤患者的作用尚不清楚。在以重症心脏术后 AKI 患儿为研究对象的结果显示，建议早期进行连续肾脏替代治疗（CRRT），能够改善呼吸系统参数和多个临床结局[1~3]。虽然有证据表明 AKI 病人液体正平衡和 60 天的更高的死亡率无关 [危险比（HR）=1.21，

P<0.001），但缺乏关于成人病人的随机对照试验（RCTs）[4]。

没有证据支持急性肾损伤（AKI）相关的肺水肿常规使用利尿药。 实际上，使用利尿药治疗会增加肾功能无法恢复的可能性[5~8]。此外，动物模型的研究表明，超滤比利尿药减轻 ARDS 肺血管外的水肿更有效[9]。 总之，对于 AKI 合并难治肺水肿患者应该早期考虑 RRT。

难治性代谢性酸中毒

代谢性酸中毒是 AKI 的一种常见的并发症。联合应用高氯液体复苏治疗以及乳酸、磷酸和酸性代谢产物的堆积都可以导致代谢性酸中毒。RRT 能非常有效地纠正酸中毒[10, 11]。CRRT 作为其中一种方式，治疗效果和持续时间可能优于间歇血液透析（IHD）[12]。重要的是 RRT 能避免碳酸氢钠全身用药的相关风险，如加重液体过负荷和引起血钠过高。尚无启动 RRT 的 PH 阈值或碱缺失的值。因为 pH 低于 7.1 与负性肌力及代谢功能相关，一般来说，医生会在达到这个水平之前即采取干预措施。

难治性高血钾

目前没有专门确立启动 RRT 治疗的高钾阈值。当血清钾浓度小于 6.5 mmol/ L，一般不太可能考虑心肌毒性。肾衰竭时通过利尿排泄钾通常是无效的。因此，AKI 患者启动 RRT 的阈值应当进一步降低，特别是对初始的紧急治疗效果很差时（胰岛素 - 葡萄糖、吸入 β 激动药、交换树脂）[13]。

尿毒症状态

"尿毒症"包括脑病表现、心包炎、出血。脓毒症患者特别是重症病人的精神状态改变和出血倾向是多因素的，不仅仅是肾衰竭引起的。一旦检测到尿毒症心包炎就需要紧急启动肾脏支持治疗，因为尿毒症心包炎引发心包内出血和心包填塞的风险很高。

可透析清除的药物或毒素的中毒

低分子量毒素停留在细胞外，只有很少或者没有结合蛋白的毒素才能被 RRT 有效清除。一般来说，与 CRRT 相比，IHD 能更加迅速地清除溶质。美国毒物中心 "毒素暴露监测系统" 记录了 1985 年到 2005 年间有 19 351 例患者接受了体外毒素清除[14]。IHD 常用于治疗锂、乙二醇、水杨酸、丙戊酸钠、对乙酰氨基酚、甲醇、乙醇、茶碱中毒，据报道在有些情况下，IHD 用于去除甲氨蝶呤和苯巴比妥。血液灌流技术用于促进脂溶性和结合蛋白的毒物清除，血液灌流清除毒物比内源性清除更迅速。血小板损耗是血液灌流过程中一个值得考虑的重要因素。

严重电解质紊乱

AKI 常合并一系列电解质紊乱，包括低钠血症、高钠血症、高磷血症、高钙血症、低钙血症和高镁血症。CRRT 可用于治疗严重电解质紊乱[12]。

进展性氮血症或对液体治疗无反应的少尿

如今，RRT 治疗通常是在达到上述情况之前就已经启动。相反，尽管采用保守的措施，当尿素和肌酐水平上升或尿量降低时，就开始决定启动 RRT 治疗。这些影响启动 RRT 决策的参数阈值还没有确定，下面将继续讨论。

应该在急性肾损伤并发症发生前启动肾脏替代治疗吗?

虽然其他治疗方法失败时启动"救援性治疗"的 RRT 是无可争议的，但是几项研究已经分析了早期开始启动 RRT 改善患者结果的价值（表57-2）。

应该注意的是，多早才算"早期"启动 RRT 没有明确的共识。研究中报道的"早期"包括：尿素和肌酐水平较低时启动[15, 16]，接近肾损伤时间点启动[17]，尿量下降时启动[18, 19]，进入 ICU 后启动（表57-2）。这使得对比和荟萃分析变得困难。此外，早期 RRT 的效果受 AKI 的不同病因影响，因此，研究人群的异质性导致进行荟萃分析很难。

一项小样本回顾性研究将创伤后 AKI 血尿素氮（BUN）达到 60 mg/dl，作为 RRT 早期启动阈值，和晚期启动 RRT 相比，明显降低了死亡率［死亡相对危险（RR）=0.77，95% CI 0.58~1，P=0.04）[15]。这些结果表明，启动 RRT 的阈值至少应降低到 60 mg/dl。

一项关于冠状动脉旁路移植（CABG）术后的回顾性研究结果也支持早期实施 RRT[18, 19]。这些研究使用尿量减少（尽管给予了呋塞米，但术后连续 8 小时尿量 < 100 ml）作为早期开始 CRRT 的标准。晚期启动 CRRT 治疗的阈值是达到 BUN、血清肌酐、钾浓度的特定值。第一个研究调查了 64 名患有 3 级或 4 级心脏衰竭慢性肾脏疾病的患者。结果表明早期启动组有 78% 的存活率，晚期启动组的存活率为 57%（P<0.05）[18]。还发现早期启动组在 ICU 的时间明显缩短（12.5 天 $vs.$ 8.5 天，P<0.05），住院时间缩短（20.9 天 $vs.$ 15.4 天，P<0.05），MOF 的发生概率较低（19% $vs.$ 29%，P=0.01）。第二项研究中，CABG 术后 AKI 的回顾性分析和历史对照组相比也提示早期启动 CRRT 可显著提高存活率（77% $vs.$ 45%，P=0.016），可有更短的 ICU 住院时间（12 和 8 天，P=0.000 1）和更短的住院时间（30 $vs.$ 15 天）[19]。

一个前瞻性的收集 AKI 的数据库的二次分析研究也报道了早期启动 CRRT 的临床获益[16]。尽管早期干预组有更多的器官功能衰竭，但是经

表 57-2　评估启动 RRT 时机的研究

研究	模式	设计	患者数	分组		生存	
				早期组	晚期组	早期组	晚期组
Teschan, 1960[53]	IHD	病例系列	15	<100 mg/dl	—	33%	—
Parsons, 1961[54]	IHD	单臂试验（历史对照）	33	血清尿素氮达到 120~150 mg/dl	临床恶化或血清尿素氮达到 200 mg/dl	75%	12%
Fischer, 1966[55]	IHD	回顾性队列研究	162	临床恶化或血清尿素氮达到 150 mg/dl	高血钾 尿素氮达到 200 mg/dl	43%	26%
Kleinknecht, 1972[56]	IHD	回顾性队列研究	500	尿素氮维持在 <93 mg/dl 血清尿素氮 <200 mg/dl	尿素氮 >163 mg/dl 血尿素 >350 mg/dl，或者严重的电解质紊乱	73%	58%
Conger, 1975[57]	IHD	RCT	18	血清尿素氮 <70 mg/dl 或血清肌酐 <5 mg/dl	血清尿素氮 150 mg/dl，血清肌酐或有临床指征	64%	20%
Gillum, 1986[58]	IHD	RCT	34	维持血清尿素氮 <60 mg/dl	维持血清尿素氮 ~100 mg/dl	41%	53%
Gettings 等, 1999[15]	CRRT	回顾性队列研究	100	血清尿素氮 <60 mg/dl（即 42.6 mg/dl）	血清尿素氮 ≥ 60 mg/dl（即 94.5 mg/dl）	39%	20%
Bouman 等, 2002[17]	CVVH	RCT	106	12 小时尿量 <20 ml/h 或肌酐清除 <20 ml/min	尿素 >40 mmol/L（尿素氮 >112 mg/dl），血清钾 >6.5 mEq/L（>6.5 mmol/L）或严重肺水肿	69%	75%
Demirkilic 等, 2004[19]	CVVHDF	回顾性队列研究	61	术后即使使用呋塞米，尿量 <100 ml 超过 8 小时	血清肌酐 >5 mg/dl 或血钾 >5.5 mEq/L	77%	45%
Elahi 等, 2004[18]	CVVH	回顾性队列研究	64	术后即使使用呋塞米，尿量 <100 ml 超过 8 小时	血清尿素氮 >84 mg/dl，血清肌酐 >2.8 mg/dl，或血钾 >6 mEq/L	57% 78%	— —
Liu 等, 2006[16]	IHD, CRRT	前瞻性队列研究	243	尿素氮 <76 mg/dl	尿素氮 >76 mg/dl	65%	59%

CRRT. 连续肾脏替代治疗；CVVH. 连续静脉 – 静脉血液滤过；CVVHDF. 连续动静脉血液透析滤过；IHD. 间歇性血液透析滤过；RCT. 随机对照试验

过校正诸如年龄、肝衰竭、败血症、血小板减少、血清肌酐、研究中心和最初的透析方式等协变量后，延迟启动血液透析相关的危险比 RR 仍较高，是 1.85（95% CI 1.16~2.96）。

虽然这些观察性研究普遍支持早期启动 RRT，但现有的高级别证据不够令人信服。一项前瞻性随机对照试验中纳入了 106 个 AKI 病人，分析透析起始时间和剂量对透析后 28 天存活率的影响，早期启动 RRT 在生存率方面没有显著优势（早期启动组生存率是 69%，而晚期启动组生存率是 75%，差异无统计学意义）[17]。此外，特别有趣的是和低剂量组相比，高剂量组在生存率方面也没有表现出优势（高容量组的生存率是 74%，而低容量组的生存率是 69%，差异无统计学意义）。在这个试验中，患者被随机分为三个不同的治疗组：高容量血液滤过组、早期低容量血液滤过组和晚期低容量血液滤过组。"早期治疗"的定义是诊断为 AKI 后 12 小时内启动 RRT，而"晚期治疗"是只有当病人的 BUN 高于 112 mg/dl、血钾过高（>6.5 mmol/L）或肺水肿时才启动 RRT。早期治疗组平均 BUN 是 48 mg/dl，晚期治疗组平均 BUN 是 105 mg/dl。可惜的是，这个临床研究效力不足，尚未不能得出有统计学意义的治疗效应间差异，晚期组的 6 个病人因为肾功能恢复或死亡不需要透析。

近期的一篇荟萃分析对支持和反对早期启动急性肾衰竭的肾脏替代治疗的证据进行了评估[20]，主要回答两个问题：①早期 RRT 是否会提高生存率？②早期 RRT 是否与肾功能的改善相关？研究组间存在如下的显著异质性：人群、基础疾病严重程度、早期与晚期治疗的临界值定义、透析技术和随访时间。整体研究方法的质量评分较低，且大多数试验（78%）是观察性的。对五个随机试验的初步分析结果表明，早期肾脏替代治疗能将死亡率降低 36%（差异不无统计学意义，P=0.08）。非随机试验的二次分析结果支持这一假说（死亡率降低 26%，P<0.001）。此篇荟萃分析纳入了两项随机对照试验和五项比较队列研究，结果表明早期或晚期启动肾脏替代治疗对于肾功能恢复结果无显著性差异。

显然，目前仍需要大样本、多中心的随机对照试验来证实或推翻这一假设。随着技术的发展，新的生物标志物可能比当前的方法（肌酐、尿素、尿量）更为准确地评估肾损伤的严重性，更好地预测自发性肾功能恢复的可能性，并将极大地有助于启动早期肾脏替代治疗的决策。

但直到更具确切的证据确定早期启动 RRT 能够改善临床结局时，临床医生必须在病例的基础上对每个患者进行风险－效益分析。可以参考由专家制定的管理指南做决定，如英国肾脏协会临床实践指南，确定急性肾损伤中启动肾脏替代治疗的时机（表 57-3）。

肾脏替代治疗在由脓毒症或多器官衰竭导致的全身炎症反应综合征的病人治疗中有哪些作用？

在现代重症监护病房中导致急性肾损伤最常见的因素是脓毒症休克[21]。脓毒症急性肾损

表 57-3 肾脏协会急性肾损伤临床实践指南：开始肾脏替代治疗的时间

指南 11.1- 急性肾损伤：开始肾脏替代治疗的时间
我们建议，急性肾损伤患者开始肾脏替代治疗应该基于每个患者的液体、电解质和代谢状态而决定。（1C）

指南 11.2- 急性肾损伤：开始肾脏替代治疗的时间
我们建议，当发生不可避免的急性肾损伤，在发生明显的并发症之前，应该启动肾脏替代治疗。（1B）

指南 11.3- 急性肾损伤：开始肾脏替代治疗的时间
我们建议，当急性肾损伤作为多器官功能衰竭的一部分时，应该降低启动肾脏替代治疗的阈值。（1C）

指南 11.4- 急性肾损伤：开始肾脏替代治疗的时间
我们建议，如果临床症状正在改善，并且有肾脏恢复的早期迹象，则可以推迟肾脏替代治疗的开始时间。（1D）

指南 11.5- 急性肾损伤：停止肾脏替代治疗的时间
我们建议，患者临床状况和尿量的改善可以作为暂时停止正在进行的肾脏支持的依据，以确定急性肾损伤是否正在恢复。（1D）

肾脏协会临床实践指南——急性肾损伤。引自 Dr. Andrew Lewington, Dr. Suren Kanagasundaram. http://www.renal.org/guidelines/modules/acute-kidney-injury.

伤与其他病因引起的急性肾损伤相比，死亡率更高[21, 22]，并且通常合并多器官功能衰竭[21, 22]。基于此，为了具体阐明肾脏替代治疗在治疗脓毒症或多器官功能衰竭患者中的作用，已经进行了大量的研究，并提出了几个关键性问题：

· 体外"血液净化"能改变全身炎症反应吗？
· 在脓毒症急性肾损伤病例中，是否应该使用比常规更高的超滤剂量？
· 在脓毒症或多器官功能衰竭的情况下发生急性肾损伤时，连续肾脏替代治疗是否优于间断血液透析滤过？
· 超滤是否可以作为肾脏以外器官的支持手段？

体外血液净化能改变脓毒症和多器官衰竭的全身炎症反应吗？

广泛共识是血液滤过除去炎症介质或改变其产生，从而使免疫内环境恢复稳态[23]。将炎症介质吸附到血液滤器表面上，特别是聚丙烯腈滤器上[24]，该过程对简单对流起到补充作用。此

外，许多炎性介质的分子量超过标准血液滤过器的临界值，目前开发出的"高通量"膜可进一步增强清除率，并且还有正性血流动力学作用[25]。IVOIRE（high volume in intensive caRE）研究旨在评估较高容量血液滤过［70 ml/（kg·h）］与常规方法对于治疗脓毒症休克患者的早期效果。这项多中心随机对照试验提前终止，但其数据分析并未证明干预组 28 天死亡率有所改善[26]。

在脓毒症急性肾损伤病例中，是否应该使用比常规更高的超滤剂量？

与标准强度肾脏替代治疗相比，高强度肾脏替代治疗是否改善急性肾损伤结局是争论多年的问题。两项研究即退伍军人事务 / 国家卫生研究院（VA/NIH）急性肾衰竭试验网络研究[27]和 RENAL（肾脏替代治疗）研究[28]试图解决此问题。VA 研究组将高强度肾脏替代治疗定义为：①对血流动力学稳定的患者进行间断血液透析滤过或缓慢低效率、每周 6 次的透析；②对血流动力学不稳定的患者以 35 ml/（kg·h）的速率进行连续静脉 – 静脉血液透析滤过（CVVHDF）。标准强度治疗定义为每周 3 次间断治疗或以 20 ml/（kg·h）的速率进行连续静脉 – 静脉血液透析滤过。这项研究表明与低强度治疗组相比，高强度治疗与死亡率降低无关（高强度治疗组 60 天的死亡率为 53.6%，低强度治疗组为 51.5%（P=0.47），也与急性肾衰竭改善或降低非肾脏器官衰竭率无关。

在澳大利亚和新西兰进行的 RENAL 研究纳入了 1508 名急性肾损伤的危重病人：高强度组 747 人，运用连续静脉 – 静脉血液透析滤过和 40 ml/（kg·h）流速剂量（高容量超滤）；低强度组 761 人，运用连续静脉 – 静脉血液透析滤过和 25 ml/（kg·h）流速剂量（标准方法）。90 天内，高强度组 322 例死亡，标准强度组 332 例死亡：结果没有统计学意义，各组的死亡率为 44.7%，比值比 1.00，95% CI 0.81~1.23，P=0.99）。第 90 天需要连续肾脏替代治疗的比

例没有区别。

尽管在 VA 的研究结果[27]似乎比 RENAL 的研究结果[28]更差，但其研究人群可能并不具有可比性。因此对于脓毒症和多器官功能衰竭情况下的急性肾损伤，仍可以认为高剂量超滤比标准剂量超滤能更好地清除炎性介质。虽然高剂量超滤并不一定能促进肾脏恢复，甚至也不能提高生存率，但它可能对提升患者的整体临床状况和减少血管收缩药物用量有积极作用[29]。基于此，无论 VA/NIH 试验的研究结果如何，在特异性治疗脓毒症相关急性肾损伤时，使用比常规容量更高的超滤策略可能是合理的。

迄今为止，尚无充分证据支持使用肾脏替代治疗无急性肾损伤的脓毒症。因此，在当前仍不提倡这种情况下使用肾脏替代治疗。

连续肾脏替代治疗是否优于间断血液透析滤过治疗脓毒症或多器官功能衰竭引起的急性肾损伤？

CRRT 的支持者认为，比起 IHD，CRRT 可减少血流动力学的不稳定因素，当脓毒症患者合并多器官功能衰竭应优先考虑 CRRT。与 IHD 相比，这种方法的另一个潜在优势是它可以增加出院时不依赖透析的比率[30, 31]，即使所有支持这种关联的研究本质上是观察性的。到目前为止，研究这个问题的随机对照试验没有在这两种方法之间的血流动力学效应或生存率方面发现任何显著差异[32-34]。荟萃分析发现 IHD 和 CRRT 死亡率相似[35, 36]。应用 IHD 治疗或许能使危重病人更安全[35]。

总而言之，对急性肾损伤的治疗，CRRT 和 IHD 在生存率和肾脏恢复方面似乎效果相同；尚无临床试验证实 IHD 会增加血流动力学不稳定。然而，在以下特殊的临床情况下应优先考虑 CRRT：

· 急性肾损伤合并脑水肿：CRRT 的血浆渗透压的缓慢减少可以防止透析不平衡，并且与急性肾损伤和脑水肿患者的血流动力学提高的稳定

性和更好保持的脑灌注压相关[37]。

· 急性肾损伤合并高代谢状态：CRRT 有利于全剂量的营养输送。需要大量静脉内液体（血液制品，抗生素）的患者可优先考虑 CRRT。这是重症监护病房中几乎通用的情况，其中 CRRT 可确保严格按小时控制容量。

· 急性肾损伤合并充血性心力衰竭：尽管已证实 CRRT 能改善心脏功能（见前），但尚未证明它在这方面优于 IHD。然而，CRRT 确实具有与血流动力学改变相关的理论优点，在心源性休克的患者中优选 CRRT。

超滤是否可以作为肾脏以外器官的支持手段？

在重症监护病房，20%~40% 的 ARDS 患者[38]、33% 的心源性休克患者[39] 和 55% 的暴发性肝衰竭患者[40] 发生急性肾损伤。在上述病人的治疗中使用 CRRT 的经验使我们想知道这种干预是否可以用于改善没有急性肾损伤的患者的结局；也就是说，CRRT 在心脏、肺或肝衰竭的治疗中是否具有保护性作用。

心脏支持

对失代偿性心力衰竭患者的随机对照试验显示，与静脉内利尿药相比，连续超滤不仅降低患者的再住院率，而且使体重和液体减少更多[41]。其他更早的观察性研究显示，在利尿药抵抗的充血性心力衰竭患者中，血液滤过可恢复净体重、增加尿量，减少神经体液活化、延长无症状和无水肿时间[42]。该益处高于预期可能是因为单独清除液体，也可能与从循环中清除心肌抑制因子有关[43]。

肺支持

在油酸诱导的肺水肿的狗的实验中，超滤联合连续动静脉血液滤过比利尿能更有效地减轻血管外肺水肿[2]。尽管总体液体损失显著较少，这表明肾脏替代治疗除了简单的清除液体之外还

有另外的作用。ARDS 通常继发于全身炎症，与患者的支气管肺泡灌洗液中发现的肿瘤坏死因子-α，白细胞介素（IL）-1β 和 IL-6 水平升高相关。因此，和利尿药相比，连续肾脏替代治疗的潜在优点是能清除循环中引起肺损伤的炎症介质。目前，连续肾脏替代治疗仅用于 ARDS 合并急性肾损伤的患者。

肝支持

肝衰竭患者的血液净化治疗主要用于试验，并非常规的治疗手段。实验方法包括血液透析吸收[44] 和分子吸附剂再循环系统[45, 46]。小型研究显示这些技术用于肝衰竭的治疗中，对患有急慢性肝衰竭[44]，肝肾综合征[45]，甚至暴发性肝衰竭[46] 的患者有益。然而，在没有更有力的证据的情况下，并不建议其在临床实践中常规应用。

连续肾脏替代治疗应该使用何种类型的抗凝？

在连续肾脏替代治疗中实现抗凝治疗有两种主要方法：全身抗凝（使用普通肝素）和体外循环中使用以枸橼酸盐为基础的部分抗凝。尽管枸橼酸盐在全世界广泛使用，但是目前美国食品和药物管理局禁止其用于连续静脉血液滤过治疗的抗凝。两项多中心随机对照试验比较了这些方案在患者生存率、安全性和成本方面的差异。两种方案之间未观察到死亡率的差异，而枸橼酸盐抗凝的滤器使用时间更长、成本更低和出血并发症更少[47, 48]。随后的一个单中心随机试验比较两种方案后也发现枸橼酸盐方案滤器使用时间更长[49]。延长滤器使用时间能够缓解肾脏替代治疗的剂量不足。与低分子肝素（那屈肝素）相比，枸橼酸盐还具有更高的生存率和更少的出血不良反应[50]。针对个体病例，全身肝素化的相对禁忌证为出血风险。使用枸橼酸盐的相对禁忌证包括晚期肝衰竭和乳酸性酸中毒。不常用的治疗方案的证据有限，包括前列环素[51] 拮抗血小板从

而减少抗凝使用，或者直接凝血酶抑制药如阿加曲班等[52]。

作者推荐

针对 AKI 患者，尚无全球公认的 RRT 推荐标准。

- 广泛使用的适应证包括尿素氮肌酐比值 >60 mg/dl；尿毒症出现了心包炎、血小板功能障碍和神经病变；肺水肿；高钾血症；代谢性酸中毒；高热和中毒。
- 当前没有资料支持使用连续肾脏替代治疗代替间断血液透析滤过用于重症监护尿毒症的治疗。
- 连续肾脏替代治疗的主要优点是能够以分钟为单位控制循环量。
- 对于脑损伤或严重充血性心力衰竭的病人，连续肾脏替代治疗可能是比间断血液透析滤过更好的选择。
- 目前的文献支持 20~25 ml/（kg·h）的超滤流速。
- 尽管广泛报道，但是几乎没有数据支持连续肾脏替代治疗在脓毒症或在外部器官支持（如肝衰竭、心力衰竭或急性肺损伤）治疗中的使用。
- 出于安全、减少治疗中断和成本效益的原因，我们推荐枸橼酸盐抗凝作为主要方案。

（李一鸣　彭志勇）

参考文献

1. Goldstein SL, Currier H, Graf CD, et al. Outcome in children receiving continuous venovenous hemofiltration. Pediatrics. 2001;107:1309–1312.

2. Gillespie RS, Seidel K, Symons JM. Effect of fluid overload and dose of replacement fluid on survival in hemofiltration. Pediatr Nephrol. 2004;19:1394–1399.

3. Foland JA, Fortenberry JD, Warshaw BL, et al. Fluid overload before continuous hemofiltration and survival in critically ill children: a retrospective analysis. Crit Care Med. 2004;32:1771–1776.

4. Payen D, de Pont AC, Sakr Y, et al. Sepsis Occurrence in Acutely Ill Patients (SOAP) investigators: a positive fluid balance is associated with a worse outcome in patients with acute renal failure. Crit Care. 2008;12:R74.

5. Mehta RL, Pascual MT, Soroko S, Chertow GM, PICARD Study Group. Diuretics, mortality, and nonrecovery of renal function in acute renal failure. JAMA. 2002;288:2547–2553.

6. Uchino S, Doig GS, Bellomo R, et al. Beginning and Ending Supportive Therapy for the Kidney (B.E.S.T. Kidney) Investigators: diuretics and mortality in acute renal failure. Crit Care Med. 2004;32:1669–1677.

7. Cantarovich F, Rangoonwala B, Lorenz H, High-Dose Furosemide in Acute Renal Failure Study Group, et al. High-dose furosemide for established ARF: a prospective, randomized, double-blind, placebo-controlled, multicenter trial. Am J Kidney Dis. 2004;44:402–409.

8. Bagshaw SM, Delaney A, Haase M, et al. Loop diuretics in the management of acute renal failure: a systematic review and metaanalysis. Crit Care Resusc. 2007;9:60–68.

9. Sivak ED, Tita J, Meden G, et al. Effects of furosemide versus isolated ultrafiltration on extravascular lung water in oleic acidinduced pulmonary edema. Crit Care Med. 1986;14:48–51.

10. Bouchard J, Mehta RL. Acid-base disturbances in the intensive care unit: current issues and the use of continuous renal replacement therapy as a customized treatment tool. Int J Artif Organs. 2008;31:6–14.

11. Naka T, Bellomo R. Bench-to-bedside review. Treating acid-base abnormalities in the intensive care unit: the role of renal replacement therapy. Crit Care. 2004;8:108–114.

12. Uchino S, Bellomo R, Ronco C. Intermittent versus continuous renal replacement therapy in the ICU: impact on electrolyte and acid-base balance. Intensive Care Med. 2001;27:1037–1043.

13. Mahoney BA, Smith WA, Lo DS, et al. Emergency interventions for hyperkalaemia. Cochrane Database Syst Rev. 2005;18:CD003235.

14. Holubek WJ, Hoffman RS, Goldfarb DS, Nelson LS. Use of hemodialysis and hemoperfusion in poisoned patients. Kidney Int. 2008;74:1327–1334.

15. Gettings LG, Reynolds HN, Scalea T. Outcome in post-traumatic acute renal failure when continuous renal replacement therapy is applied early vs late. Intensive Care Med. 1999;25:805–813.

16. Liu KD, Himmelfarb J, Paganini E, et al. Timing of initiation of dialysis in critically ill patients with acute kidney injury. Clin J Am Soc Nephrol. 2006;1:915–919.

17. Bouman CS, Oudemans-Van Straaten HM, Tijssen JG, et al. Effects of early high-volume continuous venovenous hemofiltration on survival and recovery of renal function in intensive care patients with acute renal failure: a prospective, randomized trial. Crit Care Med. 2002;30:2205–2211.

18. Elahi MM, Lim MY, Joseph RN, et al. Early hemofiltration improves survival in post-cardiotomy patients with acute renal failure. Eur J Cardiothorac Surg. 2004;26:1027–1031.

19. Demirkiliç U, Kuralay E, Yenicesu M, et al. Timing of replacement therapy for acute renal failure after cardiac surgery. J Card Surg. 2004;19:17–20.

20. Seabra VF, Balk EM, Liangos O, et al. Timing of renal replacement therapy initiation in acute renal failure: a meta-analysis. Am J Kidney Dis. 2008;52:272–284.

21. Bagshaw SM, Uchino S, Bellomo R, et al. Beginning and Ending Supportive Therapy for the Kidney (BEST Kidney) Investigators. Septic acute kidney injury in critically ill patients: clinical characteristics and outcomes. Clin J Am Soc Nephrol. 2007;2:431–439.

22. Bagshaw SM, George C, Bellomo R, for the ANZICS Database Management Committee. Early acute kidney injury and sepsis: a multicentre evaluation. Crit Care. 2008;12:R47.

23. Honoré PM, Joannes-Boyau O, Gressens B. Blood and plasma treatments: the rationale of high-volume hemofiltration. Contrib Nephrol. 2007;156:387–395.

24. Kellum JA, Song M, Venkataraman R. Hemoadsorption removes tumor necrosis factor, interleukin-6, and interleukin-10, reduces nuclear factor-kappaB DNA binding, and improves short-term survival in lethal endotoxemia. Crit Care Med. 2004;32:801–805.

25. Morgera S, Haase M, Kuss T, et al. Pilot study on the effects

of high cutoff hemofiltration on the need for norepinephrine in septic patients with acute renal failure. Crit Care Med. 2006;34:2099–2104.

26. Joannes-Boyau O, Honoré PM, Perez P, Bagshaw SM, et al. Highvolume versus standard-volume haemofiltration for septic shock patients with acute kidney injury (IVOIRE study): a multicentre randomized controlled trial. Intensive Care Med. September 2013;39(9):1535–1546.

27. Palevsky PM, Zhang JH, O'Connor TZ, for the VA/NIH Acute Renal Failure Trial Network, et al. Intensity of renal support in critically ill patients with acute kidney injury. N Engl J Med. 2008;359:7–20.

28. Bellomo R, et al. Intensity of continuous renal-replacement therapy in critically ill patients. N Engl J Med. 2009;361(17): 1627–1638.

29. Boussekey N, Chiche A, Faure K, et al. A pilot randomized study comparing high and low volume hemofiltration on vasopressor use in septic shock. Intensive Care Med. 2008;34:1646–1653.

30. Bell M, Granath F, Schön S, et al. Continuous renal replacement therapy is associated with less chronic renal failure than intermittent haemodialysis after acute renal failure. Intensive Care Med. 2007;33:773–780.

31. Uchino S, Bellomo R, Kellum JA, for the Beginning and Ending Supportive Therapy for the Kidney (B.E.S.T. Kidney) Investigators Writing Committee, et al. Patient and kidney survival by dialysis modality in critically ill patients with acute kidney injury. Int J Artif Organs. 2007;30:281–292.

32. Mehta RL, McDonald B, Gabbai FB, for the Collaborative Group for Treatment of ARF in the ICU, et al. A randomized clinical trial of continuous versus intermittent dialysis for acute renal failure. Kidney Int. 2001;60:1154–1163.

33. Uehlinger DE, Jakob SM, Ferrari P, et al. Comparison of continuous and intermittent renal replacement therapy for acute renal failure. Nephrol Dial Transplant. 2005;20:1630–1637.

34. Vinsonneau C, Camus C, Combes A, for the Hemodiafe Study Group, et al. Continuous venovenoushaemodiafiltration versus intermittent haemodialysis for acute renal failure in patients with multiple-organ dysfunction syndrome: a multicentre randomised trial. Lancet. 2006;368:379–385.

35. Kellum JA, Angus DC, Johnson JP, et al. Continuous versus intermittent renal replacement therapy: a meta-analysis. Intensive Care Med. 2002;28:29–37.

36. Tonelli M, Manns B, Feller-Kopman D. Acute renal failure in the intensive care unit: a systematic review of the impact of dialytic modality on mortality and renal recovery. Am J Kidney Dis. 2002;40:875–885.

37. Davenport A, Finn R, Goldsmith SJ. Management of patients with acute renal failure complicated by cerebral edema. Blood Purif. 1989;7:203–209.

38. Valta P, Uusaro A, Nunes S, et al. Acute respiratory distress syndrome: frequency, clinical course, and costs of care. Crit Care Med. 1999;27:2367–2374.

39. Koreny M, Karth GD, Geppert A, et al. Prognosis of patients who develop acute renal failure during the first 24 hours of cardiogenic shock after myocardial infarction. Am J Med. 2002;112:115–119.

40. Ring-Larsen H, Palazzo U. Renal failure in fulminant hepatic failure and terminal cirrhosis: a comparison between incidence, types, and prognosis. Gut. 1981;22:585–591.

41. Costanzo MR, Guglin ME, Saltzberg MT, for the UNLOAD Trial Investigators, et al. Ultrafiltration versus intravenous diuretics for patients hospitalized for acute decompensated heart failure. J Am Coll Cardiol. 2007;49:675–683.

42. Cipolla CM, Grazi S, Rimondini A. Changes in circulating norepinephrine with haemofiltration in advanced congestive cardiac failure. Am J Cardiol. 1990;66:987–994.

43. Blake P, Hasegawa Y, Khosla MC, et al. Isolation of myocardial depressant factors from the ultrafiltrate of heart failure patients with acute renal failure. ASAIO J. 1996;42:M911–M915.

44. Ash SR. Powdered sorbent liver dialysis and pheresis in treatment of hepatic failure. Ther Apher. 2001;5:404–416.

45. Mitzner SR, Stange J, Klammt S, et al. Improvement of hepatorenal syndrome with extracorporeal albumin dialysis MARS: results of a prospective, randomized, controlled clinical trial. Liver Transpl. 2000;6:277–286.

46. Novelli G, Rossi M, Pretagostini M, et al. One hundred sixteen cases of acute liver failure treated with MARS. Transplant Proc. 2005;37:2557–2559.

47. Schilder L, Nurmohamed S, Bosch FH, et al. Citrate anticoagulation versus systemic heparinisation in continuous venovenous hemofiltration in critically ill patients with acute kidney injury: a multi-center randomized clinical trial. Crit Care. 2014;18(4):472.

48. Hetzel GR, Schmitz M, Wissing H, et al. Regional citrate versus systemic heparin for anticoagulation in critically ill patients on continuous venovenoushaemofiltration: a prospective randomized multicentre trial. Nephrol Dial Transplant. 2011;26(1):232–239.

49. Monchi M, Berghmans D, Ledoux D, Canivet JL, Dubois B, Damas P. Citrate vs heparin for anticoagulation in continuous venovenous hemofiltration: a prospective randomized study. Intensive Care Med. 2004;30(2):260–265.

50. Oudemans-van Straaten HM1, Bosman RJ, Koopmans M, et al. Citrate anticoagulation for continuous venovenous hemofiltration. Crit Care Med. 2009;37(2):545–552.

51. Langenecker SA, Felfernig M, Werba A, Mueller CM, Chiari A, Zimpfer M. Anticoagulation with prostacyclin and heparin during continuous venovenous hemofiltration. Crit Care Med. 1994;22(11):1774–1781.

52. Tang IY, Cox DS, Patel K, et al. Argatroban and renal replacement therapy in patients with heparin-induced thrombocytopenia. Ann Pharmacother. 2005;39(2):231–236.

53. Teschan P, Baxter C, O'Brian T, et al. Prophylactic haemodialysis in the treatment of acute renal failure. Ann Intern Med. 1960;53:992–1016.

54. Parsons FM, Hobson SM, Blagg CR, McCracken BH. Optimum time for dialysis in acute reversible renal failure. Description and value of an improved dialyser with large surface area. Lancet. 1961;1:129–134.

55. Fischer RP, Griffen Jr WO, Reiser M, Clark DS. Early dialysis in the treatment of acute renal failure. Surg Gynecol Obstet. 1966;123: 1019–1023.

56. Kleinknecht D, Jungers P, Chanard J, Barbanel C, Ganeval D. Uremic and non-uremic complications in acute renal failure: evaluation of early and frequent dialysis on prognosis. Kidney Int. 1972;1:190–196.

57. Conger JD. A controlled evaluation of prophylactic dialysis in post-traumatic acute renal failure. J Trauma. 1975;15:1056–1063.

58. Gillum DM, Dixon BS, Yanover MJ, et al. The role of intensive dialysis in acute renal failure. Clin Nephrol. 1986;25:249–255.

第 **十 二** 部分

危重病状态下的
代谢异常

Patrick J. Neligan

动脉血气分析，是危重病监测的一个核心组成部分，为临床提供病人呼吸系统的状态和是否存在酸中毒或碱中毒的即时信息。随着各种经验性"法则"的应用，一个动脉血气分析包含的信息往往足以判定一个疾病的存在、原因和进展。当一个血清化学板增加了血葡萄糖、乳酸和酮体等指标时，血气分析的诊断敏感性进一步增强。与血清、尿电解质、X线、心电图的变化异常不同，重症医学专家们在评估酸碱平衡的最优方法这一问题上，目前没有一个明确一致的观点。

一些不同的酸碱平衡计算方法目前正被广泛使用[1]。这些方法分为：基于 Henderson-Hasselbalch 方程的描述性方法；基于计算和列线图的半定量方法；基于物理化学的定量方法。描述性方法用二氧化碳分压和碳酸氢根之间的相互关系来检测和诊断酸碱平衡异常。这种方法的延伸是阴离子间隙（AG）。半定量方法包含缓冲碱的概念，标准碱的缺失 – 过剩以及碱缺失间隙（BDG）。定量方法采用强离子差（SID）和总弱酸浓度（ATOT）以及用强离子隙（SIG）量化。

科学背景

在 20 世纪早期，人们广泛熟知的是在危重病中，二氧化碳（CO_2）血含量会下降。早在 1831 年 O'Shaughnessy 认为死于霍乱的病人最根本的紊乱是血液中"碳酸苏打"的缺失[2]。1909 年 L. J.Henderson 创造了术语"酸碱平衡"[3]。并且他能够依据碳酸平衡的原理来定义这个过程。这项工作后来由 Hasselbalch 在 1916 年加以改良[4]。他们的方法是根据二氧化碳的水化方程来描述酸碱平衡，这是那个时期临床化学检验唯一可用的方法。

$$CO_2 + H_2O \rightarrow H_2CO_3 \rightarrow H^+ + HCO_3^-$$

$$pH = pKa + \log\left[HCO_3^-\right] / \left[H_2CO_3\right]$$

总 $CO_2 = \left[HCO_3^-\right] + \left[溶解的 CO_2\right] + \left[氨基甲酸 CO_2\right] + \left[H_2CO_3\right] \approx Pco_2 \times 0.03 \text{ mmol } CO_2/L/mmHg$

因此，取代上述方程如下：

$$pH = 6.1 + \log\left[HCO_3^-\right]/PCO_2 \times 0.03:$$

Henderson–Hasselbalch 方程式

Svante Arrhenius（1859—1927）在 1903 年奠定了酸碱化学的基础。在水溶液中阿伦尼乌斯酸是能够传送氢离子到溶液中的任何物质[2]。碱是能够传送羟根离子到溶液中的任何物质。水是高度离子化的两性溶液，因此带有极性键的物质会分解自身组分到溶液中。水可以作为酸或碱。

水中物质的解离度决定它们是强酸或强碱。因此，乳酸的离子解离常数（pKa）是 3.4，在生理 pH 下是完全分离的，并是一种强酸。相反，碳酸，pKa 为 6.4，解离不完全，即是一种弱酸。同样，离子如钠、钾、氯化物等，不容易结合其他分子，被认为是强离子，它们在溶液中自由存在。

在任何溶液中，水的解离常数 Kw' 决定了 $\left[H^+\right]$ 和 $\left[OH^-\right]$ 的相对比例必须始终是恒定的，电中性必须维持一致。因此，强阳离子，Na^+、K^+、Ca^{2+}、Mg^{2+} 将充当阿伦尼乌斯碱（提供氢氧根到水溶液）；强阴离子，Cl^-、LA^-、酮、硫酸、甲酸，将充当阿伦尼乌斯酸（它们将氢离子注入水溶液中）。

阿伦尼乌斯理论在 1923 年由 Brønsted 和 Lowry 取代。他们定义酸为质子供体和碱为质子受体。

$$NH_3 + H_2O \leftrightarrow NH_4^+ + OH^-$$

在这种情况下，水是质子供体，是 Brønsted-Lowry 酸，氨是质子受体，Brønsted-Lowry（BL）碱。反之，发生下面的反应：

$$HCL + H_2O \rightarrow H_3O^+ + Cl^-$$

在这个反应中，氯化氢作为 Brønsted-Lowry（BL）酸，水作为 BL 碱。

$$CO_2 + H_2O \leftrightarrow H_2CO_3 \leftrightarrow H^+ + HCO_3^-$$

在这一反应中，CO_2 是水合碳酸，BL 酸，随后分解为氢和碳酸氢根。

强离子

强离子在生理 pH 下完全解离。胞外最丰富的强离子是 Na^+ 和 Cl^-。其他重要的强离子包括钾、硫酸根、Mg^{2+} 和 Ca^{2+}。每个离子都有直接的电化学和渗透效应。胞外强阳离子和强阴离子携带的不同电荷由以下公式计算：

$$SID = [(Na^+) + (K^+) + (Ca^{2+}) + (Mg^{2+})] - [(Cl^-) + (其他强离子：A^-)] = 40\sim44 \text{ mEq}$$

Peter Stewart 称这种过剩的正电荷为强离子差异[5]，呈阳性，被相同数量的"缓冲碱"来平衡，其主要由磷酸盐、白蛋白和碳酸氢根组成[6]。SID 独立影响水的分解，由电中性和质量守恒决定。如果所有其他因素（Pco_2、白蛋白和磷酸盐）保持不变，由于强阳离子对强阴离子比例相对增加引起的 SID 增加，会减少氢离子而引起碱中毒。由于强阳离子对强阴离子比例相对降低引起的 SID 减少，导致氢离子累积而导致酸中毒。

SID 主要决定因素是细胞外液中钠、氯和自由水相对浓度之间的关系。钠和氯的正常相对比

例大约是 1.4∶1。任何降低这种比例的进程会引起 SID 减少并导致酸中毒（钠的损失，氯的增益或自由水的增益）。任何增加钠和氯比例的进程会增加 SID 并导致碱中毒（钠的增加，氯的减少或自由水的减少）。

弱 酸

白蛋白和磷酸是弱酸，它们的解离度与温度、pH 有关。弱酸，用符号 ATOT 表示，独立影响酸碱平衡，依赖于绝对数量和解离平衡[5, 7]。

传统的酸碱平衡研究方法的主要局限性是对 ATOT 变化的关注不够[8]。尽管这对其他方面健康的患者可能是有效的，但是围术期监护治疗和危重症本身会造成低蛋白血症，如由于晶体液输注而引起的稀释性低蛋白血症，肝合成蛋白功能降低和毛细血管渗漏导致的血清蛋白水平下降[9]。血清白蛋白或磷酸盐的减少会导致代谢性碱中毒[10]。低磷血症与营养不良，再喂养，利尿和血液稀释有关。而高磷血症可出现在肾衰竭患者中，导致代谢性酸中毒。

二氧化碳

有氧代谢导致大量二氧化碳的产生。二氧化碳在红细胞中被碳酸酐酶水合成碳酸。这相当于每天释放了 12 500 mEq 的氢。在脱氧血红蛋白中氢离子结合组氨酸残基，碳酸氢根被主动泵出细胞外。二氧化碳以四种形式存在：二氧化碳 CO_2（CO_2），碳酸（H_2CO_3），碳酸氢根离子（HCO_3^-）和碳酸盐离子（CO_3^{2-}）。排泄的主要机制是通过肺泡通气。即使一些二氧化碳作为氯化钠协同转运蛋白的一部分以碳酸根形式从肾脏排出体外。

慢性呼吸性酸中毒与全身二氧化碳含量的增加有关，主要表现为血清中的碳酸氢盐的增加。算术上 $\Delta HCO_3^- = 0.5 \Delta PaCO_2$[11]。但重要的是不能与"高碳酸血症代谢补偿"混为一谈，它是一个通过增加尿氯的排泄而降低了 SID 的比较缓慢的过程[12]。

酸碱平衡紊乱

酸碱平衡紊乱是危重症以及围术期患者临床和实验室研究的一个重要组成部分。

有六个主要的酸碱异常（**表 58-1**）：

1. 二氧化碳分压增加引起的酸中毒

2. SID 减少引起酸中毒

   - 增加氯（高氯），减少钠（稀释）/增加自由水。

   - 乳酸、酮或未测定的阴离子的增加引起酸中毒。

3. A_{TOT} 增加引起酸中毒

   - 高磷血症，高蛋白血症。

4. 二氧化碳分压下降引起的碱中毒。

5. SID 增加引起碱中毒

   - 减少氯（低氯），增加钠 / 减少自由水。

6. A_{TOT} 减少引起碱中毒

   - 低磷血症，低蛋白血症。

表 58-1　酸碱平衡紊乱分类

	酸中毒	碱中毒
呼吸性	PCO_2 增加	PCO_2 下降
代谢性		↑ SID^+ ↓ [Cl^-]
1. 异常的 SID^+		
a. 由于水	水过多 = 稀释 ↓ SID^+ ↓ [Na^+]	水缺乏 = 浓缩 ↑ SID^+ ↑ [Na^+]
b. 由于电解质	氯离子过多 ↓ SID^+ ↑ [Cl^-]	氯离子缺乏 ↑ SID^+ ↓ [Cl^-]
氯离子(测得的)		
其他(未测离子) 例如乳酸、酮症 酸中毒等	↓ SID^+ ↑ [A^-]	-
2. 异常的 A_{TOT}		
a. 白蛋白 [alb]	↑ [Alb^-]	(↓ [Alb^-] 静脉输注白蛋白)
b. 磷酸盐	↑ [Pi^-]	↓ [Pi^-]

A-.异常的 A_{TOT}；A_{TOT}.总弱酸浓度；Cl^-.氯离子；PCO_2.二氧化碳分压；Na.钠；SID.强离子差异

急性呼吸性酸中毒和碱中毒

由于呼吸驱动力的丧失，神经肌肉，胸壁疾病或浅快呼吸增加了死腔通气量等导致肺通气不足，从而发生急性呼吸性酸中毒。急性呼吸性酸

中毒的发生与机体缺少快速缓冲体系来应对大量二氧化碳产生，进而导致 pH 快速下降有关。急性呼吸碱中毒（pH>7.5）是由于焦虑，中枢性呼吸刺激（如发生早期水杨酸中毒），或过多的人工通气引起的。急性呼吸性碱中毒通常伴随急性代谢性酸中毒（pH<7.35）。在这种情况下一个有用的法则是 PCO_2 从基线水平（通常为 40 mmHg）下降的程度与碱缺失的幅度相同（见下文）。例如，一个乳酸性酸中毒的病人，乳酸 10 mEq/L，碱缺失应当为 -10，二氧化碳分压为 30 mmHg。如果 PCO_2 的值比预期要高，那么问题就出在呼吸系统上。这种现象，可以在一些病例中见到，例如多发外伤患者由于失血过多可发生乳酸性酸中毒，而若合并连枷胸又可发生呼吸性酸中毒。

急性代谢性酸中毒

急性代谢性酸中毒是由 SID 或者 A_{TOT} 改变导致的。SID 是随强阴离子对强阳离子的相对数量的变化而改变。这可以是因为阴离子数量增加，如乳酸性酸中毒，肾性酸中毒，酮症酸中毒和高氯性酸中毒等情况时。或见于阳离子的减少，如发生严重腹泻等引起。酸中毒也可由于相对强离子自由水增加而导致——即稀释性酸中毒，通常是由低渗液体摄入过多，某些中毒（甲醇、乙二醇或异丙基乙醇）或高血糖等情况导致。

未测定的阴离子引起的代谢性酸中毒

在急性代谢性酸中毒中，有三种诊断应立即明确：乳酸酸中毒；由于糖尿病（高血糖）或饥饿（正常血糖）引起的酮症酸中毒；表现为血清尿素氮、肌酐升高及总 $PaCO_2$ 降低的急性肾损伤。当昏迷病人存在低血钠（<135 mEq/L）或不明原因的代谢性酸中毒时提醒临床医生应关注患者有可能发生由酒精中毒引起的稀释性酸中毒、醇类中毒。醇如乙醇、甲醇、异丙醇和乙二醇是具有渗透活性的分子，能使细胞外液增加（葡萄糖和甘露醇有同样的效果，且由于分子量小可以经肾脏滤过而有利尿作用）。存在渗透压差时可考虑

醇中毒，当通过测量和计算分别得到的血清渗透压差高于 12 mOsm 时说明机体存在未测量到的渗透压。毒理学实验室进而可以分析患者体内可能存在的各种毒性醇。

静脉输液相关的高氯和稀释性酸中毒

患者静脉输液对于酸碱平衡有非常重要的影响。自由水容积，SID，A_{TOT}（主要是白蛋白）都会发生变化[13]。"稀释性酸中毒"是由对细胞外液（碱）补充纯水所导致。当给患者大量输注等渗液：5% 葡萄糖溶液、0.9% 生理盐水（NS，含有 154 mg 当量的 Na^+ 和 Cl^-）的任何液体，或其他低渗生理盐水输注时这种情况均可能发生[14]。因此，每补充 1 L NS 导致 50 mEq/L 氯化物，或者换个说法即盐酸的净 ECF 增加。高氯酸中毒常见于大量输注 0.9% 生理盐水溶液[15]或 6% 羟乙基淀粉（两者都含有普通盐水成分）的术后患者，高渗盐水或明胶基溶液[16-22]。输注白蛋白可由于 A_{TOT} 增加而导致代谢酸中毒[23, 24]。

肾小管性酸中毒

在代谢性酸中毒中，肾脏首先排出氯离子。事实上，这是肾脏生理功能的休息状态，因为在饮食中钠和氯是以相对同等的数量被吸收的[25]。在代谢性酸中毒中，氯离子优先被排出[26]。在代谢性碱中毒中，氯离子被保留，钠和钾被排出。乙酰唑胺通过增加 SID 从而减少氯排出来纠正代谢性碱中毒[27]。

氯离子的肾处理异常可能是造成几种遗传性和获得性酸碱失衡的主要原因。在危重病中，获得性肾小管性酸中毒是很常见的[28]。遗传性肾小管性酸中毒患者肾小管丧失了排出与钠同等比例的氯的能力[29]。同样，假性醛固酮减少症是由于吸收过多的氯导致的[30]。巴特综合征是由于编码调节 Na-K-2Cl 协同转运体（NKCC2）的氯离子通道 CLCNKB 的基因突变导致的[31]。

高氯性酸中毒的临床意义

高氯性酸中毒的临床意义是什么呢？在临床

中引起高氯性酸中毒的最常见原因是用 0.9% 的盐水补液。这种液体中高氯酸的相对增加导致高氯性酸中毒。尽管高氯血症通常不被考虑与"病理性"酸中毒，乳酸性酸中毒或酮症酸中毒等有关[32]，值得注意的是不论何种原因的代谢性酸中毒都会抑制心肌收缩力，减少心输出量和组织灌注。酸中毒抑制细胞膜上钙离子通道以及交感神经纤维释放去甲肾上腺素，导致血管扩张和血流量分布不均匀。

最新的数据显示高氯血症本身可能对内脏[33]及肾功能产生负面影响。在人类饮食中，钠和氯化物大约等摩尔浓度被摄入。肾脏的一个主要功能是排出比钠相对多的氯离子。因此氯离子在肾脏中以及其自身在传递给损伤或者缺血的肾脏时可能起到一种毒素的作用。血浆氯离子水平通过钙激活的氯离子通道影响入球小动脉的血管张力，并且调节肾素的释放[34]。血氯过多能减少肾血流量和肾小球滤过速度[35]。高血氯降低整体内脏血流[36]。在健康志愿者的一项研究中，与乳酸钠溶液相比，生理盐水与尿量减少有关[37]。一项 12 个健康男性志愿者的交叉试验表明，接受 2 L 静脉注射 0.9% 生理盐水或注射电解质 148 液超过 1 小时后，平均肾动脉血流速度（$P=0.045$）和肾皮质组织灌注（$P=0.008$）较基线值有显著减少，这种现象发生在注射生理盐水后，而不是注射电解质 148（平衡盐溶液）后[38]。

一项关于液体水化预防肾病的研究显示，碳酸氢钠（无氯）的使用与肾损伤（定义为肌酐上升 25% 以上）的风险下降 11.9% 相关[39]。Haase 和同事比较了心脏病患者围术期的 $NaHCO_3$ 或生理盐水使用情况（4 mmol/kg，超过 24 小时）[40]。肾功能不全患者使用生理盐水增加了 20% 的绝对风险（比值 0.43，95% CI 0.009~0.098）（$P=0.043$）。肝移植术后，围术期补给超过 3200 ml 的含氯液（导致高氯血症）大幅增加急性肾损伤的风险（危险比 =6.25，95% CI 2.69，14.5，$P<0.000$）[41]。

一项针对 31 000 例外科手术患者的观察研究对静脉输注生理盐水与平衡盐溶液（BSS）进行了比较，二组预后表现出了显著性差异，结果支持输注 BSS[42]。使用 0.9% 生理盐水并发症增加，包括术后感染，输血和需要透析的肾损伤。伴有围术期代谢性酸中毒或高氯性酸中毒或乳酸酸中毒的患者住院时间延长[43]。在澳大利亚的重症监护病房（ICU）患者中进行的一个较大型的前 - 后队列研究显示，相对平衡盐溶液来说，大量使用含氯液体与需要进行肾脏替代治疗的风险增加了 3.7% 有关[44]。

肾性酸中毒与透析的影响

肾性酸中毒被广泛认为是由肾脏专门代谢排出的强阳离子产物累积引起的。虽然"肾性酸"，如硫酸盐和甲酸通常被认为是"肾性酸中毒"的原因，但是高氯血症酸中毒才是强阳离子累积的主要原因[26, 45-47]。此外，磷酸这种弱酸也有累积。同时，自由水增多可能导致低钠合并稀释性酸中毒[48]。

连续性肾脏替代治疗（CRRT）被用于针对血流动力学不稳定患者的血液滤过和血透。Rocktaschel[49] 和同事的研究已经表明 CRRT 通过去除强阳离子和磷酸盐来缓冲急性肾损伤造成的酸中毒，但是代谢性碱中毒由于低蛋白血症而没有被去除。血清乳酸可能有所上升（取决于透析液），但这并不导致酸中毒[22]。发生严重的肝功能衰竭时，弱酸不能被肝脏有效去除，代谢性酸中毒需要更积极的透析来解决[50]。

急性代谢性碱中毒

慢性呼吸衰竭患者过度通气导致急性代谢性碱中毒，是尿氯丢失相关的慢性代偿性碱中毒所致。更常见的是，代谢性碱中毒与血钠增高所致的 SID 增加有关。之所以会出现这种情况是因为补液中钠被弱离子或柠檬酸盐（血制品）[51]、或醋酸（肠外营养）以及碳酸氢盐"缓冲"[52, 53]。在以上任何一种情况下，阴离子转化成了 CO_2（通常是通过肝脏代谢）并且通过呼吸排出体外；由于质量守恒的原因净获得的钠也是如此。

在危重患者酸碱化学中最常见的独立干扰因素是低白蛋白血症[54]。其在危重病状态下普遍存在，且能引起无法预料的代谢性碱中毒。低蛋白血症可能掩盖 SID 的重要改变，如乳酸血症。所有不含白蛋白的静脉输液都是偏碱性的。因此，在术中接受大量静脉输液的患者都会呈现出低蛋白血症碱中毒。目前尚不清楚这种异常是否有任何临床意义。Morgan 和同事经过一系列的研究后表明补液的最优 SID 是 24 mEq/L，而不是 40 mEq/L[13,55]。白蛋白不断被稀释使得血液碱化；而为了维持 SID 和 A_{TOT} 之间的平衡则需要补充氯化物[56]。

危重病人的其他酸碱问题

危重病患者 SID 和自由水易发生明显改变[57]。鼻饲吸痰会引起氯丢失，腹泻会导致钠钾流失。外科引流管的放置可能丢失不同电解质浓度的液体（例如胰床会分泌富含钠的液体）。发热，出汗，组织渗出以及呼吸回路湿化不充分导致的大量液体不知不觉的丢失出现浓缩性碱中毒[58]。袢利尿药和多尿性肾衰竭时由于氯离子和游离水的丢失，也可能出现明显的浓缩性碱中毒。

静脉输注药物也可能是酸碱平衡悄然发生改变的原因。许多抗生素，如哌拉西林他唑巴坦钠，使用时需要用含钠液稀释。其他药物如万古霉素也需用大量的游离水（5% 葡萄糖）稀释。劳拉西泮需用丙二醇来稀释，类似大量液体输注将导致代谢性酸中毒，与乙二醇类似[59]。甘露醇也可能通过类似的机制引起代谢性酸中毒[60]。

用于酸碱化学分析的工具

接下来的内容中将介绍过去 60 多年中不断演化的一些用于解释酸碱平衡难题的工具。没有一个是完全准确的[61]，且每种工具都获得了一些学者的支持[62]。这些方法都是对基于 Henderson-Hasselbalch 方程中的变化；基于计算和列图的半定量或基于物理化学的定量等方法的描述。

描述性的二氧化碳 – 碳酸氢盐（波士顿）法

在 20 世纪 60 年代早期，Schwartz，Relman 及在波士顿塔夫斯大学的同事们根据 $PaCO_2$ 对 $[HCO_3^-]$[63] 的列线图和数学构图得到的一系列观察数据资料，开发了一种酸碱化学分析方法。并据此评估了一些处于稳定代偿状态下的酸碱失衡患者。对每种疾病状态中凡被认为是正常代偿范围的都进行了测量。研究者们用线性方程组或者图能够描述出酸碱失衡的六个初始状态，用氢离子浓度与 $PaCO_2$ 间的关系描述呼吸紊乱，用 $PaCO_2$ 与 $[HCO_3^-]$ 浓度之间的关系来描述代谢性紊乱（表 58-2）。对任何已知的酸碱失衡，都能确定其预期 $[HCO_3^-]$。由此可以得到一些简单的"经验公式"（表 58-2）。例如，在急性呼吸性酸中毒中，当 $PaCO_2$ 在 40 mmHg 以上时，每增加 10 mmHg，$[HCO_3^-]$ 增加 1 mEq/L。在慢性呼吸性酸中毒中，当 $PaCO_2$ 在 40 mmHg 以上时，每增加 10 mmHg，$[HCO_3^-]$ 增加 4 mEq/L。代谢性酸中毒预期的 $PaCO_2$ 遵循 $1.5 \times HCO_3^- + 8$（范围：+/-2）规则。

表 58-2　酸碱平衡波士顿方法的经验法则

紊乱	HCO₃ vs. PaCO₂
急性呼吸性酸中毒	预期的 $[HCO_3^-]$ =24+（$PaCO_2$-40）/10
急性呼吸性碱中毒	预期的 $[HCO_3^-]$ =24-2（40-$PaCO_2$）/10
慢性呼吸性酸中毒	预期的 $[HCO_3^-]$ =24+4（$PaCO_2$-40）/10
代谢性酸中毒	预期的 $PaCO_2$=1.5×$[HCO_3^-]$+8
代谢性碱中毒	预期的 $PaCO_2$=0.7$[HCO_3^-]$+20

HCO_3^-. 碳酸氢盐；$PaCO_2$. 二氧化碳分压

通常这种方法很受胸科医生和肾病专家的欢迎，尤其在北美，当一些临床状况下酸碱平衡异常相对简单时。这种 $PaCO_2$ 与 $[HCO_3^-]$ 关系的方法存在着几个内在缺陷，尤其与代谢相关的

部分。这个系统既没解释也没有说明在许多围术期和危重病患者出现的复杂的酸碱异常，如那些伴随着急性酸中毒的低白蛋白血症和高氯性酸中毒，或伴有稀释性酸中毒或乳酸性酸中毒的慢性呼吸性酸中毒。

阴离子间隙法（AG）

为解决波士顿方法的缺陷，Emmit 和 Narins1975 年[64] 发明了 AG 方法来解决代谢性酸中毒。AG 方法是基于电中性的原理。常见的细胞外离子电荷总数的不同主要表现在那些无法计算的大约 –12 mEq/L 到 –16 mEq/L 的差值 [原始阴离子间隙 = $[Na^+]$ – （$[Cl^-]$ + $[HCO_3^-]$）]（图 58-1）。如果患者有代谢性酸中毒且差距"增大"，比如，–20 mEq/L（因为碳酸氢盐的消耗），那么酸中毒就是由 UMA—乳酸或酮或"肾性酸"引起的。如果差距没有增大，那么阴离子可以测定，则酸中毒是由高氯血症引起的（碳酸氢盐不能独立影响酸碱平衡状态）。有三种广泛使用的 AG 衍生法，取决于是否包括钾和乳酸。

阴离子间隙（简单）=（$[Na^+]$ – （$[Cl^-]$ +

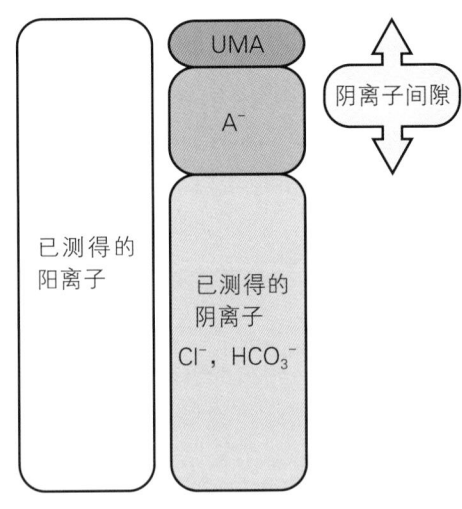

图 58-1　阴离子间隙

A^-. 代表磷酸盐和白蛋白，是指白蛋白和磷酸盐携带的电荷；UMA. 未测定的阴离子

［HCO₃⁻］）） = 12~14 mEq/L

阴离子间隙（传统） = （［Na⁺］ + ［K⁺］ − （［Cl⁻］
+ ［HCO₃⁻］） = 14~18 mEq/L

阴离子间隙（现代） = （［Na⁺］ + ［K⁺］ − （［Cl⁻］
+ ［HCO₃⁻］ + ［lactate⁻］）） = 14~18 mEq/L

　　AG 方法经常低估代谢性紊乱的程度[65]。尽管这是一个有用的工具，但是那些是或不是"正常间隙"的假设削弱了其价值[66]。大多数危重患者合并低白蛋白血症，很多也伴随血磷酸盐水平过低[67]。所以这种差距在未测的阴离子中是正常存在的。Fencl 和 Figge 提出的 AG 衍生法被认为是校正的阴离子间隙[68]。

校正的阴离子间隙（对于白蛋白） = 计算的阴离子间隙 + 2.5［正常白蛋白（g/dl） − 测得的白蛋白（g/dl）］

　　在急性疾病中 AG 方法仍然是一种简单、有效、可靠的筛选工具，能够将血氯过多引起的代谢性酸中毒与 UMA 引起的酸中毒区分开来。Moviat 及其同事已经证明针对白蛋白的 AG 校正法能在 ICU 准确地检测到患者复杂的酸碱异常[69]。

　　另外一种 AG 校正法是测量 ΔAG，通过院前和入院后测得 AG 值的比较，这种方法被成功地运用于预测重症疾病的不良预后[70]。令人疑惑的是其他一些临床医生习惯计算 Δ 比[71]。

　　Δ 比 =Δ 阴离子间隙 / Δ［HCO₃⁻］

　　简单地说，如果 AG 是正常的或没有改变的，且碳酸氢盐水平下降，那么 Δ 比将低于 0.4 且出现高氯性酸中毒。Δ 比值介于 1 和 2 之间时可预测未测定的阴离子或乳酸酸中毒引起的代谢性酸中毒。如果该比率是大于 2，则存在着混合性酸碱异常。

半定量（碱缺失 / 剩余［哥本哈根］）方法

　　在代谢性酸中毒中，额外的阴离子引入细胞外液导致每个阴离子增加一个氢离子。这主要是由碳酸氢盐引起的"缓冲化"，因此，每个阴离子的获取导致碳酸氢盐浓度同等程度下降（和二

氧化碳的产生）。这种酸碱平衡描述性方法的支持者们认为这是 Δ 碳酸氢盐。但这是有问题的，因为它并没有把二氧化碳和［HCO₃⁻］作用区分开来。在 1948 年，Singer 和 Hastings 决定对代谢组分定量分析，通过 Henderson–Hasselbalch 这不同的角度来观察酸碱异常[6]。他们提出全血缓冲碱的变化能用来定量代谢异常。血液缓冲碱（BB）代表碳酸氢盐和非挥发性缓冲离子的总和（基本上是血清白蛋白，磷酸和血红蛋白）。在电中性法则的指导下，缓冲碱被用于平衡强离子（完全电离的）之间的电荷差。因此，正常的 BB = ［Na⁺］ + ［K⁺］ − ［Cl⁻］。BB 的改变基本上象征着强离子浓度的变化（这在 1948 年是不容易测量到的）。BB 在代谢性碱中毒中是增加的，在代谢性酸中毒中则相反。BB 测量法使用的主要缺点是缓冲能力的变化潜能与血红蛋白浓度的改变有关。

　　Siggard–Anderson 和同事们通过一种更简单的测量酸碱活性和碱缺失（BDE）[72]的方法对这一概念进行了扩展。他们对这一概念的定义是将体外 1 L 血 pH 调回到 7.4、PaCO₂ 达到 40 mmHg、温度维持 38℃所需要的强酸或强碱。使用全血 BDE 这一概念最初是受到质疑的，因为在酸碱样本及电解质交换中红细胞是呈动态变化的。这种方法在 20 世纪 60 年代被修订为只用血清 BDE，计算变成了标准碱剩余（SBE）。目前计算 SBE 的运算法则是源于范斯莱克方程（1977）[73]。酸碱化学的 BDE 方法已被 schlichtig[74]和 morgan[75]成功验证。

　　在每一个常见的酸碱失衡中，简单的数学规则都能在 BDE 计算中得到应用（**表 58–3**）。例如，在急性呼吸性酸中毒或碱中毒中 BDE 没有改变。相反，在急性代谢酸中毒中，对二氧化碳分压的变化幅度（ mmHg）与 BDE（mEq/L）的变化是相同的，并且 BDE 的变化体现了所有的酸化和碱化作用的总和。这使得解释酸碱异常变得简单但也容易发生错误。

表 58-3　急性或慢性酸碱平衡紊乱时标准碱缺失或过剩发生的相应变化

紊乱	HCO₃⁻ vs. PaCO₂
急性呼吸性酸中毒	$\Delta BDE = 0$
急性呼吸性碱中毒	$\Delta BDE = 0$
慢性呼吸性酸中毒	$\Delta BDE = 0.4\ \Delta PaCO_2$
代谢性酸中毒	$\Delta PaCO_2 = \Delta BDE$
代谢性碱中毒	$\Delta PaCO_2 = 0.6\ \Delta BDE$

修订引自 Narins RB, Emmett M. Simple and mixed acid–base disorders: a practical approach. Medicine. 1980;59:161–187.[11]
BDE. 碱缺失或过剩；PaCO₂. 二氧化碳分压

　　BDE 方法的主要优点是它允许临床医生通过简单"目测"血气结果就可以知道代谢性酸中毒或碱中毒的存在。然而，BDE 有两个局限性。第一个问题是 BDE 不能说明低蛋白血症相关的酸碱化学改变（A_TOT）；事实上，范斯莱克方程假设的是正常血清蛋白，但危重患者中却常常都合并低蛋白血症。第二个局限是 BDE 方法不能区分高氯血症相关的和未测定阴离子相关的代谢性酸中毒。为了解决 A_TOT 问题，Wooten 校正了对弱酸（白蛋白和磷酸盐）的 SBE 并形成了一个精确的多组分模型（SBEc）[76]。

$$SBEc = \begin{pmatrix} (HCO_3^- - 24.4) \\ + \begin{pmatrix} [8.3 \times \text{白蛋白 g/dl} \times 0.15] + \\ [0.29 \times \text{磷酸盐 mg/dl} \times 0.32] \end{pmatrix} \\ \times [pH - 7.4] \end{pmatrix}$$

　　用 Wooten 多组分模型可以看到 SBE 是使 SID 恢复到正常时[76]，也即 pH 修正到 7.4，二氧化碳分压回到 40 mmHg 所需要的强阳离子或强阴离子。

　　为了解决第二个问题，Gilfix 和他的同事[77]改进了 BDG 法，balasubramanyan 等[78]就此进行了评估，后来 Story 和 Bellomo 等又将其进行了简化（表 58-4）[79]。从而使得临床医生能在床边重新计算强离子，自由水及白蛋白的 BDE。从计算的 BDE 去掉测量的 BDE 就是 BDG，这代表了系统中强阴离子和阳离子的数量（它可被用于代谢性酸中毒和碱中毒）。当面对用碳酸氢盐

或碱缺失 – 剩余法不能检测到的酸碱异常时可以用这个方法[80]。此外，这种方法梳理出的 BDE 是通过 Na⁺，Cl⁻，白蛋白反映出来的[81]。BDG 应该可以反映 SIG，事实上也可反映校正的 AG。但是学者们对这一建议是持谨慎态度的，因为心脏外科病人的 BDG 不能很好地与 SIG 联系起来[81]。

表 58-4　碱缺失间隙

$BDE_{NaCl} = ([Na^+] - [Cl^-]) - 38$
$BDE_{Alb} = 0.25\ (42 - \text{albumin g/L})$
$BDE_{NaCl} - BDE_{Alb} = BDE_{calc}$
$BDE - BDE_{calc} = BDE_{gap} = $ 未测定阴离子或阳离子作用

这种方法涉及计算钠、氯、自由水（BDE_NaCl）、白蛋白（BDE_Alb）的碱缺失 – 过剩差（BDE）。结果就是计算得到的 BDE（BDE_calc）。从测量的 BDE 中减去计算的 BDE 就得到 BED_gap

STEWART–FENCL（定量）法

　　更加精确的反映真实酸碱状态可以通过 Stewart–Fencl 法实现。这一方法类似 AG 法，是基于电中性的概念。在血浆存在一个 40~44 mEq/L 的 SID[(Na⁺ + Mg²⁺ + Ca²⁺ = K⁺)(Cl⁻ + A⁻)]。它是通过碳酸氢盐和 ATOT（缓冲碱）上的负电荷来平衡的。在 SIDa（显性 SID）和弱酸 SID（有效 SID）间存在着一个小差异。这代表了一个定量的未测定阴离子 SIG（图 58-2）。

$$SIDa（显性 SID）= ([Na^+] + [K^+] + [Mg^{2+}]$$

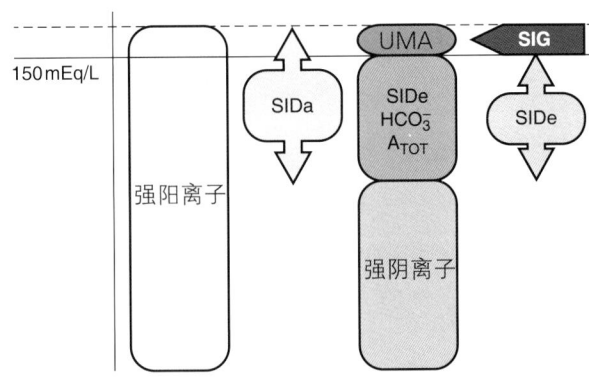

图 58-2　强离子间隙
SIDa. 可见 SID；SIDe. 有效 SID；SIG. 强离子间隙；A_TOT. 总弱酸浓度；UMA. 未测定的阴离子

$+[Ca^{2+}])-[Cl^-]$

SIDe（有效 SID）=$[HCO_3^-]$+［白蛋白电荷］+［Pi 电荷］（in mmol/L）

弱酸的电离度是 pH 依赖的，所以需要如下计算：

$$[alb^-]=[alb\ g/L]\times(0.123\times pH-0.631)$$
$$[Pi]\ (in\ mg/dl)=[Pi]/10\times pH-0.47$$
$$SIG=SIDa-SIDe.$$

BDE 和 SIG 法彼此共同存在，可以由一个主方程得到[82]。Figge[10, 84] 和 Fenc[2, 65] 等完善了 Stewart 法[83]，更精确地测量了随温度和 pH 改变的弱酸的电荷。

这个系统的缺陷是 SIG 不能反映所有未测的强阴离子，仅是未测的所有阴离子。此外，当血浆水浓度改变时 SIG 变化只是绝对和相对条件下的定量。Fencl[65] 用以下方程校正了自由水（CL⁻校正）的氯离子浓度来解决了这个问题：

$$[Cl^-]_{校正值}=[Cl^-]_{监测值}\times([Na^+]_{正常值}/[Na^+]_{监测值})$$

此校正后的氯离子浓度可能会插入上述 SIDa 方程。同样，在这个方程中，UMA 的导出值需要用 UMA 取代 Cl- 来校正自由水。在一系列九个正常受试者中，Fencl 预测"正常的" SIG 为 8±2 mEq/L[65]。

尽管几乎没有人质疑 SID-SIG 法作为解决问题的新金标准的准确性，尤其是代谢性酸中毒。但 SIG 的计算非常繁杂。需要很多数据，因此比其他方法所需费用也更多，并且 SIG 的正常范围也不明确。目前尚不清楚在标准临床实践中是否 SIG 法比 AGc 法（相当于不把钙、镁、磷酸盐等算在内的 SIG 法，通常把这些电荷排除在外）更有优势[85, 86]。

酸碱工具和结局预测

无论是在住院病房还是在急诊室，乳酸性酸中毒都是疾病严重程度的一个标志。酸中毒的程度和血乳酸升高的幅度都与病人预后有着很好的相关性[87~89]。循环血液中乳酸的清除速度也是一个已知的预测指标[89~92]。碱缺失不能真实地反映急诊状态下的乳酸水平[93~95]。Kaplan 和 Kellum 观察比较了急性创伤时的各种酸碱测量法。SIG 比其他测量方法的预测结果更优[96]。只有一个（2%）幸存者 SIG 大于 5 mEq/L，只有两个（7%）死亡 SIG 显著小于 5 mEq/L。创伤患者入院时的 pH，HCO_3^- 和乳酸是住院死亡率高的预测指标。类似的数据已见于多组急救病人[97~99]。

至目前为止，针对危重病患者的研究未能证明 SIG 可以预测患者预后[100, 101]。这可能与同时发生的混合性酸碱失衡的复杂性有关。例如，Moviat 和同事们的一组研究发现，98% 患者中存在未测强阴离子，80% 患者存在高氯血症，62% 的患者乳酸水平升高[102]。

结　论

关于酸碱化学存在的许多困惑与我们试图应用于整个病理生理全过程的检测方法有关，如 Henderson-Hasselbalch 法，Schwartz 和 Relman 法。物理化学原理的使用提高了我们的教学、理解和诊断酸碱失衡的能力。所有的酸碱平衡紊乱都可以用 SID，A_{TOT} 和 Pco_2 解释。这对在临床工作中经常面对复杂酸碱异常的重症医学工作者们是很重要的。

作者推荐

- 一个明显的酸碱异常可能是某种凶险的原发疾病进程的早期信号，使得我们需要早期积极干预（例如在脓毒血症和创伤时出现的乳酸酸中毒）。
- 所有的酸碱异常都由水的解离过程中发生的变化导致。
- 只有三个因素独立影响酸碱平衡：$PaCO_2$，SID 和 A_{TOT}。
- 呼吸性酸中毒和碱中毒分别由高碳酸血症和低碳酸血症导致。
- 代谢性酸中毒是由 SID 的降低或 A_{TOT} 增高所致。SID 降低是由于代谢阴离子的积累（例如休克，酮症酸中毒和肾衰竭）、高氯血症以及自由水过多。A_{TOT} 增加是因为高磷酸盐血症。

- 代谢性碱中毒是由 SID 增高或 A_{TOT} 降低所致。SID 增高是因为钠增加、氯丢失或自由水缺乏。A_{TOT} 在低白蛋白血症和低磷酸盐血症时降低。这种状况在危重症时非常常见。

- 一些分析工具被应用于酸碱化学。碳酸氢盐浓度和二氧化碳分压之间的数学关系已被临床医生们普遍接受。

- 代谢紊乱强离子间隙方法是潜在的新的金标准，但是用起来很烦琐。在大多数病例中，矫正的 AG 和碱缺失量可以有效定性代谢紊乱并且在床旁应用相对简单。

（余维丽　孙　昀）

参考文献

1. Kellum JA. Reunification of acid-base physiology. Crit Care. 2005;9:500–507.

2. Fencl V, Leith DE. Stewart's quantitative acid-base chemistry: applications in biology and medicine. Respir Physiol. 1993;91:1–16.

3. Henderson LJ. Das Gleichgewicht zwischen Sauren und Bases im tierischen Organismus. Ergebn Physiol. 1909;8:254–325.

4. Hasselbalch KA. Die Berechnung der Wasserstoffzahl des Blutes aus der freien und gebundenen Kohlensaure desselben, und die Sauerstoffbindung des Blutes als Funktion der Wasserstoffzahl. Biochem Z. 1916;78:112–144.

5. Stewart PA. Independent and dependent variables of acid-base control. Respir Physiol. 1978;33:9–26.

6. Singer RB, Hastings AB. An improved clinical method for the estimation of disturbances of the acid-base balance of human blood. Medicine. 1948;10:242.

7. Rossing TH, Maffeo N, Fencl V. Acid-base effects of altering plasma protein concentration in human blood in vitro. J Appl Physiol. 1986;61:2260–2265.

8. Corey HE. Stewart and beyond: new models of acid-base balance. Kidney Int. 2003;64:777–787.

9. Goldwasser P, Feldman J. Association of serum albumin and mortality risk. J Clin Epidemiol. 1997;50:693–703.

10. Figge J, Rossing TH, Fencl V. The role of serum proteins in acidbase equilibria. J Lab Clin Med. 1991;117:453–467.

11. Narins R, Emmett M. Simple and mixed acid-base disorders: a practical approach. Medicine (Baltimore). 1980;59:161–187.

12. Alfaro V, Torras R, Ibanez J, Palacios L. A physical-chemical analysis of the acid-base response to chronic obstructive pulmonary disease. Can J Physiol Pharmacol. 11-11-1996;11(74):1229–1235.

13. Morgan TJ, Venkatesh B. Designing 'balanced' crystalloids. Crit Care Resusc. 2003;5:284–291.

14. Gattinoni L, Carlesso E, Cadringher P, Caironi P. Strong ion difference in urine: new perspectives in acid-base assessment. Crit Care. 2006;10:137.

15. Park CM, Chun HK, Jeon K, Suh GY, Choi DW, Kim S. Factors related to post-operative metabolic acidosis following major abdominal surgery. ANZ J Surg. 2014;84:574–580.

16. Rehm M, O V, Scheingraber S, Kreimeier U, Brechtelsbauer H, Finsterer U. Acid-base changes caused by 5% albumin versus 6% hydroxyethyl starch solution in patients undergoing acute normovolemic hemodilution: a randomized prospective study. Anesthesiology. 2000;93:1174–1183.

17. Waters J, Gottlieb A, Schoenwald P, Popovich M. Normal saline versus lactated Ringer's solution for intraoperative fluid management in patients undergoing abdominal aortic aneurysm repair: an outcome study. Anesth Analg. 2001;93:817–822.

18. Kim JY, Lee D, Lee KC, Choi JJ, Kwak HJ. Stewart's physicochemical approach in neurosurgical patients with hyperchloremic metabolic acidosis during propofol anesthesia. J Neurosurg Anesthesiol. 2008;20:1–7.

19. Alston RP, Cormack L, Collinson C. Metabolic acidosis developing during cardiopulmonary bypass is related to a decrease in strong ion difference. Perfusion. 2004;19:145–152.

20. Gueret G, Rossignol B, Kiss G, et al. Metabolic acidosis after cardiac surgery with cardiopulmonary bypass revisited with the use of the Stewart acid-base approach. Ann Fr Anesth Reanim. 2007;26:10–16.

21. Witt L, Osthaus WA, Juttner B, Heimbucher C, Sumpelmann R. Alteration of anion gap and strong ion difference caused by hydroxyethyl starch 6% (130/0.42) and gelatin 4% in children. Paediatr Anaesth. 2008;18:934–939.

22. Bruegger D, Bauer A, Rehm M, et al. Effect of hypertonic saline dextran on acid-base balance in patients undergoing surgery of abdominal aortic aneurysm. Crit Care Med. 2005;33:556–563.

23. Bruegger D, Jacob M, Scheingraber S, et al. Changes in acid-base balance following bolus infusion of 20% albumin solution in humans. Intensive Care Med. 2005;31:1123–1127.

24. Rehm M, Orth V, Scheingraber S, Kreimeier U, Brechtelsbauer H, Finsterer U. Acid-base changes caused by 5% albumin versus 6% hydroxyethyl starch solution in patients undergoing acute normovolemic hemodilution: a randomized prospective study. Anesthesiology. 2000;93:1174–1183.

25. Kellum JA. In: Shoemaker, ed. Diagnosis and Treatment of Acid Base Disorders, Textbook of Critical Care Medicine. 4th ed. Saunders; 2000. pp. 839–53.

26. Moviat M, Terpstra AM, van der Hoeven JG, Pickkers P. Impaired renal function is associated with greater urinary strong ion differences in critically ill patients with metabolic acidosis. J Crit Care. 2012;27:255–260.

27. Moviat M, Pickkers P, van der Voort PH, van der Hoeven JG. Acetazolamide-mediated decrease in strong ion difference accounts for the correction of metabolic alkalosis in critically ill patients. Crit Care. 2006;10:R14.

28. Brunner R, Drolz A, Scherzer TM, et al. Renal tubular acidosis is highly prevalent in critically ill patients. Crit Care. 2015;19:148.

29. Rodriguez-Soriano J. New insights into the pathogenesis of renal tubular acidosis–from functional to molecular studies. Pediatr Nephrol. 2000;14:1121–1136.

30. Choate KA, Kahle KT, Wilson FH, Nelson-Williams C, Lifton RP. WNK1, a kinase mutated in inherited hypertension with hyperkalemia, localizes to diverse Cl- -transporting epithelia. Proc Natl Acad Sci USA. 2003;100:663–668.

31. Shaer AJ. Inherited primary renal tubular hypokalemic alkalosis: a review of Gitelman and Bartter syndromes. Am J Med Sci. 2001;322:316–332.

32. Brill SA, Stewart TR, Brundage SI, Schreiber MA. Base deficit

does not predict mortality when secondary to hyperchloremic acidosis. Shock. 2002;17:459–462.

33. Tournadre JP, Allaouchiche B, Malbert CH, Chassard D. Metabolic acidosis and respiratory acidosis impair gastro-pyloric motility in anesthetized pigs. Anesth Analg. 2000;90:74–79.

34. Hansen PB, Jensen BL, Skott O. Chloride regulates afferent arteriolar contraction in response to depolarization. Hypertension. 1998;32:1066–1070.

35. Wilcox CS. Regulation of renal blood flow by plasma chloride. J Clin Invest. 1983;71:726–735.

36. Wilkes NJ, Woolf R, Mutch M, et al. The effects of balanced versus saline-based hetastarch and crystalloid solutions on acid-base and electrolyte status and gastric mucosal perfusion in elderly surgical patients. Anesth Analg. 2001;93:811–816.

37. Williams EL, Hildebrand KL, McCormick SA, Bedel MJ. The effect of intravenous lactated Ringer's solution versus 0.9% sodium chloride solution on serum osmolality in human volunteers. Anesth Analg. 1999;88:999–1003.

38. Chowdhury AH, Cox EF, Francis ST, Lobo DN. A randomized, controlled, double-blind crossover study on the effects of 2-L infusions of 0.9% saline and plasma-lyte-« 148 on renal blood flow velocity and renal cortical tissue perfusion in healthy volunteers. Ann Surg. 2012;256.

39. Merten GJ, Burgess WP, Gray LV, et al. Prevention of contrastinduced nephropathy with sodium bicarbonate: a randomized controlled trial. JAMA. 2004;291:2328–2334.

40. Haase M, Haase-Fielitz A, Bellomo R, et al. Sodium bicarbonate to prevent increases in serum creatinine after cardiac surgery: a pilot double-blind, randomized controlled trial. Crit Care Med. 2009;37:39–47.

41. Nadeem A, Salahuddin N, El Hazmi A, et al. Chloride-liberal fluids are associated with acute kidney injury after liver transplantation. Crit Care. 2014;18:625.

42. Shaw AD, Bagshaw SM, Goldstein SL, et al. Major complications, mortality, and resource utilization after open abdominal surgery: 0.9% saline compared to Plasma-Lyte. Ann Surg. 2012;255.

43. Park CM, Chun HK, Jeon K, Suh GY, Choi DW, Kim S. Factors related to post-operative metabolic acidosis following major abdominal surgery. ANZ J Surg. 2014;84:574–580.

44. Yunos N. Association between a chloride-liberal vs chloriderestrictive intravenous fluid administration strategy and kidney injury in critically ill adults. JAMA. 2012;308:1566–1572.

45. Havlin J, Matousovic K, Schuck O, et al. Pathophysiology of metabolic acidosis in patients with reduced glomerular filtration rate according to Stewart-Fencl theory. Vnitr Lek. 2009;55:97–104.

46. Liborio AB, da Silva AC, Noritomi DT, Andrade L, Seguro AC. Impact of chloride balance in acidosis control: the Stewart approach in hemodialysis critically ill patients. J Crit Care. 2006;21:333–338.

47. Maciel A, Park M, Macedo E. Physicochemical analysis of blood and urine in the course of acute kidney injury in critically ill patients: a prospective, observational study. BMC Anesthesiol. 2013;13:31.

48. Story DA, Tosolini A, Bellomo R, Leblanc M, Bragantini L, Ronco C. Plasma acid-base changes in chronic renal failure: a Stewart analysis. Int J Artif Organs. 2005;28:961–965.

49. Rocktaschel J, Morimatsu H, Uchino S, Ronco C, Bellomo R. Int J Artif Organs. 2003;26:19–25.

50. Naka T, Bellomo R, Morimatsu H, et al. Acid-base balance during continuous veno-venous hemofiltration: the impact of severe hepatic failure. Int J Artif Organs. 2006;29:668–674.

51. Morgan TJ. The meaning of acid-base abnormalities in the intensive care unit: part III – effects of fluid administration. Crit Care. 2005;9:204–211.

52. Gattinoni L, Taccone P, Carlesso E. Respiratory acidosis: is the correction with bicarbonate worth? Minerva Anestesiol. 2006;72:551–557.

53. Sen I, Altunok V, Ok M, Coskun A, Constable PD. Efficacy of oral rehydration therapy solutions containing sodium bicarbonate or sodium acetate for treatment of calves with naturally acquired diarrhea, moderate dehydration, and strong ion acidosis. J Am Vet Med Assoc. 2009;234:926–934.

54. Story DA, Poustie S, Bellomo R. Quantitative physical chemistry analysis of acid-base disorders in critically ill patients. Anaesthesia. 2001;56:530–533.

55. Morgan TJ, Venkatesh B, Hall J. Crystalloid strong ion difference determines metabolic acid-base change during acute normovolaemic haemodilution. Intensive Care Med. 2004;30:1432–1437.

56. Morgan TJ, Venkatesh B, Beindorf A, Andrew I, Hall J. Acid-base and bio-energetics during balanced versus unbalanced normovolaemic haemodilution. Anaesth Intensive Care. 2007;35:173–179.

57. Navarro M, Monreal L, Segura D, Armengou L, Anor S. A comparison of traditional and quantitative analysis of acid-base and electrolyte imbalances in horses with gastrointestinal disorders. J Vet Intern Med. 2005;19:871–877.

58. Haskins SC, Hopper K, Rezende ML. The acid-base impact of free water removal from, and addition to, plasma. J Lab Clin Med. 2006;147:114–120.

59. Tayar J, Jabbour G, Saggi SJ. Severe hyperosmolar metabolic acidosis due to a large dose of intravenous lorazepam. N Engl J Med. 2002;346:1253–1254.

60. Flynn BC. Hyperkalemic cardiac arrest with hypertonic mannitol infusion: the strong ion difference revisited. Anesth Analg. 2007;104:225–226.

61. Zander R, Lang W. Base excess and strong ion difference: clinical limitations related to inaccuracy. Anesthesiology. 2004;100:459–460.

62. Severinghaus JW. Acid-base balance nomogram–a Boston-Copenhagen detente. Anesthesiology. 1976;45:539–541.

63. Schwarts WB, Relman AS. A critique of the parameters used in the evaluation of acid-base disorders. "Severe hyperosmolar metabolic acidosis due to a large dose of intravenous Lorazepam-Whole-blood buffer base" and "standard bicarbonate" compared with blood pH and plasma bicarbonate concentration. N Engl J Med. 1963;268:1382–1388.

64. Emmett M, Narins RG. Clinical use of the anion gap. Medicine (Baltimore). 1977;56:38–54.

65. Fencl V, Jabor A, Kazda A, Figge J. Diagnosis of metabolic acidbase disturbances in critically ill patients. Am J Respir Crit Care Med. 2000;162:2246–2251.

66. Salem MM, Mujais SK. Gaps in the anion gap. Arch Intern Med. 1992;152:1625–1629.

67. Wilkes P. Hypoproteinemia, strong-ion difference, and acid-base status in critically ill patients. J Appl Physiol. 1998;84:1740–1748.

68. Figge J, Jabor A, Kazda A, Fencl V. Anion gap and hypoalbuminemia. Crit Care Med. 1998;26:1807–1810.

69. Moviat M, van Haren F, van der Hoeven H. Conventional or physicochemical approach in intensive care unit patients with metabolic acidosis. Crit Care. 2003;7:R41–R45.

70. Lipnick MS, Braun AB, Cheung JT-W, Gibbons FK, Christopher KB. The difference between critical care initiation anion gap and prehospital ddmission anion gap is predictive of mortality in critical illness. Crit Care Med. 2013;41:49–59.

71. Rastegar A. Use of the ΔAG/ΔHCO3 ratio in the diagnosis of mixed acid-base disorders. J Am Soc Nephrol. 2007;18:2429–2431.

72. Siggaard-Anderson O. The Acid Base Status of the Blood. 1st ed. Copenhagen: Munksgard; 1963. p. 134.

73. Siggaard-Andersen O. The van Slyke equation. Scand J Clin Lab Invest Suppl. 1977;37:15–20.

74. Schlichtig R, Grogono AW, Severinghaus JW. Human PaCO$_2$ and standard base excess compensation for acid-base imbalance. Crit Care Med. 1998;26:1173–1179.

75. Morgan TJ, Clark C, Endre ZH. Accuracy of base excess: an in vitro evaluation of the Van Slyke equation. Crit Care Med. 2003;28:2932–2936.

76. Wooten EW. Calculation of physiological acid-base parameters in multicompartment systems with application to human blood. J Appl Physiol. 2003;95:2333–2344.

77. Gilfix BM, Bique M, Magder S. A physical chemical approach to the analysis of acid-base balance in the clinical setting. J Crit Care. 1993;8:187–197.

78. Balasubramanyan N, Havens PL, Hoffman GM. Unmeasured anions identified by the Fencl-Stewart method predict mortality better than base excess, anion gap, and lactate in patients in the pediatric intensive care unit. Crit Care Med. 1999;27: 1577–1581.

79. Story DA, Morimatsu H, Bellomo R. Strong ions, weak acids and base excess: a simplified Fencl-Stewart approach to clinical acidbase disorders{dagger}. Br J Anaesth. 2004;92:54–60.

80. Ahmed SM, Maheshwari P, Agarwal S, Nadeem A, Singh L. Evaluation of the efficacy of simplified Fencl-Stewart equation in analyzing the changes in acid base status following resuscitation with two different fluids. Int J Crit Illness Inj Sci. 2013;3:206–210.

81. Agrafiotis M, Sileli M, Ampatzidou F, Keklikoglou I, Panousis P. The base excess gap is not a valid tool for the quantification of unmeasured ions in cardiac surgical patients: a retrospective observational study. Eur J Anaesthesiol. 2013;30.

82. Wooten EW. Analytic calculation of physiological acid-base parameters in plasma. J Appl Physiol. 1999;86:326–334.

83. Stewart PA. Modern quantitative acid-base chemistry. Can J Physiol Pharmacol. 1983;61:1444–1461.

84. Figge J, Mydosh T, Fencl V. Serum proteins and acid-base equilibria: a follow-up. J Lab Clin Med. 1992;120:713–719.

85. Antonogiannaki EM, Mitrouska I, Amargianitakis V, Georgopoulos D. Evaluation of acid-base status in patients admitted to ED: pphysicochemical vs traditional approaches. Am J Emerg Med. 2015;33:378–382.

86. Mallat J, Michel D, Salaun P, Thevenin D, Tronchon L. Defining metabolic acidosis in patients with septic shock using Stewart approach. Am J Emerg Med. 2012;30:391–398.

87. Vitek V, Cowley RA. Blood lactate in the prognosis of various forms of shock. Ann Surg. 1971;173:308–313.

88. Eddy VA, Morris Jr JA, Cullinane DC. Hypothermia, coagulopathy, and acidosis. Surg Clin North Am. 2000;80:845–854.

89. Husain FA, Martin MJ, Mullenix PS, Steele SR, Elliott DC. Serum lactate and base deficit as predictors of mortality and morbidity. Am J Surg. 2003;185:485–491.

90. Abramson D, Scalea TM, Hitchcock R, Trooskin SZ, Henry SM, Greenspan J. Lactate clearance and survival following injury. J Trauma. 1993;35:584–588.

91. McNelis J, Marini CP, Jurkiewicz A, et al. Prolonged lactate clearance is associated with increased mortality in the surgical intensive care unit. Am J Surg. 2001;182:481–485.

92. Nguyen HB, Rivers EP, Knoblich BP, et al. Early lactate clearance is associated with improved outcome in severe sepsis and septic shock. Crit Care Med. 2004;32:1637–1642.

93. Brill SA, Stewart TR, Brundage SI, Schreiber MA. Base deficit does not predict mortality when secondary to hyperchloremic acidosis. Shock. 2002;17:459–462.

94. Kaplan LJ, Kellum JA. Initial pH, base deficit, lactate, anion gap, strong ion difference, and strong ion gap predict outcome from major vascular injury. Crit Care Med. 2004;32:1120–1124.

95. Martin MJ, FitzSullivan E, Salim A, Brown CV, Demetriades D, Long W. Discordance between lactate and base deficit in the surgical intensive care unit: which one do you trust? Am J Surg. 2006;191:625–630.

96. Kaplan LJ, Kellum JA. Comparison of acid-base models for prediction of hospital mortality after trauma. Shock. 2008;29:662–666. 97. Zehtabchi S, Soghoian S, Sinert R. Utility of Stewart's strong ion difference as a predictor of major injury after trauma in the ED. Am J Emerg Med. 2007;25:938–941.

98. Omron EM. Comparative quantitative acid-base analysis in coronary artery bypass, severe sepsis, and diabetic ketoacidosis. J Intensive Care Med. 2005;20:317–326.

99. Martin M, Murray J, Berne T, Demetriades D, Belzberg H. Diagnosis of acid-base derangements and mortality prediction in the trauma intensive care unit: the physiochemical approach. J Trauma. 2005;58:238–243.

100. Rocktaeschel J, Morimatsu H, Uchino S, Bellomo R. Unmeasured anions in critically ill patients: can they predict mortality? Crit Care Med. 2003;31:2131–2136.

101. Cusack RJ, Rhodes A, Lochhead P, et al. The strong ion gap does not have prognostic value in critically ill patients in a mixed medical/surgical adult ICU. Intensive Care Med. 2002;28:864–869.

102. Moviat M, van H F, van der H H. Conventional or physicochemical approach in intensive care unit patients with metabolic acidosis. Crit Care. 2003;7:R41–R45.

59 高乳酸意味着什么，什么是乳酸酸中毒

Stephen R. Odom, Daniel Talmor

氧输送和氧需求的失衡及由此导致的器官功能损害是危重病的一个标志。在临床中测算氧输送，识别组织的低灌注以及监测患者对治疗干预措施的反应等往往缺乏可靠的手段[1, 2]。为此，许多危重病状态的研究中都用患者血乳酸水平来替代组织的低灌注和应激。

下面我们就当前乳酸在作为一个组织低灌注的客观测量指标，一个用于组织低灌注的筛查、诊断和风险分层的工具以及作为一个监测复苏进展的标志物等方面的研究作一综述。

乳酸的产生

机体在基础条件下，乳酸由肌肉、皮肤、脑组织、红细胞和肠道产生。在危重病状况下，肺组织、白细胞和内脏器官也可产生乳酸[1]。重要的是，活化的白细胞中线粒体相对较少，因此更多的是进行无氧代谢。在有氧环境下，葡萄糖主要代谢为丙酮酸后进入柠檬酸循环并产生三磷腺苷，乳酸实质上是通过旁路产生。当组织氧供不足时，产生的乳酸于是分流到肝脏作为糖异生的底物。在某些条件下，例如运动和某种危重病状态下，尽管氧供给充足，丙酮酸也会蓄积并且通过旁路途径分流产生乳酸[3]。

其他一些用于危重患者酸碱平衡测量的指标可能会给人以误导。阴离子间隙和碱剩余这两个指标与乳酸产生有关，但它们并不总能精确预测乳酸的浓度。这两个指标通常被视为相对较差一些的组织低灌注的筛查指标，因为它们容易受到体内存在不可测量离子及低蛋白血症的影响，而这些状况是危重症患者中经常出现的[4]。此外，危重症患者中也可能存在"隐匿性"休克，而在目前缺少其他与这种状态相关的指标时，我们可能只能通过乳酸升高来加以鉴别[5~8]。

乳酸的测定

只有L-乳酸异构体临床可测定。D-乳酸是一种细菌产物，与人类酸碱平衡几乎没有关系[9]。

通常情况下，动脉和静脉乳酸值被视作相等的[10]，尽管最近有研究显示对于那些初始高乳酸血症的患者来说，外周动脉和静脉的乳酸值可能存在较大差异[11]。对此有必要进行进一步研究，因为对于这一部分病人来说，这种区别相当重要。

血乳酸水平上升可能是由于乳酸产生增多，也可能是由于清除减少或两者都有。休克时患者出现的心肌抑制，相对低血容量（例如，血管扩张和毛细血管渗漏导致液体丢失），线粒体功能减退[12]，肾上腺素能神经过度兴奋[3, 13, 14]以及微循环障碍[15]等都会导致在休克中氧输送或氧利用下降。总之，关于高乳酸血症的研究主要聚焦于把乳酸用作一个"生物标志物"或筛查指标，以对危重症和创伤患者进行风险分层和损伤严重度分级。其他还有一些研究试图把乳酸作为多种危重病状态下液体复苏的终点参考指标。

院前测定的乳酸值

在创伤患者的院前处置中，毛细血管乳酸值与创伤的严重度相关[16]。Coates 和他的同事们的研究表明在创伤患者的院前处置中，升高的毛细血管乳酸水平与损伤严重度相关。研究人员还认为，乳酸水平测定有助于院前分诊那些尽管已经存在组织低灌注但生命体征正常的患者。其他的一些关于血乳酸水平在院前处置中的评价还包括乳酸水平与患者住院病死率相关，甚至对于那些最初生命体征正常的患者也是一样[17]。此外，对于休克和未发生休克的患者来说，血乳酸水平有着明显的区别，乳酸增高与住院时间（LOS）延长、重症监护病房（ICU）LOS 延长以及病死率（12.2% *vs.* 44.3%）增加相关，特别对于那些入院时生命体征正常的患者（病死率 35% *vs.* 7%，*P* < 0.001）[18]。因此院前乳酸测定对于那些尚未表现出明显组织低灌注的患者可作为一个筛查和分拣工具。

急诊室测定的乳酸值

当前已经开展了很多关于急诊室收治患者乳酸水平的研究。Shapiro 和他的同事们[19]连续检测了 1 278 例考虑与感染相关诊断的急诊患者，揭示了患者的病死率与乳酸水平呈线性相关。此外，他们还发现患者发病初始乳酸水平预测患者28 天死亡的敏感度为 36%，特异度为 92%。预测患者早期死亡（入院 72 小时内）的敏感度为55%，特异度为 91%。他们的另一项研究[7]结果提示一组入院时收缩压正常但乳酸大于 4.0 mmol/L 的脓毒血症患者病死率达 15%。多变量分析结果显示，当乳酸值介于 2.5~4 mmol/L 时，预测患者死亡的比值比（OR）为 2.1；当乳酸值大于 4 mmol/L 时 OR 值为 7.1。在入院时生命体征正常（隐匿性休克）的患者中，其初始乳酸水平与病死率的增加相关，这一结果与那些入院时即表现为休克的患者相同[20]。

ICU 测定的乳酸值

对于 ICU 乳酸水平的预测价值的研究结果往往不同的原因是受到多种变量的影响，包括患者人群的不均一性，诊断的多样性，治疗时程的差异以及危重病病情演变的复杂性等。一项涉及134 个综合 ICU 患者的设计良好的回顾性分析研究，应用 ROC 曲线分析了序贯性器官功能衰竭评分（SOFA）和高乳酸值之间的关系[21]。结果显示，长时间持续高乳酸状态的患者器官功能衰竭或死亡的风险增大。这种效应在患者入住 ICU早期的影响最大，提示危重患者早期复苏可以改善病死率。他们在另一项[22]关于 394 例连续性病例的前瞻性观察研究发现，在入院 12 小时内乳酸下降的脓毒症患者病死率也随之下降。这种变化不受血流动力学是否稳定的影响。

目标导向性治疗和乳酸清除

目前认为乳酸水平监测为判定危重患者复苏终点提供了一种简单的床旁检测手段。最近一项大型的前瞻性随机试验证实早期目标导向性治疗（EGDT）并未比标准监护治疗给患者带来更好的生存率。ProCESS（早期感染性休克标准化监护流程）工作组在 31 家临床中心将 1 341 例感染性休克患者随机分为基于流程化的 EGDT 治疗组，流程化的标准治疗组和常规治疗组[23]。尽管各组在血流动力学监测以及输血、补液、血管加压素的使用等方面有着明显的区别，但各组在60 天和 1 年生存率以及需要器官支持的比例等指标方面并没有差异。针对这项研究数据的进一步分析显示初始乳酸水平大于 5 mmol/L 以上的患者应用 EGDT 方案治疗可以获得更高的生存率。同样，ARISE（澳大利亚脓毒症复苏评估）工作组将 1 600 名感染性休克患者随机分配入 EGDT组和标准化治疗组进行治疗，结果发现两组在生存时间，住院病死率和器官支持持续时间等指标比较仍然没有差异[24]。这两项研究都没有将乳酸水平作为复苏的目标；而是将其作为组织低灌注的标志以及患者是否纳入研究的一个参考标准。从上述研究可以看出，乳酸并不被作为一个休克患者复苏的目标。另一项大型的前瞻性评价 EGDT 的研究，来自英国的 ProMISe（脓毒症研究程序化处置流程）也是相类似的结果，研究中同样不将乳酸作为液体复苏的目标[24a]。

其他研究发现针对一些临床休克状态包括创伤[25]和脓毒血症[26]，早期液体复苏时设定生理性靶向目标，可以提高生存率和降低器官衰竭的发生率。这种效应研究最透彻的即感染性休克。为了避免死亡及克服放置有创监测设备带来的障碍，在感染性休克液体复苏进程中，建议应用乳酸和乳酸清除率这一微创的监测指标[27]。

Jansen 和他的同事们[28]开展的一项涉及 348 例脓毒血症患者的随机研究将患者分为以乳酸为目标的程序化治疗组（观察组）和不关注乳酸值的治疗组（对照组）。该项研究仍有不足且两组病死率没有统计学差异［33.9% 乳酸组 vs. 43.5% 对照组（P=0.067）］；但是，随后的多因素分析显示观察组住院死亡率下降了 9.6%。此外，许多回顾性观察研究也显示乳酸可用来作为观察患者在 EGDT 治疗过程中的反应性的指标[29-31]。一项针对脓毒血症患者的随机前瞻性试验研究选择患者接受根据中心静脉血氧饱和度指导的治疗或据乳酸水平指导的治疗，结果显示，尽管乳酸组病死率较低（23% vs. 17%），但两者在患者预后比较没有差异[32]。

假如患者的肝、肾功能是正常的，那么机体产生的乳酸会很快被清除。已有的研究显示，乳酸清除率在多种临床状况下与患者生存率增加相关。例如针对创伤人群[30, 33, 34]，各种危重症患者混合人群[35, 36]，脓毒症患者[2, 37-40]以及心肌梗死患者[41]。

最近的研究结果显示乳酸清除率可能是比中心静脉血氧饱和度或其他传统的与氧相关派生出来的变量更有价值的复苏终点指标[28, 32]。有研究显示在感染性休克患者治疗中以中心静脉血氧饱和度为目标组死亡率达 41%，而以乳酸清除率

为目标组死亡率仅 8%[42]。最近一项 Meta 分析复习了 15 项在有关危重患者中监测乳酸清除率的原始文献，结果发现乳酸清除率预测患者死亡率的敏感性为 75%，特异性为 72%[6]。

总之，乳酸是否确切可以作为一个复苏的目标仍然是未知的。当前的研究数据并不能推荐把乳酸作为复苏的唯一终点目标，但是它似乎可以作为一个休克患者成功复苏的合理标志物，特别是在那些感染患者和创伤患者中。如果要将乳酸清除率作为一个复苏目标，仍然需要开展更多的研究。

多种临床状态下乳酸增高的临床意义

心源性休克　有研究证实可通过测定乳酸来鉴别急性冠脉综合征[41, 42]以及预测急性冠脉综合征后休克的发展[43]。此外，高乳酸水平还与心肌梗死经皮介入术后 30 天病死率[44, 45]以及因心肌梗死入院后在 ICU 的死亡率相关[46]。

Attana[47]研究了 51 例连续的 ST 段抬高性心肌梗死后心源性休克的患者，发现存活组的乳酸清除率更高。乳酸清除率低于 10% 与较差的存活率相关。Park 及其同事[48]连续统计一组 96 例需要经皮介入心肺支持的患者，其死亡率达 53%。多因素分析结果显示发病 48 小时内乳酸清除率低于 70% 与患者死亡明显相关。

心肺复苏后休克　Mullner 等[49]研究了 167 例院外有目击证人的心肺复苏患者资料，发现乳酸水平大于 16.3 mmol/L 预测患者死亡或神经功能恢复不良的特异性达 100%。另一项涉及 394 例心脏骤停患者的多因素分析结果显示乳酸值是预测病死率的独立影响因子（乳酸每上升 1 mmol/L OR 增加 1.49）。发病 48 小时乳酸值大于 2 mmol/L 预测患者病死率的特异性为 86%，预测神经功能恢复较差的特异性为 87%。乳酸值与那些接受了治疗性低温处理的院外心搏骤停患者较好的神经功能恢复存在相关性[50]。

创伤　一些研究显示初始乳酸值可以预测创伤患者的预后。最近的一项研究[51]回顾性分

析了 1 941 例患者资料，结果显示存活组初始乳酸值（入院 35 分钟内留取血标本）较低（21 vs. 32 mg/dl，P<0.001）。多因素分析提示初始乳酸值是预测患者病死率和需要手术干预的明显的预测因子。

一项涉及大宗病例的报道证实创伤患者初始乳酸值和 6 小时乳酸清除率与患者病死率下降有关[34]。在初始乳酸水平大于 4 mmol/L 患者中，乳酸清除率大于 60% 的一组患者病死率为 7.5%，而乳酸清除率小于 30% 的一组患者病死率达 28.1%（P=0.001）。

烧伤 一项纳入 166 例烧伤患者的研究结果显示[52]，初始高乳酸水平和 24 小时乳酸清除能力降低可预测患者死亡（乳酸清除组 68% 存活 vs. 发病 24 小时后乳酸仍然高于正常组 32% 存活）。

药物 / 酒精 尽管酒精和药物代谢途径中也会产生乳酸，但并不会因此明显影响乳酸的测定和改变其临床应用价值[53]。

术后 Li[54] 等的研究发现，腹部大手术后乳酸升高和并发症的发生相关。他们应用影响术后死亡率和患病率的生理学和手术严重程度评分系统（POSSUM）连续统计了 114 例该评分 ≥ 4 分的择期手术病人。结果证实外科手术后 24 小时乳酸升高的程度和乳酸累积时间的平均浓度与并发症的严重程度相关。24 小时后乳酸清除率与患者较好的预后明显相关。他们建议乳酸可作为腹部大手术后早期复苏的一个治疗性靶目标。

一项针对术后病人的研究显示，乳酸在术后第一个 24 小时清除，病死率为 3.9%，48 小时被清除病死率为 13.3%。术后 96 小时清除则死亡率升至 42.5%，而术后 96 小时乳酸仍未清除则死亡率升至 100%[36]。另有针对外科 ICU 患者的研究也很明确显示乳酸可作为一个预测患者预后不良的标志[55]。该研究显示患者入 ICU 第一天乳酸正常组病死率为 10%，而乳酸未降至正常组病死率为 67%。

乳酸测定中的局限性

一些研究表明关注乳酸水平对某些危重病可能并没有什么帮助。20%~30% 明显的感染性休克患者初始乳酸水平小于 2 mmol/L[56]。另一项针对感染性休克中血管加压素依赖性患者的研究显示，45% 的患者乳酸水平未超过 2.4 mmol/L，而这部分患者中大多数最终死亡[57]。还有研究发现 11.1% 的肠系膜缺血患者乳酸水平是正常的[58]。此外，乳酸水平在某些患者中可能会被误导，例如肝脏疾病或者那些服用了二甲双胍等药物的患者，这些状态下乳酸的代谢可能会受到干扰或者线粒体可能会受到损伤。乳酸清除率的意义在某些状态下也仍有待肯定。将来进一步的研究应集中在乳酸清除率该维持在什么水平更恰当，或者究竟该把乳酸值恢复正常当作复苏的早期目标还是仍然仅把乳酸看作一个判断危重病严重程度的标志物。

结 论

血清乳酸值可作为危重病状态下判断组织低灌注和应激严重程度的一个有用的指标。此外，还可作为隐匿性休克的筛查及诊断工具以及用于风险分层和判断预后，并且它还可用于监测复苏的进展。乳酸清除率这一指标在危重病的处理中也有明确的应用价值。尽管还有一些明显的局限性，乳酸值仍是这些复杂患者中一个容易获取且易于判断病情的数据指标。

作者推荐

- 院前乳酸测定有可能用于患者休克早期阶段分层及院前分拣患者。
- 初始乳酸水平可以预测病死率及判断是否存在隐匿性休克，特别是对于那些感染性休克和多发伤患者。
- 乳酸清除率在处理休克或心搏骤停后患者的复苏时可能是一个有用的指标，它可能比其他一些反映灌注的标志物更精确，这些指标包括患者的生命体征、其他关于酸碱平衡的指标或氧衍生变量，如中心静脉血氧饱和度。

• 乳酸值及乳酸清除率测定会受到一些其他因素干扰，如患者体内有其他产生乳酸的来源或存在肝肾功能损害。

（孙　昀）

参考文献

1. Okorie ON, Dellinger P. Lactate: biomarker and potential therapeutic target. Crit Care Clin. April 2011;27(2):299–326.

2. Arnold RC, Sherwin R, Shapiro NI, et al. Multicenter observational study of the development of progressive organ dysfunction and therapeutic interventions in normotensive sepsis patients in the emergency department. Acad Emerg Med. May 2013;20(5):433–440.

3. Gore DC, Jahoor F, Hibbert JM, DeMaria EJ. Lactic acidosis during sepsis is related to increased pyruvate production, not deficits in tissue oxygen availability. Ann Surg. July 1996;224(1):97–102.

4. Chawla LS, Shih S, Davison D, Junker C, Seneff MG. Anion gap, anion gap corrected for albumin, base deficit and unmeasured anions in critically ill patients: implications on the assessment of metabolic acidosis and the diagnosis of hyperlactatemia. BMC Emerg Med. December 16, 2008;8:18.

5. Salottolo KM, Mains CW, Offner PJ, Bourg PW, Bar-Or D. A retrospective analysis of geriatric trauma patients: venous lactate is a better predictor of mortality than traditional vital signs. Scand J Trauma Resusc Emerg Med. February 14, 2013;21:7.

6. Zhang Z, Xu X. Lactate clearance is a useful biomarker for the prediction of all-cause mortality in critically ill patients: a systematic review and meta-analysis. Crit Care Med. September 2014;42(9):2118–2125.

7. Howell MD, Donnino M, Clardy P, Talmor D, Shapiro NI. Occult hypoperfusion and mortality in patients with suspected infection. Intensive Care Med. November 2007;33(11):1892–1899. Epub July 6, 2006.

8. Martin JT, Alkhoury F, O'Connor JA, Kyriakides TC, Bonadies JA. 'Normal' vital signs belie occult hypoperfusion in geriatric trauma patients. Am Surg. January 2010;76(1):65–69.

9. Kang KP, Lee S, Kang SK. d-lactic acidosis in humans: review of update. Electrolyte Blood Press. March 2006;4(1):53–56.

10. Kruse O, Grunnet N, Barfod C. Blood lactate as a predictor for in-hospital mortality in patients admitted acutely to hospital: a systematic review. Scand J Trauma Resusc Emerg Med. December 28, 2011;19:74.

11. Bloom B, Pott J, Freund Y, Grundlingh J, Harris T. The agreement between abnormal venous lactate and arterial lactate in the ED: a retrospective chart review. Am J Emerg Med. June 2014;32(6):596–600.

12. Watts JA, Kline JA. Bench to bedside: the role of mitochondrial medicine in the pathogenesis and treatment of cellular injury. Acad Emerg Med. September 2003;10(9):985–997.

13. Jones AE, Trzeciak S, Kline JA. The Sequential Organ Failure Assessment score for predicting outcome in patients with severe sepsis and evidence of hypoperfusion at the time of emergency department presentation. Crit Care Med. May 2009;37(5):1649–1654.

14. Andersen LW, Mackenhauer J, Roberts JC, Berg KM, Cocchi MN, Donnino MW. Etiology and therapeutic approach to elevated lactate levels. Mayo Clin Proc. October 2013;88(10):1127–1140.

15. Trzeciak S, Dellinger RP, Chansky ME, et al. Serum lactate as a predictor of mortality in patients with infection. Intensive Care Med. June 2007;33(6):970–977.

16. Coats TJ, Smith JE, Lockey D, Russell M. Early increases in blood lactate following injury. J R Army Med Corps. June 2002;148(2): 140–143.

17. Jansen TC, van Bommel J, Mulder PG, Rommes JH, Schieveld SJ, Bakker J. The prognostic value of blood lactate levels relative to that of vital signs in the pre-hospital setting: a pilot study. Crit Care. 2008;12(6):R160.

18. van Beest PA, Brander L, Jansen SP, Rommes JH, Kuiper MA, Spronk PE. Cumulative lactate and hospital mortality in ICU patients. Ann Intensive Care. February 27, 2013;3(1):6.

19. Shapiro NI, Howell MD, Talmor D, et al. Serum lactate as a predictor of mortality in emergency department patients with infection. Ann Emerg Med. May 2005;45(5):524–528.

20. Mikkelsen ME, Miltiades AN, Gaieski DF, et al. Serum lactate is associated with mortality in severe sepsis independent of organ failure and shock. Crit Care Med. May 2009;37(5):1670–1677.

21. Jansen TC, van Bommel J, Bakker J. Blood lactate monitoring in critically ill patients: a systematic health technology assessment. Crit Care Med. October 2009;37(10):2827–2839.

22. Jansen TC, van Bommel J, Mulder PG, et al. Prognostic value of blood lactate levels: does the clinical diagnosis at admission matter? J Trauma. February 2009;66(2):377–385.

23. ProCESS Investigators, Yealy DM, Kellum JA, Huang DT, Barnato AE, Weissfeld LA, Pike F, Terndrup T, Wang HE, Hou PC, LoVecchio F, Filbin MR, Shapiro NI, Angus DC. A randomized trial of protocol-based care for early septic shock. N Engl J Med. May 1, 2014;370(18):1683–1693.

24. ARISE Investigators; ANZICS Clinical Trials Group, Peake SL, Delaney A, Bailey M, Bellomo R, Cameron PA, Cooper DJ, Higgins AM, Holdgate A, Howe BD, Webb SA, Williams P. Goal-directed resuscitation for patients with early septic shock. N Engl J Med. October 16, 2014;371(16):1496–1506.

24a. Mouncey PR, et al. ProMISe Trial Investigators. Trial of early, goal-directed resuscitation for septic shock. N Engl J Med. 2015;372(14):1301–1311.

25. Ghneim MH, Regner JL, Jupiter DC, et al. Goal directed fluid resuscitation decreases time for lactate clearance and facilitates early fascial closure in damage control surgery. Am J Surg. December 2013;206(6):995–999.

26. Rivers E, Nguyen B, Havstad S, et al. Early goal-directed therapy in the treatment of severe sepsis and septic shock. N Engl J Med. November 8, 2001;345(19):1368–1377.

27. Coen D, Cortellaro F, Pasini S, et al. Towards a less invasive approach to the early goal-directed treatment of septic shock in the ED. Am J Emerg Med. June 2014;32(6):563–568.

28. Jansen TC, van Bommel J, Schoonderbeek FJ, et al. Early lactateguided therapy in intensive care unit patients: a multicenter, open-label, randomized controlled trial. Am J Respir Crit Care Med. September 15, 2010;182(6):752–761.

29. Rady MY, Rivers EP, Nowak RM. Resuscitation of the critically ill in the ED: responses of blood pressure, heart rate, shock index, central venous oxygen saturation, and lactate. Am J Emerg Med. March 1996;14(2):218–225.

30. Claridge JA, Crabtree TD, Pelletier SJ, Butler K, Sawyer RG, Young JS. Persistent occult hypoperfusion is associated with a significant increase in infection rate and mortality in major

trauma patients. J Trauma. January 2000;48(1):8–14.

31. Rossi AF, Khan DM, Hannan R, Bolivar J, Zaidenweber M, Burke R. Goal-directed medical therapy and point-of-care testing improve outcomes after congenital heart surgery. Intensive Care Med. January 2005;31(1):98–104.

32. Jones AE, Shapiro NI, Trzeciak S, et al. Lactate clearance vs central venous oxygen saturation as goals of early sepsis therapy: a randomized clinical trial. JAMA. February 24, 2010;303(8): 739–746.

33. Crowl AC, Young JS, Kahler DM, Claridge JA, Chrzanowski DS, Pomphrey M. Occult hypoperfusion is associated with increased morbidity in patients undergoing early femur fracture fixation. J Trauma. February 2000;48(2):260–267.

34. Odom SR, Howell MD, Silva GS, et al. Lactate clearance as a predictor of mortality in trauma patients. J Trauma Acute Care Surg. April 2013;74(4):999–1004.

35. Suistomaa M, Uusaro A, Parviainen I, Ruokonen E. Resolution and outcome of acute circulatory failure does not correlate with hemodynamics. Crit Care. August 2003;7(4):R52.

36. McNelis J, Marini CP, Jurkiewicz A, et al. Prolonged lactate clearance is associated with increased mortality in the surgical intensive care unit. Am J Surg. November 2001;182(5):481–485.

37. Ouellette DR, Shah SZ. Comparison of outcomes from sepsis between patients with and without pre-existing left ventricular dysfunction: a case-control analysis. Crit Care. April 23, 2014;18(2):R79.

38. Permpikul C, Sringam P, Tongyoo S. Therapeutic goal achievements during severe sepsis and septic shock resuscitation and their association with patients' outcomes. J Med Assoc Thai. March 2014;97(suppl 3):S176–S183.

39. Bakker J, Gris P, Coffernils M, Kahn RJ, Vincent JL. Serial blood lactate levels can predict the development of multiple organ failure following septic shock. Am J Surg. February 1996;171(2):221–226.

40. Nguyen HB, Loomba M, Yang JJ, et al. Early lactate clearance is associated with biomarkers of inflammation, coagulation, apoptosis, organ dysfunction and mortality in severe sepsis and septic shock. J Inflamm (Lond). January 28, 2010;7:6.

41. Gatien M, Stiell I, Wielgosz A, Ooi D, Lee JS. Diagnostic performance of venous lactate on arrival at the emergency department for myocardial infarction. Acad Emerg Med. February 2005;12(2):106–113.

42. Schmiechen NJ, Han C, Milzman DP. ED use of rapid lactate to evaluate patients with acute chest pain. Ann Emerg Med. November 1997;30(5):571–577.

43. Mavrić Z, Zaputović L, Zagar D, Matana A, Smokvina D. Usefulness of blood lactate as a predictor of shock development in acute myocardial infarction. Am J Cardiol. March 15, 1991;67(7):565–568.

44. Vermeulen RP, Hoekstra M, Nijsten MW, et al. Clinical correlates of arterial lactate levels in patients with ST-segment elevation myocardial infarction at admission: a descriptive study. Crit Care. 2010;14(5):R164.

45. Lazzeri C, Valente S, Chiostri M, Picariello C, Gensini GF. Lactate in the acute phase of ST-elevation myocardial infarction

treated with mechanical revascularization: a single-center experience. Am J Emerg Med. January 2012;30(1):92–96.

46. Lazzeri C, Sori A, Chiostri M, Gensini GF, Valente S. Prognostic role of insulin resistance as assessed by homeostatic model assessment index in the acute phase of myocardial infarction in nondiabetic patients submitted to percutaneous coronary intervention. Eur J Anaesthesiol. October 2009;26(10):856–862.

47. Attaná P, Lazzeri C, Chiostri M, Picariello C, Gensini GF, Valente S. Lactate clearance in cardiogenic shock following ST elevation myocardial infarction: a pilot study. Acute Card Care. March 2012;14(1):20–26.

48. Park TK, Yang JH, Choi SH, et al. Clinical outcomes of patients with acute myocardial infarction complicated by severe refractory cardiogenic shock assisted with percutaneous cardiopulmonary support. Yonsei Med J. July 2014;55(4):920–927.

49. Müllner M, Sterz F, Domanovits H, Behringer W, Binder M, Laggner AN. The association between blood lactate concentration on admission, duration of cardiac arrest, and functional neurological recovery in patients resuscitated from ventricular fibrillation. Intensive Care Med. November 1997;23(11):1138–1143.

50. Lee TR, Kang MJ, Cha WC, et al. Better lactate clearance associated with good neurologic outcome in survivors who treated with therapeutic hypothermia after out-of-hospital cardiac arrest. Crit Care. October 31, 2013;17(5):R260.

51. Parsikia A, Bones K, Kaplan M, et al. The predictive value of initial serum lactate in trauma patients. Shock. September 2014;42(3): 199–204.

52. Kamolz LP, Andel H, Schramm W, Meissl G, Herndon DN, Frey M. Lactate: early predictor of morbidity and mortality in patients with severe burns. Burns. December 2005;31(8):986–990.

53. Dunne JR, Tracy JK, Scalea TM, Napolitano LM. Lactate and base deficit in trauma: does alcohol or drug use impair their predictive accuracy? J Trauma. May 2005;58(5):959–966.

54. Li S, Peng K, Liu F, Yu Y, Xu T, Zhang Y. Changes in blood lactate levels after major elective abdominal surgery and the association with outcomes: a prospective observational study. J Surg Res. October 2013;184(2):1059–1069.

55. Husain FA, Martin MJ, Mullenix PS, Steele SR, Elliott DC. Serum lactate and base deficit as predictors of mortality and morbidity. Am J Surg. May 2003;185(5):485–491.

56. Jones AE, Shapiro NI, Trzeciak S, Arnold RC, Claremont HA, Kline JA, Emergency Medicine Shock Research Network (EMShockNet) Investigators. Goal directed fluid resuscitation decreases time for lactate clearance and facilitates early fascial closure in damage control surgery. Am J Surg. December 2013;206(6):995–999.

57. Dugas AF, Mackenhauer J, Salciccioli JD, Cocchi MN, Gautam S, Donnino MW. Prevalence and characteristics of nonlactate and lactate expressors in septic shock. J Crit Care. August 2012;27(4): 344–350.

58. Acosta S, Nilsson T. Current status on plasma biomarkers for acute mesenteric ischemia. J Thromb Thrombolysis. May 2012;33(4): 355–361.

60 危重病状态下机体代谢是如何发生变化的

Mark E. Nunnally

危重患者代谢的增加加剧了其疾病的危重程度。机体产生并且消耗来自于自身结构的能量以加快代谢效率，这种加快的代谢并不能无限期的存在。从事危重病处置的临床医生对那些病情没有得到控制时患者分解代谢带来的远期后果非常熟悉；这些患者预后不良，死亡率也非常高。患者这种表现与后期转变到以合成代谢为主的恢复期的应激反应形成了对照。尽管临床中所见危重病各种各样，但所有的危重症患者都会在神经、内分泌和免疫系统方面经历代谢水平的增高，其影响了机体恢复过程中多种功能的先后顺序。这是一个自适应的过程，并且是一个持续的，不受控制的发病状态。

Cuthbertson 是第一批描述并解释应激反应的学者之一，应激反应是一种在受伤患者机体中发生的代谢变化的反应[1]。在他的研究体系中，生理性的反应被看作是机体的一种适应。代谢从"正常"状态的改变被认为是治愈严重创伤的必要手段。作为这一过程的一部分，患者的状况可能会非常差，从而需要更积极的治疗。事实上，在患者存在潜在合并症的基础上，对其加以干预以纠正或逆转应激反应可能对患者是有益的。不幸的是，尽管我们知道这种"应激"诱导的代谢变化，但它们真正的含义还有待阐明，临床中我们给予干预时也不乏担忧。总的来说，我们对于创伤患者代谢变化的大部分理解是缺乏明确证据的，有着过多的理论，且缺乏共识。本章节的内容主要涉及机体对创伤反应的可预测模式，改变这种模式的干预措施以及对照患者的临床数据与广义的应激反应模式而得出诊断的实用性。

病理生理学和行为机制

机体细胞内进行着葡萄糖、乳酸、氨基酸、脂肪酸、酮体和它们衍生物的代谢，并将上述物质的代谢产物合成大分子的碳水化合物（糖原）、蛋白质和甘油三酯等用作能量的储备来源及维持细胞功能。合成代谢将小分子物质合成为大分子物质并消耗能量，分解代谢则是将这些大分子物质分解并释放能量。因此，大分子物质可被视为储存能量的部位。

在 Cuthbertson 最初的描述中[2]，分解代谢，即在休克"落潮"期之后随之出现"涨潮"高代谢恢复期的分解代谢是危重病的标志。这两个阶段之后随之而来的是第三个阶段：即在应激反应解除后开始并持续数周到数月的合成代谢阶段（图 60-1）。这种变化对整个机体产生影响，改变了每个器官系统的活性，并且在这些系统继发的功能障碍上得以反映。已有的证据支持这种适应性的反应有利于组织修复的理论。

危重病状态下的静息能量消耗增加。糖和脂肪酸加速消耗，这两种物质的血清水平均高于正常范围。蛋白质被分解为氨基酸并进而在肝脏中转化为葡萄糖。患者出现高血糖。由于代谢途径的变化，乳酸水平较前增高，此时乳酸水平并非一定像急性休克时常见的那样反映组织的低灌注状态。应激状态下的分解代谢并不等同于饥饿。

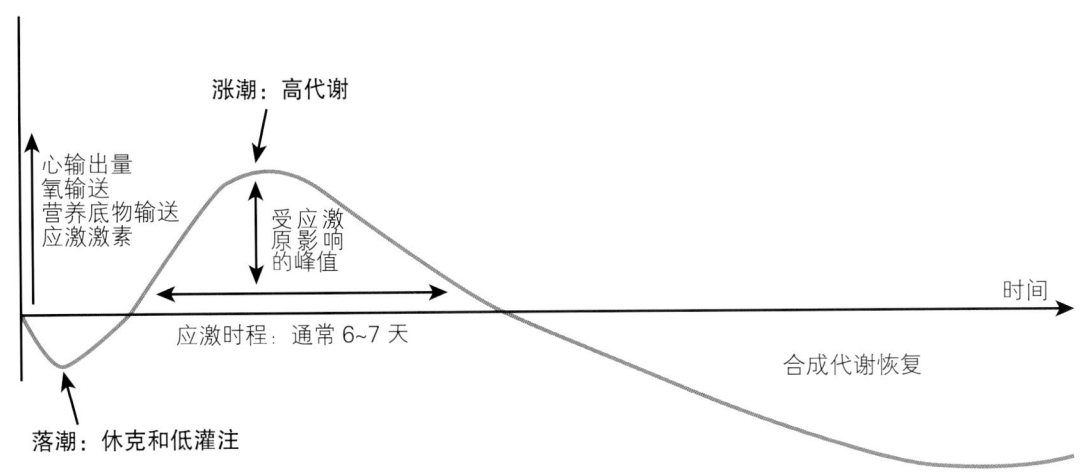

图 60-1　Cuthbertson 描述的应激反应曲线。休克的某一阶段能否出现在高动力循环阶段之前，高动力阶段营养素和氧输送到外周组织是增加的。器官特异性改变的细节参见章节中的内容

在前者的组织中，蛋白质优先消耗而不是被贮备起来。肝脏合成急性时相蛋白，如 C- 反应蛋白、免疫球蛋白、纤维蛋白原和结合珠蛋白但同时牺牲了其他蛋白的合成，如前白蛋白、白蛋白和转铁蛋白等。肌肉组织提供了绝大多数的氨基酸作为能量来源及合成蛋白的底物。由于高血糖状态刺激了胰岛素的分泌以及胰岛素抑制了酮体产生，因此酮症很少发生。依赖外源性蛋白底物的提供并不能完全弥补机体蛋白的丢失。肠道继续吸收谷氨酰胺，但转化瓜氨酸能力降低，这种现象提示营养优先顺序的重新分布[3]。脓毒症患者血清氨基酸谱随着疾病变化而发生改变[4]。这些发现更强调了这样一个事实，即危重病状态下营养素的利用是有所改变的并且代谢优先发生变化。危重症患者对内分泌、营养支持或代谢治疗并不和非应激状态患者产生同样的反应。

某些终末期器官细胞部分失去了在线粒体氧化产能的能力[5]。对这些细胞而言，代谢和氧利用水平的下降，导致代谢"分流"和器官功能损害。这种生物能量学的衰减与疾病严重程度相关。它可能是一种适应性的反应，在某一时刻可能恢复，但是造成的器官功能损害常常需要治疗干预。

神经内分泌轴驱动了机体部分的代谢改变。腺垂体释放大量的生长激素、促甲状腺激素、黄体生成素和泌乳素，但是对正常的代谢效应也存在着外周抵抗[6~10]。儿茶酚胺和血管加压素水平的上升导致了机体代谢和心血管功能的改变。尽管胰岛素、胰高血糖素和皮质醇水平增加，它们的合成效应却是减弱的。

器官系统功能的变化是危重病急性期的显著特征。认识到这些发现有时能预示着一个新的诊断形成，例如脓毒血症，它提醒临床医生应加强对患者的监护并且可能会开始经验性治疗。

神经系统　脑组织代谢需要大量的能量供给。应激状态下，葡萄糖、氨基酸和乳酸代谢都是增加的。大多数脑病的进展，可能都与芳香族氨基酸及其代谢产物水平的增高有关[11~13]。全脑功能的下降，包括从谵妄到明显的昏迷，都已证明了存在这种改变。

心血管系统　应激加速了外周组织的氧耗。作为代偿，机体心输出量增加同时外周血管阻力下降，使得更多的血流入外周组织，可能也会使得血流入其他血管床。机体氧耗在富含白细胞的组织中最高，说明增高的氧输送最主要的目的是为了满足修复组织和控制感染[14, 15]。因为多糖 – 蛋白细胞被膜功能发生改变而出现毛细血管床渗漏[16]。血浆蛋白渗漏聚集到血管外，会进而拉动体液及电解质向血管外转移，因此血管内液体的外渗和重吸收之间的平衡决定了机体是否发

生水肿。

这些改变会带来高动力循环状态和水肿。在某些病人，可能会紧接着出现心肌损伤。损害可能会导致氧输送衰竭，这与危重病肺损伤的高病死率有关[17]。尽管机体会试图通过增加氧输送来做出适应性改变，但几乎并不能产生多大作用[18, 19]。

液体、电解质和营养　组织水肿和静脉补液增加了体内水分，表现为患者的体重增加。Moore和他的同事研究了机体应激反应下的体液分布[20]。细胞外和血管间隙体液增加[20-23]，但是细胞内水分丢失。这种效应表明水分从细胞内转移到细胞外并且当水肿消除后又回到细胞内，也借此调节着电解质平衡。

不显性失水和利尿药的使用导致高钠血症。有时肾脏对水的重吸收占主导作用，导致患者会出现低钠血症。当应激反应有所减弱时，水转移回细胞内，同时促使钾离子、镁离子、磷酸氢根离子和蛋白质从血浆中向细胞内流动。因此低钾血症、低镁血症和高磷血症是很常见的。代谢亢进或再喂养综合征时也会导致低磷血症[24~25]。

外周组织对葡萄糖的摄取减少[26, 27]和产生增加导致机体整体葡萄糖水平的升高。肝脏通过糖异生途径将氨基酸和甘油转化为葡萄糖，甚至在高血糖状态下也是如此[28, 29]。氨基酸来自于储存的膜周蛋白，参与了这一过程。葡萄糖产生增加和利用降低的驱动力最有可能是创伤区域白细胞的需求。高血糖和水肿状态输送葡萄糖到相对无血管损伤的区域。应激反应时脂代谢是增加的，但并不像甘油三酯水解和再酯化作用一样导致血甘油三酯水平的增高[30, 31]。许多脂肪贮备需经过代谢及再重组过程。

肺　肺动脉瓣关闭不全伴随着应激反应。氧消耗和二氧化碳产生的增加对呼吸系统提出了更高的需求。呼吸急促以及Ⅰ型（氧合）和Ⅱ型（通气）呼吸衰竭也会发生。血管内流体静压迫使体液和蛋白质进入肺泡。在某些患者，炎症病灶的浸润加速了这些物质的外渗。患者免疫功能的受损和误吸的风险均会导致肺部感染。上述改变在肺功能受损时会达到顶峰，包括成人呼吸窘迫综合征。

胃肠道　小肠绒毛萎缩和肠道扩张[32]。肠梗阻预示着应激加重。这些改变对给患者实施肠内营养造成困难并且增加了肠梗阻的风险。肝脏代谢的改变包括胆红素和其他一些代谢产物排泄受损。

肾　外周血管的扩张导致肾血流的下降。肾灌注的减少及循环介质等共同作用导致患者出现少尿综合征。有代谢活性的管状上皮细胞暂时失去功能处于休眠状态直到应激因素解除。这种状况的一个极端的例子即急性肾损伤。随着机体恢复，肾功能通常也能逆转[33]。

免疫　在炎症反应中细胞免疫是明显受抑制的[34]。当全身炎症发出的信号越来越强烈时，机体对感染也变得更加敏感。

内分泌　儿茶酚胺和胰高血糖素驱动了部分应激性高血糖的发生[27]。相对肾上腺皮质功能不全加重了血管舒张性休克并导致恢复延迟[35]。外周组织对胰岛素的反应随着外周肌肉和脂肪组织的免疫信号变化而变化[36-39]。内分泌信号的改变包括正常甲状腺功能病态综合征，睡眠周期的紊乱和免疫功能的改变。最终垂体激素分泌亢进及外周组织敏感性的降低会导致机体内分泌系统走向衰竭。

如果危重病状态持续没有得到改善，则代谢信号继续发生变化。脂联素水平随着病情恶化而进一步下降，但是之后随着病情继续它又恢复了正常[40]，意味着免疫和代谢信号的变化。在这种环境下，分解代谢持续存在并可能加重。垂体前叶激素水平由于神经内分泌系统功能状态逐渐耗竭而下降。

持续的应激导致了危重病状态的持续存在。在此状态下，由广泛分布的生物能量/线粒体的衰竭，器官功能损害，蛋白质缺乏综合征类似的蛋白质营养不良和免疫应答障碍等共同构成了神经内分泌系统的耗竭。常规的生物振子丢失了信号[41]，脂联素水平也再次增加并且组织巨噬细胞采用一种"抗炎表型"[40]。这些病人容易发生感染并且依靠维持生命的器官功能支持治疗。

机体要想从这其中任何阶段恢复，有赖于持续的合成代谢等源头上的控制。组织蛋白的贮存慢慢恢复。蛋白质的补充，内分泌轴和内分泌系统对正常功能的免疫反应都需要时间。肌肉疾病、神经系统疾病的恢复和伤口愈合等是慢慢恢复的最明显的临床证据。

现有数据

一些临床试验提出了对于危重病生理学干预途径以及如何对其产生可能有益或者有害的干扰。Herndon 等[42]对烧伤儿童治疗中应用 β 受体阻滞药以减少肌肉量的丢失进行了研究。他们发现大剂量普萘洛尔［平均 6.3 mg/（kg·d）］可以导致去脂体重在入院 2 周后与不用普萘洛尔组相比有 6% 差异。该试验检验了儿茶酚胺在应激性高代谢状态中的角色并显示了阻断失控的蛋白分解代谢有可能会提高某些特定状态下患者的预后。

肾上腺激素替代治疗可能被用于治疗感染性休克和其他一些形式的危重病中，但是这种治疗对机体代谢和免疫方面所产生的后果是难以清除的。大剂量糖皮质激素会增加病死率[43]。一项研究显示对于肾上腺皮质激素反应受损的患者，给予其小剂量的皮质醇会增加患者生存率[35]。但另一些研究[44]却认为这样做对患者生存率并无影响。这种诊断性试验的价值之所以存有争议主要是由于危重病状态下蛋白结合的多样性[45]。当前的证据显示在应激反应下给予治疗性皮质醇对患者几乎没有任何益处。关于这一话题在文中其他部分还有广泛的讨论。

危重病状态下究竟需要给患者多少营养仍然是一个在被持续讨论的话题。适度的营养支持可以防止过多的蛋白丢失、避免出现高血糖或高脂血症并且会改善患者的器官与免疫功能。已有的研究高度支持这一观点。许多研究的结果都是一

致的。过度营养与患者预后不良有关，"营养不足"则可能对患者有益，且静脉营养不能达到肠内营养同样的效果[46]。营养这一主题在文中的许多地方也会被提及。

试图改变应激代谢也会有不利的后果。尽管给患者具有合成代谢作用的激素可能会减少肌肉量的丢失及改善患者的预后，但一些给患者补充雄激素的研究却得出了各种不同的结果[47]。一项研究提示给予患者应用生长激素会增加病死率[48]。另一项针对外科人群的研究显示，将患者血糖水平控制到非应激状态的积极胰岛素治疗可以提高患者生存率并减少器官功能损害[49]。但随后同一批研究人员[50]在内科 ICU 进行的同样观察以及其他学者[51-53]的研究却不能得出相同的结论。有学者对最初的研究提出质疑，因为该研究人群中有较多的心脏外科患者，他们由于在 ICU 停留时间较长且需要积极的营养支持因而使得其获益受到限制[54]。危重病状态下的应激代谢存在较多的变化和变异度。我们相信胰岛素治疗的目标也应根据患者在应激曲线中的位置不同而不同。例如患者处于合成代谢阶段早期不应被过度控制而分解代谢后期也需要适度的支持一样。

数据的解读

应激代谢具有部分特征性，可变性和多面性。试图通过调节炎症反应弧上的特定元素来改变它，这在大多情况下是不可行的。但得到的数据的确可作为危重患者监护治疗中的有用工具。最初由 Cuthbertson 提出的应激模型是一个可以在上面绘制患者疾病进程的模板。代谢水平和神经激素应激反应增加的一些征象可以帮助我们去寻找病因以及采取积极的，有时是经验性的治疗。举一个例子，由脑病、高血糖和肠动力障碍构成的三联征可能预示着脓毒血症的发生。相反，应激的征象减弱时，例如出现自发性的液体负平衡和低钾血症，可以提示我们加强监护和治疗，降低医源性风险。将来，氨基酸谱，脂质谱甚至内生

菌谱都有可能为临床医生提供这些转化的信息。目前已知细菌在数量上超过了机体细胞数并且大多和机体实现共生的关系，培养并监测健康定植菌是一个正在进行中的合理的研究方向。

　　营养目标是具有部分特征性的，需要参考患者的个体反应性。当外源性葡萄糖使得高血糖难以控制时，临床医生应考虑减少其应用甚至完全不用。提供蛋白质和脂肪目标的最佳途径仍需要进一步研究。用乳酸作为容量复苏是否充分的标志物，在休克早期可能是有效的，但在机体出现应激反应时其价值是有限的。治疗措施是否有效必须在急性、迁延的持续的危重病状态下的患者中得到检验，因为这些患者预后改善是我们迫切需要的[55~57]。证据显示防止疾病向着持续的危重病方向转变的最好策略就是采取积极措施从源头上加以控制。

摘　要

　　机体的代谢伴随着疾病的加重而增加。且增加和降低的模式是可预测的，会影响到每一个器官系统，是应激反应的表现之一。氧和营养物质输送的增加是监测患者生理改变的基础。应激反应模式对于指导临床治疗是一个有用的工具。

作者推荐

- 危重病增加机体整体代谢。
- 整体代谢提高的过程可以被认为是促进组织愈合的一种适应性反应。
- 危重患者在应激反应期会经历一个可预测的代谢模式及生理性改变。创伤（伴或不伴休克）发生后，代谢逐渐加速（从数天到一周），继而需经历一个较长时间（数周到数月）的蛋白合成代谢恢复期。这种反应体现在机体每一个器官系统上。
- 聪明的临床医生能利用所掌握的应激反应方面的知识，通过预测应激反应模式，描绘出患者对预期病情变化产生的生理反应，并最终在与常见应激反应模式一致或发生非预期变化基础之上，做出诊断和治疗决策。

（孙　昀）

参考文献

1. Cuthbertson DP. The disturbance of metabolism produced by bony and non-bony injury, with notes on certain abnormal conditions of bone. Biochem J. 1930;24:1244–1263.
2. Cuthbertson D, Tilstone WJ. Metabolism during the postinjury period. Adv Clin Chem. 1969;12:1–55.
3. Kao C, Hsu J, Bandi V, et al. Alteration in glutamine metabolism and its conversion to citrulline in sepsis. Am J Physiol Endocrinol Metab. 2013;304:E1359–E1364.
4. Hiroso T, Shimizu K, Ogura H, et al. Altered balance of the angiogram in patients with sepsis – the relation to mortality. Clin Nutr. 2013;33:179–182.
5. Azevedo LCP. Mitochondrial dysfunction during sepsis. Endocr Metab Immune Disord Drug Targets. 2010;10:214–223.
6. Van den Berghe G, de Zegher F, Bouillon R. The somatotrophic axis in critical illness: effects of growth hormone secretagogues. Growth Horm IGF Res. 1998;8(suppl B):153–155.
7. Noel GL, Suh HK, Stone JG, et al. Human prolactin and growth hormone release during surgery and other conditions of stress. J Clin Endocrinol Metab. 1972;35:840–851.
8. Landry DW, Levin HR, Gallant EM, et al. Vasopressin deficiency contributes to the vasodilation of septic shock. Circulation. 1997;95:1122–1125.
9. Kakucska I, Romero LI, Clark BD, et al. Suppression of thyrotropin-releasing hormone gene expression by interleukin-1-beta in the rat: implications for nonthyroidal illness. Neuroendocrinology. 1994;59:129–137.
10. Bacci V, Schussler GC, Kaplan TB. The relationship between serum triiodothyronine and thyrotropin during systemic illness. J Clin Endocrinol Metab. 1982;54:1229–1235.
11. Stevens RD, Pronovost PJ. The spectrum of encephalopathy in critical illness. Semin Neurol. 2006;26:440–451.
12. Takezawa J, Taenake N, Nishijima MK, et al. Amino acids and thiobarbituric acid reactive substances in cerebrospinal fluid and plasma of patients with septic encephalopathy. Crit Care Med. 1983;11:876–879.
13. Freund HR, Muggia-Sullam M, Peiser J, et al. Brain neurotransmitter profile is deranged during sepsis and septic encephalopathy in the rat. J Surg Res. 1985;28:267–271.
14. Meszaros K, Lang CH, Bagby GJ, et al. Contribution of different organs to increased glucose consumption after endotoxin administration. J Bio Chem. 1997;262:10965–10970.
15. Meszaros K, Bojta J, Bautista AP, et al. Glucose utilization by Kupffer cells, endothelial cells, and granulocytes in endotoxemic rat liver. Am J Physiol. 1991;260:G7–G12.
16. Woodcock TE, Woodcock TM. Revised Starling equation and the glycocalyx model of transvascular fluid exchange: an improved paradigm for prescribing intravenous fluid therapy. Br J Anaesth. 2012;108:384–394.
17. Bajwa EK, Boyce PD, Januzzi JL, et al. Biomarker evidence of myocardial cell injury is associated with mortality in acute respiratory distress syndrome. Crit Care Med. 2007;25:2484–2490.
18. Hayes MA, Timmins AC, Yau EH, et al. Elevation of systemic oxygen delivery in the treatment of critically ill patients. N Engl J Med. 1994;330:1717–1722.
19. Shoemaker WC, Appel PL, Kram HB, et al. Prospective trial of supranormal values of survivors as therapeutic goals in high-risk surgical patients. Chest. 1988;94:1176–1186.
20. Moore FD, Dagher FJ, Boyden CM, et al. Hemorrhage in normal

man: I. distribution and dispersal of saline infusions following acute blood loss: clinical kinetics of blood volume support. Ann Surg. 1966;163:485–504.

21. Flexner LB, Gellhorn A, Merrell M. Studies on rates of exchange of substances between the blood and extravascular fluid. I. The exchange of water in the guinea pig. J Biol Chem. 1942;144:35–40.

22. Flexner LB, Cowie DB, Vosburgh GJ. Studies on capillary permeability with tracer substances. Symp Quant Biol Cold Spring Harbor. 1948;13:88–98.

23. Stewart JD, Rourke GM. Intracellular fluid loss in hemorrhage. J Clin Invest. 1936;15:697–702.

24. Crook MA, Hally V, Panteli JV. The importance of the refeeding syndrome. Nutrition. 2001;17:632–6377.

25. Subramanian R, Khardori R. Severe hypophosphatemia. Pathophysiologic implications, clinical presentations, and treatment. Medicine. 2000;79:1–8.

26. Clemens MG, Chaudry IH, Daigneau N, et al. Insulin resistance and depressed gluconeogenic capability during early hyperglycemic sepsis. J Trauma. 1984;24:701–708.

27. Lang CH. Beta-adrenergic blockade attenuates insulin resistance induced by tumor necrosis factor. Am J Physiol. 1993;264: R984–R991.

28. Jeevanandam M, Young DH, Schiller WR. Glucose turnover, oxidation, and indices of recycling in severely traumatized patients. J Trauma. 1990;30:582–589.

29. Shaw JH, Klein S, Wolfe RR. Assessment of alanine, urea and glucose interrelationships in normal subjects and in patients with sepsis with stable isotope tracers. Surgery. 1985;97:557–568.

30. Hardardottir I, Grunfeld C, Feingold KR. Effects of endotoxin and cytokines on lipid metabolism. Curr Opin Lipidol. 1994;5:207–215.

31. Robin AP, Askanazi J, Greenwood MR, et al. Lipoprotein lipase activity in surgical patients: influence of trauma and infection. Surgery. 1981;90:401–408.

32. Hernandez G, Velasco N, Wainstein C, et al. Gut mucosal atrophy after a short enteral fasting period in critically ill patients. J Crit Care. 1999;14:73–77.

33. Bagshaw SM, Laupland KB, Doig CJ, et al. Prognosis for longterm survival and renal recovery in critically ill patients with severe acute renal failure: a population-based study. Crit Care. 2005;9:R700–R709.

34. Hotchkiss RS, Karl IE. The pathophysiology and treatment of sepsis. N Eng J Med. 2003;348:138–150.

35. Annane D, Sebille V, Charpentier C, et al. Effect of treatment with low doses of hydrocortisone and fludrocortisone on mortality in patients with septic shock. JAMA. 2002;288:862–871.

36. Vary TC, Drnevich D, Jurasinski C, et al. Mechanisms regulating skeletal muscle glucose metabolism in sepsis. Shock. 1995;3:403–410.

37. Wolfe RR, Durkot MJ, Alldop JR, et al. Glucose metabolism in severely burned patients. Metabolism. 1979;28:1031–1039.

38. Shangraw RE, Jahoor F, Myoski H, et al. Differentiation between septic and postburn insulin resistance. Metabolism. 1989;38:983–989.

39. Virkamaki A, Puhakainen I, Koivisto VA, et al. Mechanisms of hepatic and peripheral insulin resistance during acute infections in humans. J Clin Endocrinol Metab. 1992;74:673–679.

40. Marques MB, Langouche L. Endocrine, metabolic and morphologic alterations of adipose tissue during critical illness. Crit Care Med. 2013;41:317–325.

41. Godin PJ, Buchman TG. Uncoupling of biological oscillators: a complementary hypothesis concerning the pathogenesis of multiple organ dysfunction syndrome. Crit Care Med. 1996;24:1107–1116.

42. Herndon DN, Hart DW, Wolf SE, et al. Reversal of catabolism by beta-blockade after severe burns. N Engl J Med. 2001;345: 1223–1229.

43. Bone RC, Fisher CJ, Clemmer TP, et al. A controlled clinical trial of high-dose methylprednisolone in the treatment of severe sepsis and septic shock. N Engl J Med. 1987;317:653–658.

44. Sprung CL, Annane D, Keh D, et al. Hydrocortisone therapy for patients with septic shock. N Engl J Med. 2008;358:111–124.

45. Arafah BM. Hypothalamic pituitary adrenal function during critical illness: limitations of current assessment methods. J Clin Endocrinol Metab. 2006;91:3725–3745.

46. Stapleton RD, Jones N, Heyland DK. Feeding critically ill patients: what is the optimal amount of energy? Crit Care Med. 2007;35:S535–S540.

47. Herndon DN, Tompkins RG. Support of the metabolic response to burn injury. Lancet. 2004;363:1895–1902.

48. Takala J, Ruokonen E, Webster NR, et al. Increased mortality associated with growth hormone treatment in critically ill adults. N Engl J Med. 1999;341:785–792.

49. Van den Berghe G, Wouters P, Weekers F, et al. Intensive insulin therapy in critically ill patients. N Engl J Med. 2001;345: 1359–1367.

50. Van den Berghe G, Wilmer A, Hermans G, et al. Intensive insulin therapy in the medical ICU. N Engl J Med. 2006;354:449–461.

51. Arabi YM, Dabbagh OC, Tamim HM, et al. Intensive versus conventional insulin therapy: a randomized control trial in medical and surgical critically ill patients. Crit Care Med. 2008;36: 3190–3197.

52. Gandhi GY, Nuttall GA, Abel MA, et al. Intensive intraoperative insulin therapy versus conventional glucose management during cardiac surgery. Ann Intern Med. 2007;146:233–243.

53. Finfer S, Chitlock DR, Blair D, the NICE-SUGAR Investigators, et al. Intensive versus conventional glucose control in critically ill patients. N Engl J Med. 2009;360:1283–1297.

54. Nunnally ME. Con: tight perioperative glycemic control: poorly supported and risky. J Cardiothorac Vasc Anesth. 2005;19:689–690.

55. Nunnally ME, Neligan P, Deutschman CS. Metabolism in acute and chronic illness. In: Rolandelli RH, Bankhead R, Boullata JI, Compher CW, eds. Clinical Nutrition, 4th Edition: Enteral and Tube Feeding. Philadelphia: Elsevier; 2008:80–94.

56. Vanhorebeek I, Langouche L, Van den Berghe G. Endocrine aspects of acute and prolonged critical illness. Nat Clin Pract Endocrinol Metab. 2006;2:20–31.

57. Van den Berghe G. Neuroendocrine pathobiology of chronic critical illness. Crit Care Clin. 2002;18:509–528.

第十三部分

神经系统疾病
重症监护

61 颅脑创伤患者是否有必要实施颅内压监测

Randall M. Chesnut

通过检索管理重型颅脑损伤患者的文献，无论是指南[1]还是专家共识[2]都支持监测颅内压（**表61-1**）。文献中很多颅脑创伤专家坚信降低高颅压可以降低患者的致残率。有三篇公开发表的随机对照研究[3]质疑了目前临床正在使用的颅内压监测，此外在ICP监测并不多的医院ICP的使用面临着经济和临床问题。从而就目前的证据围绕颅脑创伤患者监测颅内压的必要性进行了回顾性分析。

任何监测手段的实施都依赖于对监测参数的解读。尽管鲜有研究关注颅内压数值的收集方式，但大多数颅内压监测数据来源于每小时终末值（end-hour ICP），反映的是前一个小时的颅内压情况。小时终末颅内压是一个即时值，是护士记录的代表个人前一个小时的颅内压，更有甚者，有的颅内压是来源于一些公式（经常不专业），此数值无法反映临床使用ICP的需求。ICP监测不仅要反映某一时间点的压力值，还要反映颅内压的变化趋势，对刺激的反映，自主的波动以及ICP对治疗的反映。

近来，开始收集实时ICP监测数据，并记录平均值和采用不同分析方法进行趋势化分析（例如，AUC曲线下的面积，ICP变异）。目前不严谨的研究设计导致评估颅内压监测技术对评估预后的价值、选择最佳治疗方案、优化治疗方案对结果的改善、甚至颅内高压的界定都变得非常困难。最终，因为缺少颅内压变化自然病程的连续

性研究，所以所有关于颅内压的研究都来源于某一个临界点（大多数开始于20 mmHg），此临界点因为同时存在治疗的副损伤和颅高压的损伤，妨碍了分析因为控制颅内压升高对预后的影响以及最佳治疗窗。这是目前分析ICP监测在颅脑创伤患者管理中的作用的证据现状。

颅内压和预后

除了前面提及的没有ICP监测的标准化共识以及缺少自然过程的研究，分析ICP作为改善预后的一个变量，受研究人群的不均一的影响（比如，排除"无意义"人群）以及研究中存在的无法控制的变异（如治疗方法、治疗副作用以及复合伤类型等因素的干扰）。

大多数研究在评估监测ICP的预后都基于一个设定值。一般来说，这种研究都认为颅内高压可以增加患者的死亡风险[4-17]。当研究致残率时（包括死亡率）颅高压和不良预后相关［GCS预后评分1~3分，或拓展GCS（GCS-E）评分1~4分］，这种相关性在弥漫性脑损伤较占位病灶更明显[18, 19]。如果致残率独立于死亡率分析，则颅内高压并不预示更糟糕的生存[5, 6, 11, 17, 20~22]近来，一个关于ICP和预后的系统回顾显示，如果将死亡包括在不良预后中，严重颅高压的（尤其是>40 mmHg）患者的预后和不良预后具有相关性。分析难治性颅内压包括评估预后和颅高压对治疗的反映。所有这类研究中，如果致残率独

表 61-1　已发表的 ICP 监测适应证

颅脑创伤基金会成人颅脑创伤指南[1]

- Ⅱ级建议（基于Ⅱ级证据）：
  - ICP 在所有可救治的 TBI 患者都应该监测（复苏后 GCS 评分 3~8 分），CT 异常（显示血肿、挫伤、肿胀、突出或压迫基底池）
- Ⅲ级建议（基于Ⅲ级证据）
- TBI 患者在入院时 CT 无异常，但入院时有 2~3 条下列情况时仍要安置 ICP
  - 年龄超过 40 岁
  - 单侧或双侧肢体活动障碍
  - 收缩压小于 90 mmHg

米兰共识[2]

弥漫性脑损伤

- ICP 监测推荐
  - * 初始 CT 扫描显示弥漫性损伤与脑肿胀的迹象昏迷患者（如基底池受压或消失）
- 没有迹象表明监测
  - 昏迷患者 * 临床检查和初始的 CT 扫描正常
  - 检查患者昏迷，CT 显示损伤很小（如蛛网膜下腔出血，点状临床出血）
    - CT 开始恶化时应该 ICP 监测
    - 病人稳定在第 6~12 小时复查 CT
    - 神经系统症状恶化时紧急 CT 检查

创伤性脑挫伤

- 可能不需要 ICP 监测
  - 尽管大面积脑挫伤但为老年患者
- 考虑颅内压监测的情况
  - 患者虽没有昏迷但是大面积双额叶挫伤或者出血病灶靠近脑干
- 建议 ICP 监测
  - 患者昏迷，初始 CT 是脑挫伤但中断镇静来检查神经系统体征很危险时或者临床检查不可靠时建议安置 ICP（如严重的颌面损伤或脊椎损伤）
  - 和初始 GCS 评分没有关系，有大的双额叶脑挫伤或出血病灶近脑干

颅高压去骨瓣减压术后（次选去骨瓣减压）

- 去骨瓣减压后通常要求监测 ICP 便于评估去骨瓣减压的有效性和指导进一步治疗

在颅内血肿清除后（首次开颅减压）

- 急性硬膜下颅内血肿清除后伴随以下特征可能有颅高压的时候 ICP 监测
- 术前临床表现 / 图像资料
  - 动态评分 GCS ≤ 5
  - 瞳孔异常（瞳孔大小不等或双侧瞳孔放大）
  - 长期严重的缺氧和（或）低血压
  - 压缩或闭塞基底池
  - 中线移位超过 5 mm
  - 中线移位超过血凝块的厚度
  - 其他血肿或脑实质受损（比如脑挫伤）或肿胀
- 术中临床表现
  - 脑肿胀

* 昏迷病人定义：血流动力学和呼吸稳定，没有麻醉或镇静药，病人不睁眼，不能遵嘱，不能说可以理解的单词

CT. 计算机断层扫描；GCS. 格拉斯哥昏迷量表；ICP. 颅内压；

立于死亡率之外，则二者无相关性[23]。颅内压升高的模式以及对治疗的反映比颅内压的峰值和不同的阈值对预后的预测价值更有力。

分析"无反应性"的 ICP 包括预后和颅高压对治疗无反应的治疗之间的相关性。研究的治疗窗都选择在 ICP 20 mmHg，且对治疗无反应的颅内高压有明显高的死亡率[19, 24-27]。Treggiari 等的系统回顾结果显示死亡率的 OR 值和不良生存和高颅压对治疗的无反应性之间高度相关[23]。

总的来说，ICP 的绝对值似乎对于作为对预后影响的变量仅为边界效应，主要预示疾病的严重程度。对治疗的抵抗尤其是无反应过程对预后和生存质量具有更大的预测价值。但是 ICP 作为独立预测预后的价值仍不明确。

颅内压监测技术的使用和结果

基于颅内压监测的治疗方案

临床上一直使用颅内压监测对结局的影响来评估使用该项技术的正确性。不使用 ICP 监测的单中心的临床研究与以往使用 ICP 监测的中心进行对照研究，研究本身缺陷太多，无法得出结论。采用以 ICP 或 CPP 为颅脑创伤患者的治疗策略的研究[28, 29]无论小型前瞻性[30]或者大的回顾性单中心研究[31, 32]都一致显示治疗效率提高（比如减少机械通气时间，减少治疗项目）可改善短期预后。治疗方案的调整包括预先打印治疗单，从头至尾清晰的计算公式，正规的护理路径。然而，一个小型前瞻性研究显示颅脑创伤患者的治疗方案并没有改善预后，患者管理效率的提高和患者是否采用颅内压监测并无明显相关性[33]。一个相似的大型两篇回顾性系列研究显示死亡率的降低和使用颅脑创伤治疗方案相关，而和是否使用 ICP 监测无关。ICP 的监测和治疗手段的增加及 ICU 停留时间增加明显相关[34, 35]。

综上所述，通过提高对治疗方案的依从性，避免偏差，准确定义干预措施（预先治疗单，流程图，治疗策略，护理路径），文献支持建立和强化基于 ICP 监测的颅脑创伤患者的治疗流程 / 护理路径，可以节省资源，改善患者短期预后。然而，ICP 监测技术本身对这些预后改善所起的作用的方向以及程度尚不清楚。

基于研究中心为单位的研究

关于 ICP 监测和预后关系的多中心研究可以分为两类，一类是以研究中心为基础的，另一类是以患者为基础的。研究中心为基础的研究重点在于"积极"的使用 ICP 监测。

Bulger 等分析了 33 个创伤中心（Ⅰ / Ⅱ级），把根据颅脑创伤指南规定，GCS 评分小于等于 8 分 CT 检查异常的患者超过 50% 使用了颅内压监测的中心定义为治疗积极的中心[36]。仅有 36% 的中心满足此标准。这种分类往往意味着这些中心动用了更多的颅脑创伤相关的资源以及人力和治疗的强度。在所有治疗积极的医院，患者的死亡率是显著降低的。意味着根据 ICP 监测频率定义的积极的治疗，强烈支持改善颅脑创伤患者的生存率的证据。

此项研究和 Cremer 的研究形成了对比。Cremer 的研究回顾对比了两个一级创伤中心。一个创伤中心根据患者的临床表现和影像学结果判定并治疗患者的可疑颅高压，另一个中心主要根据 ICP 监测结果指导治疗（67% 的患者安置了颅内压监测）[37]。监测中心明显使用了更多的资源，但两个中心在存活出院率没有差异。这两个研究的结果经常被引用对比。以研究中心为基础的研究显示，尽管 ICP 监测的频率是一个衡量监护强度的良好指标，但是不应该作为颅脑创伤患者获得有效照护的独立的标志物。

Mauritz 等发现 ICP 监测的频率和医院的规模有关（使用频次随着中心由小型到中型，使用频次增加，但是大型中心使用频次又降低了），也和创伤的严重程度有关（创伤越重，使用越多），但在特重型创伤患者使用率又减低[38]。此外，其和患者的年龄也有关。如果研究认为积极的监护是有效的，那么，积极的监护无疑还需要通过多因素分析的更复杂的定义。

基于患者群体的研究

关于颅内压监测置入和预后之间的关系已经有大量的多中心的基于患者群体的研究。基于两个一般创伤数据库有两个大型研究。一个来自安大略湖创伤登记中心的数据，研究中有5507名患者有简化损伤评分，其中颅脑评分大于3的患者，平均9.8%监测了颅内压（0.5%~21.4%）。通过对损伤机制、损伤严重评分（ISS）简化损伤评分（AIS）多因素分析显示颅内压监测显著改善预后[39]。来自国家颅脑创伤库的颅脑创伤患者（GCS ≤ 8，CT异常）且在ICU停留时间 ≥ 3天数据分析得到不同的结果[40]。40 708个安置颅内压监测的患者相对于938个没有安置颅内压监测的患者，出现并发症（肺炎，肾衰竭，感染）的风险增加，出院时功能状态更差。仅43%的符合颅脑创伤指南中符合ICP监测的患者安置了导管。

尽管这些报道反映了颅脑创伤患者在一般创伤中心的真实救治情况，因为缺少神经科专科医生的指导，这些中心不能根据创伤的严重程度进行严格的对症治疗。这些研究结果显示，在这种情况下不能把使用ICP监测作为质量控制的绝对指标，而是相对的。

可以预见，在颅脑创伤专科治疗资料库提供了降低风险的最佳证据。Farahvar等的一项前瞻性研究，分析了1307个颅脑创伤患者在损伤48小时内接受了针对颅内高压的治疗，其中1083（83%）位患者实施了ICP监测[41]。没有ICP监测的患者明显年龄偏大，瞳孔明显异常。进行多因素逻辑回归分析提示成人人群的年龄，GCS评分，CT异常，瞳孔改变和低血压等因素与2周死亡率具有相关性，显示使用ICP监测可以降低患者的死亡风险（OR=0.64，95% CI 0.41~1.00，$P=0.05$）。

Mauritz等试图建立一种模型，根据颅脑损伤的严重评估是否使用ICP监测[38]。应用这种

评分制度，在1 856个颅脑创伤患者身上有32个ICU使用了此评估方法，ICP监测技术的使用和患者的院内死亡率之间没用显著相关性。和前期的研究结果相同，ICP的使用频率因患者年龄的不同，创伤中心的规模以及损伤的严重程度而异。

以患者为基础的研究 荟萃分析

Stein等针对127名颅脑创伤患者的荟萃分析。主要分析根据ICP监测的结果进行积极的干预治疗对患者预后的影响[42]。分析依据的是研究结果而非来源于数据库。他们报道指出良好的预后和积极治疗相关的复苏手段减少密切相关。

随机对照研究

一项最近的南美针对颅内压治疗方案的BEST TRIP［南美研究的标准证据：颅脑创伤的治疗（Benchmark Evidence from South American Trials: Treatment of Intracranial Pressure）］研究，对比了一组患者根据监测ICP治疗策略和另一组患者没有置入ICP监测，而且基于一系列的影响临床证据治疗颅高压[3]，两组患者的积极治疗由有神经创伤专业专长的ICU医生根据治疗流程进行积极治疗。ICU医生完成一系列检查。研究显示，两组患者在6个月的综合预后评估（包括死亡率，致残率，功能预后和神经生理检测）没有统计学差异。

依据ICP监测的治疗组其治疗颅高压的ICU住院日明显减少：减少了超过50%的个人ICP治疗。两组的神经功能恶化情况相似。

Smith等做了一项小型随机对照研究。研究中一组患者根据颅内压给予甘露醇，甚至大剂量的苯巴比妥治疗颅高压。另一组患者常规给予甘露醇输入，当临床神经系统症状恶化时增加剂量[43]。两组患者在一年GOS评分上没有差异，且ICP治疗组患者的颅内压高于常规给药组5.5 mmHg。

所有研究颅内压监测与预后关系的非随机对照研究都无法避免因为就某个病人决定置入ICP

监测的个人因素。每个置入监测的决定都综合了个体评估，医生的倾向，医生的策略，公共政策以及其他处理习惯。Lane 研究中研究中心跨度太大[39]，Shafi 论文中对颅脑创伤监测指南的低依从性[40] 以及 Bulger 研究中一级二级创伤中心中，50% 的患者满足颅脑创伤指南置入标准，但是有 36% 的患者进行了 ICP 监测[36]。这些研究都强调了实际工作中决策具有很大变异性。已经有研究报道年龄和疾病的严重程度会影响颅高压治疗中是否监测颅内压[8, 38]。治疗中心的规模也会影响 ICP 的监测实施[38]。制定监测的决策，对预后的判定以及管理颅高压的意向在这些研究中都是无法控制的干扰因素。比如，两个颅脑创伤患者都没有安置颅内压监测，但一个是因为预见到预后不良，一个是因为当地的政策，就无法要求这两个患者有同样的预后。ICP 监测与预后的关系在研究中的结果迥异可能是由于无法控制决策的偏差。

研究中通过随机应用 ICP 监测可以去除因决策导致的变异。此外，无论是否使用 ICP 监测，针对随机分组都详细说明治疗流程及治疗的强度。如果治疗颅高压的所有患者都受到密切监测，则没有随机对照研究支持 ICP 的置入可以改善预后。

显而易见，所有这些研究中所监测 ICP 都是针对颅脑创伤的人群，而不是颅内高压的人群。然而，如果积极的照护通常对颅脑创伤的患者的预后有改善，也不能说明 ICP 监测是一个敏感或特异的标准或质量保障指示剂。

良好的控制颅内压能改善预后吗?

无论是作为衡量疾病严重程度的标记，或者作为能处理的疾病，无法控制的颅高压都和不良预后有关。因为伦理的原因，目前缺乏自然史或随机调查在是否治疗升高的颅内压改善预后方面的资料。取而代之的是通过治疗反应和预后来说明这个问题。

颅内压对常规治疗的反应

由于前面的研究缺乏足够的患者数量用以鉴别颅内压升高患者对治疗有反应的预后与对治疗无反应或颅内压正常患者的区别。

Treggiari 总结了现有的资料进行荟萃分析[23]。研究显示颅内压升高的患者如果对治疗有反应，其预后较好且死亡率和致残率都低于对于治疗无反应组，但比正常颅内压患者的预后差。研究得出的结论是 ICP 的反应模式较颅内压的数值对患者的预后更有指导意义。

无法进行彻底的危险因素矫正使研究无法决定中间组是否从 ICP 检测中获益又或者仅仅是代表了生存概率较高的一组损伤人群。

后来，Farahvar 等在一项 369 个颅内压高于 25 mmHg 持续 1 小时的颅脑损伤患者前瞻性研究中，探究了 ICP 反应模式和短期死亡率[8]。他们将治疗无反应的颅高压定义为经过初始治疗连续两天内颅内压高于 25 mmHg 持续 1 小时或更久[25]。7% 的患者满足对治疗有反应，多变量模型分析指出 14 天病死率风险降低。报道没有关于生存预后的结果。他这篇文章认为有效控制颅高压能改善预后。之所以得此结论，源于研究发现每减少初次治疗后 24 小时内颅内压高于 25 mmHg/ 小时，增加 20% 改善预后的可能性。此外，所谓对治疗无反应组，此标准较低，很难借此断定造成患者的死亡率区别的原因是由于疾病的严重程度的差异还是对颅内高压的治疗无反应。

难治性颅高压对二线治疗的反映

了解颅内高压的程度和颅内压对治疗的反映与预后之间的关系，可以更好地理解 ICP 抵抗的相关研究。

Eisenberg 等将针对传统医疗无反应的颅内高压患者随机分组，一组为大剂量苯巴比妥组，一组为继续一线治疗[44]。两组患者中颅内压得到有效控制与患者的死亡率明显下降相关，一线治疗无法控制颅高压后交叉进入苯巴比妥组颅内压降低后，死亡率也明显降低。有趣的是13%的对治疗完全没有反应的患者仍然存活，具体转归文章中没有提及。

Shiozaki等将对大剂量苯巴比妥治疗无效的颅高压患者分为低温治疗组和常温治疗组[45]。对降颅压治疗有反应的患者6个月死亡率明显降低。16名持续颅高压患者死亡。常温治疗组患者共17人，颅内压持续高于20 mmHg，其中有4人在治疗后的第4~7天颅内压下降且生存下来，其中1人预后良好。50%对低温治疗有反应的低温治疗组患者，预后较好。

这些研究表明颅内压升高尤其是难治性颅高压经过有效治疗可以降低患者的死亡风险。不幸的是，由于研究中患者的样本量小，且研究重点在死亡率，因此无法得出在致残率方面的获益的可信结论。Treggiari等所做的荟萃分析现实对治疗有反应的患者存活概率增加。Eisenberg的研究中，伤后52小时内随机分组患者仅仅有1/4概率对治疗有反应。与创伤后52小时分组患者对治疗的反应有相似的治疗效果。Shiozaki的研究中常温治疗组中ICP仍然无法控制的患者有18%存活（1人预后良好），分到低温治疗组的患者如果颅内压仍然没有控制的患者都死亡。这些研究强调颅高压的强度、ICP的反映、对治疗的抵抗强度都对预后有影响，根据颅内压的数值或者升高的过程区别颅高压患者是否可以从治疗中获益，仍然是一个临床问题。

这两个研究都显示并不是无法控制的颅内压一定都会导致患者死亡，有些人可以存活并预后良好。很明显，我们目前关于ICP的解读仍然简单。

颅内压阈值

是否有一个颅内压阈值，超过就代表患者有严重的颅高压，颅脑创伤患者的颅内压控制在此阈值下会使康复获益。目前广泛使用的治疗阈值（20 mmHg，偶尔为25 mmHg）来源不是很清楚，可能是源于希望把ICP控制在正常上限。然而，一个准确的治疗阈值应该是风险降到最低同时又避免针对超过阈值的过度医疗（比如ICU住院日，过多干预以及其副作用）。因此了解是否有一个常规阈值，如果没有，是否可以定义一个患者特异的阈值，这对理解监测的意义很重要。

因为缺少自然史的研究，根据ICP阈值的治疗的影响与颅脑创伤患者的结局，一直困惑于界定ICP阈值。Smith等给所有GCS评分小于8分的颅脑创伤患者，安置了颅内压监测，随机分组，一组患者在ICP大于20 mmHg开始治疗，另一组患者常规给予甘露醇[43]。在不依据颅内压组患者根据临床神经症状的恶化开始升级治疗。一年的GOS评分两组间没有统计学差异，尽管此研究没有设定特异阈值，研究提供了可接受的结果，根据猜测治疗患者可能存在的颅高压事实上，开始治疗的临界点低于根据ICP治疗组患者的平均颅内压5.5 mmHg。

Saul and Ducker在一系列的队列研究中试图更改ICP治疗阈值，从20 mmHg到25 mmHg再到15 mmHg。当ICP阈值降到15 mmHg时预后明显改善。不幸的是，研究不能控制伴随阈值变化而出现的无数其他伴随的可能影响判定因果关系的因素，比如低阈值和低死亡率之间的关系[16]。

Ratanalert等随机分配ICP高于20 mmHg的患者起始治疗的时机分别为20 mmHg，25 mmHg。采用同样的治疗方案包括CPP和颈静脉血氧饱和度[46]。发现6个月的GOS评分两组之间无差别。但此研究患者例数仅有27人，研究的说服力有限，且没有提供实验设计或治疗细节。

Marmarou等收集了创伤性昏迷数据库中428名颅脑创伤患者颅内压升高的程度从0到80 mmHg多变量分析[47]。他们认为监测颅内压高于20 mmHg的时间是第四个最有力的预测因素。此模型中没有包括高于阈值的平均ICP值。显然，ICP在20 mmHg开始治疗，CPP在此研究中没有作为研究变量。此研究支持尝试综合高于阈值的时间程度计算。增强了ICP分析的预测价值。

Chambers 等对 213 例患者使用曲线分析 ICP 和 CPP 的最佳预测阈值[48]。他们依据 6 个月 dichot-omized GOS 评分分析了 213 名患者的平均最大 ICP 及最小 CPP。成人患者数学模拟最佳 CPP 为 55 mmHg，ICP 为 35 mmHg。尽管两个数值可能代表了阈值，这种分析方法和临床的相关性尚不清楚。

顽固性颅高压生存者

Eisenberg 研究显示[44]，不是所有对治疗无反应的颅高压患者都会死亡或者预后不良。另一份研究报道 37 名顽固性颅高压患者（ICP >20 mmHg for ≥ 96 小时）6 个月后 38% 的患者转归良好（GOS 4~5）[49]。在此研究中年龄因素是和预后明显相关。入院时的低 GCS 评分并不意味着转归不良。尽管两组患者在 ICP 峰值和最低 CPP 没有差异，但是几乎没有继发损害的资料提供。

另一个纳入 9 名患者的病例报道指出，ICP 持续高于 25 mmHg，患者生存率为 44%。所有患者 GOS 评分为 4 分（轻度功能障碍）[50]，包括了那些因为治疗需要将 CPP 维持在 60 mmHg 以上的患者。

虽然没有颅内高压程度和 ICP 与 CPP 的关系资料或者二次伤害的资料，这些研究提示目前我们常用的 ICP 阈值并不绝对，如果积极治疗这部分对治疗抵抗的颅内高压患者，也可能获得令人满意的结果。

更换颅内压解读

传统记录颅内压的方法是护士记录每个小时末的数值。数值是否是此时间点的真实值还是估计的该小时内平均值全依赖于护士。自动数据记录增加了数值的一致性，对结果的分析也可能更加准确。很多研究对比了传统 ICP 记录方式和自动记录模式，一致显示，自动模式记录显示的颅内压更高一些[51-53]。Kahraman 在他的研究中分析了自动记录的 ICP 值和手动记录值。对比了 ICP 的平均值和 ICP 高于 20 mmHg 的 AUC 值[51]。

除此之外，持续收集的记录数值对阈值的变异的敏感性增加，AUC 能更好地预测预后。

Vik 等认为某一点的颅高压可以在全程监测记录的高于 20 mmHg 的 ICP AUC 估测得到[54]。分割 AUC 4 个区域，可以发现区域和患者的死亡风险，6 个月的不良预后间有很强的相关性。

Lazaridis 等使用自动记录数据和 AUC 分析是否可以得出 ICP 阈值的个体化，计算评估颅高压[55]。他们确定 ICP 值和脑血管压力自动调节能力（PRX）参数有关（<0.2）。PRX 异常和死亡率增加有关[56]。根据 PRX、ICP 阈值是 26 ± 10，波动在 20~32。报道认为根据 AUC 测量得出的个体 ICP 阈值预测 6 个月后的死亡率明显优于传统的 ICP 值 20 mmHg 或者 25 mmHg。

这些研究显示记录分析 ICP 的传统方法比较原始。更换 ICP 的记录、显示、分析方法有望改善 ICP 和临床的相关性针对具体患者调整治疗方案。这些进步可能提高医生根据 ICP 治疗患者的能力，提高信噪比，这是目前使用 ICP 治疗颅脑创伤患者最大的困惑。个体化某个患者的颅高压治疗点是很有吸引力的。

无颅内压监测管理颅脑创伤患者

虽然没有颅脑创伤患者监测颅内压可以改善预后的强有力的证据，但大量的间接证据支持不做 ICP 监测可以充分优化患者的管理。显而易见，ICP 经常随着可获得医疗资源的不同而变化如（神经外科会诊，院前气管插管，CT 检查）以及和预后相关的治疗过程的积极性都会影响 ICP[3, 36, 42]。尽管 ICP 和以上影响因素的准确关系还没有建立，但是各个中心管理 TBI 患者都没有标准规定。想让 TBI 患者获得相似的预后，就必须在监测 ICP 的同时提供其他细节。

似乎技术的进步，调整，治疗流程的强化都可以改善 TBI 患者（见上）预后，但是，目前仍然缺乏有证据支持的在没有 ICP 监测的情况下指导治疗方式。BEST TRIP ICP RCT 研究中的 ICE 流程是目前唯一清晰阐述且严格评估的。ICE 流程是专为此项研究设计的，没有其他方案。尽管此方案在此项研究中有效，但在其他研究或该研究以外的环境中是否有效还待证实。ICE 方案能否成为实践标准还有待判断。

总之，我们不应该寄希望于通过不安置 ICP 监测减少 TBI 患者的护理工作量。通过减少监测从而减少 ICU 资源的消耗的经济效益还不清楚。

ICP 监测的真实的潜在的优势

RCT 显示 ICP 监测增加了护理的效率（包括更少的颅脑专科 ICU 住院日以及近半数 ICP 导向的干预措施）[3]。此效率要考虑 ICP 监测的个体在获得相似的预后的同时要考虑获益，消费和风险。

BEST TRIP ICP RCT 研究是在一个小型 ICU 中进行，由神经重症经验的 ICU 医生完成。医生亲自完成一系列检查，使用研究中的方案。方案中明确定义了神经系统症状恶化。要求同时记载在一小时内干预事件。在某些情况下根据实行的方案无法达到神经重症专家监督的个体化的水平，当认为患者存在高颅压恶化的风险时，ICP 监测可以考虑为一个后备式的手段。

到目前为止，一般都把 TBI 患者当作一个整体来研究 ICP 监测。在颅脑创伤患者的高颅压的亚组中，ICP 监测对治疗的指导意义还没有得到积极的评估。如果在高颅压患者中安置 ICP 监测改善患者预后是真的，准确定量分析 ICP 数据才可能是有价值的。做一个这样的研究很困难，要有一个可信的无创手段发现患者颅压升高而入组，才利于研究可行。

结 论

是否颅脑创伤患者给予积极的 ICP 监测治疗需要更密集的监护且能够具备更多的医疗资源（如神经外科医生的参与，及时的影像学检查，及时准确的院前急救，迅速的复苏），这些证据还不充分。然而，目前的医疗条件在使用 ICP 时保留出的不足（数据分析，数据显示，多模态检测下的个体化阈值）提示我们目前经过验证的这些方法尚不成熟（表 61-2）。尤其是，对于明

表 61-2 目前 ICP 理解的缺点

问题	表现	解决
预后价值有限	过度依赖 ICP 对预后的决策	谨慎使用"中间"ICP 值 专注于预测死亡率高于发病率 考虑 ICP 抵抗和趋势作为预测工具
ICP 的价值有限	颅高压点数值理解的不准确	使用高分辨率，ICP 分析的自动化，包括趋势 改善床边显示包含变化趋势 发明分析 ICP 的替代方法（如曲线下面积）
变化使用 ICP 作为质量保证的基准	不准确的评估 sTBI 的护理质量 不能有力断定 ICP 监测在治疗选择，建议或标准的独立作用	如果使用，则与其他"侵入性"指标并列分析（如进入手术室的时间，进行首次 CT 检查的时间，无低血压，无神经系统症状的恶化） 关于在个别病人决定监测 ICP 时完善决策途径提高详细的记录明确的文档 增加颅脑创伤患者专科资料到一般创伤库（如瞳孔检查，CT 分类） 开发非侵入性的方法估计 ICP 作为侵入性监测的指标
不清楚治疗阈值	过度治疗（毒性）治疗不足？	谨慎地调整治疗 ICP 阈值从 20~25 mmHg 基于系列 ICU 发展中的检测和影像学监测手段 开发算法，协助确定和个体治疗后阈值 请注意，"ICP 抵抗"如果积极处置不是在所有情况下都和合理的生存一致

prolonged hyperventilation in patients with severe head injury: a randomized clinical trial. J Neurosurg. 1991;75(5):731–739.

36. Schwartz ML, Tator CH, Rowed DW, Reid SR, Meguro K, Andrews DF. The University of Toronto head injury treatment study: a prospective, randomized comparison of pentobarbital and mannitol. Can J Neurol Sci. 1984;11(4):434–440.

37. Vassar MJ, Perry CA, Gannaway WL, Holcroft JW. 7.5% sodium chloride/dextran for resuscitation of trauma patients undergoing helicopter transport. Arch Surg. 1991;126(9):1065–1072.

38. Vialet R, Albanèse J, Thomachot L, et al. Isovolume hypertonic solutes (sodium chloride or mannitol) in the treatment of refractory posttraumatic intracranial hypertension: 2 ml/kg 7.5% saline is more effective than 2 ml/kg 20% mannitol. Crit Care Med. 2003;31(6):1683–1687.

39. Shackford SR, Bourguignon PR, Wald SL, Rogers FB, Osler TM, Clark DE. Hypertonic saline resuscitation of patients with head injury: a prospective, randomized clinical trial. J Trauma. 1998;44(1):50–58.

40. Horn P, Münch E, Vajkoczy P, et al. Hypertonic saline solution for control of elevated intracranial pressure in patients with exhausted response to mannitol and barbiturates. Neurol Res. 1999;21(8):758–764.

41. Suarez JI, Qureshi AI, Bhardwaj A, et al. Treatment of refractory intracranial hypertension with 23.4% saline. Crit Care Med. 1998;26(6):1118–1122.

42. Rozet I, Tontisirin N, Muangman S, et al. Effect of equiosmolar solutions of mannitol versus hypertonic saline on intraoperative brain relaxation and electrolyte balance. Anesthesiology. 2007;107(5):697–704.

43. Oddo M, Levine JM, Frangos S, et al. Effect of mannitol and hypertonic saline on cerebral oxygenation in patients with severe traumatic brain injury and refractory intracranial hypertension. J Neurol Neurosurg Psychiatr. 2009;80(8):916–920.

44. Whitfield PC, Patel H, Hutchinson PJ, et al. Bifrontal decompressive craniectomy in the management of posttraumatic intracranial hypertension. Br J Neurosurg. 2001;15(6):500–507.

45. Aarabi B, Hesdorffer DC, Ahn ES, Aresco C, Scalea TM, Eisenberg HM. Outcome following decompressive craniectomy for malignant swelling due to severe head injury. J Neurosurg. 2006;104(4):469–479.

46. Cooper DJ, Rosenfeld JV, Murray L, et al. Decompressive craniectomy in diffuse traumatic brain injury. N Engl J Med. 2011;364(16): 1493–1502.

47. Attia J, Cook DJ. Prognosis in anoxic and traumatic coma. Crit Care Clin. 1998;14(3):497–511.

48. Roberts I, Sydenham E. Barbiturates for acute traumatic brain injury. Cochrane Database Syst Rev. 2012;12:CD000033.

49. Tang JF, Chen P-L, Tang EJ, May TA, Stiver SI. Dexmedetomidine controls agitation and facilitates reliable, serial neurological examinations in a non-intubated patient with traumatic brain injury. Neurocrit Care. 2011;15(1):175–181.

50. Wang X, Ji J, Fen L, Wang A. Effects of dexmedetomidine on cerebral blood flow in critically ill patients with or without traumatic brain injury: a prospective controlled trial. Brain Inj. 2013;27(13–14): 1617–1622.

51. James ML, Olson DM, Graffagnino C. A pilot study of cerebral and haemodynamic physiological changes during sedation with dexmedetomidine or propofol in patients with acute brain injury. Anaesth Intensive Care. 2012;40(6):949–957.

52. Saxena M, Andrews PJD, Cheng A, Deol K, Hammond N. Modest cooling therapies (35° C to 37.5° C) for traumatic brain injury. Cochrane Database Syst Rev. 2014;8:CD006811.

53. Bohman L-E, Levine JM. Fever and therapeutic normothermia in severe brain injury: an update. Curr Opin Crit Care. 2014;20(2):182–188.

54. Commichau C, Scarmeas N, Mayer SA. Risk factors for fever in the neurologic intensive care unit. Neurology. 2003;60(5):837–841.

55. Dietrich WD, Atkins CM, Bramlett HM. Protection in animal models of brain and spinal cord injury with mild to moderate hypothermia. J Neurotrauma. 2009;26(3):301–312.

56. Bernard SA, Gray TW, Buist MD, et al. Treatment of comatose survivors of out-of-hospital cardiac arrest with induced hypothermia. N Engl J Med. 2002;346(8):557–563.

57. Hypothermia after Cardiac Arrest Study Group. Mild therapeutic hypothermia to improve the neurologic outcome after cardiac arrest. N Engl J Med. 2002;346(8):549–556.

58. Jiang J, Yu M, Zhu C. Effect of long-term mild hypothermia therapy in patients with severe traumatic brain injury: 1-year follow-up review of 87 cases. J Neurosurg. 2000;93(4):546–549.

59. Clifton GL, Miller ER, Choi SC, et al. Lack of effect of induction of hypothermia after acute brain injury. N Engl J Med. 2001;344(8):556–563.

60. Clifton GL, Choi SC, Miller ER, et al. Intercenter variance in clinical trials of head trauma–experience of the National Acute Brain Injury Study: Hypothermia. J Neurosurg. 2001;95(5):751–755.

61. Sydenham E, Roberts I, Alderson P. Hypothermia for traumatic head injury. Cochrane Database Syst Rev. 2009;2:CD001048.

62. Alderson P, Gadkary C, Signorini DF. Therapeutic hypothermia for head injury. Cochrane Database Syst Rev. 2004;4:CD001048.

63. Harris OA, Colford JM, Good MC, Matz PG. The role of hypothermia in the management of severe brain injury: a meta-analysis. Arch Neurol. 2002;59(7):1077–1083.

64. McIntyre LA, Fergusson DA, Hébert PC, Moher D, Hutchison JS. Prolonged therapeutic hypothermia after traumatic brain injury in adults: a systematic review. JAMA. 2003;289(22):2992–2999.

65. Clifton GL, Valadka A, Zygun D, et al. Very early hypothermia induction in patients with severe brain injury (the National Acute Brain Injury Study: Hypothermia II): a randomised trial. Lancet Neurol. 2011;10(2):131–139.

66. Maekawa T, Yamashita S, Nagao S, Hayashi N, Ohashi Y. Prolonged mild therapeutic hypothermia versus fever control with tight hemodynamic monitoring and slow rewarming in patients with severe traumatic brain injury: a randomized controlled trial. J Neurotrauma. 2015;(32):422–429.

67. Adelson PD, Wisniewski SR, Beca J, et al. Comparison of hypothermia and normothermia after severe traumatic brain injury in children (Cool Kids): a phase 3, randomised controlled trial. Lancet Neurol. 2013;12(6):546–553.

68. Tokutomi T, Miyagi T, Takeuchi Y, Karukaya T, Katsuki H, Shigemori M. Effect of 35 degrees C hypothermia on intracranial pressure and clinical outcome in patients with severe traumatic brain injury. J Trauma. 2009;66(1):166–173.

69. Puccio AM, Fischer MR, Jankowitz BT, Yonas H, Darby JM, Okonkwo DO. Induced normothermia attenuates intracranial hypertension and reduces fever burden after severe traumatic brain injury. Neurocrit Care. 2009;11(1):82–87.

70. Hertog den HM, van der Worp HB, van Gemert HMA, et al. The Paracetamol (Acetaminophen) In Stroke (PAIS) trial: a multicentre, randomised, placebo-controlled, phase III trial. Lancet Neurol. 2009;8(5):434–440.

71. Badjatia N, Fernandez L, Schmidt JM, et al. Impact of induced normothermia on outcome after subarachnoid hemorrhage:

a case-control study. Neurosurgery. 2010;66(4):696–700. discussion700–1.

72. Douds GL, Tadzong B, Agarwal AD, Krishnamurthy S, Lehman EB, Cockroft KM. Influence of Fever and hospital-acquired infection on the incidence of delayed neurological deficit and poor outcome after aneurysmal subarachnoid hemorrhage. Neurol Res Int. 2012;2012:479865.

73. Meixensberger J, Jaeger M, Väth A, Dings J, Kunze E, Roosen K. Brain tissue oxygen guided treatment supplementing ICP/CPP therapy after traumatic brain injury. J Neurol Neurosurg Psychiatr. 2003;74(6):760–764.

74. Spiotta AM, Stiefel MF, Gracias VH, et al. Brain tissue oxygendirected management and outcome in patients with severe traumatic brain injury. J Neurosurg. 2010;113(3):571–580.

75. Bohman L-E, Heuer GG, Macyszyn L, et al. Medical management of compromised brain oxygen in patients with severe traumatic brain injury. Neurocrit Care. 2011;14(3):361–369.

76. Adamides AA, Rosenfeldt FL, Winter CD, et al. Brain tissue lactate elevations predict episodes of intracranial hypertension in patients with traumatic brain injury. J Am Coll Surg. 2009;209(4):531–539.

77. Martini RP, Deem S, Yanez ND, et al. Management guided by brain tissue oxygen monitoring and outcome following severe traumatic brain injury. J Neurosurg. 2009;111(4):644–649.

78. Eriksson EA, Barletta JF, Figueroa BE, et al. Cerebral perfusion pressure and intracranial pressure are not surrogates for brain tissue oxygenation in traumatic brain injury. Clin Neurophysiol. 2012;123(6):1255–1260.

79. Saul TG, Ducker TB, Salcman M, Carro E. Steroids in severe head injury: a prospective randomized clinical trial. J Neurosurg. 1981;54(5):596–600.

80. Braakman R, Schouten HJ, Blaauw-van Dishoeck M, Minderhoud JM. Megadose steroids in severe head injury. Results of a prospective double-blind clinical trial. J Neurosurg. 1983;58(3):326–330.

81. Alderson P, Roberts I. Corticosteroids for acute traumatic brain injury. Cochrane Database Syst Rev. 2005;1:CD000196.

82. Clifton GL, Robertson CS, Grossman RG, Hodge S, Foltz R, Garza C. The metabolic response to severe head injury. J Neurosurg. 1984;60(4):687–696.

83. Young B, Ott L, Norton J, et al. Metabolic and nutritional sequelae in the non-steroid treated head injury patient. Neurosurgery. 1985;17(5):784–791.

84. Deutschman CS, Konstantinides FN, Raup S, Thienprasit P, Cerra FB. Physiological and metabolic response to isolated closed-head injury. Part 1: Basal metabolic state: correlations of metabolic and physiological parameters with fasting and stressed controls. J Neurosurg. 1986;64(1):89–98.

85. Hartl R, Gerber LM, Ni Q, Ghajar J. Effect of early nutrition on deaths due to severe traumatic brain injury. J Neurosurg. 2008;109(1):50–56.

86. Borzotta AP, Pennings J, Papasadero B, et al. Enteral versus parenteral nutrition after severe closed head injury. J Trauma. 1994;37(3):459–468.

87. Justo Meirelles CM, de Aguilar-Nascimento JE. Enteral or parenteral nutrition in traumatic brain injury: a prospective randomised trial. Nutr Hosp. 2011;26(5):1120–1124.

63 如何管理动脉瘤性蛛网膜下腔出血患者

Paulomi K. Bhalla, Ting Zhou, Joshua M. Levine

动脉瘤性蛛网膜下腔出血（SAH）是脑动脉瘤破裂引起的出血性卒中，美国每年约有 30 000 人发病，其死亡率接近 45%[1]。相关研究显示，至少 15% 的 SAH 患者在到达医院前死亡，幸存的 SAH 患者中，大部分遗留严重的残疾[2]。及时的诊断、治疗以及预测并发症可以改善 SAH 患者的预后。目前 SAH 患者的病死率已经显著降低、神经功能的恢复正得到改善，这与早期进行的脑动脉瘤修复以及并发症的积极治疗密切相关[3]。本章主要回顾了 SAH 临床管理要点，并就相关文献进行讨论。

紧急处置措施

一旦 SAH 诊断明确，首要目标是保持患者气道通畅，维持呼吸和循环稳定。尽早将患者转送到大型医疗中心，医疗中心要有经验丰富的神经外科医生、神经介入医生、神经重症医生。有四项研究证实：医院收治的 SAH 患者例数和相关人员的操作经验与该院 SAH 患者的死亡率相关[4~7]。

蛛网膜下腔出血的相关并发症

再出血

脑动脉瘤再破裂出血是 SAH 患者最先出现、最凶险的并发症之一，其总的发生率高达 30%[8]，SAH 后 24 小时内发生率最高（约为 4%）[9]。在外科手术夹闭或血管内介入栓塞治疗出血性脑动脉瘤之前，通常临时采用内科方法来减少脑动脉瘤再次破裂的风险。

内科治疗措施

卧床休息是一项标准的临床治疗措施，但不能降低脑动脉瘤再破裂出血的发生率[10]。血压控制能降低脑动脉瘤再破裂出血的风险，但考虑降压治疗获益的同时，也需要权衡急性脑缺血发生的风险[11]。虽然没有前瞻性研究证实降血压治疗对脑动脉瘤再破裂出血的疗效，但回顾性的研究提示：高血压和脑动脉瘤再破裂出血之间存在联系[12~13]。Ohkuma 等发现收缩压高于 160 mmHg 的 SAH 患者，入院前脑动脉瘤再破裂出血的发生率明显增加[13]，但是，他们的研究资料存在混杂因素，如：观察到的脑动脉瘤再破裂的时间不同，降血压治疗的情况各异，故难以说明问题。脑动脉瘤再破裂出血与动脉瘤膨胀有关，而动脉瘤膨胀的原因多与动脉瘤腔内的压力变化有关，在引起动脉瘤变化方面，血压急剧升高和处于极高的血压水平相比较，血压急剧升高所占的分量更重[13~14]。因此，要用短效、剂量反应性可预测的静脉降压药物治疗极端高血压，同时减少血压波动。设定血压的降压目标，此外，要参照发病前的基值血压，避免血压过低。

抗纤溶药物

目前抗纤溶类药物，如氨甲环酸和 6- 氨基己酸，已得到了很好的研究。2013 年，Cochrane 对 10 项前瞻性研究进行的荟萃分析显示（参与患者 1 904 名）（表 63-1），得出的结论为[15]：抗纤溶治疗并不降低患者的死亡和不良预后发生率（包括死亡、植物状态、重度致残）[15-25]。显然，抗纤溶治疗减少了脑动脉瘤再破裂出血的风险，但是获益却被增加的脑梗死风险抵消[16, 23, 24]。相关的几项研究显示：连续数周应用抗纤溶药物的 SAH 患者，脑动脉瘤再破裂出血的风险减少，迟发性脑缺血（DCI）的风险却在增加。最近有两项病例对照研究显示：在脑动脉瘤根除之前，早期和短时间应用 6- 氨基己酸可以有效降低动脉瘤再出血，但不增加并发症发生的风险[26, 27]。另一项研究显示，6- 氨基己酸使得深静脉血栓的发生率增加了 8 倍，而肺栓塞的发生率却没有增加[26]，这项非随机性研究还不足以确定抗纤溶治疗对 SAH 患者总体治疗效果的影响。荷兰的一项多中心、随机、开放性研究——蛛网膜下腔出血后超早期氨甲环酸治疗（ULTRA），该研究于 2013 年开始登记注册[28]，其研究目的是分析中、重度 SAH 患者在出血后

24 小时内，早期应用氨甲环酸对神经功能恢复（盲性终点事件）的影响。这项研究或许可以得知：早期和短时间应用抗纤溶治疗是否有临床必要。神经重症协会共识指南推荐：对于再出血风险高（临床级别高），脑动脉瘤治疗延后的 SAH 患者，应考虑使用抗纤溶治疗[29]。但是，对于再出血风险低，同时发生血栓风险高的患者，应避免使用抗纤溶治疗。使用抗纤溶治疗时，应监测凝血功能，以防发生体循环或脑循环血栓。

外科和血管内介入治疗

治疗动脉瘤的方法主要有两种：①外科开颅术，用动脉瘤夹夹闭动脉瘤颈；②血管内介入治疗，通过导管技术将可解脱的弹簧圈送入动脉瘤腔内。此外，还可使用血流导流技术，该技术在临床中较少应用，其技术要点为在动脉瘤处的载瘤动脉内放置一个横过动脉瘤口的支架，使得血流从动脉瘤旁分流（减少流入动脉瘤内的血流）。国际动脉瘤性蛛网膜下腔出血实验（ISAT）是

表 63-1　蛛网膜下腔出血抗纤溶治疗评估随机对照试验总结

研究，年*	试验对象数量（干预/未干预）	试验设计	干预组	对照组	试验结果
Girvin，1973	66（39/27）		6- 氨基己酸	标准治疗	对再出血、脑缺血、死亡率无影响
van Rossum，1977	51（26/25）	双盲，安慰剂	氨甲环酸	安慰剂	对再出血、死亡率无影响
Chandra，1978	39（20/19）	双盲，安慰剂	氨甲环酸	安慰剂	对再出血、死亡率无影响
Maurice，1978	79（38/41）		氨甲环酸	标准治疗	对再出血、死亡率无影响
Kaste，1979	64（32/32）	双盲，安慰剂	氨甲环酸	安慰剂	对再出血、死亡率无影响
Fodstad，1981	59（30/29）		氨甲环酸	标准治疗	对再出血、脑缺血、死亡率无影响
Vermeulen，1984	479（241/238）	双盲，安慰剂	氨甲环酸	安慰剂	减少再出血，增加脑缺血 对死亡率和治疗结果无影响
Tsementzis，1990	100（50/50）	双盲，安慰剂	氨甲环酸	安慰剂	增加脑缺血，对再出血、治疗结果、死亡率无影响
Roos，2000	452（229/223）	双盲，安慰剂	氨甲环酸	安慰剂	减少再出血，对脑缺血、治疗结果、死亡率无影响
Hillman，2002	505（254/251）		氨甲环酸	标准治疗	减少再出血，对脑缺血、治疗结果、死亡率无影响
ULTRA	940（470/470）		氨甲环酸	标准治疗	主要终点：功能性结果 次要终点：死亡率、再出血率、并发症率

*斜体项目表示正在进行的研究项目

唯一一项比较血管内介入治疗和动脉瘤外科手术夹闭的前瞻性实验[30]，实验纳入9 559个SAH患者，其中2 143个脑动脉瘤患者既适合血管内介入治疗也适合外科手术夹闭治疗，被随机分配外科手术治疗或血管内介入治疗。血管内介入治疗组患者的短期致残率相对较低（15.6% vs. 21.6%），但动脉瘤的完全闭塞率低于外科手术治疗组（58% vs. 81%），而且每年动脉瘤再破裂出血率也高（2.9% vs. 0.9%），1年内两组的死亡率无差异。长期随访时，两组患者的动脉瘤再破裂出血率均低（弹簧圈栓塞组10例，手术夹闭组3例），无统计学差异。5年内血管内介入治疗组的死亡风险低于外科手术治疗组（11% vs. 14%），但良好治愈率无差别［改良Rankin量表（mRS）>2］[31]。

尽管血管内治疗被证明短期内有效，动脉瘤内再次出现空腔仍然是这种治疗方法的不足。在一项回顾性分析中，33.6%弹簧圈栓塞治疗的动脉瘤，复发率从1月内的0.5%上升至2年内的24%（均数±标准差）[32]。另1项回顾性综述推荐：使用密网支架（为了将弹簧圈阻挡在动脉瘤内）可以提高动脉瘤的根治率，但是增加了致残率和死亡率，可能是由于双联抗血小板治疗的原因[33]。因此，如果使用支架涉及患者的安全，应避免使用。

究竟是夹闭动脉瘤还是栓塞动脉瘤，需要综合各方面因素才能做出决定。需要依据患者因素（年龄、并发症），动脉瘤因素（动脉瘤大小、形状、位置）以及当地医院的条件和治疗医生的经验。基于几个单机构的回顾性病例分析及前瞻性研究证据表明：大脑中动脉（MCA）动脉瘤破裂，脑内血肿50 ml以上者适合于外科手术夹闭治疗[34-36]，而老年患者，处于脑血管痉挛期，临床状况差或基底动脉尖部的动脉瘤适合于血管内介入治疗[35, 37-39]。理想模式应该由有经验的神经外科大夫和神经介入医生相互协商做出决定[30]。

治疗时机

近几年，倾向于早期动脉瘤治疗。多个回顾性和前瞻性研究显示：从动脉瘤破裂到治疗的间期越长，动脉瘤再破裂出血的风险越高。多个国家就脑动脉瘤外科治疗时机展开协作研究，基于神经外科医生的治疗意向，比较早期脑动脉瘤外科治疗和延后治疗的效果[40]。SAH后3天内进行脑动脉瘤手术的患者，总的死亡率与SAH后11~32天进行手术的死亡率相近。不管怎样，早期手术组患者的临床结果要好于延迟治疗组（P<0.01）。高死亡率集中在SAH后7~10天进行手术的患者，这段时间正是发生脑血管痉挛和迟发性脑损伤风险的高峰期。在此研究基础上，推荐早期手术夹闭或血管内栓塞治疗脑动脉瘤。

脑积水

15%~30%的SAH患者发生急性脑积水（脑室扩大）[41-45]。脑积水的发生与SAH影像分级、临床分级较重以及不良愈后有关[41-44]。脑积水可以不出现症状，也可有视觉障碍、第Ⅵ对脑神经麻痹、头痛等高颅压症状。如果血块阻塞脑室内脑脊液（CSF）的循环通路，脑积水是非交通性的，如果CSF吸收进入脑静脉窦被阻塞，脑积水是交通性的。

脑积水过重，导致意识障碍，需要立刻行CSF分流。脑室穿刺术是最常用的治疗方法，但是没有轴性疝或小脑扁桃体疝发生风险的交通性脑积水患者，经过选择，也可以行腰大池引流。两项小样本、单机构研究推荐：选择合适的患者行CSF腰大池引流，可以减少临床脑血管痉挛的发生（除外其他组织结构和代谢原因导致的神经功能障碍）[46, 47]。EARLYDRAIN（动脉瘤性SAH早期CSF腰大池引流实验）是一个正在进行的双盲、随机对照研究，目的是比较标准重症神经监护治疗加早期持续CSF腰大池引流与仅单纯标准重症神经监护治疗，对神经功能恢复的效果（6个月后致残率）[48]。CSF腰大池引流使得临床症状得以改善[45, 49, 50]。

CSF 脑室外引流是治疗脑积水的典型临时手段。对于一些脑积水难以治愈的患者，需要进行永久性 CSF 分流术[51]。在一个单中心，前瞻性随机对照试验中，即使脑室外引流时间超过 24 小时，也不能减少永久性 CSF 分流术的例数，反而增加了 ICU 滞留时间和住院时间[52]。终板造瘘术还不能作为减少永久性分流术的方法[53]。由于 SAH 引起的脑积水的治疗研究资料大部分是回顾性的，轻度脑积水患者的治疗选择方案尚无清晰的研究结论。

癫痫

癫痫的发病、预防以及治疗研究大部分是回顾性的。据报道，SAH 后癫痫的发病率在 8%~35%[54~60]。在一项回顾性荟萃性分析中，大部分 SAH 后的癫痫发生在入院前，住院后的癫痫发生率为 4.1%。即使预防性给予抗癫痫药物（AED），癫痫仍可发生，动脉瘤破裂出血后 1 周内是高峰期[54]。癫痫发生的危险因素包括 MCA 动脉瘤、颅内血肿、脑池内集聚较厚的血块、动脉瘤再破裂出血、缺血性脑梗死、高血压病史[54~57]。有两项研究证实伴有癫痫的和没有癫痫的 SAH 患者，临床预后没有不同[54~58]。然而，三分之一的研究发现 SAH 引起的癫痫与不良预后相关[61]。

全身惊厥性癫痫持续状态（GCSE）的发生率为 0.2%，非惊厥性癫痫持续状态（NSE）的发生率相对更高一些[62, 63]。一项前瞻性研究发现使用持续脑电图（cEEG）监测时，31% 的 SAH 昏迷患者出现 NSE。一般 NSE 是在出血后 18 天内发生[63]。GCSE 和 NSE 都与 SAH 的不良愈后有关[62~64]。因此，对昏迷的 SAH 患者以及那些神经功能检查发现有变化的癫痫患者，应进行定期或 cEEG 监测。

预防性使用 AED 的益处还没有得到确认[65~67]。由于癫痫相关性再出血（癫痫引起血压急剧升高）的风险，在动脉瘤治疗前，应当使用 AED。没有证据支持无癫痫病史的患者长时间使用 AED。事实上，苯妥英钠在体内集聚与 3 个月后出现的严重智能障碍有关[68]。

迟发性脑缺血（DCI）

DCI（也称迟发性缺血性神经功能障碍，DINDs）是指脑缺血持续 1 个小时以上，而非其他原因引起的神经功能障碍加重[69]。在导致 SAH 患者致残和死亡的原因中，DCI 占很大的比重。因此，早期发现和治疗 DCI 是神经重症监护治疗的重点。过去将 DCI 仅仅归因于脑血管痉挛（颅底大动脉狭窄），但是 DCI 似乎有很多原因，包括局部炎性反应和高凝状态，高凝状态可导致微血栓和微栓塞[70]。最终的研究结果一致认为脑血管痉挛仅指影像学显示的血管狭窄而非临床结果恶化[29, 69]。DCI 先出现烦躁，随后出现意识水平下降、神经功能障碍[71]。脑血管痉挛和 DCI 通常在 SAH 3 天后开始，6~8 天达到高峰，2~4 周自行缓解[71, 72]。脑池内积血的厚度与脑血管痉挛的发生有关[73]。SAH 最初存活的患者，几乎三分之一有 DCI[40, 74]，这些脑缺血患者约一半死亡[75]。

脑血管痉挛引起的 DINDs，可通过临床症状加重和脑血管痉挛的影像学来确诊。有意识障碍的 SAH 患者，不易观察到潜在的临床症状变化，可用 cEEG、经颅多普勒超声（TCD）、有创的生理指标监测等床旁监护方法，作为观察临床变化的替代方法。

检测方法：检测脑缺血的方法包括临床观察、影像学、生理指标评估。DCI 可以通过连续的神经功能检查来发现，但并不是所有的脑缺血症状都能够被发现，特别是昏迷的患者。

影像学监测包括评估脑血管痉挛的方法和评估脑血流（CBF）（脑灌注）的方法。检查脑血管痉挛的金标准是有创的数字减影血管造影术（DSA）。DSA 的风险包括血肿、感染、外周血管栓塞事件、卒中，导致 SAH 患者出现神经并发症的发生率为 1.8%[76]。无创计算机化断层显像（CT）血管成像技术或磁共振成像（MRI）检测脑血管痉挛的敏感性较低[77~80]。CT 血管成形术（CTA）具有 86%~91.6% 的灵敏度[77~79]。更适合于检测动脉近端的血管痉挛。CTA 具有很高的阴性预测价值（95%~99%），可以被用来作为一种筛选工具，以减少 DSA 的使用。磁共振血管成形术（MRA）相比传统的血管成形术，探查脑血管痉挛的敏感性为 45.6%[80]。

TCD 检测到的脑血流速度（CBFV）增快与血管痉挛有关。这种非侵袭的方法可以每天在床旁进行，较其他方法便宜[81]。TCD 常用于探查大脑中动脉和基底动脉血管痉挛[81, 82]。与 DSA 相比，探查脑血管痉挛时，TCD 具有较高的特异性，但灵敏度差（42%~67%）[82, 83]。除脑血管痉挛可导致 CBFV 增加外，血压增高、脑充血等也可以引起 CBFV 增快[84, 85]。Lindegaard 比值（半球指数）是指大脑中动脉和同侧颅外段颈内动脉血流速度之间的比值，可用于区别血管痉挛引起的 CBFV 增快还是其他原因引起的。Lindegaard 指数在 3 和 6 之间与轻、中度血管痉挛有关，而指数大于 6，则表明严重的脑血管痉挛[85]。更重要的是，TCD 监测到的血流速度增加与 DIND 发生不相关[86]。没有研究表明，TCD 监测结果对 SAH 愈后有影响。

相比血管成像技术（用于血管痉挛），血流成像技术尚未得到很好的应用研究，但可能是一种更直接的血管缺血评估方法。血流成像方法包括 CT 灌注成像（CTP），氙 CT（Xe-CT），磁共振灌注成像，单光子发射 CT。在 ICU，利用 CT 成像技术（CTP，Xe-CT）开展研究更加实用，比磁共振成像和核素成像花费的时间少，可在床旁利用移动 CT 进行。Xe-CT 能够提供很好的血流定量信息，但是美国食品和药物管理局已不在批准氙气在这个方面使用，因此，Xe-CT 血流成像到目前为止还不能在临床使用。有关 CTP 的应用，有几个小样本研究，而磁共振灌注成像的应用研究则更少。无论是 CT 还是磁共振灌注成像技术都没有广泛用于检测 DCI，需要进一步的研究。

DCI 的生理指标监测包括微创技术和无创技术。微创技术，如：局部脑氧监测、局部 CBF 监测和局部脑生化监测；无创技术，如：定量 cEEG 和近红外光谱。虽然推崇局部脑氧监测和脑微透析，但是很少能够获得 DCI 的支持性证据[29]。cEEG 监测传统上用来检测癫痫发作，现在也正变成一种检测脑缺血的工具。脑缺血在脑电活动上可产生特征性变化：慢波增加，随后快波丢失，最终脑电波被抑制。配备各种分析软件计算快波和慢波的相对比，使 cEEG 监测变成一种连续、无创的脑缺血探查工具。目前还不清楚判断 DCI 的最佳 EEG 参数，也不清楚是否能够利用 cEEG 监测来评判脑缺血的治疗效果。尽管只有几个小样本或前瞻性或回顾性的单中心观察研究，而且这些研究采用了不同定义的 DCI，研究的 SAH 患者严重程度也不同，但是这些结果显示：cEEG 监测可以在临床变化之前的 1~3 天发现脑缺血。至于其他的生理指标监测方法，如：定量 cEEG 监测还没有被广泛使用，它的实用性需要进一步研究。

预防和治疗　表 63-2 治疗脑血管痉挛和 DCI 的随机对照试验结果总结。治疗方法包括内科和介入方法。

增加血流动力学措施　诱发高血压治疗、高血容量治疗和血液稀释治疗（"三高治疗"）过去一直是内科治疗脑血管痉挛和 DIND 的主要方法，但是这些措施最多被中等质量的研究证据支持。低血容量与脑血管痉挛和 DCI 有关，应避免发生[87~89]，而血容量负荷过重又有危害。有两项随机对照试验（RCTs）研究预防性扩容治疗对 CBF 和脑血管痉挛的影响[90, 91]。对接受扩容治疗和等血容量治疗的患者进行比较，结果发现，接受扩容治疗的患者 CBF 并没有显著增加，症状性脑血管痉挛发生亦没有减少，神经功能并没有更好的恢复[90, 91]。接受扩容治疗的患者却有更多的并发症，包括出血、充血性心力衰竭、感染，基于这些研究结果，不推荐预防性扩容治疗，患者应该维持在等血容量状态。

表63-2　治疗脑血管痉挛和 DINDs 的随机对照试验结果总结

研究，年 *	试验对象数量（干预／未干预）	试验设计	干预组	对照组	试验结果
增加血流动力学					
Lennihan, 2000	82 (41/41)		高血容量治疗	等血容量治疗	症状性脑血管痉挛无差别
Egge, 2001	32 (16/16)		高血容量、高血压、血液稀释治疗	等血容量治疗	DIND 或 TCD 检测出的脑血管痉挛发生方面无差别
HIMALAIA	240 (120/120)		诱发高血压	无诱发高血压的标准治疗	主要终点：神经功能恢复结果。次要终点：不良反应，CT 灌注成像测到的 CBF
补镁治疗					
van den Bergh, 2005	283 (139/144)	DB，P	静脉补镁	安慰剂	发生率减少；3 个月内临床结果改善
Veyna, 2002	40 (20/20)		静脉补镁	标准治疗	倾向于临床结果改善
Wong, 2006	60 (?/?)	DB	静脉补镁	盐水	倾向于症状性脑血管痉挛减轻；TCD 检测出的脑血管痉挛时间窗缩短；临床结果无差异
Schmid-Eisaeser, 2006	104 (53/51)		静脉补镁	静脉注射尼莫地平	脑血管痉挛发生率和临床结果相当
Muroi, 2008	58 (31/27)	P	静脉补镁	安慰剂	DINDs 发生率无差异；3 个月内临床结果改善
IMASH, 2010	328 (169/159)	DB，P	静脉补镁	盐水	6 个月内临床结果无差异
MASH-2, 2012	1203 (606/597)	DB，P	静脉补镁	盐水	3 个月内临床结果无差异
钙离子通道阻滞药					
Allen, 1983	116 (56/60)	DB，P	口服尼莫地平	安慰剂	DINDs 发生率减少
Philippon, 1986	70 (?/?)	DB，P	口服尼莫地平	安慰剂	脑血管痉挛发生无差异；DINDs 发生率减少；死亡率增高
Neil-Dwyer, 1987	75 (?/?)	DB，P	口服尼莫地平	安慰剂	3 个月内临床结果改善
Petruk, 1988	154 (72/82)	DB，P	口服尼莫地平	安慰剂	DINDs 发生率减少；3 个月内临床结果改善
Pickard, 1989	554 (278/276)	DB，P	口服尼莫地平	安慰剂	DINDs 发生率减少；3 个月内临床结果改善
Haley, 1993	906 (449/457)	DB，P	静脉注射尼卡地平	安慰剂	脑血管痉挛发生率减少；临床结果无差异
Haley, 1994	365 (184/181)	DB	大剂量静脉注射尼卡地平	小剂量静脉注射尼卡地平	脑血管痉挛发生率和临床结果相当
他汀类药物治疗					
Lynch, 2005	39 (19/20)	DB，P	辛伐他汀	安慰剂	脑血管痉挛发生率减少
Tseng, 2005	80 (40/40)	DB，P	普伐他汀	安慰剂	脑血管痉挛和 DINDs 发生率减少死亡率增高
Tseng, 2006	80 (40/40)	DB，P	普伐他汀	安慰剂	6 个月内临床结果改善
Chou, 2008	39 (19/20)	DB，P	辛伐他汀	安慰剂	脑血管痉挛和 DINDs 发生率无差异；倾向于减少死亡率
STASH, 2014	812 (391/421)	DB，P	辛伐他汀	安慰剂	短期和长期临床结果无差异
Wong	240 (120/120)	DB	辛伐他汀 80 mg	辛伐他汀 40 mg	1 月内存在的 DIND
其他治疗方法					
Bulters, 2013	71 (35/36)		主动脉内球囊反搏	高血容量治疗	临床结果、平均心输出量或 CBF 无差异

* 斜体项目表示正在进行的研究项目

CBF. 脑血流；CT. 计算机 X 线断层扫描；DB. 双盲；DIND. 迟发性缺血性神经功能障碍；P. 安慰剂；PO. 口服；TCD. 经颅多普勒超声

一些个案报道支持应用诱发高血压治疗。HIMALAIA（诱发高血压治疗动脉瘤性蛛网膜下腔出血后继发脑缺血）试验是荷兰的一个多中心、随机对照、单盲实验，其研究诱发高血压对 SAH 后 DCI 患者神经功能恢复和 CBF 的疗效，研究从 2014 年开始登记注册患者，预计 2017 年 7 月完成[92]。

血管内治疗　脑血管痉挛导致的神经功能恶化难以用药物治疗时，应考虑血管内治疗。用球囊在血管腔内机械扩张痉挛的血管可以改善CBF，其疗效持久。对颈动脉和大脑中动脉 M1 段以外的血管行球囊扩张血管成形术，血管破裂率高，却不影响长期的临床结果[93, 94]。动脉瘤夹位置移位和血栓形成是球囊血管成形术的常见并发症[95-97]。通过导管向动脉内输送血管扩张药物，如：罂粟碱、维拉帕米、尼卡地平、尼莫地平、米力农，可能对远端血管痉挛更有疗效[98-102]。通过导管向动脉内输送血管扩张药物时，应进行监测，以防 ICP 升高和全身性低血压。目前还没有 RCTs 证实这些药物对脑血管痉挛的血管内治疗有效。

镁　镁是一种生理性钙拮抗药，具有神经保护作用。镁能调节钙离子通道，松弛血管平滑肌。低镁血症与脑血管痉挛相关，应用静脉补镁纠正[103]。有实验数据支持静脉补镁可以治疗脑血管痉挛，并改善临床结果[104~108]，但是，两项多中心、随机、安慰剂对照试验并没有证实这点。无论是 IMASH（静脉注射硫酸镁治疗 SAH）研究[109]，还是 MASH-2（镁治疗 SAH）研究[110]，静脉输注镁组的患者与安慰剂组的患者比较，在 6 个月和 3 个月均未发现在神经功能恢复上有明显获益。因此，应避免低镁血症，但不推荐补镁治疗超过正常血镁水平。

钙离子通道阻滞药　钙离子通道阻滞药可以改善 SAH 患者的临床预后结果。五个双盲、口服尼莫地平和安慰剂对照临床试验证实：尽管尼莫地平对脑血管痉挛的发生和缓解没有作用，却改善了临床愈后结果[111~115]。两个静脉给予尼卡地平随机对照临床试验证实：尽管尼卡地平减少了症状性血管痉挛的发生率，但对 3 个月的临床愈后无效[116, 117]。Cochrane 回顾总结 16 项试验结果，涉及 3361 个患者，发现单用口服尼莫地平降低了 33% 的不良结局的风险。而静脉输注尼莫地平和其他钙离子通道阻滞药，则没有这样的统计学结果[118]。SAH 患者应该口服尼莫地平60 mg，每 4 小时 1 次，连用 21 天[119]。

他汀类药物　他汀类药物对血管和神经具有多重保护效果，这激发了人们使用他汀类药物治疗 SAH 的兴趣。几个小样本研究显示：普伐他汀和辛伐他汀可减少脑血管痉挛和 DCI 的发生，并可缩短脑血管痉挛的时间[120, 121]。而且，6 个月后脑血管痉挛引起的死亡率减少，临床愈后改善[122]。而在另一项精心设计的多中心 RCT 中，SAH 96 小时内开始每日口服辛伐他汀 40 mg，持续 21 天，患者 6 个月后的神经功能并没有更好的改善（改良 Rankin 量表）[123]。因此，不建议从 SAH 一开始就给予他汀类药物；但是，发病前使用他汀类药物的患者继续他汀类药物治疗是合理的。目前正在进行一个试验：比较 80 mg与 40 mg 辛伐他汀对 SAH 临床愈后的影响[124]。

低钠血症

大约有三分之一的 SAH 患者有低钠血症[89, 125~127]。低钠血症与 DCI 发生增加有关，多见于前交通动脉瘤、SAH 临床级别高及有脑积水的SAH 患者[89, 125, 126]。低钠血症可能是由于抗利尿激素分泌异常综合征（SIADH）引起，但限制液体治疗是有害的，会导致因 DCI 引起的死亡增加[89]。另外，低钠血症可能由于脑耗盐综合征引起，脑耗盐综合征是一种低血容量性低钠血症，需要补充血容量和补钠治疗[128]。无论低钠血症的原因是什么，口服或静脉输注氯化钠通常足以纠正轻度低钠血症。对症状性血管痉挛或严重低钠血症的患者，可以给予高渗性盐水[129]。两个小样本的前瞻性、随机实验发现，氟氢可的松可减少尿钠排泄，防止低钠血症发生[130, 131]。对于 SIADH 患者，一项前瞻性试验发现口服抗利尿激素受体激动药：考尼伐坦能有效地纠正低钠血症[132]。

心功能不全

心电图异常：90% 的 SAH 患者常合并心律失常，包括室上性和室性早搏、室上性和室性心动过速以及窦房和房室传导阻滞。3%~4% 的患者可以出现危及生命的尖端扭转性室性心动过速或心室扑动 / 心室颤动。这些心律失常最常出现在 SAH 发生后的 48 小时内，与 QT 间期延长和低钾血症相关。SAH 的临床表现和影像学发现与心律失常的表现不相关[133, 134]。QT 间期延长的患者更容易出现血清心肌肌钙蛋白增加[135]。6%~12% 的 SAH 患者心电图 ST 段抬高，或更常见的是 ST 段压低[134, 135]。这些异常与神经源性的心肌顿挫有关（见后），通常不是冠心病或冠状动脉痉挛造成的[136]。

心肌病 SAH 患者易合并可逆性心肌病，这种心肌病被称为神经源性心肌顿抑。其发病机制是交感神经系统激活，释放过多儿茶酚胺[137]。15% 的 SAH 患者有左心室功能不全，另有 13%~18% 患者有局部心室壁运动异常（RWMAs）。RWMAs 不在冠状动脉血管的供血区发生，但可能在心肌交感神经末梢的分布区发生[138~140]。神经源性的心肌顿抑的预测因素包括 SAH 临床分级较重、动脉瘤破裂时间不长、女性、体表面积较大、较高的左室重量指数、血清心肌肌钙蛋白 –I 升高、心动过速、收缩压较低、大量应用去氧肾上腺素以及可卡因或苯丙胺使用史[140, 141]。RWMAs 最常影响心脏的前间壁，前、下间壁的中部，左心室的前外侧壁（心尖型）或左心室底部（基底型）。偶尔心尖部不成比例被涉及（Takotsubo 型）。RWMAs 是 DCI、死亡、不良愈后的独立的风险因素[142]。患者可能有一系列症状，从轻度心功能不全到心源性休克。支持积极治疗，该病预后良好[140]。

发　热

SAH 患者发热的发生率为 23%~70%[143~147]。发热的危险因素包括：脑室内积血、老年患者和较差的 SAH 临床分级[143, 145, 147]。多个研究显示发热与较差的临床愈后相关[145, 147, 148]，在一项前瞻性研究中，发热是独立于 DCI、感染、疾病严重程度之外，与临床愈后相关的因素[148]。目前还不清楚发热是疾病严重程度的标记，还是不良临床愈后的因果因素。在一项病例对照研究中，与传统的发热治疗相比（使用对乙酰氨基酚和水冷性冰毯），积极的温度控制（使用现代的伺服温度控制管理装置）与 12 个月后的临床结果的改善，ICU 滞留时间的增加，镇静药使用的增多以及气管切开例数的增高有关[149]。尽管缺乏证据，发热控制已成为一种护理标准。

贫　血

贫血，定义为血红蛋白水平小于 100 g/L，在 SAH 患者中常见，39%~57% 的患者可发生贫血[150~152]。有两项回顾性研究显示升高的血红蛋白水平与临床结果的改善相关[153, 154]。另一项研究结合了正电子发射断层扫描（PET）的研究结果，发现升高血红蛋白水平可以提高血氧输送，却没有减少 CBF[155]。权衡这些获益也必须考虑输血造成的医源性并发症和感染[151, 156]。最近的一项前瞻性、单中心随机对照试验研究：血红蛋白输血阈值为 100 g/L 或 115 g/L 时，发热的概率和机械通气天数有无不同，结果没有显著性差异，但是高血红蛋白组的大脑皮质梗死灶少见[157]。进一步的研究应确定 SAH 患者输注红细胞的最佳阈值。

结　论

SAH 患者重症治疗的目标是减少进一步的神经组织损伤。及时诊断和治疗 SAH 是关键。预先发现并发症如再出血、脑积水、癫痫发作及 DCI 是必要的。需要进一步的前瞻性随机试验，验证新的和现有的治疗疗效。

作者推荐

- 脑动脉瘤再破裂出血是 SAH 患者最先出现的，最凶险的威胁之一。应该及时行手术夹闭或血管内栓塞动脉瘤。在除外脑动脉瘤性的危险因素之前，应该控制血压。对于发生血栓风险小的患者可以考虑在脑动脉瘤治疗之前早期、短时间应用抗纤溶治疗。

- 在紧急处理措施中，预防性抗癫痫治疗是合理的，但是没有证据支持长期使用 AED。

- DCI 在 SAH 后 3~14 天发生的风险最高。脑血管痉挛是 DCI 的原因之一。检测脑血管痉挛的金标准是传统的脑血管造影术，但是，TCD 常用于监测脑血管痉挛。使用 cEEG、近红外光谱、有创的生理探针监测 DCI 有待进一步研究。

- DCI 的治疗包括等血容量维持和诱导高血压的治疗。对脑血管痉挛以及药物治疗不佳的症状性脑缺血患者，应考虑球囊血管成形术和动脉内灌注血管扩张药物。

- 口服尼莫地平能够改善 SAH 的治疗结果，除非有禁忌证，所有的 SAH 患者均应口服尼莫地平。

- 应该纠正低镁血症，但是不推荐补镁治疗超过正常的血镁水平。

- 在紧急处理措施中，不推荐一开始给予急性 SAH 患者他汀类药物。

- 低钠血症、贫血、发热和心功能障碍是 SAH 的常见并发症。

（康伟民　赵贵锋）

参考文献

1. King Jr JT. Epidemiology of aneurysmal subarachnoid hemorrhage. Neuroimaging Clin N Am. 1997;7(4):659–668.

2. Johnston SC, Selvin S, Gress DR. The burden, trends, and demographics of mortality from subarachnoid hemorrhage. Neurology. 1998;50(5):1413–1418.

3. Nieuwkamp DJ, Setz LE, Algra A, Linn FH, de Rooij NK, Rinkel GJ. Changes in case fatality of aneurysmal subarachnoid haemorrhage over time, according to age, sex, and region: a meta-analysis. Lancet Neurol. 2009;8(7):635–642.

4. Johnston SC. Effect of endovascular services and hospital volume on cerebral aneurysm treatment outcomes. Stroke. 2000;31(1):111–117.

5. Bardach NS, Zhao S, Gress DR, et al. Association between subarachnoid hemorrhage outcomes and number of cases treated at California hospitals. Stroke. 2002;33(7):1851–1856.

6. Cross 3rd DT, Tirschwell DL, Clark MA, et al. Mortality rates after subarachnoid hemorrhage: variations according to hospital case volume in 18 states. J Neurosurg. 2003;99(5):810–817.

7. Berman MF, Solomon RA, Mayer SA, Johnston SC, Yung PP. . Impact of hospital-related factors on outcome after treatment of cerebral aneurysms. Stroke. 2003;34(9):2200–2207. 2004.

8. Winn HR, Richardson AE, Jane JA. The long-term prognosis in untreated cerebral aneurysms: I. the incidence of late hemorrhage in cerebral aneurysm: a 10-year evaluation of 364 patients. Ann Neurol. 1977;1(4):358–370.

9. Sundt Jr TM, Whisnant JP. Subarachnoid hemorrhage from intracranial aneurysms. Surgical management and natural history of disease. N Engl J Med. 1978;299(3):116–122.

10. Nibbelink DW, Torner JC, Henderson WG. Intracranial aneurysms and subarachnoid hemorrhage – report on a randomized treatment study. IV-A. Regulated bed rest. Stroke. 1977;8(2):202–218.

11. Wijdicks EF, Vermeulen M, Murray GD, Hijdra A, van Gijn J. The effects of treating hypertension following aneurysmal subarachnoid hemorrhage. Clin Neurol Neurosurg. 1990;92(2):111–117.

12. Fuji Y, Takeuchi S, Sasaki O, Minakawa T, Koike T, Tanaka R. Ultra-early rebleeding in spontaneous subarachnoid hemorrhage. J Neurosurg. 1996;84(1):35–42.

13. Ohkuma H, Tsurutani H, Suzuki S. Incidence and significance of early aneurysmal rebleeding before neurosurgical or neurological management. Stroke. 2001;32(5):1176–1180.

14. Stornelli SA, French J. Subarachnoid hemorrhage—factors in prognosis and management. J Neurosurg. 1964;21:769–780.

15. Baharoglu M, Germans M, Rinkel G, et al. Antifibrinolytic therapy for aneurysmal subarachnoid haemorrhage (Cochrane Review). The Cochrane Collaboration. John Wiley & Sons; 2013.

16. Hillman J, Fridriksson S, Nilsson O, Zhengquan Y, Säveland H, Jakobsson KE. Immediate administration of tranexamic acid and reduced incidence of early rebleeding after aneurysmal subarachnoid hemorrhage: a prospective randomized study. J Neurosurg. 2002;97(4):771–778.

17. Girvin JP. The use of antifibrinolytic agents in the preoperative treatment of ruptured intracranial aneurysms. Trans Am Neurol Assoc. 1973;98:150–152.

18. Van Rossum J, Wintzen AR, Endtz LJ, Schoen JHR, de Jonge H. Effect of tranexamic acid on rebleeding after subarachnoid hemorrhage: a double-blind controlled clinical trial. Ann Neurol. 1977;2:238–242.

19. Chandra B. Treatment of subarachnoid hemorrhage from ruptured intracranial aneurysm with tranexamic acid: a doubleblind clinical trial. Ann Neurol. 1978;3:502–504.

20. Maurice-Williams RS. Prolonged antifibrinolysis: an effective nonsurgical treatment for ruptured intracranial aneurysms? Brit Med J. 1978;1:945–947.

21. Kaste M, Ramsay M. Tranexamic acid in subarachnoid hemorrhage. A double-blind study. Stroke. 1979;10:519–522.

22. Fodstad H, Forssell A, Liliequist B, Schannong M. Antifibrinolysis with tranexamic acid in aneurysmal subarachnoid hemorrhage: a consecutive controlled clinical trial. Neurosurgery. 1981;8:158–165.

23. Vermeulen M, Lindsay KW, Murray GD, et al. Antifibrinolytic treatment in subarachnoid hemorrhage. N Engl J Med. 1984;311:432–437.

24. Tsementzis SA, Hitchcock ER, Meyer CH. Benefits and risks of antifibrinolytic therapy in the management of ruptured

intracranial aneurysms. A double-blind placebo-controlled study. Acta Neurochirurgica. 1990;102:1–10.

25. Roos Y, for the STAR-study group. Antifibrinolytic Treatment in Aneurysmal Subarachnoid Haemorrhage: a randomized placebo-controlled trial. Neurology. 2000;54:77–82.

26. Starke R, Kim G, Fernandez A, et al. Impact of a protocol for acute antifibrinolytic therapy on aneurysm rebleeding after subarachnoid hemorrhage. Stroke. 2008;39(9):2617–2621.

27. Harrigan M, Rajneesh K, Ardelt A, Fisher W. Short-term antifibrinolytic therapy before early aneurysm treatment in subarachnoid hemorrhage: effects on rehemorrhage, cerebral ischemia, and hydrocephalus. Neurosurgery. 2010;67(4):935–939.

28. Germans M, Post R, Coert B, Rinkel G, Vandertop W, Verbaan D. Ultra-early tranexamic acid after subarachnoid hemorrhage (ULTRA): study protocol for a randomized controlled trial. Trials. 2013;14:143.

29. Diringer MN, Cleck TP, Hemphill 3rd J, et al. Critical care management of patients following aneurysmal subarachnoid hemorrhage: recommendations from the Neurocritical Care Society's Multidisciplinary Consensus Conference. Neurocrit Care. 2011;15:211–240.

30. Molyneux AJ, Kerr RSC, Yu LM, et al. International subarachnoid aneurysm trial (ISAT) of neurosurgical clipping versus endovascular coiling in 2143 patients with ruptured intracranial aneurysms: a randomised comparison of effects on survival, dependency, seizures, rebleeding, subgroups, and aneurysm occlusion. Lancet. 2005;366(9488):809–817.

31. Molyneux AJ, Kerr RS, Birks J, ISAT Collaborators, et al. Risk of recurrent subarachnoid haemorrhage, death, or dependence and standardised mortality ratios after clipping or coiling of an intracranial aneurysm in the International Subarachnoid Aneurysm Trial (ISAT): long-term follow-up. Lancet Neurol. May 2009;8(5):427–433.

32. Raymond J, Guilbert F, Weill A, et al. Long-term angiographic recurrences after selective endovascular treatment of aneurysms with detachable coils. Stroke. 2003;34:1398–1403.

33. Piotin M, Blanc R, Spelle L, et al. Stent-assisted coiling of intracranial aneurysms: clinical and angiographic results in 216 consecutive aneurysms. Stroke. 2010;41(1):110–115.

34. Regli L, Dehdashti AR, Uske A, de Tribolet N. Endovascular coiling compared with surgical clipping for the treatment of unruptured middle cerebral artery aneurysms: an update. Acta Neurochir Suppl. 2002;82:41–46.

35. Bracard S, Lebedinsky A, Anxionnat R, et al. Endovascular treatment of Hunt and Hess grade IV and V aneurysms. Am J Neuroradiol. 2002;23:953–957.

36. Rinne J, Hernesniemi J, Niskanen M, Vapalahti M. Analysis of 561 patients with 690 middle cerebral artery aneurysms: anatomic and clinical features as correlated to management outcome. Neurosurgery. 1996;38:2–11.

37. Proust F, Gérardin E, Derrey S, et al. Interdisciplinary treatment of ruptured cerebral aneurysms in elderly patients. J Neurosurg. 2010;112:1200–1207.

38. Brilstra EH, Rinkel GJ, van der Graaf Y, van Rooij WJ, Algra A. Treatment of intracranial aneurysms by embolization with coils: a systematic review. Stroke. 1999;30:470–476.

39. Lusseveld E, Brilstra EH, Nijssen PC, et al. Endovascular coiling versus neurosurgical clipping in patients with a ruptured basilar tip aneurysm. Neurol Neurosurg Psychiatry. 2002;73:591–593.

40. Haley Jr EC, Kassell NF, Torner JC. The International Cooperative Study on the Timing of Aneurysm Surgery. The North American experience. Stroke. 1992;23(2):205–214.

41. Mehta V, Holness RO, Connolly K, et al. Acute hydrocephalus following aneurysmal subarachnoid hemorrhage. Can J Neurol Sci. 1996;23:40–45.

42. Suarez-Rivera O. Acute hydrocephalus after subarachnoid hemorrhage. Surg Neurol. 1998;49:563–565.

43. Lin CL, Kwan AL, Howng SL. Acute hydrocephalus and chronic hydrocephalus with the need of postoperative shunting after aneurysmal subarachnoid hemorrhage. Kaohsiung J Med Sci. 1999;15:137–145.

44. Sheehan JP, Polin RS, Sheehan JM, et al. Factors associated with hydrocephalus after aneurysmal subarachnoid hemorrhage. Neurosurgery. 1999;45:1120–1127. discussion 1127–1128.

45. Hasan D, Vermeulen M, Wijdicks EF, et al. Management problems in acute hydrocephalus after subarachnoid hemorrhage. Stroke. 1989;20:747–753.

46. Klimo Jr P, Kestle JR, MacDonald JD, Schmidt RH. Marked reduction of cerebral vasospasm with lumbar drainage of cerebrospinal fluid after subarachnoid hemorrhage. J Neurosurg. 2004;100:215–224.

47. Kwon OY, Kim YJ, Cho CS, Lee SK, Cho MK. The utility and benefits of external lumbar CSF drainage after endovascular coiling on aneurysmal/subarachnoid hemorrhage. J Kor Neurosurg Soc. 2008;43:281–287.

48. Bardutzky J, Witsch J, Jüttler E, Schwab S, Vajkoczy P, Wolf S. EARLYDRAIN- outcome after early lumbar CSF-drainage in aneurysmal subarachnoid hemorrhage: study protocol for a randomized controlled trial. Trials. September 14, 2011;12:203.

49. Rajshekhar V, Harbaugh RE. Results of routine ventriculostomy with external ventricular drainage for acute hydrocephalus following subarachnoid haemorrhage. Acta Neurochir. 1992;115:8–14.

50. Milhorat TH. Acute hydrocephalus after aneurysmal subarachnoid hemorrhage. Neurosurgery. 1987;20:15–20.

51. Gruber A, Reinprecht A, Bavinzski G, Czech T, Richling B. Chronic shunt-dependent hydrocephalus after early surgical and early endovascular treatment of ruptured intracranial aneurysm. Neurosurgery. 1999;44(3):503–509.

52. Klopfenstein JD, Kim LJ, Feiz-Erfan I, et al. Comparison of rapid and gradual weaning from external ventricular drainage in patients with aneurysmal subarachnoid hemorrhage: a prospective randomized trial. J Neurosurg. 2004;100:225–229.

53. Komotar RJ, Hahn DK, Kim GH, et al. Efficacy of lamina terminalis fenestration in reducing shunt-dependent hydrocephalus following aneurysmalaneurysmal subarachnoid hemorrhage: a systematic review: clinical article. J Neurosurg. 2009;111:147–154.

54. Rhoney DH, Tipps LB, Murry KR, et al. Anticonvulsant prophylaxis and timing of seizures after aneurysmal subarachnoid hemorrhage. Neurology. 2000;55:258–265.

55. Ohman J. Hypertension as a risk factor for epilepsy after aneurysmal subarachnoid hemorrhage and surgery. Neurosurgery. 1990;27:578–581.

56. Ukkola V, Heikkinen ER. Epilepsy after operative treatment of ruptured cerebral aneurysms. Acta Neurochir. 1990;106:115–118.

57. Hasan D, Schnonck RS, Avezaat CJ, Tanghe HL, van Gijn J, van der Lugt PJ. Epileptic seizures after subarachnoid hemorrhage. Ann Neurol. 1993;33(3):286–291.

58. Lin CL, Dumont AS, Lieu AS, et al. Characterization of perioperative seizures and epilepsy following aneurysmal subarachnoid hemorrhage. J Neurosurg. 2003;99(6):978–985.

59. Cabral RJ, King TT, Scott DF. Epilepsy after two different

neurosurgical approaches to the treatment of ruptured intracranial aneurysm. J Neurol Neurosurg Psychiatry. 1976;39:1052–1056.

60. Kotila M, Waltimo O. Epilepsy after stroke. Epilepsia. 1992;33: 495–498.

61. Butzkueven H, Evans AH, Pitman A, et al. Onset seizures independently predict poor outcome after subarachnoid hemorrhage. Neurology. 2000;55(9):1315–1320.

62. Claassen J, Bateman BT, Willey JZ, et al. Generalized convulsive status epilepticus after nontraumatic subarachnoid hemorrhage: the nationwide inpatient sample. Neurosurgery. 2007;61(1):60–64. discussion 64–65.

63. Dennis LJ, Claassen J, Hirsch LJ, Emerson RG, Connolly ES, Mayer SA. Nonconvulsive status epilepticus after subarachnoid hemorrhage. Neurosurgery. 2002;51(5):1136–1143. discussion 1144.

64. Claassen J, Hirsch LJ, Frontera JA, et al. Prognostic significance of continuous EEG monitoring in patients with poor-grade subarachnoid hemorrhage. Neurocrit Care. 2006;4(2):103–112.

65. Sbeih I, Tamas LB, O'Laoire SA. Epilepsy after operation for aneurysms. Neurosurgery. 1986;19(5):784–788.

66. O'Laoire SA. Epilepsy following neurosurgical intervention. Acta Neurochir Suppl. 1990;50:52–54.

67. Shaw MD. Post-operative epilepsy and the efficacy of anticonvulsant therapy. Acta Neurochir Suppl. 1990;50:55–57.

68. Naidech AM, Kreiter KT, Janjua N, et al. Phenytoin exposure is associated with functional and cognitive disability after subarachnoid hemorrhage. Stroke. 2005;36(3):583–587.

69. Vergouwen M, Vermeulen M, van Gijn J, et al. Definition of delayed cerebral ischemia after aneurysmal subarachnoid hemorrhage as an outcome event in clinical trials and observational studies: proposal of a multidisciplinary research group. Stroke. 2010;41(10):2391–2395.

70. Stein SC, Levine JM, Nagpal S, et al. Vasospasm as the sole cause of cerebral ischemia: how strong is the evidence? Neurosurg Focus. 2006;21(3):E2.

71. Heros RC, Zervas NT, Varsos V. Cerebral vasospasm after subarachnoid hemorrhage: an update. Ann Neurol. 1983;14:599–608.

72. Fisher CM, Roberson GH, Ojemann RG. Cerebral vasospasm with ruptured saccular aneurysm—the clinical manifestations. Neurosurgery. 1977;1:245–248.

73. Fisher CM, Kistler JP, Davis JM. Relation of cerebral vasospasm to subarachnoid hemorrhage visualized by computerized tomographic scanning. Neurosurgery. 1980;6:1–9.

74. Haley Jr EC, Kassell NF, Apperson-Hansen C, Maile M, Alves W, and the Participants. A randomized, double-blind, vehiclecontrolled trial of tierilazad mesylate in patients with aneurysmal subarachnoid hemorrhage: a cooperative study in North America. J Neurosurg. 1997;86:467–474.

75. Kassell NF, Boarini DJ, Adams Jr HP, et al. Overall management of ruptured aneurysm: comparison of early and late operation. Neurosurgery. 1981;9:120–128.

76. Cloft HJ, Joseph GJ, Dion JE. Risk of cerebral angiography in patients with subarachnoid hemorrhage, cerebral aneurysm, and arteriovenous malformation: a meta-analysis. Stroke. 1999;30(2):317–320.

77. Otawara Y, Ogasawara K, Ogawa A, Sasaki M, Takahashi K. Evaluation of vasospasm after subarachnoid hemorrhage by use of multi slice computed tomographic angiography. Neurosurgery. 2002;51(4):939–942.

78. Anderson GB, Ashforth R, Steinke DE, Findlay JM. CT angiography for the detection of cerebral vasospasm in patients with acute subarachnoid hemorrhage. Am J Neuroradiol. 2000;21(6):1011–1015.

79. Chaudhary SR, Ko N, Dillon WP, et al. Prosepctive evaluation of multidetector-row CT angiography for the diagnosis of vasospasm following subarachnoid hemorrhage: a comparison with digital subtraction angiography. Cerebrovasc Dis. 2008;25(1–2):144–150.

80. Tamatani S, Sasaki O, Takeuchi S, Fujii Y, Koike T, Tanaka R. Detection of delayed cerebral vasospasm, after rupture of intracranial aneurysms, by magnetic resonance, angiography. Neurosurgery. 1997;40(4):748–753.

81. Sloan MA, Alexandrov AV, Tegeler CH, et al. Assessment: Transcranial Doppler ultrasonography: Report of the Therapeutics and Technology Assessment Subcommittee of the American Academy of Neurology. Neurology. 2004;62:1468–1481.

82. Sloan MA, Haley Jr EC, Kassell NF, et al. Sensitivity and specificity of transcranial Doppler ultrasonography in the diagnosis of vasospasm following subarachnoid hemorrhage. Neurology. 1989;39:1514–1518.

83. Lysakowski C, Walder B, Costanza M, Ramer M. Transcranial Doppler versus angiography in patients with vasospasm due to a ruptured cerebral aneurysm. Stroke. 2001;32:2292–2298.

84. Manno EM, Gress DR, Schwamm LH, et al. Effects of induced hypertension on transcranial Doppler ultrasound velocities in patients after subarachnoid hemorrhage. Stroke. 1998;29:422–428.

85. Lindegaard KF, Nornes H, Bakke SJ, Sorteberg W, Natstad P. Cerebral vasospasm diagnosis by means of angiography and blood velocity measurements. Acta Neurochir. 1989;100(1–2):12–24.

86. Ekelund A, Saveland H, Romner B, Brandt L. Is transcranial Doppler sonography useful in detecting late cerebral ischaemia after aneurysmal subarachnoid haemorrhage? Br J Neurosurg. 1996;10(1):19–25.

87. Maroon JC, Nelson PB. Hypovolemia in patients with subarachnoid hemorrhage: therapeutic implications. Neurosurgery. 1979;4:223–226.

88. Solomon RA, Post KD, McMurtry JG. Depression of circulating blood volume after subarachnoid hemorrhage: Implications for treatment of symptomatic vasospasm. Neurosurgery. 1984;15:354–361.

89. Wijdicks EF, Vermeulen M, Hijdra A, van Gijn J. Hyponatremia and cerebral infarction in patients with ruptured intracranial aneurysms: Is fluid restriction harmful? Ann Neurol. 1985;17:137–140.

90. Lennihan L, Mayer SA, Matthew EF, et al. Effect of hypervolemic therapy on cerebral blood flow after subarachnoid hemorrhage: a randomized control trial. Stroke. 2000;31:383–391.

91. Egge A, Waterloo K, Sjoholm H, Solberg T, Ingebrigtsen T, Romner B. Prophylactic hyperdynamic postoperative fluid therapy after aneurysmal subarachnoid hemorrhage: a clinical, prospective, randomized, controlled study. Neurosurgery. 2001;49:593–606.

92. Gathier CS, van den Bergh WM, Slooter AJ, HIMALAIA-Study Group. HIMALAIA (Hypertension Induction in the Management of AneurysmaL subArachnoid haemorrhage with secondary IschaemiA): a randomized single-blind controlled trial of induced hypertension vs. no induced hypertension in the treatment of delayed cerebral ischemia after subarachnoid hemorrhage. Int J Stroke. 2014;9(3):375–380.

93. Polin RS, Coenen VA, Hansen CA, et al. Efficacy of transluminal angioplasty for the management of symptomatic cerebral

vasospasm following aneurysmal subarachnoid hemorrhage. Neurosurg. 2000;92:284–290.

94. Zwienenberg-Lee M, Hartman J, Rudisill N, Madden L. Effect of prophylactic transluminal balloon angioplasty on cerebral vasospasm and outcome in patients with Fisher grade III subarachnoid hemorrhage: results of a phase II multicenter, randomized, clinical trial. Stroke. 2008;39(6):1759–1765.

95. Higashida RT, Halbach VV, Cahan LD, et al. Transluminal angioplasty for treatment of intracranial arterial vasospasm. J Neurosurg. 1989;71(5 Pt 1):648–653.

96. Higashida RT, Halbach VV, Dormandy B, et al. Endovascular treatment of intracranial aneurysms with a new silicone microballoon device: technical considerations and indications for therapy. Radiology. 1990;174(3 Pt 1):687–691.

97. Higashida RT, Halbach VV, Dowd CF, et al. Intravascular balloon dilatation therapy for intracranial arterial vasospasm: patient selection, technique, and clinical results. Neurosurg Rev. 1992;15:89–95.

98. Kassell NF, Helm G, Simmons N, Phillips CD, Cail WS. Treatment of cerebral vasospasm with intra-arterial papaverine. J Neurosurg. 1992;77(6):848–852.

99. Feng L, Fitzsimmons BF, Young WL, et al. Intraarterially administered verapamil as adjunct therapy for cerebral vasospasm: safety and 2-year experience. Am J Neuroradiol. 2002;23(8): 1284–1290.

100. Badjatia N, Topcuoglu MA, Pryor JC, et al. Preliminary experience with intra-arterial nicardipine as a treatment for cerebral vasospasm. Am J Neuroradiol. 2004;25(5):819–826.

101. Biondi A, Ricciardi GK, Puybasset L, et al. Intra-arterial nimodipine for the treatment of symptomatic cerebral vasospasm after aneurismal subarachnoid hemorrhage: preliminary results. Am J Neuroradiol. 2004;25(6):1067–1076.

102. Fraticelli AT, Cholley BP, Losser MR, Saint Maurice JP, Payen D. Milrinone for the treatment of cerebral vasospasm after aneurismal subarachnoid hemorrhage. Stroke. 2008;39(3):893–898.

103. van den Bergh WM, Algra A, van der Sprenkel JW, Tulleken CA, Rinkel GJ. Hypomagnesemia after aneurysmal subarachnoid hemorrhage. Neurosurgery. 2003;52(2):276–281. discussion 281–2.

104. van den Berg WM, Algra A, van Kooten F, et al. Magnesium sulfate in aneurysmal subarachnoid hemorrhage: a randomized controlled trial. Stroke. 2005;36(5):1011–1015.

105. Veyna RS, Seyfried D, Burke, et al. Magnesium sulfate therapy after aneurysmal subarachnoid hemorrhage. J Neurosurg. 2002;96(3):510–514.

106. Wong GK, Chan MT, Boet R, Poon WS, Gin T. Intravenous magnesium sulfate after aneurysmal subarachnoid hemorrhage: a prospective randomized pilot study. J Neurosurg Anesthesiol. 2006;18(2):142–148.

107. Schmid-Elsaesser R, Kunz M, Zausinger S, Prueckner S, Briegel J, Steiger HJ. Intravenous magnesium versus nimodipine in the treatment of patients with aneurysmal subarachnoid hemorrhage: a randomized study. Neurosurgery. 2006;58(6):1054–1065. discussion 1054–1065.

108. Muroi C, Terzic A, Fortunati M, Yonekawa Y, Keller E. Magnesium sulfate in the management of patients with aneurysmal subarachnoid hemorrhage: a randomized, placebo-controlled, dose-adapted trial. Surg Neurol. 2008;69(1):33–39. discussion 39.

109. Wong GK, Poon WS, Chan MT, et al. IMASH Investigators. Intravenous magnesium sulphate for aneurysmal subarachnoid hemorrhage (IMASH): a randomized, double-blinded, placebocontrolled, multicenter phase III trial. Stroke. 2010;41(5):921–926.

110. Dorhout Mees SM, Algra A, Vandertop WP, et al. MASH-2 Study Group. Magnesium for aneurysmal subarachnoid hemorrhage (MASH-2): a randomized placebo-controlled trial. Lancet. 2012;380(9836):44–49.

111. Allen GS, Ahn HS, Preziosi TJ, et al. Cerebral arterial spasm— a controlled trial of nimodipine in patients with subarachnoid hemorrhage. N Eng J Med. 1983;308(11):619–624.

112. Phillippon J, Grob R, Dagreou F, Guggiari M, Rivierez M, Viars P. Prevention of vasospasm in subarachnoid haemorrhage. A controlled study with nimodipine. Acta Neurochir (Wien). 1986;82(3–4):110–114.

113. Neil-Dwyer G, Mee E, Dorrance D, Lowe D. Early intervention with nimodipine in subarachnoid hemorrhage. Eur Heart J. 1987;8(Suppl K):41–47.

114. Petruck KC, West M, Mohr G, et al. Nimodipine treatment in poor-grade aneurysm patients. Results of a multicenter doubleblind placebo-controlled trial. J Neurosurg. 1988;68(4):505–517.

115. Pickard JD, Murray GD, Illingworth R, et al. Effect of oral nimodipine on cerebral infarction and outcome after subarachnoid haemorrhage: British aneurysm nimodipine trial. Br Med J. 1989;298(6674):636–642.

116. Haley Jr EC, Kassell NF, Torner JC. A randomized controlled trial of high-dose intravenous nicardipine in aneurysmal subarachnoid hemorrhage. A report of the Cooperative Aneurysm Study. J Neurosurg. 1993;78(4):537–547.

117. Haley Jr EC, Kassell NF, Torner JC, Truskowski LL, Germanson TP. A randomized trial of two doses of nicardipine in aneurysmal subarachnoid hemorrhage. A report of the Cooperative Aneurysm Study. J Neurosurg. 1994;80(5):788–796.

118. Dorhout Mees SM, Rinkel GJ, Feigin VL, et al. Calcium antagonists for aneurysmal subarachnoid hemorrhage. Cochrane Database Syst Rev. 2007;3:CD000277.

119. Mayberg MR, Batjer HH, Dacey R, et al. Guidelines for the management of aneurysmal subarachnoid hemorrhage. A statement for healthcare professionals from a special writing group of the Stroke Council, American Heart Association. Circulation. 1994;90(5):2592–2605.

120. Tseng MY, Czosnyka M, Richards H, Pickard JD, Kirkpatrick PJ. Effects of acute treatment with pravastatin on cerebral vasospasm, autoregulation, and delayed ischemic deficits after aneurysmal subarachnoid hemorrhage: a phase II randomized placebo-controlled trial. Stroke. 2005;36(8):1627–1632.

121. Lynch JR, Wang H, McGirt MJ, et al. Simvastatin reduces vasospasm after aneurysmal subarachnoid hemorrhage: results of a pilot randomized clinical trial. Stroke. 2005;36(9):2024–2026.

122. Tseng MY, Hutchinson PJ, Czosnyka M, Richards H, Pickard JD, Kirkpatrick PJ. Effects of acute pravastatin treatment on intensity of rescue therapy, length of inpatient stay, and 6-month outcome in patients after aneurysmal subarachnoid hemorrhage. Stroke. 2007;38(5):1545–1550.

123. Kirkpatrick PJ, Turner CL, Smith C, Hutchinson PJ, Murray GD, STASH Collaborators. Simvastatin in aneurysmal subarachnoid hemorrhage (STASH): a multicenter randomized phase III trial. Lancet Neurol. 2014;13(7):666–675.

124. Wong GK, Liang M, Lee MW, Po YC, Chan KY, Poon WS. Highdose simvastatin for aneurysmal subarachnoid

hemorrhage: a multicenter, randomized, controlled, double-blind clinical trial protocol. Neurosurgery. 2013;72(5):840–844.

125. Hasan D, Wijdicks EF, Vermeulen M. Hyponatremia is associated with cerebral ischemia in patients with aneurysmal subarachnoid hemorrhage. Ann Neurol. 1990;27(1):106–108.

126. Sayama T, Inamura T, Matsushima T, Inoha S, Inoue T, Fukui M. High incidence of hyponatremia in patients with ruptured anterior communicating artery aneurysms. Neurol Res. 2000;22(2):151–155.

127. Qureshi AI, Suri MF, Sung GY, et al. Prognostic significance of hypernatremia and hyponatremia among patients with aneurysmal subarachnoid hemorrhage. Neurosurgery. 2002;50(4):749–755.

128. Wijdicks EF, Vermeulen M, ten Haaf JA, Hijdra A, Bakker WH, van Gijn J. Volume depletion and natriuresis in patients with a ruptured intracranial aneurysm. Ann Neurol. 1985;18(2):211–216.

129. Suarez JI, Qureshi AI, Parekh PD, et al. Administration of hypertonic (3%) sodium chloride/acetate in hyponatremic patients with symptomatic vasospasm following subarachnoid hemorrhage. J Neurosurg Anesthesiol. 1999;11(3):178–184.

130. Hasan d, Lindsay KW, Wijdicks EF, et al. Effect of fludrocortisone acetate in patients with subarachnoid hemorrhage. Stroke. 1989;20(9):1156–1161.

131. Mori T, Katayama Y, Kawamata T, Hirayama T. Improved efficiency of hypervolemic therapy with inhibition of natriuresis by fludrocortisone in patients with aneurysmal subarachnoid hemorrhage. J Neurosurg. 1999;91(6):947–952.

132. Ghali JK, Koren MJ, Taylor JR, et al. Efficacy and safety of oral conivaptan: a V1A/V2 vasopressin receptor antagonist, assessed in a randomized, placebo-controlled trial in patients with euvolemic or hypervolemic hyponatremia. J Clin Endocrinol Metab. 2006;91(6):2142–2152.

133. Andreoli A, di Pasquale G, Pinelli G, Grazi P, Tognetti F, Testa C. Subarachnoid hemorrhage: frequency and severity of cardiac arrhythmias. A survey of 70 cases studied in the acute phase. Stroke. 1987;18(3):558–564.

134. Di Pasquale G, Pinelli G, Andreoli A, Manini G, Grazi P, Tognetti F. Holter detection of cardiac arrhythmias in intracranial subarachnoid hemorrhage. Am J Cardiol. 1987;59(6):596–600.

135. Sommargren CE, Zaroff JG, Banki N, Drew BJ. Electrocardiographic repolarization abnormalities in subarachnoid hemorrhage. J Electrocardiol. 2002;35(Suppl):257–262.

136. Kono T, Morita H, Kuroiwa T, Onaka H, Takatsuka H, Fujiwara A. Left ventricular wall motion abnormalities in patients with subarachnoid hemorrhage: neurogenic stunned myocardium. J Am Coll Cardiol. 1994;24(3):636–640.

137. Lambert G, Naredi S, Eden E, Rydenhag B, Friberg P. Monoamine metabolism and sympathetic nervous activation following subarachnoid haemorrhage: influence of gender and hydrocephalus. Brain Res Bull. 2002;58(1):77–82.

138. Zaroff JG, Rordorf GA, Ogilvy CS, Picard MH. Regional patterns of left ventricular systolic dysfunction after subarachnoid hemorrhage: evidence for neurally mediated cardiac injury. J Am Soc Echocardiogr. 2000;13(8):774–779.

139. Kothavale A, Banki NM, Kopelnik A, et al. Predictors of left ventricular regional wall motion abnormalities after subarachnoid hemorrhage. Neurocrit Care. 2006;4(3):199–205.

140. Banki N, Kopelnik A, Tung P, et al. Prospective analysis of prevalence, distribution, and rate of recovery of left ventricular systolic dysfunction in patients with subarachnoid hemorrhage. J Neurosurg. 2006;105(1):15–20.

141. Tung P, Kopelnik A, Banki N, et al. Predictors of neurocardiogenic injury after subarachnoid hemorrhage. Stroke. 2004;35(2):548–551.

142. Van der Bilt I, Hasan D, van den Brink R, SEASAH Investigators, et al. Cardiac dysfunction after aneurysmal subarachnoid hemorrhage: relationship with outcome. Neurology. 2014;82(4):351–358.

143. Fernandez A, Schmidt JM, Claassen J, et al. Fever after subarachnoid hemorrhage: risk factors and impact on outcome. Neurology. 2007;68:1013–1019.

144. Dorhout Mees SM, Luitse MJ, van den Bergh WM, Rinkel GJ. Fever after aneurysmal subarachnoid hemorrhage: relation with extent of hydrocephalus and amount of extravasated blood. Stroke. 2008;39:2141–2143.

145. Kilpatrick MM, Lowry DW, Firlik AD, Yonas H, Marion DW. Hyperthermia in the neurosurgical intensive care unit. Neurosurgery. 2000;47:850–855.

146. Badjatia N. Fever control in the neuro-ICU: why, who and when? Curr Opin Crit Care. 2009;15(2):79–82.

147. Zhang G, Zhang JH, Qin X. Fever increased in-hospital mortality after subarachnoid hemorrhage. Acta Neurochir Suppl. 2011;110(Pt 1):239–243.

148. Oliveira–Filho J, Ezzeddine MA, Segal AZ, et al. Fever in subarachnoid hemorrhage: relationship to vasospasm and outcome. Neurology. 2001;56(10):1299–1304.

149. Badjatia N, Fernandez L, Schmidt JM, et al. Impact of induced normothermia on outcome after subarachnoid hemorrhage: a case-control study. Neurosurgery. 2010;66(4):696–700.

150. Sampson TR, Dhar R, Diringer MN. Factors associated with the development of anemia after subarachnoid hemorrhage. Neurocrit Care. 2010;12(1):4–9.

151. Kramer AH, Gurka MJ, Nathan B, Dumont AS, Kassell NF, Bleck TP. Complications associated with anemia and blood transfusion in patients with aneurysmal subarachnoid hemorrhage. Crit Care Med. 2008;36(7):2070–2075.

152. Giller CA, Wills MJ, Giller AM, Samson D. Distribution of hematocrit values after aneurysmal subarachnoid hemorrhage. J Neuroimaging. 1998;8(3):169–170.

153. Naidech AM, Drescher J, Ault ML, Shaibani A, Batjer HH, Alberts MJ. Higher hemoglobin is associated with less cerebral infarction, poor outcome, and death after subarachnoid hemorrhage. Neurosurgery. 2006;59(4):775–779.

154. Naidech AM, Jovanovic B, Wartenberg KE, et al. Higher hemoglobin is associated with improved outcome after subarachnoid hemorrhage. Crit Care Med. 2007;35(10):2383–2389.

155. Dhar R, Zazulia AR, Videen TO, Zipfel GJ, Derdeyn CP, Diringer MN. Red blood cell transfusion increases cerebral oxygen delivery in anemic patients with subarachnoid hemorrhage. Stroke. 2009;40(9):3039–3044.

156. Levine J, Kofke A, Cen L, et al. Red blood cell transfusion is associated with infection and extracerebral complications after subarachnoid hemorrhage. Neurosurgery. 2010;66(2):312–318.

157. Naidech AM, Shaibani A, Garg RK, et al. Prospective, randomized trial of higher goal hemoglobin after subarachnoid hemorrhage. Neurocrit Care. 2010;13(3):313–320.

64 重症监护室内如何管理急性缺血性脑卒中患者

Allie M. Massaro, Scott E. Kasner, Joshua M. Levine

在美国，脑卒中已成为第四大致死原因，并且是导致成年人长期残疾的首要病因[1, 2]。据统计 2010 年脑卒中患者的医疗保障费用达到 370 亿美元。急性缺血性脑卒中（AIS）约占全部脑卒中的 90%[1]。研究显示综合卒中中心可降低该病的致死率和发病率[3, 4]。神经重症监护室（NICUs）在综合卒中中心内具有不可或缺的作用，并且与降低院内死亡率和住院日相关[5, 6]。NICU 治疗的核心内容是尽可能减少继发性脑损伤。

15%~20% 的缺血性脑卒中患者需要重症监护治疗[7]。目前急性缺血性脑卒中患者入住 ICU 的标准尚未统一。但是，常见的一些标准包括发生出血转化，出现或者有发生明显脑水肿和脑疝的风险，由于脑干受压而插管，血流动力学不稳定以及术后监护等[8]。

急救措施

脑卒中是一种临床诊断，因此病史和体格检查非常重要。鉴于该病急性期治疗时间窗窄，及时诊断及鉴别十分必要。每延迟 1 分钟会有大约一至两百万神经元死亡[9]。静脉（IV）输注重组组织型纤溶酶原激活药（rtPA）［阿替普酶（Activase）］是唯一被美国 FDA 认证通过用于 AIS 治疗的药物[10]。美国国立神经病及卒中研究所（NINDS）的随机多中心 rt-PA 研究显示，与安慰剂组相比，症状发生 3 小时内接受 rt-PA 治疗的患者获得有利结局的比值大约升至 2 倍[10]。

该研究应用美国国立卫生研究院（NIH）卒中量表（NIHSS）、改良 Rankin 量表（mRS）、Barthel 指数、Glasgow 结局量表进行综合评判，3 个月时的主要结局显示出上述获益[10]。随后的随机试验包括阿替普酶溶栓急性非介入方法治疗缺血性脑卒中（ATLANTIS）[11]，欧洲协作性急性卒中研究（ECASS）[12] 和 ECASS Ⅱ[13]，观察 3~6 小时时间窗内溶栓未显示获益。但是，ESCASS Ⅲ 显示发病 3~4.5 小时使用 rt-PA 治疗的患者存在有统计学差异的获益（mRS 0~1，治疗组有 52.4%，安慰剂组有 45.2%）[14]。最近一项针对 27 个随机试验的 Meta 分析（$n=$ 10 187）回顾了 AIS 的溶栓治疗，结果显示 AIS 发病 6 小时内溶栓（静脉和动脉内）能够显著降低 3~6 个月时的发病率和死亡率［比值比（OR）=0.85，95% CI 0.78~0.93］[15]，而 3 小时内溶栓治疗与更大获益相关（OR=0.66，95% CI 0.56~0.79）[15]。

静脉 rt-PA 溶栓治疗的主要禁忌证包括过去 14 天内有重大手术史，国际标准化比值（INR）大于 1.7，血小板计数小于 $100 \times 10^9/L$，颅内出血史以及血压持续高于 185/110 mmHg[10]。美国心脏协会 / 美国卒中协会（AHA/ASA）推荐，对于符合适应证的患者在卒中症状发生后 4.5 小时内静脉给予 rt-PA 治疗（0.9 mg/kg 静脉输注，其中 10% 静脉弹丸式推注，其余部分持续滴注 1 小时），并且从入院至溶栓开始的时间少于 60 分钟[8]。许多中心都采用了芬兰赫尔辛基研发的方法，对疑似急性脑卒中患者在入院时直接进行 CT 扫描，如果符合适应证，在 CT 扫描后立即进行静脉 rt-PA 溶栓，以将入院至溶栓的时间减少至 20 分钟左右[16]。

鉴于不适合静脉 rt-PA 溶栓的患者会有较差结局，尤其是大脑中动脉（MCA）阻塞的患者，因此学者们也对动脉内 rt-PA 溶栓治疗的安全性和有效性进行了评估。急性脑血栓 Prolyse 溶栓试验（PROACT）研究将 40 例患者随机分为尿激酶动脉溶栓组或者安慰剂组。治疗组较对照组血管再通者显著增加；但伴随出现症状性颅内出血（sICH）者亦增多（15.4% vs. 7.1%）[17]。PROACT Ⅱ 是一项多中心单盲试验，该研究将 180 例患者随机分至尿激酶联合肝素动脉溶栓或者单纯肝素组，结果显示 MCA 阻塞所致的卒中患者在发病 6 小时内接受尿激酶治疗能够改善其 90 天结局[18]。其主要终点 mRS 评分达到 0~2 分者治疗组为 40%，对照组为 25%，且治疗组血管再通率为 66%，而对照组为 18%。治疗组早期出现症状性颅内出血的发生率较对照组升高（10% vs. 2%）[18]。该研究为 6 小时内动脉溶栓介入治疗 AIS 带来了希望。

非药物性溶栓治疗也得到发展。美国目前有 4 种装置可以使用：MERCI 取栓装置[19]，Penumbra 血栓碎吸装置[20]，Solitaire 支架取栓装置[21] 和 Trevo 取栓系统[22]。研究显示这些装置都能够成功开通血栓阻塞的动脉，但都没有与安慰剂或静脉输注组织型纤溶酶原激活药（tPA）进行随机对照的结果。该领域内一项随机临床试验（RCT）对比了 MERCI 与 Solitaire 装置，结果发现 Solitaire 支架取栓装置显示出更好的再通率和临床结局[21]。

静脉联合血管内溶栓治疗也有不少研究。急性脑卒中介入治疗（IMS）系列试验对静脉 rt-PA 联合动脉内溶栓治疗的有效性和安全性进行了评估[23, 24]。IMS Ⅲ 随机试验比较了标准静脉 rt-PA 溶栓与静脉 rt-PA 联合动脉溶栓治疗。最终该项试验在随机分配入组超过 650 例患者后仍

未显示两组有获益差别而提前终止。两组患者 90 天功能预后（mRS ≤ 2）无显著差异（血管内治疗组为 40.8%，静脉 rt-PA 溶栓组为 38.7%）。基于这些数据 AHA/ASA 建议，对于不适合静脉 rt-PA 溶栓治疗或者大脑中动脉近端阻塞的患者，经验丰富且有合格资质介入医生的卒中中心可以考虑血管内溶栓治疗[8]。但目前证据并不支持动脉溶栓替代静脉 rt-PA 治疗。

近期有新的证据支持使用 rt-PA 联合动脉内支架的治疗方案。EXTEND-IA（延长急性神经功能缺损至动脉内溶栓时间）[25] 研究是澳大利亚和新西兰进行的一项临床试验，纳入 AIS 发病 4.5 小时内已接受 rt-PA（0.9 mg/kg）治疗的患者，随机分为血管内血栓切除术联合 Solitaire FR（血流再通）支架取栓组或仅持续接受静脉 rt-PA 治疗组。该研究入组的卒中患者限定为颈内动脉和大脑中动脉供血区受累者，并且有明确的可挽救脑组织区域：CT 灌注成像显示梗死核心区必须小于 70 ml。

该项试验仅入组 70 例患者，因介入（支架）治疗组获益明显而提前终止。其结果显示出两种获益。首先，血管内治疗组缺血再灌注组织所占比例较单纯 rt-PA 治疗组明显升高（中位数，100% vs. 37%；P<0.001）。此外，3 天和 90 天血管内治疗组患者的神经功能有明显改善。两组患者死亡或颅内出血的发生率无显著差异。血管内治疗开始时间的中位数为卒中症状发生后 210 分钟。

MR CLEAN 试验（血管内治疗 AIS 的多中心随机临床试验）是荷兰的一项多中心研究[26]，纳入患者为大脑前循环动脉近端阻塞（颈内动脉远端、大脑中动脉 M1 或 M2 段或者大脑前动脉 A1 或 A2 段），发病在 6 小时内，89% 的患者接受了 rt-PA 治疗，随机分为动脉内治疗组（动脉 rt-PA 溶栓或者血管内支架）或者标准治疗组（多数接受持续静脉溶栓治疗）。16 个中心共入组 500 例患者，223 例患者中有 190 例随机分至动脉内治疗组接受血管内支架治疗。以改良

Rankin 量表评分（0~2）评估功能结局，结果显示介入治疗组 90 天神经功能有明显改善［32.6% *vs.* 19.1%，OR=1.67，95% CI 1.21~2.30，绝对风险降低率（ARR）=13.5%，需治疗人数（NNT），8］，而两组死亡率或颅内出血发生率无显著差异。

ESCAPE（近端血管闭塞小病灶性缺血性脑卒中的血管内治疗）试验[27]是一项 22 个中心的国际大型临床试验，纳入前循环颅内动脉近端阻塞的患者群，但将发病时间延长至症状发生 12 小时内。316 位参与者中 238 人接受静脉阿替普酶治疗，120 人接受血管内支架治疗。该研究同样由于血管内治疗显示出明显获益而提前结束；血管内治疗组接受支架治疗的患者死亡率显著降低（与对照组相比为 10.4% *vs.* 19.0%，*P*=0.04，ARR，8.6%，NNT，<12）。介入组患者 90 天神经功能结局明显改善（与对照组相比为 53.0% *vs.* 29.3%，*P*<0.001，ARR，23.7%，NNT，<5）。两组颅内出血发生率无显著差异（3.6% *vs.* 2.7%，对照组，*P*=0.75）。

综上所述，对于适合溶栓的前循环近端或大脑中动脉梗死、小梗死灶、侧支循环良好并且能够快速到达神经放射介入治疗单元的脑卒中患者，血管内支架术可能是一种更有效的治疗方法。

重症监护管理

气道、通气和给氧

在所有医疗急诊中，气道管理是最重要的。对于 AIS 患者，常见需要插管的原因包括意识水平下降、肺换气不足以及可能增加误吸风险的口咽部功能障碍。脑干梗死患者较大脑半球梗死患者更常出现保护性咽反射和咳嗽反射减弱，从而导致气道损害。气道管理其最主要治疗目标是防止出现更进一步的组织缺氧加重脑损伤。需要插管提示预后不佳，30 天内的死亡率约为 50%[28]。气管切开推荐用于脑干功能障碍影响呼吸中枢或者导致球麻痹的患者以及需要长期机械通气的患者。气管切开减少镇静时间，增加患者舒适度，较少的气道死腔，并减少呼吸功。卒中相关早期

气管切开对比长期经口气管插管的神经重症监护试验（SETPOINT），是一项前瞻性随机对照研究，评估了重度脑卒中患者通气时气管切开的最佳时机[29]。早期气管切开（插管 1~3 天）是安全的，并且不增加患者在 ICU 内的停留时间，还可降低镇静需要；但是，该方法对患者死亡率和最终结局的影响尚不清楚[29]。视情况需要以及当患者需要插管超过 7~10 天时，与 AIS 患者或患者家属商议行气管切开是合理的。

对非插管 AIS 患者的研究结果不支持常规给氧，除非氧饱和度降至 94% 以下[8]。对于任何重症患者一样，医生都应当监测并治疗缺氧。临床上，大多数非插管脑卒中患者都不需要额外补充给氧。

血压控制和心脏监护

AIS 发病后高达 80% 的患者会出现高血压[8, 30]。AIS 后理想的血压目前尚不明确；但是高血压和低血压都与不良结局相关[31, 32]。理论上讲，应当通过动脉内导管持续监测血压从而反映血压的快速起伏波动。高血压与 AIS 在 14 天内复发的风险增高相关；收缩压（SBP）高于 200 mmHg 的患者与 SBP 为 130 mmHg 的患者相比，有 50% 或者更高的复发风险[31]。血压与死亡率之间是一种 U 型曲线的关系[31, 32]。来自国际卒中试验（IST）的析因分析数据显示，150 mmHg 以下每降低 10 mmHg 早期死亡风险增加近 18%，而 150 mmHg 以上每升高 10 mmHg 早期死亡风险增加 3.8%[31]。一项小型观察性研究显示 SBP 在 180 mmHg 以下每降低 10 mmHg 早期不良结局风险增加 25%，而 180 mmHg 以上每升高 10 mmHg 早期不良结局风险增加 23%[32]。人们推测增加卒中复发风险、缺血梗死灶出血转化、持续血管损伤以及脑水肿加重使得高血压与不良结局密切相关。

虽然高血压与不良结局相关，但降低血压的作用尚不明确。血管紧张素受体阻断药坎地沙坦治疗急性卒中的试验（SCAST），纳入超过

2000 例患者在卒中后 1 周随机分至血管紧张素受体阻断药（坎地沙坦）组或安慰剂组。结果显示 6 个月时治疗组患者血压更低，但出现以 mRS 评估的不良功能结局的风险较对照组升高（OR=1.17）[33]。目前 AHA/ASA 推荐包括，对于未接受溶栓治疗的患者允许存在一定的高血压 [SBP < 220 mmHg；舒张压（DBP）<120 mmHg）。对于拟进行 rt-PA 治疗的患者，给药前血压应当维持在 185/110 mmHg 以下，而给药后最初 24 小时内血压应当维持在 180/105 mmHg 以下[8]。大多数患者未接受药物干预血压也会降低[34]。如果必须进行降压治疗，则应当选择短效且有可靠量效曲线的药物。拉贝洛尔和尼卡地平是 ICU 常用药，但目前尚无指导选择最佳降压药的相关数据。

低血压在卒中患者中比较少见，并且应当尽量避免出现。对于出现低血压的患者应当评估是否存在心肌缺血和主动脉夹层，这两种疾病可能与卒中之间存在因果关系。神经源性心肌顿抑可由卒中引起，并可导致心源性休克。有 10%~18% 的 AIS 患者可出现血清肌钙蛋白水平升高[35, 36]。溶栓治疗后患者出现低血压应当立即评估是否有颅外出血、心包积血所致的心脏压塞。

不推荐对血压正常的患者常规使用药物升高血压（诱导性高血压）。理论上讲，诱导性高血压可以增加缺血区的脑血流。一些小型初步研究提示使用血管升压药升高血压可能是安全的，但其对神经功能结局的影响尚不清楚[37, 38]。

容量管理

卒中患者可因隐性失水以及吞咽困难和精神状态改变导致经口摄入量降低而出现容量耗竭。所有患者都需要维持足够的血容量。每天都必须根据临床监测的容量状态计算和调整静脉补液量。目前尚无证据支持常规留置中心静脉置管监测中心静脉压以指导容量补充。推荐首选静脉补充等渗晶体液，例如 0.9% 盐水、Normosol-R 或者血浆电解质液 148。低渗液会加重脑水肿和脑损伤[8]。高渗液则未被证实获益。一项大型随机双盲对照试验结果显示，与生理盐水相比使用 25% 的白蛋白治疗在 90 天结局中未发现获益[39]。

血糖控制

AIS 患者中高达三分之一者存在高血糖，观察性研究显示高血糖与不良结局独立相关[40-42]。但高血糖是否为损伤严重程度的标记，或者与脑损伤是否存在因果关系目前尚不清楚。高血糖的害处可能有加重脑组织酸中毒，增加血脑屏障通透性，提高出血转化概率[41, 43]。卒中发病后的第一个 24 小时内持续高血糖（>11 mmol/L）与梗死体积扩大和不良神经功能结局相关[42]。最佳血糖水平尚未明确，目前各指南的治疗目标也存在差异。在强化胰岛素治疗试验（ITT）中，AIS 患者随机分为 24 小时强化胰岛素注射治疗（<126 mg/dl）和标准皮下注射胰岛素治疗两组。结果显示，强化胰岛素治疗与最初 24 小时内更好的血糖控制相关，但是磁共振成像显示该组梗死面积增加[44]。2014 年的一项 Cochrane 评价分析了来自 11 项随机对照试验的 1583 例患者，结果提示强化胰岛素治疗与症状性低血糖相关，且该方法对神经功能结局或者死亡率无明显影响[45]。脑卒中合并高血糖胰岛素网络工作试验（SHINE）是一项正在进行的多中心随机双盲对照试验，目的在于对比静脉给予胰岛素积极控制血糖维持在 4.4~7.2 mmol/L 和皮下注射胰岛素常规控制血糖在 10 mmol/L 以下这两种方法[46]。目前 AHA/ASA 指南推荐血糖维持在 7~10 mmol/L（140~180 mg/dl），如果需要可使用静脉输注胰岛素[8]。治疗期间应当频繁监测血糖，尽可能降低高血糖。

低血糖是一种潜在的类似 AIS 的状况，急诊情况下应当注意检查血糖水平。AIS 后低血糖并不常见，通常与糖尿病药物有关[8]。临床上应当快速发现和处理低血糖 [血糖水平 3.3 mmol/L（<60 mg/dl）]。

体 温

25%~50% 的 AIS 患者会出现发热，队列研究显示发热可持续存在并与发病率和死亡率增加独立相关[47~49]。入院时以及卒中发病后 24 小时内的发热与不良预后相关[50, 51]。住院期间体温每升高 1℃，不良结局的相关风险增加 2.2 倍[52]。发热可由全身炎症反应引起，但应注意排查感染因素。

尽管控制发热是标准的监护建议，但尚无相关的随机试验。目前仅有预防发热相关的临床试验。在对乙酰氨基酚（扑热息痛）应用于脑卒中治疗的试验（PAIS）中，入院患者体温在 36~39℃，在卒中发病 12 小时内随机分至对乙酰氨基酚（6 g）组或者安慰剂组。结果显示两组在 3 个月时结局（mRS）无显著差异[53]。析因分析发现基础体温高于 37℃的患者在功能改善方面有一定程度提高。为证实以上结果，目前正在进行 P AIS Ⅱ 试验[54]。

低体温患者死亡率可能降低，并且长期结局可能更好[52, 55]。低温治疗对结局的影响目前尚不清楚。有两项临床试验结果显示表面和血管内低温治疗对 AIS 有效[56, 57]。脑卒中血管内低温治疗（ICTuS–L）试验结果提示低温（使用血管内导管诱导）联合溶栓治疗有效。低温与出血风险增加无关；但与肺炎相关[58]。正在进行的 ICTuS 2/3 研究旨在进一步检验低温治疗的安全性，并且对比低温联合溶栓治疗与单纯溶栓治疗两组患者之间结局的差异[59]。另外还有一项国际多中心Ⅲ期临床试验正在进行中，目的在于观察低温是否能够改善 AIS 患者的功能结局[60]。

血红蛋白的管理

贫血和红细胞增多症都可能加重 AIS。一项纳入 800 多位 AIS 患者的前瞻性队列研究结果显示贫血与死亡率升高相关，并且血红蛋白水平高和低的患者均表现更差的结局（换言之，血红蛋白和神经功能结局之间是一种"U 型"关系）[64]。

一项纳入 109 位 AIS 患者的回顾性分析结果显示，低血红蛋白数和输注红细胞与延长 NICU 停留和机械通气持续时间相关，但与死亡率和 3 个月的功能结局无关[62]。

红细胞输血对 AIS 患者结局的影响尚不清楚，并且目前也没有前瞻性随机试验研究过 AIS 患者输血的最佳标准。一项 Meta 分析显示，在普通重症监护人群中，与严格限制的输血政策（血红蛋白数 <100 g/L）相比，宽松的输血政策（血红蛋白数 <70 g/L）和医疗相关感染如肺炎、脓毒症风险升高有关[63]。另一项 Meta 分析结果显示，严格限制的输血（血红蛋白数 <70 g/L）与降低冠状动脉事件和细菌感染的发生率及死亡率相关[64]。

对于 AIS 患者，贫血和红细胞输血相关风险应当根据个体化情况进行权衡。目前临床建议应当尽量避免贫血和积极的输血操作。

抗栓药物

对于不适合血管再通治疗的患者，抗栓治疗是最主要的方法。中国急性脑卒中试验（CAST）是一项共纳入 2 万多例患者的随机安慰剂对照临床试验，国际卒中试验（IST）是一项纳入了近 2 万例患者的临床试验，两者的结果表明在发病 48 小时内口服阿司匹林能够降低缺血性脑卒中的复发率（分别为 1.6% vs. 2.1%，P=0.01，2.8% vs. 3.9%，P=0.001），而未明显增加出血转化事件[65, 66]。CAST 研究结果还显示，阿司匹林治疗组患者死亡率有轻度但有统计学意义的下降（3.3% vs. 3.9%）[65]。治疗效果与年龄、卒中严重程度以及卒中亚型无关。

更多近期研究证实 AIS 患者早期服用抗栓药物治疗能够获益。快速评价脑卒中和短暂性脑缺血发作预防早期复发（FASTER）试验，纳入近 400 名 TIA 或脑梗死患者（NIHSS<4），随机分为氯吡格雷或安慰剂组和辛伐他汀或安慰剂组。所有患者均接受阿司匹林治疗。氯吡格雷组 90 天卒中风险为 7.1%，安慰剂对照组为 10.8%（风

险率 =0.7，95% CI 0.3~1.2）；ARR=3.8%，95% CI 9.4~1.9，P=0.19）］[67]。氯吡格雷联合阿司匹林用于急性轻型小卒中或短暂性脑缺血发作的随机双盲安慰剂对照试验（CHANCE）共纳入5 170 名中国患者，在轻型卒中或 TIA 发病 24 小时内给予氯吡格雷联合阿司匹林治疗或者安慰剂加阿司匹林治疗[68]。主要终点为 90 天卒中复发事件，结果显示氯吡格雷联合阿司匹林组患者卒中复发率为 8.2%，而阿司匹林单药组为 11.7%（风险比 =0.68，95% CI 0.57~0.81，P<0.001）。在出血率方面（0.3%）两组无显著差异。血小板抑制在新发 TIA 和缺血性轻型卒中（POINT）中应用的试验，是美国正在进行的一项随机双盲安慰剂对照研究，旨在评价症状发作 12 小时内开始氯吡格雷联合阿司匹林治疗对结局（90 天发生缺血性血管事件）的影响。也有研究观察了其他抗血小板药物。阿司匹林或替格瑞洛治疗急性脑卒中短暂性脑缺血发作的疗效及患者结局（SOCRATES），是一项正在进行的双盲 RCT，目的在于对比替格瑞洛与阿司匹林的疗效。

目前认为大多数 AIS 患者应当在发病 24~48 小时服用 325 mg 阿司匹林[8]。阿司匹林的主要作用在于减少早期卒中复发[8]。但并不推荐使用阿司匹林替代 rt-PA 治疗。对于接受溶栓治疗的患者，发病最初 24 小时应避免使用抗栓药物。通常 rt-PA 用药 24 小时后行头 CT 检查，未见颅内出血再开始阿司匹林治疗。目前仍缺乏强有力证据支持其他口服抗血小板药物的使用，例如氯吡格雷、双嘧达莫、替格瑞洛和噻氯匹定。目前研究显示服用四代抗血小板药物例如糖蛋白Ⅱb/Ⅲa 抑制药（阿昔单抗）大多无效[69]。

目前研究数据不支持常规使用抗凝药肝素治疗 AIS[8]。部分颈动脉夹层患者可考虑使用肝素治疗，但并没有随机临床试验支持该方法[70]。对于急性或亚急性期是否使用全身抗凝治疗需要视情况而定。具体的讨论不再本章内容范围。

恶性脑梗死

恶性脑梗死是指 AIS 引起脑水肿威胁生命。1%~10% 的幕上梗死患者会出现这种严重情况[71-73]，并且通常出现在颈内动脉或 MCA 近端阻塞患者中（图 64-1）[71]。水肿高峰一般在卒中发病后 2~5 天，但高达三分之一的患者可能在最初24 小时内即出现神经功能恶化[74, 75]。恶性脑梗死的临床特点包括头痛、意识水平下降、恶心或呕吐、梗死大脑半球同侧瘫痪以及脑干功能障碍体征。该病预后差，恶性 MCA 梗死患者死亡率高达 80%[76, 77]。一项回顾性病例对照研究显示，预示恶性梗死的信号包括早期超过 50% 的 MCA供血区显示低密度信号，有高血压或心衰病史，白细胞数升高以及其他血管供血区受累[78]。一项包含 192 例患者的尸检研究发现，其中 45 名患者为非腔隙性恶性 MCA 区卒中，预示恶性水肿的信息包括年龄偏小，无卒中病史，颈动脉闭塞，心脏重量更大，同侧 Willis 环畸形以及女性偏多[79]。

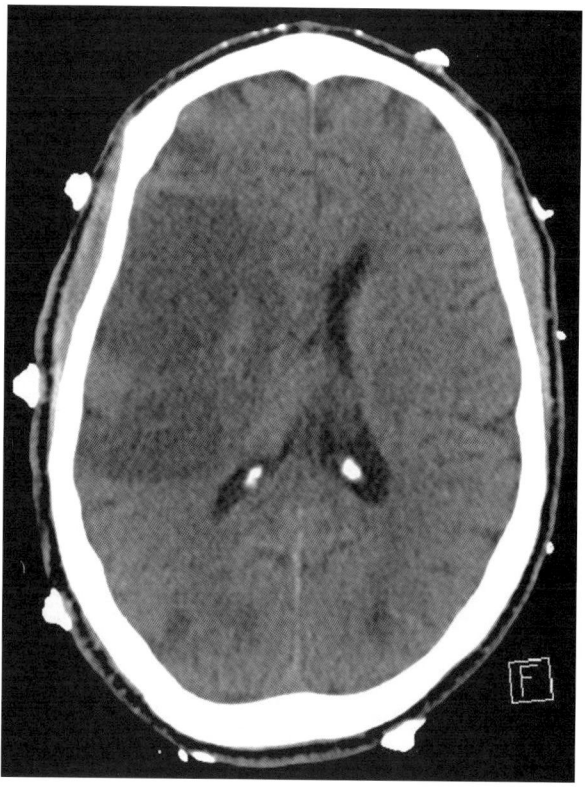

图 64-1　头部非对比增强 CT 扫描显示右侧恶性大脑中动脉（MCA）脑梗死，伴有周围水肿区和中线偏移

恶性脑梗死患者药物治疗疗效有限。降低颅内压（ICP）的方法例如过度换气、渗透治疗、类固醇和巴比妥类药物治疗都不是长期治疗的有效方法[80-82]。由于 ICP 监测会造成局部受压损伤，可能在 ICP 无整体升高时亦引起脑疝，因而不进行常规监测。

与药物治疗相比，外科干预能够降低死亡率、减少功能残疾。外科手术能够立即降低 ICP，改善脑血流，并且使脑组织向颅骨切除术的缺损处突出而不再压向脑干。已有四项随机临床试验观察了减压手术后的功能结局：去骨瓣减压术用于治疗恶性大脑中动脉梗死的试验研究（DECIMAL），减压术用于治疗大脑中动脉恶性梗死的试验研究（DESTINY），偏侧颅骨切除术用于大脑中动脉梗死合并威胁生命脑水肿后治疗的试验研究（HAMLET），减压术用于治疗大脑中动脉恶性梗死的试验研究（DESTINY Ⅱ）[83~86]。在 DECIMAL、DESTINY 和 HAMLET 完成前，学者们进行了一项前瞻性荟萃分析加速收集可用数据，并且可靠评估治疗效果[75]。共计纳入 93 名 60 岁以下患者，随机分为 AIS 发病 48 小时内行减压术组或者保守治疗组。结果显示手术治疗与功能结局改善和死亡率降低（28% vs. 78% 内科治疗组）相关。手术组 mRS 小于 3 分（中度残疾但仍可独立行走）的概率升高 1 倍；但 mRS 4 分（重度残疾，不能照顾自己身体需求，离开协助不能独立行走）的概率增加 10 倍以上[75]。NNT 为治疗 2 例患者可预防 1 例死亡，治疗 2 例患者可预防 1 例 mRS 5 分或死亡，治疗 4 例患者可预防 4 例 mRS 4 分或死亡[75]。

DESTINY Ⅱ 研究对比了老年（>60 岁）MCA 卒中患者单侧去骨瓣减压术与保守治疗的效果[86]。该试验主要结局为 6 个月无重度残疾（mRS 0~4）的存活率，结果显示单侧去骨瓣减压术能够改善患者主要结局（38% vs. 18%）。但是，大多数幸存者都需要协助完成自己身体需求，没有患者 mRS 评分达到 0~2（无残疾或轻度残疾）[86]。

尽管偏侧颅骨切除术能够改善死亡率，但功能结局改善有限，并且仅限于 60 岁以内患者。是否进行单侧去骨瓣减压术必须依据个体情况而定。

小脑梗死

小脑梗死常表现为轻微、貌似良性的症状，例如共济失调、构音障碍；但是，患者病情可能会出现急剧致命性恶化。由于颅后窝是一个相对狭小且坚硬的空间，因此小脑梗死可以危及生命。小脑梗死所致水肿可直接压迫脑干、第四脑室，引起急性非交通性脑积水以及向上或向下的小脑疝（图 64-2）[87-89]。对于出现急性脑积水的患者，可行脑室外引流以快速引流脑脊液，降低 ICP；但是仍有向上疝出的风险[87, 88, 90, 91]。枕下去骨瓣减压术（SDC）是一种用于救命的干预方法，其相比去骨瓣减压术争议较少[92, 93]。目前尚无 RCT 研究指导 SDC 进行的时机或选择适合的患者；但是，目前认为该方法获益是显而易见的，并且是 ASA 推荐用于缓解脑积水和急性脑干受压的可选治疗方法[8]。

缺血性脑卒中的并发症

出血转化和溶栓治疗的并发症

一般来讲，AIS 自发性出血转化的风险较低（0.6%），但在使用静脉 rt-PA 或动脉溶栓治疗时该风险增加[10, 66]。静脉 rt-PA 治疗后症状性颅内出血的风险约为 5%，动脉内药物或机械溶栓后出血风险为 10%[10, 94]。易出现出血转化的因素包括年龄、NIHSS 评分高、血糖水平升高以及早期占位效应[95, 96]。

目前通常支持积极治疗自发性出血转化。在溶栓期间出现任何神经功能状态下降，应当立即停止给药，急行非对比增强头 CT 检查，并急查血常规、凝血等项目。目前没有治疗方法被证实能够成功逆转 rt-PA 的作用；可选的合理的处理方法包括纤维蛋白原、冷凝蛋白、新鲜冰冻或解

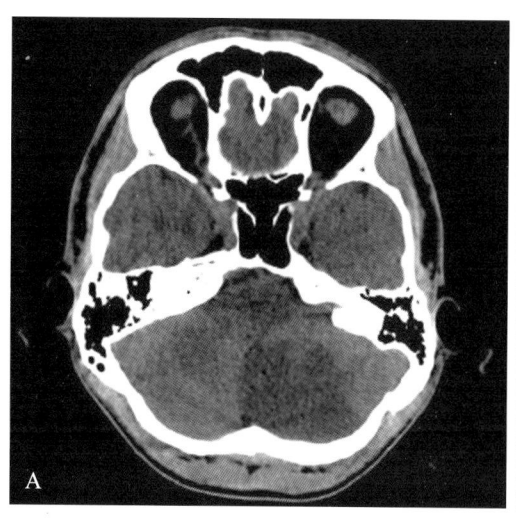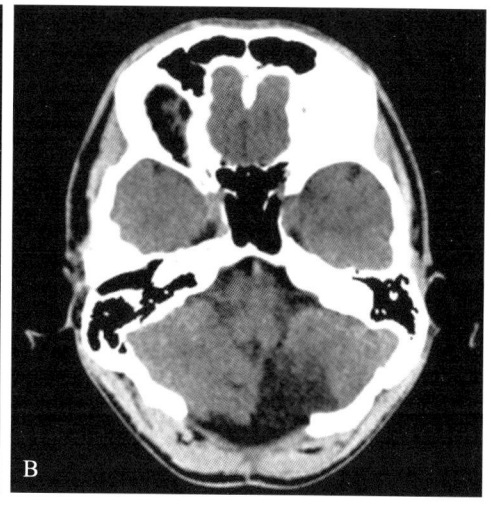

图 64-2　左侧小脑半球急性梗死患者头部的非对比增强 CT 扫描
A.病变的占位效应以及第四脑室消失；B.枕下去骨瓣减压术后

冻血浆（FFP 或 TP）以及血小板。对可能存在 ICP 升高和占位效应的部分病例请神经外科会诊可能会有帮助。

血管源性水肿是 rt-PA 治疗较罕见的并发症，发生于 1%~3% 的患者中。典型者出现在开始输注后 30~120 分钟，常发生于缺血病变对侧[97]。纤溶酶产生增加激活补体和激肽级联反应这一过程可能参与其中。服用血管紧张素转化酶抑制药的患者出现该并发症的风险增加，也同样涉及上述通路[98]。轻度血管源性水肿的治疗包括静脉给予苯海拉明 50 mg，然后静脉输注 100 mg 甲强龙或者雾化吸入肾上腺素[99]。对于有气道损伤的患者，可能需要紧急插管或者建立急救手术气道。

其他动脉内治疗相关并发症还包括动脉穿通伤、颅内动脉栓塞、蛛网膜下腔出血、腹股沟假性动脉瘤以及腹膜后血肿。这些并发症的发生率较低（<5%）[100]。一项回顾性病例系列研究结果显示，AIS 动脉内治疗术后患者系统性出血风险升高（25%），通常为手术部位出血[101]。

癫痫发作

研究报道卒中后痫性发作的发生率为 2%~33%，具体与研究设计有关[102~104]；但是，回顾性研究显示该并发症发生率较低为 2%~8%[105~110]。尽管临床急症中出现癫痫发作相对罕见，长程脑电图记录能够发现意识水平异常的患者中高达三分之一者存在非惊厥性癫痫发作[111, 112]。痫性发作的危险因素包括重度脑卒中损伤、皮质梗死、心源性栓塞引起 AIS 以及出血转化[106, 110]。理论上讲，癫痫发作可能增加误吸风险，引起血压和生命体征波动，升高 ICP，因而会加重卒中损伤。但是，大量证据提示使用抗癫痫药产生的后果与卒中后认知功能恶化相关[105, 113, 114]。目前认为如果患者出现癫痫发作建议积极治疗，但不建议预防性使用抗癫痫药物。对于伴有意识水平下降的 AIS 患者应当进行脑电图监测，但是目前尚缺乏非惊厥性癫痫发作治疗对患者预后影响的相关数据。

作者推荐

- AIS 患者应当在具有 NICU 的综合卒中中心内监护。
- 对于发病 4.5 小时内符合条件的患者推荐静脉 rt-PA 治疗。
- 大脑前循环近端病变、符合 rt-PA 治疗条件、中等大小受累区域并且侧支循环良好的患者是血管内支架治疗的理想患者。这种情况下进行血管内治疗能显著降低死亡率，并且明显改善 90 天神经功能结局。

- 发病 24~48 小时口服阿司匹林（初始剂量，325mg）适用于大多数患者。
- 急性期血压在 SBP 220 mmHg 以下、DBP 120 mmHg 以下，或者 rt-PA 治疗患者血压在 180/105 mmHg 以下时，允许存在一定的高血压。
- 对于恶性幕上脑梗死，去骨瓣减压术可以挽救生命；但是，老年患者严重致残的风险升高，是否采用该方法治疗应当视情况而论。
- 推荐采用枕骨下去骨瓣减压术治疗占位性小脑梗死，以减轻脑水肿和脑干受压。

（张 琛 赵贵锋）

参考文献

1. Go AS, Mozaffarian D, Roger VL, et al. Heart disease and stroke statistics–2014 update: a report from the American Heart Association. Circulation. 2014;129(3):e28–e292.
2. Prevalence and most common causes of disability among adults–United States, 2005. MMWR Morb Mortal Wkly Rep. 2009;58(16):421–426.
3. Stroke Unit Trialists' Collaboration. Collaborative systematic review of the randomised trials of organised inpatient (stroke unit) care after stroke. BMJ. 1997;314:1151–1159.
4. Govan L, Weir CJ, Langhorne P. Organized inpatient (stroke unit) care for stroke. Stroke. 2008;39:2402–2403.
5. Suarez JI. Outcome in neurocritical care: advances in monitoring and treatment and effect of a specialized neurocritical care team. Crit Care Med. 2006;34(suppl 9):S232–S238.
6. Suarez JI, Zaidat OO, Suri MF, et al. Length of stay and mortality in neurocritically ill patients: impact of a specialized neurocritical care team. Crit Care Med. 2004;32(11):2311–2317.
7. Zazulia AR. Critical care management of acute ischemic stroke. Continuum Lifelong Learn Neurol. 2009;15(3):68–82.
8. Jauch EC, Saver JL, Adams Jr HP, et al. Guidelines for the early management of patients with acute ischemic stroke: a guideline for healthcare professionals from the American Heart Association/American Stroke Association. Stroke. 2013;44(3):870–947.
9. Saver JL, Fonarow GC, Smith EE, et al. Time to treatment with intravenous tissue plasminogen activator and outcome from acute ischemic stroke. JAMA. 2013;309(23):2480–2488.
10. NINDS rt-PA Stroke Study Group. Tissue plasminogen activator for acute ischemic stroke. N Engl J Med. 1995;333:1581–1588.
11. Clark WM, Wissman S, Albers GW, Jhamandas JH, Madden KP, Hamilton S. Recombinant tissue-type plasminogen activator (Alteplase) for ischemic stroke 3 to 5 hours after symptom onset. The ATLANTIS Study: a randomized controlled trial. Alteplase Thrombolysis for Acute Noninterventional Therapy in Ischemic Stroke. JAMA. 1999;282(21):2019–2026.
12. Hacke W, Kaste M, Fieschi C, et al. Intravenous thrombolysis with recombinant tissue plasminogen activator for acute hemispheric stroke. The European Cooperative Acute Stroke Study (ECASS). JAMA. 1995;274(13):1017–1025.
13. Hacke W, Kaste M, Fieschi C, et al. Randomised double-blind placebo-controlled trial of thrombolytic therapy with intravenous alteplase in acute ischaemic stroke (ECASS II). Second European-Australasian Acute Stroke Study Investigators. Lancet. 1998;352(9136):1245–1251.
14. Hacke W, Kaste M, Bluhmki E, et al. Thrombolysis with alteplase 3 to 4.5 hours after acute ischemic stroke. N Engl J Med. 2008;359(13):1317–1329.
15. Wardlaw JM, Murray V, Berge E, del Zoppo GJ. Thrombolysis for acute ischaemic stroke. Cochrane Database Syst Rev. 2014;7:CD000213.
16. Meretoja A, Strbian D, Mustanoja S, Tatlisumak T, Lindsberg PJ, Kaste M. Reducing in-hospital delay to 20 minutes in stroke thrombolysis. Neurology. 2012;79(4):306–313.
17. del Zoppo GJ, Higashida RT, Furlan AJ, Pessin MS, Rowley HA, Gent M. PROACT: a phase II randomized trial of recombinant pro-urokinase by direct arterial delivery in acute middle cerebral artery stroke. PROACT Investigators. Prolyse in Acute Cerebral Thromboembolism. Stroke. 1998;29(1):4–11.
18. Furlan A, Higashida R, Wechsler L, et al. Intra-arterial prourokinase for acute ischemic stroke. The PROACT II study: a randomized controlled trial. Prolyse in Acute Cerebral Thromboembolism. JAMA. 1999;282(21):2003–2011.
19. Smith WS, Sung G, Starkman S, et al. Safety and efficacy of mechanical embolectomy in acute ischemic stroke: results of the MERCI trial. Stroke. 2005;36(7):1432–1438.
20. The penumbra pivotal stroke trial: safety and effectiveness of a new generation of mechanical devices for clot removal in intracranial large vessel occlusive disease. Stroke. 2009;40(8):2761–2768.
21. Saver JL, Jahan R, Levy EI, et al. Solitaire flow restoration device versus the Merci Retriever in patients with acute ischaemic stroke (SWIFT): a randomised, parallel-group, non-inferiority trial. Lancet. 2012;380(9849):1241–1249.
22. Nogueira RG, Lutsep HL, Gupta R, et al. Trevo versus Merci retrievers for thrombectomy revascularisation of large vessel occlusions in acute ischaemic stroke (TREVO 2): a randomised trial. Lancet. 2012;380(9849):1231–1240.
23. The Interventional Management of Stroke (IMS) II Study. Stroke. 2007;38(7):2127–2135.
24. Broderick JP, Palesch YY, Demchuk AM, et al. Endovascular therapy after intravenous t-PA versus t-PA alone for stroke. N Engl J Med. 2013;368(10):893–903.
25. Campbell BC, EXTEND-IA Investigators, et al. Endovascular therapy for ischemic stroke with perfusion-imaging selection. N Engl J Med. March 12, 2015;372(11):1009–1018.
26. Berkhemer OA, MR CLEAN Investigators, et al. A randomized trial of intraarterial treatment for acute ischemic stroke. N Engl J Med. January 1, 2015;372(1):11–20.
27. Goyal M, ESCAPE Trial Investigators, et al. Randomized assessment of rapid endovascular treatment of ischemic stroke. N Engl J Med. March 12, 2015;372(11):1019–1030.
28. Bushnell CD, Phillips-Bute BG, Laskowitz DT, Lynch JR, Chilukuri V, Borel CO. Survival and outcome after endotracheal intubation for acute stroke. Neurology. 1999;52(7):1374–1381.
29. Bosel J, Schiller P, Hook Y, et al. Stroke-related Early Tracheostomy versus Prolonged Orotracheal Intubation in Neurocritical Care Trial (SETPOINT): a randomized pilot trial. Stroke. 2013;44(1):21.
30. Qureshi AI, Ezzeddine MA, Nasar A, et al. Prevalence of elevated blood pressure in 563,704 adult patients with stroke presenting to the ED in the United States. Am J Emerg Med. 2007;25(1):32–

38.

31. Leonardi-Bee J, Bath PM, Phillips SJ, Sandercock PA. Blood pressure and clinical outcomes in the International Stroke Trial. Stroke. 2002;33(5):1315–1320.

32. Castillo J, Leira R, Garcia MM, Serena J, Blanco M, Davalos A. Blood pressure decrease during the acute phase of ischemic stroke is associated with brain injury and poor stroke outcome. Stroke. 2004;35(2):520–526.

33. Sandset EC, Bath PM, Boysen G, et al. The angiotensin-receptor blocker candesartan for treatment of acute stroke (SCAST): a randomised, placebo-controlled, double-blind trial. Lancet. 2011;377(9767):741–750.

34. Phillips SJ. Pathophysiology and management of hypertension in acute ischemic stroke. Hypertension. 1994;23(1):131–136.

35. Jensen JK, Kristensen SR, Bak S, Atar D, Hoilund-Carlsen PF, Mickley H. Frequency and significance of troponin T elevation in acute ischemic stroke. Am J Cardiol. 2007;99(1):108–112.

36. Kerr G, Ray G, Wu O, Stott DJ, Langhorne P. Elevated troponin after stroke: a systematic review. Cerebrovasc Dis. 2009;28(3): 220–226.

37. Marzan AS, Hungerbuhler HJ, Studer A, Baumgartner RW, Georgiadis D. Feasibility and safety of norepinephrine-induced arterial hypertension in acute ischemic stroke. Neurology. 2004;62(7):1193–1195.

38. Hillis AE, Ulatowski JA, Barker PB, et al. A pilot randomized trial of induced blood pressure elevation: effects on function and focal perfusion in acute and subacute stroke. Cerebrovasc Dis. 2003;16(3):236–246.

39. Ginsberg MD, Palesch YY, Hill MD, et al. High-dose albumin treatment for acute ischaemic stroke (ALIAS) Part 2: a randomised, double-blind, phase 3, placebo-controlled trial. Lancet Neurol. 2013;12(11):1049–1058.

40. Weir CJ, Murray GD, Dyker AG, Lees KR. Is hyperglycaemia an independent predictor of poor outcome after acute stroke? Results of a long-term follow up study. BMJ. 1997;314(7090):1303–1306.

41. Williams LS, Rotich J, Qi R, et al. Effects of admission hyperglycemia on mortality and costs in acute ischemic stroke. Neurology. 2002;59(1):67–71.

42. Baird TA, Parsons MW, Phanh T, et al. Persistent poststroke hyperglycemia is independently associated with infarct expansion and worse clinical outcome. Stroke. 2003;34(9):2208–2214.

43. Lindsberg PJ, Roine RO. Hyperglycemia in acute stroke. Stroke. 2004;35(2):363–364.

44. Rosso C, Corvol JC, Pires C, et al. Intensive versus subcutaneous insulin in patients with hyperacute stroke: results from the randomized INSULINFARCT trial. Stroke. 2012;43(9):2343–2349.

45. Bellolio MF, Gilmore RM, Ganti L. Insulin for glycaemic control in acute ischaemic stroke. Cochrane Database Syst Rev. 2014;1:CD005346.

46. Bruno A, Durkalski VL, Hall CE, et al. The Stroke Hyperglycemia Insulin Network Effort (SHINE) trial protocol: a randomized, blinded, efficacy trial of standard vs. intensive hyperglycemia management in acute stroke. Int J Stroke. 2014;9(2):246–251.

47. Azzimondi G, Bassein L, Nonino F, et al. Fever in acute stroke worsens prognosis: a prospective study. Stroke. 1995;26:2040–2043.

48. Grau AJ, Buggle F, Schnitzler P, Spiel M, Lichy C, Hacke W. Fever and infection early after ischemic stroke. J Neurol Sci. 1999;171(2):115–120.

49. Wrotek SE, Kozak WE, Hess DC, Fagan SC. Treatment of fever after stroke: conflicting evidence. Pharmacotherapy. 2011;31(11): 1085–1091.

50. Castillo J, Davalos A, Marrugat J, Noya M. Timing for fever-related brain damage in acute ischemic stroke. Stroke. 1998;29(12): 2455–2460.

51. Wang Y, Lim LL, Levi C, Heller RF, Fisher J. Influence of admission body temperature on stroke mortality. Stroke. 2000;31(2):404–409.

52. Reith J, Jorgensen HS, Pedersen PM, et al. Body temperature in acute stroke: relation to stroke severity, infarct size, mortality, and outcome. Lancet. 1996;347(8999):422–425.

53. den Hertog HM, van der Worp HB, van Gemert HM, et al. The Paracetamol (Acetaminophen) In Stroke (PAIS) trial: a multicentre, randomised, placebo-controlled, phase III trial. Lancet Neurol. 2009;8(5):434–440.

54. de Ridder IR, de Jong FJ, den Hertog HM, et al. Paracetamol (Acetaminophen) in stroke 2 (PAIS 2): Protocol for a randomized, placebo-controlled, double-blind clinical trial to assess the effect of high-dose paracetamol on functional outcome in patients with acute stroke and a body temperature of 36.5° C or above. Int J Stroke. 2015;10(3):457–462.

55. Kammersgaard LP, Jorgensen HS, Rungby JA, et al. Admission body temperature predicts long-term mortality after acute stroke: the Copenhagen Stroke Study. Stroke. 2002;33(7):1759–1762.

56. De Georgia MA, Krieger DW, Abou-Chebl A, et al. Cooling for Acute Ischemic Brain Damage (COOL AID): a feasibility trial of endovascular cooling. Neurology. 2004;63(2):312–317.

57. Krieger DW, De Georgia MA, Abou-Chebl A, et al. Cooling for acute ischemic brain damage (cool aid): an open pilot study of induced hypothermia in acute ischemic stroke. Stroke. 2001;32(8):1847–1854.

58. Hemmen TM, Raman R, Guluma KZ, et al. Intravenous thrombolysis plus hypothermia for acute treatment of ischemic stroke (ICTuS-L): final results. Stroke. 2010;41(10):2265–2270.

59. Lyden PD, Hemmen TM, Grotta J, Rapp K, Raman R. Endovascular therapeutic hypothermia for acute ischemic stroke: ICTuS 2/3 protocol. Int J Stroke. 2014;9(1):117–125.

60. van der Worp HB, Macleod MR, Bath PM, et al. EuroHYP-1:European multicenter, randomized, phase III clinical trial of therapeutic hypothermia plus best medical treatment vs. best medical treatment alone for acute ischemic stroke. Int J Stroke. 2014;9(5):642–645.

61. Tanne D, Molshatzki N, Merzeliak O, Tsabari R, Toashi M, Schwammenthal Y. Anemia status, hemoglobin concentration and outcome after acute stroke: a cohort study. BMC Neurol. 2010;10:22.

62. Kellert L, Schrader F, Ringleb P, Steiner T, Bosel J. The impact of low hemoglobin levels and transfusion on critical care patients with severe ischemic stroke: STroke: RelevAnt Impact of Hemo-Globin, Hematocrit and Transfusion (STRAIGHT)—an observational study. J Crit Care. 2014;29(2):236–240.

63. Rohde JM, Dimcheff DE, Blumberg N, et al. Health care-associated infection after red blood cell transfusion: a systematic review and meta-analysis. JAMA. 2014;311(13):1317–1326.

64. Salpeter SR, Buckley JS, Chatterjee S. Impact of more restrictive blood transfusion strategies on clinical outcomes: a meta-analysis and systematic review. Am J Med. 2014;127(2):124–131. e123.

65. CAST (Chinese Acute Stroke Trial) Collaborative Group. CAST: randomised placebo-controlled trial of early aspirin use in 20,000 patients with acute ischemic stroke. Lancet. 1997;349:1641–1649.

66. International Stroke Trial Collaborative Group. The International

Stroke Trial (IST): a randomised trial of aspirin, heparin, both, or neither among 19435 patients with acute ischaemic stroke. Lancet. 1997;349:1569–1581.

67. Kennedy J, Hill MD, Ryckborst KJ, Eliasziw M, Demchuk AM, Buchan AM. Fast assessment of stroke and transient ischaemic attack to prevent early recurrence (FASTER): a randomised controlled pilot trial. Lancet Neurol. 2007;6(11):961–969.

68. Wang Y, Wang Y, Zhao X, et al. Clopidogrel with aspirin in acute minor stroke or transient ischemic attack. N Engl J Med. 2013;369(1):11–19.

69. Adams Jr HP, Effron MB, Torner J, et al. Emergency administration of abciximab for treatment of patients with acute ischemic stroke: results of an international phase III trial: Abciximab in Emergency Treatment of Stroke Trial (AbESTT-II). Stroke. 2008;39(1):87–99.

70. Lyrer P, Engelter S. Antithrombotic drugs for carotid artery dissection. Cochrane Database Syst Rev. 2003;3:CD000255.

71. Flechsenhar J, Woitzik J, Zweckberger K, Amiri H, Hacke W, Juttler E. Hemicraniectomy in the management of space-occupying ischemic stroke. J Clin Neurosci. 2013;20(1):6–12.

72. Shaw CM, Alvord Jr EC, Berry RG. Swelling of the brain following ischemic infarction with arterial occlusion. Arch Neurol. 1959;1:161–177.

73. Frank JI. Large hemispheric infarction, deterioration, and intracranial pressure. Neurology. 1995;45:1286–1290.

74. Qureshi AI, Suarez JI, Yahia AM, et al. Timing of neurologic deterioration in massive middle cerebral artery infarction: a multicenter review. Crit Care Med. 2003;31(1):272–277.

75. Vahedi K, Hofmeijer J, Juettler E, et al. Early decompressive surgery in malignant infarction of the middle cerebral artery: a pooled analysis of three randomised controlled trials. Lancet Neurol. 2007;6(3):215–222.

76. Hacke W, Schwab S, Horn M, Spranger M, DeGeorgia M, von Kummer R. The 'malignant' middle cerebral artery territory infarction: clinical course and prognostic signs. Arch Neurol. 1996;53:309–315.

77. Berrouschot J, Sterker M, Bettin S, Koster J, Schneider D. Mortality of space-occupying ('malignant') middle cerebral artery infarction under conservative intensive care. Intensive Care Med. 1998;24(6):620–623.

78. Kasner SE, Demchuk AM, Berrouschot J, et al. Predictors of fatal brain edema in massive hemispheric ischemic stroke. Stroke. 2001;32(9):2117–2123.

79. Jaramillo A, Gongora-Rivera F, Labreuche J, Hauw JJ, Amarenco P. Predictors for malignant middle cerebral artery infarctions: a postmortem analysis. Neurology. 2006;66(6):815–820.

80. Hofmeijer J, van der Worp HB, Kappelle LJ. Treatment of spaceoccupying cerebral infarction. Crit Care Med. 2003;31(2):617–625.

81. Righetti E, Celani MG, Cantisani T, Sterzi R, Boysen G, Ricci S. Glycerol for acute stroke. Cochrane Database Syst Rev. 2000;4:CD000096.

82. Schwab S, Spranger M, Schwarz S, Hacke W. Barbiturate coma in severe hemispheric stroke: useful or obsolete? Neurology. 1997;48(6):1608–1613.

83. Vahedi K, Vicaut E, Mateo J, et al. Sequential-design, multicenter, randomized, controlled trial of early decompressive craniectomy in malignant middle cerebral artery infarction (DECIMAL Trial). Stroke. 2007;38(9):2506–2517.

84. Juttler E, Schwab S, Schmiedek P, et al. Decompressive Surgery for the Treatment of Malignant Infarction of the Middle Cerebral Artery (DESTINY): a randomized, controlled trial. Stroke.

2007;38(9):2518–2525.

85. Hofmeijer J, Kappelle LJ, Algra A, Amelink GJ, van Gijn J, van der Worp HB. Surgical decompression for space-occupying cerebral infarction (the Hemicraniectomy After Middle Cerebral Artery infarction with Life-threatening Edema Trial [HAMLET]): a multicentre, open, randomised trial. Lancet Neurol. 2009;8(4):326–333.

86. Juttler E, Unterberg A, Woitzik J, et al. Hemicraniectomy in older patients with extensive middle-cerebral-artery stroke. N Engl J Med. 2014;370(12):1091–1100.

87. Greenberg J, Skubick D, Shenkin H. Acute hydrocephalus in cerebellar infarct and hemorrhage. Neurology. 1979;29(3):409–413.

88. Horwitz NH, Ludolph C. Acute obstructive hydrocephalus caused by cerebellar infarction. Treatment alternatives. Surg Neurol. 1983;20(1):13–19.

89. Jensen MB, St Louis EK. Management of acute cerebellar stroke. Arch Neurol. 2005;62(4):537–544.

90. Hornig CR, Rust DS, Busse O, Jauss M, Laun A. Space-occupying cerebellar infarction. Clinical course and prognosis. Stroke. 1994; 25(2):372–374.

91. Mathew P, Teasdale G, Bannan A, Oluoch-Olunya D. Neurosurgical management of cerebellar haematoma and infarct. J Neurol Neurosurg Psychiatry. 1995;59(3):287–292.

92. Pfefferkorn T, Eppinger U, Linn J, et al. Long-term outcome after suboccipital decompressive craniectomy for malignant cerebellar infarction. Stroke. 2009;40(9):3045–3050.

93. Chen HJ, Lee TC, Wei CP. Treatment of cerebellar infarction by decompressive suboccipital craniectomy. Stroke. 1992;23(7): 957–961.

94. Furlan A, Higashida R, Wechsler L, et al. Intra-arterial prourokinase for acute ischemic stroke. The PROACT II study: a randomized controlled trial. JAMA. 1999;282:2003–2011.

95. The NINDS rt-PA Stroke Study Group. Intracerebral hemorrhage after intravenous t-PA therapy for ischemic stroke. Stroke. 1997;28:2109–2118.

96. Heuschmann PU, Kolominsky-Rabas PL, Roether J, et al. Predictors of in-hospital mortality in patients with acute ischemic stroke treated with thrombolytic therapy. JAMA. 2004;292(15): 1831–1838.

97. Ottomeyer C, Hennerici MG, Szabo K. Raising awareness of orolingual angioedema as a complication of thrombolysis in acute stroke patients. Cerebrovasc Dis. 2009;27(3):307–308.

98. Hill MD, Barber PA, Takahashi J, Demchuk AM, Feasby TE, Buchan AM. Anaphylactoid reactions and angioedema during alteplase treatment of acute ischemic stroke. CMAJ. 2000;162(9):1281–1284.

99. Lee K. The NeuroICU Book. The McGraw Hill Companies; 2012.

100. Schellinger PD, Fiebach JB, Mohr A, Ringleb PA, Jansen O, Hacke W. Thrombolytic therapy for ischemic stroke–a review. Part II–Intra-arterial thrombolysis, vertebrobasilar stroke, phase IV trials, and stroke imaging. Crit Care Med. 2001;29(9):1819–1825.

101. Chalela JA, Katzan I, Liebeskind DS, et al. Safety of intra-arterial thrombolysis in the postoperative period. Stroke. 2001;32(6): 1365–1369.

102. Burn J, Dennis M, Bamford J, Sandercock P, Wade D, Warlow C. Epileptic seizures after a first stroke: the Oxfordshire Community Stroke Project. BMJ. 1997;315(7122):1582–1587.

103. Bladin CF, Alexandrov AV, Bellavance A, for the Seizures After Stroke Study Group, et al. Seizures after stroke: a prospective multicenter study. Arch Neurol. 2000;57(11):1617–1622.

104. Camilo O, Goldstein LB. Seizures and epilepsy after ischemic stroke. Stroke. 2004;35(7):1769–1775.

105. Ryvlin P, Montavont A, Nighoghossian N. Optimizing therapy of seizures in stroke patients. Neurology. 2006;67(12 suppl 4): S3–S9.

106. Bladin CF, Alexandrov AV, Bellavance A, et al. Seizures after stroke: a prospective multicenter study. Arch Neurol. 2000;57(11):1617–1622.

107. Lamy C, Domigo V, Semah F, et al. Early and late seizures after cryptogenic ischemic stroke in young adults. Neurology. 2003;60(3):400–404.

108. Giroud M, Gras P, Fayolle H, Andre N, Soichot P, Dumas R. Early seizures after acute stroke: a study of 1,640 cases. Epilepsia. 1994;35(5):959–964.

109. Kilpatrick CJ, Davis SM, Tress BM, Rossiter SC, Hopper JL, Vandendriesen ML. Epileptic seizures in acute stroke. Arch Neurol. 1990;47(2):157–160.

110. Beghi E, D'Alessandro R, Beretta S, et al. Incidence and predictors of acute symptomatic seizures after stroke. Neurology. 2011;77(20):1785–1793.

111. Jordan KG. Nonconvulsive status epilepticus in acute brain injury. J Clin Neurophysiol. 1999;16(4):332–340. discussion 353.

112. Drislane FW. Presentation, evaluation, and treatment of nonconvulsive status epilepticus. Epilepsy Behav. 2000;1(5):301–314.

113. Goldstein LB, Matchar DB, Morgenlander JC, Davis JN. Influence of drugs on the recovery of sensorimotor function after stroke. J Neuro Rehab. 1990;4:137–144.

114. Goldstein LB. Common drugs may influence motor recovery after stroke. The Sygen In Acute Stroke Study Investigators. Neurology. 1995;45(5):865–871.

癫痫持续状态（status epilepticus, SE）是指持续达 5 分钟以上的癫痫临床发作和（或）电生理异常放电，或者反复不连续性癫痫发作不伴有意识恢复[1]。它是一类临床急症并需要及时诊治处理以减少致残率和致死率。目前，针对 SE 尚缺少足够的随机临床对照试验来规范其合理的治疗方式，临床实践中 SE 诊治策略的差异也因此变得比较明显。2012 年，神经重症协会发表了基于循证医学的专家共识指南，以规范 SE 的评估与治疗[2]。本章节将介绍 SE 的流行病学、分类、病理生理机制及病因等背景资料，并重点讨论基于循证医学的 SE 临床诊治策略。

流行病学

由于 SE 定义变化较大，目前关于 SE 流行病学的研究资料有限。50% 以上 SE 病例表现为癫痫初次发作[1]。尽管 SE 的发病率常被低估，但在美国，SE 每年新发病例数仍有 65 000~150 000[3]。研究人员在弗吉尼亚州里士满地区开展了一项前瞻性随访调查研究，对癫痫发作后得到控制的患者进行 30 天随访观察或随访观察直至患者死亡。研究数据显示，SE 年发病率为 41/100 000。发病年龄呈双峰分布的特点，主要集中于出生后第一年及 60 岁以上人群。60 岁以上人群的发病率与复发率亦最高。SE 平均死亡率为 22%，而婴幼儿患者的死亡率约为 3%[4]。

分 类

我们通常依据癫痫发作是局部性还是全身性以及是否存在意识障碍情况对 SE 进行分类。对于单纯部分性 SE（当发作累及运动时也称为部分性发作持续状态），其癫痫发作自局部脑区放电并产生局灶性症状（例如：单侧肢体抽搐、失语）但无意识障碍。复杂部分性 SE 同样来自局部脑区，产生局灶性症状，但存在意识障碍。全面性 SE 发作放电涉及全脑，伴意识障碍。全面部分性 SE 和复杂部分性 SE 比单纯部分性 SE 对患者更具威胁。后者通常不需要在重症监护病房（ICU）治疗，在本章中也不作赘述。在 ICU 中，SE 患者往往已存在着意识障碍状态，这种意识障碍常继发于其他病因（如：心搏骤停、创伤性脑病）。因此，ICU 内根据临床实践可将癫痫发作分类为①痉挛性或非痉挛性；②治疗有反应性或难治性。痉挛性癫痫包括强直－阵挛发作（节律性痉挛）和意识状态改变（如昏迷、嗜睡或意识混乱），脑电图（EEG）表现为双侧对称性放电[1]。半数以上全身痉挛性 SE 患者对单一的抗癫痫药（AED）治疗有反应[5]。住院期间发展为全身痉挛性 SE 的患者、老年患者、发作时间较长及意识受损的患者，其预后通常较差。非痉挛性 SE（NCSE）定义为不伴肢体抽搐的癫痫发作，脑电图是该发作类型较为可靠的诊断方式。在 ICU，非痉挛性 SE 可能被误诊为其他的伴随意识状态改变的疾病。非痉挛性 SE 患者可出现精神行为异常，包括易激惹、富于攻击性、精神错乱及觉醒状态的改变。NCSE 也存在细微的运动症状，如肌肉震颤、眼球震颤或斜视等症状，但也可能无任何症状[6]。SE 不良预后的相关因素包括严重疾病所致的癫痫发作，较差的意识状态及较长的癫痫发作时间[2]。难治性 SE 是指 SE 经标准的初始治疗后病情未见缓解，标准初始治疗通常为一种苯二氮䓬类和一定剂量的 AED[5]。难治性癫痫可表现为痉挛性或非痉挛性发作。难治性癫痫的诊断主观性较强，因为有时难以确定所给予的初始治疗是否"充分"（例如，在院前急救或在急诊科的治疗效果难以评估）。严重病情导致的 SE、高龄患者、长时间持续发作及 APACHE–Ⅱ（acute physiologyand chronic health evaluation Ⅱ）评分高的 SE 患者预后更差[2]。

病理生理学

癫痫发作常在器官、细胞和分子水平上严重影响全身和中枢的正常生理状态。SE 亦可继发引起全身并发症，导致患者致残和致死。

SE 发作期间伴随着神经元广泛的去极化，导致中枢神经系统有氧代谢率显著增加。机体通过自我代偿调节，全身血压和心输出量随之增加，从而脑血流量增大，继而引起大脑血容量增加，颅内压亦随之增加。对于低颅内顺应性的患者来说，大脑血容量增加引发严重的颅内高压，甚至导致死亡。SE 全身并发症包括缺氧、低血压、代谢性酸中毒、高热、横纹肌溶解、低血糖。高热是癫痫发作中肌肉运动量增加的结果。同理，SE 也可以表现出继发性横纹肌溶解症和代谢性酸中毒。随着发作的持续，初始急性高血压可能让位于正常血压甚至低血压。系统性血压降低引起脑灌注不足导致脑损伤加重。低血糖可出现于 SE 后期[1]。随着癫痫持续时间的延长，谷氨酸盐大量释放促发了机体各项级联反应，这些反应包括线粒体功能障碍、氧化应激、炎症反应和免疫抑制[7]。这最终导致神经元的兴奋性中毒和损伤以及细胞缺血和细胞死亡。动物研究证实，超过 30 分钟的癫痫发作即可对神经元造成有害影响。

病 因

任何对大脑的损伤均可导致癫痫发作甚至 SE。SE 可由急性损伤所致，这些损伤包括代谢异常（如低血糖、低钠血症）、缺氧、全脑缺血（如心脏停搏）、药物、毒物摄入、酒精或苯二氮䓬类等药物戒断、感染性或自身免疫性脑炎、脓毒症、脑血管损伤（脑出血往往比缺血更多见）、急性颅脑损伤、高血压脑病、子痫以及神经外科手术。SE 发作可源于大脑边缘结构损伤，包括头颅前部外伤、脑膜炎、脑卒中、缺血缺氧性脑病。因为有潜在的癫痫发作诱因、AED 治疗剂量不足、或因叠加其他损伤因素（如感染），癫痫患者的 SE 发作在临床较为常见。然而，高达 50% 以上的 SE 患者事先并无癫痫发作史。

临床管理

SE 是一类临床急症。防止永久性脑损伤和降低全身并发症的关键在于临床处理是否及时。SE 持续时间越长，其对治疗的反应性就越差[9]。癫痫的诊断和治疗常需同步进行。首要处治措施包括保持气道通畅，稳定呼吸和循环，同时尽快终止癫痫发作。终止癫痫发作是一个连续的过程，将在以下章节详细描述。癫痫发作应尽可能在发病 60 分钟内得到有效的控制。目前依然缺少随机对照研究来确认 SE 最佳的治疗组合（包括首选药物、剂量、给药顺序）。本章所述方法大部分来自观察性资料和专家共识（**图 65–1** 和**图 65–2**）。

SE 一线治疗（急救性治疗）

短效苯二氮䓬类是终止癫痫发作的首选药物。静脉注射是首选给药方式，可先给予劳拉西泮（4 mg）。这个给药方案源自于退伍军人管理合作的多中心双盲试验。该试验纳入 384 例全面痉挛性 SE 患者，依据治疗方式的不同随机分为四组：①地西泮（0.15 mg/kg）联合苯妥英钠（18 mg/kg）；②劳拉西泮（0.1 mg/kg）；

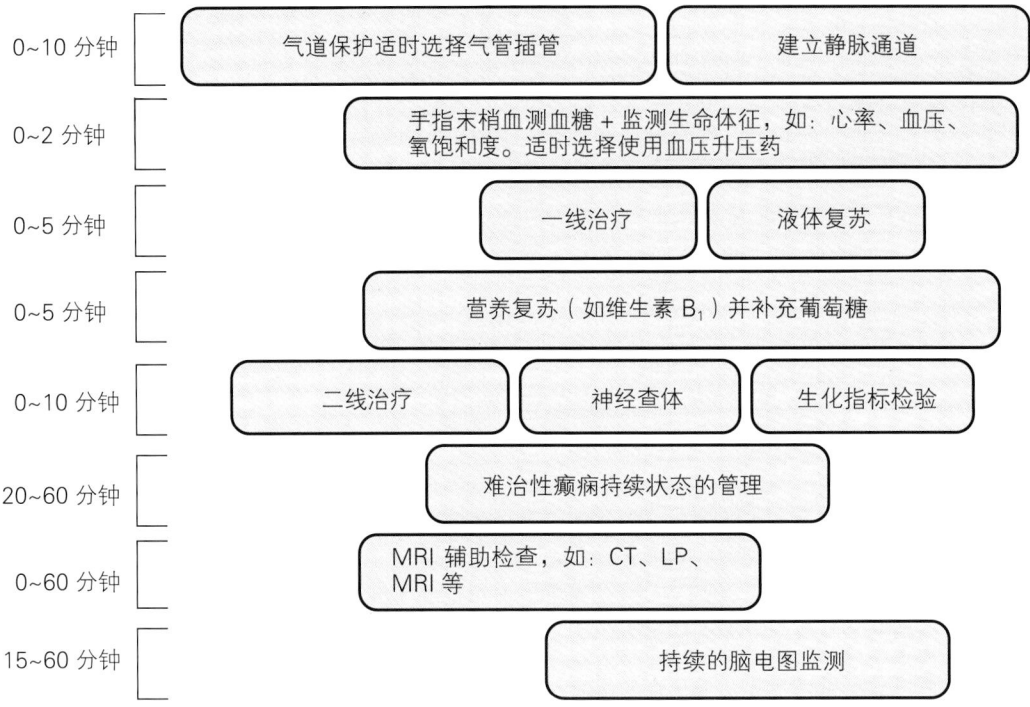

图 65-1 癫痫持续状态（SE）的急救管理策略

CT. 计算机断层扫描；LP. 腰穿；MRI. 磁共振（该图引自 Neurocritical Care Society's Guidelines for the Evaluation and Management of Status Epilepticus［Neurocrit Care. 2012;17:3-23.］）

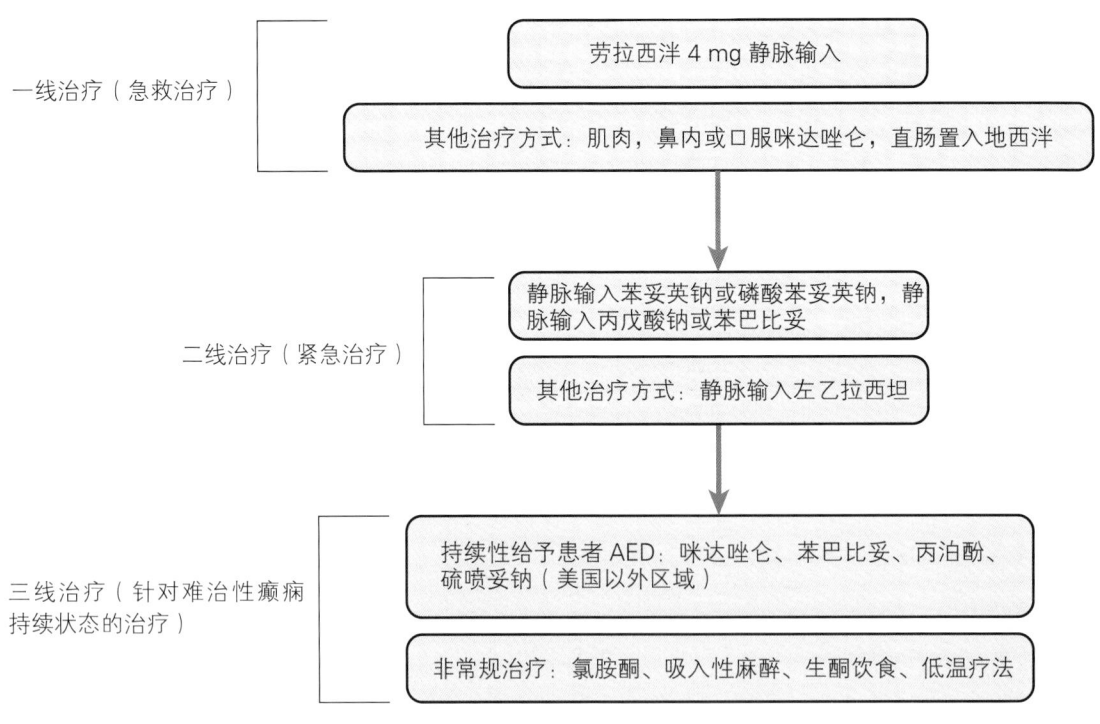

图 65-2 癫痫持续状态（SE）的治疗流程

AED. 抗癫痫药

③苯巴比妥（15 mg/kg）；④苯妥英钠（18 mg/kg）。试验的观察终点定义为给药后 20 分钟内抽搐和痉挛停止，且 40 分钟内症状无复发。各组的 SE 控制率结果如下：劳拉西泮（64.9%），苯巴比妥（55.8%），地西泮联合苯妥英钠（55.8%），苯妥英钠（43.6%）（P=0.02，四组间比较）。进一步的意向治疗分析（intention-to-treat analysis）显示组间比较无显著性差异。另一方面，配对分析显示劳拉西泮比苯妥英钠更有效（P=0.002），虽然劳拉西泮疗效并未优于苯巴比妥或地西泮联合苯妥英钠，但它使用更为方便[3]。如果首剂使用劳拉西泮静脉注射后不能终止癫痫发作，应在 5~10 分钟加用二线 AED。如果无法建立静脉通路，可考虑髓腔内给药。此外，通过静脉注射、肌内注射、鼻腔内或口腔内给予咪达唑仑，或者直肠内给予地西泮也是优先考虑的终止癫痫发作的方式。咪达唑仑与劳拉西泮疗效相当，且其药代动力学更为明确。一项纳入 448 名 SE 患者的双盲、随机、非劣效性临床试验表明，与静脉注射劳拉西泮比较，肌内注射咪达唑仑是安全的临床操作，且其终止癫痫发作的效果不差于静脉注射劳拉西泮[10]。在控制癫痫发作的同时，应积极寻找 SE 的病因，并对危及生命的病因（如细菌性脑膜炎、病毒性脑炎、缺氧）予以恰当的处理。静脉注射是首选的给药方式。如果患者通气或氧合受累，则须立即行气管插管。众所周知，神经肌肉阻断药（NMB）可阻止骨骼肌强直 - 阵挛性活动，但对控制癫痫的发作无效。一旦使用 NMB，除非脑电图提示 SE 发作终止，否则认定 SE 仍持续存在需继续治疗。对于那些有 SE 合并发热的患者，或检查结果提示脑膜脑炎的患者，应常规使用抗生素和抗病毒药物。除非患者存在明确的禁忌证，否则应在第一时间进行腰椎穿刺检查。SE 治疗过程中常规进行血糖、电解质、血尿素氮、肌酐、肝功和 AED 血药浓度等生化指标的监测。当怀疑 SE 为毒物所致或无法解释癫痫成因时，应进行尿液毒理学检测，尿中酒精、水杨酸、对乙酰氨基酚、

三环类抗抑郁药测定对于确定病因具有重要的提示作用。代谢异常导致的 SE，如低血糖或低钠血症，应立即纠正相应代谢物的浓度，而非首选 AED 治疗。

SE 二线治疗（控制性治疗）

绝大多数 SE 患者需要二线 AED 治疗。如果一线治疗已成功中止癫痫发作，二线治疗的目标则是防止复发。如果一线治疗失败，终止 SE 发作则成为二线治疗目标。二线治疗的目的是使 AED 的血药浓度迅速达到治疗水平并维持在预定的浓度。目前最佳的二线 AED 仍有争论，临床数据和专家意见相互矛盾。可用的二线治疗药物包括静脉注射苯妥英钠、磷酸苯妥英钠、丙戊酸钠、左乙拉西坦、苯巴比妥。由于缺乏有力的临床证据支撑，上述药物中尚未出现强烈推荐的二线 AED 药物。临床实践中通常根据当地医院治疗经验或基于患者个体化情况以及药物特性来选择二线 AED。临床医生应熟悉抗癫痫药物的副作用并能及时处理。例如：丙二醇是静脉注射苯妥英钠的溶解剂，为高碱性溶液，如意外渗入皮下软组织可导致严重的皮肤损伤（紫色手套综合征），甚至截肢。快速输注苯妥英钠可引起血压明显下降，并可导致心律失常。磷妥英钠可替代苯妥英钠[11]，但其溶解剂并非是丙二醇。因此，磷妥英钠皮下渗漏不会引起软组织损伤。与苯妥英钠一样，磷妥英钠也能引起低血压和心律失常，故使用磷妥英钠时同样要监测心律和血压。丙戊酸钠可能会引起高氨血症，血小板减少，肝毒性和胰腺炎。左乙拉西坦具有相对良好的耐受性，但其作为二线 AED 药物的循证推荐水平仅为 Ⅱ b。苯巴比妥和咪达唑仑有呼吸抑制、低血压和镇静等副作用。

SE 三线治疗（难治性 SE 治疗）

经一线和二线处理后仍无法控制的 SE 称为难治性 SE。目前没有研究表明何时是开展三线治疗的最佳时机。专家观点认为应立即开始治疗，

治疗方法包括：①重复注射一类二线 AED 药物，如果癫痫仍然持续，则连续输注 AED 使其达到麻醉剂量；②直接连续输注 AED。可供连续输注的 AED 包括：咪达唑仑、戊巴比妥、异丙酚、硫喷妥钠。目前尚缺乏足够的临床研究数据去证实以上 AED 中的最佳治疗药物。药物的选择常常取决于当地医院的治疗经验、患者的个体化病情及药物的特性。不常用的疗法包括氯胺酮，挥发性吸入麻醉药，生酮饮食及轻至中度亚低温治疗。但这些药物仅仅见于个案报道，不推荐作为常规治疗[12~15]。药物灌注速率应调节至最低需要剂量且达到脑电图观测的终点。脑电图观测终点包括癫痫发作停止和脑电图出现爆发 - 抑制现象［交替的高振幅的脑电活动（爆发）和脑电活动沉默期（抑制）][16]。没有资料提示何种方法更好，但是，用药时应考虑到患者所使用药物的副作用和敏感药物的半衰期。按此观点，丙泊酚比苯二氮䓬类药物更易引起低血压，但它作用时间短，因此，丙泊酚可控性优于苯二氮䓬类药物。巴比妥类药物表观分布容积大，且药代学为零级，因此其作用时间更长。尽管缺乏资料指导持续脑电图的监测时间，但脑电图持续监测仍广泛用于难治性 SE 治疗。有关难治性 SE 药物麻醉的维持时间亦缺乏临床数据支撑[17]。目前通常采用脑电图爆发 - 抑制维持 24~48 小时后，逐步降低麻醉深度，同时用脑电图连续监测癫痫复发情况。如果在降低麻醉深度期间出现 SE 复发，那就应增加 AED 剂量直到癫痫得到控制。如果连续输注一种 AED 药物仍然不能控制癫痫发作，就应考虑增加另一种 AED 药物或更换治疗方案。

自然病程与预后

SE 持续时间越长，癫痫发作就越难被终止。随着 SE 发作的持续，GABA 受体的活性、NMDA（N- 甲基 -D- 天冬氨酸）受体介导的跨膜转运以及线粒体功能均会发生改变，这些变化目前被认为是导致难治性 SE 的原因。北伦敦儿童痉挛性 SE 调查研究中心发现，若患者院前未进行任何治疗，SE 发作就可能超过 60 分钟[8]。发作 1 小时内予药物干预的患者，终止癫痫活动的成功率可达到 80%。如果发作 2 小时以上再给药治疗，终止癫痫发作的成功率就只有 40%~50%。如果 SE 持续时间超过 60 分钟，患者死亡率达到 30%[3]。难治性 SE 的持续时间影响患者功能性预后。63% 非难治性 SE 患者可恢复达到基础功能状态，而难治性 SE 患者的相应指标约为 21%[18~19]。然而，仍有个案报道即使患者难治性 SE 发作已治疗了数周甚至数月，但其机体功能仍能恢复良好[19]。

作者推荐

- SE 定义：连续的临床和（或）脑电图提示癫痫发作持续至少 5 分钟或反复发作间期内意识未恢复。
- 任何 ICU 的患者均有可能发生 SE，常混杂其他临床因素。
- SE 的致残和致死率与癫痫发作的持续时间密切相关。
- 通过使用连续的治疗方案并结合辅助检查明确病因，快速终止癫痫发作是 SE 治疗的核心。
- 首选的治疗方式是迅速使用苯二氮䓬类药物（如劳拉西泮或咪达唑仑），同时考虑辅以其他抗癫痫药物，如苯妥英钠或丙戊酸钠。
- 对于难治性 SE，通常以滴定方式给予患者麻醉药物来控制其癫痫发作，通过脑电图的持续监测来确定麻醉药物的使用时间。患者机体功能的预后取决于癫痫发作的持续时间。

（李福祥　唐　章）

参考文献

1. Working Group on Status Epilepticus. Treatment of convulsive status epilepticus. JAMA. 1993;270(7):854–859.
2. Neurocritical Care Society Status Epilepticus Guideline Writing Committee, Brophy GM, Bell R, et al. Guidelines for the evaluation and management of status epilepticus. Neurocrit Care. 2012;17(1):3–23.
3. Treiman DM, Meyers PD, Walton NY, et al. A comparison of four treatments for generalized convulsive status epilepticus. N Engl J

Med. 1998;339(12):792–798.

4. DeLorenzo RJ, Hauser WA, Towne AR, et al. A prospective, population-based epidemiologic study of status epilepticus in Richmond. Virginia. 1996;46(4):1029–1035.

5. Mayer SA, Claassen J, Lokin J, Mendelsohn F, Dennis LJ, Fitzsimmons B-F. Refractory status epilepticus. Arch Neurol. 2002;59:205–210.

6. Walker M. Status epilepticus: an evidence based guide. BMJ. 2005;331(673):673–677.

7. Löscher W, Brandt C. Prevention or modification of epileptogenesis after brain insults: experimental approaches and translational research. Pharmacol Rev. 2010;62(4):668–700.

8. Shearer P, Riviello J. Generalized convulsive status epilepticus in adults and children: treatment guidelines and protocols. Emerg Med Clin NA. 2011;29(1):51–64.

9. Neligan A, Shorvon SD. Prognostic factors, morbidity and mortality in tonic clonic status epilepticus: a review. Epilepsy Res. 2011;93(1):1–10.

10. Silbergleit R, Durkalski V, Lowenstein D, et al. Intramuscular versus intravenous therapy for prehospital status epilepticus. N Engl J Med. 2012;366(7):591–600.

11. Fischer JH, Patel TV, Fischer PA. Fosphenytoin. Clin Pharmacokinet. 2003;42(1):33–58.

12. Mewasingh LD, Sekhara T, Aeby A, Christiaens FJC, Dan B. Oral ketamine in paediatric non-convulsive status epilepticus. Seizure. 2003;12(7):483–489.

13. Treatment of Refractory Status Epilepticus with Inhalational Anesthetic Agents Isoflurane and Desflurane. 2004:1–6.

14. Nam SH, Lee BL, Lee CG, et al. The role of ketogenic diet in the treatment of refractory status epilepticus. Epilepsia. 2011;52(11):e181–e184.

15. Corry JJ, Dhar R, Murphy T, Diringer MN. Hypothermia for refractory status epilepticus. Neurocrit Care. 2008;9(2):189–197.

16. Amzica F. Basic physiology of burst-suppression. Epilepsia. 2009; 50(s12):38–39.

17. Sutter R, Marsch S, Fuhr P, Kaplan PW, Rüegg S. Anesthetic drugs in status epilepticus: risk or rescue? A 6-year cohort study. Neurology. 2014;82(8):656–664.

18. Novy J, Logroscino G, Rossetti AO. Refractory status epilepticus: a prospective observational study. Epilepsia. 2010;51(2):251–256.

19. Legriel S, Azoulay E, Resche-Rigon M, et al. Functional outcome after convulsive status epilepticus. Crit Care Med. 2010;38(12): 2295–2303.

如何在 ICU 中管理吉兰 – 巴雷综合征

Joy Vijayan, Nobuhiro Yuki

吉兰 – 巴雷综合征（Guillain–Barré syndrome，GBS）是一种进展迅速，累及并引起运动、感觉和自主神经功能障碍的疾病。患者常因急性呼吸衰竭或延髓麻痹而被收入 ICU 治疗。正确的诊断和及时的治疗是 GBS 患者获得良好预后的可靠保证。本篇将讨论 GBS 在 ICU 中的诊治管理。

发病机制

GBS 是一种感染后引发的自身免疫性疾病。多数患者在感染微生物病原后 1~3 周发展成 GBS[1]。组织病理学依据炎性浸润过程所涉及的不同部位将 GBS 分为急性炎症性脱髓鞘性多发性神经病和急性运动轴索性神经病（图 66-1）。外源性的感染原，如空肠弯曲菌感染或巨细胞病毒感染诱导机体产生抗体，继而与周围神经表面的相应抗原结合。这些自身抗体附着在施旺细胞或轴突郎飞结的外表面，进而激活补体系统而引发髓鞘脱落，最终导致神经电传导异常和肌肉无力。

诊 断

GBS 临床表现和病情具有高度的特异性，因此临床确诊较为棘手。GBS 典型的临床表现为快速进展性的四肢无力伴有不同程度的延髓和呼吸肌受累。某些 GBS 的亚型可仅累及特定的一组肌群（表 66-1）[2]。GBS 的亚型包括：①延髓

表 66-1　吉兰 – 巴雷综合征，米勒综合征及其亚型的临床特征

	无力类型	共济失调	嗜睡
吉兰 – 巴雷综合征	四肢	是	
·咽 – 颈 – 手臂的无力	延髓 / 颈部 / 上肢		
不完全形式			
·急性咽无力	延髓		
·双侧面瘫	面部		
·截瘫性吉兰 – 巴雷综合征	下肢		
米勒 – 菲舍尔综合征	眼肌麻痹	是	
不完全形式			
·急性眼肌瘫痪	眼肌麻痹		
·急性共济失调神经病变	无	是	
·急性上睑下垂	上睑下垂		
·急性瞳孔散大	麻痹性瞳孔散大		
中枢神经系统亚型			
·比克斯塔夫脑干脑炎	眼肌麻痹		是
不完全形式			
·急性共济失调性嗜睡	无		是

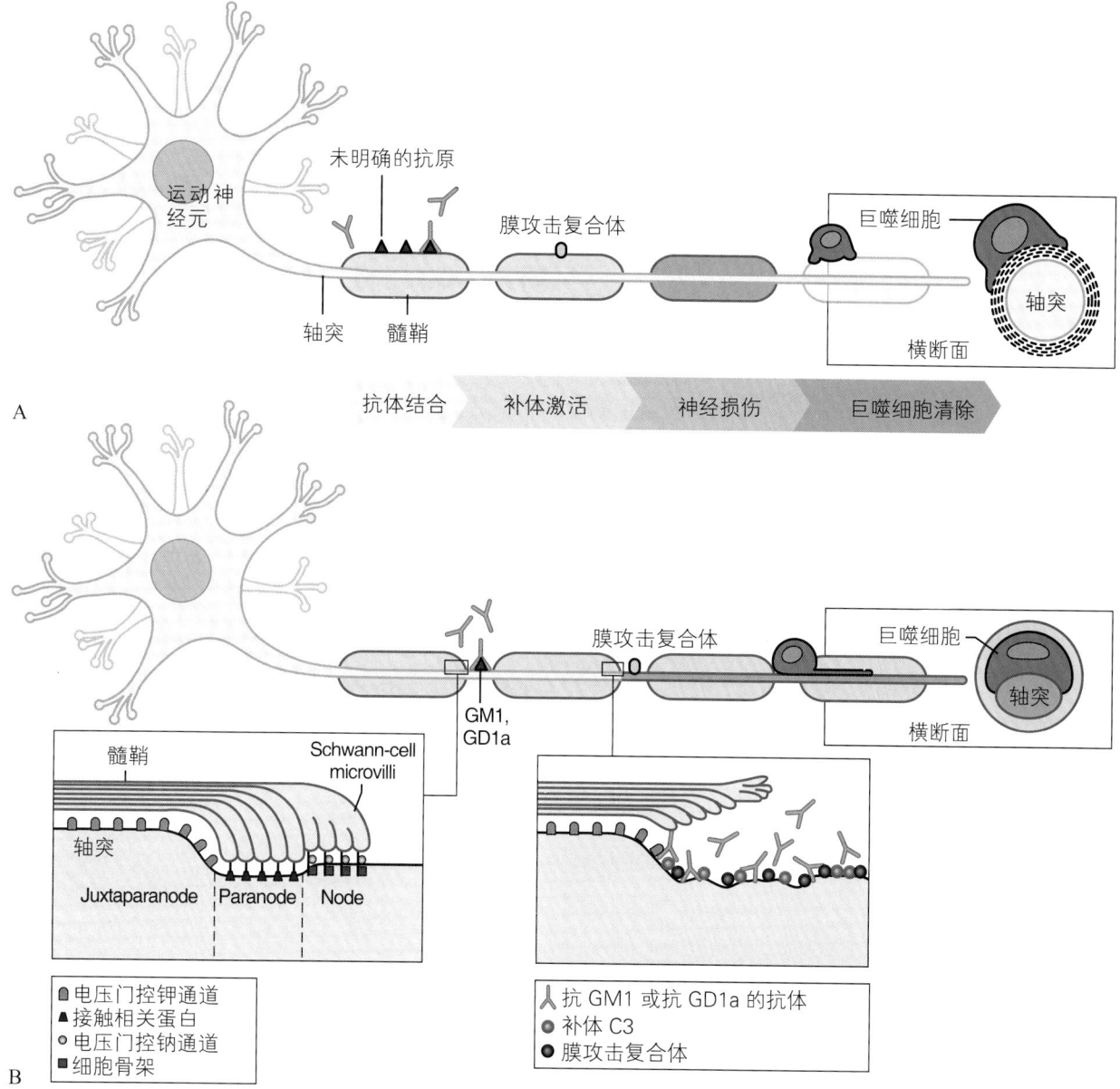

图 66-1　推测的 GBS 免疫病理发生机制

A. 急性炎性脱髓鞘性多发神经病变的免疫病理发生机制。尽管自体抗原仍未明确，但自体抗体能够通过与髓鞘上的抗原相结合并激活补体系统。同时，在施旺细胞的外表面，膜攻击复合体的形成引发囊泡的降解。巨噬细胞随即侵入髓鞘，清除并移去髓鞘降解产生的碎片；B. 急性运动神经元轴突病变的免疫病理发生机制。覆有髓鞘的轴突被划分为四大功能区：郎飞结区、结旁区（paranode）、联合区（juxtanode）和结间区（internode）。神经节苷脂（gangliosides）的两个亚型 GM1 和 GD1a 在郎飞结上高表达，且相同的区域还有电压门控的钠通道（NaV）表达。接触蛋白（contactin-associated protein, Caspr）与电压门控钾通道（Kv）分别表达于结旁区和联合区。当自体免疫球蛋白 G（immunoglobulin G, IgG）如 anti-GM1 or anti-GD1a 与结上的轴膜相结合产生 MAC 时，会导致 Nav 降解及结旁区髓鞘的脱失，进而造成神经传导效率减弱以及肌肉的无力。轴突的降解可能在更晚的时候出现。巨噬细胞由结内侵入轴突周围空间，发挥分解损伤轴突的作用（图片引自 Yuki N, Hartung HP. Guillain-Barré syndrome. N Engl J Med 2012;336:2294–2304. With permission from Massachusetts Medical Society.）

和上肢近端肌肉受累的咽 – 颈 – 臂丛亚型；②截瘫型；③双侧面瘫伴感觉异常型。Miller Fisher综合征（MFS）是 GBS 一个变异型，表现为眼外肌麻痹、共济失调、腱反射消失。MFS 也可表现为急性眼肌麻痹或急性共济失调神经病变等不完全形式。Bickerstaff 脑干脑炎为 MFS 中枢神经系统亚型，表现为意识障碍、眼外肌麻痹和共济失调等。这些患者的病情持续进展并累及其他肌群时，其临床表现可与 GBS 典型的临床表现相似。咽 – 颈 – 臂丛型、MFS 和 Bickerstaff 脑干脑炎常被误诊为脑干梗死、重症肌无力、肉毒杆菌中毒或 Wernicke 脑病（**表 66-2**）。

表 66-2　吉兰 – 巴雷综合征，米勒综合征及其亚型的鉴别诊断

吉兰 – 巴雷综合征
- 急性脊髓病变
- 癌性或淋巴瘤样脑膜炎
- 重症肌无力
- 危重型多发性神经病
- 维生素缺乏
- 类固醇诱导性肌病
- 中毒（贝壳类神经毒性中毒）
- 急性低磷酸盐血症
- 过量使用神经肌肉阻滞药物
- 蜱瘫痪
- 西尼罗河脊髓灰质炎
- 急性间歇性卟啉症

米勒 – 菲舍尔综合征，比克斯塔夫脑干脑炎，咽 – 颈 – 臂无力
- 基底动脉闭塞
- 重症肌无力
- 韦尼克脑病
- 肉毒梭菌中毒
- 脑干脑炎
- 白喉
- 蜱瘫痪

下身轻瘫型
- 腰骶丛病
  - 糖尿病
  - 肿瘤
  - 炎症（例如：结节病）
  - 传染性疾病（例如：巨细胞病毒、莱姆病）
- 马尾神经损伤

双侧面瘫
- 莱姆病
- 结节病

神经传导检查和脑脊液化验结果并不能在第一时间诊断 GBS，尤其是在患者刚入院时。临床实践中常综合各种临床资料去诊断 GBS（**表 66-3**）。腰椎穿刺可初步排除感染性疾病如莱姆病或恶性肿瘤如淋巴瘤。约 50% 的 GBS 患者发病的第一周脑脊液存在蛋白 – 细胞分离（脑脊液蛋白 >0.55 g/L 不伴有白细胞数升高）现象。颅脑和脊柱的影像学检查对诊断 GBS 帮助不大。若存在咽痛、咳嗽或腹泻等前驱感染病史，且在无力或共济失调等症状出现前和开始时出现远端感觉异常症状将有助于该病的临床诊断。

预　测

机械通气需要

呼吸功能进行性受损而需要辅以机械通气是 GBS 最常见的致命性并发症，临床发生率高达 30%。早期识别呼吸功能的恶化并及时转入重症监护治疗通常给患者的预后带来益处。人们已总结出一些量表对呼吸功能障碍进行早期预测。Erasmus GBS 呼吸衰竭量表（erasmus GBS respiratory insufficiency score, EGRIS）是一个基于分值计算的评估工具（**表 66-4**），可以在 90% 的患者中针对呼吸衰竭进行准确预测。**图 66-2** 展示了此量表所涉及的临床变量，包括从无力症状发作时到入院的天数，是否存在面瘫和球麻痹以及患者的 MRC 总分 [双侧六组不同肌肉的 MRC 总分，MRC 评分从 0（瘫）60（正常）][3]。

来自法国的一项纳入 722 例患者的前瞻性研究总结了 GBS 患者需要机械通气的预警指标。这六个指标包括发病到入院时间少于 7 天、不能咳嗽、无法站立、无法抬动肘部或头部、肝酶升高。当患者存在四个及以上预警指标时，至少 85% 的病人需要机械通气。作者还建议，如果患者已存在某一项预警指标时，应转入 ICU 监测[4]。另一项源自法国的研究发现，当患者肺活量减少 20% 且腓总神经传导阻滞时，其进行机械通气的风险增加[5]。

另有一些研究利用肺功能参数来评估患者是否需要机械通气。研究表明，可发展为呼吸衰竭的肺功能参数如下：肺活量 <20 ml/kg，最大吸气压力 <30 cm H_2O，最大呼气压 <40 cm H_2O，或上述参数较入院时的基线值下降 30% 以上[6-7]。

表 66-3　吉兰 – 巴雷综合征，米勒综合征及其亚型的诊断标准

核心临床症状	支持特征
· 相对对症的肢体症状，可伴有运动颅神经功能障碍[a, b]	· 前驱感染症状[c]
· 单相病程且在起病后 12 小时至 28 天内达到疾病最高峰，随后病情平稳	· 出现无力症状之前或发病之时存在肢体末端感觉障碍
· 缺乏明确的可鉴别的诊断	· 脑脊液细胞 – 蛋白分离[d]
1. 吉兰 – 巴雷综合征	
· 四肢无力[a, e, f] 且伴随反射消失或反射增强[g]	· 神经生理学证据证实为神经病变
1.1 咽 – 颈 – 臂无力	
· 口咽、颈部及手臂的无力伴随手臂反射消失或反射增强[a, b, h]	· 神经生理学证据证实为神经病变
· 不存在腿部无力及共济失调[i, j]	· 抗 –GT1a 或抗 GQ1b 抗体阳性
1.2 下身轻瘫型吉兰 – 巴雷综合征	
· 下肢无力伴反射消失或反射增强[a]	· 神经生理学证据证实为神经病变
· 不存在手臂的无力	
1.3 双侧面瘫	
· 面部无力伴感觉异常[a]	
· 不存在眼肌麻痹和肢体无力	
2. 米勒 – 菲舍尔综合征	
· 眼肌瘫痪伴共济失调伴反射减弱或增强[a, b, k, l]	· 抗 GQ1b 抗体阳性
· 不存在肢体无力[m] 和嗜睡	
2.1 比克斯塔夫脑干脑炎	
· 嗜睡伴眼肌麻痹伴共济失调[a, b, n]	· 抗 GQ1b 抗体阳性
· 不存在肢体无力[m]	

[a] 无力的症状可能表现为非对称性或只是单侧存在

[b] 米勒 – 菲舍尔综合征，比克斯塔夫脑干脑炎和咽 – 颈 – 臂无力的严重程度在局部和全身症状不尽相同。当存在极性共济失调性神经病变或嗜睡症状时，患者不存在无力的症状

[c] 神经症状出现前 3 天至 6 周存在上呼吸道感染或腹泻

[d] 脑脊液的白细胞计数小于 50 个 /μl 而蛋白却超出正常高限值

[e] 无力症状通常起于下肢但也有可能开始于手臂。无力的症状可能轻微，中度或完全瘫痪

[f] 与骨骼肌和呼吸肌相连的颅神经受波及

[g] 肌肉的舒缩功能可能正常或在 10% 的病人中存在夸大

[h] 缺乏明确症状提示不完全的咽 – 颈 – 臂无力症状包括：不存在上肢无力伴或不伴颈部无力

[i] 下肢无力的变异较大，但口咽、颈部和手臂的无力更为明显

[j] 当存在以下伴随症状时提示为吉兰 – 巴雷综合征的变异型：共济失调伴随眼肌麻痹，伴随米勒 – 菲舍尔综合征的共济失调不伴眼肌麻痹，急性共济失调性神经病变，共济失调伴眼肌麻痹且存在意识错乱，伴随比克斯塔夫脑干脑炎

[k] 当存在以下情况时提示患者为不完全的米勒 – 菲舍尔综合征：缺乏共济失调的症状，急性眼肌麻痹，缺乏眼肌麻痹，急性共济失调性神经病变

[l] 存在以下单一症状时提示为非典型的米勒 – 菲舍尔综合征：上睑下垂，急性上睑下垂，瞳孔散大，急性瞳孔散大

[m] 当存在肢体无力提示伴随吉兰 – 巴雷综合征

[n] 缺乏以下核心症状时提示非典型的比克斯塔夫脑干脑炎：眼肌麻痹、急性共济失调性嗜睡症

表 66-4　Erasmus-GBS 呼吸衰竭评分

评价指标	分类	评分
无力症状发病开始至患者入院的时间	>7 天	0
	4~7 天	1
	≤3 天	2
入院时是否存在面部和（或）延髓的麻痹	缺乏	0
	存在	1
入院时医疗研究机构的评分总和	60~51	0
	50~41	1
	40~31	2
	30~21	3
	≤20	4
Erasmus GBS	呼吸衰竭评分	0~7

GBS. 吉兰－巴雷综合征

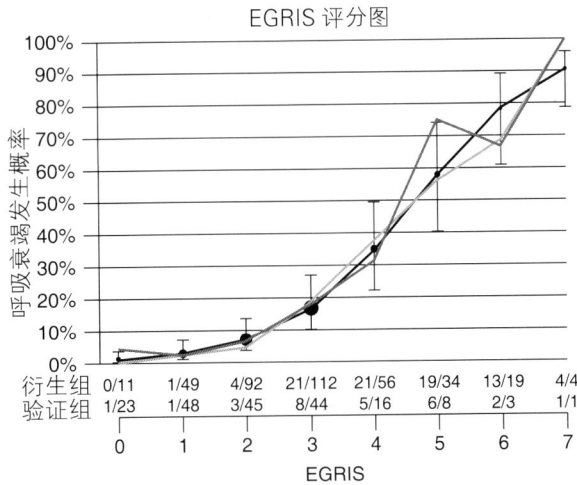

EGRIS 评分图

图 66-2　依据 Erasmus 的 GBS 呼吸衰竭评分（erasmus GBS respiratory insufficiency score, EGRIS）对衍生组及验证组的呼吸衰竭发生率和机械通气使用率进行预测。黑线反映的是结合两组数据所统计的呼吸衰竭发生概率。图中圆点的大小反映了纳入整合组的已进行 EGRIS 评分的病人数量（n=565）。深灰色线反映的是衍生组使用机械通气的比率（n=377），浅灰色线反映的是验证组使用机械通气的比率（n=188）。线上的数字表示衍生组和验证组中已进行 EGRIS 评分后需要机械通气的病人数（该图 摘 自 Walgaard C, Lingsma HF, Ruts L, et al. Prediction of respiratory insufficiency in Guillain-Barré syndrome. Ann Neurol. 2010; 67:781–787. With permission from John Wiley & Sons.）

死亡率

目前的研究报道，GBS 的死亡率为 3%~11%[8-9]。死亡率增加的相关因素包括高龄、前期胃肠炎、Hughes 残疾量表的评级、轴突的神经病变类型、快速进展的病程以及较长的病程持续时间。肺炎和心律失常是患者死亡的主要原因。值得关注的是，GBS 死亡率在疾病的进展期、平台期及恢复期几乎是相等的。现已证实，当 GBS 伴有合并症时比单纯 GBS 的死亡率更高。

远期疗效

现已发现某些预后因素和评分量表可用于预测 GBS 患者的远期疗效[10]，常用的是 Erasmus GBS 预 后 评 分（erasmus GBS outcome score, EGOS；表 66-5）[11] 和改良的 EGOS（mEGOS；表 66-6）[12]。前者纳入年龄、腹泻病史和入院时残疾功能评分等因素，用于预测患者入院后 6 个月独立行走的可能性（图 66-3）。mEGOS（图 66-4）评分采用 MRC 总分代替残疾功能评分[即总得分范围从 0（瘫）60（正常），衡量六个不同的双侧肌肉群]，其余指标不变。评分的结果是患者入院后 4 周，3 个月，6 个月出现功能障碍的情况。

表 66-5　Erasmus-GBS 预后评分

	分类	评分
发病时的年龄（岁）	≥60	1
	41~60	0.5
	≤40	0
腹泻（≤4 周）	缺乏	0
	存在	1
GBS 伤残评分（入院 2 周时评价）	0 或 1	1
	2	2
	3	3
	4	4
	5	5
Erasmus GBS	预后评分	1~7

GBS. 吉兰－巴雷综合征

表 66-6　改良的 Erasmus-GBS 预后评分

预后因素	评分	预后因素	评分
发病时的年龄（岁）		发病时的年龄（岁）	
≤ 40	0	≤ 40	0
41~60	1	41~60	1
>60	2	>60	2
腹泻病史 *		腹泻病史	
无	0	无	0
有	1	有	1
入院时医疗研究机构的评分总和		MRC sum score (at day 7 ofadmission)	
51~60	0	51~60	0
41~50	2	41~50	3
31~40	4	31~40	6
0~30	6	0~30	9
改良的 Eramus-GBS 预后评分	0~9	改良的 Eramus-GBS 预后评分	0~12

* 无力症状发病前 4 周存在腹泻

GBS. 吉兰 – 巴雷综合征；MRC. 医学研究委员会

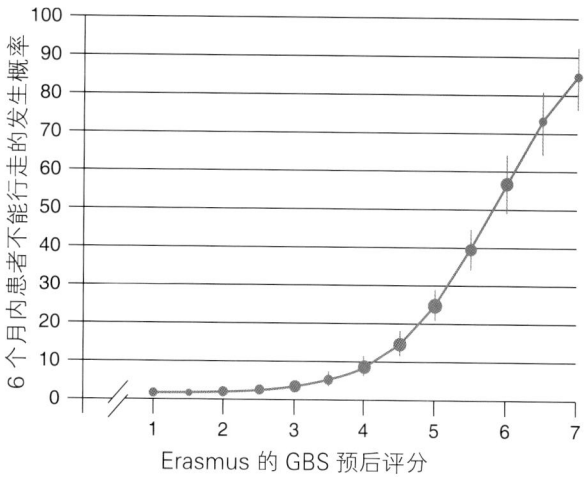

图 66-3　基于 Erasmus 的 GBS 预后评分对患者 6 个月内不能行走的发生概率预测（ n=762 ）。垂直短线表示 95% 置信区间。圆点的大小表示相应评分下所纳入的患者数量。患者不能行走的概率依据如下公式进行计算 1/（ 1 + exp[8.2–1.4 × EGOS] ）（该图摘自 van Koningsveld R, Steyerberg EW, Hughes RAC, et al. A clinical prognostic scoring system for Guillain-Barré syndrome. Lancet Neurol. 2007;6:589–594. With permission from Elsevier Limited.）

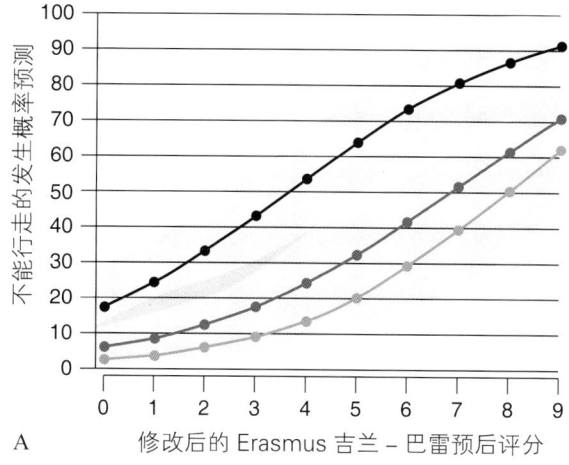

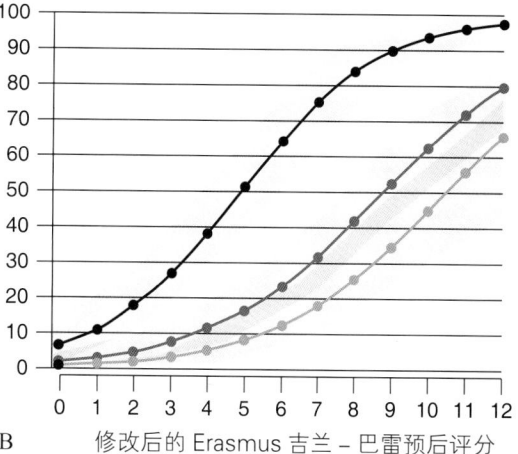

图 66-4　基于改良的 Erasmus 的 GBS 预后评分对患者 4 周（顶端线），3 个月（中间线）和 6 个月（底端线）内不能行走的发生概率预测。图 A 和图 B 分别表示入院当天和入院第 7 天的评分情况。靠下端两条曲线周围的灰色区域表示 90% 置信区间（该图摘自 Walgaard C, Lingsma HF, Ruts L, et al. Early recognition of poor prognosis in Guillain-Barré syndrome. Neurology 2011;76:968–975. With permission from Lippincott Williams and Wilkins.）

临床管理

临床监测

呼吸和心功能不全通常与 GBS 急性期同步发生。及时发现神经功能障碍并明确呼吸和心脏功能的恶化，早期采取相应的干预措施能使大多数 GBS 患者得到满意的预后结果。由于 GBS 患者咽部肌肉无力可导致气道功能障碍，因此有必要对 GBS 患者通过频繁的床旁检查或肺功能评估尽早发现患者存在的呼吸功能不全。

GBS 患者最初的临床症状是迅速进展的四肢无力，随后表现形式是多种多样的。呼吸衰竭和机械通气的介入是 GBS 患者最严重的短期并发症，早期对患者进行重症监护尤为重要。若病史存在以下情况则建议尽早进行气管插管：患者病情急速进展，延髓受累，言语含糊，呼吸急促和咳嗽受限。提示呼吸衰竭的临床症状包括：颈部肌力减弱，咳嗽受限，胸部扩张度降低，反常的腹部呼吸以及随机呼吸频率小于 20 次 / 分[13-15]。轴向肌肉无力涉及的肌群包括颈部屈肌和躯干肌肉以及膈肌和其他呼吸肌。具有良好通气储备的正常人在深吸气后随机呼吸频率达到 50 次 / 分。肺活量不超过 2 L 和 1 L 时，随机呼吸频率则相应的不能超过 25 和 10 次 / 分。当呼吸频率小于 15 次 / 分时，则患者极容易发生呼吸衰竭。前文提到的评价量表可作为患者转入 ICU 治疗的证据。

呼吸功能恶化时应每 2~4 小时进行周期性的肺功能评估[16]。当通气完全依赖于眼球快速运动睡眠阶段的膈肌运动时则提示夜间有呼吸功能恶化的可能性，同时也提示这一时期需要更为密切的监护。需注意的是，仰卧位比垂直位下降约 10% 的用力肺活量。进行机械通气的 GBS 患者其肺活量小于 30 ml/kg 时常伴有咳嗽无力和呼吸困难的感觉。若 GBS 患者肺活量小于 25 ml/kg，则其会因为周围微小肺不张和肺血管分流增加而出现叹息样呼吸。小于 15 ml/kg 或 1 L（相当于 <30%~35% 预测值）时应根据患者病情选择气管插管或机械通气。因此，肺活量连续监测，负力吸气（NIF）和最大呼气压是预测呼吸功能恶化的有效指标。"20 / 30 / 40"原则是评估患者是否需要气管插管和机械通气的常用方法，当肺活量低于 20 ml/kg，NIF 小于 30 cm H_2O 且最大呼气压小于 40 cm H_2O 提示患者极有可能发生呼吸窘迫而需要气管插管和机械通气。目前尚未发现其他方式替代气管插管和机械通气。事实上，选择性插管已被认为能有效减少肺炎发生率并缩短机械通气时间[17, 18]。

通气管理

气管插管和机械通气

对于需要气管插管和机械通气的 GBS 患者，有几个方面需要引起重视。自主神经紊乱是常见并发症。插管与麻醉药物的血管扩张作用与血流动力学不稳定有关，静脉回流减少与正压通气有关，严重的高钾血症可能与 GBS 患者使用琥珀酰胆碱有关，如果有必要的话，可以适当应用选择性神经肌肉阻断药。自主神经功能障碍也是 GBS 患者的常见并发症。患者麻醉状态下进行无创正压通气后会增加其血流动力学不稳定的风险并减少静脉回流[19, 20]。琥珀酰胆碱的使用可能是 GBS 患者血钾升高的原因之一，因此应视情况选择不同的神经肌肉接头阻滞药。

目前尚缺乏针对 GBS 患者机械通气管理策略的随机对照试验。临床实践中，应根据患者呼吸肌无力程度及其对机械通气的耐受程度进行调整。GBS 患者通常拥有正常的肺功能，实际操作过程中应注意避免呼吸机引起的肺损伤（VILI）和呼吸机相关性肺炎。明智的做法是采用容量辅助 - 控制通气模式，初始潮气量设置一般不高于 6 ml/kg（预测体重），分钟通气量能使动脉血二氧化碳分压（$PaCO_2$）保持在正常范围内为宜，吸入氧浓度尽可能接近空气氧浓度（21%）但能满足机体氧需即可。为有效预防肺不张和肺泡萎陷伤情况，应采用呼气末正压通气[21]。随后可转变为压力支持模式，比例辅助模式或中性辅助通气模式。目前，除了个案报道外，尚无证据支持何种通气模式最佳。

呼吸机撤机

何时选择撤离呼吸机在 GBS 的临床管理中具有挑战性[22, 23]。机械通气时间过长或操作不慎可能引发一些并发症，包括呼吸机相关性肺炎、气管损伤、VILI、喉头水肿及膈肌萎缩。过早撤离则可能导致呼吸窘迫、心肌缺血、胃内容物误吸。

气管切开术

气管切开术可提高患者的舒适度，从而最少应用镇静。不仅如此，它还能降低喉和声带损伤的风险，促进气道异物的清理使患者尽快脱离呼吸机。如何选择气管切开的时间尚不明确，现在通常取决于当地医院和医生的经验和疾病的进展。如果机械通气时间超过 2 周，气管切开是更为适合的辅助通气方式[23]。支持气管切开术的条件包括：持续的颈部和近端肢体无力，严重的自主神经功能不稳，患者出现呼吸机相关性肺炎以及高龄[24]。基于总肺活量及吸气和呼气压力去计算患者肺功能比可用于预测患者是否需要进行气管切开术。第 12 天获得的肺功能评分除以在第 1 天获得的肺功能评分可获得患者气管插管后第 12 天的肺功能比。若肺功能比小于 1 则提示患者仍需机械通气，也是早期气管切开的一个指标。肺功能比小于 1 对于预测机械通气时间超过 3 周的敏感度为 70% 而特异度为 100%。如果肺功能已得到改善，则切开时间可以推迟一个星期。经皮扩张气管切开是更易接受且能降低拔管风险的手术方法。

临时起搏器

GBS 患者自主神经功能紊可能导致心血管功能障碍，这可能是自主神经系统的交感神经和副交感神经过于活跃或功能障碍所导致的[26]。进行机械通气的患者易发生自主神经功能紊乱。常见的异常变化有相对无害的窦性心动过速以及由迷走神经介导的心动过缓、心脏停搏甚至是危及生命的心律失常，此时可能需要使用阿托品和临时起搏器。针对自主神经功能紊乱需要检测的项目包括普通心电图和立卧位血压。若患者发生窦性心动过速、阵发性心律失常或血压波动应尽早转入 ICU 监测并进行动态血压监测。持续性缓慢性心律失常是置入临时起搏器的临床指征。血压水平波动剧烈（如过山车一般波动）是 GBS 患者常见的并发症，通常选择短效药物（如艾司洛尔、尼卡地平）进行对症处理。需要对这些药物的用量引起重视，因为 GBS 患者对这些药物极为敏感，即使是小剂量血管活性药物也可能导致神经超敏。此外，应同时兼顾对运动神经功能障碍进行治疗。

免疫治疗

一旦 GBS 患者出现危及生命的呼吸、循环问题，就应采取针对疾病的原发性病理生理改变的特异性治疗[27]。免疫治疗为目前 GBS 的主要方法。血浆置换和静脉注射免疫球蛋白（IVIG）已被证明是促进患者康复的有效治疗。对运动功能和通气功能严重受损的 GBS 患者其疗效最为显著。存在自主神经不稳定或升压药物依赖型感染性休克患者，应给予丙种球蛋白而不是血浆交换。一旦启动免疫治疗，应注意其引起的并发症及相应的病情变化。

静脉注射免疫球蛋白

相较于 IVIG 治疗前，免疫球蛋白能中和致病性抗体而抑制抗体介导的补体活化，进而减少神经损伤并加快临床症状的改善。IVIG 较血浆置换具有更强的便利性和可操作性。标准治疗方案包括在 5 天内连续给予 2 g/kg 免疫球蛋白[28]。免疫球蛋白在患者体内的药代动力学各不相同，部分患者在注射免疫球蛋白后血清 IgG 增加效果并不明显，这些患者通常预后较差，较少能在 6 个月后独立行走。另有研究指出，对于 IVIG 反应不佳的患者，加用一个疗程的 IVIG 可明显改善其症状[29、30]。

血浆置换

GBS 发病后的 2 周内进行血浆置换效果最为显著[31]。与对症支持治疗相比，血浆置换能非特异性的去除抗体和补体，从而减少神经损伤，快速改善患者临床症状。目前常用的治疗方案是 2 周内进行 5 次血浆交换，总交换量为 5 倍血浆量。

一个疗程的 IVIG 后进行血浆置换并不明显优于单纯的血浆置换或 IVIG。泼尼松或甲泼尼龙都不能显著加快恢复或改善与 GBS 患者相关的长期预后。一项研究表明，联合应用丙种球蛋白与甲泼尼龙并不比单用丙种球蛋白更有效，但其短期效果较单独使用时更为明显[32]。

对症支持治疗

GBS 患者的临床管理还涉及一些其他的对症处理措施，包括 ICU 常见并发症以及 GBS 所特有的并发症[33]。

深静脉血栓形成

GBS 患者由于四肢无力导致的长时间不活动而存在深静脉血栓形成（DVT）的高风险因素。目前还没有临床试验推荐用于 GBS 患者预防深静脉血栓形成的药物或机械方法。由于难以确定患者是否处于血栓形成的活化期，因此预防的持续时间并不明确。预防性使用皮下注射肝素或低分子量肝素（low-molecular-weight heparinoids, LMWHs）可降低 DVT 的发生率。围术期研究发现，弹力袜（thromboembolism-deterrent hose, Ted）和连续反搏装置（sequential compression devices, SCDS）已被证明能减少 70%DVT 的发生。我们推荐使用 LMWHs、SCDs 和 TED。应积极采取预防措施直到患者功能恢复显著且能下床活动。

麻痹性肠梗阻

便秘是一种 GBS 患者常见的临床症状，可由多种因素如固定的体位、阿片类药物、电解质紊乱和脱水等引起。GBS 患者麻痹性肠梗阻的风险增加可能是疾病本身所致或其他并发症所导致。常规监测腹部周径和肠鸣音是日常护理的重要组成部分。基于一些临床个案报道，GBS 患者应使用大便软化剂来解决其排泄困难。临床上常选用红霉素和新斯的明进行麻痹性肠梗阻的治疗。由于 GBS 患者膀胱功能常受到影响，因此应常规进行导尿。

抗利尿激素分泌不当综合征

多达 50% 的 GBS 患者会出现抗利尿激素分泌不当综合征（syndrome of inappropriate secretion of antidiuretic hor-mone, SIADH）[34]。SIADH 也被视为 GBS 患者的预后指标，低钠常提示预后不良。SIADH 低钠血症的确切机制尚不清楚。有研究指出，渗透复位减弱和肾小管对 ADH 敏感性增加是其可能的发生机制。ICU 监护过程中需及时发现这一并发症从而防止 GBS 患者出现定向障碍和癫痫发作等表现。

神经病理性疼痛

神经病理性疼痛是大多数 GBS 患者常见的症状。这些症状可出现于四肢远端，肩部和腰部。有研究发现，约 89% 的患者存在疼痛且超过一半的患者症状很严重。75% 的患者需要使用阿片类药物、对乙酰氨基酚（扑热息痛）和非甾体抗炎药进行镇痛[35]。需注意的是，阿片类药物可能导致肠道和膀胱功能障碍。约 10% 的患者可通过非阿片类镇痛药如加巴喷丁和卡马西平改善症状[35]。与安慰剂相比，加巴喷丁与卡马西平都能明显减轻 GBS 患者疼痛症状[36、37]。

GBS 患者在 ICU 还可能出现焦虑、失眠和谵妄等精神症状，在疾病进展的早期阶段，尤其推荐谨慎地进行滴定使用抗焦虑药物和夜间使用镇静药。

作者推荐

• GBS 可能是因为感染导致周围神经脱髓鞘病变或轴索变性而引发的一种急性发作性运动、感觉和自主神经功能障碍疾病。

- GBS 患者常因进行性的呼吸功能储备下降而导致呼吸衰竭，需转入 ICU 进行机械通气。

- 从形态学上来说，GBS 患者的肺是正常的。但患者由于呼吸肌无力，造成胸泵作用障碍（夜间睡眠时更甚），因此需要机械通气进行辅助呼吸。通气策略应关注肺的顺应性和吸氧浓度。早期考虑气管切开。

- 静脉输注免疫球蛋白（IVIG）是目前的标准治疗方式，血浆置换较 IVIG 更为昂贵，可作为危重患者的后备治疗方式。

- 自主神经功能障碍可表现为快速性心律失常或缓慢性心律失常、高血压或低血压，亦或上述所有症状。治疗过程中应防止过度治疗和反弹效应，使用降压药时尤为突出。

- 因为体液和电解质异常，膀胱和肠道功能障碍对于 GBS 患者来说是不可避免的。不仅如此，GBS 患者还存在深静脉血栓形成的高危因素。

- 神经性疼痛、焦虑和抑郁是 GBS 患者在 ICU 的常见神经精神症状，除了做好安抚工作，还需要谨慎使用抗焦虑和镇静类药物。

（李福祥　唐　章）

参考文献

1. Yuki N, Hartung HP. Guillain-Barré syndrome. N Engl J Med. 2012;336:2294–2304.

2. Wakerley BR, Uncini A, Yuki N, GBS Classification Group. Guillain-Barré and Miller Fisher syndromes—new diagnostic classification. Nat Rev Neurol. 2014;10:537–544.

3. Walgaard C, Lingsma HF, Ruts L, et al. Prediction of respiratory insufficiency in Guillain-Barré syndrome. Ann Neurol. 2010;67:781–787.

4. Sharshar T, Chevret S, Bourdain F, et al. Early predictors of mechanical ventilation in Guillain- Barré syndrome. Crit Care Med. 2003;31:278–283.

5. Durand MC, Porcher R, Orlikowski D, et al. Clinical and electrophysiological predictors of respiratory failure in Guillain-Barré syndrome: a prospective study. Lancet Neurol. 2006;5:1021–1028.

6. Lawn ND, Fletcher DD, Henderson RD, et al. Anticipating mechanical ventilation in Guillain-Barré syndrome. Arch Neurol. 2001;58:893–898.

7. Hughes RAC. Management of acute neuromuscular respiratory paralysis. J R Coll Physicians Lond. 1998;32:254–259.

8. Wong AH, Umapathi T, Shahrizaila N, et al. The value of comparing mortality of Guillain-Barré syndrome across different regions. J Neurol Sci. 2014;344:60–62.

9. van den Berg B, Bunschoten C, van Doorn PA. Mortality in Guillain-Barré syndrome. Neurol. 2013;80:1650–1654.

10. The Italian Guillain-Barré Study Group. The prognosis and main prognostic indicators of Guillain-Barré syndrome: a multicenter prospective study of 297 patients. Brain. 1996;119:2053–2061.

11. van Koningsveld R, Steyerberg EW, Hughes RAC, et al. A clinical prognostic scoring system for Guillain-Barré syndrome. Lancet Neurol. 2007;6:589–594.

12. Walgaard C, Lingsma HF, Ruts L, et al. Early recognition of poor prognosis in Guillain-Barré syndrome. Neurol. 2011;76:968–975.

13. Bella I, Chad DA. Neuromuscular disorders and acute respiratory failure. Neurol Clin. 1998;16:391–417.

14. Mehta S. Neuromuscular diseases causing acute respiratory failure. Respir Care. 2006;51:1016–1021.

15. Yavagal DR, Mayer SA. Respiratory complications of rapidly progressive neuromuscular syndromes: Guillain-Barré syndrome and myasthenia gravis. Semin Respir Crit Care Med. 2002;23:221–229.

16. Green DM. Weakness in the ICU: Guillain-Barré syndrome, myasthenia gravis, and critical illness polyneuropathy/myopathy. Neurologist. 2005;11:338–347.

17. Ropper AH, Gress DR, Diringer MN, et al. Neurological and Neurosurgical Intensive Care. 4th ed. Philadelphia: Lippincott Williams and Wilkins; 2004:279–294.

18. Orlikowski D, Prigent H, Sharshar T, et al. Respiratory dysfunction in Guillain-Barré syndrome. Neurocrit Care. 2004;1:415–422.

19. Dalos NP, Borel C, Hanley DF. Cardiovascular autonomic dysfunction in Guillain-Barré syndrome: therapeutic implications of Swan-Ganz monitoring. Arch Neurol. 1988;45:115–117.

20. Pfeiffer G, Schiller B, Kruse J, et al. Indicators of dysautonomia in severe Guillain-Barré syndrome. J Neurol. 1999;246:1015–1022.

21. Dhar R. Neuromuscular respiratory failure. Continuum Lifelong Learning Neurol. 2009;15:40–67.

22. MacIntyre NR. Evidence-based ventilator weaning and discontinuation. Respir Care. 2004;49:830–836.

23. Lawn ND, Wijdicks EF. Tracheostomy in Guillain-Barré syndrome. Muscle Nerve. 1999;22:1058–1062.

24. Lawn ND, Wijdicks EF. Post-intubation pulmonary function test in Guillain-Barré syndrome. Muscle Nerve. 2000;23:613–616.

25. Flachenecker P, Wermuth P, Hartung HP, et al. Quantitative assessment of Cardiovascular autonomic function in Guillain-Barré syndrome. Ann Neurol. 1997;42:171–179.

26. Zochodne DW. Autonomic involvement in Guillain-Barré syndrome: a review. Muscle Nerve. 1994;17:1145–1155.

27. van den Berg B, Walgaard C, Drenthen J, et al. Guillain-Barré syndrome: pathogenesis, diagnosis, treatment and prognosis. Nat Rev Neurol. 2014;10:469–482.

28. Patwa HS, Chaudhry V, Katzberg H, et al. Evidence-based guideline: intravenous immunoglobulin in the treatment of neuromuscular disorders: report of the Therapeutics and Technology Assessment Subcommittee of the American Academy of Neurology. Neurology. 2012;78:1009–1015.

29. van der Meché FGA, Schmitz PIM, Dutch Guillain-Barré Study

Group. A randomized trial comparing intravenous immune globulin and plasma exchange in Guillain-Barré syndrome. N Engl J Med. 1992;336:1123–1129.

30. Kuitwaard K, de Gelder J, Tio-Gillen AP, et al. Pharmacokinetics of intravenous immunoglobulin and outcome in Guillain-Barré syndrome. Ann Neurol. 2009;66:597–603.

31. The Guillain-Barré syndrome Study Group. Plasmapheresis and acute Guillain-Barré syndrome. Neurology. 1985;35:1096–1104.

32. Hughes RAC, Swan AV, Raphael JC, et al. Immunotherapy for Guillain Barré syndrome: a systematic review. Brain. 2007;130:2245–2257.

33. Hughes RAC, Wijdicks FM, Benson E, et al. Supportive care for patients with Guillain-Barré syndrome. Arch Neurol. 2005;62:1194–1198.

34. Saifudheen K, Jose J, Gafoor VA, et al. Guillain-Barré syndrome and SIADH. Neurology. 2011;76:701–704.

35. Moulin DE, Hagen N, Feasby TE, Amireh R, Hahn A. Pain in Guillain-Barré syndrome. Neurology. 1997:48328–48331.

36. Pandey CK, Bose N, Garg G, et al. Gabapentin for the treatment of pain in Guillain-Barré syndrome: a double-blinded, placebocontrolled, crossover study. Anesth Analg. 2002:951719–951723.

37. Tripathi M, Kaushik S. Carbamezapine for pain management in Guillain-Barré syndrome patients in the intensive care unit. Crit Care Med. 2000:28655–28658.

第十四部分

营养、胃肠病和肝脏重症监护

67 重症患者是否适合"低热量喂养"

Naomi E. Cahill, Daren K. Heyland

重症患者通常呈高代谢状态并且可以迅速变得营养不良[1]。医源性营养不良在这些患者中已经普遍存在并且与发病率和死亡率升高相关[2]。因此，提供营养治疗是患者标准治疗不可或缺的组成部分。目前临床实践指南推荐危重患者在入住重症监护室（ICU）24~48小时启动营养支持。同时，推荐优先使用肠内营养（EN）[3~7]。

尽管已发布的指南在人工喂养的途径和时间上有一致性，但喂养目标和最佳喂养剂量仍然存在争议。更新于2012年的拯救脓毒症运动指南，建议避免"在第一周强制进行全热卡喂养，而是建议低热卡喂养（例如，每天可达500 kal），并且可根据耐受情况逐渐增加［2B级（弱推荐）基于中等质量的证据］[8]。""低剂量""允许性低热量"或"低热卡"喂养这些概念最初提出是在十几年前，目的是为了减少急性应激反应相关的代谢并发症[9, 10]。事实上，临床实践中由于胃肠道的不耐受、手术禁食以及常规的护理操作导致EN的中断往往会造成计划外的低热卡喂养[11, 12]。对大多数危重病患者的喂养并不能满足营养需求，观察研究结果表明平均能量摄入量约为计算需求量的60%[12, 13]。

与更新的拯救脓毒运动指南相反，更新于2013年的加拿大危重病营养指南，不推荐这种低热量喂养的做法（无论是否有意）并建议"在危重患者中启动EN时，应当考虑优化营养的输入策略（从靶定速率开始、允许胃残留量的更高阈值、使用促胃肠动力药物和小肠喂养），并且对于急性肺损伤的患者，初始策略是前5天内不考虑启动人工喂养"[6]。这些不同的建议导致临床实践的混乱并影响政策的制定。一方面，它可能导致实施不恰当的治疗甚至是潜在有害的治疗；另一方面，它可能刺激自满感使得营养作为重要的治疗模式而导致患者更差的结果。因此，有必要采取措施，以及时解决这一争议。

重症患者低热量喂养的观察性研究

过去的十年，有很多关于能量摄入与重症患者临床重要预后关系的观察性研究。其中九项观察性研究证明热债或者低于目标热卡的喂养与较差的临床结局相关[14~22]。但另外四项研究发现了相反的结果，提示提供接近目标热卡的热量对重症患者有不良影响[23~26]。这些观察研究形成的不一致的结论可能是由于研究方法的不同。这里，我们通过一项大型观察性研究，来评估热量摄入和临床结局之间的关系。数据来源于33个国家352个ICU中7872名在ICU中滞留至少96小时的机械通气的重症患者，结果发现得到的结果高度依赖于所使用的统计学方法[21]。当应用最稳健的统计方法时，例如排除4天之内可以彻底经口营养的患者，仅基于经口营养前12天ICU卡路里摄入的平均值，并校正评价天数和协变量，我们观察到接受多于处方热量三分之二的患者的60天住院死亡率低于接受处方热量小于三分之一的患者［比值比（OR）=0.67，95% CI 0.56~0.79，P<0.001］。并且结果显示给予大于80%的处方热量可以获得最佳临床结局。在最近一项对2270名诊断为脓毒症的ICU患者的观察

中也得到了类似的结果[22]。因此，基于这些大规模的"真实世界"的观察研究，可以认为重症患者并不适合"低热量喂养"（包括脓毒症患者）。尽管我们尽最大努力去调整人工喂养期间可能的混杂因素作用，但结果并不完美。也正如我们以前发表的文章所说"营养摄入与临床结局的因果关系不能被任何观察性研究的结果所确定[27]"。为了找到真正的答案，我们需要从随机对照试验（RCT）中寻找证据。

允许性低热量喂养的随机对照试验

过去的 4 年里，发表了 3 篇比较在 ICU 住院期间允许性低热量喂养与早期全热量喂养的 RCT 研究[28~30]。其中第一篇是由 Arabi 等发表的，采用 2×2 析因设计来比较允许性低热量喂养（计算所需热量的 60%~70%）与全热量喂养（计算所需热量的 90%~100%）以及胰岛素强化治疗和常规治疗对危重病患者临床结果的影响[28]。这项单中心的研究共纳入 240 患者，其中内科患者占 83%，平均年龄 51 岁，体重指数（BMI）28.5 kg/m²。尽管全热量喂养组的喂养剂量并没有达到所设定的目标，但两者之间的喂养剂量是有差异的（59.0±16.1% vs. 71.4±22.8%，$P<0.000\ 1$）。结果显示，两组之间的 28 天死亡率没有差异（18.3% vs. 23.3%，RR=0.79，95% CI 0.48~1.29，$P=0.34$），但允许性低热量组的住院死亡率明显降低（30.0% vs. 42.5%，RR=0.71，95% CI 0.50~0.99，$P=0.04$）。尚没有发现其他方面的差异。Arabi 等目前正在多个中心重复这项试验，结果不久将会得到（临床试验注册号：ISRCTN68144998）。

Petros 等做了第二个单中心随机对照试验。将 100 名预计至少需要 3 天以上人工喂养的重症患者随机分配到早期（入 ICU 24 小时以内）全热量［25 kcal/（kg·d）］喂养组和低热量喂养组（50% 全热量）[29]。分配到低热量喂养组的患者平均接受所需目标热量的 42.6%，而分配到全热量组的患者平均接受所需目标热量的 75.5%

（$P=0.000\ 1$）。与全热量喂养组相比，主要结局指标 ICU 滞留期间的院内感染率在低热量喂养组中显著升高［12/46（26.1%）vs. 6/54（11.1%），$P=0.046$］。其他临床结局指标未发现明显差异。

在另一个单中心的随机对照试验中[30]，将外科 ICU 中预计需要人工营养超过 48 小时的 83 名平均年龄为 52 岁、BMI 30.5 kg/m² 的患者，随机分为低热量组（计算所需热量的 50%）和全热量组（计算所需热量的 100%）。低热量组的患者所接受的热量远远低于全热量组（983±61 vs. 1 338±92 kcal，$P=0.019$）。主要结局指标获得感染的患者的比例在两组患者中没有差异［低热量组：70.7%（29/41），全热量组：76.2%（32/42），$P=0.57$，校正 OR=0.82，95%CI 0.28~2.39］。没有观察到其他感染或临床结局的不同。

鉴于这三个研究结果的不同及性质的差异，需要大规模的多中心临床试验来得出有关早期低热量喂养的确切结论。

滋养型喂养的随机对照试验

由同一研究组进行的两个 RCT 试验旨在验证一个假设，即初始进行滋养型的 EN（即，提供小剂量 EN）将减少胃肠并发症并改善临床结局[31, 32]。在第一个单中心研究中[31]，200 例（平均年龄 54 岁，BMI，28.7 kg/m²）预计机械通气时间超过 72 小时的急性呼吸衰竭患者，随机分为全热量喂养组［EN 在随机分组后 12 小时内以每小时 25 ml 的速率启动，并且每 6 小时进行加量直至达到目标速率（在 1~2 天）］和滋养型喂养组（EN 以每小时 10 ml 的速率开始，在第 6 天达到全热量）。对于研究的第 1~5 天，全热量组的患者比滋养型组的患者（1418±686 kcal/d vs. 300±149 kcal/d，$P\leqslant0.001$）接受更多的热量。总体而言，滋养型喂养组中胃肠道不耐受的倾向（26.5% vs. 39.2%，$P=0.08$），胃残留量少于 300 ml 的概率（2.1% vs. 7.5%，$P\leqslant0.001$）及腹泻的可能（19.1% vs. 24.1%，$P=0.08$）均较低。但并没有观察到临床结局及感染性并发症之间的差异。

第二个最近的 RCT 研究是在美国 44 个 ICU 中进行的大型多中心研究[32]。研究团队采用 2×2 析因设计，目的是评估 ω-3 脂肪酸添加剂对肠内营养（早期 vs. 延迟）有效性的影响。1 000 名，平均年龄 52 岁，BMI 30 kg/m²，诊断为急性肺损伤（ALI）的患者被随机分配到全热量组和滋养型喂养组（如上述单中心试验所述）。全热量组比滋养型组在前 5 天接受更多的热量（1 300±82 vs. 400±25 kcal/d，P=0.001），并且更早达到目标速率（1.3±1.2 天 vs. 6.7±1.8 天，P=0.001）。最终结果显示，在滋养型喂养组中，大于 300 ml 的胃残留量（2.2% vs. 4.9%，P ≤ 0.001）、腹泻倾向（16.5% vs. 18.7%，P=0.16）及呕吐发生率（1.7% vs. 2.2%，P=0.05）均较低。作者同时指出在随后 6 个月及 12 个月的观察中患者无机械通气天数、感染、60 天死亡率、生理功能、认知状态以及其他的临床结局没有差异。但全热量喂养有提高 6 分钟步行测试分数的趋势，而很多滋养型喂养组中的患者需要进行康复训练［57（23%）vs. 30（14%），P=0.01］[33, 34]。

因此，来自这两个滋养型喂养试验的数据并不能证明其对临床结局的改善，但可以减少胃肠道相关的并发症。在 ICU 住院期间最初 6 天内肠内营养的缺乏，也是这项研究的不足之处，同时早期滋养型喂养可能对后期恢复及生理功能产生负面影响。

早期强化 EN 的随机对照试验

我们检索出了 7 个试验，旨在回答下面的问题"与给予较少的热量相比在早期给予患者全热量是否对患者有益？" 4 个 RCT 试验在重症患者早期就开始增加能量摄入，并评估对与患者紧密相关的临床结局的影响[35-38]。一个 RCT 评价了一个集束化的积极的营养供应策略，并通过多次的营养测量已确保给予接近目标能量需求的热量[39]，另外两个集群 RCT 试验评价一个强化

型的营养治疗方案[40, 41]。

Taylor 等进行的第一个 RCT 试验，主要评估早期强化肠内营养对患者临床结局的影响，这项研究共纳入 82 名严重脑损伤并给予机械通气的患者，所有患者随机分配到早期标准 EN 组和早期强化 EN 组。两组在损伤后 24 小时内开始肠内营养。在对照组中，患者以每小时 15 ml 开始给予 EN，并根据耐受情况按照预定方案逐步增加。在干预组中，患者从满足其全部能量需求的速率开始接受 EN。在头部损伤后的第 1 周，干预组比对照组接受了更多的热量［59.2%（目标热量）vs. 36.8%（目标热量），P ≤ 0.001］。并且在损伤后 3 个月，干预组的神经系统功能改善趋势较好［具有良好的神经系统恢复的比例 35/41（85%）vs. 25/41（61%），P=0.08］，但这种差异在损伤后 6 个月并不明显，表明积极喂养可以促进神经系统的修复。在初始损伤至 6 个月内干预组患者的总并发症较少，包括感染（37% vs. 61%，P=0.046）。两组的死亡率没有发现差异（干预组为 12.2%，对照组为 14.6%），但该研究对于该终点事件的说服力不足。

第二个 RCT 由 Desachy 等完成，主要对比早期强化 EN 与早期标准 EN[36]。纳入了 2 个 ICU 的 100 名患者并随机分为 2 组，一组在 24 小时之内按照目标速率启动 EN，另外一组在 24 小时之内按照每小时 25 ml 的速率开始 EN，并逐渐增加至目标速率。结果显示干预组比对照组接受了更多的热量（1715±331 kcal/d vs.1 297±331 kcal/d，P ≤ 0.001），并且干预组的能量供给平均达到了总能量需求的 95%，而对照组只达到了 76%。但早期强化 EN 组胃残留量多于 300 ml 的发生率高（P=0.04）。在死亡率、总住院时间、ICU 住院时间及需要撤除 EN 的不良事件发生率等方面没有差异。

第三个单中心 RCT，由 Braunshweig 等完成，旨在评价营养治疗对 ALI 患者的影响[37]。共纳入 78 名患者，大多数营养状况良好，并随机分配到集束化治疗组（>75% 的目标热量）或标准

治疗组。结果显示，集束化治疗组接受了更多的热量（84.2% *vs.* 55.4%，$P \leq 0.000\ 1$）。由于实验中发现集束化治疗的死亡率明显增加（40% *vs.* 15.6%，$P=0.017$），因此实验过早终止。

第四个实验，也是最近的一个试验，纳入了澳大利亚 5 个 ICU 中 112 名预计需要 EN 大于 2 天的机械通气的患者，并随机分为两组，一组接受浓度为 1.5 kcal/ml 的肠内营养液，一组接受标准的 1 kcal/ml 的肠内营养液[38]。整个研究是在患者入住 ICU 后开始的，并且最多持续 10 天。结果显示，分配到高浓度肠内营养液组的患者比标准组接受了更多的热量（$2\ 040 \pm 578$ *vs.* $1\ 504 \pm 573$ kcal，$P \leq 0.001$）。这项研究无法检测不良事件或者临床结局之间的差异。但是，高浓度组 90 天的存活率可能更高（$P=0.057$）。

第五个 RCT 研究是在加拿大 14 个 ICU 中开展的多中心集群 RCT 研究，旨在评估危重症患者在实施肠内及肠外营养治疗时营养"剂量"的计算［ACCEPT（algorithms for critical-care enteral and parenteral therapy）］[40]。这个试验评价了基于证据的喂养量计算对营养的实施和患者预后的影响。共纳入 499 名预计在 ICU 滞留时间超过 48 小时并且年龄 ≥ 16 岁的患者。对分配到干预组的单位提供密切相关的教育计划。对照组没有接受任何干预。干预组医院的患者每 10 天中接受了更多天数的 EN（6.7 *vs.* 5.4，$P=0.042$），并具有较短的住院天数（25 *vs.* 35，$P=0.003$），而且有减少死亡率的趋势（27% *vs.* 37%，$P=0.058$）。ICU 滞留天数两组之间没有差异（10.9 *vs.* 11.8，$P=0.7$）。诚然，很难理解这种 EN 喂养剂量之间的小差异是如何造成如此大的临床结局的变化。

为证实这些观察结果，Doig 和他的同事在澳大利亚与新西兰的 27 所社区和教学医院进行了一项复杂的、多方面的干预研究。试验涉及 18 种不同的改变营养实践的策略，包括一个基于证据的喂养流程[41]。随机接受干预的 ICU 参加了为期两天的指南制定会议，其中包括关于使用 18 个干预措施来实施新指南的教育研讨会。研究发现干预组的 ICU 患者更早的给予 EN（0.75 *vs.* 1.37，$P<0.001$），并更经常的达到热量目标（5.02 *vs.* 6.10，每 10 个喂养日，$P=0.03$）。此外，更多的对照组中的患者没有给予 EN（28.2% *vs.* 5.7%，$P \leq 0.001$）。然而，在任何测量的临床结果中没有观察到显著差异。

最后，在以色列进行的一个单中心 RCT 试验，旨在确定严格的热量控制是否改善住院存活率[39]。130 名患者被随机分为两组，一组通过重复静息能量消耗（REE）测量来确定营养供给，另外一组通过测量每个患者初始体重来指导其营养需求。虽然平均 REE 在两组之间没有差异，但实验组的平均能量需求显著高于对照组（$2\ 086 \pm 460$ *vs.* $1\ 480 \pm 356$ kal/d，$P=0.01$）。意向性治疗分析显示实验组有改善患者死亡率的趋势（32.3% *vs.* 47.7%，$P=0.058$）。然而，实验组的机械通气时间（16.1 ± 14.7 *vs.* 10.5 ± 8.3，$P=0.03$）和 ICU 滞留时间（17.2 ± 14.6 *vs.* 11.7 ± 8.4，$P=0.04$）显著延长并且感染性并发症（37 *vs.* 20，$P=0.05$）明显增加。这些不一致的结果需要进一步探索。

低热量和全热量喂养随机对照试验的荟萃分析

为了进一步阐述对危重症患者是否适合低热量喂养的认识，我们进行了一项 Meta 分析，以总结这些最近的低热量 EN、滋养型 EN 和早期强化 EN 的 RCT 的结果[42]。由于 Martin 等和 Doig 等的研究是集群 RCT，分析的单位是整个 ICU，而不是每一个患者，因此，Meta 分析中排除了这两项研究。此外，来自 Singer 等的研究中一些患者补充了肠外营养，同样被排除。总体来说，接受更多 EN 组与接受较少 EN 组在 ICU（RR=1.01，95% CI 0.70~1.45，$P=0.96$）或住院死亡率（RR=1.14，95% CI 0.85~1.50，$P=0.38$；图67-1）、住院时间［加权平均差（WMD）-0.16，95% CI -3.41，3.72］或感染性并发症（RR=0.88，

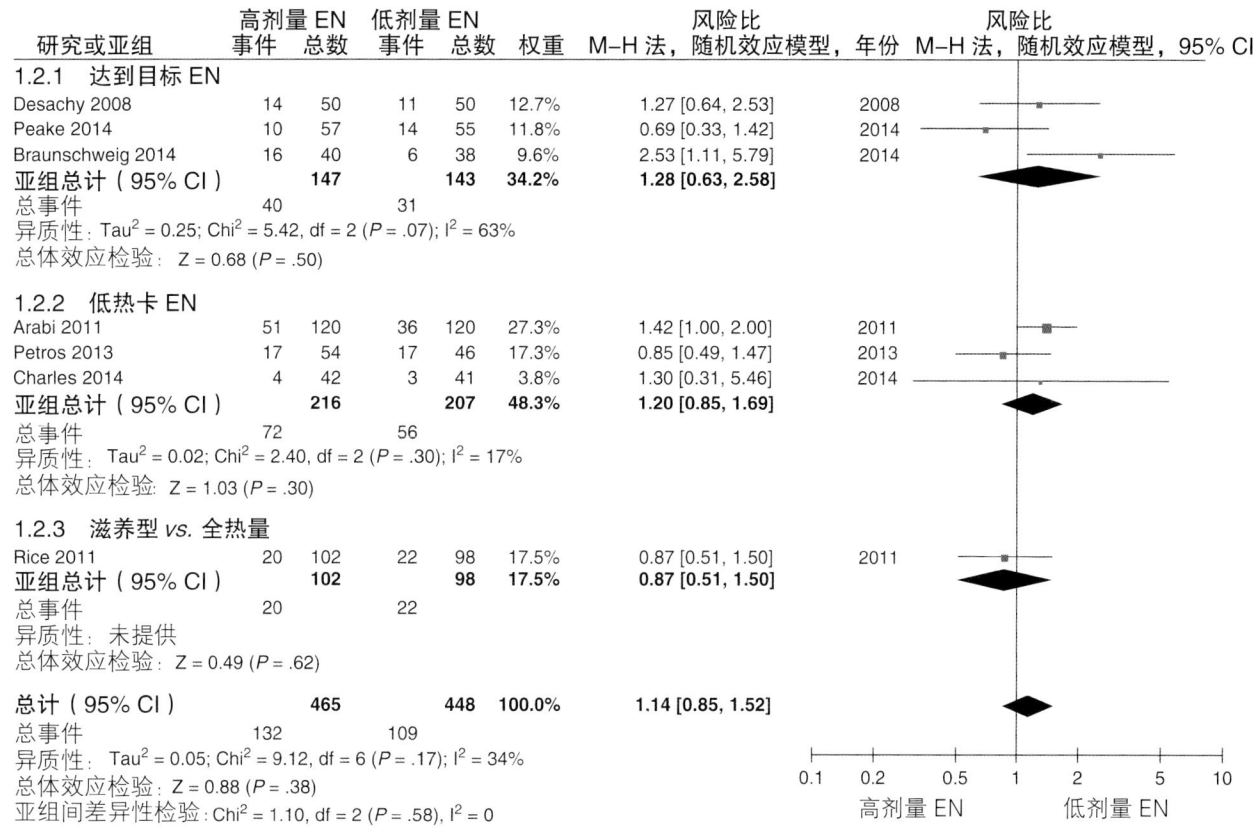

图 67-1 低热量和全热量喂养随机对照试验的荟萃分析评估对重症患者死亡率的影响

CI. 可信区间；EN. 肠内营养（Reproduced with permission from www.criticalcarenutrition.com.）

95% CI 0.70~1.59，P=0.25；**图 67-2**）之间没有区别。

今后的路怎么走？

总之，这篇综述中的 13 个观察试验和 12 个 RCT 试验似乎并不支持哪一方（全热量喂养或者低热量喂养）。事实上，最近的临床试验在某些方面更进一步扰乱了方向，并导致产生了有矛盾的实践推荐。这些研究和讨论没有考虑到危重症患者之间的异质性。显然，一些营养风险大的亚组人群，更有可能受益于 ICU 中积极的营养治疗，而"低风险"患者群体并不能从增加的能量供给中获益。例如，回顾性分析 EDEN 试验中滋养型喂养和全热量喂养患者的特征，结果显示，他们平均年龄更小（52 岁）、营养状况良好（BMI 30 kg/m²）并且 ICU 滞留时间短（需要机械通气时

间 5 天）[32]。因此，在本实验中所观察到的无效结果可能由于这类人群的营养风险低造成的。

为了得到肯定答案，基于营养风险的营养需求建议才是合理的。如果患者营养良好，并且预期病程不长，那么在 ICU 中第一周的喂养不足是可以接受的。相反，对于高风险患者喂养不足可能会延长患者病程并可能造成远期预后不良。我们建议危重症患者未来营养治疗应优先研究的内容如下：

· 开发、证实和应用营养风险评估工具，如危重症患者的营养风险量表（NUTRIC score）[43]，来确定哪些患者可以从全热量喂养中获益。

· 在 ICU 中对营养高风险患者或对按照营养风险分层的患者开展高质量大规模的营养干预的RCT 试验。

· 结合 ICU 住院期间的死亡率和院内死亡率、住

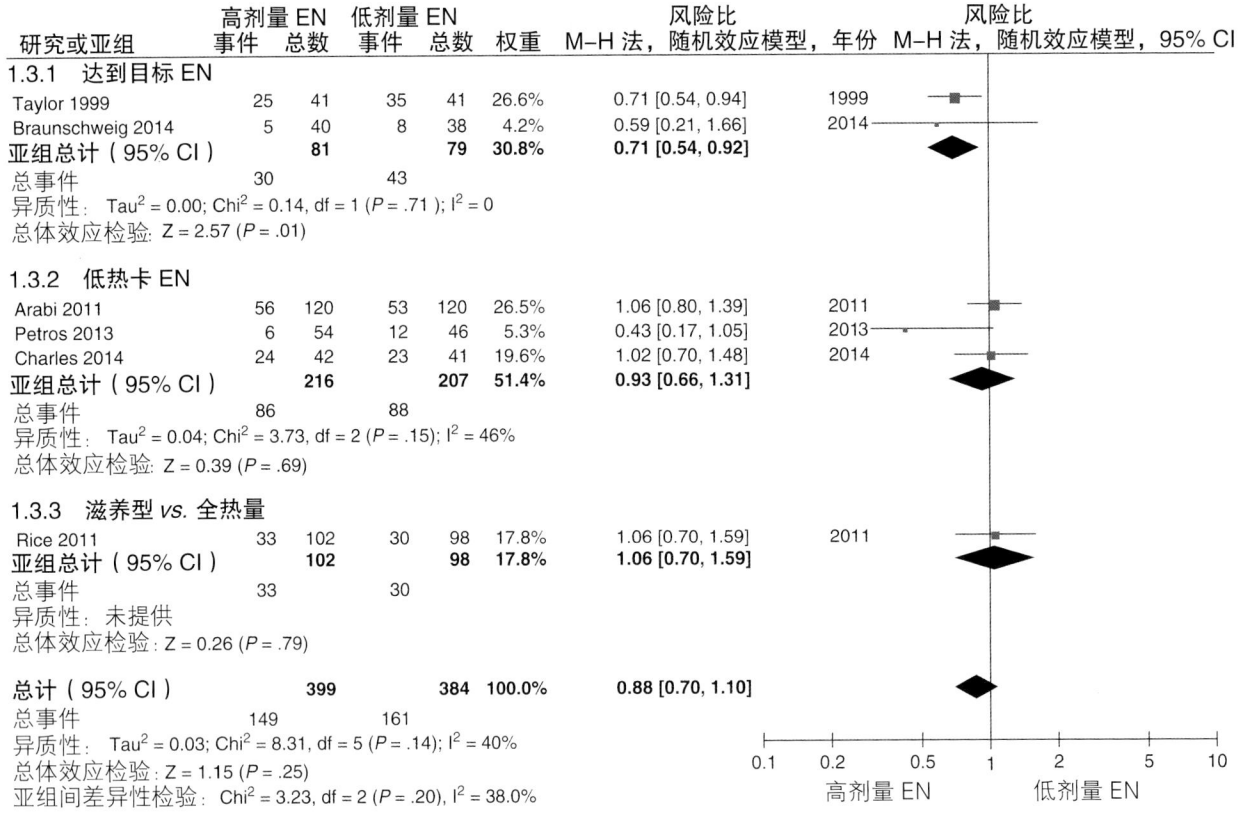

研究或亚组	高剂量 EN		低剂量 EN		权重	风险比 M-H 法，随机效应模型，年份		风险比 M-H 法，随机效应模型，95% CI
	事件	总数	事件	总数				
1.3.1 达到目标 EN								
Taylor 1999	25	41	35	41	26.6%	0.71 [0.54, 0.94]	1999	
Braunschweig 2014	5	40	8	38	4.2%	0.59 [0.21, 1.66]	2014	
亚组总计（95% CI）		81		79	30.8%	0.71 [0.54, 0.92]		
总事件	30		43					
异质性：Tau² = 0.00; Chi² = 0.14, df = 1 (P = .71); I² = 0								
总体效应检验：Z = 2.57 (P = .01)								
1.3.2 低热卡 EN								
Arabi 2011	56	120	53	120	26.5%	1.06 [0.80, 1.39]	2011	
Petros 2013	6	54	12	46	5.3%	0.43 [0.17, 1.05]	2013	
Charles 2014	24	42	23	41	19.6%	1.02 [0.70, 1.48]	2014	
亚组总计（95% CI）		216		207	51.4%	0.93 [0.66, 1.31]		
总事件	86		88					
异质性：Tau² = 0.04; Chi² = 3.73, df = 2 (P = .15); I² = 46%								
总体效应检验：Z = 0.39 (P = .69)								
1.3.3 滋养型 vs. 全热量								
Rice 2011	33	102	30	98	17.8%	1.06 [0.70, 1.59]	2011	
亚组总计（95% CI）		102		98	17.8%	1.06 [0.70, 1.59]		
总事件	33		30					
异质性：未提供								
总体效应检验：Z = 0.26 (P = .79)								
总计（95% CI）		399		384	100.0%	0.88 [0.70, 1.10]		
总事件	149		161					
异质性：Tau² = 0.03; Chi² = 8.31, df = 5 (P = .14); I² = 40%								
总体效应检验：Z = 1.15 (P = .25)								
亚组间差异性检验：Chi² = 3.23, df = 2 (P = .20); I² = 38.0%								

图 67-2　低热量和全热量喂养随机对照试验的荟萃分析评估对重症患者感染率的影响

CI. 可信区间；EN. 肠内营养（Reproduced with permission from www.criticalcarenutrition.com.）

院时间、感染性并发症等短期评估结果对营养治疗的长期预后进行评价，如生理功能、肌容积和生活质量。

· 确定重症患者的最佳能量供给方案，便于更精确给予全热量喂养。

· 获取 ICU 出院后患者的营养状态和营养摄入的数据，因为如果出院后热量供给不足，在 ICU 内优化营养治疗的益处可能会受到影响。

在缺乏进一步的试验阐明 ICU 患者低热量喂养的益处前，ICU 医生应该继续尝试估计患者的营养风险，并使用 80% 的目标热量作为质量基准提供早期和充分的 EN[27]。这可以通过新型的喂养方案和监测工具如 PEPuP 方案，方便在床边实施[44]。高危患者应积极给 EN，但应考虑优化肠道营养输送策略（如给予胃肠动力药物、幽门后喂养）。此外，最近的数据表明，早期补充肠外营养可能是必要的[45]。相反，如果是低风险患者可接受少于 80% 的目标热量，同时应持续监测其摄入量，但并不需要采取其他措施。

附件：研究策略摘要

检索了 4 个文献数据库（Medline，Embase，CINAHL 和 Cochrane Library）。检索主题词包括营养支持、肠内营养、能量摄入、低热量喂养、滋养型喂养、能量负债和重症护理、重症疾病、重症监护病房（nutritional support or enteral nutrition or energy intake or hypocaloric feeding or trophic feeding or energy debt and critical care or critical illness or intensive care units.）。时间从 1996 年到 2014 年 12 月。此外，检索个人文件和相关综述以收集更多的相关研究。纳入的文献没有语言限制，并排除仅有报道摘要的文献。纳入标准如下：

· 研究类型：RCT 或 Meta 分析。

- 纳入人群：机械通气的成人危重症患者。
- 干预措施（如果适用）：有意低热量喂养、早期积极喂养 *vs.* 早期低剂量喂养。
- 结局指标：至少有其中之一：死亡率（ICU、住院、长期）、住院时间、感染或非感染并发症。

　　因为我们的目标是确定危重症患者 EN 的最佳剂量，我们排除了蛋白摄入和相关结局的研究。与设想的限制性能量获益相反，在动物实验与临床研究中限制蛋白摄取与较差的临床结局相关[46]。我们还排除了仅纳入肥胖患者的研究，因为这些研究只适用于一小部分的危重症患者，限制了我们将结果应用到广泛的临床实践中。

作者推荐

- 多数重症患者接受的热量只占计算所需热量的 49%~70%。
- 观察研究的结果表明，EN 的最优剂量是大于 25% 并小于 82% 的目标热量。
- 有关喂养途径和喂养时机研究的随机对照试验表明，早期积极的 EN 可以改善患者的临床结局，但使用 PN 优于 EN，或者在使用 PN 时补充 EN 不会带来任何额外的益处。
- 缺乏有关重症患者最佳喂养剂量的 RCT 水平的证据。
- 应当追求在使用 EN 时达到 100% 的目标热量的策略。

（李　克）

参考文献

1. Monk DN, Plank LD, Franch-Arcas G, et al. Sequential changes in the metabolic response in critically injured patients during the first 25 days after blunt trauma. Ann Surg. 1996;223:395–405.
2. Heyland DK, Dhaliwal R, Wang M, et al. The prevalence of iatrogenic underfeeding in the nutritionally 'at-risk' critically ill patient: Results of an international, multicenter, prospective study. Clin Nutr. 2015;34:659–666.
3. Heyland DK, Dhaliwal R, Drover JW, et al. Canadian clinical practice guidelines for nutrition support in mechanically ventilated, critically ill adult patients. JPEN J Parenter Enteral Nutr. 2003;27:355–373.
4. Doig GSS, Simpson F. Evidence-Based Guidelines for Nutritional Support of the Critically Ill: Results of a Bi-National Guideline Development Conference. Sydney: EvidenceBased.net; 2005.
5. Kreymann KG, Berger MM, Deutz NE, et al. ESPEN Guidelines on Enteral Nutrition: Intensive care. Clin Nutr. 2006;25:210–223.
6. McClave SA, Martindale RG, Vanek VW, et al. Guidelines for the Provision and Assessment of Nutrition Support Therapy in the Adult Critically Ill Patient: Society of Critical Care Medicine (SCCM) and American Society for Parenteral and Enteral Nutrition (A.S.P.E.N.). JPEN J Parenter Enteral Nutr. 2009;33:277–316.
7. Dhaliwal R, Cahill N, Lemieux M, et al. The Canadian critical care nutrition guidelines in 2013: an update on current recommendations and implementation strategies. Nutr Clin Pract. 2014;29:29–43.
8. Dellinger RP, Levy MM, Rhodes A, et al. Surviving Sepsis Campaign: international guidelines for management of severe sepsis and septic shock, 2012. Intensive Care Med. 2013;39:165–228.
9. Patino JF, de Pimiento SE, Vergara A, et al. Hypocaloric support in the critically ill. World J Surg. 1999;23:553–559.
10. Huang YC, Yen CE, Cheng CH, et al. Nutritional status of mechanically ventilated critically ill patients: comparison of different types of nutritional support. Clin Nutr. 2000;19:101–107.
11. Rice TW, Swope T, Bozeman S, et al. Variation in enteral nutrition delivery in mechanically ventilated patients. Nutrition. 2005;21:786–792.
12. Cahill NE, Dhaliwal R, Day AG, et al. Nutrition therapy in the critical care setting: what is "best achievable" practice? An international multicenter observational study. Crit Care Med. 2010;38:395–401.
13. Heyland DK, Heyland RD, Cahill NE, et al. Creating a culture of clinical excellence in critical care nutrition: the 2008 "Best of the Best" award. JPEN J Parenter Enteral Nutr. 2010;34:707–715.
14. Rubinson L, Diette GB, Song X, et al. Low caloric intake is associated with nosocomial bloodstream infections in patients in the medical intensive care unit. Crit Care Med. 2004;32:350–357.
15. Villet S, Chiolero RL, Bollmann MD, et al. Negative impact of hypocaloric feeding and energy balance on clinical outcome in ICU patients. Clin Nutr. 2005;24:502–509.
16. Dvir D, Cohen J, Singer P. Computerized energy balance and complications in critically ill patients: an observational study. Clin Nutr. 2006;25:37–44.
17. Petros S, Engelmann L. Enteral nutrition delivery and energy expenditure in medical intensive care patients. Clin Nutr. 2006;25:51–59.
18. Rimdeika R, Gudaviciene D, Adamonis K, et al. The effectiveness of caloric value of enteral nutrition in patients with major burns. Burns. 2006;32:83–86.
19. Faisy C, Lerolle N, Dachraoui F, et al. Impact of energy deficit calculated by a predictive method on outcome in medical patients requiring prolonged acute mechanical ventilation. Br J Nutr. 2009;101:1079–1087.
20. Alberda C, Gramlich L, Jones N, et al. The relationship between nutritional intake and clinical outcomes in critically ill patients: results of an international multicenter observational study. Intensive Care Med. 2009;35:1728–1737.
21. Heyland DK, Cahill N, Day AG. Optimal amount of calories for critically ill patients: depends on how you slice the cake!. Crit Care Med. 2011;39:2619–2626.
22. Elke G, Wang M, Weiler N, et al. Close to recommended caloric and protein intake by enteral nutrition is associated with better clinical outcome of critically ill septic patients: secondary analysis of a large international nutrition database. Crit Care. 2014;18:R29.

23. Krishnan JA, Parce PB, Martinez A, et al. Caloric intake in medical ICU patients: consistency of care with guidelines and relationship to clinical outcomes. Chest. 2003;124:297–305.

24. Hise ME, Halterman K, Gajewski BJ, et al. Feeding practices of severely ill intensive care unit patients: an evaluation of energy sources and clinical outcomes. J Am Diet Assoc. 2007;107:458–465.

25. Ibrahim EH, Mehringer L, Prentice D, et al. Early versus late enteral feeding of mechanically ventilated patients: results of a clinical trial. JPEN J Parenteral Enteral Nutr. 2002;26:174–181.

26. Arabi YM, Haddad SH, Tamim HM, et al. Near-target caloric intake in critically ill medical-surgical patients is associated with adverse outcomes. JPEN J Parenteral Enteral Nutr. 2010;34:280–288.

27. Heyland DK, Cahill N, Day AG. Optimal amount of calories for critically ill patients: Depends on how you slice the cake! Crit Care Med. 2011;39:2691–2699.

28. Arabi YM, Tamim HM, Dhar GS, et al. Permissive underfeeding and intensive insulin therapy in critically ill patients: a randomized controlled trial. Am J Clin Nutr. 2011;93:569–577.

29. Petros S, Horbach M, Seidel F, et al. Hypocaloric vs Normocaloric Nutrition in Critically Ill Patients: A Prospective Randomized Pilot Trial. JPEN J Parenter Enteral Nutr. April 3, 2014. [Epub ahead of print].

30. Charles EJ, Petroze RT, Metzger R, et al. Hypocaloric compared with eucaloric nutritional support and its effect on infection rates in a surgical intensive care unit: a randomized controlled trial. Am J Clin Nutr. 2014;100:1337–1343.

31. Rice TW, Mogan S, Hays MA, et al. Randomized trial of initial trophic versus full-energy enteral nutrition in mechanically ventilated patients with acute respiratory failure. Crit Care Med. 2011;39:967–974.

32. Rice TW, Wheeler AP, Thompson BT, et al. Initial trophic vs full enteral feeding in patients with acute lung injury: the EDEN randomized trial. JAMA. 2012;307:795–803.

33. Needham DM, Dinglas VD, Morris PE, et al. Physical and cognitive performance of patients with acute lung injury 1 year after initial trophic versus full enteral feeding. EDEN trial follow-up. Am J Respir Crit Care Med. 2013;188:567–576.

34. Needham DM, Dinglas VD, Bienvenu OJ, et al. One year outcomes in patients with acute lung injury randomised to initial trophic or full enteral feeding: prospective follow-up of EDEN randomised trial. BMJ. 2013;346:f1532.

35. Taylor SJ, Fettes SB, Jewkes C, et al. Prospective, randomized, controlled trial to determine the effect of early enhanced enteral nutrition on clinical outcome in mechanically ventilated patients suffering head injury. Crit Care Med. 1999;27:2525–2531.

36. Desachy A, Clavel M, Vuagnat A, et al. Initial efficacy and tolerability of early enteral nutrition with immediate or gradual introduction in intubated patients. Intensive Care Med. 2008;34:1054–1059.

37. Braunschweig CA, Sheean PM, Peterson SJ, et al. Intensive nutrition in acute lung injury: a clinical trial (INTACT). JPEN J Parenter Enteral Nutr. 2015;39:13–20.

38. Peake SL, Davies AR, Deane AM, et al. Use of a concentrated enteral nutrition solution to increase calorie delivery to critically ill patients: a randomized, double-blind, clinical trial. Am J Clin Nutr. 2014;100:616–625.

39. Singer P, Anbar R, Cohen J, et al. The tight calorie control study (TICACOS): a prospective, randomized, controlled pilot study of nutritional support in critically ill patients. Intensive Care Med. 2011;37:601–609.

40. Martin CM, Doig GS, Heyland DK, et al. Multicentre, clusterrandomized clinical trial of algorithms for critical-care enteral and parenteral therapy (ACCEPT). CMAJ. 2004;170:197–204.

41. Doig GS, Simpson F, Finfer S, et al. Effect of evidence-based feeding guidelines on mortality of critically ill adults: a cluster randomized controlled trial. JAMA. 2008;300:2731–2741.

42. Critical Care Nutrition. Practice Guidelines 2013; 2014.

43. Heyland DK, Dhaliwal R, Jiang X, et al. Identifying critically ill patients who benefit the most from nutrition therapy: the development and initial validation of a novel risk assessment tool. Crit Care. 2011;15:R268.

44. Heyland DK, Murch L, Cahill N, et al. Enhanced protein-energy provision via the enteral route feeding protocol in critically ill patients: results of a cluster randomized trial. Crit Care Med. 2013;41: 2743–2753.

45. Doig GS, Simpson F, Sweetman EA, et al. Early parenteral nutrition in critically ill patients with short-term relative contraindications to early enteral nutrition: a randomized controlled trial. JAMA. 2013;309:2130–2138.

46. Weijs PJ. Fundamental determinants of protein requirements in the ICU. Curr Opin Clin Nutr Metab Care. 2014;17:183–189.

68 危重病如何影响肝脏

Michael Bauer, Andreas Kortgen

危重病常伴肝损害。原因是多方面的，包括全身炎症反应、低灌注、药物和肠外营养等[1-4]。程度可轻可重，从自限性的肝酶指标异常到暴发性肝衰竭均可出现。第一，危重病常表现为血浆急性期反应蛋白、肽链的显著改变，这些物质多为肝脏合成，是对"危险信号"的一种防御反应。其作用大多不明确，仅少数可能控制损伤。第二，危重病常诱发代谢功能的重构。第三，肝脏的双相生物转化和胆汁运输功能均会受损，其程度取决于危重病本身的严重程度，例如 ICU 患者的胆汁排泄障碍对药物治疗有重要意义。肝胆排泄机制对炎症反应出奇的敏感[5, 6]。往往传统的反映肝细胞（缺血）死亡指标如转氨酶还来不及升高就已经出现排泄功能的障碍[3]。这几个过程常彼此伴随，推动病情进展，进一步累及其他系统。如凝血障碍、血糖调节以及毒性物质清除障碍所致的其他脏器受累，包括肝性脑病。无基础肝病者出现暴发性肝衰竭不如合并基础肝病者常见。低估肝损害的严重程度与致残率、致死率显著相关，尤其见于外科病人。肝硬化失代偿的表现包括静脉曲张出血、肾损害和肝性脑病。

发病机制和临床表现

肝血供充沛，微循环血流调节机制复杂。病理生理状态下，这些调节机制失效/受损后，与大血管受累协同作用，造成显著的临床改变，甚至影响有效肝窦血流。大血管血流减少（如失血性休克、右心衰竭、机械通气）、重分布（如感染性休克、过敏性休克及内分泌疾病）以及分流

是缺血性肝损伤的主要机制。分流部位既可以是肝内也可以是肝外。例如慢性肝病合并门脉高压患者，大量的门脉血流可在肝外分流。相反，急性肝炎则可表现为肝血流的增加。

肝缺血损伤既可伴随低灌注（如休克）又可合并淤血性改变（如右心衰竭）。严重缺血的典型表现是肝小叶中央旁区的细胞死亡，表现为血清谷氨酸脱氢酶水平的升高。小叶中心性肝细胞坏死则表现为血清转氨酶（谷丙转氨酶和谷草转氨酶）的显著升高，常达正常上限的 20 倍[1]。

排泄功能障碍也很常见。严重创伤及危重症患者的黄疸在 1960 年 ICU 广泛建立以后才开始为临床所认识，显然与很多原生的 ICU 干预性治疗手段关系密切，包括反复输血、肠外营养、肝毒性药物[7]。一项奥地利的多中心队列研究提示，大约在 10% 的 ICU 患者中，血浆胆红素的早期升高（>2 mg/dl）可以作为后续患者死亡的独立危险因素[8]。

肝细胞排泄功能障碍的机制既可能是血流也可能是跨膜转运功能的异常。但相比缺血性损害更常见于全身炎症反应。黄疸病例中脓毒症大约占 20%，仅次于恶性肿瘤压迫胆管[9]。重症患者常存在肝细胞基底侧和胆小管转运蛋白的表达下调，且与机体对炎症刺激的敏感性相关[3, 10]。肝细胞酶（包括参与双相生物转化过程）表达水平和活性的异常，会显著影响内源性和外源性毒物的降解和解毒[4]。淤胆也是另一典型表现。最常见于长期休克，可能是由于动脉血供受损导致胆管系统的缺血性损伤，和肝细胞功能受损通

常完全可逆不同，胆管受损过程可持续进展为继发性硬化性胆管炎，这是一常被漏诊、预后极差的 ICU 远期并发症[11]。

排泄功能障碍常被低估的原因之一是传统静态的检测手段敏感性低，例如血清转氨酶或胆红素。而动态的检测手段，如溶剂清除试验，则更加敏感。肝胆转运系统是体内多种物质（包括胆汁酸和外源性毒物）的摄取和排泄的结构基础，其功能理应更好地为动态的功能试验所反映，如染料排泄试验。

肝功能异常对 ICU 用药的影响

肝病对药物代谢的影响十分复杂，而且难以预测，可能改变药物的药代动力学和药效动力学。因此肝病患者的用药需要仔细评估并严格控制，对治疗窗窄的药物尤应如此。用药时必须非常谨慎，充分考虑其额外的副作用（如肝毒性）。只要可能，都应该进行治疗监测，根据实时变化的药代动力学和药效动力学数据调整剂量。有些药物可以仅凭临床效应调整剂量，例如镇静镇痛药。但对重症患者，避免初始剂量不足至关重要。尤其对于休克患者，尽快达到抗生素有效治疗浓度与患者的生存率密切相关。一般来说，对经肝脏代谢、排泄的下列药物的给药有如下建议：

1. 对肝脏清除率高（>0.6）的药物，口服/胃肠途径的生物利用度通常会因较高的首过消除效应而明显降低。但在肝病患者，分流（肝内、肝外、TIPS 术后）或肝硬化引起的肝血流下降会显著增加这些药物的生物利用度。因此，这类药可能需要降低初始剂量，并调整维持剂量。

2. 静脉给药是可靠可控的。但若肝血流减少，维持剂量可能需减量。相反，对于某些需要经过肝脏代谢才能激活活性的药物的利用度会降低，并应加量（如氯吡格雷、依那普利等）[12]。

3. 对清除率低（<0.3）的药物，药物清除速率取决于代谢通路的内在活性和非蛋白结合药物所占的比例。因此需要考虑特定代谢通路的活性。

对于蛋白结合率 <90% 的药物，应减少维持剂量而不是初始剂量，减少的计量应根据肝衰竭的严重程度来评估。例如 Child-Turcotte-Pugh（CTP）分级 A 级的肝病患者，维持剂量应减半。对分级为 B 级的患者，则减为 1/4。对于可能发生严重损伤的 C 级患者则应监测药物浓度[12]。上述建议是有局限性的，只是对肝功能受损程度的粗略分级，并不能反映不同代谢通路所受的不同影响。例如，第二相生物转化反应所受的影响可能小些，因此专一经由这类通路代谢的药物就可以优先使用。

4. 对清除率低、蛋白结合率高的药物，药代动力学常无法预测，应尽可能监测药物浓度，并测量游离浓度。

5. 对腹水、水肿患者，药物分布容积会显著增加[12]，应用亲水性物质，如 β-内酰胺酶类抗生素则应增加初始剂量。但增加维持剂量则应警惕肾损伤风险。

新型肝功能检测可用于预测所需的药物剂量。例如，对 II 型肝素诱导的血小板减少症患者，通过测定吲哚菁绿的血浆清除率，可决定阿加曲班维持剂量。麦撒西丁呼吸实验能预测肝移植术后患者他克莫司谷浓度的增加[13~15]。这些新型检测手段将来可能会在某些情形下起主导作用，例如无法监测药物浓度或者精确的初始剂量对疗效/毒性反应起决定性作用时。

危重病时肝脏的适应：急性期反应

危重病会显著改变血浆蛋白组学。这些显著改变的组分多由肝脏合成，被称为"急性期蛋白"，其水平既可上调（如 C 反应蛋白），也可下调（如白蛋白）。目前推测这是肝脏的适应性反应，因为部分急性期蛋白确实有控制损伤、参与组织修复的作用。但是，大部分急性期蛋白的作用还不明确。临床上测定这些急性期蛋白通常具有诊断价值或可用于预后判断。代谢功能的重编程与疾病严重程度相关，常伴随生物转化双相反应以及胆小管转运功能的异常。因此急性期反应可能并不完全是肝脏的适应性反应，可能还与排泄功能的受损相关。

　　总而言之，肝胆系统排泄功能恶化是危重患者早期出现的不良预后事件。对 ICU 的监测和药物治疗影响重大。尽早识别，加强对症支持治疗，有效治疗基础疾病，同时避免使用肝毒性药物是危重症患者处理肝功能异常的基石。

作者推荐

- 危重症患者肝损病因众多，包括全身炎症反应、低灌注、药物以及肠外营养。
- 肝胆系统排泄机制对炎症反应极为敏感；急性期蛋白、代谢异常、生物转化功能受损可早于传统肝功能指标的改变（如转氨酶）。
- 高胆红素血症 / 黄疸是危重症患者常见并发症，与患者的死亡率密切相关。其机制可能是基侧膜和胆小管转运蛋白的表达下调。
- 病肝对药物的代谢造成了复杂的改变。避免初始剂量不足非常关键，尤其是抗生素。药物剂量应根据肝脏排泄率、蛋白结合率和代谢类型（是第一相反应还是第二相反应）调整。
- 危重症患者血浆蛋白水平常常改变，尤其是急性期蛋白（如 C 反应蛋白）。目前尚不清楚这些是适应性反应还是病理性改变。

（李　克）

参考文献

1. Fuhrmann V, Jäger B, Zubkova A, Drolz A. Hypoxic hepatitis – epidemiology, pathophysiology and clinical management. Wien Klin Wochenschr. 2010;122:129–139.
2. Vanwijngaerden YM, et al. Critical illness evokes elevated circulating bile acids related to altered hepatic transporter and nuclear receptor expression. Hepatology. 2011;54:1741–1752.
3. Kortgen A, Paxian M, Werth M, et al. Prospective assessment of hepatic function and mechanisms of dysfunction in the critically ill. Shock. 2009;32:358–365.
4. Recknagel P, Gonnert FA, Westermann M, et al. Liver dysfunction and phosphatidylinositol-3-kinase signalling in early sepsis: experimental studies in rodent models of peritonitis. PLoS Med. 2012;9:e1001338.
5. Geier A,P, Fickert M, Trauner. Mechanisms of disease: mechanisms and clinical implications of cholestasis in sepsis. Nat Clin Pract Gastroenterol Hepatol. 2006;3:574–585.
6. Gonnert FA, Recknagel P, Hilger I, Claus RA, Bauer M, Kortgen A. Hepatic excretory function in sepsis: implications from biophotonic analysis of transcellular xenobiotic transport in a rodent model. Crit Care. 2013;17:R67.
7. Marshall JC. New translational research provides insights into liver dysfunction in sepsis. PLoS Med. 2012;9:e1001341.
8. Kramer L, Jordan B, Druml W, et al. Incidence and prognosis of early hepatic dysfunction in critically ill patients-a prospective multicenter study. Crit Care Med. 2007;35:1099–1104.
9. Whitehead MW, Hainsworth I, Kingham JG. The causes of obvious jaundice in South West Wales: perceptions versus reality. Gut. 2001;48:409–413.
10. Andrejko KM, Raj NR, Kim PK, Cereda M, Deutschman CS. AL-6 modulates sepsis-induced decreases in transcription of hepatic organic anion and bile acid transporters. Shock. 2008;29:490–496.
11. Ruemmele P, Hofstaedter F, Gelbmann CM. Secondary sclerosing cholangitis. Nat Rev Gastroenterol Hepatol. 2009;6:287–295.
12. Delco F, Tchambaz L, Schlienger R, Drewe J, Krähenbühl S. Dose adjustments in patients with liver disease. Drug Saf. 2005;28:529–545.
13. Link A, Girndt M, Selejan S, Mathes A, Böhm M, Rensing H. Argatroban for anticoagulation in continuous renal replacement therapy. Crit Care Med. 2009;37:105–110.
14. Parker BM, Cywinski JB, Alster JM, et al. Predicting immunosuppressant dosing in the early postoperative period with noninvasive indocyanine green elimination following orthotopic liver transplantation. Liver Transpl. 2008;14:46–52.
15. Lock JF, Malinowski M, Schwabauer E, et al. Initial graft function is a reliable predictor of tacrolimus trough levels during the first post-transplant week. Clin Transplant. 2011;25:436–443.

69 怎么处理急性肝衰竭

Mark T. Keegan

急性肝衰竭（ALF）是导致多器官功能衰竭的灾难性因素。在一个先前健康的个体，这种病情的严重性和临床恶化的迅速性是对患者及其家庭和医疗团队的警示。这种病人可能需要在现代重症监护病房（ICU）中接受全方位的支持和治疗，甚至可能需要原位肝移植（OLT）[1]。不过，近年来其生存率在不断提高[2, 3]。

急性肝衰竭首先被定义为既往无肝病的患者，在 26 周内出现肝性脑病（HE）和凝血功能障碍。按发病时间各学者分类有所不同：如 O'Grady 等分为"超急性"（<7 天），"急性"（7~21 天）和亚急性（21 天至 26 周）；Bernuau 等分为"暴发性"（<2 周）和"亚暴发"（2~12 周）以及 Mochida 等分为暴发性（<8 周）和"迟发型"（8~24 周）。虽然都广泛使用，但由于他们没有基于不同病因学的预后区别，因此临床应用价值有限[4~6]。

2011 年，美国肝病研究协会（AASLD）更新了有关 ALF 的管理[7]。美国急性肝衰竭研究小组在 2007 年曾经发表过有关 ALF 患者的重症监护管理[8]。由于 ALF 发病率低、个体差异性大以及病情的严重性和进展的迅速性，意味着缺乏评估疗效的随机对照试验，许多干预措施是经验性的或是基于专家的意见。

流行病学

ALF 是罕见的。在发达国家，据报道每百万人口每年有 1~6 例发病[9~11]。在美国每年大约发生 2000 例 ALF[12]。在病毒性肝炎发生率高和

（或）防治资源缺乏的地方 ALF 发病率偏高，但疾病发生的相关数据资料却比较少。ALF 的病因与地理位置相关。在美国和欧洲，绝大多数病例是药物所致[1]。对乙酰氨基酚是主要的罪魁祸首，占美国急性肝功能衰竭中心登记的 1696 例成人 ALF 的 46%[3, 13]。正如 Larson 在一项前瞻性、多中心研究中所述，许多对乙酰氨基酚导致的 ALF 均因为无意过量服用了对乙酰氨基酚[14]。在这项研究中，大约四分之三的病例是女性，多数年龄在 26-45 岁。最近的研究表明，对乙酰氨基酚所致的 ALF 高达 50%[15]。在世界的其他地方，病毒（尤其是 HAV、HBV、HDV、HEV）是主要的病因。其他的病因详见**表 69-1**[16]。

临床表现

尽管最初是因为肝损害，但 ALF 可很快进展成为多系统疾病。肝细胞功能（包括宿主防御功能）的丧失和细胞碎片及炎症介质的释放，导致广泛的炎症反应。并且缺乏慢性肝脏疾病的特征。HE 和凝血障碍是 ALF 的主要特征，两者可以在数天甚至数小时内快速进展。ALF 的诊断有赖于临床特点和实验室检查。影像学（例如肝超声以评估肝脏血供）和肝活检有助于阐明 ALF 的原因，但后者往往无法完成。

初步评估与管理

大多数患者最初就诊在普通内科、胃肠病科或肝脏病服务中心住院。一旦 ALF 的诊断明确，应该联系具有肝移植能力的转诊中心，以获得关

– 584 –

表 69-1 急性肝衰竭的病因

A．病毒

甲型肝炎病毒，乙型肝炎病毒 ± 丁型肝炎病毒，戊型肝炎病毒，单纯疱疹病毒，巨细胞病毒，E-B 病毒，水痘带状疱疹病毒，腺病毒，出血热病毒

B．药物与毒物

剂量依赖性：对乙酰氨基酚，四氯化碳，黄磷，毒伞蕈，蜡样芽胞杆菌毒素，磺胺类药物，四环素，甲基二氧甲基苯丙胺（摇头丸），中草药

特异性：挥发性麻醉药（特别是氟烷），异烟肼，利福平，丙戊酸，非甾体抗炎药，双硫仑

C．血管疾病

右心衰竭，Budd-Chiari 综合征，静脉闭塞性疾病，休克肝（缺血性肝炎），中暑

D．代谢性

急性妊娠期脂肪肝，Wilson 病，Reye 综合征，半乳糖血症，遗传性果糖不耐受，酪氨酸血症

E．混杂因素

恶性肿瘤浸润（肝转移，淋巴瘤），自身免疫肝炎，脓毒症

F．其他不明确的

包括肝移植受体中的原发移植肝无功能

Modified from Saas DA, Shakil AO. Liver Transplant. 2005;11:594–605.

于肝移植的管理和治疗建议[1, 3, 7]。有学者认为等待 HE 的出现以诊断 ALF 会延误关键治疗实施。当 ALF 患者病情进展并合并 HE 时，入住 ICU 通常是更有保证的，因为病情存在潜在的进一步恶化而需要相应的干预，例如插管、机械通气和血流动力学支持等。针对 ALF 患者，已经有一些机构制定了相应的规范的管理预案[17]。尽管这些规范的作用并没有在对照试验中得到更进一步的研究证实，但这有助于确保这些患者所有相关的护理得到解决。

预 后

依靠支持治疗，一些 ALF 患者肝功能会自行恢复。然而，其他多数患者由于没有进行原位肝移植（OLT）而死亡。在美国急性肝衰竭研究小组收集的数据显示，在 1696 例 ALF 患者中，总体存活率为 71%[3]。虽然这些生存数字比在有移植前的时代好得多，但 ALF 仍然是威胁生命的疾病。死亡的主要原因是脑水肿后发生的脑疝和随之而来的多器官功能衰竭。Lee 报道了 1696 例 ALF 患者，有 660 名（39%）登记肝移植，其中 409 例完成了移植，结果 371 例存活，38 例死

亡。在没有接受移植的患者中，826 例存活，461 例死亡[3]。在 Fontana 等两年的随访中，262 名移植者长期存活率显著高于 506 例未接受移植者，这可能是由于潜在的并发症造成的[18]。

肝移植的时机至关重要。移植登记延迟可能导致患者在发现供体器官之前死亡或可能导致围术期死亡。过早移植登记则可能导致在具有自行恢复的肝功能的患者中进行 OLT。目前，已开发了多个预后评分系统来判断哪些患者是处于高死亡风险的[19,20]。最常用的标准是由英国的 O'Grady 及其同事开发的。这些标准通常被称为英国皇家医学院标准[21]。它们是在 588 名 ALF 患者的队列研究中开发的，这些患者在 1973—1985 年进行了医学治疗。该标准区分了对乙酰氨基酚诱导的 ALF 和其他原因所致的 ALF。他们使用 pH、凝血国际标准化值（INR）、肌酐、脑病等级、年龄、黄疸持续时间和胆红素水平进行预后判断。这些标准已被确定为具有临床可接受的特异性，但敏感性有限[22]。其他众所周知的预后系统包括法国的 Clichy 标准（使用肝性脑病等级、V 因子浓度和年龄）和日本标准（采用年龄、脑病、胆红素水平和凝血功能障碍）[5, 6]。Kumar 等提出

的 ALF 早期动态（ALF early dynamic, ALFED）预测模型是基于 INR、血清胆红素、动脉氨和 HE 的变化[23]。最近针对预测模型的系统综述指出，新模型的研究与方法学缺陷相关，并且任何新模型的性能应该在一大样本中进一步行前瞻性评估[24]。没有足够的数据来推荐某一特定的方案，因为没有发现哪一种方法有足够好的区分，而且一些方法是有缺陷或偏见的，甚至将肝移植等同于死亡[8]。**表 69-2** 显示 ALF 患者判断预后差的潜在的有用指标[25]。ALF 的病因学似乎是最重要的因素，尽管其灵敏度和特异性有限。

美国器官分配网络（The United Network for Organ Sharing, UNOS）是美国的器官捐赠与分配机构，但在患者被列为 Status IA 肝移植（机构分配的最高优先级）候选之前，必须满足其标准。这些标准包括"没有肝移植的预期寿命小于 7 天的 ALF"或"原发性移植物无功能，肝动脉血栓形成和急性 Wilson 病"。

病因治疗

应该积极寻找 ALF 的病因，因为它将决定对其采取的治疗和预后[7]。ALF 病因的诊断需要详细的病史资料，多种血清学检测和影像学结果以及可能的肝活检。

多项研究显示，N-乙酰半胱氨酸（N-acetylcysteine, NAC）对对乙酰氨基酚中毒

表 69-2　ALF 患者预后不良的潜在有用指标 *

病因学
·特异性药物反应
·急性乙型肝炎（和其他非甲型肝炎病毒感染）
·自身免疫性肝炎
·蘑菇中毒
·Wilson 病
·Budd-Chiari 综合征
·其他不明确的病因
入院时肝昏迷程度
·Ⅲ 或Ⅳ 期
King 大学标准
·对乙酰氨基酚所致的 ALF
·早期液体复苏后动脉血乳酸 >3.5 mmol/L 强烈考虑列入 OLT 等候表
·充分的液体复苏后如果 pH <7.3 或动脉血乳酸 > 3.0 mmol/L 列入 OLT 等候表
·如果在 24 小时内发生以下三种情况，则列入 OLT 等候表，包括Ⅲ 或Ⅳ 期 HE，INR>6.5，肌酐 >3.4 mg/dl
·非对乙酰氨基酚所致的 ALF
·如果 INR> 6.5 且存在脑病，列入 OLT（不分等级）
·存在脑病（不分级别）并且存在以下任何三种情况列入 OLT 等待：
– 年龄 <10 岁或 >40 岁 †
– 在肝性脑病进展前黄疸出现 >7 天 †
– INR ≥ 3.5
– 血清胆红素 ≥ 17 mg/dl
– 不良原因如 Wilson 病，特应性药物反应，血清学阴性的肝炎

From Lee W, et al. Introduction to the Revised American Association for the Study of Liver Diseases Position Paper on Acute Liver Failure 2011. Hepatology. 2012; 55:965-967.

* 注意除 Wilson 病和可能的蘑菇中毒外，这些因素都不是必需的或足以表明需要立即肝移植

† 特别是这些标准在最近的分析结果中并没有发现可以预测临床结局

ALF.急性肝衰竭；HE. 肝性脑病，INR. 国际标准化比值；OLT. 原位肝移植

有明确疗效[14, 26, 27]。有明确可用的解毒药，加之由对乙酰氨基酚毒性引起 ALF 频发，意味着可以在每位 ALF 患者中绘制出对乙酰氨基酚水平[20]。对乙酰氨基酚的毒性可以通过血清转氨酶（ALT）的升高和胆红素水平的降低以及与毒性相关的含有对乙酰氨基酚的结合蛋白检测来判断。即使对摄入的时间或剂量或对乙酰氨基酚的血浆浓度存在疑问，也应尽早使用 NAC。口服给药在很大程度上被静脉给药（IV）所取代[7]。NAC 给药的疗程根据患者临床情况决定，而不是由时间或血清对乙酰氨基酚浓度决定。给药可能需要持续超过 72~96 小时[8]。除了给予 NAC 外，已知或疑似对乙酰氨基酚过量服用的患者在出现症状后 4 小时内是在开始 NAC 之前应给予活性炭制剂[7]。

药物诱导的肝毒性（包括由对乙酰氨基酚诱导的肝毒性）往往是特异性的并且通常发生在治疗的前 6 个月内。抗生素（特别是抗结核药物）、非甾体抗炎药和抗惊厥药是最常见的[3, 28, 29]。由于没有特异性解毒药，应及时识别这类药物并终止使用。中草药和营养保健品也可能引起急性肝损伤，并且应该从使用的患者和家人那里追踪到这些产品的信息。如果 ALF 的病因即使在肝活检后仍然不确定，则应对潜在药物或毒素的暴露做进一步调查。在美国 ALF 研究组的数据中，11% 的 ALF 患者被认为患有（非醋氨酚）药物诱导的 ALF，这种病例在妇女和少数民族中尤其常见[29]。未接受肝移植患者（3 周内）存活率较低（27.1%），有 42.1% 患者成功接受肝移植，总体生存率为 66.2%。

病毒性肝炎在美国已经成为 ALF 中相对少见的病因，但在其他国家是常见的。在美国多中心研究中，甲型肝炎和乙型肝炎患者分别占 ALF 病例的 4% 和 8%[3, 13]。急性丁型肝炎可能导致先前存在乙型肝炎的患者发生急性肝功能不全，而在一些流行地区戊型肝炎同样可能导致 ALF，尤其是在孕产妇中[30]。急性病毒性肝炎患者的护理主要是综合支持。尽管尚未完成相关的临床试验，但已报道用于慢性乙型肝炎感染的拉米夫定可用于治疗乙型肝炎相关的 ALF。尽管继发于单纯疱疹或水痘带状疱疹病毒感染的 ALF 是罕见的，但推荐使用阿昔洛韦治疗疑似或有明确感染并考虑移植的患者。

ALF 可能发展为自身免疫性肝损伤的急性期表现。在这种情况下通常使用皮质类固醇（泼尼松龙，起始剂量为每天 40~60 mg），虽然这种做法是基于理论和患者临床资料。但实际上，Karkhanis 等进行的大宗回顾性分析并不支持激素的使用[31]。可能肝移植才是最需要的。

急性妊娠期脂肪肝是一种罕见的疾病，可能发生在怀孕的中后期，最常见于妊娠的后三个月。治疗的关键在于终止妊娠。针对这种情况可以进行肝移植，但对于早期诊断并终止妊娠的患者并不是必须的[32]。

Wilson 病是 ALF 的罕见病因（占美国 ALF 人群的 2%~3%），但是在没有移植的情况下其预后很差。Wilson 病的特征包括低血浆铜蓝蛋白、高血清铜和尿铜、溶血、Kayser-Fleischer 环（在裂隙灯检查中可见到）、极低的血清碱性磷酸酶和尿酸以及胆红素（mg/dl）/ 碱性磷酸酶（U/L）大于 2[33]。尽管青霉胺可用于 Wilson 病的治疗，但在 ALF 的处理中不推荐使用[34]。相反，对于正在等待紧急肝移植患者，应采取减少血清铜并防止进一步溶血的措施（例如血浆置换）。

尽管尚未进行对照试验，伞形毒蕈（蘑菇）中毒一直使用青霉素 G、NAC 和水飞蓟宾治疗，但后者在美国尚未获得药物使用许可[35]。

当 ALF 是由急性缺血性损伤或严重充血性心力衰竭导致时，需要治疗根本病因，其预后决定于对其病因治疗的反应。

腹痛、明显肝大和腹水可能提示急性肝静脉血栓形成（Budd-Chiari 综合征），其表现为 ALF[36]。在排除恶性肿瘤的基础上，肝移植仅考虑在可能带来高存活率的患者中进行。肝脏肿瘤的广泛浸润所致的 ALF 是肝移植的禁忌证，因为其预后非常差。

肝性脑病

HE 是 ALF 的标志之一[37]。与慢性肝病患者相反，ALF 患者的 HE 发展通常与脑水肿和颅内压（ICP）的升高相关。脑水肿特别容易出现在从黄疸发展到 HE 的间隔短的患者中。脑水肿与随后的脑疝是Ⅳ期脑病患者的主要死因（见后文），可能发生在高达 80% 的这类患者中。

有关 ALF 中脑水肿的发展主要有两个理论。也许两者都发挥作用[38, 39]。谷氨酰胺是脑内氨代谢的最终产物，可能积聚在星形胶质细胞中，导致神经递质合成的改变，线粒体功能的受损以及渗透压的改变，最终导致脑水肿。此外，ALF 可致脑自身调节的失衡，结果导致脑血管扩张，随后而来的是脑血流量增加和脑水肿。ICP 的升高导致脑灌注压（CPP）的降低和脑缺血。根据 Monro-Kellie 理论，在头骨封闭腔内的水肿最终将导致脑疝和死亡。低钠血症，细胞因子产生和癫痫的发生均促进脑缺血的发展。

ALF 患者的 HE 发展是很迅速的。意识状态的改变最初很微妙，但很快可能进展为昏迷。HE 分为四期（表 69-3），脑病等级与脑水肿的发展和预后相关。脑水肿在 HE 的Ⅰ期或Ⅱ期不常见，但在Ⅲ期和Ⅳ期脑病患者中发生率分别在 25%~35% 和 65%~75%。当Ⅳ级 HE 合并脑水肿时，预后很差，如果存在肾衰竭则预后更差。此外，感染的发展会改变 HE 的进程[40]。尽管血氨水平与 HE 的严重性并无太多相关性，但在 24 小时内动脉氨大于 200 μg/ dl 的Ⅲ期或Ⅳ期 HE 患者常预示脑疝发生[41]。

肝性脑病和颅内高压的治疗

Ⅰ和Ⅱ期肝性脑病

HE 患者的管理取决于其分期。根据我们机构的经验，Ⅰ级 HE 患者可在普通病房中进行管理，在安静的环境中进行专业护理，但在其他大多数机构中，这些患者应在 ICU 中进行管理。如果当Ⅱ期 HE 发展，提示应该到 ICU 进行管理。应当进行头部的计算机断层（CT）扫描以排除 HE 之外的意识改变的原因（例如颅内出血、占位性病变），但是转运到 CT 室也是危险的，尤其是对未进行气道保护的患者。虽然 CT 扫描可能在进展期 HE 患者中显示脑水肿，但颅内高压可能无法检测[42]。

如果可能，应避免对Ⅰ级或Ⅱ级 HE 患者施用镇静药，因为它们会掩盖 HE 进展的体征。尽管如此，仍需要小剂量短效抗精神病药（例如氟哌啶醇、苯二氮䓬或右美托咪定）来控制谵妄。

基于氨在 ALF 患者脑水肿发病机制中的作用，乳果糖应该用于合并 HE 的患者。在 Alba 的一项研究中，乳果糖的应用可以小幅度的提高生存时间，但在脑病严重程度或整体预后方面没有差异[43]。AASLD 规范建议在脑病的早期，乳果糖可以口服或灌肠以实现排便，但不应在腹泻时使用，这也可能导致肠胀气在肝移植术中干扰外科医师视野[7]。肠道不吸收的抗生素（利福昔明、新霉素）未被证实在 ALF 中有用，而且新霉素具有肾毒性的风险。

表 69-3 肝性脑病级别

级别	意识状态	震颤	脑电图
Ⅰ	欣快；偶尔抑郁；反复轻度意识模糊；迟钝和过激；懒散，言语不清晰；睡眠节律紊乱	轻微	通常正常
Ⅱ	Ⅱ比Ⅰ期重；嗜睡；行为不正常；能维持括约肌控制	有表现（或容易引发）	不正常；普遍减慢
Ⅲ	昏睡但可唤醒；言语不连贯，定向力下降	如果病人可以配合通常存在	始终异常
Ⅳ	不能唤醒；对疼痛刺激反应可有可无	通常无	始终异常

Modified from Sass DA, Shakil AO. Gastroenterol Clin N Am. 2003;32:1195–1211.

Ⅲ 和Ⅳ 期肝性脑病

进展到Ⅲ期 HE 的患者需要气管内插管进行气道保护。在插管之前镇静药或麻醉诱导剂的选择由操作者决定，因为没有研究证明在该环境下某种方案的优点。总之，应当使用对 ICP 增加风险最小化的药物方案。因此，异丙酚在这种情况下是一个合理的选择。如果使用肌肉松弛药，则就其对 ICP 的影响而言，非去极化神经肌肉阻滞药（例如顺铂）优于琥珀酰胆碱。

颅内压监测

在 ALF 中使用 ICP 监测装置一直存在争议[7, 44~46]。ICP 监测的支持者认为，这种监测可指导后续的合理治疗。而其他人则认为监测的风险超过其价值。美国急性肝衰竭研究小组提供了关于 ALF 患者的 ICP 监测的数据[47, 48]。在最近评估的 629 例 ALF 患者的数据中，140 例（22%）使用 ICP 监测。与对照组相比，ICP 监测患者更年轻，更多接受了肾脏替代治疗（RRT）。出血性并发症很少见。获得 ICP 数据的人中有一半具有较高的 ICP，相应的死亡率也较高。ICP 监测组和对照组相比患者的 21 天总体死亡率相似（33% vs. 38%，P=0.24）。然而，当通过对乙酰氨基酚状态分层并调整混杂因素时，CP 监测位置不影响对乙酰氨基酚诱导的 ALF 患者的 21 天死亡率，但其他原因导致 ALF 的患者 21 天死亡率确是增加的。

用于回答是否应当使用 ICP 监测的问题的随机临床试验将需要相对大量的患者样本，迄今尚未完成。AASLD 规范建议在高级别肝性脑病、有 ICP 监测专家的中心和等待进行肝移植的 ALF 患者中推荐使用颅内压监测[7]。

ICP 监测的风险包括出血和感染。前者在有凝血功能障碍的患者中尤其令人担忧。ICP 监测装置的选择传统上是硬膜外导管。这会降低颅内出血的风险，但是可能不如其他装置精确。硬膜下或脑实质内监测器提高了可靠性，但增加了出血风险。在放置 ICP 监测器之前需要处理凝血功能障碍，纠正凝血功能障碍（见后文）的新药物可能改变这种装置放置的门槛[49]。目前尚无关于 INR 或血小板数值的确切的推荐建议。

在 ALF 患者中，目前没有足够的数据来推荐使用经颅多普勒或经颈静脉球血氧测定法。

脑灌注压的维持

脑灌注压（CPP）是平均动脉压（MAP）减去 ICP。脑水肿患者的管理目的是限制 ICP 和维持 CPP。CPP 的目标值是有争议的话题，但是目标 ICP 小于 25 mmHg 和 CPP 大于 60 mmHg 似乎是合理的[7, 44, 50]。如果可以实现 CPP 大于 70 mmHg 可能是更有利的[7, 51]。大于 40 mmHg 的 ICP 和 CPP 持续小于 50 mmHg，与 ALF 患者的神经恢复不良密切相关，尽管数据还未到达 OLT 的禁忌[52]。可能需要增加 MAP 以获得和保持满意的 CPP（参见后面关于血流动力学支持部分）。系统性高血压可以用常规药物如拉贝洛尔或肼屈嗪治疗。理论上连续输注尼卡地平要优于传统使用的硝普钠。

控制合并Ⅲ或Ⅳ期肝性脑病患者 ICP 的升高

一般措施：ICP 升高的患者（定义为 ICP > 20~25 超过 1 分钟或 CPP<50）应在安静的环境中进行管理。推荐将头部抬高至 20~30° 并避免静脉回流受阻（例如头部旋转、固定气管导管约束带过紧）。气管内的吸引应尽量轻柔，并且应考虑在吸引之前推注镇静药如丙泊酚或利多卡因。应尽力避免低氧血症和高碳酸血症引起的 ICP 升高。

镇静和镇痛：针对Ⅲ或Ⅳ级 HE 患者应将镇静作为控制 ICP 的一种措施。异丙酚由于可以快速起效并清除（甚至在患有肝病的患者中），可以作为控制 ALF 患者 ICP 的首选镇静药。Wijdicks 和 Nyberg 曾报道了在 7 名 ALF 患者中使用丙泊酚，他们均使用 ICP 监测器。尽管该研究是观察性的，并有几个混杂因素，但当采用 50 μg/（kg·min）的中等剂量时，单独使用异丙酚即可控制 ICP[53]。

通过给予戊巴比妥或硫喷妥钠诱导的"巴比妥类昏迷"已经用于治疗 ALF 中的难治性颅内高血压，尽管该研究没有对照。Forbes 及其同事对 ALF 合并顽固性颅内高血压和预后差的患者进行了硫喷妥钠治疗，证实了其可以降低 ICP[54]。不过副作用较多，包括血流动力学反应低下和呼吸暂停。

接受丙泊酚或巴比妥类药物输注的患者可能需要血管加压药物支持，以维持最佳的血流动力学。

阿片类药物输注通常用于治疗全身不适和协助镇静药。选择芬太尼可能优于吗啡或哌替啶，因为后两种作用时间长而且其活性代谢产物可在肝、肾功能不全患者中蓄积。

甘露醇：在一个对照试验中，甘露醇是唯一被证明可减少颅内高压和改善 ALF 患者生存的治疗方法。Canalese 和同事将 44 例 ALF 合并 ICP 升高患者随机分配到甘露醇组（根据需要为 1 g/kg）、地塞米松组（32 mg 静脉给予，然后 8 mg 静脉给予每 6 小时）、两种药物联用组和空白对照组[55]。结果显示地塞米松不影响患者生存，但在这些发展为脑水肿的患者中，接受甘露醇治疗患者的生存率显著优于没有接受甘露醇治疗的患者。甘露醇的剂量没有明确规定，经验性使用 0.25~1 g/kg 的负荷剂量，在使用该范围的较低剂量时发生副作用的可能性小。使用甘露醇的禁忌包括急性肾衰竭和高渗状态（血清渗透压 > 320 mOsm/L）的进展。尚没有在 ALF 中预防性使用甘露醇的研究。

高渗盐水：Murphy 等针对 ALF 和脑病患者进行了随机试验，使用 30%（高渗）盐水，并维持血清钠浓度在 145~155 mEq/L。研究证实诱导和维持高钠血症可以降低颅内高压的发生率并控制病情进展[56]。但没有发现有益于患者存活，预防性使用高渗盐水的作用仍未得到证实，但 AASLD 推荐可用于"存在最高风险发展为脑水肿的患者"[7]。理论上，根据神经外科经验，应避免用于低渗和低钠血症患者，因为有脑水肿恶化的风险。

发热治疗：发热可以使 ALF 患者的颅内高压加重，应在发热患者中使用降温措施，包括降温毯和风扇（见后面关于治疗性低体温的讨论）。非甾体抗炎药和对乙酰氨基酚是相对禁忌的，因为它们具有潜在的肾毒性和肝毒性，尽管未在该群体中做广泛研究，它们也曾经被用于 ALF 患者的发热[1, 37]。

过度通气：在合并脑水肿患者中，过度通气致动脉血中二氧化碳分压（$PaCO_2$）小于 30 mmHg 可导致脑血管收缩，并迅速降低 ICP。然而，在 20 名 ALF 患者的随机对照试验中，预防性过度通气并没有降低脑水肿的发生率[57]。此外，显著低碳酸血症（$PaCO_2 \leq 25$ mmHg）或持续性低碳酸血症可能导致脑缺血。因此，治疗性过度通气目前仅用于存在危及生命的脑水肿并且已被证明对其他措施无效的患者。在这种情况下使用过度通气也是临时的——最多几个小时[7]。维持 $PaCO_2$ 在 30~40 mmHg 是一个合理的目标[8]。

癫痫预防：癫痫的发展将显著增加脑的氧需求，从而增加 ICP，并可能引起或加重脑水肿。在 Ellis 的临床试验研究中，ALF 患者亚临床癫痫发作有 30% 被观察到[58]。尽管支持数据很少，AASLD 规范建议给予苯妥英用于控制癫痫发作[7]。苯二氮䓬类药物由于有抗癫痫和镇静两种作用，也可用于治疗癫痫，但其代谢和清除率在肝衰竭中大大下降。在该组 42 例患者中预防性静脉注射苯妥英显示可以降低癫痫发生率，但一个在验证性的研究中并未得到证实[59]。目前的证据不支持预防性使用苯妥英。如果存在肌阵挛，或是发生神经系统突发不可解释的恶化，或当使用巴比妥用于治疗脑水肿时发生昏迷，应当在Ⅲ或Ⅳ期患者进行脑电图检查[8, 59]。

吲哚美辛：Tofteng 在 12 例患有 ALF 合并脑水肿患者中推注吲哚美辛，显示 ICP 下降和 CPP 升高[60]。进一步的数据分析还在进行。

根据文献综述，不可吸收的双糖，苯二氮杂受体拮抗药或多巴胺能激动药未被证实有利于治疗 HE [61~63]。

LOLA 是一种促进氨的解毒和排泄的药物，在一项关于 L- 鸟氨酸 L- 天冬氨酸（LOLA）的随机安慰剂对照试验中，未能证明其可使动脉氨减少或改善生存[64]。

凝血功能障碍

与脑水肿的情况一样，凝血功能障碍也是 ALF 的恶化标志。凝血功能障碍有多种原因，包括血小板功能障碍（定量和定性），低纤维蛋白原血症和凝血因子合成不足[65]。然而，尽管 INR 明显升高，但是全身止血功能仍可以通过补偿机制保留[66]。血栓弹力图（thromboelastogram, TEG）通常用于辅助肝病患者中对凝血功能障碍的管理，特别是在接受肝移植的患者中，但对 TEG 的应用尚未在随机对照试验中进行研究。在没有出血的情况下，不需要通过补充新鲜冷冻血浆（FFP）来纠正凝血功能障碍，反而可能掩盖对疾病进展的评估[20]。当计划实施有创操作或当患者正在出血时，应该处理凝血功能障碍[7, 8]。约在 40 年前，Gazzard 研究显示 FFP 给药不能降低 ALF 中的发病率或死亡率[67]。维生素 K 通常在 ALF 患者中使用，因为一些患者在发病时有潜在的维生素 K 缺乏症。关于血小板的给药阈值存在一些争论，尽管在没有出血和有创操作的情况下，大于（10~20）× 10^9/L 的值似乎是可接受的。如果计划有创操作，则应当达到至少 $50 × 10^9$/L 的血小板计数。当纤维蛋白原水平小于 100 mg/dl 时，应补充冷沉淀。重组凝血因子Ⅶ a（rⅦa; 40 μg/ kg）被证明可用于临时纠正 ALF 的凝血功能障碍并允许进行有创操作，并在两个纳入 26 例符合 King's 学院肝移植标准的患者的非随机研究中得到证实[68]。血栓形成是潜在的副作用。在持续性凝血功能障碍患者中，FFP 治疗可用于对 rⅦa 有禁忌证的患者，同时治疗性血浆置换术可能是有益的[49, 69]。即使没有计划进行有创操作，许多临床医生仍主张对极端凝血功能障碍（例如 INR> 7）进行治疗[20]。

感　染

根据 Rolando 和同事在一项对 50 例患者的研究，ALF 患者发生细菌感染和真菌感染的风险很高[70, 71]。革兰阳性球菌、革兰阴性肠杆菌和假丝酵母菌种是最常分离到的微生物。播散性感染可能是移植的禁忌证。尽管预防性使用抗生素可以降低某些 ALF 的感染发生率，但是没有显示能改善存活率。虽然最近研究表明感染或全身性炎症反应综合征的存在影响 ALF 中脑病的进展，但目前没有证据表明使用抗生素会改变这种关系[72]。监测感染的症状和体征是 ALF 管理的一部分，尽管这一建议是经验性的[7]。当存在难治性低血压、发生全身性炎症反应综合征、培养分离到感染菌株以及合并Ⅲ或Ⅳ期的 HE 时，推荐使用抗生素治疗[8]。如果怀疑血管内导管相关的血流感染或耐甲氧西林金黄色葡萄球菌感染，则通常使用广谱抗菌药并加用万古霉素。在某些情况下，低剂量的两性霉素也是 ALF 治疗方案的一部分。

Rolando 等设计了 108 例 ALF 患者的前瞻性随机对照方案，比较了在使用Ⅳ抗生素的患者中给予含有和不含有肠内抗微生物剂的患者的感染发生率[73]。结果显示，添加肠内抗微生物制剂并没有降低感染的发生率。

急性肾损伤

来自美国急性肝衰竭研究组的 1604 名患者的数据回顾性分析表明，70% 的 ALF 患者发生急性肾损伤（AKI），这其中 30% 患者接受了 RRT[74]。发生 AKI 会增加患者的死亡率，可能有多种机制，这些机制包括血容量不足和低灌注、肾毒性或肝肾综合征[75]。在 Tujios 的队列研究中，AKI 在以下情况更常发生，包括严重的肝功能障碍、晚期脑病、老年患者和对乙酰氨基酚诱导的 ALF。AKI 影响短期和长期的预后，但很少导致慢性肾脏疾病（只有 4% 的幸存者依赖透析），而对乙酰氨基酚导致的 ALF/AKI 患者的临床结局结果优于其他原因导致的。Davenport 在急性肝和肾衰竭的患者中进行了一项前瞻性随机对照研究，以比较各种透析模式对血流动力学的影响[76]。连续模式的透析很少引起血流动力学变化。此外，相对于间歇性透析，连续 RRT 很少引起 ICP 或肺血压升高[77]。连续 RRT 可以在肝移植期间的手术室继续进行[78]。

血流动力学支持

分布性休克通常在 ALF 患者中发生，并可能导致多器官功能衰竭。低血容量继发于液体渗到血管外间隙和经口摄入减少。应放置中心静脉导管以便于输注血管活性药物并监测充盈压力。肺动脉导管可用于指导对患者血流动力学的调整，尽管目前对其使用的合理性存在争论，但尚没有针对 ALF 患者的研究。低血压的初始治疗可静脉给予生理盐水。尽管给予充分的液体复苏，ALF 患者血管阻力的降低通常导致持续性低血压。血流动力学紊乱可能损害脑、肾和肝灌注，随后发生器官功能的恶化。推荐的目标 MAP 为 75 mmHg，但这还没有研究数据支持[7, 79]。当 ICP 升高时，MAP 目标可能需要上调，以保持 CPP 在 60 和 80 mmHg[79]。压力的最佳选择仍不明确，因为尽管有一些有限的研究，但没有确定最佳血管活性药物的确定性试验。去甲肾上腺素、多巴胺和肾上腺素是实现血流动力学目标的合理选择。大多数中心使用去甲肾上腺素，这可以最大限度地增强外周器官灌注，同时很少出现心动过速并可保持内脏（含肝脏）血流量[7, 79]。对于脑损伤患者去甲肾上腺素可能在某些方面优于多巴胺，对于分布性休克患者，对改善内脏灌注方面比肾上腺素更好。可以加用血管加压素，但其使用是有争议的，在一个小样本（6 名 ALF 和 HE）的研究中，给予不影响全身血流动力学剂量的特利加压素时，会恶化脑充血和颅内高血压[80]。

肾上腺功能不全可存在于患有 ALF 的患者中，并且当出现难治性低血压时应考虑使用皮质类固醇（例如，氢化可的松每天 200 mg）。虽然有一些数据支持这种做法，但这些研究大多数针对的是慢性肝衰竭患者而不是 ALF，因此在危重症患者中补充类固醇存在很大争议[81]。

机械通气

合并 III 期脑病的 ALF 患者需要气道保护，如果发生呼吸衰竭或严重的代谢性酸中毒，则需要机械通气。同时可能发展为急性呼吸窘迫综合征（ARDS），此时需要进行低潮气量通气策略。由于脑水肿的存在，应增加呼吸频率以维持令人满意的分钟通气量，而允许性高碳酸血症则不合适。尽管在非 ALF 患者中存在一些证据，但目前尚不清楚在 ALF 患者中预防性使用低潮气量是否会延迟或避免 ARDS 的发生[82]。目前还不清楚更高水平呼气末正压（PEEP）通气是否会引起缺血性肝损伤。当需要 PEEP 以在 ALF 和 ARDS 患者中实现可接受的氧合时，应当应用 PEEP，因为足够的全身氧合对于维护肝功能是必需的。此外，肺损伤后显示顺应性降低，由此这也将抵消压力传递对肝脏的影响[83]。

胃肠道出血

胃肠道出血对所有危重患者都是高风险的，特别是需要机械通气的患者。因此，在患有 ALF 的个体中存在很高的胃肠道出血风险，尽管该风险可能小于肝硬化、门静脉高压以及食管或胃静脉曲张的患者。在两项对照试验中，75 名 ALF 患者，使用 H_2 阻滞药，但不是抗酸药，结果显示出血发生率减少。因此，应该给 ALF 的患者使用 H_2 阻滞药或更者高效的质子泵抑制药[7, 84]。

代谢问题

代谢紊乱在 ALF 中通常比较严重，需要频繁监测酸碱状态和代谢参数。碱中毒和酸中毒均可能发生，当 ALF 伴有急性肾衰竭时，后者可能是特别顽固的。通常需要输注碳酸氢钠或非钠缓冲液例如三（羟甲基）氨基甲烷，亦或用富含碳酸氢盐置换液进行连续 RRT。ALF 患者肝糖原调节受损使得"严格的"血糖控制可能成为问题。高血糖水平可使 ALF 患者的脑水肿恶化，但必须避免低血糖。低血糖可能由于患者的脑病或镇静作用而不易发现但后果严重。通常需要连续泵入 50% 的葡萄糖溶液来维持正常血糖水平。血磷酸盐和镁也可能降低，需要反复补充。

营　养

ALF 患者表现出为分解代谢和能量消耗的增加[85]。建议使用营养支持，尽管对基础治疗的相关研究有限。肠内喂养应在 ALF 治疗的早期开始，通常通过鼻胃或鼻空肠管给予营养支持。应避免过度的蛋白质限制。AASLD 规范建议每天 60 g 蛋白质，尽管每公斤体重给予干重 1~1.2 g 蛋白质可能更合适[7]。Cochrane 数据综述中关于 ALF 并 HE 患者中支链氨基酸使用的数据库并没有肯定疗效的证据，不过在该领域进行的相关试验主要的方法学质量较差[86]。如果肠内营养是禁忌的或不能耐受的，应使用胃肠外营养。肠内和胃肠外营养可减少应激性溃疡的发生率。脂质乳液似乎在 ALF 患者中使用也是安全的[87]。

肝移植

虽然 ALF 可通过支持性干预治疗来解决，特别对乙酰氨基酚诱导的 ALF，但 OLT 仍是唯一肯定的治疗手段。该疗法尚未在 ALF 患者的前瞻性临床试验中进行评估，但其有效性毫无疑问。ALF 患者的总生存率从开展移植前的 15% 增加到移植后的 60% 甚至更好[13]。一些存活率改善（在一些系列报道中高达 80%~90%）是由于 ICU 管理的改进，这也导致自然存活率的升高。ALF 是指定为 UNOS 状态 I（供体肝脏分配的最高优先级）的唯一条件。OLT 并不是广泛适用的，在 ALF 中仅 10% 的患者进行肝移植[88, 89]。在美国急性肝衰竭研究小组中，29% 的患者接受了 OLT，有 25% 的肝移植等候群体在等待中死亡[13]。在北欧国家的经验中，315 例患者中有 73% 接受

了肝移植，16% 的患者未等到移植而死亡[10]。ALF 患者第一年的死亡率高于其他病因接受的肝移植患者（ALF 接受肝移植术后 1 年生存率为 79%，对于其他原因肝移植术后约 90%），并且大多数死亡发生在术后前 3 个月内的感染[89]。对于年龄较大的肝移植者、接受大龄或部分移植物患者以及那些接受非 ABO 相同的移植物患者的预后差[89, 90]。但是，远期生存率好于那些接受移植的慢性肝病患者。

肝移植围术期管理

虽然没有足够的数据来推荐 ALF 患者在 OLT 围术期的特殊管理，但是已有基于专家意见的相关指南[8, 79]。如果在 OLT 之前已经安装了 ICP 监测设备，则应当在手术期间连续监测，因为 ICP 可能会增加，特别是在再灌注时。术中管理应遵循术前应用的 MAP、ICP 和 CPP 目标值。是否建立静脉旁路的技术得看外科医生习惯和喜好，因为目前尚无有关其在最小化脑灌注波动的可靠数据。

争论领域

治疗性低体温

在实验动物模型中，已经证明轻度－中度低体温可防止 ALF 患者脑水肿的发展，这可能是通过改变脑氨或葡萄糖代谢从而防止脑充血。根据这些理论显示的优点，在 ALF 患者中使用治疗性低体温的报道已显示是有希望的[91, 92]。低体温（冷却核心温度至 33~34℃）已被看作"移植桥梁"或在移植手术期间控制 ICP。这种治疗可能会出现感染、凝血功能障碍和心律失常，并且针对 ALF 患者的治疗性低温并没有经过严格的验证。还需要多中心、随机对照的临床试验来证实 ALF 患者的低体温能保护大脑活力并不造成额外伤害的前提下提高生存率。

N- 乙酰半胱氨酸在非对乙酰氨基酚诱导 ALF 中的作用

NAC 可能在非乙酰氨基酚诱导的 ALF 中具有一定作用[93]；然而，迄今为止的研究尚无定论。在一项随机、双盲、多中心安慰剂对照试验中，静脉应用 NAC 可改善早期非对乙酰氨基酚相关 ALF 患者的无移植生存率。但出现进展性肝昏迷的患者不能从 NAC 治疗中获益[94]。

肝切除术和辅助移植

一些研究者提出肝源性促炎细胞因子在 ALF 患者发生颅内高压中起重要作用[95]。如果计划随后进行 OLT，对顽固性循环功能障碍和颅内高压的 ALF 患者提倡先进行肝切除术。但是，支持这种做法的数据，包括相关病例报告和无对照的病例系列都很少[96~98]。目前不推荐肝切除术。辅助肝移植是一种新的技术，其中部分肝移植置于异位或原位，同时原位留下部分原来的肝，希望留下的肝将再生。一项欧洲多中心研究显示了这种技术的可行性和潜在价值。最近，Lodge 和同事在非随机病例系列研究中对对乙酰氨基酚诱导的 ALF 进行了紧急肝切除术和辅助 OLT，并取得了令人鼓舞的早期结果[100]。尽管如此，目前还没有明确的辅助性肝移植适应证，并且没有进行随机临床试验。

活体肝移植治疗 ALF

活体肝移植的出现为 ALF 的治疗提供了进一步的选择[101]。它在儿童患者中的应用已经很成熟[102]。有关成人病例系列报道其 5 年生存率高达 80%[103~105]。在肝硬化患者中进行这种手术一直存在伦理学问题，而在 ALF 时，当情况紧急时有可能导致匆忙或不完全的知情决策，这种情况下伦理问题则会大大增加[106]。

人工肝支持系统

治疗 ALF 的"理想目标"是用于能够替代肝脏的解毒、代谢和合成功能的肝脏支持装置[107]。这样的系统可以用作肝脏移植的桥梁，或者使患者的原来肝脏得以康复。用于评估肝支持装置的试验较为复杂，事实上许多患者在建立对人工肝系统的治疗有反应之前已经趋向于接受肝移植。此外，ALF 是具有不同病因和进展速度亦不同的一组疾病。已经有几种方法来实现"人工肝脏"。第一种系统通过血液透析、血液滤过或血液灌注除去毒素。较新的系统是联合白蛋白或炭的吸附技术与血液透析结合。活的肝细胞（猪或来源于人肝细胞癌细胞）是"生物人工肝"装置的基础。Demetriou 及其同事发表了一项随机临床试验的研究，该研究评估了 171 名 ALF 患者的猪生物人工肝[108]。总体来说，干预组（71%）和对照组（62%）之间生存率无差异。当排除了原发移植排斥无功能的 27 例患者时，生存率相差较大，但未达到统计学意义。Meta 分析（基于少数受试者）评估人工肝支持系统在 ALF 中的效用提供了互相矛盾的结论[109, 110]。使用基于白蛋白透析［分子吸附剂再循环系统（MARS）］和血浆分离吸附（Prometheus）的商用的人工系统尚未被证明可以改善生存，尽管大多数研究已经在急性或慢性肝衰竭的患者中进行。Saliba 及其同事在一项包括 102 例 ALF 患者的随机对照试验中没有发现 MARS 的益处，尽管该试验被研究中许多患者很快接受肝移植的情况所干扰[111]。

结 论

ALF 是一种发生在灾难性肝损伤后复杂的多系统疾病。其特征是凝血功能障碍和伴有脑水肿及 ICP 升高的 HE。病因取决于患者所处的地区，在发达国家超过一半的病例是由药物和毒物导致的。患者治疗需要多学科的方法和 ICU 的设备支持（**表 69-4** 和**表 69-5**）。治疗条件的稀缺及其发展迅速意味着缺乏评估 ALF 治疗的随机临床试验。美国急性肝衰竭研究小组发表了一份共识文件，对这些患者在 ICU 的规范治疗提出具体建议。虽然一些患者会自行恢复，但对于预后不良的患者，肝移植是唯一有明确疗效的方法。肝移植后的存活率为 75%~90%。人工肝支持系统在 ALF 中的疗效仍未得到证实。

表 69-4 管理急性肝衰竭的重要规范文件和指南

作者	年份	组织	文件类型
Lee 等 2012	2012	美国肝脏疾病研究协会	关于急性肝衰竭管理的文件：更新
Stravitz 等 2007	2007	美国急性肝衰竭研究组	急性肝衰竭患者的重症监护建议

表 69-5 急性肝衰竭管理的随机研究

研究者，年份	受试者数（干预，不干预）	研究类型	干预	对照	结果
Canalese 等，1982	44 例 ALF（4 组）	前瞻性，随机，对照试验	单用地塞米松，单用甘露醇，地塞米松和甘露醇	无	地塞米松不影响发生脑水肿患者的生存率，甘露醇组的存活率更高
Bhatia 等，2004	42 例 ALF 患者（22 例患者给予预防性苯妥英，22 例为对照）	前瞻性，随机，对照试验	预防性给予苯妥英	常规治疗	同样的脑水肿发生率，需要机械通气的比例，癫痫的发生率，死亡率
Gazzard 等，1975	20 例对乙酰氨基酚所致的 ALF（10 例干预组，10 例对照组）	前瞻性，随机，对照试验	每 6 小时给予 300 ml FFP	常规治疗	干预组和对照组之间的发病率或死亡率没有差异
Davenport 等，1993	32 例患者（12 例间断行 RRT，20 例连续 RRT）	ALF 合并急性肾衰竭患者的前瞻性，随机，对照试验	连续 RRT	间断行 RRT	间断 RRT 患者的心脏指数和 MAP 显著降低
Demetriou 等，2004	171 例患者（85 例生物人工肝支持，86 例对照）	严重 ALF 患者多中心研究的前瞻性，随机，对照试验	生物人工肝支持系统（允许患者接受肝移植）	常规治疗（包括潜在肝移植受体）	生物人工肝组的 30 天存活率为 71%，对照组为 62%（P=0.26）
Acharya 等，2009	201 例患者	ALF 患者的前瞻性，随机，安慰剂对照试验	输注 LOLA（每天 30 g，超过 3 天）生物人工肝支持系统（允许患者接受肝移植）	安慰剂	给药后没有脑病等级或存活率的改善

ALF. 肝衰竭，FFP. 新鲜冰冻血浆，LOLA. L- 门冬氨酸 L- 鸟氨酸；RRT. 肾替代治疗

作者推荐

- 明确诊断 ALF 后应立即联系能考虑转运和进行肝移植的中心。
- 美国急性肝功能衰竭研究组已经发布了 ALF 患者的 ICU 管理的建议。
- 考虑到特殊情况的特定治疗，应明确 ALF 的病因。对乙酰氨基酚过量是 ALF 的一个常见的病因，应该给予 NAC 治疗。NAC 在非对乙酰氨基酚所致 ALF 的疗效仍有争议。
- 预后评估是很重要的，King's 大学标准经常使用到，虽然他们的预测不是绝对的。
- 合并 HE Ⅲ 期患者应行气管插管用于气道保护。
- 虽然监测 ICP 尚未证实可以改善 ALF 患者的死亡率，但临床中经常用到。低于 25 mmHg 的 ICP 和大于 60 mmHg 的 CPP 应该是临床目标值。
- 治疗 ICP 升高包括一般支持性措施、镇静以及使用甘露醇或高渗盐水进行渗透性利尿。亚低温治疗和过度通气是有争议的。
- 凝血功能障碍患者在拟行有创操作时、伴有活动性出血时和凝血功能极度恶化时应该积极处理。
- 代谢紊乱应积极治疗并给予营养支持。
- 移植是 ALF 唯一明确有效的治疗，如果病人没有禁忌证，应该首先考虑列入 OLT 等候表。
- 肝切除、辅助性肝移植的价值和肝支持系统的性能仍有待验证。

（王永刚）

参考文献

1. Bernal W, Wendon J. Acute liver failure. N Engl J Med. 2013;369:2525–2534.
2. Bernal W, Hyyrylainen A, Gera A, et al. Lessons from look-back in acute liver failure? A single centre experience of 3300 patients. J Hepatol. 2013;59:74–80.
3. Lee WM. Acute liver failure. Semin Respir Crit Care Med. 2012;33:36–45.
4. O'Grady JG, Schalm SW, Williams R. Acute liver failure: redefining the syndromes. Lancet. 1993;342:273–275.
5. Bernuau J, Rueff B, Benhamou J. Fulminant and subfulminant liver failure: definitions and causes. Semin Liver Dis. 1986;6:97–106.
6. Mochida S, Nakayama N, Matsui A, Nagoshi S, Fujiwara K. Reevaluation of the Guideline published by the Acute Liver Failure Study Group of Japan in 1996 to determine the indications of liver transplantation in patients with fulminant hepatitis. Hepatol Res. 2008;38:970–979.
7. Lee W, Stravitz R, Larson A. Introduction to the revised American Association for the Study of Liver Diseases position paper on acute liver failure 2011. Hepatology. 2012;55:965–967.
8. Stravitz RT, Kramer AH, Davern T, et al. Intensive care of patients with acute liver failure: recommendations of the U.S. Acute Liver Failure Study Group. Crit Care Med. 2007;35:2498–2508.
9. Bower WA, Johns M, Margolis HS, Williams IT, Bell BP. Population-based surveillance for acute liver failure. Am J Gastroenterol. 2007;102:2459–2463.
10. Brandsaeter B, Hockerstedt K, Friman S, et al. Fulminant hepatic failure: outcome after listing for highly urgent liver transplantation-12 years experience in the nordic countries. Liver Transpl. 2002;8:1055–1062.
11. Escorsell A, Mas A, de la Mata M. Acute liver failure in Spain: analysis of 267 cases. Liver Transpl. 2007;13:1389–1395.
12. Hoofnagle JHCR, Shapiro C, et al. Fulminant hepatic failure: summary of a workshop. Hepatology. 1995;21:240–252.
13. Ostapowicz G, Fontana RJ, Schiodt FV, et al. Results of a prospective study of acute liver failure at 17 tertiary care centers in the United States. Ann Intern Med. 2002;137:947–954.
14. Larson AM, Polson J, Fontana RJ, et al. Acetaminophen-induced acute liver failure: results of a United States multicenter, prospective study. Hepatology. 2005;42:1364–1372.
15. Nourjah P, Ahmad SR, Karwoski C, Willy M. Estimates of acetaminophen (Paracetomal)-associated overdoses in the United States. Pharmacoepidemiol Drug Saf. 2006;15:398–405.
16. Sass DA, Shakil AO. Fulminant hepatic failure. Liver Transpl. 2005;11:594–605.
17. Daas M, Plevak DJ, Wijdicks EF, et al. Acute liver failure: results of a 5-year clinical protocol. Liver Transpl Surg. 1995;1:210–219.
18. Fontana RJ, Ellerbe C, Durkalski VE, et al. Two-year outcomes in initial survivors with acute liver failure: results from a prospective, multicentre study. Liver Int. 2015;35:370–380.
19. Shakil AO, Kramer D, Mazariegos GV, Fung JJ, Rakela J. Acute liver failure: clinical features, outcome analysis, and applicability of prognostic criteria. Liver Transpl. 2000;6:163–169.
20. Lee WM, Stravitz RT, Larson AM. Introduction to the revised American Association for the Study of Liver Diseases position paper on acute liver failure 2011. Hepatology. 2012;55:965–967.
21. O'Grady JGAG, Hayllar KM, et al. Early indicators of prognosis in fulminant hepatic failure. Gastroenterology. 1989;97:439–445.
22. McPhail MJ, Wendon JA, Bernal W. Meta-analysis of performance of Kings's College Hospital Criteria in prediction of outcome in non-paracetamol-induced acute liver failure. J Hepatol. 2010;53:492–499.
23. Kumar R, Shalimar SH, et al. Prospective derivation and validation of early dynamic model for predicting outcome in patients with acute liver failure. Gut. 2012;61:1068–1075.
24. Wlodzimirow KA, Eslami S, Chamuleau RA, Nieuwoudt M, Abu-Hanna A. Prediction of poor outcome in patients with acute liver failure-systematic review of prediction models. PLoS One. 2012;7:e50952.
25. Bernal W, Auzinger G, Dhawan A, Wendon J. Acute liver failure. Lancet. 2010;376:190–201.
26. Smilkstein MJ, Knapp GL, Kulig KW, Rumack BH. Efficacy

of oral N-acetylcysteine in the treatment of acetaminophen overdose. Analysis of the national multicenter study (1976 to 1985). N Engl J Med. 1988;319:1557–1562.

27. Keays R, Harrison PM, Wendon JA, et al. Intravenous acetylcysteine in paracetamol induced fulminant hepatic failure: a prospective controlled trial. BMJ. 1991;303:1026–1029.

28. Leise MD, Poterucha JJ, Talwalkar JA. Drug-induced liver injury. Mayo Clin Proc. 2014;89:95–106.

29. Reuben A, Koch DG, Lee WM. Drug-induced acute liver failure: results of a U.S. multicenter, prospective study. Hepatology. 2010;52:2065–2076.

30. Schiodt FV, Davern TJ, Shakil AO, McGuire B, Samuel G, Lee WM. Viral hepatitis-related acute liver failure. Am J Gastroenterol. 2003;98:448–453.

31. Karkhanis J, Verna EC, Chang MS, et al. Steroid use in acute liver failure. Hepatology. 2014;59:612–621.

32. Hay JE. Liver disease in pregnancy. Hepatology. 2008;47:1067–1076.

33. Korman JD, Volenberg I, Balko J, et al. Screening for Wilson disease in acute liver failure: a comparison of currently available diagnostic tests. Hepatology. 2008;48:1167–1174.

34. Roberts EA, Schilsky ML. A practice guideline on Wilson disease. Hepatology. 2003;37:1475–1492.

35. Broussard CN, Aggarwal A, Lacey SR, et al. Mushroom poisoning–from diarrhea to liver transplantation. Am J Gastroenterol. 2001;96:3195–3198.

36. Menon KV, Shah V, Kamath PS. The Budd-Chiari syndrome. N Engl J Med. 2004;350:578–585.

37. Wendon J, Lee W. Encephalopathy and cerebral edema in the setting of acute liver failure: pathogenesis and management. Neurocrit Care. 2008;9:97–102.

38. Blei AT. Brain edema in acute liver failure: can it be prevented? Can it be treated? J Hepatol. 2007;46:564–569.

39. Bjerring PN, Eefsen M, Hansen BA, Larsen FS. The brain in acute liver failure. A tortuous path from hyperammonemia to cerebral edema. Metabol Brain Dis. 2009;24:5–14.

40. Vaquero J, Polson J, Chung C, et al. Infection and the progression of hepatic encephalopathy in acute liver failure. Gastroenterology. 2003;125:755–764.

41. Clemmesen JO, Larsen FS, Kondrup J, Hansen BA, Ott P. Cerebral herniation in patients with acute liver failure is correlated with arterial ammonia concentration. Hepatology. 1999;29:648–653.

42. Wijdicks EFM PD, Rakela J, et al. Clinical and radiologic features of cerebral edema in fulminant hepatic failure. Mayo Clin Proc. 1995;70:119–124.

43. Alba L, Hay JE, Angulo P. Lactulose therapy in acute liver failure. J Hepatol. 2002;36:33A.

44. Raghavan M, Marik PE. Therapy of intracranial hypertension in patients with fulminant hepatic failure. Neurocrit Care. 2006;4:179–189.

45. Wendon JA, Larsen FS. Intracranial pressure monitoring in acute liver failure. A procedure with clear indications. Hepatology.

2006;44:504–506.

46. Bernuau J, Durand F. Intracranial pressure monitoring in patients with acute liver failure: a questionable invasive surveillance. Hepatology. 2006;44:502–504.

47. Vaquero J, Fontana RJ, Larson AM, et al. Complications and use of intracranial pressure monitoring in patients with acute liver failure and severe encephalopathy. Liver Transpl. 2005;11:1581–1589.

48. Karvellas CJ, Fix OK, Battenhouse H, Durkalski V, Sanders C, Lee WM. Outcomes and complications of intracranial pressure monitoring in acute liver failure: a retrospective cohort study. Crit Care Med. 2014;42:1157–1167.

49. Le TV, Rumbak MJ, Liu SS, Alsina AE, van Loveren H, Agazzi S. Insertion of intracranial pressure monitors in fulminant hepatic failure patients: early experience using recombinant factor VII. Neurosurgery. 2010;66:455–458.

50. Lidofsky SD, Bass NM, Prager MC, et al. Intracranial pressure monitoring and liver transplantation for fulminant hepatic failure. Hepatology. 1992;16:1–7.

51. Rosner MJ, Rosner SD, Johnson AH. Cerebral perfusion pressure: management protocol and clinical results. J Neurosurg. 1995;83:949–962.

52. McCashland TM, Shaw Jr BW, Tape E. The American experience with transplantation for acute liver failure. Semin Liver Dis. 1996;16:427–433.

53. Wijdicks EF, Nyberg SL. Propofol to control intracranial pressure in fulminant hepatic failure. Transplant Proc. 2002;34:1220–1222.

54. Forbes A, Alexander GJ, O'Grady JG, et al. Thiopental infusion in the treatment of intracranial hypertension complicating fulminant hepatic failure. Hepatology. 1989;10:306–310.

55. Canalese J, Gimson AE, Davis C, Mellon PJ, Davis M, Williams R. Controlled trial of dexamethasone and mannitol for the cerebral oedema of fulminant hepatic failure. Gut. 1982;23:625–629.

56. Murphy N, Auzinger G, Bernel W, Wendon J. The effect of hypertonic sodium chloride on intracranial pressure in patients with acute liver failure. Hepatology. 2004;39:464–470.

57. Ede RJ, Gimson AE, Bihari D, Williams R. Controlled hyperventilation in the prevention of cerebral oedema in fulminant hepatic failure. J Hepatol. 1986;2:43–51.

58. Ellis AJ, Wendon JA, Williams R. Subclinical seizure activity and prophylactic phenytoin infusion in acute liver failure: a controlled clinical trial. Hepatology. 2000;32:536–541.

59. Bhatia V, Batra Y, Acharya SK. Prophylactic phenytoin does not improve cerebral edema or survival in acute liver failure–a controlled clinical trial. J Hepatol. 2004;41:89–96.

60. Tofteng F, Larsen FS. The effect of indomethacin on intracranial pressure, cerebral perfusion and extracellular lactate and glutamate concentrations in patients with fulminant hepatic failure. J Cereb Blood Flow Metab. 2004;24:798–804.

61. Als-Nielsen B, Gluud LL, Gluud C. Non-absorbable disaccharides for hepatic encephalopathy: systematic review of randomised trials. BMJ. 2004;328:1046.

62. Als-Nielsen B, Gluud LL, Gluud C. Dopaminergic agonists for hepatic encephalopathy. Cochrane Database Syst Rev. 2004:CD003047.

63. Als-Nielsen B, Gluud LL, Gluud C. Benzodiazepine receptor antagonists for hepatic encephalopathy. Cochrane Database Syst Rev. 2004:CD002798.

64. Acharya SK, Bhatia V, Sreenivas V, Khanal S, Panda SK. Efficacy of l-ornithine l-aspartate in acute liver failure: a doubleblind, randomized, placebo-controlled study. Gastroenterology. 2009;136:2159–2168.

65. Lisman T, Leebeek FW. Hemostatic alterations in liver disease: a review on pathophysiology, clinical consequences, and treatment. Dig Surg. 2007;24:250–258.

66. Stravitz RT, Lisman T, Luketic VA, et al. Minimal effects of acute liver injury/acute liver failure on hemostasis as assessed by thromboelastography. J Hepatol. 2012;56:129–136.

67. Gazzard BG, Henderson JM, Williams R. Early changes in coagulation following a paracetamol overdose and a controlled trial of fresh frozen plasma therapy. Gut. 1975;16:617–620.

68. Shami VM, Caldwell SH, Hespenheide EE, Arseneau KO, Bickston SJ, Macik BG. Recombinant activated factor VII for coagulopathy in fulminant hepatic failure compared with conventional therapy. Liver Transpl. 2003;9:138–143.

69. Munoz SJ, Ballas SK, Moritz MJ, et al. Perioperative management of fulminant and subfulminant hepatic failure with therapeutic plasmapheresis. Transplant Proc. 1989;21:3535–3536.

70. Rolando N, Harvey F, Brahm J, et al. Fungal infection: a common, unrecognised complication of acute liver failure. J Hepatol. 1991;12:1–9.

71. Rolando N, Harvey F, Brahm J, et al. Prospective study of bacterial infection in acute liver failure: an analysis of fifty patients. Hepatology. 1990;11:49–53.

72. Rolando N, Wade J, Davalos M, Wendon J, Philpott-Howard J, Williams R. The systemic inflammatory response syndrome in acute liver failure. Hepatology. 2000;32:734–739.

73. Rolando N, Wade JJ, Stangou A, et al. Prospective study comparing the efficacy of prophylactic parenteral antimicrobials, with or without enteral decontamination, in patients with acute liver failure. Liver Transpl Surg. 1996;2:8–13.

74. Tujios SR, Hynan LS, Vazquez MA, et al. Risk factors and outcomes of acute kidney injury in patients with acute liver failure. Clin Gastroenterol Hepatol. 2015;13:352–359.

75. Gines P, Guevara M, Arroyo V, Rodes J. Hepatorenal syndrome. Lancet. 2003;362:1819–1827.

76. Davenport A, Will EJ, Davidson AM. Improved cardiovascular stability during continuous modes of renal replacement therapy in critically ill patients with acute hepatic and renal failure. Crit Care Med. 1993;21:328–338.

77. Davenport A. Renal replacement therapy in the patient with acute brain injury. Am J Kidney Dis. 2001;37:457–466.

78. Nadim MK, Annanthapanyasut W, Matsuoka L, et al. Intraoperative hemodialysis during liver transplantation: a decade of experience. Liver Transpl. 2014;20:756–764.

79. Stravitz RT, Kramer DJ. Management of acute liver failure. Nat Rev Gastroenterol Hepatol. 2009;6:542–553.

80. Shawcross DL, Davies NA, Mookerjee RP, et al. Worsening of cerebral hyperemia by the administration of terlipressin in acute liver failure with severe encephalopathy. Hepatology. 2004;39:471–475.

81. Marik PE. Adrenal-exhaustion syndrome in patients with liver disease. Intensive Care Med. 2006;32:275–280.

82. Gajic O, Dara SI, Mendez JL, et al. Ventilator-associated lung injury in patients without acute lung injury at the onset of mechanical ventilation. Crit Care Med. 2004;32:1817–1824.

83. Saner FH, Olde Damink SW, Pavlakovic G, et al. Positive endexpiratory pressure induces liver congestion in living donor liver transplant patients: myth or fact. Transplantation. 2008;85:1863–1866.

84. Macdougall BR, Bailey RJ, Williams R. H2-receptor antagonists and antacids in the prevention of acute gastrointestinal haemorrhage in fulminant hepatic failure. Two controlled trials. Lancet. 1977;1:617–619.

85. Walsh TS, Wigmore SJ, Hopton P, Richardson R, Lee A. Energy expenditure in acetaminophen-induced fulminant hepatic failure. Crit Care Med. 2000;28:649–654.

86. Als-Nielsen B, Koretz RL, Kjaergard LL, Gluud C. Branchedchain amino acids for hepatic encephalopathy. Cochrane Database Syst Rev. 2003:CD001939.

87. Munoz SJ. Nutritional therapies in liver disease. Semin Liver Dis. 1991;11:278–291.

88. Simpson KJ, Bates CM, Henderson NC, et al. The utilization of liver transplantation in the management of acute liver failure: comparison between acetaminophen and non-acetaminophen etiologies. Liver Transpl. 2009;15:600–609.

89. Germani G, Theocharidou E, Adam R, et al. Liver transplantation for acute liver failure in Europe: outcomes over 20 years from the ELTR database. J Hepatol. 2012;57:288–296.

90. Bernal W, Cross TJ, Auzinger G, et al. Outcome after wait-listing for emergency liver transplantation in acute liver failure: a single centre experience. J Hepatol. 2009;50:306–313.

91. Vaquero J. Therapeutic hypothermia in the management of acute liver failure. Neurochem Int. 2012;60:723–735.

92. Jalan R, OD SW, Deutz NE, Lee A, Hayes PC. Moderate hypothermia for uncontrolled intracranial hypertension in acute liver failure. Lancet. 1999;354:1164–1168.

93. Sklar GE, Subramaniam M. Acetylcysteine treatment for nonacetaminophen-induced acute liver failure. Ann Pharmacother. 2004;38:498–500.

94. Lee WM, Hynan LS, Rossaro L, et al. Intravenous N-Acetylcysteine improves transplant-free survival in early stage non-acetaminophen acute liver failure. Gastroenterology. 2009;137:856–864.

95. Jalan R, Pollok A, Shah SH, Madhavan K, Simpson KJ. Liver derived pro-inflammatory cytokines may be important in producing intracranial hypertension in acute liver failure. J Hepatol. 2002;37:536–538.

96. So SK, Barteau JA, Perdrizet GA, Marsh JW. Successful retransplantation after a 48-hour anhepatic state. Transplant Proc. 1993;25:1962–1963.

97. Guirl MJ, Weinstein JS, Goldstein RM, Levy MF, Klintmalm GB. Two-stage total hepatectomy and liver transplantation for acute deterioration of chronic liver disease: a new bridge to transplantation. Liver Transpl. 2004;10:564–570.

98. Ringe B, Lubbe N, Kuse E, Frei U, Pichlmayr R. Management of emergencies before and after liver transplantation by early total hepatectomy. Transplant Proc. 1993;25:1090.

99. Chenard-Neu MP, Boudjema K, Bernuau J, et al. Auxiliary liver transplantation: regeneration of the native liver and outcome in 30 patients with fulminant hepatic failure—a multicenter European study. Hepatology. 1996;23:1119–1127.

100. Lodge JP, Dasgupta D, Prasad KR, et al. Emergency subtotal hepatectomy: a new concept for acetaminophen-induced acute liver failure. Ann Surg. 2008;247:238–249.

101. Trotter JF, Wachs M, Everson GT, Kam I. Adult-to-adult transplantation of the right hepatic lobe from a living donor. N Engl J Med. 2002;346:1074–1082.

102. Liu CL, Fan ST, Lo CM, et al. Live donor liver transplantation for fulminant hepatic failure in children. Liver Transpl. 2003;9:1185–1190.

103. Campsen J, Blei AT, Emond JC, et al. Outcomes of living donor liver transplantation for acute liver failure: the adult-to-adult living donor liver transplantation cohort study. Liver Transpl. 2008;14:1273–1280.

104. Ikegami T, Taketomi A, Soejima Y, et al. Living donor liver transplantation for acute liver failure: a 10-year experience in a single center. J Am Coll Surg. 2008;206:412–418.

105. Kilic M, Aydin U, Noyan A, et al. Live donor liver transplantation for acute liver failure. Transplantation. 2007;84:475–479.

106. Abouna GJ. Emergency adult to adult living donor liver transplantation for fulminant hepatic failure—is it justifiable? Transplantation. 2001;71:1498–1500.

107. Williams R. The elusive goal of liver support–quest for the Holy Grail. Clin Med. 2006;6:482–487.

108. Demetriou AA, Brown Jr RS, Busuttil RW, et al. Prospective, randomized, multicenter, controlled trial of a bioartificial liver in treating acute liver failure. Ann Surg. 2004;239:660–667.

109. Stutchfield BM, Simpson K, Wigmore SJ. Systematic review and meta-analysis of survival following extracorporeal liver support. Br J Surg. 2011;98:623–631.

110. Zheng Z, Li X, Li Z, Ma X. Artificial and bioartificial liver support systems for acute and acute-on-chronic hepatic failure: a metaanalysis and meta-regression. Exp Ther Med. 2013;6:929–936.

111. Saliba F, Camus C, Durand F, et al. Albumin dialysis with a noncell artificial liver support device in patients with acute liver failure: a randomized, controlled trial. Ann Intern Med. 2013;159: 522–531.

70 危重病如何改变肠道功能，如何管理这些变化

Rohit Mittal, Mara Serbanescu, Kevin W. McConnell

肠道环境和免疫功能的改变被认为在危重病的病理生理的变化和进展中发挥重要作用，特别是在脓毒症中[1~6]。由于危重病需要多方位的支持治疗，因此主要的研究工作集中在靶向治疗和预防这两个复杂系统中发生的变化，以期提供新的治疗选择。这篇综述主要关注肠道中发生的变化和未来可能使用的干预治疗措施。

肠道的本质

肠道是一个复杂的生态系统，有多个组分在危重病中发生改变。普遍认为，肠道可分为两个组分：共生的细菌微生物和提供肠道完整性或屏障功能的结构。两种组分由一层黏液层分开，并作为第一屏障分离肠内容物和来自上皮的共生细菌（图70-1）[7]。我们详细的分析每一个细节，以确定如何通过调整肠道菌群或肠道的完整性来治疗脓毒症患者（图70-2）。

了解并改变肠道菌群对治疗的益处

也许肠道最显著的一个方面是作为接近100万亿细菌的宿主，这也为宿主提供重要的共生功能[8, 9]。不同人群的一生当中肠道内存在多种微生物，并且受饮食、压力、疾病和医疗干预的影响[8, 10]。人们越来越多地认识到，这些微生物群在危重病的发病机制和病理生理变化中发挥关键作用，并已成为治疗干预的目标。为了调节肠道菌群向着有利的方向变化，首先必须先了解肠道菌

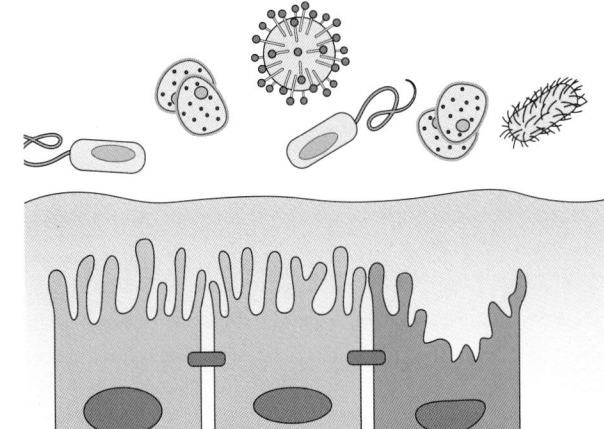

图70-1 肠道微生物组由共生菌各种群体之间的相互作用组成。这些细菌通过包括黏膜层和细胞间连接复合物（IJC）的各种组分维持肠道完整性。发生在黏膜层或IJC中的上皮细胞凋亡或改变均可损害肠道的完整性

群在危重病期间如何受到影响以及如何导致疾病的传播。

在全血标本培养出肠道常驻菌说明细菌能够随着门静脉循环穿过肠屏障并转移到血液循环中去[11]。然而，这个过程没有被完全认可，因为来自创伤患者的门静脉血标本未能分离出肠道细菌[12]。相反，已从肝硬化、门静脉高压和肝切除后的肠系膜淋巴结中分离了这些细菌[13-15]。这些研究结果表明易位可能发生在特定的疾病状态下，但细菌血源性传播是不可能的。

在研究肠道微生物环境中，越来越多的证据表明细菌种群、基因表达和微环境的变化均能够

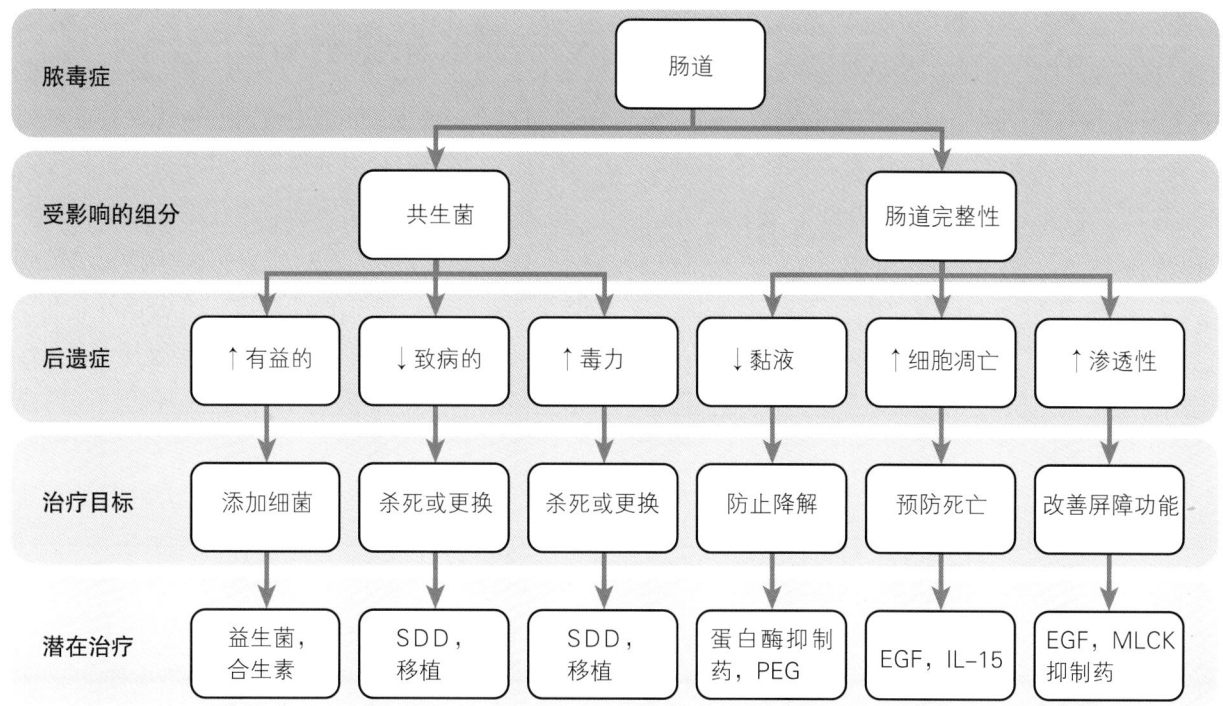

图 70-2　脓毒症改变共生细菌的行为和种群以及肠道完整性。了解脓毒症改变肠道的机制对于针对危重病患者创建靶向治疗至关重要

EGF. 表皮生长因子；IL. 白介素；MLCK. 肌球蛋白轻链激酶；PEG. 聚乙二醇；SDD. 消化道的选择性去污

引起疾病。在肝切除术后的小鼠中，铜绿假单胞菌改变其自身的基因表达而转为毒性更强的菌株[16,17]，并且应用吗啡会直接增强这种效果[18]。但这种毒性转化可以通过补充磷酸盐或预防低磷血症来终止[19]，这更加突出了维持"健康"肠道微生物的重要性[20]。肠道微生物不断感受周围的细菌种群和微环境。任何一种变化都可能作为"压力"将导致细菌数量和基因表达的改变，这种现象被称为"群体感应"[21]。在健康个体，正常的宿主细菌释放抑制其他细菌，特别是致病菌的细菌素[21,22]。这种现象表明可以通过调节肠道菌群来防止毒性转化。这个目标通过补充健康菌群、破坏／消除致病菌或肠道微生态的重建来实现。

肠道微生物的变化引导了益生菌和合生素的开发，用来补充肠道中的活细菌和营养物以支持其生长。预防性应用益生菌或合生素能够降低创伤及腹部大手术患者发生呼吸机相关性肺炎

（VAP）和感染性并发症的发生率[23,24]。在儿科坏死性小肠结肠炎中，应用益生菌也可以降低相关的死亡率[25]。然而，由于益生菌或合生素的应用并没有显著降低死亡率，并且在罕见的情况下可导致菌血症，这些药物的治疗效益仍需进一步验证[26]。

为了从不同的角度解决问题，目前的研究已证实对重症患者进行选择性清除肠道（SDD）的价值。在 SDD 中，预防性地施用广谱抗生素以防止细菌过度生长[27~29]。尽管 SDD 能够降低呼吸机相关性肺炎的发生率，但日益增多的耐药菌的产生限制了其应用[30-32]。对于 SDD 的应用及其利弊详见第 46 章。

将健康宿主远端肠道的微生物通过粪便移植到某些菌群失调的重症患者中用以恢复肠道菌群已经成为一种新的并且有前途的治疗方法[33]。肠道菌群的扰动是几种胃肠道疾病的诱因，其中艰难梭菌感染是一个典型的例子，粪便移植的目

的就是寻求靶向治疗这些疾病进展的方法[34~37]。还有越来越多的证据表明粪便移植在炎症性肠病中纠正菌群失调、减轻症状和延缓病程方面发挥重要作用[38]。虽然粪便移植对一些群体是有益的[39, 40]，但其是否能作为重症患者的一线治疗方案仍不清楚。

重症患者和肠道屏障完整性的改变

肠上皮细胞由在 Lieberkühn 隐窝中产生的单层柱状细胞组成，并逐渐向上朝向绒毛尖端迁移，在那里它们老化后脱落进入肠腔中[6]。这些细胞负责营养吸收，它们提供了对管腔内容物和细菌的屏障，并且与免疫系统交换信息。上皮细胞通过细胞间连接复合体融合在一起，形成允许离子和溶质通过的细胞旁运输的选择性屏障[41]。黏液层和细胞间连接复合物的改变损害肠屏障功能，而上皮细胞凋亡损害肠完整性（图 70-1）。

黏液产生性上皮细胞分泌一层糖基化蛋白质，使肠道形成疏水屏障。该保护层可以在应激状态期间发生改变。在危重症患者中，黏膜层变薄并失去其疏水性，可能增加肠道损伤。肠损伤的程度与黏膜层损失的程度直接相关[42]。这种效应似乎部分是由胰蛋白酶和消化酶引起的黏液降解导致的[43, 44]。这些化合物的蛋白水解作用可引起自身消化（即对肠上皮的直接损伤）[45]。尽管黏膜层的孤立损失不足以引起全身性器官功能障碍，但它似乎在该过程中发挥协同作用。

在动物模型中，用蛋白酶抑制药 6- 脒基 -2-萘基对胍基苯甲酸酯二甲磺酸盐、氨甲环酸或抑肽酶减弱自身消化从而减轻肠道和全身损伤，这可能得益于活性氧活性的降低[46, 47]。高分子量聚乙二醇可以保护黏液产生细胞并维持疏水性[48]。雌性动物黏液层保存率高，并且可以减弱肠损伤，暗示对黏液屏障的激素效应[49]。遗憾的是，尽管许多这类疗法在临床前模型中显示出希望，但是在临床实践前仍需要更多的转化和临床数据。

肠淋巴在危重病中的作用

虽然证据不支持肠道细菌的血源性传播在危重症患者发病机制中的作用，但在过去十年中产生的数据表明肠系膜淋巴可激活嗜中性粒细胞并引起内皮细胞损伤[50]。特别是破坏黏液层的胰酶可能有助于产生"毒性淋巴"，尽管可能涉及活性氧，但具体的机制仍然知之甚少[51, 52]。在动物模型中，肠系膜淋巴管的结扎能够防止重症患者诱发的心肌功能障碍和肺损伤[53~57]。在临床实践中可以通过使活性氧活性最小化或抑制胰蛋白酶产生来防止产生毒性淋巴。

肠上皮层及肠道完整性

肠道和脾脏是仅有的两个在严重疾病和脓毒症中细胞凋亡增加的系统[58, 59]。肠上皮细胞通过 Toll 样受体4的表达介导细胞的增殖和凋亡[60]。在脓毒症实验中肠上皮细胞的凋亡与生存率之间的关系是多方面的，是反映脓毒症、时机和细胞死亡程度的模型[61]。在一个动物模型中，肠上皮细胞凋亡可以通过抗细胞凋亡蛋白 Bcl-2 的过表达来预防[62, 63]。

肠上皮细胞之间的连接包括含有多种蛋白质的紧密连接复合物，包括闭合蛋白、密蛋白和连接黏附分子。肌球蛋白轻链激酶（MLCK）（细胞内蛋白激酶）的活化导致细胞内黏膜闭锁（ZO）蛋白的活化，其导致连接复合物收缩并允许细胞旁分子转运。这种肠道屏障功能在危重病期间的改变，导致肠道通透性增加[7, 64]。可能的机制包括改变细胞内 ZO 和细胞间蛋白的表达[7, 65, 66]。此外，在危重病期间增加的 MLCK 的表达和活化可导致连接复合物的收缩增加和肠通透性增加[67, 68]。

虽然没有临床可用的防止肠上皮细胞凋亡药物，但有两个选择已经显示出了希望。表皮生长因子（EGF）是一种改善肠道完整性的细胞保护肽。在脓毒症动物中，给予 EGF 使肠上皮增殖和凋亡正常化并显示出明显的存活优势[69, 70]。

当 EGF 在肠细胞中选择性过度表达时，这种保护性作用持续存在，表明这些细胞产生益处[71]。另一个潜在的治疗选择涉及细胞因子白介素 15（IL-15），其对自然杀伤细胞、树突细胞和 CD_8 T 细胞发挥抗细胞凋亡作用。用 IL-15 处理的脓毒症小鼠可以提高生存率并减少肠上皮细胞的凋亡[72]。虽然 EGF 和 IL-15 显示出希望，但是它们需要在临床使用前进一步研究。预防渗透性过高还可以改善肠道完整性。ML-9、MLCK 抑制药可以减轻烧伤引起的肠通透性增加并可以使小鼠中的密蛋白和闭合蛋白水平的正常化[68]。使用 PIK（MLCK 的膜通透性抑制药），第二种 MLCK 抑制药，观察到类似的效果[73]。因此，有针对靶向性维持肠道完整性可能是重症患者潜在的治疗手段。

结　论

肠道不仅是导致脓毒症患者死亡的重要环节，而且被认为推动着整个疾病的进展。表现为肠道菌群的改变以及肠道完整性和屏障功能的丧失。尽管目前重症患者的治疗选择有限，但提高对危重病病理生理学的认识，便于确定药物干预的新靶点。同时需要更多地临床转化和临床研究来证明临床疗效。

作者推荐

- 肠道不仅是导致脓毒症患者死亡的重要环节，而且被认为推动着整个疾病的进展。
- 肠道是接近 100 万亿细菌的宿主。这些菌群在危重病的发病机制和病理生理学方面起关键作用。
- 该过程反映了肠道菌群的改变和肠完整性及屏障功能的丧失。
- 尽管重症患者目前的治疗方法选择有限（例如选择性肠道或口腔去污染），但提高对危重病病理生理学的认识，便于确定药物干预的新靶点。
- 表皮生长因子（EGF）和 IL-15 是在临床前研究中有希望用于维持肠屏障功能的治疗。
- 需要更多地临床转化和临床研究来证明临床疗效。

（王永刚）

参考文献

1. Angus DC, Linde-Zwirble WT, Lidicker J, Clermont G, Carcillo J, Pinsky MR. Epidemiology of severe sepsis in the United States: analysis of incidence, outcome, and associated costs of care. Crit Care Med. 2001;29(7):1303–1310.
2. Martin GS, Mannino DM, Eaton S, Moss M. The epidemiology of sepsis in the United States from 1979 through 2000. N Engl J Med. 2003;348(16):1546–1554.
3. Gaieski DF, Edwards JM, Kallan MJ, Carr BG. Benchmarking the incidence and mortality of severe sepsis in the United States. Crit Care Med. 2013;41(5):1167–1174.
4. Carrico CJ, Meakins JL, Marshall JC, Fry D, Maier RV. Multipleorgan-failure syndrome. Arch Surg. 1986;121(2):196–208.
5. Hotchkiss RS, Karl IE. The pathophysiology and treatment of sepsis. N Engl J Med. 2003;348(2):138–150.
6. Clark JA, Coopersmith CM. Intestinal crosstalk: a new paradigm for understanding the gut as the "motor" of critical illness. Shock. 2007;28(4):384–393.
7. Turner JR. Intestinal mucosal barrier function in health and disease. Nat Rev Immunol. 2009;9(11):799–809.
8. Cho I, Blaser MJ. The human microbiome: at the interface of health and disease. Nat Rev Genet. 2012;13(4):260–270.
9. Eckburg PB, Bik EM, Bernstein CN, et al. Diversity of the human intestinal microbial flora. Science. 2005;308(5728):1635–1638.
10. Arumugam M, Raes J, Pelletier E, et al. Enterotypes of the human gut microbiome. Nature. 2011;473(7346):174–180.
11. Quigley EM. Passing the bug–translocation, bacteremia, and sepsis in the intensive care unit patient: is intestinal decontamination the answer? Crit Care Med. 2011;39(5):1202–1203.
12. Moore FA, Moore EE, Poggetti R, et al. Gut bacterial translocation via the portal vein: a clinical perspective with major torso trauma. J Trauma. 1991;31(5):629–636. discussion 636–628.
13. Liu X, Li H, Lu A, et al. Reduction of intestinal mucosal immune function in heat-stressed rats and bacterial translocation. Int J Hyperthermia. 2012;28(8):756–765. North American Hyperthermia Group.
14. Nishigaki E, Abe T, Yokoyama Y, et al. The detection of intraoperative bacterial translocation in the mesenteric lymph nodes is useful in predicting patients at high risk for postoperative infectious complications after esophagectomy. Ann Surg. 2014;259(3):477–484.
15. Mizuno T, Yokoyama Y, Nishio H, et al. Intraoperative bacterial translocation detected by bacterium-specific ribosomal rnatargeted reverse-transcriptase polymerase chain reaction for the mesenteric lymph node strongly predicts postoperative infectious complications after major hepatectomy for biliary malignancies. Ann Surg. 2010;252(6):1013–1019.
16. Babrowski T, Romanowski K, Fink D, et al. The intestinal environment of surgical injury transforms Pseudomonas aeruginosa into a discrete hypervirulent morphotype capable of causing lethal peritonitis. Surgery. 2013;153(1):36–43.
17. Seal JB, Alverdy JC, Zaborina O, An G. Agent-based dynamic

knowledge representation of Pseudomonas aeruginosa virulence activation in the stressed gut: Towards characterizing host-pathogen interactions in gut-derived sepsis. Theor Biol Med Model. 2011;8:33.

18. Babrowski T, Holbrook C, Moss J, et al. Pseudomonas aeruginosa virulence expression is directly activated by morphine and is capable of causing lethal gut-derived sepsis in mice during chronic morphine administration. Ann Surg. 2012;255(2):386–393.

19. Zaborin A, Gerdes S, Holbrook C, Liu DC, Zaborina OY, Alverdy JC. Pseudomonas aeruginosa overrides the virulence inducing effect of opioids when it senses an abundance of phosphate. PLoS One. 2012;7(4):e34883.

20. Carlisle EM, Poroyko V, Caplan MS, Alverdy J, Morowitz MJ, Liu D. Murine gut microbiota and transcriptome are diet dependent. Ann Surg. 2013;257(2):287–294.

21. Schuijt TJ, van der Poll T, de Vos WM, Wiersinga WJ. The intestinal microbiota and host immune interactions in the critically ill. Trends Microbiol. 2013;21(5):221–229.

22. Gillor O, Etzion A, Riley MA. The dual role of bacteriocins as antiand probiotics. Appl Microbiol Biotechnol. 2008;81(4):591–606.

23. Morrow LE, Kollef MH, Casale TB. Probiotic prophylaxis of ventilator-associated pneumonia: a blinded, randomized, controlled trial. Am J Respir Crit Care Med. 2010;182(8):1058–1064.

24. Shimizu K, Ogura H, Asahara T, et al. Probiotic/synbiotic therapy for treating critically ill patients from a gut microbiota perspective. Dig Dis Sci. 2013;58(1):23–32.

25. AlFaleh K, Anabrees J. Probiotics for prevention of necrotizing enterocolitis in preterm infants. Cochrane Database Syst Rev. 2014;4. CD005496.

26. Theodorakopoulou M, Perros E, Giamarellos-Bourboulis EJ, Dimopoulos G. Controversies in the management of the critically ill: the role of probiotics. Int J Antimicrob Agents. 2013;(suppl 42):S41–S44.

27. Silvestri L, de la Cal MA, van Saene HK. Selective decontamination of the digestive tract: the mechanism of action is control of gut overgrowth. Intensive Care Med. 2012;38(11):1738–1750.

28. Silvestri L, van Saene HK, Petros AJ. Selective digestive tract decontamination in critically ill patients. Expert Opin Pharmacother. 2012;13(8):1113–1129.

29. Oudemans-van Straaten HM, Endeman H, Bosman RJ, et al. Presence of tobramycin in blood and urine during selective decontamination of the digestive tract in critically ill patients, a prospective cohort study. Crit Care. 2011;15(5):R240.

30. Walden AP, Bonten MJ, Wise MP. Should selective digestive decontamination be used in critically ill patients? BMJ. 2012;345:e6697.

31. van der Meer JW, Vandenbroucke-Grauls CM. Resistance to selective decontamination: the jury is still out. Lancet Infect Dis. 2013;13(4):282–283.

32. Daneman N, Sarwar S, Fowler RA, Cuthbertson BH. Effect of selective decontamination on antimicrobial resistance in intensive care units: a systematic review and meta-analysis. Lancet Infect Dis. 2013;13(4):328–341.

33. Brandt LJ, Reddy SS. Fecal microbiota transplantation for recurrent clostridium difficile infection. J Clin Gastroenterol. 2011;(suppl 45):S159–S167.

34. Brandt LJ. American Journal of Gastroenterology Lecture: intestinal microbiota and the role of fecal microbiota transplant (FMT) in treatment of C. difficile infection. Am J Gastroenterol. 2013;108(2):177–185.

35. Borody TJ, Khoruts A. Fecal microbiota transplantation and emerging applications. Nat Rev Gastroenterol Hepatol. 2012;9(2):88–96.

36. Borody TJ, Campbell J. Fecal microbiota transplantation: techniques, applications, and issues. Gastroenterol Clin North Am. 2012;41(4):781–803.

37. Khoruts A, Sadowsky MJ. Therapeutic transplantation of the distal gut microbiota. Mucosal Immunol. 2011;4(1):4–7.

38. Colman RJ, Rubin DT. Fecal microbiota transplantation as therapy for inflammatory bowel disease: a systematic review and metaanalysis. J Crohns Colitis. 2014;8(12):1569–1581.

39. Khoruts A, Weingarden AR. Emergence of fecal microbiota transplantation as an approach to repair disrupted microbial gut ecology. Immunol Lett. 2014;162(2 Pt A):77–81.

40. Sha S, Liang J, Chen M, et al. Systematic review: faecal microbiota transplantation therapy for digestive and nondigestive disorders in adults and children. Aliment Pharmacol Ther. 2014;39(10):1003–1032.

41. McConnell KW, Coopersmith CM. Epithelial cells. Crit Care Med. 2005;33(suppl 12):S520–S522.

42. Lu Q, Xu DZ, Sharpe S, et al. The anatomic sites of disruption of the mucus layer directly correlate with areas of trauma/hemorrhagic shock-induced gut injury. J Trauma. 2011;70(3):630–635.

43. Sharpe SM, Qin X, Lu Q, et al. Loss of the intestinal mucus layer in the normal rat causes gut injury but not toxic mesenteric lymph nor lung injury. Shock. 2010;34(5):475–481.

44. Chang M, Alsaigh T, Kistler EB, Schmid-Schonbein GW. Breakdown of mucin as barrier to digestive enzymes in the ischemic rat small intestine. PLoS One. 2012;7(6):e40087.

45. Chang M, Kistler EB, Schmid-Schonbein GW. Disruption of the mucosal barrier during gut ischemia allows entry of digestive enzymes into the intestinal wall. Shock. 2012;37(3):297–305.

46. Mittal R, Coopersmith CM. Redefining the gut as the motor of critical illness. Trends Mol Med. 2014;20(4):214–223.

47. Fishman JE, Levy G, Alli V, Sheth S, Lu Q, Deitch EA. Oxidative modification of the intestinal mucus layer is a critical but unrecognized component of trauma hemorrhagic shock-induced gut barrier failure. Am J Physiol Gastrointest Liver Physiol. 2013;304(1):G57–G63.

48. Valuckaite V, Seal J, Zaborina O, Tretiakova M, Testa G, Alverdy JC. High molecular weight polyethylene glycol (PEG 15-20) maintains mucosal microbial barrier function during intestinal graft preservation. J Surg Res. 2013;183(2):869–875.

49. Sheth SU, Lu Q, Twelker K, et al. Intestinal mucus layer preservation in female rats attenuates gut injury after trauma-hemorrhagic shock. J Trauma. 2010;68(2):279–288.

50. Senthil M, Brown M, Xu DZ, Lu Q, Feketeova E, Deitch EA.

Gutlymph hypothesis of systemic inflammatory response syndrome/multiple-organ dysfunction syndrome: validating studies in a porcine model. J Trauma. 2006;60(5):958–965. discussion 965–957.

51. Caputo FJ, Rupani B, Watkins AC, et al. Pancreatic duct ligation abrogates the trauma hemorrhage-induced gut barrier failure and the subsequent production of biologically active intestinal lymph. Shock. 2007;28(4):441–446.

52. Senthil M, Watkins A, Barlos D, et al. Intravenous injection of trauma-hemorrhagic shock mesenteric lymph causes lung injury that is dependent upon activation of the inducible nitric oxide synthase pathway. Ann Surg. 2007;246(5):822–830.

53. Badami CD, Senthil M, Caputo FJ, et al. Mesenteric lymph duct ligation improves survival in a lethal shock model. Shock. 2008;30(6):680–685.

54. Lee MA, Yatani A, Sambol JT, Deitch EA. Role of gut-lymph factors in the induction of burn-induced and trauma-shock-induced acute heart failure. Int J Clin Exp Med. 2008;1(2):171–180.

55. Watkins AC, Caputo FJ, Badami C, et al. Mesenteric lymph duct ligation attenuates lung injury and neutrophil activation after intraperitoneal injection of endotoxin in rats. J Trauma. 2008;64(1):126–130.

56. Sambol JT, Lee MA, Caputo FJ, et al. Mesenteric lymph duct ligation prevents trauma/hemorrhage shock-induced cardiac contractile dysfunction. J Appl Physiol. 2009;106(1):57–65.

57. Deitch EA. Gut lymph and lymphatics: a source of factors leading to organ injury and dysfunction. Ann N Y Acad Sci. 2010;1207(suppl 1):E103–E111.

58. Takasu O, Gaut JP, Watanabe E, et al. Mechanisms of cardiac and renal dysfunction in patients dying of sepsis. Am J Respir Crit Care Med. 2013;187(5):509–517.

59. Hotchkiss RS, Swanson PE, Freeman BD, et al. Apoptotic cell death in patients with sepsis, shock, and multiple organ dysfunction. Crit Care Med. 1999;27(7):1230–1251.

60. Neal MD, Sodhi CP, Dyer M, et al. A critical role for TLR4 induction of autophagy in the regulation of enterocyte migration and the pathogenesis of necrotizing enterocolitis. J Immunol. 2013;190(7):3541–3551.

61. Vyas D, Robertson CM, Stromberg PE, et al. Epithelial apoptosis in mechanistically distinct methods of injury in the murine small intestine. Histol Histopathol. 2007;22(6):623–630.

62. Coopersmith CM, Chang KC, Swanson PE, et al. Overexpression of Bcl-2 in the intestinal epithelium improves survival in septic mice. Crit Care Med. 2002;30(1):195–201.

63. Coopersmith CM, Stromberg PE, Dunne WM, et al. Inhibition of intestinal epithelial apoptosis and survival in a murine model of pneumonia-induced sepsis. JAMA. 2002;287(13):1716–1721.

64. Suzuki T. Regulation of intestinal epithelial permeability by tight junctions. Cell Mol Life Sci. 2013;70(4):631–659.

65. Epstein MD, Tchervenkov JI, Alexander JW, Johnson JR, Vester JW. Increased gut permeability following burn trauma. Arch Surg. 1991;126(2):198–200.

66. Rupani B, Caputo FJ, Watkins AC, et al. Relationship between disruption of the unstirred mucus layer and intestinal restitution in loss of gut barrier function after trauma hemorrhagic shock. Surgery. 2007;141(4):481–489.

67. Cunningham KE, Turner JR. Myosin light chain kinase: pulling the strings of epithelial tight junction function. Ann N Y Acad Sci. 2012;1258:34–42.

68. Chen C, Wang P, Su Q, Wang S, Wang F. Myosin light chain kinase mediates intestinal barrier disruption following burn injury. PLoS One. 2012;7(4):e34946.

69. Clark JA, Clark AT, Hotchkiss RS, Buchman TG, Coopersmith CM. Epidermal growth factor treatment decreases mortality and is associated with improved gut integrity in sepsis. Shock. 2008;30(1):36–42.

70. Geng Y, Li J, Wang F, et al. Epidermal growth factor promotes proliferation and improves restoration after intestinal ischemiareperfusion injury in rats. Inflammation. 2013;36(3):670–679.

71. Clark JA, Gan H, Samocha AJ, et al. Enterocyte-specific epidermal growth factor prevents barrier dysfunction and improves mortality in murine peritonitis. Am J Physiol Gastrointest Liver Physiol. 2009;297(3):G471–G479.

72. Inoue S, Unsinger J, Davis CG, et al. IL-15 prevents apoptosis, reverses innate and adaptive immune dysfunction, and improves survival in sepsis. J Immunol. 2010;184(3):1401–1409.

73. Zahs A, Bird MD, Ramirez L, Turner JR, Choudhry MA, Kovacs EJ. Inhibition of long myosin light-chain kinase activation alleviates intestinal damage after binge ethanol exposure and burn injury. Am J Physiol Gastrointest Liver Physiol. 2012;303(6):G705–G712.

第十五部分

内分泌重症

71 在重症监护中是否有同化激素的地位

Nicholas Heming, Virginie Maxime, Djillali Annane

在活细胞中合成代谢是一个利用营养物质和能量合成分子的酶促过程。相反分解代谢涉及的化学反应则导致分子的降解。合成代谢通过增加生物合成或降低分子降解从而在成长过程中占主导地位。对于健康人群，能量是通过碳水化合物和脂肪的分解代谢而产生，而蛋白质和氨基酸则用来生成新的结构（即合成代谢）。当患者患急性疾病时，肌肉中的氨基酸则用于急性时相蛋白的合成和葡萄糖的重头合成（即为糖异生作用），但这是一个有限的和适应的过程。然而，在危重症疾病中，有两个不同的阶段[1]。第一个阶段是类似于急性疾病所见到的那样有着相同的以重要器官代谢和免疫系统的能量分解和合成为特征，这一反应部分被内分泌系统所介导。旷日持久的危重病构成第二阶段。它往往是不适当的无偿分解代谢，导致主要的氮素损失和肌肉萎缩，其特点是内分泌反应全面下降[2]。分解代谢的增加可能导致伤口愈合不足、长期机械通气，并延长住院时间，积极的营养支持在此第二阶段也未能防止肌肉萎缩[3, 4]。据推测，在危重病的持久期补充激素可能有利于合成代谢。具有合成代谢性质的四种激素在重要情况下可能发挥作用：即雄性激素、胰岛素、生长激素和甲状腺激素。下一章将对关于危重症成年患者补充合成类激素的疗效及安全性的证据进行评价。

雄激素

雄激素或雄性激素是通过胆固醇启动的一系列酶反应合成的。胆固醇先转换成孕烯醇酮及其代谢产物黄体酮，这两种激素再转化成 17-羟基孕烯醇酮（17-OH- 孕烯醇酮）和 17- 羟孕酮（7-OH- 羟孕酮），然后转化为脱氢表雄酮（DHEA）和雄烯二酮。值得注意的是，17-羟基孕烯醇酮和 17- 羟孕酮也是皮质醇前体。DHEA（以及 DHEA-S，硫酸化的 DHEA，在循环中占主导地位）和雄烯二酮被认为在很大程度上是无效的[5, 6]，血清 DHEA 水平在脓毒性休克时增加，而 DHEA-S 的水平降低[7]。在脓毒性休克时，皮质醇水平增加后可见 DHEA 浓度随之增加，DHEA 通过 3-β- 羟类固醇脱氢酶转化为雄烯二酮，然后通过 17-β- 羟类固醇转化为睾酮脱氢酶，睾酮也可以通过芳香酶转化为雌二醇（图 71-1）。

睾酮是产生最多的，与临床最相关的雄性激素，它由睾丸间质的间质细胞和男性及女性的肾上腺分泌[5, 8]，睾酮分泌受垂体前叶产生的黄体生成激素（LH）的调节。LH 分泌由促性腺激素释放激素（GnRH）刺激，其由下丘脑产生。循环睾酮与白蛋白或性激素结合球蛋白结合[9]。健康男性睾酮血清浓度为 12~31 nmol/L，健康女性为 0.52~2.6 nmol/L。睾酮在循环中保持不超过几个小时，之后其被运输到其靶组织或降解。在细胞水平，睾酮或其细胞内代谢物二氢睾酮与核受体蛋白复合物结合，结合后的复合物迁移到细胞核并诱导 DNA 转录，睾酮具有明确的合成代谢特性[10]，它诱导 I 型和 II 型肌肉纤维的肥大，并增加骨骼肌卫星细胞的数量[11, 12]。睾酮促进多能间充质细胞分化为肌细胞，并抑制其分化为

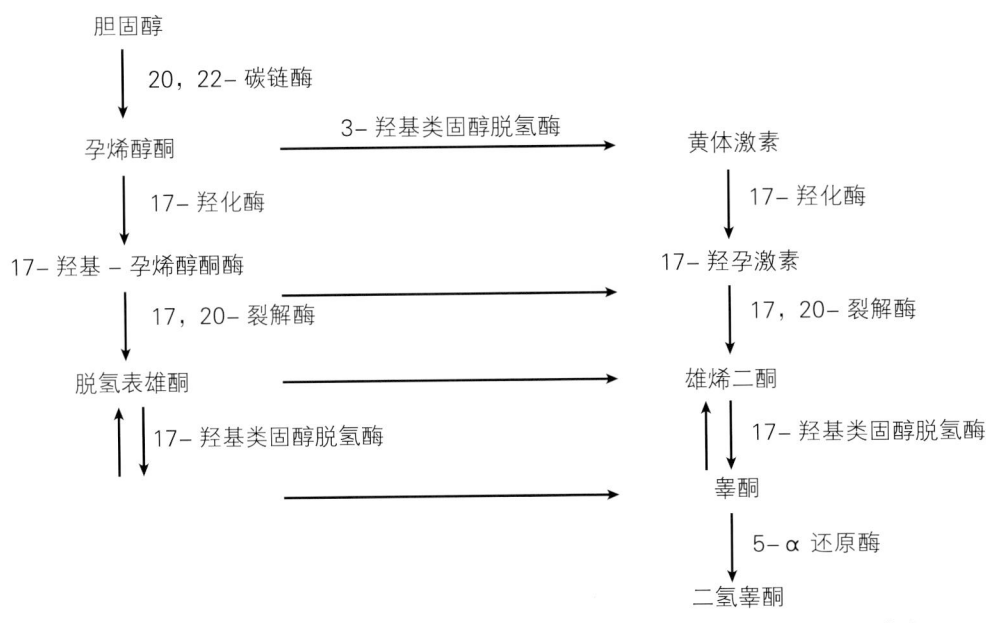

图71-1 雄激素的生物合成。脱氢表雄酮，去氢表雄酮（改编自 Miller and Auchus [2011].[86]）

脂肪细胞[13, 14]。最后，雄激素可通过非脂肪细胞信号通路改变其他生理参数，包括脂质和蛋白质的代谢[15]。

在创伤性出血和脓毒症的动物模型中的研究已经证明，雌性具有比雄性更强的免疫应答和更高的存活率[16, 17]。然而，在重病患者中，女性性别和结局改善之间的关联的临床证据较弱，并且此证据依赖于不确定或矛盾的文献[18, 19]。

在急性疾病期间，睾酮浓度低，而 LH 水平升高[20]，在长期危重疾病患者中，血清睾酮、LH 和 GnRH 浓度低[21, 22]。例如，在一些患有慢性阻塞性肺疾病或人类免疫缺陷病毒相关的消瘦综合征的患者中，服用合成雄激素可诱导肌肉质量和强度的增加并改善呼吸功能[23, 24]。对于严重烧伤的男性，睾酮可减少蛋白质分解代谢[25]。已经被美国食品和药物管理局批准作为外科手术或创伤后的辅助治疗的合成激素诺龙可以减轻体重的减少、改善机体功能状态以及增加伤口愈合[26, 27]。然而，向创伤患者给予合成激素诺龙的大型试验未能证明任何优势[28]。另一项试验，在依赖呼吸机的手术患者中进行，发现合成激素诺龙可延长机械通气的持续时间[29]。评估睾酮

补充在危重患者中对以患者为中心的结果的影响的试验的数据很少。尽管数据有限，但雄激素的安全性可能是被人认可的。同样，在重病患者中补充睾酮前体（如 DHEA）的数据也缺乏。

总的来说，对于危重病，雄激素补充对于部分亚组患者的营养终点具有一些好处。但在建议常规使用这种方法用于治疗重症患者之前，仍需要进行额外的试验。

胰岛素

胰岛素是由两个肽链形成的。即 一条 21 个氨基酸组成的 A 链和 30 个氨基酸组成的 B 链，两条链由二硫键连接在一起[30]。胰岛素通过促进葡萄糖进入细胞来调节碳水化合物代谢。胰岛素由胰腺的胰岛 B 细胞产生[5]，胰岛素的编码基因是高度保守的，并且编码单链前体。各种因素包括葡萄糖、胰高血糖素缩胆囊素和胃抑制性多肽均可诱导胰岛素分泌，胰岛素分泌受儿茶酚胺和生长抑素的控制。胰岛素的单体的活性形式在循环中大多是未结合状态，胰岛素的循环半衰期极短，约 6 分钟，确保碳水化合物在体内时刻保持平衡。在健康个体中胰岛素的空腹血清浓度

范围为 28~108 pmol / L。

胰岛素受体与胰岛素样生长因子 –1（IGF–1）受体有很大的相似性，两者都属于受体酪氨酸激酶家族[31]，与配体结合时，细胞内部分受体被激活。紧接着衔接蛋白和下游的信号蛋白被活化[32]，其中有一种下游信号蛋白涉及分裂原活化蛋白激酶级联反应，其在调节细胞增殖，分化和存活中起作用。胰岛素受体也可以与胰岛素受体底物适配器结合，诱导磷酸肌醇3–激酶的激活。该酶间接地增加由组织获取的葡萄糖的量[33]。除了影响碳水化合物的代谢，胰岛素也在蛋白质代谢和贮存中起作用，但是导致蛋白质代谢改变的机制仍然是未知的。

胰岛素增加 mRNA 的翻译和所选的 DNA 基因序列转录的速率。胰岛素抑制蛋白质的代谢，减少肌肉细胞释放氨基酸的速率以及刺激氨基酸转运到细胞中。胰岛素抑制促进糖异生的酶的活性。因为糖异生依赖于氨基酸，所以可间接贮存蛋白质和氨基酸[34]。在分离的肌肉细胞和动物体内，胰岛素促进人工培养细胞中的蛋白质合成[35, 36]，在健康人志愿者中使用同位素示踪剂进行的试验显示胰岛素通过刺激蛋白质合成促进肌肉合成代谢[37]。在烧伤患者中进行试验的报道表明，输注胰岛素可改善蛋白质合成[38, 39]。

许多评估注射胰岛素对一般人群中重症患者的试验在近几年已经进行，这些试验的目的是评估血糖控制对死亡率的影响，因此他们不关注对合成代谢的影响。一个单中心研究发现，用强化胰岛素治疗（目标血糖水平在 4.4~6.1 mmol/L）的外科重症监护室（ICU）患者比用常规治疗管理的患者（血糖在 10~11 mmol/L）的 ICU 死亡率更低[40]。第二个单中心研究未发现在 ICU 强化胰岛素治疗对患者生存率的影响[41]。但亚组分析显示，强化胰岛素治疗超过可以降低在 ICU 住院超过 3 天患者的死亡率[41]。血糖控制的多中心试验对在重症患者中胰岛素常规治疗（目标血糖在 7.8~10.0 mmol / L）和强化治疗（目标血糖在 4.4~6.1 mmol / L）进行了比较[42]。但由于这

项试验中，大量的方案违反规定而被提前停止，两组的 ICU 死亡率很相似。强化胰岛素治疗与低血糖发生率增加相关。以 6000 多名患者为研究对象的 Nice-Sugar 试验，对强化胰岛素治疗（目标血糖范围 4.4~6.1 mmol/L）与常规治疗（目标 ≤ 10 mmol/L）进行了比较[43]。强化胰岛素治疗组在第 90 天的死亡率和低血糖发生率明显更高[43]。VISEP（容量替代及胰岛素治疗严重脓毒症中的疗效）试验以患有严重脓毒血症的 ICU 患者为研究对象。在本试验中，强化血糖治疗（目标血糖水平 4.4~6.1 mmol/L）和传统治疗组（目标血糖水平 10~11 mmol/L）器官衰竭的平均得分和在 28 天时的死亡人数之间没有显著差异。该试验由于实验性干预导致的低血糖发病率显著增加而被过早停止[44]。最后，葡萄糖变异性可能是重症患者的独立预后因素[45, 46]。

目前的脓毒症管理指南建议使用胰岛素以控制高血糖[47]。常规上，医生应把患者血糖水平低于 180 mg/dl 作为目标，但没有明确的使用胰岛素作为同化激素的推荐。

生长激素

生长激素结构上与催乳素和胎盘催乳素相似。生长激素释放激素和胃饥饿素控制生长激素的产生。他们都是由下丘脑脉冲式释放并且作用于垂体前叶引起生长激素的释放。胃饥饿素也由胃和胰腺产生[48, 49]。压力、锻炼、低血糖、高浓度胰岛素均可引起生长激素释放激素的产生。相反，生长抑素、高血糖、肥胖、高血脂抑制生长激素释放激素的产生[50, 51]。生长激素的半衰期在 20~30 分钟。健康成年人血清浓度小于 5 ng/ml。生长激素在蛋白质和葡萄糖的合成代谢中起到重要作用，并且有促进骨生长的作用[52]。生长激素既可以直接通过生长激素受体起作用，也可以通过其他结构与胰岛素原类似的生长激素类物质去作用，刺激氨基酸的摄取和抑制肌蛋白的分解[53, 54]。这些激素中最重要的是促生长因子1，它是在生长激素的影响下由肝细胞产生的[55]。

促生长因子 1 是生长激素和生长激素释放激素的负反馈调节剂，它刺激蛋白质的合成和减少骨骼肌蛋白的降解[54]。超过 90% 的循环促生长因子 1 是结合到促生长因子结合蛋白上的[50]。

危重病患者主要的氮损失与肌肉萎缩有关。患有慢性生长激素缺乏症的患者在这个阶段有一些相似之处[56]，危重病的急性期的特征在于垂体激素产生的增加，特别是 GH 以及外周阻力对它们的影响。GH 的总产量通过脉冲的数量和强度的增加而升高，并且与脉冲之间的 GH 浓度升高和衰减振荡活动相关[57]。其深层机制可能包括生长激素释放激素水平增加和生长抑素水平的减少。事实上，在 ICU、GH 浓度升高似乎与死亡风险增加相关联[58]。此外，胰岛素样生长因子 –1 水平降低可能是因为肝脏 GH 受体表达的下调或受生长激素调控的主要载体蛋白 IGFBP –3 水平下降[59]。这些变化被认为是自适应的变化，因为他们可以直接使用葡萄糖、脂肪酸和氨基酸产生的能量，而不是合成代谢[60]。在危重病的慢性阶段，GH 和 IGF-1 水平进一步降低，因为显著降低的脉冲幅度仅部分地被这些相同脉冲的增加的频率抵销。这种神经内分泌功能障碍似乎是继发于胃饥饿素水平的减少。实际上，高浓度的胃饥饿素似乎与有利的结果相关[61]。

IGF-1 促进肌细胞系中细胞的增殖和分化[62]。对健康动物施用 GH 或 IGF-1 可诱导肌肉肥大[63]，对烧伤的动物或大手术施用 GH 和 IGF 与氮平衡的改善和免疫应答有关[64、65]。

人体进行的探索性试验表明对于无论是否有严重脓毒症的患者而言，补充 GH 可促进正氮平衡[66、67]。一个试验报道称，在大手术后补充 GH 与正氮平衡和改善周边肌肉测试有关系[68]。然而，在普通 ICU 患者上进行的两个独立的多中心试验显示，使用重组人胰岛素与住院死亡率增加有关[69]。现行指南不建议在重症患者使用 GH[70]。使用生长素释放肽的激动药的 GH 释放肽 –2（GHRP-2）比 GHRH 更有效地增加 GH、IGF-1 和 IGFBP 的循环水平[71]。需要进行其他研究以确认该治疗的有效性和安全性。对重症患者使用胰岛素增加了 GH 的循环水平和对 GH 的外周耐药性[72]。但在慢性疾病，对生长激素的外周抵抗可以是预防性的[73]。

在危重病急性期使用光疗治疗 GH 缺乏症是有害的，有必要进一步研究以检查 GHRH 对长期危重疾病期间合成代谢的影响。

甲状腺激素类

甲状腺激素（TH）是在甲状腺体合成，TH 合成需从正常饮食获得的甲状腺球蛋白和碘作为激素原，甲状腺球蛋白上的酪氨酸残基与碘结合一次形成单碘酪氨酸（MIT），结合两次形成二碘酪氨酸（DIT），两个 DIT 残基结合形成四碘甲状腺氨酸（T_4），一个 MIT 与 DIT 酸残基结合形成三碘甲状腺氨酸（T_3）或无生物学活性的 3，3′，5′– 三碘甲状腺原氨酸（反向 T_3 或 rT_3）[73]。这些激素具有相同的结构，不同点在于碘原子的数量和位置，T_4 被 1 型去碘酶转化成更活跃的 T_3。2 型脱碘酶将 T_4 转化为 T_3，并且还将 rT_3 转化为 T_2（二碘甲状腺原氨酸）。3 型脱碘酶降解 TH，将 T_4 转化为 rT_3，将 T_3 转化为 T_2。起源于垂体腺的下丘脑促甲状腺释放激素（TRH）控制促甲状腺释放激素 TSH 的释放。反过来，TSH 刺激生产 T_3、T_4。TSH 有一个持续脉冲式释放的水平，TSH 被生长抑素和多巴胺所抑制，同时受到 T_3 和 T_4 的负反馈调节[74]。大约 80% 的甲状腺激素通过 T_4 结合蛋白转运，而 20% 通过甲状腺素蛋白或清蛋白转运，游离 T_3 血清浓度为 4~ 9 pmol/L，而游离 T_4 浓度为 9~25 pmol/L，TSH 是在 0.1~4.5 μU/L，T_4 的半衰期为 6~7 天，而 T_3 的半衰期为 24 小时。甲状腺激素进入细胞并与核受体结合，它调节 TH 通道的活性并修饰细胞的转录活性。甲状腺类激素通过增加线粒体的数量和活性来上调所有细胞的新陈代谢，并且加速离子的主动运输（钾、钠）和葡萄糖的跨膜转运。TH 还通过非基因组途径（即，通过除 TH 核受体结合之外的其他方式）上调代谢活性[75]。

生理量的 TH 具有合成代谢作用并增强蛋白质合成。

在动物模型中，TH 是合成代谢所必需的[76]，而超生理水平的 TH 将被分解。在 ICU，多达 70% 的患者有一个"非甲状腺疾病综合征"，在无甲状腺疾病存在的情况之下，T_3 水平降低，T_4 水平正常或降低，TSH 不增高[77]。这些异常是由外周机制引起的。1 型脱碘酶活性降低；从而减少 T_4 脱碘为 T_3，而 3 型脱碘酶活性增加，使甲状腺类激素失活[78]。危重病急性期 2 型脱碘酶的活性几乎不变。患者也存在甲状腺激素结合水平的降低，造成更低水平的循环 T_4。胞内运输和核内受体的表达的水平降低可能是一个自适应机制，旨在提高组织的激素水平，特别是在肝脏和骨骼肌[79, 80]。

在慢性疾病中，内分泌失调是下丘脑 – 垂体轴功能不全的结果：TRH 和 TSH 水平低[81]。通过 2 型去碘酶活性的上调或 3 型去碘酶活性的下调，下丘脑水平升高的 T_3 可以诱导 TRH 的分泌减少[82]。因此，TSH 的分泌也被修正。TSH 脉动丢失，每个脉冲的幅度亦减小。解释这些病理生理变化的机制目前尚不完全了解，但是可能包括促炎和抗炎因子不平衡。然而，它们的确切作用在动物和人类研究中仍存在争议。

TH 补充的临床试验在几个小的队列中进行。T_4 补充治疗增加了急性肾衰竭患者的死亡率[83]。在心脏手术后，T_3 补充治疗增加了心率和血管阻力而不影响心脏手术后的死亡率[84]。与 GHRH 或 GHRP-2 相关的 TRH 的使用可恢复正常水平的 TSH 和 T_3，而不增加 rT_3 水平[85]。这些试验都没有显示在以前没有甲状腺疾病的成年人中补充 TH 有相关的临床获益。

总体而言，没有证据表明给予 THS 或 GHS 对危重病有任何获益。合成类固醇雄激素可能改善替代结果，如大手术或烧伤后的体重增加。最后，目前广泛使用的用于控制 ICU 患者血糖的胰岛素可能有一些合成代谢作用。

作者推荐

- 对危重患者不推荐使用 TH 或 GH。
- 合成雄激素氧甲氢龙可作为促进手术或外伤后体重增加的辅助治疗。
- 胰岛素作为血糖控制策略的一部分，可能有一些合成代谢作用。

（王贤东）

参考文献

1. Van den Berghe G, de Zegher F, Bouillon R. Clinical review 95: acute and prolonged critical illness as different neuroendocrine paradigms. J Clin Endocrinol Metab. 1998;83:1827–1834.

2. Puthucheary ZA, Rawal J, McPhail M, et al. Acute skeletal muscle wasting in critical illness. JAMA. 2013;310:1591–1600.

3. Streat SJ, Beddoe AH, Hill GL. Aggressive nutritional support does not prevent protein loss despite fat gain in septic intensive care patients. J Trauma. 1987;27:262–266.

4. Hart DW, Wolf SE, Herndon DN, et al. Energy expenditure and caloric balance after burn: increased feeding leads to fat rather than lean mass accretion. Ann Surg. 2002;235:152–161.

5. Guyton AC. Textbook of Medical Physiology. 11th ed. Saunders Co.; 2005.

6. Shea JL, Wongt P-Y, Chen Y. Free testosterone: clinical utility and important analytical aspects of measurement. Adv Clin Chem. 2014;63:59–84.

7. Arlt W, Hammer F, Sanning P, et al. Dissociation of serum dehydroepiandrosterone and dehydroepiandrosterone sulfate in septic shock. J Clin Endocrinol Metab. 2006;91:2548–2554.

8. Federman DD. The biology of human sex differences. N Engl J Med. 2006;354:1507–1514.

9. Fortunati N. Sex hormone-binding globulin: not only a transport protein. What news is around the corner? J Endocrinol Invest. 1999;22:223–234.

10. Bhasin S, Storer TW, Berman N, et al. The effects of supraphysiologic doses of testosterone on muscle size and strength in normal men. N Engl J Med. 1996;335:1–7.

11. Sinha-Hikim I, Artaza J, Woodhouse L, et al. Testosterone-induced increase in muscle size in healthy young men is associated with muscle fiber hypertrophy. Am J Physiol Endocrinol Metab. 2002;283:E154–E164.

12. Sinha-Hikim I, Roth SM, Lee MI, Bhasin S. Testosterone-induced muscle hypertrophy is associated with an increase in satellite cell number in healthy, young men. Am J Physiol Endocrinol Metab. 2003;285:E197–E205.

13. Singh R, Artaza JN, Taylor WE, Gonzalez-Cadavid NF, Bhasin S. Androgens stimulate myogenic differentiation and inhibit adipogenesis in C3H 10T1/2 pluripotent cells through an androgen receptor-mediated pathway. Endocrinology. 2003;144:5081–5088.

14. Bhasin S, Taylor WE, Singh R, et al. The mechanisms of androgen effects on body composition: mesenchymal pluripotent

cell as the target of androgen action. J Gerontol A Biol Sci Med Sci. 2003;58:M1103–M1110.

15. Mauras N, Hayes V, Welch S, et al. Testosterone deficiency in young men: marked alterations in whole body protein kinetics, strength, and adiposity. J Clin Endocrinol Metab. 1998;83:1886–1892.

16. Wichmann MW, Ayala A, Chaudry IH. Male sex steroids are responsible for depressing macrophage immune function after trauma-hemorrhage. Am J Physiol. 1997;273:C1335–C1340.

17. Zellweger R, Wichmann MW, Ayala A, Stein S, DeMaso CM, Chaudry IH. Females in proestrus state maintain splenic immune functions and tolerate sepsis better than males. Crit Care Med. 1997;25:106–110.

18. Croce MA, Fabian TC, Malhotra AK, Bee TK, Miller PR. Does gender difference influence outcome? J Trauma. 2002;53:889–894.

19. Valentin A, Jordan B, Lang T, Hiesmayr M, Metnitz PGH. Gender-related differences in intensive care: a multiple-center cohort study of therapeutic interventions and outcome in critically ill patients. Crit Care Med. 2003;31:1901–1907.

20. Lephart ED, Baxter CR, Parker CR. Effect of burn trauma on adrenal and testicular steroid hormone production. J Clin Endocrinol Metab. 1987;64:842–848.

21. Sharshar T, Bastuji-Garin S, De Jonghe B, et al. Hormonal status and ICU-acquired paresis in critically ill patients. Intensive Care Med. 2010;36:1318–1326.

22. Van den Berghe G, Weekers F, Baxter RC, et al. Five-day pulsatile gonadotropin-releasing hormone administration unveils combined hypothalamic-pituitary-gonadal defects underlying profound hypoandrogenism in men with prolonged critical illness. J Clin Endocrinol Metab. 2001;86:3217–3226.

23. Schols AM, Soeters PB, Mostert R, Pluymers RJ, Wouters EF. Physiologic effects of nutritional support and anabolic steroids in patients with chronic obstructive pulmonary disease. A placebo-controlled randomized trial. Am J Respir Crit Care Med. 1995;152:1268–1274.

24. Strawford A, Barbieri T, Van Loan M, et al. Resistance exercise and supraphysiologic androgen therapy in eugonadal men with HIV-related weight loss: a randomized controlled trial. JAMA. 1999;281:1282–1290.

25. Ferrando AA, Sheffield-Moore M, Wolf SE, Herndon DN, Wolfe RR. Testosterone administration in severe burns ameliorates muscle catabolism. Crit Care Med. 2001;29:1936–1942.

26. Demling RH, Orgill DP. The anticatabolic and wound healing effects of the testosterone analog oxandrolone after severe burn injury. J Crit Care. 2000;15:12–17.

27. Jeschke MG, Finnerty CC, Suman OE, Kulp G, Mlcak RP, Herndon DN. The effect of oxandrolone on the endocrinologic, inflammatory, and hypermetabolic responses during the acute phase postburn. Ann Surg. 2007;246:351–360.

28. Gervasio JM, Dickerson RN, Swearingen J, et al. Oxandrolone in trauma patients. Pharmacotherapy. 2000;20:1328–1334.

29. Bulger EM, Jurkovich GJ, Farver CL, Klotz P, Maier RV. Oxandrolone does not improve outcome of ventilator dependent surgical patients. Ann Surg. 2004;240:472–478.

30. Adams MJ, Blundell TL, Dodson EJ, et al. Structure of rhombohedral 2 zinc insulin crystals. Nature. 1969;224:491–495.

31. Hubbard SR, Till JH. Protein tyrosine kinase structure and function. Annu Rev Biochem. 2000;69:373–398.

32. De Meyts P, Whittaker J. Structural biology of insulin and IGF1 receptors: implications for drug design. Nat Rev Drug Discov. 2002;1:769–783.

33. Pessin JE, Saltiel AR. Signaling pathways in insulin action: molecular targets of insulin resistance. J Clin Invest. 2000;106:165–169.

34. Barthel A, Schmoll D. Novel concepts in insulin regulation of hepatic gluconeogenesis. Am J Physiol Endocrinol Metab. 2003;285:E685–E692.

35. Manchester KL, Young FG. The effect of insulin on incorporation of amino acids into protein of normal rat diaphragm in vitro. Biochem J. 1958;70:353.

36. Airhart J, Arnold JA, Stirewalt WS, Low RB. Insulin stimulation of protein synthesis in cultured skeletal and cardiac muscle cells. Am J Physiol. 1982;243:C81–C86.

37. Biolo G, Declan Fleming RY, Wolfe RR. Physiologic hyperinsulinemia stimulates protein synthesis and enhances transport of selected amino acids in human skeletal muscle. J Clin Invest. 1995;95:811–819.

38. Sakurai Y, Aarsland A, Herndon DN, et al. Stimulation of muscle protein synthesis by long-term insulin infusion in severely burned patients. Ann Surg. 1995;222:283–294, 294–297.

39. Ferrando AA, Chinkes DL, Wolf SE, Matin S, Herndon DN, Wolfe RR. A submaximal dose of insulin promotes net skeletal muscle protein synthesis in patients with severe burns. Ann Surg. 1999;229:11–18.

40. Van den Berghe G, Wouters P, Weekers F, et al. Intensive insulin therapy in critically ill patients. N Engl J Med. 2001;345: 1359–1367.

41. Van den Berghe G, Wilmer A, Hermans G, et al. Intensive insulin therapy in the medical ICU. N Engl J Med. 2006;354:449–461.

42. Preiser J-C, Devos P, Ruiz-Santana S, et al. A prospective randomised multi-centre controlled trial on tight glucose control by intensive insulin therapy in adult intensive care units: the Glucontrol study. Intensive Care Med. 2009;35:1738–1748.

43. NICE-SUGAR Study Investigators, Finfer S, Chittock DR, et al. Intensive versus conventional glucose control in critically ill patients. N Engl J Med. 2009;360:1283–1297.

44. Brunkhorst FM, Engel C, Bloos F, et al. Intensive insulin therapy and pentastarch resuscitation in severe sepsis. N Engl J Med. 2008;358:125–139.

45. Hermanides J, Vriesendorp TM, Bosman RJ, Zandstra DF, Hoekstra JB, Devries JH. Glucose variability is associated with intensive care unit mortality. Crit Care Med. 2010;38:838–842.

46. Meyfroidt G, Keenan DM, Wang X, Wouters PJ, Veldhuis JD, Van den Berghe G. Dynamic characteristics of blood glucose time series during the course of critical illness: effects of intensive insulin therapy and relative association with mortality. Crit Care Med. 2010;38:1021–1029.

47. Dellinger RP, Levy MM, Rhodes A, et al. Surviving sepsis campaign: international guidelines for management of severe sepsis and septic shock: 2012. Crit Care Med. 2013;41:580–637.

48. Kojima M, Hosoda H, Date Y, Nakazato M, Matsuo H, Kangawa K. Ghrelin is a growth-hormone-releasing acylated peptide from stomach. Nature. 1999;402:656–660.

49. Nass R, Gaylinn BD, Thorner MO. The ghrelin axis in disease: potential therapeutic indications. Mol Cell Endocrinol. 2011;340:106–110.

50. Mesotten D, Van den Berghe G. Changes within the GH/IGF-I/IGFBP axis in critical illness. Crit Care Clin. 2006;22:17–28.

51. Giustina A, Veldhuis JD. Pathophysiology of the neuroregulation of growth hormone secretion in experimental animals and the human. Endocr Rev. 1998;19:717–797.

52. Berneis K, Keller U. Metabolic actions of growth hormone: direct and indirect. Baillières Clin Endocrinol Metab. 1996;10:337–352.

53. Humbel RE. Insulin-like growth factors I and II. Eur J Biochem. 1990;190:445–462.

54. Froesch ER, Schmid C, Schwander J, Zapf J. Actions of insulin-like growth factors. Annu Rev Physiol. 1985;47:443–467.

55. Brown GM, Kirpalani SH. A critical review of the clinical relevance of growth hormone and its measurement in the nuclear medicine laboratory. Semin Nucl Med. 1975;5:273–285.

56. Ruokonen E, Takala J. Dangers of growth hormone therapy in critically ill patients. Curr Opin Clin Nutr Metab Care. 2002;5:199–209.

57. Ross R, Miell J, Freeman E, et al. Critically ill patients have high basal growth hormone levels with attenuated oscillatory activity associated with low levels of insulin-like growth factor-I. Clin Endocrinol (Oxf). 1991;35:47–54.

58. Schuetz P, Müller B, Nusbaumer C, Wieland M, Christ-Crain M. Circulating levels of GH predict mortality and complement prognostic scores in critically ill medical patients. Eur J Endocrinol. 2009;160:157–163.

59. Dahn MS, Lange MP, Jacobs LA. Insulinlike growth factor 1 production is inhibited in human sepsis. Arch Surg. 1988;123:1409–1414.

60. Van den Berghe G. Dynamic neuroendocrine responses to critical illness. Front Neuroendocrinol. 2002;23:370–391.

61. Koch A, Sanson E, Helm A, Voigt S, Trautwein C, Tacke F. Regulation and prognostic relevance of serum ghrelin concentrations in critical illness and sepsis. Crit Care. 2010;14:R94.

62. Florini JR, Ewton DZ, Coolican SA. Growth hormone and the insulin-like growth factor system in myogenesis. Endocr Rev. 1996;17:481–517.

63. Adams GR, McCue SA. Localized infusion of IGF-I results in skeletal muscle hypertrophy in rats. J Appl Physiol Bethesda Md 1985. 1998;84:1716–1722.

64. Inaba T, Saito H, Fukushima R, et al. Effects of growth hormone and insulin-like growth factor 1 (IGF-1) treatments on the nitrogen metabolism and hepatic IGF-1-messenger RNA expression in postoperative parenterally fed rats. JPEN. 1996;20:325–331.

65. Shimoda N, Tashiro T, Yamamori H, Takagi K, Nakajima N. Effects of growth hormone and insulin-like growth factor-1 on protein metabolism, gut morphology, and cell-mediated immunity in burned rats. Nutrition. 1997;13:540–546.

66. Voerman BJ, Strack van Schijndel RJ, Groeneveld AB, de Boer H, Nauta JP, Thijs LG. Effects of human growth hormone in critically ill nonseptic patients: results from a prospective, randomized, placebo-controlled trial. Crit Care Med. 1995;23:665–673.

67. Voerman HJ, van Schijndel RJ, Groeneveld AB, et al. Effects of recombinant human growth hormone in patients with severe sepsis. Ann Surg. 1992;216:648–655.

68. Jiang ZM, He GZ, Zhang SY, et al. Low-dose growth hormone and hypocaloric nutrition attenuate the protein-catabolic response after major operation. Ann Surg. 1989;210:513–524.

69. Takala J, Ruokonen E, Webster NR, et al. Increased mortality associated with growth hormone treatment in critically ill adults. N Engl J Med. 1999;341:785–792.

70. Critical evaluation of the safety of recombinant human growth hormone administration: statement from the growth hormone research society. J Clin Endocrinol Metab. 2001;86:1868–1870.

71. Van den Berghe G, Wouters P, Weekers F, et al. Reactivation of pituitary hormone release and metabolic improvement by infusion of growth hormone-releasing peptide and thyrotropin-releasing hormone in patients with protracted critical illness. J Clin Endocrinol Metab. 1999;84:1311–1323.

72. Mesotten D, Wouters PJ, Peeters RP, et al. Regulation of the somatotropic axis by intensive insulin therapy during protracted critical illness. J Clin Endocrinol Metab. 2004;89:3105–3113.

73. Bianco AC, Salvatore D, Gereben B, Berry MJ, Larsen PR. Biochemistry, cellular and molecular biology, and physiological roles of the iodothyronine selenodeiodinases. Endocr Rev. 2002;23:38–89.

74. Yen PM. Physiological and molecular basis of thyroid hormone action. Physiol Rev. 2001;81:1097–1142.

75. Davis PJ, Davis FB. Nongenomic actions of thyroid hormone. Thyroid. 1996;6:497–504.

76. Flaim KE, Li JB, Jefferson LS. Effects of thyroxine on protein turnover in rat skeletal muscle. Am J Physiol. 1978;235:E231–E236.

77. Farwell AP. Nonthyroidal illness syndrome. Curr Opin Endocrinol Diabetes Obes. 2013;20:478–484.

78. Peeters RP, Wouters PJ, Kaptein E, van Toor H, Visser TJ, Van den Berghe G. Reduced activation and increased inactivation of thyroid hormone in tissues of critically ill patients. J Clin Endocrinol Metab. 2003;88:3202–3211.

79. Thijssen-Timmer DC, Peeters RP, Wouters P, et al. Thyroid hormone receptor isoform expression in livers of critically ill patients. Thyroid. 2007;17:105–112.

80. Chopra IJ, Huang TS, Beredo A, Solomon DH, Chua Teco GN, Mead JF. Evidence for an inhibitor of extrathyroidal conversion of thyroxine to 3,5,3'-triiodothyronine in sera of patients with nonthyroidal illnesses. J Clin Endocrinol Metab. 1985;60:666–672.

81. Fliers E, Noppen NW, Wiersinga WM, Visser TJ, Swaab DF. Distribution of thyrotropin-releasing hormone (TRH)-containing cells and fibers in the human hypothalamus. J Comp Neurol. 1994;350:311–323.

82. Arem R, Wiener GJ, Kaplan SG, Kim HS, Reichlin S, Kaplan MM. Reduced tissue thyroid hormone levels in fatal illness. Metabolism. 1993;42:1102–1108.

83. Acker CG, Singh AR, Flick RP, Bernardini J, Greenberg A, Johnson JP. A trial of thyroxine in acute renal failure. Kidney Int. 2000;57:293–298.

84. Klemperer JD, Klein I, Gomez M, et al. Thyroid hormone treatment after coronary-artery bypass surgery. N Engl J Med. 1995;333:1522–1527.

85. Van den Berghe G, Wouters P, Carlsson L, Baxter RC, Bouillon R, Bowers CY. Leptin levels in protracted critical illness: effects of growth hormone-secretagogues and thyrotropin-releasing hormone. J Clin Endocrinol Metab. 1998;83:3062–3070.

86. Miller WL, Auchus RJ. The molecular biology, biochemistry, and physiology of human steroidogenesis and its disorders. Endocr Rev. 2011;32:81–151.

72 如何诊断和管理重症监护室的内分泌急症

Noelle N. Saillant, Carrie A. Sims

在重症监护室（ICU）中经常遇到内分泌急症。本章将重点放在一些比较常见的疾病，包括糖尿病高血糖、甲状腺危象、黏液水肿性昏迷、肾上腺皮质功能不全。了解这些不同疾病的病理生理学将帮助医生做出快速诊断，采取适当的治疗，避免重大失误。

糖尿病酮症酸中毒

糖尿病酮症酸中毒（DKA）是一种危及生命的高血糖状态，在每年的住院病人中超过 140 000 人[1]。随着治疗方法的进步，随年龄的调整死亡率大幅下降，目前不到 5%[2, 3]。虽然 DKA 是 1 型糖尿病特异性并发症，但 2 型糖尿病患者中仍有 5%~30% 可能并发 DKA。DKA 的定义包括代谢性酸中毒（动脉血 pH<7.35，碳酸氢盐 <16 mEq/L）

和酮血症（血酮体 >250 mg/dl）。DKA 的严重程度可根据代谢性酸中毒的程度和精神状态的改变分为轻度、中度或重度（表 72-1）[4, 5]。

病理生理学

糖尿病酮症酸中毒的发病基本环节是由于胰岛素缺乏和胰岛素负向调节激素增加，如胰高血糖素、皮质醇、儿茶酚胺和生长激素[6]。这些激素增加导致了糖代谢障碍和脂肪代谢紊乱。葡萄糖的利用降低，糖异生增强，脂肪分解增加，都使得血糖明显增加[7]。为了补偿渗透压的增加，水从细胞内转移到细胞外。由于肾脏存在显著高血糖症的情况下不能有效地吸收葡萄糖，因此会导致渗透利尿，随之发展为低血容量并伴随大量的电解液消耗。

表 72-1　酮症酸中毒和高渗性高血糖状态的诊断标准

标准	酮症酸中毒（DKA）			高渗性高血糖状态（HHS）
	轻度	中度	重度	
血糖（mmol/L）	>13.9	>13.9	>13.9	>33
pH	7.25~7.30	7.00~7.24	<7.00	>7.30
碳酸氢盐（mEq/L）	15~18	10、<15	<10	>18
尿酮体*	阳性	阳性	阳性	弱阳性
血酮体*	阳性	阳性	阳性	弱阳性
有效渗透压†	变化的	变化的	变化的	>320
阴离子间隙‡	>10	>12	>12	变化的
神志	惊厥	惊厥 / 嗜睡	昏迷 / 昏睡	昏迷 / 昏睡

* 硝普钠反应方法
† 有效的胶体渗透压 =2[Na$^+$ 浓度]+ 血糖 /18
‡ 阴离子间隙
引自 2009 American Diabetes Association consensus statement.[4]

DKA 的酸中毒是由于肝脏氧化游离脂肪酸产生大量酮体（丙酮、乙酸乙酯生成的丙酮）。这些酮体是很强的有机酸，大量消耗人体内的储备碱[8]。

临床表现

DKA 的症状与高血糖和酸中毒直接相关。高血糖引起多尿、烦渴、脱水，并导致恶心、呕吐、腹痛[9]。代谢性酸中毒也引发代偿性过度通气以及丙酮的排泄导致病人呼出的气体带有经典的水果气味。虽然在没有感染的情况下，白细胞计数的增加是比较常见的，但是发热是罕见的，应该积极寻找是否伴随感染。同样，精神状态的改变也是不典型的，值得进一步探讨。

治　疗

2009 年美国糖尿病协会公布的一项新的关于 DKA 补液、纠正电解质以及胰岛素治疗的共识[4]。

补充液体和电解质

开始以生理盐水（0.9% 氯化钠）为主，即使会使血钠升高也应迅速补充（每小时 1~2 L）。血容量补充后，如果血清钠高于 140 mEq/L，液体可改为 0.45% 氯化钠。

几乎所有 DKA 患者会发生缺钾，主要是经尿液丢失；然而，最初的血清钾升高往往是因为胰岛素缺乏和高渗状态导致钾离子由细胞内转移到细胞外。随着胰岛素治疗，钾离子返回到细胞内，就可引起低钾血症。低钾血症可导致危及生命的心律失常和呼吸肌无力。补钾应在血清钾浓度低于 5.0~5.2 mEq/L 时开始。如果有足够的尿量（每小时 >50 ml），在每升静脉液（IV）中应有钾（20~30 mEq）且目标血钾应维持在 4~5 mEq/L[6]。

同样的，尽管全身的磷酸盐耗尽，DKA 患者中的磷酸盐水平通常呈现欺骗性的升高。虽然磷酸的补充并不能改善患者的临床结局，但当血清磷酸盐浓度小于 1.0 mg/dl 应及时补充，避免发生心肺肌出现肌无力[4, 9]。

尽管有严重酸中毒（pH>7），但很少需要补充碳酸氢钠，因为碳酸氢钠可能加重细胞内酸中毒且可能增加低钾血症和脑水肿的风险[10-12]。仅当动脉 pH 小于 6.9 时考虑补充碳酸氢盐，当 pH 大于 7.0 应立即终止[4]。

胰岛素治疗

在进行充分液体复苏后，且当血钾水平 ≥ 3.3 mEq/L 时方可启动胰岛素治疗。并推荐持续输入普通胰岛素[4, 13]。既往我们习惯预先给患者一个负荷剂量，但一项随机对照实验显示这种用法是非必须的，持续以 0.14 U/（kg·h）的速度输入胰岛素可以有效控制血糖。血糖水平应以每小时 2.8~3.9 mmol/L 的速度下降。当下降速度不稳定时，胰岛素输注速率应该加倍，直到血清葡萄糖浓度以稳定的速率下降。应每小时检测指尖血糖并应多次测量血清葡萄糖浓度进一步确认血糖水平。值得注意的是，在酮体产生停止之前血清葡萄糖水平会正常。

胰岛素治疗应与补充葡萄糖一起进行，直到阴离子间隙处于正常水平。突然中止的胰岛素治疗会导致复发性高血糖和酮症酸中毒。相反，为了防止低血糖症状，推荐在静脉输液中加入葡萄糖，同时当血糖水平 ≤ 13.9 mmol/L 时应调整胰岛素输注速率。尽管静脉输注胰岛素和皮下注射胰岛素应该重叠几个小时，但当血糖水平正常，代谢性酸中毒得到纠正并且阴离子间隙水平正常时应转换到皮下注射胰岛素[6]。

诱发因素

在大多数情况下，DKA 的诱发因素是可以确定的。虽然不按医嘱使用胰岛素或胰岛素治疗不足（例如胰岛素泵衰竭）可引发高血糖危象，但 DKA 的发生常常与感染相关。心肌缺血、脑卒中或其他急性疾病也可以引发高血糖危象，必须仔细鉴别。总之，DKA 的发生于糖皮质激素、噻嗪类、喷他脒、第二代抗精神病药物以及包括可卡因在内的拟交感神经药物的使用相关[4, 5, 14, 15]。

并发症

随着医疗条件的改善，严重的并发症非常罕见；然而，一些与 DKA 相关的特殊并发症需要引起重视。脑水肿是一种少见的并发症，主要发生在儿童中[18,19]。临床症状包括头痛和行为及精神状态的改变，可能会迅速发展为癫痫、昏迷甚至死亡。如果在出现嗜睡和行为改变之前就发现神经系统的症状，死亡率超过 70%，而且只有 7%~14% 的患者可能恢复正常并不遗留永久性残疾。治疗方面主要是对症支持治疗。虽然常规使用甘露醇、高渗盐水和地塞米松，但他们的作用机制尚不清楚[20]。这种毁灭性的并发症可以通过逐步纠正钠、水和葡萄糖水平而使之最小化。偶尔发生的肺水肿可能是由于过度的液体复苏，心脏功能不全或渗透压过低而造成的。

作者推荐

- 估计的水和钠丢失量，并通过补充生理盐水逐步纠正。为了使发生脑水肿的风险最小化，血浆渗透压不应降低过快。
- 对于严重或复杂的酮症酸中毒推荐进行静脉胰岛素治疗。
- 当血清葡萄糖水平达到 11.1 mmol/L，应将葡萄糖加入静脉液体中。在酮体分解之前，血清葡萄糖水平应保持在 11.1 mmol/L 或更高。
- DKA 的分解代谢可以通过直接测量 β-羟基丁酸盐或通过测量血清阴离子间隙来评估。
- 当血清钾浓度小于 5.3 mEq/L 时，应补钾。如果血清钾浓度为 3.3 mEq/L 或更低，应在开始胰岛素治疗之前纠正低钾血症。
- 对于动脉 pH 大于 7 的患者不建议补充碳酸氢钠。

高渗性高血糖状态

虽然过去使用各种术语定义高渗性高血糖状态，但为了更好地反应这种高血糖诱导的不伴酸中毒的容量耗竭的临床变化，现将其定义为"高血糖高渗状态"（HHS）[21]。尽管大多数高渗性高血糖状态有 2 型糖尿病病史，但 20% 的 HHS 患者没有糖尿病病史[22]。与 DKA 相比，HHS 的发病率低但死亡率高[23,24]。值得注意的是，患者通常不会因为与 HHS 相关的严重高渗状态而死亡，而是由在 HHS 治疗期间累积或发展的并发症导致的[25]。

HHS 的标志性特点是高血糖（葡萄糖 >33 mmol/L）、高渗（> 320 mOsm /kg）和容量耗竭（平均容量缺失 9 L）[26]。与 DKA 不同的是，HHS 没有明显的酸中毒。但如果有轻度的酮血症，并不排除 HHS（**表 72-2**）。

病理生理学

HHS 与 DKA 的发病机制类似。通常 HHS 的发生被认为是由于血清胰岛素水平足以抑制大量的酮体生成，但却不足以防止高血糖的发生[7]。但是通过血清胰岛素的测量，并不支持这个理论。目前更倾向于认为 HHS 发生时酮体的缺乏与负向调节激素（如胰高血糖素、儿茶酚胺）的分泌减少相关[27]。

与 DKA 一样，胰岛素缺乏加上负向调节激素分泌的减少导致糖异生增加和葡萄糖利用受损。致使尿液中血糖浓度过高损害肾脏的集合功能。当保持足够的液体摄入并维持好肾灌注时，很难发生严重的高血糖。但当肾功能因潜在的肾脏疾病或血容量的耗竭而恶化时，血浆葡萄糖水平将增加，进而发展为高渗透压状态。严重的高血糖（血糖 >33 mmol/L）和高渗透压（> 320 mOsm/kg）将导致持续加重的渗透性利尿和严重的脱水。

临床表现

尽管 HHS 通常发生在老年人，但也可能发生在任何年龄。症状主要是与高血糖（如烦渴、多尿症、疲劳和视觉障碍）和严重的脱水（如虚弱、厌食、体重减轻、头晕、混乱和嗜睡）相关。最常见的临床表现是精神状态的改变和神经系统症状[21]。中枢神经症状通常发生在渗透压达 230~330 mOsm /kg 时，可表现为头痛、癫痫和昏迷。

表 72-2　甲状腺危象的诊断评分系统

生理参数	得分
体温调节障碍	
体温（℉）	
99~99.9	5
100~100.9	10
101~101.9	15
102~102.9	20
103~103.9	25
≥ 104.0	30
中枢神经系统功能障碍	
无	0
轻度（烦躁）	10
中度（谵妄、精神异常、重度嗜睡）	20
严重（癫痫发作、昏迷）	30
胃肠道 – 胃肠功能障碍	
无	0
中度（恶心、呕吐、腹泻、腹痛）	10
严重（不明原因的黄疸）	20
心血管功能障碍	
心动过速（搏动 / 分）	
90~109	5
110~119	10
120~129	15
≥ 140	25
充血性心力衰竭	
无	0
轻度（足部水肿）	5
中度（bibasilar 啰音）	10
严重（肺水肿）	15
心房颤动	
无	0
有	10
预防事件	
无	0
有	10

引自 Burch HB, Wartofsky L. Life-threatening thyrotoxicosis. Thyroid storm. Endocrinol Metab Clin N Am 1993;22:263–277[36].

治　疗

HHS 与 DKA 在机制上虽然有一些显著的差异，但治疗上非常相似。

纠正水电解质紊乱

液体和电解质的缺乏往往比 DKA 观察到的更严重，但开始时不易表现出来。容量复苏是治疗的主要方法，可以使血清葡萄糖降低多达 50%。这主要是由于改善肾脏灌注后葡萄糖排泄增加。初始复苏后，校正血清钠应按下式计算：

矫正的钠离子 =1.6（血糖浓度 –100）/100

建议在最初的 12 小时补充一半的液体，其余的在之后的 12~24 小时补充。在 20 岁以下的患者中可能需要更为循序渐进的补液方式以避免脑水肿[28]。

游离水损失量可以用下面的公式估计：

游离水损失量 =$TBW \times ([Na^+]_{calc}/[Na^+]_{normal})-1$
TBW（全身水）= 体重（kg）× 0.6 男性（或 0.5 女性）

虽然最初的钾水平可能正常或升高，但 HHS 患者一般有明显的钾缺失。如果尿量足够，血清钾在 3.3~5.3 mEq/L 时就应该补充。磷和镁水平只有当极低时才需要补充[4]。

胰岛素治疗

在胰岛素治疗前应先进行充分的容量复苏以预防血管塌陷。与 DKA 一样，当血钾水平 ≤ 3.3 mEq/L 时，应在治疗之前，先纠正低钾血症。由于 HHS 患者中更易出现较大的容量缺失，因此这类患者葡萄糖的下降速率比 DKA 更加急剧。应维持血清葡萄糖水平在 13.9~16.7 mmol/L，直到血浆渗透压为 315 mOsm/kg 或更低，同时患者应处于觉醒状态[4]。目前尚没有使用皮下注射胰岛素的方案来进行 HHS 的初始治疗的研究报道。

诱发因素

在 HSS 的发展中两种最常见的诱发因素是胰岛素治疗不足和感染[29]。由于 60% 的 HHS 病例存在感染，因此应当寻找微生物学证据并应尽早使用抗生素[23]。心肌梗死或脑卒中也可能引起负反馈调节激素的释放从而促进糖异生。影响碳水化合物的药物（如糖皮质激素、噻嗪类利尿药、苯妥英、β 受体阻滞药）可能也起到了一定的作用，并观察到与酒精和可卡因使用的一些关系[29, 30]。

并发症

虽然严重的并发症常常是由基础合并症导致的，但临床表现之外的横纹肌溶解在 HHS 中是常见的，并且可能加重急性肾衰竭。脑水肿如前所述，但幸运的是极其罕见。

作者推荐

- 应缓慢输注生理盐水，以便在最初的 24 小时内校正估计的水和钠缺乏。为了使脑水肿的风险最小化，血浆渗透压不应降低超过 3 mOsm/（kg·h）。
- IV 胰岛素治疗建议给予负荷量后持续输注。
- 一旦血清葡萄糖水平达到 300 mg/dl，应将葡萄糖加入 IV 液体中。血清葡萄糖水平应保持在 13.9 mmol/L 至 16.7 mmol/L，直到血浆渗透压为 315 mOsm/kg 或更低，同时患者应处于觉醒状态。
- 当血清钾浓度小于 5.3 mEq/L 时，应补钾。如果血清钾浓度为 3.3 mEq/L 或更低，应在开始胰岛素治疗之前纠正低钾血症。

甲状腺危象

甲状腺危象或暴发性甲状腺炎是一种急性、可能威胁患者生命的状态，发生在未经治疗或未完全治疗的甲状腺功能减退的患者。虽然甲状腺功能亢进的发生率在 0.02%~1.3%，但只有 1%~2% 的甲状腺功能亢进患者发生甲状腺危象[31-35]。如果不进行治疗，甲状腺危象死亡率高达 90%。

如经早期处理，死亡率可降为 10%~20%[31, 34, 35]。

病理生理学

甲状腺激素分泌受下丘脑 – 垂体 – 甲状腺轴的严格调控。促甲状腺激素释放激素（TRH）从下丘脑释放并刺激促甲状腺激素（TSH）的合成和分泌。反过来，TSH 控制甲状腺激素、甲状腺素（T_4）和三碘甲状腺原氨酸（T_3）的合成和分泌。超过 99.5% 的血清 T_4 和 T_3 与蛋白结合而失去代谢活性。剩余游离的 T_4 和 T_3 影响机体代谢功能并通过负反馈机制调节 TRH 和 TSH 的释放[36]。

值得注意的是，T_4 的活性有限，必须通过脱碘酶转化为更具活性的激素 T_3。超过 80% 的有活性的 T_3 在外周组织中合成，例如肾脏和肝脏。T_3 直接与甲状腺激素细胞质的受体复合物结合，并与其他的调节元件一起迁移至细胞核以直接激活或抑制基因编码蛋白的表达从而对细胞代谢、肾上腺素的反应性和体温进行调节[37]。甲状腺功能亢进通常由甲状腺结节或腺体过度活动引起。较不常见的是，垂体过度分泌的 TSH 或甲状腺激素的过度摄取可导致嗜酸性甲状腺炎[38]。从甲状腺功能亢进到甲状腺危象的病理性转变尚不完全清楚，但通常发生在手术、脓毒症、创伤或其他急性疾病的过程中。尽管总甲状腺激素水平可能不会明显高于未发生甲状危象的患者，但游离甲状腺激素水平会升高并且结合蛋白水平明显降低[39]。急性疾病或创伤中升高的儿茶酚胺可进一步刺激甲状腺激素的合成和释放。

临床表现

甲状腺危象可发生在任何原因引起的甲状腺功能亢进中，但最常见的是作为 Graves 病的并发症。甲状腺危象的典型症状为发热（>38.5℃）和严重的心动过速。其他心脏表现可能包括心房颤动、充血性心力衰竭、低血压和休克[40]。胃肠道症状包括恶心、呕吐、腹泻、腹痛和偶尔出现的肝衰竭[41]。胃肠液丢失可能会很严重，脱水可能导致多器官功能衰竭。中枢神经系统症状比较常见，症状可表现为精神混乱、错乱及昏迷[37]。

血清 T_4 或 T_3 值不能用于区分甲状腺毒症和甲状腺危象，诊断必须基于临床症状。Burch 和 Wartofsky 开发了一个临床评分系统来标准化诊断（**表 72-2**）。45 分或更高的分数，高度提示甲状腺危象，对于即将发生的甲状腺危象的分数为 25~44 分，而小于 25 的分数甲状腺危象发生的可能性极低[36]。

除了甲状腺参数改变之外，可能存在血尿素氮和肌酐的升高、高钙血症、贫血、血小板减少、白细胞增多或减少以及高血糖。同时肝功能检测通常会异常升高。在 Graves 病中，应注意排除可能伴随的肾上腺功能不全[42]。

治 疗

甲状腺危象的治疗目标：①减少激素产生和分泌；②阻断 T_4 转化为 T_3；③拮抗甲状腺激素的儿茶酚胺效应（**表 72-3** 和**图 72-1**）。

减少激素产生和分泌

硫代酰胺如丙硫氧嘧啶和甲巯咪唑将有效阻断新的甲状腺激素合成，但它们不能阻止已储存

激素的释放[43, 44]。硫代酰胺还具有降低抗促甲状腺激素受体抗体表达的免疫抑制功能[37]。丙硫氧嘧啶也抑制 T_4 向 T_3 的外周转化。

高剂量碘的使用可以迅速阻断 T_4 和 T_3 的释放。但碘剂只应该在甲状腺合成被阻断几个小时后才能给予。如果合成功能没有被充分抑制，那么碘注射将增强甲状腺激素合成并且可以加剧甲状腺毒性反应[45]。碘的富集也会使甲状腺危象治疗方案复杂化。

碘酸和其他口服碘造影剂具有极高的碘浓度，可以按说明书范围使用，用来代替碘溶液。除了减少甲状腺激素释放之外，这些药剂通过减少 T_4 的肝摄取，抑制 T_4 向 T_3 的外周转化并阻断 T_4 和 T_3 与细胞的结合，从而减弱甲状腺激素的作用[38, 46]。使用前应阻断甲状腺的合成，以防止甲状腺激素聚集。

碳酸锂还可以阻断甲状腺激素的形成和释放，并且适用于对碘过敏的患者[37]。由于狭窄的治疗窗口，锂不推荐作为一线治疗[47]。L- 左旋肉碱阻断了甲状腺激素的核摄取，推荐与甲巯咪唑联合使用用于甲状腺毒症的治疗[48]。

表 72-3　甲状腺危象的药物管理

药物	作用机制	剂量
丙基硫尿嘧啶	抑制新的激素合成；减小 T_4 到 T_3 的转换	200~400 mg 口服，每 6~8 小时 1 次
甲基咪唑	抑制新的激素合成	20~25 mg 口服，每 6 小时 1 次
复方碘溶液	阻止腺体释放激素	4~8 drops 口服，每 6~8 小时 1 次
饱和的钾溶液碘化物（SSKI）	阻止腺体释放激素	5 drops 口服，每 6 小时 1 次
碘泛酸	阻止腺体释放激素；抑制 T_4 至 T_3 转化	1 g 口服，每 8 小时 1 次或 24 小时内 500 mg 口服，每 12 小时 1 次
碳酸锂	阻止腺体释放激素；抑制新的激素合成	300 mg 口服，每 8 小时 1 次
考来烯胺	甲状腺激素的肠肝重吸收减少	4 g 口服，一天 4 次
普萘洛尔	β 肾上腺素能阻断；降低 T_4 至 T_3 转化	1~2 mg 静脉注射，每 10~15 分钟；20~120 mg 口服，每 4~6 小时 1 次
艾司洛尔	β 肾上腺素能阻滞	50~100 μg/（kg·min）
地尔硫草	肾上腺素症状减少	5~10 mg/h 静脉注射，每 10~15 分钟；60~120 mg 口服，每 6~8 小时 1 次
利血平	减少儿茶酚胺的分泌	2.5~5 mg 肌内注射，每 4~6 小时 1 次
胍乙啶	减少儿茶酚胺的分泌	30~40 mg 口服，每 6 小时 1 次
氢化可的松	T_4 到 T_3 转换减少；血管舒缩不稳定	100 g 静脉注射，每 8 小时 1 次

T_3. 三碘甲腺原氨酸；T_4. 甲状腺素

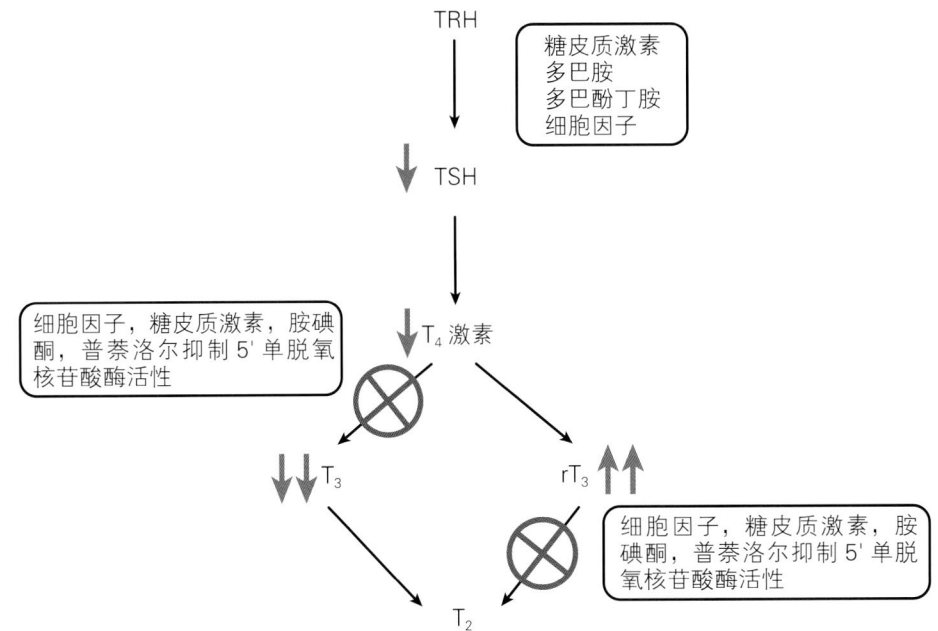

图 72-1　危重症患者中下丘脑 - 垂体 - 甲状腺轴的变化
rT₃. 反向三碘甲状腺原氨酸；T₂. 二碘甲状腺原氨酸；T₃. 三碘甲状腺原氨酸；T₄. 甲状腺素；TRH. 促甲状腺激素释放激素；
TSH. 促甲状腺激素

减少 T₄ 到 T₃ 的外围转换

糖皮质激素可以有效地减少 T₄ 至 T₃ 的外周脱碘，并且可能有助于调节 Graves 病的自身免疫性紊乱。糖皮质激素甚至在皮质醇水平"正常"时也可使用，因为类固醇治疗可提高存活率[49~51]。

如前所述，丙硫氧嘧啶和碘泛酸可以降低 T₄ 至 T₃ 的外周脱碘。而考来烯胺通过抑制肠肝再循环减少循环甲状腺激素[51]。同时还有一些病例报道描述了使用血浆迁移、血液灌注和血浆交换等方法用于清除用常规方法难以治疗的危重症患者的自身免疫抗体、免疫复合物并降低甲状腺素水平[52~56]。

拮抗甲状腺激素的肾上腺素效应

β 肾上腺素能受体阻滞仍是治疗的主要方法，但应该慎用于充血性心力衰竭的患者。除了它的抗肾上腺素效应，它还可以抑制 T₄ 至 T₃ 的外周转化。除了预期的心脏效应，这类药物可以显著地改善激动、混乱、精神异常、腹泻和发热。地尔硫草作为钙通道拮抗药，可用于控制肾上腺素能症状的替代治疗[57, 58]。

支持治疗

应在 ICU 环境中提供必要的支持治疗。在高达 40% 的甲状腺危象患者中出现心房颤动。许多患者需要快速的液体复苏。如经过足够的容量复苏仍然存在低血压时，需要使用血管活性药并应考虑补充氢化可的松。

出现高热应使用物理降温和对乙酰氨基酚。应避免使用阿司匹林等水杨酸盐类药物，因为它可以抑制激素与蛋白结合从而增加游离激素水平[48]。

诱发因素

感染、急性内科疾病或拟交感神经药可通过增加循环儿茶酚胺来加速甲状腺危象的进展[59]。胺碘酮和其他碘化药物也可促进有甲状腺疾病的患者诱发甲状腺毒症反应和随后的甲状腺危象。同时戒除或不服用抗甲状腺药物可能会造成甲状腺毒症反应[47]。

确定治疗

甲状腺危象病史，是患者接受放射性碘消融或甲状腺切除术的明确指征。如果碘已被用于治疗甲状腺危象，放射性消融应推迟数月，直到碘储量耗尽。手术切除可在碘治疗后进行，尽管围术期甲状腺危象的风险增加，但如果术前仔细监测并维持甲状腺激素水平正常化，则该风险会显著降低。

作者推荐

- 甲状腺危象是一种罕见的症状，具有甲状腺功能亢进的特征。
- 甲状腺功能测试不能用于区分甲状腺毒症和甲状腺危象。
- 甲状腺危象的药理治疗包括硫化酰胺减少激素合成、β 阻断药拮抗肾上腺素能效应、类固醇减少外周激素转化以及偶尔使用碘抑制激素释放。
- 当伴随的肾上腺功能不全的风险增加时可给予氢化可的松，用于抑制外周 T_4 至 T_3 的转化。
- 甲状腺危象控制后，应评估患者的最终治疗方案（例如放射性碘消融或甲状腺切除术）。

黏液性昏迷

黏液性昏迷是严重的、失代偿性甲状腺功能减退的结果，可以导致精神状态改变、低血压和低体温。这种严重的、罕见的医疗危重情况，即使早期诊断并给予合理治疗，死亡率仍高达 20%~50%[61~63]。

病理生理学

甲状腺功能减退导致基础代谢率下降、氧耗降低和能量产生受损。心血管系统特别容易受损。降低的 β - 肾上腺素能反应性和减少的产热导致全身血管阻力增加、舒张期高血压和血容量减少[64, 65]。此外，心肌收缩力的抑制和心动过缓导致心输出量下降、严重低血压和脑灌注降低[66]。

原发性甲状腺功能减退发生在甲状腺组织萎缩或永久性丧失时，占黏液性水肿昏迷患者的 90%~95%。大多数患者的血清 TSH 水平升高和游离 T_4 水平下降。虽然黏液性昏迷可以发生在有下丘脑或垂体功能障碍（中枢性甲状腺功能减退）的患者，但这是非常罕见的（<5%）[64]。当这些患者游离 T_4 水平低下时 TSH 水平可正常或降低。

临床表现

甲状腺功能减退的患者通常是老年女性。查体可见皮肤干燥、头发稀疏、声音嘶哑和深肌腱反射延迟。典型的黏蛋白沉积（黏液水肿）可引起手足非凹陷性水肿、眶周肿胀和巨舌症。

进展到黏液性水肿昏迷的特点是精神状态改变和低体温。在一项 24 例患者的回顾性分析中，88% 的患者体温低于 34℃（94 ℉）[67]。更重要的是，黏液性水肿的死亡率与低体温的程度直接相关，当核心体温低于 32℃（90 ℉）时预后极差[64]。

黏液性昏迷与每个系统器官的紊乱有关。心血管系统出现的症状包括心动过缓、Q-T 间期延长、传导阻滞、心肌收缩力下降和低血压[68]。当不给予甲状腺激素时，单纯依靠血管活性药很难纠正低血压。中枢抑制和呼吸肌无力也常常导致通气量过低、呼吸性酸中毒和低氧血症[69, 70]。因此，大多数患者需要机械通气[64, 70]。最后，胃肠道疾病是常见的，胃肠蠕动的降低限制了口服药物和肠内营养的使用。因此甲状腺激素应通过静脉途径补充。

实验室检查结果可见明显的低钠血症和低血糖[71~73]。虽然感染通常是黏液性水肿昏迷的突发原因，但白细胞计数一般不高。

治　疗

鉴于未治疗的黏液性水肿昏迷的致死性高，应该在得到实验室结果确认前就开始治疗。但在治疗开始之前，应测试甲状腺功能。除了测量血清 TSH 和游离 T_4 之外，还应当获得皮质醇水平。适当的激素补充将使基础代谢率正常化并逆转甲状腺功能减退的所有症状和体征[74]。但是，一些神经肌肉和精神症状可能需要几个月才能消失[75]。

激素替代治疗

由于黏液水肿性昏迷的发生率低，没有比较治疗方案的临床随机对照试验。甲状腺激素治疗是至关重要的，但它可能诱发心律失常或贫血。此外，甲状腺功能替代治疗可以揭示共存的肾上腺功能不全和肾上腺素危象[76]。氢化可的松应与甲状腺素替代治疗联合使用[64]。

由于在严重甲状腺功能减退时，T_4 到 T_3 的转化受损，应优先考虑静脉给予 T_3 已获得其最大的生物利用度。T_3 可以快速达到有效的组织浓度，并可能降低死亡率[77]。此外，T_3 比 T_4 更容易穿越血脑屏障，可以加速神经症状的改善[78]。同时也可以静脉给予 T_4，由于需要患者的固有组织的去碘酶活性将 T_4 转化为 T_3，所以显著的临床症状改善可能需要 1~3 天。然而，这种较慢的作用在理论上降低了心脏发生并发症的可能性[79]。

第三种治疗方法是补充 T_4 和 T_3。理论上，这提供了用于立即作用的亚治疗剂量的 T_3 以及负荷剂量的 T_4。虽然没有验证这种方法的临床研究，但这种方案尝试提供功效和安全性之间的生理平衡[64]。

诱发因素

应该调查是否存在潜在的感染或并发的急性疾病。感染的典型体征（如发热、心动过速）可能不存在于黏液性水肿昏迷的患者中，但死亡的患者经常发现具有未被识别的感染和脓毒症。应经验性使用抗生素治疗直到细菌学培养结果证明为阴性。

疗效评估

在通过静脉给药期间，应当严密监测患者快速性心律失常或心肌缺血的发生。开始时应密切监测 TSH 和游离 T_4 水平以防止过度治疗。在患有中枢性甲状腺功能减退的患者中，TSH 水平不能反映治疗的充分性，因此应当监测游离 T_4 水平并保持在正常范围内。

作者推荐

- 治疗黏液水肿昏迷应该早期开始，而不必等待甲状腺功能测试的结果。
- 甲状腺激素替代治疗的最佳策略仍有争议。方案包括静脉给予 T_3、T_4 或同时给予两种激素。
- 静脉使用氢化可的松应与甲状腺激素替代治疗联合。
- 应该给予经验性抗生素治疗，直到细菌学培养结果为阴性。

（王贤东）

参考文献

1. Centers for Disease Control and Prevention. Diabetes Surveillance System, National Hospital Discharge Survey, National Center for Health Statistics. Atlanta: U.S. Department of Health and Human Services; 2012. Retrieved May 28, 2014, from: http://www.cdc.gov/diabetes/statistics/dkafirst/fig1.htm.

2. Lin SF, Lin JD, Huang YY. Diabetic ketoacidosis: comparisons of patient characteristics, clinical presentations and outcomes today and 20 years ago. Chang Gung Med J. 2005;28(1):24–30.

3. Fishbein HA, Palumbo PJ. Acute metabolic complications in diabetes. In: Diabetes in America. National Diabetes Data Group. National Institutes of Health; 1995:283–291.

4. Kitabchi AE, Miles JM, Umpierrez GE, Fisher JN. Hyperglycemic crises in adult patients with diabetes. Diabetes Care. 2009;32:1335–1343.

5. Kitabachi AE, Umpierrez GE, Murphy MB, Krieshberg RA. Hyperglycemic crisis in adult patients with diabetes: a consensus statement from the American Diabetes Association. Diabetes Care. 2006;29:2739–2748.

6. Kitabachi AE, Umpierrez GE, Murphy MB, et al. Management of hyperglycemic crisis in patients with diabetes. Diabetes Care. 2001;24:131–153.

7. Corwell B, Knieght B, Oliveri L, Willis GC. Current diagnosis and treatment of hyperglycemic emergencies. Emerg Med Clin North Am. 2014;32(2):437–452.

8. Delaney MF, Zisman A, Kettyle WM. Diabetic ketoacidosis and hyperglycemic hyperosmolar nonketotic syndrome. Endorinol Metab Clin North Am. 2000;29:683–705.

9. Umpierrez G, Freire AX. Abdominal pain in patients with hyperglycemic crisis. J Crit Care. 2002;17:63–67.

10. Barsotti MM. Potassium phosphate and potassium chloride in the treatment of diabetic ketoacidosis. Diabetes care. 1980;3:569.

11. Viallon A, Zeni F, Lafond P, et al. Does bicarbonate therapy improve the management of severe diabetic ketoacidosis. Crit Care Med. 1999;27:2690–2693.

12. Glaser NS, Wooten-Gorges SL, Buonocore MH, et al. Frequency of subclinical cerebral edema in children with diabetic ketoacidosis. Pediatr Diabetes. 2006;7:75–80.

13. Barski L, Kezerle L, Zeller L, Zektser M, Jotkowitz. New

approaches to the use of insulin in patients with diabetic ketoacidosis. Eur J Intern Med. 2013;24:213–216.

14. Umpierrez GE, Cuervo R, Karabell A, et al. Treatment of diabetic ketoacidosis with subcutaneous insulin aspart. Diabets Care. 2005;28:1856–1861.

15. Morris LR, Murphy MB, Kiabchi AE. Bicarbonate therapy in severe diabetic ketoacidosis. Ann Intern Med. 1986;105:836–840.

16. Newcomer JW. Second generation (atypical) antipsycotics and metabolic effects: a comprehensive literature review. CNS Drugs. 2005;19(suppl 1):1–93.

17. Nyenwe EA, Longanthan RS, Blum S, et al. Active use of cocaine: an independent risk factor for recurrent diabetic ketoacidosis in a city hospital. Endocrine Practice. 2007;13:22–29.

18. Cameron FJ, Scratch SE, Nadebaum C, et al. Neurological consequences of diabetic ketoacidosis at the initial presentation of type 1 diabetes in a prospective cohort study of children. Diabetes Care. 2014;37(6):1554–1562.

19. Wiggam MI, O'Kane MJ, Harper R, et al. Treatment of diabetic ketoacidosis using normalization of blood 3-hydroxybutyrate concentration as the endpoint of emergency management. A randomized controlled study. Diabetes Care. 1997;20:1347–1352.

20. Glaser N, Barnett P, McCaslin I, et al. Risk factors for cerebral edema in children with diabetic ketoacidosis. N Eng J Med. 2001;344:264–269.

21. Wachtel TJ. The diabetic hyperosmolar state. Clin Geriatr Med. 1990;6:797–806.

22. Wolfsdorf J, Glaser N, Sperling MA. Diabetic ketoacidosis in infants, children, and adolescents: a consensus statement from the American Diabetes Association. Diabetes Care. 2006;29:1150–1159.

23. Ennis ED, Stahl EJVB, Kreisberg RA. The hyperosmolar hyperglycaemic syndrome. Diabetes Rev. 1994;2:115–126.

24. Wachtel TJ, Silliman RA, Lamberton P. Prognositc factors in the diabetic hyperosmolar state. J Am Geriatr Soc. 1978;35:737–741.

25. Pinies JA, Cairo G, Gaztambide S, et al. Course and prognosis of 132 patients with diabetic nonketotic hyperosmolar state. Diabetes Metab. 1994;20:43–48.

26. Delaney MF, Zisman A, Kettyle WM. Diabetic ketoacidosis and hyperglycemic hyperosmolar nonketotic syndrome. Endocrinol Metab Clin North Am. 2000;29:683–705.

27. Siperstein M. Diabetic ketoacidosis and hyperosmolar coma. Endocrinol Metab Clin North Am. 1992;21:415–432.

28. Yared Z, Chiasson JL. Ketoacidosis and the hypersomolar hyperglycemic state in adult diabetic patients: diagnosis and treatment. Minerva Med. 2003;94:409–418.

29. Nugent BW. Hyperosmolar hyperglycemic state. Emerg Med Clin N Am. 2005;23:629–648.

30. Magee MF, Bhatt BA. Management of decompensated diabetes: diabetic ketoacidosis and hyperglycemic hyperosmolar syndrome. Crit Care Clin. 2001;17:75–106.

31. Akamizu T, Satoh T, Isozaki O, et al. Diagnostic criteria, clinical features, and incidence of thyroid storm based on nationwide surveys. Thyroid. 2012;22(7):661.

32. Morales AE, Rosenbloom AL. Death caused by hyperglycemic hyperosmolar state at the onset of type 2 diabetes. J Pediatr. 2004;144:270–273.

33. Stathatos N, Wartofsky L. Thyrotoxic storm. J Int Care Med. 2002;17:1–7.

34. Canaris GJ, Manowitz NR, Mayor G, Ridgway EC. The Colorado thyroid disease prevalence study. Arch Intern Med. 2000;160:263–277.

35. Aoki Y, Belin RM, Clickner R, et al. Serum TSH and total T4 in the United States population and their association with participant characteristics: National Health and Nutrition Examination Survey (NHANES 1999-2002). Thyroid. 2007;17:1211–1223.

36. Burch HB, Wartofsky L. Life-threatening thyrotoxicosis. Thyroid storm. Endocrinol Metab Clin N Am. 1993;22:263–277.

37. Nayuk B, Burman K. Thyrotoxicosis and thyroid storm. Endocrinol Metab Clin N Am. 2006:663–686.

38. Tsai MJ, O'Malley BW. Molecular mechanisms of action of steroid/thyroid receptor superfamily members. Ann Rev Biochem. 1994;63:451.

39. Goldberg PA, Inzucchi SE. Critical issues in endocrinology. Clin Chest Med. 2003;24:583–606.

40. Sarlis NJ, Gourgiotis L. Thyroid emergencies. Rev Endocr Metab Disord. 2003;4:129–136.

41. Dabon-Almirante CL, Surks M. Clinical and laboratory diagnosis of thyrotoxicosis. Endocrinol Metab Clin N Am. 1998;27:25–35.

42. Stathatos N, Wartofsky L. Thyrotoxic storm. J Intensive Care Med. 2002;17:1–7.

43. Glauser J, Strange GR. Hypothyroidism and hyperthyroidism in the elderly. Emerg Mcd Rep. 2002;1:1–12.

44. Nabil N, Miner DJ, Amatruda JM. Methimazole: an alternative route of administration. J Clin Endocrinol Metab. 1982;54:180–181.

45. Walter RM, Bartle WR. Rectal administration of propylthiouracil in the treatment of Graves' disease. Am J Med. 1990;88:69.

46. Tyer N, Kim TY, Martinez DS. Review on oral cholcystographic agents for the management of hyperthyroidism. Endocr Pract. August 2014:1–6.

47. Papi G, Corsello SM, Pontecorvi A. Clinical concepts on thyroid emergencies. Front Endocrinol. 2014;5(102):1–11.

48. Benvenga S, Ruggeri RM, Russo A, et al. Usefulness of l-carnitine, a naturally occurring inhibitor of thyroid hormone action, in iatrogenic hyperthyroidism: a randomized, double-blind, placebocontrolled clinical trial. J Clin Endocrinol Metab. 2001;86:3579–3594.

49. Wartofsky L, Ransil BJ, Ingbar SH. Inhibition by iodine of the release of thyroxine from the thyroid glands of patients with thyrotoxicosis. J Clin Invest. 1970;49:78–86.

50. Dluhy RG. The adrenal cortex in thyrotoxicosis. In: Braverman LE, Utiger RD, eds. Werner's and Ingbar's the Thyroid. 9th ed. Philadelphia: Lipincott, Williams and Wilkins; 2005:660–664.

51. Mazzaferri EL, Skillman TG. Thyroid storm. A review of 22 episodes with special emphasis on the use of guanethidine. Arch Intern Med. 1969;124:684–690.

52. Solomon BL, Wartofsky L, Burman KD. Adjunctive cholestyramine therapy for thyrotoxicosis. Clin Endocrinol. 1993;38:39–43.

53. Ashkar FS, Katims RB, Smoak III WM, Gilson AJ. Thyroid storm treatment with blood exchange and plasmapheresis. JAMA. 1970;214:1275–1279.

54. Burman KD, Yeager HC, Briggs WA, et al. Resin hemoperfusion: a method of removing circulating thyroid hormones. J Clin Endocrinol Metab. 1976;42:70–78.

55. Pons-Estel GJ, Salemi GE, Serrano RM, et al. Therapeutic plasma exchange for the management of refractory systemic autoimmune diseases: report of 31 cases and review of the literature. Autoimmun Rev. 2011;10(11):679–684.

56. Muller C, Perrin P, Faller B, et al. The role of plasma Echange in the thyroid storm. Ther Apher Dial. 2011;15(6):522–531.

57. Duggal J, Singh S, Kuchinic P, et al. Utility of esmolol in thyroid crisis. Can J Clin Pharm. 2006;13:292–295.

58. Kelestimur F, Aksu A. The effect of diltiazem on the

manifestations of hyperthyroidism and thyroid function tests. Exp Clin Endocrinol Diabetes. 1996;104:38–42.

59. Milner MR, Gelman KM, Phillips RA, et al. Double-blind crossover trial of diltiazem versus propranolol in the management of thyrotoxic symptoms. Pharmacotherapy. 1990;10:100–106.

60. Goldberg PA, Inzucchi SE. Critical issues in endocrinology. Clin Chest Med. 2003;24:583–606.

61. Sherman SI, Simonson L, Ladenson PW. Clinical and socioeconomic predispositions to complicated thyrotoxicosis: a predictable and preventable syndrome? Am J Med. 1996;101:192–198.

62. Sarlis NJ, Gourgiotis L. Thyroid emergencies. Rev Endocr Metab Disord. 2003;4:129–136.

63. Hylander B, Rosenqvist U. Treatment of myxoedema coma – factors associated with fatal outcome. Acta Endocrinol. 1985;108:65–71.

64. Wartofsky L. Myxedema coma. Endocrinol Metab Clin N Am. 2006;35:687–698.

65. Wall CR. Myxedema coma: diagnosis and treatment. Am Fam Physician. 2000;62:2485–2490.

66. Kwaku MP, Burman KD. Myxedema coma. J Intensive Care Med. 2007;22:224–231.

67. Sanders V. Neurologic manifestations of myxedema coma. N Eng J Med. 1962;266:547–551.

68. Matthew V, Misgar RA, Ghosh S, et al. Myxedema coma: a new look into an old crisis. J Thyroid Res. 2011:1–7.

69. Reinhardt W, Mann K. Incidence, clinical picture and treatment of hypothyroid coma: results of a survey. Med Klin. 1997;92:521–524.

70. Zwillich CW, Pierson DJ, Hofeldt FD, et al. Ventilatory control in myxedema and hypothyroidism. N Eng J Med. 1975;292:662–665.

71. Marinez FJ, Bermudez-Gomez M, Celli BR. Hypothyroidism: a reversible cause of diaphragmatic dysfunction. Chest. 1989;96: 1059–1063.

72. Iwasaki Y, Oisa Y, Yamauchi K, et al. Osmoregulation of plasma vasopressin in myxedema. J Clin Endocrinol Metab. 1990;70: 534–539.

73. Skowsky RW, Kiuchi TA. The role of vasopressin in the impaired water excretion of myxedema. Am J Med. 1971;51:41–53.

74. Fliers E, Wiersinga WM. Myxedema coma. Rev Endocr Metabol Disord. 2003;4:137–141.

75. Zulewski H, Muller B, Exer P, et al. Estimation of tissue hypothryoidism by a new clinical score: evaluation of patients with various grades of hypothyroidism and controls. J Clin Endocrinol Metab. 1997;82:771.

76. Al-Adsani H, Hoffer LJ, Silva JE. Resting energy is sensitive to small dose changes in patients on chronic thyroid hormone replacement. J Clin Endocrinol Metab. 1997;82:1118–1125.

77. Bigos ST, Rigway EC, Kouridas IA, et al. Spectrum of pituitary alterations with mild and severe thyroid impairment. J Clin Endocrinol Metab. 1978;36:317–325.

78. Pereira VG, Haron ES, Lima-Neto N, et al. Management of myxedema coma: report on three successfully treated cases with nasogastric or intravenous administration of triiodothyronine. J Endocrinol Invest. 1982;5:331–334.

79. Hylander B, Rosenqvist U. Treatment of myxoedema coma: factors associated with fatal outcomes. Acta Endocrin. 1985;108:65–71.

第十六部分

ICU 中谵妄的预防

73 如何诊断、治疗和减少 ICU 发生的谵妄

E. Wesley Ely, Arna Banerjee, Pratik P. Pandharipande

谵妄，是一种意识障碍和认知障碍，可能发生在高达 80% 的 ICU 患者中，并经常被忽视[1-3]。谵妄的发生与持续较长时间的机械通气和住院时间的长短有关，意味着发生死亡、残疾和长期认知功能障碍的风险增加[4-8]。

本章的目的是介绍谵妄的广义定义，讨论谵妄的分型和危险因素，并为临床医生制订旨在预防和治疗谵妄的策略提供基础支持。

定　义

《精神障碍的诊断和统计手册》（DSM-5）[9]定义的谵妄是指①意识障碍（例如对环境的认知能力下降）伴随注意力不能集中、维持或注意力容易转移；②在认知上的变化（例如，记忆障碍，定向力障碍，语言障碍）或认知障碍的症状加重但又难以用已有的，或不断变化的老年痴呆症来解释；③症状在短期内（通常是数小时到数天）加重，而且 1 天内的症状往往会有波动；④病史，体格检查或实验室检查结果的证据表明，症状是由基本的生理状态，饮酒，用药，或一个以上的原因导致的。

谵妄根据意识清醒的程度分成不同亚组；活动的亚型包括多动型、少动型和混合型[10]。患者中最常出现的谵妄类型是少动型，常见的临床表现包括表情淡漠、退缩、情感冷漠或嗜睡。与此相反，多动型谵妄常表现为焦虑、不安、暴力倾向或情绪的不稳定。虽然临床上处理这种状况是具有挑战性的，但是一些有价值的证据表明多

动型的谵妄患者的整体预后要好于少动型的谵妄患者[11]。然而，两个已发表的研究与这些发现相矛盾，其中一项研究表明多动型的谵妄患者预后更差[12]，另一项研究表明两种亚型的预后没有差别[13]。在 ICU 患者中，多动型的谵妄患病率为 1.6%，少动型的谵妄患病率为 43.5%，而混合型的谵妄患病率为 54.1%[10]。谵妄活动指数有助于我们进行诊断[14]。

危险因素

导致谵妄的原因是多方面的。危险因素可分为易感因素（即宿主因素）和诱发因素（**表 73-1**）。伴有痴呆，慢性病，高龄，感染和抑郁症的住院患者发生谵妄的风险很高。一些可改变的危险因素，如高血压、营养不良、药物戒断和吸烟也已被证明与院内谵妄的发生相关。医源性或潜在可改变的因素包括缺氧、代谢和电解质紊乱，感染，脱水，发热，脓毒症，精神药物和睡眠剥夺[15-17]。有很多关于术后谵妄的研究，特别是对接受体外循环手术的患者，有一项回顾性研究结果显示，使用他汀类药物预处理的患者，谵妄的发病率下降[18]。ICU 患者，特别是败血症早期患者，使用他汀类药物能减少谵妄的发生，而先前停用他汀类药物与谵妄发病率增加有关[19, 20]。苯二氮䓬类药物的应用也与谵妄发病率增加有关[21-23]。此外，心脏外科手术中不采用体外循环，能够减少谵妄的发生，这表明电解质或代谢紊乱在谵妄的发展中起到了作用[24]。

表 73-1 谵妄的危险因素

宿主因素	急性疾病	医源性和环境因素
年龄	酸中毒	制动
男性	贫血	药物(如阿片类药物、苯二氮䓬类药物)
酗酒	发热、感染、败血症	抗胆碱能药物
载脂蛋白 E4 多态性	低血压	酒精和药物戒断
认知损害	代谢紊乱(如钠、钙、血尿素氮、胆红素)	睡眠紊乱
痴呆	呼吸系统疾病	—
谵妄病史	—	—
抑郁	—	—
高血压	—	—
吸烟	—	—
视觉和听觉损害	—	—

发病机制

谵妄的发病机制是复杂的,对其的认识还很欠缺。Maldonado 推测,可能在谵妄发病中发挥作用的机制都可以概括为"互补,而不是竞争"。多个神经递质系统的失衡或紊乱参与了谵妄的病理生理学发病机制。

神经炎性反应学说

细胞因子和趋化因子等炎症介质在危重症、创伤、脓毒症和外科手术后的患者中易于表达。动物研究表明,内源性炎症介质的释放与认知和运动障碍症状的加重相关[25],同时会增加脑血管的通透性[26]。研究表明,在脓毒症,严重脓毒症和脓毒症休克患者中,并发谵妄的患者血清 C-反应蛋白(CRP)、S-100β 和皮质醇的浓度明显高于没有并发谵妄的患者[27~29]。脑的自我调节功能受损,炎症阻碍脑血管内皮细胞的功能,从而使血-脑屏障更易受到炎症的侵袭。最近在 ICU 进行的一项研究结果支持上述理论,该研究表明血管内皮功能障碍的患者谵妄持续时间更长[30]。在另一项研究中,ICU 患者高水平的血

清降钙素原与持续性的脑功能障碍有关,高水平的 C 反应蛋白也显示出上述相关性[31]。炎症反应能上调 γ-氨基丁酸(GABA)的 A 受体,导致脑功能受抑制,减少脑突触间的联系[32]。因此内源性 GABA 能药物,如地西泮可能进一步抑制神经通路传导,并增加谵妄的发生风险。

胆碱缺乏假说

脑内缺氧引起胆碱缺乏。研究发现缺氧会引起乙酰胆碱合成减少,该结果支持了这一假说。胆碱缺乏的结果是脑内谷氨酸、多巴胺和去甲肾上腺素的含量增加。5-羟色胺和 GABA 减少可能也是导致谵妄发生的原因[33,34]。

单氨轴假说

多巴胺、去甲肾上腺素和 5-羟色胺在 ICU 急性脑功能障碍的发病中起作用。多巴胺能增加神经元的兴奋性,而乙酰胆碱和 GABA 能减少神经元的兴奋性[35]。内源性去甲肾上腺素的活性与多动型谵妄相关[33],脑创伤后去甲肾上腺素水平的升高与神经系统功能低下、存活率下降和住院时间延长相关[36]。

5-羟色胺

升高的血清素水平与学习记忆受损有关,并且可能间接参与了急性脑功能障碍的发病[33]。

氨基酸假说

氨基酸进入大脑是受非钠依赖的 1 型大中性氨基酸转运体调节。与其他大氨基酸相比,脑摄取的色氨酸和苯丙氨酸增加可能会导致多巴胺和去甲肾上腺素的水平升高,这两种神经递质参与了谵妄的发病[37-39]。尽管推测色氨酸在谵妄的发病机制中发挥了作用,它的主要代谢途径还是犬尿氨酸途径。炎症反应激活这一途径的结果是产生神经毒性代谢产物,后者可能导致患者发生谵妄[40]。

氧代谢受损

低氧或低灌注引起的脑缺氧参与了谵妄的发病机制。早在 1959 年，Engel 和 Romano 就将谵妄视为"脑功能不全"的表现，他们当时发现谵妄时伴随着脑电图弥漫性慢波的出现，提示脑的代谢是降低的[41]。该机制在脑血流量减少的血管性痴呆患者中显得更为重要。老化的大脑[42]和出现认知功能障碍的老年患者中，氧代谢减少，乙酰胆碱释放增加，提示血管功能不全可以作为预测术后谵妄的最好指标[43]。

识别谵妄

为了避免医源性因素延长患者的病程，早期识别谵妄是很重要的，因此，临床医生必须使用多种评估工具及时、准确地对患者进行评估。由于各种临床操作、疼痛或机械通气，都需要给患者应用镇静药，有意改变患者的意识状态，所以早期识别 ICU 患者的谵妄是很困难的。因此，评估病人是否有谵妄包括两个步骤，因为临床医生

在评估患者的谵妄状态之前，首先要确定患者目前的镇静水平。可以用来评估镇静程度的标准包括 Ramsay 镇静评分[44]、Riker 镇静躁动评分[45]和 Richmond 躁动镇静评分（RASS）[46, 47]。

一旦镇静水平确立，且患者对言语刺激有反应，临床医生就可以评估是否存在谵妄了。虽然已经有多台仪器被批准在非 ICU 患者中使用，但只有两个设备可用于诊断机械通气患者的谵妄：重症监护病人的谵妄筛查表（ICDSC）[48]和 ICU 患者的复合评估法（CAM-ICU）。CAM-ICU 是应用复合评估法进行的[49, 50]，但经过改进，在 ICU 患者中也可以进行应用。CAM-ICU 需要训练有素的 ICU 护士花大约 2 分钟时间去完成，通过对 471 个在重症监护病房的配对病例的观察，这一评分方法的准确率达到 98.4%，并且可重复性良好，在许多重症监护病房已经得到应用[51, 52]。

应用 RASS（图 73-1）后再联用 CAM-ICU（图 73-2）或 ICDSC（表 73-2）可用于 ICU 患者谵妄的诊断。用 CAM-ICU 诊断谵妄（在

步骤 1：镇静评估（RASS）

4	好斗的	公开的斗争或暴力，医护人员立即身处危险
3	非常激动的	戴上或移除管子或导管，或对医护人员具有攻击性的行为
2	激动的	频繁的无目的运动或病人 – 呼吸机不同步
1	不安	焦虑或不安但动作不积极或无力
0	警觉和安静	
−1	昏昏欲睡	不完全警觉，但对声音能保持持续清醒 > 10 秒，并有眼神关注
−2	轻度镇静	苏醒时间 <10 秒，对声音保持眼神关注
−3	中度镇静	对声音有动作反应（但没有眼神关注）
−4	重度镇静	对声音没有回应，但对身体的刺激有反应
−5	难以唤醒	对声音和对身体的刺激都没有反应

继续步骤 2：谵妄评估

停止——以后再进行谵妄评估

图 73-1　Richmond 躁动镇静评分（RASS），用来确定镇静水平

此之前已确认 RASS 评分小于等于 –3）要求① 精神状态急剧变化或波动（特点 1），②注意力不集中（特点 2），③具备以下中的一个：（a）思维混乱（特征 3）或（b）意识水平改变（特征 4）。只有那些 RASS 大于等于 –3 的患者才能完成测试，并进行谵妄评估。用 ICDSC 诊断谵妄，患者评分应至少有 4 分。

最近的一些研究质疑镇静状态下是否应该做谵妄评估[53、54]。很重要的一点，我们要知道，一小部分患者（小于 10%）可能会很快出现可逆的镇静药相关的谵妄，也就是说，当镇静药停用后，他们的谵妄就消失了。不幸的是，在这项对镇静药相关的谵妄进行的研究中，即使镇静药的作用被阻断，大多数患者仍处于持续谵妄状态。因此，如果可行，在镇静药中断使用后，谵妄评估还要进行；然而，不能因为患者处于镇静状态，就放弃谵妄评估，因为对于少部分患者来说，不做谵妄评估比误诊谵妄对患者的伤害更大。

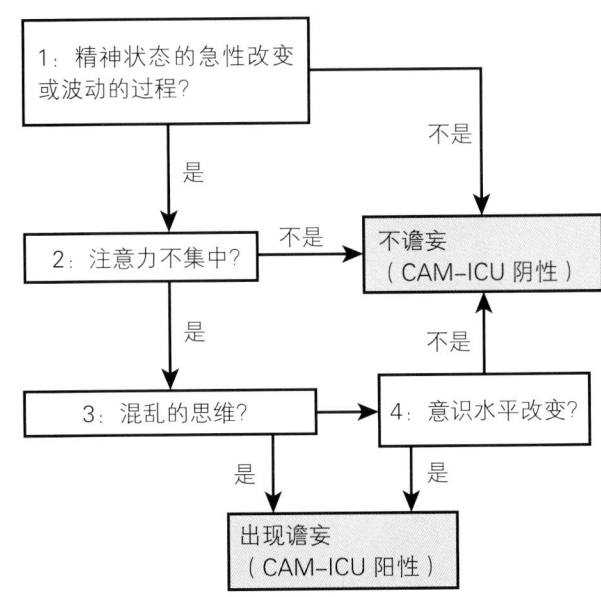

图 73-2 重症监护的混合评价方法（CAM–ICU）。用于镇静水平评估后进一步评估有无谵妄（引自 Ely EW, Inouye SK, Bernard GR, et al. Delirium in mechanically ventilated patients: Validity and reliability of the confusion assessment method for the intensive care unit [CAM-ICU]. JAMA. 2001;286:2703–2710.）

表 73-2　重症监护谵妄筛查量表

患者的评估	
意识水平的改变	全程深度镇静 / 昏迷（SAS=1，2；RASS=– 4，– 5）=不能评估
	任何时间点躁动（SAS=5、6，或 7；RASS=1-4）=1 分
	全程正常的清醒（SAS=4；RASS=0）=0 分　浅镇静（SAS=3；RASS= – 1、– 2、– 3）=1 分
	（如果最近没有镇静药）=0 分（如果最近有镇静药）
不能集中注意力	不能专注于会话或听从指令。容易被外界刺激分心。很难转移关注点。上述任何一点，评分为 1 分
迷失方向	对于时间、地点、人物的明显错误。评分 1 分
幻觉妄想性精神病	临床上出现明确的幻觉表现或由于幻觉或妄想引起行为改变。现实测试受损。上述任何一点，评分为 1 分
精神运动性激越或迟滞	多动，需要使用额外的镇静药物或限制来控制潜在的对自己或他人的危险。活动过少或临床明显的精神运动迟缓
不适当的言语或情绪	不适当的、混乱的或不连贯的讲话。针对发生的事件或环境表现出不适当的情绪。上述任何一点，评分为 1 分
睡眠 / 觉醒周期紊乱	睡眠不足 4 小时或夜间经常醒来（排除觉醒由医务人员或嘈杂的环境引发）。白天大部分时间睡觉。上述任何一点，评分为 1 分
症状波动	任何症状或临床表现波动超过 24 小时评分 1 分
总分（0~8）	

初级预防

预防 ICU 患者的谵妄需要反复对患者的病程和治疗进行评估。可能引起谵妄的病理生理因素既往已有报道。所有的发病机制最终均与细胞水平的病理生理改变有关，这表明预防谵妄最重要的是要纠正代谢紊乱，包括电解质紊乱、低血糖、缺氧、脱水和高热。

考虑到药物的副作用或它们对中枢神经系统的直接影响，长期以来一直认为药物和谵妄的发病有关。口服药物的数量[15]和药物的致精神病活性[55]可诱发谵妄的发生。

另一个可能诱发谵妄的危险因素是睡眠周期的改变。在 ICU，有必要对重症患者睡眠 – 唤醒周期的中断进行持续监测和管理。对重症患者而言，睡眠的破坏影响是很大的，因为多个研究表明即使对于健康人，睡眠破坏对认知和记忆也有不利的影响[56]。不管采用非药物治疗还是药物治疗手段维持正常的睡眠 – 觉醒周期都有助于预防谵妄发生[57]。

制订关于患者照护流程的共识是否有助于降低谵妄的发生率，目前还存在争议。老年病学家对 852 例大于 70 岁的老年患者的研究形成的共识指出了 6 个导致谵妄的危险因素：认知损伤、睡眠剥夺、不能进行肢体活动、视觉损害、听力损害和脱水。根据这些共识规范患者的照护流程能减少 40% 初发谵妄的发生（95% vs. 16%）[58]。半年后，对上述经过规范照护的患者的 10 个指标进行评估，这 10 个指标中包括患者的功能状态、认知状态、谵妄和再住院率，但是只有尿失禁的发生率低于普通照护的患者[59]。

ICU 患者经常要持续静脉应用镇静药和镇痛药。这些药物在体内蓄积会导致停药时出现戒断综合征。DSM-5 已经指出，药物诱发是发生谵妄的病因之一，故镇静药和镇痛药等药物因素诱发谵妄并不奇怪；因此，有必要采取减少致精神病药物应用的策略[60]。

为改善患者的预后，帮助其康复，目前提出了一个革命性的 ABCDEs 策略（包括唤醒和呼吸试验，选择适当的镇静药，谵妄的监测和处理以及早期的活动和锻炼），该策略的应用能减少谵妄和昏迷的发生率，改善患者的其他相关结局指标[61, 62]。

每天唤醒患者

已知苯二氮䓬类药物能以剂量依赖的方式增加谵妄的发生率[22, 23]。许多研究表明，按照共识规范使用镇静药，使患者每天都能自发觉醒，能够减少患者使用呼吸机的天数。这也减少了患者体内镇静药的蓄积[63, 64]。

自主呼吸

研究表明，日常的间断中断机械通气，较其他方法更有助于减少对机械通气的依赖[65]。因此，实践中间断进行自主呼吸试验能够减少机械通气的总时间。

日常觉醒与日常自主呼吸的协调

觉醒和呼吸控制[66]是指将自发的觉醒和自主的呼吸相结合。这种组合能减少持续机械通气的时间，使住院时间减少了 4 天，使 1 年内死亡风险显著降低 32%，使清醒的重症患者没有出现长时间的神经心理异常后果[67]。虽然谵妄的持续时间没有减少，但昏迷持续时间减少了。因此，当进行谵妄的定性评估时，与觉醒和呼吸控制组患者相比，对照组患者发生昏迷的例数更多，这些昏迷患者难以进行谵妄评估。

为重症患者选择合适的镇静治疗方案

很多研究已经证实，苯二氮䓬类药物与较差的临床预后相关[1, 23, 68]。两项研究对右旋美托咪啶（α-2 受体激动药）和苯二氮䓬类药物的静脉应用进行比较，结果表明，前者脑功能障碍的发生率较低[71~73]。

谵妄的处理

重症监护医学会（SCCM）出版的指南推荐对 ICU 患者常规进行谵妄的监测[60]。只有在纠正了谵妄的可能诱发因素和病理因素后才能考虑药物治疗。

早期活动和锻炼

Morris 等[74] 表明早期物理治疗能使 ICU 患者的住院时间缩短，住院期间多重用药减少。Schweikert 等[75] 观察了日常间断镇静药应用联合物理治疗对临床后果的影响。结果显示干预组患者在出院时能保持更好的功能状态，早期物理治疗还能使谵妄持续时间减少 50%，住院时间也减少 50%。Needham 等[76] 致力于减少镇静药的使用。结果发现，苯二氮䓬类药物使用减少，患者的镇静和谵妄状态改善。ICU 滞留时间和住院时间缩短。

基于 SCCM 的临床实践指南，我们提出了 ICU 中谵妄患者的处理共识（图73-3）。它仅仅是指南中的共识之一，类似的共识要根据实时的研究结果进行更新，并结合每个单位的具体情况进行应用。共识中没有提到具体的抗精神病药物的选择，因为支持药物推荐的研究数据很有限。

药物干预

虽然药物预防和治疗谵妄很有意义，但目前还没有药物能改变谵妄的防治现状。对于谵妄患者，在给予新的精神药物之前，必须排除所有可逆的因素，比如潜在的病因或可能加剧病情的因素。可能参与或加重谵妄的可逆因素包括缺氧、高碳酸血症、低血糖、代谢紊乱、感染或休克。一旦决定使用抗精神病药物（经典的或非经典的），这些药物应个性化（和最小化），以避免相关的不良反应事件。

治疗谵妄的推荐意见表明，右旋美托咪定的治疗可能优于以苯二氮䓬类药物为基础的治疗方案。不推荐常规使用抗精神病药物治疗谵妄。胆碱酯酶抑制药不应用于预防或治疗谵妄[77]。

氟哌啶醇是 ICU 常用的治疗谵妄的药物。它初次静脉注射剂量为 2~5 mg（老年人的剂量是 0.5~2 mg），然后每 6 小时重复一次。指南建议的最大剂量是每天 20 mg。很不幸，最近 HOPE-ICU 试验（氟哌啶醇治疗 ICU 谵妄的疗效观察）否定了氟哌啶醇的疗效，但多动型谵妄仍可以考虑使用。但氟哌啶醇的使用必须谨慎，因为它有多种不良反应，包括运动障碍、抗精神病药恶性综合征、锥体外系反应等，其中最令人担心的是尖端扭转型室性心动过速。心电图显示 QT 间期延长的患者不能应用氟哌啶醇。初次应用氟哌啶醇者应每日测量 QT 间期。

尽管支持的研究数据很少，但治疗谵妄也可以考虑一些非经典的抗精神病药（奥氮平、利培酮、喹硫平、齐拉西酮）。在一个小规模的、36 个病人的随机对照临床试验显示，喹硫平治疗初次发作的谵妄的疗效优于安慰剂。同样，单剂量利培酮已被证明能减少心脏重症监护患者的谵妄发生。但这些药物也要谨慎使用，对于高热、QT 间期延长和药物诱导的肌强直患者，不能持续使用。

作者推荐

- 谵妄是一种短时间内发生的意识和认知的障碍。它导致危重病患者的发病率和死亡率显著增加。

- 谵妄的分型包括多动型、少动型和混合型。这种分型对预后的判断很有意义，多动型的预后更好。

- 许多危险因素与谵妄有关，其中一些危险因素是能够被临床医生纠正和预防的，如缺氧、代谢和电解质紊乱、感染、脱水、高热、脓毒症、精神药物和睡眠剥夺。

- 多种细胞学和代谢过程参与了谵妄的发病，它们之间可能是相互关联的。

- 有多个有效的谵妄评估方法。在 ICU，患者必须先评估自己的镇静水平（例如用 RASS 评分），然后评估有无谵妄（例如用 CAM-ICU 或 ICDSC 评分）。

- 减少使用镇静药物的策略，如日常间断停用镇静药，有助于减少苯二氮䓬类药物的使用。

- 除了一些特殊情况，苯二氮䓬类药物应避免在 ICU 使用。可以选择的镇静药包括氟哌啶醇，非经典的抗精神病药物，右旋美托咪定和瑞芬太尼，虽然需要更多的研究来确定这些药物在预防和治疗谵妄中的作用。

（刘　辉）

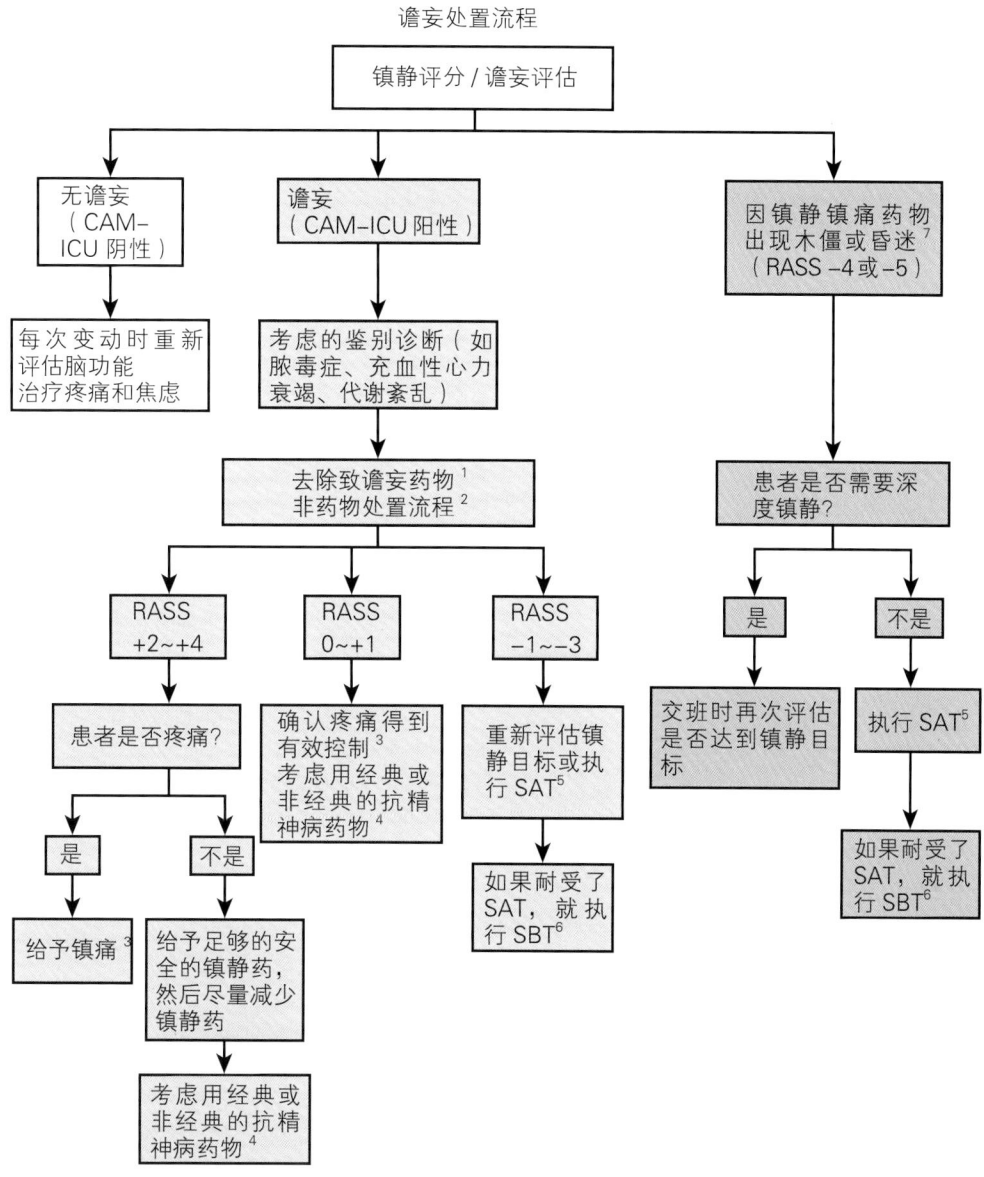

1. 考虑停止或替代致谵妄药物如巴比妥类药物、抗胆碱能药物（metochlorpromide、H_2 受体阻滞药、异丙嗪、苯海拉明）、类固醇等。
2. 看右边的非药物协议
3. 镇痛，足够的疼痛控制可能会减少谵妄。如果可行的话，考虑间歇性的麻醉药。用客观的工具进行评估
4. 经典的或非经典的抗精神病药物，而逐渐减少或停用镇静药，考虑氟哌啶醇，它初次静脉注射剂量为 2~5 mg（老年人的剂量是 0.5~2 mg），然后每 6 小时重复一次。由于 -60% 的 D_2 受体饱和，指南推荐最大剂量是每天 20 mg，也可以考虑使用任何的非经典抗精神病药（如奥氮平，喹硫平，利培酮、齐拉西酮，或 abilifide）。出现高热，QT 间期延长，或药物引起的肌强直，则需停药
5. 自发觉醒试验（SAT）停止镇静或减少输液（尤其是苯二氮草类药物）以尽量唤醒患者
6. 自主呼吸试验（SBT）-CPAP 试验如果 ≤ 50%、≤ 8 PEEP 和血氧饱和度 > 90%
7. 镇静药和镇痛药可能包括苯二氮草类、异丙酚、芬太尼或吗啡，右旋美托咪定

非药物处置流程[2]
目标
　提供视觉和听觉辅助
　鼓励沟通和反复对患者进行调整
　在房间里放置从患者家里拿来的熟悉的物品
　尽量保持护理人员不变
　允许白天收看电视新闻节目
　纯音乐
环境
　睡眠卫生：夜间关灯，白天开灯
　辅助睡眠（唑吡坦、米氮平）
　夜间控制噪声（工作人员、设备、访客）
　早期或经常帮助患者活动
临床参数
　维持收缩压 > 90 mmHg
　保持氧饱和度 > 90%
　治疗相关的代谢紊乱和感染

图 73-3　用于治疗 ICU 谵妄的一个经验实例
CAM-ICU. 重症监护的混合评价方法；CPAP. 持续气道正压通气；PEEP. 呼气末正压；RASS. Richmond 躁动镇静评分（引自 Dr. E. W. Ely，http://www.icudelirium.org.）

参考文献

1. Dubois MJ, Bergeron N, Dumont M, Dial S, Skrobik Y. Delirium in an intensive care unit: a study of risk factors. Intensive Care Med. 2001;27(8):1297–1304.

2. Ely EW, Gautam S, Margolin R, et al. The impact of delirium in the intensive care unit on hospital length of stay. Intensive Care Med. 2001;27(12):1892–1900.

3. Pisani MA, Murphy TE, Van Ness PH, Araujo KL, Inouye SK. Characteristics associated with delirium in older patients in a medical intensive care unit. Arch Intern Med. 2007;167(15): 1629–1634.

4. Pandharipande P, Girard T, Jackson J, et al. Long-term cognitive impairment after critical illness. N Engl J Med. 2013;369(14): 1306–1316.

5. Girard TD, Jackson JC, Pandharipande PP, et al. Delirium as a predictor of long-term cognitive impairment in survivors of critical illness. Crit Care Med. 2010;38(7):1513–1520.

6. Ely E, Shintani A, Truman B, Speroff T, Gordon S, Harrell F. Delirium as a predictor of mortality in mechanically ventilated patients in the intensive care unit.[see comment]. JAMA. 2004;291: 1753–1762.

7. Pisani M, Kong S, Kasl S, Murphy T, Araujo K, Van Ness P. Days of delirium are associated with 1-year mortality in an older intensive care unit population. Am J Respir Crit Care Med. 2009:200904.

8. Shehabi Y, Riker R, Bokesch P, Wisemandle W. Delirium duration and mortality in lightly sedated, mechanically ventilated intensive care unit patients. Crit Care Med. 2010;38(12):2311–2318.

9. American Psychiatric Association. The Diagnostic and Statistical Manual of Mental Disorders: DSM 5. bookpointUS; 2013.

10. Pandharipande P, Cotton BA, Shintani A, et al. Motoric subtypes of delirium in mechanically ventilated surgical and trauma intensive care unit patients. Intensive Care Med. 2007;33(10):1726–1731.

11. Kiely DK, Jones RN, Bergmann MA, Marcantonio ER. Association between psychomotor activity delirium subtypes and mortality among newly admitted postacute facility patients. J Gerontol A Biol Sci Med Sci. 2007;62(2):174–179.

12. Marcantonio ER, Ta T, Duthrie E, Resnick NM. Delirium severity and psychomotor types: their relationship with outcomes after hip fracture repair. J Am Geriatr Soc. 2002;50:850–857.

13. Camus V, Gonthier R, Dubos G, Schwed P, Simeone I. Etiologic and outcome profiles in hypoactive and hyperactive subtypes of delirium. J Geriatr Psychiatry Neurol. 2001;13:38–42.

14. Meagher D, Adamis D, Leonard M, et al. Development of an abbreviated version of the Delirium Motor Subtyping Scale (DMSS-4). Int Psychogeriatr. 2014;26(04):693–702.

15. Inouye SK, Charpentier PA. Precipitating factors for delirium in hospitalized elderly persons. Predictive model and interrelationship with baseline vulnerability. JAMA. 1996;275(11):852–857.

16. McNicoll L, Pisani MA, Zhang Y, Ely EW, Siegel MD, Inouye SK. Delirium in the intensive care unit: occurrence and clinical course in older patients. J Am Geriatr Soc. 2003;51(5):591–598.

17. Lin S-M, Huang C-D, Liu C-Y, et al. Risk factors for the development of early-onset delirium and the subsequent clinical outcome in mechanically ventilated patients. J Crit Care. 2008;23(3):372–379.

18. Katznelson R, Djaiani GN, Borger MA, et al. Preoperative use of statins is associated with reduced early delirium rates after cardiac surgery. Anesthesiology. 2009;110(1):67–73.

19. Pandharipande P, Shintani A, Hughes C, et al. Statin use and the daily risk of delirium in a prospective cohort of critically ill patients. Am J Respir Crit Care Med. 2012;185:A3646.

20. Morandi A, Hughes CG, Thompson JL, et al. Statins and delirium during critical illness: a multicenter, prospective cohort study. Crit Care Med. 2014;42(8):1899–1909.

21. McPherson JA, Wagner CE, Boehm LM, et al. Delirium in the Cardiovascular Intensive Care Unit: exploring modifiable risk factors. Crit Care Med. 2013;41(2):405.

22. Pandharipande P, Cotton B, Shintani A, et al. Prevalence and risk factors for development of delirium in surgical and trauma intensive care unit patients. J Trauma. 2008;65(1):34–41.

23. Pandharipande P, Shintani A, Peterson J, et al. Lorazepam is an independent risk factor for transitioning to delirium in intensive care unit patients. Anesthesiology. 2006;104(1):21–26.

24. Bucerius J, Gummert JF, Borger MA, et al. Predictors of delirium after cardiac surgery delirium: effect of beating-heart (off-pump) surgery. J Thoracic Cardiovasc Surg. 2004;127(1):57–64.

25. Maldonado JR. Pathoetiological model of delirium: a comprehensive understanding of the neurobiology of delirium and an evidence-based approach to prevention and treatment. Crit Care Clin. 2008;24(4):789–856.

26. Cunningham C, Campion S, Lunnon K, et al. Systemic inflammation induces acute behavioral and cognitive changes and accelerates neurodegenerative disease. Biol Psychiatry. 2009;65(4):304–312.

27. van Munster BC, Bisschop PH, Zwinderman AH, et al. Cortisol, interleukins and S100B in delirium in the elderly. Brain Cognition. 2010;74(1):18–23.

28. Pfister D, Siegemund M, ll-Kuster S, et al. Cerebral perfusion in sepsis-associated delirium. Crit Care. 2008;12(3):R63.

29. MacDonald A, Adamis D, Treloar A, Martin F. C-reactive protein levels predict the incidence of delirium and recovery from it. Age Ageing. 2007;36. [Epub ahead of print].

30. Hughes CG, Morandi A, Girard TD, et al. Association between endothelial dysfunction and acute brain dysfunction during critical illness. Anesthesiology. 2013;118(3):631.

31. McGrane S, Girard TD, Thompson JL, et al. Procalcitonin and C-reactive protein levels at admission as predictors of duration of acute brain dysfunction in critically ill patients. Crit Care. 2011;15(2):R78.

32. Sanders RD. Hypothesis for the pathophysiology of delirium: Role of baseline brain network connectivity and changes in inhibitory tone. Med hypotheses. 2011;77(1):140–143.

33. Hshieh TT, Fong TG, Marcantonio ER, Inouye SK. Cholinergic deficiency hypothesis in delirium: a synthesis of current evidence. J Gerontol Series A: Biol Sci Med Sci. 2008;63(7):764–772.

34. Plaschke K, Hill H, Engelhardt R, et al. EEG changes and serum anticholinergic activity measured in patients with delirium in the intensive care unit. Anaesthesia. 2007;62(12):1217–1223.

35. Trzepacz PT. Is there a final common neural pathway in

delirium? Focus on acetylcholine and dopamine. Semin Clin Neuropsychiatry. 2000;5:132–148.

36. Tran TY, Dunne IE, German JW. Beta blockers exposure and traumatic brain injury: a literature review. Neurosurg Focus. 2008;25(4):E8.

37. Van Der Mast RC, Fekkes D, Moleman P, Pepplinkhuizen L. Is postoperative delirium related to reduced plasma tryptophan? Lancet. 1991;338(8771):851–852.

38. Wurtman RJ, Hefti F, Melamed E. Precursor control of neurotransmitter synthesis. Pharmacol Rev. 1980;32(4):315–335.

39. Pandharipande P, Morandi A, Adams J, et al. Plasma tryptophan and tyrosine levels are independent risk factors for delirium in critically ill patients. Intensive Care Med. 2009;35(11):1886–1892.

40. Wilson JRA, Morandi A, Girard TD, et al. The association of the kynurenine pathway of tryptophan metabolism with acute brain dysfunction during critical illness. Crit Care Med. 2012;40(3):835.

41. Engel GL, Romano J. Delirium, a syndrome of cerebral insufficiency. J Chronic Dis. 1959;9(3):260–277.

42. Gibson GE, Peterson C. Aging decreases oxidative metabolism and the release and synthesis of acetylcholine. J Neurochem. 1981;37(4):978–984.

43. Robinson TN, Raeburn CD, Tran ZV, Angles EM, Brenner LA, Moss M. Postoperative delirium in the elderly: risk factors and outcomes. Ann Surg. 2009;249(1):173–178.

44. Ramsay MA, Keenan SP. Measuring level of sedation in the intensive care unit. JAMA. 2000;284:441–442.

45. Riker R, Picard J, Fraser G. Prospective evaluation of the Sedation-Agitation Scale for adult critically ill patients. [see comment] Crit Care Med. 1999;27:1325–1329.

46. Sessler C, Gosnell M, Grap M, Brophy G, O'Neal P, Keane K. The Richmond Agitation-Sedation Scale: validity and reliability in adult intensive care unit patients. Am J Respir Crit Care Med. 2002;166:1338–1344.

47. Ely EW, Truman B, Shintani A, et al. Monitoring sedation status over time in ICU patients: reliability and validity of the Richmond Agitation-Sedation Scale (RASS). JAMA. 2003;289(22):2983–2991.

48. Bergeron N, Dubois MJ, Dumont M, Dial S, Skrobik Y. Intensive Care Delirium Screening Checklist: evaluation of a new screening tool. Intensive Care Med. 2001;27(5):859–864.

49. Ely E, Inouye S, Bernard G, et al. Delirium in mechanically ventilated patients: validity and reliability of the confusion assessment method for the intensive care unit (CAM-ICU). JAMA. 2001;286:2703–2710.

50. Inouye S, van Dyck C, Alessi C, Balkin S, Siegal A, Horwitz R. Clarifying confusion: the confusion assessment method. Ann Intern Med. 1990;113(12):941–948.

51. Pun B, Gordon S, Peterson J, et al. Large-scale implementation of sedation and delirium monitoring in the intensive care unit: a report from two medical centers. Crit Care Med. 2005;33(6):1199.

52. Soja S, Pandharipande P, Fleming S, et al. Implementation, reliability testing, and compliance monitoring of the Confusion Assessment Method for the Intensive Care Unit in trauma patients. Intensive Care Med. 2008;34(7):1263–1268.

53. Patel SB, Poston JT, Pohlman A, Hall JB, Kress JP. Rapidly reversible, sedation-related delirium versus persistent delirium in the intensive care unit. Am J Respir Crit Care Med. 2014;189(6):658–665.

54. Haenggi M, Blum S, Brechbuehl R, Brunello A, Jakob SM, Takala J. Effect of sedation level on the prevalence of delirium when assessed with CAM-ICU and ICDSC. Intensive Care Med. 2013;39(12):2171–2179.

55. Marcantonio ER, Juarez G, Goldman L, et al. The relationship of postoperative delirium with psychoactive medications. JAMA. 1994;272(19):1518–1522.

56. Yoo S-S, Hu PT, Gujar N, Jolesz FA, Walker MP. A deficit in the ability to form new human memories without sleep. Nature Neurosci. 2007;10(3):385–392.

57. Kamdar BB, King LM, Collop NA, et al. The effect of a quality improvement intervention on perceived sleep quality and cognition in a medical ICU. Critical Care Med. 2013;41(3):800.

58. Inouye SK, Bogardus Jr ST, Charpentier PA, et al. A multicomponent intervention to prevent delirium in hospitalized older patients. N Engl J Med. 1999;340(9):669–676.

59. Bogardus Jr ST, Desai MM, Williams CS, Leo-Summers L, Acampora D, Inouye SK. The effects of a targeted multicomponent delirium intervention on postdischarge outcomes for hospitalized older adults. Am J Med. 2003;114(5):383–390.

60. Barr J, Fraser GL, Puntillo K, et al. Clinical practice guidelines for the management of pain, agitation, and delirium in adult patients in the intensive care unit. Crit Care Med. 2013;41(1):263–306.

61. Balas MC, Vasilevskis EE, Burke WJ, et al. Critical care nurses' role in implementing the "ABCDE bundle" into practice. Crit Care Nurse. 2012;32(2):35–47.

62. Vasilevskis EE, Pandharipande PP, Girard TD, Ely EW. A screening, prevention, and restoration model for saving the injured brain. Crit Care Med. 2010;38(10 0):S683.

63. Kollef MH, Levy NT, Ahrens TS, Schaiff R, Prentice D, Sherman G. The use of continuous i.v. sedation is associated with prolongation of mechanical ventilation. Chest. 1998;114(2):541–548.

64. Kress J, Pohlman A, O'Connor M, Hall J. Daily interruption of sedative infusions in critically ill patients undergoing mechanical ventilation. N Engl J Med. 2000;342:1471–1477.

65. Ely E, Baker A, Dunagan D, et al. Effect on the duration of mechanical ventilation of identifying patients capable of breathing spontaneously. N Engl J Med. 1996;335:1864–1869.

66. Girard T, Kress J, Fuchs B, et al. Efficacy and safety of a paired sedation and ventilator weaning protocol for mechanically ventilated patients in intensive care (Awakening and Breathing Controlled trial): a randomised controlled trial. Lancet. 2008;371:126–134.

67. Jackson J, Girard T, Gordon S, et al. Long-term cognitive and psychological outcomes in the Awakening and Breathing Controlled trial. Am JRespir Crit Care Med. 2010:200903.

68. Marcantonio ER, Goldman L, Orav EJ, Cook EF, Lee TH. The association of intraoperative factors with the development of postoperative delirium. Am J Med. 1998;105(5):380–384.

69. Carson SS, Kress JP, Rodgers JE, et al. A randomized trial of intermittent lorazepam versus propofol with daily

interruption in mechanically ventilated patients. Crit Care Med. 2006;34(5):1326–1332.

70. Breen D, Karabinis A, Malbrain M, et al. Decreased duration of mechanical ventilation when comparing analgesia-based sedation using remifentanil with standard hypnotic-based sedation for up to 10 days in intensive care unit patients: a randomised trial [ISRCTN47583497]. Crit Care. 2005;9(3):R200–R210.

71. Pandharipande PP, Pun BT, Herr DL, et al. Effect of sedation with dexmedetomidine vs lorazepam on acute brain dysfunction in mechanically ventilated patients: the MENDS randomized controlled trial. JAMA. 2007;298(22):2644–2653.

72. Pandharipande P, Sanders R, Girard T, et al. Effect of dexmedetomidine versus lorazepam on outcome in patients with sepsis: an a priori-designed analysis of the MENDS randomized controlled trial. Crit Care. 2010;14:R38.

73. Riker R, Shehabi Y, Bokesch P, Ceraso D, Wisemandle W, Koura F. Dexmedetomidine vs midazolam for sedation of critically ill patients: a randomized trial. JAMA. 2009;301:489–499.

74. Morris PE, Goad A, Thompson C, et al. Early intensive care unit mobility therapy in the treatment of acute respiratory failure. Crit Care Med. 2008;36(8):2238–2243.

75. Schweickert W, Pohlman M, Pohlman A, et al. Early physical and occupational therapy in mechanically ventilated, critically ill patients: a randomised controlled trial. Lancet. 2009;373:1874–1882.

76. Needham DM, Korupolu R, Zanni JM, et al. Early physical medicine and rehabilitation for patients with acute respiratory failure: a quality improvement project. Arch Phys MedRehabil. 2010;91(4):536–542.

77. Devlin JW, Fraser GL, Ely EW, Kress JP, Skrobik Y, Dasta JF. Pharmacological management of sedation and delirium in mechanically ventilated ICU patients: remaining evidence gaps and controversies. Semin Respir Crit Care Med. 2013;34(2):201–215.

第十七部分

创伤、产科及环境损伤

74 创伤病人应如何在重症监护室治疗

Brian P. Smith, Patrick M. Reilly

美国每年因创伤死亡或住院的病人超过 250 万人[1]，其中逾四分之一患者在住院的某一阶段在重症监护室（ICU）进行治疗[2]。由于特重创伤病人（创伤严重度评分 ISS >25）死亡率超过 20%[3]，在其救治和康复的整个过程中，由 ICU 提供高质量医疗成为至关重要的环节。

基础配置

提供 ICU 高质量救治的第一步是将创伤病人转入能够实施此种治疗的 ICU，基于此，创伤病人应送往配属创伤专科的医院治疗。大样本调查结果显示，与在非创伤中心治疗的同样构成的创伤病人群体相比，在创伤中心接受治疗的病人死亡相对危险度（RR）是 0.80［95% 可信区间（CI）0.66~0.98］[4]。几项多中心研究也证明此种救治模式成功率高，成本效益也好[4-6]。但此结果优势缘何而来，究竟是创伤中心的规模还是指定救治的创伤中心的级别和与其级别相匹配的医疗资源的不同产生了这种差异，对此仍存不同意见，有待辨明[7-10]。

重症医生在救治创伤病人中的地位是毋庸置疑的。2006 年，Nathens 等通过一项大型多中心前瞻性队列研究证实，与"开放性"ICU 相比，重症监护模式下创伤病人死亡的相对危险度为 0.78[11]，特别在老年病人（RR=0.55）、在创伤中心 ICU 救治（RR=0.64）、在有外科经验的重症医生任职的 ICU 救治（RR=0.67）几种情况下，结果更为显著。类似资料显示，不仅病死率，降低的 ICU 死亡率、降低的呼吸机相关肺炎发生率、

增加的 ICU 呼吸机撤机日数，都彰显了重症医护人员在创伤治疗中的价值[12-14]。这一模式已扩展到作战地区的创伤救治，重症医护人员的介入使战伤伤员的死亡率和伤残率都显著下降[15]。

其实，或许创伤中心及其专业团队能够提供优质医疗服务的最重要因素就在于 ICU 的存在。急诊室停留时间依然很长，创伤的大部分前期救治工作在急诊室区域内或在创伤岛（trauma bay）中进行[16, 17]。而在创伤岛提供 ICU 级别的治疗很值得尝试。资料提示急诊室停留时间与肺炎发生率和死亡率直接相关[18, 19]。解决方法之一就是实行"开放创伤床位"流程以减轻来自创伤岛的工作量，在该研究项目中，流程实施后急诊室停留时间缩短了将近 1 小时[20]。其他涉及费用效益和在开放 ICU 床位配置专职责任护士的研究也得到类似结果[21]。但是还不清楚这些流程是如何影响那些为了提高床位使用率而从 ICU 转出的病人。

复 苏

重症医生介入创伤病人救治的首要目的应在于发现休克，启动复苏程序，动态监测并有效逆转休克引起的一系列病理生理损害。多达 85% 的严重创伤病人发生进行性加重的组织低灌注，后者常隐匿存在，使死亡率和并发症发生率上升，故一旦临床指标高度可疑，就应做出休克诊断[22-24]。为了准确判断复苏效果，提出了基本生命体征之外的多项测定方法，可大致分为有创监测（如肺动脉导管、周围动脉导管、胃张力计）、无创监

测（床旁超声、生物反应监测）及生物标记监测（动脉或静脉乳酸值、碱缺失、动脉或混合静脉血氧饱和度）几类。

有创血流动力学监测

理想的氧输送很大程度依赖良好的心脏做功，因此，心排量的优化是任何复苏手段的关键所在。有创血流动力学监测以往的唯一方法是放置肺动脉导管，而近年逐渐不作为常规手段[24a]，一般只在老年和严重创伤休克病人中其监测作用才得以彰显[25]。

目前常用的几种心排量监测技术比肺动脉导管创伤性低，如锂指示剂稀释技术利用中心静脉导管和股动脉或腋动脉导管测量心功能，采用一种专门的算法可以通过经肺热稀释法估算心排量，另有几种设备也可通过周围动脉导管测量的每搏心排量的变异计算出容量反应。尽管这些方法的并发症发生率很低，但其指导创伤病人液体复苏的有效性仍不明朗。动物失血性休克模型提示该类设备不尽可靠，对心排量的估计往往偏低[26-28]。但可以想像，此类技术经过发展，将可达到与肺动脉置管术相当的心功能评测效果，而又不必穿过右心置入肺动脉。

无创血流动力学监测

阻抗心动描记术和生物反应监测是不需介入性操作就能量化评价心功能的两种方法，利用电生理学原理测量大动脉血容量及其流动的变化如何影响已知跨胸电流的传导。在多种 ICU 情境中的实践表明其测量结果与传统肺动脉导管热稀释法有相当的相关性[29, 30]。迄今已有一项前瞻性观察性研究显示创伤病人治疗中接受生物反应监测能够缩短住院时间[31]，但也应注意该研究采用的是回顾性对照，病人住院期间治疗状况的改观可能会对分析结果形成影响。

作为检伤工具，超声设备在创伤岛有多年使用历史，近年已成为重症医生评估创伤病人的重要手段。几项研究已经显示床旁腔静脉和心脏超声可诊断低血容量休克和评价容量反应性[32~35]。

此类研究的结果往往因其回顾性研究的性质具有局限性，而最新的一项随机对照试验表明，创伤复苏中有限的经胸壁超声心动图应用即可减少静脉输液量，提高生存率[36]。尽管仍需进一步的研究证明其有效性，超声诊断的可重复性、低成本和无创性等优点都预示了其在创伤评估中的良好前景。

生物标记监测

创伤复苏效果的主要判断依据是复苏的生化指标阈值，在众多指标中，血乳酸和碱缺失是创伤病人救治中最体现价值的两个指标，均可敏感反映低灌注状况[37, 38]，但其解读可受到异常肝和（或）肾功能干扰。血乳酸和碱缺失异常与并发症发生率和病死率密切相关[39, 40]，血乳酸恢复正常时间越长，病死率越高，因而两指标监测可以很好地指导复苏治疗[41]。一项创伤研究亦显示，接受复苏治疗后碱缺失仍上升的创伤病人中，65% 存在进行性出血，提示复苏治疗中碱缺失监测的重要性[42]。东部创伤外科协会就此在最新指南中建议至少监测其中一项指标来量化评估继续施行复苏的必要性[22]。

越来越多的证据证明，这种床旁检测缩短了诊断和治疗时间，减少了化验抽血量，缩短了 ICU 留住时间[43-45]。在创伤岛和 ICU，床旁血栓弹力图（TEG）也可考虑用来指导血制品的应用[46, 47]。

休克各论

低血容量性休克

因出血未得到有效控制引起的低血容量性休克是创伤病人休克的主要类型，围绕其救治的努力主要体现在两个方面：出血控制（容许性低血压，限制性液体复苏，损伤控制手术，止血带使用，局部止血药应用，血管内栓塞术等）和血管内容量补充（胶体液，等渗和高渗晶体液，平衡盐溶液，血制品，大量输血流程等），具体内容本书另作详述。简而言之，有效止血和液体复苏在失血性休克的控制和逆转中至关重要。

脓毒性休克

发生脓毒性休克的创伤病人应参照拯救脓毒症指南进行治疗[48]。尽管迄今尚无研究表明创伤群组更能从中获益，但对于大多数病人来说这套集束化措施仍然是应对全身性感染的全面方案。有两点需要强调：①多系统损伤的创伤病人感染灶的处理可能极为棘手，医生需要特别注重体检，并结合影像诊断检查，慎重决定处置方案，尤其在情况险恶的胸腹腔，某些病人接受经皮穿刺引流比接受外科探查手术无疑获益更多。②创伤ICU中抗生素使用的管理是一项基础工作。为了减少抗生素耐药而采取降阶梯式抗菌策略的支持证据还不充分，然而近年耐药菌抬头趋势与经验性广谱抗生素广泛使用状况的契合使人无法不相信两者间的关联，故此，当掌握相应病人群体的细菌学资料时，须尽可能缩小抗菌药物的覆盖范围[49~51]。没有证据表明扩大的经验性覆盖使创伤病人（包括存在"开放性伤口"或"污染伤口"）获益，同样，如没有感染的其他证据，"开腹探查"也不是使用抗生素的必然指征[52]。

除此之外，在每个创伤病人的收治过程中，医生必须对可能存在的严重脓毒症或脓毒性休克征兆保持警惕，因其很可能是导致病人发生创伤和入院的因素，或其可以使已经进入康复治疗、恢复自理、甚至出院的创伤病人重返医院，病人在痊愈之前的任何时刻始终对这种威胁具有易感性。

神经源性休克

颈髓损伤病人神经源性休克的发生率是20%，其心动过缓和低血压的理想治疗尚不明确，但应予扩容和血管活性药、正性心肌药[53~55]，有时也需要置入皮下或血管内心脏起搏器[56]，因此ICU应对存在此创伤并发症的病人应提供诸项循环支持。

心源性休克

创伤病人老龄化和高速机动车事故高发的两种趋势使得发生严重心脏损伤的概率持续上升，据估计道路交通事故中与心脏钝性损伤相关的死亡可达20%[57]。鉴于创伤病人多兼有几种休克的多种病理生理表现，甄别心源性休克实属不易[58, 59]。在中心静脉压升高情况下仍有低血压症状应当警惕心源性休克的存在，同时，也应根据损伤机制，在一些临床体征为阴性的情形下，对心源性休克保持高度警觉。可疑钝性心脏损伤的病人均应做心电图，检测肌钙蛋白I，该两项检查联合应用的阴性预测价值为100%[59]。心源性休克的治疗在本书他处详述。创伤病人必须在富有经验的创伤医师指导下展开救治，同时参考心脏医生的会诊意见，在需要决定手术时谨慎权衡利弊。

创伤病人的特殊问题

体腔开放

损伤控制手术和复苏的施行使许多严重创伤病人在体腔开放的状态下进入ICU[60, 61]，很难期望病人经过多日治疗从初始创伤中恢复后才关闭体腔，鉴于此，创伤重症医生必须对胸腹腔形态异常带来的显著生理变化的处置了然于心。经过外科处理的胸腔应采用更有效的机械通气模式进行呼吸支持，开放的腹腔因胃肠液的流失和胃肠道连续性的改变，也需要得到负压吸引材料的特殊干预与额外的营养补充。

牵引/制动

对多发性创伤病人越来越倾向于施行骨科的损伤控制手术[62~65]，即有限局部处理后的早期外固定。ICU中此类安置大型外固定器的病人多于以往，对这些安装有骨盆固定装置（束缚巾单和专用的骨盆绑带）和（或）脊柱固定器（颈托或Halo支架一类的颈椎环装支撑器具和胸腰骶支架）的病人应给予精心对待和护理。尽管此类固定技术有利于各部位损伤的恢复，但时常也会限制病人行动并带来软组织护理的难度，因此必须特别留意，保证相应损伤部位的足够看护，预防制动引起的继发性损伤。

静脉血栓的预防

静脉血栓栓塞（VTE）是大型创伤病人的常见并发症[66]，创伤后全身炎症反应综合征、制动、大手术后高凝状态、骨折、血管内装置使用等因素使 VTE 发生风险增加。ICU 应积极启动规范的 VTE 评估程序以预防其潜在的高危并发症[67, 68]。在两项临床观察中，VTE 防治流程清单（smart order sets）或风险评估表等预防措施的采用降低了影像证实的 VTE 发生率（2.5% vs. 0.7%），使某些病人群组的医院获得性 VTE 相对风险降低 39%[69, 70]。同时，经治医生必须对有助于降低创伤病人 VTE 相关损害的循证支持治疗规范熟稔于心[71, 72]。

重症监护规则体系

临床指南（经讨论达成共识的可执行规范、指南或流程）的指导在创伤病人高质量救治中意义重大。研究证明，创伤救治规则体系（包括早期处置指南和共识达成的临床医疗准则、流程）的运行可使创伤死亡率下降［似然比（OR）=0.45，95% CI 0.27~0.76］、治疗更规范、资源利用更经济[73, 74]，它们是与高级创伤生命支持（ATLS）教程建议的严重创伤治疗类选法相近的规则系统的自然扩展[75]。在本章内不可能详列每一个 ICU 创伤指南，但是对某些处置原则应予认真对待。区别于其他规则系统，ICU 的治疗体系应特别着眼于颅内压的维持、脊髓损伤与康复、谵妄与镇静、疼痛管理、机械通气与撤除、肠内肠外营养的实施、血糖控制、导尿管理、血制品输注、抗生素应用、应激性溃疡和静脉血栓预防、早期活动与功能康复治疗以及 ICU 特殊装置设施（如中心及周围静脉置入管路、动脉导管和 ICU 专业床具）的使用等。事实上所有这些措施的实施并非建立在高级别证据之上，然而致力于改善创伤病人预后的诸多指南的核心目标确实可以通过良好的组织加以实现，创伤救治的规划布局应该继续得到维护施行[76]。研究发现，治疗指南执行中的重大偏差可使创伤病人死亡率升

高 3 倍（校正 OR=3.28，95% CI 1.53~7.03）[77]，而简单的如严格执行每日核查清单这样的举措就能使结局发生显著改善，例如严格执行与部分执行清单项目相比，呼吸机相关性肺炎发生率显著降低（3.5% vs. 13.4%，P=0.04）[78]。

三级检诊

疏于识别隐匿损伤是处理创伤病人（尤其是特别危重者）过程中的常见过失[79]，其原因是多方面的：临床数据繁杂，病人不能配合病史采集和体检，治疗的交接，多系统损伤时的多专业协作等。隐匿损伤的错漏可导致严重并发症甚至死亡[80, 81]。为降低隐匿损伤的漏诊率提出过一些措施，其中大部分是 Enderson 在 1990 年倡导的三级检诊措施的扩展[82]。医疗技术的进步有助于更好地减少漏诊，更精细的医学影像也越来越多服务于临床并方便移动检查，电子病历、手持通讯设备和电子核查清单的使用也将使尚未发现的损伤更快更准地被确认和传送。

重症监护治疗的扩展

康复治疗

多发创伤并长时间留住 ICU 的病人，25% 以上会发生非创伤部位的肢体活动受限，30% 无法重返工作，接近 50% 遗留永久性感觉缺失[83, 84]。在预防 ICU 获得性肌无力的努力中，早期活动起着关键作用，因此在创伤病人的恢复过程中，物理康复治疗以及职业疗法和日常治疗的紧密配合十分重要[85~88]，尤其在 ICU 期间接受输血的病人，理疗康复的作用显得更为明显[89]。

药物治疗

越来越多证据显示，ICU 查房中临床药师的存在可改善病人预后[90-93]。临床药师代表着医院药剂部门在 ICU 行使职责，他们熟悉医院细菌谱，在药物相互作用方面经过严格训练，在病人 ICU 住院期间、过渡到其他病房以至出院后能够提供连续的药物治疗方案。资料表明，创伤中心

配置专职药师能减少药物不良事件并降低医药
费用[94]。

总　结

ICU 每年都收治相当数量创伤病人,在创伤
专科中心,创伤病人因接受多种诊断设备和治疗
措施的处置而得到最佳照护。治疗团队应由受过
严格重症医学培训、兼有复苏救治理论知识和实
践经验的医师领衔,辅以护理、药剂、康复等多
学科人员而组成。创伤 ICU 应具备床旁化验、有
创和无创监测和精确评估伤情的能力,而尤其重
要的是,创伤病人在 ICU 的诊断救治应体现包含
循证指南和专家级别意见的集成化规则体系。

作者推荐

- 严重创伤应收治于指定创伤中心的 ICU,交由训练
有素的重症团队施治。
- 重症医师应擅长于识别和治疗休克,并能够依据病
史、体检结果和致伤机制对各种休克形态保持高度
警觉。
- 创伤 ICU 应可依照病人需要和伤情严重程度,熟练
运用有创、无创监测和床旁化验手段。
- 创伤治疗应在 ICU 规则体系管理下进行,VTE 预防、
开放体腔处理和骨牵引等创伤相关问题均应妥善处
置。

（邓　群）

参考文献

1. Centers for Disease Control and Prevention. Web-based Injury Statistics Query and Reporting System (WISQARS). http://www.cdc.gov/injury/WISQARS/; Accessed 18.08.14.
2. Nathens AB, Maier RV, Jurkovich GJ, et al. The delivery of critical care services in US trauma centers: is the standard being met? J Trauma. 2006;60:773–784.
3. Dutton RP, Stansbury LG, Leone S, et al. Trauma mortality in mature trauma systems: are we doing better? An analysis of trauma mortality patterns, 1997-2008. J Trauma. 2010;69:620–626.
4. MakKenzie EJ, Rivara FP, Jurkavich GJ, et al. A national evaluation of the effect of trauma-center care on mortality. N Engl J Med. 2006;354:366–378.
5. Sampalis JS, Denis R, Lavoie A, et al. Trauma care regionalization: a process-outcome evaluation. J Trauma. 1999;46:565–579.
6. MacKenzie EJ, Weir S, Rivara FP, et al. The value of trauma center care. J Trauma. 2010;69:1–10.
7. Nathens AB, Jurkovich GJ, Maier RV, et al. Relationship between trauma center volume and outcomes. JAMA. 2001;285:1164–1171.
8. Demetriades D, Martin M, Salim A, et al. The effect of trauma center designation and trauma volume on outcomes in specific severe injuries. J Trauma. 2005;242:512–517.
9. Bennett KM, Vaslef S, Pappas TN, et al. The volume-outcomes relationship for United States level I trauma centers. J Surg Res. 2011;167:19–23.
10. Minei JP, Fabian TC, Guffey DM, et al. Incereased trauma center volume is associated with improved survival after severe injury. Ann Surg. 2014;260:456–465.
11. Nathens AB, Rivara FP, MacKenzie EJ, et al. The impact of an intensivist-model ICU on trauma-related mortality. Ann Surg. 2006;244:545–552.
12. Multz AS, Chalfin DB, Samson IM, et al. A "closed" medical intensive care unit (MICU) improves resource utilization when compared with an "open" MICU. Am J Med Respir Crit Care Med. 1998;157:1468–1473.
13. Ghorra S, Reinert SE, Cioffi W, et al. Analysis of the effect of conversion from open to closed surgical intensive care unit. Ann Surg. 1999;229:163–171.
14. Pronovost PJ, Jenckes MW, Dorman T, et al. Organizational characteristics of intensive care units related to outcomes of abdominal aortic surgery. JAMA. 1999;281:1310–1317.
15. Lettieri CJ, Shah AA, Greenburg DL. An intensivist-directed intensive care unit improves clinical outcomes in a combat zone. Crit Care Med. 2009;37:1256–1260.
16. Fromm Jr RE, Gibbs LR, McCallum WG, et al. Critical care in the emergency department: a time based study. Crit Care Med. 1993;21:970–976.
17. Derlet RW, Richards JR. Overcrowding in the nation's emergency departments: complex causes and disturbing effects. Ann Emerg Med. 2000;35:63–68.
18. Carr BG, Kaye AJ, Wiebe DJ, et al. Emergency department length of stay: a major risk factor for pneumonia in intubated blunt trauma patients. J Trauma. 2007;63:9–12.
19. Mowery NT, Dougherty SD, Hildreth AN, et al. Emergency department length of stay is an independent predictor of hospital mortality in trauma activation patients. J Trauma. 2011;70: 1317–1325.
20. Bhakta A, Bloom M, Warren H, et al. The impact of implementing a 24/7 open trauma bed protocol in the surgical intensive care unit on throughput and outcomes. J Trauma Acute Care Surg. 2013;75:97–101.
21. Fryman L, Talley C, Kearney P, Bernard A, Davenport D. Maintaining an open trauma intensive care unit bed for rapid admission can be cost-effective. J Trauma Acute Care Surg. 2015;79: 98–103.
22. Tisherman SA, Barie P, Bokhari F, et al. Clinical practice guideline: endpoints of resuscitation. J Trauma. 2004;57:898–912.
23. Scalea TM, Maltz S, Yelon J, et al. Resuscitation of multiple trauma and head injury: role of crystalloid fluids and inotropes. Crit Care Med. 1994;20:1610–1615.
24. Abou-Khalil B, Scalea TM, Trooskin SZ, et al. Hemodynamic responses to shock in young trauma patients: need for invasive monitoring. Crit Care Med. 1994;22:633–639.
24a. Rajaram SS, Desai NK, Kalra A, et al. Pulmonary artery

catheters for adult patients in intensive care. Cochrane Database Syst Rev. 2013;2:CD003408. doi: 10.1002/14651858. CD003408.pub3. 10.1002/14651858.CD003408.

25. Friese RS, Shafi S, Gentilello LM. Pulmonary artery catheter use is associated with reduced mortality in severely injured patients: a National Trauma Data Bank analysis of 53,312 patients. Crit Care Med. 2006;34:1597–1601.

26. Lee CH, Wang JY, Huang KL, et al. Unreliability of pulse contourderived cardiac output in piglets simulating acute hemorrhagic shock and rapid volume expansion. J Trauma. 2010;68:1357–1361.

27. Piehl MD, Manning JE, McCurdy SL, et al. Pulse contour cardiac output analysis in a piglet model of severe hemorrhagic shock. Crit Care Med. 2008;36:1189–1195.

28. Cooper ES, Muir WW. Continuous cardiac output monitoring via arterial pressure waveform analysis following severe hemorrhagic shock in dogs. Crit Care Med. 2007;37:1724–1729.

29. Kamath SA, Dranzer MH, Tassisa G, et al. Correlation of impedance cardiography with invasive hemodynamic measurements in patients with advanced heart failure: the BioImpedance CardioGraphy (BIG) substudy of the Evaluation Study of Congestive Heart Failure and Pulmonary Artery Catheterization Effectiveness (ESCAPE) Trial. Am Heart J. 2009;158:217–223.

30. Kieback AG, Borges AC, Schink T, et al. Impedance cardiography versus invasive measurements of stroke volume index in patients with chronic heart failure. Int J Cardiol. 2010;143:211–213.

31. Dunham CM, Chirichella TJ, Gruber BS, et al. Emergency department noninvasive (NICOM) cardiac outputs are associated with trauma activation, patient injury severity and host conditions and mortality. J Trauma Acute Care Surg. 2012;73:479–485.

32. Ferrada P, Vanguri P, Anand RJ, et al. A, B, C, D, echo: limited transthoracic echocardiogram is a useful tool to guide therapy for hypotension in the trauma bay–a pilot study. J Trauma Acute Care Surg. 2013;74:220–223.

33. Yanagawa Y, Sakamoto T, Okada Y. Hypovolemic shock evaluated by sonographic measurement of the inferior vena cava during resuscitation in trauma patients. J Trauma. 2007;63:1245–1248.

34. Carr BG, Dean AJ, Everett WW, et al. Intensivist bedside ultrasound (INBU) for volume assessment in the intensive care unit: a pilot study. J Trauma. 2007;63:495–500.

35. Nguyen A, Plurad DS, Bricker S, et al. Flat or fat? Inferior vena cava ratio is a marker for occult shock in trauma patients. J Surg Res. 2014;192:263–267.

36. Ferrada P, Evans D, Wolfe L, et al. Findings of a randomized controlled trial using limited transthoracic echocardiogram (LTTE) as a hemodynamic monitoring tool in the trauma bay. J Trauma Acute Care Surg. 2014;76:31–37.

37. Rutherford EJ, Morris Jr JA, Reed GW, et al. Base deficit stratifies mortality and determines therapy. J Trauma. 1992;33:417–423.

38. Manikis P, Jankowski S, Zhang H, et al. Correlation of serial blood lactate levels to organ failure and mortality after trauma. Am J Emerg Med. 1995;13:619–622.

39. McNelis J, Marini CP, Jurkiewicz A, et al. Prolonged lactate clearance is associated with increased mortality in the surgical intensive care unit. Am J Surg. 2001;182:481–485.

40. Davis JW, Kaups KL. Base deficit in the elderly: a marker of severe injury and death. J Trauma. 1998;45:873–877.

41. Abramson D, Salea TM, Hitchcock R, et al. Lactate clearance and survival following injury. J Trauma. 1993;35:584–588.

42. Davis JW, Shackford SR, Mackersie SC, et al. Base deficit as a guide to volume resuscitation. J Trauma. 1988;28:1464–1467.

43. Weber CF, Görlinger K, Meininger G, et al. Point-of-care testing: a prospective, randomized clinical trial of efficacy in coagulopathic cardiac surgery patients. Anesthesiology. 2012;117:531–547.

44. Rossi AF, Khan DM, Hannan R, et al. Goal-directed medical therapy and point-of-care testing improve outcomes after congenital heart surgery. Intensive Care Med. 2005;31:98–104.

45. Meybohm P, Zacharowski K, Weber CF. Point-of-care coagulation management in intensive care medicine. Crit Care. 2013;17:218–227.

46. Feinman M, Cotton BA, Haut ER. Optimal fluid resuscitation in trauma: type, timing and total. Curr Opin Crit Care. 2014;20:366–372.

47. Tapia NM, Chang A, Norman M. TEG-guided resuscitation is superior to standardized MTP resuscitation in massively transfused penetrating trauma patients. J Trauma Acute Care Surg. 2013;74:378–385.

48. Dellinger RP, Levy MM, Rhodes A, et al. Surviving sepsis campaign: international guidelines for management of severe sepsis and septic shock: 2012. Crit Care Med. 2013;41:580–637.

49. Eachempati SR, Hydo LJ, Shou J, et al. Does de-escalation of antibiotic therapy for ventilator-associated pneumonia affect the likelihood of recurrent pneumonia or mortality in critically ill surgical patients? J Trauma. 2009;66:1343–1348.

50. Rello J, Vidaur L, Sandiumenge A, et al. De-escalation therapy in ventilator-associated pneumonia. Crit Care Med. 2004;32:2183–2190.

51. Masterton R. Antibiotic de-escalation. Crit Care Clin. 2011;27:149–162.

52. Dutton WD, Diaz Jr JJ, Miller RS, et al. Critical care issues in managing complex open abdominal wound. J Intensive Care Med. 2012;27:167–171.

53. Guly HR, Bouamra O, Lecky FE, et al. The incidence of neurogenic shock in patients with isolated spinal cord injury in the emergency department. Resuscitation. 2008;76:57–62.

54. Zipnick RI, Scalea TM, Trooskin SZ, et al. Hemodynamic responses to penetrating spinal cord injuries. J Trauma. 1993;35:578–582.

55. Dumont RJ, Verma S, Okonkwo DO, et al. Acute spinal cord injury, part II: contemporary pharmacotherapy. Clin Neuropharmacol. 2001;24:265–279.

56. Bilello JF, Davis JW, Cunningham MA, et al. Cervical spinal cord injury and the need for cardiovascular intervention. Arch Surg. 2003;138:1127–1129.

57. Parmly LF, Manion WC, Mattingly TW. Non penetrating traumatic injury of the heart. Circulation. 1958;18:371–396.

58. Pretre R, Chilcott M. Blunt trauma to the heart and great vessels. N Engl J Med. 1997;336:626–632.

59. Clancy K, Velopulos C, Bilaniuk JW, et al. Screening for blunt cardiac injury: an Eastern Association for the Surgery of Trauma practice management guideline. J Trauma Acute Care Surg. 2012;73:s301–s306.

60. Rotondo MF, Schwab CW, McGonigal MD, et al. 'Damage control': an approach for improved survival in exsanguinating penetrating abdominal injury. J Trauma. 1993;35:375–382.

61. Burch JM, Ortiz VB, Richardson RJ, et al. Abbreviated laparotomy and planned reoperation for critically injured patients. Ann Surg. 1992;215:476–484.

62. Hoey BA, Schwab CW. Damage control surgery. Scand J Surg. 2009;91:92–103.

63. Nowotarski PJ, Turen CH, Brumback RJ, et al. Conversion of

external fixation to intramedullary nailing for fractures of the shaft of the femur in multiply injured patients. J Bone Joint Surg Am. 2000;82:781–788.

64. Pape HC, Hildebrand F, Pertschy S, et al. Changes in the management of femoral shaft fractures in polytrauma patients: from early total care to damage control orthopedic surgery. J Trauma. 2002;53:452–461.

65. Taeger G, Ruchholtz S, Waydhas C, et al. Damage control orthopedics in patients with multiple injuries is effective, time saving, and safe. J Trauma. 2005;59:409–416.

66. Geerts WH, Code KI, Jay RM, et al. A prospective study of venous thromboembolism after major trauma. N Engl J Med. 1994;331: 1601–1606.

67. Tooher R, Middleton P, Pham C, et al. A systematic review of strategies to improve prophylaxis for venous thromboembolism in hospitals. Ann Surg. 2005;241:397–415.

68. Maynard G, Stein J. Designing and implementing effective venous thromboembolism prevention protocols: lessons from collaborative efforts. J Thromb Thrombolysis. 2010;29:159–166.

69. Zeidan AM, Streiff MB, Lau BD, et al. Impact of a venous thromboembolism prophylaxis "smart order set": improved compliance, fewer events. Am J Heme. 2013;88:545–549.

70. Maynard GA, Morris TA, Jenkins IH, et al. Optimizing prevention of hospital-acquired venous thromboembolism (VTE): prospective validation of a VTE risk assessment model. J Hosp Med. 2010;5:10–18.

71. Rogers FB, Cipolle MD, Velmahos G, et al. Practice management guidelines for the prevention of venous thromboembolism in trauma patients: the EAST Practice Management Guidelines Workgroup. J Trauma. 2002;53:142–164.

72. Guyatt GH, Akl EA, Crowther M, et al. Executive summary: antithrombotic therapy and prevention of thrombosis, 9th ed: American College of Chest Physicians Evidence-Based Clinical Practice Guidelines. Chest. 2012;141:s7–s47.

73. Brennan PW, Everest ER, Griggs WM, et al. Risk of death among cases attending South Australian Major Trauma Services after severe trauma: the first 4 years of operation of a state trauma system. J Trauma. 2002;53:333–339.

74. Simons R, Eliopoulos V, Laflamme D, et al. Impact on process of trauma care delivery 1 year after the introduction of a trauma program in a provincial trauma center. J Trauma. 1999;46:811–816.

75. American College of Surgeons Committee on Trauma. Advanced Trauma Life Support Program for Doctors. 9th ed. Chicago: American College of Surgeons; 2013.

76. Mock C, Lormond JD, Goosen J, et al. Guidelines for Essential Trauma Care. Geneva: World Health Organization; 2004.

77. Rice TW, Morris S, Tortella BJ, et al. Deviations from evidencebased clinical management guidelines increase mortality in critically injured trauma patients. Crit Care Med. 2012;40:778–786.

78. Dubose J, Teixeira PGR, Inaba K, et al. Measureable outcomes

of quality improvement using a daily quality rounds checklist: one-year analysis in a trauma intensive care unit with sustained ventilator associated pneumonia reduction. J Trauma. 2010;69: 855–860.

79. Angle N, Coimbra R, Hoyt DB. Pitfalls in the management of the trauma patient in the intensive care unit. Trauma. 1999;1: 301–305.

80. Janjua KJ, Sugrue M, Deane SA. Prospective evaluation of early missed injuries and the role of tertiary trauma survey. J Trauma. 1998;44:1000–1006.

81. Buduhan G, McRitchie DI. Missed injuries in patients with multiple trauma. J Trauma. 2000;49:600–605.

82. Enderson BL, Reath DB, Meadors J, et al. The tertiary trauma survey: a prospective study of missed injury. J Trauma. 1990;30: 666–669.

83. Grotz M, Hohensee A, Remmers D, et al. Rehabilitation results of patients with multiple injuries and multiple organ failure and long-term intensive care. J Trauma. 1997;42:919–926.

84. Baldry Currens JA. Evaluation of disability and handicap following injury. Injury. 2000;31:99–106.

85. De Jonghe B, Lacherade J-C, Sharshar T, et al. Intensive care unitacquired weakness: risk factors and prevention. Crit Care Med. 2009;37:s309–s315.

86. Griffiths RD, Hall JB. Intensive care unit-acquired weakness. Crit Care Med. 2010;38:779–787.

87. Nordon-Craft A, Moss M, Quan D, et al. Document Intensive care unit-acquired weakness: implications for physical therapist management. Phys Ther. 2012;92:1494–1506.

88. Yosef-Brauner O, Adi N, Ben Shahar T, et al. Effect of physical therapy on muscle strength, respiratory muscles and functional parameters in patients with intensive care unit-acquired weakness. Clin Respir J. 2015;9:1–6.

89. Parsons EC, Kross EK, Ali NA, et al. Red blood cell transfusion is associated with decreased in-hospital muscle strength among critically ill patients requiring mechanical ventilation. J Crit Care. 2013;28:1079–1085.

90. Papadopoulos J, Rebuck JA, Lober C, et al. The critical care pharmacist: an essential intensive care practitioner. Pharmacother. 2002;22:1484–1488.

91. Kane SL, Weber RJ, Dasta JF. The impact of critical care pharmacists on enhancing patient outcomes. Intensive Care Med. 2003;29:691–698.

92. MacLaren R, Bond CA, Martin SJ, et al. Clinical and economic outcomes of involving pharmacists in the direct care of critically ill patients with infections. Crit Care Med. 2008;36:3184–3189.

93. Preslaski CR, Lat I, MacLaren R, et al. Pharmacist contributions as members of the multidisciplinary ICU team. Chest. 2013;144: 1687–1695.

94. Hamblin S, Rumbaugh K, Miller R. Prevention of adverse drug events and cost savings associated with PharmD interventions in an academic Level I trauma center: an evidence-based approach. J Trauma Acute Care Surg. 2012;73:1484–1490

75 如何认识并处理腹腔间隔室综合征

Noelle N. Saillant, Lewis J. Kaplan

腹腔间隔室综合征（ACS）定义为因腹腔内压力（IAP）升高出现的器官功能障碍[1]。ACS是IAP超过正常值上限（5 mmHg）并进行性升高达到腹腔内高压（IAH）定义压力值的晚期结果。IAH定义为IAP持续性或反复性异常升高至12 mmHg及以上，世界腹腔间隔室综合征协会（WSACS; www.wsacs.org）共识将其分为4级（**表75-1**）[1-3]。欲了解如何更好地预防、识别并处理IAH和ACS，必须在诊断和治疗ACS前对其病理生理、监测、分类和治疗手段进行充分的理解。

表 75-1　IAH 分级

级别	IAP（mmHg）
I	12~15
II	16~20
III	21~25
IV	>25

IAH. 腹腔内高压；IAP. 腹内压
引自 Harman PK, Kron IL, McLaachlan HD, et al. Elevated intraabdominal pressure and renal function. Ann Surg. 1982;196:594–597.

病理生理与发生机制

ACS的病理生理复杂。从逐渐升高的IAP可以想见，动脉血液流入、静脉血液流出与容纳内脏和腹腔内液体的空腔容积的变化，将导致腹腔内原有压力－容积关系的失衡。成人标准IAP为0~5 mmHg，而肥胖、妊娠和年龄增长可使其基线上移，有研究显示，体重指数每增加1，IAP可升高0.14~0.23；年龄增长1岁，IAP也相应升

高0.20[5]。开腹手术也会使IAP测量值升高[1]。

ACS可进一步分为原发性、继发性和复发性。原发性ACS是腹部创伤或其他腹部外科急症（如肠穿孔或肠缺血）的直接后果；继发性ACS是出现在非原发损伤情况［如腹腔脏器水肿和（或）大量液体复苏后的急性腹水形成］之后的全身反应；而复发性ACS出现在原发性或继发性ACS接受内科或手术治疗之后，常见情况是首次开腹手术达到减压目的，但因采用临时封闭材料关腹造成IAP再次升高。血液、腹内液体或腹内脏器水肿（或同时存在）皆可造成IAP升高而引发ACS，来自外部的过紧束缚也会极大提高IAP。不论缘自何种起因，ACS对各脏器系统都将产生危害[1, 2, 7]。ACS发生的风险因素详列于**表75-2**。

诊　断

在IAH的诊断中，体格检查的灵敏度只有60%，故很少用来作为诊断工具[8]。

压力－容积测量

监测腹腔压力的压力－容积计量法常采用如下两种。

1. 膀胱压：IAP可从留置的膀胱导尿管测取，此方法规范可靠，已被WSACS认可[1, 2]。但当病人躁动、非仰卧或压力传感器未在腋中线水平调零时，测量值将产生误差。

2. 腹腔灌注压（APP），定义为

$$APP=MAP（平均动脉压）-IAP$$

表 75-2　发生 ACS 的危险因素

酸中毒（pH < 7.2）
低体温（核心温度 < 33℃）
大量输血（袋装红细胞 > 10 U）或液体复苏（每 24 小时晶体或胶体液 > 5 L）
凝血病（血小板 < 55 000，或活化部分凝血活酶时间超过正常值 2 倍，或国际标准化比值 > 1.5）
严重脓毒症 / 脓毒性休克（AECC 定义），无论病灶是否明确
菌血症
腹腔内感染和（或）脓肿
肝功能障碍或肝硬化腹水
机械通气
高 PEEP 或出现内源性 PEEP
腹部手术（尤其是张力性筋膜缝合或巨大切口疝修补）
肠运动失调
肠扭转或肠梗阻（机械性或功能性）
腹腔内或腹膜后占位性病变
重度烧伤
严重创伤
体重指数 > 30 kg/m²
俯卧体位
急性胰腺炎
损伤控制性开腹手术
充气压过高的腹腔镜操作
腹膜透析

资料源于参考文献 2~4

ACS. 腹腔间隔室综合征；AECC. 美欧共识会议；PEEP. 呼气末正压

其正常值高于 50 mmHg。

APP 的动态趋势是监测 IAH 进展的有利参数，但其绝对数值并不直接反映 ACS，基此，WSACS 未将 APP 推荐为指导复苏或手术的指标[1, 2]。

辅助指标

1. 尿量（UOP）下降可识别 IAP 升高引起的早期急性肾损伤（AKI），但在其他情形下（如脓毒症性 AKI、Ⅲ 级以上的慢性肾疾病）也可发生，同时尿量指标不适用于无尿或透析依赖的病人[9]。

2. 气道压的升高有助于发现腹腔压力 – 容积的动态变化。机械通气中，容量控制通气时，潮气量（Vt）固定，IAP 升高使气道峰压升高；而压力控制通气时，气道峰压固定，IAP 升高使 Vt 减少。总之，腹压升高使压力控制模式下的通气量下降[10]。

3. 其他如肺顺应性、肺弹性、胸壁顺应性等复杂指标虽高级，但在预测 ACS 方面的精准度并不比上述指标更强。下腔静脉（IVC）直径超声测量适用于判断低血容量状态，但其与 IAP 的相关程度尚未被研究述及[11]。

ACS 的全身影响

IAP 升高引起呼吸、心血管和肾等器官的功能障碍[12]，IAP 升高和 ACS 还可导致颅内压（ICP）升高和脑灌注压（CPP）下降[13]。

心血管系统

IAP 升高通过近似于进行性提高呼气末正压（PEEP）的形式提升了血管内和胸腔内压力，单位时间血流和心脏每搏量因而减少[12-14]。

当 IAP 升高时，因静脉回流（VR）减少，肺循环血流减弱，左心室充盈减少，心输出量（CO）逐渐下降[12]，而 CO 下降幅度部分取决于病人的血管内容量。一项动物实验证明低血容量时 CO 下降可达 53%，而正常血容量时 CO 仅下降 17%，相反高血容量动物 CO 是增加的[15]，故低血容量加剧了 IAH 和 ACS 对心血管的影响。

呼吸系统

进行性增高的 IAP 使膈肌向上移位，肺泡充盈受限，基底和后方肺泡萎陷，低氧促使肺血管反应性收缩，分流增加，肺动脉横截面积的减少导致肺动脉压力升高，从而使右心室射血减少，这一系列作用使肺净血流减少，加剧了氧摄入和二氧化碳排出障碍。而 IVC 受压加重时，静脉回流持续下降，IAP 因之更加升高，使上述情况愈发恶化[18]。为改善氧合和顺应性而设置的 PEEP

进一步阻遏了静脉回流[19-21]。扩容虽可一定程度改善静脉回流但同时也能增加血管外肺水。显然，治疗需要首先考虑解除过高的 IAP，恢复压力平衡。肺泡复张有利于改善通气，也是治疗方案中一直需要关注的问题。

肾脏系统

通过监测尿量和血肌酐，可以非常方便地评估肾脏功能。肾功能正常的病人，少尿［尿量 <0.5 ml/（kg·h）］是最常出现的 IAH 早期症状[22]。尽管少尿超过 6 小时、肌酐浓度的变化达到 0.3 mg/dl 就可诊断 AKI，肌酐的升高仍是 AKI 的较晚征象，并非敏感的 AKI 诊断指标。其他更灵敏的生物标记物（如 N- 半乳糖胺）正被日益关注，但大部分尚未被广泛采用[23]。还应谨记 AKI 也可反映肾血流异常和肾毒素水平，而危重病人中脓毒症是 AKI 的最常见病因。ACS 动物实验中，减压术即使令 IAP 完全恢复到正常范围，也不能使生化指标回归正常[24, 25]。

尽管低血容量引起的少尿对扩容有反应，在 IAH 和 ACS 存在的情况下，其容量反应也是极为短暂的。心输出量减少使全身血流量减少，IVC 和肾静脉萎陷更趋严重，肾血流和肾小球滤过率继而受到影响[25]，肾滤过梯度改变和肾灌注压不足最终导致 IAH 相关 AKI 发生[26]。滤过梯度是跨肾小球的机械驱动力，决定于肾小球滤过压（GFP）和近端肾小管压（PTP）之差。GFP 约相当于 MAP 和 IAP 之差，即 GFP=MAP — 2（IAP）。IAH 和 ACS 存在时，PTP 大约相当于 IAP，因而，IAP 的变化比 MAP 对肾功能施加的影响更大[27]。尽管实验动物模型中 IAP 升高和肾静脉受压提示 ACS，肾实质的外来压迫却难以被发现，值得注意的是，在动物模型中，脏器水肿时行肾筋膜切开缓解了某些异常[25, 28, 33]。

肾外脏器

当 IAH 发展至 ACS，升高的 IAP 阻碍了内脏血流。动物实验表明，胃肠黏膜血流受到的影响最为明显[35]。肝动脉、门静脉和肝脏微循环血流在 IAH 进展时也逐渐下降，继而影响肝脏能量合成和小肠组织氧输送和利用[36-41]。IAH 如不缓解将引起类似非阻塞性肠系膜缺血样病理改变，导致肠坏死，须接受肠切除。

中枢神经系统

中枢神经系统活动依赖于脑血流，IAP 的升高使 CO 降低、中心静脉压（CVP）升高，继而可使 CPP（MAP-CVP 或 MAP-ICP）降低。尽管正常情况下 CVP 高于 ICP，但腹部创伤和脑部创伤常同时存在，可累及 ICP。动物实验表明 IAP 的升高提高了 ICP，降低了 CPP，而腹部减压术可缓解这种作用[42~44]。

眼

ACS 可引起视网膜毛细血管破裂，造成中央视觉突然下降（Valsalva 视网膜病），该临床表现的发生机制在于胸腔内压增高、中心静脉回流受阻引起的静脉高压。视网膜出血无需特殊治疗，其消散通常需要数天至数月[45]。对于任何出现视觉异常的 ACS 病人都应想到此情况的存在。

治疗方法

IAH 和 ACS 的治疗在于降低 IAP，此目标的达成取决于具体临床表现和 IAP 升高的病因。WSACS 针对 IAH 的发生因素，列举了一系列减轻 IAH 的措施，包括改变体位、胃肠减压、临时性神经肌肉阻滞、平衡液体的容量复苏和限制性晶体液输入。WSACS 建议尽可能将液体零平衡作为治疗目标，而白蛋白、利尿药和肾脏支持技术的作用皆不明朗。缘于腹水的第二间隙综合征有望借助经皮引流得到缓解[48-51]。最近一项非随机对照研究将用 14F 猪尾导管引流的 31 例 IAH/ACS 与对照组 31 例进行比较，引流组 81%（25/31）的病人避免了剖腹手术，58% 存活出院[44]。该研究认为引流达到 1000 ml 或 IAP 下降 9 mmHg 可预示 IAH 经皮减压治疗成功。需要注意的是，对照组当 ACS 发生时就接受了开腹手术，而引流组往往在 ACS 发生前就进行了置管引流，但其 31 例中仍有 6 例出现了 ACS 而需要开腹手术[50]。基于此，WSACS 将经皮导管引流的推荐和证据级别定为 1D（尽管证据极为局限仍强烈建议）并鼓励进行进一步随机试验[1]。导管引流不推荐用于脏器水肿、腹膜后血肿或腹腔内出血的治疗。

IAH 发展至 ACS 时，治疗的金标准是开腹减压术。该手术传统上应在手术室中施行，但如病人循环呼吸情况不稳定，开腹减压在 ICU 中开展也是安全可行的，手术应在深镇静状态下完成。复杂的机械通气治疗往往使手术不得不在 ICU 中进行，况且血流动力学不稳定也限制了病人花费过多的时间向手术室转送[50]。重复开腹、腹腔冲洗和腹腔临时关闭也都可在 ICU 中安全完成[51]。减压手术后首次打开包扎探查最好在手术室进行，但 ACS 的急诊减压可在 ICU 紧急执行。

腹部减压手术中由于静脉回流突然增加，常常使血流动力学状况发生急剧改变，表现为心率骤降、MAP 上升、脉压增宽、气道峰压/平均压/平台压下降、动脉血氧饱和度（SaO_2）提高、横膈回落，肺泡复张因而更易实现，顺应性得到改善的肺脏在气道减压通气和压力控制通气驱动下开始膨起。

有时，腹腔减压会急剧触发超出预料的低血压，或使已存在的低血压加重，其可能原因可以有：①前毛细血管小动脉括约肌急性扩张[52]；②缺血组织再灌注使具有血管活性的含有大量代谢性酸性缺血副产物迅速释放[53]。关于碳酸氢盐溶液使用，各研究资料对于其最终治疗结果观点不一，故若不存在高氯性酸中毒，碳酸氢盐应限制应用。

尽管有不少临时关闭材料可供开放腹腔使用，负压装置仍在近年受到推荐[54, 55]。对开放腹腔处置的现有文献进行全面回顾后发现，仍缺乏前瞻性研究对不同方法的最终疗效给予评价[55]。

不论采用何种方法，切口处理目的基本相同。在减压术后早期，在计划内或计划外的再次手术中是否能够便捷地进入腹腔十分重要，腹腔内脏器必须与外界环境隔离并防止水分丧失。通过开放腹腔的蛋白丢失和肌酐清除需要特别留意。引流出的腹水每升约含 2 g 蛋白[56]，而蛋白的快速丢失很少被记录，但的确需评估并在营养支持中得到补充。更为重要的是，重复开腹并用等渗液体（一般为 0.9% 生理盐水或乳酸林格溶液）灌洗与腹膜透析作用类似，尽管标准透析液可作为开放腹腔灌洗液，但主要考虑的是其血流动力学特征和可灌洗容量，而非通过腹腔灌洗清除肌酐，理解开放腹腔在灌洗中的作用将有助于指导药物剂量的调整。

最后，腹部减压术后腹腔的最终关闭时机仍存争议。开放的腹腔存在很多并发症风险，开腹治疗遗留下的腹壁缺损和腹壁筋膜偏移会造成较大的软组织缺失，此巨大腹疝会导致术后长达 5 年的生活质量下降[57]。据估计约 20% 的开腹治疗病人出现肠瘘[58, 59]，调查显示，开放腹腔闭合延迟超过 8 天，肠外瘘形成的风险就会上升。

WSACS 倡导开放腹腔的程序化处理，以获得尽早或至少不使住院时间延长的腹壁闭合[1]，但是永久性关闭腹腔的最佳方法并未形成一致意见。首次腹壁缝合会有 30% 的腹疝发生率，即便如此，开腹减压手术造成的大块软组织缺损和筋膜回缩有时也使闭合不易实现，腹内容物回纳封闭的出院目标因而难以达成。生物补片材料通过连缀缺损的筋膜完成功能性闭合，但即使乐观估计，此法也有 80% 的腹疝发生率[60~62]。WSACS 指南现已建议避免使用生物补片。目前的处理方法是，手术形成的腹疝容许筋膜缺损暂时存在，但切口须进行皮肤缝合或将移植皮片覆盖于肠管之上。经过 6~12 个月的等待，粘连减轻、血管重构使肠管损伤风险下降，腹腔的完全闭合方可完成[61]。

作者推荐

- IAH 和 ACS 病人的治疗，尽早识别、尽早处理至关重要。
- 液体扩容和 IAH 与 ACS 的解除不一定能逆转目标器官，尤其是肾功能的损害。
- ACS 对所有脏器系统的血流和氧输送都造成损害。
- 尽早处理 IAH 可以延缓其向 ACS 发展，集束化治疗应规范有序。
- 正确测量膀胱压十分关键，灌注过量液体将使 IAP 虚假升高。
- 施行开腹减压术后 ACS 仍会发生，腹腔临时关闭材料需要松弛，或随时准备再行开腹处理。

（邓　群）

参考文献

1. Kirkpatrick AW, Roberts DJ, De Waele J, et al. Intra-abdominal hypertension and the abdominal compartment syndrome: updated concensus definitions and clinical practice guidelines from the World Society of Abdominal Compartment Syndrome. Intensive Care Med. 2013;39:1190–1206.

2. Malbrain NG, Cheatham ML, Kirkpatrick A, et al. Results from the international conference of experts on intra-abdominal hypertension and abdominal compartment syndrome. Intensive Care Med. 2006;32:1722–1732.

3. World Society of Abdominal Compartment Syndrome. 2013. Accessed 27.06.14, from https://www.wsacs.org.

4. Deleted in review.

5. Wilson A, Longhi J, Goldman C, Mcnatt S. Intra-abdominal pressure and the morbidly obese patient: the effect of body mass index. J Trauma. 2010;69(1):78–83.

6. Deleted in review.

7. Gracias VH, Braslow B, Johnson J, et al. Abdominal compartment syndrome in the open abdomen. Arch Surg. 2002;137:1298–1300.

8. Sugrue M, Bauman A, Jones F, et al. Clinical examination is an inaccurate predictor of intraabdominal pressure. World J Surg. 2002;26:1428–1431.

9. Mohmand H, Goldfarb S. Renal dysfunction associated with intraabdominal hypertension and the abdominal compartment syndrome. JASN. 2011;22(4):615–621.

10. Pelosi P, Quintel M, Malbrain ML. Effect of intra-abdominal pressure on respiratory mechanics. Acta Clin Belg Suppl. 2007;62(1):78–88.

11. Wachsberg RH. Elevated intraabdominal pressure: sonographic observations. J Ultrasound Med. 2000;19:217–222.

12. Schein M, Wittmann DH, Aprahamian CC, et al. The abdominal compartment syndrome: the physiological and clinical consequences of elevated intra-abdominal pressure. J Am Coll Surg. 1995;180:745–753.

13. Cheatham M. Abdominal compartment syndrome. Scand J Trauma Resusc Emerg Med. 2009;17:10.

14. Cheatham M, Malbrain M. Abdominal perfusion pressure. In: Ivatury R, Cheatham M, Malbrain M, Sugrue M, eds. Abdominal Compartment Syndrome. Georgetown, TX: Landes Bioscience; 2006:69–81.

15. Wauters J, Claus P, Brosens N, et al. Relationship between abdominal pressure, pulmonary compliance, and cardiac preload in a porcine model. Crit Care Res Pract. 2012;2012:1–6.

16. Deleted in review.

17. Deleted in review.

18. Wittmann D. The compartment syndrome of the abdominal cavity. J Intensive Care Med. 2000;15:201–220.

19. Burchard KW, MCiombor D, McLeod MK, Slothman GJ, Gann DS. Positive end expiratory pressure with increased intra-abdominal pressure. Surg Gynecol Obstet. 1985;161:313–318.

20. Regli A, Mahendran R, Fysh ET, et al. Matching positive endexpiratory pressure to intra-abdominal pressure improves oxygenation in a porcine sick lung model of intra-abdominal hypertension. Crit Care. 2012;16(5):R208.

21. Krebs J, Pelosi P, Tsagogiorgas C, Alb M, Luecke T. Effects of positive end-expiratory pressure on respiratory function and hemodynamics in patients with acute respiratory failure with and without intraabdominal hypertension: a pilot study. Crit Care. 2009;13(5):R160.

22. Dennen P, Douglas IS, Anderson R. Acute kidney injury in the intensive care unit: an update and primer for the intensivist. Crit Care Med. January 2010;38(1):261–275.

23. Ronco C. N-GAL: diagnosing AKI as soon as possible. Crit Care. 2007;11(6):173.

24. Mohmand H, Goldfarb S. Renal dysfunction associated with intraabdominal hypertension and the abdominal compartment syndrome. JASN. 2011;22(4):615–621.

25. Doty JM, Saggi BH, Blocher CR, et al. Effects of increased renal parenchymal pressure on renal function. J Trauma. May 2000;48(5):874–877.

26. De Waele JJ, De Laet I. Intra-abdominal hypertension and the effect on renal function. Acta Clin Belg Suppl. 2007;2:371–374.

27. Sugrue M, Hallal A, D'Amours S. Intra-abdominal hypertension and the kidney. In: Ivatury RR, Cheatham ML, Malbrain MLNG, Sugrue M, eds. Abdominal Compartment Syndrome. Georgetown, Texas: Landes Biosciences; 2006:119–128.

28. Harman PK, Kron IL, McLaachlan HD, et al. Elevated intraabdominal pressure and renal function. Ann Surg. 1982;196:594–597.

29. Deleted in review.

30. Deleted in review.

31. Deleted in review.

32. Deleted in review.

33. Bloomfield GL, Blocher CR, Fakhry IF, et al. Elevated intraabdominal pressure increases plasma renin activity and aldosterone levels. J Trauma. 1997;42:997–1005.

34. Deleted in review.

35. Diebel LN, Dulchavsky SA, Wilson RF. Effect of increased intraabdominal pressure on mesenteric arterial and intestinal mucosal blood flow. J Trauma. 1992;33:45–49.

36. Caldwell CB, Ricotta JJ. Changes in visceral blood flow with elevated intraabdominal pressure. J Surg Res. 1987;43:14–20.

37. Nakatani T, Sakamoto Y, Kaneko I, et al. Effects of intraabdominal hypertension on hepatic energy metabolism in rabbits. J Trauma. 1997;43:192.

38. Pusajó JF, Bumaschny E, Agurrola A, et al. Postoperative intraabdominal pressure: its relation to splanchnic perfusion, sepsis, multiple organ failure and surgical reintervention. Intensive Crit Care Dig. 1994;13:2–4.

39. Bongard F, Pianim N, Dubecz S, et al. Adverse consequences of increased intraabdominal pressure on bowel tissue oxygen. J Trauma. 1995;39:519–525.

40. Bloomfield GL, Ridings PC, Blocher CR, et al. Increased pleural pressure mediates the effects of elevated intra-abdominal pressure upon the central nervous and cardiovascular systems. Surg Forum. 1995;46:572–574.

41. Bloomfield GL, Ridings PC, Blocher CR, et al. Effects of increased intra-abdominal pressure upon intracranial and cerebral perfusion pressure before and after volume expansion. J Trauma. 1996;40:936–943.

42. Bloomfield GL, Ridings PC, Blocher CR, et al. A proposed relationship between increased intra-abdominal, intrathoracic, and intracranial pressure. Crit Care Med. 1997;25:496–503.

43. Priluck IA, Blodgett DW. The effects of increased intra-abdominal pressure on the eyes. Nebr Med J. 1996;81:8–9.

44. Reed SF, Britt RC, Collins J, et al. Aggressive surveillance and early catheter-directed therapy in the management of intra-abdominal hypertension. J Trauma. 2006;61:1359–1365.

45. Radenkovic DV, Bajec D, Ivancevic N, et al. Decompressive laparotomy with temporary abdominal closure versus percutaneous puncture with placement of abdominal catheter in patients with abdominal compartment syndrome during acute pancreatitis: background and design of multicenter, randomized, controlled study. BMC Surg. 2010;10:22.

46. Cheatham ML, Safcsak K. Percutaneous catheter decompression in the treatment of elevated intraabdominal pressure. Chest. 2011;140:1428–1435.

47. Latenser BA, Kowal-Vern A, Kimball D, et al. A pilot study comparing percutaneous decompression with decompressive laparotomy for acute abdominal compartment syndrome in thermal injury. J Burn Care Rehabil. 2002;23:190–195.

48. Piper G, Maerz LL, Schuster KM, et al. When the ICU is the operating room. J Trauma Acute Care Surg. 2013;74(3):871–875.

49. Diaz JJ, Mejia V, Subhawong AP, Subhawong T, Miller RS, O'Neill PJ. Protocol for bedside laparotomy in trauma and emergency general surgery: a low return to the operating room. Am Surg. 2005;1(11):986–991.

50. Shelly MP, Robinson AA, Hesford JW, et al. Haemodynamic effects following surgical release of increased intra-abdominal pressure. Br J Anaesth. 1987;59:800–805.

51. Morris JA, Eddy VA, Blinman TA, et al. The staged celiotomy for trauma: issues in unpacking and reconstruction. Ann Surg. 1993;217:576–586.

52. Perez D, Wildi S, Demartines N, et al. Prospective evaluation of vacuum-assisted closure in abdominal compartment syndrome and severe abdominal sepsis. J Am Coll Surg. 2007;205:586–592.

53. DJ1 R, Zygun DA, Grendar J, et al. Negative-pressure wound therapy for critically ill adults with open abdominal wounds: a systematic review. J Trauma Acute Care Surg. 2012;73(3):629–639.

54. Cheatham ML, Safcsak K, Brzezinski SJ, Lube MW. Nitrogen balance, protein loss, and the open abdomen. Crit Care Med. 2007;35:127.

55. Zarzaur BL, DiCocco JM, Fabian TC. Quality of life after abdominal reconstruction following open abdomen. J Trauma. 2011: 285–291.

56. Miller RS, Morris Jr JA, Diaz Jr JJ, Herring MB, May AK. Complications after 344 damage-control open celiotomies. J Trauma. 2005;59(6):1365.

57. Rao M, Burke D, Finan PJ, Sagar PM. The use of vacuum-assisted closure of abdominal wounds: a word of caution. Colorectal Dis. 2007;9(3):266–268.

58. DiCocco JM, Magnotti LJ, Emmett KP, et al. Long-term follow-up of abdominal wall reconstruction after planned ventral hernia: a 15-year experience. J Am Coll Surg. 2010;210:686.

59. Diaz Jr JJ, Guy J, Berkes MB, et al. Acellular dermal allograft for ventral hernia repair in the compromised surgical field. Am Surg. 2006;72:1181.

60. Jin J, Rosen MJ, Blatnik J, et al. Use of acellular dermal matrix for complicated ventral hernia repair: does technique affect outcomes? J Am Coll Surg. 2007;205:654.

61. Jernigan TW, Fabian TC, Croce MA, et al. Staged management of giant abdominal wall defects: acute and long-term results. Ann Surg. 2003;238:349.

62. Diaz Jr JJ, Dutton WD, Ott MM, et al. Eastern Association for the Surgery of Trauma: a review of the management of the open abdomen–part 2 "Management of the open abdomen". J Trauma. 2011;71:502.

烧伤病人应如何在重症监护室治疗

Marc G. Jeschke

美国每年烧伤患者超过 500 000 例[1]，其中大部分属轻度烧伤，但有 40 000~60 000 烧伤病人需收治入院或收容至大型烧伤中心接受规范治疗[2]。烧伤的严重后果带来了医疗和研究资源的巨大投入，在治疗结局上已彰显成效。研究报告显示，美国过去 20 年烧伤死亡和烧伤住院数量下降了 50%，反映了有效的防治措施对烧伤发生和严重程度的控制[3, 4]。集束化重症监护治疗的开展、复苏救治理解的深入、创面覆盖技术的提高、烧伤后高代谢反应的有效应对、更有效的感染控制、吸入烧伤治疗的改善等方面的进步，使烧伤治疗的面貌焕然一新，极大改变了此类独特损伤病人的临床结局。诚然，烧伤病人的成功救治需要依赖个体化治疗和多学科知识的运用，本章对重症监护室（ICU）中严重烧伤病人的循证治疗进行回顾。

初步评估和急诊处理

依据美国外科医师学会创伤与高级创伤生命支持中心委员会指南，所有烧伤病人最初都应按创伤病人处理原则进行治疗[5]。每一病人都应用创伤评分法反复准确评估，尤其是，任何哮鸣、喘鸣、声嘶和气促都可能是气道受累的表现，气管牵曳、炭样痰、气道周围烟灰和面部、鼻毛烧灼均提示可能存在的气道烧伤或烟尘吸入。与任何创伤病人一样，此时必须建立并保持可靠人工气道，其他进一步检查评估才可于其之后继续进行。

烧伤病人的心脏功能较难评估，尤其是从烧伤肢体无法得到血压信息，此时动脉导管特别是股动脉导管可用于连续监测血压。某些情况下（如无创监测数据有限，复苏目标难以确定）应用肺动脉导管（PAC）有助于了解心血管状况[6]，但其临床实用性、风险收益率和病死率并未因之降低的事实使其应用广受质疑，目前尚无与其有关的循证医学建议。为克服 PAC 的不足，一些创伤较小的监测技术业已开展[7]，尽管无一专门用于烧伤病人。心功能评估中 PiCCO 技术的作用近似于动脉热稀释导管，其描述性研究已经在烧伤治疗临床开展[8, 9]，而其功用尚待前瞻性试验进一步给予证明。

液体复苏

严重烧伤引起血流动力学的显著改变，必须小心应对，以恢复最佳血管容量，保证目标器官的组织灌注，使组织氧输送最大化[10]。严重烧伤后大量液体输注引起烧伤和非烧伤组织的液体滞留[11]，此全身性水肿将会导致烧伤休克的发生，后者是严重烧伤病人的主要死亡原因[12-14]，因而早期精确的液体复苏对于严重烧伤病人存活至关重要[15]。液体输入量根据二度或三度烧伤（而非一度）面积计算，烧伤面积的估算采用"九分法"（**图 76-1A**），但后者不适用于小儿，因小儿头部占全身比例高于成人。更精确的烧伤面积计算（包括小儿）可由 Lund 和 Browder 表获得，该表将随年龄增长的体表面积变化考虑在内（**图 76-1B**）。常用的液体复苏公式有几种，其区别在于各自的晶体液和胶体液输注量和液体渗

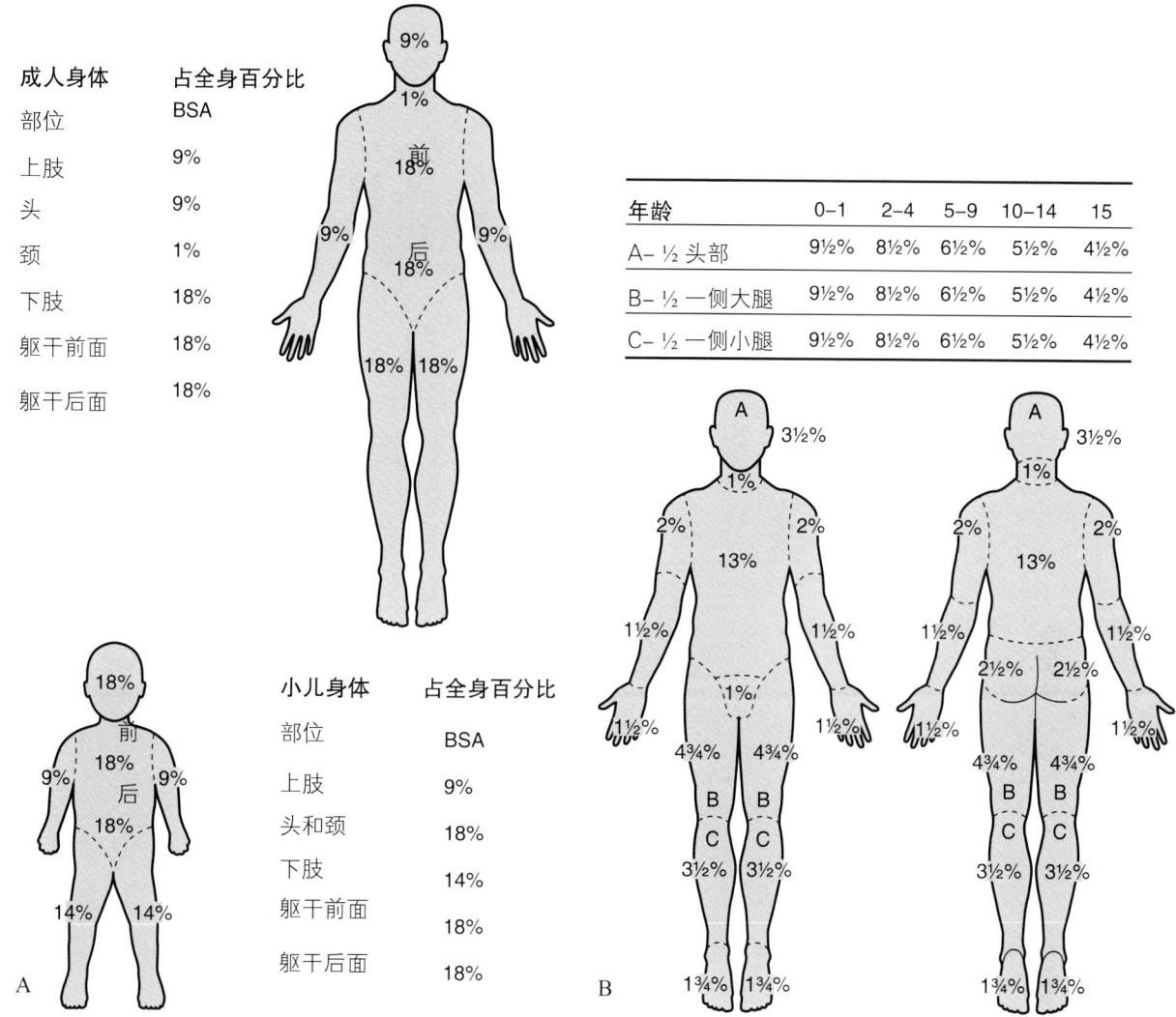

成人身体部位	占全身百分比 BSA
上肢	9%
头	9%
颈	1%
下肢	18%
躯干前面	18%
躯干后面	18%

小儿身体部位	占全身百分比 BSA
上肢	9%
头和颈	18%
下肢	14%
躯干前面	18%
躯干后面	18%

年龄	0~1	2~4	5~9	10~14	15
A– ½ 头部	9½%	8½%	6½%	5½%	4½%
B– ½ 一侧大腿	9½%	8½%	6½%	5½%	4½%
C– ½ 一侧小腿	9½%	8½%	6½%	5½%	4½%

图 76-1　A. 烧伤面积计算"九分法"；B. 烧伤面积计算 Lund 和 Browder 法
BSA. 体表面积

透压的不同（**表 76-1**）[10, 16]。改良的 Brooke 和 Parkland（Baxter）公式是最常用的早期复苏公式[17]，但没有公式可以精确预测任意个体病人的液体需要量。烧伤小儿的液体维持需求应该在烧伤公式中得到反映，加尔维斯顿和辛辛那提两所 Shriners 烧伤医院分别就此种情况提供了计算公式（**表 76-2**）。烧伤急性期血容量状态需要经常重复评估，烧伤休克的液体平衡一般用内置尿管导出的每小时尿量进行监测，成人尿量应维持在每小时 0.5 ml/kg 左右[18]，体重 <30 kg 病人尿量应维持在每小时 0.5~1.0 ml/kg[19]，但

尚无临床研究明确在休克复苏中保证生命器官组织灌注的理想尿量。由于复苏初期和后续治疗过程中大量液体和电解质的输入，化验指标基础值的获取十分重要[20]。晶体液特别是乳酸林格溶液是近年烧伤救治中最常用的输液种类[21]，胶体液和晶体液都被使用，拓展性研究亦未发现两者治疗结局的差别[22~25]。单纯使用晶体液的支持者报道其他液体尤其是胶体液并未显示更佳疗效而费用亦较高[26]。无论如何大多烧伤外科医生认为，烧伤休克时低蛋白水平病人输入白蛋白更有益于维持胶体渗透压[27]。

表 76-1　成人烧伤病人复苏液体需要量计算公式

胶体公式	电解质	胶体
Evans	生理盐水，1.0 ml/kg/% 烧伤面积	1.0 ml/kg/%burn
Brooke	乳酸林格液，1.5 ml/kg/% 烧伤面积	0.5 ml/kg
Slater	乳酸林格液，2 L/24 小时	新鲜冰冻血浆，75 ml/（kg·24 小时）
晶体公式	乳酸林格液	4 ml/kg/% 烧伤面积
Parkland	乳酸林格液	2 ml/kg/% 烧伤面积
改良		
高渗盐溶液	维持 30 ml/ 小时尿量的液体量；液体含钠 250 mEq/L	
Monafo	乳酸林格液 ＋ $NaHCO_3$ 50 mEq（Na 180 mEq/L）输注 8 小时，维持尿量至 30~50 ml/ 小时，	
Warden	烧伤 8 小时后以乳酸林格液输注，继续维持 30~50 ml/ 小时尿量	
右旋糖酐公式（Demling）	右旋糖酐 40 加入生理盐水，2 ml/（kg·小时）输 8 小时	
	乳酸林格液，输液量达到可维持 30 ml/ 小时尿量	
	新鲜冰冻血浆，烧伤后 8 小时以 0.5 ml/（kg·小时）速度输注 18 小时	

引自 Warden GD. Burn shock resuscitation. World J Surg. 1992; 16:16–23.

$NaHCO_3$. 碳酸氢钠

表 76-2　小儿液体复苏需要量计算公式

辛辛那提 Shriners 烧伤医院	4 ml×kg× 烧伤面积占全身体表面积百分比 + 1500 ml × m^2 BSA	第一个 8 小时	乳酸林格液 +50 mg $NaHCO_3$
		第二个 8 小时	乳酸林格液
		第三个 8 小时	乳酸林格液 +12.5 g 白蛋白
加尔维斯顿 Shriners 烧伤医院	5 000 ml/m^2 烧伤面积 + 2 000 ml/m^2 BSA	乳酸林格液 +12.5 g 白蛋白	

BSA. 体表面积；$NaHCO_3$. 碳酸氢钠

吸入损伤

吸入损伤是热损伤中出现的最危险情况之一，其死亡率与接受 1 周以上呼吸支持病人的急性呼吸窘迫综合征死亡率相当[28, 29]。从封闭空间滞留病史、面部灼伤或口腔、咽喉、痰液炭类物质痕迹可得出支气管肺损伤的早期判断[30]，但吸入损伤的循证医学资料很少，标准诊断方法是支气管镜检查。Endorf 和 Gamelli 参照创伤简明定级标准，基于早期支气管镜检查所见建立了吸入损伤分级法（0、1、2、3 和 4 级）[31]，分级标准中符合吸入损伤的表现包括气道水肿、炎症反应、黏膜坏死、气道烟灰和瘢痕、组织脱落或气道内含炭物质的发现。然而对此缺乏统一的诊断规范和标准的治疗指南。吸入损伤的治疗包括呼吸支持、积极的肺灌洗、支气管镜下痂皮祛除和雾化治疗[10]。美国烧伤协会指南不支持预防性使用抗生素。

感染 / 脓毒症

严重烧伤病人易于继发各种感染并发症[32]。由于烧伤后出现全身炎症反应[33]，本章明确列出创面感染和烧伤后脓毒症的诊断和治疗措施（表 76-3）。

烧伤创面切痂

近二三十年来烧伤创面的处理方式已发生了改观，烧伤组织早期积极切痂和以皮片移植为主的早期创面覆盖越来越显著地降低了死亡率并大幅减少了治疗费用[10, 34-37]。创面早期封闭同时还减轻了肥厚性瘢痕形成和关节挛缩僵硬，加速了功能康复。创面切痂技术近年也得到了改进，文献报道术中出血量约可控制在每 1% 切除面积全身血量的 3.5%~5%[38, 39]。烧伤切痂在病人入院后即应在手术室施予，而有时亦有必要在 ICU 进行。

表 76-3　烧伤脓毒症定义

烧伤脓毒症美国烧伤协会共识定义

· 符合下列指标中至少 3 项：
  · 体温 >38.5℃ 或 <36.5℃
· 心动过速：成人 >90 次 / 分，小儿高于同年龄组正常值 2 倍 SD
· 呼吸急促：成人 >30 次 / 分，小儿高于同年龄组正常值 2 倍 SD
· WBC：成人 >12×10⁹/L 或 <4×10⁹/L，小儿高于同年龄组正常值 2 倍 SD
· 顽固性低血压：成人 SBP<90 mmHg，MAP<70 mmHg，或 SBP 下降 >40 mmHg，小儿低于同龄正常值 2 倍 SD
· 血小板减少：成人血小板计数 <100×10⁹/L，小儿低于正常值 2 倍 SD
· 高血糖：无糖尿病时血糖 >6.1 mmol/L 或 >7.7 mmol/L
· 肠内喂养不耐受（残留量：小儿 >150 ml/ 小时，成人 >2 倍喂养速率；腹泻：成人 >2500 ml/ 天，小儿 >400 ml/ 天）
同时具有：
镜下发现感染证据：定量创面组织培养细菌 >105 或镜下可见微生物侵袭
菌血症或真菌血症
疾控部门确定并记录在案的感染

引自 Greenhalgh DG, Saffle JR, Holmes JH et al. American Burn Association consensus conference to define sepsis and infection in burns. J Burn Care Res. 2007; 28:776-790.

MAP. 平均动脉压；SBP. 收缩压；SD. 标准差；WBC. 白细胞计数

代谢反应和营养支持

　　严重烧伤后全身代谢变化十分复杂，其纠正调整始终是规范治疗中的重要环节。烧伤病人代谢率高于其他大多数危重病人，在损伤进展期机体消耗严重[40]，忽视能量和蛋白质的额外需求将严重影响创面愈合，引发器官功能障碍，使感染易于发生，最终陷入死亡危险[41]，因此充足的营养供给不可或缺。由于烧伤后能量消耗大大增加，高热卡营养支持一度被认为能降低肌肉分解代谢[42]，但一项随机双盲前瞻性研究发现，肠内肠外联合营养中给予过高热卡与死亡率升高相关[43]，因此大多数作者推荐通过早期肠内营养给予足够热量但避免过度喂养[10, 40]。成人和儿童烧伤病人有多种各自不同的营养需求计算公式[44-46]（表 76-4，表 76-5），成人烧伤病人热卡需要量的计算主要采用 Curreri 公式，即每日热量需求 =25 kcal/kg+40 kcal/%BSAB（烧伤占全身体表面积百分数）[47]。指南建议每日蛋白补充量为 1~2 g/kg[41]。因为危重病人存在葡萄糖不耐受和无效循环，大多数 ICU 用脂肪作为热量主要供给源[41, 48]，然而烧伤病人也会出现脂肪不耐受，其高脂血症和脂肪肝的发生与感染高发率和术后死亡率升高密切相关[49-51, 52]，因此外源性脂肪作为能量来源应有限度[48, 53, 54]。严重烧伤小儿的一项大型队列研究得出结论，接受低脂肪、高碳水化合物饮食的病人尸检中脂肪肝发生率很低，与历史对照相比，脓毒症发生率显著降低，生存时间延长，ICU 留住时间缩短（C 级证据）。基于此，作者主张烧伤病人营养支持配方中，作为热量来源的脂肪比重须大大压缩。

　　严重烧伤后胃肠吸收减少、尿中流失增加、体内分布改变和载体蛋白数量变化等因素导致微量营养素缺乏，严重烧伤中微量元素和维生素（铜、铁、硒、锌、维生素 C 和维生素 E）缺乏屡被报道[55-57]。缺乏易引起感染并发症、创面愈合延迟和儿童生长迟缓[58]，因而应恰当地予以补充，但是目前尚无相关的循证医学指导意见。在两项连续随机双盲试验中，微量元素水平的提高和抗氧化防御的增强使危重病人与严重烧伤病人医院获得性肺炎的发生率下降[59]。但在补充时也应注意防范微量营养素的毒副作用。

表 76-4 成人烧伤病人热量计算公式

公式名称	年龄 / 性别	计算公式
Harris-Benedict[84]	男	BEE（kcal/d）= 66.5+（13.75 × W）+（5.03 × H）−（6.76 × A）
	女	BEE（kcal/d）= 655 +（9.56 × W）+（1.85 × H）−（4.68 × A）
说明：计算热量需求时，用 BEE × 应激系数 1.2~2.0（多数烧伤 1.2~1.5 即可）		
Curreri[44]	年龄：16–59 岁	热量（kcal/ 日）=（25 × W）+（40 × %BSAB）
	年龄：>60 岁	热量 =（20 × W）+（65 × %BSAB）
说明：限用于烧伤，可能会过高估计热量需求，适用于最多 50%BSAB		

A. 年龄（岁）；BEE. 基础能量消耗；%BSAB. 烧伤面积占全身体表面积百分比；H. 身高（cm）；W. 体重（kg）

表 76-5 小儿烧伤病人热量计算公式

公式名称	性别 / 年龄	计算公式（日需要量，kcal）
WHO[85]	男性	
	0–3 岁	（60.9 × 体重）−54
	3–10 岁	（22.7 × 体重）+495
	10–18 岁	（17.5 × 体重）+651
	女性	
	0–3 岁	（61.0 × 体重）−51
	3–10 岁	（22.5 × 体重）+499
	10–18 岁	（12.2 × 体重）+746
RDA[86]	0–6 月	108 × 体重
	6 月至 1 岁	98 × 体重
	1–3 岁	102 × 体重
	4–10 岁	90 × 体重
	11–14 岁	55 × 体重
Curreri 小儿[87]	<1 岁	RDA+（15 × %BSAB）
	1–3 岁	RDA+（25 × %BSAB）
	4–15 岁	RDA+（40 × %BSAB）
Galveston 婴儿[88]	0–1 岁	2100 kcal/m² BSA+1000 kcal/m² BSAB
Galveston 修订[46]	1–11 岁	1800 kcal/m² BSA+1300 kcal/m² BSAB
Galveston 青春期[89]	12+	1500 kcal/m² BSA+1500 kcal/m² BSAB

BSA. 体表面积；BSAB. 体表烧伤面积；%BSAB. 烧伤面积占全身体表面积百分比；RDA. 推荐膳食供给量（美）；WHO. 世界卫生组织

激素调节和内分泌反应

烧伤后高代谢反应特别是蛋白分解代谢的纠正显示了烧伤治疗的前景，β - 肾上腺素能阻滞药、β - 肾上腺素能补充剂、蛋白合成激素、重组生长激素、胰岛素样生长因子（IGF）等治疗的作用正处于积极研究中。多项研究揭示了 β 受体阻滞药对烧伤病人的潜在疗效，一项单中心研究表明，使用降低心率 15%~20% 剂量的普萘洛尔减少了脂肪组织中游离脂肪酸的释放和肝脏三酰甘油的存储，逆转了肌肉蛋白分解代谢[60-62]。一项成人烧伤的回顾性研究报道，β 受体阻滞药使死亡率和创面感染率下降，创面愈合时间缩短[63]。β 受体阻滞药因此在严重烧伤病人抗分解代谢治疗中具有很大潜力。

蛋白质合成类药物如睾酮类似物氧雄龙，通过提高蛋白合成效率改善了肌肉蛋白分解状况[64]，减轻了体重丢失，加快了供皮区域创面愈合[65]。Wolf 和同事在一项前瞻性随机研究中发现，每 12 小时使用 10 mg 氧雄龙能够使住院时间缩短[66]。在另一项大型前瞻性双盲随机单中心研究中，每 12 小时给予 0.1 mg/kg 氧雄龙使急性期住院时间缩短、肉体得到维持、机体成分和肝脏蛋白合成得到改善[67]。

据报道每日皮下注射重组人生长激素可以加速供皮区域愈合、更早恢复正氮平衡[68~70]。烧伤后使用重组人生长因子 0.05 mg/kg 12 个月，能显著增加身高、体重、瘦肉体、骨矿物质含量，改善心功能，增加肌力[71]。这一结果与 Takala 等的研究[72]和其他发现生长激素治疗引起高血糖和胰岛素抵抗的研究[70, 73]结论相左，或许烧伤后绵长的分解代谢过程或给药剂量的不同能够解释该结果的差异。据报道 IGF-1 可以降低烧伤代谢率，加强全身蛋白合成，而不引起高血糖和胰岛素抵抗[74]。van den Berghe 等发现单独使用 IGF-1 对非烧伤危重病人无效[74a]。或许还是烧伤分解代谢的冗长过程才能解释这种差别。

血糖控制

烧伤后高代谢反应的一个突出表现是高血糖和胰岛素抵抗[75]，此现象源于肝糖原异生和胰岛素介导下葡萄糖向骨骼肌、心肌和脂肪组织转移受阻的共同作用[76~79]。烧伤病人出现高血糖和血中胰岛素水平升高需要认真对待，高血糖会阻碍创面愈合，使感染发生率上升、死亡风险加大[80~83]。一项小儿严重烧伤的随机对照研究揭示了使用胰岛素控制血糖的优越性[83a]（Epub 2010 Apr 15.）。血糖控制治疗中还须时刻警惕低血糖的发生，后者使并发症发生率和死亡率上升 4~9 倍。

总　结

烧伤使全身生理功能发生急剧改变，伴随严重并发症和较高的死亡率。早期正确和持之以恒的液体复苏有助于改善组织灌注、减缓器官衰竭，同样，早期创面切痂和局部抗生素使用可一定程度减少脓毒症的发生。伴有吸入损伤的病人需要特别的呼吸支持。肠内管饲有助控制应激性溃疡，维持肠黏膜完整性，为高代谢机体提供能量。β-肾上腺素能阻滞药被很多烧伤中心推荐用于抗分解代谢治疗。病人在烧伤中心集中治疗为团队协作开展液体复苏、营养支持、创面切痂、创面覆

盖等方面的临床研究提供了可能。对死亡影响因素、吸入损伤和肺部感染、疼痛和瘢痕控制等问题需要进行深入研究，通过积极复苏、营养支持、感染控制、手术治疗和早期功能康复等方面的不懈努力，烧伤病人有望获得心身双方面的更好疗效。

作者推荐

- 烧伤病人开始就要按照创伤施予救治，需要反复进行伤情评估。
- 严重烧伤病人的早期精确液体复苏对生存至关重要，但应避免过量输注，尤其在不满 4 岁的小儿。
- 早期发现支气管肺损伤十分关键，吸入损伤治疗包括呼吸支持、积极肺灌洗、支气管镜下去痂和雾化疗法。
- 通过鼻肠管喂饲足够营养有助于预防应激性溃疡、维护肠黏膜完整、提供与高代谢状态相适应的营养底物，烧伤病人营养配方中作为热量来源的脂肪比例应尽量降低。
- 高代谢反应的调节有利预后。
- 高血糖可使烧伤病人易于发生并发症，须控制在 7.2 mmol/L 的目标水平，低血糖增加烧伤后死亡风险，亦须避免。

（邓　群）

参考文献

1. Guidelines for the operation of burn centers. J Burn Care Res. 2007;28:134–141.
2. Nguyen TT, Gilpin DA, Meyer NA, Herndon DN. Current treatment of severely burned patients. Ann Surg. 1996;223:14–25.
3. Brigham PA, McLoughlin E. Burn incidence and medical care use in the United States: estimates, trends, and data sources. J Burn Care Rehabil. 1996;17:95–107.
4. Wolf SE. Critical care in the severely burned: organ support and management of complications. In: Herndon DN, ed. Total Burn Care. 3rd ed. London: Saunders; 2007.
5. American College of Surgeons Committee on Trauma. Resources of Optimal Care of the Injured Patient. Chicago: American College of Surgeons; 1993.
6. Pulmonary Artery Catheter Consensus Conference. Consensus Statement. Crit Care Med. 1997;25:910–925.
7. Della Rocca G, Costas MG. Intrathoracic blood volume: Clinical Applications. In: Jean-Louis V, ed. Yearbook of Intensive Care and

Emergency Medicine. Berlin: Springer; 2006:142–151.

8. Branski LK, Herndon DN, Byrd JF, et al. Transpulmonary thermodilution for hemodynamic measurements in severely burned children. Crit Care. 2011;15(2):R118. http://dx.doi.org/10.1186/cc10147. Epub 2011 Apr 21.

9. Kraft R, Herndon DN, Branski LK, Finnerty CC, Leonard KR, Jeschke MG. Optimized fluid management improves outcomes of pediatric burn patients. J Surg Res. May 1, 2013;181(1):121–128. http://dx.doi.org/10.1016/j.jss.2012.05.058. Epub 2012 Jun 6.

10. Ramzy PI, Barret JP, Herndon DN. Thermal injury. Crit Care Clin. 1999;15:333–352. ix.

11. Fodor L, Fodor A, Ramon Y, et al. Controversies in fluid resuscitation for burn management: literature review and our experience. Injury. 2006;37:374–379.

12. Carvajal HF. Fluid resuscitation of pediatric burn victims: a critical appraisal. Pediatr Nephrol. 1994;8:357–366.

13. Youn YK, LaLonde C, Demling R. The role of mediators in the response to thermal injury. World J Surg. 1992;16:30–36.

14. Warden GD. Burn shock resuscitation. World J Surg. 1992;16:16–23.

15. Wolf SE, Rose JK, Desai MH, et al. Mortality determinants in massive pediatric burns: an analysis of 103 children with > or = 80% TBSA burns (> or = 70% full-thickness). Ann Surg. 1997;225: 554–565. discussion 565–569.

16. Pham TN, Cancio LC, Gibran NS. American Burn Association practice guidelines burn shock resuscitation. J Burn Care Res. 2008;29:257–266.

17. Holm C. Resuscitation in shock associated with burns: tradition or evidence-based medicine. Resuscitation. 2000;44:157–164.

18. Baxter CR, Shires T. Physiological response to crystalloid resuscitation of severe burns. Ann N Y Acad Sci. 1968;150:874–894.

19. Schwartz SI. Supportive therapy in burn care: consensus summary on fluid resuscitation. J Trauma. 1979;19(suppl 11):876–877.

20. Fabri PJ. Monitoring of the burn patient. Clin Plast Surg. 1986;13:21–27.

21. Greenhalgh DG. Burn resuscitation: the results of the ISBI/ABA survey. Burns. March 2010;36(2):176–182. http://dx.doi.org/10.1016/j.burns.2009.09.004. Epub 2009 Dec 16.

22. Perel P, Roberts I. Colloids versus crystalloids for fluid resuscitation in critically ill patients. Cochrane Database Syst Rev. 2007;4:CD000567.

23. Alderson P, Bunn F, Lefebvre C, et al. Human albumin solution for resuscitation and volume expansion in critically ill patients. Cochrane Database Syst Rev. 2004;4:CD001208.

24. Vincent JL, Sakr Y, Reinhart K, et al. Is albumin administration in the acutely ill associated with increased mortality? Results of the SOAP study. Crit Care. 2005;9:R745R754.

25. Cartotto R, Callum J. A review of the use of human albumin in burn patients. J Burn Care Res. November–December 2012;33(6):702–717. http://dx.doi.org/10.1097/BCR.0b013e31825b1cf6. Review.

26. Pruitt Jr BA, Mason Jr AD, Moncrief JA. Hemodynamic changes in the early postburn patient: the influence of fluid administration and of a vasodilator (hydralazine). J Trauma. 1971;11:36–46.

27. Warden GD. Fluid resuscitation and early management. In: Herndon DN, ed. Total Burn Care. 3rd ed. New York: Saunders; 2007:107–118.

28. Finnerty CC, Herndon DN, Jeschke MG. Inhalation injury in severely burned children does not augment the systemic inflammatory response. Crit Care. 2007;11:R22.

29. Thompson PB, Herndon DN, Traber DL, Abston S. Effect on mortality of inhalation injury. J Trauma. 1986;26:163–165.

30. Sheridan RL. Burns. Crit Care Med. 2002;30(suppl 11):S500S514.

31. Endorf FW, Gamelli RL. Inhalation injury, pulmonary perturbations, and fluid resuscitation. J Burn Care Res. 2007;28:80–83.

32. Pruitt Jr BA. Infection and the burn patient. Br J Surg. 1990;77:1081–1082.

33. Greenhalgh DG, Saffle JR, Holmes JH, et al. American Burn Association consensus conference to define sepsis and infection in burns. J Burn Care Res. 2007;28:776–790.

34. Atiyeh BS, Dham R, Kadry M, et al. Benefit-cost analysis of moist exposed burn ointment. Burns. 2002;28:659–663.

35. Lofts JA. Cost analysis of a major burn. N Z Med J. 1991;104:488–490.

36. Munster AM, Smith-Meek M, Sharkey P. The effect of early surgical intervention on mortality and cost-effectiveness in burn care, 1978–91. Burns. 1994;20:61–64.

37. Chan BP, Kochevar IE, Redmond RW. Enhancement of porcine skin graft adherence using a light-activated process. J Surg Res. 2002;108:77–84.

38. Budny PG, Regan PJ, Roberts AH. The estimation of blood loss during burns surgery. Burns. 1993;19:134–137.

39. Housinger TA, Lang D, Warden GD. A prospective study of blood loss with excisional therapy in pediatric burn patients. J Trauma. 1993;34:262–263.

40. Herndon DN, Tompkins RG. Support of the metabolic response to burn injury. Lancet. 2004;363:1895–1902.

41. Abdullahi A, Jeschke MG. Nutrition and Anabolic Pharmacotherapies in the Care of Burn Patients. Nutr Clin Pract. May 14, 2014. pii:0884533614533129. [Epub ahead of print] Review.

42. Hart DW, Wolf SE, Chinkes DL, et al. Effects of early excision and aggressive enteral feeding on hypermetabolism, catabolism, and sepsis after severe burn. J Trauma. 2003;54:755–761. discussion 761–754.

43. Herndon DN, Barrow RE, Stein M, et al. Increased mortality with intravenous supplemental feeding in severely burned patients. J Burn Care Rehabil. 1989;10:309–313.

44. Curreri PW, Richmond D, Marvin J, Baxter CR. Dietary requirements of patients with major burns. J Am Diet Assoc. 1974;65: 415–417.

45. Allard JP, Pichard C, Hoshino E, et al. Validation of a new formula for calculating the energy requirements of burn patients. JPEN J Parenter Enteral Nutr. 1990;14:115–118.

46. Hildreth MA, Herndon DN, Desai MH, Broemeling LD. Current treatment reduces calories required to maintain weight in pediatric patients with burns. J Burn Care Rehabil. 1990;11:405–409.

47. Herndon DN, Curreri PW. Metabolic response to thermal injury and its nutritional support. Cutis. 1978;22:501–506. 514.

48. Demling RH, Seigne P. Metabolic management of patients with severe burns. World J Surg. 2000;24:673–680.

49. Garrel DR, Razi M, Lariviere F, et al. Improved clinical status and length of care with low-fat nutrition support in burn patients. JPEN J Parenter Enteral Nutr. 1995;19:482–491.

50. Mochizuki H, Trocki O, Dominioni L, et al. Optimal lipid content for enteral diets following thermal injury. JPEN J Parenter Enteral Nutr. 1984;8:638–646.

51. Barret JP, Jeschke MG, Herndon DN. Fatty infiltration of the liver in severely burned pediatric patients: autopsy findings and clinical implications. J Trauma. 2001;51:736–739.

52. Aarsland A, Chinkes D, Wolfe RR. Contributions of de novo synthesis of fatty acids to total VLDL-triglyceride secretion during prolonged hyperglycemia/hyperinsulinemia in normal

man. J Clin Invest. 1996;98:2008–2017.

53. Jeschke MG, Herndon DN. Burns in children: standard and new treatments. Lancet. March 29, 2014;383(9923):1168–1178. http://dx.doi.org/10.1016/S0140-6736(13)61093-4. Epub 2013 Sep 11. Review.

54. Herndon DN, Nguyen TT, Wolfe RR, et al. Lipolysis in burned patients is stimulated by the beta 2-receptor for catecholamines. Arch Surg. 1994;129:1301–1304. discussion 1304–1305.

55. Cuthbertson DP, Fell GS, Smith CM, Tilstone WJ. Metabolism after injury. I. Effects of severity, nutrition, and environmental temperature on protein potassium, zinc, and creatine. Br J Surg. 1972;59:926–931.

56. Shakespeare PG. Studies on the serum levels of iron, copper and zinc and the urinary excretion of zinc after burn injury. Burns Incl Therm Inj. 1982;8:358–364.

57. Berger MM, Cavadini C, Bart A, et al. Cutaneous copper and zinc losses in burns. Burns. 1992;18:373–380.

58. Berger MM, Raffoul W, Shenkin A. Practical guidelines for nutritional management of burn injury and recovery: a guideline based on expert opinion but not including RCTs. Burns. 2008;34:141–143.

59. Berger MM, Eggimann P, Heyland DK, et al. Reduction of nosocomial pneumonia after major burns by trace element supplementation: aggregation of two randomised trials. Crit Care. 2006;10:R153.

60. Herndon DN, Hart DW, Wolf SE, et al. Reversal of catabolism by beta-blockade after severe burns. N Engl J Med. 2001;345:1223–1229.

61. Aarsland A, Chinkes D, Wolfe RR, et al. Beta-blockade lowers peripheral lipolysis in burn patients receiving growth hormone. Rate of hepatic very low density lipoprotein triglyceride secretion remains unchanged. Ann Surg. 1996;223:777–787. discussion 787–789.

62. Morio B, Irtun O, Herndon DN, Wolfe RR. Propranolol decreases splanchnic triacylglycerol storage in burn patients receiving a high-carbohydrate diet. Ann Surg. 2002;236:218–225.

63. Arbabi S, Ahrns KS, Wahl WL, et al. Beta-blocker use is associated with improved outcomes in adult burn patients. J Trauma. 2004;56:265–269. discussion 269–271.

64. Hart DW, Wolf SE, Ramzy PI, et al. Anabolic effects of oxandrolone after severe burn. Ann Surg. 2001;233:556–564.

65. Demling RH, Orgill DP. The anticatabolic and wound healing effects of the testosterone analog oxandrolone after severe burn injury. J Crit Care. 2000;15:12–17.

66. Wolf SE, Edelman LS, Kemalyan N, et al. Effects of oxandrolone on outcome measures in the severely burned: a multicenter prospective randomized double-blind trial. J Burn Care Res. 2006;27:131–139. discussion 140–141.

67. Jeschke MG, Finnerty CC, Suman OE, et al. The effect of oxandrolone on the endocrinologic, inflammatory, and hypermetabolic responses during the acute phase postburn. Ann Surg. 2007;246:351–360. discussion 360–362.

68. Gilpin DA, Barrow RE, Rutan RL, et al. Recombinant human growth hormone accelerates wound healing in children with large cutaneous burns. Ann Surg. 1994;220:19–24.

69. Meyer NA, Muller MJ, Herndon DN. Nutrient support of the healing wound. New Horiz. 1994;2:202–214.

70. Demling RH. Comparison of the anabolic effects and complications of human growth hormone and the testosterone analog, oxandrolone, after severe burn injury. Burns. 1999;25:215–221.

71. Przkora R, Herndon DN, Suman OE, et al. Beneficial effects of extended growth hormone treatment after hospital discharge in pediatric burn patients. Ann Surg. 2006;243:796–801. discussion 801–803.

72. Takala J, Ruokonen E, Webster NR, et al. Increased mortality associated with growth hormone treatment in critically ill adults. N Engl J Med. 1999;341:785–792.

73. Gore DC, Honeycutt D, Jahoor F, et al. Effect of exogenous growth hormone on glucose utilization in burn patients. J Surg Res. 1991;51:518–523.

74. Kupfer SR, Underwood LE, Baxter RC, Clemmons DR. Enhancement of the anabolic effects of growth hormone and insulin-like growth factor I by use of both agents simultaneously. J Clin Invest. 1993;91:391–396.

74a. Mesotten D, Van den Berghe. Changes within the growth hormone/insulin-like growth factor I/IGF binding protein axis during critical illness. Endrocrinol Metab Clin North Am. 2006;35:793–805.

75. Jeschke MG. Clinical review: Glucose control in severely burned patients - current best practice. Crit Care. July 25, 2013;17(4):232. http://dx.doi.org/10.1186/cc12678.

76. Jahoor F, Herndon DN, Wolfe RR. Role of insulin and glucagon in the response of glucose and alanine kinetics in burn-injured patients. J Clin Invest. 1986;78:807–814.

77. Gearhart MM, Parbhoo SK. Hyperglycemia in the critically ill patient. AACN Clin Issues. 2006;17:50–55.

78. Xin-Long C, Zhao-Fan X, Dao-Feng B, et al. Insulin resistance following thermal injury: An animal study. Burns. 2007;33:480–483.

79. Zauner A, Nimmerrichter P, Anderwald C, et al. Severity of insulin resistance in critically ill medical patients. Metabolism. 2007;56:1–5.

80. Guvener M, Pasaoglu I, Demircin M, Oc M. Perioperative hyperglycemia is a strong correlate of postoperative infection in type II diabetic patients after coronary artery bypass grafting. Endocr J. 2002;49:531–537.

81. McCowen KC, Malhotra A, Bistrian BR. Stress-induced hyperglycemia. Crit Care Clin. 2001;17:107–124.

82. Christiansen C, Toft P, Jorgensen HS, et al. Hyperglycaemia and mortality in critically ill patients: a prospective study. Intensive Care Med. 2004;30:1685–1688.

83. Jeschke MG, Pinto R, Kraft R, Finnerty CC, Kraft R. Hypoglycemia is associated with increased postburn morbidity and mortality in pediatric patients. Crit Care Med. May 2014;42(5): 1221–1231.

83a. Jeschke MG, Kulp GA, Kraft R, Finnerty CC, Mlcak R, Lee JO, Herndon DN. Intensive insulin therapy in severely burned pediatric patients: a prospective randomized trial. Am J Respir Crit Care Med. 2010;182:351–359.

84. Harris JA, Benedict FG. A biometric study of human basal metabolism. Proc Natl Acad Sci USA. 1918;4:370–373.

85. Kleinman RE, Barness LA, Finberg L. History of pediatric nutrition and fluid therapy. Pediatr Res. 2003;54:762–772.

86. Food and Nutrition Board, Institute of Medicine. Dietary Reference Intakes. Washington, DC: National Academy Press; 2002.

87. Day T, Dean P, Adams M, et al. Nutritional requirements of the burned child: The Curreri Junior formula. Proc Am Burn Assoc. 1986;18(86).

88. Hildreth MA, Herndon DN, Desai MH, Broemeling LD. Caloric requirements of patients with burns under one year of age. J Burn Care Rehabil. 1993;14:108–112.

89. Hildreth M, Herndon D, Desai M, et al. Caloric needs of adolescent patients with burns. J Burn Care Rehabil. 1989;10:523–526.

77 什么是创伤患者液体管理、输血治疗和复苏终点的最优方案

Samuel A. Tisherman

活动性出血是创伤患者的主要死亡原因之一，快速液体复苏并积极努力止血是挽救生命的关键。关于液体复苏依然存在许多问题，包括液体的选择、血液制品的输注指征和止血前后液体复苏的目标。

创伤的现代液体复苏始于20世纪60年代Shires和同事们的工作。创伤出血期间，因为腔室压力的变化液体从组织间隙转移到血管内；同理，液体最初从细胞内转移到组织间隙。严重失血性休克（hemorrhagic shock, HS）期间出现细胞缺血，膜的离子泵功能发生障碍致使液体回流细胞内，导致细胞肿胀，结果组织间液进一步丢失。Shires假设晶体液复苏补充血管和组织间隙容量是有益的[1]，他的动物研究证实将流出的血再回输时加入晶体［乳酸林格（LR）液］能提高生存率。越南战争期间，晶体液复苏很快被应用在战场上对伤员进行复苏；尽管这种方法在之前的战争中减少了肾衰竭的出现，但它导致一个新的问题："DaNang肺"或"休克肺"，即急性呼吸窘迫综合征（ARDS）或超容量负荷导致的单纯静水压性肺水肿。输LR液迅速成为高级创伤生命支持（ATLS）课程和院前或急诊科（ED）普通伤员复苏的一项规范；最近的研究表明LR液具有潜在的免疫学效应，这引发了对此种做法的疑问和极大的兴趣去寻找更好的血浆替代品。

替代丢失红细胞的输血治疗已变成HS复苏的另一支柱。尽管最初是使用全血，血库发现将血液分成浓缩红细胞（PRBCs）、新鲜冷冻血浆（FFP）和血小板是更有效和经济的；最近的研究表明：使用成分血液快速复苏大体上重新构建全血可能是有益的。然而，输血有许多潜在的副作用；一旦实现止血，对这些副作用更清晰的识别促发对积极输血协议的重新审视。

液体复苏的终点问题，类似于液体成分本身，近年来被再次聚焦。尽管创伤者存在持续出血（未控制的HS），血压正常化可能增加出血的风险和预后的恶化，限制性液体复苏或低血压对患者可能是适当的；一旦实现止血，确定复苏的适当性是至关重要的，因为许多"失血性休克代偿期"患者仍处于复苏不足状态，用标准的参数诸如血压、心率和尿量进行评估是不够的，必须有进一步的测试来辅助识别这种情形并确保恢复内环境稳态。

失血性休克的病理生理学

HS的特点是急性失血导致组织氧输送降低。尽管血压和脉搏是典型的用于确定休克严重程度的临床参数，但缺乏敏感性，一般来说，患者至少丢失30%~40%的血容量才会出现低血压。个体对出血的反应可能会受年龄、合并症、药物、毒品和酒精摄入等因素影响，临床经验不足的医生最常犯的一个错误就是当病人血压正常时认为不存在休克；所以识别和逆转"代偿性休克"是取得最佳预后的关键。

6%~9% 的创伤患者入院时处于休克状态，其中三分之一存在活动性出血，缺乏液体复苏反应性就是明证。这些患者总是需要手术干预和使用包括血液制品在内的液体积极复苏，否则他们会在几分钟至几小时内死亡。另外三分之一的患者被归类为暂时性反应者，它们最初是存在低血压的，并且随着液体复苏而改善，却会再次恶化。他们的活动性出血较第一组少，但这种短暂反应可以诱使临床医生麻痹大意。如果没有持续复苏、必要时的手术干预和时刻警惕，他们也有高的风险死亡或进展为多脏器功能障碍。最后三分之一的患者对液体复苏有适当的反应性并自发地实现止血，但这些患者仍处在低灌注和器官功能障碍的风险中。对所有创伤患者而言，低灌注的早期识别、快速恢复内环境稳态和持续复苏到恰当终点可以减少早期心血管系统崩溃、器官系统功能障碍的发生和死亡的风险。

创伤后炎症反应可增加器官功能障碍和创伤后期死亡的风险。虽然实验室研究表明干预治疗可以减轻这些有害的瀑布级联效应，但这些药物没有一个被临床使用。尽管如此，最近的研究表明晚期死于多脏器功能不全和脓毒症的患者是罕见的[2]。

基于系统评价可用的资料呈现

液体的选择　虽然 HS 创伤复苏中晶体的使用已经成为标准，但似乎这些解决方案并不像最初那样被认为是无害的，实验室研究表明晶体可能加重细胞损伤。LR 溶液可引起人血液[3]和猪 HS[4]期间的嗜中性粒细胞上的氧化爆发和黏附分子表达的增加，还没有临床研究对不同的晶体液进行比较。

修正 LR 的解决方案［如左旋乳酸或丙酮酸或酮体（β–hydroxybutyrate）外消旋乳酸］可以降低中性粒细胞的激活和凋亡[5, 6]。相比之下，高渗盐溶液（HTS）和新鲜全血不会引起中性粒细胞激活[7]，HTS 可以减弱创伤后免疫介导的细胞损伤[8]。

几项小型临床试验表明创伤患者使用高渗盐溶液复苏存在一些益处（**表 77-1**）。这些研究探索 HTS 的单独或与胶体联合使用［例如，高渗盐–右旋糖酐溶液（HSD）］延长血管内容量扩张效应。多个研究[9-18]证明 HTS 或 HSD 增加血压和扩容优于晶体但不能改善患者生存率。Mattox 等[12]和 Wade 等[16]发现，HSD 改善了需要手术的创伤患者的生存，推测受伤患者属于更严重的亚组。同样，Bulger 等发现 HSD 与 LR 溶液相比，仅在需要超过 10 个单位 PRBC 的患者中改善非 ARDS 患者的存活率[19]。

关于高渗液体，Wade 等[20]研究了 14 个 HTS 或 HSD 的试验，发现两者在统计学上都没有显著的生存获益，但是 HSD 似乎更有前景。鉴于 HTS 的潜在生理学益处和小容量复苏对军队来说具有战术优势，复苏结局联盟（ROC）开展了一项院前多中心的前瞻性双盲随机对照试验，比较生理盐水、HTS 和 HSD 作为低血压创伤患者的第一位复苏液，28 天的存活率在各组之间没有显著差异[21]。

最近的 Cochrane 评价表明输注白蛋白对于血容量不足、烧伤或低白蛋白血症的患者没有任何益处[22]。越来越多的证据表明，淀粉溶液不能提高综合性 ICU 患者的生存率并可能增加肾脏替代治疗的需求[23]甚至死亡[24]。上述液体目前在创伤复苏中是无效的。

到目前为止讨论的血浆代用品并不能携带氧气，自 20 世纪 30 年代以来，基于利用红细胞的血红蛋白（Hb）为氧载体来实现氧气输送引发了研究热潮。非结合的 Hb 有严重的肾和组织毒性，研究人员已经开发出通过减少肾毒性、增加血浆半衰期等各种技术来稳定 Hb 分子结构的产品，其中一些可能会导致血管过度收缩或氧化损伤：琥珀酰水杨酸交联血红蛋白（HemAssist，百特医疗，伊利诺伊州圆心湖）是第一个在创伤患者中进行随机临床试验的产品。不幸的是，因为暴露于该产品的受试者的早期死亡率增加，导致试验必须终止[25]。最近在对需要手术的创伤患者

表 77-1　临床试验概括

研究年份	受试者数量（干预/不干预）	研究类型	干预	对照	结果
高渗盐溶液在失血性休克中的应用					
2011[21]	376 NS 256 HTS 220 HSD	双盲	高渗盐溶液/高渗盐溶液-右旋糖酐	生理盐水	28天死亡率无差异
2007[8]	36/26	双盲	高渗盐溶液-右旋糖酐	乳酸林格液	抑制CD11b IL-10增加趋势
2007[19]	110/99	双盲	高渗盐溶液-右旋糖酐	乳酸林格液	非ARDS患者生存率无差异 提高输注超过10单位浓缩红细胞（PRBCs）非ARDS患者生存率
2006[89]	13/14	双盲	高渗盐溶液-右旋糖酐	生理盐水	促进炎症反应更趋于平衡
2003[16]	120/110	双盲	高渗盐溶液-右旋糖酐	生理盐水	生存率83% vs. 76%整体（生理盐水），85% vs. 67%需外科手术患者（$P=0.01$）
1993[14]	85 HTS 89 HS 84 NS	双盲	高渗盐溶液-右旋糖酐	乳酸林格液	用创伤和损伤严重度评分比较高渗盐溶液提高生存率
1992[18]	35/35/35	双盲	高渗盐溶液-右旋糖酐	生理盐水	生存率无差异；更优的血压和容量扩张；更少液体需求
1991[9]	83/83	双盲	高渗盐溶液-右旋糖酐	乳酸林格液	提高血压；生存率没变化
1991[12]	211/211	双盲	高渗盐溶液-右旋糖酐	晶体	除外需手术病人，生存率无差异；提高血压、更少并发症
1990[13]	32 HTS 23 HSD 51 LR	双盲	高渗盐溶液-右旋糖酐/高渗盐溶液	乳酸林格液	除轻度高氯血症酸中毒外无安全问题
1989[11]	48		高渗盐溶液-右旋糖酐	PlasmaLyte A	可行性研究
1989[17]	32	双盲	高渗盐溶液-右旋糖酐	晶体	生存率无差异
输血					
2007[60]	240/439	回顾性	去白浓缩红细胞	标准浓缩红细胞	住院时间和死亡率无差异
2006[59]	286	随机	去白浓缩红细胞	标准浓缩红细胞	感染、器官衰竭、死亡率无差异
2006[55]	93/117	前瞻性伊拉克自由行动自由	输血	无输血	高损伤严重度评分，心率、低红细胞比积，增加感染发生率，ICU入住率和住院时间
2005[57]	102	前瞻性、观察性			输注红细胞数量是发生ARDS和高住院死亡率的独立相关因素
2004[39]	954/8585	前瞻性	输血	无输血	年长、高损伤严重度评分、低格拉斯哥评分，明显全身性炎症反应综合征，高死亡率
2004[38]	100/103损伤病人	前瞻性	血红蛋白70~90 g/L	血红蛋白100~120 g/dL	无差异
2003[41]	15，534	前瞻性	输血	无输血	增加死亡率（危险比=2.8），ICU入住率和住院时间
2002[43]	61	前瞻性	输血		陈旧性血液增加感染风险

（续　表）

研究年份	受试者数量（干预/不干预）	研究类型	干预	对照	结果
凝血因子替代品					
2011[46]	DCR	前瞻性和回顾性研究	容许性低血压，更少的晶体液	标准治疗，历史对照	DCR 结果是更少的晶体液，更多的 FFP，生存率增加（OR=0.4，CI 0.18~0.9）
2011[45]	108/82	前瞻性和回顾性研究	容许性低血压，更少的晶体液	标准治疗，历史对照	DCR 与生存率升高相关（OR=2.5，CI 1.1~5.6）
2010[33]	214 名患者接受大量输血	前瞻性和回顾性研究	大量输血方案	标准治疗，历史对照	影响生存的因素有 FFP/PRBC，血小板/PRBC，ISS，年龄和 PRBC 总量
2009[47]	422 名患者接受大量输血	前瞻性和回顾性研究	优先 FFP 和血小板	标准治疗，历史对照	长期死亡率从 31% 降至 20%。应用血栓弹力图进行滴定
2009[36]	37/40	前瞻性和回顾性研究	1:1.5 FFP/PRBC，更快应用血制品	标准治疗，历史对照	比例没差异，但应用更快与死亡率增加相关
顽固出血性限制性液体复苏					
2011[69]	44/46	前瞻，随机，术中	MAP>50 mmHg	MAP>65 mmHg	低 MAP 组需更少的血制品，更少凝血病和降低早期死亡率
2002[55]	55/55	随机	SBP>70 mmHg	SBP>100 mmHg	生存率 93% 且两组间无差异
1996[56]	527	回顾性研究	快速输注系统应用	历史对照	死亡风险增加 4.8 倍
1994[54]	309/289	以日期随机	延迟复苏	立即复苏	增加生存率：70% vs. 42%。降低 LOS
1990[64]	6855	回顾性研究	院前输液	没有院前输液	死亡率无差异
创伤患者的复苏终点					
2002[62]	18/18	前瞻，非随机	$DO_2$500	$DO_2$600	更少液体和血液需求；相似预后
2000[61]	40/35	前瞻，随机	超常 DO_2	正常 DO_2	接受超常量水平的患者生存率增加，但两组间死亡率、脏器衰竭或 LOS 无差异
1995[59]	50/75	随机	超常 DO_2	正常 DO_2	增加生存率（18% vs. 37%）和脏器系统衰竭
1992[60]	33/34	随机	超常 DO_2	正常 DO_2	降低死亡率，脏器衰竭，LOS，呼吸机天数
2006[60]	5995	回顾性研究			乳酸与死亡率不相关
2003[67]	98	回顾性研究		标准治疗	承认乳酸水平与 ISS 相关以及 12 小时乳酸水平与生存率相关
1998[66]	100	回顾性研究	高 BD	低 BD	增加 MOF 和死亡率，氧耗更低
1998[65]	674	观察性研究			BD 在非生存患者中更高。pH 无差异
1992[63]	3791	回顾性研究			利用 logistic 分析发现 BD，年龄，受伤机制和头受伤与死亡率有关
1988[64]	209	观察性研究			高 BD 与低血压和更多的液体复苏相关

ARDS. 急性呼吸窘迫综合征；BD. 碱缺失；CI. 可信区间；DCR. 损伤控制性复苏；DO_2. 氧输送；FFP. 新鲜冰冻血浆；HSD. 高渗盐溶液 - 右旋糖酐；HTS. 高渗盐溶液；ICU. 重症监护病房；IL. 白介素；MAP. 平均动脉压；MOF. 多器官衰竭；OR. 优势比；P. 安慰剂对照；PRBC. 浓缩红细胞；SBP. 收缩压

中进行了比较源自人类血液的多聚体血红蛋白（PolyHeme，诺思菲尔德实验室，伊利诺伊州埃文斯顿）与PRBCs的小样本随机试验研究。多聚体血红蛋白似乎更安全，减少了输血的必要性[26]；关键是多聚体血红蛋白随机试验比较院前的LR方案和住院早期的输血方案显示减少了同种异体输血的需求，但没有降低死亡率[27]。由于其他公司没能在创伤患者进行产品研究，因此目前还没有基于血红蛋白的氧载体可用。

输血　在创伤患者的初始复苏中，高级创伤生命支持课程建议输注1~2 L晶体液后仍没有明确的血流动力学反应再输浓缩红细胞[28]，目标是紧急恢复血压和氧输送能力。

HS创伤患者大量输血导致凝血病，创伤性凝血病的发生机制是复杂的[29]，传统的凝血病的治疗是反应性的（即一旦病人有凝血功能障碍就给新鲜冰冻血浆、冷沉淀物、血小板、钙）。军用及民事数据资料表明更积极的方法可能是有益的[30-39]，在军事领域因新鲜全血可即时获取，故可能是理想的[40]，但全血不可以从民用血库获得。因此，"止血复苏"或"损伤控制复苏"中给予新鲜冰冻血浆、血小板、PRBCs，按1∶1∶1的比率给药方案也是不断发展优化的。因为更高的新鲜冰冻血浆和血小板早期输注率可能与生存率的提高相关，除了血制品成分的比例外输液速度可能扮演另一个角色[41, 42]。尚不清楚"血浆赤字"（浓缩红细胞∶新鲜冰冻血浆）的绝对比例或补充是否最重要[42]，并非所有研究都表明早期FFP的施用有积极的作用[43]，这些回顾性研究因为存在潜在的偏倚而备受病诟[44]。还有几项关于特定大规模输血方案的研究表明，与历史对照相比，这些方案证实了其有益之处[33, 45~47]。旨在比较1∶1∶1复苏与1∶1∶2的实用性，针对最佳血小板和血浆比例的随机研究结论可能会使这个问题得到更清楚的解答。

对于要积极应用的止血复苏策略，重要的是要选择需要大量输血的高风险患者。例如，在急诊科中使用容易获得临床参数的ABC评分（穿透伤机制、收缩压≤90 mmHg、心率≥120次/分或创伤后积极关注超声评估）对于预测需要大量输血的患者可能是非常有用的，其受试者工作特征曲线下面积达0.84[48]。

氨甲环酸（TxA）是纤维蛋白溶解抑制药，可减少各种择期手术的输血需求量。大出血中抗纤维蛋白溶解的临床随机化-2（CRASH-2）试验，以双盲方式在40个国家274家医院的20 211名患者中比较TxA与安慰剂[49]，研究者发现TxA可在不增加血管堵塞事件风险同时明显地降低死亡率。

其他药物，包括活化因子Ⅶa[50]、纤维蛋白原浓缩物和凝血酶原复合物，逆转复杂的创伤性凝血病的确切疗效仍不清楚，或许通过随时可用的即时试验（Point-Of-Care Tests）例如血栓弹力图，滴定这些药物的使用可能证明其功效[51]。

在初始复苏和达到正常血容量后，输血的指征基本上依据血红蛋白水平；对于综合ICU患者，限制性输血的阈值（Hb<70 g/L）比更开放的阈值（<100 g/L）有相似或者更好的结局[52]；对于创伤患者的一项亚组分析发现：在预后方面两个阈值组无统计学差异，提示限制性的策略会更安全[53]。Dunne等[54, 55]，Malone等[56]和Silverboard等[57]发现创伤患者输血的量与创伤评分、器官损伤、住院时间（LOS）及死亡率有强关联[58]。尽管有些人假设输血的并发症与白细胞有关，但去白细胞的PRBCs疗效似乎乏益可陈[59, 60]。一项更严格的液体复苏策略结合肺保护性策略可能降低创伤后ARDS的风险[61]。

顽固失血性休克　大多数情况下，液体复苏的目标是恢复正常的血压，然而对于急性顽固性出血的患者，激进的复苏会导致出血增加和预后恶化，这在许多动物实验中被证实[62]。顽固性HS的最佳血压目标是根据受伤机制、复苏液体的种类和速度决定，这种限制性低血压复苏可以持续多长时间同样不清楚[63]。

Kaweski等回顾性分析发现：患者的院前输液与没有输液相比，对死亡率无影响[64]。HS

延迟复苏的第一个随机临床试验是 Bickell 等实施的[65]，并发低血压的躯干穿透伤患者在进行手术治疗前不接受液体复苏或接受标准的液体复苏，前者的生存率稍稍好于后者（70% vs. 62%）。

与之相反，Turner 等发现院前标准液体复苏和无液体复苏策略创伤患者的预后是没有差异的，组间的预后也无差异。

Dutton 等的试验是探索住院的钝器伤患者和穿透伤患者的低血压性复苏，尽管两组患者的生存率都高，但并未发现两组间的预后有任何差异[66]。相反，该团队发现严重创伤的伤员利用快速输液系统进行积极的液体复苏的死亡风险增加几乎五倍[67]。

最近 Duke 等回顾性分析"限制性"液体复苏联合损伤控制性复苏及损伤控制性手术方案的作用，发现限制性策略与生存率的改善相关[68]。Morrison 等证实在手术室创伤患者低血压复苏与凝血病及输血需求量的减少相关，且减少出血所致的死亡[69]。

最近 Wang 等的一项荟萃分析中回顾 4 篇随机临床试验和 7 篇观察性研究，比较限制性与开放性液体复苏策略在创伤患者中的作用[70]，随机试验和观察性研究都发现开放性策略治疗的患者死亡风险都增高。

顽固出血性创伤患者的最佳管理方案仍不清楚。在低血压创伤患者中，ROC 研究组已经完成了控制性（低血压）液体复苏策略与标准治疗对比的院前可行性试验[70a]；控制性策略似乎是安全的，并与早期更少的晶体液输入和早期死亡减少的迹象相关，特别是钝器伤患者。开展一项大型的临床随机试验是值得的。

复苏终点　一旦止血实现，低血压创伤患者液体复苏的首要目标是恢复正常血压、心率和尿量。然而对于很多患者，单纯的生命体征并不能发现"代偿性休克"及其导致的部分血管床灌注不足，为发现这种状态和监测进一步复苏，其他临床数据是必须的。

Shoemaker 及其团队证实创伤出血性休克的生存者相对于非生存者有更高的心输出量、氧输送和氧消耗[71, 72]。在小型随机试验中，他们证实尝试实现这些超常氧输送值可提高生存率[73, 74]，其他人无法复制这些结果[75]；减少试验方案中氧输送的目标能产生类似的结果，且输注更少的液体及血制品[76]。

组织灌注不足的全身证据（例如代偿性休克）可通过无氧代谢的确认而证实。乳酸水平、碱缺失或血清碳酸氢根与生存率相关[77-83]，通过积极的治疗使这些参数恢复正常可改善生存率[78, 79]。

近红外光谱和心率变异性分析作为无创技术以可连续的方式优化复苏[84, 85]。使用超声评估心脏功能、容量状态和预测容量反应性，在 ICU 和早期复苏的创伤患者中已更加规范[86, 87]；应用这些方法有利的确切证据是缺乏的。然而，应用超声去监测和滴定液体复苏将是目前应用于创伤患者初步评估的自然延伸。到目前为止，这些方法中没有任何一项被证实优于标准的临床参数（血压、心率、尿量）和酸碱参数（碱缺失、乳酸）。

数据的解读

液体的选择　用于创伤患者复苏的标准初始液体是晶体液，认识到应用 LR 进行复苏的潜在副作用及军事战略劣势。HTS 和 HSD 都没有明确的益处，两者都没有得到美国食品和药物管理局批准用于创伤复苏；根据目前的数据基础，淀粉溶液已从复苏规范中移除。伴随这种背景及止血性复苏的潜在益处，近年来很多创伤中心转而几乎专门应用血制品对严重的 HS 患者进行早期复苏。

输血　毫无疑问，对于 HS 患者进行输血可以挽救生命，但它们也确实存在害处。对于严重的休克患者，开始应用 PRBCs 越早越好，早期应用血浆及血小板与改善预后相关，这些血制品的具体比例仍需确定。然而，一旦获得止血和容量状态恢复，血制品的输注应越少越好，因为血制品的输注量是独立的死亡危险因素。

顽固出血性休克 尽管存在活动性出血的创伤患者，试图恢复正常的血流动力学可增加出血的风险及恶化预后，但应尽可能快的实现止血；同时应考虑限制性（低血压）液体复苏。最佳血压的具体水平和安全的持续时间仍需商酌。

复苏终点 东部创伤外科协会发布的临床实践指南推荐应用乳酸或碱缺失作为便捷测量和跟踪的参数指导复苏[88]，如果这些参数值不能迅速正常化，那么病人可能仍然处在复苏不足的状态或可能有活动性出血。HS 的最佳复苏终点参数应该是容易测量、可重复并能提供标准临床指标无法反映的优化信息；虽然一些有希望的新参数可作为复苏的终点，但这些领域需要更多的研究。

总 结

创伤出血性休克的最优复苏策略是液体复苏和止血协同作用，晶体液仍然是首选的血浆替代品，早期输注 PRBCs、FFP 和血小板可抢救生命，但限制其用量是极其必要的；存在活动性出血时，应限制液体复苏以免出血加重，但仍需维持脉搏压；出血停止后，液体复苏目标是积极减轻无氧代谢，其改善程度可通过乳酸或碱缺失证实。

作者推荐

- HS 导致组织缺血及随后的再灌注损伤和全身炎症反应，可导致多器官功能损伤和死亡。
- 晶体液仍然是轻度 HS 患者复苏的首选液体；血制品应早期应用于严重休克的患者。
- 在活动性出血患者中限制液体复苏以避免加重出血；一旦实现止血，应积极液体复苏改善组织缺血。
- 止血后应限制输血维持 Hb 大于 70 g/L；应输注 FFP 和血小板纠正创伤性凝血病。

（周立新 邵劲松）

参考文献

1. McClelland RN, Shires GT, Baxter CR, Coln CD, Carrico J. Balanced salt solution in the treatment of hemorrhagic shock. Studies in dogs. JAMA. March 13, 1967;199(11):830–834.
2. Tisherman SA, Schmicker RH, Brasel KJ, et al. detailed description of all deaths in both the shock and traumatic brain injury hypertonic saline trials of the resuscitation outcomes consortium. Ann Surg. 2015;261(3):586–590.
3. Stanton K, Alam HB, Rhee P, Llorente O, Kirkpatrick J, Koustova E. Human polymorphonuclear cell death after exposure to resuscitation fluids in vitro: apoptosis versus necrosis. J Trauma. June 2003;54(6):1065–1074.
4. Alam HB, Stanton K, Koustova E, Burris D, Rich N, Rhee P. Effect of different resuscitation strategies on neutrophil activation in a swine model of hemorrhagic shock. Resuscitation. January 2004;60(1):91–99.
5. Koustova E, Rhee P, Hancock T, et al. Ketone and pyruvate Ringer's solutions decrease pulmonary apoptosis in a rat model of severe hemorrhagic shock and resuscitation. Surgery. August 2003;134(2):267–274.
6. Koustova E, Stanton K, Gushchin V, Alam HB, Stegalkina S, Rhee PM. Effects of lactated Ringer's solutions on human leukocytes. J Trauma. May 2002;52(5):872–878.
7. Ayuste EC, Chen H, Koustova E, et al. Hepatic and pulmonary apoptosis after hemorrhagic shock in swine can be reduced through modifications of conventional Ringer's solution. J Trauma. January 2006;60(1):52–63.
8. Bulger EM, Cuschieri J, Warner K, Maier RV. Hypertonic resuscitation modulates the inflammatory response in patients with traumatic hemorrhagic shock. Ann Surg. April 2007;245(4):635–641.
9. Vassar MJ, Perry CA, Gannaway WL, Holcroft JW. 7.5% sodium chloride/dextran for resuscitation of trauma patients undergoing helicopter transport. Arch Surg. September 1991;126(9):1065–1072.
10. Holcroft JW, Vassar MJ, Turner JE, Derlet RW, Kramer GC. 3% NaCl and 7.5% NaCl/dextran 70 in the resuscitation of severely injured patients. Ann Surg. September 1987;206(3):279–288.
11. Maningas PA, Mattox KL, Pepe PE, Jones RL, Feliciano DV, Burch JM. Hypertonic saline-dextran solutions for the prehospital management of traumatic hypotension. Am J Surg. May 1989;157(5):528–533.
12. Mattox KL, Maningas PA, Moore EE, et al. Prehospital hypertonic saline/dextran infusion for post-traumatic hypotension. The U.S.A. Multicenter Trial. Ann Surg. May 1991;213(5):482–491.
13. Vassar MJ, Perry CA, Holcroft JW. Analysis of potential risks associated with 7.5% sodium chloride resuscitation of traumatic shock. [erratum appears in Arch Surg 1991 Jan;126(1):43] Arch Surg. October 1990;125(10):1309–1315.
14. Vassar MJ, Perry CA, Holcroft JW. Prehospital resuscitation of hypotensive trauma patients with 7.5% NaCl versus 7.5% NaCl with added dextran: a controlled trial. J Trauma. May 1993;34(5):622–632.
15. Mauritz W, Schimetta W, Oberreither S, Polz W. Are hypertonic hyperoncotic solutions safe for prehospital small-volume

resuscitation? Results of a prospective observational study. Euro J Emerg Med. December 2002;9(4):315–319.

16. Wade CE, Grady JJ, Kramer GC. Efficacy of hypertonic saline dextran fluid resuscitation for patients with hypotension from penetrating trauma. J Trauma. May 2003;54(suppl 5):S144–S148.

17. Holcroft JW, Vassar MJ, Perry CA, Gannaway WL, Kramer GC. Use of a 7.5% NaCl/6% Dextran 70 solution in the resuscitation of injured patients in the emergency room. Prog Clin Biol Res. 1989;299:331–338.

18. Younes RN, Aun F, Accioly CQ, Casale LP, Szajnbok I, Birolini D. Hypertonic solutions in the treatment of hypovolemic shock: a prospective, randomized study in patients admitted to the emergency room. Surgery. April 1992;111(4):380–385.

19. Bulger EM, Jurkovich GJ, Nathens AB, et al. Hypertonic resuscitation of hypovolemic shock after blunt trauma. Arch Surg. 2007;143(2):139–148.

20. Wade CE, Kramer GC, Grady JJ, Fabian TC, Younes RN. Efficacy of hypertonic 7.5% saline and 6% dextran-70 in treating trauma: a meta-analysis of controlled clinical studies. Surgery. September 1997;122(3):609–616.

21. Bulger EM, May S, Kerby JD, et al. Out-of-hospital hypertonic resuscitation after traumatic hypovolemic shock: a randomized, placebo controlled trial. Ann Surg. March 2011;253(3):431–441.

22. Albumin Reviewers. Human albumin solution for resuscitation and volume expansion in critically ill patients. Cochrane Database Syst Rev. 2011;10:CD001208.

23. Myburgh JA, Finfer S, Bellomo R, et al. Hydroxyethyl starch or saline for fluid resuscitation in intensive care. N Engl J Med. 2012;367(20):1901–1911.

24. Zarychanski R, Abou-Setta AM, Turgeon AF, et al. Association of hydroxyethyl starch administration with mortality and acute kidney injury in critically ill patients requiring volume resuscitation: a systematic review and meta-analysis. JAMA. 2013;309(7):678–688.

25. Sloan EP, Koenigsberg M, Gens D, et al. Diaspirin cross-linked hemoglobin (DCLHb) in the treatment of severe traumatic hemorrhagic shock: a randomized controlled efficacy trial. JAMA. November 17, 1999;282(19):1857–1864.

26. Gould SA, Moore EE, Hoyt DB, et al. The first randomized trial of human polymerized hemoglobin as a blood substitute in acute trauma and emergent surgery. [see comment] J Am Coll Surg. August 1998;187(2):113–120.

27. Moore EE, Moore FA, Fabian TC, et al. Human polymerized hemoglobin for the treatment of hemorrhagic shock when blood is unavailable: the USA multicenter trial. J Am Coll Surg. January 2009;208(1):1–13.

28. ATLS Student Manual. 9th ed. Chicago, IL: American College of Surgeons; 2012.

29. Hess JR, Brohi K, Dutton RP, et al. The coagulopathy of trauma: a review of mechanisms. J Trauma Acute Care Surg. 2008;65(4):748–754.

30. Borgman MA, Spinella PC, Perkins JG, et al. The ratio of blood products transfused affects mortality in patients receiving massive transfusions at a combat support hospital. J Trauma. October 2007;63(4):805–813.

31. Holcomb JB, Fox EE, Wade CE. The PRospective Observational Multicenter Major Trauma Transfusion (PROMMTT) study. J Trauma Acute Care Surg. July 2013;75(1 suppl 1):S1–S2.

32. Holcomb JB, Zarzabal LA, Michalek JE, et al. Increased platelet: RBC ratios are associated with improved survival after massive transfusion. J Trauma. August 2011;71(2 suppl 3):S318–S328.

33. Shaz BH, Dente CJ, Nicholas J, et al. Increased number of coagulation products in relationship to red blood cell products transfused improves mortality in trauma patients. Transfusion. February 2010; 50(2):493–500.

34. Zink KA, Sambasivan CN, Holcomb JB, Chisholm G, Schreiber MA. A high ratio of plasma and platelets to packed red blood cells in the first 6 hours of massive transfusion improves outcomes in a large multicenter study. Am J Surg. May 2009;197(5):565–570.

35. Teixeira PG, Inaba K, Shulman I, et al. Impact of plasma transfusion in massively transfused trauma patients. J Trauma. March 2009;66(3):693–697.

36. Riskin DJ, Tsai TC, Riskin L, et al. Massive transfusion protocols: the role of aggressive resuscitation versus product ratio in mortality reduction. J Am Coll Surg. August 2009;209(2):198–205.

37. Maegele M, Lefering R, Paffrath T, Tjardes T, Simanski C, Bouillon B. Red-blood-cell to plasma ratios transfused during massive transfusion are associated with mortality in severe multiple injury: a retrospective analysis from the Trauma Registry of the Deutsche Gesellschaft fur Unfallchirurgie. Vox Sanguinis. August 2008;95(2): 112–119.

38. Holcomb JB, Wade CE, Michalek JE, et al. Increased plasma and platelet to red blood cell ratios improves outcome in 466 massively transfused civilian trauma patients. Ann Surg. September 2008;248(3):447–458.

39. Inaba K, Lustenberger T, Rhee P, et al. The impact of platelet transfusion in massively transfused trauma patients. J Am Coll Surg. November 2010;211(5):573–579.

40. Kauvar DS, Holcomb JB, Norris GC, Hess JR. Fresh whole blood transfusion: a controversial military practice. J Trauma. July 2006;61(1):181–184.

41. Simms ER, Hennings DL, Hauch A, et al. Impact of infusion rates of fresh frozen plasma and platelets during the first 180 minutes of resuscitation. J Am Coll Surg. August 2014; 219(2):181–188.

42. de Biasi AR, Stansbury LG, Dutton RP, Stein DM, Scalea TM, Hess JR. Blood product use in trauma resuscitation: plasma deficit versus plasma ratio as predictors of mortality in trauma (CME). Transfusion. September 2011;51(9):1925–1932.

43. Scalea TM, Bochicchio KM, Lumpkins K, et al. Early aggressive use of fresh frozen plasma does not improve outcome in critically injured trauma patients. Ann Surg. October 2008;248(4): 578–584.

44. Rajasekhar A, Gowing R, Zarychanski R, et al. Survival of trauma patients after massive red blood cell transfusion using a high or low red blood cell to plasma transfusion ratio. Crit Care Med. June 2011;39(6):1507–1513.

45. Cotton BA, Reddy N, Hatch QM, et al. Damage control resuscitation is associated with a reduction in resuscitation volumes and improvement in survival in 390 damage control laparotomy patients. Ann Surg. October 2011;254(4):598–605.

46. Duchesne JC, Barbeau JM, Islam TM, Wahl G, Greiffenstein P, McSwain Jr NE. Damage control resuscitation: from

emergency department to the operating room. Am Surg. February 2011;77(2):201–206.

47. Johansson PI, Stensballe J. Effect of haemostatic control resuscitation on mortality in massively bleeding patients: a before and after study. Vox Sanguinis. February 2009;96(2):111–118.

48. Nunez TC, Voskresensky IV, Dossett LA, Shinall R, Dutton WD, Cotton BA. Early prediction of massive transfusion in trauma: simple as ABC (Assessment of Blood Consumption)? J Trauma Acute Care Surg. 2009;66(2):346–352.

49. CRASH-2 collaborators, Shakur H, Roberts I, et al. Effects of tranexamic acid on death, vascular occlusive events, and blood transfusion in trauma patients with significant haemorrhage (CRASH-2): a randomised, placebo-controlled trial. Lancet. July 3, 2010;376(9734):23–32.

50. Hauser CJ, Boffard K, Dutton R, et al. Results of the CONTROL trial: efficacy and safety of recombinant activated Factor VII in the management of refractory traumatic hemorrhage. J Trauma. September 2010;69(3):489–500.

51. Schochl H, Nienaber U, Hofer G, et al. Goal-directed coagulation management of major trauma patients using thromboelastometry (ROTEM)-guided administration of fibrinogen concentrate and prothrombin complex concentrate. Crit Care. 2010;14(2):R55.

52. Hebert PC, Wells G, Blajchman MA, et al. A multicenter, randomized, controlled clinical trial of transfusion requirements in critical care. N Engl J Med. February 11, 1999;340(6):409–417.

53. McIntyre L, Hebert PC, Wells G, et al. Is a restrictive transfusion strategy safe for resuscitated and critically ill trauma patients? J Trauma. September 2004;57(3):563–568.

54. Dunne JR, Malone DL, Tracy JK, Napolitano LM. Allogenic blood transfusion in the first 24 hours after trauma is associated with increased systemic inflammatory response syndrome (SIRS) and death. Surg Infect. 2004;5(4):395–404.

55. Dunne JR, Riddle MS, Danko J, Hayden R, Petersen K. Blood transfusion is associated with infection and increased resource utilization in combat casualties. Am Surg. July 2006;72(7):619–625.

56. Malone DL, Dunne J, Tracy JK, Putnam AT, Scalea TM, Napolitano LM. Blood transfusion, independent of shock severity, is associated with worse outcome in trauma. J Trauma. May 2003;54(5):898–905.

57. Silverboard H, Aisiku I, Martin GS, Adams M, Rozycki G, Moss M. The role of acute blood transfusion in the development of acute respiratory distress syndrome in patients with severe trauma. J Trauma. September 2005;59(3):717–723.

58. Offner PJ, Moore EE, Biffl WL, Johnson JL, Silliman CC. Increased rate of infection associated with transfusion of old blood after severe injury. Arch Surg. June 2002;137(6):711–716.

59. Nathens AB, Nester TA, Rubenfeld GD, Nirula R, Gernsheimer TB. The effects of leukoreduced blood transfusion on infection risk following injury: a randomized controlled trial. Shock. October 2006;26(4):342–347.

60. Phelan HA, Sperry JL, Friese RS. Leukoreduction before red blood cell transfusion has no impact on mortality in trauma patients. J Surg Res. March 2007;138(1):32–36.

61. Plurad D, Martin M, Green D, et al. The decreasing incidence of late posttraumatic acute respiratory distress syndrome: the potential role of lung protective ventilation and conservative transfusion practice. J Trauma. July 2007;63(1):1–7.

62. Mapstone J, Roberts I, Evans P. Fluid resuscitation strategies: a systematic review of animal trials. J Trauma Acute Care Surg. 2003;55(3):571–589.

63. Wu X, Stezoski J, Safar P, Tisherman SA. During prolonged (6 H) uncontrolled hemorrhagic shock (UHS) with hypotensive fluid resuscitation, mean arterial pressure (MAP) must be maintained above 60-70 mmHg in rats. Crit Care Med. 2002;30(suppl):A40.

64. Kaweski SM, Sise MJ, Virgilio RW. The effect of prehospital fluids on survival in trauma patients. [see comment] J Trauma. October 1990;30(10):1215–1218.

65. Bickell WH, Wall Jr MJ, Pepe PE, et al. Immediate versus delayed fluid resuscitation for hypotensive patients with penetrating torso injuries. [see comment] N Engl J Med. October 27, 1994;331(17): 1105–1109.

66. Dutton RP, Mackenzie CF, Scalea TM. Hypotensive resuscitation during active hemorrhage: impact on in-hospital mortality. [see comment] J Trauma. June 2002;52(6):1141–1146.

67. Hambly PR, Dutton RP. Excess mortality associated with the use of a rapid infusion system at a level 1 trauma center. [see comment] Resuscitation. April 1996;31(2):127–133.

68. Duke MD, Guidry C, Guice J, et al. Restrictive fluid resuscitation in combination with damage control resuscitation: time for adaptation. J Trauma Acute Care Surg. September 2012;73(3):674–678.

69. Morrison CA, Carrick MM, Norman MA, et al. Hypotensive resuscitation strategy reduces transfusion requirements and severe postoperative coagulopathy in trauma patients with hemorrhagic shock: preliminary results of a randomized controlled trial. J Trauma. March 2011;70(3):652–663.

70. Wang CH, Hsieh WH, Chou HC, et al. Liberal versus restricted fluid resuscitation strategies in trauma patients: a systematic review and meta-analysis of randomized controlled trials and observational studies. Crit Care Med. April 2014;42(4):954–961.

70a. Schreiber MA, Meier EN, et al. ROC investigators. A controlled resuscitation strategy is feasible and safe in hypotensive trauma patients: results of a prospective randomized pilot trial. J Trauma Acute Care Surg. 2015;78(4):687–695.

71. Shoemaker WC, Montgomery ES, Kaplan E, Elwyn DH. Physiologic patterns in surviving and nonsurviving shock patients. Use of sequential cardiorespiratory variables in defining criteria for therapeutic goals and early warning of death. Arch Surg. May 1973;106(5):630–636.

72. Bishop MH, Shoemaker WC, Appel PL, et al. Relationship between supranormal circulatory values, time delays, and outcome in severely traumatized patients. Crit Care Med. January 1993;21(1): 56–63.

73. Bishop MH, Shoemaker WC, Appel PL, et al. Prospective, randomized trial of survivor values of cardiac index, oxygen delivery, and oxygen consumption as resuscitation endpoints in severe trauma. J Trauma. May 1995;38(5):780–787.

74. Fleming A, Bishop M, Shoemaker W, et al. Prospective trial of supranormal values as goals of resuscitation in severe trauma. Arch Surg. October 1992;127(10):1175–1179.

75. Velmahos GC, Demetriades D, Shoemaker WC, et al. Endpoints of resuscitation of critically injured patients: normal or

supranormal? A prospective randomized trial. Ann Surg. September 2000;232(3):409–418.

76. McKinley BA, Kozar RA, Cocanour CS, et al. Normal versus supranormal oxygen delivery goals in shock resuscitation: the response is the same. J Trauma. November 2002;53(5):825–832.

77. Rutherford EJ, Morris Jr JA, Reed GW, Hall KS. Base deficit stratifies mortality and determines therapy. J Trauma. September 1992;33(3):417–423.

78. Davis JW, Shackford SR, Mackersie RC, Hoyt DB. Base deficit as a guide to volume resuscitation. J Trauma. October 1988;28(10): 1464–1467.

79. Davis JW, Kaups KL, Parks SN. Base deficit is superior to pH in evaluating clearance of acidosis after traumatic shock. J Trauma. January 1998;44(1):114–118.

80. Kincaid EH, Miller PR, Meredith JW, Rahman N, Chang MC. Elevated arterial base deficit in trauma patients: a marker of impaired oxygen utilization. [see comment] J Am Coll Surg. October 1998;187(4):384–392.

81. Cerovic O, Golubovic V, Spec-Marn A, Kremzar B, Vidmar G. Relationship between injury severity and lactate levels in severely injured patients. Intensive Care Med. August 2003;29(8):1300–1305.

82. Fitzgibbons JP. Fluid, electrolyte, and acid-base management in the acutely traumatized patient. Orthop Clin North Am. July 1978;9(3):627–648.

83. Pal JD, Victorino GP, Twomey P, Liu TH, Bullard MK, Harken AH. Admission serum lactate levels do not predict mortality in the acutely injured patient. J Trauma. March 2006;60(3):583–587.

84. Cohn SM. Near-infrared spectroscopy: potential clinical benefits in surgery. J Am Coll Surg. August 2007;205(2):322–332.

85. Ryan ML, Ogilvie MP, Pereira BM, et al. Heart rate variability is an independent predictor of morbidity and mortality in hemodynamically stable trauma patients. J Trauma. June 2011;70(6):1371–1380.

86. Ferrada P, Murthi S, Anand RJ, Bochicchio GV, Scalea T. Transthoracic focused rapid echocardiographic examination: real-time evaluation of fluid status in critically ill trauma patients. J Trauma. January 2011;70(1):56–62.

87. Murthi SB, Hess JR, Hess A, Stansbury LG, Scalea TM. Focused rapid echocardiographic evaluation versus vascular cather-based assessment of cardiac output and function in critically ill trauma patients. J Trauma Acute Care Surg. May 2012;72(5):1158–1164.

88. Tisherman SA, Barie P, Bokhari F, et al. Clinical practice guideline: endpoints of resuscitation. J Trauma. October 2004;57(4): 898–912.

89. Rizoli SB, Rhind SG, Shek PN, et al. The immunomodulatory effects of hypertonic saline resuscitation in patients sustaining traumatic hemorrhagic shock: a randomized, controlled, doubleblinded trial. Ann Surg. January 2006;243(1):47–57.

78 重症妊娠患者应该如何管理

Lauren A. Plante

妊娠重症对重症医师提出了很大挑战，在临床决策时，他们必须考虑母亲和胎儿的需要。

幸运的是产科人群中重症监护的需求门可罗雀。评估病例系列的研究表明，每 1000 名产科住院患者有 1~8 名需送往重症医学科（ICU）治疗[1, 2]外，1%~2% 的重症产妇需要在分娩待产单元或产科监护病房治疗[3, 4]；然而根据一项大规模的国家人群研究发现上述数字可能低估了问题的严重性，产前入院而未分娩产妇的病例数就没有纳入研究[5]，2008—2009 年约 1.6% 美国分娩和产后住院产妇与严重妊娠并发症相关。新近的一项国家层面调查研究中，统计得出在每 100 000 次分娩中有 419 例进入 ICU[6]；然而确认或转运产科患者进入 ICU 的决策随医疗机构提供的服务范围而异，因此并非所有重症孕产妇都纳入了 ICU 统计。推测在 2013 年间[7]，全美国将有近 400 万人次分娩，其中约 1.7 万名孕妇或产妇需入住 ICU，约 6.4 万例至少存在一种严重并发症，4~8 万例存在严重或潜在危及生命并发症的孕产妇需要在妇产科病房中治疗，部分有重症医学专家介入。

产科的特殊问题是临床医生需要考虑的，包括"双患者问题"（即母亲与胎儿的需求平衡）和正常的妊娠生理，进而产妇重症相关专题研究的缺乏困扰着医生的临床决策，再就是信息问题，例如有相关信息存在可协助临床医生判断哪一个孕产妇是脓毒症、哪一个需要机械通气。

妊娠期脓毒症

由于大多数治疗试验妊娠患者往往被排除在外，孕妇发生重度脓毒症及脓毒症休克（不安全流产除外）又不常见，所以，这部分人群的脓毒症流行病学特点与普通内外科患者相比并未被较好地描述。近期世界卫生组织提出每年大约有 77 000 名孕产妇死于脓毒症，所有存活婴儿中又有 0.1%~ 10% 的患儿不同程度的受母体感染影响[8]。在欧洲每 10 000 名产妇分娩就有 3~9 人达到脓毒症或重度脓毒症标准[9, 10]；Callaghan 等[5] 对全国住院样本数据库分析计算出：除外产前住院未分娩的孕妇病例，美国平均每 10 000 名分娩或产后住院就有 3 例脓毒症发生。

产科脓毒症患者病死率至今尚未有任何程度的确定性数据，然而感染性流产死亡率高达 20%[11]。尽管没有原始数据明确提出，但基于出生统计及全国住院样本数据计算结果估计孕产妇脓毒症病死率约为 9%[5]。

脓毒症病因可以是产科或非产科相关的，产科脓毒症的病因包括子宫感染（分娩前的绒毛膜炎，产后子宫内膜炎）、流产感染及伤口感染（剖宫产或会阴侧切伤口）；此外，脓毒症可发生在侵入性操作时如羊膜穿刺术、绒毛取样、宫颈环扎术或经皮脐血取样等。美国一篇有关妊娠期脓毒症休克病例研究的文献[11a] 提出妊娠期脓毒症休克发生一半归因于产科因素，而另一半则为非产科原因，其绝大多数起源于泌尿系感染。而近期英国产科监控系统数据表明产科重度脓毒症病原体 31% 源自生殖道，尿道为 20%，26% 来源不明[12]。

孕产妇脓毒症的诊断标准是什么？与通常标准有何区别？

1992 年发布的脓毒症诊断标准在 2001 年国际多学科会议上再次被认可，但对于妊娠期、分娩期或刚进入产褥期的患者而言，该标准的适用性就受到限制。正常妊娠状态下的生理参数与系统性炎症反应综合征（SIRS）或脓毒症的诊断标准存在较多重叠。这使得经验丰富的产科医生对孕产妇脓毒症出现认知延迟，而重症医生对产科患者脓毒症则出现了过度诊断。近期一篇关于妊娠期、分娩期、产褥期正常生理参数的系统性综述[13]详细阐明了对诊断孕产妇脓毒症进退两难的窘境。正常妊娠期间，呼吸频率从妊娠中晚期开始随着分娩不断进展并在产后持续增快。假如设定呼吸频率阈值为 20 次 / 分，那么该阈值处于妊娠中期至产褥初期正常呼吸频率范围内。孕产妇在妊娠期各个阶段正常心率范围与 SIRS 标准中心动过速（90 次 / 分）存在重叠。妊娠中期正常白细胞计数会增高，这也与 SIRS 标准中白细胞异常升高重叠。产后最初两天平均白细胞计数为 15×10^9/L，在此阶段凭借实验室检查标准很难将正常妊娠与 SIRS 或脓毒症区分开来。多种参数分析下来，唯独体温不会受到妊娠影响（尽管分娩时使用硬膜外镇痛会使产妇体温升高对诊断产生混淆）。此外，舒张压和血清肌酐在妊娠期间会下降，这使得对重度脓毒症的诊断标准也产生了质疑。

近期提出的产科脓毒症评分[14]可作为预测产妇发病率的指标（表 78-1）。它是在快速急诊内科评分基础上，由急性生理学与慢性健康评分（APACHE）和拯救脓毒症运动的系统性炎症反应综合征（SIRS）/ 脓毒症标准衍生而来，并对妊娠相关参数如血压、心率、白细胞计数等进行修正。入急诊 48 小时内怀疑脓毒症的孕产妇通过该评分来评估患者是否收入重症监护室（ICU）（表 78-1）。达 6 分截断值或以上时预测发生脓毒症敏感性达 89%，特异性达 99%。但在研究人群中 ICU 住院率约为 1%，这也表明该评分系统的阳性预测价值只有 17%；但这项评分相对于未经修正的 SIRS 或改良早期预警评分（MEWS）标准而言，对疑似脓毒症产妇的结局预测价值更好[15]。

拯救脓毒症运动指南适用于产科脓毒症患者吗？

拯救脓毒症运动（SSC）[16]是基于大量有效证据在多团队合作下致力于提高脓毒症及脓毒症休克患者结局的成果。指南推荐与产科患者密

表 78-1　产科脓毒症评分系统[14]

项目	异常高值				正常		异常低值		
分值	+4	+3	+2	+1	0	−1	−2	−3	−4
体温（℃）	>40.9	39~40.9		38.5~38.9	36~38.4	34~35.9	32~33.9	30~31.9	<30
收缩压（mmHg）					>90		70~90		<70
心率（次 / 分）	>179	150~179	130~149	120~129	≤ 119				
呼吸频率（次 / 分）	>49	35~49		25~34	12~24	10~11	6~9		≤ 5
氧饱和度（%）					≥ 92%	90%~91%		85%~89%	<85%
白细胞计数（μL）	>39.9		25~39.9	17~24.9	5.7~16.9	3~5.6	1~2.9		<1
未成熟中粒百分比（%）			≥ 10%		<10%				
乳酸（mmol/L）			≥ 4		<4				

切相关的几项目标将在下文中陈述。对孕产妇这一特定人群，这些指南推荐没有直接的证据支持，但也没有明确证据反对。

1. 脓毒症导致低血压患者的早期容量复苏

在最初 6 小时内，目标中心静脉压（CVP）达 8~12 mmHg，平均动脉压（MAP）大于 65 mmHg，尿量大于 0.5 ml/（kg·min），混合静脉血氧饱和度达 65%，患者乳酸水平正常化。

妊娠状态下 MAP 通常偏低，是容量负荷下血管处于扩张状态所致，孕妇 MAP 低至 60 mmHg 仍为正常水平，且正常 CVP 值常低于 8 mmHg。正常妊娠时胶体渗透压也会偏低，因此等渗液容量负荷易导致肺水肿倾向。目前与妊娠相关的指南推荐参数及截断值尚未明确。

2. 只要没有明显的延迟抗生素治疗，在使用抗生素之前进行血培养

在怀孕或产后的患者进行血培养是必须的。芬兰的一项关于产科患者针对该原则的研究报道；2% 的产科患者（>40 000 例）因为发热进行了血培养，并立即启用了广谱抗生素进行治疗。其中 5% 的患者被证实患有菌血症；798 名培养阳性的患者中只有 1 人患有脓毒症休克，发病率是 0.1%[17]。

3. 快速影像学检查查明感染源

事实上，虽然关于电离辐射存在争议，孕妇仍可以进行影像学检查。美国妇产科学会推荐将孕妇辐射剂量限值在 5 rad（5cGy）以下，因为知道如此低的辐射对胎儿不会产生严重影响[18]。如条件许可则使用非电离辐射的影像学检查（如超声、核磁共振成像）替代；需要使用电离辐射检查时，尽量屏蔽孕妇腹部。若必须进行电离辐射检查，且照射范围包括腹部或盆腔，应该调整仪器，使照向胎儿的辐射剂量最小化，并用剂量测定仪记录胎儿剂量。

4. 在明确诊断后 1 小时内应用广谱抗生素治疗

没有理由表明这不可行；然而，正常孕妇血流动力学的特点可能会引起过度诊断为脓毒症，其中心血流动力学变化包括：增加的心输出量、增快的心率、减低的系统血管阻力和一定程度的低血压[19]。大多数而非全部抗生素孕妇能够使用，尽管由于血流动力学改变的原因需要调整剂量（如扩张的血浆容量、增高的肾小球率过滤和增高的蛋白结合率）[20]；广谱抗生素覆盖在产科患者是合理的。芬兰最近一项关于围产期脓毒症的研究中，培养出 40 多种细菌，包括需氧的革兰阳性和革兰阴性细菌以及厌氧菌[17]。对于初始抗感染治疗无效的高危患者，需要注意产超广谱 β 内酰胺酶的细菌。

5. 适时依据临床和微生物数据再评估抗感染方案，以缩窄抗菌谱

缺乏针对孕妇的数据。当缩窄抗菌谱时，应该考虑抗生素通过胎盘后是否适当；一些抗生素不能很好地通过胎盘，可能导致胎儿的治疗不足（如红霉素或阿奇霉素治疗梅毒时）[22]。

6. 7~10 天的抗生素疗程

缺少针对孕妇的循证依据，暂无理由推荐改变这一目标。

7. 感染源控制

仍然缺乏有关孕妇的数据。在怀孕或产后妇女患有脓毒症时，大多数感染源位于子宫，因此需要清空子宫，意味着分娩。孕期小于 23 周的胎儿，基本不可能存活；孕期 23 周和 24 周的胎儿，即使在最先进的新生儿重症监护科，报道生存率分别为 26% 和 55%，并且仅 10% 的此类早产儿没有严重的疾病[23]。归因羊膜内感染临床诊断为脓毒症的未分娩孕妇，缺乏抗生素相关数据；对于单独使用抗生素治疗的亚临床状态羊膜内感染的孕妇，因寄希望延长孕周分娩有利于胎儿的孕龄，其孕期延长时间在几天到数周不等，记录显示孕妇产后子宫内膜炎的发病率仅为 3%[24]，但婴儿死亡率高达 33%，且严重疾病发病率高达 75%。需要强调的是，除非典型的早产或羊膜破裂，在诊断为亚临床绒毛膜羊膜炎时通常不需转 ICU 监护。当此类患者不能通过非分娩手段有效治疗时，应尽快分娩来处理临床绒毛膜羊膜炎。显然在妊娠期没有推迟控制感染源的余地。

8. 液体复苏应选择晶体液

　　脓毒症的妊娠患者缺少证据推荐优先使用何种类型的液体。有研究比较晶体液和胶体液的使用，在局麻下行选择性剖宫产前，评估患者的前负荷，但以此推断到脓毒症是不适当的；因为孕妇胶体渗透压和肺动脉闭合压之间的梯度较低[19]，其肺水肿的风险比非产科患者更高。

9. 血管收缩药首选去甲肾上腺素，目标是维持初始 MAP 大于 65 mmHg

　　妊娠期是否推荐更低的 MAP 缺少相应的数据，但孕妇的 MAP 通常比非孕妇健康对照组低[25]；因此，妊娠期要求 MAP 高于 65 mmHg 似乎太过严格，尽管妊娠期 MAP 会低 4~5 mmHg，但并不意味着可用推测的目标值 60 mmHg 来替代。子宫胎盘循环不能自动调节，通过电子胎心监护检查的追踪，受损的胎盘灌注是显而易见的，有此追踪条件，允许母体 MAP 目标的个体化。与肾上腺素、血管加压素及多巴胺类似，虽然去甲肾上腺素在产科危象如休克中使用，但上述药物在妊娠期使用的安全性和疗效的数据却非常有限。妊娠期机体对内源性和外源性血管收缩药的反应均会钝化；因此，常规治疗剂量可能达不到预期的效果[26]。故这一部分没有推荐可以提供，临床抉择必须个体化。

　　篇幅有限，不展开 SSC 支持疗法的探讨，诸如：输注红细胞和血小板、镇静、深静脉血栓的预防，在妊娠期不处方应激性溃疡的预防等。为避免胎儿高胰岛素血症，应该把母血葡萄糖水平上限定为 7.8 mmol/L 或以下，而不是 SSC 推荐的 10 mmol/L 或以下。

妊娠期急性呼吸窘迫综合征

　　急性呼吸窘迫综合征（ARDS）不是妊娠期的常见疾病，其发生率在分娩时 0.016%~ 0.035%，或粗略估计在 1/6 000~1/3 000[27, 28]。急性肺损伤在美国总人口的年发生率（包括 ARDS）粗略估计为 80/100 000[29]。未进行年龄调整情况下，孕妇 ARDS 的发生率估计在 21~46/100 000 人，

比总人口的发病率低[1]。在较早的病例系列研究中产科患者 ARDS 的死亡率是 24%~44%[27, 28, 30, 31]，而最新的病例系列研究中是 33%[32]，与总人口的 38% 死亡率没有明显差异[29]。但是，加拿大 1991 年至 2002 年住院患者的回顾研究发现在没有基础疾病（如糖尿病、心脏病）的产科患者合并 ARDS 的病死率仅为 6%[33]。

妊娠期患者机械通气最优策略？

　　在产科人群没有机械通气策略的随机对照试验。很多权威机构建议维持母体脉搏血氧饱和度 95% 以上或动脉血氧分压（PaO_2）60 mmHg 以上来"保持胎儿健康"，但目前为止缺乏证据支持，至少在人类研究方面。胎儿氧输送的决定因素在于子宫胎盘血流而非母体血氧，胎盘的气体运输被认为是一种同步交换器的模式，母体和胎儿之间氧含量的梯度驱动气体交换，这种梯度很容易保持，因为胎儿血氧含量很低：正常的胎儿脐带静脉血氧分压仅 31~42 mmHg（系统中氧合最充分的血流）[34]。以子宫静脉或混合静脉血氧饱和度（SvO_2）为代表，同步交换的本质就是氧饱和度在氧合最充分端的胎儿侧仍低于母体循环的最低氧合端。在特殊情况时二者静脉血氧饱和度相当，但任何情况下胎儿侧氧饱和度都不可能超过母体静脉端。同成人一样，胎儿及其器官的氧输送由血液成分和氧含量来完成；胎儿适应性的策略包括胎儿血红蛋白拥有更高的氧结合力及相对于胎儿大小而言更高的心排量。

　　仅仅有一项妊娠预设低氧的人类实验研究[35]，10 个正常临产孕妇暴露于氧含量（FiO_2）约 0.1（50% 的室内空气，50% 的氮气）的低氧气体混合物中 10 分钟，在这段时间内其 SPO_2 下降 15%，而作为代表胎儿氧合的参数（如基线心率和变异率、胎儿脐带动脉多普勒指数和胎儿大脑中动脉多普勒指数）在母体实验性低氧时没有改变；该研究没有进行胎血直接取样。

　　在应用小潮气量通气治疗 ARDS 之前的病例系列分析显示，采用"传统"潮气量通气

策略治疗 ARDS，产科患者气压伤发生率较高（36%~44%）[27、28]；而不成比例的差距是非产科患者气压伤发生率为 11%[36]。

孕妇采用低潮气量通气策略时，母体动脉血二氧化碳分压（$PaCO_2$）与 PaO_2 相比如果没有受到更多关注，至少应该受到同样重视。CO_2 通过胎盘的转运同样需要一定的梯度，其中胎血较高的 $PaCO_2$ 通过胎盘扩散到低 $PaCO_2$ 的母体血液。如果母体存在较高的 $PaCO_2$，即允许性的高碳酸血症，将会阻碍母胎之间的 CO_2 转运，造成胎儿高碳酸血症。在一项关于 35 个健康的孕妇二氧化碳重复吸入的小型研究中，监测显示母亲的呼气末 CO_2 压力增高至 60 mmHg 与 57% 的胎心变异率丢失相关，这是胎儿高碳酸血症的征象；追踪至试验结束后，90% 受到影响的胎儿高碳酸血症恢复正常[37]。

因此妊娠期妇女进行标准的低潮气量通气策略时，持续监测胎儿心率追踪可以作为一种评估胎儿的氧合和酸碱状态的方式，但在 24 周之前的极早怀孕期是不适用的。如果监测显示胎儿存在受损的迹象，那么干预措施可能包括降低呼气末正压（PEEP；改善心输出量以改善子宫血流）或增加潮气量来提高母体 pH 及降低母体 $PaCO_2$。其他推荐包括尝试增加母体 PaO_2，尽管没有确切证据支持；实施上予以增加吸入氧浓度而非呼气末正压，因为呼气末正压会对心排血量产生影响，进而影响子宫胎盘灌注。

在常规人群治疗 ARDS 时采用的其他方法同样适用于孕妇，包括吸入一氧化氮和俯卧位通气，尽管孕妇俯卧位时要依据妊娠期子宫大小，使用特别创新的扶壁或经过裁剪的床垫；不能因为顾虑胎儿而干扰孕妇适当的使用镇静药，对于肌肉松弛药，如需要使用则选择不能通过胎盘的。

分娩本身不改善妊娠期 ARDS 患者的生存率[28、38、39]；然而，胎儿的生存率与分娩时的胎龄密切相关，这暗示在假定孕妇和胎儿情况许可时，延长而不是终止妊娠对胎儿有利。

体外膜肺氧合对难治性急性呼吸急迫综合征孕妇的作用是什么？

目前体外膜肺氧合（ECMO）更普遍的可用和更常规的应用于治疗成人呼吸衰竭。CESAR 试验（比较传统治疗和 ECMO 治疗严重成人呼吸衰竭）[40] 显示患者转诊到专业 ECMO 中心接受 ECMO 治疗的预后更好；接受 ECMO 治疗的患者生存率是 63%，传统治疗仅 47%。虽然 CESAR 试验没有纳入产科患者，但在该研究发表的当年全球范围内流行一种新的 A 型流感病毒 -H1N1，这一疾病在怀孕患者明显比在其他人群更严重。澳大利亚和新西兰率先应用 ECMO 作为 H1N1 呼吸衰竭的一种程序化治疗方法，意味其治疗了空前数量的妊娠（和产后）患者[41-43]。这一最新的经验使得在产科患者合并难治性呼吸衰竭时更倾向考虑 ECMO 治疗。从个案报道与病案分析收集的数据显示，应用 ECMO 治疗的孕妇生存率约 80%，而婴儿的生存率 70%[44]。由于需要顾虑分娩前后的出血，因为出血有时是致命的，推荐接受 ECMO 治疗的孕妇应保持较低水平的抗凝。当这些患者处于俯卧位时，考虑到妊娠子宫会压迫下腔静脉，为保证足够的静脉回流，应及时变换患者的体位或增加一条静脉流出通道。

结　论

产科重症患者的救治需要解读和整合研究非产科患者的成果，大多数妊娠期危重状态下，没有随机试验来指导临床工作，这些试验也不可能进行。妊娠生理、子宫胎盘灌注和胎儿问题要求调整 ICU 的诊疗措施，运用多学科途径精心评估各种备选治疗方案，才能为重症妊娠患者提供最好的医疗服务。

作者推荐

- 妊娠重症包括由妊娠特有疾病（子痫前期、HELLP）、妊娠时恶化的疾病（肾脏疾病）和妊娠不相关的疾病（如创伤）构成。

- 产后需入住 ICU 的大部分产妇，是由于妊娠相关的高血压疾病或产后出血。
- 所有主要的重症临床试验已明确排除孕产妇患者。
- 通常对孕妇有好处的措施同样对胎儿有利；多学科合作模式包括重症医师、产科医生和助产士或护士精心评估各种备选治疗方案，才能为重症孕妇提供最好的医疗服务。
- 妊娠期脓毒症包括产科或非产科相关两类；子宫内膜炎的发生通常是由于羊膜破裂的时间过长，其发病率的增加主要与 A 型链球菌相关。
- 妊娠期脓毒症的诊断是很困难的，因为 SIRS 诊断标准和妊娠期的生理变化相似；炎症蛋白和白细胞的升高在妊娠期是正常的。
- 复苏应选择晶体平衡液；血管升压药首选去甲肾上腺素。
- 妊娠期 ARDS 是特别有挑战性的，不建议俯卧位治疗；为了产妇的最佳福祉，必要时应考虑提前分娩；ECMO 已成功应用。

（周立新　强新华）

参考文献

1. Keizer JL, Zwart JJ, Meerman RH, Harinck BIJ, Feuth HDM, van Roosmalen J. Obstetric intensive care admissions: a 12-year review in a tertiary care centre. Eur J Obstet Gynecol Reprod Biol. 2006;128:152–156.

2. Munnur U, Karnad DR, Bandi VDP, et al. Critically ill obstetric patients in an American and an Indian public hospital: comparison of case-mix, organ dysfunction, intensive care requirements, and outcomes. Intensive Care Med. 2005;31:1087–1094.

3. Ryan M, Hamilton V, Bowen M, McKenna P. The role of a highdependency unit in a regional obstetric hospital. Anaesthesia. 2000;55:1155–1158.

4. Zeeman GG, Wendel GD, Cunningham FG. A blueprint for obstetric critical care. Am J Obstet Gynecol. 2003;188:532–536.

5. Callaghan WM, Creanga AA, Kuklina EV. Severe maternal morbidity among delivery and postpartum hospitalizations in the United States. Obstet Gynecol. 2012;120:1029–1036.

6. Wanderer JP, Leffert LR, Mhyre JM, Kuklina EV, Callaghan WM, Bateman BT. Epidemiology of obstetric-related intensive care unit admissions in Maryland, 1999-2008. Crit Care Med. 2013;41:1844–1852.

7. Hamilton BE, Martin JA, Osterman MJK, Curtin SC. Births: preliminary data for 2013. Natl Vital Stat Rep. May 29, 2014;63(2). Accessed online 20.09.14 at: http://www.cdc.gov/nchs/data/nvsr/nvsr63/nvsr63_02.pdf.

8. Dolea C, Stein C. Global Burden of Maternal Sepsis in the Year 2000. World Health Organization; 2003. Accessed online 02.03.09 at: http: //www.who.int/healthinfo/statistics/bod_maternalsepsis.pdf.

9. Waterstone M, Bewley S, Wolfe C. Incidence and predictors of severe obstetric morbidity: case-control study. BMJ. 2001;322:1089–1094.

10. Zhang W-H, Alexander S, Bouvier-Colle M-H, Macfarlane A. Incidence of severe preeclampsia, postpartum haemorrhage and sepsis as a surrogate marker for severe maternal morbidity in a European population-based study: the MOMS-B survey. BJOG. 2005;112:89–96.

11. Finkeilman JD, De Feo FD, Heller PG, Afessa B. The clinical course of patients with septic abortion admitted to an intensive care unit. Intensive Care Med. 2004;30:1097–1102.

11a. Mabie WC, Barton JR, Sibai B. Septic shock in pregnancy. Obstet Gynecol. 1997;90:553–561.

12. Acosta CD, Kurinczuk JJ, Lucas DN, Tuffnell DJ, Sellers S, Knight M, on behalf of the United Kingdom Obstetric Surveillance System. Severe maternal sepsis in the UK, 2011-2012: A national casecontrol study. PLoS Med. 2014;11(7):e1001672.

13. Bauer ME, Bauer ST, Rajala B, et al. Maternal physiologic parameters in relationship to systemic inflammatory response syndrome criteria: a systematic review and meta-analysis. Obstet Gynecol. 2014;124:535–541.

14. Albright CM, Ali TN, Lopes V, Rouse DJ, Anderson BL. The sepsis in obstetrics score: a model to identify risk of morbidity from sepsis in pregnancy. Am J Obstet Gynecol. 2014;211:39.e1–8.

15. Lappen JR, Keene M, Lore M, Grobman WA, Gossett DR. Existing models fail to predict sepsis in an obstetric population with intrauterine infection. Am J Obstet Gynecol. 2010;203:573.e1–5.

16. Dellinger RP, Levy MM, Rhodes A, and the Surviving Sepsis Campaign Guidelines Committee, et al. Surviving Sepsis Campaign: international guidelines for management of severe sepsis and septic shock: 2012. Crit Care Med. 2013;41:580–637.

17. Kankuri E, Kurki T, Hiilesmaa V. Incidence, treatment and outcome of peripartum sepsis. Acta Obstet Gynecol Scand. 2003;82:730–735.

18. American College of Obstetricians and Gynecologists. Committee on Obstetric Practice. Committee Opinion no. 299, September 2004. Guidelines for diagnostic imaging during pregnancy. Obstet Gynecol. 2004;104:647–651.

19. Clark SL, Cotton DB, et al. Central hemodynamic assessment of normal term pregnancy. Am J Obstet Gynecol. 1989;161:1439–1444.

20. Nahum GG, Uhl K, Kennedy DL. Antibiotic use in pregnancy and lactation: what is known and not know about teratogenic and toxic risks. Obstet Gynecol. 2006;107:1120–1138.

21. Levy MM, Fink MP, Marshall JC, et al. 2001 SCCM/ESICM/ACCP/ATS/SIS International Sepsis Definitions Conference. Crit Care Med. 2003;31:1250–1256.

22. Zhou P, Qian Y, Xu J, Gu Z, Liao K. Occurrence of congenital syphilis after maternal treatment with azithromycin during pregnancy. Sex Transm Dis. 2007;34:472–474.

23. Stoll BJ, Hansen NI, Bell EF, et al. Neonatal outcomes of extremely preterm infants from the NICHD Neonatal Research Network. Pediatrics. 2010;126:443–456.

24. Miyazaki K, Furuhashi M, Matsuo K, et al. Impact of subclinical chorioamnionitis on maternal and neonatal outcomes. Acta Obstet Gynecol. 2007;86:191–197.

25. Macedo ML, Luminoso D, Savvidou MD, McEniery CM, Nicolaides KH. Maternal wave refections and arterial stiffness in normal pregnancy as assessed by applanation tonometry. Hypertension. 2008;51:1047–1051.

26. Magness RR, Rosenfeld CR. Systemic and uterine responses to alpha-adrenergic stimulation in pregnant and nonpregnant ewes. Am J Obstet Gynecol. 1986;155:897–904.

27. Mabie WC, Barton JR, Sibai BM. Adult respiratory distress syndrome in pregnancy. Am J Obstet Gynecol. 1992;167:950–957.

28. Catanzarite V, Willms D, Wong D, Landers C, Cousins L, Schrimmer D. Acute respiratory distress syndrome in pregnancy and the puerperium: causes, courses, and outcomes. Obstet Gynecol. 2001;97:760–764.

29. Rubenfeld GD, Caldwell E, Peabody E, et al. Incidence and outcomes of acute lung injury. NEJM. 2005;353:1685–1693.

30. Perry Jr KG, Martin RW, Blake PG, Roberts WE, Martin Jr JN. Maternal mortality associated with adult respiratory distress syndrome. South Med J. 1998;91:441–445.

31. Smith JL, Thomas F, Orme JF, Clemmer TP. Adult respiratory distress syndrome during pregnancy and the puerperium. West Med J. 1990;153:508–510.

32. Vasquez DN, Estenssoro E, Canales HS, et al. Clinical characteristics and outcomes of obstetric patients requiring ICU admission. Chest. 2007;131:718–724.

33. Wen SW, Huang L, Liston R, et al. Severe maternal morbidity in Canada, 1991-2001. CMAJ. 2005;173:759–764.

34. Nicolaides KH, Economides DL, Soothill PW. Blood gases, pH, and lactate in appropriate- and small-for-gestational-age fetuses. Am J Obstet Gynecol. 1989;161:996–1001.

35. Erkkola R, Pirhonen J, Polvi H. The fetal cardiovascular function in chronic placental insufficiency is different from experimental hypoxia. Ann Chir Gynaecol. 1994;83:76–79.

36. The Acute Respiratory Distress Syndrome Network. Ventilation with lower tidal volumes as compared with traditional tidal volumes for acute lung injury and the acute respiratory distress syndrome. N Engl J Med. 2000;342:1301–1308.

37. Fraser D, Jensen D, Wolfe LA, Hahn PM, Davies GAL. Fetal heart rate response to maternal hypocapnia and hypercapnia in late gestation. J Obstet Gynaecol Can. 2008;30(4):312–316.

38. Grisaru-Granovsky S, Ioscovich A, Hersch M, Schimmel M, Elstein D, Samueloff A. Temporizing treatment for the respiratorycompromised gravida: an observational study of maternal and neonatal outcome. Int J Obstet Anesthesia. 2007;16:261–264.

39. Tomlinson MW, Caruthers TJ, Whitty JE. Does delivery improve maternal condition in the respiratory-compromised gravida? Obstet Gynecol. 1998;91:108–111.

40. Peek GJ, Mugford M, Tiruvoipati R, for the CESAR trial collaboration, et al. Efficacy and economic assessment of conventional ventilator support versus extracorporeal membrane oxygenation for severe adult respiratory failure (CESAR): a multicentre randomised controlled trial. Lancet. 2009;374:1351–1363.

41. The ANZIC Influenza Investigators and Australasian Maternity Outcomes Surveillance System. Critical illness due to 2009 A/H1N1 influenza in pregnant and postpartum women: population based cohort study. BMJ. 2010;340:c1279.

42. Oloyumi-Obi T, Avery L, Schneider C, et al. Perinatal and maternal outcomes in critically ill obstetrics patients with pandemic H1N1 influenza A. J Obstet Gynaecol Can. 2010;32:443–447.

43. Dubar G, Azria E, Tesniere A, Dupont H, et al. French experience of 2009 A/H1N1v influenza in pregnant women. PLoS ONE. 2010;5(10):e13112.

44. Sharma NS, Wille KM, Bellot SC, Diaz-Guzman E. Modern use of extracorporeal life support in pregnancy and postpartum. ASAIO J. 2015;61(1):110–114.

79

如何诊断和处置 ICU 常见中毒患者

Jakub Furmaga, Kurt Kleinschmidt

患者危重的中毒给重症医护人员带来诊断和治疗上的重大挑战，不幸的是，尽管存在这么多的有害药物，仍然没有达成共识的能够帮助评估的处置标准。病史往往不可获得，医务人员必须依靠体格检查、对中毒症候群的认识和实验室数据来指导诊断和处置。

在这一章中，我们回顾使用中毒症候群和实验室检测的诊断策略，较为详细地叙述对乙酰氨基酚（APAP、扑热息痛）和水杨酸［乙酰水杨酸（ASA）］的毒性，阐述如何准确使用 N- 乙酰半胱氨酸（NAC）作为对乙酰氨基酚过量的解毒药，回顾水杨酸过量后尿液碱化背后的依据，并说明各种解毒策略背后的证据。

诊　断

中毒症候群

中毒症候群是一组与特殊的外源性化学物质和它们作用于神经受体的独特效应相一致的症状和体征的集合（**表 79-1**）。使用"中毒症候群"的好处是：不知道确定的涉及药物成分时，就可以开始正确的处置，例如，阻断乙酰胆碱作用于毒蕈碱受体的抗胆碱能药物可导致中毒症候群，表现为心动过速、皮肤干燥、肠鸣音减弱、尿潴留和瞳孔散大，更严重的情况下，表现为谵妄。这些症状不管是由抗组胺药、抗精神病药物，还是植物如曼陀罗引起，都可以通过应用毒扁豆碱得以改善。当可卡因或苯丙胺等兴奋药激活去甲

表 79-1 　中毒综合征：临床表现

中毒综合征	生命体征	体征
抗胆碱能	↑心率	↓肠鸣音
		谵妄 *
		口渴
		瞳孔散大或正常
		皮肤—干燥，潮红
拟交感	↑心率	激动的
	↑血压	谵妄 *
		瞳孔散大
		皮肤—出汗
阿片类	呼吸减慢或变浅	↓肠鸣音
		↓情绪低落
		瞳孔缩小
镇静 - 催眠	心率正常或↓†	↓肠鸣音
胆碱能	↓心率	支气管痉挛
		支气管黏液分泌
		发汗
		流泪
		瞳孔缩小
		流涎
		排尿

↑. 加快 / 升高；↓. 减慢 / 减弱
* 如果严重
† 如果合并其他镇静药

肾上腺素和多巴胺受体后，拟交感神经中毒症候群就会发生。这些患者表现为心动过速、出汗、瞳孔散大、谵妄；不管进食了哪一种药物，都可通过服用苯二氮䓬类药物（BZs）得以改善。

抗胆碱能和拟交感神经中毒症候群最初表现

可能相似；然而，服用了抗胆碱能药物的患者表现为"像皮包骨头一样的干瘪"（皮肤干燥），而服用了拟交感神经药物的患者通常表现为出汗。由于毒蕈碱和烟碱受体的过度刺激，胆碱能中毒症候群与抗胆碱能中毒症候群相反，它表现为多汗、流涎、流泪、排尿、排便和瞳孔缩小，伴随着心动过缓、支气管痉挛和黏液分泌，是危及生命的症状。无论哪种有机磷或氨基甲酸酯类物质引起这些症状，都可使用阿托品进行治疗。过度激活 μ、κ、δ 三种阿片样受体可导致阿片样中毒症候群，表现为针尖样瞳孔、呼吸抑制和情绪低落；阿片受体的拮抗药，如纳洛酮，可以逆转这些症状。镇静/催眠药中毒症候群与阿片类药物相似，但没有瞳孔的变化，出现呼吸抑制也明显较少。除了氟马西尼可逆转苯二氮䓬类药物（BZ）相关的毒性外，大多数致病药物没有解毒药。

正确识别中毒症候群可以帮助指导解毒药的使用，在不了解具体哪种毒物的情况下改善临床状况。然而，中毒患者经常摄入多种相互冲突的刺激或阻断受体的药物，从而混淆中毒症候群的表现。

实验室检查

大多数医院提供尿液药物筛查，但是，它们的常规应用并没有改变患者的处置和预后[1]。检测结果的解读可能是困难的，因为不同的尿液检测序列随着将被检测到的药物所属类别的不同而变化；因此，检测的假阳性和假阴性在不同的机构中将有所不同。不过，我们可以提出一些常识，一个"阳性"的结果并不能反映当前的中毒临床症状，因为在出现"阴性"结果之前，临床症状已经消失很长时间了。例如，通过检查四氢大麻醇来筛查大麻，在急性暴露和慢性暴露几个月后，都可以保持数周的阳性；BZ 试验经常产生假阴性结果，因为不是所有的药物都可生物转化为同一种可检测的代谢物；苯丙胺类往往是假阳性结果，因为它们与许多合法的药物（如伪麻黄碱）结构相似。

有些药物可以定量检测血清浓度，其浓度影响患者的治疗，最常见于摄入以下药物：对乙酰氨基酚、水杨酸、锂、地高辛、甲醇和乙二醇中毒时。检测苯妥英钠、丙戊酸钠和卡马西平的血药浓度通常是医嘱以帮助治疗剂量监测；然而，在其过量的情况下，检测结果的升高是确认药物治疗状态的最好证据，但对患者处置的影响却很小，因为患者一直被观察至临床改善，而非实验室检测结果的正常化。

危险的中毒：两种重要的药物

在美国，大部分中毒暴露事件是非致命的。美国中毒协会所属控制中心的国家中毒数据系统 2012 年的报告，只有 0.1% 的中毒暴露事件导致死亡[2]。但是，对乙酰氨基酚和含对乙酰氨基酚的产品占中毒暴露相关死亡的 8.0%（206/2 576），水杨酸占中毒暴露相关死亡的 2.4%（61/2 576）[2]。然而，对这些常见中毒暴露的评估和治疗都会发生错误；例如，马里兰中毒中心 2008 年的研究表明，使用静脉内注射（IV）NAC 治疗对乙酰氨基酚中毒，约三分之一病例给药错误，包括：不正确的剂量、不正确的给药速度、治疗中断和不必要使用 NAC[3]。此外，由于它们是经常使用的非处方镇痛药，有时候这些药会被混淆；因此，以下部分详细阐述对乙酰氨基酚和水杨酸过量的治疗。

对乙酰氨基酚

大部分对乙酰氨基酚（APAP）在肝脏中经过葡萄糖醛酸化和硫酸化失活成为无毒的代谢产物（图 79-1）；5%~10%APAP 被细胞色素 P_{450} 系统氧化转化为有肝毒性的 N- 乙酰对苯醌亚胺（NAPQI）[4]。NAPQI 通过与谷胱甘肽共轭结合而解毒，共轭结合产生的无毒物质可以通过肾脏清除[5]。过量使用 APAP 后，谷胱甘肽被迅速耗尽，导致游离 NAPQI 增加和随后的肝毒性；在摄入 150 mg/kg[7] 后发生肝炎 [定义为天冬氨

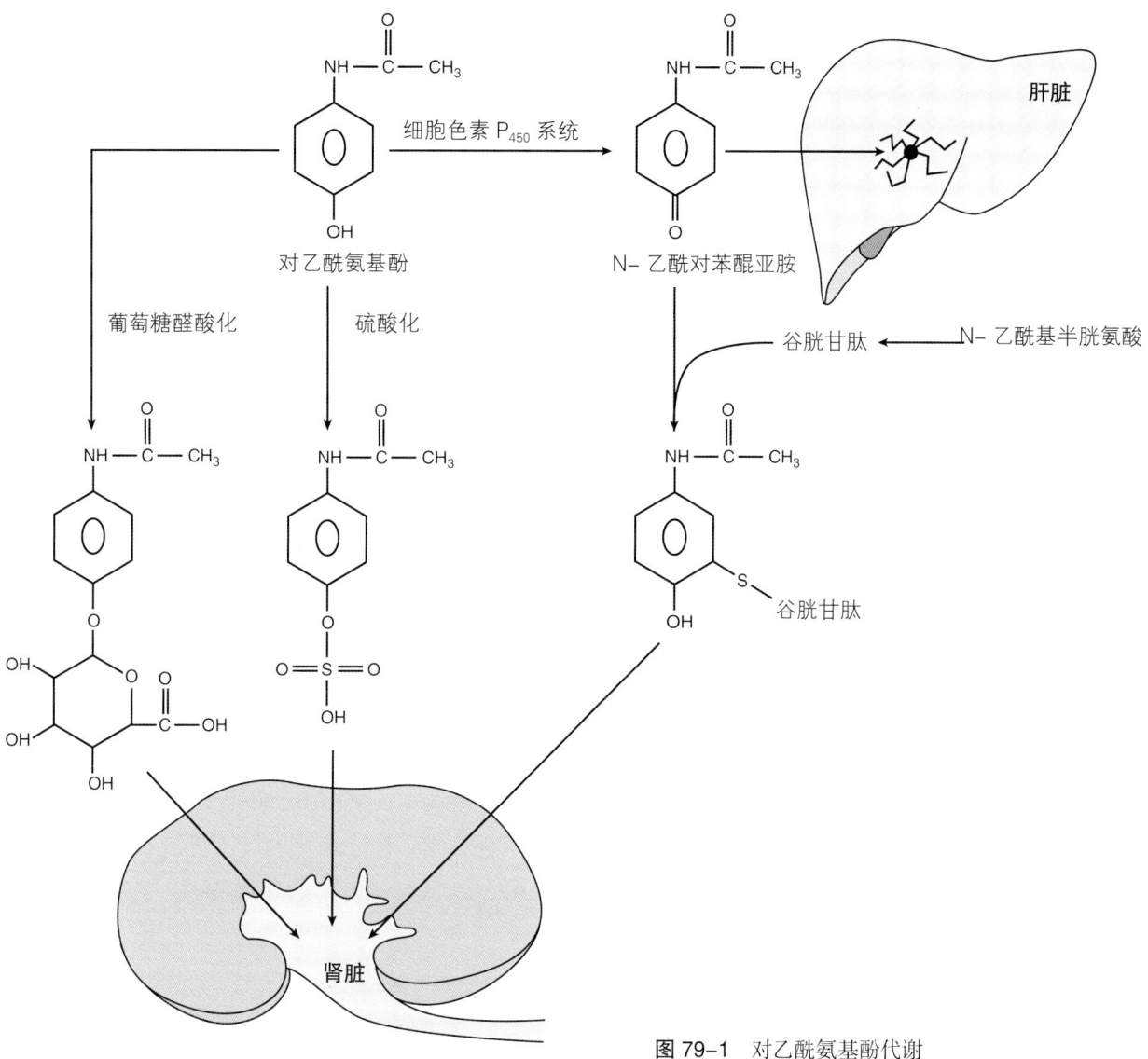

葡萄糖醛酸化　　　硫酸化

细胞色素 P₄₅₀ 系统

对乙酰氨基酚

N- 乙酰对苯醌亚胺

肝脏

谷胱甘肽　←　N- 乙酰基半胱氨酸

谷胱甘肽

肾脏

图 79-1　对乙酰氨基酚代谢

酸转氨酶（AST）>1 000 U/L]^[6]，更高剂量可导致急性肝衰竭（ALF）[8]。

　　由于 APAP 中毒早期没有症状，因此在任何可能过量的情况下均可出现中毒浓度。NAC 是 APAP 中毒的部分解毒药，起到维持或补充肝脏中缺乏的谷胱甘肽的作用。如果已知摄入时间，Rumack-Matthew 列线图就能指导 NAC 在急性（单次暴露）过量中的使用[9]；治疗线基于以中毒后 4 小时血清浓度为 150 μg/ ml 为开始的 4 小时半衰期。这个筛选工具在严格应用时几乎具

有 100% 的灵敏度[10]。暴露后前 4 小时的浓度一般不指导治疗。由于 APAP 的吸收和消除半衰期是可预测的，因此连续监测 APAP 浓度是不必要的，除非摄入非常大的剂量（> 80~100 片）或同时摄入减缓胃肠蠕动药。在大量摄入 APAP 的情况下，不仅完全吸收延迟，消除半衰期也可以延长至 20.3 小时[11]。

　　在美国，传统上应用口服 NAC 72 小时治疗毒性剂量的 APAP（140 mg/kg 的负荷剂量，随后是每 4 小时 70 mg/kg 的维持剂量，总共 17 个维

持剂量）。在欧洲、加拿大和其他地区，静脉注射（Ⅳ）NAC 已经使用了几十年。Acetadote，一种无热原的 NAC 静脉注射制剂，于 2004 年在美国获得批准。8~10 小时的急性摄入患者，推荐使用 Acetadote 21 小时给药方案：将 150 mg/kg 的 NAC 溶解于 5% 葡萄糖注射液（D5W）200 ml 中，持续静脉滴注 1 小时，随后将 50 mg/kg 的 NAC 溶解于 5% 葡萄糖注射液 500 ml 中，持续静脉滴注 4 小时，然后将 100 mg/kg 的 NAC 溶解于 5% 葡萄糖注射液 1 000 ml 中，持续静脉滴注 6 小时。最近的成本分析显示，由于缩短了住院时间，Acetadote 方案比常用的口服 NAC 方案花费更少 [12]。早期开始治疗时，两种方案是等效的 [13]；然而，一项荟萃分析显示，对于摄入毒物超过 18 小时后才开始治疗的患者（晚期患者），72 小时口服 NAC 方案在预防肝毒性方面比静脉注射 Acetadote 更有效。口服 NAC 方案较大的累积剂量（1 330 mg/kg vs. 300 mg/kg）和较长的治疗时间（72 小时 vs. 21 小时）导致了这种差异 [14]。此外，在已经进展到急性肝衰竭（ALF）的晚期患者中，给予 NAC 治疗者比没有给予 NAC 治疗者具有更低的死亡率，并且发展为 Ⅲ / Ⅳ 型肝性脑病的概率更小 [15]。许多中毒学家基于这些数据提议，对于存在 AST 持续升高和肝炎进展（AST> 1 000 U/L）的患者，除了 21 小时静脉滴注方案外，还应该给予额外的 NAC（例如，Acetadote 3 号包：100 mg / kg 的 NAC 溶解于 5% 葡萄糖注射液 1 000 ml 中，持续静脉滴注 16 小时）。即使在 APAP 浓度变得不可检测的情况下，这也同样适用，因为肝损伤是由不可测量的代谢物 NAPQI 引起的。

水杨酸盐

由于水杨酸（ASA）是很多止痛、发热药品（单方和复方）和软膏中的有效成分，水杨酸中毒是十分常见的 [16]。水杨酸中毒症状包括呕吐、过度通气、发汗、眩晕和听觉变化（例如耳聋或耳鸣）。动脉血气显示混合性呼吸性碱中毒和高阴离子间隙代谢性酸中毒。慢性摄入水杨酸的患者，常常出现精神状态改变和类似感染的"假性败血症"[17]。

血清水杨酸盐浓度通常以 mg/dl 表示，有效治疗浓度为 10~30 mg/dl，水杨酸的毒性源于组织中分布而非血液的水杨酸；因此血清水杨酸浓度并非总是与毒性相关的，例如，水杨酸分布于组织中（患者临床表现更严重）或通过肾脏排泄消除（患者临床表现改善），都可导致血清水杨酸浓度降低。水杨酸毒性消除表现在两个方面：① 血清水杨酸浓度不再致毒（<30 mg/dl）并且逐渐降低；②患者临床表现得到改善。必须强调的是，水杨酸中毒的评估与 APAP 不同，水杨酸中毒患者的处置依赖于连续血清浓度监测与临床症状结合，而 APAP 治疗主要由实验室结果决定。

水杨酸中毒的治疗主要是增加排泄（图 79-2）。碱化尿液通过"捕获"肾小管中 ASA 离子并增加其清除，从而提高水杨酸的排泄。在 Prescott 的研究中，研究者将 3 个含有 50 mEq 碳酸氢钠的制剂加入含有 40 mEq 氯化钾的 5% 葡萄糖注射液 1 L 中，并以每小时 375 ml 的速度滴注该混合物（1.5 L/4 小时）（等渗碳酸氢钠制剂在一些地区可通过商购获得）[18]。这些患者的平均尿 pH 为 8.1，尿中水杨酸排泄显著增加。加强利尿在改善水杨酸排泄方面是无效的 [19]，由于远端小管中的闰细胞通过分泌氢离子以交换钾，从而阻碍尿液碱化，并引起水杨酸潴留，因此必须避免低钾血症。

如果出现更严重的情况，应该考虑血液透析。虽然没有确定的血液透析适应证研究结论，但是大多数中毒学家建议血液透析适用于以下情况：

· 急性摄入，血清浓度 ≥ 100 mg/dl。

· 慢性摄入，血清浓度 ≥ 60 mg/dl。

· 怀孕患者，血清浓度 ≥ 60 mg/dl 对胎儿有很强的毒性。

· 终末脏器损伤，如肺水肿或脑水肿。

· 不能用复苏纠正的严重酸碱平衡紊乱。

· 容量超负荷。

另一个需要考虑的重要临床问题是水杨酸中

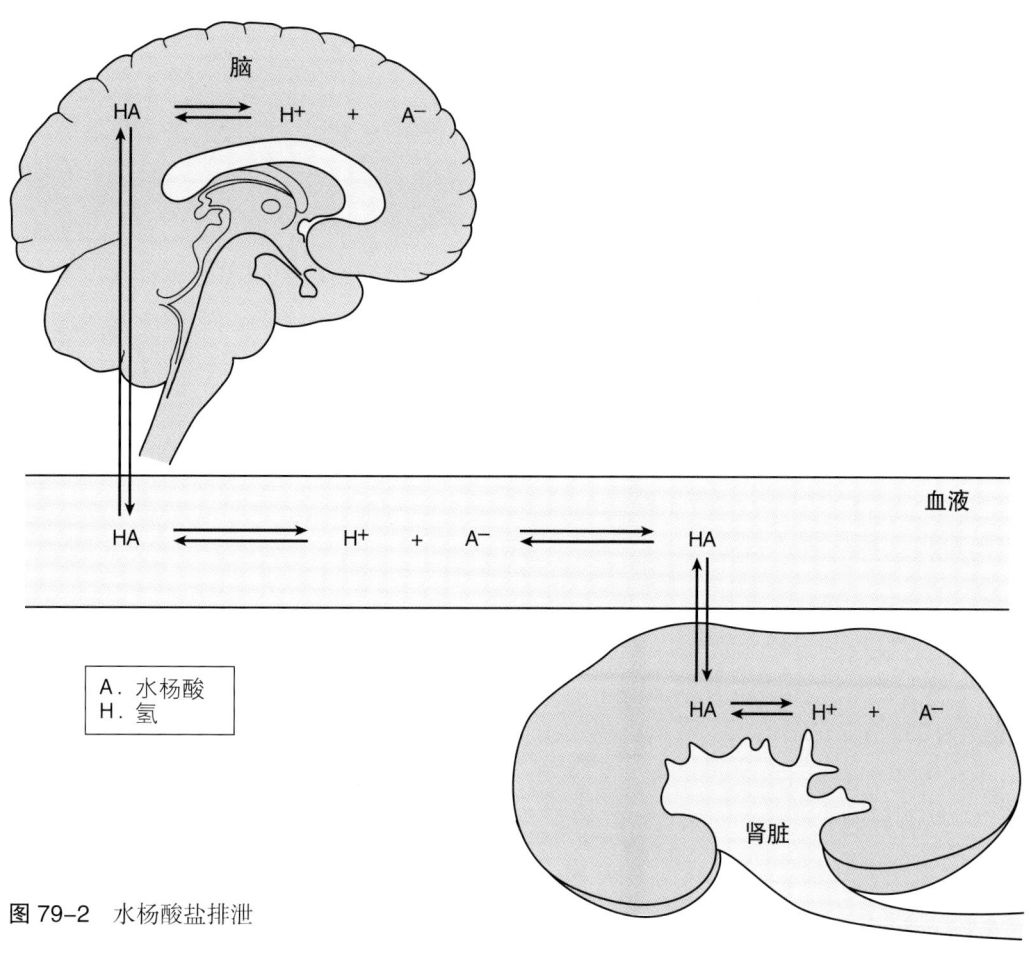

A. 水杨酸
H. 氢

图 79-2 水杨酸盐排泄

毒患者的气管内插管。无论气管内插管是为了纠正呼吸衰竭还是气道保护，施救者都应该注意到患者的酸碱平衡状态，这是至关重要的。摄入大剂量水杨酸的患者常发生严重的代谢性酸中毒，机体将通过过度通气进行代偿；气管插管后，施救者必须确保呼吸机的分钟通气量与患者的初始代偿状态相匹配，否则，失代偿性代谢性酸中毒将导致患者死亡。

处理原则

20 世纪 60 年代之前，中毒患者的标准治疗方法是使用与摄入物质起神经受体拮抗作用的药物（使用兴奋药治疗镇静药中毒，使用镇静药治疗兴奋药中毒）。然而，这种方法导致许多医源性并发症。1961 年，有学者提出了"斯堪的纳维亚疗法"治疗巴比妥类药物中毒。它用监测和

呼吸支持替代了以往使用洗胃和中枢兴奋药的方法。这种新方法使巴比妥类药物过量的死亡率从 20% 降至 1%~2%[20]。这项研究改变了中毒患者的治疗方法，支持治疗（即呼吸和循环支持）成为大多数中毒患者的主要治疗方法。

对于难以鉴别的昏迷患者，处理方法包括对低血糖、缺氧、呼吸和循环稳定的评估。如果怀疑患者呼吸抑制是由阿片类药物过量引起，那么在进行气管插管之前可应用纳洛酮试验性治疗。难以鉴别的昏迷患者不应使用 BZ 拮抗药氟马西尼，因为其可促使 BZ 药物依赖患者出现难治性癫痫大发作[21]。但是，小剂量氟马西尼已被证实可安全地应用于改善呼吸状况和避免气管插管，每次使用氟马西尼前应进行风险和受益分析。

去除污染物和加强清除

当所有时效性解毒药已经使用并且患者已经稳定,下一步应考虑使用去除污染物的方法以进一步减少患者暴露于毒物之中。理论上,胃肠道净化(去除污染物)可降低肠道对残余药物的持续吸收。这些去除污染物的措施包括通过诱导呕吐或洗胃的胃排空(GE),单剂量活性炭(AC)结合未被吸收的毒素和全肠灌洗(WBI)促进排泄。这些去除污染物技术的有效性是有争议的,一些更有影响力的临床试验稍后讨论。

胃排空清除仍残留在胃内的物质。它是通过催吐药诱导呕吐或大口径胃管灌洗。Merigian 等进行了一项前瞻性研究,纳入 808 例使用 AC 治疗的中毒患者,分为接受 GE 组和不接受 GE 组[22]。研究发现,接受 GE 治疗患者不仅没有临床获益,而且其入住 ICU 率是不接受 GE 治疗患者的两倍,气管插管率高于对照组将近 4 倍。这些患者吸入性肺炎的发生率也明显升高(GE 组 vs. 非 GE 组,8 vs. 0)[22]。

WBI 使用聚乙二醇物理清除胃肠道内的肠内容物。志愿者的研究表明,WBI 减少摄取药物的生物利用度;然而,并没有证明能改善临床预后。WBI 禁用于肠阻塞、肠穿孔、肠梗阻、血流动力学不稳定或气道受损的患者。WBI 应考虑用于缓释药物、肠溶药物、铁和毒品中毒[23]。

多剂量活性炭(MDAC)是用来增强消除已吸收的药物。MDAC 需多次口服 AC(首次剂量为 50 g 的 AC 与山梨糖醇,然后每 4 小时口服 AC 25 g,不需山梨糖醇),以维持胃肠道和血液之间的药物浓度梯度。这促使药物从血液转移到肠道("肠道透析"),在肠道与活性炭结合并排出。此外,持续存在的 AC 阻断了药物肝肠循环,使其从胆道排出,从而提高药物的清除。某些毒素如水杨酸(ASA)可形成粪石,MDAC 具有良好的中和作用。虽然在动物和志愿者研究中 MDAC 显著增加药物消除,但是还没有证实它能影响临床预后[24]。

总而言之,几项研究显示去除污染物 / 增强消除技术的应用改善了药代动力学。然而,没有研究表明这些技术能改善患者的临床预后。这并不意味着这些技术没有临床获益;相反,因为病例发生率如此低,但是它们对于严重中毒有益即使是最大型的研究也不足以证实这种差异。尽管缺乏临床获益的数据,许多中毒学家推荐,如果患者愿意并能够服用活性炭(低误吸风险),在摄入有毒物质早期可应用活性炭。同样的,对于那些危重和气管插管患者(气道保护以防误吸),应考虑使用鼻胃管给予 AC。

作者推荐

- 正确识别中毒症候群有助于重症中毒患者的诊断。
- 对乙酰氨基酚过量后发生持续性肝脏毒性的患者需延长 N- 乙酰半胱氨酸(NAC)的给药疗程。
- 碱化尿液能增加水杨酸的清除。
- 良好的支持治疗是大多数中毒患者的主要治疗方法,真正的解毒药很少。
- 通过催吐或洗胃增加胃排空并未被证明对患者有益,实际上可能对患者造成伤害。
- 对于摄入高毒致命药物但意识清醒的中毒患者,在误吸可能性小时可以考虑使用活性炭。
- 全肠灌洗可用于清除不受活性炭影响的物质(如铁或锂)。
- 多剂量活性炭可用于致死量水杨酸、卡马西平、氨苯砜、苯巴比妥、奎宁或茶碱中毒患者。

(周立新　曹泳文)

参考文献

1. Kellermann AL, et al. Impact of drug screening in suspected overdose. Ann Emerg Med. 1987;16(11):1206–1216.
2. Mowry JB, Spyker DA, Cantilena Jr LR, Bailey JE, Ford M. 2012 Annual Report of the American Association of Poison Control Centers' National Poison Data System (NPDS): 30th Annual Report. Clin Toxicol. 2013;51(10):949–1229.
3. Hayes BD, Klein-Schwartz W, Doyon S. Frequency of medication errors with intravenous acetylcysteine for acetaminophen overdose. Ann Pharmacother. 2008;42(6):766–770.

4. Corcoran GB, et al. Evidence that acetaminophen and N-hydroxyacetaminophen form a common arylating intermediate, N-acetylp-benzoquinoneimine. Mol Pharmacol. 1980;18(3):536–542.

5. Miller RP, Roberts RJ, Fischer LJ. Acetaminophen elimination kinetics in neonates, children, and adults. Clin Pharmacol Ther. 1976;19(3):284–294.

6. Smilkstein MJ, Knapp GL, Kulig KW, Rumack BH. Efficacy of oral N-acetylcysteine in the treatment of acetaminophen overdose. Analysis of the national multicenter study (1976 to 1985). N Engl J Med. 1988;319(24):1557–1562.

7. Prescott LF. Paracetamol overdosage. Pharmacological considerations and clinical management. Drugs. 1983;25(3):290–314.

8. Makin A, Williams R. The current management of paracetamol overdosage. Br J Clin Pract. 1994;48(3):144–148.

9. Rumack BH, Matthew H. Acetaminophen poisoning and toxicity. Pediatr. 1975;55(6):871–876.

10. Smilkstein MJ, Douglas DR, Daya MR. Acetaminophen poisoning and liver function. N Engl J Med. 1994;331(19):1310–1311. author reply 1311-2.

11. Gosselin S, Juurlink DN, Kielstein JT, et al. Extracorporeal treatment for acetaminophen poisoning: recommendations from the EXTRIP workgroup. Clin Toxicol. 2014:1–12.

12. Marchetti A, Rossiter R. Managing acute acetaminophen poisoning with oral versus intravenous N-acetylcysteine: a providerperspective cost analysis. J Med Econ. 2009;12(4):384–391.

13. Green J, Heard K, Reynolds K, Albert D. Oral and intravenous acetylcysteine for treatment of acetaminophen toxicity: a systematic review and meta-analysis. West J Emerg Med. 2013;14(3): 218–226.

14. Yarema MC, Johnson DW, Berlin RJ, et al. Comparison of the 20-hour intravenous and 72-hour oral acetylcysteine protocols for the treatment of acute acetaminophen poisoning. YMEM. 2009;54(4):606–614.

15. Harrison PM, Keays R, Bray GP, Alexander G. Improved outcome of paracetamol-induced fulminant hepatic failure by late administration of acetylcysteine. Lancet. 1990;335(8705):1572–1573.

16. Karsh J. Adverse reactions and interactions with aspirin. Considerations in the treatment of the elderly patient. Drug Saf. 1990;5(5):317–327.

17. Leatherman JW, Schmitz PG. Fever, hyperdynamic shock, and multiple-system organ failure. A pseudo-sepsis syndrome associated with chronic salicylate intoxication. Chest. 1991;100(5):1391–1396.

18. Prescott LF, Critchley J, Proudfoot AT. Diuresis or urinary alkalinisation for salicylate poisoning? Br Med J (Clin Res Ed). 1982;285(6352):1383–1386.

19. Prescott LF, et al. Diuresis or urinary alkalinisation for salicylate poisoning? Br Med J (Clin Res Ed). 1982;285(6352):1383–1386.

20. Clemmesen C, Nilsson E, Ruben H. Therapeutic trends in the treatment of barbiturate poisoning: The Scandinavian method. Surv Anesthesiol KW. 1962;6. N2 -(4).

21. Hojer J, Baehrendtz S. The effect of flumazenil (Ro 15-1788) in the management of self-induced benzodiazepine poisoning. A double-blind controlled study. Acta Med Scand. 1988;224(4):357–365.

22. Merigian KS, Woodard M, Hedges JR, Roberts JR, Stuebing R, Rashkin MC. Prospective evaluation of gastric emptying in the self-poisoned patient. Am J Emerg Med. 1990;8(6):479–483.

23. Position paper: whole bowel irrigation. J Toxicol Clin Toxicol. 2004;42(6):843–854.

24. Position statement and practice guidelines on the use of multidose activated charcoal in the treatment of acute poisoning. American Academy of Clinical Toxicology; European Association of Poisons Centres and Clinical Toxicologists. J Toxicol Clin Toxicol. 1999;37(6):731–751.

80

急性脊髓损伤是否需要入住 ICU

James Schuster, Matthew Piazza

脊髓损伤（spinal cord injury, SCI）是创伤医学的一个重要组成部分。美国脊髓损伤发病率位居世界首位，在每年发生的 100 万创伤病人中，约有 40 例为脊髓损伤患者[1]。同时，每年因 SCI 产生的财政负担超过 140 亿美元[2]。为了有效治疗这些患者，在经历院前急救和复苏后，我们需要快速准确的诊断并评估脊髓损伤以及相关的脊柱创伤，与此同时，还需要针对不同损伤类型制订具体的治疗方案，以期预防并发症的发生，并促使患者早期活动。本文以下内容重点讨论循证医学支持下的重症监护病房对于急性创伤性 SCI 的基础治疗。

脊髓损伤病理学

通常来说脊髓损伤具有两种类型：①原发性损伤，由完全性、压缩性或牵张性的初始创伤导致的轴突和血管破坏，并直接导致神经功能障碍；②继发性损伤，在创伤后数小时到几天，因局部或广泛的组织缺氧和缺血而导致的炎症反应及神经过度兴奋性变化。

脊髓损伤常合并脊柱骨折或脱位、椎间盘破裂及韧带损伤等，患者自身的神经组织因外力的牵拉或挤压而受损。及时有效的诊断对于治疗这类病人至关重要。在影像学检查中未发现骨及韧带损伤时，并不能排除脊髓损伤。当患者存在尚不能解释的神经体征异常时，需要考虑可能存在潜在的脊髓损伤。同样的原则亦适用于在神经查体过程中出现了与脊柱损伤程度表现不一致的病人。颈椎管狭窄严重者、弥漫性特发性骨肥大症患者、风湿性关节炎患者以及脊柱失稳患者是脊髓损伤的重点排查对象。

临床评估

详细的神经功能检查对于脊髓损伤病情的评估、治疗手段、会诊医师之间的沟通协调尤为重要。尽管文献中曾报道，临床中存在多种有效的神经系统评估量表，但是美国脊髓损伤协会（ASIA）分类标准 / 国际脊髓损伤分类标准（ISNICSCI）是最为有效的神经系统评估量表，并被诸多临床医师认可为评估急性脊髓损伤的金标准[3, 4]。目前已有 II 级循证医学证据证实了该评估标准的临床一致性，且在医师记录、沟通神经系统检查结果时获得了广泛应用[5]。ASIA 损伤量表（AIS）（表 80-1）综合了 ASIA 及 ISNCSCI 的神经系统评估内容。

表 80-1 ASIA 损伤分级

分级	具体表现
A- 完全损伤	损伤节段以下全部感觉运动功能丧失，包括骶骨节段
B- 感觉功能部分损伤	损伤节段以下仍保留部分感觉功能，运动功能丧失，包括骶骨节段
C- 运动功能部分损伤	损伤节段以下保留部分运动功能，包括骶骨节段，损伤节段以下超过半数的肌肉群仍至少保留 0~2 级肌力
D- 运动功能部分损伤	损伤节段以下保留部分运动功能，包括骶骨节段，损伤节段以下超过半数的肌肉群仍至少保留 3~5 级肌力
E- 正常	运动及感觉的神经学检查结果均正常，包括骶骨节段

ASIA. 美国脊髓损伤协会
出自参考文献 77

急诊创伤患者的影像学评估和颈托的固定

对于存在脊柱脊髓损伤风险的创伤患者，在进行放射性检查之前，应该进行临床评估。临床的 I 类证据认为，对于具有清醒、警觉、无临床症状且神经功能完整的患者，既不需要进行影像学检查，也不需要颈托外固定。对于有临床症状的患者或者排除心理因素后有阳性体征的患者，则应该使用颈托进行固定，并行高质量的 CT 检查。如果无 CT 检查条件，可行三维平片检查[6]。CT 检查在评估颈椎损伤要优于平片[7-11]。关于如何利用 CT 或者三维平片进一步评估此类患者的指南并不明确，仅仅有 II 到 III 级的证据支持。

针对清醒但伴有症状的患者，临床医生建议伤后 48 小时内行颈椎前屈后伸动态性平片或者 MRI 检查以排除颈椎损伤。但是，这两种方法在鉴别临床症状明显的颈椎损伤的实用性依然具有争议。近期一篇系统性评价指出：动态屈伸片在检测韧带损伤方面的准确性不如常规 MRI 检查[12]。此外，动态屈伸位片非常依赖患者的配合[13]。Duane 等报道显示，平片检查存在的资料不完整性以及相对低的敏感性等缺点引起了临床的质疑。Schuster 则认为，对于 CT 检查结果阴性的患者，MRI 也可能无法显示导致临床症状的韧带损伤[14]。因此，鉴于以上不足之处，CT 检查结果阴性，且有临床症状的患者需要连续佩戴颈托直至患者颈髓症状消失，或者在经验丰富的医生确定颈椎间隙正常且未发现颈髓损伤相关症状为止。

对于临床症状较轻或者昏迷的患者，其 CT 及三维平片检查结果为阴性时，MRI 或者动态屈伸位片有益于进一步诊断评估并协助治疗颈椎间隙损伤。值得注意的是，对于清醒的有症状的患者，采用上述方法仍存在争议。目前，已有前瞻性研究指出，动态屈伸位片并不能提高 CT 或平片检查诊断颈椎脊髓损伤时的特异性[15, 16]。另外，对于清醒以及临床症状较轻的患者，如果影像学图像质量不高或者屈伸角度不足，则常会导

致影像学结果出现不完整性，因此不建议使用[17]。MRI 在诊断评估有临床症状的颈髓损伤患者中的实用性依然存在争议，大量文献数据和结果并不统一，甚至互相矛盾。多中心的 Meta 分析结果显示，MRI 结合常规 CT 扫描在检测隐蔽的颈髓损伤中具有较好的效果，但是该分析中仍然存在统计方面的缺陷[18, 19]。Panczykowksi 等在 Meta 分析中指出，依靠单纯的 CT 检查，或者借助其他的影像学手段足够检测出不稳定的、隐秘的颈髓损伤[20]。有趣的是，Stelfox 等指出，对于单独使用 CT 检查的外伤后插管佩戴颈托的患者，则拥有较少的并发症、更少的通气支持治疗、更少的 ICU 住院时间[21]。同样，与意识清醒的患者不同的是，昏迷患者则必须推迟至意识清醒并能配合临床查体的时才能通过常规 CT 平扫确定颈椎间隙。Halpern 等指出，对于短期内（2 周）临床症状消失的患者，佩戴颈托相比 MRI 检查具有更好的经济学效益和更高的安全性[22]。

常见的损伤类型

虽然有大量的骨折 / 脱位类型以及处理方法超出了本次研究的范围，我们仍然简单的回顾一些常规的脊柱损伤类型。

枕骨 –C2 的轴位脊髓损伤。枕骨髁骨折（常为粉碎性或线性骨折）通常由轴位过载损伤导致，一般较为稳定。撕脱性骨折常由撕脱性外力引起，并可导致寰枕脱位（atlantooccipital dislocation，AOD）。

图 80-1 是一个分离损伤导致的高能创伤，造成维持枕骨 – 颈椎稳定的韧带结构分离。这些患者最初通常表现为神经功能、影像学检查均正常，临床上较易漏诊。此外，AOD 患者常并发脑部损伤。未行可靠检查或者因种种原因无法进行可靠检查的患者应注意考虑 AOD。CT 结果中枕 –C1 间隙对于 AOD 的诊断具有极高的敏感性。其他诊断线索包括颈前肿胀、颅内或者高位瘫痪、硬膜下血肿或者蛛网膜下腔出血以及枕骨髁撕脱性骨折等。MRI 能够对韧带撕脱骨折、潜在的脊

髓损伤诊断评估提供较为可靠的结果。AOD 患者最终需要接受手术治疗以恢复其稳定性，手术方式通常为寰枕融合术。此外，不推荐对此类患者应用牵引术，主要原因在于牵引术可能加重神经症状[23]。在行手术之前，必须维持颈椎的稳定性，绝对制动，尤其在搬运患者的时候更需留意。

C1 骨折包括前弓、后弓或者前后弓的两部位骨折，如典型的 Jefferson 骨折（图 80-2）的四部位骨折。这些骨折通常由轴向过载引起，其稳定性依赖于横韧带的完整性。如果骨折片的横向脱位严重，患者则需行手术治疗；除此之外，采用外固定即可。

C2 的双侧峡部骨折，也叫作 Hangman 骨折，通常由轴向过载或者屈曲损伤（图 80-3）。该骨折的稳定性取决于 C2~3 的移位角度或成角。轻度移位或者未移位的骨折通过外固定即能较好治愈，而明显移位或者成角的患者则提示有椎间盘损伤的可能，需要行手术修复固定。

齿状突骨折是最常见的 C2 骨折，横断齿状突基底部的骨折是最常见的齿状突骨折类型（图 80-4）。年轻患者通过外部 halo 架治疗即可获

得良好的疗效。明显的移位及成角则需要手术复位固定。而老年患者通常无法使用外固定达到骨折愈合的目的（呼吸及吞咽方面的限制），同时手术干预同样因为较高的并发症而不被推荐。因此老年患者的齿状突骨折在临床上很难抉择。手术方法包括寰枢椎融合或者前路齿状突螺钉固定。

下位颈椎（C3~T1）因其本身的移动度较大，更易受到不同外力的打击，从而出现损伤的风险较高。轴向外力可导致椎体压缩骨折或者更严重的粉碎性骨折。旋转、屈曲或者分离外力可导致骨折 - 脱位损伤并可能导致 SCI（图 80-5），该类损伤需要专业人员进行紧急评估。

从解剖结构上，由于肋骨的存在，胸椎被很好地固定于稳定的位置。因此，胸椎的损伤往往需要严重的暴力。就此而言，胸椎损伤往往意味着毁灭性的结果（图 80-6）。胸腰段的损伤特指胸椎和相对活动度较大的腰椎之间的移行区处容易发生的损伤（图 80-7）。通常，下腰椎活动度较少且更不容易受伤。

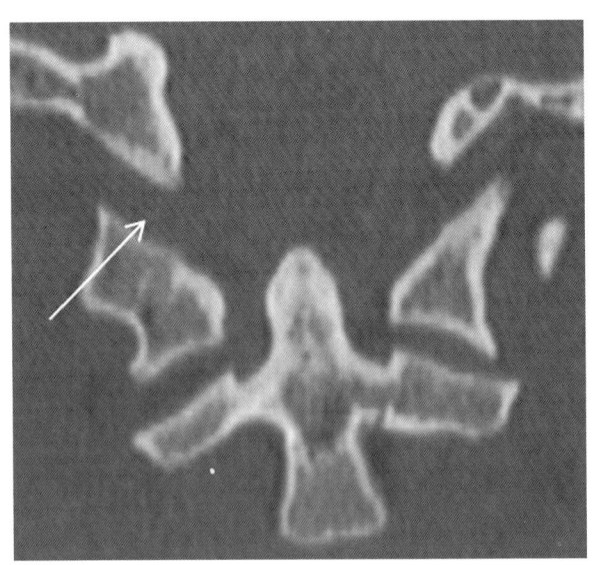

图 80-1　寰枕关节脱位，冠状面 CT 可见寰枕关节间隙增宽

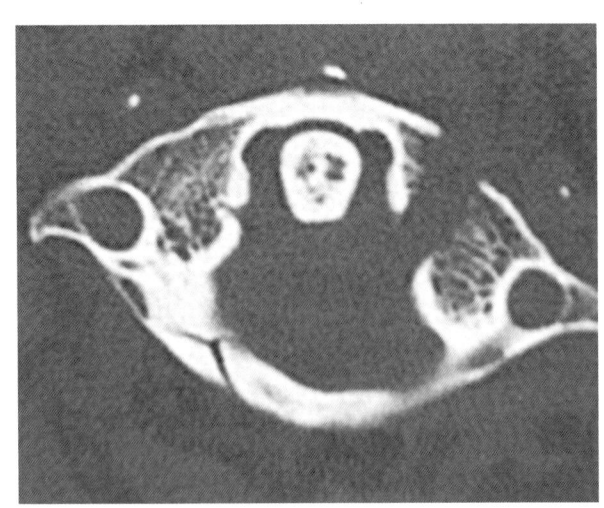

图 80-2　Jefferson 骨折

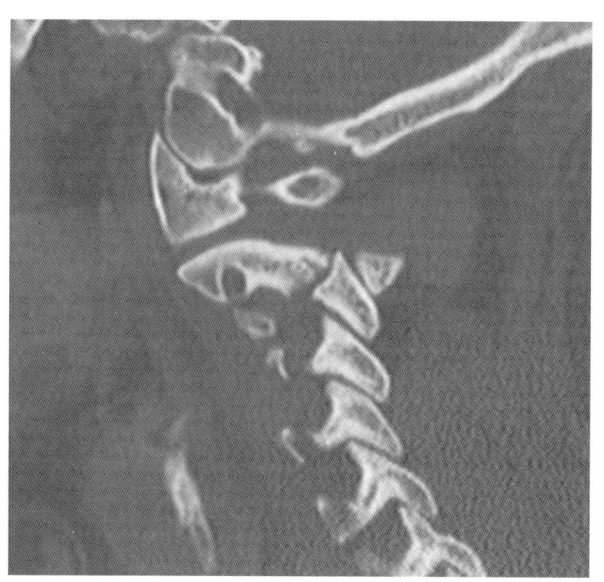

图 80-3　Hangman 骨折

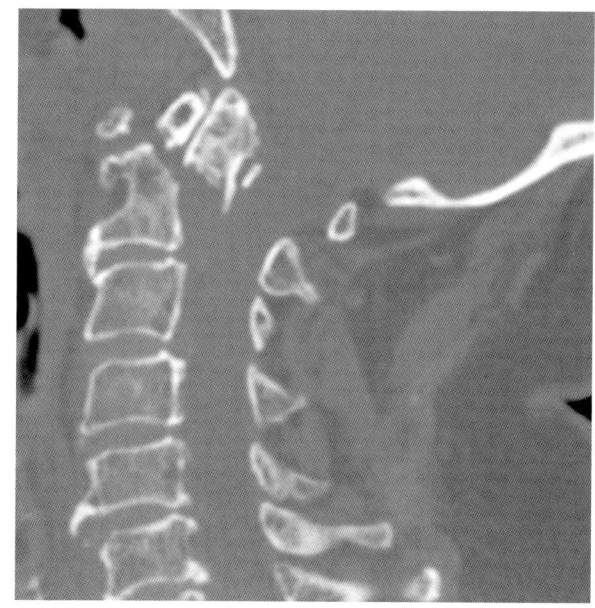

图 80-4　Ⅱ型齿状突骨折

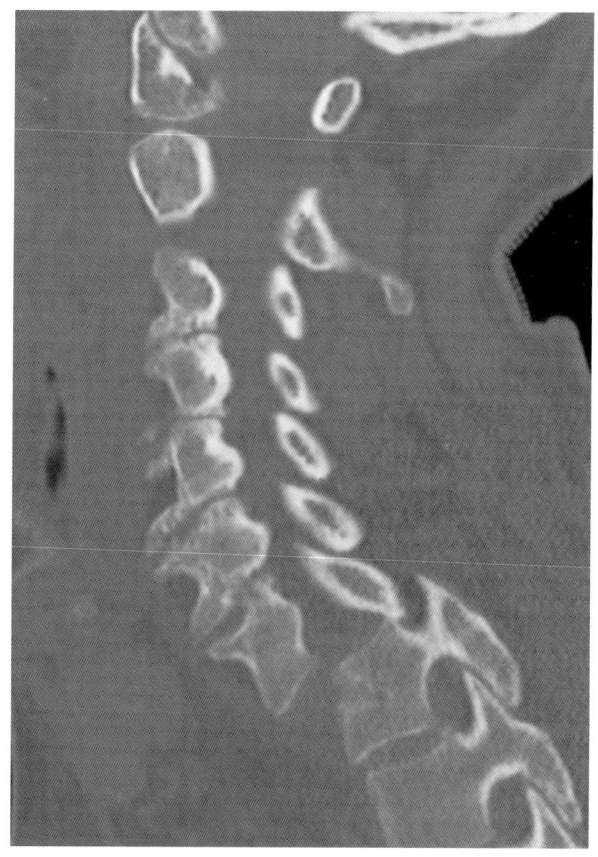

图 80-5　下颈椎骨折脱位，关节交锁

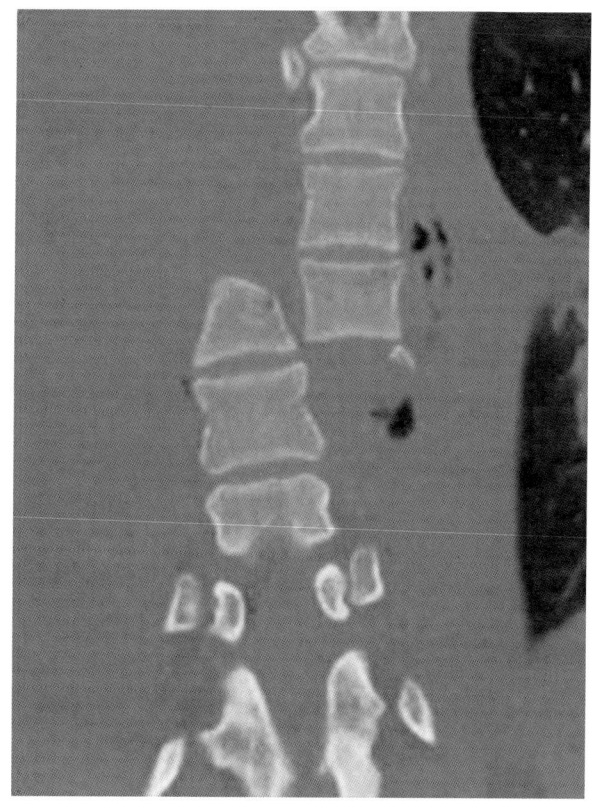

图 80-6　胸椎骨折脱位，脊髓横断

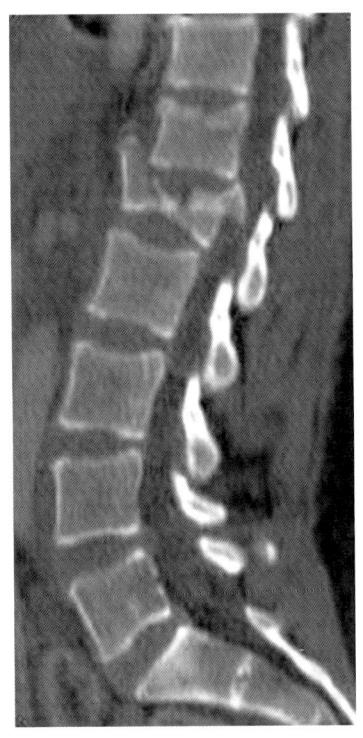

图 80-7　腰₁椎体爆裂骨折

外科决策

外科决策和手术方法视伤情分类而定，测定脊椎的稳定性及神经受压的程度，精准评估神经功能至关重要。神经外科评估脊髓损伤包括神经受压和脊柱稳定性以及致伤时间，其中决定患者神经功能的重要因素是致伤时间。

早期受压且脊柱稳定性好的不完全损伤的病人居于多数[24]。在完全损伤的病人中，早期的外科干预治疗亦能够使患者尽早活动，减少肺部受压，减少病人机械通气时间，缩短住院天数[24-26]。明确颈椎骨折后，快速的神经减压可于术前在影像下用加德纳威尔斯钳闭合复位牵引。闭合复位牵引应由专业的医师进行。详细的多种手术方式本文不再赘述，我们推荐读者参考脊柱创伤手术治疗专著[27]。

多项分级量表在脊柱损伤中的外科决策指导中发挥了重要作用。SCLICS[28] 和 TLICS[29] 是最常见和较为理想的两种量表，包括韧带完整性的衡量标准和神经功能评分。有些重点需要格

外注意：神经的不完全损伤，可疑的脊髓损伤要远比神经根损伤严重，而且，损伤的形式比如不稳定型（脱位、半脱位）损伤意味着更高级别的损伤。在外科干预指南的预期中，TLICS 和 SCLICS 已经显示出其安全性和有效性[30, 31]。有趣的是，TLICS 评分的介绍中，更多倾向于非手术的临床干预[32]。TLICS 评分已被证实可靠[33, 34]，而 SCLICS 评分已被认为因评分间变异较大而效度低[35]。

急性创伤性脊髓中央型损伤综合征

急性创伤性脊髓中央型损伤综合征（ATCCS）有多种多样的临床诊断，常见于中前柱和后柱的脊髓损伤而发生的过伸位损伤（图 80-8）。由于大脑皮质脊髓束组织的原因，这种损伤的典型表现为上肢功能障碍，下肢功能减退则相对较少出现。总之，一旦 ACTSS 的诊断确立，在 AISA 评分中，上肢的运动评分一定比下肢评分

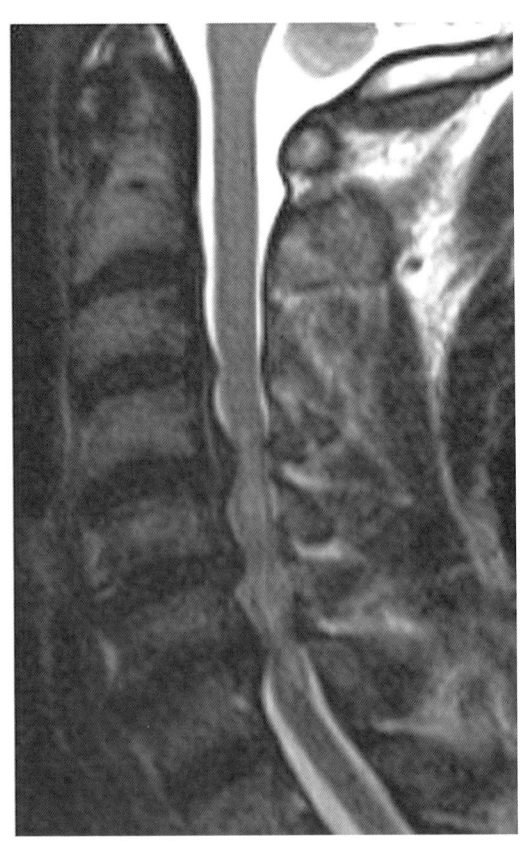

图 80-8　重度颈椎管狭窄，急性中央管综合征

低 10%[36]。这些损伤形式可能伴随骨或者韧带的断裂。

确诊 ATCCS 的病人尤其容易发生因低血压引起的继发性脊髓损伤。由此，在急性损伤后和围术期，应当维持足够的灌注压。因 ATCCS 常发生于年轻的患者中，此类患者基础血压较高，因此，需要给予更高的平均动脉压支持用来维持足够的脊髓灌注。

ATCCS 患者的手术时机一直有争议，尽管最新的研究显示，手术在伤后 24 小时内进行是安全的且效果优于延迟干预组。手术方式多样，除术者的偏好以外还应注意恢复脊柱序列、手术干预的阶段范围、病理定位以及其他部位的骨或韧带损伤[25, 37, 38]。

激素治疗

数个多中心、前瞻性随机试验已证实了急性脊髓损伤患者应用大剂量激素治疗是有效的。NASCIS 研究比较了大剂量和小剂量甲强龙的治疗疗效，结果显示，大剂量甲强龙组不仅伤口感染和死亡率较高，而且随访出院 6 周、6 个月和 1 年时的神经功能改善情况与低剂量甲强龙组并无区别[39, 40]。发表于 1990 年对 NASCIS 二期实验是一个多中心、随机双盲实验，该研究观察了甲强龙联合纳洛酮以及安慰剂治疗急性脊髓损伤的差异。虽然该研究显示，伤后 8 小时内应用甲强龙的患者在神经功能改善方面具有一定的优势，但早期的综合疗效并未显示出统计学差异[41, 42]。在 NASCIS 三期实验中，观察了 24 小时应用甲强龙和 48 小时应用甲强龙的区别，研究结果再次显示了虽然 48 小时应用甲强龙组在事后随访 6 周和 6 月时的 ASIA 运动评分有所改善[43]，但临床结局并未有统计学差异。在 NASCIS 二期和三期研究中，事后分析被认为是Ⅲ级证据。另外一个多中心、随机的、前瞻性的对并发症发生率评估的研究中显示，在接受甲强龙干预的治疗组中，呼吸系统并发症和胃肠道出血的发生率较高[44]。

总之，没有Ⅰ级和Ⅱ级证据支持在急性脊髓损伤的患者中应用甲强龙会使病人获益。已发表的Ⅲ级证据认为不确切的作用与随机概率或者选择偏倚有关。然而，Ⅰ级、Ⅱ级和Ⅲ级证据说明大剂量甲强龙治疗脊髓损伤会导致许多并发症，甚至死亡[45]。

脊髓损伤后低体温

在急性脊髓损伤的情况下，低体温作为神经保护机制引起人们的关注。动物实验数据和小宗病例系列研究已显示，在手术减压时，采用全身和局部低体温对脊髓损伤后的神经功能有潜在的保护作用[46~48]。最新的 AANS/CNS 指南以及脊柱专家均认为，脊髓损伤后采用适当的全身低体温可作为 C 级证据应用[49]。但是，这还需要大的多中心随机试验来验证脊髓损伤后低体温的临床疗效。

脊椎血管损伤的诊断和治疗

脊髓损伤可能由颈椎血管损伤引起。在高度怀疑有脊髓损伤的患者中，颈椎血管损伤发生率为 17%~27.5%[50-52]。超过 1.4% 的患者已被证实为颈椎遭受钝性损伤[53]。椎间孔横断骨折、颈枕脱位以及颅底骨折和半脱位、脱臼损伤的患者，其风险极高[50]。有 12%~14% 的中风可由脑血管损伤引起，其中约有近一半的患者目前发生了中风[53, 54]。

改良的丹佛筛查量表（表 80-2）是评估钝器伤引起的脑血管损伤高风险的重要工具，并用来指导临床实施血管造影术[55]。虽然传统的造影术是脑血管损伤诊断的金标准，但 CT 血管造影仍是一个极好的、无创的检查手段。Ezstman 等证实，CT 血管造影术可作为诊断手段的Ⅰ级证据，其敏感度为 97.7%，特异度为 100%[56]。此外，临床也可考虑传统的造影术，但前提是血管内介入具有可行性。

目前，钝性脑血管损伤的治疗只有Ⅲ级证据。一些大型回顾性研究证实，不经干预治疗的患者，

表 80-2　修改版丹佛扫描标准

动脉出血
颈动脉杂音
进展的颈部血肿
局部神经功能损伤
神经检查与头颅 CT 不一致
头颅 CT 示缺血性中风
颈椎、颅底或者严重的面部损伤（leforte Ⅱ/Ⅲ）
广泛的轴性损伤 GCS<6
缺血性脑损伤

出自参考文献 78

CT. 计算机断层扫描；GCS. 格拉斯哥昏迷评分

中风发生风险会更高[53,54]，但是目前临床还缺乏明确一致的抗血小板、抗凝或血管内干预治疗的共识。血管内治疗手段包括血管/假性动脉瘤栓塞术和支架治疗。治疗决策应当个体化。需要注意的是，接受过血管内支架的患者应当给予双重的抗血小板治疗，这种情况在复杂的创伤患者治疗当中是相对禁忌的。

穿透性脊髓损伤（脊髓贯穿伤）

脊髓贯穿伤与钝性脊髓损伤是截然不同的疾病，该型损伤经常发生在城市和军队的创伤中心（**图 80-9**），脊髓损伤可由穿透性物体本身，也可能间接由致伤物体的冲击作用（如枪弹伤）所引起。因此，患者可能在发生脊髓完全损伤时，其影像学检查并未发现致伤物窦道的证据[57]。治疗这类患者的方法多采用支持治疗，而手术治疗仍具有不确定性。目前，鲜有研究验证手术减压后的临床效果。手术过程中暴露组织，引起的失血可造成脑脊髓血供恶化，因此，这类患者术后预后情况并未有显著改善，且增加了远期风险。胸腰椎损伤几乎没有不稳定的（<1%），然而相关报道显示，颈椎不稳定损伤的比例高达30%[58,59]。枪弹伤的病人，弹道穿过空腔脏器可能会增加神经及脊柱感染的风险[60]。给予短疗程的抗生素治疗在这类情况中可以起到足够的预防作用[61,62]。

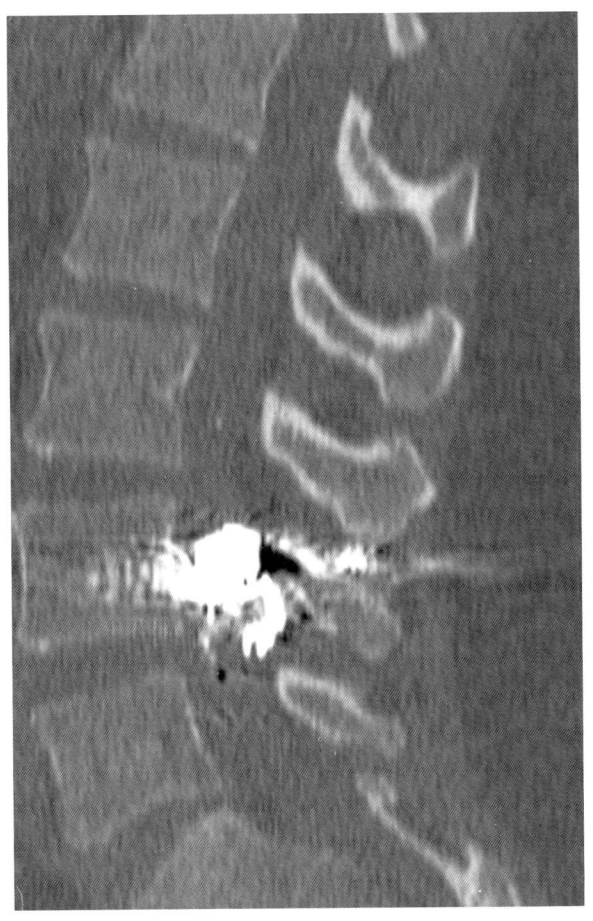

图 80-9　腰椎枪击伤，椎管内见弹片

血流动力学支持

持续的颈椎或高位胸髓损伤的患者发生系统性交感神经异常的风险较高，这种异常现象会导致患者心动过缓和低血压。脊髓损伤中的低血压会导致脊髓组织本身的缺血性损伤，加重神经功能缺损症状，并会导致多器官灌注不足的损伤。平均动脉压维持在 85~90 mmHg 并维持 7 天可作为Ⅲ级证据[63-65]。这类数据是由主观的平均动脉压阈值、维持时间计算得到，是不可控制的。然后，在这类病人的治疗中，应用该证据仍能使脊髓损伤患者获得较好的临床结果。此外，维持平均动脉压可能对患者有效，但仍要考虑其潜在的不利之处以及延长加压素的使用时间。

血流动力学支持应结合血流量和血压来管理。病人由于神经性休克常表现出外周血管扩张，导致血流灌注不足；对此类患者进行过度复苏和过度的液体灌注可导致肺及外周组织水肿以及腹腔间隔室综合征。应当根据损伤级别来决定血管加压素的选择。针对颈髓及高位胸髓损伤的患者，应当选择变力、变时的血管收缩性的药物，比如多巴胺、肾上腺素和去甲肾上腺素。单纯的血管收缩药如去氧肾上腺素能加重潜在的心动过缓，应该避免应用。相反，去甲肾上腺素或者去氧肾上腺素可作为低位胸髓损伤患者的适当选择方案，因为此类患者外周血管舒张是低血压的首要原因。长期使用血管加压药的脊髓损伤患者，其并发症发生率较高，将近 74% 的脊髓伤患者曾出现过心律失常，ST 段改变或肌钙蛋白升高[66]。特殊情况下，如老年患者及接受变力性或变时性药物治疗的病人的并发症会更常见。

脊髓损伤后的自主神经功能紊乱和直立性低血压

脊髓损伤后的急性期，血流动力学的支持目标是维持合适的脊髓灌注压，特别是对于高位脊髓损伤、高风险的症状性心动过缓和直立性低血压患者尤为重要。各种药物和非药物措施都能阻止直立性低血压，尽管几乎没有数据去支持这些临床干预。Ⅱ 类证据显示，一个小型的、双盲、随机的关于提高运动耐量的临床试验证实应用米多君能够降低脊髓损伤后直立性低血压的发生率[67]。其他的非药物治疗手段包括增加盐的摄取，辅助加压设备和功能性电刺激。最新研究显示，刺激低位下肢静脉周围的肌肉，可引起更多的血液回流入心脏，增加左心室前负荷，因此，可有效降低直立性低血压的发生率。多个随机临床试验提供 Ⅱ 类证据支持这些治疗手段应用于脊髓损伤病人[68]。

急性脊髓损伤后的气道和呼吸管理

脊髓损伤，特别是高位脊髓损伤，呼吸系统并发症的发生风险较高。此类患者呼吸肌，或者膈肌功能受损会导致分泌物难以清除，潮气量减低，显著增加了呼吸衰竭、肺不张和肺炎的发生风险。急性脊髓损伤患者，特别是颈髓损伤患者，应当在伤后保持气道通畅[69]。如果未进行气管内插管，则应当高度注意脊柱排列情况。此类患者机械通气治疗的基本原则包括足够的呼吸机支持，以减少膈肌萎缩的发生风险[70]。膈肌萎缩通常发生在气管插管后 18 小时内，与机械通气时间相关，尤其在脊髓损伤的患者中发生率较高，原因是此类患者几乎只依靠膈肌进行呼吸运动。当进行机械通气治疗时，患者应当接受正压通气治疗，以确保足够的气道分泌物清除能力。

多数完全脊髓损伤患者需要气管造口术[71]。目前，脊髓损伤合并呼吸衰竭患者的气管造口术选择时机仍是学术界的一个争议问题。非随机的临床试验仅仅在发病早期和晚期的气管切开术进行了观察比较。回顾性数据支持早期气管切开（伤后 7~10 天）。既往的研究则阐述了呼吸机辅助呼吸时间以及 ICU 入住时间缩短[72, 73]。此外，颈椎前路融合手术后，早期气管造口术是安全的，且不增加感染的发生风险[74]。

静脉血栓栓塞症

脊髓损伤患者由于长期的制动，因此继发性静脉血栓栓塞症的发生风险较高。脊髓损伤患者静脉血栓栓塞症的预防工作已经获得临床医师的广泛重视。目前，有诸多 Ⅰ 类证据应用于脊髓损伤患者静脉血栓栓塞症的预防当中[75]。需要特别关注的是，小剂量肝素联合电刺激疗法的疗效显著优于小剂量肝素或者安慰剂，而且，在脊髓损伤患者中，采用合适剂量的肝素治疗静脉血栓栓塞的效果优于小剂量组。静脉血栓栓塞症的理想干预时间是发病 72 小时之内[75]。Ⅱ 类证据推荐在最初损伤后的 3 个月内应当积极预防静脉血栓栓塞症的发生。对于神经功能、运动功能有显著恢复，并且能够积极参与物理治疗的患者，其预防静脉血栓栓塞症的时间可以缩短[75]。关于抗凝血药选择的问题，应用低分子量肝素可有效降低静脉血栓栓塞症发生率，并且具有较低的出血相关并发症[76]。对于有抗凝禁忌的患者，可考虑用下腔静脉滤器治疗。

总 结

对于可疑的脊髓损伤患者，需要迅速地对患者病情严重程度、诊断和治疗做出临床评估。尽管涉及临床、放射学以及远期预后的指南存在，随机研究亦应当关注手术治疗的时机，明确脊髓损伤后急性期升高血压的持续时间和重要作用。此外，脊髓损伤后贯彻和实施神经保护策略以改善患者预后，仍是我们努力的重要目标。

作者推荐

- 早期评估脊柱创伤是否需要进一步的放射学检查，取决于是否怀疑患者存在相关损伤及其临床症状和意识水平的情况。
- CT 评估颈椎损伤要优于平片。而 MRI 在评估中的作用尚不清楚。
- 早期手术干预能使患者更快速的活动并能减少医源性并发症。
- 皮质类固醇在急性 SCI 治疗中不太可能获益，且与大量并发症相关。
- 控制性低体温可能是有益的，但目前不受临床文献证据支持。
- 在神经源性休克的环境中，低血压可能与绝对或相对血容量不足相关，一般来说，血管加压素 / 正性肌力药物治疗比大容量的液体复苏具有更好的效果和更少的副作用。
- 与膈肌和肋间肌肌无力相关的呼吸衰竭通常需要机械通气。膈肌萎缩是常见的并发症。
- 早期气管切开能够更快地摆脱机械通气和缩短 ICU 入住时间。
- ICU 的支持措施包括 VTE 预防、营养支持、心理救助，积极监测压疮。

（薛 超 虎 磐）

参考文献

1. Devivo MJ. Epidemiology of traumatic spinal cord injury: trends and future implications. Spinal Cord. 2012;50(5):365–372.
2. Ma VY, Chan L, Carruthers KJ. Incidence, prevalence, costs, and impact on disability of common conditions requiring rehabilitation in the United States: stroke, spinal cord injury, traumatic brain injury, multiple sclerosis, osteoarthritis, rheumatoid arthritis, limb loss, and back pain. Arch Phys Med Rehabil. 2014;95(5):986e1–995e1.
3. Marino RJ, et al. International standards for neurological classification of spinal cord injury. J Spinal Cord Med. 2003;26(suppl 1): S50–S56.
4. Hadley MN, et al. Clinical assessment following acute cervical spinal cord injury. Neurosurgery. 2013;72(suppl 2):40–53.
5. Savic G, et al. Inter-rater reliability of motor and sensory examinations performed according to American Spinal Injury Association standards. Spinal Cord. 2007;45:444–451.
6. Ryken TC, et al. Radiographic assessment. Neurosurgery. 2013;72 (suppl 2):54–72.
7. Bailitz J, et al. CT should replace three-view radiographs as the initial screening test in patients at high, moderate, and low risk for blunt cervical spine injury: a prospective comparison. J Trauma. 2009;66:1605–1609.
8. Diaz JJ, et al. Are five-view plain films of the cervical spine unreliable? A prospective evaluation in blunt trauma patients with altered mental status. J Trauma. 2003;55:658–663. discussion 663-664.
9. Griffen MM, et al. Radiographic clearance of blunt cervical spine injury: plain radiograph or computed tomography scan?. J Trauma. 2003;55:222–226. discussion 226-227.
10. Mathen R, et al. Prospective evaluation of multislice computed tomography versus plain radiographic cervical spine clearance in trauma patients. J Trauma. 2007;62:1427–1431.
11. Schenarts PJ, et al. Prospective comparison of admission computed tomographic scan and plain films of the upper cervical spine in trauma patients with altered mental status. J Trauma. 2001;51:663–668. discussion 668-669.
12. Sierink JC, et al. Systematic review of flexion/extension radiography of the cervical spine in trauma patients. Eur J Radiol. 2013;82:974–981.
13. Duane TM, et al. Flexion-extension cervical spine plain films compared with MRI in the diagnosis of ligamentous injury. Am Surg. 2010;76:595–598.
14. Schuster R, et al. Magnetic resonance imaging is not needed to clear cervical spines in blunt trauma patients with normal computed tomographic results and no motor deficits. Arch Surg. 2005;140:762–766 (Chicago, Ill. : 1960).
15. Hennessy D, et al. Cervical spine clearance in obtunded blunt trauma patients: a prospective study. J Trauma. 2010;68:576–582.
16. Padayachee L, et al. Cervical spine clearance in unconscious traumatic brain injury patients: dynamic flexion-extension fluoroscopy versus computed tomography with three-dimensional reconstruction. J Trauma. 2006;60:341–345.
17. Griffiths HJ, et al. The use of forced flexion/extension views in the obtunded trauma patient. Skeletal Radiol. 2002;31:587–591.
18. Muchow RD, et al. Magnetic resonance imaging (MRI) in the clearance of the cervical spine in blunt trauma: a meta-analysis. J Trauma. 2008;64:179–189.
19. Schoenfeld AJ, et al. Computed tomography alone versus computed tomography and magnetic resonance imaging in the

identification of occult injuries to the cervical spine: a meta-analysis. J Trauma. 2010;68:109–113. discussion 113-114.

20. Panczykowski DM, Tomycz ND, Okonkwo DO. Comparative effectiveness of using computed tomography alone to exclude cervical spine injuries in obtunded or intubated patients: meta-analysis of 14,327 patients with blunt trauma. J Neurosurg. 2011;115:541–549.

21. Stelfox HT, et al. Computed tomography for early and safe discontinuation of cervical spine immobilization in obtunded multiply injured patients. J Trauma. 2007;63:630–636.

22. Halpern CH, et al. Clearance of the cervical spine in clinically unevaluable trauma patients. Spine (Phila Pa 1976). 2010;35(18):1721–1728.

23. Theodore N, et al. The diagnosis and management of traumatic atlanto-occipital dislocation injuries. Neurosurgery. 2013;72(suppl 2):114–126.

24. Bellabarba C, et al. Does early fracture fixation of thoracolumbar spine fractures decrease morbidity or mortality? Spine (Phila Pa 1976). 2010;35(suppl 9):S138–S145.

25. Fehlings MG, et al. Early versus delayed decompression for traumatic cervical spinal cord injury: results of the Surgical Timing in Acute Spinal Cord Injury Study (STASCIS). PLoS One. 2012;7(2):e32037.

26. Schinkel C, Anastasiadis AP. The timing of spinal stabilization in polytrauma and in patients with spinal cord injury. Curr Opin Crit Care. 2008;14:685–689.

27. Fessler RG, Sekhar LN. Atlas of Neurosurgical Techniques: Spine and Peripheral Nerves. New York, NY: Thieme Medical Publishers; 2006.

28. Vaccaro AR, et al. The subaxial cervical spine injury classification system: a novel approach to recognize the importance of morphology, neurology, and integrity of the disco-ligamentous complex. Spine (Phila Pa 1976). 2007;32(21):2365–2374.

29. Vaccaro AR, et al. A new classification of thoracolumbar injuries: the importance of injury morphology, the integrity of the posterior ligamentous complex, and neurologic status. Spine (Phila Pa 1976). 2005;30(20):2325–2333.

30. Joaquim AF, et al. Clinical results of patients with thoracolumbar spine trauma treated according to the Thoracolumbar Injury Classification and Severity Score. J Neurosurg Spine. 2014;20:562–567.

31. Joaquim AF, et al. Clinical results of patients with subaxial cervical spine trauma treated according to the SLIC score. J Spinal Cord Med. 2014;37:420–424.

32. Joaquim AF, et al. Measuring the impact of the Thoracolumbar Injury Classification and Severity Score among 458 consecutively treated patients. J Spinal Cord Med. 2014;37:101–106.

33. Lewkonia P, Paolucci EO, Thomas K. Reliability of the thoracolumbar injury classification and severity score and comparison with the denis classification for injury to the thoracic and lumbar spine. Spine. 2012;37:2161–2167.

34. Rihn JA, et al. A review of the TLICS system: a novel, userfriendly thoracolumbar trauma classification system. Acta Orthop. 2008;79:461–466.

35. van Middendorp JJ, et al. The Subaxial Cervical Spine Injury Classification System: an external agreement validation study. Spine J. 2013;13:1055–1063.

36. Pouw MH, et al. Diagnostic criteria of traumatic central cord syndrome. Part 1: a systematic review of clinical descriptors and scores. Spinal Cord. 2010;48:652–656.

37. Aarabi B, et al. Management of acute traumatic central cord syndrome (ATCCS). Neurosurgery. 2013;72(suppl 2):195–204.

38. Fehlings MG, et al. Perioperative and delayed complications associated with the surgical treatment of cervical spondylotic myelopathy based on 302 patients from the AOSpine North America Cervical Spondylotic Myelopathy Study. J Neurosurg Spine. 2012;16(5):425–432.

39. Bracken MB, et al. Efficacy of methylprednisolone in acute spinal cord injury. JAMA. 1984;251(1):45–52.

40. Bracken MB, et al. Methylprednisolone and neurological function 1 year after spinal cord injury. Results of the National Acute Spinal Cord Injury Study. J Neurosurg. 1985;63(5):704–713.

41. Bracken MB, et al. A randomized, controlled trial of methylprednisolone or naloxone in the treatment of acute spinal-cord injury. Results of the Second National Acute Spinal Cord Injury Study. N Engl J Med. 1990;322(20):1405–1411.

42. Bracken MB, et al. Methylprednisolone or naloxone treatment after acute spinal cord injury: 1-year follow-up data. Results of the second National Acute Spinal Cord Injury Study. J Neurosurg. 1992;76(1):23–31.

43. Bracken MB, et al. Administration of methylprednisolone for 24 or 48 hours or tirilazad mesylate for 48 hours in the treatment of acute spinal cord injury. Results of the Third National Acute Spinal Cord Injury Randomized Controlled Trial. National Acute Spinal Cord Injury Study. JAMA. 1997;277(20):1597–1604.

44. Matsumoto T, et al. Early complications of high-dose methylprednisolone sodium succinate treatment in the follow-up of acute cervical spinal cord injury. Spine. 2001;26:426–430.

45. Hurlbert RJ, et al. Pharmacological therapy for acute spinal cord injury. Neurosurgery. 2013;72(suppl 2):93–105.

46. Hansebout RR, Hansebout CR. Local cooling for traumatic spinal cord injury: outcomes in 20 patients and review of the literature. J Neurosurg Spine. 2014;20(5):550–561.

47. Dididze M, et al. Systemic hypothermia in acute cervical spinal cord injury: a case-controlled study. Spinal Cord. 2013;51(5):395–400.

48. Levi AD, et al. Clinical application of modest hypothermia after spinal cord injury. J Neurotrauma. 2009;26(3):407–415.

49. Ahmad FU, Wang MY, Levi AD. Hypothermia for acute spinal cord injury–a review. World Neurosurg. 2014;82(1–2):207–214.

50. Lebl DR, et al. Vertebral artery injury associated with blunt cervical spine trauma: a multivariate regression analysis. Spine. 2013;38:1352–1361.

51. Mitha AP, et al. Clinical outcome after vertebral artery injury following blunt cervical spine trauma. World Neurosurg. 2013;80: 399–404.

52. Mueller C-A, et al. Vertebral artery injuries following cervical spine trauma: a prospective observational study. Eur Spine J. 2011;20:2202–2209.

53. Stein DM, et al. Blunt cerebrovascular injuries: does treatment always matter? J Trauma. 2009;66:132–143. discussion 143-144.

54. Cothren CC, et al. Treatment for blunt cerebrovascular injuries: equivalence of anticoagulation and antiplatelet agents. Arch Surg. 2009;144:685–690 (Chicago, Ill. : 1960).

55. Biffl WL, et al. Optimizing screening for blunt cerebrovascular injuries. Am J Surg. 1999;178:517–522.

56. Eastman AL, et al. Computed tomographic angiography for the diagnosis of blunt cervical vascular injury: is it ready for primetime?. J Trauma. 2006;60:925–929. discussion 929.

57. Mirovsky Y, et al. Complete paraplegia following gunshot injury without direct trauma to the cord. Spine (Phila Pa 1976). 2005;30(21):2436–2438.

58. Cornwell 3rd EE, et al. Thoracolumbar immobilization for trauma patients with torso gunshot wounds: is it necessary? Arch Surg.

2001;136(3):324–327.

59. Beaty N, et al. Cervical spine injury from gunshot wounds. J Neurosurg Spine. 2014;21(3):442–449.

60. Schwed AC, et al. Abdominal hollow viscus injuries are associated with spine and neurologic infections after penetrating spinal cord injuries. Am Surg. 2014;80(10):966–969.

61. Pasupuleti LV, Sifri ZC, Mohr AM. Is extended antibiotic prophylaxis necessary after penetrating trauma to the thoracolumbar spine with concomitant intraperitoneal injuries? Surg Infect (Larchmt). 2014;15(1):8–13.

62. Rabinowitz RP, et al. Infectious complications in GSW's through the gastrointestinal tract into the spine. Injury. 2012;43(7):1058–1060.

63. Ryken TC, et al. The acute cardiopulmonary management of patients with cervical spinal cord injuries. Neurosurgery. 2013;72(suppl 2):84–92.

64. Casha S, Christie S. A systematic review of intensive cardiopulmonary management after spinal cord injury. J Neurotrauma. 2011;28:1479–1495.

65. Vale FL, et al. Combined medical and surgical treatment after acute spinal cord injury: results of a prospective pilot study to assess the merits of aggressive medical resuscitation and blood pressure management. J Neurosurg. 1997;87(2):239–246.

66. Inoue T, et al. Medical and surgical management after spinal cord injury: vasopressor usage, early surgerys, and complications. J Neurotrauma. 2014;31:284–291.

67. Nieshoff EC, et al. Double-blinded, placebo-controlled trial of midodrine for exercise performance enhancement in tetraplegia: a pilot study. J Spinal Cord Med. 2004;27:219–225.

68. Krassioukov A, et al. A systematic review of the management of orthostatic hypotension after spinal cord injury. Arch Phys Med Rehabil. 2009;90:876–885.

69. Hassid VJ, et al. Definitive establishment of airway control is critical for optimal outcome in lower cervical spinal cord injury. J Trauma. 2008;65:1328–1332.

70. Galeiras Vázquez R, et al. Respiratory management in the patient with spinal cord injury. BioMed Res Int. 2013;2013:168757.

71. Menaker J, et al. Admission ASIA motor score predicting the need for tracheostomy after cervical spinal cord injury. J Trauma Acute Care Surg. 2013;75:629–634.

72. Choi HJ, et al. The effectiveness of early tracheostomy (within at least 10 days) in cervical spinal cord injury patients. J Korean Neurosurg Soc. 2013;54:220–224.

73. Romero J, et al. Tracheostomy timing in traumatic spinal cord injury. Eur Spine J. 2009;18:1452–1457.

74. Babu R, et al. Timing of tracheostomy after anterior cervical spine fixation. J Trauma Acute Care Surg. 2013;74:961–966.

75. Dhall SS, et al. Deep venous thrombosis and thromboembolism in patients with cervical spinal cord injuries. Neurosurgery. 2013;72(suppl 2):244–254.

76. Ploumis A, et al. Thromboprophylaxis in patients with acute spinal injuries: an evidence-based analysis. J Bone Joint Surg Am. 2009;91:2568–2576.

77. American Spinal Injury Association. International Standards for Neurological Classification of Spinal Cord Injury. Chicago, Il: American Spinal Injury Association; 2002.

78. Cothren CC, et al. Anticoagulation is the gold standard therapy for blunt carotid injuries to reduce stroke rate. Arch Surg. 2004;139(5):540–545. discussion 545-546.

第十八部分

血液重症

81 危重病人的输血指征

Carrie Valdez, Babak Sarani

血制品的输注是重症监护室（ICU）中最常见的治疗方式之一。据估计，美国每年共有800~1200万单位的浓缩红细胞（PRBCs）用于400万病人的输血治疗，绝大多数用于术后或危重病人。据不同国家的研究记录，ICU中PRBC输注率在20%~50%[1~5]。除了贫血病人以外，危重病人中大约有40%在ICU住院期间的某段时间出现了血小板计数下降、凝血指标上升的现象。虽然血液方面的功能紊乱大部分是无症状的，但近十年的大量研究表明，这些异常状态往往无法通过输血来改善，甚至可能恶化。虽然一些设计良好的试验被用来指导制定危重病人PRBCs的输注指南，但至今没有好的研究可以回答病人在ICU输注血小板或血浆是否能够获益。本章概述了ICU最佳输血实践的现状，包括重组Ⅶa因子和四种凝血因子组成的凝血酶原复合物（PCC）的使用。

输血基本问题：利益与风险

直到现在才有设计良好的前瞻性试验来研究输血操作的临床结果，虽然关于PRBCs输注的试验很多，但仍缺乏有关非急性大出血病人输注非红细胞血液制品的实践模式和临床结果。

浓缩红细胞输注

正常血容量占标准体重的7%~8%，相当于血红蛋白（Hb）含量为140~160 g/L，红细胞压积为40%~45%。输注红细胞（RBCs）可以恢复循环血容量和携氧能力，计算公式如下：

$$Vo2 = CO \times Cao2$$

其中

Cao$_2$= 动脉氧含量（mg%/L）

$$= [1.39^* (Sao_2)^* (Hb) + 0.003 \times PaO_2]$$

其中

Vo2= 氧输送量（g%/min）

Hb= 血红蛋白水平（g/L）

CO= 心输出量（L/min）

Sao2= 动脉血氧饱和度（%）

PaO$_2$= 动脉氧分压（mmHg）

机体能够产生多种提高氧输送能力的适应性反应来应对贫血（**表 81-1**）。通过增加氧饱和度或者Hb浓度对提高氧（O$_2$）输送能力效果更好，因为增加心输出量会增加心肌耗氧量，有可能加重伴有冠状动脉疾病患者的局部缺血症状[6]。

表 81-1　贫血时增加氧输送的生理机制

增加动脉血氧含量的机制
通过增加红细胞生成素产量来增加 Hb 合成和 Hb 浓度
增加的 2，3-二磷酸甘油酯使 Hb 氧离曲线右移，增加氧气释放，从而提高毛细血管氧分压
增加心输出量的机制
加快心率
增加心肌收缩力
降低血液黏稠度来降低外周血管阻力（后负荷）

Hb. 血红蛋白

以往的实践表明，住院病人的理想Hb为100 g/L（或红细胞压积为30%）。这个结论是基于血液流变学的计算而得出，说明携氧能力（越高越好）和血液黏滞度（越低越好）有一个最佳的平衡点。这个平衡点使心脏在做功最小的情况下维持外周的氧输送。1990年，两个基于耶和华见证会人群的大样本回顾性研究在某种程度上支持了这个结论。研究显示，病人术前 Hb 为 60 g/L 与 120 g/L 相比（术后 Hb 少于 80 g/L 的比值比为 2.5；**表 81-2**）[7, 8]，围术期死亡率明显增加，其中伴有心血管疾病患者的死亡风险最高。

表 81-2　耶和华见证会贫血患者的术后结果

术前 Hb 水平（g/L）	死亡率
< 60	61.5
61~80	33
81~100	0
> 100	7.1

Hb. 血红蛋白

引自 Carson JL, Poses RM, Spence RK et al. Severity of anemia and operative mortality and morbidity. Lancet 1998;1:727–729.

对术后病人的一系列试验引发了对上述这些回顾性研究结论正确性的质疑，认为输血指征应根据每个病人终末组织缺氧情况而定。两项对心脏手术后病人的随机调查研究发现，非限制性与限制性输血策略相比较，病人的患病率并无差异[9, 10]。虽然 Hajjar 等的研究认为，输血后患病率呈剂量依赖性增加，而 Murphy 等的研究认为，患病率虽增加，但死亡率在随机输血组和限制输血组之间无差异，且这两组病人的 Hb 水平的均差仅为 10 g/L，造成这种结果的原因仍未明。因此，心脏手术后采取限制性输血策略可能更合适，但实际的 Hb 输血指征仍有待确定。同样的，一项基于全髋关节置换术后的老年病人的随机研究发现，输血指征为 Hb 100 g/L 和 80 g/L 相比[11]，患病率和死亡率并无差异。但在相似病人群体中的另一项回顾性研究认为，前者导致围术期患病率明显增加，死亡率无变化[12]。

一项单盲随机的前瞻性试验发现，当感染性休克病人的血流动力学参数无法通过静脉输液纠正时，输血作为"严重感染的集束化治疗"的一部分，能提高这些病人的生存率[13]。但由于输血只是该试验中集束化治疗方法之一，无法单独

确定输血对其结局的相对影响。最近，一项对感染性休克的危重病人展开的强有力的前瞻性研究发现，将输血指征定为 Hb 达 70 g/L 与 90 g/L 相比，病人的死亡率和对持续特级护理措施（如机械通气、使用血管加压药物、肾脏替代疗法等）的需要并无差异[14]。而且，在 70 岁以上或伴有心血管疾病（不包括急性冠脉综合征，ACS）病人的亚组中，结果也无变化。3 项更小的随机化研究发现，PRBC 的输注并不能提高 ICU 中严重感染病人的氧输送和摄取能力，这或许可以解释上述研究结果产生的原因[15-17]。

最近很多研究致力于阐明给无症状的、血流动力学稳定的、无出血的、伴贫血的危重病人输注 PRBC 的效果。1991 年的一项单盲随机的前瞻性研究和随后的观察性研究发现，输血指征为 Hb 70 g/L 比 100 g/L 有相似或更好的结果[3-5]，这和许多其他研究结果相一致，一项 Meta 分析也表明，输注 PRBC 后感染风险增加[3, 5, 19-26]。还有研究显示，输注 RBC 后死亡风险增加[3, 5]。根据这些研究，现在关于无症状的复苏后危重病人（即血流动力学正常）的 PRBC 输注指南要求输血指征为 Hb 70 g/L（**表 81-3** 和 **表 81-4**）[27]。

表 81-3　稳定贫血患者（无潜在急性失血或急性手术应激）的输血指征

Hb < 80~100 g/L
急性心肌梗死或急性冠脉综合征
Hb ≤ 70 g/L
其他所有病人

Hb. 血红蛋白

表 81-4　急性失血风险高的稳定患者的输血指征

Hb ≤ 100 g/L
已知止血功能紊乱或红细胞恶病质（比如镰状细胞贫血）
所有预期估计失血 ≥ 1 000 ml 的病人
Hb ≤ 70 g/L
其他所有病人

Hb. 血红蛋白

虽然没有随机性研究来评估不稳定型心绞痛或 ACS 病人的 PRBC 输注指征，但联合三项原

本设计用来评估抗血小板药物对心肌缺血功效研究中的病人群体，并对他们进行事后分析时发现，输血指征为红细胞压积在25%以上时，危险比明显增加[28]。这个结果在其他多个回顾性研究中被证实[29-31]。相反地，最近一项针对ACS病人的回顾性队列研究认为，输血指征为Hb 90 g/L时可降低死亡率[32]。但作者强调，队列中登记的病人并不能代表典型ACS病人，因而该结果不能概括整个ACS病人群体。虽然该队列研究没有足够数据来稳固支持输血指征为Hb低于100 g/L，但80~100 g/L或许适用于大部分病人，而对于有持续性终末器官缺血症状的病人，则需要提高Hb值。

输注血液制品会带来许多风险，包括传播血源性病原体、输血相关循环超负荷（TACO）、输血相关急性肺损伤（TRALI）和输血相关免疫调节（TRIM）。在现有输血指南指导下，重大的输血反应在临床上很少见，而且即使发生也多与记录错误有关。有趣的是，这种不良事件在进行放血的病人身上罕见，至今原因未明，但很可能是严重损伤后大量输血致免疫系统改变造成的[33]。TRALI和TRIM最有可能是由于相同的失调状态而产生，即由于输注外来蛋白质而激发的炎症反应及免疫系统的改变和紊乱，这或许也解释了感染风险增加的原因[34]。TRALI也可能是由于局部（肺部）炎症反应，而TRIM可能意味着免疫系统的紊乱。这两者也可能由于缺乏特异性诊断标准而漏诊，需要设计完善的研究方案来阐明它们的发病率。

TRALI被定义为发生在输血4~6小时的非心源性肺水肿。据估计，发病率在1：5000至1：10 000之间[35]，在输注血浆时更常见。有报道显示了输注PRBC和感染[20, 21, 23, 24, 36, 37]之间的关系，另有报道记录，创伤病人体内细胞在输血数年后表达供者细胞表位而造成混乱[38-40]。这些报道都是TRIM的最佳例证。以TRIM为基础的机制正不断被阐明，可能原因是输血时带入了可溶性蛋白（如人类白细胞抗原或纤维蛋白原/纤维蛋白降解产物）或裂解的白细胞产物[34]。

血浆输注

捐献的全血的血浆包含了大多数凝血级联反应所必需的凝血因子。虽然由于V、VII和VIII因子降解、纤维蛋白酶原（I因子）被稀释而使凝血因子浓度下降，但只要浓度在25%以上[41, 42]，自发性出血就很少发生。若要控制出血，则需要更高的凝血因子浓度。血浆输注剂量为10~15 ml/kg（理想体重下），一般4个单位血浆可使凝血因子恢复40%~60%[42]。需要注意的是，由于血小板悬浮在血浆中，输注5个单位的随机供者的血小板或者1个单位单一供者的血小板时，需要同时输注1个相同单位的血浆[41]。血浆在ICU中通常用于快速治疗伴有出血或者预计要经受有创操作的凝血功能障碍患者。

华法林是一种用于预防各种原因导致的血栓栓塞性疾病的常用口服抗凝血药。一项回顾性研究发现，对于脑出血病人，初始单位的血浆输注时间每延迟30分钟，纠正华法林引起的凝血功能障碍的可能性就下降20%，强调逆转出血患者身上的药物作用需要迅速而准确[44]。由于血浆输注及时与否受供应情况、融解准备时间的限制，用PCCs来迅速恢复凝血功能变得越来越常见。PCC浓集了3种或4种维生素K依赖性凝血因子，它储存在冻干状态下，使用时只需溶解即可，而且药物总体积小于100 ml，故不仅输注速度更快，而且没有TACO的风险。多个国际组织，包括美国胸科医师学会，推荐用PCC和维生素K的复合物来紧急逆转抗凝作用[45]。2013年，Sarode在维生素K拮抗药为出血主因的病人身上，比较PCC和血浆的有效性及安全性。结果发现，输注PCC的病人，国际化标准比值迅速下降了62%，而输注血浆的病人下降了10%，证明了PCC的优越性。两组安全性相似[46]。

在对有凝血功能障碍的非出血病人使用血浆（新鲜冰冻血浆，FFP）时，不同医生间差别很大[47]。许多医生预防性地使用FFP来纠正非出血病人的凝血障碍,即使指南并不推荐,而且风险-效益比未知[48,49]。也有人认为,轻微凝血障碍可使用新鲜冰冻血浆,同样的,血容量减少的非出血病人也可通过输注FFP来扩充血容量[50]。到目前为止,对于非出血病人如何使用FFP尚无普遍认可的指南,推荐适应证和剂量见表81-5。

表81-5 血浆输注指征

紧急逆转华法林诱发性凝血障碍
游离凝血蛋白缺陷的替代治疗
大量输血
弥散性血管内凝血伴严重急性出血
有临床出血或凝血不良迹象的肝脏疾病
血栓性血小板减少性紫癜
血浆分离置换后凝血因子替代治疗

输注血浆的风险和RBCs相同,但是不良事件发生率更高,涉及所有可能的并发症。与血浆输注相关的最常见的不良事件是TRALI。最近有学说认为,这反映了输注液体中血浆蛋白(可能是抗体)含量的多样性[35]。一项随机、盲法、交叉研究发现,输注来自多产次妇女的血浆则风险更高,这一结论支持了上述机制[51]。另一项回顾性研究发现,危重手术病人输注FFP的感染相对风险提高了3倍,与输注PRBC的感染风险一致[52]。由于血浆包含不同滴度的抗A、抗B抗体,有可能发生溶血性输血反应。

冷沉淀输注

冷沉淀来自于FFP在4℃融解时产生的沉淀部分,它的分离方法意味着冷沉淀汇集了多个供者的FFP成分。冷沉淀富含Ⅷ因子、血管性血友病因子、ⅩⅢ因子和纤连蛋白。最重要的是,它是唯一一包含浓缩纤维蛋白原的血液制品,因此主要应用指征是由低纤维蛋白原血症引起的凝血障碍[49],用于弥散性血管内凝血(DIC)伴出血和逆转溶血栓药作用可能有效(表81-6)。虽然足够剂量的血浆可以补充纤维蛋白原,但冷沉淀可以更迅速地纠正低纤维蛋白原血症。冷沉

淀输注剂量一般为10单位,可以使纤维蛋白原水平提升75%[42]。因血管性血友病因子缺乏而出血的病人也可输注冷沉淀来优化血小板功能,而凝血功能失调的非出血病人可使用去氨加压素(DDAVP)。

输注冷沉淀引起的风险与其他血液成分相同,但由于冷沉淀的输注体积远小于血浆,使得受者暴露在外来蛋白抗原的可能性最小,因而TRALI和TRIM的发病率可能低于输注血浆。但冷沉淀汇集多个供者血液成分的特点意味着它传播血源性病原体的风险更高。现在还没有设计良好的研究来评估与输注冷沉淀相关的结果和不良事件。

表81-6 冷沉淀的输血指征

血友病A(Ⅷ因子缺乏)
血管性血友病
纤维蛋白原缺乏
血纤维蛋白原异常
ⅩⅢ因子缺乏
尿毒症性血小板功能障碍

血小板输注

输注血小板没有比输注RBC或血浆常见,最常见的输注指征是血小板被大量破坏而致数量下降[41]。危重病人普遍存在DIC,不断消耗血小板而导致血小板减少症。虽然形成稳定血凝块的功能并不完全取决于血小板计数,但普遍认为,当血小板计数在10单位以下时会发生自发性出血[53]。虽然没有研究结果证实,但许多临床医生达成共识:当病人有巨大出血风险时(比如创伤、术后、即将接受有巨大出血风险的侵入性操作等),如果可能,应维持血小板计数至少在50单位以上;当病人有活动性出血或者有颅内出血风险时,应维持血小板在80~100单位以上[41,54]。

血小板计数很容易被快速测定,但血小板功能仍没有可靠的方法来测定,而血栓弹力图(TEG)可能是个例外,它是两种可评估血凝块形成与溶解功能的黏弹性图之一。观察性数据中

有证据表明，TEG 能够诊断创伤后血小板功能障碍[55]，而血制品输注的影响、死亡率和其他结果还有待随机性试验来证明[56]。

　　还没有关于非出血的危重病人输注血小板的推荐时间和剂量的研究，也没有好的研究结果来界定使用阿司匹林或非甾体抗炎药对损伤后出血的影响，但有一篇文献综述指出，使用阿司匹林会加重脑外伤病人的颅内出血[57]。一项非盲、离体的研究显示，输注血小板可以纠正由氯吡格雷引起的血小板功能紊乱[58]，对正在服用抗血小板药物（包括非甾体抗炎药）的脑外伤病人输注血小板要谨慎。对于逆转因其他出血原因服用抗血小板药物而产生的效应，输注血小板产生的疗效还只是推测。如前所述，血小板悬浮于血浆中，故输注血小板还会产生与血浆输注有关的风险和效益。

大量放血和大量输血

　　需通过积极输血来维持血流动力学稳定、纠正凝血功能障碍的病人是个特殊的群体，往往需要大量输血（表 81-7）。大量输血最常用的定义是 24 小时内输注 10 个单位的 PRBCs，该定义没有直接注意到这些病人还存在凝血障碍，大量输血会加速潜在出血的进程[59]。非对照的回顾性研究表明，在预先设定的大量输血方案中，以血浆 / 红细胞比达 1∶1 的比例积极输血的话，或许可以更早地控制出血、降低死亡率[60-62]。PROMMTT（前瞻性、观察性、多中心性、主要创伤输血）试验按照预期目标，对 1245 名 6 小时内至少输入 1 个单位 RBCs 的创伤病人进行了评估，发现提高血浆 / RBCs 和血小板 / RBCs 比例是降低 6 小时内死亡率的独立危险因素，输注比例低于 1∶2 的病人的死亡风险比输注比例在 1∶1 或以上的病人高出了 3~4 倍[63]。最近，PROPPR（实际的、随机最佳血小板和血浆比）试验发现，输注比例为 1∶1 相比于 1∶2 的创伤病人，死亡率无变化，但出血风险和输血需求降低了[64]。而针对非创伤人群开展的相似研究

认为，对待大量放血要谨慎，给危重病人输注 RBCs 外还应积极输注血浆和血小板，同时要注意预防低体温、酸中毒和导致持续凝血障碍的其他原因[65]。危重病人异常出血的主要原因见**表 81-8**。

表 81-7　急性出血病人的输血指南

临床情况	推荐方法
快速急性出血 没有即刻控制，估计失血量大于 30%~40%，或存在严重失血的症状	输注 PRBCs；开始实行 RBC/FFP 为 1∶1 的大量输血方案*
估计失血量小于 25%~30% 且没有未控制的出血	晶体复苏；若出血没有迅速控制则转为输血
存在共患因素	考虑输血（失血程度较低）

*可能需要未交叉配型或特定类型的血液
FFP. 新鲜冰冻血浆；PRBC. 浓缩红细胞；RBC. 红细胞

表 81-8　手术或创伤中异常出血的原因

组织促凝血酶原激酶释放
大量输血
自体输血
弥散性血管内凝血
血小板功能障碍
低体温

重组Ⅶa 因子

作用机制和临床作用

　　重组Ⅶa 因子被证实可用于存在Ⅷ因子或Ⅸ因子抗体的血友病患者，许多个案报道和小规模研究认为，它对控制其他原因引起的出血可能也有作用。重组Ⅶa 因子作用机制是把暴露的组织因子黏附在内皮细胞损伤区域，从而活化血小板形成血小板血栓，再活化血小板血栓中的凝血酶来激发凝血级联反应，同时调节凝血酶活化纤溶抑制药使纤溶抑制。

　　Ⅶa 因子可减少或控制损伤后出血。两项平行、随机、盲法、安慰剂对照研究发现，直接受伤患者出血严重性相对下降 50% 与药物作用相关，但对贯穿伤患者却没有减少输血的作用[66]。

这些研究中使用的剂量远高于常规剂量 90 μg/kg，导致使用这种昂贵药物的大量成本影响不同。唯一一项大样本、随机、盲法、安慰剂对照研究探讨对受伤病人使用Ⅶa因子（对照组）的效果，但由于对照组死亡率相比预期大幅下降，使得在探究死亡率差异方面缺乏说服力[67]，研究也因此提前中止。正如之前研究所示，这项研究发现治疗组对血制品的需求下降了，并提到钝挫伤病人可最大程度地回收血液。

一些研究探讨Ⅶa因子在适应证外应用的情况[68]，虽然初始报告显示Ⅶa因子可能改善自发性颅内出血的严重性[69]，但一项大样本随机对照试验未发现该药对死亡率或神经相关结果有任何影响[70]。另一随机试验显示，重组Ⅶa因子可以降低病人食管静脉曲张再出血的发生率，但 30 小时内总剂量需要 800 μg/kg[71]，这再次凸显了该药的成本效益问题。许多病例报道和小规模调查发现，Ⅶa因子也可有效控制产后出血，但这些结论需要前瞻性研究来证实[72~75]。还有一部分案例报道和回顾性研究认为，Ⅶa因子可快速逆转华法林的抗凝血作用，但是也没有前瞻性研究来证明这些结论或确定这种逆转作用将如何影响最终的临床结局。

未控制的病例分析和回顾性报道显示，在放血病人管理早期（输入 8 个单位 PRBCs 之前）应用是最有效的[76]。当 pH 小于 7.1、血小板计数小于 50 单位、凝血酶原时间大于 17.6 秒或者乳酸浓度高于 13 mg/dl 时，药效将大大降低[77]。

与重组Ⅶa因子相关的不良事件

Ⅶa因子可导致血栓栓塞性并发症，尤其在超适应证应用时，这个问题在 55 岁以上的病人群体中尤为明显，因为他们可能因动脉粥样硬化而存在斑块溃疡（组织因子暴露）。美国食品和药物管理局的报告称，应用该药引发血栓栓塞性疾病的发生率在血友病患者身上为 0.02%，但在心肌梗死、中风、肺栓塞患者身上可能高达 8%[78]，而且动、静脉血栓发生率几乎相等。但对照试验发现，创伤患者是否应用Ⅶa因子与并发症发生率无关[67]。

氨甲环酸

作用机制和临床作用

氨甲环酸（TXA）是一种人工合成的赖氨酸衍生物，可通过结合并抑制纤维蛋白溶解酶原来抑制纤维蛋白溶解。在归纳分析了 53 项调查、共计 3836 名择期手术的病人后，发现环甲氨酸可使输血需求下降 39%。最近，CRASH-2（大出血中抗纤维蛋白溶解的临床随机化 -2）试验是一项多国参与、随机、盲法、安慰剂对照试验，包括 270 家医院、共 20 000 多名伤者参与。该试验发现，伤后 8 小时内应用 TXA 可降低任何情况下的死亡风险达 1.5%，差异具有统计学意义[79]。进一步分析发现，降低出血相关的死亡率程度最大。但接下来的亚组分析发现，这效果只局限于伤后 3 小时内用药[80]，而伤后 3~8 小时用药死亡风险高于安慰剂组。该试验也由于同时包含实际出血的病人和基于管床医生判断有出血倾向的病人而受到批评。而且，虽然研究发现出血相关的死亡率显著降低，但幸存病人的输血量并无差异。

MATTERs（氨甲环酸在创伤紧急复苏中的军事应用）试验和 MATTERs Ⅱ期试验是在相同病人队列中评估战伤士兵使用 TXA 受益情况的回顾性研究[81, 82]。正如 CRASH-2 试验，该试验也认为使用氨甲环酸可明显降低出血相关死亡率，但研究队列仅包括需要大量输血的病人，当 PRBC、FFP、冷沉淀输注比例为 1：1：1 时，病人应用 TXA 获益最大，静脉血栓栓塞性疾病风险为 2%~3%。而在 MATTERs 试验中，预防出血相关的死亡事件，治疗需要的输注比例为 1：7。

现在还没有根据指南在普通人群身上使用 TXA 的好的前瞻性研究，有一个可行性研究的方向是，用膀胱弹性成像作为一种衡量出血病人身上血栓溶解程度的方法，来指导 TXA 等抗纤维蛋白溶解药物的使用。

总　结

我们仍缺乏高质量的研究证据来指导 ICU 的输血实践。迄今为止，大量研究认为，对无出血、无终末器官缺血迹象的危重病人输注 PRBC 时要采取限制性策略。同样地，对其他无症状的凝血功能紊乱的病人，不应在未采取预防出血措施的情况下输血，且这种情况下输注 PCC 要优于FFP。对于需要持续输血支持的病人，要积极输注 PRBCs、血浆和血小板。未来亟需在出血病人身上开展药理学辅助、实验室指导的输血方案效果评估的研究，尤其是膀胱弹性成像指导的输血方案。

参考文献

作者推荐

红细胞输注
- 用于增强血液的携氧能力。
- 复苏后危重病人的循证输血指征为 Hb 70 g/L。
- 伴终末器官功能障碍或中风病人的输血指征仍不确定，普遍做法是晶体复苏失败后以 Hb 90~100 g/L 为输血指征。
- 输血并发症可归结为输血反应，包括容量负荷过度（TACO）、免疫功能障碍（TRALI 和 TRIM）。

血浆输注
- 用于纠正弥散性凝血障碍。
- 剂量一般为 10~15 ml/kg。
- 与 TRALI 的发生关联最大。
- 对伴有维生素 K 依赖性凝血障碍患者应考虑输注 PCC。

冷沉淀输注
- 包含Ⅷ因子、血管性血友病因子、ⅩⅢ因子、纤连蛋白。
- 用于治疗 DIC 或溶栓诱发性出血（即低纤维蛋白原血症）。

血小板输注
- 用于纠正氯吡格雷（可能是阿司匹林）诱发的血小板病。

- 手术病人需保证血小板计数在 50~100 单位（依手术过程而定）。
- 除了 TEG，还没有可用于临床评估血小板功能的有效试验。

大量输血
- 回顾性研究显示，RBCs/ FFP/ 血小板输注比为 1：1：1 可降低净输血需求。
- 重组Ⅶa因子可降低净输血需求，但未显示对生存率有影响（这与 55 岁以上患者发生动、静脉血栓栓塞性并发症风险高有关）。
- TXA 可提高出血患者生存率。

（何　斌　季海英）

1. French CJ, Bellomo R, Finfer SR, Lipman J, Chapman M, Boyce NW. Appropriateness of red blood cell transfusion in Australasian intensive care practice. Med J Aust. 2002;177:548–551.
2. Walsh TS, Garrioch M, Maciver C, et al. Red cell requirements for intensive care units adhering to evidence-based transfusion guidelines. Transfusion. 2004;44:1405–1411.
3. Corwin HL, Gettinger A, Pearl RG, et al. The CRIT Study: Anemia and blood transfusion in the critically ill–current clinical practice in the United States. Crit Care Med. 2004;32:39–52.
4. Hebert PC, Wells G, Blajchman MA, et al. A multicenter, randomized, controlled clinical trial of transfusion requirements in critical care. Transfusion Requirements in Critical Care Investigators, Canadian Critical Care Trials Group. N Engl J Med. 1999;340:409–417.
5. Vincent JL, Baron JF, Reinhart K, et al. Anemia and blood transfusion in critically ill patients. JAMA. 2002;288:1499–1507.
6. Hayes M, Timmins A, Yau E, Palazzo M, Hinds C, Watson D. Elevation of systemic oxygen delivery in the treatment of critically ill patients. N Engl J Med. 1994;330:1717–1722.
7. Carson JL, Duff A, Poses RM, et al. Effect of anaemia and cardiovascular disease on surgical mortality and morbidity. Lancet. 1996;348:1055–1060.
8. Carson JL, Noveck H, Berlin JA, Gould SA. Mortality and morbidity in patients with very low postoperative Hb levels who decline blood transfusion. Transfusion. 2002;42:812–818.
9. Hajjar LA, Vincent JL, Galas FR, et al. Transfusion requirements after cardiac surgery: the TRACS randomized controlled trial. JAMA. 2010;304:1559–1567.
10. Murphy GJ, Pike K, Rogers CA, et al. Liberal or restrictive transfusion after cardiac surgery. N Engl J Med. 2015;372:997–1008.
11. Carson JL, Terrin ML, Noveck H, et al. Liberal or restrictive transfusion in high-risk patients after hip surgery. N Engl J Med. 2011;365:2453–2462.
12. Frisch NB, Wessell NM, Charters MA, Yu S, Jeffries JJ, Silverton CD. Predictors and complications of blood transfusion in total hip and knee arthroplasty. J Arthroplasty. 2014;29:189–192.
13. Rivers E, Nguyen B, Havstad S, et al. Early goal-directed therapy

in the treatment of severe sepsis and septic shock. N Engl J Med. 2001;345:1368–1377.

14. Holst LB, Haase N, Wetterslev J, et al. Lower versus higher hemoglobin threshold for transfusion in septic shock. N Engl J Med. 2014;371:1381–1391.

15. Dietrich KA, Conrad SA, Hebert CA, Levy GL, Romero MD. Cardiovascular and metabolic response to red blood cell transfusion in critically ill volume-resuscitated nonsurgical patients. Crit Care Med. 1990;18:940–944.

16. Fernandes Jr CJ, Akamine N, De Marco FV, De Souza JA, Lagudis S, Knobel E. Red blood cell transfusion does not increase oxygen consumption in critically ill septic patients. Crit Care. 2001;5:362–367.

17. Lorente JA, Landin L, De Pablo R, Renes E, Rodriguez-Diaz R, Liste D. Effects of blood transfusion on oxygen transport variables in severe sepsis. Crit Care Med. 1993;21:1312–1318.

18. Deleted in review.

19. Chang H, Hall GA, Geerts WH, Greenwood C, McLeod RS, Sher GD. Allogeneic red blood cell transfusion is an independent risk factor for the development of postoperative bacterial infection. Vox Sang. 2000;78:13–18.

20. Claridge JA, Sawyer RG, Schulman AM, McLemore EC, Young JS. Blood transfusions correlate with infections in trauma patients in a dose-dependent manner. Am Surg. 2002;68:566–572.

21. Hill GE, Frawley WH, Griffith KE, Forestner JE, Minei JP. Allogeneic blood transfusion increases the risk of postoperative bacterial infection: a meta-analysis. J Trauma. 2003;54:908–914.

22. Malone D, Dunne J, Tracy K, Putnam AT, Scalea T, Napolitano L. Blood transfusion, independent of shock severity, is associated with worse outcome in trauma. J Trauma. 2003;54:898–907.

23. Shorr AF, Duh MS, Kelly KM, Kollef MH. Red blood cell transfusion and ventilator-associated pneumonia: a potential link? Crit Care Med. 2004;32:666–674.

24. Taylor RW, Manganaro L, O'Brien J, Trottier SJ, Parkar N, Veremakis C. Impact of allogenic packed red blood cell transfusion on nosocomial infection rates in the critically ill patient. Crit Care Med. 2002;30:2249–2254.

25. Vamvakas EC. Perioperative blood transfusion and cancer recurrence: meta-analysis for explanation. Transfusion. 1995;35:760–768.

26. Taylor RW, O'Brien J, Trottier SJ, et al. Red blood cell transfusions and nosocomial infections in critically ill patients. Crit Care Med. 2006;34:2302–2308. quiz 9.

27. Napolitano LM, Kurek S, Luchette FA, et al. Clinical practice guideline: red blood cell transfusion in adult trauma and critical care. Crit Care Med. 2009;37:3124–3157.

28. Rao SV, Jollis JG, Harrington RA, et al. Relationship of blood transfusion and clinical outcomes in patients with acute coronary syndromes. JAMA. 2004;292:1555–1562.

29. Alexander KP, Chen AY, Wang TY, et al. Transfusion practice and outcomes in non-ST-segment elevation acute coronary syndromes. Am Heart J. 2008;155:1047–1053.

30. Aronson D, Dann EJ, Bonstein L, et al. Impact of red blood cell transfusion on clinical outcomes in patients with acute myocardial infarction. Am J Cardiol. 2008;102:115–119.

31. Singla I, Zahid M, Good CB, Macioce A, Sonel AF. Impact of blood transfusions in patients presenting with anemia and suspected acute coronary syndrome. Am J Cardiol. 2007;99:1119–1121.

32. Salisbury AC, Reid KJ, Marso SP, et al. Blood transfusion during acute myocardial infarction: association with mortality and variability across hospitals. J Am Coll Cardiol. 2014;64:811–819.

33. Dutton RP, Shih D, Edelman BB, Hess J, Scalea TM. Safety of uncrossmatched type-O red cells for resuscitation from hemorrhagic shock. J Trauma. 2005;59:1445–1449.

34. Vamvakas EC. Possible mechanisms of allogeneic blood transfusion-associated postoperative infection. Transfus Med Rev. 2002;16:144–160.

35. Stainsby D, Cohen H, Jones H, et al. Serious Hazards of Transfusion (SHOT) Annual Report; 2003. Accessed 15.03.15 at http://www. shotuk.org/shot-reports/reports-and-summaries-2003/.

36. Carson J, Altman D, Duff A, et al. Risk of bacterial infection associated with allogeneic blood transfusion among patients undergoing hip fracture repair. Transfusion. 1999;39:694–700.

37. Dutton RP, Lefering R, Lynn M. Database predictors of transfusion and mortality. J Trauma. 2006;60:S70–S77.

38. Reed W, Lee TH, Norris PJ, Utter GH, Busch MP. Transfusionassociated microchimerism: a new complication of blood transfusions in severely injured patients. Semin Hematol. 2007;44:24–31.

39. Utter GH, Nathens AB, Lee TH, et al. Leukoreduction of blood transfusions does not diminish transfusion-associated microchimerism in trauma patients. Transfusion. 2006;46:1863–1869.

40. Utter GH, Owings JT, Lee TH, et al. Blood transfusion is associated with donor leukocyte microchimerism in trauma patients. J Trauma. 2004;57:702–707; discussion 7–8.

41. American College of Pathologists. Practice parameter for the use of fresh-frozen plasma, cryoprecipitate, and platelets. JAMA. 1994;271:777–781.

42. Pugent Sound Blood Center. Blood Component Therapy; 2012. Accessed 15.03.15 at http://www.psbc.org/therapy/ffp.htm.

43. Deleted in review.

44. Goldstein JN, Thomas SH, Frontiero V, et al. Timing of fresh frozen plasma administration and rapid correction of coagulopathy in warfarin-related intracerebral hemorrhage. Stroke. 2006;37:151–155.

45. Holbrook A, Schulman S, Witt DM, et al. Evidence-based management of anticoagulant therapy: Antithrombotic Therapy and Prevention of Thrombosis, 9th ed: American College of Chest Physicians Evidence-Based Clinical Practice Guidelines. Chest. 2012;141:e152S–e184S.

46. Sarode R, Milling Jr TJ, Refaai MA, et al. Efficacy and safety of a 4-factor prothrombin complex concentrate in patients on vitamin K antagonists presenting with major bleeding: a randomized, plasmacontrolled, phase IIIb study. Circulation. 2013;128:1234–1243.

47. Dara SI, Rana R, Afessa B, Moore SB, Gajic O. Fresh frozen plasma transfusion in critically ill medical patients with coagulopathy. Crit Care Med. 2005;33:2667–2671.

48. Contreras M, Ala FA, Greaves M, et al. Guidelines for the use of fresh frozen plasma. British Committee for Standards in Haematology, Working Party of the Blood Transfusion Task Force. Transfus Med. 1992;2:57–63.

49. O'Shaughnessy DF, Atterbury C, Bolton Maggs P, et al. Guidelines for the use of fresh-frozen plasma, cryoprecipitate and cryosupernatant. Br J Haematol. 2004;126:11–28.

50. Lauzier F, Cook D, Griffith L, Upton J, C M. Fresh frozen plasma transfusion in critically ill patients. Crit Care Med. 2007;35:1655–1659.

51. Palfi M, Berg S, Ernerudh J, Berlin G. A randomized controlled trial of transfusion-related acute lung injury: Is plasma from multiparous blood donors dangerous? Transfusion. 2001;41:

317–322.

52. Sarani B, Dunkman WJ, Dean L, Sonnad S, Rohrbach JI, Gracias VH. Transfusion of fresh frozen plasma in critically ill surgical patients is associated with an increased risk of infection. Crit Care Med. 2008;36:1114–1118.

53. NIH Consensus Conference. Platelet transfusion therapy. JAMA. 1987;257:1777–1780.

54. British Committee for Standards in Haematology and Blood Transfusion Task Force. Guidelines for the use of platelet transfusions. Br J Haematol. 2003;122:10–23.

55. Wohlauer MV, Moore EE, Thomas S, et al. Early platelet dysfunction: an unrecognized role in the acute coagulopathy of trauma. J Am Coll Surg. 2012;214:739–746.

56. Da Luz L, Nascimento B, Shankarakutty A, Rizoli S, Adhikari N. Effect of thromboelastography (TEG(R)) and rotational thromboelastometry (ROTEM(R)) on diagnosis of coagulopathy, transfusion guidance and mortality in trauma: descriptive systematic review. Crit Care. 2014;18:518.

57. Sakr M, Wilson L. Best evidence topic report. Aspirin and the risk of intracranial complications following head injury. Emerg Med J. 2005;22:891–892.

58. Vilahur G, Choi BG, Zafar MU, et al. Normalization of platelet reactivity in clopidogrel-treated subjects. J Thromb Haemost. 2007;5:82–90.

59. Holcomb JB, Jenkins D, Rhee P, et al. Damage control resuscitation: directly addressing the early coagulopathy of trauma. J Trauma. 2007;62:307–310.

60. Cotton BA, Reddy N, Hatch QM, et al. Damage control resuscitation is associated with a reduction in resuscitation volumes and improvement in survival in 390 damage control laparotomy patients. Ann Surg. 2011;254:598–605.

61. Young PP, Cotton BA, Goodnough LT. Massive transfusion protocols for patients with substantial hemorrhage. Transfus Med Rev. 2011;25:293–303.

62. Borgman MA, Spinella PC, Perkins JG, et al. The ratio of blood products transfused affects mortality in patients receiving massive transfusions at a combat support hospital. J Trauma. 2007;63:805–813.

63. Holcomb JB, del Junco DJ, Fox EE, et al. The prospective, observational, multicenter, major trauma transfusion (PROMMTT) study: comparative effectiveness of a time-varying treatment with competing risks. JAMA Surg. 2013;148:127–136.

64. Holcomb JB, Tilley BC, Baraniuk S, et al. Transfusion of plasma, platelets, and red blood cells in a 1:1:1 vs a 1:1:2 ratio and mortality in patients with severe trauma: the PROPPR randomized clinical trial. JAMA. 2015;313:471–482.

65. McDaniel LM, Neal MD, Sperry JL, et al. Use of a massive transfusion protocol in nontrauma patients: activate away. J Am Coll Surg. 2013;216:1103–1109.

66. Boffard KD, Riou B, Warren B, et al. Recombinant factor VIIa as adjunctive therapy for bleeding control in severely injured trauma patients: two parallel randomized, placebo-controlled, doubleblind clinical trials. J Trauma. 2005;59:8–15; discussion -8.

67. Hauser CJ, Boffard K, Dutton R, et al. Results of the CONTROL trial: efficacy and safety of recombinant activated Factor VII in the management of refractory traumatic hemorrhage. J Trauma. 2010;69:489–500.

68. Scarpelini S, Rizoli S. Recombinant factor VIIa and the surgical patient. CurR Opin Crit Care. 2006;12:351–356.

69. Mayer SA, Brun NC, Broderick J, et al. Recombinant activated factor VII for acute intracerebral hemorrhage: US phase IIA trial. Neurocrit Care. 2006;4:206–214.

70. Mayer S, Brun N, Begtrup K. Randomized, Placebo controlled, double blind phase 3 study to assess rFVIIa efficacy in acute cerebral hemorrhage: The FAST Trial. Cerebrovasc Disease. 2007;23: 1–147.

71. Bosch J, Thabut D, Bendtsen F, et al. Recombinant factor VIIa for upper gastrointestinal bleeding in patients with cirrhosis: a randomized, double-blind trial. Gastroenterology. 2004;127: 1123–1130.

72. Alfirevic Z, Elbourne D, Pavord S, et al. Use of recombinant activated factor VII in primary postpartum hemorrhage: the Northern European registry 2000-2004. Obstet Gynecol. 2007;110: 1270–1278.

73. Franchini M, Manzato F, Salvagno GL, Lippi G. Potential role of recombinant activated factor VII for the treatment of severe bleeding associated with disseminated intravascular coagulation: a systematic review. Blood Coagul Fibrinolysis. 2007;18:589–593.

74. Heilmann L, Wild C, Hojnacki B, Pollow K. Successful treatment of life-threatening bleeding after cesarean section with recombinant activated factor VII. Clin Appl Thromb Hemost. 2006;12:227–229.

75. Jirapinyo M, Manonai J, Herabutya Y, Chuncharunee S. Effectiveness of recombinant activated factor VII (rFVII a) for controlling intractable postpartum bleeding: report of two cases and literature review. J Med Assoc Thai. 2007;90:977–981.

76. Perkins JG, Schreiber MA, Wade CE, Holcomb JB. Early versus late recombinant factor VIIa in combat trauma patients requiring massive transfusion. J Trauma. 2007;62:1095–1099; discussion 9–101.

77. Stein DM, Dutton RP, O'Connor J, Alexander M, Scalea TM. Determinants of futility of administration of recombinant factor VIIa in trauma. J Trauma. 2005;59:609–615.

78. O'Connell KA, Wood JJ, Wise RP, Lozier JN, Braun MM. Thromboembolic adverse events after use of recombinant human coagulation factor VIIa. JAMA. 2006;295:293–298.

79. Shakur H, Roberts I, Bautista R, et al. Effects of tranexamic acid on death, vascular occlusive events, and blood transfusion in trauma patients with significant haemorrhage (CRASH-2): a randomised, placebo-controlled trial. Lancet. 2010;376:23–32.

80. Roberts I, Shakur H, Afolabi A, et al. The importance of early treatment with tranexamic acid in bleeding trauma patients: an exploratory analysis of the CRASH-2 randomised controlled trial. Lancet. 2011;377:1096–1101, 101 e1–2.

81. Morrison JJ, Dubose JJ, Rasmussen TE, Midwinter MJ. Military Application of Tranexamic Acid in Trauma Emergency Resuscitation (MATTERs) Study. Arch Surg. 2012;147:113–119.

82. Morrison JJ, Ross JD, Dubose JJ, Jansen JO, Midwinter MJ, Rasmussen TE. Association of cryoprecipitate and tranexamic acid with improved survival following wartime injury: findings from the MATTERs II Study. JAMA Surg. 2013;148:218–225.

82

危重病人该用哪些抗凝血药，如何选择

Prakash A. Patel, Emily K. Gordon, John G. Augoustides

ICU 的危重病人容易发生动、静脉血栓栓塞性事件，包括肺栓塞（PE）、深静脉血栓（DVT）、急性冠脉综合征（ACS）。这些血栓栓塞综合征的临床特点是难以及时诊断，凸显了对这些事件保持高度临床警惕性的重要性。很显然，正确使用抗凝药来预防和治疗血栓栓塞性疾病是 ICU 工作中的基本内容。

动、静脉血栓可用抗凝药来治疗，此外，抗血小板药物是治疗动脉或心脏疾病的基础药物，比如 ACS、心房颤动、冠状动脉疾病、外周血管疾病、支架置入等。当禁止完全使用抗凝药时，抗血小板治疗便显得尤为重要。虽然抗血小板的重要性不言而喻，但本章主要探讨用除抗血小板聚集以外的机制来防止血凝块形成的抗凝药。我们分析了许多已经明确的抗凝药（**表 81-1**），包括适应证、安全性、监控情况和可逆性，更关注正逐渐被引入重症监护病房的新型口服抗凝药。

华法林

华法林是经常被用来预防血栓栓塞性事件的经典维生素 K 拮抗药（VKA）[1]，但是限制其应用的因素有许多，包括狭窄的治疗指数、不可预知的药代动力学和药效动力学、多重药物相互作用、频繁监控的需要、食物相互作用、不良出血事件以及诱发高凝状态[2]。除了这些限制因素，医生还要根据病人依从性来调整剂量和频繁监测的力度[2]。

华法林主要由肝微粒体酶系统 CYP2C9 代谢，该系统可被多种药物诱导，携带了能改变活性的遗传变异性（**表 82-1**）[3]。华法林能被蛋白紧密结合，其非蛋白结合部位具有生物活性。华法林为水溶性，可通过口服途径被大量吸收（主要在近端小肠）[4-6]，生物半衰期是 36~42小时[4-6]。

华法林会影响维生素 K 依赖性凝血因子Ⅱ、Ⅶ、Ⅸ、Ⅹ[5,6] 和天然抗凝药 C 蛋白、S 蛋白的生物合成[5-7]。正因为这些相互矛盾的作用，华法林和其他 VKAs 具有促凝和促血栓的双重效应[5-7]。想要的促凝效应根据循环中正常凝血因子，尤其是凝血酶原的清除率而被延迟 36~72 小时[6-8]。

表 82-1　能与华法林相互作用的药物

改变血小板功能
阿司匹林
氯吡格雷
胃肠道损伤
非甾体抗炎药
改变维生素 K 的合成
抗生素
甲氧苄啶磺胺甲噁唑
环丙沙星
阿莫西林
克拉霉素
改变华法林代谢
胺碘酮
吉非贝齐
利福平
辛伐他汀

测量 INR（定义为病人和正常人的凝血酶原时间比）可监测华法林水平，INR 理想值根据适应证要求的抗凝效果来界定：在预防静脉血栓栓塞症（VTE）时，INR 理想值范围一般为 2.0~3.0[5, 6]；对于机械性心脏瓣膜患者，建议提高 INR 目标值[5, 6]。

普通肝素

普通肝素（UFH）于 1916 年被发现，1935 年被第一次用于人类试验[9]。UFH 加强了抗凝血酶Ⅲ的作用，使凝血酶失活并活化凝血因子Ⅸ、Ⅹ、Ⅺ、Ⅻ和纤维蛋白溶酶，从而阻止纤维蛋白原转变为纤维蛋白[9]。肝素主要由肝脏代谢，部分由网状内皮组织系统代谢，肝素消除半衰期（稳定状态到停止状态）为 1~2 小时。由于肝素的抗凝作用在不同病人个体身上有差异，所以常用试验量来指导达到目标活化部分凝血酶原时间（APPT）的治疗剂量，使 APPT 维持在目标范围内[10]。但这种方法的效能还未被实际检验过。

UFH 是 ICU 中普遍用于预防各种急症病人发生 DVT 和 PE 的传统胃肠外使用的抗凝药[11]，也是严重肾衰竭（肌酐清除率 < 30 ml/min）的首选药。UFH 半衰期短，必要时可快速逆转其抗凝作用，可被硫酸鱼精蛋白迅速逆转（1 mg/100 U 肝素）。但是，鱼精蛋白能诱发过敏反应，特别是伴有胰岛素依赖型糖尿病和对鱼肉过敏的病人[9, 11]。ICU 中具体情况下如何应用 UFH 还未明确。

肝素暴露引起的罕见而严重的并发症是肝素诱导性血小板减少症（HIT），一种由抗肝素和血小板因子Ⅳ复合体的抗体激发血小板活化而致大动脉和（或）静脉血栓形成的综合征[12]。这种威胁生命的并发症的治疗办法是终止肝素暴露，用非肝素类替代药（如直接凝血酶抑制药，DIT）来抗凝[12]。

低分子量肝素

肝素是由不同长度或分子量的分子链构成的天然多聚糖[13, 14]，低分子量肝素（LMWHs）是由普通肝素解聚得到的一类短多糖链[13, 14]，临床实践中的主要 LMWHs 有依诺肝素、达替肝素、亭扎肝素[13]，现美国已不供应亭扎肝素了。相比 UFH，LMWH 具有更高的生物利用度、更长时间的抗凝作用，剂量固定，不需要实验室监控，发生 HIT 的风险也更低[14, 15]。大量 Meta 分析表明，治疗 VTE 时，皮下注射 LMWH 比 UFH 更有效，表现为血栓退化率更高，血栓复发率、大量出血率、死亡率更低[16-19]。尽管 LMWH 这些推测的临床优势，在比较 ICU 中 LMWH 和 UFH 的血栓预防效果的随机试验中产生了前后不一致的结果[20-23]。最近的一项大样本多中心随机试验，在 3 754 名 ICU 病人身上比较替地肝素和 UFH（每日 2 次）的血栓预防效果。各组间的主要结果变量——近端下肢 DVT 发病率并未显示差异（危险比 0.92，95% CI 0.68~1.23，$P=0.57$）[24]，但替地肝素可明显降低 PE 发生率（危险比 0.51，95% CI 0.03~0.88，$P=0.01$）和 HIT 发生率（危险比 0.27，95% CI 0.08~0.98，$P=0.046$）[24, 25]。而且，发现一个上述试验未做出解释的事实，即 UFH 使用剂量为每日 3 次的效果优于每日 2 次。

LMWH 能降低 HIT 的风险，最近一份 Meta 分析表明，与 UFH 相比，使用 LMWH 使术后实行血栓预防治疗的病人 HIT 复发率更低（危险比 0.25，95% CI 0.07~0.82，$P=0.02$）[26]。对于伴 VTE 使 HIT 复杂化的患者，LMWH 相比 UFH，降低并发症风险达 80%（危险比 0.20，95% CI 0.04~0.90，$P=0.04$）[26]，虽然这些分析带有提示性，但还需要进一步的高质量试验来验证[26]。当然，LMWH 在 ICU 中的应用也存在缺点，比如在肥胖患者和低体重老年患者身上有疗效差异；对于一旦出血就极其危险的病人来说，LMWH 缺乏衡量效果的常规检测也是个棘手的问题。虽然替地肝素（每日 5 000 U）在伴有严重肾衰竭（肌酐清除率 <30 ml/min）的危重病人身上不会产生生物蓄积[27]，但其他经肾脏清除的 LMWH 则不

确定。调查者证实，替地肝素剂量为每日 5 000 U 时不会产生生物蓄积，也没有大量出血的风险[27]。总之，在 ICU 推广使用 LMWH 之前，需要进一步的大样本随机试验来评估其用于危重病人比 UFH 更具优越性。

静脉内直接凝血酶抑制药

相比肝素，直接凝血酶抑制药（DTIs）的抗凝作用不依赖于抗凝血酶Ⅲ的水平[12, 28, 29]，通过抑制纤维蛋白连结的凝血酶而实现更为全面的抗凝作用，而且它不会结合其他血浆蛋白，药效更有可预见性[28, 29]。当前可获得的静脉内 DTIs 有来匹卢定、地西卢定、比伐卢定和阿加曲班，最后两种由于适应证范围更广而最为常用[12, 28, 29]。

比伐卢定是一种可直接结合凝血酶的水蛭素类似物，可在 5 分钟内介导抗凝效应[12]。由于凝血酶的裂解，这种结合是可逆的，故在肾功能正常或轻微减退的病人身上半衰期较短（25 分钟）。比伐卢定主要经肝和蛋白水解代谢，20% 则经肾脏清除[28]，所以当病人伴有轻微肾功能障碍（肌酐清除率在 30~59 ml/min）时，半衰期轻度延长[30]。活化凝血时间（ACT）可监测其抗凝效应。虽然没有效果迅速的拮抗药，但可通过血液透析来清除[30]。它在心脏导管插入术和心脏手术中的作用正开始显现，但在 ICU 中的应用价值还有待确定。

阿加曲班是 ICU 中可替代比伐卢定的胃肠外用药物，它通过可逆性地结合凝血酶的活性位点来产生直接抑制作用。这种 DIT 在 ICU 中主要用于伴有 HIT 的危重患者的抗凝治疗[31, 32]。由于起效迅速，半衰期短，它的经典给药方式为静脉滴注[33, 34]。阿加曲班主要经肝脏代谢，所以对肝衰竭患者要调整剂量，而肾功能障碍患者则不需要[33, 34]。ACT 或 APTT 可监测其效果，其中 APTT 的目标值是基线值的 1.5~3 倍[34]。阿加曲班会影响凝血酶依赖性的凝血试验，导致 PT 和 INR 值改变，这点在使用华法林时要尤其

注意[33]。关于阿加曲班用于危重患者的正式研究还未见报道。

胃肠外用的人工合成 Ⅹ a 因子间接抑制药

磺达肝素是一种 Ⅹ a 因子间接抑制药，它是人工合成的能中断凝血酶上游凝血级联反应的戊多糖（普通肝素和 LMWH 也包含）类似物[35]。凝血酶抑制作用的不足可预防反弹性凝血酶生成。

磺达肝素皮下注射每日 1 次的半衰期为 17~21 小时，血浆浓度在注射 2 小时内达到峰值[35]。最近一项试验证实，给危重病人皮下注射磺达肝素的生物利用度不太受血管升压药的影响[36]。肾衰竭患者的药物清除率会明显下降。用 Ⅹ a 因子活性的测定试验可衡量磺达肝素的效果，但没有推荐的常规检测方法[35, 36]。PT、INR、APTT 值一般不受影响。磺达肝素没有特异性拮抗药，但其效应可被重组Ⅶ a 因子逆转[37, 38]。

在一个随机对照试验（N=849 个内科急症病人，>60 岁，来自 8 个国家的 35 个中心）中，磺达肝素相比安慰剂，在不增加出血风险的情况下，使 VTE 风险由 10.5% 降至 5.6%，下降程度达 46.7%（P<0.05）[39]。一份 Meta 分析（累计 N>13 000 个内外科患者，8 个随机试验）认为，磺达肝素组与安慰剂或 LMWH 对照组相比，降低了 20% 的 VTE 死亡率[40]。除了 VTE 血栓预防治疗，许多随机对照试验显示，磺达肝素对管理 ACSs（无论有无经皮冠状动脉介入治疗）患者有作用[41~43]。磺达肝素还可能对特定 HIT 病人有治疗作用[44]。

口服的凝血酶直接抑制药

达比加群酯是一种口服 DIT。这种口服制剂是由体内非特异性酯酶活化的前体药物[45, 46]。如前所述，DITs 直接抑制游离或纤维蛋白结合的凝血酶的抑制作用，效果优于肝素，因为肝素在抑制后者时不太有效。达比加群酯起效迅速，1.5 小时内达到血浆峰值浓度[45]，半衰期为 12~14

小时[45, 46]，由于药物80%经肾脏消除，所以对肾功能障碍患者需调整剂量[45, 46]，肝毒性未知[47, 48]。

达比加群酯的临床应用正在扩大，ICU也在应用。当前适应证包括预防和治疗VTE、中风以及预防非瓣膜性心房颤动的血栓栓塞性疾病。

一个大样本随机试验比较了达比加群酯（每日2次）和华法林对中风风险增高的房颤患者（N>18 000）的疗效[51, 52]。2年随访发现，使用高剂量（150 mg，每日2次）达比加群酯的病人中风发病率低于华法林组，且不增加大量出血风险[52]。根据这种新口服药的理想数据，最新指南认为，对特定房颤病人，达比加群酯可作为华法林的替代药（Ⅰ类推荐，B级证据）[53]。

如何监测是个难题：凝血酶时间对达比加群酯的效果过于敏感[45]，蛇静脉酶凝结时间不是常规可用的试验，而APTT值并不与达比加群酯实际浓度相关联[54, 55]。活性炭和血液透析或许可逆转其效应[45, 55]，新鲜冰冻血浆对达比加群酯引发的出血无效，但用活化的凝血酶原复合物或重组Ⅶa因子可达到临床止血目的[50, 56]。由于存在种种限制，包括特级护理环境下使用的局限性，缺乏检测抗凝活性的方法、口服形式（受限于危重患者的吸收情况），达比加群酯在ICU的应用还需要进一步的调查研究。

口服的Ⅹa因子直接抑制药

口服的Ⅹa因子直接抑制药是一类包括利伐沙班和阿哌沙班的新型抗凝药[57]，它们均为不依赖凝血酶的Ⅹa因子抑制药，这是不同于UFH、LMWH和磺达肝素等静脉药物的一个优点[46]，也不会引起反弹性凝血酶生成。它们都具有高生物利用度，半衰期为11~12小时[57]。利伐沙班主要经肾清除，该途径大约只占阿哌沙班多种清除途径的25%[57]。适应证包括预防和治疗VTE。据描述，用利伐沙班（20 mg，每日1次，后改为15 mg，每日2次）来治疗有症状的VTE或PE，大出血发生率比使用华法林要低[58]，

接受利伐沙班治疗的病人最大优势是，治疗期间大出血发生率明显降低（P=0.002）[58]。阿哌沙班用于预防和治疗VTE，最近在美国被批准使用[59-61]。这两种口服Ⅹa因子直接抑制药均可用于预防中风或非瓣膜性心房颤动的全身性栓塞[62, 63]。与达比加群酯相似，调查这些口服Ⅹa因子直接抑制药进一步临床应用的研究还在进行中，可能有预防ACSs的潜在作用，但现行适应证中还未包括[57, 64]，用于机械性心脏瓣膜患者抗凝治疗的安全性和有效性还需要进一步的试验来确认[57]，在ICU中其他应用也需要相应的调查研究。缺乏监测抗凝效果的常规试验是一个潜在难题，PT或APTT可能会升高，但这些试验不可靠[54]，抗Ⅹa因子显色试验更有效却不是普遍可用的[54, 65, 66]。由于蛋白结合率高，血液透析也不是其紧急逆转或即刻治疗活动性出血的方法[46, 57]，至今还没有针对利伐沙班或阿哌沙班抗凝效应的特异性解毒药[57]，还需要进一步的试验来探索其安全性和有效性。

我们在ICU该如何选择：哪种病人适合哪种抗凝药？

为ICU病人选择最佳的抗凝药取决于多种因素，最关键的是考虑清楚是否需要预防或治疗VTE，考虑病人转出ICU后的抗凝目标也很重要。短期抗凝治疗可应用静脉或皮下注射药物，但如果病人可能发生血栓栓塞或需要加强预防的话，长效口服药更为合适，峰值效应延迟可为暂时性的药物过渡做好准备。还要考虑有关具体药物的其他因素，包括半衰期、主要代谢和消除途径等，更要考虑病人方面的因素，比如肝肾功能，对危重病人注意调整剂量，担心有HIT风险的要避免使用肝素。

能否监测抗凝作用程度是选择抗凝药的一个基本考虑点，缺乏常规监测试验——总被标榜为新型抗凝药的象征性好处，在用于危重病人时便成了难题。同样的，能否逆转抗凝作用也是具体选择时重要的考虑方面。

循证临床实践指南提供各种药物的推荐用法[67, 68]，但大部分推荐均未考虑到危重病的特殊需求。随着新型口服抗凝药适应证的不断扩大，诸如达比加群酯、利伐沙班、阿哌沙班及其他类似药物在ICU中的作用将不断增强。将新药和已经明确的药物进行比较以证明抗凝作用优劣的持续性研究，对有血栓栓塞风险的病人而言，具有重大意义。

作者推荐

- 如果危重病人有增加血栓栓塞进展风险的多种因素，必须抗凝治疗。
- 对ICU病人特定抗凝药的选择取决于治疗适应证、病人因素、药物因素（包括可逆性）。
- 当新型药物刚进入ICU临床应用，还需进一步研究时，要深刻认识其治疗范围。

（何　斌　季海英）

参考文献

1. Flato UAP, Buhatem T, Merluzzi T, et al. New anticoagulants in critical care settings. Rev Bras Ter Intensiva. 2011;23:68–77.
2. Augoustides JG. Advances in anticoagulation: focus on dabigatran, an oral direct thrombin inhibitor. J Cardiothorac Vasc Anesth. 2011;25:1208–1212.
3. Johnson JA, Cavallari LH. Warfarin pharmacogenetics. Trends Cardiovasc Med. 2015;25:33–41.
4. Lee WT, Klein TE. Pharmacogenetics of warfarin: challenges and opportunities. J Hum Gent. 2013;59:334–338.
5. Ansell J, Hirsh J, Hylek E, et al. Pharmacology and management of the vitamin K antagonists: American College of Chest Physicians Evidence-Based Clinical Practice guidelines. 8th ed. Chest. 2008;133:160S–198S.
6. Freedman MD. Oral anticoagulants: pharmacodynamics, clinical indications and adverse effects. J Clin Pharmacol. 1992;32:196–209.
7. Thomasberry LA, LoSicco KI, English III JC. The skin and hypercoagulable states. J Am Acad Dermatol. 2013;69:450–462.
8. Warkentin TE. Anticoagulant failure in coagulopathic patients: PTT confounding and other pitfalls. Expert Opin Drug Saf. 2014;13:25–43.
9. Hirsh J, Bauer KA, Donati MB, et al. Parenteral anticoagulants: American College of Chest Physicians evidence-based clinical practice guidelines. 8th ed. Chest. 2008;133:141S–159S.
10. Hylek EN, Regan S, Henault LE, et al. Challenges to the effective use of unfractionated heparin in the hospitalized management of acute thrombosis. Arch Intern Med. 2003;163:621–627.
11. Alhazzari W, Lim W, Jaeschike RZ, et al. Heparin thromboprophylaxis in medical-surgical critically ill patients: a systematic review and meta-analysis of randomized trials. Crit Care Med. 2013;41:2088–2098.
12. Augoustides JG. Update in hematology: heparin-induced thrombocytopenia and bivalirudin. J Cardiothorac Vasc Anesth. 2011;25:371–375.
13. Casu B, Naggi A, Torri G. Re-visiting the structure of heparin. Cardbohydr Res. 2015;403:60–68.
14. Weitz JI. Low-molecular-weight heparins. N Engl J Med. 1997;337:688–698.
15. Linkins LA, Dans AL, Moores LK, et al. Treatment and prevention of heparin-induced thrombocytopenia: antithrombotic therapy and prevention of thrombosis, 9th ed: American College of Chest Physicians evidence-based clinical practice guidelines. Chest. 2012;141:e495S–e530S.
16. Erkens PM, Prins MH. Fixed dose subcutaneous low molecular weight heparins versus adjusted dose unfractionated heparin for venous thromboembolism. Cochrane Database Syst Rev. 2010 (9): CD001100.
17. Castellucci LA, Cameron C, Le Gal G, et al. Clinical and safety outcomes associated with treatment of acute venous thromboembolism: a systematic review and meta-analysis. JAMA. 2014;312:1122–1135.
18. Segal JB, Streiff MB, Hofmann LV, et al. Management of venous thromboembolism: a systematic review for a practice guideline. Ann Intern Med. 2007;146:211–222.
19. Gould MK, Dembitzer AD, Doyle RL, et al. Low-molecular-weight heparins compared with unfractionated heparin for treatment of acute deep venous thrombosis: a meta-analysis of randomized, controlled trials. Ann Intern Med. 1999;130:800–809.
20. Cade JR. High risk of the critically ill for venous thromboembolism. Crit Care Med. 1982;10:448–450.
21. Fraisse F, Holzapfel L, Couland JM, et al. Nadroparin in the prevention of deep vein thrombosis in acute decompensated COPD. Am J Respir Crit Care Med. 2000;161:1109–1114.
22. De A, Roy P, Garg VK, et al. Low-molecular weight heparin and unfractionated heparin in prophylaxis against deep vein thrombosis in critically ill patients undergoing major surgery. Blood Coag Fibrinolysis. 2010;21:57–61.
23. Shorr AF, Williams MD. Venous thromboembolism in critically ill patients: observations from a randomized trial in sepsis. Thromb Haemost. 2009;101:139–144.
24. Cook D, Meade M, Guyatt G, et al. Dalteparin versus unfractionated heparin in critically ill patients. N Engl J Med. 2011;364:1305–1314.
25. Warkentin TE, Sheppard JA, Heels-Ansdell D, et al. Heparin-induced thrombocytopenia in medical surgical critical illness. Chest. 2013;144:848–858.
26. Junqueira D, Perini E, Penholati R, et al. Unfractionated heparin versus low molecular weight heparin for avoiding heparin-induced thrombocytopenia in postoperative patients. Cochrane Database Syst Rev. 2012; 9: CD007557.
27. Cook D, Douketis J, Meade M, et al. Venous thromboembolism and bleeding in critically ill patients with severe renal insufficiency receiving dalteparin thromboprophylaxis: prevalence, incidence and risk factors. Crit Care. 2008;12:R32.
28. Lee CJ, Ansell JE. Direct thrombin inhibitors. Br J Clin Pharmacol. 2011;72:581–592.
29. Untereiner O, Seince PF, Chterev V, et al. Management of the direct oral anticoagulants in the perioperative setting. J Cardiothorac Vasc Anesth. 2015;29:741–748.
30. Reed MD, Bell D. Clinical pharmacology of bivalirudin. Pharmacotherapy. 2002;22:105S–111S.

31. Alatri A, Armstrong AE, Greinacher A, et al. Results of a consensus meeting on the use of argatroban in patients with heparin-induced thrombocytopenia requiring antithrombotic therapy – A European Perspective. Thromb Res. 2012;129:426–433.

32. Smythe MA, Koerber JM, Forsyth LL, et al. Argatroban dosage requirements and outcomes in intensive care versus non-intensive care patients. Pharmacotherapy. 2009:1073–1081.

33. Retter A, Barrett NA. The management of abnormal haemostasis in the ICU. Anaesthesia. 2015;70:121–e41.

34. Nutescu EA, Shapiro NL, Chevalier A. New anticoagulant agents: direct thrombin inhibitors. Cardiol Clin. 2008;26:169–187.

35. Sakr Y. Heparin-induced thrombocytopenia in the ICU: an overview. Crit Care. 2011;15:211.

36. Cumbo –Nacheli G, Samavati L, Guzman JA. Bioavailbility of fondaparinux to critically ill patients. J Crit Care. 2011;26:342–346.

37. Lu G, DeGuzman FR, Hollenbach SJ, et al. A specific antidote for reversal of anticoagulation by direct and indirect inhibitors of coagulation factor Xa. Nat Med. 2013;19:446–451.

38. Bijsterveld NR, Moons AH, Boekholdt SM, et al. Ability of recombinant factor VIIa to reverse the anticoagulant effect of the pentasaccharide fondaparinux in healthy volunteers. Circulation. 2002;106:2550–2554.

39. Cohen AT, Davidson BL, Gallus AS, et al. Efficacy and safety of fondaparinux for the prevention of venous thromboembolism in older acute medical patients: randomised placebo controlled trial. BMJ. 2006;332:325–329.

40. Eikelboom JW, Quinlan DJ, O'Donnell M. Major bleeding, mortality, and efficacy of fondaparinux in venous thromboembolism prevention trials. Circulation. 2009;120:2006–2011.

41. Karthikeyan G, Mehta SR, Eikelboom JW. Fondaparinux in the treatment of acute coronary syndromes: evidence from OASIS 5 and 6. Exper Rev Cardiovasc Ther. 2009;7:241–249.

42. Steg PG, Jolly SS, Mehta SR, et al. Low-dose vs standard-dose unfractionated heparin for percutaneous coronary intervention in acute coronary syndromes treated with fondaparinux: the FUTURE? OASIS-8 randomized trial. JAMA. 2010;304:1339–1349.

43. van Rees Vellinga TE, Peters RJ, Yusuf S, et al. Efficacy and safety of fondaparinux in patients with St-segment elevation myocardial infarction across the age spectrum: results from the Organization for the Assessment of Strategies for Ischemic Syndromes (OASIS 6) trial. Am Heart J. 2010;160:1049–1055.

44. Warkentin TE, Pai M, Sheppard JI, et al. Fondaparinux treatment of acute heparin-induced thrombocytopenia confirmed by the serotonin-release assay: a 30-month, 16-patient case series. J Thromb Haemost. 2011;9:2389–2396.

45. Augoustides JG. Advances in anticoagulation: focus on dabigatran, an oral direct thrombin inhibitor. J Cardiothorac Vasc Anesth. 2011;25:1208–1212.

46. Levy JH, Faraoni D, Spring JL, et al. Managing new oral anticoagulants in the perioperative and intensive care unit setting. Anesthesiology. 2013;118:1466–1474.

47. Lee WM, Larrey D, Olsson R, et al. Hepatic findings in long-term clinical trials of ximelagatran. Drug Saf. 2005;28:351–370.

48. Sergent O, Ekroos K, Lefeuvre-Orfila L, et al. Ximelagatran increases membrane fluidity and changes membrane lipid composition in primary human hepatocytes. Toxilcol In Vitro. 2009;23:1305–1310.

49. Flato UAP, Buhatem T, Merluzzi T, et al. New anticoagulants in critical care settings. Rev Bras Ter Intensiva. 2011;23:68–77.

50. Hankey GJ, Eikelboom JW. Dabigatran etexilate: a new oral thrombin inhibitor. Circulation. 2011;123:1436–1450.

51. Ezekowitz MD, Connoly S, Parekh A, et al. Rationale and design of RE-LY: randomized evaluation of long-term anticoagulation therapy, warfarin, compared with dabigatran. Am Heart J. 2009;157:805–810.

52. Connoly S, Ezekowitz MD, Yusuf S, et al. Dabigatran versus warfarin in patients with atrial fibrillation. N Engl J Med. 2009;361:1139–1151.

53. Wann LS, Curtis AB, Ellenbogen KA, et al. ACCF/AHA/HRS focused update on the management of patients with atrial fibrillation (update on dabigatran): a report of the American College of Cardiology Foundation/American Heart Association task force on practice guidelines. J Am Coll Cardiol. 2011;57:1330–1337.

54. Miyares MA, Davis K. Newer oral anticoagulants: a review of laboratory monitoring options and reversal agents in the hemorrhagic patient. Am J Health Syst Pharm. 2012;69:1473–1484.

55. Vanden Daelen S, Peetermans M, Vanassche T, et al. Monitoring and reversal strategies for new oral anticoagulants. Expert Rev Cardiovasc Ther. 2015;13:95–103.

56. Babilonia K, Trujillo T. The role of prothrombin complex concentrates in reversal of target specific anticoagulants. Thromb J. 2014;12:8.

57. Augoustides JG. Breakthroughs in anticoagulation: advent of the oral direct factor Xa inhibitors. J Cardiothorac Vasc Anesth. 2012;26:740–745.

58. Prins MH, Lensing AWA, Bauersachs R, et al. Oral rivaroxaban versus standard therapy for the treatment of symptomatic venous thromboembolism: a pooled analysis of the EINSTEIN-DVT and PE randomized studies. Thromb J. 2013;11:21.

59. Lassen MR, Raskob GE, Gallus A, et al. Apixaban versus enoxaparin for thromboprophylaxis after knee replacement (ADVANCE-2): a randomised double-blind trial. Lancet. 2010;375:807–815.

60. Lassen MR, Gallus A, Raskob GE, et al. Apixaban versus enoxaparin for thromboprophylaxis after hip replacement. N Engl J Med. 2010;363:2487–2498.

61. Agnelli G, Buller HR, Cohen A, et al. Oral apixaban for the treatment of acute venous thromboembolism. N Engl J Med. 2013;369:799–808.

62. Patel MR, Mahaffey KW, Garg J, et al. Rivaroxaban versus warfarin in nonvalvular atrial fibrillation. N Engl J Med. 2011;365:883–891.

63. Granger CB, Alexander JH, McMurray JJV, et al. Apixaban versus warfarin in patients with atrial fibrillation. N Engl J Med. 2011;365:981–992.

64. Messori A, Fadda V, Gatto R, et al. New oral anticoagulants in acute coronary syndrome: is there any advantage over existing treatments? Int Cardiovasc Res J. 2014;8:124–126.

65. Samama MM. Which test to measure the anticoagulant effect of rivaroxaban: the anti-factor Xa assay. J Thromb Haemost. 2013;11:579–580.

66. Hillarp A, Gustafsson KM, Faxalv L, et al. Effects of the oral, direct factor Xa inhibitor apixaban on routine coagulation assays and anti-FXa assays. J Throm Haemost. 2014;12:1545–1553.

67. Holbrook A, Schulman S, Witt DM, et al. Evidence-based management of anticoagulant therapy: antithrombotic therapy and prevention of thrombosis, 9th ed: American College of Chest Physicians evidence-based clinical practice guidelines. Chest. 2012;141:e152S–e184S.

68. Ageno W, Gallus AS, Wittkowsky A, et al. Oral anticoagulant therapy: antithrombotic therapy and prevention of thrombosis, 9th ed: American College of Chest Physicians evidence-based clinical practice guidelines. Chest. 2012;141:e44S–e88S.

第十九部分

关键护理资源使用和管理

83 美国是如何优化利用重症监护资源的

Jason Wagner, Scott Halpern

重症监护资源应该以多种方式合理配置从而促进危重病人救治水平的提高，正如美国医学会将重症监护定义为安全、有效、以患者为中心、及时、高效并且公平的救治方式[1]。然而，就像 ICU 中不同的医生对一种疾病有不同的处理方式一样，在不同的 ICU 中其资源利用模式也各不相同。虽然原因尚未明确，但导致这个差异的根源很可能是由于 ICU 资源利用的不合理，即无循证依据的资源利用模式[2-4]。由于在美国的医院中 ICU 所占床位比例大，导致其资源消耗的费用占国内生产总值的比例远高于其他发达国家[5]，为了消除这种各 ICU 间资源利用的差异，其采用了提高重症监护费用的方式来达到一种认为高质量的资源利用模式，这就使得许多利益相关者获得了更多的利益。因此加快以循证医学为依据且符合患者利益的重症监护流程的实施，同时尽可能降低低效和浪费的 ICU 资源利用模式是至关重要的。随着未来对重症监护资源合理利用的重视程度不断增加，重症监护的预后不但会被改善，并且会达到一个更好的供需平衡，如此，在上述条件下，ICU 床位[6]资源可确保 ICU 具有应对各种挑战的能力[7, 8]。

ICU 资源是否被充分利用?

恰当的利用重症监护资源应该是遵循循证医学，符合患者利益和依从社会服务次序的。然而，即使有高质量的循证医学依据，重症监护资源利用程度仍存在很大差异[9~11]。而消除这种差异的有效方法就是尽快采用以循证医学为依据的资源利用模式并且将此方法在重症监护领域广泛推广。但是，有人提出这大约需要 17 年的时间才能将此方法真正运用到临床实践中去，也就是说有很大一部分的危重患者由于采用缓慢的和各种不同的资源利用模式而没有接受标准化的诊治[12]。对于已经被批准的可以增加资源利用的危重症特殊领域，首先探讨哪些领域已经逐步接受高价值的资源然后验证是否可以通过结构组织变化来实施改进是非常重要的。

近几十年危重病人救治取得了较大进步。例如通常会影响 ICU 患者短期和长期病死率的 ICU 中两种常见的综合征—脓毒症休克和急性呼吸窘迫综合征（ARDS）的救治[13, 14]。尽管取得了很大进步，但是以循证医学为依据的救治方案的实施目前还存在缺陷。人们用将近 15 年的时间证明了小潮气量机械通气能够极大降低 ARDS 患者的病死率[15]，但研究发现我们仍未充分利用这种肺保护策略[16, 17]。在一项关于急性肺损伤的研究中，Needham 等发现对于符合接受肺保护性机械通气策略治疗标准的患者，实际上却只有41% 的患者接受了这种治疗。此外，此类患者对潮气量大小具有依从性，在 2 年生存期内依从性好的患者其死亡率较依从性差的患者明显降低。如果肺部保护性通气策略仍然不能广泛实施，很有可能其他以循证医学为依据的治疗策略也未能被充分利用。这包括应用于呼吸衰竭患者的几乎所有的治疗策略，如每天停镇静唤醒联合自主呼吸试验[18]和早期下地活动[19]以及对严重的 ARDS 患者有效的时间敏感性肺保护策略，如瘫痪早期和俯卧位通气的患者[20, 21]。

值得注意的是，证据表明上级医院跟基层医院相比，上级医院患者接受机械通气治疗的效果更好，这可能与其更好的遵从以循证医学为依据的治疗措施有关。这种情况似乎也适用于日益成为严重公共卫生问题的严重脓毒症[11, 13, 22]。许多人认为由于上级医院能够更好地遵循以循证医学为依据的感染处理策略，导致严重脓毒症预后存在差别[23]。例如早期恰当的应用广谱抗生素和液体复苏[24, 25]，坚持肺保护性机械通气策略[15]和限制性输血策略等[26]。

总的来说，对于高价值的重症资源，其应用范围不仅限于 ARDS 和严重脓毒症，也适用于 ICU 中几乎所有患有急慢性疾病或综合征的重症患者。一个以 ICU 工作者为主导的具有多学科背景的团队作为一种高价值的重症资源或许可以改善危重患者的预后[27]。就像人数与预后关系所证实的那样，一个以 ICU 工作者为主导的具有多学科背景的团队或许可以增加对循证医学的实际依从性并改善危重患者的预后，但部分专家预计这种具有多学科背景的重症监护工作人员模式在日后的 ICU 工作中将会逐渐暴露出缺陷[28]。如果正如上述推测，那么按照这种以 ICU 工作者为主导的具有多学科背景的工作团队的标准来建设 ICU 或许是一项无意义的工作[29]。面对缺乏 24 小时在院的 ICU 工作者的现实[30]，那么，如何分配我们现有的人力资源来达到最佳的改善危重患者预后的效果还有很多工作要做。这就包括进一步了解哪种患者经过 ICU 医生的治疗能够得到最好的效果和怎样将 ICU 的组织和结构考虑的更加全面。考虑到不可能每个住院的危重患者都去雇用专业的 ICU 工作人员，那么，使用质量检查表[31]并将违规操作记录到电子医疗系统以帮助 ICU 工作人员遵从以循证医学为依据的操作流程可能是一种提高重症监护整体质量的方法，包括预防深静脉血栓栓塞和胃肠道出血，尽早启动肠内营养，预防呼吸机相关性肺炎，早期物理治疗，及时拔除血管内导管和尿管[32]。此外，加大远程医疗系统的使用程度，为 ICU 工作人员提供远程会诊机会，这不仅在患者和 ICU 工作者之间架起了一座桥梁，而且有利于提高重症监护体系的整体实力[33]。

最后，除了增加以循证医学为依据的重症资源的利用程度，ICU 工作者及时了解患者的个人生存价值来分配这些资源来满足重症患者的目标和需求同样也是非常重要的。因为疾病本身的严重程度，即使在遵从以循证医学为依据的治疗流程的条件下很多 ICU 患者的预后仍是死亡。因此，我们强调高质量的重症监护应包括及时了解患者的生存价值进而促进以患者为中心的治疗方式的形成，这也是非常重要的，即在患者的生命终末期降低无依据和过度的有创性操作[34]。我们应尽早与患者本人或其委托人沟通来了解他们对患者预后的预期和期望值。对于具有高死亡风险的患者，采用让患者家属或委托人在 ICU 中陪伴，同时在多学科治疗团队中加入姑息治疗师的策略代表了未来最有前途的治疗方式，目前急需我们进行相关的研究，如果研究证实上述策略成功，就可以将其应用于临床。

ICU 资源是否被过度利用了？

无论在任何时候，在美国约有三分之一的 ICU 床位处于空置状态，而对于正在使用的床位，大约每三张床位中就有一张床的患者在接受机械通气治疗。美国 ICU 的空床数量超过了很多发达国家的 ICU 总床位数。这种供产生需[35]，或"有床即有病人"的概念，暗示这种 ICU 床位过剩会导致 ICU 常规收容的病人不是病情太轻就是病情过重，从而不能从 ICU 治疗中获益—提示许多进入 ICU 的患者或者接受重症监护的意义较低，或者根本无接受重症监护的必要，导致了重症监护资源的浪费。对于优化重症监护资源利用，其中一条建议就是我们要更好的筛选进入 ICU 后真正能够获得治疗效果的患者。

部分数据显示 ICU 病人的疾病严重程度与 ICU 剩余床位数呈负相关。这就引发了一个问题：我们在床位比较富余的时候会不会收治一些病情较轻的病人？最近两项关于 ICU 低危患者的观察性研究结果支持在收治上述类型患者的情况下可能存在 ICU 资源过度利用的观点[36, 37]。Gershengorn 等针对 15 994 名糖尿病酮症酸中毒的患者进行了一项回顾性研究，对所有患者进行疾病严重程度校正后发现，在 ICU 总体利用率越高的医院这类患者进入 ICU 治疗的可能性越高。更重要的是，该研究证实高度利用 ICU 监护资源并不能改善患者的整体预后，如缩短 ICU 住院时间或降低住院总体死亡率。在另一个类似的研究中，Admon 等研究了 61 249 例肺栓塞患者的 ICU 入住率和结局的关系，结果表明不同医院急性肺栓塞转入 ICU 的比例差别很大。他们也发现在 ICU 资源利用程度高的医院其 ICU 患者符合 ICU 收入指征的符合率更低。表明这些医院的 ICU 收入指征更宽泛，即附加的研究结果说明：ICU 入住率与危险因素校正后的住院死亡率并无相关性。

也有部分数据表明有一类患者因为病情太重导致其无法从重症监护治疗中受益[38]。Stelfox 等对接受急诊抢救治疗的临床危重患者进行了一项前瞻性研究，他们特别关注病人病情恶化时的床位数是否与病人转入 ICU 的时间有关，即是否与达到患者需要的监护目标和住院死亡率有关。该研究发现剩余床位数越少，重症患者越容易达到以舒适为基础的监护目标。但剩余床位数与住院死亡率无关。这些研究结果表明 ICU 床位数相对缺乏可以加快那些无论是否接受重症治疗都会死亡的病人从重症监护到普通护理的速度[39]。因此，在检查 ICU 床位可能导致重症监护资源过度利用的可能性时，限制重症监护室床位扩张是否可能提高重症监护质量是值得我们考虑的。

我们除了要考虑如何利用现有的 ICU 床位数，同时也应该反思在 ICU 实际工作中是否存在 ICU 资源利用不合理或过度利用的现象。在重症监护领域逐渐涌现出了一个常识性的主题：少即是多[40]。最近，由于我们以卫生保健系统的低

效率为目标，导致多领域的利益相关者获得的利益明显增多。其中一个各利益相关者协力合作的例子就是美国内科学委员会的明智选择运动。这项运动集中体现了一种专业的社会精神，致使通过咨询医疗工作者来识别低效或浪费的重症监护领域，进而决定选择五种非常规也就是具有专业特色的治疗方法。鉴于重症监护资源高强度治疗的本质，采取这些措施可能会改善医疗护理质量[41]。在重症监护领域，专家共识建议医疗工作者应该减少诊断性诊治措施的应用，如常规抽血和胸部成像、自由使用血液制品和全肠外营养、无特异指征的机械通气患者的深镇静和危重患者的持续生命支持治疗，上述措施并没有给予患者以舒适度为导向的可选择的治疗方法。

最后，重症医护人员必须连续反复评估其采取的治疗措施并且减少应用那些无依据的治疗方法。在重症监护领域，很多诊断和治疗方法在最初被证实是对患者有益的，而紧接着却被证明缺乏有效性甚至是对患者有害的，这种现象并不罕见。以常规使用的 Swan-Ganz 导管为例[42]，常规放置中心静脉导管可以对脓毒症患者进行精确的治疗和监测[43]，但这种方法却过度强化了血糖控制[44]。尽管减少治疗措施的概念与降低低价值重症监护资源利用和重症监护资源浪费的意图一致，但它承认每种治疗措施的优点赋予了重症监护临床试验具有不断进步的本质。幸运的是，很多更高质量的研究正在进行以帮助我们更好地了解如何最佳地部署我们的资源，并且只用来强化人们的意识，即对于重症监护资源的利用方法应该像利用自然资源一样，这样的方法才是正确的[24~26, 45]。

哪些应该被加强与哪些应该被淘汰？

我们本次讨论的内容主要集中在纠正那些未被充分利用或者被缓慢利用的以循证医学为依据的治疗措施同时评估患者收入 ICU 治疗的价值，这可以极大提高我们目前重症监护治疗的质量。为了做到这一点，我们建议关注以下四个主要领

域。首先，进行大规模的"阴性"重症监护实验，这需要重症研究人员的共同努力来提高重症监护试验设计的质量从而确保后续试验的相关性，具有以患者为中心的结局，同时拥有高质量的统计学方法，能够将获得纳入和统计学效能的可能性最大化，接着进行疗效比较研究[46]。

第二，目前大部分医疗卫生研究经费瞄准"台对床"或"平移1"以技术和制药为核心的创新研究，只有很少的卫生保健经费用来改善卫生保健的供给、整合和质量。因此，更多的重点必须放在"旁观到政策"或"平移2"的研究，该研究的重点包括在重症监护领域传播知识和推进科学的策略的实施以确保知识传播一体化能够融入常规实践框架中去[12]。

第三，从有偿服务到以价值为基础的购买偿还机制的转变，通过确保寻找到最佳的治疗方法，这对加强患者安全和提升质量的重要地位具有帮助作用。由于成本意识和适当的资源管理是质量的重要组成部分，因此，正式的培训模式必须在研究生医学教育阶段就开始实施，从而使未来的管理者知道如何改善重症监护质量并且知道如何将成本意识纳入到临床实践中去[47, 48]。医生最终采用哪种治疗方法源于他们早期的培训环境，我们通过区分高价值到低价值的重症监护来关注监护质量的改善，这或许可以使重症资源利用方式得到永久改善。

第四，通过不断提高我们对重症监护获益最大的患者的认识，从而从观念上探索"净ICU效益"这个概念，这是非常有意义的。ICU诊治费用昂贵，那么，ICU资源应该留给病情严重且病情可逆的病人。要想进一步阐明哪种患者能够从ICU治疗中获益最多，这或许需要改进以诊断和各种并发症为基础并且可以预测患者院内死亡率的预测模型。反过来，推广标准化的ICU收治指南可以帮助上述发现得以实施。对于那些病情较轻的患者，医院组织并通过医护人员的协调将这些患者重新分配，给这类患者应用较低等级的监护治疗，在不影响危重患者治疗质量的前提下

减少了重症资源浪费。对于那些病情过重而不能从重症监护中获益的人，我们认为推进科学的临终决策会带来更长远的收益，告知危重病人和家属重症治疗所带来的风险及好处，根据患者的生存价值及时做出正确决定。而不是充当阻拦者或ICU守门员的角色。

为了尽可能避免资源过度利用，重症管理者应该谨慎应用最新的技术或药物，除非它有高质量证据。虽然每一个新的技术，设备和药物都被赋予真正创新的标签，但在实践中往往被证明并非是真正的创新。假性创新的重症监护治疗不但增加了成本而且没有明显改善患者结局。这些貌似技术上创新但实用价值很低的重症监护治疗措施会与以循证医学为依据的治疗措施相竞争，影响真正高质量重症监护治疗措施的应用。目前有建议成立ICU资源利用审查委员会来优化资源利用。这些委员会将不断评估重症治疗证据，利用电子病历和标准流程等方式，限制伪创新技术的使用，更快采用最好措施，并提示重症人员及时撤销缺乏循证医学证据的治疗措施。除了应用高质量和有性能的指标调整报销机制[49]，我们还提高了供应商运作模式的透明度[50]，正如我们之前所强调的，要专注于优化资源利用，这将有助于高质量重症监护方法得到最大程度的应用。

作者推荐

- 适当的重症资源利用应该是遵从循证医学，患者价值和社会优先选择权的。这可能需要很多年的时间。
- 或许可以通过以重症医生为首的高质量的多学科重症团队来推进EB方案的实施。
- 重要的是，当患者决定是否接受昂贵的重症治疗措施时，其目标和生存价值往往被体现出来。
- 在美国，在任何时候都有大量的ICU床位空置。入住ICU患者的疾病严重程度与要转入ICU时的空床数量呈负相关。这可能导致重症监护资源过度利用。
- 许多重症监护干预似乎是低价值或浪费的（"少可能更多"）。
- ICU医务人员必须不断地重新评估他们所采用的治疗措施并放弃无证据的治疗措施。

• 为了避免资源过度利用，重症管理者应该谨慎使用最新的技术或药物，除非有高质量证据。

（胡　新　闫　红）

参考文献

1. Insitute of Medicine. Crossing the Quality Chasm. A New Health System for the 21st Century. Washington, DC: National Academy Press; 2001.

2. Admon AJ, Cooke CR. Will Choosing Wisely(R) improve quality and lower costs of care for patients with critical illness? Ann Am Thorac Soc. 2014;11(5):823–827.

3. Seymour CW, Iwashyna TJ, Ehlenbach WJ, Wunsch H, Cooke CR. Hospital-level variation in the use of intensive care. Health Serv Res. 2012;47(5):2060–2080.

4. Garland A, Shaman Z, Baron J, Connors Jr AF. Physician-attributable differences in intensive care unit costs: a single-center study. Am J Respir Crit Care Med. 2006;174(11):1206–1210.

5. Wunsch H, Angus DC, Harrison DA, et al. Variation in critical care services across North America and Western Europe. Crit Care Med. 2008;36(10):2787–2793, e2781–2789.

6. Wunsch H, Wagner J, Herlim M, Chong DH, Kramer AA, Halpern SD. ICU occupancy and mechanical ventilator use in the United States. Crit Care Med. 2013;41(12):2712–2719.

7. Gabler NB, Ratcliffe SJ, Wagner J, et al. Mortality among patients admitted to strained intensive care units. Am J Respir Crit Care Med. 2013;188(7):800–806.

8. Wagner J, Gabler NB, Ratcliffe SJ, Brown SE, Strom BL, Halpern SD. Outcomes among patients discharged from busy intensive care units. Ann Intern Med. 2013;159(7):447–455.

9. Chen LM, Render M, Sales A, Kennedy EH, Wiitala W, Hofer TP. Intensive care unit admitting patterns in the Veterans Affairs health care system. Arch Intern Med. 2012;172(16):1220–1226.

10. Kahn JM, Goss CH, Heagerty PJ, Kramer AA, O'Brien CR, Rubenfeld GD. Hospital volume and the outcomes of mechanical ventilation. N Engl J Med. 2006;355(1):41–50.

11. Gaieski DF, Edwards JM, Kallan MJ, Mikkelsen ME, Goyal M, Carr BG. The Relationship between Hospital Volume and Mortality in Severe Sepsis. Am J Respir Crit Care Med. 2014;190(6):665–674.

12. Green LW, Ottoson JM, Garcia C, Hiatt RA. Diffusion theory and knowledge dissemination, utilization, and integration in public health. Ann Rev Public Health. 2009;30:151–174.

13. Liu V, Escobar GJ, Greene JD, et al. Hospital deaths in patients with sepsis from 2 independent cohorts. JAMA. 2014;312(1):90–92.

14. Herridge MS, Tansey CM, Matte A, et al. Functional disability 5 years after acute respiratory distress syndrome. N Engl J Med. 2011;364(14):1293–1304.

15. Ventilation with lower tidal volumes as compared with traditional tidal volumes for acute lung injury and the acute respiratory distress syndrome. The Acute Respiratory Distress Syndrome Network. N Engl J Med. 2000;342(18):1301–1308.

16. Umoh NJ, Fan E, Mendez-Tellez PA, et al. Patient and intensive care unit organizational factors associated with low tidal volume ventilation in acute lung injury. Crit Care Med. 2008;36(5):1463–1468.

17. Needham DM, Colantuoni E, Mendez-Tellez PA, et al. Lung protective mechanical ventilation and two year survival in patients with acute lung injury: prospective cohort study. BMJ. 2012;344:e2124.

18. Girard TD, Kress JP, Fuchs BD, et al. Efficacy and safety of a paired sedation and ventilator weaning protocol for mechanically ventilated patients in intensive care (Awakening and Breathing Controlled trial): a randomised controlled trial. Lancet. 2008;371(9607):126–134.

19. Schweickert WD, Pohlman MC, Pohlman AS, et al. Early physical and occupational therapy in mechanically ventilated, critically ill patients: a randomised controlled trial. Lancet. 2009; 373(9678):1874–1882.

20. Papazian L, Forel JM, Gacouin A, et al. Neuromuscular blockers in early acute respiratory distress syndrome. N Engl J Med. 2010;363(12):1107–1116.

21. Guerin C, Reignier J, Richard JC, et al. Prone positioning in severe acute respiratory distress syndrome. N Engl J Med. 2013;368(23): 2159–2168.

22. Walkey AJ, Wiener RS. Hospital case volume and outcomes among patients hospitalized with severe sepsis. Am J Respir Crit Care Med. 2014;189(5):548–555.

23. van Zanten AR, Brinkman S, Arbous MS, et al. Guideline bundles adherence and mortality in severe sepsis and septic shock. Crit Care Med. 2014;42(8):1890–1898.

24. Pro CI, Yealy DM, Kellum JA, et al. A randomized trial of protocolbased care for early septic shock. N Engl J Med. 2014;370(18):1683–1693.

25. ARISE Investigators, A.C.T. Group, Peake SL, et al. Goal-directed resuscitation for patients with early septic shock. N Engl J Med. 2014;371(16):1496–1506.

26. Holst LB, Haase N, Wetterslev J, et al. Lower versus higher hemoglobin threshold for transfusion in septic shock. N Engl J Med. 2014;371(15):1381–1391.

27. Kim MM, Barnato AE, Angus DC, Fleisher LA, Kahn JM. The effect of multidisciplinary care teams on intensive care unit mortality. Arch Intern Med. 2010;170(4):369–376.

28. Angus DC, Kelley MA, Schmitz RJ, et al. Caring for the critically ill patient. Current and projected workforce requirements for care of the critically ill and patients with pulmonary disease: can we meet the requirements of an aging population? JAMA. 2000;284(21):2762–2770.

29. Lawrence AC. Implementations of the Leapfrog Group's ICU physician staffing standard may adversely affect the excellence of graduate medical education. Crit Care Med. 2013;41(5):e55.

30. Kerlin MP, Small DS, Cooney E, et al. A randomized trial of nighttime physician staffing in an intensive care unit. N Engl J Med. 2013;368(23):2201–2209.

31. Rosen MA, Pronovost PJ. Advancing the use of checklists for evaluating performance in health care. Acad Med. 2014;89(7):963–965.

32. Hart J, Halpern SD. Default options in the ICU: widely used but insufficiently understood. Curr Opin Crit Care. 2014;20(6):627–662.

33. Lilly CM, McLaughlin JM, Zhao H, et al. A multicenter study of ICU telemedicine reengineering of adult critical care. Chest. 2014;145(3):500–507.

34. Curtis JR, Engelberg RA, Bensink ME, Ramsey SD. End-of-life care in the intensive care unit: can we simultaneously

increase quality and reduce costs? Am J Respir Crit Care Med. 2012;186(7):587–592.

35. Gooch RA, Kahn JM. ICU bed supply, utilization, and health care spending: an example of demand elasticity. JAMA. 2014;311(6): 567–568.

36. Gershengorn HB, Iwashyna TJ, Cooke CR, Scales DC, Kahn JM, Wunsch H. Variation in use of intensive care for adults with diabetic ketoacidosis. Crit Care Med. 2012;40(7):2009–2015.

37. Admon AJ, Seymour CW, Gershengorn HB, Wunsch H, Cooke CR. Hospital-level variation in intensive care unit admission and critical care procedures for patients hospitalized for pulmonary embolism. Chest. 2014;146(6):1452–1461.

38. Stelfox HT, Hemmelgarn BR, Bagshaw SM, et al. Intensive care unit bed availability and outcomes for hospitalized patients with sudden clinical deterioration. Arch Intern Med. 2012;172(6):467–474.

39. Wagner J, Halpern SD. Deferred admission to the intensive care unit: rationing critical care or expediting care transitions? Arch Intern Med. 2012;172(6):474–476.

40. Kox M, Pickkers P. "Less is more" in critically ill patients: not too intensive. JAMA Intern Med. 2013;173(14):1369–1372.

41. Halpern SD, Becker D, Curtis JR, et al. An official american thoracic society/american association of critical-care nurses/ american college of chest physicians/society of critical care medicine policy statement: the choosing wisely(R) top 5 list in critical care medicine. Am J Respir Crit Care Med. 2014;190(7):818–826.

42. Wiener RS, Welch HG. Trends in the use of the pulmonary artery catheter in the United States, 1993-2004. JAMA. 2007;298(4): 423–429.

43. Rivers E, Nguyen B, Havstad S, et al. Early goal-directed therapy in the treatment of severe sepsis and septic shock. N Engl J Med. 2001;345(19):1368–1377.

44. Wiener RS, Wiener DC, Larson RJ. Benefits and risks of tight glucose control in critically ill adults: a meta-analysis. JAMA. 2008;300(8):933–944.

45. Harvey SE, Parrott F, Harrison DA, et al. Trial of the route of early nutritional support in critically ill adults. N Engl J Med. 2014;371(18):1673–1684.

46. Harhay MO, Wagner J, Ratcliffe SJ, et al. Outcomes and statistical power in adult critical care randomized trials. Am J Respir Crit Care Med. 2014;189(12):1469–1478.

47. Sofka CM. Developments and innovations in resident and fellowship education: review article. HSS J. 2014;10(3):225–229.

48. Anstey MH, Weinberger SE, Roberts DH. Teaching and practicing cost-awareness in the intensive care unit: a TARGET to aim for. J Crit Care. 2014;29(1):107–111.

49. Berwick DM. Donald Berwick, M.D.: connecting finance and quality. Healthc Financ Manage. 2008;62(10):52–55.

50. Lindenauer PK, Remus D, Roman S, et al. Public reporting and pay for performance in hospital quality improvement. N Engl J Med. 2007;356(5):486–496.

84　ICU 是否能改善预后

Andrea Carsetti, Hollmann D. Aya, Maurizio Cecconi, Andrew Rhodes

危重患者需要不同类型的器官支持。这些包括有创性治疗，例如经口气管插管，机械通气，具有正性肌力作用的/血管活性药物支持，有创监测或持续肾脏替代治疗。这些治疗措施通常只能在重症监护病房（ICU）中实现，因其具有与之相匹配的技能，技术和人力，从而保障上述治疗措施能够安全有效的实施。

哪种结果是我们想要的？

当我们面对重症监护的结果时，有两个方面需要考虑：首先，我们需要选择并检测一种合适的结果，其次，我们需要通过一种合适的替代方法来比较我们的干预方式。

近些年来，我们在某些技术上取得了很大的进步，例如肺保护策略的实施[1]和在脓毒症或者外科病人[2,3]启动早期目标导向治疗（GDT）[4~8]，这些已经成为了目前的诊疗标准。在上述过程中替代治疗方法能够提供治疗策略，但这些替代治疗方法没有一个统一的指南或草案。在其他情况下，如危及生命的呼吸功能衰竭，气道阻塞或严重组织缺氧或肾衰竭需要血液滤过，治疗方式无其他选择性。

传统上来讲，ICU 研究的主要结果是死亡率（在 ICU 内或出院后）。然而，有许多不同的结局事件也应该被考虑[9,10]。这些替代的结局事件包括远期死亡率和发病率，认知功能障碍，心理健康受损，功能状态不佳，生活质量降低，恢复正常工作和活动的能力降低，家庭负担和压力以及对于患者、家庭和社会的经济费用。上述众多内容反映了患者在医院的整个过程，重症监护治疗只占其中一小部分。生活质量和功能结果，如远期生存情况，取决于整个医疗保健系统的有效性，包括在社区医院里的康复护理和康复治疗[11]。对长期预后随访的困难使我们相信短期预后的有效性有可能会持续下去，但并不总是如此。

重大疾病具有相当高的死亡率。尽管医疗进步，但患者仍不断死亡。但这不意味着我们的治疗是无效的。事实上，患者结局如死亡率必须与国家和国际标准相对应。例如，脓毒性休克患者的死亡率在最近几年已经大大减少。2014 年的一项荟萃分析显示观察到的死亡率从 1991—1995 年的 46.9% 下降到 2006—2009 年的 29%（每年降低 3.0%）[12]。

我们可以从三个方面来评价重症治疗的结局：患者，重症医务人员和医疗管理人员。

特定治疗方法的结局

按常理来说，死亡率对于患者是很重要的结局，但有时它可能不是评估干预措施效果最佳的指标。例如优化心血管系统功能需要连续的血流动力学监测，并且其功效已经被许多研究证实。一些学者质疑肺动脉导管的益处[13-16]，有些临床医生更愿意使用无创监测系统（例如脉搏轮廓分析）记录一些变量的趋势和评估对治疗的反应。然而，并不是这些监测系统影响患者预后，而治疗策略和通过所得数据对病情的解读才是影响患者结局最重要的因素。

2001 年，Rivers 等[2]的研究提出 EGDT 治

疗与标准治疗相比可以降低严重脓毒症或脓毒症休克患者的死亡率（30.5% vs. 46.5%）。这项原始研究关注于能够极大影响患者预后的急诊和重症医学治疗措施：干预的时间。以前，脓毒症调查员有48~72小时的时间收集病人信息[17]。而Rivers和他的同事使患者的血流动力学数值在到达急诊科（ED）的前6小时就到目标。随之，国际脓毒症管理指南也使用了这个建议[18]。2014年，Peake等的[19]研究显示没有按照EGDT治疗的脓毒症病人其死亡率反而低于Rivers等的研究，但这项研究是在"后Rivers时代"进行的，这时临床医生已经意识到及时治疗的重要性。最近，人们对不同的复苏策略进行了比较，发现Rivers的治疗方案并不优于常规治疗方法[20]。这种差异应该结合目前重症治疗质量明显提高的具体情况来看。最近的一项荟萃分析显示在第一个6小时达到复苏目标[3]并遵从集束化治疗策略与总体死亡率降低相关（29.3% vs. 38.6%，P<0.01）[21]。

在其他情况下，死亡率可能是一个非常具有说明意义的结果。在一项关于急诊科（ED）社区获得性肺炎的研究表明，患者延迟转入ICU与其医院死亡率大幅增加相关［优势比（OR）

=2.07，95% CI 1.12~3.85］[22]。Chalfin等[23]进行的一项类似研究发现，从急诊室（ED）转移到ICU延迟超过6小时增加了医院内死亡的风险并延长了住院时间。

EGDT也可以改善术后病人的结局。最近的三项荟萃分析显示，EGDT显著降低了围术期并发症。然而，我们只能在死亡风险最高的人群中发现EGDT对死亡率的改善作用，但其对死亡风险的改善作用必须体现在对照组人群中，这才能够说明基础标准治疗的进步（图84-1）[5, 6, 8]。GDT的实施不仅具有临床价值同时在节约成本上也是有效的[24]。Manecke等[25]估计当实施上述措施时每个病人的医疗成本节省了569~970美元。

近年来接受心外科手术患者的生存率受益于术后监护治疗水平的改善。Stamou等[26]的研究表明实施质量改进措施可以降低心脏术后病人的死亡率（2.6% vs. 5.0%，P<0.01）。Radbel等[27]回顾性分析了15年间急性呼吸窘迫综合征（ARDS）患者的死亡率。这项研究证实从1996—2011年来自于国家住院患者样本数据库的174 180名患者的死亡率降低了14.6%（从46.8%~32.2%），相对减少31%。有趣的是，

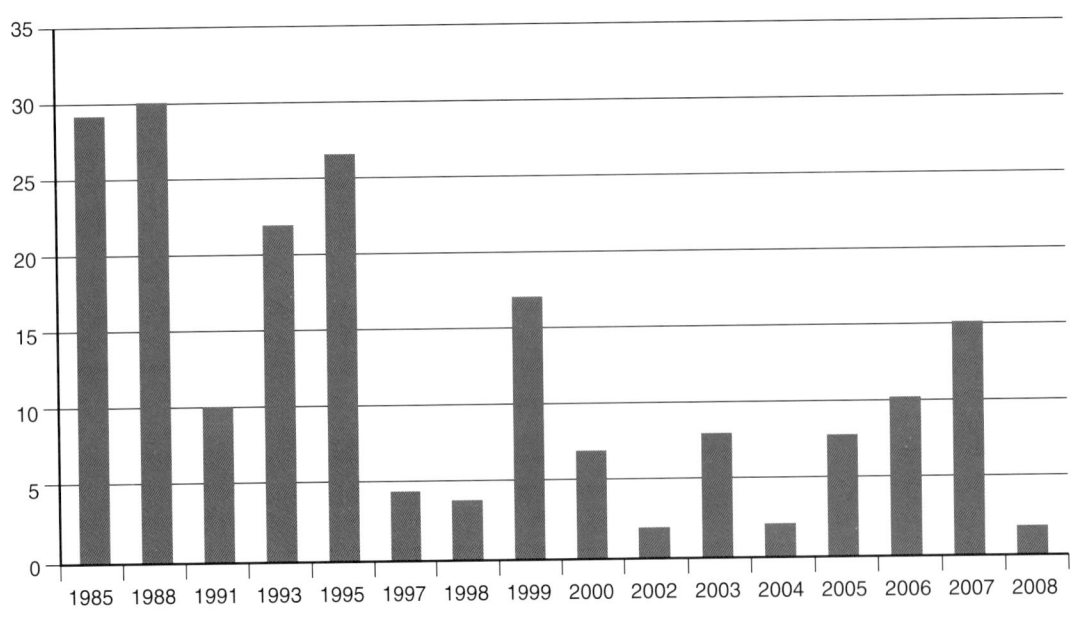

图84-1 重症医学研究中随时间变化对照组人群的死亡率

从 2000—2005 年，出现了死亡率 8.9% 的绝对降低。本作者提出是重症医学的进步使患者死亡率下降，如引入小潮气量通气的治疗措施。

可用床位数对治疗结局的影响：管理者的展望

即使经过人口校正，在不同的国家 ICU 可提供的床位数依然存在着高度变异性。在 2012 年的一项关于欧洲床位数的可用性研究显示，德国的 ICU 床位数（29.2/100 000）最高，而葡萄牙最低（4.2/100 000）（**图 84-2**）[28]。欧洲重

症床位的总数为 11.5 / 100 000。这个数字与美国的（28/100 000）形成鲜明对比[29]。虽然定义的差异使得对这些数据的解释存在问题，但可用床位数似乎与病人的预后还是存在相关性的。Wunsch 等的研究证明在美国转入 ICU 的患者较英国转入 ICU 患者相比其 APACHE Ⅱ（急性生理和慢性健康评分）和机械通气比率更低[30]。无论在任何时候，美国的 ICU 床位使用率几乎总是达到总数的三分之二，其中总床位数的三分之一用于需要机械通气的患者。这些结果表明美国 ICU 床数是过量的[31]。

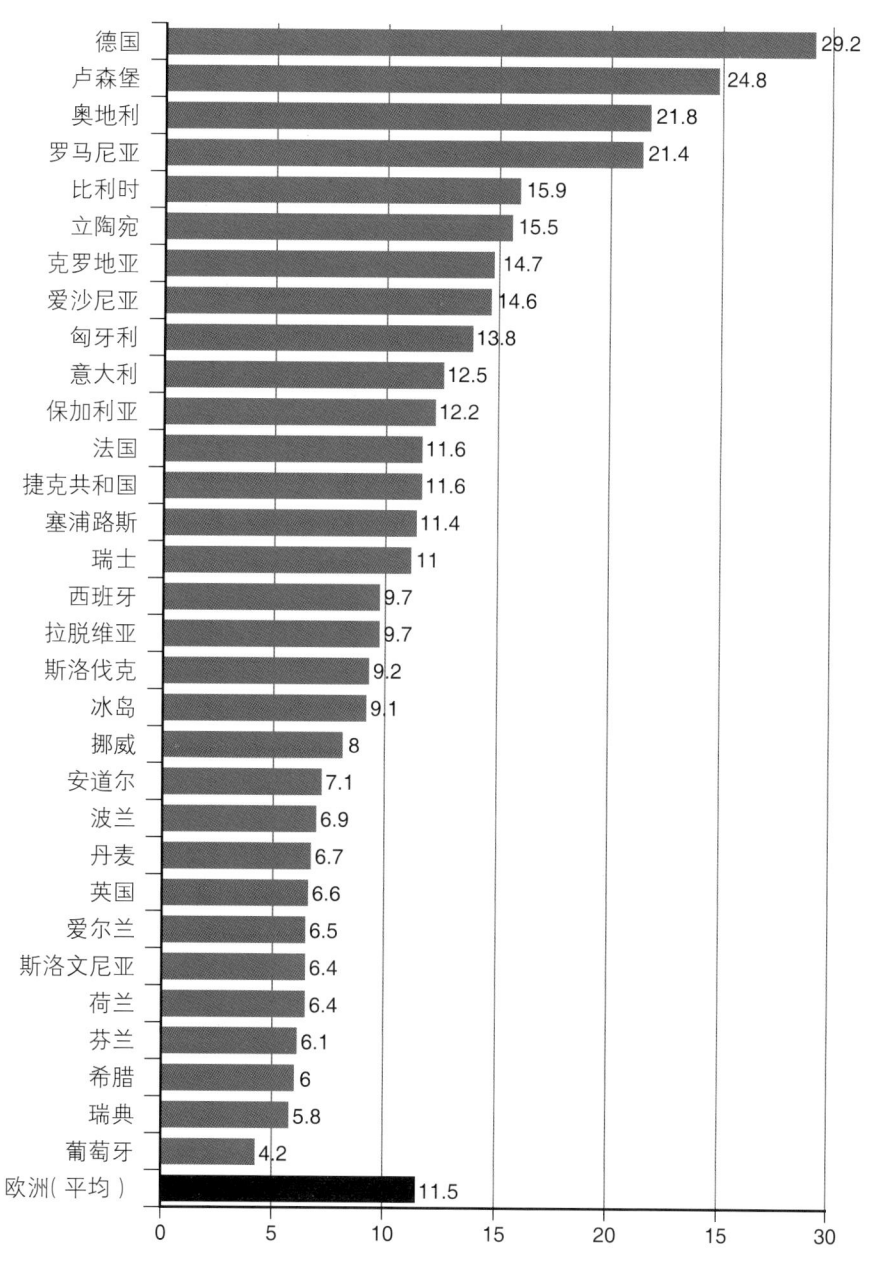

图 84-2　每 100 000 人中的 ICU 床位数

在整个国家中，人均 ICU 床位数与医院病床总数高度相关，其中不包括美国[32]。在资源贫乏的地区病人数量较少是合乎逻辑的，因此，我们也可以预料到患者的结局也较差。然而，对这些患者的护理质量或许是一样的。Wunsch 等[33]比较了美国和英国的 ICU 组织结构特点并发现了重要差异，特别是在临终关怀方面。这项研究也表明了英国入住 ICU 的患者比例较美国大幅下降（2.2% vs. 19.3%）。更重要的是，在英国 ICU 患者死亡人数占住院患者死亡总人数的 10.1%，但在美国却占 47.1%。这种差异反映了老年患者对 ICU 资源使用较少的情况（英国为 1.3%，美国为 11%）。然而，这两个国家的新生儿和青少年对 ICU 床位的使用率相似。将危重并且依赖呼吸机的患者转到有经验的护理组织或医院外的慢性呼吸治疗单元很可能减少美国的 ICU 死亡百分率。英国广泛的公众保健系统和美国基本的私人保健系统的不同也可以解释 Wunsch 等发现的差异。

在指定人群中，很难估计什么是 ICU 床位数的最佳配置。最近 Wunsch 等[34]阐述了重症监护领域的"Starling 曲线"，推测当人均 ICU 床位数超过一定限度时，不但治疗结局差，而且卫生保健支出增加。因此，在 ICU 床位比较紧张的国家，分诊转入 ICU 的制度发挥着重要作用。

转入/转出标准对结局的影响：医疗保健人员的展望

危重病人不成比例地使用资源。与 ICU 工作人员本身的高成本相关的患者住院费用，其主要原因是由于护士/病人的高配比导致的。因此，制定能够真正使患者获益的 ICU 转入标准才是最重要的问题[35]。一些国家通过指南制订了转入 ICU 的标准[36, 37]。这些指南对不能够从 ICU 中获益的患者类型进行了说明，即那些"病情太轻无法受益"和"病情过重而无法受益"的患者。

转入 ICU 益处的最佳评价形式是比较病情相似的转入或未转入 ICU 病人的预后。部分研究表明有时候由于床位不足导致患者不能入住

ICU。Sinuff 等[38]对 10 项研究进行了系统回顾，发现拒绝转入 ICU 患者的死亡风险是非常高的（OR=3.04，95% CI 1.49~6.17）。一项由 Simchen 等[39]进行的研究表明符合 ICU 转入标准的病人由于床位缺乏而不能转入 ICU 时他们的预后往往较差。在这研究中，符合 ICU 转入条件的患者只有 27% 能在 24 小时内入住 ICU，此时的生存获益是最大的。这些发现在几年后得到了同一批作者的证实（表 84-1）[40]。

表 84-1　早期和晚期入住 ICU 对患者 30 天死亡率的影响

时机对死亡率的影响	类别	风险比	P 值
早期（0~3 天）	ICU	0.262	0.000
	SCU	0.308	0.000
	普通病房	1.000	对照组
晚期（4~30 天）	ICU	1.083	0.84
	SCU	0.405	0.005
	普通病房	1.000	对照组

ICU. 重症监护室；SCU. 专科监护室

以下研究强调了影响 ICU 患者长期生存率的潜在问题。医源性并发症，是 ICU 获得性感染的危险因素，这些长期存在却难以解决的问题都可能成为影响 ICU 患者生存时间的危险因素，特别是对于死亡风险较低的患者。然而 O'Callaghan 等[41]提出了一个相反的观点。在 5 年的观察期内，患者转入 ICU 的时间延迟 3 小时以上并没有增加 ICU 住院时间，ICU 死亡率或住院死亡率。Iapichino 等[42]评估了分诊决策和转入 ICU 被接受以及被拒绝从而在普通病房治疗的两类病人的预后。其中有 47.1% 需转入 ICU 的患者因无床位被拒。能够转入 ICU 的患者其 28 天（OR=0.73，P<0.001）和 90 天（OR=0.79，P<0.005）死亡率更低。

术后在加强护理病房（HDU）进行全面监护可降低并发症发生的风险。Mathew 等[43]报道在行颌面手术后进入 HDU 的患者其并发症的发生率为 6%。多年来，经历大的血管手术后患者进入 HDU 治疗的人数越来越多[44]。或者说麻

醉术后恢复室（PACU）已被用于管理特定的不复杂的大手术术后患者。Schweizer 等证明[45] PACU 的使用可以降低非心脏手术患者术后转入 ICU 的比例。不同的护理措施并没有对护理质量产生负面影响。

转出 ICU 的时间可能影响患者预后。Schweizer 等发现当患者转出 ICU 时的治疗干预评分（TISS）为 20 分时，病人的死亡率约为 21.4%，而转出 ICU 时 TISS 评分小于 10 分的患者，其死亡率只有 3.7%[46]。该发现证实了 Beck 等人之前的研究结果：当患者的 TISS 评分超过 30 分时，患者转到普通病房的住院死亡风险高于转到 HDU（1.31，95% CI 1.02~1.83）[47]。Daly 等人[48]开发了一种转出分诊模型来降低患者转出 ICU 后的死亡率，方法是将客观数据代入逻辑回归方程进而确定患者过早转出 ICU 的风险。高危患者转出 ICU 的死亡率为 14%，而低危患者的死亡率只有 1.5%。这些研究者也发现将 ICU 住院时间额外延长 2 天可使转出 ICU 后的死亡率降低近 39%。相反的，较晚从 ICU 转出会增加患者的经济负担。同时也减少了其他病人使用 ICU 床位的机会。

结　论

重症监护措施较早的应用于适当的患者（危及生命的情况）中可以改善患者的结局。然而，所有的 ICU 治疗干预措施都会引起并发症，所以必须仔细评估风险和益处的平衡。

作者推荐
• 从传统上来说，ICU 研究的主要结果是死亡率（在 ICU 内或出院时）。但是，目前重症领域的定性研究主要关注于各种治疗措施对患者生活质量，功能结局和经济成本的影响。
• ICU 的治疗结局可以从至少三个方面评估：患者，医务人员和卫生管理者。
• 在过去二十年里，ICU 患者死亡率有所下降，主要是因为对于脓毒症和医源性并发症的认识程度不断提高。这也通过采用重症监护的（包括中级护理单位）外科术后患者（心脏、血管、上消化道）的预后改善得到反映。
• 美国的人均 ICU 床位数明显多于与其他西方国家，并且具有更高的利用率。这意味着与英国等国家相比美国的 ICU 患者死亡率更高。
• 某些亚组患者不能从重症监护中获益，因为他们病情过重或过轻。
• 早期和延迟转入 ICU 都可以影响治疗结局；过早转出 ICU 似乎对治疗结局有负面影响。延迟转出 ICU 具有增加经济成本并减少其他患者的 ICU 床位使用机会。
• 重症监护在适当的患者（危及生命的情况）中早期应用可以改善患者治疗结局。所有的 ICU 干预治疗措施都有并发症，所以必须仔细评估它们风险和益处之间的平衡。

（胡　新　王颖辉）

参考文献

1. Ventilation with lower tidal volumes as compared with traditional tidal volumes for acute lung injury and the acute respiratory distress syndrome. The Acute Respiratory Distress Syndrome Network. N Engl J Med. 2000;342(18):1301–1308.

2. Rivers E, Nguyen B, Havstad S, et al. TMEG-DTCG. Early goaldirected therapy in the treatment of severe sepsis and septic shock. N Engl J Med. 2001;345(19):1368–1377.

3. Gu WJ, Wang F, Bakker J, Tang L, Liu JC. The effect of goal-directed therapy on mortality in patients with sepsis-earlier is better: a meta-analysis of randomized controlled trials. Crit Care. 2014;18(5):570.

4. Donati A, Loggi S, Preiser JC, et al. Goal-directed intraoperative therapy reduces morbidity and length of hospital stay in high-risk surgical patients. Chest. 2007;132(6):1817–1824.

5. Hamilton M, Cecconi M, Rhodes A. A systematic review and meta-analysis on the use of preemptive hemodynamic intervention to improve postoperative outcomes in moderate and high-risk surgical patients. Anesth Analg. 2011;112(6):1392–1402.

6. Cecconi M, Corredor C, Arulkumaran N, et al. Clinical review: Goal-directed therapy-what is the evidence in surgical patients? The effect on different risk groups. Crit Care. 2013;17(2):209.

7. Salzwedel C, Puig J, Carstens A, et al. Perioperative goal-directed hemodynamic therapy based on radial arterial pulse pressure variation and continuous cardiac index trending reduces postoperative complications after major abdominal surgery: a multicenter, prospective, randomized study. Crit Care. 2013;17(5):R191.

8. Benes J, Giglio M, Brienza N, Michard F. The effects of goal directed fluid therapy based on dynamic parameters on post-surgical outcome: a meta-analysis of randomized controlled trials. Crit Care. 2014;18(5):584.

9. Angus DC, Carlet J. Surviving intensive care: a report from the 2002 Brussels Roundtable. Intensive Care Med. 2003;29(3):368–377.

10. Modrykamien AM. The ICU follow-up clinic: a new paradigm for intensivists. Respir Care. 2012;57(5):764–772.

11. Ridley S. Critical care outcomes. Anaesthesia. 2001;56:1–3.

12. Stevenson EK, Rubenstein AR, Radin GT, Wiener RS, Walkey AJ. Two decades of mortality trends among patients with severe sepsis: a comparative meta-analysis. Crit Care Med. 2014;42(3):625–631.

13. Hadian M, Pinsky MR. Evidence-based review of the use of the pulmonary artery catheter: impact data and complications. Crit Care. 2006;10(suppl 3):S8.

14. National Heart, Lung, and Blood Institute Acute Respiratory Distress Syndrome (ARDS) Clinical Trials Network, Wheeler AP, Bernard GR, Thompson BT, et al. Pulmonary-artery versus central venous catheter to guide treatment of acute lung injury. N Engl J Med. 2006;354(21):2213–2224.

15. Sandham JD, Hull RD, Brant RF, et al. A randomized, controlled trial of the use of pulmonary-artery catheters in high-risk surgical patients. N Engl J Med. 2003;348(1):5–14.

16. Rhodes A, Cusack RJ, Newman PJ, Grounds RM, Bennett ED. A randomised, controlled trial of the pulmonary artery catheter in critically ill patients. Intensive Care Med. 2002;28(3):256–264.

17. Gattinoni L, Brazzi L, Pelosi P, Latini R, Tognoni G, Pesenti A. A trial of goal-oriented hemodynamic therapy in critically ill patients. SvO2 Collaborative Group. N Engl J Med. 1995;333(16):1025–1032.

18. Dellinger RP, Levy MM, Rhodes A, et al. Surviving sepsis campaign: international guidelines for management of severe sepsis and septic shock: 2012. Crit Care Med. 2013;41(2):580–637.

19. ARISE Investigators; ANZICS Clinical Trials Group, Peake SL, Delaney A, Bailey M, et al. Goal-directed resuscitation for patients with early septic shock. N Engl J Med. 2014;371(16):1496–1506.

20. Yealy DM, Kellum J, Huang DT, et al. A randomized trial of protocol-based care for early septic shock. N Engl J Med. 2014;370(18):1683–1693.

21. Levy MM, Rhodes A, Phillips GS, et al. Surviving Sepsis Campaign: association between performance metrics and outcomes in a 7.5-year study. Crit Care Med. 2015;43(1):3–12.

22. Renaud B, Santin A, Coma E, et al. Association between timing of intensive care unit admission and outcomes for emergency department patients with community-acquired pneumonia. Crit Care Med. 2009;37(11):2867–2874.

23. Chalfin DB, Trzeciak S, Likourezos A, Baumann BM, Dellinger RP. Impact of delayed transfer of critically ill patients from the emergency department to the intensive care unit. Crit Care Med. 2007;35(6):1477–1483.

24. Ebm C, Cecconi M, Sutton L, Rhodes A. A cost-effectiveness analysis of postoperative goal-directed therapy for high-risk surgical patients. Crit Care Med. 2014;42(5):1194–1203.

25. Manecke GR, Asemota A, Michard F. Tackling the economic burden of postsurgical complications: would perioperative goal-directed fluid therapy help? Crit Care. 2014;18(5):566.

26. Stamou SC, Camp SL, Stiegel RM, et al. Quality improvement program decreases mortality after cardiac surgery. J Thorac Cardiovasc Surg. 2008;136(2):494–499.

27. Radbel J, Mehta K, Shah N, Soni R, Singh J. The Sharp Decline in ARDS Mortality: Analysis of 856,293 National Inpatient Sample Admissions. Chest. 2014;146:210A. 4_MeetingAbstracts.

28. Rhodes A, Ferdinande P, Flaatten H, Guidet B, Metnitz PG, Moreno RP. The variability of critical care bed numbers in Europe. Intensive Care Med. 2012;38(10):1647–1653.

29. Carr BG, Addyson DKKJ. Variation in critical care beds per capita in the United States: implications for pandemic and disaster planning. JAMA. 2013;303(14):1371–1372.

30. Wunsch H, Angus DC, Harrison D, Linde-Zwirble WT, Rowan KM. Comparison of medical admissions to intensive care units in the United States and United Kingdom. Am J Respir Crit Care Med. 2011;183(12):1666–1673.

31. Wunsch H, Wagner J, Herlim M, Chong DH, Kramer A, Halpern SD. ICU occupancy and mechanical ventilator use in the United States. Crit Care Med. 2013;41(12):2712–2719.

32. Wunsch H, Angus DC, Harrison D, et al. Variation in critical care services across North America and Western Europe. Crit Care Med. 2008;36(10):2787–2793.

33. Wunsch H, Linde-Zwirble WT, Harrison D, Barnato AE, Rowan KM, Angus DC. Use of intensive care services during terminal hospitalizations in England and the United States. Am J Respir Crit Care Med. 2009;180(9):875–880.

34. Wunsch H. Is there a Starling curve for intensive care? Chest. 2012;141(6):1393–1399.

35. Capuzzo M, Moreno RP, Alvisi R. Admission and discharge of critically ill patients. Curr Opin Crit Care. 2010;16(5):499–504.

36. Guidelines for intensive care unit admission, discharge, and triage. Task Force of the American College of Critical Care Medicine, Society of Critical Care Medicine. Crit Care Med. 1999;27: 633–638.

37. SIAARTI guidelines for admission to and discharge from Intensive Care Units and for the limitation of treatment in intensive care. Minerva Anestesiol. 2003;69(3):101–118.

38. Sinuff T, Kahnamoui K, Cook DJ, Luce JM, Levy MM. Rationing critical care beds: a systematic review. Crit Care Med. 2004;32(7):1588–1597.

39. Simchen E, Sprung CL, Galai N, et al. Survival of critically ill patients hospitalized in and out of intensive care units under paucity of intensive care unit beds. Crit Care Med. 2004;32(8):1654–1661.

40. Simchen E, Sprung CL, Galai N, et al. Survival of critically ill patients hospitalized in and out of intensive care. Crit Care Med. 2007;35(2):449–457.

41. O'Callaghan DJP, Jayia P, Vaughan-Huxley E, et al. An observational study to determine the effect of delayed admission to the intensive care unit on patient outcome. Crit Care. 2012;16(5):R173.

42. Iapichino G, Corbella D, Minelli C, et al. Reasons for refusal of admission to intensive care and impact on mortality. Intensive Care Med. 2010;36(10):1772–1779.

43. Mathew SA, Senthilnathan P, Narayanan V. Management of postoperative maxillofacial oncology patients without the routine use of an intensive care unit. J Maxillofac Oral Surg. 2010;9(4):329–333.

44. Teli M, Morris-Stiff G, Rees JR, Woodsford PV, Lewis MH. Vascular surgery, ICU and HDU: a 14-year observational study. Ann R Coll Surg Engl. 2008;90(4):291–296.

45. Schweizer A, Khatchatourian G, Ho L, Romand J, Licker M. Opening of a new postanesthesia care unit : impact on critical care utilization and complications following major vascular and thoracic surgery. J Clin Anesth. 2002;8180(02):486–493.

46. Smith L, Orts CM, O'Neil I, Batchelor AM, Gascoigne ADBS. TISS and mortality after discharge from intensive care. Intensive Care Med. 1999;25(10):1061–1065.

47. Beck DH, McQuillan P, Smith GB. Waiting for the break of dawn? The effects of discharge time, discharge TISS scores and discharge facility on hospital mortality after intensive care. Intensive Care Med. 2002;28(9):1287–1293.

48. Daly K, Beale R, Chang RWS. Reduction in mortality after inappropriate early discharge. BMJ. May 2001;322:1–5.

85 在重症监护病房或组织机构中应怎样进行护理工作

Ho Geol Ryu, Todd Dorman

在这一章里，我们总结一下重症监护病房（ICU）机构与最佳护理水平之间相关联的证据。此外，我们也总结了在一个医院及整个卫生系统中 ICU 机构的依据。根据权威出版物的报道，我们认识到在之前发现的相关联的证据中仅有几个关于护理组织的问题是与 ICU 机构强烈相关的。但是，我们提醒读者，循证医学也允许考虑较低水平的证据，如经验和观察数据。在 ICU 护理的结构和步骤方面，已经有各种重症护理水平（ICU 层面和机构层面）的模型被检测，其中包括专人负责提供的护理服务和这些护理人员相关的工作量。本章通过卫生系统层面阐述 ICU 中所有与机构相关的实践方法并将试图弄清楚哪部分的证据最有力和哪部分的证据更具观察力。

高强度的重症医师配置

在 2002 年的系统回顾中，Pronovost 与同事进行的研究证明了高强度重症医师配置可以缩短 ICU 和总住院时间同时降低 ICU 死亡率［相对危险度（RR）=0.61，95% CI 0.50~0.75］和院内死亡率（RR=0.71，95% CI 0.62~0.82）[1]。从那时起，许多研究证实了上述发现，而且发现了在不同环境、不同类型的 ICU 中，高强度重症医师配置还具有额外的益处[2, 3]。所以，在大多数 ICU 的配置中，高强度重症 医师配置被认为是大多数 ICU 所采用的人员配置模式。现在这种配置模式在世界范围内及一些非典型的 ICU 环境下

应用。在阿富汗的军队医院的重症监护病房内，高强度重症医师配置机构的存在与患者死亡率降低、机械通气时间缩短和呼吸机相关性肺炎的发生率降低相关[4]。同样的，在地方非教学医学中心的综合 ICU 里，高强度重症医师配置与缩短住院时间、更好地遵守以循证医学为依据的实践方法及显著提高脓毒症生存率方面相关。然而，Levy 等进行的一项回顾性分析，纳入了 101 832 患者并将数据加入到拯救脓毒症运动数据库中，其中一组由重症医师提供超过 95% 的监护治疗，另一组的重症医生只提供小于 5% 的监护治疗，比较了两组病人在 ICU 中的预后[6]。即便因疾病严重程度不同对数据进行了校正并应用倾向的得分匹配的方法对病人进行了匹配，发现以专科重症医师为主导的治疗组与患者的高死亡率相关（RR=1.09，95% CI 1.05~1.13 *vs.* RR=0.91，5% CI 0.88~0.94），并且进行了更多的干预治疗。这些结果与此前大量研究和报告的结果形成鲜明的对比，即在所有 ICU 中，专职重症医师影响患者的不同预后。尽管作者承认该研究的局限性（重症医师的定义模糊，数据的显著差距，无法预测的混杂因素），但是大样本量患者和大数据集为基础的研究结果是不容忽视的。继 Levy 团队的研究发表后，进行了一项包括 107 324 名内科 ICU 患者的回顾性队列研究，该研究对比了高强度重症医师配置治疗组和多学科医疗团队且低强度重症医师配置治疗组之间患者的预后，结

果显示前者的 30 天死亡率显著降低（OR=0.78，95% CI 0.68~0.89）[7]。此外，近期一项包含上述研究的荟萃分析指出高强度重症医师配置与降低 ICU（RR=0.81，95% CI 0.68~0.96）和院内死亡率相联[8]。这些结果也表明外科 ICU 与综合 ICU 均能从高强度重症医师配置模式中获益。

尽管绝大部分文献（>30 个研究）推崇高强度重症医师配置的优越性，但是这种方法改善预后的具体过程还不明确。假设应用由经验丰富和训练有素的重症医师在遵循依据循证医学证据的条件下制订的治疗草案来给予患者持续并可靠的护理服务，这看起来似乎是合理的。事实上，每日多学科团队查房与降低校正后的死亡率是相关的[7,9]，而高强度重症医师配置则更有助于增加循证医学为基础的实践方法的实施[5]。有学者认为高强度重症医师配置有利于医疗服务其他方面的改进，如同行业间的交流，但是缺乏数据支持。

夜间重症工作人员

为了进一步改善对 ICU 病人的护理质量，一些机构已经试图超越配置标准[10]，向 24/7 的日间或夜间重症人员配置接近。美国大学医学中心 ICU 计划调研主任指出，有三分之一的接受调研的 ICU（37%），其具有资格认证或具备资质的内部重症人员比例达到了 24/7，超过一半的受访者认为 24/7 人员配备，有助于更好的救治病人和改进对进修医师的带教，尽管他们非常担心自主权和自主决策权力被削减[11]。

假设以 24/7 的人员配置作为医师配置比例（剂量）将会改善病人的预后（反应）。至关重要的是，如果这种剂量—反应关系一直保持正相关，那么所获得的益处就值得花费额外成本。在大学附属医院的 ICU 中进行了一项随机对照试验，试验将重症监护人员值夜班模式与重症监护人员通过电话指导治疗（这组人经常负责白天对内部监护人员的指导）模式相比较[12]。这项研究结果显示，对于选定的预后变量如 ICU 或在院

住院时间，死亡率（OR=1.08，P=0.78）或 48 小时再入院率，两组间没有任何差异。一项回顾性队列研究显示，在 ICU 中，白天应用低强度重症医师配置模式并增加夜班重症监护人员，可以降低患者的死亡率（OR=0.62，P=0.04）[13]。如此，现有的证据还不足以证明 24/7 的 ICU 重症监护人员配置能够覆盖白天高强度的医师资源。一项先前的回顾性研究指出夜班模式可能对低强度的白班模式有益处，但这一观点尚存在争议。此外，还有其他的能够从 24/7 的密集的重症监护人员覆盖模式获得益处的报道（早期关于临终关怀的决策[14]，临终关怀质量的改善[14,15]），但这一观点尚未得到循证调查研究的证实。

应对重症监护人员短缺

对重症监护人员的需求日益增多，这一现象也会持续下去。尽管在很早以前就预料到了重症监护资源将会出现持续短缺[16,17]。持续的人员短缺催生了新的医疗策略即加强医疗覆盖而无需新增人手。可供考虑的模式包括对偏远地区或医疗水平低下的 ICU 实施远程医疗，配置其他医疗人员，如非重症监护医师（住院医师），医师以外的医务人员（护理人员、助理医师）。

重症监护病房的远程医疗

Rosenfeld 与同事首次报道远程医疗可降低患者死亡率、缩短住院时间并减少医疗花费[18]，说明 ICU 的远程医疗是解决 ICU 人力资源短缺的一个潜在方法。许多刊物也对该问题进行了讨论。通过前瞻性和回顾性研究的方法进行的系统评价和荟萃分析显示，与标准监护模式相比较，远程医疗不仅能够降低 ICU 死亡率（RR=0.79，95% CI 0.65~0.96）或住院死亡率（RR=0.83，95% CI 0.73~0.94），还能够明显缩短 ICU 或医院住院时间[19]。然而，通过在退伍军人医院网络中使用前后对照和 ICU 并发控制的方法来评估 ICU 远程医疗的作用，最新的研究结果显示远程医疗无法降低 ICU 和住院 30 天的死亡率，

也不能缩短住院时间[20]。针对美国 56 个 ICU、118 990 个病人进行的类似非随机化、非混合性的 ICU 的前后评估，显示 ICU 的远程医疗与降低 ICU 和医院死亡率、减少住院时间方面相关，对长期 ICU 住院病人尤为显著[21]。ICU 的远程医疗也增加了临床实践指南的依从性[22]。

作为医疗常规，远程医疗对于 ICU 住院病人的临床益处并不仅仅归因于技术本身。一项前后对照的观察性研究，纳入了单一医疗系统中的 6 个应用远程医疗的 ICU，结果显示 ICU 远程医疗没有表现出任何显著益处[23]。作者提出的解释包括远程医疗团队工作人员较少、缺乏临床相关资料和电子医嘱的获得，这些均提示，ICU 远程医疗团队整合程度对治疗效率起着决定性作用。ICU 文化有助于改善预后，用于改善 ICU 患者预后的 ICU 文化的出现和 ICU 领导模式的影响一直被吹捧，但是他们的作用还没有得到充分的研究。

虽然 ICU 远程医疗可能会给临床带来好处，但是其所需的费用十分昂贵，从资金方面需要进行详细考虑[24]。ICU 远程医疗主要资金支出和维护成本并非微不足道，到目前为止，重症监护费用在美国还不能直接报销。因此，应用远程医疗成本将会增加，如果 ICU 使用远程医疗增加的费用可通过改变卫生保健服务[25]和报销方式（即捆绑性付款）转化为增加的利润而得到抵消，那么在这种条件下 ICU 远程医疗的应用将会扩大。

应对重症与非重症监护人员的短缺：住院医师可以作为重症监护病房的主要劳动力

住院医师主要是对住院病人进行一般的医疗护理。他们也逐步增加对 ICU 或过度病房里病情较轻的病人的监护。一个小样本前瞻性观察研究发现，ICU 医疗团队的病人和医院一般医疗团队的病人，在住院时间和死亡率方面，两者没有显著差异[26]。

重症监护病房工作人员的工作负荷

工作人员的工作量或病人数量与患者预后呈负相关，虽然这个概念似乎很清楚直观，但只有有限的并且有争议的数据支持这一结果。在一项超过 200 000 个 ICU 病人的回顾性研究中，Dara 和 Afessa 并未发现 ICU 病人数量与病人死亡率之间存在相关性[32]。同样的，在三级甲等医院 ICU 中的回顾性的队列研究，针对重症监护人员与病人的比例是 1∶7.5 和 1∶15 进行了疗效的比较。发现住院死亡率与 ICU 死亡率是相似的，但是，1∶15 组的 ICU 住院时间更长[33]。与此相对应的是危重症协会发表的一项关于 ICU 人员编制的报告，推荐限制 ICU 中每个重症监护人员所护理的病人数量，而且建议以行业共识制定 ICU 患者数量[34]。

关于重症监护护士对患者预后影响的研究提供了更加一致的结果。英国的一项研究指出，沉重的护理工作量与死亡率呈二倍增长有关[35]。此外，在美国的一项超过 300 家医院、纳入超过 55 000 个病人的分析中，Kelly 等发现老年机械通气患者的预后与在急救环境中培训护士和护士们更高的教育水平有关[36]。

在 ICU 中，药物不良反应事件是很常见的，这些不良反应可能反映了疾病的严重程度和每个病人的大量用药[37]。药师参与 ICU 查房有助于降低药物不良反应事件发生率[38]。呼吸治疗师有助于标准化治疗的提供、循证医学准则的持续实施并且有效减少团队其他成员的工作量，从而有助于改善患者整体预后[39]。通过重新分配工作量，物理治疗师可能有助于改善临床预后，尤其是早期开始康复的时候[40]。姑息治疗师也可能影响患者的在院和 ICU 住院期间的家属满意度[41]。

重症监护病房护理组织：体制和卫生系统级别

在体制或是卫生系统的层面上，ICU 组织结构对护理的影响基于重要的循证调查。因此，这方面仍然是护理研究的热点。

最常见的体制模型是分布式的独立 ICU 系统，每一个 ICU 都是由不同的组或部门管理。也就是说，不同的组或部门在同一个 ICU 内管理不同的床位。在这种情况下，标准化的流程和规则是非常难实施的。但是，这种安排可能加强专业实践，从而实现高水平的成果，特别是在专业间的水平上。关注于对体制目标和护理服务的改进导致了具有代表不同类型 ICU 的重症监护委员会的建立。这种方法也可能促进 ICU 床位共享的安排，达到最大化的专业护理，同时还解决了关于高效使用床位的体制目标。

在美国有几个重症监护中心。这些监护中心通常会试图绑定在一个正式机构的单位中，其目标显然是将专业护理和得到的结果实现最大化，同时提高利用率。在一些机构中，这种方法已经促进了重症医学科的形成。但在这种模型中，这些方法对医疗工作者、整个团队和患者的影响仍然是未知的。仅有极少的数据能够解释整个卫生系统的组织特征。目前，多体系的整合反映了医院的组织结构。有几个卫生系统已经成功地将 ICU 整合到一个机构中，并试图通过一个中心或科室将该模型扩大应用到整个卫生系统，一些系统利用知识和经验，更广泛地使用远程医疗。

作者推荐

- 一直以来人们都认为高强度重症医师人员配备能够显著降低患者死亡率并缩短 ICU 和医院住院时间；然而，到目前为止这些研究未能证明将高强度的工作人员扩大到 24/7 全天候覆盖的价值。
- 医院工作人员和非医生人员似乎可以替代重症和家庭人员照顾重症病房中病情较轻的患者。
- 远程医疗似乎是提供护理服务的一个有前途的替代模型。然而，成本方面的考虑可能会限制它的使用。
- 将 ICU 整合到整个卫生系统目前相关的研究还不够，但它可能是下一步进一步改善危重病护理的方向。

（唐 晟 孙 岩 张 玲）

参考文献

1. Pronovost PJ, Angus DC, Dorman T, et al. Physician staffing patterns and clinical outcomes in critically ill patients: a systematic review. JAMA. 2002;288(17):2151–2162.
2. O'Malley RG, Olenchock B, Bohula-May E, et al. Organization and staffing practices in US cardiac intensive care units: a survey on behalf of the American Heart Association Writing Group on the Evolution of Critical Care Cardiology. Eur Heart J Acute Cardiovasc Care. 2013;2(1):3–8.
3. Suarez JI, Zaidat OO, Suri MF, et al. Length of stay and mortality in neurocritically ill patients: impact of a specialized neurocritical care team. Crit Care Med. 2004;32(11):2311–2317.
4. Lettieri CJ, Shah AA, Greenburg DL. An intensivist-directed intensive care unit improves clinical outcomes in a combat zone. Crit Care Med. 2009;37(4):1256–1260.
5. Iyegha UP, Asghar JI, Habermann EB, et al. Intensivists improve outcomes and compliance with process measures in critically ill patients. J Am Coll Surg. 2013;216(3):363–372.
6. Levy MM, Rapoport J, Lemeshow S, et al. Association between critical care physician management and patient mortality in the intensive care unit. Ann Intern Med. 2008;148(11):801–809.
7. Kim MM, Barnato AE, Angus DC, et al. The effect of multidisciplinary care teams on intensive care unit mortality. Arch Intern Med. 2010;170(4):369–376.
8. Wilcox ME, Chong CA, Niven DJ, et al. Do intensivist staffing patterns influence hospital mortality following ICU admission? A systematic review and meta-analyses. Crit Care Med. 2013;41(10):2253–2274.
9. Checkley W, Martin GS, Brown SM, et al. Structure, process, and annual ICU mortality across 69 centers: United States Critical Illness and Injury Trials Group Critical Illness Outcomes Study. Crit Care Med. 2014;42(2):344–356.
10. Pronovost PJ, Needham DM, Waters H, et al. Intensive care unit physician staffing: financial modeling of the Leapfrog standard. Crit Care Med. 2006;34(suppl 3):S18–S24.
11. Diaz-Guzman E, Colbert CY, Mannino DM, et al. 24/7 in-house intensivist coverage and fellowship education: a cross-sectional survey of academic medical centers in the United States. Chest. 2012;141(4):959–966.
12. Kerlin MP, Small DS, Cooney E, et al. A randomized trial of nighttime physician staffing in an intensive care unit. N Engl J Med. 2013;368(23):2201–2209.
13. Wallace DJ, Angus DC, Barnato AE, et al. Nighttime intensivist staffing and mortality among critically ill patients. N Engl J Med. 2012;366(22):2093–2101.
14. Reineck LA, Wallace DJ, Barnato AE, et al. Nighttime intensivist staffing and the timing of death among ICU decedents: a retrospective cohort study. Crit Care. 2013;17(5):R216.
15. Wilson ME, Samirat R, Yilmaz M, et al. Physician staffing models impact the timing of decisions to limit life support in the ICU. Chest. 2013;143(3):656–663.
16. Halpern NA, Pastores SM, Oropello JM, et al. Critical care medicine in the United States: addressing the intensivist shortage and image of the specialty. Crit Care Med. 2013;41(12):2754–2761.
17. Angus DC, Kelley MA, Schmitz RJ, et al. Caring for the critically ill patient. Current and projected workforce requirements for care of the critically ill and patients with pulmonary disease: can we meet the requirements of an aging population? JAMA. 2000;284(21):2762–2770.

18. Rosenfeld BA, Dorman T, Breslow MJ, et al. Intensive care unit telemedicine: alternate paradigm for providing continuous intensivist care. Crit Care Med. 2000;28(12):3925–3931.

19. Wilcox ME, Adhikari NK. The effect of telemedicine in critically ill patients: systematic review and meta-analysis. Crit Care. 2012;16(4):R127.

20. Nassar BS, Vaughan-Sarrazin MS, Jiang L, et al. Impact of an intensive care unit telemedicine program on patient outcomes in an integrated health care system. JAMA Intern Med. 2014;174(7):1160–1167.

21. Lilly CM, McLaughlin JM, Zhao H, et al. A multicenter study of ICU telemedicine reengineering of adult critical care. Chest. 2014;145(3):500–507.

22. Lilly CM, Cody S, Zhao H, et al. Hospital mortality, length of stay, and preventable complications among critically ill patients before and after tele-ICU reengineering of critical care processes. JAMA. 2011;305(21):2175–2183.

23. Thomas EJ, Lucke JF, Wueste L, et al. Association of telemedicine for remote monitoring of intensive care patients with mortality, complications, and length of stay. JAMA. 2009;302(24):2671–2678.

24. Kruklitis RJ, Tracy JA, McCambridge MM. Clinical and financial considerations for implementing an ICU telemedicine program. Chest. 2014;145(6):1392–1396.

25. Breslow MJ, Rosenfeld BA, Doerfler M, et al. Effect of a multiplesite intensive care unit telemedicine program on clinical and economic outcomes: an alternative paradigm for intensivist staffing. Crit Care Med. 2004;32(1):31–38.

26. Wise KR, Akopov VA, Williams Jr BR, et al. Hospitalists and intensivists in the medical ICU: a prospective observational study comparing mortality and length of stay between two staffing models. J Hosp Med. 2012;7(3):183–189.

27. Deleted in review.

28. Deleted in review.

29. Deleted in review.

30. Deleted in review.

31. Deleted in review.

32. Iwashyna TJ, Kramer AA, Kahn JM. Intensive care unit occupancy and patient outcomes. Crit Care Med. 2009;37(5):1545–1557.

33. Dara SI, Afessa B. Intensivist-to-bed ratio: association with outcomes in the medical ICU. Chest. 2005;128(2):567–572.

34. Ward NS, Afessa B, Kleinpell R, et al. Intensivist/patient ratios in closed ICUs: a statement from the Society of Critical Care Medicine Taskforce on ICU Staffing. Crit Care Med. 2013;41(2):638–645.

35. Tarnow-Mordi WO, Hau C, Warden A, et al. Hospital mortality in relation to staff workload: a 4-year study in an adult intensive-care unit. Lancet. 2000;356(9225):185–189.

36. Kelly DM, Kutney-Lee A, McHugh MD, et al. Impact of critical care nursing on 30-day mortality of mechanically ventilated older adults. Crit Care Med. 2014;42(5):1089–1095.

37. Cullen DJ, Sweitzer BJ, Bates DW, et al. Preventable adverse drug events in hospitalized patients: a comparative study of intensive care and general care units. Crit Care Med. 1997;25(8):1289–1297.

38. Leape LL, Cullen DJ, Clapp MD, et al. Pharmacist participation on physician rounds and adverse drug events in the intensive care unit. JAMA. 1999;282(3):267–270.

39. Durbin Jr CG. Therapist-driven protocols in adult intensive care unit patients. Respir Care Clin N Am. 1996;2(1):105–116.

40. Schweickert WD, Pohlman MC, Pohlman AS, et al. Early physical and occupational therapy in mechanically ventilated, critically ill patients: a randomised controlled trial. Lancet. 2009;373(9678):1874–1882.

41. Aslakson R, Cheng J, Vollenweider D, et al. Evidence-based palliative care in the intensive care unit: a systematic review of interventions. J Palliat Med. 2014;17(2):219–235.

在重症监护病房（ICU）中高级执业护师和医师助理扮演什么角色

Ruth Kleinpell, W. Robert Grabenkort

目前，美国人每年使用重症监护病房（ICU）的时间为 2 320 万日，每年估计费用为 817 亿美元[1]。这相当于医院费用的 13.4% 和国家医疗支出的 4.1%[1]。根据建议，如果由重症监护医师主导的团队提供护理，每个拥有 12~18 个床位的 ICU 每年可以节约 330 万美元的成本。然而，到目前为止，在所有的 ICU 中，仅有不到 40% 的患者可以使用这种治疗模式[1]。美国医学院校协会预计到 2020 年底，将会有超过 120 000 名医生缺口[2]。如此巨大程度的缺口可能会威胁到患者住院是否能得到护理，包括重症护理。

满足 ICU 劳动力需求的一个策略就是向 ICU 团队添加高级执业专业人员[3, 4]。高级执业提供者，包括执业护师（NP）和医师助理（PA），是国家医疗卫生劳动力中日益重要的组成部分。在美国医疗卫生系统[5, 6]中有超过 25 万（>180 000 名执业护师和 >85 000 名医师助理）名执业者。根据医学研究所的报告[7]，执业护师和医师助理在提供患者护理，促进多学科协作和推进团队护理方法方面发挥着至关重要的作用。这些临床医生为无数在急诊和非急诊护理环境中的患者提供初级，紧急和特殊的护理服务。

执业护师和医师助理的角色

执业护师是接受过硕士或博士教育的注册护士，拥有独立许可证，并且需要通过大多数州的国家认证考试方可执业。执业护师根据其教育、许可和认证在执业范围内自主执业。为了符合国家护理委员会关于在 ICU 中设置执业的高级执业护师共识模式的建议，执业护师应该就急诊护理或成年人老年医学急诊护理进行认证[8]。同样，医师助理是通过国家检查认证的医疗卫生专业人员。大多数学校都是在研究生学历，但有些是本科学历[6]。医师助理是被许可的医疗卫生专业人员，在责任医生的监督下进行执业，责任医师必须是可以通过电话进行咨询或直接被咨询的医师[6]。

执业护师和医师助理在 ICU 中通常具有类似的作用，但在某些情况下也存在差异。医师助理侧重于直接医疗管理或外科协助，而执业护师的护理除了包括连续的护理元素（如出院计划）之外，还包括病人出院计划；对护士，病人和家属的教育；质量改进／研究以及其他子类（**表 86-1**）[9~11]。

执业护师和医生助理在 ICU 中的使用

关于使用执业护师和医生助理的国家调查数据表明，由于住院患者病情变化快，对住院医疗人员工作时间的限制，对连续性护理的需求和劳动力短缺，使其在医院环境中的使用已经增加[12]。在大学附属医院环境中，新的医学教育研究生医学教育认证委员会关于医生工作时间的规定得以实施，将执业护师和医生助理纳入多学科工作者的模式，这是一种弥补差距的解决方案[12]。

表 86-1　执业护师和医师助理角色对比

类别	医师助理	执业护师
定义	被许可在医生监督下执业的医疗保健专业人员	具有独立执照的受过高级教育和培训的注册护士
哲学 / 模型	医学 / 医师模型，以疾病为中心，着重于健康、评估、诊断、治疗的生物 / 病理方面。实践模型是与医师的团队方法关系	医疗 / 护理模式，生物心理社会为中心，强调疾病适应、健康促进、健康和预防。实践模型是与医师的合作关系
教育	隶属于医学院校。需要之前的医疗护理经验；最需要入门级学士学位。课程是基于先进科学的。大约 2000 个临床时间。所有被培训为通才（初级护理模式），其中一些接受研究生专业培训。教育是以程序和技能为导向，侧重于诊断、治疗、外科技能和患者教育。目前，超过 50% 的课程授予硕士学位，目前都过渡到硕士水平	隶属于护理学校。护理学士是先决条件，教育是硕士或博士水平；课程是基于行为、自然和人文科学的生物心理社会学。750~1 000 个临床小时。执业护师在成人、急性护理、儿科、妇女健康或老年学中选择专业培训课程
认证 / 许可证	独立的认证和认证机构，需要成功完成认证计划和国家医师助理认证委员会的认证考试	大多数州都需要国家认证
重新认证	重新认证需要每 2 年 100 小时的继续医学教育和每 10 年一次的考试。所有医师助理由其州医疗委员会按照医疗实践法的规定进行许可	重新认证平均需要 5~6 年，75 个 CEU。医师助理由其州护理委员会许可
执业范围	监管医师在他 / 她的执业范围内根据国家规定和相对较大的酌情处理权将医疗任务委托给医师助理。如果医生委托，马里兰州的医师助理可以开附表 Ⅱ~Ⅴ 中受控药品。不需要现场监督	执业护师的执业范围是基于许可证、认证和教育。执业护师在大多数州可独立执业；一些州有医生协作要求。执业护师可以开受控药品。不需要现场监督
第三方保险和报销	医师助理有资格获得医疗补助和医疗保险提供者的认证 商业付款人报销目前是可变的	执业护师有资格获得医疗补助计划和国家老年人医疗保险制度供应商的认证，并通常可从商业付款人那里获得优惠报销

摘自 Maryland Academy of Physician Assistants. http://www.mdapa.org/maryland/differences.asp.
CEU. 继续教育单位

对 25 个学术医疗中心的一项研究表明，执业护师和医师助理其护理的另外一个作用来自于改善与患者的交流、改善护理的连续性、患者周转量以及医疗驻地培训限制等的需要（图 86-1）[12]。ICU 中执业护师和医师助理的作用详见表 86-2 [14]。

一些研究表明改善的质量和降低的成本与执业护师和医师助理在护理中的参与有关系（表 86-3）。因为 ICU 护理常常是基于团队的，所以评估执业护师和医师助理在 ICU 中的影响可能是困难的。然而，一些研究表明，执业护师和医师助理提供的护理可改善患者的预后（表 86-4）[15-27]。

根据已建立和开发的关于执业护师和医师助理的护理模型的报告以及可证明其有效性的研究，在 ICU 中使用执业护师和医师助理是现在管理危重病人的劳动力受到挑战的公认解决方案 [28]。将执业护师和医师助理整合在 ICU 中有助于提供高质量的医疗护理服务，并可提供持续的护理。执业护师和医师助理可以成为多用途 ICU 团队的重要元素 [29]。

结　论

越来越多的执业护师和医师助理被整合到 ICU 中。拥有执业护师和医师助理的团队所提供的护理已被证明与其他人员配置模型中提供的护理类似[30, 31]。患者危重程度的不断增加，ICU护理的新兴需求以及为危重患者提供 ICU 培训的临床医生的需要提供了将执业护师和医师助理作为 ICU 护理提供者的重要机会。囊括执业护师和医师助理的成功的 ICU 人员配备模式以及对包括执业护师和医师助理的 ICU 人员配置模型的其他研究是必要的，从而确定促进危重病人最佳护理的最佳策略。

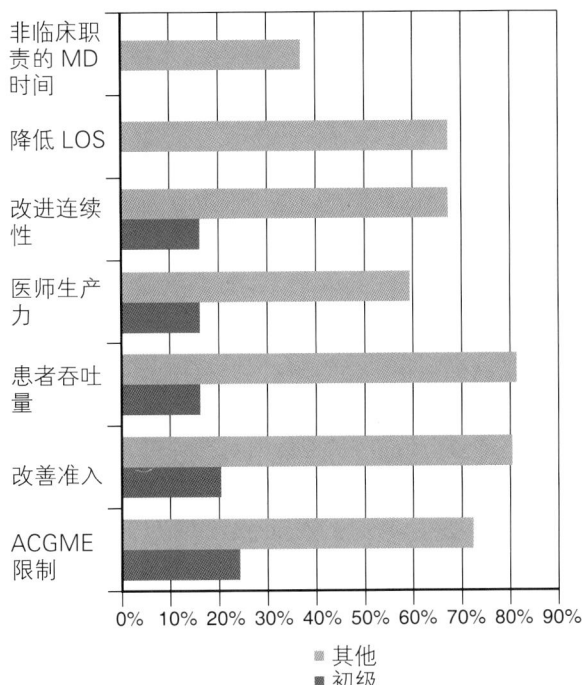

图 86-1　由 25 个学术医疗中心报告中提及的雇用护士和医师助理的原因

ACGME. 美国毕业后医学教育评鉴委员会；LOS. 住院时间；MD. 医生（改编自 Moote M, Krsek C, Kleinpell R et al. Physician assistant and nurse practitioner utilization in academic medical centers. Am J Med Qual. 2011;5:1–9.[11]）

表 86-2　ICU 中执业护师和医师助理的角色

病人护理管理

整理

获得病史和进行身体检查

诊断和治疗疾病

预订和解释测试

启动订单（通常在协议下）

根据教育、实践和州法规开处方和执行诊断，药理学和治疗干预

执行程序（根据许可和授权，如动脉线插入、缝合和胸导管插入）

评估和实施营养

咨询并与跨学科团队、患者和家庭合作

协助手术室

工作人员、患者和家庭的教育

实践指南实施

对 ICU 患者的引领、监测和加强实践指南（例如中心线插入程序、感染预防措施、应激性溃疡预防等）

研究

数据采集

受试者登记

研究管理

质量保证

引领质量保证倡议，如呼吸机相关性肺炎束化治疗、败血症束化治疗、快速反应小组

沟通

促进和加强与 ICU 工作人员、家庭成员和多学科团队的沟通

出院计划

转移和转诊协商

对患者和家庭进行预期护理计划教育

改 编 自 Kleinpell RM, Ely EW, Grabenkort R. Nurse practitioners and physician assistants in the ICU: an evidence-based review. Crit Care Med. 2008;26:2888–2897.

ICU. 重症监护病房

表 86-3　ICU 中 NP 和 PA 护理的选定研究

研究	方法 / 聚焦	主要成果
Burns 等，2002；Burns 等，2003	比较引入执业护师之前和之后，5 个 ICU 中 125 个患者的呼吸机天数、住院天数和每个患者的成本，之前是 575 个患者	呼吸机天数减少 1 天，ICU 住院天数减少 3 天，医院住院天数减少 2 天，死亡率从 38% 减少到 31%。节省成本超过 3 000 000 美元
Cowan 等，2006	比较执业护师组与对照组的常规护理的准实验设计。住院天数和医院利润由成本节约确定	执业护师组平均住院天数 =5 天，常规护理 =6 天 执业护师组医院利润 = 每位患者 1591 美元，常规护理 = 每位患者 639 美元
Ettner 等，2006	比较随机分到执业护师组 / 医师组和仅医师组的 1 207 名患者	与医师组相比，执业护师 / 医师组每个患者的净成本节省 978 美元
Gershengorn H B 等，2011	回顾性审查使用执业护师和医师助理的 2 个内科重症监护室的 590 天护理体验	在医院死亡方面，ICU 住院时间或医院住院时间方面没有显著差异。与驻院医疗护理相比，执业护师 / 医师助理护理转院至熟练护理机构的比率是类似的
Gershengorn H B 等，2012	在 ICU 中使用执业护师和医师助理提供者的文献综述	ICU 中执业护师和医师助理用作在培训中替代医生或提供现场半封闭人员配置以照顾危重病人。数据表明使用执业护师和医师助理是安全的，对患者护理是同样有效的
Kapu 等，2014	评价引入执业护师对快速反应团队的影响	2011 年，新团队回复了 898 次电话，平均每次呼叫 31.8 分钟。最常见的诊断是呼吸窘迫（18%）、术后疼痛（13%）、低血压（12%）和快速性心律失常（10%）。这些小组帮助将 360 人次病人转移到重症监护病房，并提供了 3056 项诊断和治疗干预措施。与主要团队的沟通记录在 97% 的电话中。实施后，对负责护士进行了调查，96% 表示高度满意，认为服务和质量得到增强
Kapu 等，2014	向 5 个团队引入执业护师后，对投资回报率进行回顾和二次分析	总收费与 4 个执业护师领导团队在 2 年时间内的支出相比分别为 62%、36%、47% 和 32%。引入执业护师后 5 个时间段的平均风险调整住院时间减少，收费亦减少
Kawar 和 DiGiovine，2011	比较入住驻院医师运营的内科重症监护室和医师助理运行的内科重症监护室的患者的临床结果，回顾性分析 2004 年 1 月至 2007 年 1 月接受内科重症监护室的 5346 例患者的前瞻性收集数据；3971 例患者入住驻院医师运行的内科重症监护室（驻院医师组），1375 例患者入住医师助理运营的内科重症监护室（医师助理组）	在不对照或对照的分析中，两组之间的住院死亡率或 ICU 死亡率并没有差异。存活分析显示 2 组之间 28 天存活率无差异
McMillen 等，2012	医师助理团队在 12 床重症递减监护室对 13 020 名患者进行外科 ICU 护理	年手术死亡率下降，手术量增加
Meyer 等，2005	回顾性比较术后脑血管手术患者的执业护师的 1 年护理结果	在引入执业护师后，住院时间降低了 1.91 天，每个患者的总成本降低了 5039 美元
Russel 等，2002	前瞻性分析将执业护师纳入实践之后的住院时间，尿路感染率和皮肤破裂率。基线包括在 12 个月内入住神经 ICU 的 122 名患者的随机化样本，与在引入执业护师后第二年的前 6 个月入住的 402 名患者进行对比	引入执业护师之后的住院时间 =8 天，与之相比基线住院时间 =11 天。引入执业护师之后的尿路感染率 =2%，与之相比基线 =6%；引入执业护师之后的皮肤破坏 =0，与之相比基线 =2% 患者天数比基线组少 2306 天，总成本节省 2 467 328 美元

（续）

研究	方法/聚焦	主要成果
Sirleaf 等，2014	比较 1404 例患者的注册护理师、医师助理和医师手术	医师进行 1020 例手术，有 21 例并发症（并发症发生率 2%）。执业护师/医师助理完成 555 例手术，11 例并发症（并发症发生率 2%）。平均 ICU 和医院住院时间没有差异。两组之间的死亡率相当（医师为 11%，执业护师/医师助理为 9.7%）
Sise 等，2011	将执业护师引入 1 级创伤中心的前瞻性分析。人口统计学分析、伤害严重性评分、住院时间、并发症、总直接护理成本和结果的分析	引入执业护师后，并发症减少 28.4%，住院时间减少 36.2，护理费用减少 30.4%

ICU. 重症监护病房

表 86-4　执业护师和医师助理执行的任务[15~27]

提高护理质量

缩短住院时间

降低尿路感染率

降低皮肤破裂率

减少膀胱导管移除时间

减少动员时间

减少机械通气的持续时间

增加对临床实践指南的遵守

降低重复插管率

增加协调护理活动和高成本效益护理的时间

作者推荐

- 纳入执业护师和医师助理的 ICU 护理模式应通过出版物和陈述进行传播，以促进复制和扩展。
- 需要额外研究证明执业护师和医师助理对 ICU 患者的治疗效果。
- 应分配资金用于研究探索最佳 ICU 劳动力和包括执业护师和医师助理的人员配置模型。

（唐　晟　孙　岩　张　玲）

参考文献

1. Gupta R, Zad O, Jimenez E. Analysis of the variations between Accreditation Council for Graduate Medical Education requirements for critical care training programs and their effects on the current critical care workforce. J Crit Care. 2013;28:1042–1047.

2. Association of American Medical Colleges. AAMC Physician Workforce Policy Recommendations. AAMC; 2012.

3. Pastores SM, O'Connor MF, Kleinpell RM, et al. The ACGME resident duty-hour new standards: history, changes, and impact on staffing of intensive care units. Crit Care Med. 2012;39:2540–2549.

4. Ward N, Afessa B, Kleinpell R, et al. Intensivist/patient ratios in closed ICUs: A statement from the society of critical care medicine taskforce on ICU staffing. Crit Care Med. 2013;41:638–645.

5. American Association of Nurse Practitioners (AANP). Nurse Practitioner Fact Sheet http://www.aanp.org/all-about-nps/np-factsheet. Accessed 20.09.14.

6. American Academy of Physician Assistants (AAPA). What is a Physician Assistant? http://www.aanp.org/all-about-nps/npfact-sheet.

7. Institute of Medicine. The Future of Nursing: Leading Change, Advancing Health. Washington, DC: National Academies Press; 2011:638–645.

8. National Council of State Boards of Nursing. Advanced Practice Registered Nurse (APRN) Consensus Model. Chicago: NCSBN; 2008.

9. Kleinpell R. Acute care nurse practitioner practice: results of a 5 year longitudinal study. Am J Crit Care. 2005;14:211–219.

10. Kleinpell R, Buchman T, Boyle WA, eds. Integrating Nurse Practitioners and Physician Assistants in the ICU: Strategies for Optimizing Contributions to Care. Society of Critical Care Medicine; 2012.

11. Moote M, Krsek C, Kleinpell R, et al. Physician assistant and nurse practitioner utilization in academic medical centers. Am J Med Qual. 2011;5:1–9.

12. Nurse practitioners and physician assistants: Do you know the difference? Medsurg Nurs. 2007;16:404–407.

13. Deleted in review.
14. Kleinpell RM, Ely EW, Grabenkort R. Nurse practitioners and physician assistants in the ICU: an evidence based review. Crit Care Med. 2008;26:2888–2897.
15. Gershengorn HB, Johnson MP, Factor P. The use of nonphysician providers in adult intensive care unit. Am J Respir Crit Care Med. 2012;185:600–605.
16. Russell D, VorderBruegge M, Burns SM. Effect of an outcomesmanaged approach to care of neuroscience patients by acute care nurse practitioners. Am J Crit Care. 2002;11:353–362.
17. Gracias VH, Sicoutris CP, Satwicki SP, et al. Critical care nurse practitioners improve compliance with clinical practice guidelines in semi-closed surgical intensive care unit. J Nurs Care Qual. 2008;23:338–344.
18. Hoffman LA, Miller TH, Zullo TG, Donahoe MP. Comparison of 2 models for managing tracheotomized patients in a subacute medical intensive care unit. Respir Care. 2006;51:1230–1236.
19. Dubayo BA, Samson MK, Carlson RW. The role of physician assistants in critical care units. Chest. 1991;99:89–91.
20. Kapu AN, Kleinpell R, Pilon B. Quality and financial impact of adding nurse practitioners to inpatient care teams. J Nurs Adm. 2014;44:87–96.
21. Paton A, Stein D, D'Agostino R, Pastores S, Halpern NA. Critical care medicine advanced practice provider model at a comprehensive cancer center: successes and challenges. Am J Crit Care. 2013;22:439–443.
22. Kawar E, DiGiovine B. MICU care delivered by PAs versus residents: do PAs measure up. J Am Acad Physician Assistants. 2011;24:36–41.
23. Gershengorn HN, Wunsch H, Wahab R, et al. Impact of nonphysician staffing on outcomes in a medical ICU. Chest. 2011;139:1347–1353.
24. Sirleaf M, Jefferson B, Christmas AB, et al. Comparisons of procedural complications between resident physicians and advanced clinical providers. J Trauma Acute Care Surg. 2014;77:143–147.
25. Barocas DA, Kulahalli CS, Ehrenfeld JM, et al. Benchmarking the use of a rapid response team by surgical services at a tertiary care hospital. J Am Coll Surg. 2014;218:66–72.
26. Kapu AN, Wheeler AP, Lee B. Addition of acute care nurse practitioners to medical and surgical rapid response: a pilot program. Crit Care Nurse. 2014;34:51–59.
27. Kapu AN, Kleinpell R, Pilon B. Quality and financial impact of adding nurse practitioners to inpatient care teams. J Nurs Adm. 2014;44:87–96.
28. Perlmutter L, Nataraja S. Developing the Sustainable Critical Care Team. Washington, DC: The Advisory Board Company Physician Executive Council; 2012.
29. McCarthy C, O'Rourke NC, Madison JM. Integrating advanced practice providers into medical care teams. Chest. 2013;143: 847–850.
30. Garland A, Gershengorn HB. Staffing in ICUs. Chest. 2013;143.
31. Hing E, Uddin S. Physician Assistant and Advance Practice Nurse Care in Hospital Outpatient Departments: United States, 2008-2009. U.S. Department of Health and Human Services Centers for Disease Control and Prevention National Center for Health Statistics (NCHS) Data Brief No. 77.

第二十部分

重症伦理学

87 哪些因素影响家庭做出撤销生命支持的决定

Randall J. Curtis, Margaret Isaac

重症监护病房（ICU）去世的大多数病人在接受维持生命的干预措施或者撤销后死亡[1]。有证据表明，美国有超过 70% 的老年病人在临终时需要授权委托人进行决策[2]，包括委托人在患者临终时做出极具挑战性的医疗决策。对于患有危及生命疾病的 ICU 患者家庭来说，许多因素能够影响他们决定是继续还是撤销维持生命的干预措施。临床状态和预后会影响授权委托人和医生做出怎样的临终决定，包括人种、种族、文化、语言、宗教和精神在内的患者和家庭因素以及社会经济状况也能够影响决定的形成。幸运的是，预先护理计划能够帮助授权委托人和临床医生更好地理解丧失决策能力患者的意愿。医师因素，包括他们自己的种族、宗教和地理位置都会影响对临终关怀的决定，尤其是对于保留还是撤销维持生命支持措施的看法，临床医生所用的交流策略和制度、体制因素也会影响委托人决策经历。

患者因素

医疗 / 健康状况和预后

只有极少数患者委托人将医生对于预后的详细说明作为他们对可能结局的唯一信息来源，报告依赖于他们自己对患者因素的看法（例如：患者的性格，生活意愿，患者的病史和顺应性以及患者的精神状况）[3] 和对委托人因素的看法，例如他们自己的人生观、信仰和直觉[4]。此外，大多数授权委托人对医生的准确预测能力表示质疑[5, 6]，这或许可以理解为医生通常不善于评估个别患者的预后，已有证明对终末期患者预后过高估计 5.3 倍[7]。患者年龄偏大，功能受限和合并症对临终护理的强度有着重要影响，影响患者和临床医生做出各种护理类型的决定[8]。

患者性格特征、价值观和选择

人种、种族和文化

不同人种和种族，对于临终关怀的选择有着显著的不同，尽管在种族内部，也存在极大的异质性。因此，通常建议医生针对患者及其委托人解释其选择的治疗方案，而不是依赖于族群选择和价值观的粗略概况。一般而言，同其他人种和种族相比[8]，非洲裔美国人在临终倾向于更积极地使用生命支持技术[9]，在终末期，有色人种比白人更多地使用维持生命的干预措施[8, 10]。亚洲人和拉丁美洲人[9, 11] 更喜欢以家庭为中心做出决策的过程，有色人种和族裔群体鲜有可能知道和支持预先护理计划[9]。一项研究对照顾晚期肺癌患者的白人和非洲裔美国人护理人员进行了比较，结果显示非洲裔美国人护理人员对于治疗结果更加乐观，这可能也从某种程度上影响了患者和他们委托人做出不同的选择[12]。另外一项关于重症患者家庭的研究对比了病情严重程度相似患者的家庭观念，显示非洲裔美国人同白人相比，更倾向于将疾病理解为不那么持久和严重，对于治疗效果更有信心，对疾病的理解程度更低[13]。一项回顾性研究发现非洲裔美国患者和非西班牙裔白人患者之间的某些不同与从历史上对医疗保健系统的不信任、认知和所接受服务的差别以及精神信仰间的差别相关[14]。此外,临床医生似乎受到患者人种的影响,医生对非白人患者,似乎更倾向于推荐撤销生命支持,尽管在某些地方,非白人患者更愿意在全程生命支持中死去[15]。

在一项针对美国护理人员(译者注:非专业护理人员,中国称的"陪护")的研究中,那些"美国化"或适应美国生活越低的护理人员(由语言习惯和文化认同相关问题所界定)对于临终关怀表达出不同的偏好,包括更积极地选择使用喂养管/人工营养,感觉他们从医生处获得了过多的信息,接受额外服务的意愿不高,包括补充疗法和心理健康以及营养方面的咨询[16]。

语言流畅

英语水平有限的家庭从家庭会议中获取的信息量和明确的支持陈述较少[17],虽然并不清楚它是怎么影响他们做出例如撤销生命支持等问题的决定。使用职业译员而不是临时译员(例如:家庭成员)能促进准确交流且翻译中减少差错,特别是讨论像临终关怀这种充满感情色彩的主题时[18]。翻译家庭会议包含很少的共同决策元素以及更高的医生/家庭演讲的比例[19],这同降低了的家庭满意度相关[20]。

宗教和精神信仰

确定有宗教或精神信仰的患者或者确定应用精神应对策略的患者更愿意在临终时选择延长生命的治疗[21-23],更可能反对不尝试复苏(DNAR)指令[24]。特别是,那些坚信生命的长度是由强大的力量所控制的个体不太可能参与预先护理计划[25],而那些表示顺从上帝意愿的人们更倾向于选择延长生命的治疗(例如:继续生命支持)[26]。宗教体系和宗教权威所宣称的关于医疗决策的方法有很大可变性,越来越多的

宗教权威呼吁在权衡问题时要考虑到医疗技术、医疗伦理和临终关怀。此外,在个人宗教习惯中,对宗教原理的应用和理解上存在着较大的异质性,特定宗教团体所共有的许多方法更多归因于文化信仰,而不是建立在特定的宗教教义和说教上[27]。此外,当患者或家庭的精神关怀没有得到满足,患者认为他们的照料就更差[28,29]。的确有证据显示,在生命终末期,精神关怀需求得不到满足同医疗费用增加是有关系的[30]。

社会经济状况和教育程度

社会经济状况和受教育程度也会影响临终关怀,尽管很少有研究调查在这个问题中有哪些特定因素。一项系统性回顾研究发现在ICU中,没有医疗保险的患者更倾向于撤销生命支持[31]。在一项研究中,在同一家医院的ICU,没有医疗保险的患者同有医保的患者相比,接受的治疗措施更少,包括血液透析和中心静脉置管,其死亡率更高,即便有的患者更年轻,合并症更少,在刚进入ICU时的死亡风险更低[32]。低素质也被认为是不做预先护理计划的一个危险因素[33],因为它限制了委托人理解患者价值和意愿的能力。此外,健康认知能力较低或处于临界状态者已被证明与偏爱更激进的终末期护理有相关性[34]。

预先指示和预先护理计划的角色

预先护理计划和预先指示特别能帮助委托人明确他们所关心的人的意愿,缺乏预先指示已经被ICU主管认为是最佳临终关怀的一道障碍[35]。从历史上看,预先指示的普及率很低,从5%到大约1/3的患者[36~39]。几项最近的研究证实预先指示的使用率大幅升高[2,40,41],这一变化部分归咎于美国人口的老龄化,还有对它熟悉度的增加以及公众言论强调预先护理计划的重要性[40]。许多证据显示那些参加预先护理计划或有预先指示的患者更倾向于接受反映他们陈述偏好的关怀[2,42],不愿意接受更积极的技术上的干预[2]。此外,已经证实,生前遗嘱的存在有助于家庭对

他们至亲死亡质量和意愿的评估[43]，重要的是，对于预先指示的深入理解非常有助于预先护理计划在更广泛的背景下应用，这会帮助患者及其家人准备能够做出此时此刻最好的关于生命维持治疗的决定[44]。

授权委托人 / 家庭因素

授权委托人对控制、角色和决策的偏好

从历史上看，内科医师在做出医疗决策时，曾经使用家长式的方式，要求增加患者和家庭的自主权导致了决策控制权轮替模式的实现。决策控制权可以看作是一个频谱，一端是患者和家庭自主权 / 知情同意，另一端是临床医师父母权威，在两极端之间是共享决策制定，这种模式就是临床医生分享医疗信息，患者和（或）授权委托人分享价值、目标以及偏好等信息，双方当事人共同讨论，并达成一致，制订最佳关怀计划。尽管共享决策制定被重症护理学会所赞同，并作为首选的默认方式[45-47]，然而临床医师应承认与决策控制相关的患者/委托人的偏好可以变化多样，并受到许多因素的影响，包括性别、性格、受教育程度、社会经济状况和文化[9, 48, 49]，为了使沟通更顺畅，临床医师必须评估每一个患者和家庭同决策控制相关的偏好，修改他们的方法以反映这些偏好。尽管尚不清楚这些不同的方法是如何影响选择，特别是做出撤销生命支持干预措施的决定，但是在开始家庭会议讨论这些决定前，思考出哪些方法可能受偏爱和对授权委托人最有效是非常重要的。

此外，授权委托人应用不同的方法来扮演他们作为代理决策人的角色。许多医学伦理学家和临床医生建议这些委托人应用替代原则判断[50, 51]，也就是说，让委托人运用他们对患者价值观、目标以及偏好的了解，表达出如果患者参与到医疗决策制定中来，他本人可能做出选择。尽管有证据证实许多授权委托人在做决策时有困难，不知道他们深爱的人可能的意愿，大约 1/3 的委托

人错误地预测了患者的治疗选择[52, 53]，部分可能是因为一些患者的意愿改变或者发展了[54-56]，尽管大多数患者在整个医疗过程中偏好稳定[57, 58]。此外，在某些案例中，委托人没能准确地预测他们亲人的意愿，他们代表亲人所做的选择更接近于他们自己在临终关怀时的个人意愿[59, 60]，这就更突显出应用替代判断标准的挑战性。授权委托人在制订医疗决策时使用不同的因素，而非患者本人的意愿，这些因素包括委托人自己的价值观、宗教信仰和偏好、家庭共识以及跟患者共同的经历[4, 61, 62]。

家庭关系似乎对委托人预测患者意愿的准确性有影响。配偶代理被发现比患者成年子女更加准确[63]。家庭和睦且支持率高的患者更愿意加入预先护理计划[64, 65]，家庭矛盾越少，制定医疗决策时委托人 - 患者间的准确率越高[63]。

患者对委托人制订决策时权限的偏好

除了对委托人实施替代判断有难度外，患者选择给予授权委托人的权限也会在一定范围内变化。大多数患者一旦丧失决策能力，他们希望委托人和医生能基于他们的利益，运用替代判断和最佳利益标准做出决策[66]。许多患者对委托人的决定表示非常信任，在一项研究中，超过 3/4 的患者宁愿医生遵从他们委托人的选择，即便这些选择可能同之前患者所表达的意愿是相矛盾的[67]。事实上，有的患者更喜欢他们的预先指令能被遵循，尽管委托人不同意且强调讨论委托人权限作为预先护理计划一部分的重要性。

临床医生因素

医生偏倚和影响

许多临床医生因素能影响是继续或撤销生命支持的决定。例如，临床医生整体的宗教信仰和特殊的宗教联盟都能影响生命维持措施是继续还是撤销的可能性，有信仰的医生倾向于选择更积极的措施，而不太可能支持撤销维持生命的措

施[68]。一项欧洲的研究发现，撤销生命支持多见于天主教徒、新教徒或是没有宗教信仰的医生，反之，保留而不是撤销生命支持的决定更常见于犹太教、希腊正教和伊斯兰教的医生[69]。

在面对一个假设的临终场景时，大多数医生为他们自己选择 DNAR 状态[70, 71]，并表达出接受不积极的临终关怀的个人意愿[8]。尚不明确为什么医生和外行人的选择如此的不同，也不知道这些个人偏好是否会对患者的治疗方法有影响。临床经验和目睹患者所遭受的痛苦可能会影响临床医生的个人选择这似乎是合理的，这个假设意味着医生可以更好地同患者及其家庭交流他们自己的临床经验，为缺乏重症护理和临床关怀经验的家庭提供建议和一个可能的机会。

白人、居住在北美或北欧、临床经验丰富和有过 ICU 经验等医生因素预示着提供更少的技术和积极的临床关怀[8]，尽管关于医生年龄可能会对 DNAR 指令和终末期患者的治疗决策有影响存在一些相矛盾的资料[72-74]。有研究发现对于临终关怀，住院医师比主治医师稍微更积极[75]，经验最少的住院医师最有可能对终末期患者实施积极的措施[72]。

交流策略和技巧

交流策略和技巧对授权委托人做出医疗决策能够起到主要的影响。医生的角色在操控复杂的医疗决策过程中有着很大的变异性，几乎没有医生明确地同个体家庭商议过他们的作用[76]。患者家庭关于医生对临终护理决定的建议所做出的选择也是非常多变的[77]。一项研究表明，尽管医生是否真的为家庭提供建议存在很大的异质性，大多数医生认为对临终关怀做出建议是合适的[78]。

预后信息也很容易被误解，一些资料表明委托人对一份预后不良报告的理解可能过于乐观[3]。此外，一项研究发现，将近 1/3 的委托人表示他们即便面对很差的预后（生存机会 <1%）也会选择继续生命维持措施，18% 的人认为他们会选择

继续这些措施，尽管知道医生评估"没有生存机会"[6]。准确估计每个患者的预后非常具有挑战性，一般来说，医生们倾向于过度乐观[7, 79]，临床经验越丰富和具有较短医患关系的医生准确性越高，对临近终末期的患者预测越准确[80]。虽然准确地估计预后很难，但当估算风险时，运用数值估算而不是模糊语言，从积极和消极两方面解读预后，运用一致的分母都能够帮助患者及其代理人更好地理解[81]。

提供情感支持

临床医生对家庭成员表示出共鸣，被证明能够增加家庭对沟通的满意度[82]，尽管有效的沟通策略可以提升部分家庭成员的信任感[83]，然而并不清楚这些表达方式如何影响关于生命维持措施的决定。许多家庭会议并不包含任何明确的共鸣表述或来自家庭成员的支持陈述[82, 84]。特定的交流工具，例如确认和验证情感的 NURSE（姓名、理解、尊重、支持、探索）助记符[85]和促进价值观历史[86]既可以支持家庭成员，也可以提高委托人理解他们在制定决策中作用的能力，有助于做出反映家庭成员真实价值观和意愿的决策。

姑息治疗提供者的角色

一点也不意外，向姑息治疗提供者咨询的 ICU 患者趋于病情更重、住 ICU 时间更长且死亡率更高[87]，换句话说就是预后最差的最重的患者，似乎被认为是能从姑息治疗服务中最获益的那些患者。一项随机对照研究评估姑息治疗咨询服务对住院患者的影响发现，尽管接受咨询服务的患者再次住院入住 ICU 的较少，6 个月时间内的花费较低，但是在生存和症状控制方面并没有区别。此外，患者对他们自己的治疗经历和同治疗者单独地沟通更满意[88]。

制度 / 体制因素

有一些证据制度 / 体制因素在临终关怀中可

能扮演一定角色，包括撤销生命支持的决定。获取信息和医生已经同少数家庭医生关于预后起争执[89]，那可能会对家庭支持撤销生命维持措施的决定有影响。在 ICU 有私人房间的患者家庭成员被发现焦虑和抑郁的发生率较低[90]。此外，缺乏定期的同医生交流的家庭会议，甚至于缺乏家庭会议专用的房间都可能同陪护人员的焦虑症状有关系[91]，虽然尚不清楚这些因素是如何影响委托人做出撤销生命维持措施的决定的。

作者推荐

- 许多因素会影响患者以及他们家庭做出撤销生命维持措施的决定。

- 尽管授权委托人会受到医生对于预后评估的影响，他们也经常受到其他因素的影响。例如人种、种族和文化等个人因素都可能促成患者和他们的陪护人员或者授权委托人在生命终末期的设想和选择。

- 宗教信仰和特殊的精神信仰不仅会影响生命终末期的决定，还会影响关于预先护理计划和决策控制的选择。

- 预先护理计划可能会帮助缺乏决策能力的授权代理人和 ICU 医生。

- 完成了预先指示的患者更倾向于接受不太积极的临终医疗关怀，那些加入了预先护理计划的人更希望接受能反映他们自己偏好的护理。

- 临床医生因素也会影响撤销维持生命措施的决定，差异同地理区域、宗教背景和人种/种族等都有关。

- 包括姑息治疗专家在内的特定的支持患者和家庭成员的交流方法，和其他制度及体制因素也能够增进家庭关于临终关怀的决策能力，提高家庭或授权委托人的满意度和改善心理负担。

（邓园欣　王宏志）

参考文献

1. Sprung CL, et al. End-of-life practices in European intensive care units: the Ethicus Study. JAMA. 2003;290(6):790–797.

2. Silveira MJ, Kim SY, Langa KM. Advance directives and outcomes of surrogate decision making before death. N Engl J Med. 2010;362(13):1211–1218.

3. Zier LS, et al. Surrogate decision makers' interpretation of prognostic information: a mixed-methods study. Ann Intern Med. 2012;156(5):360–366.

4. Boyd EA, et al. "It's not just what the doctor tells me:" factors that influence surrogate decision-makers' perceptions of prognosis. Crit Care Med. 2010;38(5):1270–1275.

5. Zier LS, et al. Doubt and belief in physicians' ability to prognosticate during critical illness: the perspective of surrogate decision makers. Crit Care Med. 2008;36(8):2341–2347.

6. Zier LS, et al. Surrogate decision makers' responses to physicians' predictions of medical futility. Chest. 2009;136(1):110–117.

7. Christakis NA, Lamont EB. Extent and determinants of error in doctors' prognoses in terminally ill patients: prospective cohort study. BMJ. 2000;320(7233):469–472.

8. Frost DW, et al. Patient and healthcare professional factors influencing end-of-life decision-making during critical illness: a systematic review. Crit Care Med. 2011;39(5):1174–1189.

9. Kwak J, Haley WE. Current research findings on end-of-life decision making among racially or ethnically diverse groups. Gerontologist. 2005;45(5):634–641.

10. Hanchate A, et al. Racial and ethnic differences in end-of-life costs: why do minorities cost more than whites? Arch Intern Med. 2009;169(5):493–501.

11. Yennurajalingam S, et al. A multicenter survey of Hispanic caregiver preferences for patient decision control in the United States and Latin America. Palliat Med. 2013;27(7):692–698.

12. Zhang AY, Zyzanski SJ, Siminoff LA. Ethnic differences in the caregiver's attitudes and preferences about the treatment and care of advanced lung cancer patients. Psychooncology. 2012;21(11):1250–1253.

13. Ford D, et al. Factors associated with illness perception among critically ill patients and surrogates. Chest. 2010;138(1):59–67.

14. Wicher CP, Meeker MA. What influences African American end-oflife preferences? J Health Care Poor Underserved. 2012;23(1):28–58.

15. Muni S, et al. The influence of race/ethnicity and socioeconomic status on end-of-life care in the ICU. Chest. 2011;139(5):1025–1033.

16. DeSanto-Madeya S, et al. Associations between United States acculturation and the end-of-life experience of caregivers of patients with advanced cancer. J Palliat Med. 2009;12(12):1143–1149.

17. Thornton JD, et al. Families with limited English proficiency receive less information and support in interpreted intensive care unit family conferences. Crit Care Med. 2009;37(1):89–95.

18. Flores G, et al. Errors of medical interpretation and their potential clinical consequences: a comparison of professional versus ad hoc versus no interpreters. Ann Emerg Med. 2012;60(5):545–553.

19. van Cleave AC, et al. Quality of communication in interpreted versus noninterpreted PICU family meetings. Crit Care Med. 2014;42(6):1507–1517.

20. McDonagh JR, et al. Family satisfaction with family conferences about end-of-life care in the intensive care unit: increased proportion of family speech is associated with increased satisfaction. Crit Care Med. 2004;32(7):1484–1488.

21. Phelps AC, et al. Religious coping and use of intensive lifeprolonging care near death in patients with advanced cancer. JAMA. 2009;301(11):1140–1147.

22. Balboni TA, et al. Religiousness and spiritual support among advanced cancer patients and associations with end-of-life treatment preferences and quality of life. J Clin Oncol. 2007;25(5):555–560.

23. True G, et al. Treatment preferences and advance care planning at end of life: the role of ethnicity and spiritual coping in cancer patients. Ann Behav Med. 2005;30(2):174–179.

24. Jaul E, Zabari Y, Brodsky J. Spiritual background and its association with the medical decision of, DNR at terminal life stages. Arch Gerontol Geriatr. 2014;58(1):25–29.

25. Garrido MM, et al. Pathways from religion to advance care planning: beliefs about control over length of life and end-of-life values. Gerontologist. 2013;53(5):801–816.

26. Winter L, Dennis MP, Parker B. Preferences for life-prolonging medical treatments and deference to the will of god. J Relig Health. 2009;48(4):418–430.

27. Bülow HH, et al. The world's major religions' points of view on end-of-life decisions in the intensive care unit. Intensive Care Med. 2008;34(3):423–430.

28. Astrow AB, et al. Is failure to meet spiritual needs associated with cancer patients' perceptions of quality of care and their satisfaction with care? J Clin Oncol. 2007;25(36):5753–5757.

29. Wall RJ, et al. Spiritual care of families in the intensive care unit. Crit Care Med. 2007;35(4):1084–1090.

30. Balboni T, et al. Support of cancer patients' spiritual needs and associations with medical care costs at the end of life. Cancer. 2011;117(23):5383–5391.

31. Fowler RA, et al. An official American Thoracic Society systematic review: the association between health insurance status and access, care delivery, and outcomes for patients who are critically ill. Am J Respir Crit Care Med. 2010;181(9):1003–1011.

32. Lyon SM, et al. The effect of insurance status on mortality and procedural use in critically ill patients. Am J Respir Crit Care Med. 2011;184(7):809–815.

33. Waite KR, et al. Literacy and race as risk factors for low rates of advance directives in older adults. J Am Geriatr Soc. 2013;61(3):403–406.

34. Volandes AE, et al. Health literacy not race predicts end-of-life care preferences. J Palliat Med. 2008;11(5):754–762.

35. Nelson JE, et al. End-of-life care for the critically ill: A national intensive care unit survey. Crit Care Med. 2006;34(10):2547–2553.

36. Kavic SM, et al. The role of advance directives and family in end-of-life decisions in critical care units. Conn Med. 2003;67(9):531–534.

37. Johnson RF, Baranowski-Birkmeier T, O'Donnell JB. Advance directives in the medical intensive care unit of a community teaching hospital. Chest. 1995;107(3):752–756.

38. Goodman MD, Tarnoff M, Slotman GJ. Effect of advance directives on the management of elderly critically ill patients. Crit Care Med. 1998;26(4):701–704.

39. Tillyard AR. Ethics review: 'Living wills' and intensive care–an overview of the American experience. Crit Care. 2007;11(4):219.

40. Silveira MJ, Wiitala W, Piette J. Advance directive completion by elderly Americans: a decade of change. J Am Geriatr Soc. 2014;62(4):706–710.

41. Teno JM, et al. Association between advance directives and quality of end-of-life care: a national study. J Am Geriatr Soc. 2007;55(2):189–194.

42. Detering KM, et al. The impact of advance care planning on end of life care in elderly patients: randomised controlled trial. BMJ. 2010;340:c1345.

43. Glavan BJ, et al. Using the medical record to evaluate the quality of end-of-life care in the intensive care unit. Crit Care Med. 2008;36(4):1138–1146.

44. Sudore RL, Fried TR. Redefining the "planning" in advance care planning: preparing for end-of-life decision making. Ann Intern Med. 2010;153(4):256–261.

45. Joosten EA, et al. Systematic review of the effects of shared decision-making on patient satisfaction, treatment adherence and health status. Psychother Psychosom. 2008;77(4):219–226.

46. Davidson JE, et al. Clinical practice guidelines for support of the family in the patient-centered intensive care unit: American College of Critical Care Medicine Task Force 2004-2005. Crit Care Med. 2007;35(2):605–622.

47. Carlet J, et al. Challenges in end-of-life care in the ICU. Statement of the 5th International Consensus Conference in Critical Care: Brussels, Belgium, April 2003. Intensive Care Med. 2004;30(5):770–784.

48. Moselli NM, Debernardi F, Piovano F. Forgoing life sustaining treatments: differences and similarities between North America and Europe. Acta Anaesthesiol Scand. 2006;50(10):1177–1186.

49. Johnson SK, et al. An empirical study of surrogates' preferred level of control over value-laden life support decisions in intensive care units. Am J Respir Crit Care Med. 2011;183(7):915–921.

50. Curtis JR, White DB. Practical guidance for evidence-based ICU family conferences. Chest. 2008;134(4):835–843.

51. Luce JM. End-of-life decision making in the intensive care unit. Am J Respir Crit Care Med. 2010;182(1):6–11.

52. Shalowitz DI, Garrett-Mayer E, Wendler D. The accuracy of surrogate decision makers: a systematic review. Arch Intern Med. 2006;166(5):493–497.

53. Foo AS, Lee TW, Soh CR. Discrepancies in end-of-life decisions between elderly patients and their named surrogates. Ann Acad Med Singapore. 2012;41(4):141–153.

54. Wittink MN, et al. Stability of preferences for end-of-life treatment after 3years of follow-up: the Johns Hopkins Precursors Study. Arch Intern Med. 2008;168(19):2125–2130.

55. Weissman JS, et al. The stability of preferences for life-sustaining care among persons with AIDS in the Boston Health Study. Med Decis Making. 1999;19(1):16–26.

56. Danis M, et al. Stability of choices about life-sustaining treatments. Ann Intern Med. 1994;120(7):567–573.

57. Pruchno RA, et al. Stability and change in patient preferences and spouse substituted judgments regarding dialysis continuation. J Gerontol B Psychol Sci Soc Sci. 2008;63(2):S81–S91.

58. Martin VC, Roberto KA. Assessing the stability of values and health care preferences of older adults: A long-term comparison. J Gerontol Nurs. 2006;32(11):23–31. quiz 32–3.

59. Moorman SM, Hauser RM, Carr D. Do older adults know their spouses' end-of-life treatment preferences? Res Aging. 2009;31(4):463–491.

60. Marks MA, Arkes HR. Patient and surrogate disagreement in endof-life decisions: can surrogates accurately predict patients' preferences? Med Decis Making. 2008;28(4):524–531.

61. Vig EK, et al. Beyond substituted judgment: how surrogates navigate end-of-life decision-making. J Am Geriatr Soc. 2006;54(11):1688–1693.

62. Fritsch J, et al. Making decisions for hospitalized older adults: ethical factors considered by family surrogates. J Clin Ethics. 2013;24(2):125–134.

63. Parks SM, et al. Family factors in end-of-life decision-making: family conflict and proxy relationship. J Palliat Med. 2011;14(2):179–184.

64. Boerner K, Carr D, Moorman S. Family relationships and advance care planning: do supportive and critical relations encourage or hinder planning? J Gerontol B Psychol Sci Soc Sci. 2013;68(2):246–256.

65. Carr D, Moorman SM, Boerner K. End-of-life planning in a family context: does relationship quality affect whether (and with whom) older adults plan? J Gerontol B Psychol Sci Soc Sci. 2013;68(4):586–592.

66. Sulmasy DP, et al. How would terminally ill patients have others make decisions for them in the event of decisional incapacity? A longitudinal study. J Am Geriatr Soc. 2007;55(12):1981–1988.

67. Covinsky KE, et al. Communication and decision-making in seriously ill patients: findings of the SUPPORT project. The Study to Understand Prognoses and Preferences for Outcomes and Risks of Treatments. J Am Geriatr Soc. 2000;48(suppl 5):S187–S193.

68. Bülow HH, et al. Are religion and religiosity important to endof-life decisions and patient autonomy in the ICU? The Ethicatt study. Intensive Care Med. 2012;38(7):1126–1133.

69. Sprung CL, et al. The importance of religious affiliation and culture on end-of-life decisions in European intensive care units. Intensive Care Med. 2007;33(10):1732–1739.

70. Periyakoil VS, et al. Do unto others: doctors' personal end-of-life resuscitation preferences and their attitudes toward advance directives. PLoS One. 2014;9(5):e98246.

71. Gallo JJ, et al. Life-sustaining treatments: what do physicians want and do they express their wishes to others? J Am Geriatr Soc. 2003;51(7):961–969.

72. Kelly WF, et al. Do specialists differ on do-not-resuscitate decisions? Chest. 2002;121(3):957–963.

73. Christakis NA, Asch DA. Physician characteristics associated with decisions to withdraw life support. Am J Public Health. 1995;85(3):367–372.

74. Alemayehu E, et al. Variability in physicians' decisions on caring for chronically ill elderly patients: an international study. CMAJ. 1991;144(9):1133–1138.

75. Walter SD, et al. Confidence in life-support decisions in the intensive care unit: a survey of healthcare workers. Canadian Critical Care Trials Group. Crit Care Med. 1998;26(1):44–49.

76. White DB, et al. Expanding the paradigm of the physician's role in surrogate decision-making: an empirically derived framework. Crit Care Med. 2010;38(3):743–750.

77. White DB, et al. Are physicians' recommendations to limit life support beneficial or burdensome? Bringing empirical data to the debate. Am J Respir Crit Care Med. 2009;180(4):320–325.

78. Brush DR, et al. Recommendations to limit life support: a national survey of critical care physicians. Am J Respir Crit Care Med. 2012;186(7):633–639.

79. Glare P, et al. A systematic review of physicians' survival predictions in terminally ill cancer patients. BMJ. 2003;327(7408):195–198.

80. Brandt HE, et al. Predicted survival vs. actual survival in terminally ill noncancer patients in Dutch nursing homes. J Pain Symptom Manage. 2006;32(6):560–566.

81. Paling J. Strategies to help patients understand risks. BMJ. 2003;327(7417):745–748.

82. Selph RB, et al. Empathy and life support decisions in intensive care units. J Gen Intern Med. 2008;23(9):1311–1317.

83. Torke AM, et al. Communicating with clinicians: the experiences of surrogate decision-makers for hospitalized older adults. J Am Geriatr Soc. 2012;60(8):1401–1407.

84. Curtis JR, et al. Missed opportunities during family conferences about end-of-life care in the intensive care unit. Am J Respir Crit Care Med. 2005;171(8):844–849.

85. Pollak KI, et al. Oncologist communication about emotion during visits with patients with advanced cancer. J Clin Oncol. 2007;25(36):5748–5752.

86. Scheunemann LP, Arnold RM, White DB. The facilitated values history: helping surrogates make authentic decisions for incapacitated patients with advanced illness. Am J Respir Crit Care Med. 2012;186(6):480–486.

87. Hsu-Kim C, et al. Integrating Palliative Care into Critical Care: A Quality Improvement Study. J Intensive Care Med. 2015;30(6):358–364.

88. Gade G, et al. Impact of an inpatient palliative care team: a randomized control trial. J Palliat Med. 2008;11(2):180–190.

89. Fumis RR, Nishimoto IN, Deheinzelin D. Families' interactions with physicians in the intensive care unit: the impact on family's satisfaction. J Crit Care. 2008;23(3):281–286.

90. Pochard F, et al. Symptoms of anxiety and depression in family members of intensive care unit patients before discharge or death. A prospective multicenter study. J Crit Care. 2005;20(1):90–96.

91. Pochard F, et al. Symptoms of anxiety and depression in family members of intensive care unit patients: ethical hypothesis regarding decision-making capacity. Crit Care Med. 2001;29(10): 1893–1897.

索引

图书在版编目（CIP）数据

重症医学循证实践 /〔美〕克里福特·S.道伊奇曼
（Clifford S. Deutschman），〔爱尔兰〕帕特里克·J.
奈李根（Patrick J. Neligan）主编；周飞虎，康红军主译.
—济南：山东科学技术出版社，2017.6
　　ISBN 978-7-5331-8907-5

　　Ⅰ.①重… Ⅱ.①克… ②帕… ③周… ④康… Ⅲ.
①险症—循证医学 Ⅳ.① R442.9 ② R459.7

　　中国版本图书馆 CIP 数据核字（2017）第 091271 号

重症医学循证实践

主　　编　〔美〕Clifford S. Deutschman
　　　　　〔爱尔兰〕Patrick J. Neligan
主　　译　周飞虎　康红军

主管单位：山东出版传媒股份有限公司
出 版 者：山东科学技术出版社
　　　　　地址：济南市玉函路 16 号
　　　　　邮编：250002　电话：（0531）82098088
　　　　　网址：www.lkj.com.cn
　　　　　电子邮件：sdkj@sdpress.com.cn
发 行 者：山东科学技术出版社
　　　　　地址：济南市玉函路 16 号
　　　　　邮编：250002　电话：（0531）82098071
印 刷 者：山东彩峰印刷股份有限公司
　　　　　地址：潍坊市福寿西街 99 号
　　　　　邮编：261031　电话：（0536）8216157

开本：889mm×1194mm　1/16
印张：51
字数：1090 千
印数：1—2000
版次：2017 年 6 月第 1 版　2017 年 6 月第 1 次印刷

ISBN 978-7-5331-8907-5
定价：248.00 元